CURRENT Diagnosis & Treatment:
Obstetrics & Gynecology
11 th Edition

妇产科学
最新诊断与治疗

第11版·上册

主 编 〔美〕 阿兰·H.德切尼
           劳伦·内森
           内里·拉斐尔
           阿什利·S.罗曼

主 译 瞿全新

主 审 糜若然

天津出版传媒集团

天津科技翻译出版有限公司

著作权合同登记号：图字 02 - 2013 - 265

图书在版编目(CIP)数据

妇产科学最新诊断与治疗／(美)阿兰·H.德切尼
(Alan H. DeCherney)等主编；瞿全新主译. —天津：
天津科技翻译出版有限公司，2018.1
书名原文：Current Diagnosis & Treatment：
Obstetrics & Gynecology
ISBN 978 - 7 - 5433 - 3776 - 3

Ⅰ.①妇… Ⅱ.①阿…②瞿… Ⅲ.①妇产科病 - 诊疗 Ⅳ.①R71

中国版本图书馆 CIP 数据核字(2017)第 278136 号

Alan H. DeCherney, Lauren Nathan, Neri Laufer, Ashley S. Roman
Current Diagnosis & Treatment：Obstetrics & Gynecology, Eleventh Edition
ISBN：0 - 07 - 163856 - 3
Copyright © 2013 by McGraw-Hill Education.
All Rights reserved. No part of this publication may be reproduced or transmitted in any from or by any means, electronic or mechanical, including without limitation photocopying, recording, taping, or any database, information or retrieval system, without the prior written permission of the publisher.
This authorized Chinese translation edition is jointly published by McGraw-Hill Education and Tianjin Science & Technology Translation & Publishing Co., Ltd. This edition is authorized for sale in the People's Republic of China only, excluding Hong Kong, Macao SAR and Taiwan.
Translation Copyright © 2017 by McGraw-Hill Education and Tianjin Science & Technology Translation & Publishing Co., Ltd.
版权所有。未经出版人事先书面许可，对本出版物的任何部分不得以任何方式或途径复制或传播，包括但不限于复印、录制、录音，或通过任何数据库、信息或可检索的系统。
本授权中文简体字翻译版由麦格劳－希尔(亚洲)教育出版公司和天津科技翻译出版有限公司合作出版。此版本经授权仅限在中华人民共和国境内(不包括香港特别行政区、澳门特别行政区和台湾地区)销售。
版权©2017 由麦格劳－希尔(亚洲)教育出版公司和天津科技翻译出版有限公司所有。
本书封面贴有 McGraw-Hill Education 公司防伪标签，无标签者不得销售。

授权单位：McGraw-Hill Education (Asia) Co.
出　　版：天津科技翻译出版有限公司
出 版 人：刘 庆
地　　址：天津市南开区白堤路 244 号
邮政编码：300192
电　　话：(022)87894896
传　　真：(022)87895650
网　　址：www.tsttpc.com
印　　刷：高教社(天津)印务有限公司
发　　行：全国新华书店

版本记录：787×1092　16 开本　65.5 印张　1200 千字
　　　　　2018 年 1 月第 1 版　2018 年 1 月第 1 次印刷
　　　　　定价：198.00 元(上·下册)

(如发现印装问题，可与出版社调换)

译者名单

主　译　瞿全新　天津市第一中心医院

主　审　糜若然　天津医科大学总医院

译　者　崔洪艳　天津市中心妇产科医院
　　　　　范永娟　天津市第一中心医院
　　　　　张丽志　天津市第一中心医院
　　　　　梁　媛　天津市第一中心医院
　　　　　刘　丽　天津市第一中心医院
　　　　　刘　荣　天津市第一中心医院
　　　　　刘国艳　天津医科大学总医院
　　　　　姚爱琳　天津市第三中心医院
　　　　　喻文立　天津市第一中心医院

编者名单

Paola Aghajanian, MD
Clinical Fellow in Maternal-Fetal Medicine
Department of Obstetrics and Gynecology
Los Angeles County–University of Southern California Medical Center
Los Angeles, California
Gestational Trophoblastic Diseases

Connie Alford, MD
Clinical Fellow
Eunice Kennedy Shriver, National Institute of Child Health and Human Development
National Institutes of Health
Bethesda, Maryland
Physiology of Reproduction in Women

Gayane Ambartsumyan, MD, PhD
Fellow Physician
Division of REI, Deptartment of Ob/Gyn
David Geffen School of Medicine at UCLA
Northridge, California
Infertility

Danielle D. Antosh, MD
Fellow
Department of Obstetrics and Gynecology
Washington Hospital Center
Washington, DC
Perioperative, Intraoperative, & Postoperative Complications in Gynecologic Surgery

Carol L. Archie, MD
Associate Clinical Professor Maternal-Fetal Medicine
Department of Obstetrics and Gynecology
David Geffen School of Medicine at UCLA
Los Angeles, California
Normal & Abnormal Labor & Delivery

Christina Arnett, MD
Department of Obstetrics & Gynecology
University of Southern California Medical Center
Los Angeles, California
Hematologic Disorders in Pregnancy

Gyamfi-Bannerman, MD
Associate Clinical Professor of Obstetrics and Gynecology
Division of Maternal-Fetal Medicine
Columbia University Medical Center
New York, New York
Thyroid & Other Endocrine Disorders During Pregnancy

Dvora Bauman, MD
Chaiman of Israeli PAG (Pediatric and Adolescent Gynecology) Society
Head of PAG Center
Department of Obstetrics and Gynecology
Bikur Holim Hospital
Jerusalem, Israel
Pediatric & Adolescent Gynecology

Shmuel Benenson, MD
Department of Clinical Microbiology and Infectious Diseases
Hadassah–Hebrew University Medical Center
Jerusalem, Israel
Antimicrobial Chemotherapy

Helene B. Bernstein, MD
Associate Professor
Reproductive Biology, Molecular Biology and Microbiology
Case Western Reserve University School of Medicine
Cleveland, Ohio
Normal Pregnancy

Jacob Bornstein MD, MPA
Professor and Associate Dean,
Faculty of Medicine in the Galilee,
Bar-Ilan University Chairman,
Department of Obstetrics and Gynecology
Western Galilee Hospital,
Nahariya, Israel President,
The International Society for the Study of Vulvovaginal Disease (ISSVD)
Benign Disorders of the Vulva & Vagina

Prof Amnon Brzezinski, MD
Professor
Department of Obstetrics and Gynecology
Hadassah Medical Center
Jerusalem, Israel
Contraception & Family Planning

Ronald T. Burkman, MD
Chair, Department of Obstetrics and Gynecology
Baystate Medical Center
Springfield, Massachusetts
Contraception & Family Planning

Melissa C. Bush, MD
Assistant Clinical Professor
Department of Obstetrics and Gynecology
University of California, Irvine
Orange, California
Multiple Gestation

Wendy Y. Chang, MD
Assistant Professor
Department of Obstetrics and Gynecology
David Geffen School of Medicine at UCLA
Los Angeles, California
Amenorrhea

Biing-Jaw Chen, MD
Anesthesiologist
Torrance, California
Obstetric Analgesia & Anesthesia

Alan H. DeCherney, MD
Chief, Reproductive Biology and Medicine
 Branch
National Institute of Child Health and Human
 Development
National Institutes of Health
Bethesda, Maryland
*Imaging in Gynecology; Infertility; Amenorrhea;
 Assisted Reproductive Technologies: In Vivo
 Fertilization & Related Techniques; Antimicrobial
 Chemotherapy*

Catherine M. DeUgarte, MD
Assistant Clinical Volunteer Faculty
Department of Obstetrics and Gynecology
UCLA
Los Angeles, California
*Embryology of the Urogenital System & Congenital
 Abnormalities of the Genital Tract*

Oliver Dorigo, MD, PhD
Assistant Professor
Department of Obstetrics and Gynecology
Division Gynecologic Oncology
David Geffen School of Medicine at UCLA
Los Angeles, California
*Premalignant & Malignant Disorders of the Uterine
 Corpus; Radiation & Chemotherapy for Gynecologic
 Cancers*

Samantha M. Dunham, MD
Clinical Assistant Professor
Department of Obstetrics and Gynecology
NYU School of Medicine
New York, New York
Early Pregnancy Risks

Wafic M. ElMasri, MD
Department of Obstetrics and Gynecology
Division Gynecologic Oncology
David Geffen School of Medicine at UCLA
Los Angeles, California
*Radiation & Chemotherapy for Gynecologic
 Cancers*

Nicole D. Fleming, MD
Fellow
Gynecologic Oncology
UCLA Medical Center
Los Angeles, California
Premalignant & Malignant Disorders of the Uterine Corpus

Amy A. Flick, MD
Fellow
Maternal-Fetal Medicine
UCLA
Los Angeles, California
*Maternal Physiology During Pregnancy; Fetal & Early
 Neonatal Physiology*

Michael D. Fox, MD
Department of Obstetrics and Gynecology
Division Chief, Reproductive Endocrinology and Infertility
University of Florida,
Jacksonville, Florida
Endometriosis

Nathan S. Fox, MD
Associate Clinical Professor
Obstetrics, Gynecology, and Reproductive Science
Mount Sinai School of Medicine
New York, New York
*Critical Care Obstetrics; Renal & Urinary Tract Disorders in
 Pregnancy*

Shahin Ghadir, MD
Assistant Clinical Professor
Department of Obstetrics and Gynecology
David Geffen School of Medicine at UCLA
Los Angeles, California
Infertility

Johanna Weiss Goldberg, MD
Clinical Instructor
Department of Obstetrics and Gynecology
Joan and Sanford I Weill Medical College, Cornell University
New York, New York
Critical Care Obstetrics

T. Murphy Goodwin, MD
Professor of Obstetrics and Gynecology
Keck School of Medicine
University of Southern California
Los Angeles, California
Nervous System & Autoimmune Disorders in Pregnancy

Lisa Green, MD, MPH
Resident
Howard University Hospital
Washington DC
Antimicrobial Chemotherapy

Jeffrey S. Greenspoon, MD
Maternal-Fetal Medicine Specialist
Olive-View UCLA Medial Center
Los Angeles, California
Diabetes Mellitus in Pregnancy

Simi Gupta, MD
Maternal-Fetal Medicine Fellow
Department of Obstetrics and
 Gynecology
New York University
New York, New York
Imaging in Obstetrics

Vivian P. Halfin, MD
Associate Clinical Professor of Psychiatry and Obstetrics
 and Gynecology
Tufts University School of Medicine
Boston, Massachusetts
Domestic Violence & Sexual Assault

Afshan B. Hameed, MD
Associate Professor of Clinical Obstetrics &
 Gynecology
Associate Professor of Clinical Cardiology
Medical Director, Obstetrics
University of California, Irvine
Orange, California
*Cardiac & Pulmonary Disorders in
 Pregnancy*

Ryan J. Heitmann, DO
Clinical Fellow
Program in Reproductive and Adult
 Endocrinology
National Institutes of Health
Bethesda, Maryland
*Anatomy of the Female Reproductive
 System*

Micah J. Hill, DO
Clinical Fellow
Program in Reproductive and Adult
 Endocrinology
Eunice Kennedy Shriver National Institute of
 Child Health and Human Development
Bethesda, Maryland
Imaging in Gynecology

Prof Drorith Hochner-Celnikier, MD
Head, Department of Obstetrics and
 Gynecology
Hadassah Medical Organization
Mount Scopus, Jerusalem, Israel
*Gynecologic History, Examination, & Diagnostic
 Procedures*

Christine H. Holschneider, MD
Associate Professor
Department of Obstetrics and Gynecology
David Geffen School of Medicine at UCLA
Los Angeles, California
*Surgical Diseases & Disorders in Pregnancy; remalignant &
 Malignant Disorders of the terine Cervix*

Andy Huang, MD
Assistant Clinical Professor
Department of Obstetrics and Gynecology
UCLA
Los Angeles, California
*Genetic Disorders & Sex Chromosome
 Abnormalities*

Marc H. Incerpi, MD, PhD
Associate Professor
Department of Clinical Obstetrics and Gynecology,
 Division of Maternal-Fetal Medicine
Keck School of Medicine University of Southern
 California
Los Angeles, California
Operative Delivery

Carla Janzen, MD, PhD
Assistant Professor
Department of Obstetrics and Gynecology
UCLA
Los Angeles, California
Diabetes Mellitus in Pregnancy

Daniel A. Kahn, MD, PhD
Chief Resident Physician
Department of Obstetrics and Gynecology
David Geffen School of Medicine at UCLA
Los Angeles, California
*Maternal Physiology During Pregnancy; Fetal & Early
 Neonatal Physiology*

Laura Kalayjian, MD
Associate Professor of Neurology
Co-director, Comprehensive Epilepsy Center
University of Southern California Keck School of
 Medicine
Los Angeles, California
*Nervous System & Autoimmune Disorders in
 Pregnancy*

Amer Karam, MD
Assistant Clinical Professor
Department of Obstetrics and Gynecology
David Geffen School of Medicine at UCLA
Los Angeles, California
*The Breast; Premalignant & Malignant Disorders of the
 Vulva & Vagina*

Charles Kawada, MD
Department of Obstetrics, Gynecology, and Reproductive Biology
Harvard Medical School
Cambridge, Massachusetts
Gynecologic History, Examination, & Diagnostic Procedures

Lisa K. Kelly, MD
Assistant Professor of Pediatrics
Department of Pediatrics
Keck School of Medicine
Los Angeles, California
Normal Newborn Assessment & Care; Neonatal Resuscitation

Izabella Khachikyan, MD
Research Fellow
Department of PRAE
Eunice Kennedy Shriver National Institute of Child Health and Human Development
National Institutes of Health
Bethesda, Maryland
Benign Disorders of the Uterine Cervix

Karen Kish, MD
Clinical Assistant Professor
Department of Obstetrics & Gynecology
UT Southwestern Medical Center
Austin, Texas
Malpresentation & Cord Prolapse

Chad K. Klauser, MD
Clinical Assistant Professor
Division of Maternal Fetal Medicine
Department of Obstetrics and Gynecology
The Mount Sinai School of Medicine and NYU School of Medicine
New York, New York
Gastrointestinal Disorders in Pregnancy

Wing-Fai Kwan, MD
Anesthesiologist
Torrance, CA
Obstetric Analgesia & Anesthesia

Ofer Lavie, MD
Professor of Obstetrics and Gynecology
Department of Obstetrics and Gynecology
Faculty of Medicine of the Technion Israel Institute of Technology
Haifa, Israel
Benign Disorders of the Ovaries & Oviducts

Richard H. Lee, MD
Assistant Professor of Clinical Obstetrics and Gynecology
Associate Fellowship Director of Maternal-Fetal Medicine
Keck School of Medicine
University of Southern California
Los Angeles, California
Nervous System & Autoimmune Disorders in Pregnancy

Gary Levy, MD, MAJ, MC, USA
Clinical Fellow in Reproductive Endocrinology and Infertility
National Institutes of Health, Walter Reed National Military Medical Center
Clinical Instructor in Obstetrics and Gynecology
Uniformed Services University
Bethesda, Maryland
Premalignant & Malignant Disorders of the Ovaries & Oviducts

Jessica S. Lu, MPH
Medical Student
UCLA
Los Angeles, California
Domestic Violence & Sexual Assault

Michael C. Lu, MD, MPH
Associate Professor
Department of Obstetrics, Gynecology, and Public Health
UCLA Schools of Medicine and Public Health
Los Angeles, California
Domestic Violence & Sexual Assault

Gillian Mackay, MD
Assistant Professor
Department of Obstetrics and Gynecology
David Geffen School of Medicine at UCLA
Los Angeles, California
Sexually Transmitted Diseases & Pelvic Infections

Somjate Manipalviratn, MD
Department of Obstetric-Gynecology and Infertility
Superior A.R.T.
Bangkok, Thailand
Genetic Disorders & Sex Chromosome Abnormalities

John S. McDonald, MD
Professor
Department of Anesthesiology
Harbor-UCLA Medical Center
Torrance, California
Obstetric Analgesia & Anesthesia

Shobha H. Mehta, MD
Clinical Assistant Professor
Department of Obstetrics and
  Gynecology
Wayne State University
Detroit, Michigan
Assessment of At-Risk Pregnancy

Konstantinos G. Michalakis, MD
Department of Reproductive
  Endocrinology
National Institute of Health
Bethesda, Maryland
*Assisted Reproductive Technologies:
  In Vivo Fertilization &
  Related Techniques*

David A. Miller, MD
Professor of Obsterics, Gynecology and
  Pediatrics
Department of Obstetrics and Gynecology
Keck School of Medicine, University of
  Southern California
Los Angeles, California
Hypertension in Pregnancy

Martin N. Montoro, MD
Professor of Clinical Medicine and
  Obstetric Gynecology
Department of Maternal-Fetal Medicine
Keck School of Medicine/University
  of Southern California
Los Angeles, California
Cardiac & Pulmonary Disorders in Pregnancy

Aisling Murphy, MD
Clinical Fellow
Department of Obstetrics and Gynecology
David Geffen School of Medicine at UCLA
Los Angeles, California
Diabetes Mellitus in Pregnancy

Kenneth N. Muse, Jr., MD
Associate Professor & Director
Division of Reproductive Endocrinology
Department of Obstetrics & Gynecology
University of Kentucky
Lexington, Kentucky
Endometriosis

Lauren Nathan, MD
Associate Professor
Department of Obstetrics and Gynecology
David Geffen School of Medicine at UCLA
Los Angeles, California
Menopause & Postmenopause

Unzila Nayeri, MD
Fellow, Maternal-Fetal Medicine
Department of Obstetrics, Gynecology, and
  Reproductive Sciences
Yale University
New Haven, Connecticut
Congenital Fetal Infections

Sahadat K. Nurudeen, MD
Resident Physician
Department of Obstetrics and
  Gynecology
Georgetown University Hospital
Washington, DC
Physiology of Reproduction in Women

Sue M. Palmer, MD
Department of Obstetrics and Gynecology
University of Texas
Houston, Texas
Diabetes Mellitus in Pregnancy

Alan S. Penzias, MD
Surgical Director
Boston IVF
Boston, Massachusetts
*Assisted Reproductive Technologies:
  In Vivo Fertilization &
  Related Techniques*

Martin L. Pernoll, MD
Executive Dean
Kansas University School of
  Medicine
Kansas City, Kansas
Multiple Gestations

Caroline Pessel, MD
Maternal-Fetal Medicine Fellow
Department of Obstetrics and
  Gynecology
Columbia University Medical Center
New York, New York
The Normal Puerperium

Sarah B. H. Poggi, MD
Medical Director
The Brock Family Perinatal
  Diagnostic Center
Associate Professor
Department of Obstetrics and
  Gynecology
Inova Alexandria Hospital
Arlington, Virginia
*Postpartum Hemorrhage & the Abnormal
  Puerperium*

Karen Purcell, MD, PhD
Director
Department of Reproductive Services
Fertility for Family
San Jose, California
Premalignant & Malignant Disorders of the Ovaries & Oviducts

Elisabeth L. Raab, MD, MPH
Attending Neonatologist
Department of Neonatology
Childrens Hospital Los Angeles
Los Angeles, California
Normal Newborn Assessment & Care; Neonatal Resuscitation

Jeannine Rahimian, MD
Associate Clinical Professor
Department of Obstetrics and Gynecology
David Geffen School of Medicine at UCLA
Los Angeles, California
Disproportionate Fetal Growth

Andrei Rebarber, MD
Clinical Assistant Professor
Department of Obstetrics and Gynecology
Mount Sinai School of Medicine and NYU School of Medicine
New York, New York
Renal & Urinary Tract Disorders in Pregnancy

Ariel Revel, MD
Professor
Department of Obstetrics and Gynecology
Hadassah Medical Center and Hebrew University-Hadassah Medical School
Jerusalem, Israel
Hirsuitism

Ashley S. Roman, MD, MPH
Clinical Assistant Professor
Division of Maternal-Fetal Medicine
Department of Obstetrics and Gynecology
New York University School of Medicine
New York, New York
Normal & Abnormal Labor & Delivery; Imaging in Obstetrics; Late Pregnancy Complications; Hematologic Disorders in Pregnancy

Daniel H. Saltzman, MD
Clinical Professor
Department of Obstetrics and Gynecology
Division of Maternal Fetal Medicine
The Mount Sinai School of Medicine
New York, New York
Gastrointestinal Disorders in Pregnancy

Susan Sarajari, MD, PhD
Fellow
Division of Reproductive Endocrinology and Infertility
Department of Obstetrics and Gynecology
UCLA Medical Center and Cedars-Sinai Medical Center
Los Angeles, California
Endometriosis

Asher Shushan, MD
Associate Clinical Professor
Department of Obstetrics and Gynecology
Hebrew University
Jerusalem, Israel
Complications in Menstruation, Abnormal Uterine Bleeding

Alex Simon, MD
Director of IVF center
Department of Obstetrics and Gynecology
Hadassah University Hospital
Ein-Kerem, Jerusalem
Amenorrhea

Ramada S. Smith, MD
Director
Gaston Perinatal Center, Gaston Memorial Hospital
Gastonia, North Carolina
Critical Care Obstetrics

Robert J. Sokol, MD
Distinguished Professor of Obstetrics and Gynecology
Department of Obstetrics and Gynecology
Wayne State University School of Medicine
Detroit, Michigan
Assessment of At-Risk Pregnancy

Ella Speichinger, MD
Assistant Professor
Department of Obstetrics and Gynecology
David Geffen School of Medicine at UCLA
Los Angeles, California
Surgical Diseases & Disorders in Pregnancy

Pamela Stratton, MD
Head, Gynecology Consult Service
Program in Reproductive and Adult Endocrinology
Eunice Kennedy Shriver National Institute of Child Health and Human Development
Bethesda, Maryland
Benign Disorders of the Uterine Cervix

Stacy L. Strehlow, MD
Fellow, Maternal-Fetal Medicine
University of Southern California Women's and
    Children's Hospital
Los Angeles, California
Diabetes Mellitus in Pregnancy

Ann-Marie Surette, MD
Department of Obstetrics and Gynecology
NYU School of Medicine
New York, New York
Early Pregnancy Risks

Christopher M. Tarnay, MD
Associate Clinical Professor
Department of Obstetrics & Gynecology
David Geffen School of Medicine at UCLA
Los Angles, California
Urinary Incontinence & Pelvic Floor Disorders

Stephen Thung, MD, MSCI
Associate Professor
Department of Obstetrics and Gynecology
The Ohio State University
Columbus, Ohio
Congenital Fetal Infections

Bradley Trivax, MD
Fellow, Department of Reproductive Endocrinology and
    Infertility
UCLA Medial Center
Los Angeles, California
Genetic Disorders & Sex Chromosome Abnormalities

Ming C. Tsai, MD
Director
Department of Obstetrics and Gynecology
Bellevue Hospital Center
NYU School of Medicine
New York, New York
The Normal Puerperium

George VanBuren, MD
Associate Professor
Department of Reproductive Medicine
University Hospitals of Cleveland
Cleveland, Ohio
Normal Pregnancy

Sarah A. Wagner, MD
Assistant Professor
Department of Obstetrics and Gynecology
Loyola University Medical Center
Maywood, Illinois
Third-Trimester Vaginal Bleeding

Cecilia K. Wieslander, MD
Assistant Professor
Department of Obstetrics and Gynecology
David Geffen School of Medicine at UCLA
Los Angeles, California
*Perioperative, Intraoperative, & Postoperative Complications
    in Gynecologic Surgery*

Abigail Ford Winkel, MD
Assistant Professor
Department of Obstetrics & Gynecology
New York University School of Medicine
New York, New York
Dermatologic Disorders in Pregnancy

Keri S. Wong, MD
Department of Obstetrics and Gynecology
David Geffen School of Medicine at UCLA
757 Westwood Plaza, Suite B711
Los Angeles, California
Therapeutic Gynecologic Procedures

中文版序言

医学科学发展日新月异,妇产科也不例外。伴随新知识、新技术、新仪器、新药物的应用,加之临床医师不断总结创新,解决医疗中的难题,使妇产科学已步入飞跃发展时代。

《妇产科学最新诊断与治疗》(第11版)是一本经典的妇产科专著,颇有特色。本书共分六大部分,60个章节,书中共有解剖图、影像学检查图及其他图表超过500幅,图文并茂,同时关注疾病的病理、生理机制。第11版编排更加新颖、实用,侧重解决临床实际问题,并能以简洁的方式指导读者去掌握疾病的诊断与治疗方法。本书同时关注了在临床实践工作中存在的不足、尚待解决的难题等,为医学发展提出了进一步的指导并指明未来发展方向,是一本当今妇产科学的大观之作。本书对于指导妇产科执业医师、执业护士及助产士、培训医师、实习医师、妇保从业者了解和学习妇产科疾病具有很高的参考价值。

本书由天津妇产科专家瞿全新主任担任主译,会同多名具有丰富临床经验的妇产科医师共同翻译,是一本有权威、有特色的妇产科专著。希望本书对广大妇产科医务工作者有所裨益。

2017.10

中文版前言

《妇产科学最新诊断与治疗》一书立足于临床，囊括了妇产科领域常见的千余种疾病，系统地阐述了各种疾病的发病机制、预防、临床表现、诊断方法与鉴别诊断、治疗原则与不同治疗方法、患者预后等，是一本非常实用的妇产科临床参考书。

医学科学伴随着现代科技发展而日新月异，新理论、新材料、新技术成为引领医学科学不断发展的强大动力。临床医学的发展是一个不断学习、实践、总结、提高的循环往复的过程，年轻的临床医师不仅应善于学习、勇于实践，还应精于归纳、总结、创新。该书每次再版都反映了当代医学科学发展的最新成果，同时提出临床医学中存在的不足与尚未解决的难题，为医学科学的不断发展提供了有益的指导。

在翻译过程中，译者深刻体会到新版《妇产科学最新诊断与治疗》一书秉承了注重疾病预防与循证医学的传统，追根溯源，涵盖了现代医学最新理论、最新临床诊断方法与最新治疗方法，详细、客观地分析、比较各种诊断与治疗方法的优势与不足，与最新妇产科疾病诊治规范与指南内容相一致，为妇产科疾病诊断与治疗提供理论及实践依据。

该书内容丰富，篇幅较长，时间紧迫，翻译不当与疏漏之处尚恳请广大读者不吝批评指正。

天津市第一中心医院
2017.10

前　言

　　与以往版本相同，本书专为从业医师在住院患者及门诊患者临床诊断与治疗方面提供参考，侧重于解决临床实际问题。

　　本书涵盖了全部妇产科内容，包括截至出版时的最新医疗进展，囊括了1000多种疾病。

　　书中仍然强调疾病预防及循证医学是最重要的，除了疾病的诊断与治疗外，主要关注疾病的病理生理学机制，简洁的方式易于读者快速学习掌握。

　　新版在布局上有了改进，作为内容的重要组成部分，本书还提供了超过500幅解剖图、影像检查图像及其他图表等。

　　对医学生而言，《妇产科学最新诊断与治疗》是一本权威的专业书籍，是极好的学习与参考资料。对实习医师而言，本书提供了常见疾病的简明而实用的学习方式，因此深受欢迎。对妇产科执业医师、家庭医师、内科医师、执业护士、助产士、医师助理及其他女性健康的卫生保健从业者而言，本书可用来解答妇产科日常临床工作中遇到的问题。

　　包括妇产科在内的医学正在飞速发展，这些发展成就了Lange系列丛书的问世。为确保本书提出的标准护理和治疗与诊断模式的可靠性，我们在资料来源方面付出了巨大努力。

　　与第10版相比，第11版《妇产科学最新诊断与治疗》的封面也进行了更新、修改，使之更具现代风格。

阿兰·H.德契尼
劳伦·内森
内里·拉斐尔
阿什利·S.罗曼

目 录

第1篇 生殖基础 ... 1
- 第1章 女性生殖系统解剖 ... 2
- 第2章 泌尿生殖系统胚胎发育与生殖道先天性异常 ... 39
- 第3章 遗传性疾病与性染色体异常 ... 68
- 第4章 女性生殖生理 ... 99
- 第5章 乳腺 ... 122

第2篇 正常妊娠 ... 145
- 第6章 正常妊娠 ... 146
- 第7章 正常及异常临产与分娩 ... 160
- 第8章 妊娠期母体生理与胎儿及新生儿生理 ... 169
- 第9章 正常新生儿的评估与护理 ... 187
- 第10章 正常产褥期 ... 197
- 第11章 产科影像学检查 ... 222

第3篇 高危妊娠 ... 231
- 第12章 高危妊娠的评估 ... 232
- 第13章 早期妊娠的风险 ... 244
- 第14章 妊娠晚期并发症 ... 260
- 第15章 胎儿先天性感染 ... 278
- 第16章 胎儿生长不成比例 ... 302
- 第17章 多胎妊娠 ... 314
- 第18章 妊娠晚期阴道出血 ... 324
- 第19章 胎先露异常与脐带脱垂 ... 332
- 第20章 手术分娩 ... 349
- 第21章 产后出血及异常产褥 ... 364
- 第22章 新生儿复苏 ... 384
- 第23章 产科危重症 ... 405

- 第 24 章 产科麻醉与镇痛 ... 430

第 4 篇 妊娠期外科与内科合并症 ... 451

- 第 25 章 妊娠期外科疾病 ... 452
- 第 26 章 妊娠期高血压疾病 ... 474
- 第 27 章 妊娠期心脏和肺部疾病 ... 485
- 第 28 章 妊娠期泌尿系统疾病 ... 504
- 第 29 章 妊娠期胃肠道疾病 ... 514
- 第 30 章 妊娠期皮肤病 ... 523
- 第 31 章 糖尿病与妊娠 ... 531
- 第 32 章 妊娠期甲状腺及其他内分泌疾病 ... 542
- 第 33 章 妊娠期神经系统疾病及自身免疫性疾病 ... 557
- 第 34 章 妊娠期血液疾病 ... 567

第 5 篇 普通妇科学 ... 579

- 第 35 章 妇科病史、检查与诊断方法 ... 580
- 第 36 章 妇科影像学 ... 600
- 第 37 章 儿童与青少年妇科学 ... 608
- 第 38 章 月经与异常子宫出血 ... 638
- 第 39 章 外阴与阴道良性疾病 ... 648
- 第 40 章 宫颈良性疾病 ... 676
- 第 41 章 卵巢和输卵管良性疾病 ... 692
- 第 42 章 尿失禁与盆底疾病 ... 703
- 第 43 章 性传播疾病和盆腔感染 ... 733
- 第 44 章 抗生素类药物治疗 ... 767
- 第 45 章 妇科手术围术期、术中及术后并发症 ... 789
- 第 46 章 妇科治疗方法 ... 807

第 6 篇 妇科肿瘤 ... 831

- 第 47 章 外阴及阴道癌前病变与恶性肿瘤 ... 832
- 第 48 章 子宫颈癌前病变与恶性肿瘤 ... 846
- 第 49 章 子宫内膜癌前病变与子宫体恶性肿瘤 ... 871
- 第 50 章 卵巢与输卵管癌前病变与恶性肿瘤 ... 888
- 第 51 章 妊娠期滋养细胞疾病 ... 898

第52章 妇科癌症放化疗 ……………………………………………………………… 909
第7篇 生殖内分泌和不育 …………………………………………………………… 917
　　第53章 不育 ……………………………………………………………………………… 918
　　第54章 闭经 ……………………………………………………………………………… 928
　　第55章 多毛症 …………………………………………………………………………… 940
　　第56章 子宫内膜异位症 ………………………………………………………………… 951
　　第57章 辅助生殖技术：试管婴儿及相关技术 ………………………………………… 960
　　第58章 避孕与计划生育 ………………………………………………………………… 968
　　第59章 更年期与绝经期 ………………………………………………………………… 988
第8篇 心理学和社会问题 …………………………………………………………… 1011
　　第60章 家庭暴力与性侵犯 ……………………………………………………………… 1012
索引 …………………………………………………………………………………………… 1019

— 第 **1** 篇 —

▶ 生殖基础

第1章 女性生殖系统解剖

Ryan J. Heitmann, DO

人体解剖与盆腔解剖是妇产科医师必须了解与掌握的基础知识，虽然基本事实及解剖结构没有改变，但我们对其相互之间的作用及功能方面的认识与了解更加深入。外科技术的进步源自医师对手术解剖标志的不断认识。在手术解剖上不同患者可能会存在变异，因此医师应精通"正常"解剖，并为"非典型"病例的诊治做好准备。

腹壁

局部解剖学

为了便于描述腹腔脏器相互之间的关系，前腹壁可分为几个部分，其中心参考点是胸骨剑突，位于第十胸椎水平。上方两侧为肋下，自肋骨向下延伸至髂嵴，向前延伸至髂前上棘，其底部为腹股沟韧带及耻骨联合。

为了便于描述腹腔内器官的位置，腹壁前外侧部可分为几个区域。水平线分别为每侧第九肋软骨和两侧髂嵴之间的连线，另外2条纵线为经两侧腹股沟韧带中点至同侧第八肋软骨之间的连线，形成9个区域，分别为腹上区、脐区、腹下区、左右季肋区、左右腰区及左右髂腹股沟区(图1-1)。

右季肋区内有肝右叶，前下方有胆囊，深部为部分右侧肾，偶尔有结肠右曲。

腹上区内有肝左叶及部分肝右叶、胃、十二指肠近端、胰腺、肾上腺及两侧肾上极(图1-2)。

左季肋区内有脾、胃底、肝顶端及结肠左曲。

右腰区有升结肠、小肠曲、右侧肾的下外侧部分。

中央脐区有横结肠、胃、大网膜、小肠、十二指肠的第2及第3部分、胰头及两侧肾的中间部分。

左腰区有降结肠、左肾及小肠。右侧髂腹股沟区内有盲肠、阑尾、部分升结肠、小肠，大网膜右侧缘偶尔会出现在该区内。

腹下区有大网膜、小肠襻、盆腔内的结肠及部分横结肠。

左髂腹股沟区有乙状结肠、部分降结肠、小肠襻及大网膜左侧缘。

由于每个人身材大小、体形结构及疾病过程等不同，因此每个人的器官位置及体积也会有所不同。在人的一生中，器官位置变化不仅与重力有关，而且与腹腔内空腔脏器的活动有关，空腔脏器可因充盈或排空而改变形状。在妊娠期间，腹腔脏器与腹部各区的相互关系会发生明显改变。例如，妊娠第12周，阑尾位于右侧髂腹股沟区(右下象限)。在妊娠第16周，阑尾升高至右侧髂嵴水平。在妊娠第20周，阑尾在脐水平，然后一直保持在这一水平，直至分娩后。由于解剖位置的改变，不同妊娠期间的阑尾炎症状会出现变化。与其相似，妊娠导致

第1章 女性生殖系统解剖

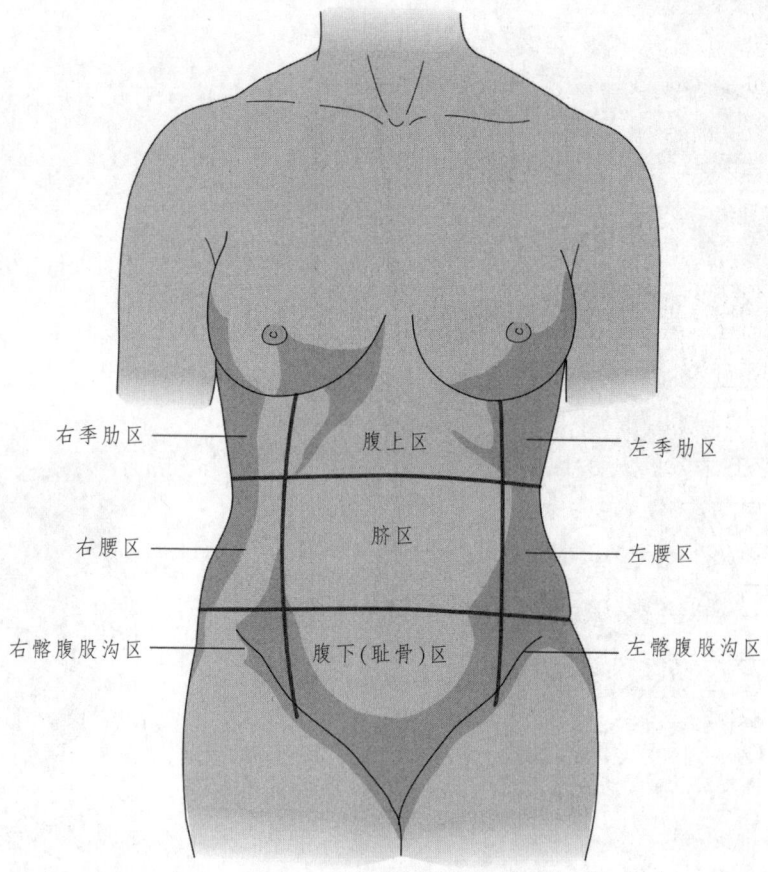

图1-1 腹壁分区。

肠位置改变也会导致类似的问题。

皮肤、皮下组织及筋膜

腹部皮肤光滑、细腻，非常有弹性。除脐部与其下方组织致密连接外，其余部分腹壁皮肤与其下方组织均为疏松连接。腹部皮纹朗格（Langer）线是定位于真皮纤维中的皮肤张力线。在前腹壁，这些线主要为横向排列，因此腹壁纵向切口张力较大，易出现较宽的瘢痕，有些患者甚至在局部形成瘢痕疙瘩。与之相反，腹壁横行切口，如Pfannenstiel横行切口，愈合较好，外观漂亮。

皮下为浅筋膜（皮下组织），这些含有脂肪组织的保护性筋膜覆盖全腹壁。在脐水平以下的腹壁，浅筋膜主要由2层构成：Camper筋膜为最表浅的一层，含有大量脂肪组织；Scarpa筋膜（浅筋膜深层）为纤维弹力膜，与中线腱膜及阔筋膜致密相连。

动脉

上腹壁动脉

下5肋间动脉（图1-3）及肋下动脉与胸神经相伴，其较细的终末分支进入腹直肌鞘，并与腹壁上动脉及腹壁下动脉形成吻合。胸廓内动脉向下延伸，形成腹壁上动脉。腹壁上动脉向下走行于腹直肌深面与腹直肌鞘之间，在腹直肌处与腹壁下动脉形成吻合。

腹壁下动脉是髂外动脉的分支，在腹股沟上方向上走行，经圆韧带内侧进入腹股沟管腹

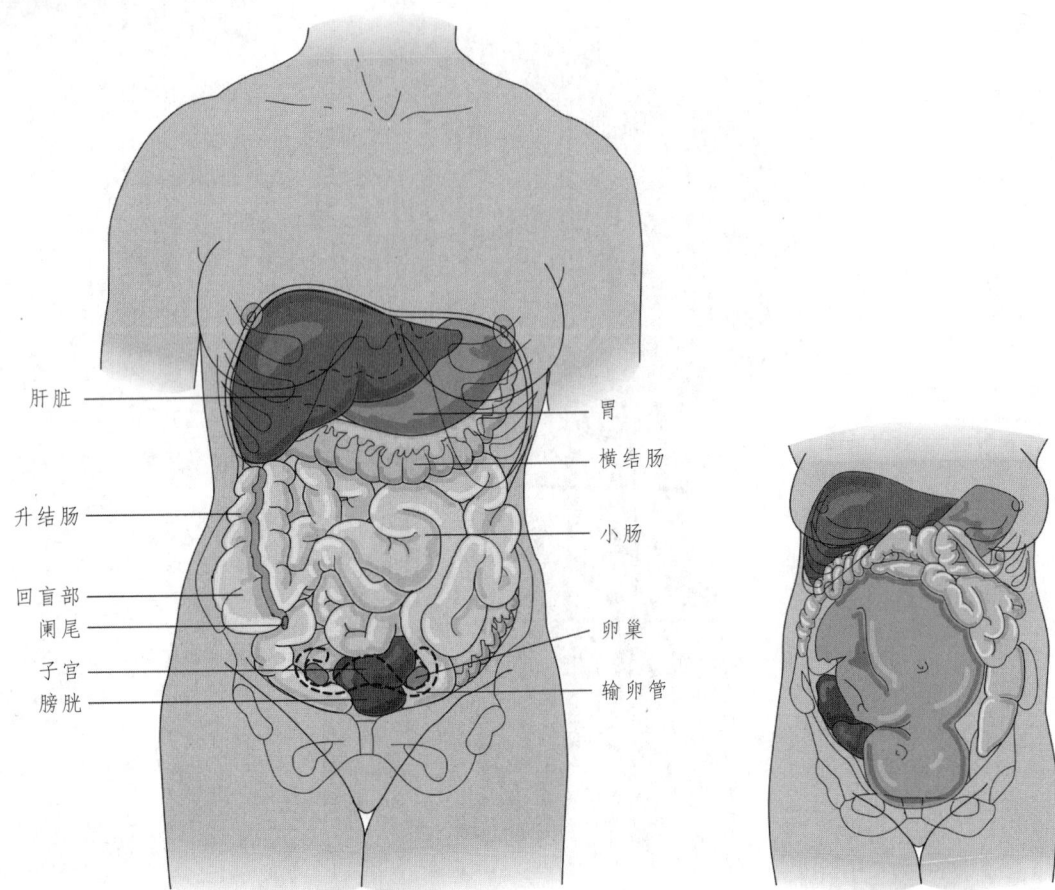

图 1-2 腹部器官位置,插图显示胎儿的腹壁投影位置。

环,然后稍向内下行,于上外方进入位于腹横筋膜与壁腹膜之间的腹股沟管皮下环,再穿过腹横筋膜,于半环线前方转而向上,走行于腹直肌及其鞘膜之间,进入腹直肌内,同时与腹壁上动脉之间形成吻合。腹壁上中部由腹壁上动脉供血,前腹壁中下部由腹壁下动脉供血,腹壁下方两侧由旋髂深动脉供血。

下腹壁动脉

旋髂深动脉也是髂外动脉分支,起自腹壁下动脉的对侧或稍低于腹壁下动脉,向侧方穿过腹股沟韧带,走行于腹横筋膜与壁腹膜之间。旋髂深动脉在髂前上棘附近穿过腹横筋膜,沿髂嵴稍上方继续走行在腹横筋膜与腹内斜肌之间,最后向后与髂腰动脉之间形成吻合。由于旋髂深动脉与腹壁下动脉分支之间形成吻合,因此对外科医师来讲,了解旋髂深动脉分支非常重要。

不同的腹壁切口下会遇到一些具有临床意义的肌肉层及血管系统。右下腹斜切口（McBurney切口）需要分离腹外斜肌及腹内斜肌,切开腹横肌,切口下常能见到旋髂深动脉。旁正中切口位于右侧或左侧腹直肌旁。在弓状线下方,可见腹外斜肌腱膜及腹内斜肌腱膜与腹横肌跨过腹直肌。在弓状线上方,腹横肌腱膜及部分腹内斜肌腱膜走行于腹直肌下方。血管系统主要是穿支,常见者为胸腹静脉,向下也可见到腹壁浅动脉。

第1章 女性生殖系统解剖

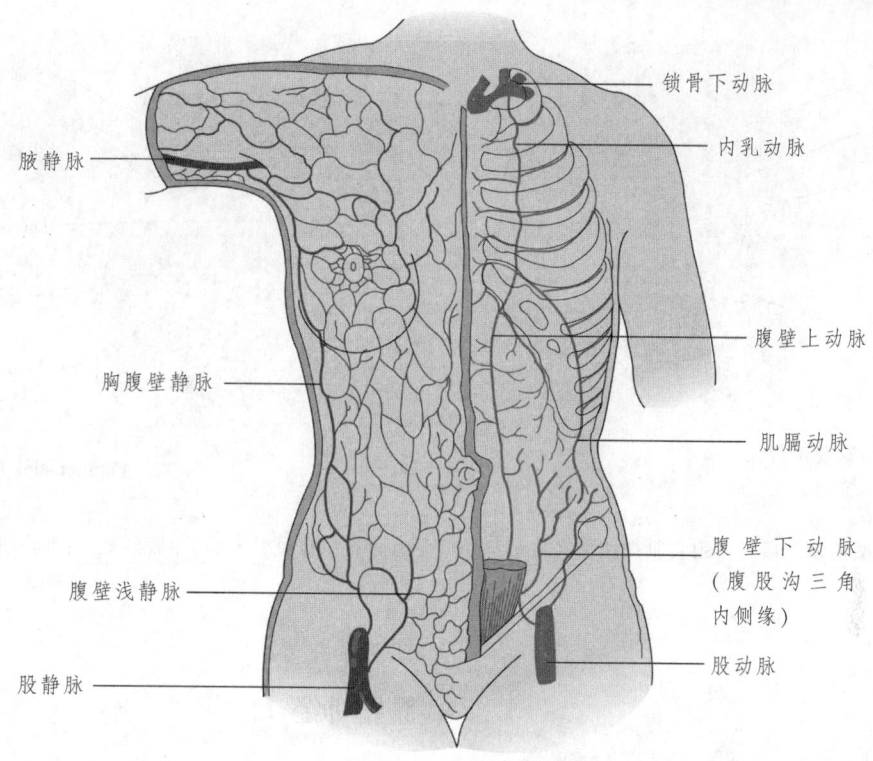

图1-3 腹壁表浅静脉与动脉。

在Pfannenstiel切口或下腹部横切口，腹外斜肌腱膜及腹内斜肌腱膜越过腹直肌及腹横肌，切开腹直肌表面腱膜后，可分离腹直肌。在Camper筋膜可见腹壁浅动脉及腹壁浅静脉，由切口边缘向两侧可见旋髂浅动脉及旋髂深动脉，腹壁下动脉经腹横肌下方进入脐下腹直肌中部。

在Cherney切口，应注意避免损伤腹壁下动脉，腹直肌供血主要来自腹壁下动脉。腹壁切口见图1-4。肌肉的位置影响切口位置的选择，其目的在于充分暴露手术野，避免损伤腹壁结构、血管及神经。在理想情况下，下腹部横切口不会延伸到腹直肌侧缘，因此避免了腹壁下血管的损伤。

静脉

腹壁浅静脉的数量较动脉多，形成更广泛的血管网。在脐水平以上，静脉血流经皮下组织中的前皮支、成对的胸腹壁静脉、腹壁浅静脉、旋髂浅静脉回流，因此，股静脉与腋静脉之间存在交叉吻合。

腹壁深静脉与同名动脉相伴行，在脐水平以下，这些静脉向下内侧汇入髂外静脉，然后向上及两侧进入肋间静脉，腹壁深处的淋巴引流伴随着深静脉直接汇入腹股沟浅淋巴结。

淋巴

下腹壁淋巴引流主要回流至腹股沟浅淋巴结(图1-5)。腹股沟浅淋巴结位于腹股沟韧带处，有10~20个。在隐股交界处画出相互交叉的水平线与垂直线，将该区域划分为4个象限，以识别腹股沟浅淋巴结。腹侧壁淋巴伴随旋髂浅静脉引流入位于外上象限区域的腹股沟浅淋巴结，腹中部淋巴伴随腹壁浅静脉引流入内上象限区域的腹股沟浅淋巴结，在腹壁左右两侧的淋巴管之间常有吻合支形成，这在临床上很重要。

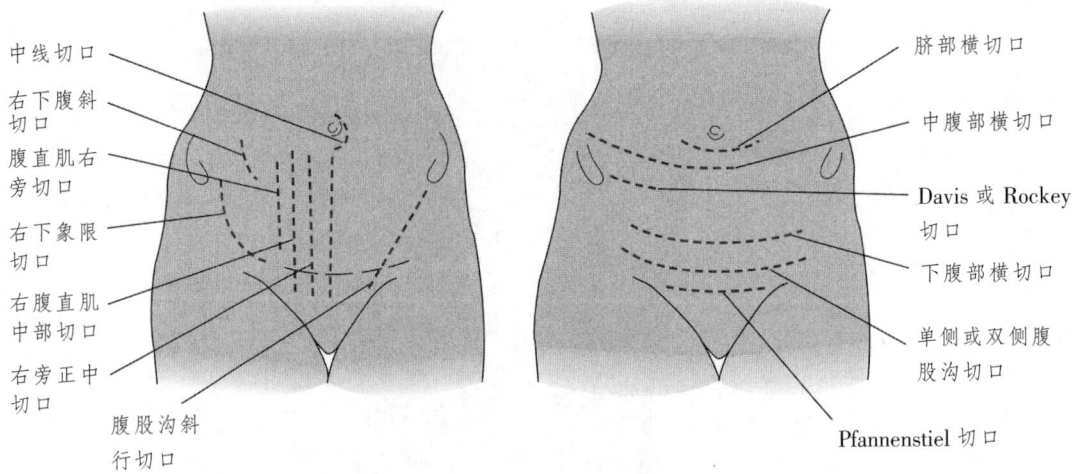

图 1-4 腹壁切口。横切口腹直肌被切断，Cherney 切口是将腹直肌自耻骨游离，然后再复位；锥状肌保留在耻骨结节上。

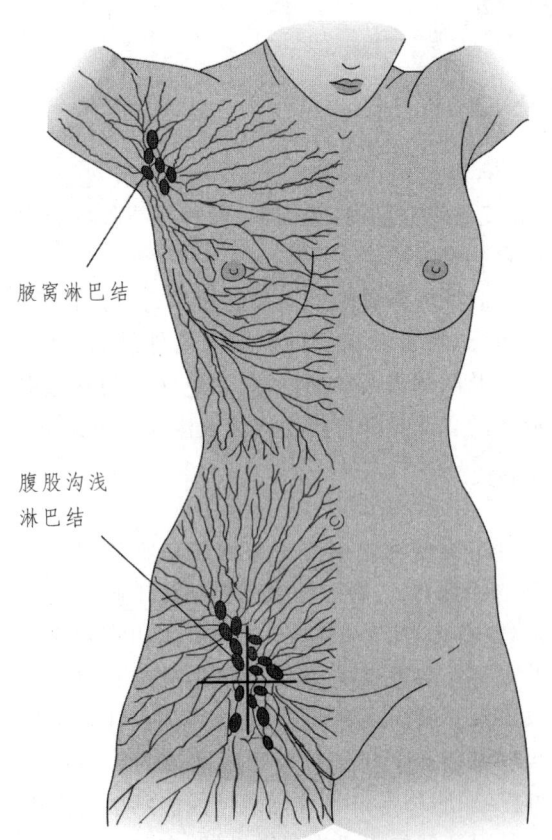

图 1-5 腹壁淋巴引流。仅显示一侧，也存在对侧引流（即越过中线至对侧）。

腹壁神经

下方6对胸神经沿肋骨分布并向两侧发出皮支（图1-6）。肋间神经经肋软骨深面转而向前进入腹壁，这些神经的主干向前走行于腹内斜肌与腹横肌之间，然后进入腹直肌鞘及腹直肌内，其终末支为前皮支。

第1腰神经及部分第12胸神经交通支混合后形成髂腹下神经，髂腹下神经穿过腰大肌外侧缘，越过腰方肌表面，向后进入肾脏及结肠。在腰方肌外侧缘，髂腹下神经穿过腹横筋膜起始处，进入腹横肌与腹内斜肌之间的间隙，在此常与第12胸神经及髂腹股沟神经混合，髂腹股沟神经起自第1腰神经及第12胸神经。

髂腹下神经分为2支，髂支穿过腹内斜肌及腹外斜肌，在髂嵴上方腹外斜肌处穿出，支配大腿上外侧皮肤。腹下支走向前下方，发出分支支配腹横肌及腹内斜肌。髂腹下神经腹下支与髂腹股沟神经相交通，在髂前上棘附近穿过腹内斜肌，走行于腹外斜肌腱膜深面，在腹股沟管皮下环上方穿出，支配皮肤及耻骨联合。

第 1 章 女性生殖系统解剖

斜肌、腹内斜肌及腹横肌为腹腔内器官提供支持及调节腹腔内压力；②在膈肌与腹直肌、腹外斜肌、腹内斜肌及腹横肌连接处形成胸骨凹陷，在呼吸、咳嗽、呕吐、排便及分娩时更加明显；③通过腹直肌、腹外斜肌、腹内斜肌收缩及脊柱弯曲，辅助躯干完成前屈动作。当盆腔固定时，腹内斜肌及对侧腹外斜肌收缩可部分辅助完成胸部及上腹部向腹内斜肌侧旋转的动作，此外，腹外斜肌上部可作为同侧上肢外展及对侧上肢内收时的固定肌肉。锥状肌可使白线保持在中线上。

腹外斜肌

腹外斜肌由8个指状突起与下8个肋骨相连，最下方肌纤维向前止于髂嵴中部及腹股沟韧带，腹外斜肌腱膜在白线处与对侧腱膜相交织，并与其下方的腹内斜肌腱膜相融合。

腹内斜肌

腹内斜肌起自胸腰筋膜、髂嵴及腹股沟韧带，与腹外斜肌走行相交叉，止于下3个肋软骨，在腹直肌外侧缘止于白线。腹内斜肌腱膜参与腹直肌鞘前壁及后壁的构成，后层沿腹直肌鞘后壁延伸，止于脐下。

腹横肌

腹横肌起自下6个肋软骨的内侧面、胸腰筋膜、髂嵴及腹股沟韧带，位于腹内斜肌深层，肌纤维呈水平方向走行，止于白线，腹横肌腱膜参与构成腹直肌鞘后壁。腹直肌后鞘的边缘称为弓状线，其下方为腹横筋膜、腹膜外脂肪组织及壁腹膜。在弓状线水平以下，薄的腹横肌腱膜参与腹直肌前鞘的构成。

腹直肌

腹直肌为长带条状，从胸骨延伸至耻骨，两侧腹直肌由白线分隔，外侧缘为半月线。在每侧腹直肌上部有3个腱划，而第4个腱划多出现在脐下。锥状肌是一对退化的肌肉，位于腹

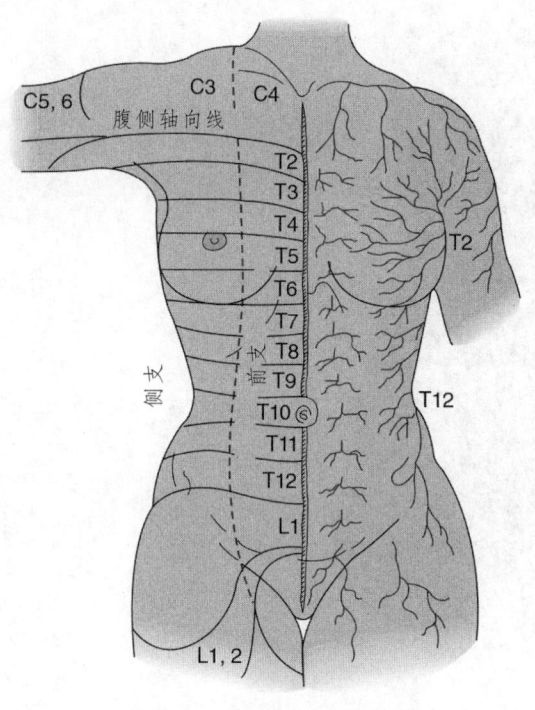

图 1-6　腹壁的神经支配。

手术时应避免动脉、静脉及神经损伤，在下腹部横切口，常可遇到髂腹下神经及髂腹股沟神经。当切口向外侧延伸时，神经损伤或缝合卡压的风险增加。因此，当缝合筋膜层时，为避免髂腹下神经或髂腹股沟神经受缝合卡压，应注意不要缝合筋膜切口顶端的外侧。

腹壁肌肉与筋膜

腹壁肌肉对腹腔内器官（图1-7）有支持作用，腹壁肌肉由4对肌肉及其腱膜组成。腹壁两侧有3对肌肉，分别为腹外斜肌、腹内斜肌及腹横肌，3对肌肉腱膜在中线处相互融合，并与对侧肌肉相连。自剑突至耻骨联合之间，两侧腱膜连接处形成增厚带，称为白线。腹壁前方的1对肌肉为腹直肌，腹直肌与1对位于其下方的锥状肌及腹直肌鞘共同构成腹壁。

腹壁肌肉的功能

概括来讲，腹壁肌肉有3方面功能：①腹外

第1篇：生殖基础

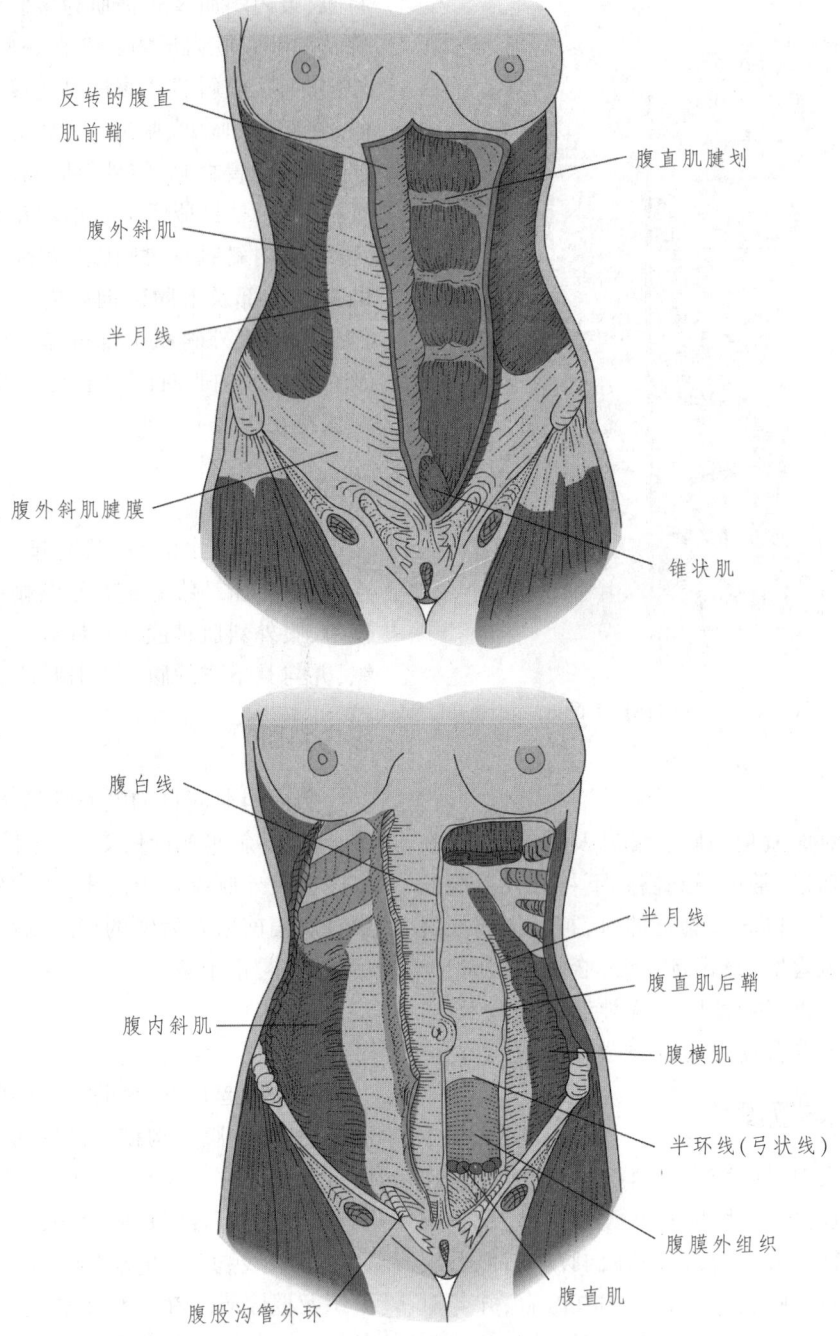

图1-7　腹壁肌肉组织。

直肌最下端的前方，起自于耻骨骨膜，止于白线。在浅筋膜深部，覆盖在锥状肌表面的是薄的半透明的深筋膜，其伸展并将外侧肌肉分隔成粗的肌纤维束。

特殊结构

腹壁上有几种特殊结构，包括脐、腹白线、半月线及腹直肌鞘。

脐

脐位于胸骨剑突至耻骨联合上缘之间连线中点下方2cm处，向后平第3、第4腰椎之间的椎体间隙。脐部为致密的纤维组织皱襞，由白线处环状纤维腱膜封闭并与之融合。正常情况下，脐部是腹壁最强韧的部位，也是腹壁中自皮肤至腹腔之间距离最短的部位，因此脐部是腹腔镜手术时最常选择的第一穿刺器进入腹腔的位置。

腹白线

腹白线是由前腹壁肌肉腱膜交织融合而成的纤维带，是腹直肌的中间标记，半月线是第9肋软骨顶端至耻骨结节之间的连线，形成腹直肌的外侧缘。腹白线从剑突延伸至耻骨联合，在脐上腹壁中部表面形成浅沟。

腹直肌鞘及腹外斜肌腱膜

腹直肌鞘支持并控制腹直肌活动，其内有腹直肌及锥状肌，由下6对胸神经终末支支配，由腹壁上及腹壁下血管供血。腹直肌鞘的头侧端最宽，其前壁向上延伸至胸骨，达第9肋软骨水平。腹直肌鞘与胸骨剑突、第7至第9肋软骨下缘相连，但向上并不与胸骨前面相连。腹直肌鞘向下逐渐变窄，其前壁与耻骨嵴及耻骨联合相连。在肋缘上方的前胸壁，腹直肌鞘并不完整（图1-8），仅由腹外斜肌腱膜覆盖。腹部上2/3的腹内斜肌腱膜在腹直肌外侧缘分成前后两层。腹直肌鞘前壁经过腹外斜肌前方，并与腹外斜肌腱膜交织混合在一起。

腹直肌鞘后壁由腹内斜肌筋膜后层及腹横肌腱膜构成，腹直肌鞘前壁与后壁在中线处融合。下1/3腹内斜肌腱膜未分开，而是与腹外斜肌腱膜及腹横肌腱膜交织在一起，共同构成腹直肌鞘的前壁，而腹直肌深面为腹横筋膜。腹横筋膜衬于腹直肌及腹横肌的深面，将肌肉与壁腹膜分开，向下延伸至腹股沟及腔隙韧带。由腱膜过渡到筋膜非常明显，其形成的曲线标记称为弓状线。

腹壁肌变异

以下为腹壁肌的各种变异情况。

腹直肌

腹直肌腱划数量可有不同，与胸骨连接的范围也有不同。在最初发育时，腹直肌可延伸至颈部，其残留可致胸骨上方出现异常的腱膜

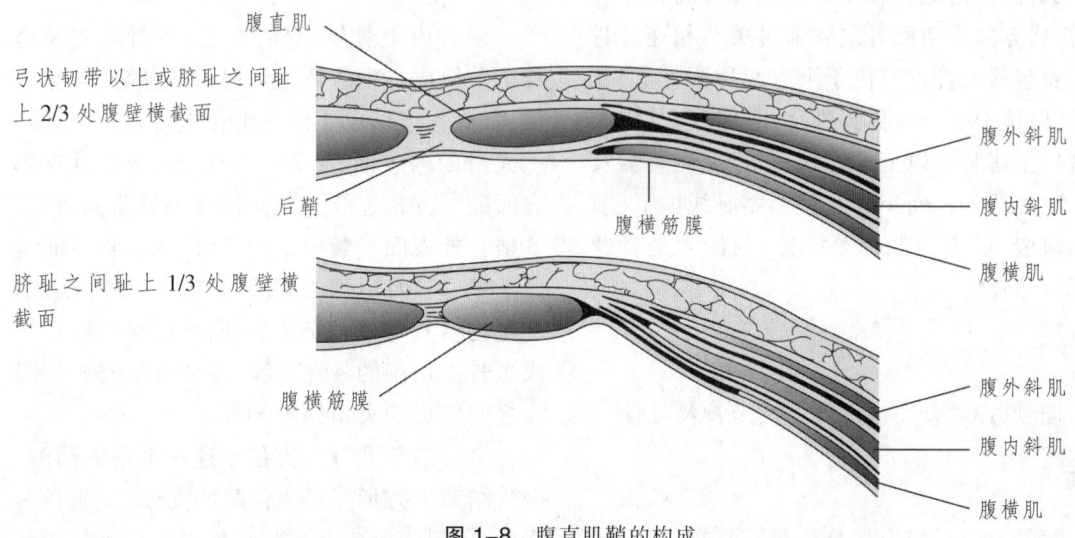

图1-8 腹直肌鞘的构成。

或肌肉。也可能出现部分或全部腹直肌缺如。锥状肌可能缺如、稍有发育、体积倍增或向上延伸至脐部。

腹外斜肌

腹外斜肌变异主要表现为其起始于肋骨的范围，阔筋膜被来自腹壁肌深部或表面的疏松组织所分隔。腹外斜肌极少位于前肋上，偶可见于胸壁上部。腹外斜肌也可发现横行的腱划。

腹内斜肌

腹内斜肌在其附着部位及肌肉发育程度方面均存在变异。偶可发现腱划，或向后分隔形成7~7.5cm宽的独立肌肉，由髂腹下神经分支及旋髂深动脉分支将其与腹内斜肌分开。

腹横肌

腹横肌在发育程度方面变异很大，但很少缺如。腹横肌可能向下延伸至子宫圆韧带，但很少达到髂前上棘。腹横肌通常占据腹部中间的位置。

骨盆

骨盆(图1-9)是盆状的骨环，位于躯干下部，双侧下肢上方，对脊柱有支撑作用。骨盆由左右2块髋骨组成，在前方两侧髋骨间相互连接，在后方髋骨与骶骨之间通过关节相连。骨盆主要包括大骨盆（位于上方或称假骨盆）及小骨盆(位于下方或称真骨盆)两部分。其中大骨盆位于髂耻线以上的区域，包括两侧髂窝及其之间的部分；而小骨盆位于髂耻线以下，前方为耻骨，后方为骶骨及尾骨，两侧为坐骨及小部分髂骨。

髋骨

髋骨由3对骨骼构成：髂骨、坐骨及耻骨。

髂骨

髂骨上方呈扇形部分称为髂骨翼，下方肥厚部分称为髂骨体，参与构成髋臼上部，并与坐骨及耻骨融合。髂骨内表面有较大的凹陷部分，前部凹陷称为髂窝，后部凹陷较小，其上方较粗糙，称为髂粗隆，下方为较大的关节面，与骶骨相关节。髂窝下界为呈圆脊状的弓状线，其前端为髂耻隆起。弓状线向后延续至骶髂关节前方的髂骨翼前缘，向前延续至耻骨上支的耻骨梳。

髂骨侧面或背面是横行排列的3个嵴状突起，分别为髂后上棘、髂前上棘及臀下线。上缘称为髂嵴，其表面2个突出的部位称为髂前上棘及髂后上棘。髂骨前缘的重要结构为增厚的髂前下棘，后缘的重要结构为髂后上棘及髂后下棘。髂后下棘的下方为坐骨大切迹，其下方部分边界为坐骨。髂骨下界参与髋臼构成。

髂骨主要血管系统位于骨质最厚的部位(图1-10)，髂骨内侧面的供血来自髂腰动脉、旋髂深动脉及闭孔动脉分支。闭孔动脉位于髂窝内的孔上嵴及坐骨大切迹附近终线的下方。髂骨外侧面的供血主要来自臀下线下方的臀动脉分支，臀上动脉深部下支是髂骨外侧的营养血管，与外侧的旋动脉形成吻合，在梨状肌下方离开盆腔，发出较多分支，其中部分分支经过臀部关节。

坐骨

坐骨由坐骨体、坐骨升支、坐骨降支及坐骨结节组成。坐骨体是最厚重的部分，与髂骨体、耻骨相连形成髋臼。坐骨主要有3个表面：①光滑的内表面，与髂骨体上方、坐骨升支内表面的下方相连续，共同构成小骨盆侧后壁；②坐骨外表面是髋臼的一部分；③坐骨后面是位于髋臼缘及后缘之间的区域。坐骨外凸，由一宽沟将其与坐骨结节分开，其后缘与髂骨构成坐骨大切迹的骨性边缘。坐骨升支与坐骨降支之间形成的夹角约为90°。

坐骨结节及其下方位于这一夹角的凸侧，坐骨结节下方形成了坐位时的支撑点。坐骨后面由1条斜线分成2个部分，坐骨小切迹位于坐

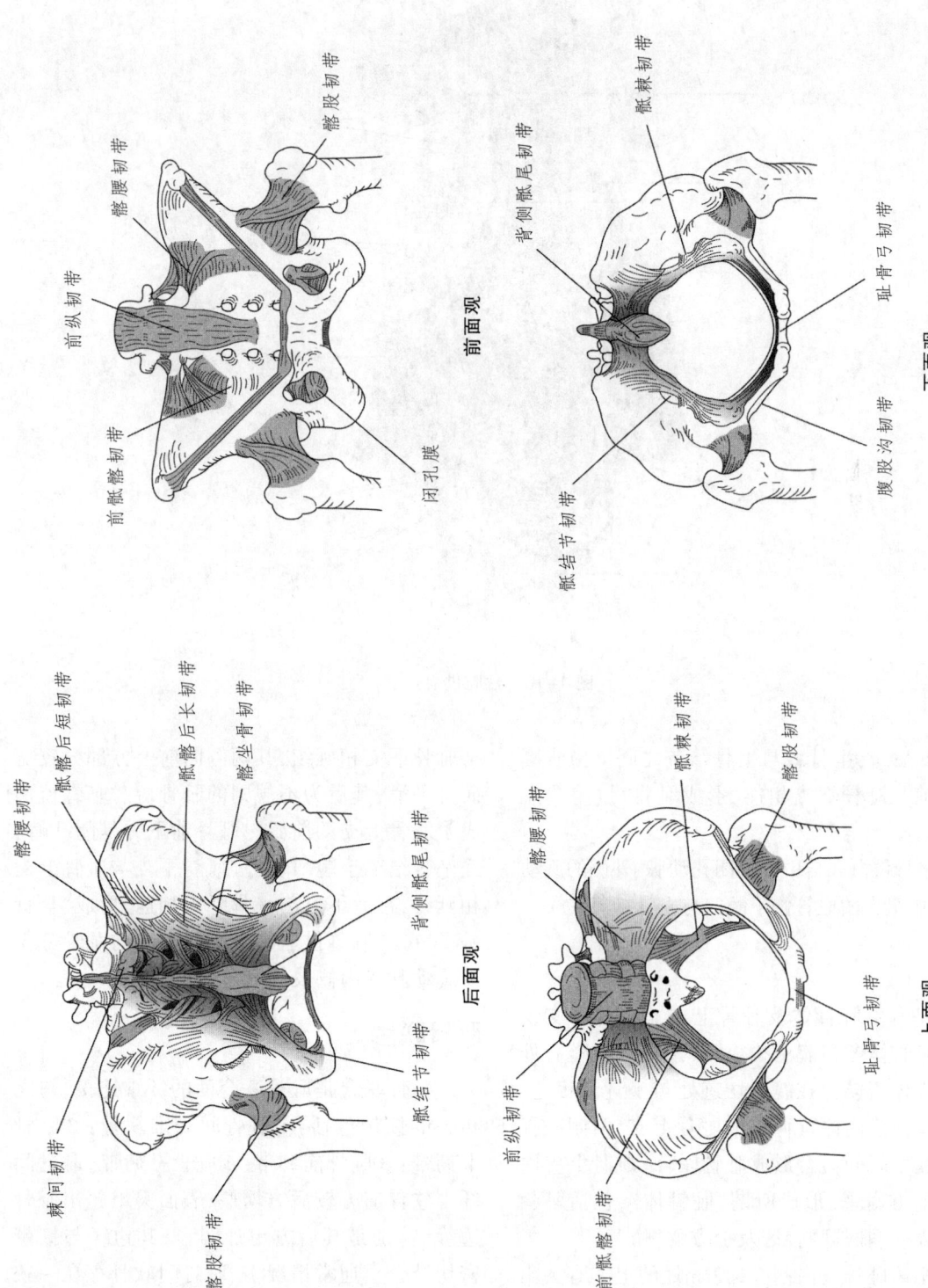

图 1-9 骨盆。(Reproduced, with permission, from Benson RC. *Handbook of Obstetrics & Gynecology*. 8th ed. Los Altos, CA: Lange; 1983.)

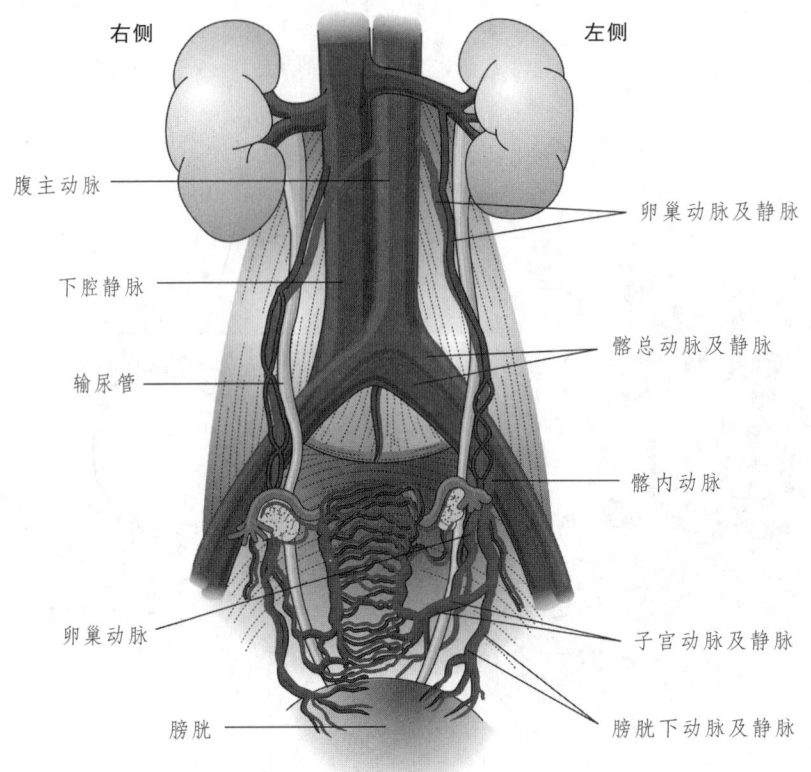

图 1-10 盆腔供血。

骨升支后缘,坐骨棘与坐骨结节之间。坐骨降支向前与耻骨下支相连,形成耻骨弓(坐骨耻骨弓)。

坐骨供血来自中部的闭孔动脉、外侧的旋动脉,其中最大的血管位于髋臼与坐骨结节之间。

耻骨

耻骨由耻骨体及耻骨上支、耻骨下支组成。耻骨体参与髋臼构成,分别在髂耻隆起处与髂骨体相连,在髋臼切迹处与坐骨体相连。耻骨体向前内侧延伸形成耻骨上支,两侧耻骨上支在中间处会合形成耻骨联合。耻骨上支内侧或前方扁平,形成所谓"耻骨体",包括耻骨内外表面、耻骨联合区及上方的"嵴"。

距离耻骨支内侧缘约2cm处的上方有突出的耻骨结节,是重要的解剖标志。嵴下方是耻骨前面及后面或深面。耻骨上支内侧部分向下与耻骨下支相延续,其两侧向前上方部分较宽而且平滑,其后为不规则的耻骨梳。耻骨梳形成了耻骨上支的前界。耻骨前下方是闭孔嵴,经坐骨结节至髋臼切迹。耻骨下支与耻骨上支相延续,在后下方与坐骨降支相连,形成"坐骨耻骨"弓。耻骨供血来自闭孔动脉的耻骨分支及旋动脉的内侧及外侧分支。

耻骨联合

耻骨联合是耻骨联合面的纤维连接,与之相关的韧带包括:①耻骨间纤维软骨;②耻骨上韧带;③耻骨前韧带;④耻骨弓韧带。耻骨间纤维软骨前方较后方增厚,表面突出超出耻骨边缘,特别是其后方更加明显,其边缘与韧带密切结合。通常情况下,耻骨间软骨存在一狭长的间隙,间隙内有液体,而且间隙将软骨分为2个平面。

耻骨间软骨紧邻透明软骨层，透明软骨层覆盖于两侧耻骨联合面。耻骨上韧带向两侧沿耻骨嵴延伸至同侧耻骨结节，在中线处与耻骨间软骨相连。耻骨上韧带厚而强韧，与来自耻骨支结合处覆盖在肌肉表面的筋膜致密相连。耻骨上韧带由几层不同倾斜角度交叉的纤维组织组成，表面纤维倾斜度最大，向下延伸至关节最下方。耻骨弓韧带较厚，由致密纤维组织构成，充填于两侧耻骨支之间，形成圆滑的耻骨弓顶部。在耻骨联合前方及后方，韧带发出交叉纤维并彼此交错，加强关节。

骶骨

在成人，骶骨由5或6块融合的骶椎构成，有时第5腰椎会与之部分融合，脊柱中发生的这一融合过程称为"骶骨化"，骶骨构成了脊柱的底部。作为一块单独骨骼，骶骨有1个底部、1个尖及2个表面（盆腔面及背面）、2个侧面。骶骨底部朝上，主要由中央部分即两侧翼构成，中央部分为第1骶椎体上表面。S1与L5间以纤维软骨盘的方式相关节，其两侧翼与两侧髂骨间形成关节，其前缘称为骶骨岬，与L5间形成骶骨锥骨角。两侧翼圆形的前缘构成了骶骨的后部边界。

骶骨盆腔表面粗糙隆凸，正中部为骶正中嵴（融合的棘突），两侧为薄层骶椎融合而成的平坦区域。S5多不完整，而S4及S3偶有不完整（棘突缺失），由此在骶管背侧壁形成较宽的裂孔称为骶管裂孔。薄层椎体两侧是左右关节嵴，上方为成对的上关节突，与L5下关节突形成关节。关节嵴向下延伸，在骶管裂孔两侧形成骶角，骶角向下附着于尾骨角上。骶角在体表可以触及，是重要的标志，指示骶管下端的开口（用于骶尾麻醉）。

骶骨两侧部分由骶椎横突融合而成，在背侧形成骶外侧嵴。上3个椎体的相应部分膨大，形成朝向外侧的较大的关节面，与髂骨形成关节。关节后方骨面不平称为骶粗隆，与髂粗隆相对应。骶骨下端较小，由S5下缘形成。尾骨由4块（偶有3或5块）尾椎组成，第2、3、4部分常融合成一块骨骼，通过纤维软骨与第1部分形成关节。

骶骨供血来自骶中动脉，骶中动脉起自腹主动脉分叉处，止于尾骨尖部。此外，还有骶外侧动脉，为髂内动脉的分支。骶中动脉在最下方发出腰支，供应骶骨两侧部分。腰支向后走行，在最下方椎体与骶骨之间与上方的腰动脉及下方的臀上动脉形成吻合。两侧骶骨分支（常为4支）在尾骨前方与下方来自髂内动脉的骶外侧动脉形成吻合。然后发出较细的脊支，经过骶孔，供应骶管及骶骨后部。

骶髂关节

骶髂关节是动关节，关节面不规则，表面覆盖软骨，关节腔为狭窄裂隙。骶骨深面软骨为透明软骨，较髂骨表面软骨厚。关节囊附着于关节面的边缘，由骶髂前韧带、骶髂后长韧带、骶髂后短韧带及骨间韧带连接。此外，还有3个骨盆韧带（图1-11），即髂腰韧带、骶结节韧带、骶棘韧带，是骶髂关节的副韧带。

骶髂前韧带在骶骨基底部及外侧部与髂骨相连，与骨盆骨膜连接，到达髂骨弓状线，附着于关节盂旁沟。骶髂后韧带非常强韧，由深部及浅部纤维组成，分别形成骶髂后短韧带及

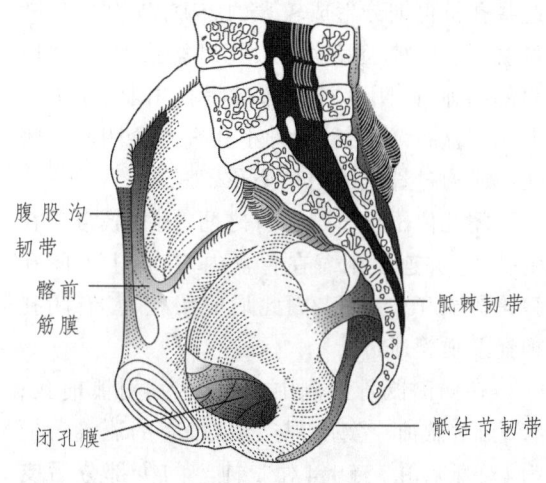

图1-11 盆腔韧带。

骶髂后长韧带。

骶髂后长韧带向下经髂后上棘到达骶骨背面第2、第3和第4关节结节，部分覆盖短韧带，并与下方骶结节韧带相延续。在所有韧带中，骨间韧带最强，由两骨间不同长度、不同方向的纤维组成，自骶结节粗糙表面延伸至关节面后上方的相应骶骨外侧面。

韧带

骶结节韧带与骶髂后长韧带共同连接于髂嵴以上，向后连接髂嵴及下3块骶椎的背侧，向下连接骶结节韧带中部。另一端有些纤维向前沿着坐骨支内侧面形成镰状突，有些纤维向后延续为腘绳肌肌腱。

骶棘韧带呈三角形，较薄，从骶骨、尾骨侧缘延伸至坐骨棘，在中部（深面）跨过骶结节韧带，部分纤维沿骶骨侧缘与骶结节韧带纤维混合。

髂腰韧带连接L4、L5与髂嵴，一侧起自L5横突，与腰骶韧带紧密交织，其中有些纤维向下连接L5椎体，其余纤维向上连接腰间盘。另一侧附着在髂嵴内侧大约5cm处。髂腰韧带一般不能从腰骶韧带分离，常作为腰骶韧带的一部分。

孔

在骨盆中存在几个孔。骶棘韧带分隔坐骨大孔与坐骨小孔，在骶结节韧带与股骨之间，这些孔被再细分形成较大的腔隙。梨状肌伴随臀血管、臀神经经坐骨大孔出盆腔到达股骨。阴部内血管、阴部神经穿过闭孔内肌，经坐骨大孔出盆腔，然后经坐骨小孔进入会阴区。闭孔内肌通过骨盆的坐骨小孔。

闭孔位于坐骨与耻骨之间，闭孔膜覆盖在闭孔上，并连续附着在骨盆内侧，但上方闭孔膜未附着于骨盆上，因此形成闭孔管，有闭孔神经及血管通过。

在两侧骶骨内侧中部表面为4对骶前孔，有上4对骶神经发出，与之相对应的骶骨背面为4对骶后孔，有上4对骶神经的少部分后支发出。

骨盆的类型

Caldwell与Moloy建立的评价骨盆类型的标准，根据其标准可将骨盆分为4种基本类型：①女型骨盆；②男型骨盆；③类人猿型骨盆；④扁平型骨盆（图1-12）。

女型骨盆

女型骨盆入口呈圆形或略呈卵圆形或椭圆形，骨盆前部（前段）较宽。女型骨盆的特点为后段、坐骨切迹宽大，骶骨前凹并稍向后倾斜，耻骨弓角度呈拱形的诺尔曼式（Norman type）外观。女型骨盆侧壁直，坐骨棘间径、坐骨结节间径宽。主要为中型骨结构。

男型骨盆

男型骨盆入口呈楔形，前部狭窄，后段平坦，坐骨切迹狭窄，骶骨向前倾斜，侧壁内聚，为中型至重型骨结构。

类人猿型骨盆

类人猿型骨盆特点为入口呈狭长椭圆形，骨盆前后部分狭窄，坐骨切迹宽，骶骨狭长，常有6块骶骨。耻骨弓角度呈倾斜的哥特式（Gothic type）或圆形的诺尔曼式外观。骨盆侧壁直，坐骨棘间径及坐骨结节间径小于女型骨盆，通常为中型骨结构。

扁平型骨盆

扁平型骨盆入口呈扁椭圆形，耻骨后角较宽，呈圆形。骨盆后段较宽而平，坐骨切迹窄。骶骨短，但倾斜度正常。耻骨弓角度较宽，侧壁直，坐骨棘间径及坐骨结节间径宽。

每个个体可为以上四种骨盆类型中的一种或为混合型骨盆。当论述中骨盆形态时，首先描述骨盆后段及其主要特征，然后描述骨盆前段及其主要特征（如类人猿-女型骨盆、男型-类人猿型骨盆或扁平型-女型骨盆），不可能存在扁径不能超过横径长度2cm(图1-13),以便骨盆发挥良好的功能。

产科结合径

产科结合径不同于对角径及真结合径,是指从耻骨联合后上方(骨骼围成环形360°)至骶骨之间的径线,该径线的骶骨部分不一定在骶骨岬。产科结合径分为两个部分:①前矢状径,起点位于产科结合径与骨盆入口横径交叉点,终点位于耻骨联合;②后矢状径,起点位于骨盆入口横径,终点位于骶骨。

坐骨棘间径

中骨盆最有意义的径线为坐骨棘间径,位于两侧坐骨棘间平面上。中骨盆后矢状径是由坐骨棘间径中点到同一平面与骶骨间交叉点之间的径线,在中骨盆中最重要。有时认为,后矢状径应为坐骨棘间径交叉线的后段,位于耻骨联合下缘平面,经坐骨棘间径至骶骨。但是这种定义使后矢状径水平低于坐骨棘间径。在中骨盆平面,坐骨棘间径与后矢状径大小决定了分娩过程中骨盆能否为胎头下降与仰伸提供足够空间。

坐骨结节间径

骨盆出口坐骨结节间径反映了骨盆入口前横径的长度(如果骨盆侧壁内聚或直,则前

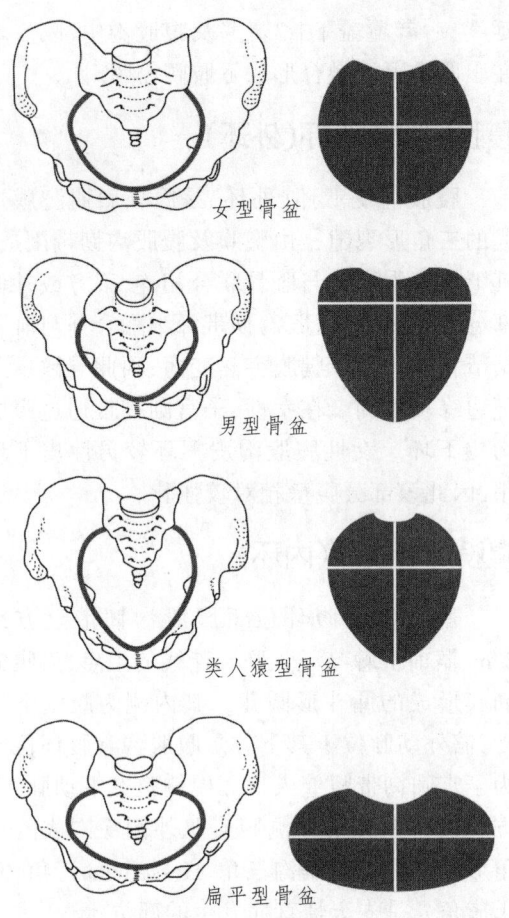

图1-12 骨盆类型。图中右侧部分(在斯蒂尔)白线代表左侧部分骨盆最大径。(Reproduced, with permission, from Benson RC, *Handbook of Obstetrics and Gynecology*.8th ed. LOS Altos, CA:Lange;1983.)

平型-类人猿型骨盆或扁平型-男型骨盆。

骨盆的关系

谈到骨盆关系时,需要记住几个重要的关系。首先是骨盆入口,由骨骼围成环形360°,横径最宽。入口横径为两侧耻骨肌线间径,也是骨盆前后部分的分界线。在典型骨盆(女型骨盆),垂直平面位于入口横径到坐骨棘间径水平。

但是这种关系在混合型骨盆中并不适用,骨盆入口前横径位于两侧耻骨突起之间,垂直平面则位于前横径至坐骨结节间径水平。前横

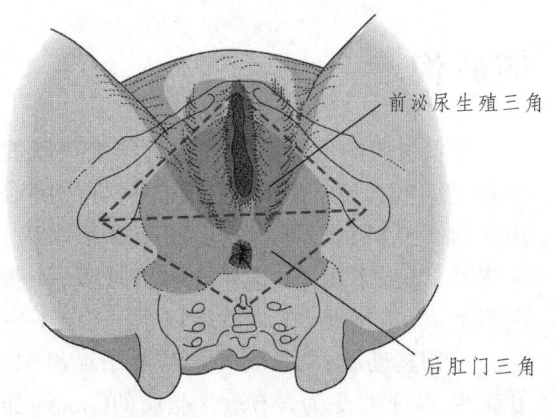

图1-13 泌尿生殖及肛门三角。

者长度不会超过后者长度)。因此,坐骨结节间径决定了骨盆入口前部可利用的空间大小,骨盆侧壁内聚程度影响骨盆出口径线的长度。

后矢状径

骨盆出口后矢状径是从坐骨结节间径中点到骶尾关节之间的连线,反映骶骨至骨盆出口间的倾斜度,分娩时适合胎头通过。应记住的是,在复杂的骨盆测量中,只有确定最小径线水平是有意义的。妊娠中测量骨盆、评估已知骨盆中胎儿大小、评价分娩过程胎儿衔接等均非常重要。

真骨盆出口

真骨盆有上方的"入口"及下方的"出口"。骨盆入口至小骨盆之间有界限,向后开始于:①骶骨岬;②髂翼前缘、髂骨弓状线及耻骨梳;③耻骨上缘,向前终止于耻骨联合中点。结合径或前后径是从骶骨岬中部至耻骨联合,有两条径线:①真结合径,从骶骨岬至耻骨联合上缘;②对角径,从骶骨岬至耻骨联合下缘。

横径是测量骨盆入口最宽处距离,斜径是从一侧骶髂关节至对侧髂耻隆起。骨盆出口朝下后方,非常不规则。前方始于:①耻骨弓韧带(在中线处);②坐骨耻骨支;③坐骨结节;④骶结节韧带;⑤尾骨(中线处)。骨盆出口前后径是从耻骨联合下缘至尾骨尖,横径为两侧坐骨结节内表面之间的距离。

腹股沟

腹壁腹股沟区上界为腹直肌外缘至髂前上棘之间的连线,下界为腹股沟韧带。腹股沟区包含有8层腹壁结构,由浅至深依次为:①皮肤;②皮下组织;③腹外斜肌腱膜;④腹内斜肌;⑤腹横肌(在游离缘以下,该层不完全);⑥腹横筋膜;⑦腹膜外脂肪及结缔组织;⑧腹膜。皮下组织为含有表浅脂肪的Camper筋膜与深层Scarpa筋膜,前者与全身皮下组织相延续,后者覆盖下1/3腹壁及腹股沟中部,二者在腹股沟下方融合形成下肢阔筋膜。

腹股沟管皮下环(外环)

腹股沟皮下环(外环)是腹外斜肌腱膜形成的三角形裂隙,由腱膜及腹股沟韧带围成,其上侧或内侧壁与耻骨联合相连,下方或外侧部分较强韧,与腹股沟韧带纤维融合并与耻骨结节相连。由于腱膜突然变薄,因此导致皮下环边缘较锐利。在女性,子宫圆韧带通过腹股沟皮下环。女性腹股沟皮下环较男性皮下环小,因此该部分腹壁相对较强壮。

腹股沟管腹环(内环)

腹股沟管腹环位于腹股沟韧带上方约2cm、髂前上棘与耻骨联合连线的中点,为腹横筋膜形成的漏斗形圆孔,其内侧为腹壁下血管,髂外动脉位于其下方。腹股沟管腹环位置为子宫圆韧带腹壁入口。内侧腹壁下动脉、下方腹股沟韧带及外侧腹直肌外侧缘围成的三角形区域称为腹股沟三角(Hesselbach三角,海氏三角),是先天性直疝发生的部位。

腹股沟管

女性腹股沟管分界不明显,正常情况下,腹股沟管内有子宫圆韧带、静脉通过,子宫来源的动脉与阴唇动脉在此形成十字形吻合,此外还有腹膜外脂肪组织。胎儿卵巢与睾丸一样为腹腔内器官,其下极有一系带,向下向前伸展,通过腹股沟管腹环进入大阴唇。

妊娠3个月时,胎儿腹膜在腹股沟管腹环水平外翻形成鞘状突。在男性,鞘状突随着睾丸下降。女性鞘状突则退化,但偶尔可在腹股沟区出现小的腹膜膨出,称为腹膜鞘状突(Nuck管)。与睾丸下降不同,卵巢向内侧移动至子宫附近。

位于腹腔内的卵巢系带与发育中的子宫外侧壁相连,发育为卵巢韧带及子宫圆韧带。位于腹腔外的子宫圆韧带在成人变细,外观呈细的纤维条带。腹股沟管为肌性通道,自腹股沟管腹环向下内方向延伸,稍向前止于腹股沟皮下环(长3~4cm)。腹股沟管大致呈三角形,其边界大部分为人为划分的。腹股沟管前壁或浅层为腹外斜肌腱膜,其外侧方为位于最下方的腹内斜肌纤维,其后壁或深层为腹横筋膜,其内侧为腹股沟镰。

腹窝

腹股沟区的腹窝由外侧及内侧腹股沟切迹构成。腹股沟切迹外侧位于腹壁下血管形成的表浅的腹壁动脉皱襞外侧,恰好位于腹股沟管腹环内侧,向内向上倾斜达腹直肌,由腹直肌腱外侧缘进入腹直肌,向上达脐部。在闭锁血管上方形成较深的脐外侧襞。腹股沟切迹内侧位于腹壁动脉襞与脐外侧襞之间,窝底部为腹股沟三角(Hesselbach三角,海氏三角)。这一部位由位于腹股沟韧带腹环内侧的凹间韧带及位于腹直肌外侧的联合腱加强。这些韧带宽度不同,发挥支持作用。

韧带与腔隙

腹股沟镰或联合腱由腹横肌腱膜及腹内斜肌构成,这些纤维起自腹股沟韧带,弓形向下、向前进入位于腹股沟韧带及腔隙韧带后方的耻骨嵴及耻骨梳。凹间韧带由部分同侧及对侧腹横肌腱膜组成,向内侧弯曲,在腹股沟管腹环下方与腔隙韧带及耻骨筋膜相连。

腹股沟韧带由腹外斜肌腱膜下方增厚而形成,从髂前上棘延伸至耻骨结节。腹股沟韧带向下延续成为大腿阔筋膜。在腹股沟韧带中部,三角形的纤维带分别与耻骨梳相连,这些纤维带称为腔隙韧带(Gimbernat韧带)。腹股沟反转韧带(Colles韧带或三角筋膜)为小的纤维条带,多发育不良,来自腹股沟管皮下环上脚及腹白线下部。这些纤维可交叉至对侧并到达耻骨梳。腹股沟韧带构成从髂窝至大腿间较大的骨韧带腔隙的顶部,这一腔隙的底部则由内侧的耻骨上支及外侧的髂骨体构成。

髂耻韧带起自腹股沟韧带,止于髂耻隆起,并将该区域分为两部分。外侧较大部分称为肌腔隙,几乎完全为髂腰肌充填,内侧为股神经,外侧为股皮神经。内侧较小部分称为血管腔隙,内有髂外动脉(股动脉)、静脉、淋巴管通过,但并不充满全部腔隙。血管腔隙前壁为腹股沟韧带及腹横筋膜,后壁为耻骨上韧带(Cooper韧带),沿耻骨梳筋膜增厚,耻骨筋膜与髂耻韧带在此附着。

腹横筋膜与髂筋膜随着血管走行而延伸,形成漏斗状的纤维股鞘。股鞘分为3部分:①外侧部分,内有股动脉;②中间部分,内有股静脉;③内侧部分,内有淋巴结(腹股沟深淋巴结,或称Rosenmüller或Cloquet淋巴结)及淋巴管,引流下肢、腹股沟及会阴部位淋巴液。

股管内也有蜂窝组织,常形成致密的股环隔。由于女性骨盆腔较大,因此肌肉及血管腔隙也相对较大。股管上部或腹部开口为股环,为部分腹膜所覆盖。

动脉

在股环前方,髂外动脉发出腹壁下动脉及旋髂深动脉。腹壁下动脉起自髂外动脉前面,向前上方走行于前腹壁腹膜与腹横筋膜之间,在弓状线下方穿过筋膜,进入腹直肌或在腹直肌下面与来自胸廓内动脉的腹壁上动脉形成吻合。腹壁下动脉形成腹股沟三角(Hesselbach三角)的外侧界。在腹壁下动脉起始处,常发出动脉分支至股管及耻骨(耻骨动脉),与闭孔动脉分支形成吻合。腹壁下动脉的耻骨分支常与闭孔动脉形成吻合。

旋髂深动脉起自髂外动脉外侧,横向越过髂腰肌,到达髂棘前上方,在此穿过腹横肌,走行于腹横肌与腹内斜肌之间,发出穿支到达体表。旋髂深动脉穿支常与腹壁下动脉通过腹直肌的穿支形成吻合。静脉与动脉相伴行。

当髂外动脉进入股管,在腹股沟韧带下方的腹股沟三角(Scarpa三角)内,股动脉走行于股静脉及股神经的内侧。腹股沟韧带在股血管及股神经前方向下延续成为股鞘。

股动脉向腹股沟区发出分支,包括:①腹壁浅动脉;②旋髂浅动脉;③阴部外浅动脉;④阴部外深动脉。腹壁浅动脉向上通过股鞘越过腹股沟韧带,走行于下腹部Camper筋膜上。旋髂浅动脉起始部位邻近上腹壁,穿过阔筋膜,与腹股沟韧带平行走行至髂嵴,然后发出分支至腹股沟处的皮肤、浅筋膜、淋巴腺,并与旋髂深动脉、臀上动脉、旋股外侧动脉形成吻合。

阴部外浅动脉起自股动脉内侧,与腹壁浅动脉及旋髂浅动脉邻近。阴部外浅动脉穿过股鞘、筛状筋膜,向内走行并跨过圆韧带,到达下腹部皮肤、大阴唇,与阴部内动脉形成吻合。阴部外深动脉向内穿过耻骨肌、长收肌,到达大阴唇皮肤,与阴部外动脉一起形成阴唇动脉网。

疝

疝(图1-14)是指任何内脏器官自正常部位向外突出,可以发生在腹腔内器官,特别是空肠、回肠、大网膜。疝形成的原因为压力增加,如重体力劳动、举重物、里急后重、呼吸困难或腹壁张力降低(先天性或获得性),如疾病或衰老导致的腹壁薄弱、腹水、肿瘤、妊娠、肥胖、消瘦导致腹壁延展扩张,损伤(包括手术切口)及先天性缺损或发育不良。疝常发生在由于大血管或神经通过所导致的腹壁结构薄弱的部位或发育异常的部位,腹壁疝可发生在半月线或腹白线部位。

在胎儿早期发育中,肠系膜及肠曲可通过开口占据位于脐带处的部分体腔(脐体腔),正常情况下,随着发育,胎儿肠系膜及肠管可退回至腹腔内。如果未能成功退回腹腔内,可出现先天性脐疝。如果在产后早期,该部分未能完全融合,则可发生婴儿脐疝。纤维组织形成的疝环边缘弹性差,易诱发肠绞窄。

盆腔神经

盆腔自主神经系统可分为上腹下丛(骶

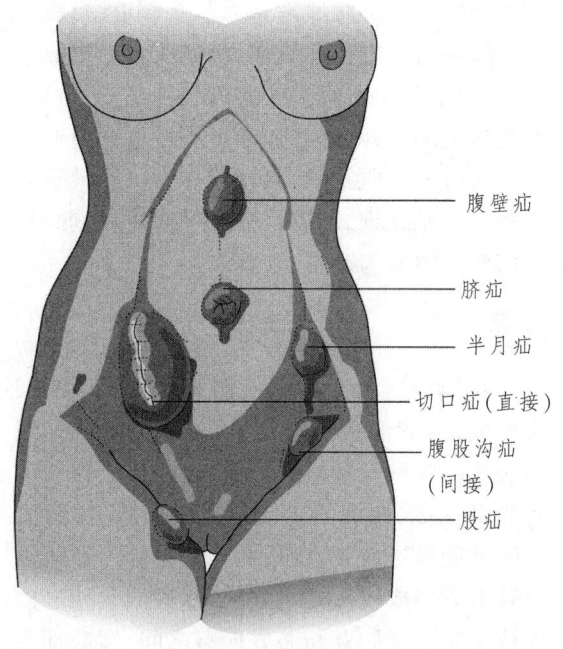

图1-14 疝发生的部位。

前神经丛)、中腹下丛及下腹下丛。上腹下丛起始于肠系膜下动脉下方,由1~3支神经束组成,与肠系膜下神经节相连,但神经丛内无神经节。肠系膜间神经有来自腰交感神经节的分支。

上腹下丛

上腹下丛持续进入中腹下丛,骶前神经在第1骶椎水平发出分支进入上一腰神经节,上中腹下丛大部分位于中线左侧。

下腹下丛

在第1骶椎水平,下腹下丛向两侧发出分支,分别进入盆腔右侧及左侧,这些分支为右侧及左侧下腹下丛的起点。在盆腔两侧,下腹下丛由几束平行的神经纤维组成,其中分别来自中腹下丛、上腹下丛和骶前神经丛。下腹下丛在盆腔内下降至髂总动脉后方及骶神经丛前方,向外侧弯曲,最后进入宫骶韧带。骶神经内侧发出纤维(盆内脏神经),在宫骶韧带水平加入盆丛。在此处,神经丛既含有交感神经(下腹下丛)成分,也含有副交感神经(勃起神经)成分。

盆内脏神经

盆内脏神经中常含有内脏感觉纤维,因此如果脊髓麻醉能阻断子宫感觉,则可确定交感神经中含有大量感觉纤维成分。

髂总神经

髂总神经分别起自两侧上腹下丛,在髂总动脉及静脉表面下行,一部分纤维经过股环,其余部分纤维与髂内动脉伴行,最后加入盆丛。

腹下神经节

由Lee及Frankenhäuser命名的腹下神经节分布在子宫两侧阔韧带底部,该神经丛内含有神经节、不同大小的神经分支及来自含有下腹下丛与盆内脏神经的分支。腹下神经丛走行与两侧盆壁平行,到达髂内动脉及其分支外侧面,输尿管位于该神经丛前方,膀胱中动脉穿过并分布至神经丛,同时向内侧发出分支供应直肠系膜根部。神经丛中大部分发出的分支于子宫颈内口水平分布至子宫,小部分分支分布至阴道及膀胱。支配子宫的神经丛分支主要通过宫骶韧带进入子宫峡部,然后神经分支经阔韧带上行,分布至子宫体部及输卵管。部分下腹下丛纤维可能不加入盆丛,直接分布至子宫。

神经节邻近子宫动脉及输尿管,位于膀胱与阴道血管外膜及膀胱阴道隔,神经束进入神经节,神经节内含有髓鞘及无髓鞘神经。组织内可发现环层小体(Vater-Pacini小体),而且常出现在神经束内,特别是在神经丛下方分支处。子宫内存在有髓鞘神经与无髓鞘神经,神经纤维伴随血管进入子宫,在子宫峡部分布最丰富。伴随着血管走行,向着子宫底方向的神经纤维数量逐渐减少,子宫底部分布最少。神经纤维走行与子宫肌束方向平行,在到达肌质前,神经纤维常发出分支形成合胞体,因此形成小的游离神经末梢。

感觉小体

Vater-Pacini小体(环层小体)位于子宫外,Dogiel与Krause小体(球状小体)位于子宫颈部,也可出现在阔韧带内子宫动脉进入子宫处,沿环状小体分布。这些小体可以调节产程中刺激子宫收缩时的子宫伸展反应。

宫颈神经支配显示,在阴道穹隆复层鳞状上皮乳头层内偶有游离的神经末梢,颈管内分布着丰富的游离神经末梢,特别是在子宫颈内口处。与非妊娠期子宫其他部位相比,子宫颈与子宫峡部分布的神经及血管数量最高。此外,该处还发现存在层状小体。

神经纤维穿过肌层进入子宫内膜,在子宫内膜基底层内1/3的黏膜下层内可见神经丛及其纤维,其分支中止于子宫内膜间质、基底动脉及螺旋动脉的起始处。子宫内膜外2/3无神经分布。

盆腔壁层结构

小骨盆壁由以下壁层结构组成:①腹膜;②腹膜下或腹膜外纤维蜂窝组织;③筋膜层;④肌层。盆底解剖除缺乏骨韧带层外,其余结构与骨盆壁结构相似。

腹膜

腹膜有几个明显的横行褶皱,在每侧形成相应的窝。最前部位于膀胱处的横行褶皱变化较大,从膀胱外侧到盆壁,并不覆盖在任何明确结构表面,其后方为阔韧带,阔韧带部分覆盖子宫,并为子宫及附件提供支持。

韧带

阔韧带从子宫外侧缘延伸至盆底及盆壁,包括前后2层。阔韧带前叶向下,而后叶向上,与子宫位置一致。阔韧带下缘或附着缘在盆底及盆壁与壁腹膜相延续,沿着其边缘,阔韧带后叶向外侧及后方延续达骶骨前凹处,形成宫骶韧带。另一个褶皱(直肠子宫褶皱)从子宫颈后方达直肠中部。

阔韧带前叶下缘向外侧延续形成膀胱侧窝,向中部延续覆盖膀胱上面。阔韧带前后叶附着缘向两侧盆壁延续形成三角形腹膜褶皱,附着于骨盆入口,形成卵巢悬韧带或骨盆漏斗韧带,其内含有卵巢血管与神经,阔韧带向内覆盖子宫表面。阔韧带前后叶分开,其中间部位为子宫,其上缘或游离缘向外侧与卵巢悬韧带相延续,覆盖输卵管。

阔韧带分为如下区域:①较大部分为子宫系膜,位于子宫两侧缘;②卵巢系膜,来自卵巢后面;③薄的部分为输卵管系膜,与输卵管游离缘相连。阔韧带上外侧角是指卵巢悬韧带或骨盆漏斗韧带,悬吊输卵管伞及卵巢。

窝与腔隙

窝与腹膜褶皱是一致的,膀胱前或耻骨后间隙是一潜在的腔隙,以横向的膀胱褶皱来划分,该间隙位于膀胱前方及耻骨后方。当膀胱向后移时,该间隙成为真正的腔隙,前方与两侧相延续,后方为致密的蜂窝脂肪组织,从膀胱底部一直延续至两侧盆壁。

当子宫为前屈位时,子宫体前方与膀胱上方之间形成较窄的凹,称为膀胱子宫陷凹。陷凹底部的腹膜在子宫颈与子宫体交界水平由膀胱折返至子宫体。因此,子宫颈前方位于腹膜下方,而且通过致密的蜂窝组织与膀胱底部相连。

子宫体后面腹膜向下延伸至子宫颈,覆盖阴道后穹隆。在此腹膜折返至直肠前方,形成窄的陷凹,与两侧直肠旁凹相连。子宫直肠陷凹(Douglas窝,道格拉斯窝)前方为宫颈,中部为阴道后穹隆,两侧为宫骶韧带,后方为直肠。

腹膜下及筋膜层

腹膜下方为疏松的蜂窝脂肪组织,从腹膜下向外为盆壁筋膜层,覆盖在肌肉表面,在缺乏肌肉的部位,筋膜层直接与骨盆骨膜融合。该层筋膜称为盆壁筋膜,可细分为闭孔筋膜、泌尿生殖膈筋膜及梨状肌筋膜。

闭孔筋膜较厚,覆盖在闭孔内肌表面。闭孔筋膜向前与耻骨骨膜融合,形成闭孔管;向上与髂筋膜弓状线相连;向下延伸接近坐骨耻骨弓,并附着在骨骼上。闭孔筋膜下方与泌尿生殖膈筋膜相连,泌尿生殖膈位于骨盆出口前部,为双层三角形筋膜组织。盆壁筋膜较薄的部分覆盖骨盆后壁的梨状肌及尾骨肌,梨状肌筋膜向内侧,在骶前孔边缘附近与骶骨骨膜融合,覆盖神经根及骶丛神经第一分支。

盆腔内脏筋膜位于盆底,支撑盆腔器官,并将盆腔器官悬吊在盆壁上。这些支撑常来自盆壁筋膜中的闭孔筋膜,沿着腱弓或在腱弓附近。腱弓位于耻骨联合下方与坐骨棘根部之间,筋膜在此向内向后伸展,分成盆腔内筋膜或悬筋膜、隔膜筋膜等许多部分。

肌层

大骨盆肌肉有腰大肌及髂肌,小骨盆肌肉包括梨状肌、闭孔内肌、尾骨肌及肛提肌,这些肌肉并不在连续的层面内。

大骨盆

腰大肌

梭形腰大肌起自T12至L5。肌纤维束平行排列,沿椎体侧缘几乎垂直下降,沿小骨盆边缘伸展,在腹股沟韧带下方下降并附着于股部,内侧缘附着于小转子,而外侧缘与髂肌附着于相同的肌腱上。腰大肌与髂肌一起完成屈腿动作,还可完成足部离地悬空后腿部外旋转动作、足部着地及胫骨固定时腿部内旋动作。腰大肌收缩可完成脊柱、骨盆弯曲及腰部脊柱外展等动作。腰大肌肌纤维较髂肌肌纤维长,收缩时可产生较快但较弱的拉力。

髂肌

扇形髂肌起源于髂嵴、髂腰韧带、大部分髂窝、骶髂韧带前方及骶骨翼，有些起自两侧髂前棘的腹侧面，斜向附着于位于腹股沟韧带上方的腰大肌肌腱外侧面，在股骨处则附着于股骨小转子远端。髂肌外侧部分从髂骨腹侧缘直接附着于股直肌腱及髋关节囊。

小骨盆

梨状肌

梨状肌起自第2、第3、第4骶骨前外侧、坐骨大切迹后缘、骶结节韧带近骶骨侧的深面，肌纤维束经过坐骨大孔，附着于大转子上缘的前内侧部分。梨状肌的作用是完成大腿外展、横向旋转及弱的伸展动作。

闭孔内肌

闭孔内肌起自闭孔附近耻骨支盆腔面、闭孔与坐骨大切迹之间的坐骨盆腔面、闭孔内筋膜深面、有闭孔血管及神经通过的闭孔管纤维弓及闭孔膜盆腔面。闭孔内肌纤维汇集至坐骨小切迹，然后转向外侧，附着于股骨转子窝。闭孔内肌的作用为完成腿部横向旋转动作。当腿部弯曲呈直角时，闭孔内肌可完成外展及伸展动作。

尾骨肌

尾骨肌起自坐骨棘及坐骨大切迹侧缘，止于第4、第5骶骨及尾骨。尾骨肌大部分为腱膜，有支撑盆腔及腹腔脏器的作用，可能有屈曲及外展尾骨的作用。

肛提肌

肛提肌构成了盆底及会阴顶部，可分为3个部分：①髂骨尾骨肌；②耻骨尾骨肌；③耻骨直肠肌。

髂骨尾骨肌：髂骨尾骨肌起自腱弓，腱弓位于坐骨棘与耻骨升支近闭孔管处，其在闭孔管下方的距离有个体差异。髂骨尾骨肌止于尾骨外侧及尾骨尖与直肠之间的缝隙，许多肌纤维束越过中线相互交叉。

耻骨尾骨肌：耻骨尾骨肌起自耻骨内面、耻骨联合下缘至闭孔管及腱弓，腱弓起始处向后为髂骨尾骨肌起始部位。耻骨尾骨肌向后下及内侧方越过泌尿生殖器官及直肠，止于骶骨尾骨韧带前方、直肠尾骨间隙及直肠两侧。部分耻骨尾骨肌覆盖在髂骨尾骨肌附着处的盆腔面。

耻骨直肠肌：耻骨直肠肌起自耻骨体及耻骨降支，位于耻骨尾骨肌起始处的下方，邻近闭孔筋膜。闭孔筋膜覆盖在泌尿生殖膈盆腔面。两侧耻骨直肠肌纤维束多互相交织，在直肠两侧形成较厚的条带，在直肠后方，两侧肌纤维束附着于直肠尾骨间隙。

肛提肌的作用为稍弯曲尾骨、上提肛门、缩紧直肠及阴道，可对抗吸气时膈肌对腹腔内脏器形成的向下的压力。

盆膈

盆膈（图1-15）起自耻骨与坐骨盆腔面的上方，至直肠并绕过直肠。盆膈由肛提肌、尾骨肌及其筋膜构成，肛提肌外覆的膈筋膜来自壁层盆筋膜（闭孔筋膜）及位于两层筋膜之间的肌层。从上面观，上层筋膜发育最好，折返至直肠形成"直肠鞘"。尾骨肌形成耻骨直肠窝后外侧壁的底部，有助于固定骨盆出口。盆膈前部有一裂隙，内有阴道及尿道通过。盆膈是支持盆底的主要力量，可固定直肠，间接支持子宫。

动脉与静脉

盆腔肌肉的血液供应主要来自髂内动脉分支，其次来自髂外动脉。髂内动脉的髂腰分支向上外侧走行于髂总动脉下方，在腰大肌下方进入小骨盆入口，然后分为髂支及腰支。髂支供应髂肌及腰大肌，走行于腰大肌与股神经的下外侧，穿过髂肌，在髂窝肌肉与骨骼之间形成网状分支。髂支有分支向骨骼供血，可分为以下分支：①向上走行至骶髂关节软骨结

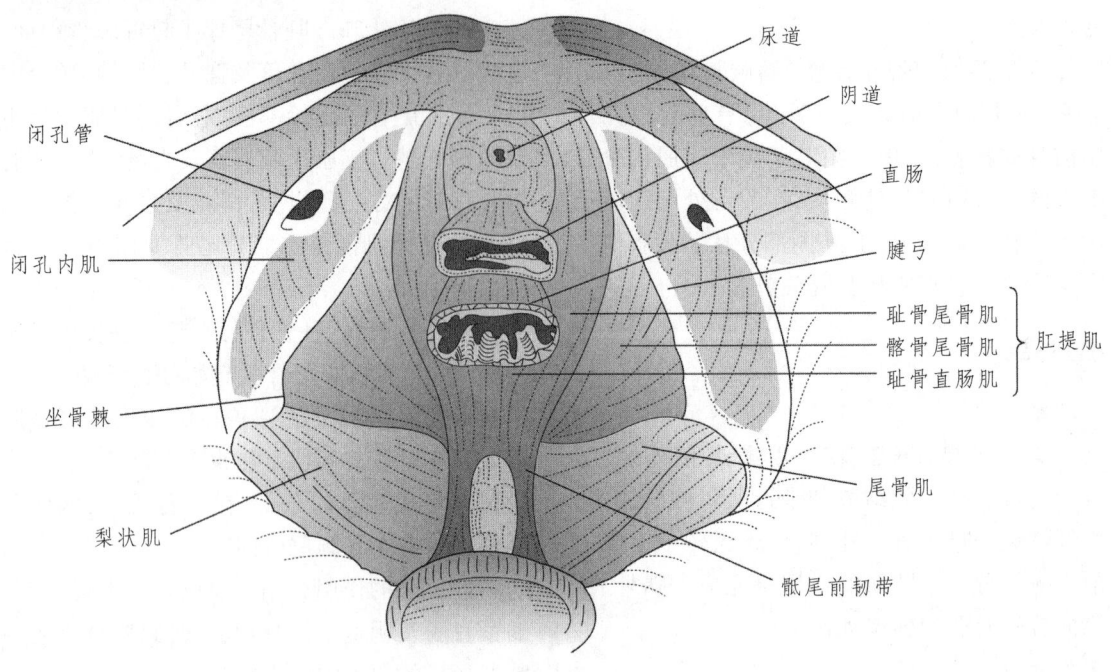

图1-15 盆膈上面观。

合处,与最下方腰动脉形成吻合;②向外侧走行至髂嵴,与外侧旋动脉及臀动脉形成吻合;③向内走行于小骨盆内,与来自髂外动脉的旋髂深动脉形成吻合。腰支向上走行于腰大肌下方,沿腰方肌发出分支供血,然后与最下方腰动脉形成吻合。

骶外侧动脉为髂内动脉分支,向内侧走行于骶骨前方,转而向下与交感干平行,越过梨状肌起始处,发出分支营养肌肉。骶外侧动脉在尾骨前方与骶中动脉及对侧骶外侧动脉末端形成吻合。闭孔动脉多发自髂内动脉,但偶尔可来自腹壁下动脉或直接来自髂外动脉。闭孔动脉向前下方走行于骨盆边缘稍下方处的腹膜与盆腔内筋膜之间,经过闭孔管。闭孔动脉分为前支及后支,在闭孔外肌下方绕行至闭孔边缘。

当闭孔动脉来自腹壁下动脉或髂外动脉时,其比邻关系完全不同,血管走行于股环周围,手术操作时有损伤的危险。闭孔动脉前支走行于闭孔内侧缘,与其后支及内侧的旋动脉形成吻合。闭孔动脉发出分支营养闭孔肌。阴部内动脉为髂内动脉终末支,在相对梨状肌水平发出,与臀下动脉相伴行,向下进入坐骨大孔下缘,在梨状肌及尾骨肌之间离开盆腔,越过坐骨棘,经坐骨小孔进入坐骨直肠窝,然后继续向前经过位于闭孔筋膜上的阴部管(Alcock管),最终分为会阴动脉及阴蒂动脉。

在盆腔内,闭孔动脉走行于梨状肌及盆丛前方、臀下动脉外侧,发出小分支至臀部,有些小分支与神经相伴行,营养闭孔内肌。直肠下动脉为闭孔动脉的另一个分支,走行于坐骨直肠窝后方,向上穿过闭孔筋膜后即发出几个分支,其中有些分支向内侧走向直肠,营养肛提肌。臀上动脉为一短干,起自髂内动脉后外侧,邻近髂腰动脉、骶外侧动脉起始处,有时与臀下动脉或臀下动脉与阴部内动脉相邻。臀上动脉在梨状肌上方经坐骨大孔离开盆腔,走行于臀上静脉下方与臀上神经前方。在臀大肌下方,臀上动脉分为浅支与深支。

臀上动脉深支进一步分为浅支及下支,其中下支向前经臀中肌及臀小肌之间到达大转子,与外侧旋动脉降支形成吻合,发出分支至闭孔内肌、梨状肌、肛提肌、尾骨肌及髋关节。旋髂深动脉发自髂外动脉,起始处位于腹壁下动脉对侧或稍低于腹壁下动脉起始处。旋髂深动脉向外侧走行于腹股沟韧带后方,位于腹横筋膜与腹膜之间,或经过腹横筋膜与髂筋膜融合而形成的纤维管内,发出分支至腰大肌、髂肌,发出皮支与臀上动脉形成吻合。

外阴

外阴有阴阜、大阴唇、小阴唇、阴蒂及腺体结构组成,开口于阴道前庭(图1-16),其大小、形状、不同结构的颜色及阴毛分布在个体与种族间有差异,正常女性阴毛分布呈倒三角形,三角形底部朝向阴阜。但在25%的正常女性中,阴毛可向上沿腹白线分布。阴毛类型部分与个人色素沉着有关。在黑人女性中,阴毛生长浓密、粗、卷曲;而在亚洲女性中,阴毛特点为稀疏、纤细、胎毛样。由于外阴位于会阴部,为外生殖器,因此其各部分结构的长度、大小均受骨盆结构的影响。女性外生殖器有与男性外生殖器相对应的结构。

大阴唇

表浅解剖

大阴唇为一对隆起的皮肤皱襞,起自阴阜,止于会阴部,形成外阴的外侧缘。长7~9cm,宽2~4cm,其大小随身高、体重、种族、年龄、产次及盆腔结构不同而有差异。在胚胎发生学上,大阴唇与男性阴囊起源相同。大阴唇表面分布有阴毛,阴毛向上可分布至阴阜及其两侧。大阴唇外侧缘邻近大腿内侧,当两腿并拢时,该处可形成较深的凹痕。两侧大阴唇内侧面直接相对或中间有小阴唇相隔,其前方称为前联合,后方称为后联合,中间部分称为阴裂。

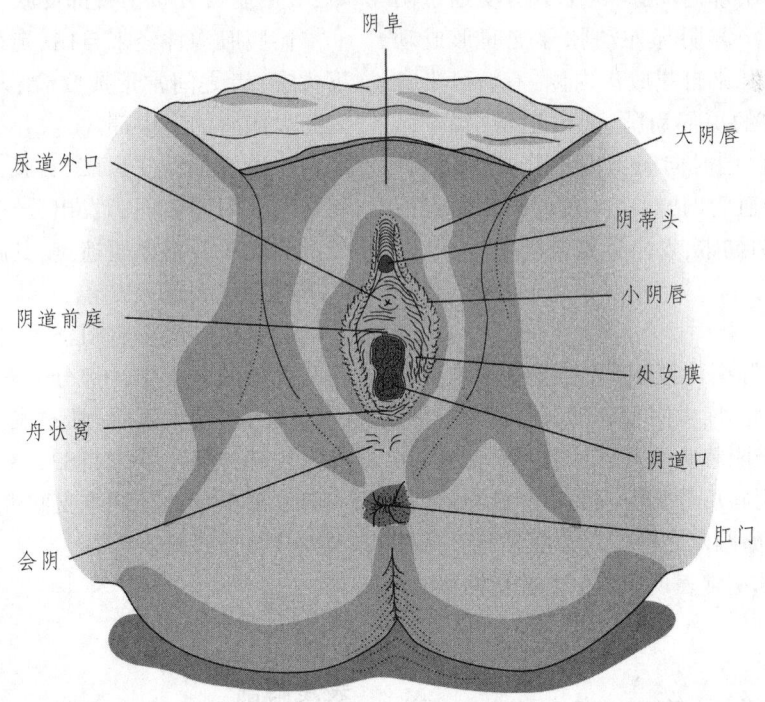

图1-16 成年女性外生殖器(经产妇)。

深部解剖

大阴唇皮下为一薄层发育不良的肌肉，称为阴唇肉膜肌，肌纤维走行与皮纹垂直，形成十字交叉。肉膜肌深面为一薄层筋膜，由于脂肪及结缔组织较多，因此无论老年女性还是年轻女性，该层均较易辨别。大阴唇分布较多汗腺，其中大部分位于大阴唇内侧。大阴唇皮下组织下有纵行肌肉带，与通过腹股沟管固定在大阴唇的子宫圆韧带相连。有时在大阴唇上部可见连续的腹膜鞘突（Nuck管）残留，有时因管内充满液体而在大阴唇出现Nuck管囊肿，治疗方法为手术切除闭合Nuck管。

动脉

大阴唇动脉供血主要来自阴部内动脉及阴部外动脉，阴部内动脉与阴部外动脉之间有大量的吻合支。来自会阴动脉下方分支的动脉、阴部外动脉前外侧方的动脉及子宫圆韧带上方的小动脉在大阴唇内形成环状动脉供血。会阴动脉来自阴部内动脉，其下方分支通过阴部管（Alcock管）与阴部外动脉分支间形成动脉网。这些动脉来自腹股沟内侧，有时可来自腹股沟环下方的深部动脉，向内走行，越过耻骨肌及内收肌，同时向肌肉发出分支，最后进入大阴唇内的血管网，然后穿过卵圆窝附近的阔筋膜，越过圆韧带，发出分支至阴蒂。

静脉

大阴唇静脉引流范围广，许多血管吻合支形成静脉丛。此外，大阴唇静脉与阴蒂背静脉、小阴唇静脉、会阴静脉及痔下丛之间有交通。在每侧大阴唇，阴唇后静脉与阴部外静脉相连，在大隐静脉进入卵圆窝之前汇入大隐静脉。在妊娠期，这些静脉丛常表现为明显的静脉曲张。

淋巴系统

大阴唇淋巴管分布较丰富，可分为浅部淋巴管（位于皮下）及位于皮下组织中的深部淋巴管。来自左右两侧大阴唇上2/3部分的浅部淋巴管经过耻骨联合转向外侧，至腹股沟浅淋巴结的内侧，汇入位于隐窝的腹股沟浅淋巴结。经腹股沟环（卵圆窝）汇入腹股沟深淋巴结（Cloquet淋巴结），最后引流至髂外淋巴管。

腹股沟浅淋巴结位于股三角内，也接受来自下肢、臀部的浅部淋巴引流以及会阴部的淋巴引流。在耻骨联合处，左右两侧淋巴结之间的淋巴管吻合形成淋巴丛。因此，一侧大阴唇的病变可直接累及对侧腹股沟区淋巴结。大阴唇下方浅部及深部淋巴引流与会阴部淋巴引流方式相同，汇入腹股沟浅淋巴结。来自大阴唇后内侧方的淋巴液常引流至直肠周围淋巴丛。

神经

许多研究者对外生殖器的神经支配进行了研究，发现髂腹下神经来自T12及L1，向外侧横行，在腹横肌与腹内斜肌之间到达髂嵴，然后分为2个分支：①前腹下支，于前方下行至耻骨联合处皮肤，发出分支支配大阴唇上部及阴阜；②后髂支分布于臀部皮肤。

髂腹股沟神经来自L1，走行于髂腹下神经下方，二者之间常形成吻合，发出许多小分支支配大阴唇的上中部。

生殖股神经（L1~L2）自腰大肌前表面向下斜行至大阴唇表面，发出分支至大阴唇深部，支配肉膜肌及提睾肌遗迹，其腰腹股沟分支持续下行支配大腿上方。

股后皮神经来自S1、S2后支及S2、S3前支，在其发出的分支中，部分分支称为会阴支，支配大腿内侧及大阴唇。骶丛发出股后皮神经分支。阴部神经主要来自S2、S3、S4，常与S1分支一起发出少量神经纤维支配大阴唇内侧。神经末梢分布方式见表1-1。

小阴唇

表浅解剖

小阴唇为一对皮肤皱襞，位于阴裂内，长度

表1-1 女性生殖道选择区域内神经末梢分布数量

术后诊断	触觉			压力	痛觉	其他类型	
	迈斯纳小体[1]	默克尔触盘[1]	神经末梢	环层小体[2]	游离神经末梢	罗菲尼小体[2]	多纪尔和克劳泽小体[3]
阴阜	++++	++++	++++	+++	+++	++++	+
大阴唇	+++	++++	++++	+++	+++	+++	+++
阴蒂	+	+	0	++++	+++	+++	+++
小阴唇	+	+	0	+	+	+	+++
处女膜环	0	+	0	0	+++	0	0
阴道	0	0	0	0	+偶有	0	0

[1] 也称为触觉小体。
[2] 也称为帕西尼小体。
[3] 也称为球状小体。

约为5cm，厚度为0.5~1cm，宽度则因年龄、产次不同而有差异，最窄者为2~3cm，最宽者为5~6cm，表面有较多皱襞。小阴唇前端起始于阴蒂底部，两侧小阴唇融合后与阴蒂头处的皮肤皱襞相连，向后内侧走行至阴唇后联合处与大阴唇相连。小阴唇内上方、阴蒂下方的皮肤在尿道与阴道附近融合形成阴唇系带，沿处女膜止于两侧舟状窝，向后止于后联合上方的大阴唇系带。两侧大阴唇与小阴唇表面之间形成深的凹陷。

小阴唇皮肤光滑，有色素沉着，无阴毛分布。小阴唇颜色与膨胀程度受性兴奋水平及个人色素沉着程度影响而有差别，阴唇腺体与男性尿道的阴茎部包皮腺（尿道腺）起源相同。

动脉

小阴唇动脉供血（图1-17）主要来自会阴上动脉、阴蒂背动脉分支、大阴唇内侧动脉网之间形成的吻合支，静脉与动脉相伴行，有较丰富的静脉丛。

静脉

小阴唇静脉回流至会阴内侧血管及阴道静脉，也可直接汇入大阴唇静脉，向下汇入痔下静脉，向上汇入阴蒂静脉。

淋巴系统

小阴唇内侧淋巴管回流至阴道下1/3及大阴唇外侧，经腹股沟浅淋巴结流入腹股沟深淋巴结。在中线处，淋巴引流与阴蒂部一致，可通过大阴唇淋巴管引流至对侧淋巴结。

神经

小阴唇神经支配来自大阴唇神经纤维及经过阴部管（Alcock管）的阴部神经分支（图1-17），这些分支起自会阴神经。小阴唇及阴道前庭区域与男性尿道及阴茎皮肤起源相同。男性尿道膜部短，约0.5cm，与女性前庭中部起源相同。

阴蒂

表浅解剖

阴蒂长约2cm，与阴茎背侧部分起源相同，由2个小的能勃起的海绵体组成，止于未发育的阴蒂头。阴蒂体能勃起，由2个阴蒂脚及阴蒂头组成，表面覆盖皮肤及阴蒂包皮，阴蒂头与龟头起源相同。阴蒂脚向两侧伸展，止于外阴前部。阴蒂海绵体组织与男性阴茎海绵体同源，在女性衍变为小阴唇血管。

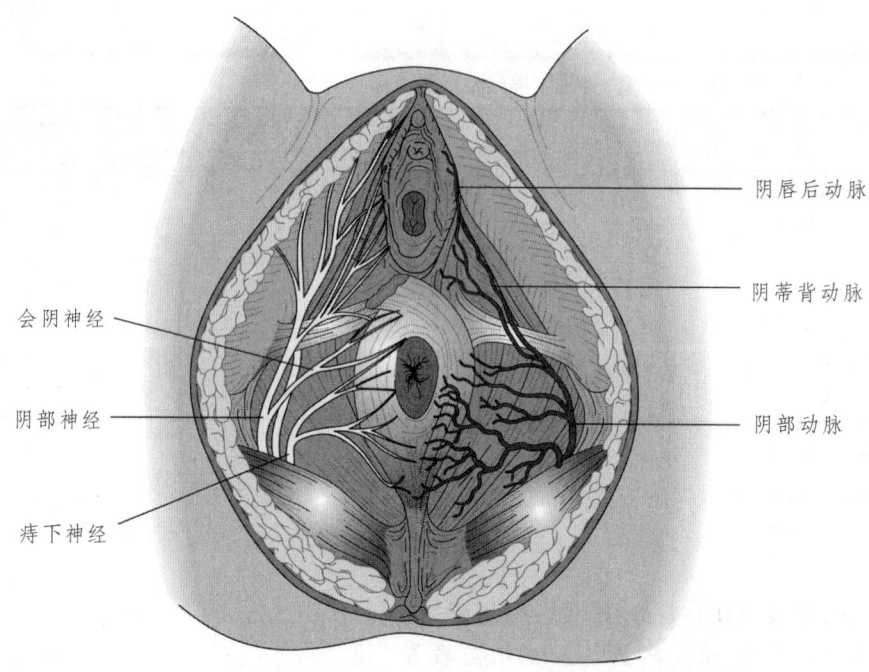

图 1-17 会阴动脉与神经。

在耻骨弓下缘，一个小三角形纤维带延伸至阴蒂（悬韧带），在靠近耻骨联合下缘的外侧，悬韧带转向内下方，附着于两侧阴蒂脚，而阴蒂脚向下附着于坐骨海绵体肌及坐骨支上。阴蒂头位于阴蒂脚末端融合处上方，由勃起组织构成，表面覆盖阴蒂包皮。在阴蒂腹侧面有阴蒂系带，位于两侧小阴唇融合的交界处。

动脉

阴蒂血供来自阴蒂背动脉，阴蒂背动脉为阴部内动脉终末支，而阴部内动脉是髂内动脉后干的终末支。阴蒂背动脉进入阴蒂后分为2个分支，深动脉及背动脉。在进入阴蒂前，阴蒂背动脉向后发出小分支，向尿道外口部分供血。

静脉

阴蒂部静脉回流起始于阴蒂头冠状沟周围的丰富静脉丛，静脉沿其前表面走行，汇入深静脉，继续向下汇入来自小阴唇、大阴唇及会阴的阴部静脉丛，进而回流至阴部静脉。

淋巴系统

阴蒂部淋巴引流与小阴唇淋巴引流一致，左右两侧腹股沟浅淋巴结相互交通。此外，阴蒂部有丰富的淋巴网，向下、向后引流尿道外口及阴道前庭前部淋巴液。

神经

阴蒂部神经支配来自阴部神经终末支。如前所述，阴部神经起自骶丛。阴部神经位于阴蒂背动脉外侧，发出分支支配阴蒂头、冠状沟及阴蒂包皮。阴蒂部神经末梢分布差异较大，阴蒂头无神经末梢分布，而阴蒂包皮内有非常丰富的神经末梢(见表1-1)。当讨论女性性满足问题时，应强调阴蒂的重要性，因此阴蒂部缺乏神经末梢分布有重要临床意义。

阴道前庭

表浅解剖

阴道前庭两侧边界为小阴唇，后侧边界为阴唇系带（或称后联合），上方边界为尿道与阴蒂，下方边界为处女膜环。阴道口或阴道与阴道前庭交界处有处女膜，从后外侧方延伸至尿道外口下方，其形状及大小依年龄、产次、性生活等而有差异。处女膜孔形状可为幼稚形、环形、半月形、筛状、有分隔或垂直形，甚至有无孔处女膜。在经产妇及有性生活的女性，处女膜破裂称为处女膜痕。

尿道外口位于阴蒂下方2~3cm处，其表面稍隆起而且不规则，两侧凹陷，因此尿道外口呈放射状或新月形。尿道口周围有许多小的黏膜皱襞，尿道口两侧及其表面有尿道旁腺及尿道周腺开口[尿道旁管（Skene及Astruc管）]。

在处女膜环外侧大约5点及7点位置有2个小丘疹样突起，为女性前庭大腺（Bartholin腺，巴氏腺）导管开口，在男性为尿道球腺。舟状窝位于阴唇系带与处女膜环之间。阴道前庭周围的皮肤为复层鳞状上皮，上皮层内缺乏上皮钉突及乳头状突起。

动脉

阴道前庭有丰富的毛细血管丛，与会阴浅横肌动脉形成吻合。阴部动脉直接发出分支，与舟状窝区的痔下动脉形成吻合。尿道前壁血供也可来自阴蒂背动脉分支及阴道前壁奇动脉。

静脉

阴道前庭静脉引流较广泛，与该部位动脉血管网分布相同。

淋巴系统

阴道前庭淋巴引流方式不同，包括尿道外口在内的前庭前部淋巴液向上外侧引流至小阴唇及阴蒂，邻近尿道口部分淋巴液引流至尿道前壁、前庭淋巴丛，然后引流至腹股沟浅淋巴结、表浅的腹股沟管下淋巴结、腹股沟深淋巴结及髂外淋巴结。舟状窝及处女膜处淋巴引流至阴道后壁，与位于直肠旁的痔下动脉周围淋巴结相互交通。在癌症患者，这种淋巴引流方式非常重要。淋巴引流可通过阴部及痔淋巴网、阴道前庭淋巴丛进入腹股沟区。

神经

阴道前庭部神经支配主要来自骶丛发出的会阴神经，值得注意的是，阴道前庭通常缺乏触觉，而阴道前庭处女膜环处则含有丰富的游离神经末梢（感知疼痛）。

前庭大腺

前庭大腺（巴氏腺）导管直径约为5mm，腺体位于球海绵体肌的下外侧，其特点为复泡管状腺，由薄的外膜及结缔组织分隔将腺体分割成若干小叶，其内偶可见平滑肌纤维。腺体上皮为立方状至柱状，颜色苍白，胞浆内含有黏液滴及嗜酸性包涵物。腺管上皮为单层上皮，其开口处为复层鳞状上皮，与前庭黏膜上皮相同。前庭大腺可分泌清亮、碱性的黏液样物质，性生活时可刺激前庭大腺分泌黏液。

前庭大腺与尿道球腺（也称为Cowper腺、Duverney腺、Tiedemann腺或男性巴氏腺）同源，如果腺口阻塞，则可形成巴氏腺囊肿，局部伴有疼痛。

前庭大腺血供来自球海绵体肌动脉的小分支，血管穿过深部进入腺体。静脉引流方式与球海绵体相同。淋巴引流直接进入前庭淋巴丛，沿痔下淋巴网进入阴道后壁，也可经会阴引流至腹股沟区。大部分引流途径是沿阴部管内的阴部血管走行，这是对累及前庭大腺的肿瘤治疗较困难的部分原因。前庭大腺的神经支配来自会阴神经的小分支，直接分布至腺体。

外生殖器肌肉

女性外生殖器肌肉及球海绵体（图1-18）常发育不良，与男性外生殖器肌肉及阴茎海绵体起源相同。

球海绵体肌

球海绵体肌及深部的前庭球或海绵组织起自会阴中心腱的中线后部，每侧肌纤维与对侧肌纤维间相互交织，在阴道周围上行覆盖前庭球（男性阴茎海绵体组织），止于3个部位：①阴蒂背侧的纤维组织；②覆盖阴蒂脚的海绵体纤维膜；③附着于坐骨海绵体肌的交叉纤维，在尿道中下1/3交界处形成尿道横纹括约肌。

球海绵体肌血供来自阴部内动脉上行至坐骨直肠窝前壁时发出的会阴分支，深达泌尿生殖膈膈下筋膜（Colles筋膜），在坐骨海绵体肌与球海绵体肌之间交叉，阴部内动脉发出1~2个分支直接进入球海绵体肌及阴道前庭，继续向前止于阴蒂背动脉。

球海绵体肌引流静脉伴随阴部静脉丛，此外，可向后回流至痔下静脉，向外侧汇入会阴静脉及阴部内静脉属支。球海绵体肌淋巴引流主要通过前庭淋巴丛，向下引流至直肠周围，向前外侧引流至小阴唇与大阴唇，最后引流至腹股沟浅淋巴结。在球海绵体肌上部存在明显的两侧淋巴交叉引流。

坐骨海绵体肌

坐骨海绵体肌及附着的海绵状组织起自坐骨结节及坐骨下支，这一薄层肌肉向内上方走行，越过耻骨联合下面，止于耻骨联合前表面的阴蒂根部。然后发出肌纤维，交叉分布在尿道中上部，形成大部分尿道自主括约肌。坐骨海绵体肌血供来自会阴动脉上行于球海绵体肌与坐骨海绵体肌之间时发出的穿支，其终末支为阴蒂背动脉。神经支配来自阴部神经会阴支发出的坐骨海绵体肌支。

会阴浅横肌

会阴浅横肌起自坐骨降支及坐骨结节，肌纤维经会阴部固定在中心腱，并与对侧肌纤维相交织。来自球海绵体肌、耻骨直肠肌、会阴浅

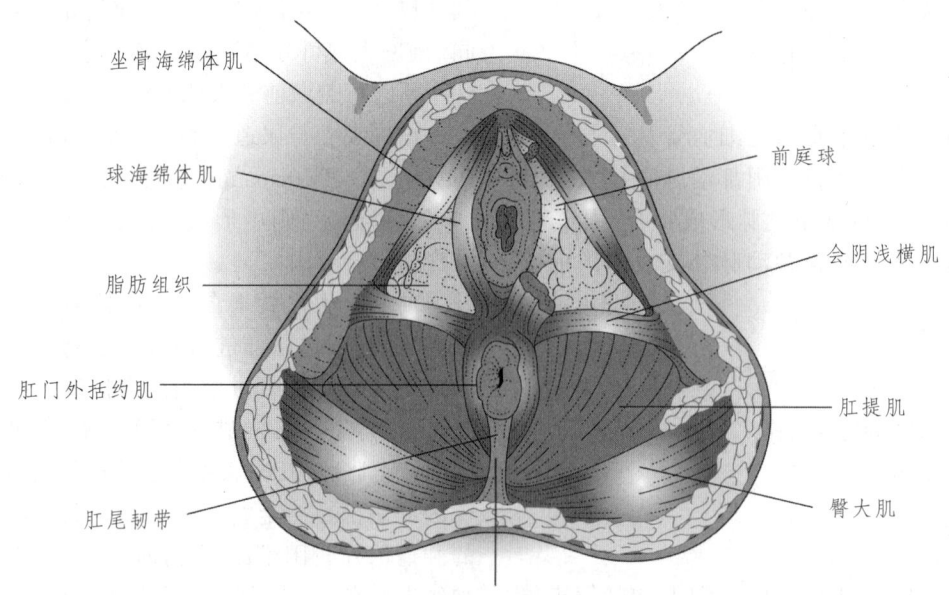

图1-18 骨盆肌肉组织（下面观）。

横肌及肛门外括约肌的肌纤维常有交织。阴部内动脉的分支,即会阴动脉发出穿支向会阴浅横肌供血。神经支配来自阴部神经发出的会阴分支。

泌尿生殖膈下层

泌尿生殖膈下层是一个潜在的腔隙,其大小取决于肌肉组织的发育、产次、盆腔结构,其内含有疏松的蜂窝结缔组织与脂肪组织。球海绵体肌与会阴浅横肌及耻骨直肠肌交汇处为一固定点,支撑同侧外阴、外生殖器及阴道。

手术思考

会阴中线切开术是减少对外阴支持结构造成严重损伤的最有效方法,如球海绵体肌、会阴浅横肌等。胎儿先露部及胎体导致的阴道过度扩张形成暂时性的阴道松弛,如果阴道扩张过快或扩张程度超过了阴道的弹性范围,则会出现阴道肌肉断裂,阴道前壁肌肉损伤可表现为楔形凹陷,阴道后壁肌肉损伤可表现为舌状突起。因此,阴道与外阴能否恢复到非妊娠状态主要依赖于肌肉张力及分娩时阴道扩张的程度。

会阴体、肛门外括约肌、直肠黏膜的修复需要慎重,无论是自发性会阴损伤,还是医源性会阴侧切,如果未能进行恰当的修补,未关注解剖功能的恢复,则可导致性生活困难或便失禁等长期病痛。

盆腔内器官

女性盆腔内器官包括膀胱、输尿管、尿道、子宫、输卵管、卵巢、阴道、直肠(图1-19至图1-21,直肠未在此部分讨论),除直肠下部、大部分阴道外,其他器官表面有腹膜覆盖。子宫、输卵管、卵巢及其韧带表面几乎均被腹膜覆盖,其余部分为部分腹膜覆盖。盆腔器官并不完全占满盆腔,因此盆腔部分空间由回肠及乙状结肠占据。

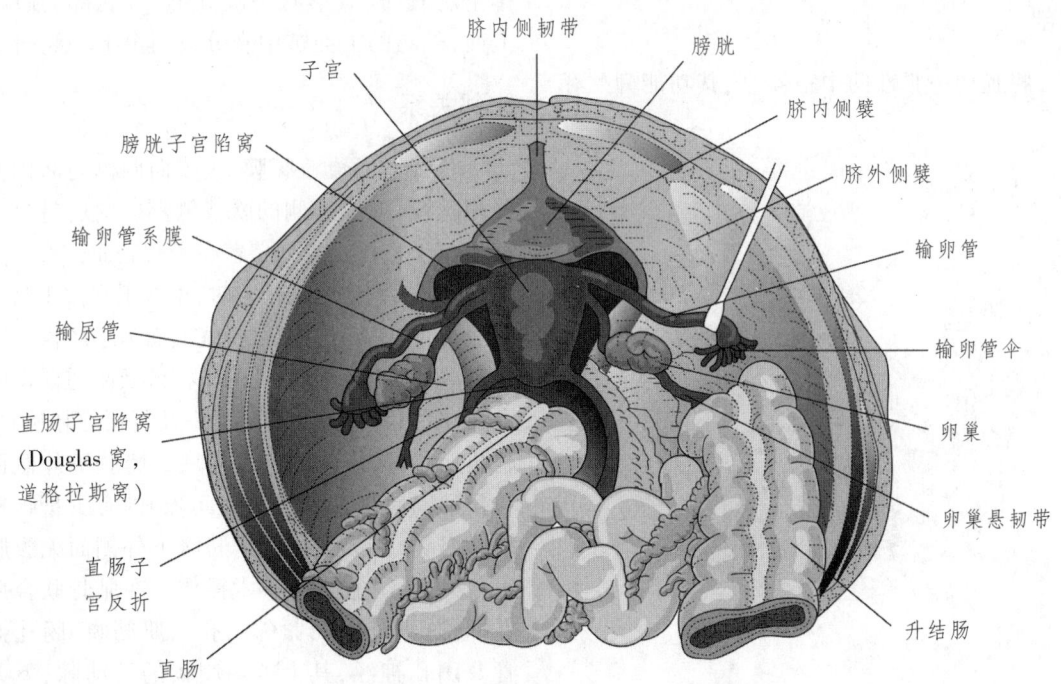

图1-19 女性盆腔器官上面观。

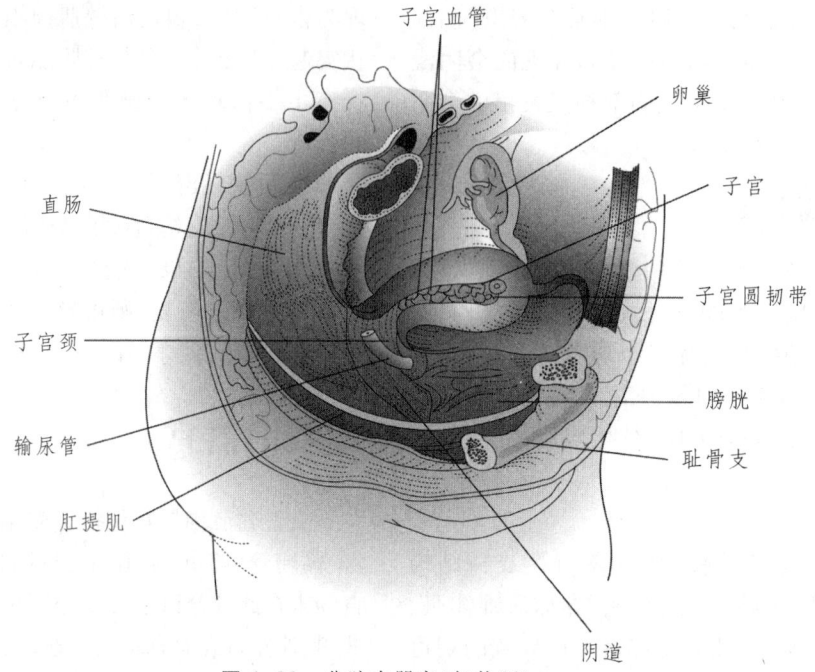

图 1-20 盆腔内器官(矢状面)。

膀胱

解剖

膀胱是一肌性的中空器官,其功能为贮存尿液。膀胱位于耻骨后方、子宫及阔韧带前方,其形状、大小、位置随其内尿量不同而有改变。排空膀胱时,其形状呈圆锥形,有底部、顶端、上面,外凸的下面被中脊分成两个下外侧面。

比邻关系

膀胱上面覆盖腹膜,腹膜向两侧与脐内侧襞相延续,形成外侧的膀胱侧窝。向后越过子宫体与子宫颈交界处覆盖在子宫表面,形成膀胱子宫陷窝。当膀胱排空时,正常子宫位于膀胱上面,而当膀胱充盈时,膀胱上面为小肠襻。膀胱底部位于腹膜与邻近的子宫颈及阴道前穹隆之间,组织间有疏松结缔组织及蔓状静脉丛,当膀胱充盈时,该部分可以伸展。膀胱下外侧面与盆壁间有潜在的膀胱前间隙,内有少量疏松结缔组织,但无大血管。膀胱下外侧面无腹膜覆盖,因此适宜进行手术操作。在耻骨联合后方,膀胱下外侧面紧邻闭孔内肌筋膜、闭孔血管及闭孔神经,其上方为闭锁的脐动脉,下方为肛提肌筋膜。膀胱尿道连接部将膀胱下后内

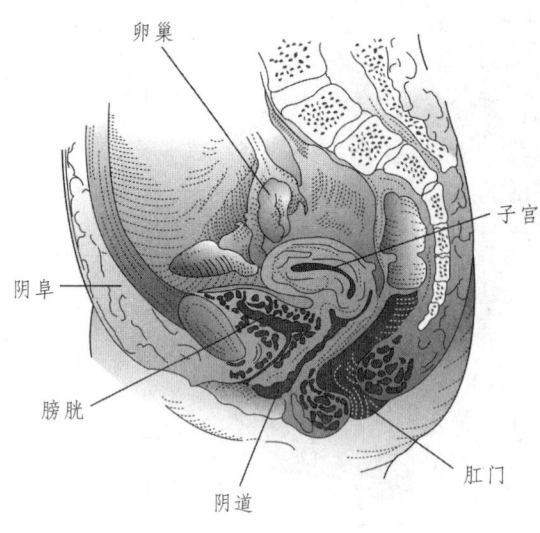

图 1-21 盆腔内器官(正中矢状面)。

侧面与膀胱底分开，是膀胱最为固定的部分。

筋膜、韧带与肌肉

膀胱为一薄层筋膜包绕，即膀胱鞘。在膀胱前下方至耻骨之间，有两层增厚的盆内筋膜、内侧及外侧的耻骨膀胱或耻骨前列腺韧带在膀胱尿道连接处融合，向后与肛提肌相连。外侧韧带类似增厚的筋膜，从膀胱下部两侧延伸至骨盆侧壁。膀胱尿道连接处的后方直接附着在阴道前壁上。

脐尿管或脐内侧韧带为一自膀胱顶端延伸至脐部的纤维条带，是胚胎尿囊遗迹。脐外侧韧带为闭锁的脐动脉，是沿膀胱一侧向上延伸至脐部的纤维条索。脐外侧韧带中的血管常有潜在的腔隙，称为膀胱上动脉。腹膜仅覆盖膀胱上面，腹膜反折至前腹壁，形成上方、外侧及后侧假韧带。膀胱平滑肌纤维相互交错，并与尿道内纵肌及前环形肌相延续，无明显的肌肉层次。

黏膜

膀胱黏膜呈粉红色，表面有不规则的皱襞。当膀胱充盈时，黏膜皱襞消失。膀胱三角区的3个角分别为2个输尿管开口、1个尿道内口，膀胱三角区黏膜呈红色，无黏膜皱襞。三角区底线为位于两侧输尿管开口之间弯曲的横脊，即输尿管间襞。膀胱垂为一纵行黏膜隆起，向下延伸至尿道内口。尿道内口位于膀胱最低点，在膀胱下侧与后侧交界处，大致位于耻骨联合中心处，周围有环形隆起，称为尿道环。膀胱黏膜上皮为移行上皮，黏膜下层由位于肌层上的疏松组织组成。膀胱颈处未证实存在由特殊平滑肌形成的括约肌。

动脉、静脉与淋巴

膀胱血供来自髂内动脉分支，脐动脉为髂内动脉终末支，发出膀胱上动脉后成为闭锁部分。膀胱上动脉（伴随膀胱中动脉及膀胱下动脉）经致密的脂肪组织进入膀胱，在膀胱前"间隙"后上方发出分支，分布在膀胱上表面，与对侧膀胱上动脉及下方的膀胱中动脉及膀胱下动脉分支形成吻合。膀胱中动脉可来自髂内动脉，也可来自脐动脉，为膀胱侧壁及膀胱底部供血。膀胱下动脉常直接发自髂内动脉，或作为子宫动脉分支，向内下方走行，发出分支至膀胱下部。膀胱底部也接受来自痔中动脉、子宫动脉及阴道动脉发出的分支供血。膀胱侧壁及底部形成丰富的静脉丛，回流至髂内静脉。

膀胱淋巴引流部分与膀胱静脉相伴行，回流至髂内淋巴结。部分淋巴引流向外侧至髂外淋巴结，有些膀胱底部淋巴液可引流至位于骶骨岬的淋巴结。分布在膀胱顶部左右两侧的淋巴管很少形成淋巴网，而位于膀胱底部的淋巴管则形成丰富的淋巴网，而且与子宫颈淋巴系统相交通。

神经

膀胱神经支配部分来自腹下神经丛，部分来自第2、第3骶神经（盆内脏神经/勃起神经）。

输尿管

解剖与比邻关系

输尿管是一略呈扁圆柱状的管道，起自肾盂，止于膀胱底部下外侧角，全长26~28cm，均位于腹膜后，其中部分位于腹腔，部分位于盆腔。输尿管直径受其扩张程度影响，范围为4~6mm。除3处稍缩窄外，其余输尿管直径较均匀一致。

在输尿管3个狭窄处中，第1处为输尿管肾盂交界处，称为上峡部。第2处为输尿管跨过小骨盆入口处，称为下峡部。第3处为输尿管进入膀胱壁的终末部分（壁内段）。

输尿管盆腔部分起自输尿管跨过骨盆入口处，位于卵巢血管下方，靠近髂总动脉分叉处。输尿管沿骨盆侧壁斜向外下方走行至盆底，然后转向前内侧，大约在坐骨棘水平进入膀胱。输尿管盆腔部分的上部后方为骶髂关节,向下位于闭孔内肌及其筋膜上,跨过脐动脉根部及闭孔血管与神经。

在输尿管前方的比邻关系中,其前上方为卵巢及其血管,向下经过子宫动脉及膀胱上动脉与膀胱中动脉后方,继续向前接近阴道侧穹隆,与子宫颈及阴道壁外侧距离为8~12mm,然后进入膀胱。当输尿管进入膀胱时,两侧输尿管间的距离约为5cm。输尿管在膀胱的开口呈缝隙样,在膀胱排空时,两侧输尿管开口间的距离约为2.5cm。

输尿管壁

输尿管壁厚约3mm,由3层结构组成:结缔组织、肌层及黏膜。输尿管全长有外环、内纵两层肌层,在输尿管下1/3处,增加一层外纵肌层。输尿管黏膜层有纵行皱襞,表面衬覆移行上皮。输尿管间歇性蠕动促使尿液呈喷射状流入膀胱。输尿管在膀胱壁内斜行,这种走行方式起到阀门作用,但不是真正的阀门。膀胱壁内段的输尿管环形肌纤维具有括约肌样作用,在膀胱过度充盈压力下,尿液可反流至输尿管。

动脉、静脉与淋巴

输尿管盆腔段血供直接来自髂内动脉分支,血管分布在输尿管外膜上,并与上方的髂腰动脉分支及下方的膀胱下动脉、直肠中动脉分支吻合形成动脉网。输尿管淋巴引流沿髂内血管至髂内、髂外淋巴结,输尿管中部淋巴直接引流至腹主动脉旁淋巴结及腹主动脉与下腔静脉间淋巴结。

神经

输尿管神经支配来自肾脏、卵巢及腹下神经丛,脊髓传入神经水平与肾脏大致相同(T12、L1、L2)。输尿管下1/3感觉神经纤维及节后副交感神经纤维来自Frankenhäuser神经丛。该神经丛还发出交感神经纤维分布至膀胱底,然后上行至输尿管下1/3,与动脉相伴行。输尿管中段神经支配来自腹下神经丛中部发出的节后交感及副交感神经纤维。输尿管上1/3神经支配与肾脏神经支配来源相同。

尿道

解剖与比邻关系

女性尿道是长2.5~4cm的管道,自膀胱颈(尿道内口)向前下方走行于耻骨联合后方,尿道外口位于耻骨联合下缘下后方。尿道后方为阴道前壁,特别是在其下2/3处,与阴道前壁融合,形成尿道嵴。尿道前方上端与膀胱前"间隙"之间有耻骨膀胱韧带(耻骨前列腺韧带),紧邻肛提肌及阴道,向上伸展至耻骨支。

尿道壁解剖

尿道壁有很好的扩张性,由海绵状纤维肌组织组成,内含海绵状静脉,表面为黏膜下层与黏膜层。在未扩张时,尿道黏膜有许多纵行隆起,位于后壁的隆起最突出,称为尿道嵴。尿道壁有无数小腺体(男性前列腺与Astruc尿道旁腺与尿道周围腺及Skene导管起源相同)开口,其中最大者为Skene尿道旁腺,通过一对导管开口于阴道前庭尿道外口两侧。尿道上端黏膜上皮为移行上皮,至尿道下端变为鳞状上皮。

下2/3尿道壁包绕外环、内纵两层平滑肌,上1/3尿道壁肌束呈编织状相互交错,与膀胱平滑肌相延续。尿道环形平滑肌为非随意括约肌,在尿道中下1/3交界处,交叉纤维(为横纹肌)形成中部球海绵体肌及坐骨海绵体肌,环绕尿道形成尿道括约肌(随意括约肌)。

动脉与静脉

尿道血供与阴道前壁血供密切相关,而且与膀胱血管形成吻合。在阴道两侧的阴道动脉来自子宫颈冠状动脉、膀胱下动脉或子宫动脉直接分支。阴道前壁中部为奇动脉,起源于子宫颈冠状或环形动脉。从两侧阴道动脉发出5个分支,横行至阴道前壁,与阴道中部的奇动脉汇合，发出小分支向尿道供血，并与阴蒂动脉（尿道支）形成丰富的吻合。阴蒂动脉分为阴蒂背动脉与阴蒂浅动脉，是阴部内动脉的终末支。尿道静脉引流方式还不清楚，多认为与动脉供血方式相同，在阴道上部形成丰富的血管网，称为圣托里尼静脉丛(Santorini)。

神经

尿道神经来自副交感神经、交感神经、脊髓，其中副交感神经、交感神经来自腹下神经丛，而脊髓通过阴部神经支配尿道。

子宫

解剖

子宫是一梨形、壁厚的肌性器官，位于膀胱底部与直肠之间，两侧为2层阔韧带覆盖，向上与输卵管相连，向下与阴道相连。子宫分为2个主要部分，上方较大的部分或体部及下方较小的子宫颈，体部与宫颈之间横行缩窄的部位为峡部。子宫体扁平，横径大于前后径，而在经产妇，子宫体横径更大。子宫前壁或膀胱侧较平，后壁外凸，输卵管在子宫上外侧方与子宫相连。在两侧输卵管之间水平面之上的隆起部分称为子宫底，该部分最宽。

自前面或后面观察，子宫腔大致呈底部向上的三角形。子宫腔与子宫峡部下方的宫颈管腔相通，形成子宫颈内口。子宫颈呈桶状，长2~4cm，其下端以45°~90°角突入阴道。子宫颈突入阴道内的部分分为阴道上部及阴道部，宫颈前面1/4及后面1/2属于阴道部。阴道部下端为宫颈外口，分娩前呈圆形或卵圆形，而在经产妇则变为横形。子宫颈管呈梭形，黏膜有纵行皱襞，从宫颈内口延伸至宫颈外口。宫颈管内上皮为柱状黏液上皮，而宫颈阴道部则衬覆非角化鳞状上皮，二者交界处称为鳞柱交界或转化区。

正常情况下，子宫大小随年龄、生理状态不同而有差异，在未生育的成年女性，子宫大小为：长7~8cm，最大横径4~5cm，重量为30~40g。在青春期前，子宫体积较小。在经产妇，子宫体积较大。妊娠期子宫的形状、大小及特征与孕龄大小有关。

子宫肌壁

子宫壁较厚，由浆膜层、肌层及黏膜层3层组织组成。子宫浆膜层（外膜）覆盖腹膜，腹膜较薄，牢牢地覆盖子宫底及大部分子宫体，腹膜向后增厚，在子宫旁与子宫肌层分离。子宫肌层非常厚，为1.5~2.5cm，与输卵管及阴道壁肌层相连。有部分肌纤维延伸至卵巢、圆韧带、主韧带、宫骶韧带。子宫肌层主要分为2层：①外层较弱，由纵行肌纤维组成；②内层较强，肌纤维在各个方向上相互交错，内有较大的静脉丛。子宫肌层在宫颈内口处增厚，形成括约肌。

子宫颈位于内口远端，其内平滑肌逐渐减少，至宫颈远端1/2，平滑肌完全消失，仅有弹力纤维。事实上，子宫平滑肌无肌腱，因此，在分娩过程中，子宫与阴道轴向即为产力的方向。子宫黏膜层（内膜）软，呈海绵状，类似胚胎结缔组织，表面有单层纤毛柱状上皮覆盖。子宫内膜组织非常脆弱，内有许多管状腺，其开口位于子宫腔内。

子宫位置与轴向

子宫轴向变化较大。正常情况下，子宫与阴道间形成锐角。站立时，子宫前面位于膀胱上面，体部位于水平方向上。子宫峡部弯曲，宫颈方向向下。正常状态下，子宫多为前倾位，也可为后倾位或水平位或侧位。子宫峡部向前屈称为前屈位，或向后屈为后屈位，或向侧方屈称为侧屈位。子宫前测角在正常与异常间无明确分界。

比邻关系

子宫体向前位于膀胱后上方，二者之间有子宫膀胱陷窝。子宫颈前壁完全位于子宫膀胱陷窝下方，与膀胱底间有结缔组织相隔。子宫后方有腹膜覆盖并向下延伸至阴道顶端，因此子宫后壁完全为腹膜覆盖，外凸的子宫后壁与直肠间为子宫直肠陷窝(道格拉斯窝，Douglas窝)。小肠襻位于子宫体上后方及子宫直肠陷窝。

子宫两侧为阔韧带，阔韧带内有许多结构，包括：输卵管、圆韧带、卵巢固有韧带、子宫动脉与静脉、输尿管。输尿管与子宫动脉之间的关系在手术中非常重要，输尿管在距离子宫颈外侧8~12mm处向下，与宫颈平行走行并进入膀胱。子宫动脉在靠近子宫颈、大约距离阴道侧穹隆1.5cm处跨过输尿管。因此，输尿管走行于子宫动脉下方，称为"桥下流水"。

韧带

子宫颈固定，而子宫体可自由活动，随着膀胱充盈与排空而升高及下降。支持子宫的韧带有宫骶韧带、子宫颈横韧带(主韧带)、圆韧带、阔韧带。子宫颈由子宫旁组织包绕，其内含有不同数量的平滑肌。有2对结构与宫旁组织及宫颈壁相连，即宫骶韧带与子宫颈横韧带(主韧带)，后者是将子宫支撑悬吊在两侧小骨盆壁的主要结构。宫骶韧带是位于阔韧带后下方的腹膜皱襞，主要有来自下腹下神经丛的神经束及腰交感干的节前纤维、节后纤维及C纤维，副交感神经部分来自骶神经，部分来自脊髓的感觉纤维或C纤维。

主韧带由来自上方子宫体、下方阴道壁的纵行平滑肌纤维组成，朝向盆腔筋膜呈扇形走行，在子宫颈内口水平形成子宫的主要支持结构。在其两侧(子宫门)及子宫峡部有一肌肉缺损，其内有血管及神经进入子宫。

子宫圆韧带并没有实际的支持作用，但有助于维持子宫体前倾位，其内含有来自子宫体外层的平滑肌纤维(纵行)，子宫附着点低于卵巢固有韧带，两侧圆韧带向下外侧伸展，走行于2层系膜之间，至腹股沟环处穿过腹股沟管，扇形止于大阴唇，并与周围结缔组织相延续。圆韧带是女性睾丸引带的遗迹，与卵巢动脉分支、卵巢静脉丛属支及其下方的腹壁下动脉(Sampson动脉)分支伴行，在经腹股沟环进入腹股沟管后，与髂腹股沟神经、生殖股神经生殖支伴行。

阔韧带为横行的腹膜皱襞，起自直肠与膀胱之间的盆底腹膜，支持作用较小。除这些支持性韧带之外，盆膈(肛提肌)提供间接、动态的支撑。这些肌肉并不直接与子宫相连，在向下用力时，盆膈可支持阴道及整个盆底，对抗向下的压力。盆膈的有效作用依赖于完整的会阴部(会阴体、球海绵体肌及其他肌群)，如果发生裂伤或薄弱，子宫支持韧带将逐渐延长，最终导致子宫脱垂。事实上，子宫及其附属物、阴道是一连续的整体。

动脉

子宫血供来自子宫动脉及卵巢动脉。子宫动脉起自髂内动脉，向内下方走行，在子宫颈附近越过输尿管，沿子宫外侧缘弯曲向上穿过宫旁，发出外侧支，分布在子宫表面。子宫动脉向上在系膜处与卵巢动脉形成吻合，是子宫供血的另一主要来源。子宫动脉在子宫底形成许多弓形血管，与来自对侧的血管形成交叉吻合。

子宫弓状血管分支(放射状)垂直穿过子宫肌层，止于子宫内膜基底部的基底动脉及子宫内膜螺旋动脉。螺旋动脉走行弯曲，这不是子宫内膜生长所致，而是为了适应器官供血的需要以及血管大小、位置发生改变所致。因此，胎盘附着于子宫内，螺旋动脉能维持其充足的动脉血流。

另一方面，子宫内膜静脉是许多小静脉窦，与子宫肌层内较大的静脉窦相连，后者回流入子宫复杂的大静脉。子宫肌层有控制分娩时静脉出血的作用。

子宫颈动脉供血主要来自左右子宫动脉发出的子宫颈分支，环绕宫颈形成动脉网(冠状动脉)，在宫颈前后中线处形成奇动脉。在阴道前壁两侧，宫颈动脉与阴道动脉形成吻合，而在阴道后壁，宫颈动脉与两侧直肠中动脉形成吻合，向阴道壁及直肠供血。

静脉

子宫静脉形成血管丛，回流至髂内静脉，子宫静脉与卵巢静脉相交通，通过与圆韧带伴行的静脉而与腹壁下静脉相交通。

淋巴

子宫淋巴引流涉及几个区域淋巴结，子宫下段淋巴经宫颈引流至髂外淋巴结或经子宫峡部向外侧引流至骶前淋巴结，也可经圆韧带引流至腹股沟浅淋巴结，然后至股部淋巴结，最后至髂外淋巴结。向外侧经卵巢悬韧带引流至腰淋巴结，腰淋巴结位于腹膜后及输尿管前方。腰淋巴结（腹主动脉与下腔静脉之间）在肾下方沿腹主动脉排列。

输卵管（子宫输卵管）

解剖

输卵管的作用是向子宫输送受精卵，沿阔韧带上缘（输卵管系膜）自子宫上方宫角处延伸至卵巢附近。输卵管与卵巢合称附件。输卵管起始部位水平稍后，在近卵巢下极处，输卵管转而向上，与卵巢系膜相平行，然后弓形向后越过卵巢上极，而后向下后方止于卵巢内侧表面。每侧输卵管长7~12cm，分为输卵管峡部、壶腹部、伞端及间质部4部分。

输卵管峡部管腔狭窄而且平直，一端与子宫相连，在子宫肌层内走行并开口于宫腔，称为子宫输卵管开口，直径约为1mm。输卵管峡部与壶腹部连接，壶腹部管腔变宽，走行弯曲。输卵管末端呈漏斗状膨大，漏斗边缘环绕许多指状突起，称为输卵管伞。在输卵管伞中最长者称为卵巢伞，直接附着在卵巢表面。在输卵管伞端有漏斗状开口，称为输卵管腹腔开口，直径约3mm，与腹腔相通，而在卵巢排卵时，输卵管伞端紧贴在卵巢表面。输卵管间质部是输卵管走行于子宫肌壁内的部分，管腔最狭窄，末端有输卵管开口与宫腔相通。

输卵管壁

输卵管壁有4层结构：浆膜层（腹膜）、浆膜下层或外膜层（纤维血管层）、肌层、黏膜层。每侧输卵管表面，除其下方外均有腹膜覆盖，其下方无腹膜覆盖部分有输卵管系膜附着。覆盖在输卵管壶腹部与伞部边缘的腹膜直接与输卵管黏膜相连续。输卵管浆膜下层疏松，其内有血管及神经分布。输卵管肌层分为外纵、内环两层肌纤维，在输卵管子宫端与子宫肌层相延续。输卵管黏膜层被覆纤毛柱状上皮，形成纵行黏膜皱襞。输卵管峡部黏膜皱襞低平，而壶腹部黏膜皱襞变高而且复杂。输卵管上皮向外延伸至伞端，纤毛朝向子宫腔方向摆动。

动脉与静脉

输卵管血供来自卵巢及子宫动脉，子宫动脉输卵管分支沿输卵管下缘向外走行至输卵管伞端，同时可发出分支至圆韧带。子宫动脉卵巢分支沿卵巢附着缘处走行，发出输卵管分支。子宫动脉输卵管分支与卵巢分支在输卵管系膜内形成交叉吻合。输卵管静脉与其动脉伴行。

淋巴

输卵管淋巴引流至腹膜后，淋巴管越过输尿管前方，引流至分布在腹主动脉至肾下极处的腰淋巴结。

卵巢

解剖

卵巢是一对靠近两侧小骨盆侧壁的器官，稍低于小骨盆入口缘。每侧卵巢大小为长2.5~5cm、厚度为1.5~3cm、宽为0.7~1.5cm，重量为4~8g。卵巢分为2个表面，即内侧面与外侧面；2个缘，即前缘或卵巢系膜缘及后缘或游离缘；2

个极,即上极或输卵管极及下极或子宫极。当子宫与附件在正常位置时,卵巢长轴接近垂直位,并稍向前内侧倾斜,其下极接近子宫。卵巢内侧面呈弧形,表面有许多瘢痕或突起,标志着发育中卵泡的位置及其排卵的部位。

卵巢结构

卵巢表面被覆立方或矮柱状上皮,由皮质与髓质构成。卵巢髓质由纤维结缔组织、平滑肌细胞及许多血管、神经、淋巴管及支持组织构成,卵巢皮质由细网状基质及血管、散在的卵泡组成,卵泡由上皮及其内处于不同成熟阶段的卵母细胞组成。成熟卵泡增大并突出于卵巢表面,肉眼能观察到,称为囊状卵泡。当卵泡完全成熟后,卵泡破裂释放出卵母细胞,同时转变为黄体。如果未妊娠,则黄体转变为瘢痕组织,称为白体。

比邻关系

卵巢上部表面有输卵管伞端附着,并与小肠襻相邻。卵巢外侧面与盆壁表面形状相似,盆壁表面形成明显的凹陷,即卵巢窝。卵巢窝表面有腹膜覆盖,其上界为髂外血管,下界为闭孔血管及闭孔神经,后界为输尿管及子宫动脉与静脉,前界为阔韧带与盆壁附着处。

卵巢系膜缘或卵巢前缘较平直,为卵巢系膜的附着部位。卵巢系膜为腹膜皱襞,将卵巢固定在阔韧带后叶上方。卵巢血管、神经及淋巴管经卵巢系膜缘进入卵巢,此处称为卵巢门。

卵巢系膜

卵巢通过卵巢系膜、卵巢悬韧带[骨盆漏斗韧带(IP)]及卵巢韧带悬吊固定。卵巢系膜由两层腹膜组成,与卵巢表面上皮及阔韧带后叶相延续。卵巢系膜较短而宽,内有卵巢血管及子宫动脉分支、神经丛、蔓状静脉丛及卵巢韧带外侧端。卵巢悬韧带是由腹膜形成的三角形皱襞,构成阔韧带的上外侧部分,与盆壁缘处的壁腹膜相融合。卵巢悬韧带与卵巢系膜及输卵管壶腹部内侧腹膜相连,悬吊卵巢及输卵管。卵巢悬韧带在其越过骨盆缘至进入卵巢系膜之前的部分内有卵巢动脉、静脉及神经。

卵巢韧带为纤维组织条带,由许多小的肌纤维组成,位于输卵管系膜与卵巢系膜之间的2层阔韧带内,将卵巢下极(卵巢子宫极)连接至子宫后壁外侧。卵巢韧带子宫附着处位于输卵管下方、圆韧带上方,并与后者相延续。

动脉

卵巢动脉是卵巢供血的主要来源,两侧卵巢动脉来自腹主动脉,但左卵巢动脉常来自左肾动脉,而右卵巢动脉则很少来自右肾动脉。两侧血管在下行过程中彼此分开,在到达髂总动脉水平,血管转向内侧,越过输尿管,蜿蜒下行至盆腔,经过卵巢悬韧带进入卵巢系膜。子宫动脉卵巢支沿卵巢系膜缘发出分支至卵巢,与卵巢动脉形成吻合,成为卵巢供血的另一来源。血管经卵巢门进入卵巢髓质,然后向卵巢皮质发出毛细血管分支。

卵巢静脉与动脉相伴行,卵巢静脉离开卵巢门,在卵巢系膜内形成发育良好的蔓状静脉丛,静脉丛内可见平滑肌纤维,因此整体结构呈勃起组织外观。

淋巴

卵巢淋巴管与输卵管淋巴管及部分子宫淋巴管一起引流至腹膜后位于腹主动脉至肾下级之间的腰淋巴结,卵巢淋巴管分布非常丰富,提示在排卵前卵泡肿胀期间,卵巢淋巴系统可为卵巢提供更多体液。

神经

卵巢神经支配来自腰骶部交感神经链,与卵巢动脉伴行。

阴道

解剖

阴道是强韧、中空的纤维肌性管道，长7~9cm，位于子宫与阴道前庭之间，有阴道口与外界相通。阴道长轴与骶骨下部几乎平行，与子宫颈间形成45°~90°角。由于子宫颈突出于阴道上部，阴道前壁较阴道后壁短1.5~2cm。阴道在子宫颈周围形成环状凹陷，称为阴道穹隆，可分为4个部分：前穹隆、后穹隆及2个侧穹隆。阴道向下近阴道口处穿过尿生殖膈，其周围有2个球海绵体肌及会阴体附着，构成阴道括约肌。

阴道壁结构

阴道壁由黏膜层与肌层组成，平滑肌纤维有3层：外层肌纤维呈纵行排列，中层肌纤维呈环形排列，内层肌纤维也呈纵行排列。在阴道下1/3，环形肌纤维包绕尿道。阴道黏膜下层有丰富而密集的静脉丛及淋巴丛。阴道黏膜形成许多横行及斜行的皱襞，突向阴道内，在阴道横切面上，阴道管腔形成类似H形裂隙。在阴道前后壁上，这些皱襞非常明显。前壁皱襞在阴道下端形成尿道隆嵴，此处尿道稍突出于阴道前壁。阴道黏膜衬覆非角化鳞状上皮，阴道壁虽然没有真正的腺体，但是仍有分泌物存在，这些分泌物由宫颈黏液、脱落的鳞状上皮、性生活刺激及直接渗出液等组成。

比邻关系

阴道前方紧邻膀胱、输尿管与尿道。阴道后穹隆覆盖阴道直肠陷窝腹膜，与小肠襻相邻。在阴道直肠陷窝下方，阴道直接与直肠相邻，二者之间仅有薄层网状结缔组织相隔。在阴道下端，直肠急转向后方，因此阴道与直肠间的距离增大。二者之间充满了肌纤维、结缔组织及脂肪组织，称为会阴体。阴道侧穹隆在阔韧带底部，距离子宫动脉与输尿管交叉处大约1cm。

其余阴道侧壁与肛提肌前缘相邻，阴道口处有球海绵体肌及会阴体支持，阴道下1/3由肛提肌(耻骨直肠肌)支持，阴道上部由子宫横韧带(主韧带)支持。卵巢冠纵管(Gartner导管)是副中肾管下部的遗迹，可在阴道两侧壁存在，表现为细管状或纤维索状。这些退化的结构常变为囊性，外观呈透明样。

动脉与静脉

阴道供血主要来自子宫动脉阴道分支，在形成冠状或环状宫颈动脉后，子宫动脉走向内侧，在输尿管后方发出5条主要分支，分布至阴道前壁至中线处，这些分支与奇动脉（由宫颈冠状动脉自中线处发出）形成吻合，并持续向下供应阴道前壁及尿道下2/3。子宫动脉可与阴蒂动脉的尿道分支形成吻合。阴道后壁供血来自直肠中动脉及直肠下动脉，二者横行至阴道中线处与奇动脉形成吻合。然后这些分支在会阴部与会阴浅横动脉及会阴深横动脉形成吻合。阴道静脉与其动脉相伴行。

淋巴

阴道黏膜有无数淋巴丛，与深部肌层淋巴丛形成吻合。阴道上部淋巴管引流至子宫颈，沿子宫动脉引流至髂内淋巴结，或与子宫淋巴丛形成吻合。阴道中部淋巴管引流大部分阴道淋巴液，沿阴道动脉引流至髂内淋巴结。此外，阴道直肠隔淋巴结引流直肠及部分阴道后壁淋巴。阴道下部淋巴管常在左右两侧之间形成吻合，然后向上与阴道中部淋巴管吻合，或经外阴部引流至腹股沟淋巴结。

神经

阴道神经支配来自交感神经与副交感神经纤维，在阴道黏膜偶可发现游离神经末梢，未发现其他类型神经末梢。

小结

虽然人体基本解剖结构没有改变,然而手术方法与技术却有了发展。在这个不断变化的领域中,妇产科医师需要通过不断回顾与研究来掌握盆腔解剖结构。由于受病变进展、先天性畸形或其他未知因素的影响,盆腔解剖结构可发生改变。因此,即使是经验丰富的资深外科医师,也应根据女性盆腔解剖结构的改变而在手术中进行调整,以适应解剖结构的改变。

Berek J. *Berek and Novak's Gynecology*. 14th ed. Philadelphia, PA: Lippincott Williams & Wilkins; 2007.

Gabbe S, Niebyl JR, Simpson JL, et al (eds). *Obstetrics. Normal and Problem Pregnancies*. 5th ed. New York, NY: Churchill Livingston Elsevier; 2007.

Kass J, Chiou-Tan FY, Harrell JS, Zhang H, Taber KH. Sectional neuroanatomy of the pelvic floor. *J Comput Assist Tomogr* 2010;34:473-477. PMID: 19820518.

Rahn D, Phelan JL, Roshenraven SM, et al. Anterior abdominal wall nerve and vessel anatomy: clinical implications for gynecologic surgery. *Am J Obstet Gynecol* 2010;202:234.e1-e5. PMID: 20022582.

Schorge J, Schaffer J, Halvorson L, et al (eds). *Williams Gynecology*. New York, NY: McGraw-Hill; 2008.

(瞿全新 译)

第2章 泌尿生殖系统胚胎发育与生殖道先天性异常

Gatherine M. DeUgrte, MD

在泌尿生殖系统中,掌握胚胎学知识对了解生殖道与泌尿系统的功能及其之间相互关系至关重要。成年人生殖与泌尿系统功能与解剖(除男性尿道外)既不相同,又有联系。在发育过程中,两个系统密切相关,在受精后4~12周,两个系统的初始发育有重叠。在有些先天性发育异常患者,两个系统没有完全分离,由此可见其发育的复杂性。为清楚起见,本章将分别介绍两个系统胚胎发育,而不是按照严格的发育顺序进行介绍。

由于生殖泌尿系统分化与发育复杂,而且发育时期不同,因此其发育异常的发生率在全身系统中最高(10%)。先天性畸形的病因可分为遗传因素、环境因素或遗传加环境(多因素遗传)因素。据报道,在出生时确诊的畸形者中,基因与遗传因素导致的约占20%,其中染色体异常者近5%,环境因素接近10%。但是对这些报道中统计数据的意义需客观评价,这是因为:①1/3~1/2受精卵在妊娠第1周发生流产;②大约70%的发育异常者病因不清。新生儿中先天性畸形发生率近3%,而由于先天性畸形导致的围生儿死亡者占20%。因此,先天性畸形仍然是产科关注的重要问题。

生殖系统正常发育的固有模式为直接向"女性"发育,除非有"男性"因素存在,才会向男性发育。体细胞正常核型为46,XY者,有Y染色体(及其睾丸决定基因)表达,可直接分化为睾丸,睾丸正常发育并产生促进生殖管道选择与分化的激素。当存在男性激素时,中肾管(沃尔夫管,wolffian管)系统持续发育;而当男性激素不存在时,则"女性"副中肾管(苗勒管,müllerian管)持续发育。外生殖器正常女性化或男性化也是雄激素适时缺乏或存在的结果。

根据外生殖器表现可确定新生儿是女性还是男性,但是生殖器性别不是总能立即辨别清楚,而且选择性别会引发焦虑。即使生殖器性别明显,但是后期临床表现可能揭开性分化异常的假象,从而导致心理适应问题。无论在出生时还是后期发现身体异常,均应追溯整个生长发育过程,这对恰当诊断与治疗是必需的。

前4周胚胎发育概述*

妊娠第3周,双层胚盘转化为外胚层、中胚层及内胚层3层(胚胎3个胚芽层),此过程称为原肠胚形成(图2-1)。在这一过程中,外胚层明显增厚,成为原条,经胚盘中线延长。有些外胚层细胞在外胚层与内胚层之间向外侧迁移而成为中胚层细胞,形成胚胎中胚层。部分中胚层细胞迁移至内胚层,取代内胚层细胞而形成胚胎内胚层,其余覆盖外胚层而成为胚胎外胚层。

在第3周末,来自中胚层的3个突起分别位于中线神经管两侧,从内侧向外侧,这些突

---

*本章提及的胚胎或胎儿年龄与受精时间有关,只是估计值而非绝对值。

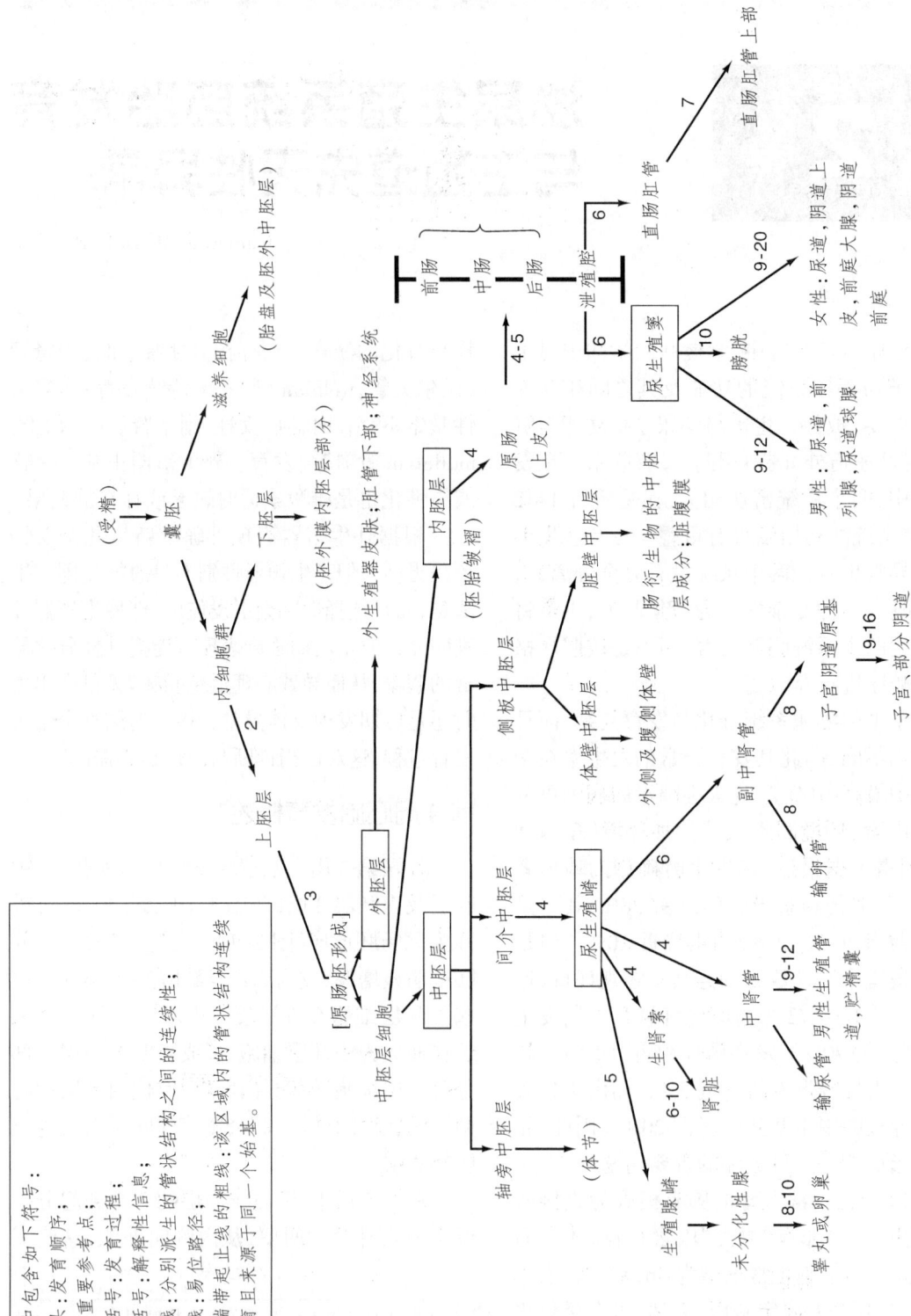

图 2-1 胚胎发育中胚胎外胚层、中胚层及内胚层发育为泌尿生殖组织及结构前体的过程概述。数字代表出现图示发育变化的受精后周数。GI, 胃肠道。

起分别是轴旁中胚层,形成中轴骨;间介中胚层,为尿生殖嵴及大部分生殖道与排泄系统的起源(图2-2);侧板中胚层,部分参与体腔的形成。间介中胚层位于轴旁中胚层与侧板中胚层之间,在第4周后,原条退化。在少部分胎儿,由于原条退化不完全,其残留物将在胎儿骶尾部形成畸胎瘤(女性多于男性)。

妊娠4~8周称为胚胎期(胎儿期自妊娠9周至足月),在此期间,形成所有主要的内部及外部结构,包括2个泌尿生殖系统始基(尿生殖嵴及尿生殖窦)。此时期也是胚胎受各种因素影响而最易出现重要的先天性或获得性形态异常的阶段。在妊娠第4周,胚胎外形由3层胚盘变为新月形圆柱体,这是胚盘腹侧通过横向及纵向"折叠"或弯曲的结果。中线结构(神经管及体节)弯曲而且生长发育速度较大多数外侧组织(外胚层,2层侧板中胚层及二者与内胚层之间包裹的体腔)快,因此在横向折叠中,位于胚胎两侧的外侧组织向腹正中方向卷曲,在背侧分别参与不同始基的形成,其中包括中线腹管(原肠内胚层)、体腔中胚层(原始腹腔)、不完全的腹壁及身体外侧。同时胚盘的尾侧部分向腹侧纵行弯曲,形成原肠囊状远端或泄殖腔,通过尿囊将卵黄囊与泄殖腔远端相连(图2-3)。

值得注意的是,发展为性腺的原始生殖细胞最初位于尿囊附近,以后迁移至性腺始基(见性腺部分)。在妊娠第6周,泄殖腔分割成肛门直肠管及尿生殖窦。尿生殖窦是膀胱、尿道、阴道及其他生殖结构的起源(见图2-1及表2-1;详见泄殖腔与尿生殖窦形成部分)。

胚胎折叠后移向中胚层中部——尿生殖嵴的起源——典型的发生部位为新体腔背侧壁纵行突起的两侧及新肠管肠系膜背侧的外侧。在妊娠第4周末,主要结构(尿生殖嵴及泄殖腔)及组织发育形成泌尿生殖系统。

泌尿生殖系统发育总体概述见表2-1及表2-2。

泌尿系统

胚胎期,3个排泄"系统"相继发育,其发育时间上有相互重叠。每个系统有不同的排泄"器官",但是3个系统通过其排泄管的发育而有解剖上的连续性。3个系统均起源于中肾管尿生殖嵴(图2-2和图2-3),部分形成纵行结节,即生肾索。前肾是第1个发育系统中的器官,开始形成时无功能,在妊娠第4周开始退化。但是前肾管仍持续发育,形成中肾管,继而发育成肾脏,即中肾。在妊娠4~8周,成对的中肾发育为简单形态,成为终肾,可能有短暂的排泄功能。尽管中肾出现退化,但其中一些生殖小管持续发育,参与性腺及男性输精管的形成(图2-4)。在妊娠第5周,在中肾管憩室诱导影响下形成终肾或称后肾,在妊娠10~13周,后肾出现功能。

中肾管尾部分化,形成:①部分中肾管分化为尿生殖窦壁(早期的膀胱三角,详见下文);②形成导管憩室,在肾形成中发挥重要作用。如果出现男性性分化,每个导管的大部分形成附睾、输精管及射精管,而在女性则成为小的导管遗迹(加特纳管,卵巢冠导管)。

后肾(明确的肾脏)

集合管

在妊娠第5周末,在中肾管尾侧端,靠近泄殖腔处形成输尿管芽或后肾憩室,输尿管芽发育成为集合管、肾盏、肾盂、输尿管(图2-2)。当位于输尿管芽茎与泄殖腔之间的导管段发育为膀胱壁时,延长的输尿管芽茎发育为输尿管(分区泄殖腔的衍生物,详见下文;图2-5至图2-8)。输尿管芽扩展的顶端或壶腹部向邻近的后肾中胚层(胚芽)内生长,依次分出12~15级芽或最终成为集合管。在妊娠10~14周,早期产生的管状分支相继扩张,形成肾盂、大

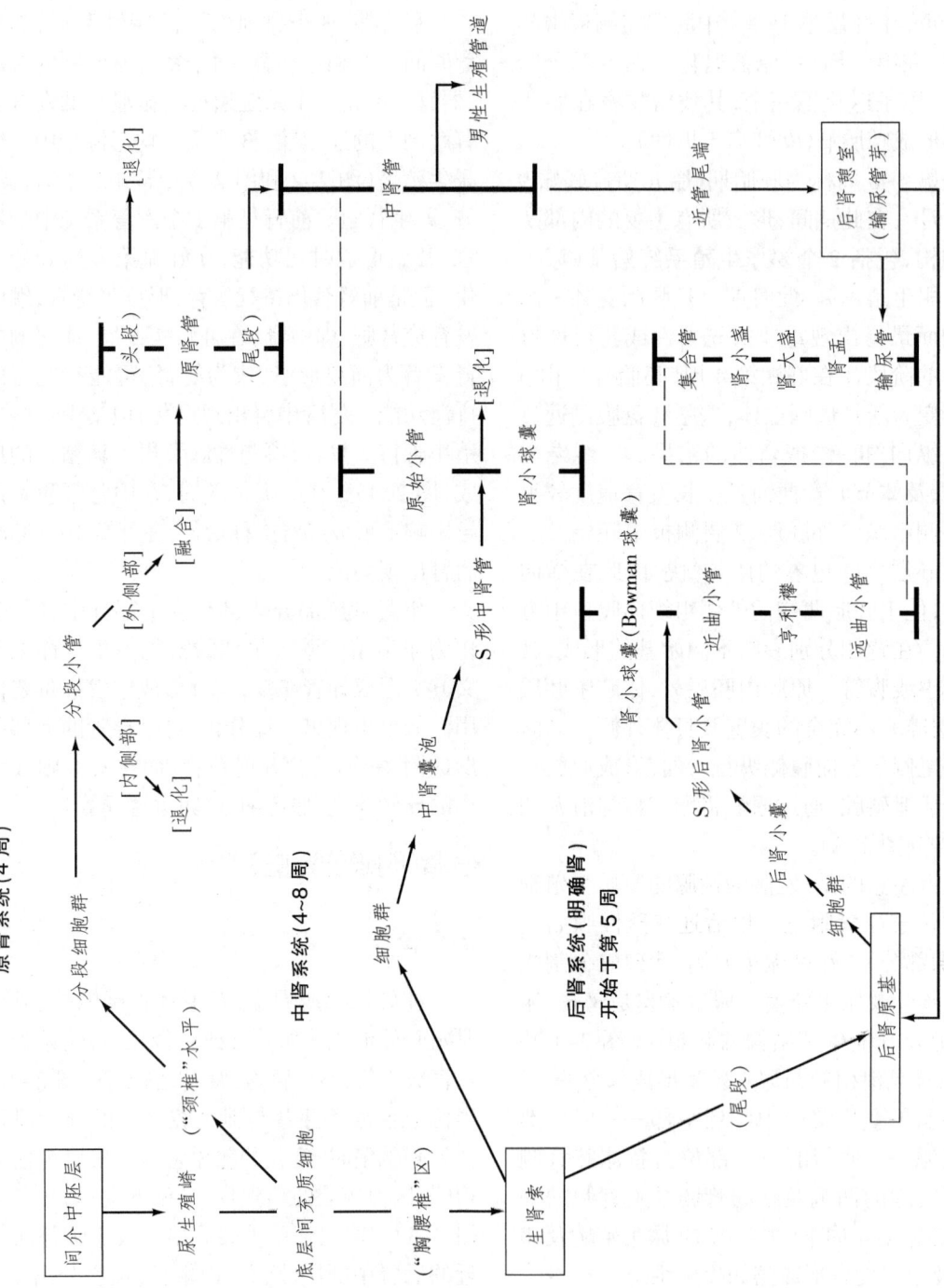

图2-2 肾及其集合管的形成概述，前肾管可能是唯一参与3个泌尿系统发育的结构，其尾部持续生长，当中肾系统发育时，称为中肾管。

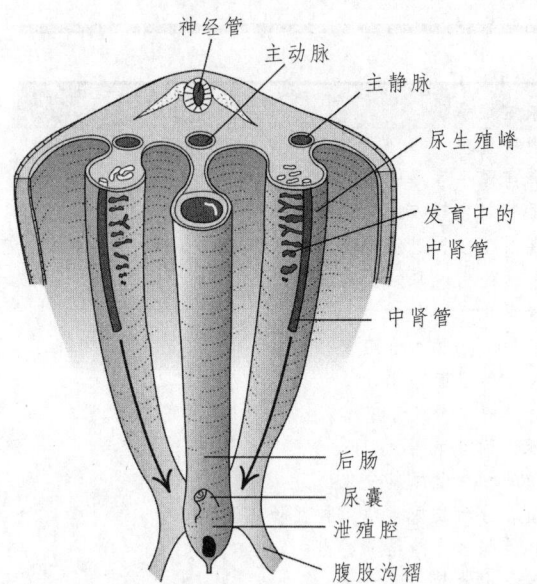

图 2-3 中肾形成早期及其在尿生殖嵴上的集合管，嵴中部组织是生肾索，其中有中肾管形成，中肾管向前（箭头）生长，开口于泄殖腔。约为妊娠 5 周。

表 2-1 胚胎尿生殖结构在成人中的衍生物及退化

胚胎结构	男性	女性
未分化性腺	睾丸	卵巢
皮质	曲细精管	卵泡
髓质	睾丸网	卵巢网
引带	睾丸引带	卵巢韧带
		子宫圆韧带
中肾小管	输精管	卵巢冠
	附睾	卵巢旁体
中肾管	附睾附件	囊状附件
	附睾管	卵巢冠纵管
	输精管	加特纳管
	输尿管、肾盂、肾盏及集合管	输尿管、肾盂、肾盏及集合管
	射精管与贮精囊	
副中肾管	睾丸附件	囊状附件
		输卵管
		子宫
		阴道（纤维肌层）
尿生殖窦	膀胱	膀胱
	尿道（除腺体部分）	尿道
	前列腺囊	阴道
	前列腺腺	尿道与尿道旁腺
	尿道球腺	前庭大腺
苗勒结节	精阜	处女膜
生殖结节	阴茎	阴蒂
	龟头	阴蒂头
	阴茎海绵体	阴蒂海绵体
	尿道海绵体	前庭球
尿生殖褶	阴茎腹侧面	小阴唇
膨大的阴唇	阴囊	大阴唇

Modified and reproduced, with permission, from Moore KL, Persaud TVN. *The Developing Human: Clinically Oriented Embryology.* 5th ed. New York, NY: Saunders; 1993.

肾盏、小肾盏，而中期产生的管状分支形成髓质内的集合管。在妊娠 24~36 周，最后形成的集合管向外周生长，进入肾脏皮质区。

肾单位

妊娠第 8 周开始形成肾单位，持续保持后肾胚芽与壶腹部之间的密切关系对形成正常的确切排泄单位（即肾单位）是必需的，在妊娠 10~13 周，尿液开始形成，而此时估计有 20% 的肾单位在形态上发育成熟。

在妊娠最后 1 个月，肾间质明显生长，发育中的肾小管增生肥大，而集合管芽原基则消失。对于肾单位形成是否在妊娠 28 周或 32 周或产后前几个月内停止仍有不同观点。如果输尿管芽未能形成，经过早期变性，或未能生长为肾源性中胚层，则将导致肾发生异常。这些异常可能是非致命性的（单侧肾缺如），严重情况下也可以是致命性的（双侧肾缺如，多囊肾）。

位置改变

图 2-9 显示了在身体后壁肾脏下移至深部，同时沿其纵轴向内侧旋转大约 90°，旋转及外侧定位使中线结构（中轴骨及肌肉）生长更快。在妊娠 5~8 周形成的"高位"肾脏是因为腰骶部其他器官纵向分化生长，减少了胚胎尾侧

表 2-2　人泌尿生殖系统发育时间顺序

孕周[1]	头臀长度(mm)	泌尿生殖系统
2.5	1.5	出现尿囊
3.5	2.5	所有前肾小管形成
		前肾管以盲管方式向尾端增长
		出现泄殖腔和泄殖腔膜
4	5	近尿囊处出现原始生殖细胞
		前肾退化
		前肾(中肾)管达泄殖腔
		中肾小管迅速分化
		后肾芽推进分泌原基
5	8	中肾达到其尾端
		输尿管和骨盆原基分化
6	12	泄殖腔分为泌尿生殖窦和直肠肛管
		无性性腺和生殖结节突出
		出现副中肾管
		肾集合管开始分支
7	17	中肾分化高峰
		泌尿生殖窦与肛门直肠分离(泄殖腔再分化)
		尿生殖器及肛门膜破裂
8	23	最早的后肾分泌小管分化
		可识别睾丸(8周)和卵巢(9~10周)
		副中肾管接近泌尿生殖窦,准备与子宫阴道原基融合
		可识别生殖器韧带
10	40	肾脏能够排泄尿
		膀胱膨胀呈囊状
		异性生殖道退化
		球部尿道及前庭腺出现
		阴道泡形成
12	56	肾脏位于腰部
		早期卵巢卵泡开始发育
		子宫角吸收
		外生殖器发育出现特征
		肾和膜层小管完成男性导管发育
		出现前列腺和精囊
		中空脏器出现肌肉层
16	112	睾丸位于腹股沟深环
		可识别子宫和阴道
		中肾消失
20~38(5~9个月)	160~350	女性泌尿生殖窦变浅形成阴道前庭(5个月)
		阴道形成管腔(5个月)
		开始出现子宫腺体(5个月)
		阴囊由实性变为囊性,睾丸下降(7~8个月)
		出生时肾小管停止形成

[1] 受精后。

Modified and reproduced, with permission, from Arey LB. *Developmental Anatomy*. 7th ed. New York, NY: Saunders; 1965.

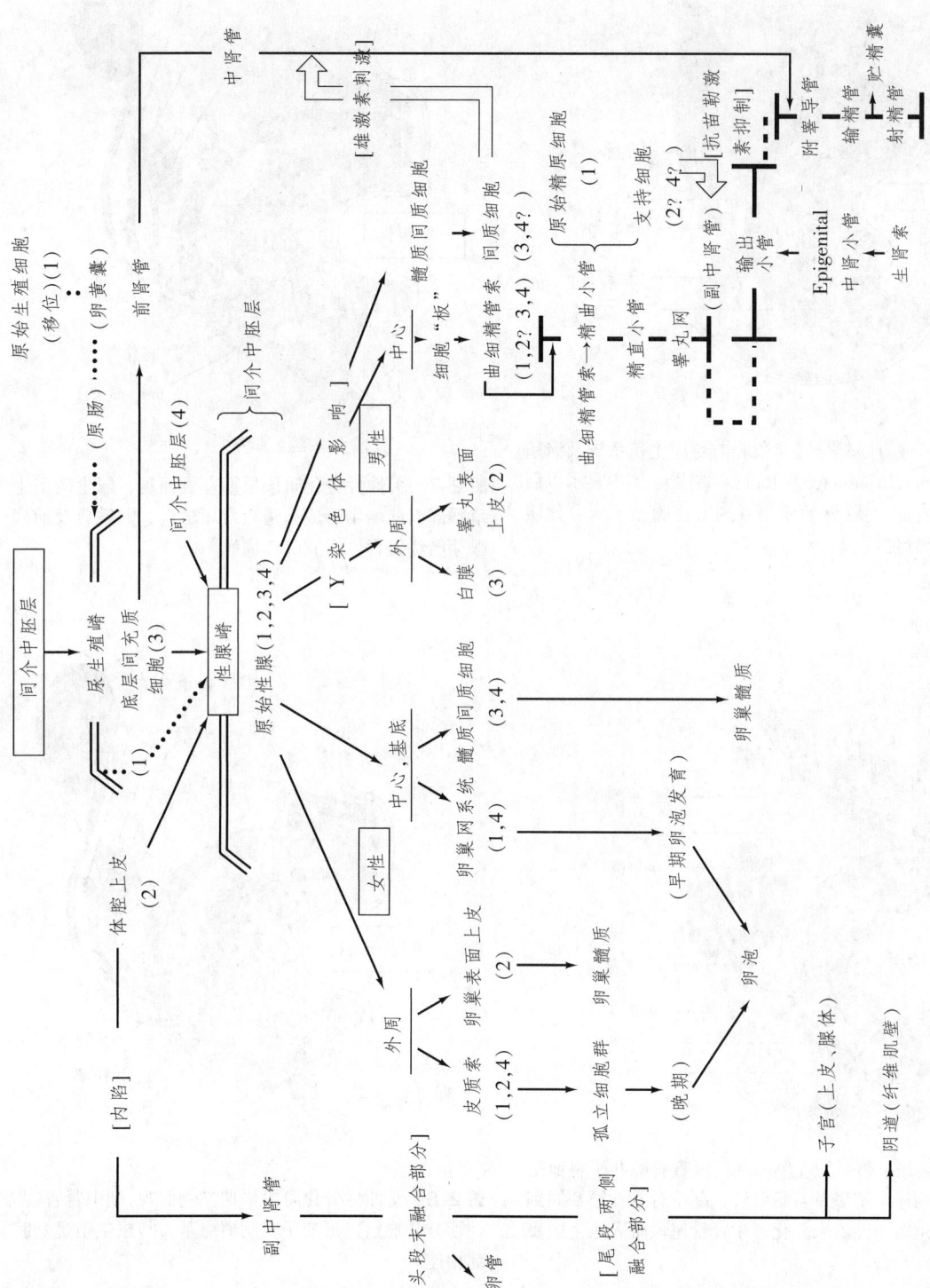

图 2-4 性腺与生殖管道形成概述。

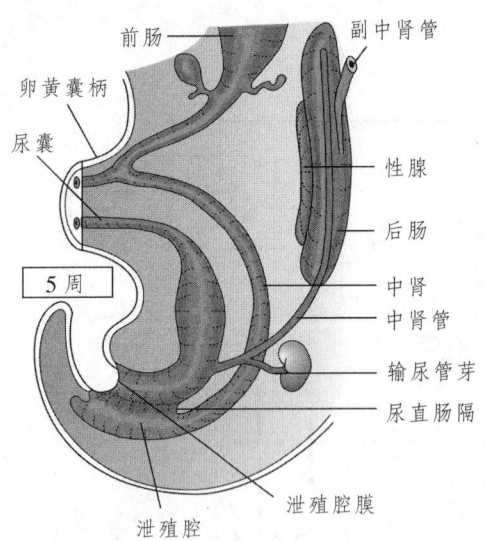

图 2-5 尿直肠隔分隔泄殖腔前泌尿生殖系统及泄殖腔左侧面观(Tourneux 及 Rathke 皱褶)。图中显示以后副中肾管的位置(开始于第 6 周),性腺处于未分化阶段(性未分化)。

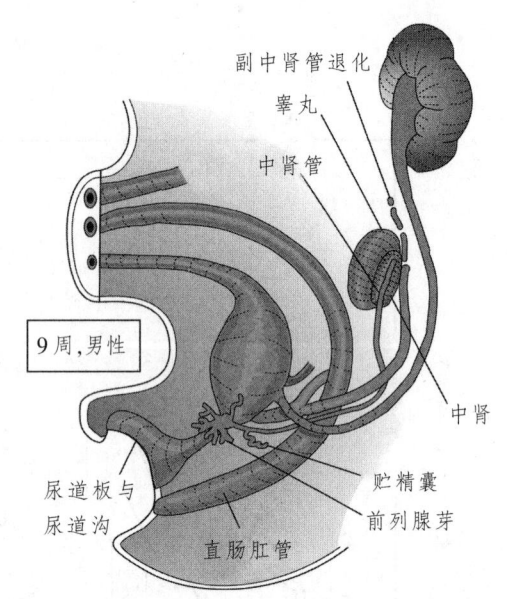

图 2-7 男性性分化阶段早期左侧面观,尿生殖窦生殖器部向前增生形成尿道板及尿道沟,贮精囊及前列腺芽已经发育(大约在 12 周)。

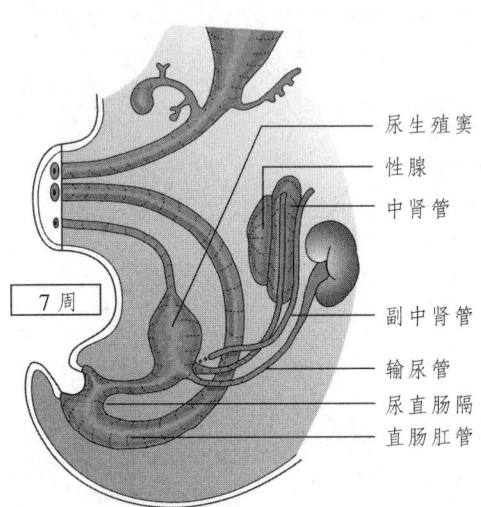

图 2-6 尿生殖系统左侧面观。尿直肠隔几乎将泄殖腔分隔为尿生殖窦及直肠肛管,副中肾管在第 9 周到达尿生殖窦,性腺未分化,中肾管尾段融入尿生殖窦(与图 2-5 比较)。

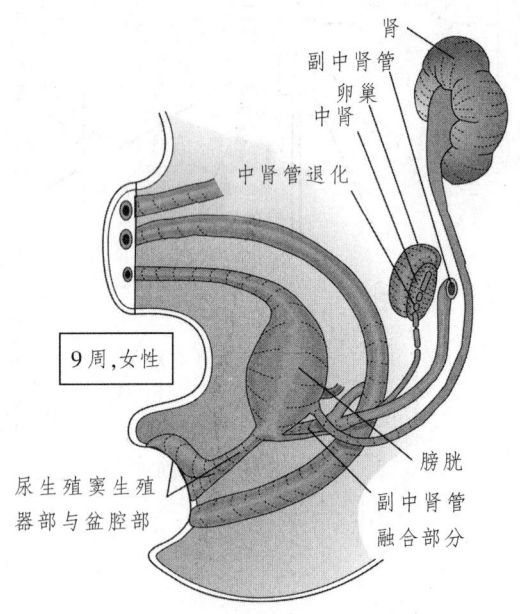

图 2-8 女性性分化阶段早期左侧面观,副中肾管(苗勒管)尾侧融合(形成子宫阴道原基),与尿生殖窦盆腔部相连。

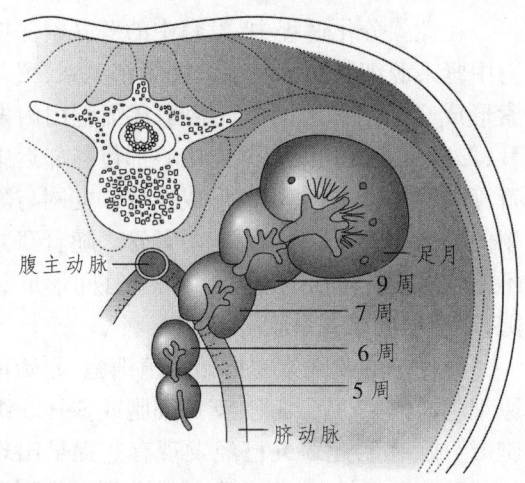

图 2-9 明确肾在 5 个不同时期的位置改变在横截面上的投影。

非常明显的曲度,有时可发生肾脏移位。弯曲矫直也可能是由于生长发生相对改变,特别是脐下腹壁的发育。当肾脏移至最终的位置(妊娠第 12 周时至 L1~L3),其动脉供血相继转向腹主动脉更高的水平。异位肾脏可由于肾脏异常"高位"所致,在妊娠第 7 周,"高位"的后肾互相接近,并靠近腹主动脉分叉处。2 个发育中的肾脏靠近可导致肾下极融合,形成单个马蹄肾,肠系膜下动脉主干可阻碍其位置上升。偶然情况下,由于脐动脉下方器官限制盆腔通道,可导致盆腔肾脏。

生殖系统

生殖系统性别分化按基本顺序为:遗传、性腺、生殖道及生殖器。遗传性别是由受精卵性染色体决定的(如 XY 为男性基因型,XX 为女性基因型)。但是早期胚胎性发育的形态学特征并不清楚,至受精后第 8 周或第 9 周,出现胚胎性发育形态。因此,性别形态识别不清时或一种性别优先分化尚未影响无性原基时称为未分化期,这是性腺、生殖道及外生殖器早期发育阶段的特征。当遗传性别影响到未分化性腺,将确立性腺性别。SRY(Y 染色体性别决定区)基因位于正常遗传男性的 Y 染色体短臂,编码睾丸决定因子(TDF)。TDF 启动一系列程序,导致性腺发育为睾丸,继而产生抗苗勒管激素及睾酮,影响男性发育(详见睾丸部分)。正常遗传女性无 SRY 基因,早期未分化性腺髓质区不产生 TDF(详见卵巢部分)。

睾丸与卵巢均起源于相同的原始组织,但在组织学上分化为睾丸,而非卵巢。"卵巢"首先是通过性腺中缺乏睾丸组织而确定的(如厚的白膜)或在妊娠第 8 周至 11 周间发现生殖细胞进入减数分裂前期而确定。男性胚胎及女性胚胎生殖道分化存在重叠期,但是男性或女性生殖道的发育依赖于雄激素的存在或缺失,或生殖道组织对雄激素的敏感性。睾丸产生 2 种主要雄激素(睾酮及非甾体抗苗勒管激素)(详见睾丸部分)。睾丸刺激可持续影响"男性"中肾管(沃尔夫管)的分化,而抗苗勒管激素影响导致"女性"副中肾管(苗勒管)退化。在非畸变情况下,缺乏这些雄激素,苗勒管持续发育,而沃尔夫管退化(如子宫、输卵管的初始发育)。根据雄激素缺乏或存在,出现生殖器性别(外生殖器)发育。因此,除非存在确定的"男性"分化因子(如 Y 染色体基因表达,雄激素及抗苗勒管激素),否则生殖系统固有的分化模式为直接发育为"女性"。

性腺

未分化期(无性期)

性腺发生与后肾发育有短暂的重叠期,与中肾管系统组织发育有关。性腺发育顺序见图 2-4。大约在妊娠第 5 周,每侧尿生殖嵴中部增厚,细胞凝聚形成生殖嵴。在接下来的 2 周,生殖嵴为未分化的细胞团,缺乏睾丸或卵巢形态。如图 2-4 所示,细胞团包括:①迁移至生殖嵴的原始生殖细胞,与体细胞混合成一体;

②增生的体腔上皮细胞；③尿生殖嵴底层间质部分；④向内生长的中肾来源的细胞。

大约在妊娠第7周中期，男性性腺未分化阶段结束，此时基板出现并分隔体腔上皮，发育中的白膜将体腔上皮自发育中的睾丸索分离。而女性性腺未分化阶段大约在妊娠第9周结束，此时第一个卵原细胞进入减数分裂前期。

原始生殖细胞是配子的祖细胞，妊娠第3周末至第4周初，在卵黄囊背部尾侧及尿囊周围间质处，原始生殖细胞明显。尿囊是位于卵黄囊尾侧的憩室，向远侧伸展至原始脐茎，然后胚胎弯曲，靠近泄殖腔后肠。原始生殖细胞从尿囊部位（大约在妊娠第4周中期）迁移至尿生殖嵴（妊娠第5周中期至第6周末）。目前还不知道生殖嵴中原始生殖细胞的存在是否是性腺完全分化所必需。在身体发育的最初阶段不依赖生殖细胞。而后出现睾丸内分泌活性，而不是卵巢内分泌活性，此时缺乏生殖细胞。生殖细胞在某个特定发育阶段对性腺分化产生影响。

睾丸

睾丸早期分化阶段，生殖细胞与体细胞混合聚集在一起，形成片状组织。这些组织首先分布在性腺内，然后变得更加集中，形成原始睾丸索。睾丸索开始位于中部，排列方式与性腺长轴相垂直。在TDF作用下，睾丸索分化为睾丸支持细胞。大约在妊娠8周时，男性性腺分化出现明显的特征性表现，白膜开始在体腔上皮下的间质组织中形成。最后，这层增厚的组织导致发育中的睾丸索与上皮表面分离，使睾丸索深埋在性腺中心位置。表面上皮重构基板，将其变为薄层间皮，覆盖性腺表面。睾丸索环状外周与增厚的细胞组织变得更加明显，尽管不知体细胞、生殖细胞或二者是否均对基板发育发挥主要作用，但基板最终是在睾丸索内发育的。

在性腺分化过程中，发育中的睾丸索保持与中肾来源细胞团基底部分的紧密关系，睾丸索形成交叉网称为网索，网索在细胞团内发育，形成睾丸网。睾丸网向中心部位与邻近中肾管内的生殖小管融合，形成连接睾丸网与附睾的输出小管，附睾来源于中肾管。随着睾丸不断增大及中肾不断退化，两器官间形成裂隙，逐渐形成睾丸系膜。

分化中的睾丸索由原始生殖细胞（原始精原细胞）、体"支持"细胞（支持细胞或Sertoli细胞）组成，在胎儿睾丸已经发现有些提早出现的减数分裂活性。生殖细胞减数分裂通常到青春期才开始出现，其延迟的原因还不清楚。除了作为原始精原细胞的"支持细胞"，Sertoli细胞也产生糖蛋白，即抗苗勒管激素（也称为苗勒管抑制物）。抗苗勒管激素导致副中肾管退化，而这一过程发生在男性胎儿的导管敏感期。在青春期，生精索成熟成为生精小管，支持细胞与精原细胞成熟。

睾丸索形成后不久，可能由于抗苗勒管激素的作用，间充质细胞分化为产生甾体化合物的睾丸间质（Leydig）细胞，中肾衍生的细胞可能也是Leydig细胞的原始来源。在妊娠第10周左右，Leydig细胞开始具有合成类固醇激素的活性，高水平睾酮在外生殖器分化期（妊娠11~12周）产生，并维持至16~18周，根据Leydig细胞数量的变化，睾酮水平会出现上下波动。在妊娠第5个月，细胞数量与睾酮水平均出现下降。

卵巢

发育

在正常缺乏Y染色体或Y染色体性别决定区（SRY基因，参见生殖系统）者，未分化性腺的体性索不产生TDF。在缺乏TDF的情况下，性腺不能分化成为睾丸，因此不能产生抗苗勒管激素及睾酮（详见睾丸部分），从而未分化性腺发育成卵巢。卵巢完全分化似乎需要2个X染色体（XO女性表现为卵巢发育不全，卵巢中为过早退化的生殖细胞，无卵泡存在，仅见性腺"条索"）。在妊娠9~10周，由于缺乏睾丸相关组织特征（最显著的特征是白膜），而且早期生殖细胞出现减数分裂活性，因此可以确定为发育中的卵巢。

早期卵巢分化涉及中肾管起源的细胞"侵入"基底区（邻近中肾）及性腺中心区（中心区域基底区代表原始性腺髓质区），同时生殖细胞簇移向性腺外周皮质区。有些中心区的中肾细胞形成网状系统，继而形成网索（卵巢内网索），延伸至原始皮质区。当这些网索在生殖细胞簇之间向外周延伸时，有些上皮细胞增生，向中心区延伸，在生殖细胞簇周围形成体细胞混杂排列。这些早期索状结构与睾丸早期索状结构相比，排列更不规则，没有明显的边界。这些索状结构之间有生殖细胞簇，但是生殖细胞并不仅限于索状结构内。开始减数分裂卵原细胞位于皮质区最内侧部分，是卵巢内首次接触网索的生殖细胞。

卵泡生成开始于卵巢皮质最内侧部分，当中心区体细胞索接触而且围绕生殖细胞时，完整的基板消失。这些体细胞形态上与中肾细胞相似，形成卵巢内网索，与卵母细胞及早期卵泡中明显分化的颗粒细胞有关。卵泡生成持续在外周出现。在妊娠12~20周，增生活跃导致表面上皮增厚，成为不规则的多层细胞。在缺乏基板的情况下，细胞与明显的上皮细胞索混合排列，这些后来形成的皮质索间相连，类似表面上皮。在性腺的中心区域，皮质索中的上皮细胞可分化为颗粒细胞，促进卵泡发育。缺乏卵母细胞或早熟的生殖细胞死亡者不能形成卵泡，卵母细胞不包含退化的卵泡细胞。

形成晚期胎儿卵巢髓质的基质间充质细胞、结缔组织及体细胞索不参与卵泡形成，含有双线期卵母细胞的原始卵泡充填于卵巢皮质的内侧及外侧，卵巢网及中肾管遗迹可持续存在，在成人卵巢附近形成卵巢冠遗迹。作为性腺系膜，与睾丸系膜相似，卵巢系膜最后在卵巢与原有的尿生殖嵴之间形成。出生后，卵巢表面上皮由单层细胞构成，与卵巢门处的腹膜间皮细胞相延续。白膜是薄层纤维结缔组织，位于表面上皮下方，将表面上皮与卵巢皮质卵泡分隔。

卵巢异常

卵巢异常包括从卵巢完全缺乏到同时存在多个卵巢等许多发育异常。性腺疾病有许多变异，可在性分化异常分类中进行细分。尽管大多数分类中包括发病机制方面的考虑，但仍缺乏一致性的分类方法。本章将广泛总结不同的分类方法以供参考。

卵巢先天性缺乏（无性腺遗迹）非常罕见，包括两种类型，即卵巢发育不全及无性腺症。其中卵巢发育不全是指尿生殖嵴未形成原始性腺，而无性腺症是指缺乏性腺，最初形成的性腺在后来发生退化。在实际应用中，两种类型很难彼此区分，例如，患者有女性生殖道及外生殖器，染色体核型为46,XY，既可提示为性腺发育不全，也可提示为无性腺症。在无性腺症患者，最初可能形成了性腺，但在男性化表现出现之前，性腺出现退化并吸收。无论何时怀疑为先天性卵巢缺失，都应仔细检查染色体核型、外生殖器及生殖道。

无性腺症患者常有外生殖器异常（不同程度的阴唇阴囊肿胀融合）及生殖道发育不全或无生殖道。无性腺症的病因不清，有观点认为其原因为：①未形成原始性腺，伴有异常性导管间叶原基形成；②睾丸部分分化，然后退化并吸收（提示苗勒管抑制，但缺乏中肾管或沃尔夫管刺激）。与无性体异常与疾病发病观点相关的原因，包括致畸作用或遗传缺陷可能是更合理的解释。条索状性腺是原始性腺形成后在不同阶段未能继续分化的结果。性腺常表现为纤维条索样，混合成分（缺乏生殖细胞），与输卵管平行。条索状性腺为性腺发育不全、染色体核型为45,XO[特纳综合征（Turner 综合征）；性腺发育不全会伴有各种相关的身体异常，这是特纳综合征与特纳红斑的区别]的特征。但是，条索状性腺可能为基因突变或遗传性疾病的结果，而不是异常核型的结果。

异位卵巢组织偶尔可发生在附件卵巢组织或多发卵巢，前者可能是胚胎卵巢退化的结果，而后者可能起源于尿生殖嵴作为独立的原基。

泄殖腔的分隔与尿生殖窦的形成

尿生殖窦来源于泄殖腔分隔，内衬内胚层，是两性膀胱及尿生殖结构的前体（图2-1）。泄殖腔是后肠尾端的袋状增大结构，由妊娠4~5周的胚盘尾侧"折叠"而形成（参见胚胎前4周发育部分；图2-1和图2-3）。在"尾部折叠"的过程中，后部尿囊或卵黄囊尿囊憩室前伸，形成泄殖腔（图2-3和图2-5）。泄殖腔形成后不久，与双侧中肾管尾端后外侧部结合，由此变成连接尿囊、后肠及中肾管的连接池。泄殖腔膜由外胚层与内胚层组成，局限于原肠尾侧端，在羊膜腔内从胚外暂时分隔泄殖腔（图2-5）。

妊娠5~7周，3个楔形的脏壁中胚层统称为尿直肠隔，在胚胎尾侧区冠状面上增生，最终分隔泄殖腔（图2-5至图2-8）。最上方的楔形部分称为Tourneux 皱褶，位于尿囊与后肠之间形成的夹角内，向后增生到达泄殖腔上端（图2-5）。其他2个楔形部分称为Rathke 皱褶，沿泄殖腔左右侧壁增生。在邻近泄殖腔膜时，这些外侧部的褶皱彼此相对生长，同时向Tourneux 皱褶生长。随着3个褶皱的融合，形成尿直肠隔，将单腔分隔为原始尿生殖窦（腹侧）及后肠直肠肛管（背侧，图2-6至图2-8），

然后中肾管及尿囊开口于尿生殖窦。副中肾管融合形成子宫阴道原基，在发育至第9周时，于中肾管之间与尿生殖窦相连。泄殖腔膜与尿直肠隔融合，其连接点处形成原始会阴部（分化以后称为会阴体组织），泄殖腔膜进一步分为尿生殖膜（前方）及肛膜（后方，图2-5、图2-8、图2-10和图2-20）。

生殖道

未分化期（无性期）

在两性中，最初存在两套生殖管：①中肾管（沃尔夫管），发育为男性生殖道及精囊；②副中肾管（苗勒管），形成输卵管、子宫及部分阴道。当描述成人结构的胚胎导管起源时，往往是指结构衬附的上皮。不同结构的肌肉与结缔组织分别来源于与导管相邻的脏壁中胚层及其间质。中肾管最初是中"肾"的排泄管（见前文），在胚胎早期发育，比副中肾管发育提前2周（6~10周）。2对生殖导管解剖关系非常密切，均走行于两侧尿生殖嵴。在其尾侧端，2对生殖导管与部分泄殖腔相连，以后分离成为尿生殖窦（图2-5、图2-6和图2-10）。胚胎导管性别分化（例如成对的导管持续分化而不是出现退化）最初受性腺影响，以后则受激素持续影响。

在妊娠第6周初期，双侧副中肾管开始形成，同时尿生殖嵴及其相邻的中肾管头侧末端外侧壁的体腔上皮内陷。内陷的上皮游离缘参与形成除起源部位以外的管道，并持续为漏斗形开口，成为以后的输卵管口。首先，每侧副中肾管向尾侧生长，穿过尿生殖嵴间质，并与外侧的中肾管相平行。副中肾管继续向内下走行，越过中肾管腹侧。随着尿生殖嵴尾部向腹内侧弯曲，副中肾管位于中肾管内侧，而且两侧副中肾管的尾侧末端彼此靠近（图2-10）。约在妊娠第8周，左右副中肾管的尾侧部分在

中部融合，两侧管腔彼此相通而成为单腔。两侧副中肾管相连形成的 Y 字形部分成为子宫阴道的始基。

男性：生殖道

中肾管

在男性，中肾管持续存在，在睾酮刺激下，中肾管分化发育成为男性内生殖道（附睾、输精管、射精管）。在近中肾管头端，有些中肾小管向外侧生长、发育成为睾丸，这些小管相互连接，在中肾管与睾丸网之间形成睾丸输出小管（图 2-10）。每侧中肾管的头侧部分成为具有复杂导管的附睾。邻近脏壁中胚层的平滑肌长入中肾管中部后形成输精管。位于每侧中肾管的侧芽发育成为精囊，其位置远离中肾管与尿生殖窦连接处（图 2-7）。位于尿生殖窦与精囊之间的中肾管末端发育成为射精管，在妊娠第 12 周，被发育中的前列腺所包绕（参见尿生殖道窦的分化）。中肾管残留遗迹可持续存在于附睾头侧，称为附睾附件，而中肾小管残留遗迹则位于睾丸下极、附睾尾侧，称为旁睾（图 2-10）。

副中肾管

当副中肾管与尿生殖窦尾侧相连时（大约在妊娠第 9 周初），副中肾管中心部位（向头侧及尾侧进展）开始在形态上出现退化。非甾体抗苗勒管激素导致副中肾管退化，在睾丸间质细胞产生雄激素前（参见睾丸部分），抗苗勒管激素由分化的支持细胞产生。从睾丸分化初期至分娩，一直产生抗苗勒管激素（不仅在副中肾管退化时）。但是，在男性，副中肾管对抗苗勒管激素的敏感性似乎仅存在于退化开始前的短暂"关键期"。副中肾管在头侧端的残留遗迹可持续存在，位于睾丸上极，称为睾丸附件（图 2-10），在尾侧的遗迹成为位于前列腺尿道精阜处的部分前列腺囊。

睾丸与导管的移位

约在妊娠 5~6 周，尿生殖嵴处近中肾尾侧形成带状致密的间质组织，引带前体组织向远端生长成为前腹壁未分化组织，邻近生殖隆起。当中肾出现退化及性腺开始形成时，引带近端与中肾管相连。进入胎儿期，中肾管开始分化，引带通过位于睾丸系膜内的导管与睾丸间接相连。在妊娠第 7 周至 19 周，外生殖器开始分化，至第 12 周，睾丸接近腹股沟深环，引带近端位于睾丸下极，远端位于阴唇阴囊隆起间质内。

睾丸发育早期位置靠近胸段末端，随着发育，睾丸逐渐下移至腹股沟深环附近，随着腰部的快速生长，后肾位置"上升"，但由于引带牵拉，虽然睾丸位置相对未移动，但其位置由上腹部下降。在妊娠第 28 周左右，睾丸下降至腹股沟，在大约第 32 周，睾丸下降至阴囊。睾丸位于腹后壁时有睾丸血管形成，在睾丸经腹及盆腔下降过程中，睾丸血管随之下降。中肾管沿下降的睾丸走行，而输尿管沿腹膜后升高的肾脏走行，因此中肾管在输尿管前方越过（图 2-10）。

Hutson JM, Balic A, Nation T, Southwell B. Cryptorchidism. *Semin Pediatr Surg* 2010;19:215–224. PMID: 20610195.

Shaw CM, Stanczyk FZ, Egleston BL, et al. Serum antimüllerian hormone in healthy premenopausal women. *Fertil Steril* 2011;95:2718–2721. PMID: 21704216.

Turner ME, Ely D, Prokop J, Milsted A. Sry, more than testis determination? *Am J Physiol Regul Integr Comp Physiol* 2011;301:R561–R571. PMID: 21677270.

Vallerie AM, Breech LL. Update in Müllerian anomalies: diagnosis, management, and outcomes *Curr Opin Obstet Gynecol* 2010;22:381–387. PMID: 20724925.

第1篇：生殖基础

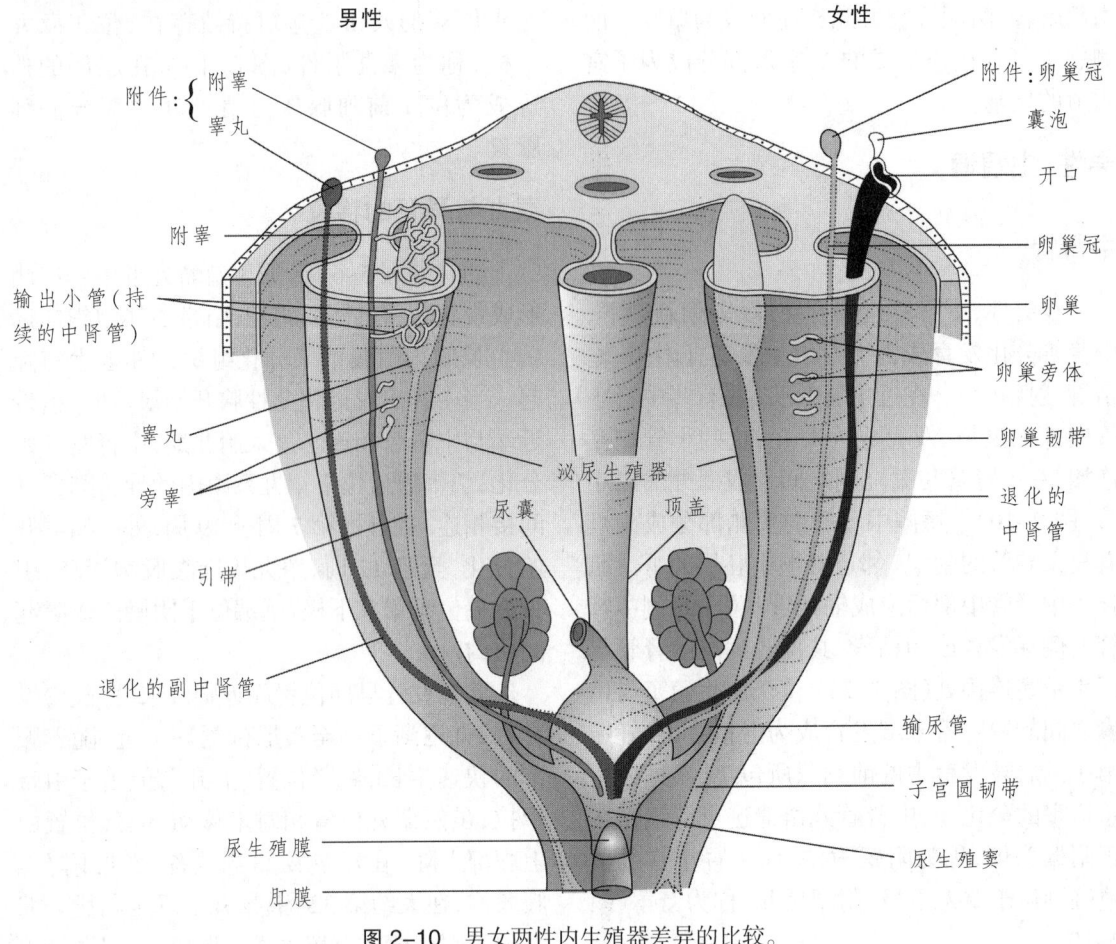

图2-10 男女两性内生殖器差异的比较。

女性：子宫及输卵管

中肾管

在女性胚胎，中肾管发生退化，仅在中肾管最尾侧端、位于输尿管芽及泄殖腔之间的部分未退化，以后融入尿生殖窦后壁（图2-5和图2-6），成为膀胱三角区。性腺分化后，中肾管即开始退化，在近妊娠晚期完全退化。不同程度的囊状或管状中肾管遗迹（图2-11）持续存在，并与阴道及子宫平行走行（Gartner囊肿）。其他中肾管或小管遗迹可持续位于阔韧带内（卵巢冠）。

副中肾管

女性胚胎副中肾管分化形成输卵管、子宫及阴道纤维肌壁，与男性中肾管/性腺的关系相比，女性副中肾管分化不需要卵巢存在。在胚胎期的后半期，双侧副中肾管形成（详见未分化期）。在胎儿期开始，两侧副中肾管尾侧在中线处彼此连接融合，形成新的Y字形管状结构，称为子宫阴道原基（图2-8）。两侧副中肾管头侧未融合部分发育为输卵管，其远端保持开放，形成输卵管开口。

在妊娠第9周初，子宫阴道原基与尿生殖窦背侧壁在中部相连接，子宫阴道原基位于双侧中肾管开口的中部。妊娠第5周，在尿生殖

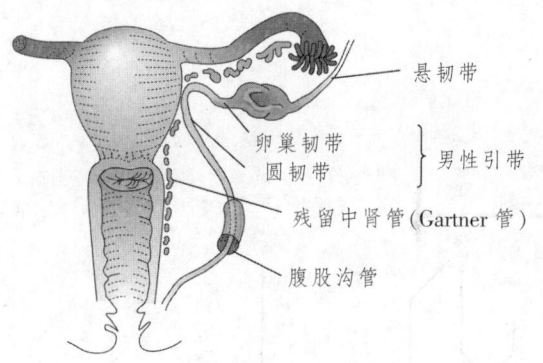

图 2-11 女性生殖道,引带衍生物及中肾管残余如图所示。

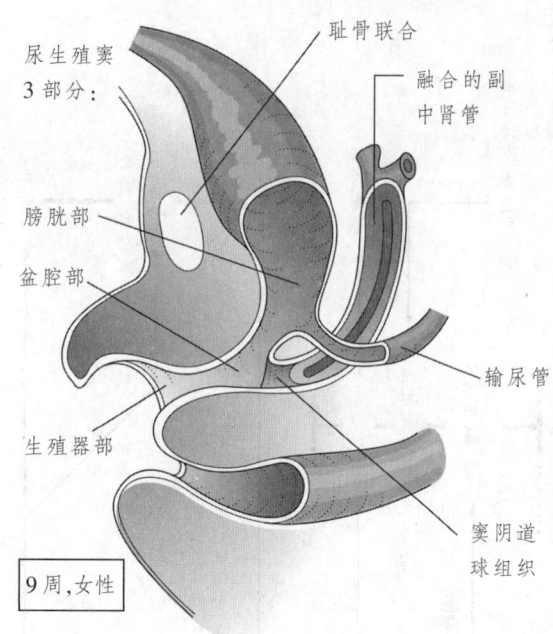

图 2-12 女性尿生殖窦及子宫阴道原基(融合的副中肾管)矢状面,妊娠第 10 周形成窦阴道球。

窦与泄殖腔分开之前,双侧中肾管突入尿生殖窦背侧壁(图 2-8 和图 2-9)。尿生殖窦背侧壁向腹侧形成突起,突起位于尿生殖窦壁与子宫阴道原基相连处及两侧中肾管开口之间。根据其发生部位,该突起称为窦结节(中肾旁结节、苗勒结节)。窦结节由来源于不同生殖管道及窦壁的不同类型上皮细胞组成。

窦结节形成后不久,两侧副中肾管中段及尾段在中线处完全融合,垂直方向的间隔(融合的副中肾侧壁)在新形成的子宫阴道原基中退化,形成单腔或管道(图 2-12)。原基实性顶端持续向尾侧生长,间质增厚逐渐围绕子宫阴道原基的颈部。原基形成子宫底部、体部、峡部及子宫内膜上皮及腺体。子宫内膜间质及子宫肌层的平滑肌来源于邻近的脏壁中胚层。原基下方形成子宫颈上皮。子宫各部分的发育贯穿于妊娠全过程。在早期妊娠的后期,子宫基本结构形成,在妊娠中期,子宫内膜腺体及肌层开始形成,在妊娠晚期,形成子宫颈黏液细胞。

在尿生殖窦分化部分讨论阴道形成。阴道上皮细胞是尿生殖窦来源还是副中肾管来源(或二者兼而有之)还没有定论。通常认为,阴道纤维肌壁来源于子宫阴道原基(图 2-13)。

卵巢移位与韧带形成

与睾丸不同,卵巢在腹腔内下降的距离相对较短,其原因与卵巢引带附着在中肾管有关(至少部分有关)。因此,卵巢移位可能涉及:①发育中的副中肾管系膜扭转牵拉导致卵巢被动旋转移动;②胎儿腰骶部生长延伸。卵巢血管(如睾丸血管)分支或属支位于性腺起始处附近,卵巢动脉由腹主动脉发出,位于肾动脉下方,左卵巢静脉回流至左肾静脉,右卵巢静脉回流至下腔静脉。

卵巢初始定位于尿生殖嵴前内侧面,如图 2-10 所示,副中肾管位于退化的副中肾管、卵巢及尿生殖系膜的外侧。尿生殖系膜位于尿生殖嵴与腹后壁之间,为尿生殖嵴发育中出现的第一个支持结构。

尿生殖嵴发育,最终形成连续、双层的卵巢与副中肾管系膜支持结构。随着卵巢增

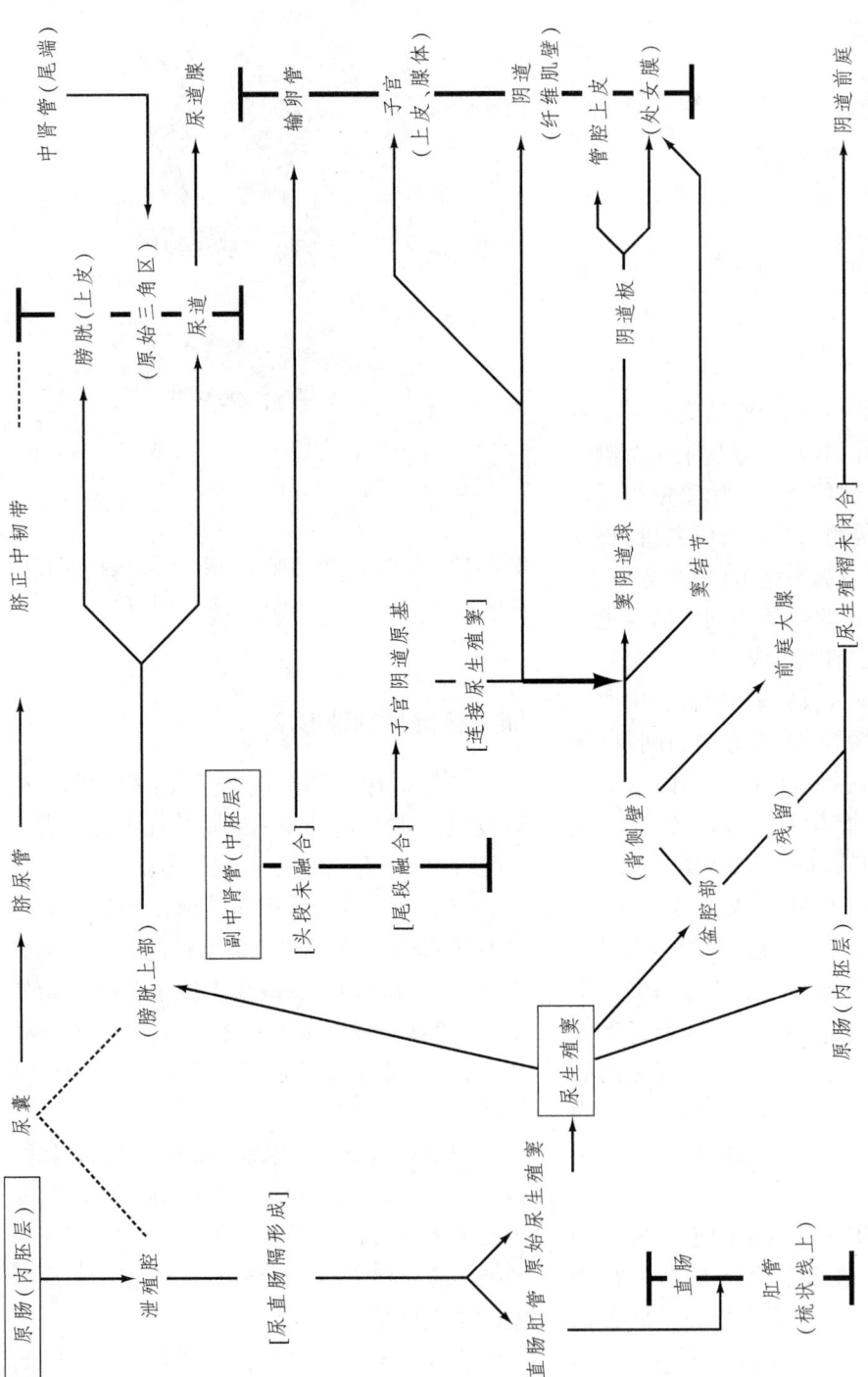

图2-13 女性尿生殖窦及副中肾管分化过程示意图。膀胱、尿道、输卵管、子宫及阴道形成（代表符号见图2-1）。

大及邻近中肾组织退化,分层的体腔间皮于原位形成卵巢系膜,而中肾管退化,沿副中肾管上段未融合的分化部位形成输卵管系膜。双侧副中肾管系膜向中部相连后向尾侧生长,并在腹中部融合。两侧系膜与子宫阴道原基相融合,同时向外侧扩展达盆壁,形成连续的双层"悬垂皱襞",称为阔韧带子宫系膜,位于原基上部与后外侧体壁之间。系膜中部扩展形成子宫直肠陷窝及膀胱子宫陷窝。副中肾管尾端在中线处融合后改变了其上方游离部分(输卵管)原有的纵向走行,变为几乎横向走行。在这一变化过程中,卵巢系膜从输卵管系膜与子宫系膜内侧转向其后方。

当头侧中肾组织变性、尿生殖嵴退化后,其邻近卵巢的部分组织缩小变为腹膜皱褶,由此形成卵巢悬韧带,内有卵巢血管、神经及淋巴管通过。

子宫圆韧带及卵巢固有韧带均起源于引带,引带则起源于中肾尾侧端间质增厚致密,经短距离延伸至前腹壁(详见睾丸与生殖管道部分)。随着性腺增大及中肾组织变性,引带由附着于卵巢头侧"变为"附着于卵巢下方。引带远端纤维组织持续增长到达腹股沟区。引带中部在子宫输卵管连接处与副中肾管附着,副中肾管尾段融合形成子宫阴道原基,在中部与引带相连,包绕在系膜结构内(如部分发育的阔韧带)。这一结缔组织纤维条带最终成为2条韧带。

在头侧,条带成为卵巢固有韧带,位于卵巢下极与子宫侧壁输卵管下方之间。在尾侧,条带成为子宫圆韧带,起自卵巢固有韧带下方,经腹股沟管延伸至大阴唇。

输卵管异常

输卵管起源于副中肾管(苗勒管)头段,在妊娠第6周至第9周,尿生殖嵴分化出副中肾管(图2-10)。输卵管形成开始于外侧体腔处的体腔上皮内陷,最初内陷处保持开放、增生并分化为输卵管开口(图2-10)。输卵管开口出现不同程度的重叠,在有些情况下,最初形成的输卵管凹槽边缘不完全融合或开口周围上皮出现异常增生。

在正常子宫及外生殖器均存在时,输卵管缺失很罕见,这些异常与:①同侧卵巢缺失;②同侧单角子宫(可能为阔韧带异常)有关。双侧输卵管缺失最常与子宫缺失及外生殖器异常有关。苗勒管下段衍生物缺失而伴持续性输卵管发育较输卵管缺失而苗勒管下段衍生物发育更为常见,这可能与苗勒管形成是自头侧向尾侧方向有关。

也有报道输卵管部分缺失(中段或末端),尽管理论方面有一些进展,但其原因仍然不清楚。有理论认为,当单侧输卵管异常伴同侧卵巢缺失时,偶尔可见伴随输卵管与卵巢分化而出现的血管。显然,不同因素可能导致局部闭锁。从不同的角度出发,双侧输卵管缺失与女性表型异常有关,其特征为睾丸女性化综合征或雄激素不敏感综合征(非持续性副中肾管发育停滞、外生殖器异常、男性生殖道发育不全、异位睾丸分化)。

子宫异常

子宫与宫颈上皮及阴道纤维肌壁均来源于副中肾管(苗勒管)尾段在中部融合而形成的子宫阴道原基,其中原基大部分发育为子宫(图2-13)。原基末端与尿生殖窦的盆腔部分相连,尿生殖窦(窦阴道球)与原基之间相互作用,分化发育为阴道。在这一连续过程中,许多环节可能出问题:①一侧或双侧生殖管道完全或部分未发育成形(发育不全);②成对的副中肾管尾段未融合或不完全融合(异常子宫阴道原基);或③子宫阴道原基形成后未发育(发育不全)。在苗勒管衍生物发育过程中,相互作用的复杂性及发育过程所需时间等导致许多部位可能出现错误,因此可发生多种类型的异常。

子宫完全发育不全非常罕见,常伴有阴道

异常,而且同时伴有肾结构或位置异常的发生率较高,推测可能与泌尿系统发育及副中肾管形成初期发生严重异常有关。

与子宫阴道原基形成并与尿生殖窦作用后出现发育不全相比,副中肾管发育不全(苗勒管发育不全)更常见。始基子宫(仅有不同程度的纤维肌组织)常伴部分阴道发育或完全无阴道。在子宫发育不全者,常伴有异位肾或肾缺如(约为40%)。子宫发育不全包括始基子宫或幼稚子宫,其输卵管、卵巢正常或异常。单侧副中肾管缺如或发育不良可导致单角子宫,而单侧副中肾管发育不良可导致残角子宫,残角子宫与正常侧子宫角(单颈双角子宫与残角不相连,图2-14)之间可有腔相通或不相通。残角子宫者需注意,在青春期后,由于经血不能排出而导致宫腔积血。

副中肾管尾段融合异常可导致多种子宫发育异常(图2-14),女性中发生率为0.1%~3%,副中肾管融合异常是导致女性生殖道异常的最常见原因。副中肾管融合后,管壁部分或完全保留可导致部分子宫纵隔或完全子宫纵隔。两侧副中肾管完全未融合可导致双子宫伴单阴道或双阴道。

子宫颈异常

由于子宫颈是子宫整体的一部分,因此子宫颈异常与子宫异常相同。在子宫阴道正常者,很少发生子宫颈缺如或发育不良。子宫颈是连接子宫体与阴道的纤维结构。

Corbetta S, Muzza M, Avagliano L, et al. Gonadal structures in a fetus with complete androgen insensitivity syndrome and persistent Müllerian derivatives: comparison with normal fetal development. *Fertil Steril* 2011;95:1119.e9–e14. PMID: 20971460.

Dighe M, Moshiri M, Phillips G, Biyyam D, Dubinsky T. Fetal genitourinary anomalies—a pictorial review with postnatal correlation. *Ultrasound Q* 2011;27:7–21. PMID: 21343799.

Routh JC, Laufer MR, Cannon GM Jr, Diamond DA, Gargollo PC. Management strategies for Mayer-Rokitansky-Kuster-Hauser related vaginal agenesis: a cost-effectiveness analysis. *J Urol* 2010;184:2116–2121. PMID: 20850825.

尿生殖窦分化

胚胎中期及晚期,生殖管道开始分化前,男女两性尿生殖窦表现相似。为了便于描述窦衍生物的起源,将其分为3部分:①膀胱部或中肾管入口处上方膨大段;②盆腔部或位于中肾管与窦下段之间的狭窄管状段;③生殖器部,常指明确的尿生殖窦(最下段前后伸长、横向扁平)(图2-8)。尿生殖膜暂时关闭生殖器下端,在妊娠约12周,管状尿囊转变为增厚的纤维条索,即脐尿管,成为膀胱段上端的边界。膀胱窦部分分化形成膀胱上皮,脐尿管依然连接在膀胱顶端及脐带之间,产后成为脐正中韧带。根据尿囊闭锁过程中持续开放的程度,可表现为脐尿管瘘、囊肿或窦道等脐尿管形成中的各种异常。

在两性中,每侧位于尿生殖窦与分化的后肾输尿管憩室水平(或输尿管芽)之间的中肾管尾段成为尿生殖窦膀胱部的后下壁(图2-5和图2-6)。随着膀胱背侧壁生长及这些尾段的吸收,输尿管逐渐向下接近膀胱,最终两侧输尿管分别直接开口于中肾管背外侧壁(图2-6和图2-7)。中肾管的中胚层段成为膀胱三角区上皮,继而这些中胚层上皮被膀胱窦来源的内胚层上皮所取代。膀胱三角形成后,两侧中肾管的其余部分(如后肾憩室头侧部分)并入尿生殖窦盆腔部上端,然后中肾管退化(在女性)或继续分化(在男性)。

男性:膀胱、尿道与阴茎(图2-15)

尿生殖窦发育为膀胱、前列腺、尿道膜部及大部分尿道海绵体(阴茎海绵体)的内胚层上皮(除尿道腺以外),其衍生物形成前列腺及尿道球腺上皮(图2-15)。前列腺尿道有射精管开口(来自中肾管),起源于尿生殖窦的2个部分,位于射精管上方的尿道段来源于尿生殖窦膀胱部的最下端,而前列腺尿道的下部来源于尿生殖窦的盆腔部,靠近管道入口,包括窦

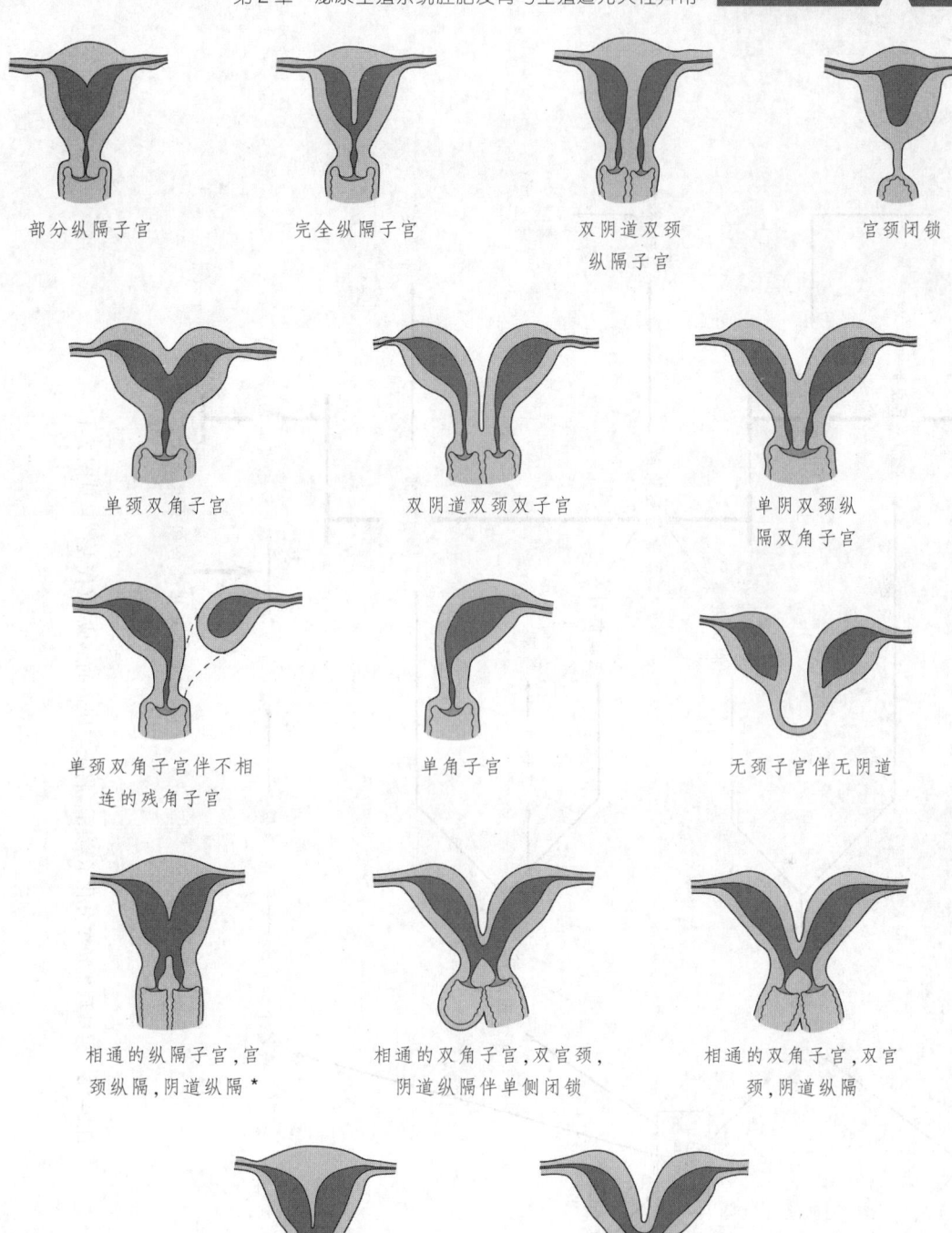

图 2-14 子宫畸形。(*Redrawn and reproduced, with permission, from Toaff R. A major genital malformation: communicating uteri. *Obstet Gynecol* 1974;43:221.)

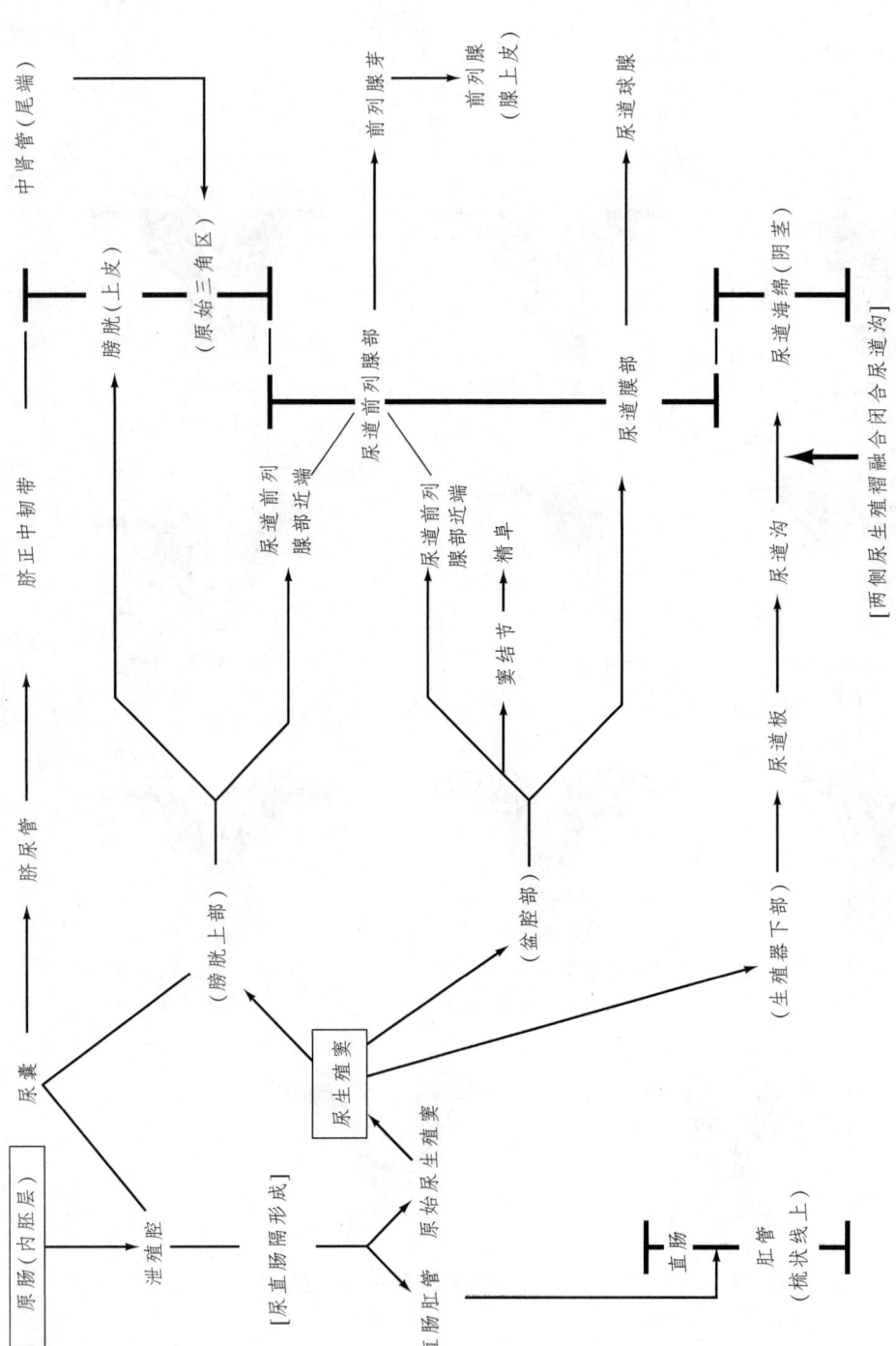

图2-15 男性尿生殖窦分化示意图。膀胱与尿道的形成。(代表符号见图2-1)。

结节区——后者形成精阜。妊娠第 12 周初，前列腺尿道内胚层形成前列腺原基，即前列腺芽，从中形成前列腺腺上皮。脏壁中胚层分化为前列腺腺体的其他成分(如平滑肌及结缔组织)及膀胱中胚层部分。尿生殖窦盆腔部形成尿道膜部上皮，然后形成尿道球腺的内胚芽。生殖器或尿生殖窦下部向外增生形成外生殖器(妊娠 9~12 周)，同时有尿道(阴茎)海绵体内胚层上皮长入(远端尿道腺来自外胚层)。

胚胎期前 3 周(妊娠 9~12 周)未分化生殖器在雄激素刺激下出现男性化表现，生殖器原基及生殖褶逐渐延长成初始发育的阴茎，尿生殖窦下部的内胚层沿尿生殖褶向前生长，形成内胚层板，即尿道板。尿道板深陷形成尿道沟，尿生殖褶(现在称为尿道褶)在尿道板两侧增厚，尿道沟延伸至发育中的阴茎腹侧，两侧尿道褶沿尿道沟由后向前慢慢融合，形成尿道(阴茎)海绵体，从而关闭尿生殖孔(图 2-15 和图 2-20)。融合线成为阴茎腹侧表面的阴茎缝。

尿道褶闭合形成龟头，其表面有尿道外口，同时外胚层板内陷至阴茎顶端。外胚层板管腔化，形成阴茎尿道的远端，即尿道腺部。因此，当尿道褶完全闭合后，尿道外口位于龟头顶端(图 2-20)。随后位于阴茎头顶端的外胚层环形内陷形成包皮，圆柱形外胚层板分离，形成覆盖在龟头的两层皮肤皱襞。

当泄殖腔褶皱及尿生殖窦分化为阴茎及尿道时，未分化阶段的生殖(阴唇阴囊)隆起在泄殖腔褶皱外侧增大，内侧生长并与阴囊隆起融合，形成阴囊及阴囊缝。大约在妊娠第 12 周，男性外生殖器完成分化(图 2-20 和图 2-22)。

女性：膀胱、尿道与阴道

发育

女性尿生殖窦分化模式见图 2-13、图 2-8、图 2-12、图 2-16 和图 2-17 所示。与男性尿生殖窦分化相比，女性尿生殖窦膀胱部形成膀胱及全部尿道上皮，盆腔部发育成阴道、前庭大腺及处女膜上皮。关于阴道的形成仍有争议，其原因主要是缺乏关于其来源及前体组织(副中肾管中胚层、尿生殖窦内胚层、或包含 2 个胚层)的共识。最常见的理论是，尿生殖窦盆腔部背侧壁窦阴道球的内胚层向外生长，其两侧与子宫阴道原基(融合的副中肾管)尾端在窦结节处相连(图 2-12)。位于原基末端的细胞团封闭管道下端，在子宫阴道原基中胚层壁内形成内胚层阴道板，最后阴道段增长，接近阴道前庭。增长过程或是阴道段远离子宫管、沿尿生殖窦向下生长，或为更常见的远离尿生殖窦朝子宫阴道管方向向上生长。在任何一种情况下，阴道段均是在副中肾管起源的子宫颈及尿生殖窦起源的阴道前庭之间增长延伸(图 2-12、图 2-16 和图 2-17)。妊娠近 5 个月，阴道板中间部的细胞崩解形成阴道腔，覆盖阴道的上皮中含有残留的阴道板细胞。在阴道管腔化后，实性阴道穹隆成为空腔。阴道上皮上 1/3 至 4/5 起源于子宫阴道原基，而下 2/3 至 1/5 起源于窦阴道球。

阴道纤维肌壁起源于子宫阴道原基，阴道腔及尿生殖窦暂时由薄层处女膜隔开，处女膜为来源于阴道板及窦结节残留部分的混合组织。妊娠第 12 周，女性外生殖器分化的同时，尿生殖窦下方未闭合，而在男性中则出现闭合。与男性发育相反，尿生殖窦盆腔部的其余部分及下段生殖器部分扩展形成阴道前庭。据推测，小阴唇色素沉着交界区代表来自尿生殖窦(内侧)内胚层与外胚层皮肤(外侧)之间的分界。

阴道异常

阴道起源于子宫阴道原基及尿生殖窦盆腔部(图 2-13；详见发育部分)，阴道异常的原因很难评价，这是因为子宫阴道原基与尿生殖窦融合在正常阴道分化中仍存在争议。此外，某些阴道异常及许多外生殖器异常形成的确切原因需考虑潜在的内分泌方面的调节因素及遗传方面的因素。

第1篇：生殖基础

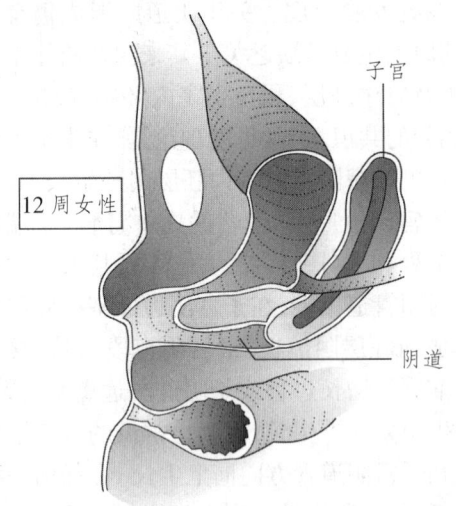

图 2-16　发育中的阴道与尿道矢状面。

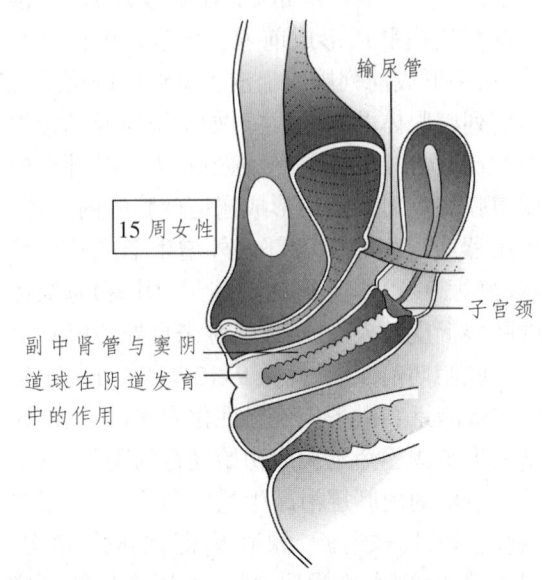

图 2-17　尿生殖窦分化及阴道管腔化前阶段矢状面，该图描述了关于副中肾管及窦阴道球在阴道发育中的作用的几种理论。

由于阴道发育不良导致的无阴道发生率约为 0.025%，阴道发育不良可能是由于子宫阴道原基与尿生殖窦未能连接，常伴无子宫（图 2-18）。卵巢发育不良与阴道发育不良无关，阴道发育不良者可有前庭大腺。由此可见，尿生殖窦分化发育是非常复杂的。

另一方面，当阴道下部仅由纤维组织组成而其上部相连结构（特别是子宫）正常（可能是因为尿生殖窦分化为阴道的部分原发缺陷造成的）者称为阴道闭锁。苗勒管发育不全者几乎全无阴道，大部分无子宫（Rokitansky-Küster-Hauser 综合征，表现为双侧残角子宫，子宫为实性肌组织，与这种发育不全相同）。大多数无阴道（而有正常外生殖器）患者是苗勒管发育不全，而不是阴道闭锁。

其他躯体异常有时与苗勒管发育不全有关，称为多发畸形综合征。相关的脊柱异常较中耳异常更常见，如苗勒管发育不全伴 Klippel-Feil 综合征（颈椎融合）较苗勒管发育不全伴 Klippel-Feil 综合征加中耳异常（"传导性耳聋"）更常见。Winter 综合征是常染色体隐性遗传，表现为中耳畸形（在某种程度上类似上述三方面异常）、肾缺如或肾发育不良、阴道闭锁

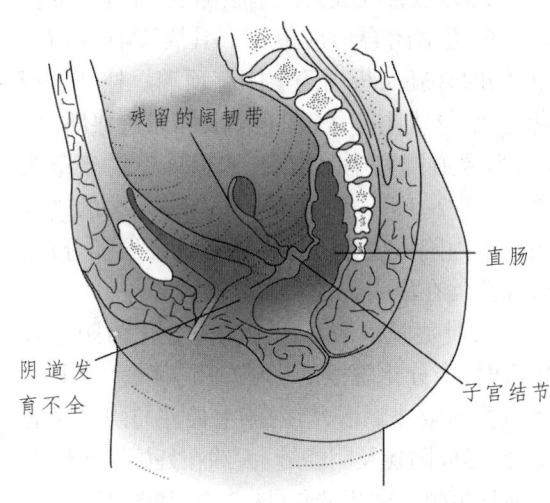

图 2-18　阴道与子宫发育不全伴正常卵巢与输卵管的正中矢状面。

（而不是副中肾管发育不良）。阴道发育异常包括阴道发育不全（部分缺乏）及阴道发育不良（阴道狭窄）。

阴道横隔（图 2-19）不是阴道闭锁的结

果,而是阴道板未完全形成管腔或尿生殖窦与原基衍生物未融合,另一种解释可能为横隔组织的组成不同。已证实可能为一种罕见的遗传因素。阴道横隔可为单发或为多发,可位于阴道上部,或位于阴道下部。也可发生阴道纵隔,对其发生原因有不同的解释,包括阴道原始组织真性复制、子宫阴道原基异常分化、苗勒管尾侧融合的异常变异、阴道板上皮持续存在、异常中胚层增生。隔上可无孔,也可有孔存在。阴道横隔可引起各种闭塞表现(如子宫阴道积血、子宫积血或阴道积血),根据横隔所在位置不同,经血滞留的位置不同。

阴道异常常与泌尿系统及直肠异常有关,这是因为尿生殖窦分化参与膀胱、尿道、阴道及阴道前庭的形成,而且如果泄殖腔分隔错误地进入尿生殖窦及直肠肛管,那么可发生相关的直肠缺陷。复合型异常可影响尿道或直肠,尿道可能开口于阴道壁,甚至为单一膀胱阴道腔。另一方面,某些女性假两性畸形患者,阴道可能开口于持续存在的尿生殖窦。相关的直肠异常包括阴道直肠瘘、前庭肛门、直肠乙状结肠瘘、无直肠而仅有阴道乙状结肠泄殖腔(详见泄殖腔发育不全)。

处女膜异常

处女膜可能是来源于窦结节残留组织及阴道板的混合组织,到青春期,处女膜常是开放的或有孔的,但无孔处女膜并不罕见。无孔处女膜形成的原因可能为中部未出现退化而导致的先天性异常或在处女膜孔形成后由于

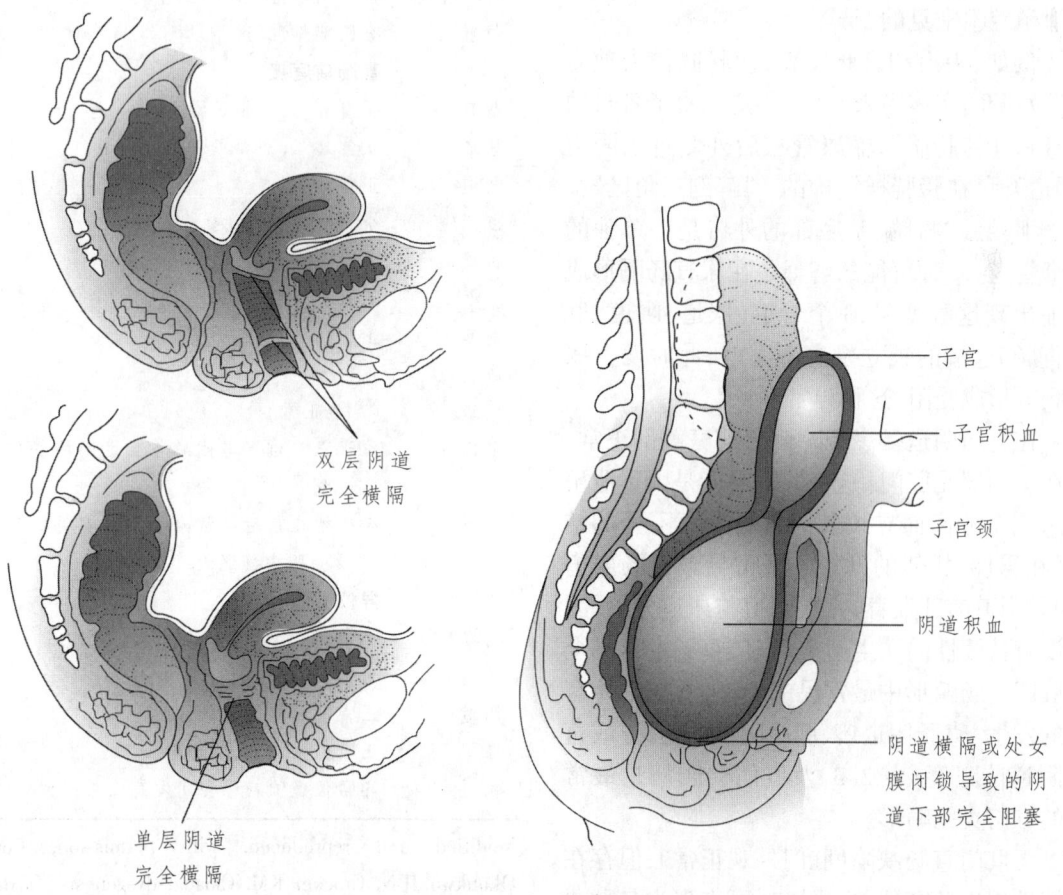

图2-19 阴道横隔。

炎症而闭塞。青春期后经血流出受阻为首先出现的表现(图2-19)。

泄殖腔发育不全(包括持久性尿生殖窦)

根据文献病例报道，由于泄殖腔异常分隔而导致的尿直肠隔发育异常较罕见。从预期发展来看，泌尿生殖系统相关异常的发生率较高。5种泄殖腔或直肠肛门畸形见表2-3。

直肠泄殖腔瘘伴持久性泄殖腔为尿道、阴道及肠道提供了共同的管道或出口。管道与出口之间的差异为持久性泄殖腔下部的深度（前者较深，后者非常浅），即不同个体的尿道、阴道排空至泄殖腔的长度。泄殖腔深度（或长度）与阴道、尿道长度之间呈反比，反映了尿直肠隔形成发生阻滞的时间。除了膀胱、阴道、直肠能向共同的泄殖腔排空外，还会出现其他持久性泄殖腔不常见的变异。

例如，阴道和直肠发育，而膀胱作为独立于泄殖腔的实体尚未发育。阴道与直肠各自独立开口于"膀胱"，输尿管从后外侧进入阴道（阴道开口在膀胱样结构的"解剖三角区"）。位于泄殖腔"膀胱"基底部的外口是一单独的狭窄管道。一种可能的解释是在尿直肠隔形成之前出现这种变异，3个管道（尿道、阴道、肛门直肠）远端的独立发育不完全，此时发生尿直肠隔形成受阻，这种异常罕见。

在直肠阴道瘘患者，阴道前庭解剖正常，而在会阴部无肛门。这种缺陷可能是由于泄殖腔未完全分离而导致肛门直肠发育不全的结果(在男性，相似的发育不全可导致直肠尿道瘘)。阴道前部发育，完成阴道与尿道分离，因此没有持续性的尿生殖窦。肛门直肠发育不全是肛门直肠畸形中最常见的类型，常同时伴有瘘的发生。直肠阴道瘘、肛门阴道前庭瘘（或直肠阴道前庭瘘；表2-3）及肛门会阴瘘是最常见的肛门直肠畸形。

无肛门直肠缺陷（肛门外观正常），但存在持续性尿生殖窦伴单一外口，可表现为各种尿

表2-3 泄殖腔异常

	直肠泄殖腔瘘
前庭	变形；在阴唇上；阴蒂在前，阴唇系带在后；前庭前部短、表浅、湿；前庭后半部单个外开口（常为尿液、宫颈黏液、粪便的排出通道）
膀胱/尿道	向前；朝向头侧及腹侧
阴道	开口于泄殖腔顶部
肛门/直肠	在最高及最后处进入；开口位于中线而且狭窄
位置	尿道、阴道长度与泄殖腔管长度成反比
	直肠阴道瘘
前庭	解剖正常（2个开口：尿道与阴道）
膀胱/尿道	正常
阴道	可能有阴道隔或正常
肛门/直肠	位于阴道后壁中部的壁内
位置	会阴部无肛门
	直肠前庭瘘
前庭	含有直肠，否则正常
尿道	正常
阴道	正常
肛门/直肠	小，位于舟状窝内
位置	直肠走行与阴道、尿道平行
	隐肛
前庭	正常
尿道	正常
阴道	（可能正常）
肛门	位于正常位置与阴唇系带之间的任何位置；肛皮；会阴
位置	生殖褶在前后异常融合形成常见的孔及会阴中缝肥大
	异位肛门
前庭	正常
尿道	正常
阴道	正常
肛门	正常位置的前方；功能正常
位置	异常位置依赖于会阴发育

Modified and reproduced, with permission, from Okonkwo JEN, Crocker KM. Cloacal dysgenesis. *Obstet Gynecol* 1977;50:97–101.

道及生殖道异常。随着孩子的生长发育,尿道与阴道口的相对位置可以发生改变。先天性肾上腺皮质增生症可导致女性假两性畸形,患者可有持续性尿生殖窦存在,表现为大阴唇畸形。阴道开口持续在尿生殖窦盆腔部,尿生殖窦生殖器部延伸至尿生殖道开口外表面。在新生儿,尿生殖窦位置深而狭窄,约为尿道大小,也可以相对表浅。

泌尿道异常与持续性尿生殖窦有关,包括重复输尿管、单侧输尿管及肾发育不全或闭锁、肾缺如或异常高位。尿生殖窦衍生物异常变异与其正常分化、发育受阻发生的时间及其他引起性分化异常的相关因素有关,如先天性肾上腺皮质增生症中对肾上腺来源的雄激素的不同反应程度。

外生殖器

未分化期

在胚胎早期,泄殖腔发育后不久,外生殖器开始形成。男女两性的生殖道前体组织是相同的,因此早期阶段的两性发育是相同的。生殖道分化出现在胎儿初期,在妊娠第12周,如果出现睾丸分化,可表现出明确的生殖器性别。男性外生殖器形成涉及雄激素对皮下中胚层与尿生殖窦内胚层下部间相互作用的影响,女性不存在雄激素影响。

外生殖器形成最初局限在脐带(前部)、发育中的肢芽(外侧)、胚胎尾部(后方)及泄殖腔膜(中部),2对生殖道原基首先出现在两侧邻近泄殖腔膜[内侧1对为泄殖腔皱褶,外侧1对为生殖隆起(阴唇阴囊隆起)]。泄殖腔皱褶位于表皮外胚层与尿生殖窦生殖器部下内胚层之间,其尾侧间质细胞呈纵行增生。皱褶增生,两侧皱褶在前方融合,形成生殖结节。在妊娠第6周,生殖结节突出靠近泄殖腔膜前缘(图2-20至图2-22)。结节扩展形成外生殖器原基,此时男女两性的外生殖器原基大小相同。

至妊娠第7周,尿直肠隔将泄殖腔膜分为尿生殖膜(前方)及肛膜(后方)两层(外胚层及内胚层),尿直肠隔与泄殖腔膜的融合部分成为原始会阴或会阴体。随着会阴的形成,泄殖腔皱褶横向分为邻近尿生殖膜的尿生殖褶及肛膜周围的肛门皱褶。位于会阴与外生殖器原基之间的尿生殖褶中胚层增厚、延长,尿生殖膜内陷进入皱褶裂隙的深部。在1周内,尿生殖膜破裂,形成尿生殖孔,因此外观上尿生殖窦是开放的。与此相似,肛门皱褶增厚形成深的肛道,肛膜破裂形成肛门(图2-20和图2-21)。

随后出现的男性化或女性化分别是雄激素存在或缺乏、组织对雄激素敏感或不敏感的结果。睾丸女性化(约为1/50 000"女性")这一罕见情况可说明这些因素(激素及靶组织敏感性)的作用,这些患者有睾丸(多为异位),可产生睾酮及抗苗勒管激素,后者可抑制子宫及输卵管(来自副中肾管)形成,而睾酮刺激中肾管男性分化,形成附睾及输精管。外生殖器女性化异常的原因是遗传因素造成的雄激素受体异常或受体后机制异常而导致前体组织对雄激素不敏感。

女性

外生殖发育

缺乏雄激素刺激(或组织对雄激素无反应)时,外生殖器出现女性化。女性化与男性化过程主要区别表现在2个方面:①外生殖原基不持续性生长;②尿生殖褶与阴唇阴囊隆起不发生融合。女性外生殖器未分化性原基的衍生物与男性衍生物是同源的,女性生殖道形成见图2-21。

相对于尿生殖褶及阴唇阴囊隆起,阴蒂生长缓慢,成为小阴蒂。尿生殖褶前端于阴蒂上下方融合,分别形成阴蒂包皮及阴蒂系带。尿生殖褶中部并不融合,形成小阴唇。尿生殖褶不闭锁,形成尿生殖孔,妊娠第5个月,在尿生殖窦盆腔部及生殖器部的下端形成阴道前庭

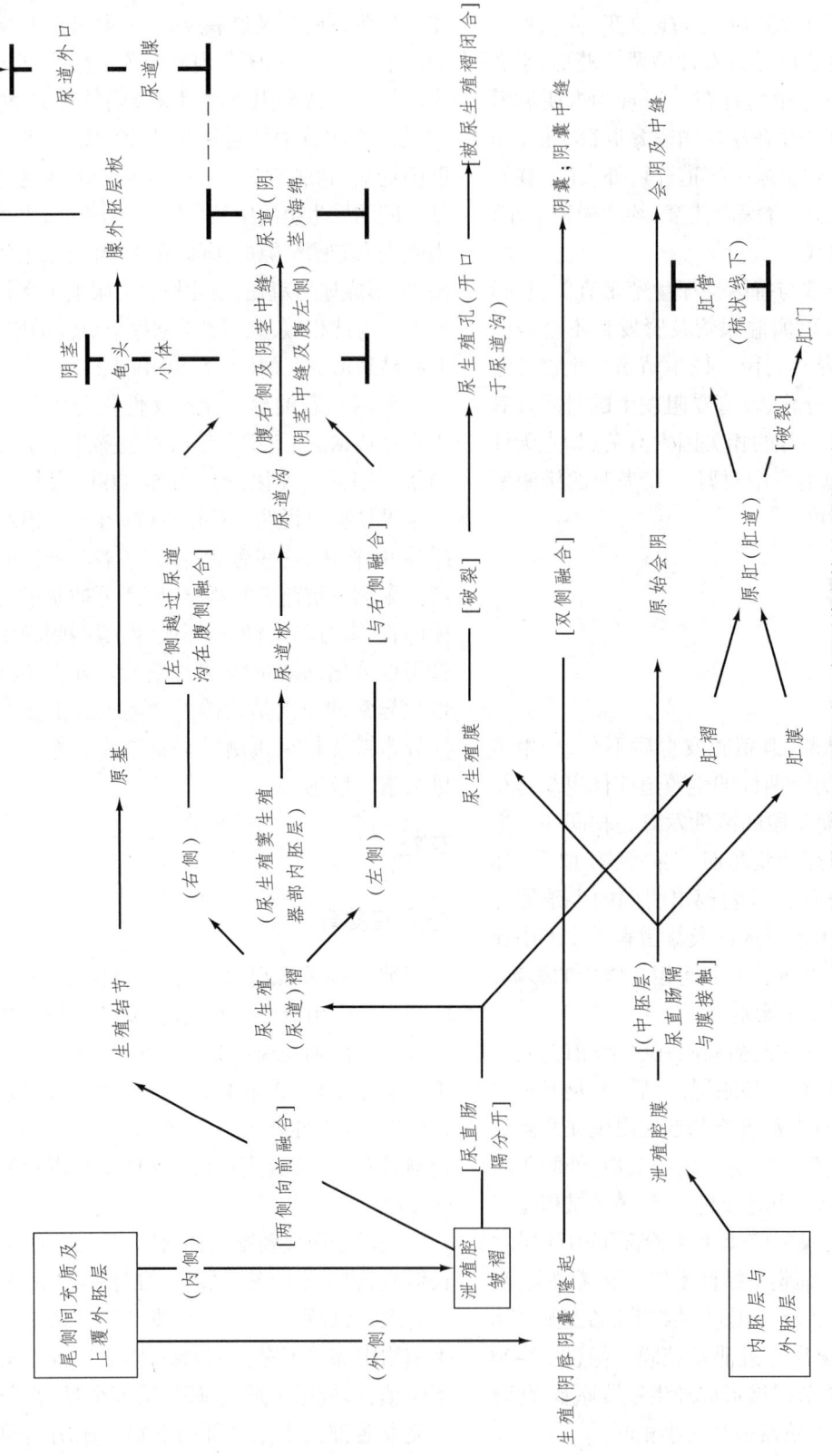

图 2-20 男性外生殖器形成示意图(代表符号见图 2-1)。

第2章 泌尿生殖系统胚胎发育与生殖道先天性异常

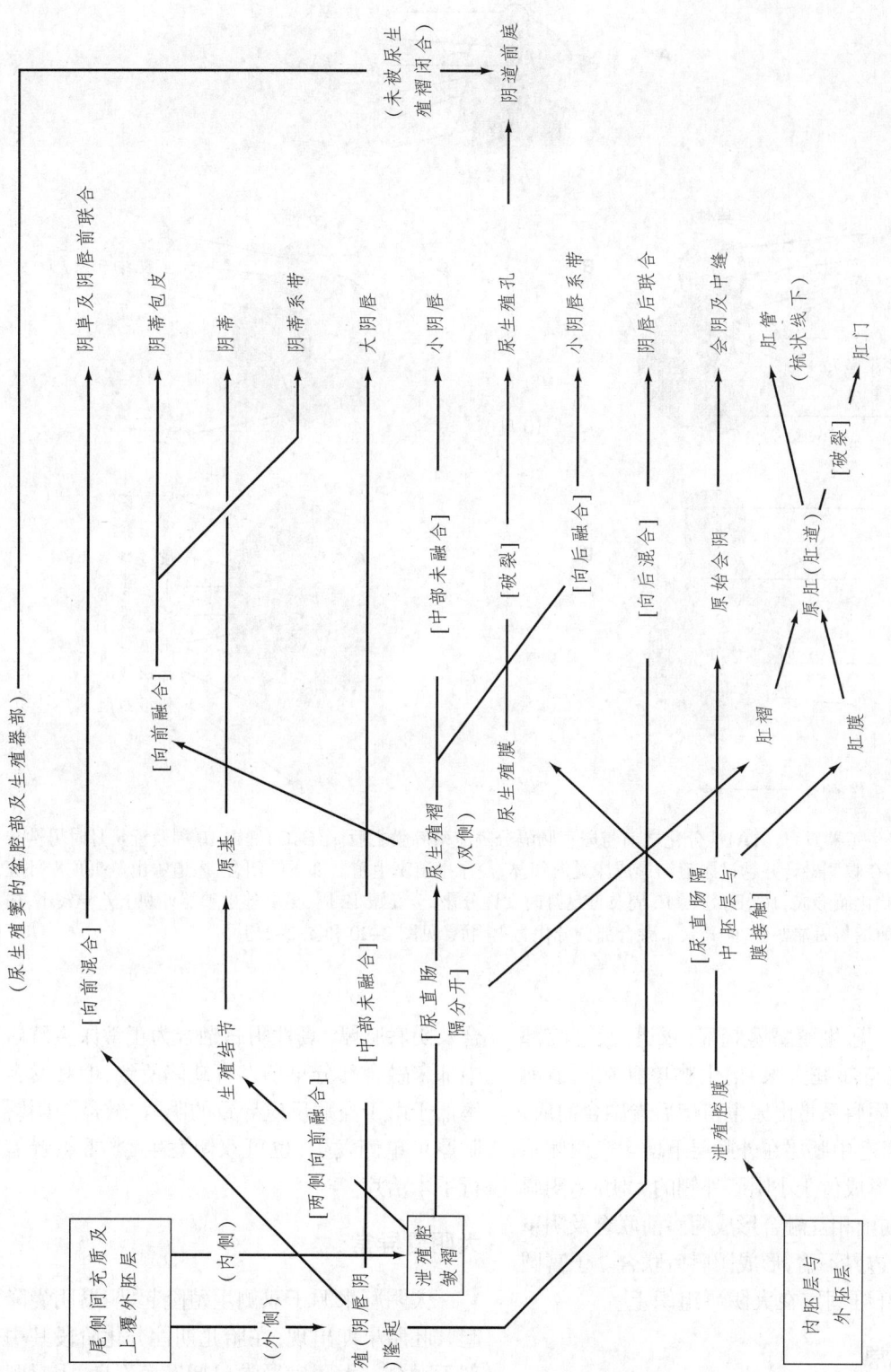

图 2-21 女性外生殖器形成示意图（代表符号见图 2-1）。

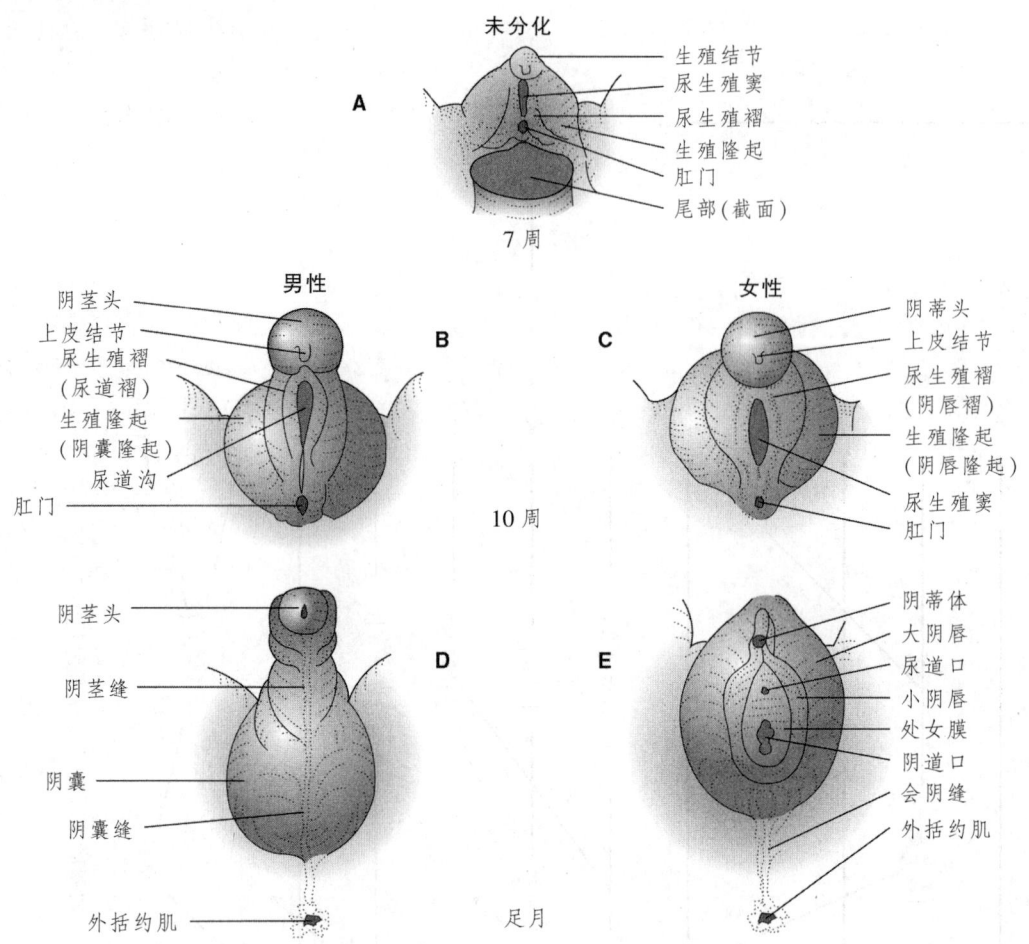

图 2-22 外生殖器发育。(A)性分化之前与尿直肠隔分隔泄殖腔膜之后。(B,D)妊娠10周及近足月时男性分化,尿生殖褶在腹侧融合并越过尿道沟形成尿道海绵体,使尿生殖窦生殖器部下端闭合,尿道腺由龟头顶端外胚层内陷并管状化而形成。(C,E)妊娠10周及近足月时女性分化,至妊娠12周,男女外生殖器外观上差异较小,尿生殖褶在其前端与后端融合,而其余未融合部分分化为小阴唇(见图2-20和图2-21)。

(图2-21)。尿生殖窦膀胱部(尿道)及盆腔部上方(阴道与前庭大腺)衍生物单独在阴道前庭开口。小阴唇系带由尿生殖褶后端融合而成,阴唇阴囊隆起中胚层在外胚层下增生,两侧不发生融合,形成位于小阴唇外侧的大阴唇。阴唇阴囊隆起向前相互融合形成阴唇前联合及阴阜组织,向后边界不清,形成阴唇后联合。子宫圆韧带远端纤维固定在大阴唇组织上。

小阴唇异常

女性常见的小阴唇异常有2种,即阴唇融合及阴唇肥厚。真性阴唇融合为正常尿生殖褶中部未融合部分早期发育缺陷所致,但其发生率低于由于炎症反应导致的阴唇"融合"。阴唇肥厚可单侧发生,也可双侧发生,严重患者需行手术治疗。

大阴唇异常

大阴唇来源于双侧生殖隆起(阴唇阴囊隆起),胚胎早期出现,在胎儿期性分化阶段其中部不融合。大阴唇异常包括发育不良、阴唇肥厚及大阴唇不同层次的融合。

基因型为女性者可发生阴唇阴囊隆起的异常融合(男性化),从而导致外生殖器畸形,其最常的原因为先天性肾上腺皮质增生症(肾上腺性征综合征)导致的女性假两性畸形。先天性肾上腺增生症患者中超过90%有类固醇21-羟化酶缺乏(常染色体隐性遗传),导致肾上腺雄激素产生过多。据报道,21-羟化酶缺乏是"基因型为女性者发生外生殖器畸形最常见的原因"。相关异常包括阴蒂肥大、持续性尿生殖窦,阴茎尿道的形成极其罕见。

阴蒂异常

阴蒂发育不良极其罕见,其原因为妊娠第6周未形成生殖结节。生殖结节闭锁可导致阴蒂缺乏,泄殖腔褶前段融合形成生殖结节。前段未融合可形成双阴蒂,较罕见。当融合的泄殖腔褶前段局限于泄殖腔或膀胱外翻部分,也可出现异常。重复生殖结节导致的双阴蒂者也同样罕见。单纯阴蒂肥大不常见,其发生与各种两性畸形有关。

会阴异常

原始会阴起源于尿直肠隔中胚层与泄殖腔膜背面内胚层相接触的部分(妊娠第7周)。在胎儿期的外生殖器正常分化过程中,原始会阴使尿生殖褶、破裂的尿生殖膜与肛门皱褶及破裂的肛膜保持分离,以后发育成会阴体。会阴畸形罕见,常与泄殖腔异常或尿直肠隔异常发育导致肛门直肠异常有关。肛门闭锁发生率约为0.02%,最简单(罕见)的为覆盖在肛管上的薄膜(肛膜在胚胎期末未发生破裂)。肛门狭窄是由于尿直肠隔向后偏移,靠近泄殖腔膜,导致肛膜变小(会阴部肛门与生殖道之间的相对距离增加)。肛门发育不全伴瘘是异位肛门,其原因为尿直肠隔缺陷所致。肛门发育不全伴瘘者发生率略低于无瘘者。在女性,瘘常位于会阴(会阴瘘)或阴道前庭后部(肛门前庭瘘,详见泄殖腔发育不全)。

Lambert SM, Vilain EJ, Kolon TF. A practical approach to ambiguous genitalia in the newborn period. *Urol Clin North Am* 2010;37:195–205. PMID: 20569798.

Phillips TM. Spectrum of cloacal exstrophy. *Semin Pediatr Surg* 2011;20:113–118. PMID: 21453856.

(瞿全新 译)

第3章 遗传性疾病与性染色体异常

Somjate Manipalviratn, MD
Bradley Trivax, MD
Andy Huang, MD

遗传性疾病

孟德尔遗传定律

遗传类型

常染色体显性遗传

常染色体显性遗传是指1对等位基因中的1个基因发生突变并形成新的基因产物,这种改变的蛋白质产生各种表型效应。由于在不同环境条件下会产生不同效应,因此应考虑环境因素的作用。以下为常染色体显性遗传的特征:

1.男女患病机会均等。
2.如果发生遗传,则父母中至少一人患病,除非发生了新的突变。
3.当纯合子与正常个体结婚时,后代都会发病;当杂合子与正常个体结婚时,50%的后代发病。
4.如果特征罕见,则大多数患者是杂合子(表3-1)。

常染色体隐性遗传

在杂合状态下,突变基因不能产生新的特征。在通常的条件下,50%的遗传物质产生新蛋白,但表型效应正常。当环境因素起作用时,隐性性状有时会变成显性,遗传方式如下:

1.男女患病机会均等。
2.双亲均为隐性致病基因携带者。
3.如果双亲是隐性基因的纯合子,后代均会发病。
4.如果双亲是隐性基因的杂合子,后代有25%发病。
5.近亲婚配时,子代发病风险增高(表3-2)。

X-连锁隐性遗传

X-染色体上的一个基因突变而产生新蛋白,在杂合状态下不表现显性特征。由于男性只有一条X-染色体,因此X-染色体上的基因突变会在男性中表现出来。下面是X连锁隐性遗传的特点:

1.男性患者比女性患者更常见。
2.如果双亲正常,儿子发病,儿子的致病基因来自携带者的母亲。
3.如果父亲患病,儿子也患病,母亲至少是杂合子。
4.女性患病可能是下面2种方式之一:①她可能从父母处各遗传了一个隐性基因;父亲患病,母亲是杂合子;②她可从父母一方遗传了隐性基因,根据莱昂假说,她可能表现出

表 3-1 常染色体显性遗传疾病和性状例子

软骨发育不全
听神经瘤
无虹膜畸形
皮质性白内障,核性白内障
下巴裂缝
黄色-蓝色色盲
颅面骨发育不全
耳聋(多种形式)
腱膜挛缩症
Ehlers-Danlos 综合征
先天性面部麻痹
亨廷顿舞蹈病
软骨增殖过多
肠息肉
瘢痕疙瘩形成
家族性脂肪瘤
马方综合征
二尖瓣脱垂
肌营养不良症
多发性神经纤维瘤病(Recklinghausen 病)
夜盲症
漏斗胸
成人多囊肾病
结节性硬化症
von Willebrand 病(血管性血友病)
Wolff-Parkinson-White 综合征(某些情况下)

表 3-2 常染色体隐性遗传疾病和性状例子

酸性麦芽糖酶缺乏症
白化病
黑尿症
精氨酸血症
共济失调毛细血管扩张症
Bloom 综合征
脑肝肾综合征
先天性氯化物性腹泻
软骨营养障碍性肌强直
全部色盲
冠状动脉硬化
囊性纤维化
胱氨酸
胱氨酸尿症
耳聋(几种类型)
Dubowitz 综合征
家族性自主神经异常
果糖-1,6-二磷酸酶缺乏症
半乳糖血症
Gaucher 病
先天性青光眼
组氨酸血症
高胱氨酸尿症
Laron 侏儒症
枫糖尿症
黏脂贮积病 Ⅰ型、Ⅱ型、Ⅲ型
黏多糖代谢病 I-H、I-S、Ⅲ、Ⅳ、Ⅵ、Ⅶ
肌营养不良症,常染色体隐性遗传型
Niemann-Pick 病
苯丙酮尿症
镰状细胞性贫血
17α-羟化酶缺乏症
18-羟化酶缺乏症
21-羟化酶缺乏
Tay-Sachs 病
Wilson 病
着色性干皮病

隐性特征;这是基于所有女性均会选择一条功能 X-染色体的假说。在胚胎着床时,所有女性胚胎选择一条 X-染色体作为功能 X-染色体,在其子代细胞中,此条 X-染色体也是有功能的,而另外一条 X-染色体则失活。因为这种选择是随机的,一些女性中有活性的 X-染色体可能携带隐性基因,因此在这一基础上,杂合基因型个体可能表现出一种隐形特征表型(表 3-3)。

X-连锁显性遗传

在杂合状态下发病,突变基因引起遗传特

表 3-3　X-连锁隐性疾病和性状

雄激素不敏感综合征(完全和不完全)
红绿色盲
尿崩症(多数情况下)
Fabry 病
葡萄糖-6-磷酸脱氢酶缺乏症
性腺发育不全(XY 型)
痛风(某些类型)
血友病 A(凝血因子Ⅷ缺乏)
血友病 B(凝血因子Ⅸ缺乏)
甲状腺功能减退症,X 连锁婴儿
低磷血症
X-连锁免疫缺陷
Lesch-Nyhan 综合征
黏多糖贮积症Ⅱ型
成人和儿童型肌营养不良症
Otopalatodigital 综合征
Reifenstein 综合征

表 3-4　X-连锁显性条件和性状

肢端骨质溶解症,主要类型
颈-眼-听力障碍综合征
高氨血症
口面指综合征

征发生变化,下面是这种类型的遗传特征:

1.男女发病频率相等。

2.男性患者和正常女性结婚,后代 50%患病。

3.纯合子女性患者和正常男性结婚,后代均患病。

4.杂合子女性和正常男性结婚,后代 50%患病。

5.少数杂合子女性没有显性性状,可通过莱昂假说解释(表 3-4)。

孟德尔定律的应用

识别携带者

当隐性特征在人群中表现时,可通过若干方式识别携带者。如果某个基因产生蛋白(例如酶),则携带者通常为正常人含量的 50%。这种情况见于半乳糖血症,携带者红细胞中磷酸-1-半乳糖尿苷酰转移酶活性大约是正常人的一半。

有时受影响的酶活性仅比正常情况略低,因此在确诊携带者之前,明确底物所受的影响已成为挑战。例如苯丙酮尿症的携带者,肝细胞中苯丙氨酸羟化酶有缺陷,血清中该酶的活性较正常人下降并不明显。但是,如果给这样的携带者口服负荷量苯丙氨酸,其血浆中苯丙氨酸水平将会显著升高,其原因在于个体中缺乏足够量的苯丙氨酸羟化酶来分解和代谢底物。

在能够检测 2 个等位基因所产生的不同蛋白情况下,可发现携带者能合成 50% 的正常蛋白和 50% 的其他蛋白。例如在镰状细胞病中,1 个基因产生血红蛋白 A,另一个基因产生血红蛋白 S。因此,携带者血红蛋白 A 含量是正常个体的一半,而血红蛋白 S 含量是镰状细胞贫血症患者的一半。囊性纤维化中有一个很有意思也很重要的问题,该病在欧洲高加索人群中十分常见,发病率为 1/2500,但在美洲人群中携带者的比例约为 1/25。到 1990 年,已发现的单一等位基因超过 230 个。该基因是囊性纤维化跨膜传导调节蛋白(CFTR),最常见的突变是 delta F508,大约占全部突变的 70%,超过 85%的患者有 5 个特殊位点的基因突变。由于有诸多等位基因存在,人群筛查所产生的逻辑问题尚未得到解决。大多数常见突变的筛选方法为 DNA 复制和扩增。

多基因遗传

多基因遗传定义为某个表型特征的遗传

是由多个基因共同作用的结果,人类大多数身体特征是多基因遗传决定的,许多常见畸形也是多基因遗传,例如白人中腭裂合并或不合并唇裂、马蹄内翻足、无脑畸形、脊髓脊膜膨出、髋关节脱臼、幽门狭窄的发生率为0.5‰~2‰,所有这些异常仅占婴儿出生缺陷的一少半。当双亲正常,受累婴儿的同胞发生率为2%~5%,其亲属发病率比正常人群高。发生率增加不是环境因素诱发的,在单卵双胞胎中的发生频率是异卵双胞胎和其他同胞的4~8倍,单卵双胞胎的发生率很高,称为一致性。

性别起一定作用,某种多基因遗传经常由受累的祖父遗传给受累的母亲,患唇裂的女性其后代发生率是6%,而患唇裂男性其后代唇裂发生率仅为2.8%。

许多种族疾病的变异是多基因遗传,种族背景决定了个体更倾向于患某种缺陷。而作为普遍规律,缺陷越严重,在随后的同胞中发生率越高。因此,双侧唇裂儿童的同胞比那些单侧唇裂儿童的同胞患缺陷的可能性更大。

环境无疑在多基因遗传中发挥重要作用,因为季节性变化可改变一些缺陷以及疾病在不同国家类似人群中的发生率。

表观遗传

表观遗传是基因的表达调节没有基因核苷酸编码序列的变化,基因表达的开放或关闭受DNA甲基或组蛋白修饰的影响(甲基化作用、乙酰化作用、磷酸化作用、泛素化作用或ADP核糖基化作用)。表观遗传可遗传给后代。

基因组印迹

基因组印迹是一个表观遗传学过程,造成男性和女性基因差异表达。基因印迹标记是DNA甲基化修饰或组蛋白修饰。根据基因亲本来源不同,印迹表达谱有所差异。基因组印迹在原始生殖细胞中被沉默,随后在配子发生过程中再次重建。男性印迹过程是在圆形精子细胞形成时完成的,女性印迹过程是在中期-Ⅱ卵母细胞排卵时完成的。在胚胎发育早期,印迹基因经历广泛的DNA甲基化和去甲基化作用。在正常儿童中,1套染色体来自父亲,另1套染色体来自母亲。如果两套染色体仅来源于同一个父辈,印迹基因的表达将会失衡。Prader-Willi综合征和Angelman综合征是印迹失调的表现。在Prader-Willi综合征中,2个15q13区域均来源于父亲,而在Angelman综合征中,2个15q13区域均来源于母亲。

细胞遗传学

染色体的识别

在1960年、1963年、1965年和1971年,国际遗传学会议分别在丹佛、伦敦、芝加哥和巴黎召开,会议将人类染色体命名进行了标准化,并决定所有常染色体依照长度递减的顺序,用数字1到22号命名。常染色体按形态分组,用字母A~G标记。A组包括1~3号染色体,B组包括4号和5号染色体,C组包括6~12号染色体,D组包括13~15号染色体,E组包括16~18号染色体,F组包括19~20号染色体,G组包括21~22号染色体。性染色体标记为X和Y,X-染色体大小和形态与7号染色体相似,归为C组(C-X)。Y染色体形态和大小与G组染色体相似,归为G组(G-Y)(图3-1)。

染色体短臂用p表示,长臂用q表示。如果发生易位,一条染色体短臂增加为p+,短臂缺失则为p-。长臂增加和缺失也可用相同方式表示(q+和q-)。

很难根据形态学差别来严格地区分不同的染色体,因为形态学变化太小,可用一些其他方法区分核型中的每对染色体。首先,掺入氚-胸腺嘧啶脱氧核苷,称为放射自显影技术。这个方法包括收获前在培养细胞中加入放射性胸腺嘧啶脱氧核苷,处在DNA复制过程中的细胞对放射性胸腺嘧啶脱氧核苷很敏感,染

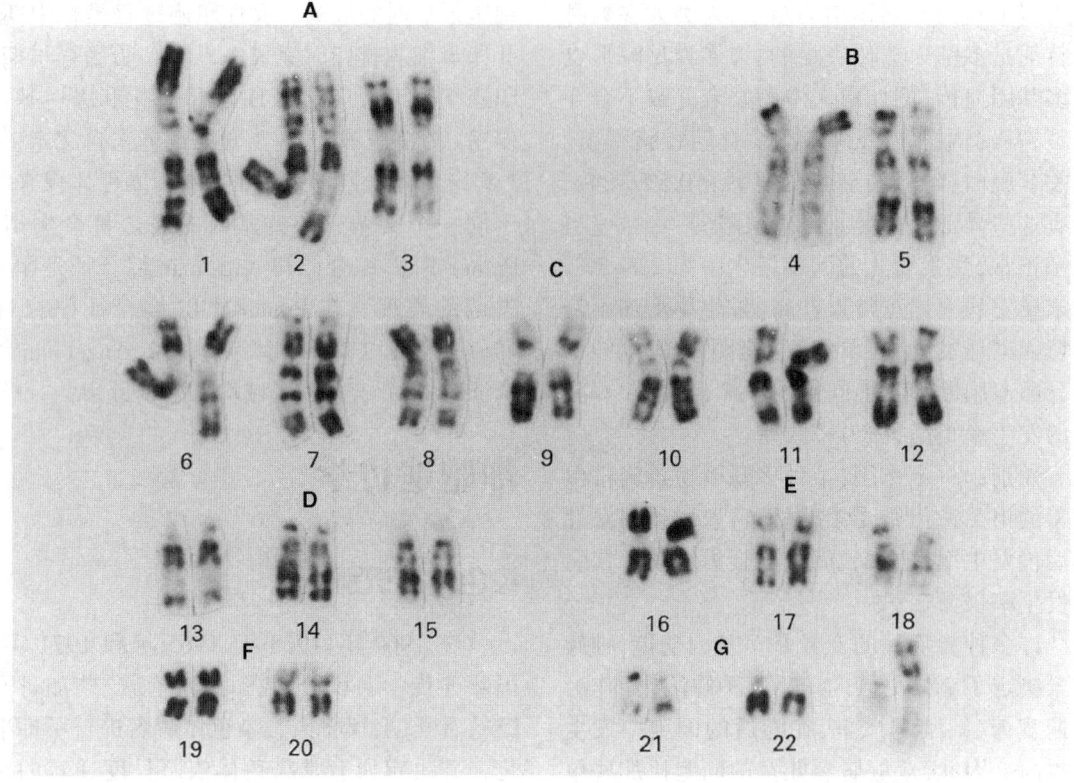

图 3-1 正常男性的 R 带核型。

色体 DNA 中会掺入胸腺嘧啶脱氧核苷。每条染色体掺入胸腺嘧啶脱氧核苷的程度不同,因此可根据标记程度来鉴别不同的染色体。这一方法虽然不可能鉴别每条染色体,但可用于识别一些病理情况下的染色体,例如 D_1 三体和唐氏综合征。

创新的染色技术使识别核型中的每条染色体成为可能,而且可以识别传统方法不能识别的染色体微小异常。用不同染色技术可识别染色体条带,有时需用蛋白酶消化,最常应用的技术如下:

Q 带:染色体固定后不经过预处理,用奎钠克林氮芥和其他荧光染料染色,用荧光显微镜观察。

G 带:在多种盐液中培养,经过几步预处理后用 Giemsa 染色。

R 带:在高温或特殊 pH 值缓冲液中培养,用 Giemsa 染色,显示与 G 带相反的条带。

C 带:在盐溶液中加热至仅低于沸点或经过某种碱溶液处理后用 Giemsa 染液染色,这种方法可使着丝粒区显带。

细胞分裂

每个机体的细胞在其生命周期中经过连续的阶段。细胞分裂是一个周期的开始,之后第一阶段为 G_1 期。G_1 期相当长,但取决于特殊细胞增殖的速度,在这个时期,细胞主要执行其功能。之后是 S 期或称 DNA 合成期。G_2 期稍短,在 G_2 期完成 DNA 合成,染色体复制开始。随后是 M 期,这时细胞分裂开始。

体细胞分裂的过程称为有丝分裂(图 3-2),分为四个时期。第一个时期为前期,在这个时期,染色质丝浓缩变短,变得可见。这时可看到有 2 条彼此靠近的平行螺旋的长丝,中间有一

第3章 遗传性疾病与性染色体异常

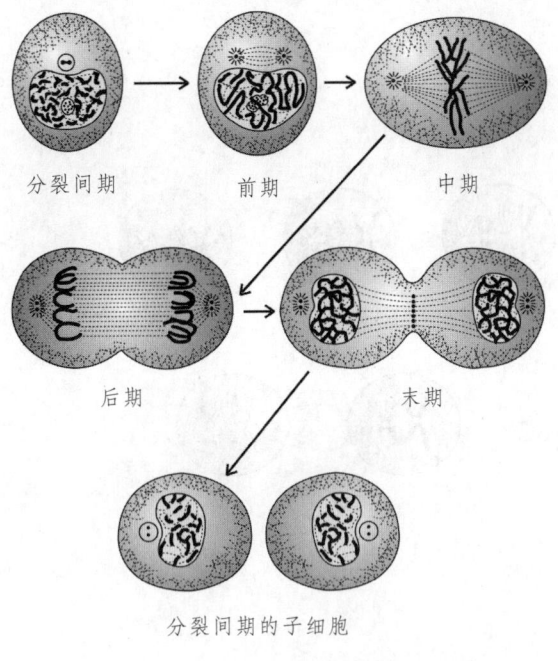

图 3-2 体细胞有丝分裂。

个小而清晰的结构称为着丝粒。随着前期继续，染色质丝凝缩成染色单体。在前期末期核膜消失，中期开始。中期有纺锤体形成，染色体在纺锤体上成对均匀排列。随后是后期，着丝粒分离，每条染色单体在纺锤体作用下移向细胞一极。末期随后发生，纺锤体断裂，细胞质分开，核膜形成，有丝分裂完成。每个子细胞获得了同亲代细胞数量相同的染色体物质，每个细胞有成对染色体共有46条，称为二倍体。在偶然情况下，纺锤体发生错误，染色体没有平分并进入每一个子细胞，而是一个子细胞多了一条染色体，而另一个子细胞缺失了一条染色体。细胞分裂完成后，一个子细胞为三体(多了一条额外的染色体)，而另一个子细胞为单体(少了一条染色体)，这个过程称为染色体有丝分裂不分离。如果这些细胞生长并产生后代，将在个体内形成新的细胞系，称为嵌合体。人会发生多种染色体重组和交换。

生殖细胞分裂产生卵子和精子的过程称为减数分裂，该过程在女性为产生卵子，在男性产生精子。在精子和卵子产生过程中，染色体数目从46条减到23条，正常的二倍体细胞变成了单倍体细胞，即一个细胞中有一对染色体中的一条。受精后两个原核融合，重新变成二倍体。

减数分裂分为几个时期(图 3-3)。首先为前期Ⅰ，前期早期称为细线期，此时染色质凝集成光镜下可见的细长的染色体丝。随后是偶线期，单个丝状染色体移向细胞核赤道板。此时同源染色体配对形成二价体，染色体在若干位点上交换遗传物质称为结合，配对染色体中的染色单体以这种方式相互交换遗传物质。之后是粗线期，染色体螺旋化，变短变粗，每条染色体从着丝粒处纵裂成二条染色单体，一个二价体包含4条紧密的染色单体，称为四分体。人类细胞在粗线期有23条四分体。随后是双线期，二价染色体在某些点结合称为网桥或交叉，在这些点发生交换。姐妹染色单体在着丝粒结合，所以交换发生在同源染色体的染色单体之间，而不是在相同的姐妹染色单体间。在男性中，X和Y染色体不存在交换。最后的时期称为终变期，染色体变得更加粗短，交叉渐移至染色体末端，核仁、核膜消失，前期Ⅰ结束。

随后为中期Ⅰ。二价体高度浓缩、排列在细胞赤道板上，来自父方和母方的染色体随机线性排列。然后是后期Ⅰ和末期Ⅰ，与有丝分裂十分相似，不同的是在减数分裂中，是同源染色体分离而不是姐妹染色单体分离。同源二价体分离，分别向两极移动，在末期Ⅰ形成两个子细胞。

随后是减数分裂Ⅱ的中期、后期和末期，中期形成新的纺锤体，染色体沿赤道板线性排列。后期染色单体分离并移向两极，着丝点分离。然后进入末期，核膜重新组装，细胞分裂，最后在每个子细胞中，染色体为单倍体。在精子产生过程中，2个子细胞类似，形成2个独立的精子。在卵子产生过程中，只形成了一个卵子，另一个子细胞有核物质，但细胞质很少，称为极体。极体在减数分裂Ⅰ末期和Ⅱ末期形成。在减数分裂末期，每个精原细胞产生了4个精

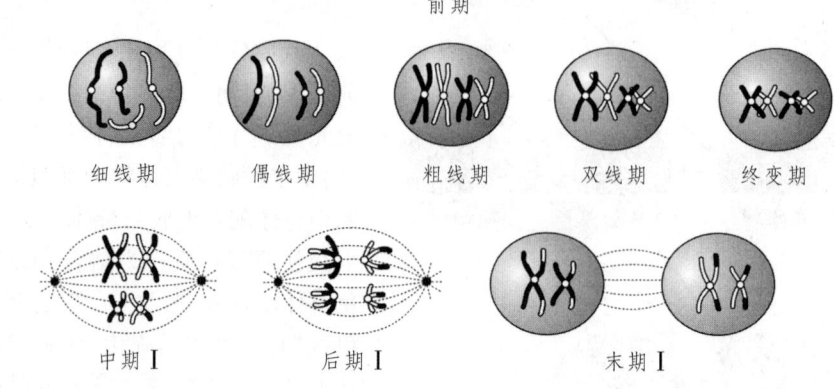

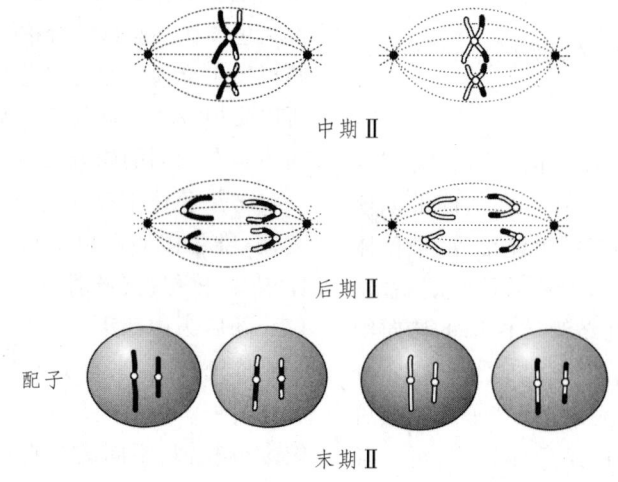

图 3-3 人类减数分裂。

子,每个卵原细胞产生 1 个卵子和 2 个极体。

减数分裂中经常出现不分离,此时成对的染色体进入一个子细胞,而另一个细胞则缺失了这条染色体。在卵子发生中,子细胞接受了成对的染色体,受精后就形成了染色体三体。如果子细胞缺失了这条染色体,受精后形成了单体。常染色体三体是致死的,胚胎在早期发生流产。性染色体三体不是致死的,在人类中可见到性染色体单体和三体。任何染色体都会出现单体和三体。

染色体结构和数目异常

如前所述,染色体不分离导致三体发生。在这种情况下,染色体结构正常,但染色体数目不正常。染色体断裂和重接会导致多种结果。如果 2 条染色体发生断裂和交换,即发生了染色质交换,形成了 2 条新的染色体称作易位。

如果染色体发生断裂并有片段丢失,即为缺失。如果缺失片段太大,细胞不能存活,这种情况是致命的，但也有染色体缺失而存活的病例。如果断裂发生在一条染色体的两个末端，两个末端融合在一起形成环状染色体。在临床上，具有这些染色体核型的病例通常表现为各种异常表型。

有时染色体在着丝粒处发生横裂而不是纵裂，这样每个子细胞有2个相同的染色体臂，一个子细胞有2条染色体长臂，另一个子细胞有2条染色体短臂，这样形成的染色体叫等臂染色体。实际上，一个子细胞中这条染色体的一个臂是三体，另一个子细胞中这条染色体的一个臂是单体，人类可出现这种异常。

另一种常见异常是一条染色体发生二次断裂，中间片段旋转了180°。虽然最初基因数量不变，但重新排列形成了异常的染色体，称为倒位。但是在减数分裂中，这种染色体在配对时很难交叉。染色体异常重排导致部分重复和部分缺失发生，这种情况可导致若干异常。如果倒位片段中包含着丝粒，则称为臂间倒位。

断裂偶尔发生在2条染色体间，1条断裂的染色体一部分插入另一条染色体中而导致严重的染色体异常，称为插入。在减数分裂中，通常会导致严重的染色体异常。

研究方法

性染色质（X-染色质）小体（巴氏小体）

X-染色质是1949年Barr和Bertram在雌猫的神经细胞核中观察到的，他们发现的是缩小的无功能的X-染色体。按通常规律，在特定时间内，细胞中只有1条X-染色体起作用，其他X-染色体在静止细胞核中以X-染色质小体，即巴氏小体形式存在。如果知道X-染色体的数量，就能预测巴氏小体数量。巴氏小体比X-染色体数量少1。如果能数出巴氏小体数量，X-染色体的数量也可计算出来。

多形核白细胞

已经证实，在女性细胞中，多形核白细胞核的圆形突起是X-染色质小体。用白细胞检测X-染色质小体与用口颊细胞的方法相同。

染色体数目

在患者核型分析中，通常计数20~50个分型相，以确定染色体数目。这样做的目的是判定是否有嵌合存在，因为如果有嵌合存在的话，至少有两种不同数目的细胞系。拍照进行核型分析，可研究每条染色体的结构。

显带技术

如前所述，用特殊染色预处理后进行核型分析，可通过特殊的带型鉴别核型中的每条染色体，这对于鉴别染色体易位和三体等问题具有一定意义。此外，Y染色体长臂的大部分是异染色质区，可被荧光染料深染，因此Y染色体可立即鉴别出来，甚至是在休眠的细胞核中亦可。

应用遗传学和畸形学

染色体和自然流产

随着组织培养和细胞学技术的出现，生殖生物学问题可用全新方法解决，可对身体任何组织进行培养，并进行染色体核型分析。早在20世纪60年代，许多实验室研究者开始对自然流产者的染色体进行研究，证明自然流产发生越早，染色体异常可能性越大。自然流产发生在前8周者，流产儿染色体异常发生率为50%。

在染色体异常的流产胎儿中，大约一半是三体，说明在减数分裂时发生了染色体不分离的错误。三体中有1/3是16三体，虽然这些异常在活产儿中不会发生，但在流产胎儿中常见。在染色体异常流产胎儿中，45,X发生率约占1/4，流产胎儿发生率是活产儿的24倍，说明了其致死性。在流产胎儿中，超过15%的染色体异常是多倍体（三倍体和四倍体）。这种致死性异常除了极少数情况外，仅在流产胎儿中出现,包括双受精和减数分裂的错误等。少数流产胎儿染色体异常是不平衡易位和其他异常。

复发性自然流产

复发性流产夫妇在人群中约占0.5%,复发性流产定义为2次或2次以上自然流产。有学者用染色体显带技术对这些夫妇进行了研究,发现10%~25%有染色体异常。在男性或女性中,可发现47,XXX、47,XYY和各种平衡易位携带者,这些性染色体异常证实发生了染色体不分离。染色体异常是复发性流产的主要原因,对其进行遗传评估是有效的。

Lippman-Hand和Bekemans对177对有两次或以上自然流产情况发生的平衡易位携带者夫妇进行了回顾性研究,结果表明2%~3%的夫妇一方是平衡易位携带者。在经历两次以上早期流产的夫妇中,染色体异常并未明显增加,女性平衡易位发生率似乎较男性更高。

染色体疾病

这部分主要讨论各种常染色体异常。表3-5总结了一些已确诊的常染色体异常及其症状与典型特征。常染色体单体通常是致命性的,所以在存活个体中很少发现整条常染色体丢失,迄今为止只有少数21~22单体的报道。三体可能发生在任何染色体上,在存活个体中,最常见的是13、18和21三体。偶尔也有C组三体的报道,最常见的是8三体。通常,其他常染色体三体均为致命性的,因为只在流产胎儿中发现,而在存活个体中不存在。迄今为止,除1号染色体单体外,每条染色体单体在流产儿中均可见到。

易位发生在任何2条染色体间,染色体重排后,可出现各种表型。在唐氏综合征中已确定了三种不同的易位型,分别是15/21、21/21和21/22易位。

缺失可能发生在任何一条染色体上,会导致染色质物质丢失,造成减数分裂中染色体的易位和重排,或由于染色质物质丢失造成染色体断裂,表3-5中列出了常见染色体缺失类型。

最常见的与常染色体异常相关的疾病是Down综合征。在常染色体疾病中Down综合征可作为典型的例子。21号染色体三体是最常见的类型,占Down综合征患者的95%,Down综合征发生率和孕妇年龄正相关,Down综合征婴儿经常出现在青少年孕妇中,而年龄超过35岁的孕妇发生率更高,其原因还不清楚,可能是由于高龄孕妇中卵子从胎儿期处于第一次减数分裂前期,而随着孕妇年龄增加,卵子染色体不分离的可能性增加,从而导致三体发生。第二个理论是年轻和年长的孕妇性交习惯不稳定,这会导致老化的卵子受精后染色体不分离的发生率增加,这个理论支持这些卵子受精时出现减数分裂不分离,或与异常精子受精。Down综合征在人群中的发生率通常是大约每600个出生婴儿中有1例,孕妇40岁时约为每100个出生婴儿中有1例,孕妇45岁时发生率约为每40个出生婴儿中有1例(表3-6)。此外,Down综合征患者5%是易位型,最常见的是15/21易位,但也有21/21和21/22易位。理论上讲,15/21易位患者在随后妊娠中再发风险为25%。如果母亲是携带者,发生率为10%,当父亲是携带者时,发生概率较小,因为携带15/21易位的精子不易被选择(自然选择对15/21易位的精子不利)。在21/21易位患者中,没有形成正常胎儿的机会,因为携带者要么存在2个21号染色体,要么没有21号染色体。21/22易位者Down综合征胎儿的发生率为1/2。

一般而言,其他染色体三体的情况在年长妇女中很普遍,涉及的染色体越长,症状越严重。21号染色体是最小的染色体,Down综合征表型最严重,预期寿命短。这些患者有严重异常,伴有智力发育迟缓和其他器官缺陷。Down综合征患者的平均寿命比一般人群短。

产前诊断

目前妇产科在遗传学方面最常应用在产

表 3-5　常染色体疾病

类型	症状	体征
单倍体		
21-22 单体		中度智力低下,眼裂倾斜,张开鼻孔,口小,低位耳朵,铲形手
三体		
13 三体	三体 D:"D₁"综合征	重度智力低下,先天性心脏疾病(77%),多指趾,大脑功能障碍(尤其是发育不良),眼部缺陷,低位耳,唇腭裂,低出生体重,纹样特性
18 三体	三体 E:"E"综合征,Edward 征	严重精神发育迟滞,头狭窄,枕部突出,先天性心脏病,手指屈曲畸形,狭窄睑裂,低位耳,兔唇和腭裂,特征皮纹,低出生体重
21 三体	Down 综合征	智力低下,短头畸形,显著的内眦赘皮 Brushfield 斑,鼻梁发育欠佳,先天性心脏疾病,肌张力低下,过度活动的关节,特征皮纹
易位		
15/21	Down 综合征	同 21 三体
21/21	Down 综合征	同 21 三体
21/22	Down 综合征	同 21 三体
缺失		
4 号染色体短臂(4p-)	Wolf 综合征	严重的生长和智力发育迟缓,中线头皮缺损,癫痫发作,虹膜变形,喙状鼻,尿道下裂
5 号染色体短臂(5p-)	猫叫综合征	小头畸形,哭声似猫叫,内眦赘皮,低位耳,小颌畸形,皮纹异常,低出生体重
13 号染色体长臂(13q-)	……	小头畸形,精神运动迟缓,眼睛和耳朵缺陷,拇指发育不全或缺如
18 号染色体短臂(18p-)	……	重度智力低下,器官间距过远,低位耳,双手屈曲畸形
18 号染色体长臂(18q-)	……	重度智力低下,小头畸形,肌张力低下,先天性心脏疾病;手肘,肩膀和膝盖有酒窝标记
21 号染色体长臂(21q-)	……	与慢性髓性白血病相关

前咨询、产前筛查和产前诊断中。产前诊断最早于 1977 年开始,发现了血清 AFP 的重要意义。联合国协作组织发现,在孕 16~18 周,母血清中 AFP 增高,胎儿神经管畸形(NTD)发生率增加。此后,为完善这项技术开展了大量研究。现在我们不仅能筛查 NTD,也能筛查 21 三体、18 三体,而且囊性纤维化和镰刀形红细胞病、亨廷顿疾病和许多先天性代谢紊乱及其他遗传性疾病均可以进行产前诊断。

神经管疾病

大多数神经管疾病,例如无脑畸形、脊柱裂、脑脊膜脊髓膨出和多基因遗传有关。在不同人群中发生率不同(例如:在爱尔兰高发,每 1000 个新生儿中有 10 人患神经管疾病;美国西部较低,每 1000 个新生儿中有 0.8 人患神

表 3-6　一年内每千例活产婴儿中染色体异常发生率

母亲年龄	Down 综合征	Edward 综合征(18 三体)	Patau 综合征(13 三体)	XXY	XYY	Turner 综合征基因型	其他临床表现异常[1]	总数[2]
<15	1.0[3]	<0.1[3]	<0.1~0.1	0.4	0.5	<0.1	0.2	2.2
15	1.0[3]	<0.1[3]	<0.1~0.1	0.4	0.5	<0.1	0.2	2.1
16	0.9[3]	<0.1[3]	<0.1~0.1	0.4	0.5	<0.1	0.2	
17	0.8[3]	<0.1[3]	<0.1~0.1	0.4	0.5	<0.1	0.2	2.0
18	0.7[3]	<0.1[3]	<0.1~0.1	0.4	0.5	<0.1	0.2	1.9
19	0.6[3]	<0.1[3]	<0.1~0.1	0.4	0.5	<0.1	0.2	1.8
20	0.5~0.7	<0.1~0.1	<0.1~0.1	0.4	0.5	<0.1	0.2	1.9
21	0.5~0.7	<0.1~0.1	<0.1~0.1	0.4	0.5	<0.1	0.2	1.9
22	0.6~0.8	<0.1~0.1	<0.1~0.1	0.4	0.5	<0.1	0.2	2.0
23	0.6~0.8	<0.1~0.1	<0.1~0.1	0.4	0.5	<0.1	0.2	2.0
24	0.7~0.9	0.1~0.1	<0.1~0.1	0.4	0.5	<0.1	0.2	2.1
25	0.7~0.9	0.1~0.1	<0.1~0.1	0.4	0.5	<0.1	0.2	2.1
26	0.7~1.0	0.1~0.1	<0.1~0.1	0.4	0.5	<0.1	0.2	2.1
27	0.8~1.0	0.1~0.2	<0.1~0.1	0.4	0.5	<0.1	0.2	2.2
28	0.8~1.1	0.1~0.2	<0.1~0.2	0.4	0.5	<0.1	0.2	2.3
29	0.8~1.2	0.1~0.2	<0.1~0.2	0.5	0.5	<0.1	0.2	2.4
30	0.9~1.2	0.1~0.2	<0.1~0.2	0.5	0.5	<0.1	0.2	2.6
31	0.9~1.3	0.1~0.2	<0.1~0.2	0.5	0.5	<0.1	0.2	2.6
32	1.1~1.5	0.1~0.2	0.1~0.2	0.6	0.5	<0.1	0.2	3.1
33	1.4~1.9	0.1~0.3	0.1~0.2	0.7	0.5	<0.1	0.2	3.5
34	1.9~2.4	0.2~0.4	0.1~0.3	0.7	0.5	<0.1	0.2	4.1
35	2.5~3.9	0.3~0.5	0.2~0.3	0.9	0.5	<0.1	0.3	5.6
36	3.2~5.0	0.3~0.6	0.2~0.4	1.0	0.5	<0.1	0.3	6.7
37	4.1~6.4	0.4~0.7	0.2~0.5	1.1	0.5	<0.1	0.3	8.1
38	5.2~8.1	0.5~0.9	0.3~0.7	1.3	0.5	<0.1	0.3	9.5
39	6.6~10.5	0.7~1.2	0.4~0.8	1.5	0.5	<0.1	0.3	12.4
40	8.5~13.7	0.9~1.6	0.5~1.1	1.8	0.5	<0.1	0.3	15.8
41	10.8~17.9	1.1~2.1	0.6~1.4	2.2	0.5	<0.1	0.3	20.5
42	13.8~23.4	1.4~2.7	0.7~1.8	2.7	0.5	<0.1	0.3	25.5
43	17.6~30.6	1.8~3.5	0.9~2.4	3.3	0.5	<0.1	0.3	32.6
44	22.5~40.0	2.3~4.6	1.2~3.1	4.1	0.5	<0.1	0.3	41.8
45	28.7~52.3	2.9~6.0	1.5~4.1	5.1	0.5	<0.1	0.3	53.7
46	36.6~68.3	3.7~7.9	1.9~5.3	6.4	0.5	<0.1	0.3	68.9
47	46.6~89.3	4.7~10.3	2.4~6.9	8.2	0.5	<0.1	0.3	89.1
48	59.5~116.8	6.0~13.5	3.0~9.0	10.6	0.5	<0.1	0.3	15.0
49	75.8~152.7	7.6~17.6	3.8~11.8	13.8	0.5	<0.1	0.3	49.3

[1] 不包括 XXX。

[2] 每个年龄段的计算是假定常染色体非整倍性的概率在给定区间的正中点。

[3] 当使用同样方法计算时，20 岁以下年龄段未能获得数据范围。

Reproduced, with permission, from Hook EB. Rates of chromosome abnormalities at different maternal ages. *Obstet Gynecol* 1981;58: 282–285.

经管疾病)。90%是先证者,即之前家族中没有患病者。通常如果一对夫妇有这样一个异常儿,再生这种异常儿的机会是 2%~5%。如果他们有两个这样的孩子,再发风险高达 10%。然而,必须考虑到其他诊断,可能涉及不同的遗传方式。同胞中有受累儿的风险更大,姐妹后代中女性风险高,兄弟后代中男性风险低。可对孕 16~20 周的孕妇进行血清学筛查,如果 AFP 值达到或超过 2.5,应引起注意,随后羊膜腔穿刺进行羊水 AFP 检查,同时进行仔细的超声检查,以发现胎儿结构异常。超声提示 NTD,并且羊水 AFP 值达到或超过 3.0,可诊断 NTD,应进行遗传咨询,让父母做出决定。

母血 AFP 筛查能检测出 85% 的开放性 NTD,如此可检测出 80% 的开放性 NTD 和 90% 的无脑儿。血清 AFP 筛查,不能检出有皮肤覆盖的病变或封闭的 NTD,因此大多数脑膨出会漏诊。

孕妇中 5%~5.5% 在筛查中 AFP 值出现异常(≥2.5 倍平均值),大多数是假阳性(要做重复试验),可能是由于孕龄不准确、多胎妊娠、胎儿死亡、濒死胎儿或是其他结构异常。在大多数病例中,重复 AFP 检验和超声检查能进行鉴别。如果血清 AFP 水平持续升高,超声检查未能明确诊断,则应检测羊水 AFP 水平和羊水乙酰胆碱酯酶水平。在做最终诊断前,有必要做进一步的检测和咨询。如果孕龄准确,妊娠中期母血筛查的假阳性率是 3%~4%。

染色体异常

1984 年,研究者发现分娩 Down 综合征儿者,母血清 AFP 值较低。根据母亲年龄和 AFP 值,25%~30% 的 Down 综合征胎儿能在产前检测出来。1988 年,除了母源性 AFP,又增加了两个附加检验,即绒毛膜促性腺激素(hCG)和游离雌三醇(uE$_3$),这项三联筛查可检出 60% 的 Down 综合征,而且应用 uE$_3$ 可检出 18 三体。

Down 综合征胎儿母源性 AFP 降低、uE$_3$ 降低、hCG 升高。18 三体儿所有的母血清标记值均低,小于 35 岁的妇女假阳性率是 5%,大于 35 岁者假阳性率升高。染色体异常的准确诊断必须根据胎儿核型。

随着女性年龄增加,胎儿三体风险增加。女性 35 岁时,出生三体儿的风险大约是 1/200,40 岁时风险是 1/20(表 3-6)。在检测血清标记物之前,高龄孕妇应行胎儿核型检查。在这部分人中,不仅三体异常增加,而且性染色体三体(47,XXY 和 47,XXX)在年龄≥35 岁的孕妇中发生率也增加。虽然可行血清学筛查,但是胎儿核型检查仍是产前诊断的金标准。母血清筛查受假阳性的影响,不能 100% 检出 18 三体、21 三体,不能检测出性染色体的非整倍体。

囊性纤维化

在美国,3300 个欧洲血统的人中就有一人患囊性纤维化,欧洲裔和犹太人后裔的北美人携带者发生率是 1/29,非洲裔美国人携带者是 1/24,非洲裔美国人是 1/60。7 号染色体 CFTR 基因 508 位点的苯丙氨酸缺失可导致此疾病,有囊性纤维化家族史者或携带可能性较大者,建议进行携带者检测。如果夫妇双方是等位基因缺失的携带者,那么其胎儿要进行检测。

产前筛查的未来进展

在三体筛查中,三联血清标记检查比单独一种检查更敏感。然而 18 三体和 21 三体的检出率仍然很低。根据血清尿和超声联合检查研究(SURUSS),妊娠前三个月颈部透明带测量和妊娠相关血浆蛋白-A(PAPP-A)检测使筛查更加完善。此结果与妊娠中期 AFP、uE3、游离 β-hCG(或总 hCG)、抑制素 A 检查并结合孕妇年龄为唐氏综合征提供了最有效的诊断方法,其检出率为 85%,假阳性率为 0.9%。产前诊断领域持续发展,期望得到高检出率和低假阳性率。随着研究和技术不断提高,在妊娠前 3 个月可以进行产前筛查。这些检查涉及新的标记物[嗜伊红细胞主要碱性蛋白（PROMBP），鼻骨]，妊娠早期和中期均可检测。

胎儿染色体核型分析

羊膜腔穿刺术

羊膜穿刺术在遗传性疾病的产前诊断中极其重要，以下为适应证：

1. 孕妇年龄 35 岁或以上；
2. 已生育过染色体异常儿者；
3. 三次或以上的反复自然流产者的孕妇；
4. 夫妇一方有染色体异常；
5. 夫妇一方有染色体异常家族史；
6. 女方是 X-染色体连锁疾病携带者；
7. 代谢性疾病的风险（已生育过此类患儿或有家族史）；
8. NTD 的风险（已生育过此类患儿或有家族史）；
9. 孕中期母血清筛查阳性。

目前，许多代谢性疾病可通过羊膜穿刺术进行产前诊断。可能存在代谢性疾病者，应在较大的中心检查，以保证诊断方法的有效性。

羊膜腔穿刺术一般在妊娠 15~17 周进行，也可以更早些（12~14 周）。妊娠 15 周或大于 15 周进行羊膜腔穿刺术有潜在风险，流产风险增加。这种风险估计是 1/200（0.5%），与 35 岁孕妇生育 Down 综合征的风险相近。15 周前进行羊膜穿刺术，流产率略有增加。表 3-7 列出了现在可以通过生化方法诊断的一些疾病。

绒毛膜绒毛取样

绒毛膜绒毛取样（CVS）是一种在妊娠早期获取绒毛进行细胞遗传学检测的技术。大多数是经宫颈取绒毛，也可以经腹壁穿刺取绒毛。CVS 的价值在于可以在妊娠早期进行，从而可以尽早做出终止妊娠的决定。CVS 不良反应是流产率轻度升高，占 1%~5%，会造成远端肢体缺陷。这些风险取决于操作者的经验。有报道，在妊娠 10~12 周进行 CVS，不良反应例数较少。

核型分析和荧光原位杂交

一旦获得了胎儿细胞，应立即处理。应该对所有标本进行染色体核型分析，包括细胞培养、制片和最终的核型分析。整个过程通常需要 10~14 天才能得出结果。有一种分析方法能更快速地对一些最常见的染色体异常进行分析。

荧光原位杂交（FISH）是用荧光标记的 DNA 探针快速检查某条特定染色体的非整倍体。

目前有 13、18、21 和 22 号染色体及性染色体 X 和 Y 的探针，获得结果的平均时间是 24 小时，有些染色体探针可快至 4 小时出结果。由于探针和从羊水穿刺获得的未经培养的羊水细胞或从绒毛取样获得的细胞混合，所以出报告的时间更快。如果患者在妊娠晚期或超声高度提示某条染色体疾病，用 FISH 分析是最适合的。随着多色 FISH 的发展，所有人类染色体可用 24 种不同颜色染色，可确定染色体重排。

单基因病

如果父母一方患有常染色体显性遗传疾

表 3-7 可以产前诊断的遗传性疾病

脂质沉积：Gaucher 病、家族黑蒙性白痴、酰基鞘氨醇己三糖苷酶缺乏症等
黏多糖病：Hurler 综合征、Hunter 综合征等
氨基酸尿：胱氨酸尿症、高胱氨酸尿症、枫糖尿症等
碳水化合物代谢病：葡萄糖-6-磷酸脱氢酶缺乏症、糖原贮积病等
其他：肾上腺性征综合征、Lesch-Nyhan 综合征、镰状细胞病、囊性纤维化、亨廷顿病等

病,那么其子女发病机会是 1/2;如果父母双方均是常染色体隐性遗传疾病携带者,其子女患病机会是 1/4,而 1/2 是携带者。如果一个子女患病,那么可以推测其父母双方是携带者,或者如果可以进行携带者检测,可断定其父母双方都是携带者,Tay-Sachs 病和镰刀形细胞病是后者可能性的病例。

比如犹太人的 Tay-Sachs 病和黑人的镰刀形细胞病,进行携带者检测试验时,夫妇有携带者风险,医师应在孕前对这些人进行携带者检测试验。如果患者已经妊娠,则应尽快检测。如果父母是携带者,并且已经确定妊娠,如果可能的话,必须做产前诊断。如果医师不知道是否有这样的检测或怎样测试,则可按当地遗传咨询程序,组织全国基金会/美国畸形儿基金会或国家卫生部门提供遗传咨询。这些部门能够告诉医师新的产前诊断研究方法。这个领域的研究发展很快,因此可能出现新方法。如果能提供遗传咨询服务,那么对有特殊问题的患者应该去专门的咨询机构。医师不可能了解目前由单基因病引起的各种情况的最新进展。

X 连锁遗传病的产前诊断通常比较容易,夫妇能通过胎儿性别进行选择。女性胎儿更有优势,她有可能是携带者,但不会患病;如果胎儿是男性,患病的机会是 1/2。通过这个信息,夫妇可以做出决定,是否继续妊娠男性胎儿。遗传咨询机构做出产前诊断结果,如基因连锁分析等信息,可用于个案。

所有选项都应是未经说服的非主观方式,基于当时可用的最佳信息。鼓励夫妇做出适合他们特殊需要的决定。如果决策合适,医师和遗传咨询师应该支持他们。如果医师认为患者做出的决定不明智或不切实际,这个决定可能是基于迷信、宗教或神秘的信仰,简单幼稚,甚至是人格障碍,那么医师应该尽一切努力解决患者的问题。少数情况下,也可以和其他家庭成员或其信仰的人员进行严格而保密的咨询。医师和遗传咨询师必须清楚记录这些情况,以防患者做出错误的决定而导致悲剧,否则他们会责怪专业咨询师没有阻止他们的决定。

遗传咨询

遗传咨询关系到医师、家庭和遗传咨询师,利用遗传咨询师的服务使患者的利益最大化是医师的职责。遗传咨询师询问家族史,画出家系图(图 3-4),评估这种疾病在一般人群的潜在风险和特殊家庭的风险。当先证者有明确的诊断,亲戚死亡或不能提供信息,咨询师可以要求看照片,可以显示可疑的形态特征。在许多病例中,建立家谱后可确定遗传方式,如果确立了家谱,可以估计后代未来患病的风险。系谱的信息对遗传咨询师讨论这个病例是很重要的。

妇科相关问题

性别决定的染色体基础

有性生殖

在正常情况下,胎儿的性别在受精时就决

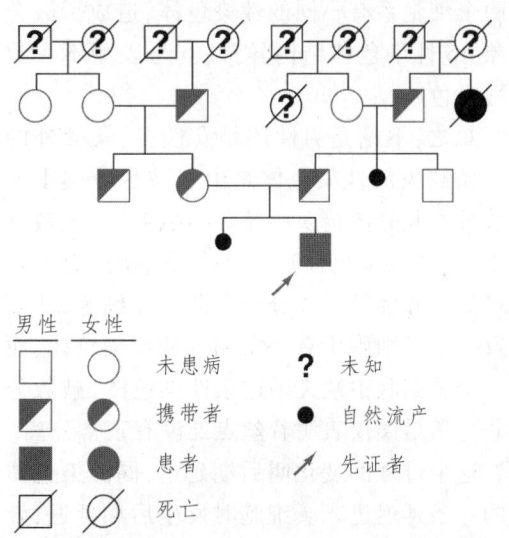

图 3-4 系谱图显示了常染色体隐性遗传特征的家族未受累者的后代、携带者后代、受累者的后代(镰状细胞性贫血)。

定了。正常女性细胞含两条X-染色体；正常男性含一条X-染色体、一条Y染色体。在减数分裂中，男性配子的一半接受了一条Y染色体，另一半接受了一条X-染色体。因为女性有两条X-染色体，所有女性配子含一条X-染色体。如果含有Y的配子和一个卵子受精，则胎儿为男性。相反如果含一条X-染色体的配子与一个卵子受精，则胎儿为女性。

从数字上来看，以往描述的出生男性/女性比例为100。性别比例是指男性数量除以女性数量乘100。多年来，白人新生儿中的男性/女性性别比例约为105。显然，受精时的性别比例比出生的性别比例高。大量数据显示，流产儿中男性居多。

减数分裂和有丝分裂异常

这部分讨论限于减数分裂和有丝分裂异常导致胚胎性染色体异常。

与各种临床情况相关的染色体研究表明，减数分裂和有丝分裂确实会发生错误，这些错误主要导致了以下情况的发生：①一条额外的性染色体；②缺失了一条性染色体；③两个细胞系有不同的性染色体，造成了镶嵌现象；④两个细胞系有不同的性染色体，造成了嵌合现象；⑤性染色体结构异常；⑥与表型不一致的性染色体。

总之，不论是男性还是女性，一条额外的和一条缺失的性染色体是由于减数分裂Ⅰ或减数分裂Ⅱ分离错误所导致的结果。在减数分裂Ⅰ中，两条染色体进入一个子细胞，而不是成对的同源性染色体分配到两个子细胞，从而导致一个子细胞中有一条额外的性染色体，而另一个子细胞中缺失了这条性染色体。减数分裂Ⅱ分离错误仅表明着丝点处没有正常分离。

这个过程的变化叫后期延迟，同源染色体中的一条延迟进入子细胞时发生后期延迟，导致染色体丢失。理论上，染色体会在分裂前期和复制时发生相关错误，但这个理论还没有被证实。

有两种细胞系的人显然是胚胎发育早期有丝分裂发生了问题，如果在胚胎细胞分裂早期(第一、第二或随后很快)有不分离或后期延迟，则会导致嵌合体。在这种情况下有两种细胞系，一个细胞系有正常数量的性染色体，而另一个则缺少一条性染色体或有一条额外的性染色体。嵌合现象中情况类似，除非性染色体不同，一条可能是X，另一条可能是Y，显然这是双精子受精、双卵受精或在胚胎发生极早期2个单独的受精卵融合，以上每种情况在动物实验中均会发生。

性染色体结构异常——长臂或短臂缺失或形成了等臂染色体（2条短臂或2条长臂）——是由于减数分裂而导致染色体损害，这种损害发生原因尚不清楚，但这种情况在性染色体比常染色体更常见，可能是由于常染色体的损害程度比X-染色体损害更致命，而有X-染色体损害者通常可以存活。

性染色体和基因型不相符会引起真两性畸形和XX男性(见后文)。

人类中的X-染色体

在胚胎大约16天时，女性体细胞核膜的内侧缘出现直径$1\mu m$的结构，称为X-染色质小体。这是细胞遗传的证据，即X-染色体中的1条(分裂间期，在普通光学显微镜下可见到的染色体)。因此，X-染色体而论，女性任何一个细胞均是半合子。有遗传理论证实，在X-染色质小体形成过程中，X-染色体不完全失活。在正常女性，分裂间期X-染色体失活及形成X-染色质小体的过程称为莱昂现象（英国遗传学家Mary Lyon提出的）。这种现象是随机的，可以是母源或父源任何一方的X-染色体。此外，一旦在胚胎发育早期选择了某一条X-染色体，通常在后代中存在同一条X-染色体失活，遗传学家发现，母源和父源的X-染色体失活比例大约是1:1。

卵巢生殖细胞是X-染色体失活的特殊情况，在减数分裂过程中，没有X-染色体失活。

显然，如果没有两条遗传活性的 X-染色体，则减数分裂就不能进行。X-染色体中的一条发生随机结构损伤，从而导致减数分裂停滞、卵母细胞丢失、破坏卵巢发育。现已证实，卵母细胞发育的关键区域位于 X-染色体长臂，其中必要区域几乎包含整个长臂，特别是 Xq13 到 Xq26。如果这个区域破坏，则 X-染色体中的一条会丢失或易位，卵母细胞不能发育。然而，也有少数例外情况。

有一个奇特的生物学现象，如果 X-染色体中无论来源于父亲或母亲的一条染色体异常，则这条染色体通常在遗传上失活，变成 X 染色质小体。虽然这个规律对 X-染色体随机失活似乎是个例外，但实际情况更加明显。假定发生随机失活，则对细胞产生不利影响，即使细胞中含有受损的有活性的 X-染色体，细胞也不能存活。因此，只有含正常活性 X-染色体细胞的胚胎才能发育(X-染色质小体)(图 3-5)。

如果多于两条 X-染色体，除 1 条染色体外，所有 X-染色体遗传上是失活的，变成了 X-染色质小体。因此，X-染色质小体的数量等于 X-染色体数量减 1。当 Y-染色体存在时，这种失活形式依然存在，例如 Klinefelter 综合征。

尽管 X-染色体主要与女性特征发育相关，但是有充足的遗传学证据表明，X-染色体上的基因位点具有诸多其他功能。因此在第 10 版《人类孟德尔遗传学》遗传性疾病目录中列出了 320 种与 X-连锁或多或少相关的特征，其中 160 种特征的证据较为充分，其余的只是假说。血友病、色盲、儿童肌营养不良（Duchenne 营养不良）、Lesch-Nyhan 综合征以及葡萄糖-6-磷酸脱氢酶缺乏症是经证实的由 X-染色体上基因位点控制的疾病。这种情况是由于男性半合子情况下，隐性基因表达所造成的。

X-连锁显性性状在人类是罕见的，维生素 D 抵抗佝偻病就是个例子。

至少有一种疾病可被归类于 X-染色体结构异常和单基因突变，男性 X-连锁智力低下

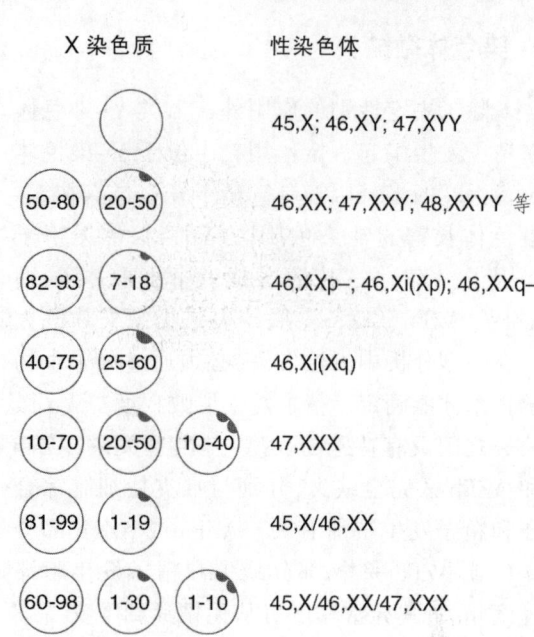

图 3-5　X 染色质小体与性染色体组成可能的关系。

者与 q26 脆性位点相关，但是需要一种特殊培养基来证实。此外，有报道表明，携带此脆性位点的杂合子女性智商较低。

人类的 Y-染色体

正如 X-染色体是唯一的在间期由普通光学显微镜可见的染色体，Y-染色体是仅在间期暴露在奎纳克林化合物后，能在荧光显微镜下见到的染色体，这是一个很有用的诊断方法。

和 X-染色体相反，Y-染色体的特征很少。除了和睾丸形成有关外，其短臂末端和 X-染色体短臂末端同源。显然，仅有 Y-染色体而没有 X-染色体是致死性的，因为这样的病例从来没有报道过。

Y-染色体上有一个控制睾丸发育的因子，称为睾丸决定因子(TDF)。没有 TDF，胚胎会发育成女性。当 TDF 存在时，睾丸发育，随后支持细胞分化，支持细胞反过来产生控制男性分化的因子，即苗勒管抑制因子(MIF)，也称抗苗勒管因子 AMF。MIF 的存在引起苗勒管消退，因此发育成正常男性解剖结构。

Y-染色体微缺失

除了决定性别的作用外，人类Y-染色体在精子发生中起一定作用，由位于Y-染色体长臂近端的多基因控制。精子发生位点在Y-染色体长臂的常染色质区(Yq11)，称无精子症因子(AZF)。AZF区分成三个不重叠区，即AZFa、AZFb、AZFc。微缺失是指缺失片段大小在核型分析中无法发现，必须通过分子生物学技术才能确定。精子发生失败程度与Yq微缺失之间没有特殊的表型-基因型关系，AZFa和AZFb区完全缺失，分别与唯支持细胞综合征和精子发生阻滞有关。AZFa或AZFb部分缺失或AZFc完全/部分缺失和精子发生阻滞程度相关，其异常程度可从无精症到唯支持细胞综合征。有报道，AZFc缺失患者精子发生出现渐进性损害。根据Y-染色体测序结果，证实最早提出的第4个AZFd区并不存在。缺失区有许多候选基因与精子发生受损有关，研究较多的基因包括AZFc区的DAZ基因、AZFb区的RBMY1A1基因和AZFa区的USP9Y、DBY和UTY基因。由于缺失基因主要在睾丸中表达，因此男性除了精子发生障碍外，没有其他异常。

据研究，不育男性Yq微缺失发生率为1%~55%，最常见的缺失区是AZFc(60%)，而AZFa区缺失相对少(5%)。Y-染色体长臂微缺失检测对成功获取睾丸精子有价值，AZFa和AZFb区完全缺失者，几乎没有利用外科手术获取睾丸精子的机会。目前，除了供精能解决其不孕问题外，没有其他有效的治疗方法。

过去，不育男性中大多数Y-染色体微缺失者是在胚胎发生或其父减数分裂时发生的，随着辅助生殖技术的发展，这些不育男性可通过胞浆内单精子注射技术(ICSI)得到后代，所以Yq微缺失能代代相传。一些研究表明，当不育男性存在Yq微缺失时，ICSI得到的儿子将遗传同样的缺失。在遗传咨询方面，虽然Yq微缺失能传给男性后代，但是无法预测男性后代精子发生程度的表型，其原因主要是环境因素的不确定性能够影响精子发生及其生命周期。

发育异常

卵巢发育不全

1938年，Turner描述了7例15~23岁性幼稚女孩，其特征为蹼颈、肘外翻、生长迟缓，以发现者的名字命名，称为"Turner综合征"。后来的观察发现，条索状卵巢和Turner描述的临床症状完全相符，卵巢发育不全变成了Turner综合征的同义词。由于患者X染色质小体缺失，因此卵巢发育不全改称为"性腺生成障碍""性腺发育不全"或"性腺不发育"。

在之前提到的生殖器异常的一些患者中发现其X染色质数量正常，而且发现多种性染色体组成与条索状性腺有关，其表现特征并不仅限于Turner幼稚型、蹼颈、肘外翻和生长迟缓四联症，有可能只表现为女性性幼稚型。从Turner最初描述后，发现其他身体异常(有不同发生率)与最初的临床表现相关，包括盾胸、超重、高腭裂、小颌畸形、内眦赘皮、低位耳、指甲发育不全、骨质疏松、色素痣、高血压、淋巴水肿、皮肤松弛、瘢痕疙瘩、主动脉狭窄、精神发育迟滞、小肠毛细血管扩张症、耳聋。

Turner综合征是指卵巢呈条索状、性幼稚、身材矮小及上面提到的2个或2个以上身体异常，卵巢缺如、性腺缺如和性腺发育不全这些术语失去了其临床意义，仅用于描述性腺发育。至少有21种性染色体组成与条索状性腺有关(图3-6)，但仅有9种性染色体组成和Turner综合征有关。大约2/3的Turner综合征患者染色体为45,X，而无Turner综合征但有条索状卵巢者，其染色体为45,X者仅占1/4。

核型-表型的相关性与卵巢发育不全并不十分吻合，然而如果将性腺发育作为一个问题，如果发现躯体异常与这些综合征之间有关联,那么可以确定二者之间的相互关系。

关于性腺发育不全,重要的是二倍体生殖细胞需要两条正常有活性的X-染色体。与体细胞不同,体细胞中只有一条性染色体是有遗传活性的。至少在人胚胎发育16天后,X染色质小体才首次出现在体细胞中。45,X患者仅有条索状性腺而没有卵母细胞,这也是很重要的。根据这些发现可以认为,性腺不发育不是一条特殊性染色体的缺失,而是两条X-染色体关键区域的缺失所致。

相比核型-表型与性腺发育的相关性,核型-表型与躯体异常的相关性更加模糊不清。X-染色体长臂缺失与患者躯体异常有关,然而有力的证据表明,X-染色体单体短臂也与躯体异常密切相关。

性腺发育不全病史

无论患者细胞遗传背景如何,在这些条索状性腺患者中,其异常卵巢的组织学特征是相同的(图3-7)。

条索状性腺的主要成分是纤维组织,显微镜下与正常卵巢间质难以区分。其表面的生殖上皮是一层矮立方细胞,这层细胞完全无活性。

在条索状性腺中部,常可发现卵巢小管网。

所有患者达到正常青春期年龄后,可证实存在门细胞。在不同患者中,门细胞数量并不相同。阴蒂肥大者门细胞数量多,二者之间可能存在因果关系。然而在许多正常卵巢组织中,也发现门细胞。门细胞起源尚不清楚,但其与性腺髓质部分发育有关。门细胞的存在提供了更多支持性证据,提示在卵巢发育不全者,早期卵母细胞出现前,性腺发育途径正常。所有患者可取阔韧带进行研究,可发现中肾管和中肾小管存在于正常女性的阔韧带结构中。

临床表现

症状和体征

新生儿:条索状卵巢新生儿表现为手脚水肿。在组织学上,水肿与扩张血管的间隙增大有关。根据这些发现,常可确诊核型。然而一些条索状卵巢患儿,特别是那些很少或没有躯体

```
45,X
46,XX
46,XY
46,XXp-
46,XXq-
46,Xi(Xp)
46,Xi(Xq)
46,XXq-?
45,X/46,XX
45,X/46,XY
45,X/46,Xi(Xq)
45,X/46,XXp-
45,X/46,XXq-
45,X/46,XXq-?
45,X/46,XX
45,X/46,Xi(Xq)     }
45,X/46,XX/47,XXX
45,X/47,XXX
45,X/46,XX/47,XXX        }
45,X/46,Xi(Xq)/47,XXX
45,X/46,XXr(X)
45,X/46,XX/46,XXr(X)
45,X/46,XXr(X)/47,XXr(X)r(X)
45,X/46,XX/47,XXX        }
45,X/46,XXq-
```

图3-6 已在条索状性腺患者中发现的21种染色体组成。

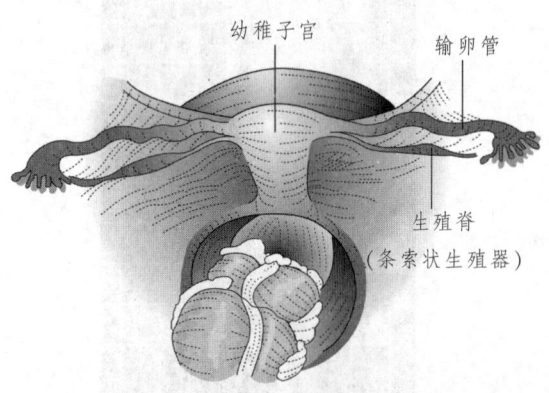

图3-7 Turner综合征患者的条索状性腺。(Redrawn and reproduced, with permission, from Jones HW Jr, Scott WW. *Hermaphroditism, Genital Anomalies and Related Endocrine Disorders.* 2nd ed. Philadelphia, PA: Williams & Wilkins;1971.)

异常者,无法在出生时确诊。

成人:这些患者的临床显著特征是身材矮小,典型患者的身高很少能达到1.5m(5英尺)(图3-8)。此外,性幼稚也是显著特征。如前所述,可能存在各种躯体异常。根据定义,如果患者出现两个或两个以上异常,则可诊断为Turner综合征。这些患者中大多数只有一条正常的X-染色体,其中2/3没有其他性染色体。身高正常、没有躯体异常者也会有条索状性腺,这种情况有可能是由于存在2条正常X-染色体的细胞系,而另一个细胞系有单条X-染色体,这与典型Turner综合征患者是相同的。

实验室检查

任何年龄的患者,特别是12岁左右的青春期患者,促性腺激素水平增高是重要的表现。但是,在15岁以上的患者,除非血清促卵泡激素水平大于50mIU/mL、促黄体生成素水平大于90mmol/L,否则不能诊断为卵巢功能衰竭。

非性腺内分泌功能正常,尿中排泄的雌激素水平低,成熟指数和其他阴道涂片指数较好地左移。

治疗

雌激素替代治疗对第二特征的发育是必要的。

生长激素治疗可以增加身高,但还不确定是否能增加最终身高。现有证据表明,身高会增加。

有证据表明,有Y染色体的条索状性腺患者,与正常男性相比,其性腺恶变程度增加。因此,有Y染色体者,建议手术切除条索状性腺。

真两性畸形

真两性畸形是指患者同时存在卵巢和睾丸组织。人类Y染色体携带遗传物质,控制睾丸发育。即使有多条X-染色体存在,这些遗传物质也有活性。Klinefelter患者有4条X-染色体,仅有一条Y染色体,患者有睾丸。相反(极少数例外),Y染色体缺失情况下,没有睾丸发育。这种例外情况可在真两性畸形和XX男性中见到,睾丸组织的发育与XX性染色体组成有关。

临床表现

症状和体征

在临床上,没有特殊症状能区分真两性畸形和其他两性畸形。因此,除了持续男性化影响外,例如先天性肾上腺增生症,在婴儿期有任何两性表现者,均必须确定诊断。青春期开始后,有些临床特征更加明显,可明确诊断,但是婴儿期确诊是可能的,而且是应该的。

以往,大多数真两性体以男性进行抚养,因为他们有明显的男性外生殖器(图3-9)。然而随着早期诊断的进展,大多数患者以女性进

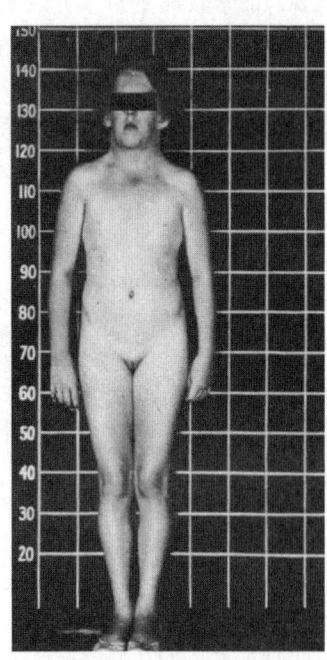

图3-8 Turner综合征患者。(Reproduced, with permission, from Jones HW Jr, Scott WW. *Hermaphroditism, Genital Anomalies and Related Endocrine Disorders.* 2nd ed. Philadelphia, PA: Williams & Wilkins; 1971.)

行抚养。

几乎所有真两性体都有女性乳房发育，这有助于区分男性假两性畸形和真两性畸形。除了那些家族性女性假两性畸形，极少数男性两性畸形会发育成女性乳房。

大多数真两性畸形患者有月经，而有无月经是由子宫发育决定的。许多真两性畸形者苗勒管仅发育为始基或根本不发育（图3-10）。

少数有子宫者，在切除睾丸组织后会有月经，而且能妊娠并分娩正常婴儿。

性染色体组成

大多数真两性畸形患者有X染色质小体，核型和正常女性无差别。与此相反，少数患者在临床上不能与其他真两性畸形患者相区别，例如，已确定的嵌合体46,XX/46,XY。

在真两性畸形中，睾丸对苗勒管有抑制作用。但卵睾体对苗勒管有抑制作用。真两性畸形的睾丸或卵睾体可使患者外生殖器男性化，这与男性两性畸形中睾丸是男性化标志一样，与核型无关。

DNA杂交缺失图显示，大多数（不是全部）XX真两性畸形有Y染色体特异序列，这

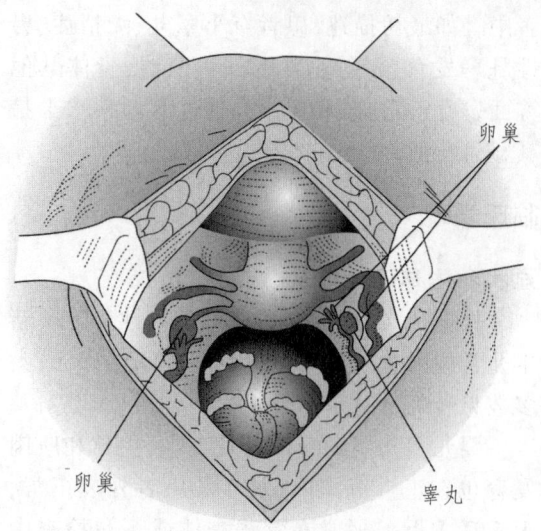

图3-10 真两性畸形患者的内生殖器官。（Reproduced, with permission, from Jones HW Jr, Scott WW. *Hermaphroditism, Genital Anomalies and Related Endocrine Disorders*. 2nd ed. Philadelphia, PA: Williams & Wilkins; 1971.）

可能与减数分裂中发生X和Y染色体异常交换有关。在一些46,XX真两性畸形患者中，能检测到H-Y抗原，更印证了这一点。

真两性畸形的临床表现一般与其他严重的染色体异常不同。例如，极少数真两性畸形与躯体畸形相关，而且几乎无智力低下。

治疗

真两性畸形的治疗原则与一般两性畸形相同，手术切除与性别不一致的器官，根据社会性别来重建外生殖器。问题是如何建立性腺的确切特征，有卵睾体存在时特别困难，因为对其总体特征的识别非常不准确，而又不能切除太多性腺用来确定。在一些病例中，一种性腺组织完全包裹在另一种相反性腺组织结构中。

Klinefelter综合征

由Klinefelter Reifenstein和Albright在1942年首先描述，仅出现在外观呈男性的患

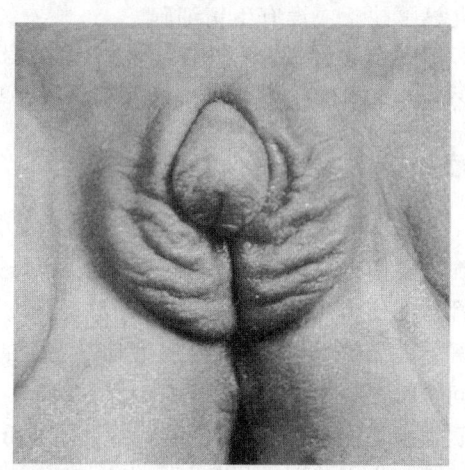

图3-9 真两性畸形患者的生殖器。（Reproduced, with permission, from Jones HW Jr, Scott WW. *Hermaphroditism, Genital Anomalies and Related Endocrine Disorders*. 2nd ed. Philadelphia, PA: Williams & Wilkins; 1971.）

者中。如最初描述，患者有小睾丸、无精症、男性乳房发育、相对正常的外生殖器，身体其他方面发育正常，尿和血中高促性腺激素水平是其显著特征。

临床表现

症状和体征

根据定义，此综合征仅见于男性。除了新生儿常规筛查，该病在青春期前不能确诊，大多数患者确诊时是16~40岁。

婴儿和儿童期身体发育正常，生长和肌肉发育也在正常范围内。大多数患者外表正常，无不适主诉，通常在常规查体或不孕检查中发现。

Klinefelter等最初发表的资料认为，男性乳腺发育是Klinefelter综合征的主要特征。但是，后来也有报道男性乳腺未发育的病例。

大多数患者外生殖器发育正常，勃起和性交良好。

在典型病例中无隐睾病史，睾丸在阴囊中，没有睾丸外伤或疾病史。虽然偶有流行性腮腺炎、睾丸炎，但是这些疾病与Klinefelter综合征无关。与外生殖器的其他部位相比，Klinefelter综合征患者的睾丸较小（大约1.5cm×1.5cm）。

Klinefelter综合征患者常有心理症状，大多数关于Klinefelter综合征的研究是在精神病学机构完成的，心理异常的严重程度部分与超X-染色体数目有关，例如大约1/4的XXY患者有一定程度的精神发育迟缓。

实验室检查

Klinefelter综合征相当重要的临床特征之一是在血和尿中检测到较高水平的垂体促性腺激素。

尿排泄物中17-酮类固醇水平正常或低于正常水平，临床上鉴别睾丸间质细胞功能不足的程度与17-酮类固醇分泌水平低大致相关。

组织学和细胞遗传学检查

Klinefelter综合征可被看做是一种原发性睾丸衰竭。

有学者把Klinefelter综合征中各种形式的睾丸萎缩进行了分类。Klinefelter认为，只有染色体异常者可称为Klinefelter综合征。通过成人睾丸显微镜下检查，可发现患者曲细精管缺乏上皮细胞，并伴萎缩和透明变性，睾丸组织内含有大量弹性纤维及间质细胞。

X-染色质小体阳性的男性可能患有克氏症，核性别异常反映了性染色体组成的遗传学异常。所有患者至少有两条X-染色体和一条Y-染色体，性染色体组成中最常见的染色体异常是XXY，但也有XXXY、XXYY、XXXXY和XXXYY、嵌合体XX/XXY、XY/XXY、XY/XXXY和XXXY/XXXXY。除了XX/XXY嵌合体外，Y-染色体在所有细胞中均存在，显然，Y-染色体在睾丸形成中至关重要，因此尽管存在4条X-染色体，也可以手术治疗。

在Klinefelter综合征患者中，X-染色质小体与Y-染色质小体均呈阳性。

性染色体异常引起睾丸分化异常，导致成年后睾丸衰竭。出生时或青春期前，此类患者睾丸显著缺乏或没有生精细胞。

婴儿筛查发现，男性伴X-染色质小体阳性者的发生率估计为2.65例/100例活产男婴。

治疗

在Klinefelter综合征患者中，不育和男性乳腺发育尚无有效治疗方法。垂体激素对透明化管状上皮再生或刺激配子发生无效，激素对乳房增大无效。当乳房发育成为难以克服的心理问题时，手术切除是满意的治疗方法。睾丸间质细胞功能不足者，睾酮替代疗法有助于改善心理和生理状况。供精可用来治疗不育。

双X-染色体男性

已有报道发现，少数成年男性轻度阴茎发

育不良和睾丸非常小，但他们没有其他性发育异常。这些患者无生育能力。与 Klinefelter 综合征患者不同，他们无异常乳房发育。临床上与 Del Castillo 综合征（睾丸发育不全）相似。然而，XX 男性中性染色质阳性，有正常女性核型，因此成为部分真两性畸形患者中性反转的极端病例。

多 X-染色体综合征

在一个细胞中发现一个以上 X-染色质小体，提示特定细胞中 X-染色体数目多于 2 条。在许多患者中，这种发现与嵌合有关，临床表现由 X-染色质小体数量控制，例如，如果嵌合中核型之一是 45,X，则可发生性腺发育不全。有些患者无嵌合现象，但所有细胞中均有数量异常的 X-染色体，最常见的染色体组成是 XXX（3-X 综合征），但也有 XXXX（4-X 综合征）和 XXXXX（5-X 综合征）的报道。

额外的 X-染色体似乎对性分化没有影响，这些患者身材正常，有正常女性外生殖器。部分患者经剖腹手术检查，未发现卵巢异常。少数患者卵泡数量明显减少，至少一侧卵巢很小，卵巢间质分化不良。约 20% 的 3-X 综合征患者青春期后出现不同程度的闭经和月经不规则。但是大部分患者有正常月经史，并证明有生育能力。

几乎所有多 X-染色体综合征患者有不同程度的智力低下，很少有先天愚型的特征。（这些患者的母亲比正常儿童母亲的年龄大，就像 Down 综合征。）也许这些发现部分是间接的，因为这些患者中大多数是在精神病院调查时发现的。对婴儿期智力发育迟缓者，应行染色体检查，这对临床发现至关重要。

3-X 综合征母亲的后代均正常，这种情况令人惊讶，因为从理论上讲，减数分裂中产生相等数量的含 1 条或 2 条 X-染色体的卵子。异常 XX 卵受精会产生 XXX 或 XXY 个体，然而 3-X 情况也可能是正常卵子和受精卵。

该综合征的诊断依据为患者口腔黏膜涂片中发现含有 2 个 X-染色质小体的细胞比例增高、外周血细胞培养中发现 47 条染色体、核型分析发现一条额外的 X-染色体。在口腔黏膜涂片检查中应注意，一些细胞有一个 X-染色质小体，据此可推测是 XX/XXX 嵌合现象。事实上，在 3-X 综合征患者中，外周血细胞培养证实只有一种细胞类型。在一些体细胞中，第二个 X-染色质小体缺失与细胞检查时间（间期）和空间定位阻止了 2 个 X-染色质小体显影（邻近核膜）有关。该综合征患者中，含有一个或两个 X-染色质小体的细胞数量很高，至少达 60%~80%，而正常女性上限大约为 40%。

诊断要点

▶ 女性假两性畸形，外阴性别不明伴阴蒂肥大，偶有泌尿生殖窦续存。

▶ 早期性毛的出现，多毛症，侏儒症。

▶ 尿 17-酮类固醇升高，孕三醇水平增加。

▶ 血清 17-羟孕酮水平升高。

▶ 偶与水、电解质不平衡相关，特别是在新生儿期。

先天性肾上腺增生导致的女性两性畸形

概述

由先天性肾上腺增生导致的女性假两性畸形是很明确的临床综合征，自从发现肾上腺皮质素能够阻止男性化的发生以来，对综合征的认识更加深入，这通常是由于皮质醇生物合成中缺乏 21 羟基化作用所需要的基因。

如果在婴儿期没有确诊，则会对身体造成不良影响。由于胎儿期肾上腺分泌了大量异常的雄性类固醇，导致这些婴儿出生时生殖器异常（图 3-11）。在极端情况下，可发生阴囊阴唇褶皱融合。在罕见情况下，甚至形成阴茎尿道。阴蒂显著增大，以至于被误认为是阴茎（图 3-12）。在融合的阴囊阴唇褶皱内不能触及性腺，有时

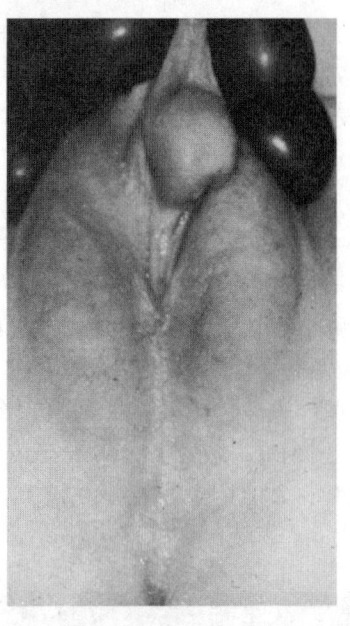

图 3-11　先天性肾上腺增生女性患者的外生殖器，与图 3-12 进行对比。（Reproduced, with permission, from Jones HW Jr, Scott WW. *Hermaphroditism, Genital Anomalies and Related Endocrine Disorders*. 2nd ed. Philadelphia, PA: Williams & Wilkins; 1971.）

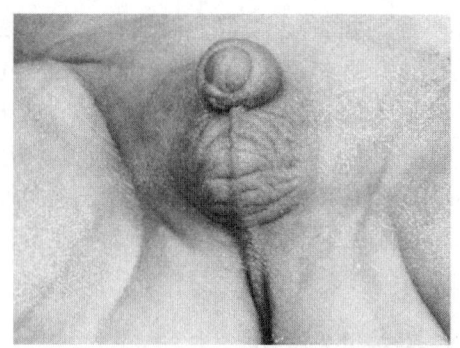

图 3-12　比图 3-11 更严重的畸形。

会误诊为男性隐睾。通常在阴茎基底部有一个单独尿道外口，阴道进入泌尿生殖窦续存中，见图 3-13。

在婴儿期，只要不发生严重的电解质紊乱，这些儿童比正常儿童生长更快。有时其身高和体重明显超过同龄人的平均值。10 岁左右出现骨骺闭合，因此这些人成年以后的身材往往比正常成年人矮小（图 3-14）。

男性化过程发生提前，最早在 2 岁时可出现阴毛，但通常会在更年长些出现。随后出现腋毛生长，最后出现体毛和胡须，有些人胡须浓密，需要每天剃须。很早便出现痤疮，但无青春期发育，无乳腺发育，无月经。在整个过程中，血清肾上腺雄激素和 17-羟孕酮水平异常升高。

虽然这里我们主要关注的是这种女性异常，但必须提到的是肾上腺生殖器类型的肾上腺增生也可发生在男性，称为早熟性巨生殖器巨体。性发育速度很快，年龄很小时性器官即可达到成人大小。与女性患者相同，患者性毛和痤疮出现较早，声音变低沉。睾丸通常在阴囊里。在儿童早期，虽然其外生殖器可达到成人大小，但依然较小而且不成熟。成年后，其睾丸增大，有精子生成，受精率和对照人群相似。男性患者身体发育过程与女性患者类似。在儿童期，男性身高和体重均超过平均水平，但是（如果未经治疗）成年后，患者矮胖、肌肉发达，身高低于平均值。

有这种疾病的男性和女性，尤其是男性，可能出现复杂的电解质失衡。在婴儿期，表现为呕吐、渐进性消瘦、脱水。如果不能快速诊断，则可能危及生命。患者明显表现为血清钠低、二氧化碳结合力低、血清钾高。这种情况有时会误诊为先天性幽门狭窄。

有些患者缺乏 11-羟基化作用，除了与男性化有关外，还与其高血压有关。

肾上腺组织学

肾上腺变化的核心是网状带增生，随着年龄增长，变化更加明显。有些患者球状带出现增生，但束状带在数量上大大减少或完全消失。脂质研究表明，球状带和束状带脂质缺失，但网状带脂质反应异常增强（图 3-15）。

卵巢组织学

卵巢变化分别起始于婴儿期、儿童期和青

第3章 遗传性疾病与性染色体异常

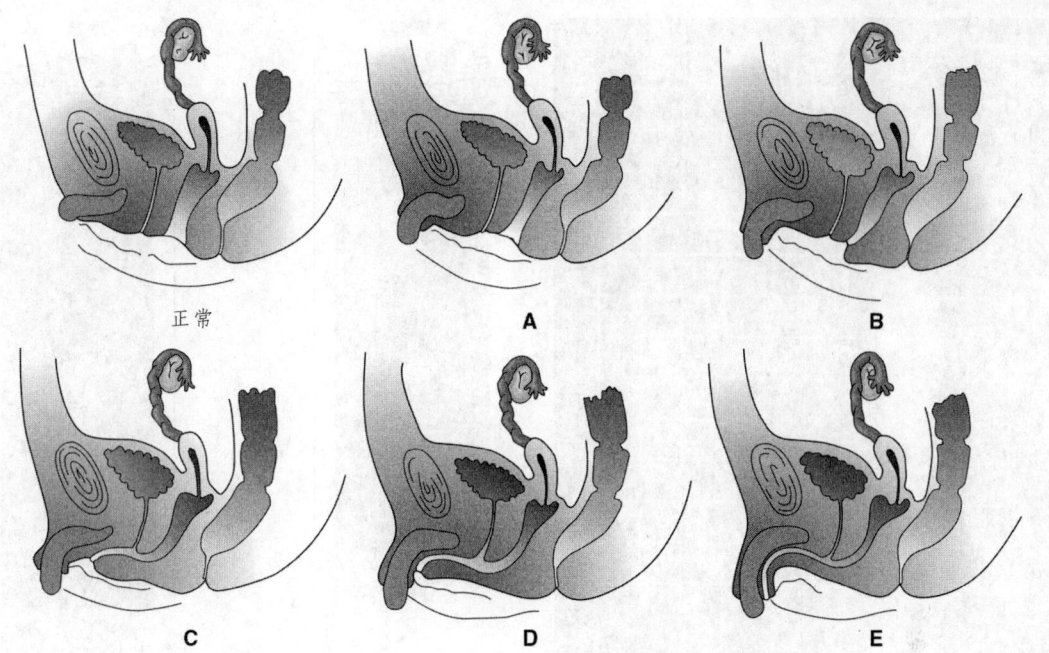

图 3-13　先天性肾上腺增生患者更加严重的生殖器畸形的矢状面 (A~E)。(Redrawn and reproduced, with permission, from Verkauf BS, Jones HW Jr. Masculinization of the female genitalia in congenital adrenal hyperplasia. *South Med J* 1970;63:634 638.)

少年期，正常卵泡发育至窦卵泡阶段，但是未证实有排卵。随着年龄增长，卵泡发育越来越减少，原始卵泡消失。但是这并不是完全消失，成年患者经肾上腺皮质激素治疗4~6个月后，会出现排卵性的月经周期。

发育异常的生殖结节与泌尿生殖窦衍生物

阴茎由两侧阴茎海绵体组成，正常情况下，缺乏尿道海绵体。尿道外口常位于阴茎基底部（图3-11），偶尔可以看到尿道延伸到阴蒂末端（图3-12）。有龟头和包皮，与男性正常结构无区别。阴囊阴唇褶皱在中线融合，会阴中缝处似阴囊外观；但是很少增大达正常阴囊大小。在阴囊阴唇褶皱内触不到生殖腺。当异常不严重（例如患者出生后男性化），阴囊阴唇褶皱融合不完全，轻度回缩后，尿道外口与阴道口位置均正常。

有些患者泌尿生殖窦与阴道之间不相通。阴道不会与泌尿生殖窦部分相通，后者发育为女性尿道或前列腺尿道。相反，阴道经尾部与泌尿生殖窦衍生物相通。所幸的是不累及括约肌机制，泌尿生殖窦部分发生异常连通，泌尿生殖窦在女性发育为阴道前庭，在男性发育为尿道膜部。从妇科医师角度来看，更为有意义的是阴道和尿道（女性）进入了一个持续的泌尿生殖窦，而不是阴道进入[膜（男性）]尿道。这个结论引起了一些有关前列腺囊对于胚胎发育意义的怀疑，也就是通常所说的正常男性中代表阴道的同源物。

激素的变化

肾上腺生殖型先天性肾上腺增生出现重要而特殊的内分泌变化，其最终诊断依赖于发现这些异常。

尿雌激素

由肾上腺增生引起的女性两性畸形男性化表明，这些患者雌激素分泌低。卵巢滤泡和雌激素靶器官萎缩支持这一假设。以荧光分光

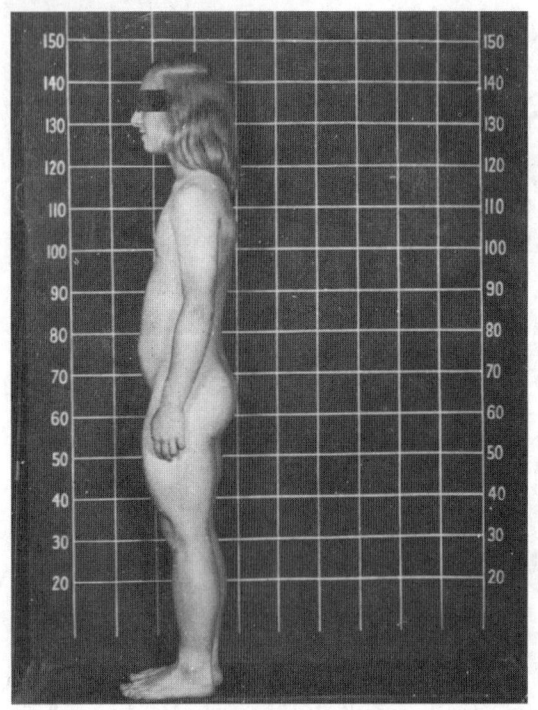

图 3-14 未经治疗的先天性肾上腺增生的成人，注意其身材矮小，四肢较短。（Reproduced, with permission, from Jones HW Jr, Scott WW. *Hermaphroditism, Genital Anomalies and Related Endocrine Disorders.* 2nd ed. Philadelphia, PA: Williams & Wilkins; 1971.）

光度法和生物学方法测定尿中雌激素，证实雌激素水平升高。

血清类固醇

随着放射免疫测定技术的发展，在诊断和监测疗效方面，更倾向于测定血清类固醇，而不是测定尿液中的代谢物。很多患有这种疾病的患者血清类固醇分析显示出皮质醇生物合成的多种缺陷。最常见缺陷发生在21-羟化酶这一步，也有部分不太常见的缺陷发生在11-羟化酶和3β-醇脱氢酶步骤，更为罕见的缺陷发生在17-羟化酶步骤。在最为常见的异常类型，即21-羟化酶缺陷中，血清17-羟孕酮水平下降，而血清中孕酮水平上升。不难理解，这是因为17-羟孕酮是21-羟化步骤的底物。同样，在其他酶缺陷中，血清类固醇底物的水平也会明显升高。

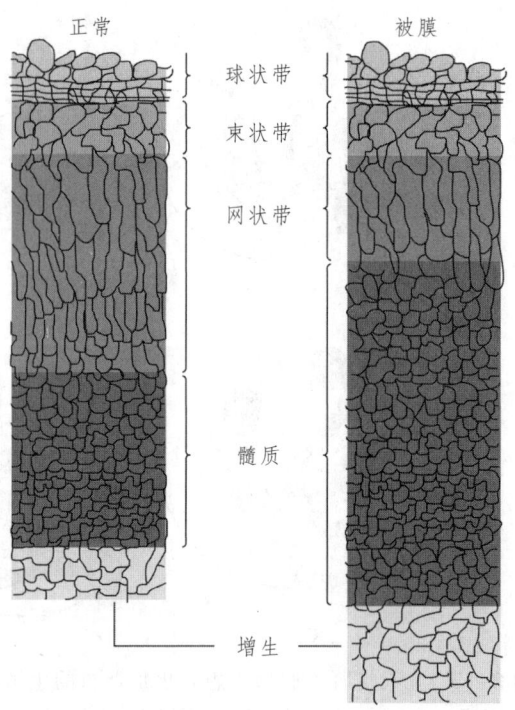

图 3-15 先天性肾上腺增生患者正常肾上腺结构和肾上腺组织学。注意网状带相对增加。

肾上腺增生男性化的发病机制

先天性男性化肾上腺增生症的基本缺陷是一种或多种皮质醇生物合成中酶的缺陷（图3-16）。由于皮质醇合成减少，对下丘脑的正常反馈发生异常，结果导致促肾上腺皮质激素（ACTH）生成增加。过量的ACTH刺激有缺陷的肾上腺，产生相对正常量的皮质醇，但同时也刺激网状带，分泌大量异常的雌激素和雄激素，而雄激素过多导致男性化。这些异常性类固醇激素可抑制促性腺激素，因此未经治疗者不会进入青春期，没有月经来潮。

因此，该疾病的治疗包括给予足够的外源皮质醇，抑制ACTH产生，使之降至正常水平，从而降低对肾上腺的过度刺激，肾上腺停止分泌异常大量的雌激素和雄激素。促性腺激素恢复到正常水平后，患者出现女性化，随后月经来潮。

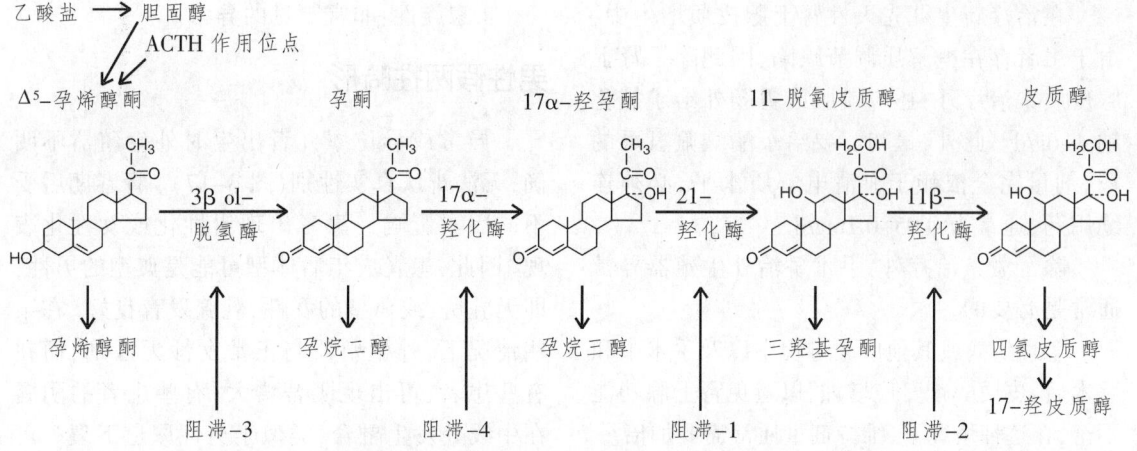

图 3-16 皮质醇合成中酶催化步骤。先天性肾上腺增生的缺陷位点。

失盐型肾上腺增生的发病机制是醛固酮分泌量不足。

诊断

出生后婴儿外生殖器不明确或异常者,应怀疑先天性肾上腺增生导致的两性畸形。早期诊断极其重要,可阻止不良代谢对生长发育的影响干扰。

所有外生殖器不明确者应进行染色体特征的评价。先天性肾上腺增生导致的女性假两性畸形者,其染色体为正常女性核型。新生儿盆腔超声检查发现子宫者有助于诊断,可确定是女婴。

关键是测定尿 17-酮类固醇和血清 17-羟孕酮水平。如果二者均升高,则诊断为先天性肾上腺皮质增生或肿瘤。在新生儿,后者非常罕见。但在年龄较大的儿童和成人,17-酮类固醇升高者必须考虑肿瘤的可能性。最令人满意的鉴别诊断方法之一是地塞米松抑制过量雄激素。在成人或年龄较大的孩子,地塞米松适宜的试验剂量是 1.25mg/45kg(100Lb) 体重,口服,连续 7 天。先天性肾上腺皮质增生症者,在服药第 7 天,尿 17-酮类固醇受抑制,排出量小于 1mg/24h;如果是肿瘤,则药物治疗无效或 17-酮类固醇水平仍增高。

测定尿脱氢表雄酮(DHEA)或血清硫酸脱氢表雄酮(DHEAS)水平有助于鉴别先天性肾上腺增生和肾上腺肿瘤。先天性肾上腺皮质增生者,二者水平增高可达正常水平的两倍,而肾上腺肿瘤者,二者水平常远高于两倍正常水平。

检测血清钠、钾浓度和二氧化碳结合力是非常重要的,可以确定患者是否存在严重的电解质紊乱。

治疗

在先天性肾上腺皮质增生导致的女性两性畸形治疗中,部分患者可以药物治疗,部分可通过外科手术治疗。最初应用肾上腺皮质激素治疗,现在应用各种肾上腺皮质激素衍生物治疗有效。开始治疗时,皮质醇用量相对较大,每天分 3 次口服,连续 7~10 天,可快速抑制肾上腺活性,达到令人满意的疗效。在婴幼儿患者,初始剂量为 25mg/d,老年患者为 100mg/d。当 17-酮类固醇下降到较低水平后,应减少至最小剂量,以保持足够的抑制效果。反复测量血清 17α-羟孕酮水平,以调整个性化治疗剂量。

人们已经发现,即使尿 17-酮类固醇抑制到正常水平,更敏感的血清 17-羟孕酮水平仍然增高。抑制血清 17-羟孕酮到正常水平较困难,因为这样所需的皮质醇剂量可导致库欣综合征。

在治疗新生儿先天性肾上腺皮质增生中，由于患者存在电解质调节缺陷，因此除了肾上腺皮质素治疗外，还应口服或胃肠外给予氯化钠 4~6g/d。此外，最初需要给予醋酸氟氢可的松，剂量完全依赖于血清电解质水平，必须连续用药，通常为 0.05~0.1mg/d。

除了激素治疗外，手术矫治外生殖器异常通常是必要的。

急性疾病或其他应激过程中以及手术中和手术后，皮质醇剂量应增加，以避免肾上腺功能不全，在这种情况下，维持剂量通常需要加倍。

没有进一步男性化的女性两性畸形

无肾上腺异常的女性可能在胎儿期出现外生殖器男性化，与先天性男性化肾上腺增生者有相同的解剖特征。与肾上腺性征综合征患者不同，该患者无肾上腺异常，血清类固醇或尿 17-酮类固醇水平无增高。随着年龄增长，不会发生性早熟或与肾上腺增生相关的代谢异常。青春期开始后，有正常月经来潮和排卵。

诊断女性两性畸形不是根据肾上腺异常，而是根据核型 46,XX 及血清类固醇或尿 17-酮类固醇水平正常。如果阴囊阴唇褶皱完全融合，则需确定尿道、阴道与泌尿生殖窦的确切关系，通过直肠检查、超声检查或通过内镜观察宫颈，以证实子宫是否存在。当男性化程度较高时，很难与真两性畸形相鉴别；一些患者可能需要进行剖腹探查。

分类

此类患者可能出现各种各样的情况。

1. 外源性雄激素：
   a. 母体摄入雄激素；
   b. 母体产生雄激素的肿瘤；
   c. 妊娠黄体瘤；
   d. 肾上腺雄激素肿瘤。
2. 原发性：原因不明。
3. 特殊或非特异性：与情况 2 相同，除非与各种躯体异常和智力低下有关。
4. 家族性：非常罕见的异常。

男性假两性畸形

异常或异位睾丸者出生时外生殖器不明确，无法辨认真实性别（图 3-17）。青春期后受不同因素影响，患者出现男性化或女性化表现。因此，患者成年后体型可能是典型的男性，即无乳房，或典型的女性，乳腺发育良好。在某些情况下，外生殖器与正常女性无区别；而在有些患者，可出现阴蒂增大；有些患者的阴唇在中线处发生融合，类似于男性尿道下裂。可能出现阴道发育深或浅。宫颈、子宫和输卵管有不同程度发育，但是，苗勒管结构往往缺失。肉眼或镜下可见中肾结构。体毛分布与数量呈典型女性型或男性型，如果按女性抚养，则由于体毛数量太多而需要拔除或剃除。在特殊群体中，可表现为先天性无腋毛和阴毛。虽然有些患者子宫发育良好，理论上讲，睾丸产生的雌激素可刺激子宫内膜，可能引起子宫出血，但是迄今为止，所有患者均出现闭经。无证据

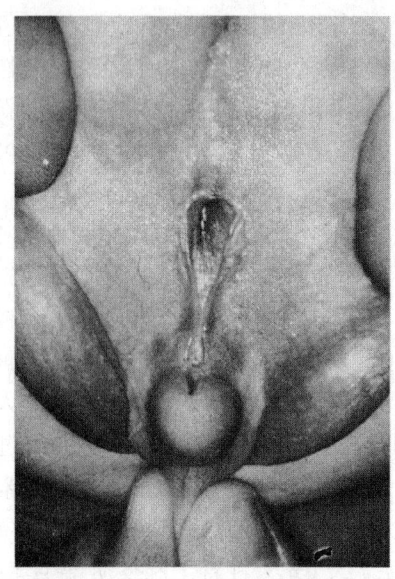

图 3-17 男性两性畸形患者的外生殖器。(Reproduced, with permission, from Jones HW Jr, Scott WW. *Hermaphroditism, Genital Anomalies and Related Endocrine Disorders.* 2nd ed. Philadelphia, PA: Williams & Wilkins; 1971.)

提示肾上腺功能异常。女性化组与非女性化组中的少数患者有很强的家族病史。社会性别为女性的男性两性畸形者可以结婚，并应调整好自己的性别角色。其他情况，特别是婴儿期性别不明确时，因为治疗上举棋不定，因此很少愿意作为女性来抚养。精神病学研究表明，最好的情感调节为内分泌指导、外科手术和精神治疗，可显著改善患者的基本情况。以女性抚养者，手术和内分泌治疗均可，因为目前的手术技术在重建女性生殖器方面比重建男性外生殖器更加令人满意。此外，男性两性畸形者睾丸无精子产生，只有大约1/3的男性两性畸形者适合以男性抚养。

分类

1970年以来，在确定代谢缺陷方面取得了很大进展，这对了解各种形式的男性两性畸形病因是很重要的。更多细节超出了本书的范围。然而，需要指出的是，所有男性两性畸形患者均缺少具有生物学活性的睾酮或睾丸副中肾管抑制因子(MIF)。现在看来，几乎所有缺陷均有遗传或细胞遗传学背景。这些缺陷的发病机制和原因可能不同，但最终均导致上述两个问题中的一个。成人血清促性腺激素和血清性激素研究，包括睾酮中间代谢产物，通常能确定睾酮生物合成中的缺陷。在其他情况下，睾酮对靶器官的作用可能存在缺陷。在儿童患者中，青春期促性腺激素水平上升前，这种缺陷很难确定。但是通过观察作为睾酮代谢底物的类固醇异常升高，可怀疑这种异常。男性两性畸形分类如下：

Ⅰ.由于中枢神经系统缺陷导致的男性两性畸形

 A.垂体促性腺激素分泌异常

 B.无促性腺激素的分泌

Ⅱ.由于原发性性腺缺陷导致的男性两性畸形

 A.睾酮生物合成缺陷

  1.孕烯醇酮合成缺陷(肾上腺类脂增生)

  2. 3β-羟基固醇脱氢酶缺乏

  3. 17α-羟化酶缺乏

  4. 17,20-碳链酶缺乏

  5. 17β-酮类固醇还原酶缺乏

 B.未能识别的雄激素影响缺陷

 C.原始性腺管道退化不全(图3-18和图3-19)

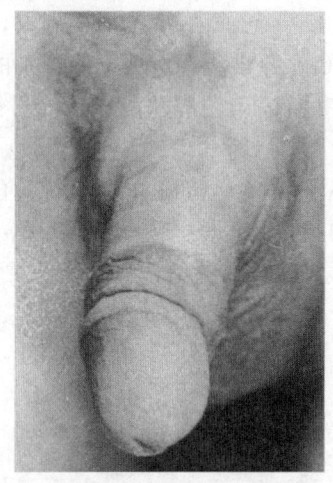

图3-18 男性两性畸形患者的外生殖器。(Reproduced, with permission, from Jones HW Jr, Scott WW. *Hermaphroditism*, *Genital Anomalies and Related Endocrine Disorders*. 2nd ed. Philadelphia, PA: Williams & Wilkins; 1971.)

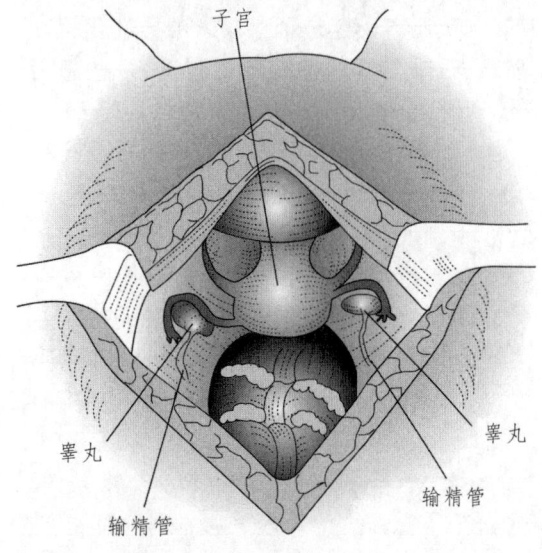

图3-19 图3-18显示外生殖器患者的内生殖器官。

D.家族性性腺的破坏
E. Leydig 细胞无生殖力
F.双侧睾丸发育不全

Ⅲ.由于外周器官缺陷导致的男性假两性畸形

A.雄激素不敏感综合征（图 3-20）
1.雄激素结合蛋白不足
2.未知缺陷
B.5α-还原酶缺乏
C.外源雄激素作用不能识别的异常

Ⅳ.由于 Y 染色体缺陷导致的男性假两性畸形

A.Y 染色体嵌合体（不对称的性腺分化）（图 3-21）
B.Y 染色体的结构异常
C.没有可识别的 Y 染色体

两性生殖器婴儿的鉴别诊断

大多数生殖器不确定者可以做出准确诊断（表 3-8），需要了解母亲复杂用药史、性染色体研究、直肠检查确定是否存在子宫、血清类固醇激素水平测定、盆腔超声检查和其他先天性异常。以下疾病不能根据表 3-8 给出的参数进行鉴别诊断：①特发性男性化；②女性两性畸形的"特殊"形式；③46,XX 真两性畸形；④男性两性畸形的准确类型，必要时进行剖腹手术，以诊断和治疗。

两性畸形的治疗

在性别角色形成中，抚养性别比明显的形态学体征（外生殖器、激素、性腺结构）更重要。此外，严重心理问题可能起因于婴儿期以后不断改变的抚养性别。因此，确定婴儿外生殖器性腺结构后，建议尽量不要改变婴儿性别。相反，医师应该尽力调整好已指定的性别角色。

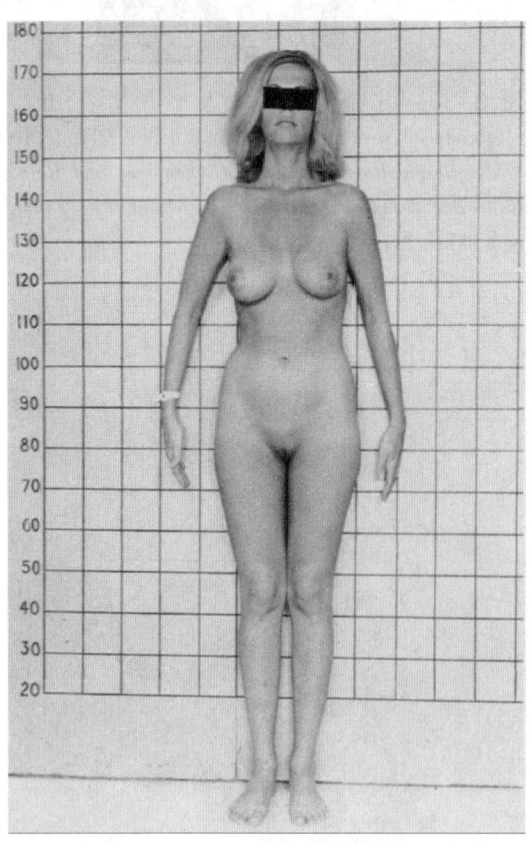

图 3-20 雄激素不敏感综合征。

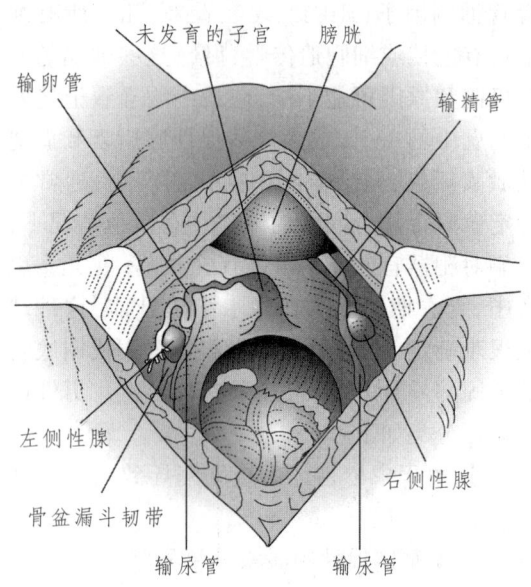

图 3-21 不对称性腺分化的内生殖器官。（Reproduced, with permission, from Jones HW Jr, Scott WW. *Hermaphroditism, Genital Anomalies and Related Endocrine Disorders*. 2nd ed. Philadelphia, PA: Williams & Wilkins; 1971.）

表 3-8 外生殖器不明确的鉴别诊断

诊断	核型	组织学	子宫	异常	17-酮类固醇	性染色体
肾上腺增生	46,XX	+	+	-	E	XX
母源的雄激素	46,XX	+	+	-	N	XX
特发的男性化	46,XX	-	+	-	N	XX
特异或非特异性	46,XX		+	-	N	XX
女性家族	46,XX	+	+	+	N	XX
真两性畸形	46,XX;46,XY 等	-	+或-	-	N	XX 或其他
男性假两性畸形	46,XY	+	+或-	-	N	XX 或其他
条索状性腺	45,X;46,XX;46,XY 等	-	+	+或-	N	XX 或其他

+,阳性;-,阴性;N,正常;E,升高;17-KS,17-酮类固醇水平。

所幸的是,大多数性发育异常是在新生儿期或婴儿期发现的,重新决定性别几乎不会产生不良影响。

无论何时开始治疗(越早越好),外科医师应该重建外生殖器,以符合抚养的性别。与性别不符及对患者未来造成不利影响的性结构均应切除。具体而言,如果男性两性畸形按女性抚养,则不管激素产生水平如何,均应切除睾丸。睾丸女性化的患者,睾丸切除术是必要的,因为如果保留睾丸,这些异常睾丸可能会发展成肿瘤。各种两性畸形中,睾丸切除术可延迟到青春期后进行。

由于肾上腺皮质增生导致的伴有男性化的女性两性畸形,早期使用肾上腺皮质激素抑制肾上腺雄激素产生,会导致完全女性化发育。综合征表现很清楚者,没必要进行腹部和内生殖器探查。外科医师的手术主要为重建女性外生殖器。

条索状性腺或 Turner 综合征患者多以女性抚养,青春期时应给予外源性雌激素。那些无女性化、以女性抚养的两性畸形者,也需要补充雌激素,促进女性体态及乳房发育。发育良好者,即使不能生育,也要维持周期性的子宫撤退性出血。雌激素应该在 12 岁左右开始应用,口服结合雌激素 1.5mg/d(或等效的雌激素)。有些患者在治疗一段时间后,需增加剂量,以促进乳腺发育。有子宫无卵巢的男性两性畸形患者,同样每个月给予 3 周雌激素治疗,能诱发周期性子宫出血。这可能不足以产生一个令人信服的"月经"周期。如果是这样的话,雌激素治疗 3 周后,给予 3~4 天孕激素治疗(如醋酸甲羟孕酮),口服或注射黄体酮。长时间雌激素治疗可增加子宫腺癌的发生风险,因此必须进行周期子宫内膜取样。

女性外生殖器的重建

异常外生殖器重建手术的细节超出了本章讨论的范围。应该强调的是,治疗应尽早开始,从而提升患者心理上、社会上和性取向方面的需求,帮助父母调整。有时,重建手术可以在新生儿期进行。在任何情况下,手术不应迟于出生的最初几个月。从技术角度来看,除了最极端的病例外,几乎所有早期手术都是可行的。

Briton-Jones C, Haines CJ. Microdeletions on the long arm of the Y chromosome and their association with male-factor infertility. *Hong Kong Med J* 2000;6:184–189. PMID: 10895412.

Eiben B, Glaubitz R. First-trimester screening: an overview. *J Histochem Cytochem* 2005;53:281–283. PMID: 15750002.

Horsthemke B, Ludwig M. Assisted reproduction: the epigenetic perspective. *Hum Reprod Update* 2005;11:473–482. PMID: 15994847.

Langer S, Kraus J, Jentsch I, Speicher MR. Multicolor chromosome painting in diagnostic and research application. *Chromosome Res* 2004;12:15–23. PMID: 14984098.

Lippman-Hand A, Bekemans M. Balanced translocations among couples with two or more spontaneous abortions: are males and females equally likely to be carriers? *Hum Genet* 1983;68:252–257. PMID: 6852821.

Rode L, Wøjdemann KR, Shalmi AC, et al. Combined first- and second-trimester screening for Down syndrome: an evaluation of proMBP as a marker. *Prenat Diagn* 2003;23:593–598. PMID: 12868091.

Sadeghi-Nejad H, Oates RD. The Y chromosome and male infertility. *Curr Opin Urol* 2008;18:628–632. PMID: 18832950.

Salozhin SV, Prokhorchuk EB, Georgiev GP. Methylation of DNA: one of the major epigenetic markers. *Biochemistry (Mosc)* 2005;70:525–532. PMID: 15948706.

Wald NJ, Rodeck C, Hackshaw AK, Rudnicka A. SURUSS in perspective. *Semin Perinatol* 2005;29:225–235. PMID: 16104673.

(刘丽 译)

第4章 女性生殖生理

Connie Alford, MD
Sahadat Nurudeen, MD

本章将系统介绍女性自出生至青春期、生育期及最后绝经期的生殖系统功能。

出生后,性腺处于静止状态,直至垂体分泌促性腺激素刺激激活而最终导致生殖系统成熟,最终成熟时期称为青春期。青春期的严格定义是指性腺内分泌与配子形成功能从初次发育到具备生育能力的时期。

性成熟后,成年女性生殖系统会出现规则的周期性变化,每次周期性变化均是为妊娠做准备。周期性改变主要分为卵巢周期、子宫周期,而子宫颈、阴道及乳腺也发生周期性改变。下丘脑、垂体、卵巢产生的激素在周期性变化中发挥调控作用。

随着年龄增长,周期出现不规则,最终停止周期性变化,称为绝经。卵泡对调控作用无反应,雌激素水平显著下降,导致血管舒缩症状、情绪不稳定及许多女性生殖道改变。

青春期

青春期起始年龄是不同的,在欧洲及美国,在过去的175年中,青春期年龄以1~3个月/10年的速度下降。近年来在美国,根据种族不同,女孩青春期年龄一般在8~13岁,男孩为9~14岁。

人在青春期会出现肾上腺雄激素分泌增加(图4-1),称为肾上腺功能初现,通常发生在男女青春期前,其中女孩出现在8~10岁,男孩出现在10~12岁。脱氢表雄酮(DHEA)峰值大约出现在25岁,男性DHEA峰值出现年龄后延,然后缓慢下降,60岁以后处于低值。

在肾上腺功能初现时,肾上腺雄激素分泌增加,不伴有皮质醇或促肾上腺皮质激素(ACTH)分泌增加,肾上腺功能初现可能与17α-羟化酶裂解酶活性增强有关。此后,17α-羟化酶活性逐渐下降,血浆肾上腺来源的雄激素分泌下降,在老年后处于低值。

对于女孩而言,青春期的第一个表现是乳房开始发育。乳腺发育受卵巢雌激素及孕激素影响,其中雌激素主要促进乳腺导管生长,而孕激素主要促进乳腺小叶及腺泡生长。乳腺发育后出现阴毛、腋毛的发育。肾上腺雄激素促进腋毛及阴毛生长。最后月经初潮,即第一个月经来潮。初期常为无排卵月经,初潮后1年,开始有规则排卵。女孩青春期变化顺序见图4-2。

青春期启动的控制

一般来说,许多因素可影响青春期启动时间,包括一般健康状况、遗传影响、营养及运动等。神经机制是青春期启动的主要因素,而神经机制依赖于下丘脑-垂体-卵巢轴的正常功能。对于儿童,促性腺激素可刺激性腺,而垂体含有促性腺激素,下丘脑含有促性腺激素释放激素(GnRH),但促性腺激素却未被分泌。在未成熟猴,脉冲式注射GnRH可引发正常周期性月经,而且只要脉冲式注射持续,则

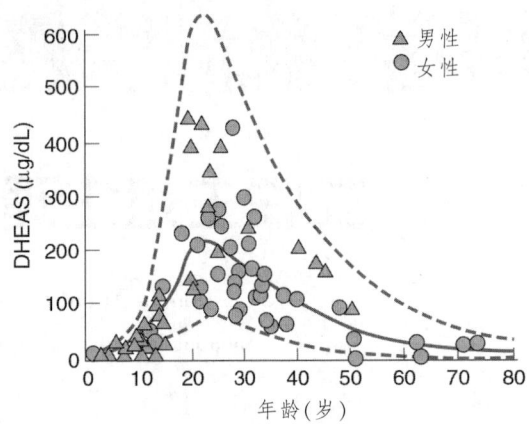

图4-1 血清硫酸脱氢表雄酮（DHEAS）随年龄的变化。中间线是平均值，虚线为确定值±1.96标准差。(Reproduced with permission from Smith MR, Rudd BT, Shirley A, et al. A radioimmunoassay for the estimation of serum dehydroepiandrosterone sulfate in normal and pathological sera. *Clin Chim Acta* 1975;65:5.)

月经周期即可维持。此外，成人也会脉冲式分泌GnRH。因此可见，人类从出生至青春期，是在神经机制的作用下抑制了GnRH正常的脉冲式释放。抑制GnRH脉冲释放的机制还不清楚，有几种理论学说，包括近来涉及人与小鼠的研究报道，证实G蛋白偶联受体基因GPR54在调解下丘脑合成或分泌GnRH中发挥作用。

瘦素

体重是否为启动青春期的关键因素一直以来存在争议，例如年轻女性从事剧烈运动、体重降低可引发闭经。同样，患有神经性厌食症的女孩也可出现闭经。如果这些女孩开始进食，而且体重增加，则可恢复月经周期，也

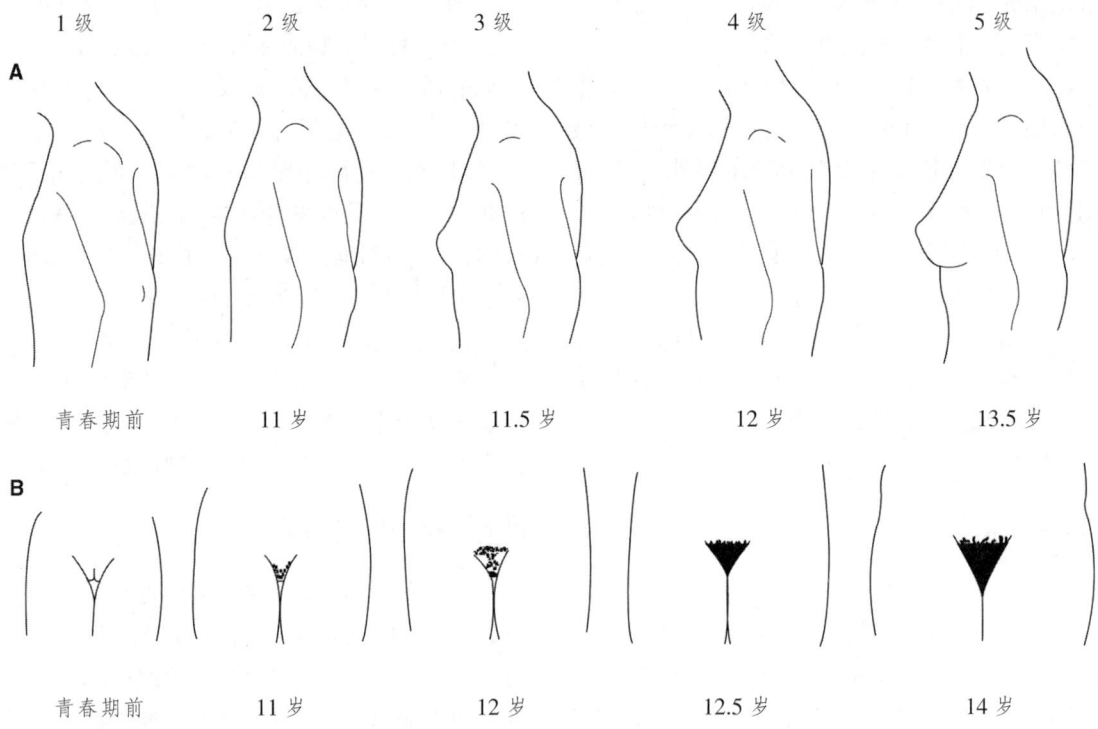

图4-2 女孩青春期变化顺序。(A)1级：青春期前；乳房乳头部微隆起。2级：乳房萌芽阶段（可发生在8~13岁）；乳房及乳头小丘样隆起，伴乳晕直径增大。3级：乳房与乳晕增大、隆起，无轮廓分离。4级：乳晕与乳头突出于乳房，形成二级隆起。5级：成熟；仅有乳头突出，乳晕退回至乳房轮廓内。(B)1级：青春期前；无阴毛。2级：沿阴唇长轴稀疏生长，稍有色素沉着，毛发柔软，直或轻微弯曲（可发生在8~14岁）。3级：耻骨上方稀疏生长的毛发颜色变深、硬，而且更加卷曲。4级：类似成人型，但覆盖面积较小。5级：数量及类型为成人型。(Redrawn, with permission, from Tanner JM. *Growth at Adolescence.* 2nd ed. New York, NY: Blackwell; 1962.)

就是说她们"回到青春期"。瘦素是由脂肪细胞分泌的抑制食欲的激素,目前研究认为,瘦素可能是联系体重与青春期之间的纽带。瘦素治疗显示可诱导未成熟雌性小鼠出现性早熟。但最近研究发现,瘦素是青春期开始的非限制性因素,而不是青春期开始的触发因素。观察发现,对瘦素缺乏的大龄儿童而不是幼儿给予重组瘦素,可导致促性腺激素脉冲释放增加,瘦素在青春期开始中的控制作用尚未确定。

性早熟

性早熟是指女孩 8 岁之前、男孩 9 岁之前出现青春期发育,人类性早熟发生的主要原因见表 4-1。第二性征早期发育不伴配子形成,其主要原因是由于未成熟男性异常雄激素暴露或女性异常雌激素暴露,因此,被称为假性性早熟,以区别真性性早熟(图 4-3)。真性性早熟是早期发生的、与正常垂体分泌促性腺激素诱发方式相同的性早熟。

在一项大型病例观察中发现,性早熟是下丘脑疾病最常出现的内分泌表现。在实验动物及人的研究中证实,下丘脑腹侧接近漏斗部位的病变可引起性早熟。病变可能阻断了抑制 GnRH 脉冲释放的神经通路或局部产生促使 GnRH 脉冲释放的过早激活因子。松果体瘤有时与性早熟有关,但有证据表明,只有出现下丘脑继发损害时,这些肿瘤才与性早熟发生有关。由下丘脑损害导致的性早熟在两性中是相同的,原发性性早熟在女性中更常见。此外,已经证实可出现早熟性配子的发育及类固醇的产生,但不存在青春期中促性腺激素的分泌方式(促性腺激素非依赖性早熟)。至少在有些患者,黄体生成素(LH)受体对促性腺激素的敏感性增加,其原因为腺

表 4-1 人类性早熟原因分类

真性性早熟
  原发性
  中枢性:垂体后叶病变
    肿瘤
    感染
    发育异常
  促性腺激素非依赖性性早熟
假性性早熟(无精子形成或卵巢发育)
  肾上腺
    先天性肾上腺增生(男性无需治疗,女性给予可的松治疗)
    分泌雄激素的肿瘤(男性)
    分泌雌激素的肿瘤(女性)
  性腺
    睾丸间质细胞肿瘤
    卵巢颗粒细胞肿瘤
混合型性早熟

Reproduced, with permission, from Barrett KE. *Ganong's Review of Medical Physiology.* 23rd ed. New York, NY: McGraw-Hill; 2010.

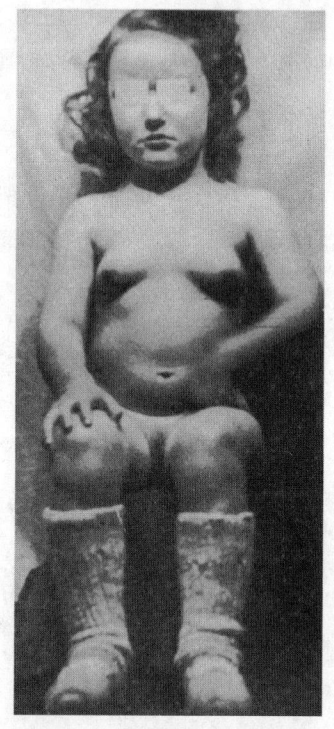

图 4-3 3.5 岁女孩原发性性早熟,患者 17 个月开始出现阴毛,有月经来潮。

苷酸环化酶的 G 蛋白偶联受体发生突变而激活。

近来的观察研究证实,低出生体重、儿童期体重增加、胰岛素敏感性改变与在青春期早期出现的继发性激素改变有关,尽管这种相关性仅是推测,但是这些研究提示,改善产后营养状况可能触发快速生长和继发性性发育的通路。

青春期延迟或缺乏

正常青春期年龄变异较大,女孩到 14 岁仍无第二性征发育或到 17 岁仍未初潮者,应考虑为青春期病理性延迟。垂体功能减退症可导致发育不成熟、身材矮小及其他内分泌异常,染色体核型为 XO 及性腺发育不全者也可出现身材矮小。有些患者即使性腺存在、其他内分泌功能正常,也可出现青春期延迟及无月经初潮(原发性闭经)。

性成熟后的生殖功能

月经周期

成年女性生殖系统解剖已在第 1 章中论述,与男性生殖系统不同,这一系统显示出规律的周期性改变,其目的在于周期性受精与妊娠。在灵长类,月经周期最主要的表现是子宫内膜剥脱导致的阴道出血(月经)。月经周期长短不一,从月经第 1 天至下次月经第 1 天,平均为 28 天,月经周期从第 1 天开始以天数计算。

卵巢周期

从出生开始,卵巢皮质有许多原始卵泡。每个卵泡含有一个不成熟卵细胞(图 4-4)。在每个月经周期开始,有数个卵泡增大,卵细胞周围形成腔(腔形成),腔内充满卵泡液。人类

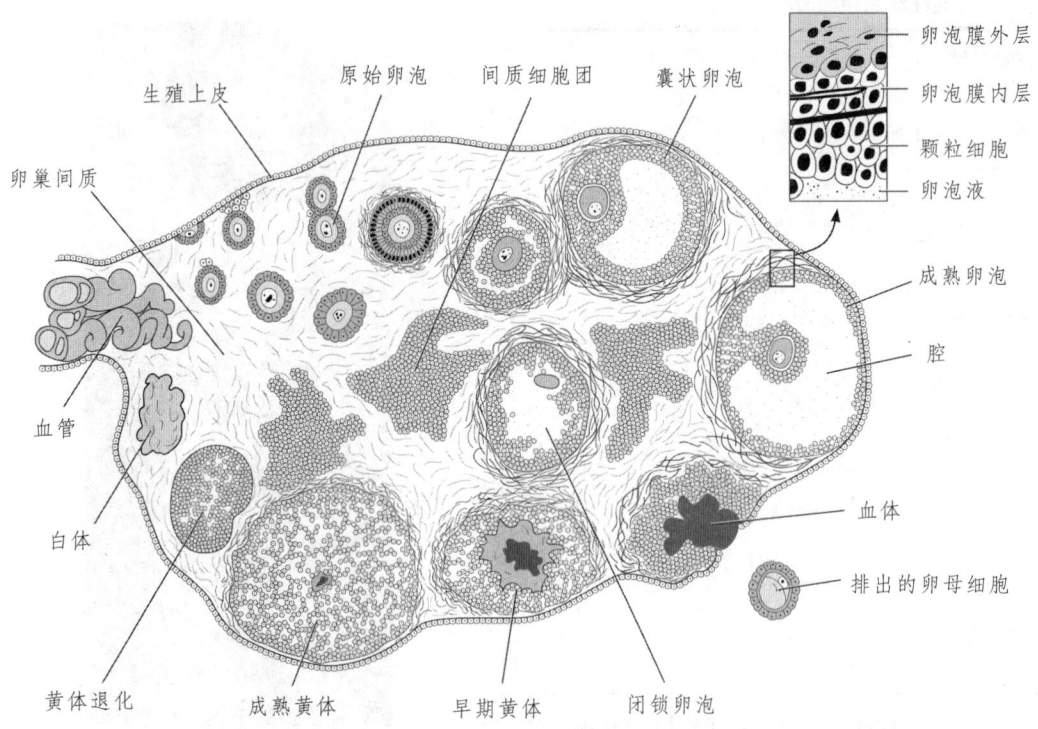

图 4-4 哺乳动物卵巢,显示处于不同发育阶段的卵泡,黄体形成,中心处为闭锁卵泡。切面右上为增大的成熟卵泡。在灵长类,间质细胞团不明显。

月经周期第6天,一侧卵巢中1个卵泡开始快速生长,变成优势卵泡,其他卵泡则退化,形成闭锁卵泡。在月经周期的卵泡期中,卵巢如何选择1个卵泡发育还不清楚,但其发生似乎与卵泡产生雌激素的能力有关,而雌激素是卵泡最终成熟所必需的。在动物模型中证实,在形态上表现为优势卵泡前已有雌激素分泌。理论上讲,根据卵泡距离血供的位置,对不同剂量激素、生长因子及其他分子信号存在暴露的梯度。因此,对促卵泡激素(FSH)反应最敏感者可能是第1个产生雌激素者。

图4-4所示为成熟卵泡(格拉夫卵泡)卵泡膜内层细胞是循环雌激素的主要来源。卵泡液内含有高水平雌激素,其中许多来自于颗粒细胞。

在月经周期大约第14天,扩张的卵泡破裂,卵细胞排出,进入腹腔,这一过程称为排卵。输卵管伞端捡拾卵细胞,输送至子宫。如未受精,卵细胞退化或经子宫排出阴道外。

排卵后,卵泡内迅速充满血液,形成血体。从卵泡中流出少量血进入腹腔,可引起腹膜刺激征及短暂的下腹部疼痛(轻度)。卵泡内的颗粒细胞及卵泡膜细胞快速增生,血凝块很快被黄色、富含脂质的黄体细胞所替代,形成黄体。这就是月经周期的黄体期,黄体细胞可分泌雌激素及孕激素。黄体生长依赖于其发展过程中充足的血供。有证据表明,血管内皮生长因子(VEGF)在黄体生长过程中是必需的,VEGF受转录因子、HIF-α、缺氧或促性腺激素刺激等因素调节。如果妊娠,黄体持续存在,分娩前无周期性月经。如果未妊娠,在下一次月经前大约4天(月经周期第24天)黄体开始退化,最终被纤维组织替代,形成白体。

人在出生后不再有新的卵细胞生成,在胎儿发育中,卵巢含有超过700万生殖细胞,但是许多在出生前退化,部分在出生后消失。出生时,卵巢中含有大约200万原始卵泡,但是其中50%出现闭锁。此时,其余100万卵泡经过第一次减数分裂。到成年前,减数分裂阻滞在有丝分裂前期。在发育过程中,不断发生卵

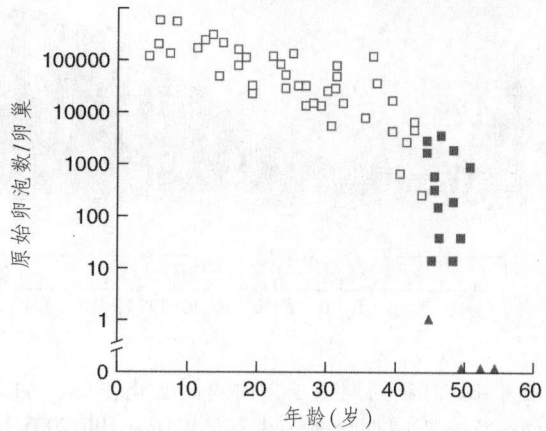

图4-5 不同年龄女性每侧卵巢原始卵泡数,□绝经前女性(月经规则);■绝经前女性(月经不规则至少1年);▲绝经后女性(无月经来潮至少1年)。注意,纵轴上的数值为对数值,原始卵泡数为一侧卵巢而不是双侧卵巢。(Reproduced, with permission, from Richardson SJ, Senikas V, Nelson JF. Follicular depletion during the menopausal transition: evidence for acceler-ated loss and ultimate exhaustion. *J Clin Endocrinol Metab* 1987;65:1231.)

泡闭锁。至青春期时,双侧卵巢卵泡数量少于30万(图4-5)。正常情况下,每个月经周期中仅1个(或在正常生育期内400~500个)卵泡发育成熟,其余的卵泡均出现退化。就在排卵前,完成第一次减数分裂。子细胞中1个为次级卵母细胞,含有较多胞浆;另1个称为第一极体,成为片段并消失。次级卵母细胞马上开始第二次减数分裂,此次停滞在细胞分裂中期,须在精子穿过进入卵细胞时才完成有丝分裂。此时第2极体脱落,受精卵发育成为新个体。

子宫周期

月经周期末,子宫出现的改变表现为月经来潮。在每个月经周期结束时,除深层内膜组织外,其余内膜组织均脱落。在发育中的卵泡分泌的雌激素作用下,子宫内膜从深层组织上再生,在月经周期第5~16天,内膜厚度迅速增加。而随着内膜厚度增加,子宫腺体扩张、延长(图4-6),但不卷曲,无任何程度的分泌。这些内膜改变称为增生,在月经周期中,此期称为

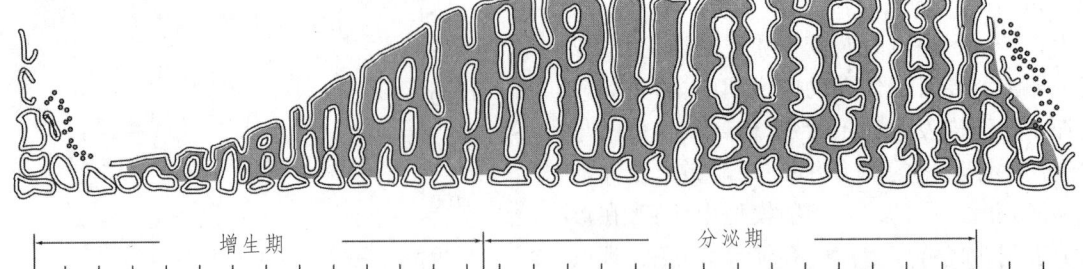

图 4-6 月经周期中子宫内膜的变化。(Reproduced, with permission, from Ganong WF. *Review of Medical Physiology*. 22nd ed. New York, NY: McGraw-Hill; 2005.)

增生期,也称为排卵前期或卵泡期。排卵后,在黄体分泌的雌激素、孕激素影响下,子宫内膜变得高度血管化及轻度水肿。腺体盘旋、弯曲(图 4-6),开始分泌透明液体。因此,这一时期称为分泌期或黄体期。黄体期后期,子宫内膜像垂体前叶一样,产生泌乳素。子宫内膜产生泌乳素的作用还不清楚,研究认为可能在胚胎种植中发挥作用。

子宫内膜有 2 类动脉供血,内膜表层 2/3 称为功能层,在月经期中脱落,由长而盘旋的螺旋动脉供血;深层子宫内膜在月经期时不脱落,称为基底层,由短而直的基底动脉供血。

当黄体退化,支持子宫内膜的激素水平下降,引起螺旋动脉血管痉挛,最终导致子宫内膜缺血。子宫内膜变薄,增加了螺旋动脉的弯曲。白细胞浸润至子宫内膜间质,启动功能层细胞外间质降解。子宫内膜及螺旋动脉壁出现局部坏死,导致点状出血,随着坏死区的汇合,最终形成月经。

月经期中,局部释放的前列腺素引起螺旋动脉血管痉挛,从而减少月经血量。在分泌期子宫内膜及月经血中含有大量前列腺素。前列腺素 F_{2a}(PGF_{2a})可导致子宫内膜坏死、出血。理论上认为,月经开始是由于子宫内膜细胞坏死,溶酶体膜破裂而释放蛋白水解酶,进而促进细胞磷脂转化为前列腺素,从而进一步加速局部组织破坏。

从子宫内膜功能来看,月经周期中的增生期代表前次月经后上皮的修复,而分泌期则代表子宫内膜为受精卵种植做好了准备。分泌期是较恒定的,大约为 14 天。月经周期变化主要是由于增生期长短的改变所导致的。如果分泌期未发生受精,则子宫内膜脱落,新的月经周期开始。

正常月经周期

月经血以动脉血为主,近 25% 为静脉血。月经血含有组织碎片、前列腺素、相对大量的来自子宫内膜组织的纤溶酶,纤溶酶可溶解血凝块,因此除非月经量过多,正常情况下月经血中无血凝块。

月经期常为 3~5 天,但在正常女性,月经期可短至 1 天,也可长至 8 天。月经期平均失血量为 30mL,但在正常女性,月经量可从点滴出血至 80mL。月经量超过 80mL 者为异常。显然,月经量受各种因素影响,包括子宫内膜厚度、影响凝血机制的药物与疾病。月经后,子宫内膜从基底层再生。

无排卵月经周期

在有些情况下,月经周期中无排卵,这种无排卵月经周期常发生在月经初潮后的最初 12~18 个月,绝经期开始前可再次出现。当未发生排卵时,无黄体形成,子宫内膜缺乏孕激素影响，雌激素持续作用引起子宫内膜生长，增生的子宫内膜变厚，不足以支撑而开始脱落。出血发生的时间不同，从末次月经周期计算，常不超过28天。出血量也有不同，从少量出现到大量出血。

子宫颈周期性改变

尽管子宫颈与子宫体相延续，但是子宫颈与子宫体之间存在差异。宫颈黏膜无周期性剥脱，但宫颈黏液有周期性变化。雌激素可使黏液变得更稀薄，呈碱性，从而有利于精子的存活及运输。孕激素使黏液变黏稠，拉丝度减低，呈蜂窝状。黏液在排卵时最稀薄，随后黏液弹性或拉丝度逐渐增加。至月经中期，黏液可拉长呈细丝状，长度≥8~12cm。此外，在薄层玻片上，干燥后形成分叉状或蕨类植物样改变（图4-7）。排卵后，黏液变稠，不能形成蕨类植物样改变。

正常月经周期，14天

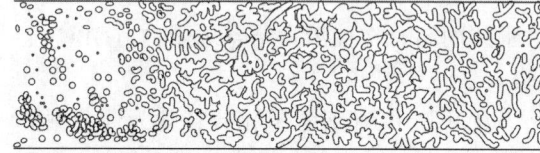

正常月经周期，黄体中期

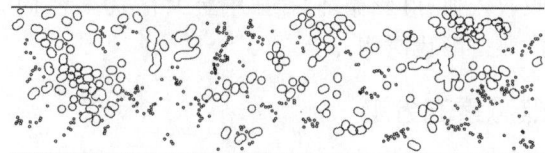

无排卵周期，仅有雌激素存在

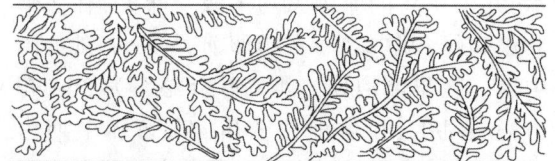

图4-7 宫颈黏液图片干燥后显微镜下观察其形态变化。孕激素使黏液变黏稠。无排卵患者涂片（底部），无孕激素抑制雌激素诱导的蕨类植物样改变。（Reproduced, with permission, from Barrett KE. *Ganong's Review of Medical Physiology*. 23rd ed. New York, NY: McGraw-Hill; 2010.）

阴道周期性变化

在雌激素影响下，阴道上皮细胞角化，在阴道细胞学涂片中能识别这些角化的上皮细胞。在孕激素影响下，分泌稠厚的黏液，上皮细胞增生，伴随白细胞浸润。众所周知，大鼠阴道涂片呈周期性改变。在人和其他物种也有相似改变，但不是特别明确。例如，与青春期前女性阴道涂片相比，成年女性卵泡期阴道细胞学涂片中，角化上皮细胞数量明显增加。

乳腺周期性变化

正常情况下，妊娠结束后乳腺才分泌乳汁。在月经周期中，乳腺也出现周期性变化。雌激素引起乳腺导管增生，而孕激素引起乳腺小叶及腺泡增生（详见孕激素功能部分）。在月经前10天，许多女性会出现乳腺肿胀、压痛和疼痛，可能是由于乳腺导管扩张、充血、间质水肿等原因所致。在月经期，所有上述改变消退，伴随症状消失。

其他身体功能的周期性变化

除了乳腺周期性出现肿胀、压痛外，黄体期常有体温小幅升高。体温改变的原因可能是由于孕激素的产热效应（参见排卵指标）。

性生活的变化

在性兴奋过程中，由于黏膜渗出液体而导致阴道壁变得湿润。前庭大腺分泌黏液发挥润滑作用。阴道上部对拉伸较敏感，而小阴唇、阴蒂对触觉刺激敏感，可增强性兴奋。触摸乳房可加强刺激。而男性还可通过视觉、听觉及嗅觉加强刺激，最终达到性高潮。在性高潮期间，阴道壁会出现可自动调节的节律性收缩，冲动可通过阴部神经传导，使球海绵体肌及坐骨海绵体肌产生节律性收缩。阴道收缩有助于精子的输送，但不是必要的，卵子受精并不依赖性高潮。

排卵标志

在月经周期中，了解排卵发生对增加受孕或避孕均是非常重要的，简便的方法为以基础体温升高作为排卵时间的标志，但该方法是回顾性的（图4-8）。通过体温计可精确测量体温，能准确测量96°F~100°F(35.5℃~37.7℃)。女性可在清晨下床之前测量口腔、阴道或直肠温度，排卵时出现体温改变的原因还不清楚，可能与孕激素分泌增加有关，因为孕激素有产热效应。LH增高可诱导排卵，循环中LH升高可导致尿中LH升高，因此检测LH升高可作为确定排卵的指标。家庭使用试剂盒中的试纸浸湿或简单的比色方法可检测尿中LH。

正常情况下，在月经周期中期，LH达峰值后大约9小时即出现排卵（图4-8）。卵细胞从卵泡中排出后大约存活72小时，但受精多发生在36小时之内。在研究单次性生活与妊娠的相关性中发现，在排卵日性生活者，其妊娠率达36%，而在排卵后几天性生活者，其妊娠率为0。在排卵前1天至2天单次性生活者，妊娠率为36%，在排卵前3天、4天或5天单次性生活者，妊娠率很低，在排卵前5天单次性生活者，妊娠率仅为8%。在排卵前，有些精子可在女性生殖道中存活长达120小时并受精，但最佳受精时间为排卵前48小时。那些对"安全期避孕法"感兴趣者应注意，虽然这种方法妊娠率低，但有证据证实，在月经周期的每一天，单次性生活均有可能妊娠。

卵巢激素

雌激素的化学、生物合成及代谢

天然雌激素有17β-雌二醇、雌酮、雌三醇（图4-9），为C_{18}类固醇，也就是说，在第10位上未连接甲基团或A环上有Δ^4-3-酮基结构。雌激素主要由卵泡中的颗粒细胞及卵泡膜细胞、卵巢黄体及胎盘分泌，生物合成途径为雄激素芳香化，芳香化酶(CYP19)是催化雄烯二酮转化为雌酮的酶（图4-9），此外，可催化睾酮转化为雌二醇。

卵泡膜内层细胞有许多LH受体，LH通过3',5'-环磷腺苷(cAMP)与其作用，促进胆固醇转化为雄烯二酮。进入循环后，有些雄烯二酮转化为雌二醇。卵泡膜内层细胞也向颗粒细胞转运雄烯二酮，当有雄激素时，颗粒细胞仅合成雌二醇（图4-10）并释放入卵泡液内。颗粒细胞有许多FSH受体，FSH可通过cAMP增加芳香化酶活性而促进雌二醇分泌。成熟颗粒细胞获得LH受体，LH可刺激雌二醇合成。

卵巢间质组织也可产生雄激素及雌激素，但在正常绝经前女性中，其量微不足道。17β-雌二醇是主要的雌激素，与循环中的雌酮保持平衡。雌酮主要在肝脏内进一步代谢为雌三醇（图4-9）。雌二醇是三种雌激素中活性最高的，雌三醇是活性最低的。

循环中2%的雌二醇是游离的，其余的雌二醇与蛋白结合：60%与白蛋白结合，38%与睾酮共同结合在性激素结合球蛋白(GBG)上（表4-2）。

在肝脏中，雌激素氧化或转化为葡萄糖醛酸及硫酸盐结合物，大部分分泌至胆汁，并再吸收入血（肝肠循环）。尿中至少有10种不同的雌二醇代谢物。

雌激素的分泌

月经周期中血浆雌二醇浓度如图4-8所示，几乎所有的雌激素均来源于卵巢，有2个分泌高峰：其中之一在排卵前，另一个在黄体中期。在早卵泡期，雌二醇分泌率为36μg/d(133nmol/d)，排卵前达380μg/d，黄体中期为250μg/d（表4-3）。绝经后，雌激素分泌下降至低水平。相比之下，男性雌二醇分泌率约为50μg/d(184nmol/d)。

雌激素对女性生殖道的作用

雌激素可促进卵泡生长、增加输卵管蠕

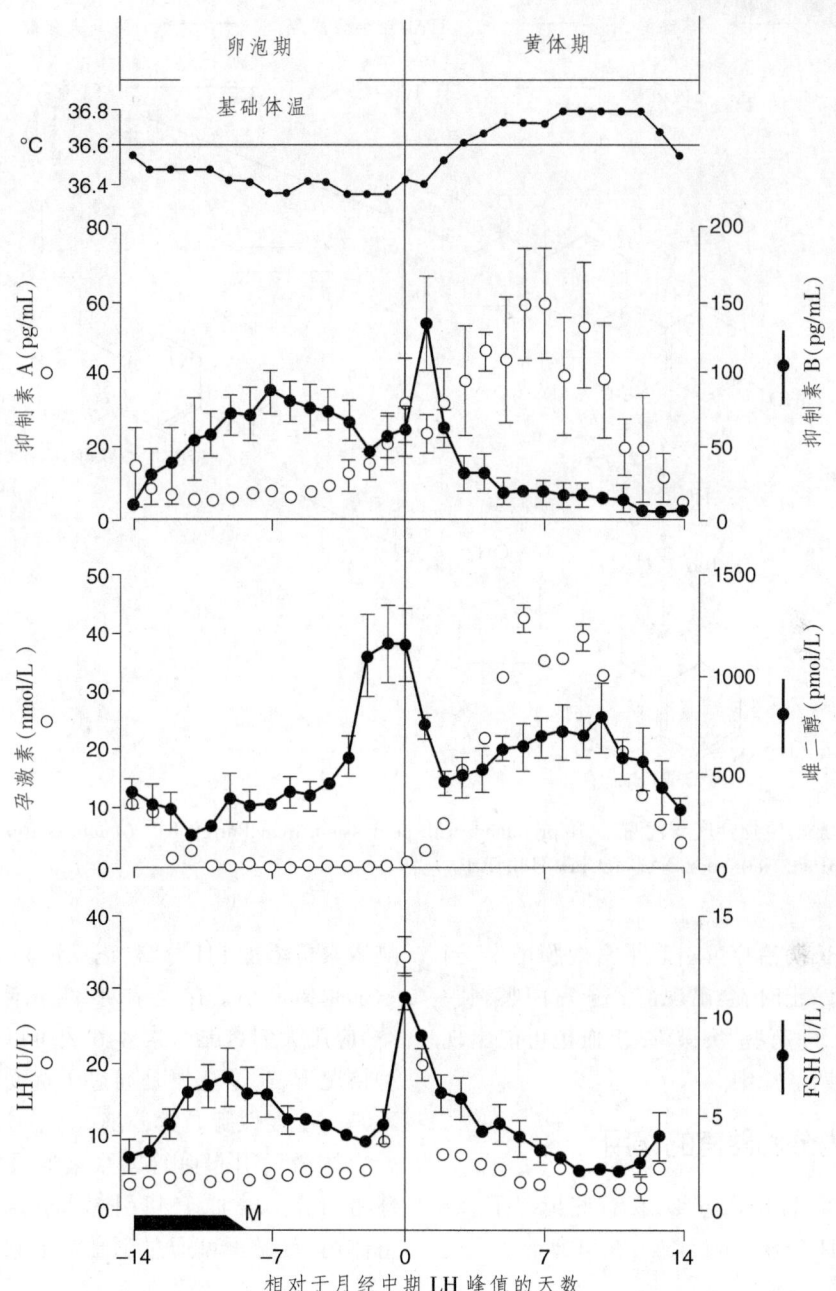

图 4-8　正常人月经周期中基础体温、血浆激素浓度（均值±标准差），数值对应于月经中期黄体生成素（LH）的峰值，FSH 为促卵泡激素。（Reproduced, with permission, from Barrett KE. *Ganong's Review of Medical Physiology.* 23rd ed. New York, NY: McGraw-Hill; 2010.）

动，其在子宫内膜、子宫颈及阴道周期性变化中的作用已如前述。雌激素增加子宫血流，对子宫平滑肌有重要作用。在未发育成熟或卵巢切除的女性，子宫小，肌层萎缩，反应差。雌激素可增加子宫平滑肌数量及其收缩蛋白的含量，在雌激素影响下，子宫肌层变得更加活跃，易激惹，个别肌纤维动作电位增加。"雌激素控制"的子宫对缩宫素更加敏感。

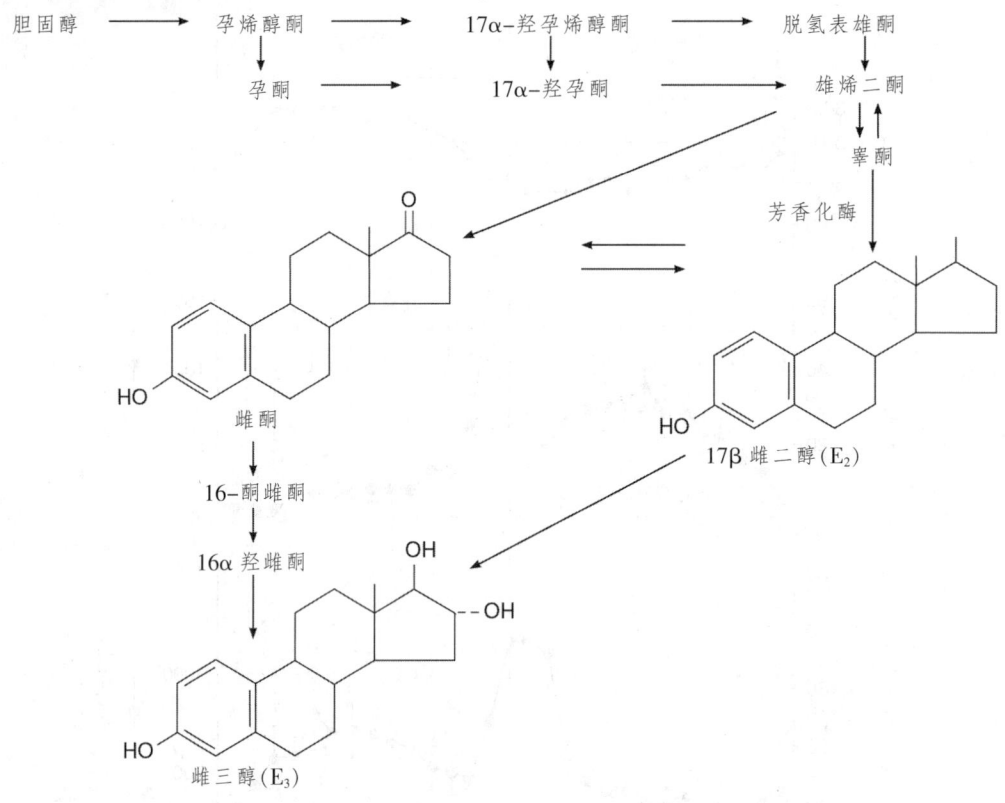

图 4-9 雌激素的生物合成与代谢。(Reproduced, with permission, from Barrett KE. *Ganong's Review of Medical Physiology*. 23rd ed. New York, NY: McGraw-Hill; 2010.)

雌激素长期治疗可引起子宫内膜增生,当雌激素治疗停止时,会出现部分子宫内膜剥脱及撤退性出血。有些"突破性"出血也可能出现在雌激素长期治疗中。

雌激素对内分泌器官的作用

雌激素降低 FSH 分泌,在有些情况下,雌激素抑制 LH 分泌(负反馈);在其他情况下,雌激素可增加 LH 分泌(正反馈)。雌激素也可增加垂体大小。在受孕期(性生活后或事后避孕)应用大剂量雌激素 4~6 天可以避孕。在这种情况下,避孕主要是通过干扰受精卵着床而不是改变促性腺激素分泌。

雌激素引起血管紧张素原及甲状腺结合球蛋白分泌增加,还可引起人骨骺闭合。在家畜体内,雌激素可通过刺激肾上腺雄激素分泌

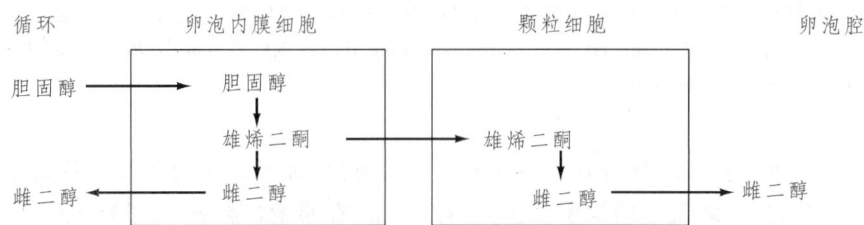

图 4-10 卵泡膜细胞与颗粒细胞在雌激素合成与分泌中的相互作用。(Reproduced, with permission, from Barrett KE. *Ganong's Review of Medical Physiology*. 23rd ed. New York, NY: McGraw-Hill; 2010.)

表 4-2 血浆中性腺类固醇及皮质醇的分布

类固醇	游离(%)	结合至(%)		
		CBG	GBG	白蛋白
睾酮	2	0	65	33
雄烯二酮	7	0	8	85
雌二醇	2	0	38	60
孕酮	2	18	0	80
皮质醇	4	90	0	6

CBG：皮质醇结合球蛋白；GBG：性激素结合球蛋白。

而在蛋白合成代谢中发挥重要作用。雌激素已被商业化用于增加家畜体重。

雌激素对中枢神经系统的作用

雌激素与动物的发情行为有关，可增加人的性欲，主要通过直接影响位于下丘脑的神经元而发挥作用（图4-11）。

雌激素可促进神经元树突增生，增加鼠神经元突触数量。在人类，雌激素可减慢阿尔海默茨病的进展，但其作用仍有争议。

雌激素对乳腺的作用

雌激素促进青春期女性乳腺腺管生长及乳房增大，当局部应用含有雌激素的护肤霜时，通过皮肤吸收雌激素可导致乳房增大及

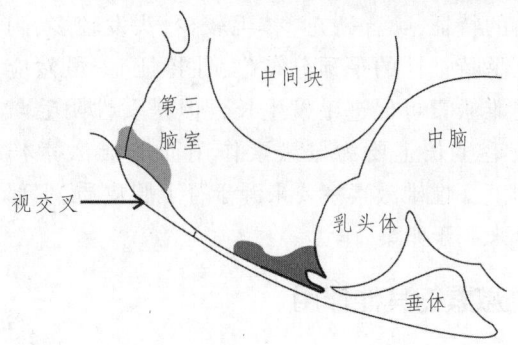

图 4-11 下丘脑矢状面投影，在鼠下丘脑局部放置雌激素可影响其卵巢重量及性行为。雌激素放置在视神经交叉上方可刺激性行为，而放置在弓状核及垂体柄以上的下丘脑腹侧附近，可导致卵巢萎缩。(Reproduced, with permission, from Barrett KE. *Ganong's Review of Medical Physiology*. 23rd ed. New York, NY: McGraw-Hill; 2010.)

轻微的局部反应。雌激素可导致乳晕色素沉着，在首次妊娠时，色素沉着较青春期时更加明显。

雌激素对女性第二性征的作用

青春期女性乳房、子宫及阴道等器官发育主要是雌激素，即"女性化激素"的作用，其次是由于缺乏睾丸雄激素。女性身体特征包括窄肩、宽臀、腿部内收、双臂外展（提携角宽），此外还有女性乳腺、臀部脂肪分布，这一特征也可出现在阉割的男性。女性喉部保持青春期

表 4-3 女性月经周期不同阶段性激素 24 小时合成速率

性激素	早卵泡期	排卵前	黄体中期
孕酮(mg)	1.0	4.0	25.0
17 羟孕酮(mg)	0.5	4.0	4.0
脱氢表雄酮(mg)	7.0	7.0	7.0
雄烯二酮(mg)	2.6	4.7	3.4
睾酮(μg)	144.0	171.0	126.0
雌酮(μg)	50.0	350.0	250.0
雌二醇(μg)	36.0	380.0	250.0

Modified and reproduced, with permission, from Yen SSC, Jaffe RB. *Reproductive Endocrinology*. 3rd ed. New York, NY: Saunders; 1991.

前的特征,嗓音高亢。体毛较少,头发较多,阴毛呈特征性的平顶分布(女性特征)。虽然应用雌激素可促进毛发生长,但是女性阴毛与腋毛生长主要为雄激素作用而非雌激素作用。女性雄激素主要来源于肾上腺皮质,少部分来源于卵巢。

雌激素的其他作用

正常女性在月经前会出现水钠潴留及体重增加,雌激素可引起一定程度的水钠潴留。黄体期醛固酮分泌稍增高,有助于月经前体液潴留。

雌激素使皮脂腺分泌物流出通畅,拮抗睾酮的作用,抑制粉刺("黑头粉刺")及痤疮的形成。晚期肝病患者出现肝掌、蜘蛛状血管瘤、乳房轻微增大等,其原因为循环中雌激素增加。雌激素增加是由于肝脏雄烯二酮代谢减少,更多的雄激素转化为雌激素。

雌激素有显著降低血清胆固醇的作用,通过增加局部一氧化氮(NO)产生而发挥扩张血管、抑制血管平滑肌增生的作用。雌激素抑制一些启动动脉粥样硬化的重要因子表达,因此揭示了绝经前女性心肌梗死及其他动脉粥样硬化性血管疾病等发生率低的原因。有相当多的证据表明,小剂量雌激素可降低绝经后女性心血管疾病发病率,但是最近发表的数据不支持这一结论,因此还需进一步研究。口服大剂量雌激素可促进血栓形成,显然这是由于高浓度的雌激素到达肝脏门静脉血后导致肝凝血因子改变造成的。

雌激素的作用机制

雌激素受体位于细胞核内,主要有雌激素-α受体(ER-α)及-β受体(ER-β)两种类型,前者编码基因位于6号染色体,后者编码基因位于14号染色体,二者均为核受体超家族成员,包括许多不同的类固醇激素受体。与雌激素结合后,核受体二聚体化,并与DNA相结合,改变细胞转录功能(图4-12)。有些组织仅含一种雌激素受体,而有些组织则含有ER-α、ER-β。ER-α主要位于子宫、肾脏、肝脏、心脏,而ER-β主要分布在卵巢、前列腺、肺、胃肠道、造血系统及中枢神经系统。ER可形成异源二聚体,即ER-α与ER-β结合。ER-α基因敲除可导致雌鼠与雄鼠不育、骨质疏松、骨骺未闭合导致的持续生长,而ER-β基因敲除则可导致雌鼠不孕,导致雄鼠前列腺增生、脂肪减少,但不影响受孕。因此,ER的作用具有复杂性、多样性及差异性,其原因为两种ER均存在不同的异构体,与甲状腺激素受体相似,可与不同的激活因子及刺激因子相结合。

雌激素的作用大多是由细胞核介导的基因组效应,但是有些作用非常快速,很难相信是通过增加mRNA表达来介导的,其中包括脑部神经元放电、对促性腺激素分泌的反馈作用等。因此认为,除了雌激素的基因组效应外,还存在非基因组效应作用,而这种作用是由雌激素膜受体介导的。与此相似,孕激素、睾酮、醛固酮等

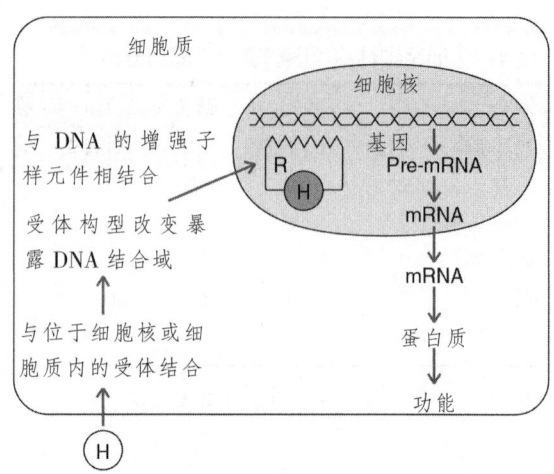

图4-12 类固醇激素作用机制,雌激素、孕激素、雄激素、糖皮质激素、盐皮质激素、1,25二羟维生素D_3受体分子量不同,但均有配体结合域,当与配体结合时,暴露DNA结合域。然后受体-激素复合物与DNA结合,促进或抑制基因转录。(Reproduced, with permission, from Ganong WF. *Review of Medical Physiology*. 22nd ed. New York, NY:McGraw-Hill; 2005.)

均可通过细胞膜受体而产生快速作用。

雌激素的合成

雌二醇炔衍生物是活性较强的雌激素（图 4-13），与天然雌激素不同，由于其 17 位上乙炔基，使其具有抗肝脏代谢的特点，因此口服时相对活性较高。天然激素口服时活性较低，其原因为经肠道吸收后经门静脉进入肝脏，而在进入循环前大部分在肝脏灭活。在植物中发现了一些非类固醇物质及化合物具有雌激素活性，植物雌激素很少影响人，但可对农场动物产生不良影响。己烯雌酚（图 4-13）及一些相关化合物有较强的雌激素活性，可能是由于其在体内能转化为类固醇样的环形结构。

雌激素可减轻潮热等更年期症状，预防骨质疏松，减少动脉粥样硬化的发生及进展，降低心肌梗死的发生率。但是雌激素也可刺激子宫内膜及乳腺增生，导致子宫内膜癌，也可能导致乳腺癌。因此，临床一直在积极寻找"量身定制"的雌激素，即雌激素仅有骨及心血管效应，而对子宫及乳腺无刺激作用。他莫昔芬及雷洛昔芬是两种选择性雌激素受体调节剂（SERM），具有这种作用。二者不能缓解更年期症状，但均有骨保护作用，在心血管保护方面也有一定作用，但这些作用的临床意义还未确定。此外，他莫昔芬对乳腺无刺激作用，而雷洛昔芬对乳腺或子宫均无刺激作用。关于该药物临床应用详见本书中的其他相关章节。

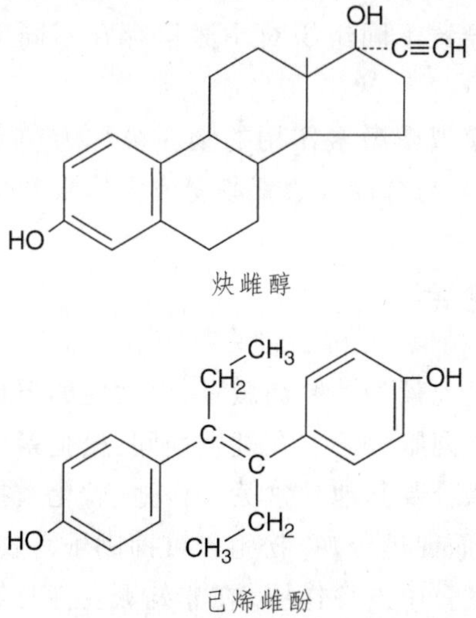

孕激素的化学、生物合成及代谢

孕激素（图 4-14）是 C_{21} 类固醇，大部分由黄体及胎盘分泌。在所有分泌类固醇激素的组织中，孕激素是类固醇激素合成过程中重要的中间产物。少部分孕激素可来自睾丸

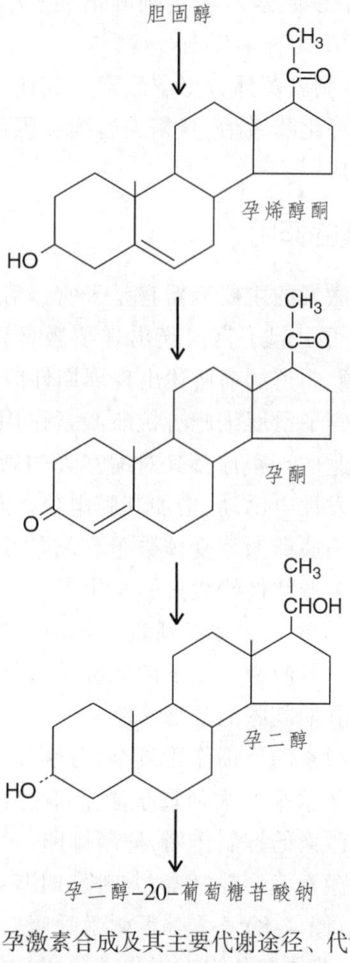

图 4-13 雌激素合成。（Reproduced, with permission, from Ganong WF. *Review of Medical Physiology*. 22nd ed. New York, NY: McGraw-Hill; 2005.）

图 4-14 孕激素合成及其主要代谢途径、代谢产物。（Reproduced, with permission, from Barrett KE. *Ganong's Review of Medical Physiology*. 23rd ed. New York, NY: McGraw-Hill; 2010.）

及肾上腺皮质。黄体产生孕激素20α-、20β-羟基衍生物,循环中游离孕激素占2%(表4-2),孕激素80%与白蛋白结合,18%与皮质类固醇结合球蛋白结合。孕激素半衰期短,在肝脏与葡萄糖醛酸结合,转化为孕二醇,从尿中排出(图4-14)。

孕激素的分泌

在女性月经周期中,卵泡期血孕激素水平约为0.9ng/mL(3nmol/L),男性约为0.3ng/mL(1nmol/L),卵泡细胞分泌少量孕激素是导致男女之间孕激素差异的原因。在黄体期,黄体分泌大量孕激素,卵巢分泌孕激素量增加20倍,血中孕激素水平达到峰值,约为18ng/mL(60nmol/L)(图4-8)。

LH刺激黄体分泌孕激素,其作用是由于腺苷酸环化酶激活,其相关后续步骤依赖于蛋白质合成。

孕激素的作用

孕激素的主要靶器官是子宫、乳腺及脑。孕激素可引起子宫内膜出现孕激素诱发的改变,宫颈、阴道如前所述出现周期性改变。孕激素在子宫平滑肌细胞有抗雌激素作用,降低平滑肌细胞的兴奋性及其对缩宫素的敏感性,降低其自发性电活动,增加其膜电位。孕激素减少子宫内膜雌激素受体数量,增加17β-雌二醇转化为低活性雌激素的转化率。

在乳腺,孕激素刺激乳腺小叶及腺泡发育,诱导雌激素作用下的乳腺导管组织分化,支持哺乳期乳腺的分泌功能。

孕激素的反馈作用复杂,分别发生在下丘脑及垂体水平。大剂量孕激素抑制LH分泌,增强雌激素的抑制作用,抑制排卵。

孕激素为产热激素,与排卵时基础体温升高有关(图4-8)。孕激素刺激呼吸,女性月经周期中,黄体期肺泡二氧化碳分压(PCO_2)低于男性,其原因为孕激素的作用。妊娠期,随着孕激素分泌增高,孕妇肺泡PCO_2下降。

大剂量孕激素导致尿钠排泄,可能与阻断醛固酮对肾脏的作用有关。孕激素没有明显的合成代谢作用。

孕激素的作用机制

与其他类固醇激素相似,孕激素通过与DNA作用,启动新mRNA合成。在缺乏类固醇激素时,孕激素受体可与热休克蛋白结合,孕激素结合后释放热休克蛋白,暴露受体DNA结合域。米非司酮(RU-486)是合成类固醇,可与受体结合,但不引起热休克蛋白释放,因此可阻断孕激素与受体的结合。早期妊娠的维持依赖孕激素对子宫内膜生长的刺激作用及对子宫收缩的抑制作用,因此米非司酮可引起流产。在有些国家,米非司酮配伍前列腺素用于选择性堕胎。

孕激素受体基因位于第11号染色体,经不同加工处理形成2个异构体,即孕激素受体A(PRA)及孕激素受体B(PRB)。PRA是截断形式的受体,当PRA激活时能在一定程度上抑制PRB的活性。现在已经证实,人的第三个孕激素受体异构体PRC,其作用为调节PRA、PRB的转录活性。孕激素受体异构体存在的生理意义还有待确定,但已确定的是孕激素异构体是导致不同组织对孕激素存在不同反应性的原因。

模拟孕激素作用的物质被称为孕激素或黄体酮,与合成雌激素联合成为口服避孕药。

松弛素

松弛素为多肽类激素,由女性卵巢黄体及男性前列腺分泌。在妊娠期间,松弛素可引起耻骨联合及其他骨盆关节松弛,软化及扩张宫颈,从而促进分娩。松弛素可抑制子宫收缩,在乳腺发育中发挥作用。在非妊娠女性月经周期中,分泌期的卵巢黄体及子宫内膜中发现松弛素,而在增生期则无松弛素存在。松弛素在非妊娠期的作用还不清楚,推测可能在卵泡发育、排卵、和（或）受精卵植入中发挥作用。目前还没有证据表明，内源性松弛素对任何生物的生殖过程有影响。

在多数生物中，仅有1个松弛素基因，但在人类第9号染色体上有2个基因编码2个结构不同而具有松弛素活性的多肽，而在卵巢与前列腺，仅有1个基因被激活。产生于卵巢与前列腺的多肽结构见图4-15。

抑制素与激活素

卵巢与睾丸均合成抑制素，其作用为抑制FSH分泌。抑制素有2类，分别由3种多肽亚单位构成：一种糖基化α亚单位，分子量为18 000；两种非糖基化β亚单位，即β_A、β_B，分子量均为14 000。亚单位由前体蛋白形成（图4-16），α亚单位与β_A亚单位结合形成异源二聚体，与β_B结合形成另一个异源二聚体，亚单位之间有二硫键相连。$\alpha\beta_A$（抑制素A）与$\alpha\beta_B$（抑制素B）直接作用于垂体，抑制FSH分泌，目前认为抑制素B是成人FSH的调节激素。在男性，抑制素由支持细胞产生，在女性，抑制素由颗粒细胞产生。

异源二聚体$\beta_A\beta_B$及同源二聚体$\beta_A\beta_A$、$\beta_B\beta_B$刺激而不是抑制FSH分泌，因此称为激活素，其在生殖道的作用还未明确。抑制素与激活素均为转化生长因子β超家族中二聚体生长因子成员，在这个超家族中，还包括苗勒管抑制物（MIS），在胚胎性腺发育中有重要作用。现已克隆2个激活素受体，均为丝氨酸激酶。抑制素与激活素不仅在性腺中发现，而且在脑部及许多其他组织中均存在。在骨髓中，激活素与白细胞发育有关。在胚胎发育中，激活素与中胚层形成有关。靶向敲除鼠α抑制素基因，最初鼠的生长方式正常，其后出现性腺间质肿瘤，因此提示α抑制素基因有肿瘤抑制作用。

在血浆中，激活素、抑制素与α_2-巨球蛋白结合。在组织中，激活素与糖蛋白家族，即卵泡抑素结合。卵泡抑素的生物学活性为调节垂体前叶FSH分泌，结合的激活素可抑制卵泡抑素活性，但是卵泡抑素与抑制素的关系及其生理功能还不清楚。

垂体激素

卵巢激素分泌受垂体前叶分泌激素的调节，垂体前叶分泌6种激素：促肾上腺皮质激素（ACTH）、生长激素、促甲状腺激素（TSH）、促卵泡激素（FSH）、促黄体生成激素（LH）及泌

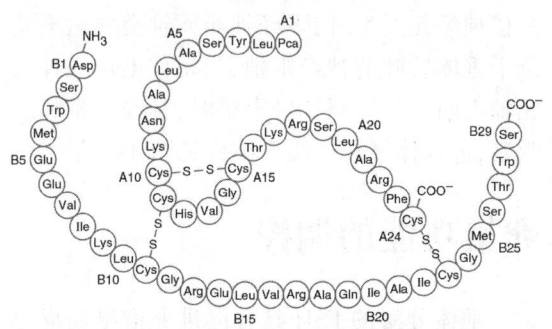

图4-15 人卵巢黄体及前列腺分泌的松弛素结构，A链与B链通过二硫键相连。Pca为A链N末端的焦谷氨酸残基。（Modified and reproduced, with permission, from Winslow JW Shih A, Bourell JH, et al. Human seminal relaxin is a product of the same gene as human luteal relaxin. *Endocrinology* 1992;130:2660.）

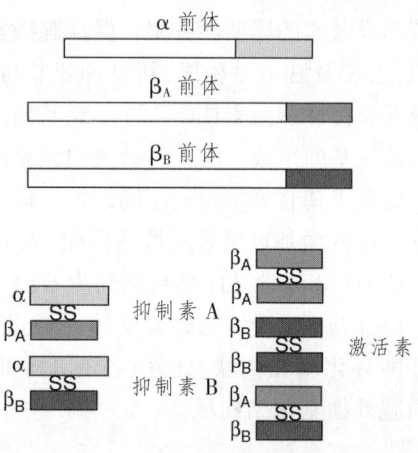

图4-16 抑制素前体蛋白及各种抑制素与激活素的形成。SS：二硫键。（Reproduced, with permission, from Ganong WF. *Review of Medical Physiology.* 22nd ed. New York, NY: McGraw-Hill;2005.）

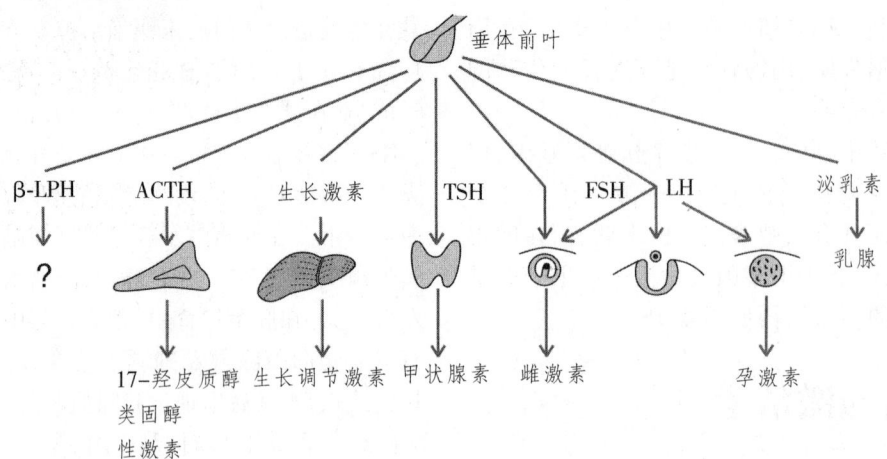

图 4-17 垂体前叶分泌的激素。在女性,促卵泡激素(FSH)、促黄体生成激素(LH)作用于卵巢,促进卵泡生长,卵泡分泌雌激素,然后出现排卵,随后形成黄体并维持,黄体分泌雌激素及孕激素。在男性,FSH、LH 控制睾丸功能。泌乳素刺激泌乳。β-LPH:β-促脂素;ACTH:促肾上腺皮质激素;TSH:促甲状腺激素。(Reproduced, with permission, from Ganong WF. *Review of Medical Physiology*. 22nd ed. New York, NY: McGraw-Hill; 2005.)

乳素(图 4-17),还分泌 1 个未确定的激素,即 β-促脂素(β-LPH)。

垂体后叶与垂体前叶不同,其分泌的激素包括催产素、精氨酸血管加压素,由神经元分泌后直接进入体循环。

促性腺激素

促性腺激素 FSH、LH 的作用为相互协同调节卵巢激素的周期性分泌,促性腺激素为糖蛋白,由 α 及 β 亚基构成,其中 α 亚基与 TSH、人绒毛膜促性腺激素(hCG)的 α 亚基糖蛋白由相同的氨基酸组成。这 4 种糖蛋白激素的特异性主要在于其 β 亚单位的不同结构。促性腺激素分子中的糖基可显著减慢其代谢,人 FSH 半衰期约为170 分钟,LH 半衰期约为 60 分钟。

FSH 与 LH 受体为螺旋受体,通过 GS 与腺苷酸环化酶相耦联,此外,各有 1 个向外扩展的胞外糖基化结构域。

下丘脑激素

垂体前叶激素分泌受下丘脑促垂体激素调节,下丘脑促垂体激素由神经元产生,经垂体门脉系进入垂体前叶(图 4-18)。垂体门脉系是一组特殊的血管,可直接将下丘脑分泌的激素转运至垂体前叶。这些激素的作用见图 4-19,下丘脑促垂体激素中结构已明确者有 6 个(图 4-20),至今尚未分离及确定的是泌乳素释放激素。在下丘脑中已发现一些多肽,可增加泌乳素分泌,而且其中 1 个或多个是在生理条件下刺激泌乳素分泌。

垂体后叶激素由位于下丘脑视上核及室旁核神经元产生,向下经神经元轴突转运至其位于垂体后叶的神经末梢,当动作电位经神经元轴突向下传导至神经末梢时,神经末梢释放激素,进入体循环。激素结构见图 4-21。

卵巢功能的调控

垂体分泌的 FSH 具有促进卵泡早期成熟的作用,而 FSH 与 LH 协同作用可促进卵泡最终成熟,LH 快速分泌达峰值可刺激排卵及卵巢黄体形成(图 4-8)。此外,在中期有小的 FSH 分泌高峰,但其意义还不清楚。LH 刺激卵巢黄体雌激素及孕激素分泌。

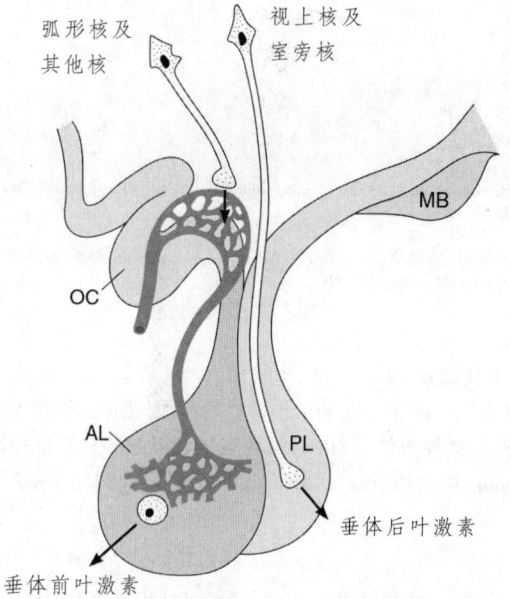

图 4-18 下丘脑分泌的激素。垂体后叶(PL)激素自视上核及室旁神经元末梢释放入体循环,而促垂体激素自弧形及其他下丘脑神经元末梢分泌后经垂体门脉循环进入垂体。AL:前叶;MB:乳头体;OC:视交叉。(Reproduced, with permission, from Ganong WF. *Review of Medical Physiology*. 22nd ed. New York, NY: McGraw-Hill; 2005.)

下丘脑激素

下丘脑在控制促性腺激素分泌中具有核心作用,下丘脑通过分泌 GnRH 进入垂体门脉系而发挥其控制作用,GnRH 可刺激 FSH 及 LH 分泌。不存在单独的促卵泡激素释放激素(FRH)。

正常情况下,GnRH 呈脉冲式分泌,这种分泌方式对维持促性腺激素脉冲式分泌是必要的(图 4-22)。如果 GnRH 维持恒定方式,那么垂体前叶 GnRH 受体数量将减少(降调节),LH 分泌下降至低水平。如果 GnRH 以每小时1次的脉冲方式作用,则可刺激 LH 分泌。即使因下丘脑腹侧病变而导致内源性 GnRH 分泌受阻时,这种作用依然存在。

显然,GnRH 脉冲式分泌方式及脉冲式波动的频率与幅度均在调控月经周期的激素变化中发挥重要作用,雌激素可增加 GnRH 波动频率,而孕激素及雄激素则可降低其波动频率。在月经周期中,卵泡期晚期 GnRH 波动频率增加,最终导致 LH 激增。在分泌期,在孕激素作用下,GnRH 波动频率下降,但在月经周期末,当雌激素、孕激素分泌减少时,GnRH 波动频率再次增加。

在月经中期出现 LH 分泌高峰,由于 GnRH 在这一时期的脉冲式变化,使促性腺激素对 GnRH 的敏感性逐渐增加。GnRH 的自启效应在产生 LH 峰值反应中发挥重要作用。

下丘脑 GnRH 脉冲发生的特性及其确切位置还不清楚,但已知去甲肾上腺素及肾上腺

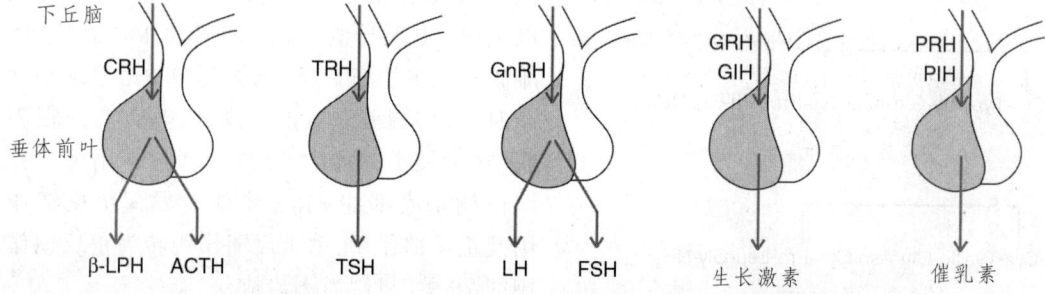

图 4-19 促垂体激素对垂体前叶激素分泌的影响。β-LPH:β-促脂素;ACTH:促肾上腺皮质激素;CRL:促肾上腺皮质激素释放激素;FSH:促卵泡激素;GIH:生长抑制激素;GnRH:促性腺激素释放激素;GRH:生长激素释放激素;LH:促黄体生成激素;PIH:泌乳素抑制激素;PRH:泌乳素释放激素;TRH:甲状腺释放激素;TSH:促甲状腺激素。(Reproduced, with permission, from Ganong WF. *Review of Medical Physiology*. 22nd ed. New York, NY: McGraw-Hill; 2005.)

TRH	(pyro)Glu-His-Pro-NH$_2$
GnRH	(pyro)Glu-His-Trp-Ser-Tyr-Gly-Leu-Arg-Pro-Gly-NH$_2$
生长抑素	Ala-Gly-Cys-Lys-Asn-Phe-Phe-Trp-Lys-Thr-Phe-Thr-Ser-Cys (S-S 桥连接两端 Cys)
CRH	Ser-Glu-Glu-Pro-Pro-Ile-Ser-Leu-Asp-Leu-Thr-Phe-His-Leu-Leu-Arg-Glu-Val-Leu-Glu-Met-Ala-Arg-Ala-Glu-Gln-Leu-Ala-Gln-Gln-Ala-His-Ser-Asn-Arg-Lys-Leu-Met-Glu-Ile-Ile-NH$_2$
GRH	Tyr-Ala-Asp-Ala-Ile-Phe-Thr-Asn-Ser-Tyr-Arg-Lys-Val-Leu-Gly-Gln-Leu-Ser-Ala-Arg-Lys-Leu-Leu-Gln-Asp-Ile-Met-Ser-Arg-Gln-Gln-Gly-Glu-Ser-Asn-Gln-Glu-Arg-Gly-Ala-Arg-Ala-Arg-Leu-NH$_2$
PIH	多巴胺

图4-20 人促垂体激素结构。生长抑素结构显示是14肽(生长抑素14)。此外,生长抑素前体在其N-末端存在延伸的含有28个氨基酸残基的多肽(生长抑素28)。在许多组织中两种形式的生长抑素均存在。CRH:促肾上腺皮质激素释放激素;GnRH:促性腺激素释放激素;GRH:生长激素释放激素;PIH:泌乳素抑制激素;TRH:促甲状腺激素释放激素。(Reproduced, with permission, from Ganong WF. *Review of Medical Physiology*. 22nd ed. New York, NY: McGraw-Hill; 2005.)

素可增加GnRH脉冲频率。而相反,脑啡肽,如β-内啡肽可降低GnRH脉冲频率。

恒定的高水平的GnRH可导致垂体受体下调,继而出现LH分泌下降,因此应用长效GnRH激动剂可抑制LH分泌,从而治疗性早熟、子宫内膜异位症、子宫肌瘤及前列腺癌。

反馈效应

月经周期中血浆LH、FSH、性激素、抑制素B水平变化见图4-8,其反馈关系见图4-23。卵泡期开始,抑制素B水平低,FSH水平轻微升高,促进卵泡生长。血浆雌激素水平增加,对LH分泌产生负反馈作用。在排卵前36~48小时,雌激素对LH分泌产生正反馈作用,启动LH峰出现(LH峰),诱发排卵。在LH峰出现后约9小时出现排卵。尽管抑制素B水平稍有增高,但由于GnRH对促性腺激素作用较强,因此FSH分泌也出现峰值。在黄体期,由于雌激素、孕激素及抑制素B水平增加,导致LH、FSH分泌维持在低水平。

应强调,循环中中度增高的稳定的雌激素对LH分泌发挥负反馈作用,而高水平雌激素则发挥正反馈作用,刺激LH分泌。在猴体内已经证实,雌激素在最短时间内增加达到高水平,产生正反馈作用。当循环中雌激素水平增加约300%并持续24小时,仅有负反馈作用;但是当雌激素增加约300%并持续36小时或以上时,出现类似月经中期的LH峰值,然后雌激素水平快速下降。当循环中孕激素水平增高时,可抑制雌激素的正反馈作用,有证据表明,在灵长类动物中,雌激素通过作用于下丘脑内侧基底部的ER-α受体而发挥负反馈作用及正反馈作用,由负反馈作用转为正反馈作用的"开关"机制尚不清楚。

Cys-Tyr-Phe-Gln-Asn-Cys-Pro-Arg-Gly-NH$_2$ (S-S桥)
精氨酸血管加压素

Cys-Tyr-Ile-Gln-Asn-Cys-Pro-Leu-Gly-NH$_2$ (S-S桥)
催产素

图4-21 精氨酸血管加压素及催产素的结构。(Reproduced, with permission, from Ganong WF. *Review of Medical Physiology*. 22nd ed. New York, NY: McGraw-Hill; 2005.)

月经周期调控

黄体退化(黄体溶解)开始于月经前3~4天,是月经周期的关键。PGF$_{2\alpha}$生理作用为溶解

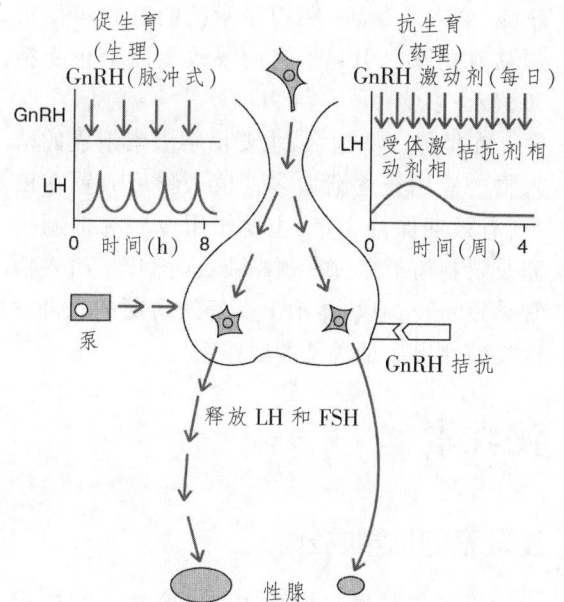

图 4-22 GnRH 及其激动剂促生育及抗生育作用。正常情况下，GnRH 分泌以脉冲式分泌，脉冲间隔时间为 30~60 分钟，这种模式可通过定时注射来模仿，从而产生周期性 LH 及 FSH 峰，促进生育。如果连续输注 GnRH 或应用长效合成激动剂，那么垂体受体最初为刺激，但这种刺激仅持续几天，然后出现受体降调，进而抑制促性腺激素分泌（抗生育效果）。（Reproduced, with permission, from Conn PM, Crowley WF Jr. Gonadotropin-releasing hormone and its analogues. N Engl J Med 1991;324:93.）

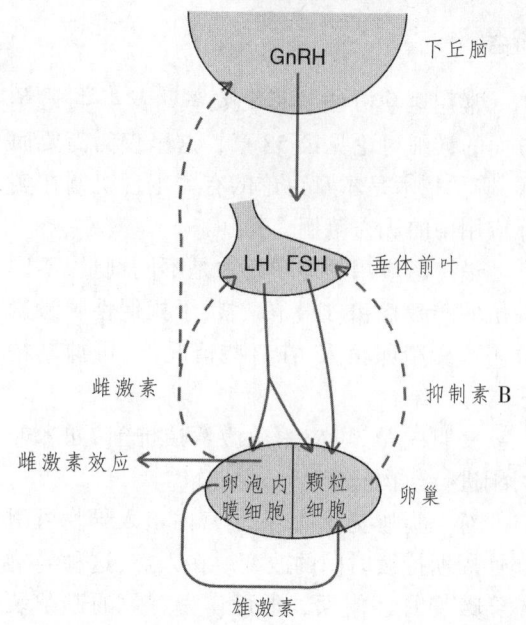

图 4-23 卵巢功能的反馈调节。卵泡膜内层细胞向颗粒细胞提供雄激素，卵泡膜细胞产生雌激素并释放入血，抑制 LH、GnRH 及 FSH 分泌。颗粒细胞分泌抑制素 B 也可抑制 FSH 分泌。LH 调节卵泡膜细胞，LH 与 FSH 调节颗粒细胞。图中所示虚线箭头表示抑制，实线箭头表示刺激。（Reproduced, with permission, from Ganong WF. Review of Medical Physiology. 22nd ed. New York, NY: McGraw-Hill; 2005.）

黄体，但是这种前列腺素仅在内皮细胞产生内皮素-1(ET-1)时才被激活，因此，至少在某些生物，PGF_{2a} 与 ET-1 联合作用时才能发挥溶黄体作用。在某些家畜，黄体分泌催产素可发挥局部黄体溶解作用，这可能与前列腺素释放有关。一旦黄体开始溶解，雌激素、孕激素水平下降，随后出现 FSH、LH 分泌增加。一批新的卵泡开始发育，然后单个优势卵泡在 FSH 及 LH 作用下成熟，接近排卵期，卵泡雌激素分泌增高，增加了垂体对 GnRH 的反应，激发了 LH 峰值出现，诱发排卵及黄体形成。最初雌激素分泌下降，然后孕激素、雌激素水平与抑制素 B 一起升高，从而抑制 FSH 及 LH 分泌，再次发生黄体溶解，新的周期开始。

反射性排卵

雌性猫、兔、貂及其他某些动物有较长的发情期，在此期间，仅在交配后出现排卵，称为反射性排卵，是由生殖道、眼、耳、鼻等处的冲动传入下丘脑腹侧，激发垂体释放 LH，从而诱发排卵。在有些生物，如大鼠、猴、人，排卵是周期性的自发现象，但是传入冲动到达下丘脑也能发挥作用。在大鼠卵泡预期破裂之前 12 小时，应用戊巴比妥或其他神经活性药物，可将排卵推迟 24 小时。在人类，月经周期明显受情绪刺激的影响。

避孕

常用避孕方法及其失败率见表4-4，避孕方面的详细讨论见第58章，这里仅为简要回顾，避孕技术是本章讨论的有关生理机制在实际应用中的优秀范例。

最广泛应用的避孕药物是不同剂量、不同配伍的雌激素和(或)孕激素，干扰促性腺激素分泌或受精卵植入，在有些情况下，可抑制精子与卵子结合。

一旦受孕，可应用孕激素拮抗剂，如米非司酮进行药物流产。

对一些哺乳动物，在子宫内植入异物可引起性周期持续时间的改变。在人类，这种异物不会改变月经周期，但可作为有效的避孕装置。在美国，有2种T型宫内节育器(IUD)，含铜或孕激素。宫内节育器可在宫腔内产生局部无菌性炎症反应，可作为杀精剂抑制精子获能、穿入及存活。带有孕激素的IUD可使宫颈黏液稠厚，引起子宫内膜改变而阻止受精卵植入。

在世界一些地区，主要由孕激素组成的植入物的应用正逐渐增多，植入物可放置在皮下，有效期保持3年，主要作用机制为抑制排卵及限制精子穿过宫颈黏液。虽然皮下植入物常导致闭经，但却显示出良好的耐受性。自发性突破性出血是常见的副作用。

泌乳素

泌乳素的化学成分

泌乳素是另一个垂体前叶激素，在生殖与妊娠中发挥重要作用。人泌乳素分子含有199个氨基酸残基、3个二硫键(图4-24)，结构上与人生长激素及人绒毛膜生长激素(hCS)相似。与生长激素相似，泌乳素半衰期约为20分钟。子宫内膜及胎盘也可分泌结构相似的泌乳素。

泌乳素受体

人泌乳素受体与生长激素受体相似，是受体超家族之一，包括生长激素受体、许多细胞因子受体及造血生长因子受体，受体二聚体化可激活JAK-STAT通路及其他细胞内酶的级联反应。

泌乳素的作用

在雌激素与孕激素刺激后，泌乳素可引起乳腺分泌乳汁。泌乳素作用于乳腺可引起酪蛋白及乳清蛋白增加，但是激素并不是作用于细胞核，其作用可被微管抑制剂所阻断。泌乳素也可能在卵巢水平抑制促性腺激素的作用。因此，在哺乳期女性，泌乳素可抑制排卵而达到"自然避孕"的效果。在正常男性，泌乳素的作用还不清楚，但过多泌乳素可导致阳痿。过去，一直以生物测定法测定泌乳素，作为评价其在

表4-4 常用避孕方法的相对效果

方法	失败率(100例/年)
输精管切除术	0.02
输卵管结扎及其他类似方法	0.13
口服避孕药	
>50μg 雌激素及孕激素	0.32
<50μg 雌激素及孕激素	0.27
仅有孕激素	1.2
IUD	
含铜7	1.5
D环	1.3
阴道隔膜	1.9
避孕套	3.6
体外射精	6.7
杀精子剂	11.9
安全期避孕	15.5

IUD：宫内节育器。
Data from Vessey M, Lawless M, Yeates D. Efficacy of different contraceptive methods. *Lancet* 1982；1：841. Reproduced with permission.

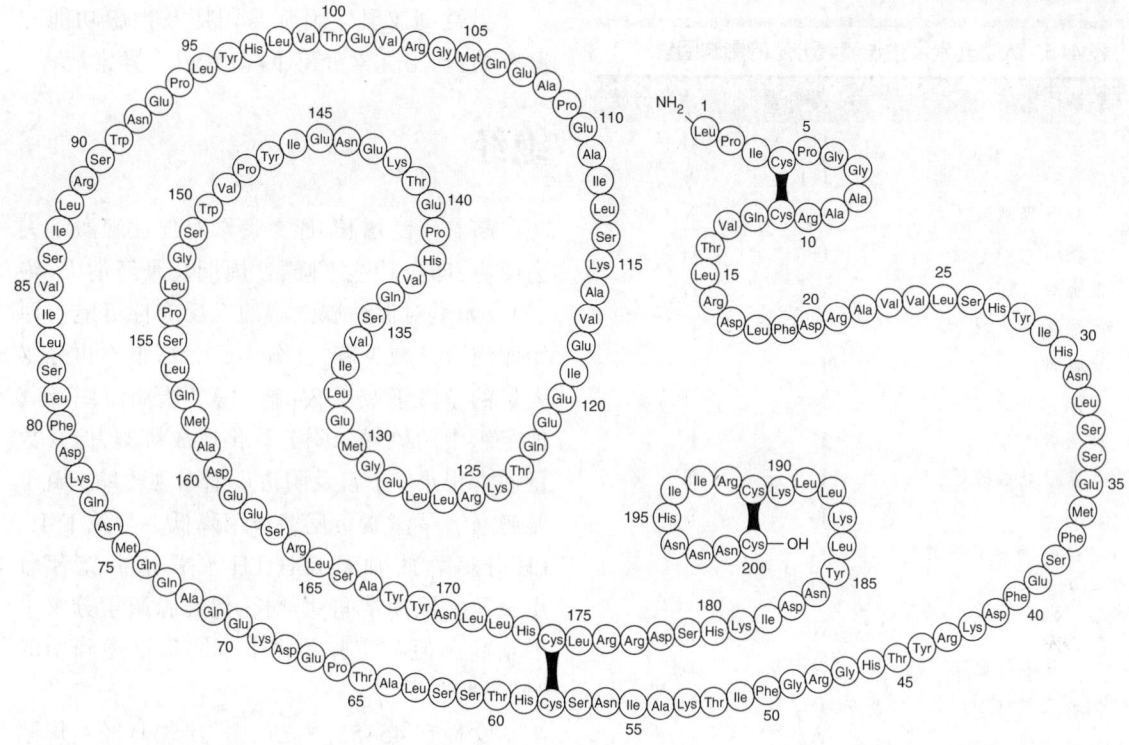

图 4-24 人泌乳素结构。（Reproduced, with permission, from Bondy PK, Rosenberg LE. *Metabolic Control and Disease*. 8th ed. New York, NY: Saunders; 1980.）

鸽子及其他鸟类中刺激作物囊生长及分泌的基础。成对的作物囊是由食道外翻形成的，通过内细胞层剥脱而产生营养物（"奶"），用来喂养其子代。目前，常规应用放免方法测定泌乳素、FSH、LH。

泌乳素分泌的调节

男性正常血浆泌乳素浓度约为 5ng/mL，女性为 8ng/mL。泌乳素分泌受下丘脑紧张性抑制，垂体柄部分可导致循环中泌乳素水平增加。因此，多巴胺对下丘脑泌乳素抑制激素（PIH）的作用较其对垂体泌乳素释放激素的作用更强。刺激乳头、锻炼、手术或心理压力可导致人泌乳素分泌增加（表 4-5）。血浆泌乳素水平在睡眠中增高，开始睡眠后即出现泌乳素水平增高，并在睡眠过程中维持在高水平。妊娠期泌乳素分泌增加，分娩时达高峰，分娩后 8 天，血浆泌乳素浓度下降至非妊娠期水平。哺乳可快速增加泌乳素分泌，但是在哺乳期超过 3 个月后，泌乳素升高的幅度逐渐下降。

左旋多巴通过增加多巴胺形成而降低泌乳素分泌，溴隐亭及其他多巴胺激动剂可通过刺激多巴胺受体而抑制其分泌，氯丙嗪及其相关药物可阻断多巴胺受体，增加泌乳素分泌。除 TSH 及下丘脑中存在的泌乳素释放多肽外，甲状腺释放激素（TRH）也可刺激泌乳素分泌。雌激素直接作用于垂体泌乳素细胞，结果导致泌乳素分泌缓慢增加。

目前尚未明确泌乳素可促进正中隆起多巴胺分泌，因此在下丘脑泌乳素以负反馈方式抑制自身分泌。

高泌乳素血症

在垂体前叶嫌色细胞腺瘤患者中，超过 70% 出现血浆泌乳素水平升高。有些患者泌乳素水平升高可能与垂体柄损伤有关。但是在大

表 4-5 人泌乳素及生长激素分泌的影响因素

影响因素	泌乳素	生长激素
睡眠	I+	I+
哺乳	I++	N
非哺乳期刺激乳房	I	N
应激（压力）	I+	I+
低血糖	I	I+
剧烈运动	I	I
女性性交	I	N
妊娠	I++	N
雌激素	I	I
甲状腺功能减退	I	N
TRH	I+	N
吩噻嗪类及丁酰苯类药物	I+	N
阿片类药物	I	N
葡萄糖	N	D
生长激素抑制素	N	D+
左旋多巴	D+	I+
阿扑吗啡	D+	I+
溴隐亭及相关麦角衍生物	D+	I

I:中度增加；I+:明显增加；I++:显著增加；N:无改变；D:中度减低；D+:明显减低。

Reproduced, with permission, from Barrett KE. *Ganong's Review of Medical Physiology*. 23rd ed. New York, NY: McGraw-Hill; 2010.

多数患者中，肿瘤细胞可分泌激素。高泌乳素血症可引起溢乳，但多数患者无明显异常。事实上，多数伴有溢乳的患者泌乳素水平正常，证实有泌乳素增高者不足 1/3。

在泌乳素增高者中，有 15%~20% 出现继发性闭经。而当泌乳素分泌减少时，正常月经周期及生育能力恢复。显然，泌乳素通过阻断促性腺激素对卵巢的作用而导致闭经，但是这种假设的确切证据还需进一步研究。由垂体泌乳素瘤导致的性腺功能减退及骨质疏松与雌激素缺乏有关。

男性高泌乳素血症与阳痿及性腺功能减退有关，当泌乳素分泌下降后，以上异常消失。

绝经

随着年龄增长，卵巢逐渐对促性腺激素失去反应，卵巢功能下降，性周期及月经消失（绝经）。卵巢对促性腺激素的无反应性可能与原始卵泡数量减少有关（图 4-5）。卵巢不再分泌大量的孕激素及 17β-雌二醇。脂肪组织及其他组织中的雄烯二酮芳香化形成雌酮，但其数量通常很小。子宫及阴道逐渐出现萎缩。由于雌激素、孕激素负反馈作用降低，导致 FSH、LH 分泌增加，血浆 FSH、LH 水平增高。老年雌小鼠及大鼠动情间期延长，促性腺激素分泌水平增高，但在实验动物中未明确描述确切的"绝经期"。

女性在 45~55 岁之间，常出现月经不规则及闭经。在本世纪初，平均绝经年龄已经提高到 51 岁左右。

从躯干传至面部的潮热感觉（潮热）、夜汗、各种情绪波动等常出现在卵巢功能衰竭后，绝经后女性潮热发生率约为 75%，可持续长达 40 年。应用雌激素可预防潮热症状。血管舒缩症状不仅出现在绝经期，也可在手术切除性腺或因疾病破坏性腺的绝经前女性及男性中出现。因此，血管舒缩症状是由于急性雌激素减少而引起的。但是现已证实，血管舒缩症状与 LH 分泌峰值相一致，LH 以脉冲方式分泌，间隔时间为 30~60 分钟或更长。缺乏性腺激素时，这些峰值波动更大。每次潮热症状均随着 LH 峰值出现而开始，但是 LH 自身并不产生症状，因为在切除垂体后，症状依然存在。因此认为，可能有某些因素作用于下丘脑而刺激 LH 释放及潮热发生。绝经及绝经症状的临床治疗将在第 59 章中详细讨论。

Bilezikjian LM, Blount AL, Leal AM, et al. Autocrine/paracrine regulation of pituitary function by activin, inhibin, and follistatin. *Mol Cell Endocrinol* 2004;225:29. PMID: 15451565.

Christian CA, Glidewell-Kenney C, Jameson JL, Moenter SM. Classical estrogen receptor α signaling mediates negative and positive feedback on gonadotropin-releasing hormone neuron firing. *Endocrinology* 2008;149:5328–5334. PMID: 18635656.

Duncan WC, van den Driesche S, Fraser HM. Inhibition of vascular endothelial growth factor in the primate ovary up-regulates hypoxia-inducible factor-1α in the follicle and corpus luteum. *Endocrinology* 2008;149:3313. PMID: 18388198.

Dunger DB, Ahmed ML, Ong KK. Early and late weight gain and the timing of puberty. *Mol Cell Endocrinol* 2006;254–255:140. PMID: 16824679.

Fortune JE, Rivera GM, Yang MY. Follicular development: the role of the follicular microenvironment is the selection of the dominant follicle. *Anim Reprod Sci* 2004;82–84:109. PMID: 15271447.

Ganong WF. *Review of Medical Physiology*. 22nd ed. New York, NY: McGraw-Hill; 2005.

Ibanez L, Valls C, Marcos MV, et al. Insulin sensitization for girls with precocious pubarche and with risk for polycystic ovary syndrome: effects of prepubertal initiation and postpubertal discontinuation of metformin treatment. *J Clin Endocrinol Metab* 2004;89:4331. PMID: 15356029.

Jabbour HN, Critchley HOD. Potential roles of decidual prolactin in early pregnancy. *Reproduction* 2001;121:197. PMID: 11226044.

Jung H, Neumaier Probst E, Hauffa BP, et al. Association of morphological characteristics with precocious puberty and/or gelastic seizures in hypothalamic hamartoma. *J Clin Endocrinol Metab* 2003;88:4590. PMID: 14557427.

Kelley PA, Binart N, Lucas B, et al. Implications of multiple phenotypes observed in prolactin receptor knockout mice. *Front Neuroendocrinol* 2001;22:140. PMID: 11259135.

Knight PG, Glister C. TGF-β superfamily members and ovarian follicle development. *Reproduction* 2006;132:191. PMID: 16885529.

Knobil E, Neill JD (eds). *The Physiology of Reproduction*. 2nd ed, 2 vols. Philadelphia, PA: Raven Press; 1994.

Kronenberg HM, Melmed S, Polonsky K, et al (eds). *Williams Textbook of Endocrinology*. 11th ed. New York, NY: Saunders; 2008.

Larsen PR, Kronenberg HM, Melmed S, et al (eds). *Williams Textbook of Endocrinology*. 10th ed. New York, NY: Saunders; 2003.

Mani S. progestin receptor subtypes in the brain: the known and the unknown. *Endocrinology* 2008;149:2750. PMID: 18308838.

Mathews J, Gustattson J-A. Estrogen signaling: a subtle balance between ER and ER. *Mol Interv* 2003;3:281. PMID: 14993442.

Michala L, Creighton SM. Adolescent gynaecology. *Obstet Gynaecol Reprod Med* 2008;18:120–125.

Ness RB, Grisso JA, Vergona R, et al. Oral contraceptives, other methods of contraception and risk reduction for ovarian cancer. *Epidemiology* 2001;12:307. PMID: 11337604.

Palmer NR, Boepple PA. Variation in the onset of puberty: clinical spectrum and genetic investigation. *J Clin Endocrinol Metab* 2001;86:2364. PMID: 11397824.

Seminara SB, Messager S, Chatzidaki EE, et al. The GPR54 gene as a regulator of puberty. *N Engl J Med* 2003;349:1614. PMID: 14573733.

Sherwood OD. Relaxin's physiological roles and other diverse actions. *Endocr Rev* 2004;25:205. PMID: 15082520.

Welt CK, Chan JL, Bullen J, et al. Recombinant human leptin in women with hypothalamic amenorrhea. *N Engl J Med* 2004;351:987. PMID: 15342807.

（瞿全新 译）

第5章 乳腺

Amer Karam, MD

女性乳腺解剖

乳腺来源于外胚层的第二生殖腺，由汗腺分化演变而来。乳腺位于胸壁上。在女性，乳腺是哺乳器官，而在男性，乳腺在正常情况下无功能，不发育。

乳腺的组织学

成人乳腺含有腺体及导管成分，间质由纤维组织组成，间质与单个乳腺小叶相连，脂肪组织位于乳腺小叶内及小叶之间。

每侧乳腺由12~20个锥形叶组成，每个叶的基底部靠近肋骨，顶端伸向乳晕及乳头，内含主要的乳腺腺叶分泌导管。每个乳腺叶由一组小叶组成，小叶有几个输乳管，汇集后形成主要导管，在乳腺叶内引流至乳头-乳晕复合体。每个主要导管在走向乳晕的过程中扩张，形成壶腹，然后变窄，分别开口于乳头上。乳腺小叶是疏松的网状脂肪结缔组织，小叶外周脂肪组织增加，使乳房体积增大并呈半球形。

正常乳腺组织中80%~85%为脂肪组织，乳腺组织与表面覆盖的皮肤及皮下纤维组织条索相连。

在非妊娠期无乳汁分泌的乳腺，腺泡小而且排列紧凑。妊娠期间，腺泡增生，其内衬细胞增生，数量增加。在哺乳期，腺泡细胞分泌蛋白及脂质，形成乳汁。

乳腺深面位于筋膜上，而筋膜覆盖在胸肌上。筋膜间质起源于胸壁表浅筋膜，聚集成多个条带，从乳腺走向皮下组织及覆盖乳腺的皮肤真皮。这些筋膜条带称为Cooper韧带，支持乳腺在胸壁上保持挺立的位置。肿瘤可使这些筋膜韧带扭曲，导致病理性皮肤凹陷。

女性一生中乳腺组织学变化

在青春期，对多种腺体刺激发生反应，女性乳腺开始增大，最后变成圆锥形或球形。乳腺增大是腺泡组织增加、腺管大小及分支增多的结果，脂肪沉积是乳腺增大的主要因素。在青春期，乳头与乳晕增大。平滑肌纤维环绕在乳头基底部，乳头对触摸变得更加敏感。

一旦月经来潮，乳腺会出现周期性月经前期变化，在此期间，乳腺腺泡细胞数量增加、体积增大，乳腺导管管腔变大，乳腺体积稍增大，并出现轻微肿胀，许多女性出现乳房压痛。月经后为月经后期，在此期间，乳腺变化特征为体积缩小及肿胀感减轻，乳腺腺泡细胞数量、大小均减少，输乳管直径缩小。月经周期中变化的性激素对乳腺有不同作用。

妊娠期在孕激素作用下，乳腺大小及肿胀感明显增加，乳头-乳晕复合体色素沉着加深，乳头增大，乳晕变宽，乳晕区润滑腺数量及大小均增加。乳腺导管系统分支明显增多，导管管腔扩大。腺泡数量及体积增加。在妊娠晚期，乳腺脂肪组织几乎完全被细胞乳腺实质取代。

分娩后,孕激素与雌激素水平迅速下降,此时乳腺完全成熟,开始分泌乳汁。停止哺乳或应用雌激素后,抑制泌乳,乳腺快速恢复至妊娠前状态,细胞成分明显减少,脂肪沉积增加。

绝经后,乳腺出现萎缩及退化,这种典型表现多出现在50岁以后。由于乳腺腺泡及导管数量及大小均下降,因此乳腺组织萎缩,几乎呈幼稚状态。脂肪组织可以萎缩或无萎缩,但实质成分消失。

乳腺的大体解剖(图5-1)

成年女性乳房隆起,在两侧胸壁上呈特征性的半球形轮廓,其位置为上界位于第2肋下缘,下界为第6或7肋;内侧界为胸骨外侧缘,外侧界为腋前皱襞。与明显隆起的乳房相比,乳腺组织占有更大的解剖区域。乳腺组织上方位于锁骨下缘,外侧界及下界较明显。乳腺组织大部分位于胸大肌表面,向外侧及腹侧延伸形成斯潘斯尾。乳腺组织小部分向外侧及下方延伸,位于前锯肌、腹外斜肌及腹直肌表面。斯潘斯尾是乳腺组织向上及外侧延伸至腋窝的三角形舌状部分,贯穿腋窝深筋膜,进入腋下,其终点靠近腋窝淋巴结与淋巴管、腋窝血管及神经。

乳头与乳晕

乳晕是位于乳房顶端、直径2~6cm的圆形色素沉着区,根据年龄、产次、肤色不同,乳晕颜色可从粉红色至深褐色。乳晕皮肤含有许多小的隆起结节,其下方为蒙氏皮脂腺。腺体有润滑乳头的作用,有助于防止乳头-乳晕复合体在哺乳时出现裂纹与裂隙。在妊娠晚期,蒙氏皮脂腺明显增大。

乳头基底部有环形平滑肌束带,环形平滑肌环发出纵行平滑肌纤维,向乳头方向聚集,并包绕输乳管。乳头上有许多小的点状开口,为主要输乳管末端。如前所述,输乳管壶腹位于乳头及乳晕深部。

乳腺的血管、淋巴管与神经

乳腺动脉(图5-2)

乳腺血运丰富,有多条动脉及静脉供血。从胸廓内动脉/乳内动脉发出穿支,穿过第2至第5肋间隙,向乳腺内侧部分供血。这些动脉穿过肋间肌及前肋膜,向乳腺及胸大肌、胸小肌供血。在妊娠期间及乳腺疾病晚期,肋间穿支由于充血而扩张。从前肋间动脉发出小分支也向乳腺内侧部分供血。腋动脉发出胸肩峰动脉及胸外侧动脉分支,而胸肩峰动脉发出胸支及胸外侧动脉发出乳房外动脉,向乳腺外侧

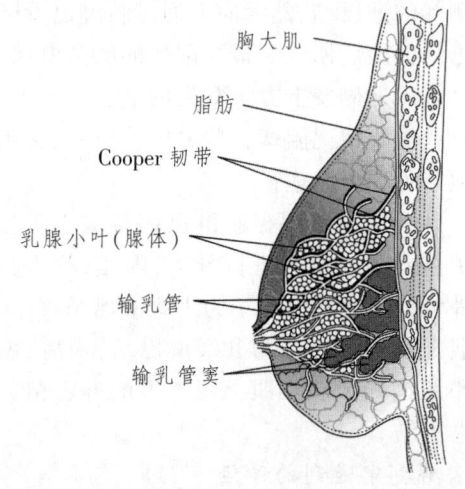

图5-1 乳腺矢状面。

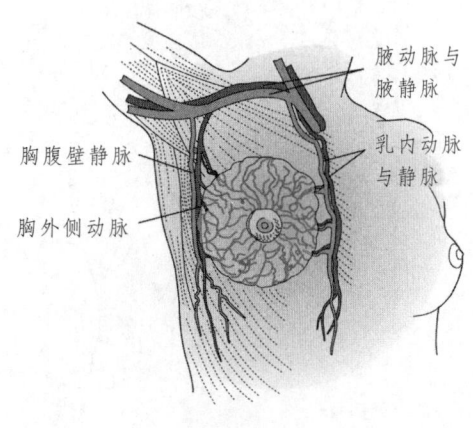

图5-2 乳房动脉与静脉。

部分供血。乳房外动脉沿胸大肌外侧游离缘走行,到达乳腺外侧,常位于胸长神经内侧。

内侧及外侧动脉到达乳腺后,主要在乳晕上方发出分支,因此乳腺上半部分的血液供应几乎是其下半部分的2倍。

乳腺静脉

乳腺静脉与其动脉系统伴行,血液经腋静脉及胸廓内静脉回流至上腔静脉。也通过椎静脉丛汇入肋间静脉及奇静脉而回流至上腔静脉。此外,有少部分血流经奇静脉汇入门脉系统。位于乳晕区下的表浅静脉形成丰富的相互吻合的静脉丛。在皮肤薄的女性,正常情况下可看到这些静脉,而在妊娠期,这些静脉几乎均能看到。乳晕下及乳晕旁切口可发现这些血管的存在。乳腺上半部分静脉血回流量多于其下半部分。

乳腺淋巴管(图5-3)

全面掌握乳腺淋巴引流对临床医师来讲至关重要,这是因为淋巴引流在包括乳腺癌在内的多种乳腺疾病发病中有重要意义。在很大程度上,现代微创手术治疗技术,如前哨淋巴结活检,即是基于对乳腺淋巴引流方式的充分了解而开展的。

乳腺淋巴引流可分为2种主要类型:表浅淋巴引流(包括皮肤)及深部实质组织淋巴引流。

1. 表浅淋巴引流:在乳头-乳晕复合体皮下组织内存在大量淋巴丛,引流乳晕、乳头区域淋巴液,包括邻近乳头-乳晕复合体的皮肤及皮下组织。此外,表浅淋巴丛还引流乳腺深部中心区实质组织的淋巴液。

2. 深部实质组织的淋巴引流:乳腺深部实质组织淋巴管引流乳腺其余部位及乳头-乳晕复合体区非表浅淋巴丛引流的皮肤及皮下组织,导管及腺泡周围小淋巴管收集实质区淋巴液,输送至较大的叶间淋巴管。来自皮肤及乳头-乳晕区的淋巴液即可直接回流至乳晕下丛,也可向深部回流至实质组织淋巴系统。一旦进入深部淋巴管,淋巴液回流至乳晕下丛。

来自双侧乳晕后及深部叶间淋巴管的淋巴液大多回流至同侧腋窝淋巴结,而每位患者回流至最高位置腋窝淋巴结的途径是不同的。乳腺淋巴引流至腋前淋巴结或胸大肌下淋巴结,该组淋巴结位于胸大肌外侧缘,邻近胸外侧动脉。从这些淋巴结继续回流至邻近腋静脉外侧部的淋巴结,然后向上通过腋淋巴管链及淋巴结,最后回流至最高部位的腋窝淋巴结。这是乳腺外侧及上方最常见的淋巴引流方式,但在肿瘤等情况阻塞这些淋巴管时,还会出现其他常见的引流途径。

外科医师常根据腋淋巴结与胸小肌之间的关系对腋淋巴结进行分类,因此,位于胸小肌外侧或下方的淋巴结为Ⅰ级淋巴结,位于胸小肌深部的淋巴结为Ⅱ级淋巴结,最后,位于胸小肌内侧或胸小肌上缘上方的淋巴结为Ⅲ级淋巴结。

腋窝解剖中遇到的神经

覆盖乳腺的皮肤组织神经支配来自T4~

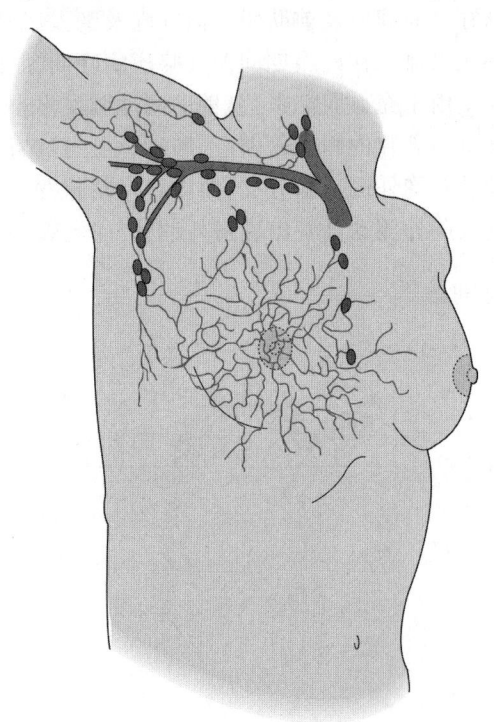

图5-3 乳腺及腋窝淋巴。

T6 的外侧及前侧皮支，邻近乳腺区域有 2 支主要神经及 2 组较小的神经，在乳腺手术中非常重要。

1.胸背神经是臂丛(C5~C7)后束分支，向下沿腋后壁的肩胛下动脉及肩胛下肌腹侧面走行，支配背阔肌上半部分，周围常有大量静脉丛，回流至肩胛下静脉。

2.胸长神经(Bell 神经)在前斜角肌下半部分水平处起自 C5~C7 前主干分支。在颈部，神经在中斜角肌下段，沿臂丛主干背侧下行，然后继续沿锁骨及腋血管背侧下行。在胸侧壁腋前线，沿前锯肌外侧面下行，分布并支配前锯肌。该神经损伤可导致"翼状肩"。

3.肋间臂神经是 3 对相对较小的皮神经，支配上臂内侧皮肤，横向穿过外侧胸壁至上臂内侧表面，并通过腋窝底部。

4.胸内侧及外侧皮神经经过腋下到达胸壁外侧，支配胸大肌及胸小肌。胸外侧皮神经起自臂丛外侧束，穿过锁胸筋膜及胸肩峰动脉，支配胸大肌。胸内侧皮神经起自臂丛内侧束，止于胸外侧皮神经外侧，穿过锁胸筋膜，支配胸小肌。

乳腺疾病

乳腺纤维囊性改变

发病机制

乳腺纤维囊性改变以往曾称为乳腺纤维囊性疾病、慢性囊性乳腺炎或乳腺发育不良，是导致育龄女性周期性乳腺疼痛的最常见原因。该术语不准确，涵盖了较广的病理改变，病变与乳腺上皮良性改变有关，有些常发生在正常乳腺，因此认为可能是正常乳腺组织的变异，但是却被命名为"疾病"。从临床角度来看，该病变应描述为结节样、敏感的乳房。

临床表现

乳腺纤维囊性改变较常见，在育龄女性中发病率超过 50%。其病因可能为激素失衡，在乳腺触诊时发现无症状肿块。临床上常表现为周期性乳腺疼痛或压痛并由此而发现乳腺肿块，疼痛原因与雌激素刺激乳腺导管、孕激素刺激乳腺间质而导致正常乳腺组织增生有关。可出现非血性、绿色或褐色的乳头溢液。许多患者在月经前期可出现乳房不适或不适加重，乳腺肿块常随月经周期改变而发生快速变化，可表现为很快出现或很快消失。咖啡因似乎能加重以上症状，但仍未证实咖啡因是导致这些症状的直接原因。乳腺疼痛、肿块大小波动及病变多发性等特征有助于该病与乳腺癌的鉴别。如果乳腺肿块较大，则应行局部活检进行评价，病理医师将做出与纤维囊性改变有关的不同组织学诊断，包括纤维化、导管细胞增生、乳腺腺病等。

鉴别诊断

疼痛、肿块大小波动及病变多发性等特征有助于与乳腺癌及良性乳腺纤维腺瘤相鉴别，最终诊断往往依赖于局部活检及病理学诊断。超声检查有助于诊断，乳腺钼靶摄影检查多不适用于 30 岁以下的女性，其原因为年轻女性的乳腺组织不透射线，因此不能做出有意义的评价。针吸和(或)超声检查有助于鉴别乳腺囊性肿物与实性肿物。

治疗

一旦根据活检病理学检查或临床表现或

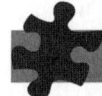

诊断要点

▶ 疼痛，常为多发性，双侧乳腺可触及活动的肿块。

▶ 肿块大小常出现快速变化。

▶ 月经前期常出现疼痛或肿块体积增大。

▶ 患者年龄多在 30~50 岁，绝经后女性极少出现。

影像学检查诊断为良性病变或结果正常,仅行简单的安慰治疗即可缓解症状。

对于那些仍需要治疗者,避免外伤、穿胸罩给予乳房充分的支撑等方法有助于缓解症状,至今仍未证实咖啡因在乳腺纤维囊性改变发展及治疗中的作用,但是许多患者报告在禁食咖啡、茶及巧克力后症状缓解。与此相似,观察研究证实,低脂饮食能缓解临床症状。补充维生素 E 及月见草油的研究结果仍有争议。温和的止痛药,如对乙酰氨基酚和非甾体类抗炎药物(NSAID)能缓解乳腺疼痛。更多的有症状患者应用达那唑及三苯氧胺治疗有效,但其显著的副作用影响了患者的接受及其临床应用。

预后

育龄妇女在绝经前的任何时期均可出现乳腺疼痛加重、压痛及囊肿形成,绝经后症状消退。乳腺单纯性非增生性病变,如纤维囊性改变,与乳腺癌风险增加无关,因此患者可以安心。另一方面,多种非增生病变存在或增生性病变(多形性增生、硬化性腺病、导管内乳头状瘤),特别是伴有非典型增生(非典型小叶或导管增生)者,与继发乳腺癌风险增加有关。

乳腺纤维腺瘤

发病机制

乳腺纤维腺瘤是年轻女性最常见的良性肿瘤,多发生在青春期后的 20 年内。与白人女性相比,黑人女性乳腺纤维腺瘤更常见,而且发病年龄更早。乳腺纤维腺瘤的病因不清,在妊娠期或雌激素治疗中,肿瘤增大,而绝经后肿瘤常消退,因此推测肿瘤发生可能与性激素有关。10%~15%的患者表现为单侧或双侧乳腺多发性肿瘤。

临床表现

典型的乳腺纤维腺瘤表现为圆形、质硬、孤立、相对活动、无痛性肿物,直径 1~5cm,多为偶然发现。在年轻女性中,临床诊断常不困难。超声检查显示为良性影像特征,典型表现为边界清楚的实性肿物,可选择针芯活检或短期(3~6 个月)随访,复查超声及乳腺检查。

鉴别诊断

乳腺纤维腺瘤需根据针吸活检或有症状患者行手术切除或患者要求手术切除肿物者的术后病理检查结果来明确诊断。冷冻治疗可代替手术切除治疗乳腺纤维腺瘤,但需要在针吸活检病理证实为乳腺纤维腺瘤后方可进行。

肿物生长迅速怀疑为叶状肿瘤者,应行手术切除,以明确诊断,排除恶性肿瘤的可能性。

单纯性乳腺纤维腺瘤并不增加继发乳腺癌的风险,但是邻近存在增生性病变或复杂性纤维腺瘤可能与略微增加的乳腺癌风险有关。

乳腺叶状肿瘤(以往称为叶状囊性肉瘤)是纤维上皮性肿瘤,生长迅速,有时易与良性纤维腺瘤相混淆。这种肿瘤可以生长成较大的肿物,如果未能充分切除,则可局部复发,但极少是恶性的。

治疗

乳腺纤维腺瘤的治疗是手术局部切除肿物,切缘为正常乳腺组织。恶性乳腺叶状肿瘤的治疗有争议,主要治疗为局部广泛手术切除肿瘤,切缘恰当而且无肿瘤。放疗与化疗的作用仍有争议。采取保留乳腺的治疗,即使是较大的肿瘤,可能并不影响肿瘤特异性的生存期。

乳头溢液

发病机制

乳头溢液通常被认为是正常泌乳、溢乳或良性生理性乳头溢液、病理性乳头溢液。

病理性乳头溢液最常见的病因为乳腺导管内乳头状瘤,其次为乳腺癌及纤维囊性改变伴导管扩张。乳头溢液常为单侧发生,出自单一导管，可呈浆液性、血性或浆液血性。

临床表现

通过以下病史及体格检查，对乳头溢液的重要特征及其他因素进行评价：

1. 溢液性质（浆液性、血性或其他）。
2. 与肿物有关或无关。
3. 单侧或双侧。
4. 单个导管或多个导管溢液。
5. 乳头溢液是自发的、持续的或间断的、或是需要按压后出现。
6. 按压乳腺局部单一位置或全面按压乳腺后出现乳头溢液。
7. 与月经有关。
8. 绝经前或绝经后。
9. 应用口服避孕药史或绝经后应用雌激素替代治疗。

鉴别诊断

溢乳或生理性乳头溢液是继发于吩噻嗪类药物、催乳激素细胞腺瘤等内分泌肿瘤或甲状腺功能低下及垂体或下丘脑疾病等导致的高泌乳素血症的结果（表5-1）。在非哺乳期，溢乳常为双侧乳腺、多发乳腺导管乳汁样液溢出。如果体检正常、影像学检查呈阴性，溢液来自多发乳腺导管、非血性者，需行妊娠试验检查、泌乳素水平检测、肾功能与甲状腺功能检查，在针对病因给予恰当治疗后，有必要进行恰当的内分泌随访。

病理性乳头溢液常为单侧发生，单个乳腺导管出现自发性浆液性或浆液血性液溢出，病因多为乳腺导管内乳头状瘤或少见的乳腺导管内恶性肿瘤，但在两种情况下均有可能触不到肿物。通过按压乳头周围乳晕边缘的不同部位来确定受累的乳腺导管，血性溢液多见于乳腺癌，但也可出现在良性导管乳头状瘤。细胞学检查对确诊作用有限，阴性结果不能排除乳腺癌，特别是在年龄大于50岁的女性。

影像检查，如乳房摄影和（或）超声检查可提示乳腺导管潜在的异常。乳腺导管造影可发现导管内的充盈缺损，可能是导致乳头溢液的原因。

治疗

在排除其他乳腺病变后，需行手术切除病变的乳腺导管。

乳晕下脓肿可导致乳头溢脓，需行脓肿及相关乳腺管窦切除术。

脂肪坏死

脂肪坏死是乳腺良性病变，但由于脂肪坏死常形成肿块并伴有皮肤或乳头内陷，易与乳腺癌混淆，因此在临床上较重要。外伤及手术是导致脂肪坏死的病因，但是仅有约半数患者能回忆起乳房外伤史。在肿块周围偶可发现皮肤淤斑，局部可有或无压痛。如果未予治疗，与脂肪坏死有关的肿块可逐渐消失。如果在数周后肿块未能消失，需考虑行肿块活检。一旦明确诊断，不需手术切除。

表5-1 溢乳原因

特发性
药物诱发
吩噻嗪类、丁酰苯类、利舍平、甲基多巴、丙咪嗪、安非他明、甲氧氯普胺、舒必利、匹莫齐特、口服避孕药
中枢神经系统(CNS)病变
垂体腺瘤、空蝶鞍、下丘脑肿瘤、头部外伤
内科疾病
慢性肾衰竭、结节病、Schüller-Christian疾病、库欣病、肝硬化、甲状腺功能减退症
胸壁病变
开胸手术、带状疱疹

Reproduced, with permission, from Hindle WH. *Breast Disease for Gynecologists*. New York, NY: Appleton & Lange; 1990.

乳腺脓肿

在哺乳期,乳腺可出现局部红肿、压痛及硬结等。感染初期,持续性乳房护理及应用抗生素可控制感染。如果病变进展,形成肿块,出现局部及全身感染症状,则考虑脓肿形成,需行引流。即使在这种情况下,哺乳或吸出乳汁有助于缓解与感染有关的疼痛、不适,缩短感染时间。

非哺乳期年轻女性或中年妇女出现乳晕下脓肿是不常见的,在单纯性切开引流后,这些感染易于复发,在非感染期切除受累的输乳管或乳头基底部的导管可预防复发。除乳晕下脓肿外,非哺乳期的乳腺感染是非常罕见的。

如果患者怀疑为乳腺感染,但对治疗无效,特别是与腋窝淋巴结肿大相关时,应怀疑为炎性乳腺癌。

乳腺畸形

许多女性咨询医师有关乳腺大小及对称性方面的异常。两侧乳腺大小有差异是很常见的。如果两侧大小差异非常明显,可以通过整形手术进行矫治,而其乳腺组织是正常的。

同样,有些女性会主诉其乳房过大(巨乳症),研究未能显示有任何内分泌或病理异常,这些患者也可考虑行整形手术,如乳房缩小成形术。

乳腺少见的畸形包括乳房缺失,可为单侧或双侧完全缺失,或副乳头(多乳头)存在及乳腺组织沿胚胎乳线排列(多乳房畸形)。在白人女性中,其发生率为1%~2%。

产褥期乳腺炎

参见第10章。

女性乳腺癌

概论

乳腺癌是女性除皮肤非恶性黑色素瘤之

> **诊断要点**
>
> ▶ 早期表现:单发、无痛性、质韧硬肿物,边界不清;乳房摄片显示异常,但未触及肿物。
>
> ▶ 进展期表现:皮肤或乳头内陷;腋窝淋巴结增大;乳房增大、红肿、皮肤出现橘皮样改变、疼痛、肿物于皮肤或胸壁间固定。
>
> ▶ 晚期表现:溃疡;锁骨上淋巴结增大;手臂水肿;骨、肺、肝、脑或其他部位远处转移。

外最常见的恶性肿瘤,是继肺癌之后女性癌症死亡的第二位最常见原因。据美国癌症协会统计,2010年确诊的乳腺癌新发病例超过210 000例,而死亡者超过40 000例。这一数据中包括男性乳腺癌患者,男性乳腺癌在每年的乳腺癌发病率中不足1%。1999—2006年,乳腺癌发病率逐年稳步下降。同样,自1975年,乳腺癌死亡率也一直下降,这要归功于更好的筛查及治疗方式的进展。1990—2001年,乳腺癌死亡率每年平均下降了2.3%。乳腺癌可发生在任何年龄的患者,女性乳腺癌中位发病年龄为60~61岁,乳腺癌是40~59岁女性发生死亡的主要原因。

以目前乳腺癌的发病率,在女性从出生至死亡的一生中,发生浸润性乳腺癌的风险为1:8。这一数据来自美国国家癌症研究所(NCI)的监测、流行病学及预后计划(SEER),经常被引用,但需做说明。数据资料包括所有年龄组患者,采取开放式方式,间隔期为5年,持续85年以上。当计算风险时,每个年龄段权重结果证实,随着年龄增加,乳腺癌发生风险增加。各年龄段女性诊断为乳腺癌的风险分别为:

- 30岁:1:2000
- 40岁:1:233
- 50岁:1:53
- 60岁:1:22

- 70岁：1∶13
- 80岁：1∶9
- 终生：1∶8

乳腺癌是美国所有种族女性中最常见的恶性肿瘤，而在白人女性中，乳腺癌发生率最高。一般来说，除日本外，乳腺癌在发展中国家中的发生率低于发达国家。漏报可导致一些偏差，生活方式、社会人口、饮食与锻炼、产次、母乳喂养等环境因素及体重可能是导致观察差异的原因。

有乳腺癌家族史的女性与对照组相比更易发病，有一个一级亲属（母亲或姐妹）发病者，其患乳腺癌的风险增加近2倍，有两个一级亲属患病者，其患乳腺癌的风险增加近3倍。如果这些亲属均在年轻时发病，则其患病风险更高。但是，在乳腺癌患者中，报道有乳腺癌家族史者仅占15%~20%。导致患者易发生乳腺癌的遗传特异性基因突变，如BRCA1、BRCA2基因突变罕见，在所有乳腺癌中约为5%，而BRCA基因突变者终生罹患乳腺癌的风险高达70%。

未产妇及30岁后首次足月妊娠者与经产妇相比，乳腺癌发病率略有升高，月经初潮晚及人工绝经者乳腺癌发病率较低，而初潮早（12岁之前）及自然绝经晚（50岁以后）者，乳腺癌发生风险稍有增加。目前已有大量证据支持绝经后联合激素治疗与乳腺癌之间存在因果关系，主要是激素受体呈阳性的乳腺癌。另一方面，尚未证实口服避孕药与乳腺癌发生风险之间存在确切的相关性。

乳腺纤维囊性改变及其他非增生性乳腺病变不增加乳腺癌的发病风险，但是多发性非增生性病变及增生性病变同时存在，特别是出现细胞非典型改变者，乳腺癌发生率增加。乳腺癌个人史是继发性乳腺癌的最大危险因素，此外，曾患一侧乳腺癌者，不仅肿瘤复发的风险增加，而且在同侧或对侧乳腺继发肿瘤的发生风险也增加。子宫体癌患者发生乳腺癌的风险显著高于一般人群，而乳腺癌患者发生子宫内膜癌的风险也同样增加。

医师应对那些与正常相比患乳腺癌风险增加的患者进行识别并密切随访，筛查计划包括周期性体格检查、乳房摄片。对那些无症状的高危患者行乳腺磁共振检查可提高乳腺癌的检出率，并提高患者的生存率，但其实际作用尚未确定。不幸的是，乳腺癌患者中50%以上并没有明确的危险因素。

分期

根据乳腺查体及术前检查可确定乳腺癌临床分期，临床分期根据国际抗癌联盟制定的TNM（肿瘤、淋巴结、转移）系统，主要根据肿瘤大小、腋窝淋巴结临床检查结果、有无远处转移等进行分期。临床分期对制定治疗计划非常重要，组织学（或病理学）分期为术后确定，与临床分期一起有助于确定患者预后。

临床表现

绝大多数乳腺癌患者是由于乳房摄片异常而确诊的，少部分是由于乳腺触及肿物而确诊。最初评估应包括局部病变的评价，包括双侧乳房摄片检查。如果以往未做过检查，可进行乳腺超声检查。最初的检查应包括实验室检查，如全血细胞计数、肝功能检查、碱性磷酸酶检查。对于局部晚期乳腺癌或出现远处转移的症状或体征者应进一步检查，以发现远处转移病灶。

症状

病史采集应特别关注月经初潮及月经周期情况、妊娠与产次、人工或自然绝经、末次月经日期、以往乳腺病变和（或）活检情况、激素补充、辐射、乳腺癌家族史等。背部或其他部位骨痛可能是骨转移的结果。全身性症状或体重减轻应考虑为肿瘤转移，肿瘤可转移至任何器官，但最常发生转移的器官为骨骼、肝脏及肺。肿瘤组织学特征提示侵袭性越强、原发病灶越大、局部浸润越明显、区域淋巴结累及范围越大,远处转移发生率越高。淋巴结受累是最重要的预后特征,随着肿瘤增大及病理分级提示肿瘤侵袭性增强,乳腺癌淋巴结转移发生率增高。

多数乳腺癌患者可在乳腺触及无痛性肿物,而且大多是由患者自己发现的。乳腺疼痛,乳头溢液,乳头侵蚀、内陷、扩张或瘙痒,乳腺红肿、质硬、增大或皱缩等为少见的症状。以腋窝肿物、手臂水肿或骨痛(转移)作为首发症状是很少见的。由于筛查计划的实施,不足10%的乳腺癌是仅依靠体格检查而确诊的,而90%以上的乳腺癌是经乳房摄片发现异常而确诊的。

体征

乳腺检查是体格检查的第一步,患者应取坐位,手臂放于两侧,然后放在头顶上。检视乳腺大小与轮廓的异常改变、乳头微小内陷、皮肤轻微红肿或皱缩等。患者双臂上举或双手放在臀部,收缩胸肌,使乳腺不对称、皮肤皱缩或凹陷更加明显。患者取坐位,全面检查腋窝及锁骨上区域,以发现增大的淋巴结(图5-4)。乳腺肿物或其他部位触诊应在患者坐位及仰卧位、手臂外展下完成(图5-5)。

乳腺癌常表现为无痛性、质韧或硬的肿物,由于局部浸润而导致肿物边界不清。皮肤或乳头轻微内陷是影响分期的重要标志。注意乳腺的微小不对称,乳头部非常小的上皮(1~2mm)糜烂可能是Paget癌唯一表现,乳头出现水样、浆液样或血性溢液偶尔是早期表现,但如前所述,这些表现更多出现在乳腺良性疾病。

直径小于1cm的病变很难或不可能通过医师检查或患者自我检查而发现,在月经前期,出现增大的无痛性肿块提示肿瘤或可能存在潜在病变。如果对这种异常情况有疑问,则

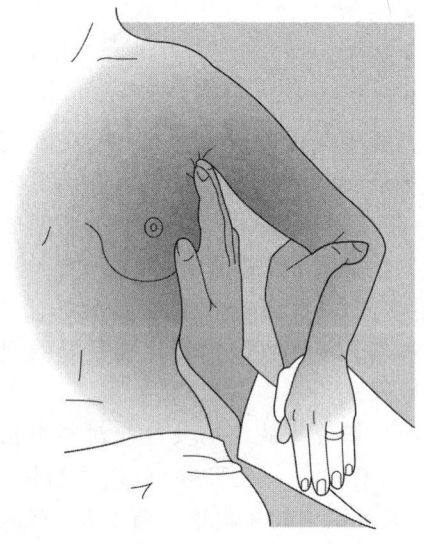

图5-4 腋窝区域增大淋巴结的触诊。

应要求患者在月经后复诊。

晚期乳腺癌的特征为:水肿、红斑、结节或皮肤溃疡,大的原发肿瘤(>5cm),固定于胸壁上,乳房增大、皱缩或内陷,明显的腋窝淋巴结增大,单侧手臂水肿,锁骨上淋巴结增大,远处转移。

乳腺癌在发生远处转移前常最早转移至区域淋巴结,临床检查可触及。乳腺淋巴液85%以上回流至腋窝淋巴结,正常情况下,可存在1个或2个活动的、无痛性、不是特别质

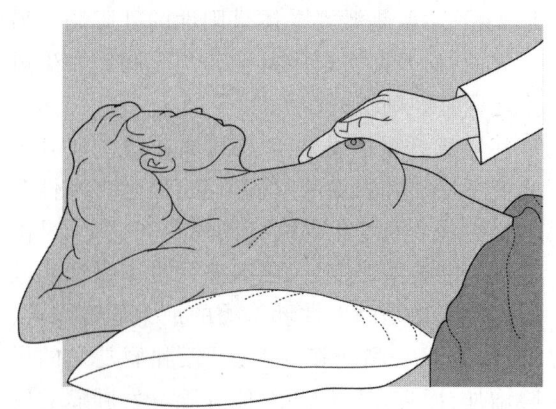

图5-5 乳腺触诊。患者取仰卧位,手臂外展。

硬、直径≤5mm的腋窝淋巴结,一般无临床意义。出现质硬、直径超过5mm的淋巴结,则应高度怀疑为淋巴结转移。腋窝淋巴结不规则或固定于皮肤或深部组织,提示为局部晚期病变(至少为Ⅲ期)。组织病理学研究提示,在临床未发现淋巴结转移者中,约40%存在镜下微转移,而相反,对于诊断为腋窝淋巴结转移者,其中约有85%最终得到病理证实为转移。腋窝淋巴结转移率与原发肿瘤大小、局部侵犯深度、肿瘤分级等某些浸润性强的组织学特征有关。

锁骨上窝处常不会触及淋巴结,如果在该部位发现任何大小的质硬淋巴结或就在锁骨下方(锁骨下淋巴结),则提示为局部晚期病变,同时远处转移的可能性增加。通过活检或针吸活检确定这些部位的淋巴结转移至关重要。同侧锁骨上淋巴结出现转移,提示该患者为晚期(ⅢC期)。区域淋巴结转移浸润常导致同侧手臂水肿,也是晚期肿瘤的表现。

乳腺癌的特殊临床表现

乳腺Paget病

乳腺Paget病是指乳头处出现湿疹样改变、溃疡,可蔓延至乳晕,是一种潜在的癌。在乳腺Paget病患者中,50%可触及肿块,而在这些肿块中,95%可发现浸润性癌,主要为浸润性导管癌。未发现乳腺肿块的Paget病患者,其中75%可确诊为非浸润型乳腺癌或导管原位癌。常见症状为疼痛、瘙痒和(或)烧灼感,伴有表浅糜烂或溃疡,而乳头血性溢液及内陷较少见。诊断依据病变组织全层活检,镜下发现特异性上皮内腺癌细胞或乳头表皮内发现Paget细胞。但在12%~15%的乳腺Paget病患者,未能发现病变下方的乳腺癌。

Paget病罕见,在所有乳腺癌中约占1%。乳腺Paget病常误诊为皮炎或细菌感染而进行治疗,从而延误诊断。乳房切除术一直是主要的治疗方法,如果乳头、乳晕可触及肿块,而局部广泛切除或乳房摄影中异常部分切除后切缘呈阴性,则可在保乳手术后进行全乳房放疗,能获得可接受的美容效果。乳腺原位癌患者,无需行腋窝淋巴结评价,但有可能残留潜在肿物或浸润性癌,其他乳腺癌需行乳房切除术。

炎性癌

炎性癌是进展性乳腺癌的一种形式,其特点表现为乳房弥漫性皮肤红肿,伴有类似丹毒样边界,常没有可触及的肿块。一般来说,临床诊断依据为皮肤活检,证实真皮淋巴管内发现瘤栓,不要与非炎性局部晚期乳腺癌相混淆。炎性乳腺癌是一种侵袭性肿瘤,临床罕见,发生率不足5%。近35%的炎性乳腺癌患者确诊时已有转移。炎性乳腺癌中的炎性表现是由于真皮淋巴管内瘤栓阻塞导致淋巴水肿及充血所致,但其中的炎性成分常被误诊为感染过程。如果可疑为皮肤感染,但抗生素治疗一个疗程(1~2周)无效者,应行局部活检。治疗通常包括新辅助化疗几个周期,然后根据肿瘤对治疗的反应选择手术和(或)放疗。改良的根治性乳房切除术可全部切除肿瘤,获得较好的局部控制。

妊娠期或哺乳期乳腺癌

妊娠相关性乳腺癌是指妊娠期间、产后第1年或哺乳期内诊断的乳腺癌,妊娠期和哺乳期乳腺癌发生率分别为1:3000和1:10 000。妊娠期乳腺癌的诊断与治疗给医患双方带来困难,由于延误诊断,妊娠期或哺乳期确诊的乳腺癌多为晚期。以往认为,妊娠相关性乳腺癌预后较差,但是近来有研究证实,在调整分期、年龄及其他预后因素后,妊娠期、哺乳期确诊的乳腺癌患者预后与非妊娠期乳腺癌患者相似。在妊娠早中期确诊为乳腺癌者,终止妊娠一直未能证实可改善患者预后。在大多数情况下,妊娠期改良根治性乳房切除术是可以选择的微创治疗,但是接近足月者除外,此时可选择保乳治疗,产后行放疗。多数妊娠期或哺乳期诊断的乳腺癌患者适宜行全身化疗,一般来说,在妊娠早期及器官形成阶段,胎儿发生畸形的风险最高。在妊娠中晚期,化疗风险及胎儿毒性降低,但可增加早产及胎儿生长迟缓的风险。总之,妊娠期应避免应用抗代谢类药物(如氨甲蝶呤)、靶向性抗体(如曲妥珠单抗)、紫衫烷类及内分泌治疗。为减轻胎儿中性粒细胞减少症及感染并发症等风险,分娩应推迟至最后1次化疗后数周。妊娠期禁用放疗,以免损伤胎儿。是否决定终止妊娠应根据患者个体化情况及患者是否愿意接受乳腺癌治疗带来的潜在性胎儿畸形风险。

双侧乳腺癌

临床证据表明,同时发生双侧乳腺癌的概率不足1%,另一侧乳腺出现复发癌的发生率为5%~8%。双侧乳腺癌更常见于年龄小于50岁的女性,常见类型为乳腺小叶癌,多发生在有遗传性乳腺癌综合征的患者,如Li-Fraumeni综合征。随着患者在第1个乳腺癌治疗后存活时间延长,第2个乳腺癌的发生率增加,增加速度大约为每年1.0%。在遗传性乳腺癌综合征患者中发生率更高。

乳腺癌患者在最初确诊时应仔细检查对侧乳腺,并在其后定期随访观察,不需要做对侧乳腺常规活检检查。

乳房摄影

乳房摄影即乳腺成像,是唯一的乳腺癌筛查方法,可降低乳腺癌死亡率。有些乳腺癌可在形成可触及的肿块前2年通过乳房摄影而确定。

尽管乳房摄影可出现假阳性及假阴性结果,但是有经验的放射专家能对大约90%的患者做出正确判断。超声检查及磁共振检查不推荐作为一般人群的筛查方法,其主要作用是作为乳房摄影异常者的辅助检查。对乳腺癌高危患者,可考虑行乳腺磁共振及超声筛查。

在通过临床检查发现的乳腺癌患者中,高达15%在乳房摄影中未发现异常。因此,对乳腺有明显或可疑肿块者,即使乳房摄影未发现异常,也应进一步检查。应用靶向超声检查有助于降低乳房摄影的假阴性率,并可评价乳腺钼靶摄影发现的隐匿性肿块。

细胞学检查

乳头溢液或囊液细胞学检查仅在极少数情况下有帮助。因此,当乳头溢液或囊液呈血性或细胞学检查可疑时,需行乳房摄影检查及乳腺活检。

活检

乳腺癌诊断最终依赖于切除组织活检的病理结果,在得出明确的乳腺癌组织学诊断前不应采取治疗。最可靠的活检方法是在检查所发现的所有可疑肿块、无肿块而乳房摄影证实可疑的部位进行组织取材。在可疑乳腺癌病变中,大约30%经活检病理证实为乳腺良性病变;而被认为是乳腺良性病变者中,约有15%活检证实为恶性肿瘤。这些结果表明,临床判断的不可靠性及活检的必要性。

细针穿刺抽吸(FNA)活检是最简单的方法,但是这种方法不能鉴别浸润性与非浸润性乳腺癌,而且误诊率相对较高,特别是在未触及异常者及由缺乏经验的医师进行操作时,因此有一定的局限性。

在许多医疗中心,影像引导下的针芯活检已取代开放性手术活检。针芯活检可提供更加确切的组织学诊断,减少组织取材不足的风险,可以鉴别浸润性与非浸润性乳腺癌。开放性手术活检常应用乳腺定位导丝,对于在技术上针芯活检不能完成或针芯活检结果与影像检查结果不符者(结果不一致),需选择该方法。

门诊活检确诊以后再施行确切的手术治疗,而且应在多学科协作团队成员参与下接受治疗,同时给患者提供第二种选择及替代治疗方式。研究显示,虽然这种两步方法有短时间的治疗延迟(1~2周),但对治疗结果无不良影响,目前NCI推荐这种方法。

在乳腺癌最初活检时,标本应行激素及生

长因子(如 HER-2-Neu)受体等免疫组化分析,应用反转录多聚合酶链反应(RT-PCR)技术分析评价肿瘤复发风险,有助于患者及医师决定是否需要进一步辅助治疗。在乳腺癌病理确诊时,行激素替代治疗的患者应停止应用激素,直至咨询肿瘤医师后方可决定下一步治疗。

实验室检查

全血细胞计数(CBC)、肝功能(LET)等生化学检测、绝经前患者血 β-hCG 检测均为最初评价的一部分。碱性磷酸酶升高或肝功能异常可能提示存在远处转移,应行进一步检查。晚期转移患者可出现高钙血症。

影像学检查

多数系统性评价认为,常规影像学检查不适宜作为评价转移性肿瘤的可靠方法。一般来说,随着临床分期增加,转移发生率增加。安大略癌症护理实践指南不推荐对临床 I 期患者行常规分期,而推荐对临床 III 期患者行常规分期,在临床 II 期患者推荐行骨放射性核素扫描检查。总之,影像学检查应仅限用于那些预测远处转移可能性较高的患者,如有症状、体征或实验室检查异常提示远处转移及局部晚期乳腺癌。

影像学检查方法的选择一直未标准化,首选胸部、腹部及盆腔 CT 检查敏感性较高,但假阳性率高、费用高及有辐射暴露。此外,仍需要行放射性核素检查评价骨骼转移。

正电子发射断层扫描(PET)与 CT 扫描相结合的检查方法成为确定乳腺癌分期及评价转移的很有前景的方法,该方法能评价各脏器及骨骼转移。但是目前尚缺乏常规应用 PET-CT 检查评价乳腺癌患者转移方面的研究资料。

美国临床肿瘤协会认为,常规检测肿瘤标记物,如 CA 15-3、CA 27.29 及癌胚抗原(CEA)等缺乏支持依据。一般情况下,对于选择蒽环类药物治疗的患者及所有定期接受曲妥珠单抗治疗的患者,治疗前应行心功能评价,特别是心脏病高危患者(年龄超过 65 岁或有心脏疾病)。

早期发现

筛查程序

乳房摄片仍然是唯一能早期发现乳腺癌的筛查方法,在美国,大多数乳腺癌患者是由于筛查结果异常而确诊的。一般情况下,根据女性年龄及其乳房密度,乳房摄片检查的敏感性为 70%~90%,特异性超过 90%。每年进行乳房摄片筛查的女性持续增加,在 1997 年,大约 85% 的女性至少进行过 1 次乳房摄片检查,较 1990 年筛查人数增加 15%,较 1987 年增加 47%。据美国 2008 年统计,在 50~74 岁的女性中,曾在以往 2 年行乳腺筛查的比例是 81.1%。无医疗保险及低收入阶层与接受乳房摄片检查明显降低有关。

尽管乳腺 X 线筛查的重要性已达成共识,但该方法仍未被明确证实可以降低所有年龄组乳腺癌患者的病死率。根据 8 项随机对照试验研究,有合理的证据认为在 50~69 岁组患者,乳房 X 线摄片筛查是有益的。在年龄超过 70 岁的老年患者,尚无最佳的筛查间隔时间,其原因为这些老年患者未被纳入到大多数协作筛查试验研究中,其有限的寿命可能会影响乳腺癌病死率。关于年轻患者的证据还不完全清楚。40~49 岁年龄组患者大部分能接受筛查,因此有小的获益。这些结果可能与年轻女性乳腺癌发病率较低及乳房 X 线摄片敏感性低有关,也可能与较年轻患者肿瘤生长速度较快,可能在一次筛查中漏诊,而在下一次筛查前出现临床表现。在美国纽约更大的筛查研究健康保险计划中,与其他任何随机乳房 X 线筛查研究相比,其随访时间最长为 18 年,其中年龄在 50 岁以上的患者死亡率下降 30%。尽管新闻媒体上出现学术方面的争议及挑战,但认为乳房 X 线摄片筛查可挽救生命的观点已成共识。

美国放射学院、美国癌症协会及美国医学会推荐筛查方案为每年乳房X线筛查,开始年龄为40岁。美国妇产科学院推荐筛查方案为年龄在40~49岁女性每1~2年行乳房X线筛查,然后每年1次。年龄小于40岁者未推荐基本检查,而且无证据支持。乳腺癌遗传易感患者应在其25岁时或根据其家族中最早发生乳腺癌的年龄开始以联合乳房X线检查及MRI检查作为筛查方法。有乳腺癌家族史但无基因突变者,有些专家建议在40岁前开始乳房X线筛查,但尚无随机对照试验资料支持这一建议的有效性。

乳腺检查

尽管一些随机对照试验中包括临床乳腺X线检查,但是其临床应用的作用仍有争议。这些研究证实,乳腺X线摄片检查乳腺癌诊断率约为90%,而临床检查乳腺癌诊断率约为50%,未完全重叠。近来有文献综述认为,临床检查乳腺癌的有效性未被证实。由于缺乏标准化的方法及检查者间的差异,社区临床乳腺检查的敏感性低于随机试验报道。在发展中国家,由于乳腺X线摄片筛查项目较昂贵,而且会发生隐匿性乳腺癌的漏诊,因此在老年女性不再进行常规筛查。在这些地区,临床乳腺检查仍是有效的乳腺癌筛查方式。

几项随机对照试验证实,乳腺自查同样没有显示出在乳腺癌诊断率、死亡率方面的益处,表明乳腺自查只能作为常规筛查的辅助方法,应让患者了解这种方法的局限性。

基因检测

乳腺癌家族史阳性为乳腺癌发病的危险因素。现已发现2个主要的乳腺癌易感基因,BRCA1(17q21)、BRCA2(13q12~13)基因突变可增加乳腺癌、卵巢癌、结肠癌、前列腺癌、胰腺癌等恶性肿瘤的发生风险。在所有乳腺癌患者中,5%~10%可检测到BRCA1或BRCA2基因突变。有BRCA1或BRCA2基因突变者发生乳腺癌的风险为40%~85%。特异性突变易发生在特定的种族人群,如德系犹太人。对乳腺癌高危家族成员应行基因检测。美国预防工作小组、凯萨医疗机构、国家癌症中心网已出台关于BRCA检测指南(表5-2),由于基因检测的复杂性,在基因检测前后必须进行相关咨询。

病理类型

乳腺癌有许多病理类型(表5-3),其中95%以上的乳腺恶性肿瘤来自乳腺上皮成分,这些病理类型可通过组织学表现及肿瘤生长方式进行鉴别。乳腺癌可来自大导管或中等大小导管(导管)的上皮层,也可来自乳腺小叶的终末导管(小叶),肿瘤可能出现浸润或位于原位。大多数乳腺癌来自中等大小导管并发生浸润(侵犯导管或浸润导管),多数组织学类型是伴有不寻常生长方式的浸润性导管癌的亚型(胶样癌、髓样癌、小管癌等)。

与准确的分期相比,组织学亚型对患者预后影响较小,胶样癌(黏液癌)、髓样癌、乳头状

表5-2 美国预防服务工作组推荐BRCA基因突变检测的适应证

非德系犹太人
2个1级亲属患乳腺癌,其中1个在50岁或50岁前诊断为乳腺癌
3个或3个以上1级或2级亲属患乳腺癌,无论确诊年龄大小
1级或2级亲属患乳腺癌及卵巢癌
1级亲属患双侧乳腺癌
2个或2个以上1级或2级亲属患卵巢癌,无论确诊年龄大小
1级或2级亲属患乳腺癌及卵巢癌,无论确诊年龄大小
男性亲属乳腺癌史
德系犹太人
任何例数的1级亲属(或2个2级亲属病变发生在同侧)患乳腺癌或卵巢癌

表 5-3 乳腺癌组织学类型

组织学类型	百分比(%)
浸润性导管癌(非特殊型)	80~85
髓样癌	3~6
胶样癌(黏液癌)	3~6
小管癌	3~6
乳头状癌	3~6
浸润性小叶癌	4~10

癌、腺样囊性癌、小管癌等组织学类型预后较好。目前有研究尝试根据其他组织学特征，如肿瘤分化、淋巴血管间隙侵犯、肿瘤坏死等作为判断患者预后的指标。尽管这些特征很重要，但分期仍是判断预后最重要的指标。

非浸润性癌是指缺乏转移能力的肿瘤，在活检提示为非浸润性导管内癌患者中，1%~3%同时存在相关的浸润性导管癌。小叶原位癌是一种癌前病变，不是真正的癌，无转移能力，但其中25%~30%的患者可在15年内继续发展成浸润性导管癌。

激素受体部位

肿瘤细胞核内雌激素和(或)孕激素受体阳性或阴性是乳腺癌患者初始治疗、复发及转移的重要参考指标，雌激素受体(ER)及孕激素受体(PR)均为核激素受体，在靶细胞胞浆内，与其相应激素结合后，受体中的 DNA-结合位点暴露，激活的复合物迁移至细胞核内，与其相应的 DNA 激素反应元件相结合。乳腺癌对激素治疗的反应可通过肿瘤细胞 ER 和 (或)PR 表达水平来判断，ER/PR 阴性的肿瘤对内分泌治疗无效，全身性化疗疗效更好。辅助性内分泌治疗的效果直接与 ER 表达量有关。

ER 可能与患者预后有关，但是现有证据尚未证实。对于无小淋巴结转移的肿瘤，与 ER 阴性者相比，ER 阳性者 5 年复发率更低。但是随着随访时间延长，由于晚期复发，ER 阳性者的初始优势消失。ER 阳性与许多预后指标有关，如肿瘤分级、倍体等，与淋巴转移无关。与ER 阴性肿瘤相比，ER 阳性肿瘤更易发生骨、软组织及生殖器官转移，而 ER 阴性肿瘤更易发生肝、肺、脑转移。

牛津早期乳腺癌临床试验协作组对可手术乳腺癌患者的随机治疗数据进行了分析。其最后一轮分析发表于 2005 年。结果显示，与未行辅助性内分泌治疗者相比，ER 阳性乳腺癌患者三苯氧胺治疗 5 年，年复发率下降 41%，年死亡率下降 34%。

在乳腺癌最初诊断时，建议行 ER 检测。激素治疗、放疗或化疗后可改变肿瘤受体表达状态，肿瘤标本需要特殊处理，实验室应准备好正确处理肿瘤标本。

HER2 表达及其对治疗的反应

HER2 基因编码一种跨膜糖蛋白，属于表皮生长因子受体(EGFR)家族，在控制生长、分化及血管生成等信号转导中发挥关键作用。18%~20%乳腺癌患者可检测到 HER2 糖蛋白过度表达和(或)其编码基因扩增。HER2 过度表达或扩增与未行全身或靶向治疗的乳腺癌患者复发及死亡风险增加有关，而且与内分泌治疗耐受有关。HER2 过度表达或扩增有助于识别对靶向治疗有效的患者。如曲妥珠单抗是一种人源化鼠单克隆抗体，可与 HER2 蛋白结合，拉帕替尼是一种口服酪氨酸激酶抑制剂，可阻断 HER2。目前至少有 4 个大型随机对照试验研究结果显示，HER2 阳性乳腺癌患者，曲妥珠单抗辅助治疗 1 年可显著提高其无病生存率及总生存率。

乳腺癌根治性治疗

所有肿瘤治疗可分为根治性治疗或姑息性治疗，根治性治疗主要用于早期及局部晚期患者(临床分期为Ⅰ~ⅢC 期)，姑息性治疗主要用于Ⅳ期患者及治疗后远处转移或局部复发而无法切除者。

治疗方法的选择

根治性乳腺切除术

1882年，美国霍尔斯特德完成了历史上首例现代根治性乳腺切除术，手术范围包括整块切除乳腺、胸大肌及腋窝淋巴结。在美国，自20世纪初至20世纪50年代，该术式一直是标准乳腺癌手术方式。20世纪50年代，对淋巴结引流方式的认识促使外科医师施行扩大的根治性乳腺切除术，即根治性乳腺切除加乳内淋巴结切除。据推测，更加扩大的引流区域淋巴结切除可提高控制率及改善患者生存。一项随机试验证实，扩大的根治性乳腺切除与根治性乳腺切除相比并不能改善患者预后，因此前者现已废止。此外，扩大的根治性乳腺切除术失败增加了手术的并发症及术后发病率。术后发病率及疾病控制不足促使外科医师探索微创手术技术。目前，根治性乳腺切除术很少应用，仅在肿瘤侵犯胸大肌或肿瘤体积较大时采取根治性切除，而微创手术加新辅助化疗是首选治疗方法。

改良根治性乳腺切除术

改良根治性乳腺切除术（MRM）已取代根治性乳腺切除术，该术式为切除乳腺、胸大肌筋膜下但不切除胸大肌、选择性切除腋窝淋巴结。该术式变化包括切除或不切除胸小肌，拉开、分离或切断胸大肌并进入腋窝顶部进行淋巴结切除。由于该术式微创，很少导致变形，因此与根治性乳腺切除术相比，提供了更好的外观效果及功能保留。两项单一机构的前瞻性随机试验资料及几项回顾性研究结果均证实，在早期乳腺癌患者，根治性乳腺切除术与MRM相比，无病生存率或总生存率无差异。至20世纪80年代初期及保乳治疗（BCT）方法出现前，MRM是早期乳腺癌患者的标准治疗方式。局部晚期乳腺癌及不适宜BCT治疗的患者，或患者主观上不愿采取保乳治疗，MRM依然是有效的治疗选择。全乳腺切除术（单纯乳腺切除术）与MRM相似，切除全部乳腺，但不行腋窝淋巴结切除。

保乳治疗

BCT的手术方法为乳腺肿瘤切除（切除肿瘤而且手术切缘阴性）腋窝淋巴结探查及术后放疗。与MRM相比，乳腺节段切除术、部分乳腺切除术及乳腺象限切除术等术式手术范围更加局限，常与放疗相结合，而放疗是BCT治疗的组成部分。6项前瞻性随机试验结果显示，保守性手术加放疗、乳腺切除术相比，在局部复发、远处转移或总生存率方面无显著差异，BCT作为Ⅰ~Ⅱ期乳腺癌、选择性Ⅲ期乳腺癌患者的治疗选择已获得越来越多的认可。

局部治疗的选择

乳腺癌是一个多学科疾病，外科医师、内科医师、放射肿瘤专家、放射专家、病理专家、护士及心理社会支持人员都起着至关重要的作用。治疗小组应根据患者情况，建议最恰当的治疗方案。临床与病理分期及肿瘤生物学行为是确定局部治疗、治疗方案及最终结果的主要决定因素。早期乳腺癌，包括淋巴结转移者，初始局部治疗方法取决于患者的选择。MRM是局部治疗乳腺癌的有效选择，而当患者选择MRM治疗时，还要重视放疗在乳腺癌进一步治疗中的作用，20%~25%的患者需要补充术后放疗。BCT的适应证为患者非妊娠期、非多发性乳腺癌（证实病灶在乳腺内的位置超出1个象限）、局部晚期病变、乳房X线摄片发现弥漫性微小钙化或以往同侧乳腺放疗史等。相对禁忌证为胶原血管性疾病，这是因为放疗可导致局部外观严重破坏。相对禁忌证还包括乳房植入物或精神疾患，这些可导致治疗后密切随访及监测困难，因此在决定采取BCT治疗前必须要排除这些禁忌证。

最重要的是患者必须有主观要求，在癌症诊断前提下愿意保留其乳腺。这种选择需要患者承担一定程度的身体、精神及心理方面的压力，例如为获得切缘阴性，患者必须承受多次手术切除的可能。患者可能对BCT治疗不敏感,而在这些医疗机构很少应用 BCT 治疗,也无乳腺癌多学科治疗的方法。在美国不同地区,乳腺手术治疗方式存在较大差别,而这并不取决于患者及肿瘤的特点。然而医师及患者依然倾向于 BCT 治疗,其原因为该治疗方式能保留患者乳腺,而且不降低生存率,绝大部分患者对其美容效果是满意的。

由于局部晚期乳腺癌及炎性乳腺癌与早期乳腺癌相比治疗上选择余地较小,因此应鼓励患者选择恰当的初始治疗方式,这是非常重要的。有许多不同的治疗方案可以应用,包括乳腺切除术、微创手术、有或无新辅助化疗及术后辅助化疗、放疗、进一步巩固治疗等。在许多情况下,协议治疗可能是最理想的治疗选择。

乳腺切除术

在约 3/4 个世纪中,根治性乳腺切除术是标准的乳腺癌治疗方法,其方法是切除包括原发病灶在内的乳腺组织及其下方的肌肉和腋窝淋巴结,这是乳腺外最常发生转移的首发部位。霍尔斯特德开展根治性乳腺切除术时,患者多为局部晚期,相对广泛地切除所有肿瘤病灶是必需的。目前情况不同,患者多表现为病灶较小、很少为局部晚期病变。以目前的观点来看,霍尔斯特德手术方式治疗的大多数患者不足以治愈,其原因为该手术方法仅包括了胸壁、皮肤与锁骨上区的广泛切除。自 20 世纪 60 年代以来,MRM 以其相似的疾病控制率及明显减少的术后发病率及局部变形而取代了根治性乳腺切除术。

对肿瘤恶性程度较高的患者,MRM 后辅助治疗(如放疗)能进一步降低其局部复发率。此外,近期 3 项随机试验研究认为,手术后放疗有很好的局部控制优势,可提高绝经前或绝经后患者的总生存率。乳腺癌患者出现 4 个或 4 个以上淋巴结转移或肿瘤直径≥5 cm,术后需要补充放疗。对出现 1~3 个淋巴结转移的患者,术后放疗的作用仍有争议。随着随访时间的延长,越来越多的证据支持在出现 1~3 个淋巴结转移的患者术后需补充放疗。因此,在确定实施初始局部治疗时,患者必须了解 MRM 术后有可能必须补充放疗。

保乳治疗

根治性乳腺切除术与 MRM 相比并未降低局部病变控制或改善生存,因此 MRM 取代了根治性乳腺切除术。在 20 世纪 80 年代,全球范围内有 6 项前瞻性随机试验研究,结果证实在早期浸润性乳腺癌患者,保乳手术加术后放疗与 MRM 相比,其局部复发或总生存率无显著性差异。此外,总体观点表明,BCT 与乳腺切除术有相同的生存期。在其中 2 项研究中,乳腺癌患者有淋巴结转移。保乳手术,如乳腺肿瘤切除加腋窝淋巴结评价,术后补充放疗,可使局部复发率下降,与 MRM 相近,而且不影响患者总生存率。

BCT 治疗有一些绝对禁忌证,与增加乳腺局部复发率或不能应用放疗有关,主要包括手术切缘持续阳性、超过 1 个象限的多发病灶、乳腺弥漫性恶性表现的钙化而影响肿瘤充分切除、以往乳腺放疗史及妊娠。其他相对禁忌证包括硬皮病,其原因为术后补充放疗可加重皮肤损害,以及肿瘤相对于乳腺较大而导致手术会造成难以接受的局部变形。淋巴结转移、肿瘤位置、肿瘤亚型及乳腺癌家族史均不是保乳治疗的禁忌证。

目前,在乳腺癌患者中,尚无仅行保乳治疗而不补充辅助放疗,却能维持较低复发率者。有些研究者提出,选择无淋巴结转移的乳腺癌患者,采取部分乳腺放疗及缩短全乳腺放疗疗程的替代方案。

腋窝淋巴结评估

腋窝淋巴结的评估在制定乳腺癌治疗方案及分期中有重要作用,腋窝淋巴结清扫一直是乳腺癌患者分期与治疗的重要部分。尽管切除腋窝中已发生肿瘤转移的淋巴结并不能提高患者总生存率,但可降低局部治疗失败率。

腋窝淋巴结清扫术一般是安全的,但也可能导致神经损伤及淋巴水肿,特别是术后接受放疗者。由于潜在的术后并发症主要与手术方法有关,因此有学者提出以前哨淋巴结(SLNB)活检代替全面的淋巴结清扫,以此来确定腋窝淋巴结转移情况。该方法是将示踪剂注射在肿瘤床,然后示踪剂随着肿瘤淋巴液引流至腋窝"前哨"淋巴结。行前哨淋巴结切除并行病理检查,如果前哨淋巴结证实有肿瘤转移,则继续行全面淋巴结清扫术。相反,如果前哨淋巴结无肿瘤转移,则不需进一步淋巴结切除。这种方法在很大程度上依赖手术医师的专业知识与新技术,具有一定的局限性。但是如果由有经验的团队完成手术,则其阴性结果的阴性预测值可达94%~96%。该方法潜在的副作用及并发症最小,恢复快,不影响诊断或治疗效果。与腋窝淋巴结清扫术相比,SLNB与BCT手术后淋巴水肿发生率降低。

辅助性全身治疗

激素治疗

辅助性激素治疗或调节适合乳腺癌患者中所有激素受体表达阳性者。即使肿瘤不表达雌激素受体,仅表达孕激素受体,激素治疗仍有效。这一推荐不受患者年龄、绝经状态、淋巴结转移或转移数量或肿瘤大小影响,辅助性激素治疗对乳腺癌各亚组患者均有效,包括浸润癌及原位癌。尽管复发率绝对减少,各组间第二原发乳腺癌及死亡率有差异,但是辅助性激素治疗的效果是肯定的。

近年来,在绝经前及绝经后乳腺癌雌激素受体阳性者,三苯氧胺治疗5年依然是有效的辅助性激素治疗方案。随机对照试验支持为期5年的治疗效果优于短疗程治疗,并不增加患者与长期应用有关的副作用。而治疗超过5年者与治疗仅5年者相比,并未发现能提高长期疗效。尽管三苯氧胺有增加子宫内膜癌及静脉血栓栓塞的风险,但是在大多数患者是利大于弊。在三苯氧胺治疗期间,对于无症状患者无需行经阴道超声检查及子宫内膜活检等监测。

近年来,芳香化酶抑制剂(AI),如阿那曲唑治疗绝经后早期浸润性乳腺癌患者有效,但其效果不及三苯氧胺。最近两项大型试验研究证实,阿那曲唑及来曲唑治疗乳腺癌,在患者总生存率方面,与三苯氧胺相比无差异,但是在患者无病生存率、复发时间及对侧乳腺癌发病等方面,疗效优于三苯氧胺。AI毒副作用与三苯氧胺不同,因此希望避免三苯氧胺相关副作用的患者可选择应用。与三苯氧胺相比,应用AI发生子宫内膜癌、静脉血栓栓塞、潮热的风险更小,但与肌肉骨骼疾病、骨质疏松及心血管不良事件发生率增加有关。绝经前患者通常不应用AI治疗,其原因为AI可减少雌激素在下丘脑的反馈作用,导致促性腺激素释放增加,从而刺激卵巢产生更多芳香化酶及雄激素底物。

化疗

细胞毒性化疗是早期及局部晚期乳腺癌患者的常用辅助治疗,辅助化疗的目标是清除那些常导致后期复发的微小转移病灶,在许多早期及大部分局部晚期患者能获得较好疗效,而且在绝经前及无淋巴结转移者其疗效更好。此外,在ER阴性的乳腺癌患者也可考虑应用化疗,由于这些患者存在预后不良因素,如肿瘤大小>1cm、淋巴结阳性及肿瘤高分级等,因此更适宜辅助全身性治疗。

对于ER阳性的乳腺癌患者,化疗联合内分泌治疗是有争议的,特别是在无淋巴结转移的患者。Oncotype DX 21基因检测复发评分法是预测ER阳性且无淋巴结转移、远处复发风险最低者的潜在的有效工具,从而避免化疗。

多药联合化疗(≥2种药物)优于单药化疗,3~6个月或4~6个周期化疗最有效,而且不增加患者化疗副反应,而延长化疗时间虽然可稍增加总生存率,但也会增加相关副反应。以蒽环类药物（阿霉素或表柔比星）为基础的细胞毒性化疗方案与非蒽环类药物化疗方案相比，已证实前者可改善患者生存，因此临床支持应用该方案。在无心脏疾患的患者，由蒽环类药物引起的心脏毒性发生率不足1%，因此可认为是无害的。几项试验研究证实，除了蒽环类药物外，紫杉醇治疗也有效，特别是对有淋巴结转移及其他高危因素者。药物剂量改变（如"剂量强度"方案）与其他联合治疗及化疗相比疗效提高。如前所述，几项试验研究证实，曲妥珠单抗治疗可提高所有患者，特别是HER2阳性患者的总生存率及无复发生存率，但该治疗会稍增加心脏不良事件，尤其是患者接受含有蒽环类药物的化疗方案者。近期资料显示，以紫杉醇为基础的联合化疗加曲妥珠单抗治疗与含蒽环类药物联合治疗者相比，心脏毒性下降。辅助化疗的选择是复杂的，内科肿瘤医师必须考虑多种肿瘤患者的特征，选择适宜的乳腺癌个体化治疗方案。

目前，化疗几个方面的相关问题已引起人们的广泛关注，但仍缺乏确凿的证据。例如，不推荐大剂量化疗加骨髓或干细胞移植，没有证据证明大剂量化疗方案优于标准剂量化疗，而干细胞支持或骨髓移植应仅在治疗方案中提供。此外还应进一步澄清其他生物制剂的作用及其用药方案。试验研究需要纳入更多年龄在70岁以上的患者，以评价在这一组患者中应用辅助化疗的利与弊。最后，应在研究中设计关于辅助化疗利与弊的提问，以评价患者的生活质量。

手术前全身治疗是局部晚期或炎性乳腺癌的主要治疗方法，但是目前越来越多的早期乳腺癌患者也开始应用，其结果有利于以BCT治疗代替乳房切除术。

随访

在最初治疗后，乳腺癌患者应终生随访，这是因为乳腺癌有较长的自然发展史。乳腺癌严密随访的目标是发现治疗后同侧乳腺癌复发及第二个原发性癌，发现对侧乳腺的新发癌。乳腺癌病史者发生对侧乳腺第二个原发癌的风险为每年0.5%~1%。虽然目前尚无普遍接受的指南，但就一些推荐已达成共识。在完成治疗后，推荐患者在最初2年内每4个月进行一次体检，然后每6个月进行一次检查，直至治疗后5年，以后则每年检查一次。所有患者应每年行乳房摄片检查，在完成放疗6个月以后进行乳房摄片检查。接受放射治疗的患者，也应每年行胸片检查。常规实验室检查应每年进行一次，包括全血细胞计数（CBC）、生化分析、肝功能检查（LFT），特别是接受化疗者，否则应根据需要进行检查。常规骨扫描或额外影像检查无意义，除非患者有临床症状或可疑异常。三苯氧胺治疗者应每年行盆腔检查，要询问其是否有不规则阴道出血。AI治疗者需定期行骨密度检查、血脂检查，以评价其发生心血管疾病的危险因素。

局部复发

局部复发与肿瘤分期、肿瘤大小、腋窝淋巴结转移及其转移数量、切缘情况、核分级、组织学类型等有关。平均复发时间约为4年，在最初5年，每年复发风险为1%~2%，以后则每年复发风险为1%。晚期复发出现在治疗后15~20年或更长。在BCT或MRM治疗后20年，局部复发风险一般低于15%。腋窝淋巴结阳性是MRM治疗后局部胸壁复发的预后因素，但不是BCT治疗后局部复发的预后指标。

局部复发的治疗取决于初始局部治疗方法。在乳腺BCT治疗后复发者可行补救性乳房切除术，其有效率约为50%。一般来讲，对于孤立的乳腺复发，补救性乳房切除术成功者，不影响其总生存期。淋巴结转移者预后差，其中腋窝淋巴结转移者，3~5年无病生存率约为50%；锁骨上淋巴结转移者，3年无病生存率为0~20%。所有胸壁异常者应行活检，以排除复发，尽可能行局部广泛切除。此外，也可应用辅助性补救治疗，如放疗、化疗及激素治疗等。

如果局部复发为较广泛的病灶，则应行骨、肝脏扫描、胸部正侧位摄片及其他检查，以证实有无远处转移。当证据显示无超过胸壁及区域淋巴结的远处转移时，可行根治性放疗及局部彻底切除。许多局部复发患者2年内可出现远处转移，因此，大多数医师对局部复发患者给予全身性治疗。

手臂水肿

手臂淋巴水肿是常见的乳腺癌治疗后严重的并发症，是手术、放疗等局部治疗导致淋巴管阻断及破坏的结果，所有局部治疗本身均有导致手臂水肿的风险，而联合治疗会进一步增加这种风险。典型的Ⅰ/Ⅱ水平腋窝淋巴结清扫及放疗，淋巴水肿发生率低于10%。以往常应用的Ⅲ水平淋巴结清扫，淋巴水肿发生率可达30%。临床显著的淋巴水肿发生率总体来说是较低的，水肿影响肢体功能，而且并不仅依赖复杂检测方法即可确定。随着SLNB应用，淋巴水肿发生率持续下降。

MRM治疗后数年可出现迟发性或继发性手臂水肿，其原因可能是腋窝淋巴结肿瘤复发或手、上肢感染而导致淋巴管阻塞。在有乳腺癌治疗史的患者中，迟发性手臂水肿常无明显诱因。

乳房重建

乳房重建常可在乳房切除术后马上进行，其方法为植入假体或自体组织，如横行腹直肌肌皮瓣（TRAM），因此术前需与患者进行沟通，确定是否行乳房重建，乳房重建并不影响复发肿瘤的诊断。

预后

肿瘤分期是乳腺癌最可靠的预后指标，迄今为止，肿瘤局限在乳房、显微镜下未证实有区域淋巴结转移者预后最好。ER、PR是重要的预后指标，激素受体阴性、不伴腋窝区域淋巴结转移者，其复发率较激素受体阳性、无区域转移者增高。乳腺癌的组织学亚型（如髓样癌、小叶癌、粉刺癌等）一旦成为真正的浸润癌，则有预后意义。

许多乳腺癌患者最终死于癌症。在20年内，乳腺癌病死率超过同龄正常对照者，其后病死率相同，乳腺癌患者死亡常是肿瘤直接导致的结果。5年统计学分析不能精确反映最终治疗结果。

当肿瘤局限在乳房，病理检查后未发现区域转移，以最常用方法治疗后，临床治愈率为75%~80%。此外，肿瘤激素受体表达水平、肿瘤大小、宿主耐药或相关疾病与临床治愈率有关。乳腺癌患者中，有ER、PR阳性表达的小肿瘤、无腋窝淋巴结转移者，5年生存率接近90%。当腋窝淋巴结出现转移，5年生存率下降至50%~60%，10年生存率低于25%。一般情况下，年轻乳腺癌患者与年长者相比，肿瘤恶性程度更大，这可能与年轻乳腺癌患者中ER阳性表达者相对较少有关。

复发性及转移性乳腺癌的姑息治疗

本节将讨论无法手术切除的弥漫性病变（Ⅳ期）患者的姑息治疗。

局部治疗

转移性乳腺癌患者不可能治愈，因此，对大多数患者而言，治疗目标由治愈转为姑息性治疗、控制症状、改善生活质量。在一般情况下，局部治疗，如姑息性放疗或手术治疗，在技术上可行时可选择，以控制患者症状、减少并发症的危险。作为综合治疗的一部分，转移性乳腺癌的手术治疗适用于一般情况好、器官侵犯最少者，在可能的情况下，完全切除肿瘤或转移病灶可延长无病生存期，减缓肿瘤生长。手术治疗可使部分患者获得长期生存，但仍缺乏确切的资料。姑息性放疗在治疗某些骨转移或软组织转移中也有一定价值，可控制疼痛或避免病理性骨折。放射治疗特别适用于孤立的骨转移及胸壁复发者。

激素治疗

播散性病变对延长内分泌治疗有效,如卵巢切除或药物阻断激素受体或阻断激素合成或产生,激素调节对绝经后患者通常更有效。在转移性乳腺癌患者中,激素治疗有效者约占1/3肿瘤ER阳性者,治疗有效率约为60%,肿瘤PR阳性者,有效率更高,可达80%。肿瘤ER、PR均呈阴性者,激素治疗有效率低于10%。

由于内分泌治疗后缓解期,患者生活质量通常优于细胞毒性化疗,因此最好以内分泌治疗作为肿瘤复发或姑息性治疗中的一线全身性治疗方法。但是对有内脏转移而且肿瘤生长迅速的患者最好不用内分泌治疗,因为无效治疗期间可导致器官功能及患者一般情况明显下降。因此,内分泌治疗最适于临床症状轻微、无脏器转移、肿瘤生长缓慢者。

作为一般规则,在同一时间内仅应用一种全身性治疗。如果局部病灶进展,则全身性治疗可与局部或区域性治疗相结合。例如,当患者出现承重骨破坏性病灶时,可在激素治疗或化疗的同时行放疗。对疾病明显进展而不是表现稳定者,应改变姑息性的全身治疗,尤其是对有破坏性骨转移者非常重要,这是因为这些病变的微小改变很难以影像学检查来确定。治疗计划应同时兼顾减少毒性及提高疗效,而激素治疗最符合这一治疗要求。

内分泌治疗的选择取决于患者的绝经状态,自末次月经起不足1年者为绝经前,停经超过1年者为绝经后。以往,在绝经前晚期乳腺癌患者,通常以双侧卵巢切除或放疗方法破坏卵巢功能,这是标准的内分泌治疗方法。然而现已证实,三苯氧胺治疗有相同的疗效,而且无手术切除卵巢所导致的风险。三苯氧胺已被推荐作为绝经前晚期乳腺癌患者的激素治疗。对于绝经后患者,AI及三苯氧胺是转移性乳腺癌内分泌治疗中的首选治疗,对初始三苯氧胺激素治疗的良好反应性可作为预测未来激素治疗反应的指标。

AI的作用为阻断肾上腺皮质及外周组织中睾酮转化为雌二醇及雄烯二酮转化为雌激素,包括乳腺癌组织,在绝经后患者应用有效。

其他激素类药物已经证实对绝经前患者治疗有效。促性腺激素释放激素(GnRH)激动剂作用于下丘脑,最终抑制卵泡刺激素(FSH)及促黄体生成激素(LH)释放及垂体-卵巢轴,从而减少雌激素的合成。自从上世纪80年代,临床已经开始应用,该药单独应用或与三苯氧胺或AI联合应用可替代卵巢切除术。

对三苯氧胺及AI治疗耐受者,可选择孕酮、醋酸甲地孕酮和醋酸甲羟孕酮作为替代治疗。

化疗

在下列情况下,转移性乳腺癌患者应选择细胞毒性药物治疗:①出现脏器转移(特别是脑或经淋巴途径的肺转移);②激素治疗无效或激素治疗开始有效但随后出现病变进展;或③肿瘤ER、PR呈阴性。紫杉类药物迅速超过蒽环类药物而成为单药治疗激素难治性转移性乳腺癌有效的药物,许多研究证实其有效率为35%~55%。在有些研究中,阿霉素治疗的有效率为40%~50%,紫杉烷类治疗可小幅提高患者的总生存率。此外,紫杉烷类有较好的耐受性及可接受的副作用。关于应用剂量、时间及与其他药物联合应用等问题仍无明确答案。

在理论上,多药联合化疗可降低耐药及蓄积性毒性的发生风险。与单药阿霉素治疗相比,联合化疗可提高治疗有效率,延长缓解期。然而,联合化疗的应用从未被证实能降低乳腺癌的抗药性或毒性。联合化疗与单药紫杉醇治疗相比,尽管单药治疗的有效率稍降低,但患者生活质量更高。因此,单药紫杉醇治疗或含蒽环类药物的联合化疗方案常作为一线治疗方案。细胞毒性化疗或其他治疗应高度个体化，特别是在姑息性治疗中。

双磷酸盐治疗

　　骨骼是乳腺癌初发及复发时最常见的转移部位。局部晚期患者或以往曾治疗而临床可疑者，通常可经骨扫描确诊骨转移。确诊常需根据 X 线平片、MRI 和（或）CT，这是因为近 10% 患者出现骨溶解性病变，而经核素扫描可能不能被发现。放射检查方法有助于确定转移病变的范围。骨转移确诊后，给予双磷酸盐治疗可缓解疼痛、减少骨折发生率及与骨转移相关的合并症。双磷酸盐治疗应与其他姑息性治疗方法相配合，如激素治疗或化疗。尽管目前还没有长期研究的结果，但是临床上可静脉输注双磷酸盐，每 3~4 周 1 次，并持续下去。由于长期治疗可引发下颌骨坏死、肾功能不全、低钙血症等风险，因此在双磷酸盐治疗过程中，需定期进行牙齿检查、实验室监测、肌酐及肾功能检查、血钙及维生素 D 水平检测。

Anderson GL, Limacher M, Assaf AR, et al. Effects of conjugated equine estrogen in postmenopausal women with hysterectomy: the Women's Health Initiative randomized controlled trial. JAMA 2004;291:1701–1712. PMID: 15082697.

Arisio R, Sapino A, Cassoni P, et al. What modifies the relation between tumour size and lymph node metastases in T1 breast carcinomas? J Clin Pathol 2000;53:846–850. PMID: 11127267.

Baum M, Buzdar A, Cuzick J, et al. Anastrozole alone or in combination with tamoxifen versus tamoxifen alone for adjuvant treatment of postmenopausal women with early-stage breast cancer: results of the ATAC (Arimidex, Tamoxifen Alone or in Combination) trial efficacy and safety update analyses. Cancer. 2003;98:1802–1810. PMID: 14584060.

Baxter N. Preventive health care, 2001 update: should women be routinely taught breast self-examination to screen for breast cancer? CMAJ 2001;164:1837–1846. PMID: 11450279.

Berry DA, Cronin KA, Plevritis SK, et al. Effect of screening and adjuvant therapy on mortality from breast cancer. N Engl J Med 2005;353:1784–1792. PMID: 16251534.

Bijker N, Rutgers EJ, Duchateau L, Peterse JL, Julien JP, Cataliotti L. Breast-conserving therapy for Paget disease of the nipple: a prospective European Organization for Research and Treatment of Cancer study of 61 patients. Cancer 2001;91:472–477. PMID: 11169928.

Bristol IJ, Buchholz TA. Inflammatory breast cancer: current concepts in local management. Breast Dis 2005;22:75–83. PMID: 16761358.

Cardonick E, Iacobucci A. Use of chemotherapy during human pregnancy. Lancet Oncol 2004;5:283–291. PMID: 15120665.

Chen CY, Sun LM, Anderson BO. Paget disease of the breast: changing patterns of incidence, clinical presentation, and treatment in the U.S. Cancer 2006;107:1448–1458. PMID: 16933329.

Chu KC, Anderson WF, Fritz A, Ries LA, Brawley OW. Frequency distributions of breast cancer characteristics classified by estrogen receptor and progesterone receptor status for eight racial/ethnic groups. Cancer 2001;92(1):37–45. PMID: 11443607.

Citron ML, Berry DA, Cirrincione C, et al. Randomized trial of dose-dense versus conventionally scheduled and sequential versus concurrent combination chemotherapy as postoperative adjuvant treatment of node-positive primary breast cancer: first report of Intergroup Trial C9741/Cancer and Leukemia Group B Trial 9741. J Clin Oncol 2003;21:1431–1439. PMID: 12668651.

Clarke M, Coates AS, Darby SC, et al. Adjuvant chemotherapy in oestrogen-receptor-poor breast cancer: patient-level meta-analysis of randomised trials. Lancet 2008;371:29–40. PMID: 18177773.

Clarke M, Collins R, Darby S, et al. Effects of radiotherapy and of differences in the extent of surgery for early breast cancer on local recurrence and 15-year survival: an overview of the randomised trials. Lancet 2005;366:2087–2106. PMID: 16360786.

Colditz GA, Rosner B. Cumulative risk of breast cancer to age 70 years according to risk factor status: data from the Nurses' Health Study. Am J Epidemiol 2000;152:950–964. PMID: 11092437.

Collaborative Group on Hormonal Factors in Breast Cancer. Breast cancer and breastfeeding: collaborative reanalysis of individual data from 47 epidemiological studies in 30 countries, including 50302 women with breast cancer and 96973 women without the disease. Lancet 2002;360:187–195. PMID: 12133652.

Dunstan CR, Felsenberg D, Seibel MJ. Therapy insight: the risks and benefits of bisphosphonates for the treatment of tumor-induced bone disease. Nat Clin Pract Oncol 2007;4:42–55. PMID: 17183355.

Early Breast Cancer Trialists' Collaborative Group. Effects of chemotherapy and hormonal therapy for early breast cancer on recurrence and 15-year survival: an overview of the randomised trials. Lancet 2005;365:1687–1717. PMID: 15894097.

Elmore JG, Armstrong K, Lehman CD, Fletcher SW. Screening for breast cancer. JAMA 2005;293:1245–1256. PMID: 15755947.

Elmore JG, Reisch LM, Barton MB, et al. Efficacy of breast cancer screening in the community according to risk level. J Natl Cancer Inst 2005;97:1035–1043. PMID: 16030301.

Erickson VS, Pearson ML, Ganz PA, Adams J, Kahn KL. Arm edema in breast cancer patients. J Natl Cancer Inst 2001;93:96–111. PMID: 11208879.

Eubank WB, Mankoff DA. Evolving role of positron emission tomography in breast cancer imaging. Semin Nucl Med 2005;35(2):84–99. PMID: 15765372.

Familial breast cancer: collaborative reanalysis of individual data from 52 epidemiological studies including 58,209 women with breast cancer and 101,986 women without the disease. Lancet 2001;358:1389–1399. PMID: 11705483.

Fisher B, Anderson S, Bryant J, et al. Twenty-year follow-up of a randomized trial comparing total mastectomy, lumpectomy, and lumpectomy plus irradiation for the treatment of invasive breast cancer. N Engl J Med. 2002;347:1233–1241. PMID: 12393820.

Fisher B, Dignam J, Bryant J, Wolmark N. Five versus more than five years of tamoxifen for lymph node-negative breast cancer: updated findings from the National Surgical Adjuvant Breast and Bowel Project B-14 randomized trial. *J Natl Cancer Inst* 2001;93:684–690. PMID: 11333290.

Fisher ER, Anderson S, Tan-Chiu E, Fisher B, Eaton L, Wolmark N. Fifteen-year prognostic discriminants for invasive breast carcinoma: National Surgical Adjuvant Breast and Bowel Project Protocol-06. *Cancer* 2001;91(8 Suppl):1679–1687. PMID: 11309768.

Freedman DA, Petitti DB, Robins JM. On the efficacy of screening for breast cancer. *Int J Epidemiol* 2004;33:43–55. PMID: 15075144.

Freedman GM, Fowble BL. Local recurrence after mastectomy or breast-conserving surgery and radiation. *Oncology (Williston Park)* 2000;14:1561–1581. PMID: 11125941.

Fyles AW, McCready DR, Manchul LA, et al. Tamoxifen with or without breast irradiation in women 50 years of age or older with early breast cancer. *N Engl J Med* 2004;351:963–970. PMID: 15342804.

Garber JE, Offit K. Hereditary cancer predisposition syndromes. *J Clin Oncol* 2005;23:276–292. PMID: 15637391.

Goldhirsch A, Ingle JN, Gelber RD, Coates AS, Thurlimann B, Senn HJ. Thresholds for therapies: highlights of the St Gallen International Expert Consensus on the primary therapy of early breast cancer 2009. *Ann Oncol* 2009;20:1319–1329. PMID: 19535820.

Guray M, Sahin AA. Benign breast diseases: classification, diagnosis, and management. *Oncologist* 2006;11:435–449. PMID: 16720843.

Harris L, Fritsche H, Mennel R, et al. American Society of Clinical Oncology 2007 update of recommendations for the use of tumor markers in breast cancer. *J Clin Oncol* 2007;25: 5287–5312. PMID: 17954709.

Hughes KS, Schnaper LA, Berry D, et al. Lumpectomy plus tamoxifen with or without irradiation in women 70 years of age or older with early breast cancer. *N Engl J Med* 2004;351:971–977. PMID: 15342805.

Humphrey LL, Helfand M, Chan BK, Woolf SH. Breast cancer screening: a summary of the evidence for the U.S. Preventive Services Task Force. *Ann Intern Med* 2002;137:347–360. PMID: 12204020.

Jahanfar S, Ng CJ, Teng CL. Antibiotics for mastitis in breastfeeding women. *Cochrane Database Syst Rev* 2009;1:CD005458. PMID: 19160225.

Jemal A, Siegel R, Xu J, Ward E. Cancer statistics, 2010. *CA Cancer J Clin* 2010;60:277–300. PMID: 20610543.

Khan QJ, O'Dea AP, Dusing R, et al. Integrated FDG-PET/CT for initial staging of breast cancer. *J Clin Oncol* 2007;25(18S):558. [Abstract]

Klauber-DeMore N, Tan LK, Liberman L, et al. Sentinel lymph node biopsy: is it indicated in patients with high-risk ductal carcinoma-in-situ and ductal carcinoma-in-situ with microinvasion? *Ann Surg Oncol* 2000;7:636–642. PMID: 11034239.

Kooistra BW, Wauters C, van de Ven S, Strobbe L. The diagnostic value of nipple discharge cytology in 618 consecutive patients. *Eur J Surg Oncol* 2009;35:573–577. PMID: 18986790.

Macdonald OK, Lee CM, Tward JD, Chappel CD, Gaffney DK. Malignant phyllodes tumor of the female breast: association of primary therapy with cause-specific survival from the Surveillance, Epidemiology, and End Results (SEER) program. *Cancer* 2006;107:2127–2133. PMID: 16998937.

Mansel RE, Fallowfield L, Kissin M, et al. Randomized multicenter trial of sentinel node biopsy versus standard axillary treatment in operable breast cancer: the ALMANAC Trial. *J Natl Cancer Inst* 2006;98:599–609. PMID: 16670385.

Morrogh M, Morris EA, Liberman L, Borgen PI, King TA. The predictive value of ductography and magnetic resonance imaging in the management of nipple discharge. *Ann Surg Oncol* 2007;14:3369–3377. PMID: 17896158.

Myers RE, Johnston M, Pritchard K, Levine M, Oliver T. Baseline staging tests in primary breast cancer: a practice guideline. *CMAJ* 2001;164:1439–1444. PMID: 11387916.

Nelson HD, Huffman LH, Fu R, Harris EL. Genetic risk assessment and BRCA mutation testing for breast and ovarian cancer susceptibility: systematic evidence review for the U.S. Preventive Services Task Force. *Ann Intern Med* 2005;143: 362–379. PMID: 16144895.

Nelson HD, Tyne K, Naik A, Bougatsos C, Chan BK, Humphrey L. Screening for breast cancer: an update for the U.S. Preventive Services Task Force. *Ann Intern Med* 2009;151:727–737, W237–742. PMID: 19920273.

Paik S, Shak S, Tang G, et al. A multigene assay to predict recurrence of tamoxifen-treated, node-negative breast cancer. *N Engl J Med* 2004;351:2817–2826. PMID: 15591335.

Parkin DM, Bray F, Ferlay J, Pisani P. Global cancer statistics, 2002. *CA Cancer J Clin* 2005;55:74–108. PMID: 15761078.

Pendas S, Dauway E, Giuliano R, Ku N, Cox CE, Reintgen DS. Sentinel node biopsy in ductal carcinoma in situ patients. *Ann Surg Oncol* 2000;7:15–20. PMID: 10674443.

Perazella MA, Markowitz GS. Bisphosphonate nephrotoxicity. *Kidney Int* 2008;74:1385–1393. PMID: 18685574.

Petrek JA, Pressman PI, Smith RA. Lymphedema: current issues in research and management. *CA Cancer J Clin* 2000;50:292–307. PMID: 11075239.

Piccart-Gebhart MJ, Procter M, Leyland-Jones B, et al. Trastuzumab after adjuvant chemotherapy in HER2-positive breast cancer. *N Engl J Med* 2005;353:1659–1672. PMID: 16236737.

Ragaz J, Olivotto IA, Spinelli JJ, et al. Locoregional radiation therapy in patients with high-risk breast cancer receiving adjuvant chemotherapy: 20-year results of the British Columbia randomized trial. *J Natl Cancer Inst* 2005;97:116–126. PMID: 15657341.

Randolph WM, Goodwin JS, Mahnken JD, Freeman JL. Regular mammography use is associated with elimination of age-related disparities in size and stage of breast cancer at diagnosis. *Ann Intern Med* 2002;137:783–790. PMID: 12435214.

Rastogi P, Anderson SJ, Bear HD, et al. Preoperative chemotherapy: updates of National Surgical Adjuvant Breast and Bowel Project Protocols B-18 and B-27. *J Clin Oncol* 2008;26:778–785. PMID: 18258986.

Romond EH, Perez EA, Bryant J, et al. Trastuzumab plus adjuvant chemotherapy for operable HER2-positive breast cancer. *N Engl J Med.* 2005;353:1673–1684. PMID: 16236738.

Sakorafas GH, Tsiotou AG. Selection criteria for breast conservation in breast cancer. *Eur J Surg* 2000;166:835–846. PMID: 11097148.

Saslow D, Boetes C, Burke W, et al. American Cancer Society guidelines for breast screening with MRI as an adjunct to mammography. *CA Cancer J Clin* 2007;57:75–89. PMID: 17392385.

Schnitt SJ. Benign breast disease and breast cancer risk: morphology and beyond. *Am J Surg Pathol* 2003;27:836–841. PMID: 12766590.

Schrenk P, Rieger R, Shamiyeh A, Wayand W. Morbidity following sentinel lymph node biopsy versus axillary lymph node dissection for patients with breast carcinoma. *Cancer* 2000;88:608–614. PMID: 10649254.

Singletary SE, Walsh G, Vauthey JN, et al. A role for curative surgery in the treatment of selected patients with metastatic breast cancer. *Oncologist* 2003;8:241–251. PMID: 12773746.

Smith I, Procter M, Gelber RD, et al. 2-year follow-up of trastuzumab after adjuvant chemotherapy in HER2-positive breast cancer: a randomised controlled trial. *Lancet* 2007;369:29–36.

Srivastava A, Mansel RE, Arvind N, Prasad K, Dhar A, Chabra A. Evidence-based management of mastalgia: a meta-analysis of randomised trials. *Breast* 2007;16:503–512. PMID: 17509880.

Tatsumi M, Cohade C, Mourtzikos KA, Fishman EK, Wahl RL. Initial experience with FDG-PET/CT in the evaluation of breast cancer. *Eur J Nucl Med Mol Imaging* 2006;33:254–262. PMID: 16258765.

Thurlimann B, Keshaviah A, Coates AS, et al. A comparison of letrozole and tamoxifen in postmenopausal women with early breast cancer. *N Engl J Med* 2005;353:2747–2757. PMID: 16382061.

Velicer CM, Heckbert SR, Lampe JW, Potter JD, Robertson CA, Taplin SH. Antibiotic use in relation to the risk of breast cancer. *JAMA* 2004;291:827–835. PMID: 14970061.

Verkooijen HM. Diagnostic accuracy of stereotactic large-core needle biopsy for nonpalpable breast disease: results of a multicenter prospective study with 95% surgical confirmation. *Int J Cancer* 2002;99:853–859. PMID: 12115488.

Walter C, Al-Nawas B, du Bois A, Buch L, Harter P, Grotz KA. Incidence of bisphosphonate-associated osteonecrosis of the jaws in breast cancer patients. *Cancer* 2009;115:1631–1637. PMID: 19156913.

（瞿全新 译）

第 2 篇

▶ 正常妊娠

第6章 正常妊娠

Helene B. Bernstein, MD, PhD
Geoge VanBuren, MD

正常妊娠

妊娠是胎儿在母体子宫内生长发育的生理过程，妊娠期不同发育阶段均有不同的术语描述。孕龄或孕周从末次正常月经（LNMP）第一天开始计算，因此孕周较实际受精时间早。孕周以完整的星期表示，以规则月经周期28天计算，根据LNMP，孕周开始时间常较排卵时间提早2周。胎龄从胚胎种植时间开始计算，大约排卵后4~6天。整个妊娠期为280天或40足周，预产期计算方法为末次月经第1天加7天、减3个月加1年（Naegele公式）。

妊娠期以每3个自然月为单位进行划分或分为3个妊娠期，早期妊娠分为胚胎期与胎儿期。胚胎期从受精开始或妊娠2~10周，胚胎期是器官形成阶段，在此时期胚胎对致畸物最敏感。胚胎期结束进入胎儿期，胎儿期开始于受精后8周或自末次月经后10周。

定义

孕次是指女性终生妊娠次数，无论妊娠结果如何。产次是指分娩次数，以妊娠20周前后为界，将分娩分为以下4种形式：

1. 足月分娩。
2. 早产：妊娠20足周（根据末次月经第1天计算）及以上分娩的新生儿（存活或死亡），体重500g或以上。
3. 流产：妊娠在20周前结束，包括人工流产与自然流产。
4. 存活儿童。

孕次与产次为产科病史的重要部分，多胎妊娠以单孕次计算，而产次则按新生儿计算。

活产是指胎儿分娩（无论孕龄）后，无论脐带是否阻断或胎盘是否剥离，证实新生儿存活（如有心跳、脐带搏动、随意或不随意活动）者。婴儿是指活产分娩后至生后整1年（365天）。

早产儿是指胎儿在妊娠满20周至37足周前（259天）分娩，足月儿是指胎儿在妊娠37 0/7周至40 0/7周之间（280天）分娩。足月妊娠，胎儿体重常超过2500g，受孕妇肥胖、糖尿病等因素以及羊水量、遗传与种族因素等方面的影响，胎儿体重可出现增减变化，因此医师应根据客观数据来确定胎儿是否成熟。妊娠39周后胎儿肺开始成熟，通过羊膜腔穿刺羊水分析，可在39周前确定胎肺是否成熟。

过期儿是指胎儿在42周（294天）后分娩，妊娠延长可导致胎儿过大、胎盘功能老化。过熟儿可出现特征性皮肤改变，包括皮下脂肪丢失、皮肤皱缩、双臂细长毛发等。对于产前评估者，预测妊娠终止时机较困难。妊娠超过预产期后，产前病死率增加。而在妊娠42周后，产前病死率增加更加明显。因此，当妊娠超过41足周或超过预产期7天时常需行引产（参见妊娠晚期并发症）。孕龄评估方法见后面介绍，以确定胎龄及 EDD。

发病率、病死率增加与巨大胎儿或大于孕龄(LGA)儿有关，巨大儿或大于孕龄儿是指估计胎儿体重达到或超过同孕龄儿正常体重的第90百分位数。足月妊娠分娩时，新生儿体重超过4000g者约占10%，超过4500g者约占1.5%。胎儿过大应怀疑孕妇以往有巨大儿病史或患有糖尿病。低出生体重儿是指分娩时新生儿体重小于或等于2500g。胎儿生长受限是指胎儿体重等于或小于同孕龄儿正常体重的第10百分位数。

流产是指胎盘或胎膜部分（不全流产）或全部（完全流产）排出或被吸收，可无胎儿排出或有胎儿（存活或死亡）排出，而胎儿体重低于500g。如果胎儿体重不清楚，则可根据孕龄来诊断，自末次月经计算，如果孕龄少于20足周或不足139天，则诊断为流产。

出生率与生育率

出生率是指每千人口中活产例数，生育率是指年龄在15~44岁（性活跃人群）女性中，每千人中活产例数。2010年统计的出生率为13.83/1000人口，年龄15~44岁女性中，总生育率为66.7/1000例。

新生儿与围生期

新生儿期是指出生后至产后28天内，在此期间的婴儿称为新生儿。围生期是指从妊娠28周至产后7天，包括妊娠晚期及新生儿早期。

围产儿死亡率是妊娠晚期胎儿死亡例数与新生儿早期死亡（出生7天内死亡）例数之和，新生儿死亡率（NMR）是指新生儿出生至生后28天内死亡例数，NMR计算方法为1年内的新生儿死亡例数除以相同时间内的活产例数，表述方式为每千例活产新生中死亡例数。

American College of Obstetricians and Gynecologists. Fetal Macrosomia. ACOG Practice Bulletin No. 22. *Obstet Gynecol* 2000;96.

Centers for Disease Control and Prevention. National Center for Health Statistics. http://www.cdc.gov/nchs/data_access/Vitalstatsonline.htm#Downloadable. Accessed January 10, 2011.

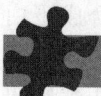
诊断要点

▶ 妊娠诊断依据为停经及妊娠试验阳性。

▶ 确诊妊娠是尽早采取恰当产前保健措施的关键，指导孕妇避免接触致畸剂（对胎儿有害的物质），确定胚胎不能存活，排除异位妊娠。

临床表现

症状与体征

许多临床症状与体征有助于确诊妊娠。

停经

卵巢黄体产生性激素（雌激素与孕激素）可导致停经，在健康、月经周期规律的育龄女性，如果突然出现停经，则应高度怀疑为妊娠。

恶心与呕吐

恶心与呕吐为最常见（发生率为50%）的临床表现，最早出现在妊娠2周，通常在妊娠13~16周缓解。妊娠剧吐是非常剧烈的恶心、呕吐，临床表现为脱水、体重减轻（可减轻5%）、酮症。妊娠剧吐较重的患者需住院，给予静脉补液、止吐药物治疗，必要时给予肠外营养。恶心、呕吐轻微者可少食多餐，进食固体食物，给予精神支持与情感关怀（参见第29章，妊娠期消化道疾病）。

乳腺改变

乳房疼痛：乳房疼痛轻重不一，轻者表现为刺痛，重者表现为触痛。妊娠期性激素变化引起乳腺腺管及腺泡系统增生是导致乳房疼痛的原因。

乳房增大：妊娠早期可出现乳房增大及乳晕静脉曲张，尤其是初产妇，更加明显。蒙氏结节是皮肤表面可见的部分乳晕腺。在妊娠6~8周，受性激素影响，蒙氏结节变得更加明显。

初乳分泌：妊娠16周乳腺即可合成蛋白及抗体，但初乳分泌与早产无关。

副乳增大：副乳组织多分布在乳头线附近。妊娠期分布在腋下的副乳组织可明显增大，检查时可在腋下触及肿块。

胎动

初产妇通常在妊娠18~20周开始感觉到胎动，经产妇自觉胎动时间提前，在妊娠14周即可感觉胎动。孕妇感知的胎儿活动称为胎动，但胎动不是诊断妊娠的可靠指征。

基础体温增高

孕激素可使基础体温增高$0.5°F$（$1°F≈0.55℃$），并保持至停经后。基础体温升高多发生在月经周期中的黄体期。

皮肤改变

黄褐斑：黄褐斑是妊娠期孕妇前额、鼻梁或面颊部皮肤出现的色素沉着，这些妊娠相关变化受遗传影响，多发生在妊娠16周后。日照可加重黄褐斑。

黑线：促黑激素增加导致乳头颜色变深，下腹部中线脐耻之间皮肤变黑（黑线），这种改变受遗传因素影响，分娩后皮肤色素沉着可稍减退。

妊娠纹：妊娠纹为乳房、腹壁皮肤出现的不规则瘢痕，多出现在妊娠晚期，是由于胶原纤维断裂而形成的。

蜘蛛痣：妊蜘蛛痣是妊娠期常见的皮肤表现，孕妇血中雌激素水平增加是形成蜘蛛痣的原因。蜘蛛痣及红斑掌可出现在妊娠期，也可出现在肝功能衰竭的患者。

盆腔器官改变

查德维克征：是指由于盆腔血管淤血而导致的阴道及宫颈黏膜呈紫蓝色改变，是提示妊娠的征象。

黑格征：是指妊娠期子宫体部或峡部变宽变软，常出现在妊娠6~8周。雌激素、孕激素还可引起子宫颈变软及宫颈外口扩张。

阴道分泌物：妊娠期激素改变导致阴道分泌物增加，分泌物中含有上皮细胞及宫颈黏液。

盆腔韧带：妊娠期，骶髂关节、耻骨联合等骨盆骨连接处明显松弛。

腹部增大：妊娠期，随着子宫增大，腹部逐渐隆起膨大。妊娠18~34周，子宫底部测量高度与孕周数密切相关。

子宫收缩：无痛性子宫收缩（Braxton Hick收缩）是指自觉腹部发紧，常发生在妊娠28周左右。随着孕龄增加，无痛性子宫收缩规律性增加。无痛性子宫收缩常在散步或活动时消失，在正式临产后，子宫收缩变强。

诊断

胎心音

手提多普勒（妊娠10周后）或胎儿镜（妊娠18~20周）可监测到胎心音（FHT）。正常胎心率为110~160次/分，妊娠早期，胎心率可更快。

子宫大小/胎儿触诊

子宫增大后可根据子宫大小监测妊娠进展。妊娠晚期（22周后），经孕妇腹壁可触及胎儿，根据利奥波德方法（Leopold法）确定胎位。

影像检查

超声检查是妊娠诊断与孕期监测中最常应用的方法，经阴道超声检查可在妊娠5~6周确定胎心搏动，妊娠7~8周发现胎芽，妊娠9~10周发现胎儿手指与肢体活动。在胚胎期末（根据末次月经计算的孕10周），胚胎已经初具人形。妊娠6~13周，根据胎儿顶臀长度，可确定胎龄，其推算的误差范围约为8%或3~5天。

妊娠试验

妊娠试验是在妊娠早期检测人绒毛膜促性腺激素(hCG)的变化,该方法较敏感。黄体生成素、促卵泡激素、促甲状腺激素具有与 hCG α 亚基相同的亚基,因此这些激素间会出现交叉反应。hCG β 亚基由受精 8 天后的合体滋养细胞产生,在受精后 8~11 天或根据末次月经计算的第 21~22 天,在母体血清中可检测到 hCG β 亚基。hCG β 亚基水平在妊娠 10~12 周达到高峰,然后降低。hCG 半衰期为 1.5 天。分娩后或流产后 21~24 天,血及尿中 hCG 水平恢复正常(<5mIU/mL)。

家庭早孕检测试纸

该方法检测 hCG 为定性试验,取晨尿进行检测,根据试纸颜色变化确定试验呈阳性。由于该方法受技术及主观因素影响,因此需要在医院进行重复检测,以确定诊断。

尿妊娠试验

在医院,确定妊娠首要的检测是以抗体检测 β-hCG 亚基,该方法可靠、快速(1~5 分钟)、廉价,其阳性阈值为 5~50mIU/mL,阳性判定标准为颜色改变。该试验为确诊妊娠最常应用的方法。

血妊娠试验

在受精后 7 天或月经周期第 21 天可检测到血中 β-hCG,阳性检测阈值为 2~4mIU/mL。β-hCG 定量检测方法有助于诊断先兆流产、异位妊娠或葡萄胎。

确定孕龄

根据末次月经及 Naegele 方法计算预产期(EDD)及孕龄,必要时,也可根据临床指标帮助确定孕龄。

妊娠期日历或妊娠期计算表

正常妊娠期自末次月经计算,需持续 280 天或 40 周(9 个公历月或 10 个农历月)。在月经周期为 28 天者,自末次排卵日计算,妊娠期持续 266 天或 38 周。最简单的孕周计算方法为应用妊娠期日历。预产期可根据 Naegele 方法计算,其中月份为末次月经中月份减 3,日期为末次月经第 1 天加 7。例如:末次月经为 7 月 14 日,则预产期为 4 月 21 日。

临床指标

超声检查

超声检查常规用于监测胎儿发育、估计胎龄、筛查非整倍体、评价胎儿解剖结构及健康状况。妊娠 13~20 周,胎儿双顶径测量联合头围、腹围、股骨长度测量是估计胎龄最准确的参数,其误差幅度为 8%或大约相差 7 天。妊娠 24 周后,超声检查评估胎龄的准确性减低,最好方法为评估胎儿生长或估计胎儿体重。

超声检查指征如下:

1. 胎儿生长发育测定。
2. 非整倍体检测:见筛查部分内容。
3. 解剖结构检查:全面的解剖结构检查应在妊娠 16~18 周进行。
4. 宫颈长度测量。
5. 超声下应用生物物理评价方法监测胎儿健康状态。

子宫大小

妊娠早期检查常可很好地评估胎龄,在妊娠 8 周时,可于耻骨联合上触及子宫。妊娠 12 周,子宫变为腹腔内器官。妊娠 16 周,子宫底部位于脐耻之间。在妊娠 18~34 周,测量耻骨联合上缘至子宫体最上缘之间的距离可确定子宫大小或宫底高度,以厘米为单位,根据子宫大小推测孕龄(图 6-1)。妊娠 20 周,脐部可触及子宫底,妊娠 36 周后,随着胎头下降进入盆腔,宫底部可以随之下降。

妊娠失败

早期

诊断
早期妊娠失败诊断的金标准为超声检查，超声发现胚胎无胎心搏动，即可确定诊断。

实验室检查
如果超声检查结果不明确，那么可连续测定血 β-hCG，但未能证明适当增加血 β-hCG 检测有助于诊断。

晚期

症状与体征
妊娠晚期，胎儿死亡首先表现为孕妇感觉胎动消失。

诊断
如果未能闻及胎心音，那么应行实时超声检查，可100%确诊胎心搏动消失。

并发症
弥散性血管内凝血是胎死宫内（IUFD）后罕见的并发症，在双胞胎之一死亡后2周应检查凝血功能。如果连续测定血浆纤维蛋白原，发现纤维蛋白原下降至低于200mg/dL，则需终止妊娠。在单胎发生胎死宫内者，确诊后应立即行凝血功能检查，包括纤维蛋白原水平测定，尽快终止妊娠。

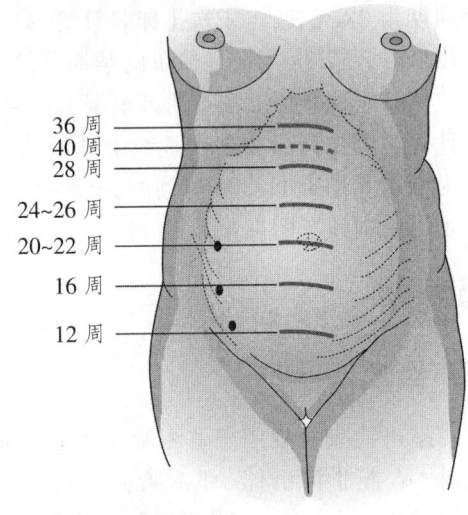

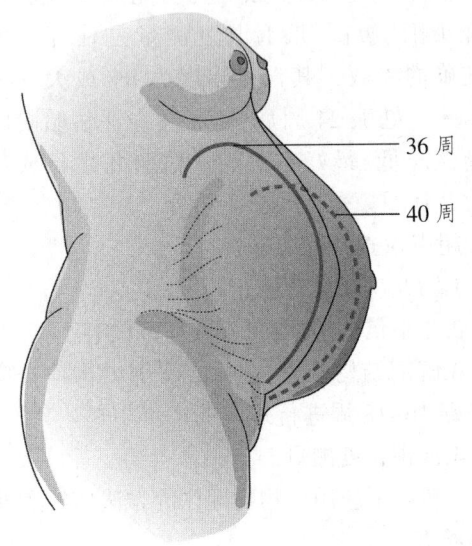

图6-1 妊娠不同时期宫底高度。

胎动

初产妇在妊娠18~20周间可感觉到胎动，经产妇在妊娠14~18周即可感觉到胎动，胎动的感觉常被描述为像蝴蝶拍打样的动作，而不是踢的动作。

胎心音

妊娠18~20周，胎心听诊器可以听到胎心音，妊娠10周，超声多普勒可监测到胎心。

American College of Obstetricians and Gynecologists. Ultrasonography in Pregnancy. ACOG Practice Bulletin No. 101. *Obstet Gynecol* 2009;113:451–461. PMID: 19155920.

Owen J, Yost N, Berghella V, et al. Mid-trimester endovaginal sonography in women at high risk for spontaneous preterm birth. *JAMA* 2001;286:1340–1348. PMID: 11560539.

Wilcox AJ, Baird DD, Dunson D, McChesney R, Weinberg CR. Natural limits of pregnancy testing in relation to the expected menstrual period. *JAMA* 2001;286:1759–1761. PMID: 11594902.

产前检查

妊娠是正常生理过程，妊娠并发症发生率

为 5%~20%，这些并发症可导致孕妇和(或)胎儿死亡率或发病率增加。目前应用的产前检查系统旨在预防妊娠期并发症的发生。

产前检查者应熟悉妊娠期正常改变，认识可能发生的病理改变，及时采取治疗措施，以减少对母婴造成的危害。产前检查的目的是保证妊娠与分娩顺利及胎儿健康。现已证实，接受产前检查的孕妇，并发症发生风险较低。产前检查的主要目标之一是诊断与治疗高危患者，高危患者是指由于其病史中的某些因素影响或在妊娠期间新发生的病变而导致不良妊娠结局者。

计划妊娠的女性应进行妊娠前医疗评估，经过全面询问病史、体格检查、产前化验检查后确定是否合并危险因素。在医疗评估中，需询问吸烟、饮酒、吸毒、接触未知致畸物等危险因素，指导妊娠前关于营养、锻炼、维生素补充方面的问题，例如妊娠前 3 个月口服叶酸，有利于降低胎儿开放性神经管缺陷及心脏畸形的发生率。

对于多数孕前未进行医疗评估，而且首次产前检查在妊娠早期或在妊娠中期与晚期者，应对患者本人及其可能面临的社会、经济或文化等方面的障碍而导致延迟医疗的因素进行评价，这有助于指导其今后的妊娠。

首次产前检查

首次产前检查的目的是确定影响孕妇和(或)胎儿的危险因素，对高危妊娠者制定监测计划，包括相关亚专科专家会诊。

病史

产科病史

产科病史包括现有症状、有关妊娠的考虑(包括可能的妊娠计划)及妊娠对患者生活的影响等。

所有以往妊娠结果可对当前妊娠提供重要信息，需要获得的信息如下：妊娠持续时间、胎儿体重、产程时间、分娩方式、胎儿/新生儿结局、麻醉及以往妊娠期间出现的并发症，包括妊娠于孕 20 周前终止。如果前次妊娠分娩方式为剖宫产术，应了解手术切口类型、术中并发症等。

病史

妊娠可能影响许多母体器官系统，妊娠前存在的疾病可能会在妊娠期间加重，许多心血管、胃肠道、内分泌疾病需要仔细评价对患者的影响。例如以往输血史，由于母体继发于小型血型错配而产生抗体，可能会增加新生儿溶血性疾病的风险。了解与妊娠有关疾病的医疗情况，包括糖尿病等内分泌疾病、高血压、癫痫、自身免疫性疾病等。

手术史

以往有妇科手术史、腹部手术史或子宫手术史者有必要行剖宫产术。此外，宫颈手术史、多次人工流产史或复发性流产可提示子宫颈机能不全。以往剖宫产史者应进行充分咨询评价，确定符合已有指南标准者选择阴道分娩。

家族史

对有糖尿病家族史者，医师应警惕妊娠期糖尿病的患病风险增加，特别是曾有巨大儿分娩史或以往新生儿出生缺陷、或不明原因的胎儿死亡病史者，应更加重视。如果高度可疑为妊娠前未确诊的糖尿病患者，应在开始产前检查时行糖耐量检测，不要推迟到妊娠 24~28 周再行糖耐量检查。

了解家族遗传病史对妊娠管理非常重要，特别是了解近 3 代家系遗传史非常有价值。产前筛查有助于诊断许多遗传性疾病。双胎病史较重要，因为双卵双胎(多发排卵)受孕妇遗传因素的影响。

个人史

个人史包括吸烟史、饮酒史、静脉吸毒或吸食毒品及其他药物史，应对其暴露环境(包括工作场所及其他环境)进行评价。

体格检查

在首次产前检查时，应对孕妇进行全面的体格检查，其中盆腔检查对于产科医师、护士

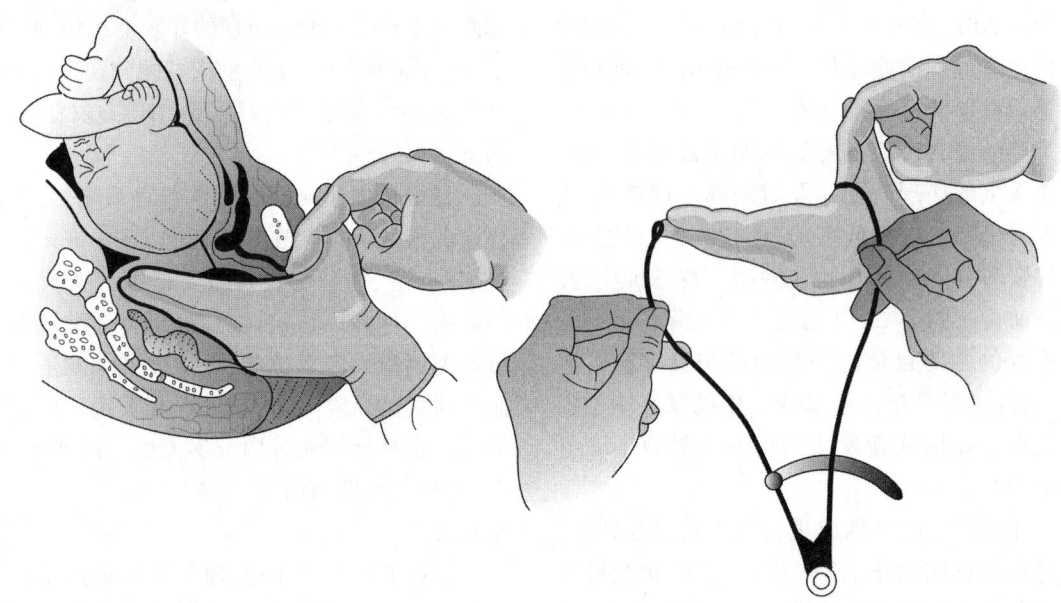

图 6-2　对角结合径测量（对角径）。(Reproduced, with permission, from Benson RC. *Handbook of Obstetrics & Gynecology*. 8th ed. Los Altos, CA: Lange; 1983.)

及助产士来说尤其重要。

骨盆

骨盆外形结构需进行评价，以确定患者是否有头盆不称而导致手术分娩的风险。骨盆测量已在很大程度上取代了骨盆的临床评价（试产）。

骨盆入口：初次骨盆检查时需要测量前后径或对角结合径，其方法为将检查者示指及中指放入阴道内，中指触及骶骨岬，将位于检查者示指与拇指之间的组织推向患者的耻骨联合，检查者中指指尖至拇指压在耻骨联合处之间的距离即为对角结合径；骨盆入口前后径为对角结合径-1.5cm（图6-2）。

中骨盆：中骨盆平面要测量坐骨棘突出的程度及两侧坐骨棘之间的距离，如果骨盆壁内收、骶骨曲度平直或浅凹或坐骨切迹狭窄，那么中骨盆空间对于阴道分娩是不够大的。

骨盆出口：与中骨盆相比，骨盆出口可直接进行测量，通过测量从耻骨联合至坐骨结节之间的耻骨弓角度可评估骨盆出口形状。耻骨弓角度小于90°，提示骨盆出口狭窄。尾骨突出者可减少骨盆出口前后径，从而使骨盆出口狭窄程度加重。

子宫

在妊娠前半程，子宫大小可确定孕龄。随着子宫增大，子宫呈球形改变并常发生右旋。

宫颈长度

无阴道分娩史的未产妇宫颈外口呈闭合状态，经产妇宫颈外口增大或扩张。双合诊检查宫颈平均长度为3~4cm，以往有自发性早产史者，在妊娠中期行经阴道超声检查有助于评价复发性早产的风险。如果最初超声检查提示有宫颈扩张或宫颈缩短，则需要进行连续经阴道超声检查。

附件检查

在盆腔检查中，需行双合诊检查，以测量宫颈长度及评价双侧卵巢（附件）情况。

实验室检查

初始血液检查

在最初产前检查中，需行一系列筛查试验，包括全血细胞计数（血红蛋白、血细胞压积及血小板)、血型及 Rh 分型(ABO/Rh)、血型抗原抗体、VDRL(性病研究实验室)检查或梅毒 RPR(快速反应血浆素)检查、B 型肝炎病毒表面抗原、血清学检测抗风疹病毒及 HIV 抗体。有妊娠期糖尿病病史者,需行葡萄糖筛查试验,方法为口服含 50g 葡萄糖的溶液,在服糖后 1 小时检测静脉血糖水平。

遗传筛查与检查

筛查:妊娠早期,通过测量胎儿颈部透明带、孕妇血妊娠相关血浆蛋白 A(PAPP-A)及游离或总 β-hCG 等检查筛查三体 (21、18 及 13 三体)异常,非整倍体检出率为 85%~87%,假阳性率低于 5%。妊娠 15~18 周检测孕妇血清甲胎蛋白(AFP)可筛查胎儿开放性神经管畸形。

对于需行非整倍体评价的患者,如果妊娠早期未能进行筛查,则应在妊娠中期,即妊娠 15~20 周(最好在妊娠 16~18 周)行血清四联检测,包括血 β-hCG、非结合雌激素、AFP 及抑制素检测,以筛查神经管缺陷及非整倍体(染色体异常)。四联检查对 21 三体、18 三体及 13 三体检出率为 65%~75%,开放性神经管畸形检出率为 80%~85%,假阳性率约为 5%。除遗传方面检查外,许多机构在产前检查中增加了血红蛋白电泳检查,用以筛查血红蛋白病(包括镰状细胞病的风险)及囊性纤维化。

有创性遗传检查:所有孕妇,特别是妊娠时年龄在 35 岁以上或有异常家族史或有遗传性疾病危险因素者,需行有创性遗传检查,其方法为妊娠 9~13 周行经腹或经阴道超声下绒毛活检,妊娠 15~20 周可行羊膜腔穿刺,这些有创性检查方法并发症发生率低于 1%,而染色体非整倍体检出率超过 99%。

尿液检查

在最初产前检查中,需行尿液检查分析与培养。2%~12% 的孕妇出现无症状的尿道感染。如果细菌计数超过 10^5/mL,需计算菌落形成单位(CFU),然后行抗生素敏感性检测。

在每次产前检查中需检测尿蛋白、尿糖及酮体,标准试纸尿蛋白含量等于或超过 2+(相当于超过 300mg/24 小时尿),提示存在肾脏疾病或先兆子痫。出现尿糖表明葡萄糖转运至肾脏超出了肾脏的运输能力,这通常没有临床意义,但应警惕可能存在糖耐量异常或妊娠期糖尿病。糖尿病患者妊娠期间尿酮体阳性常提示碳水化合物摄入不足,在这种情况下,需重新评价患者的饮食,以保证充足的碳水化合物摄入量。

宫颈抹片检查(PAP)

初次产前检查中需行宫颈癌筛查,如果在过去的 1 年内,宫颈细胞学检查结果正常者,可不行 PAP 检查。

结核菌素皮肤试验

结核菌素皮肤试验(纯蛋白衍生物)适合高危患者。

性传播性疾病

梅毒:在初次产前检查中,VDRL、RPR 筛查是检测梅毒螺旋体敏感但非特异性的方法,VDRL 或 RPR 筛查阳性而以往无确切感染史者,可应用螺旋体抗体试验(FTA-ABS)确定梅毒感染。妊娠期梅毒可选择青霉素治疗,青霉素可通过胎盘,因此可同时治疗孕妇与胎儿。在非孕期,红霉素或头孢曲松可替代青霉素,但妊娠期应选择青霉素治疗。由于二线药物有治疗失败而导致先天性梅毒的风险,因此对青霉素过敏的患者,可采取青霉素脱敏疗法进行治疗。治疗后每月行血清试验(检测 VDRL 或 RPR),以评价疗效。治疗后这些试验可持续呈阳性,但其抗体滴度逐渐下降。在成功治疗后,FTA-ABS 仍呈阳性。

衣原体:衣原体 DNA 探针检测的敏感性与特异性可达 90%,宫颈管取样或尿液样本可用于诊断衣原体(CT)感染。治疗可选择阿奇霉素(口服剂量为 1g),阿莫西林(口服剂量为 500mg,3 次/天,连服 7 天)可作为替代治疗方案。治疗结束后 2~3 周复查。在行 PAP 检查时应常规行淋病(GC)及 CT 检查。高危患者应在妊娠晚期(妊娠 35~37 周)重复以上检查。

淋病：GC 可通过在德尔莫顿琼脂中培养出病原菌或以 GC/CT 结合 DNA 探针等方法进行诊断。GC 可传染给新生儿，导致眼部损伤。此外 GC 还与早产、胎膜早破、产时及产后感染有关。对于青霉素耐药株，可选择头孢曲松治疗(一次性肌肉注射 125mg，或在弥漫性感染者，给予静脉滴注，剂量为 1g/24h)。青霉素过敏者，可选择大观霉素 2g 肌内注射治疗。

单纯疱疹病毒：组织培养或 DNA 聚合酶链反应可用于检测活动性疱疹病毒感染，血清学检查可用于评估是否存在疱疹病毒感染史。口服阿昔洛韦可治疗原发或复发性感染，对于确诊为生殖道疱疹及复发患者，可在妊娠 36 周给予预防性治疗，以减少分娩期的病变发作。常用治疗方案为阿昔洛韦 400mg，2 次/天，或伐昔洛韦 1000mg/d。当患者入院待产时，需询问有无症状，检查宫颈、阴道及会阴部有无病灶。如果患者无病灶或临床症状，可以行阴道分娩。

HIV：所有产科患者均应在初次产前检查中行 HIV 筛查，初次 HIV 筛查常用酶联免疫吸附测定(ELISA)法。如果 ELISA 法检测呈阳性，则需行 Western 杂交或免疫荧光法测定以确定。如果孕妇在产前检查中未行 HIV 检测，可在住院待产时行快速 HIV 检测。HIV 阳性孕妇产前筛查及抗病毒治疗的目的是恰当治疗孕妇、降低病毒载量、减少围产期 HIV 传播及预防产时新生儿感染。治疗方案包括产前高活性抗病毒治疗、产时输注齐多夫定，通过检测孕妇 HIV 病毒载量及 CD4 T 细胞数量评价疗效。病毒载量高者(病毒>1000 拷贝/mL)建议行剖宫产术，病毒载量不高者，可根据产科指征选择分娩方式。

其他感染

1.毛滴虫感染：孕妇阴道毛滴虫感染率为 20%~30%，但仅 5%~10%需要治疗。在温热生理盐水下，显微镜放大观察，阴道毛滴虫为带鞭毛的卵圆形微生物，阴道分泌物呈绿色泡沫状，伴有臭味。甲硝唑治疗有效率可达 95%，可给予单次口服 2g，或 500mg，2 次/天，连服 7 天，或 250mg，3 次/天，连服 7 天。

2.念珠菌感染：在许多免疫抑制(HIV、胰岛素依赖型糖尿病或妊娠)患者，阴道分泌物培养可发现白色念珠菌，念珠菌性阴道炎的症状包括阴道烧灼感、瘙痒、分泌物稠厚、白色、豆渣样。检查可见阴道黏膜及会阴部炎症，但出现症状者不足 50%。

以 KOH 制备玻片，在显微镜下发现念珠菌菌丝或孢子者可确诊，对于无并发症的念珠菌感染者，可给予咪康唑、特康唑、克霉唑及布康唑治疗，疗程为 3~7 天。对于顽固型患者，可考虑全身治疗，氟康唑(150mg，单次口服)是妊娠期首选药物。

3.细菌性阴道病：细菌性阴道病(BV)在妊娠期阴道炎中所占比例较大，是多种微生物混合感染导致的疾病，与多种产科并发症有关，如早产、胎膜早破、绒毛膜羊膜炎及子宫内膜炎。

随后的产前检查

产前检查的频次依据孕龄大小、孕妇情况、胎儿并发症等。在无并发症的孕妇，产前检查标准间隔时间为妊娠 32 周前间隔 4 周 1 次，妊娠 32~36 周，间隔 2 周 1 次，妊娠 36 周后每周检查 1 次。

在每次产前检查中，应检查孕妇体重、子宫底高度、血压、尿液检查等，听胎心，同时记录所有检查结果，并与前次结果相对比。

孕妇体重增加

孕前体重及孕期体重增加程度是非常重要的指标，妊娠期导致孕妇体重增加的因素较多，包括胎儿（足月时平均为 3500g）、胎盘(650g)、羊水(800mg)、乳腺增大(400g)、子宫增大(970g)。孕期组织间液与血容量增加,可使体重增加 1200~1800g。

妊娠期间,孕妇体重增长 15% 或低于理想体重或身材矮小者有发生小于孕龄儿(SGA)及早产的风险。青少年孕妇如果饮食不能满足其自身及胎儿生长的需要,会出现母儿两方面的危险。妊娠期体重增加不足反映了营养不良、营养吸收不充分或孕妇疾病,易发生孕妇营养不良及胎儿生长受限。美国妇产科学院推荐单胎妊娠者孕期体重应增加 11.5~16kg(25~35Lb),低体重者孕期体重增加应更多(12.5~18kg 或 28~40Lb),而肥胖者体重增加应低于 7~11.5kg 或 15~25Lb。

肥胖者(体重指数 BMI>30)、孕期体重增加过多者与 BMI 正常及孕期体重增加恰当者相比,更易发生巨大儿。

血压

妊娠中期孕妇血压可下降 5~7mm(包括收缩压与舒张压),在妊娠晚期血压恢复正常。妊娠期血压变化反映了血管变化,妊娠期高血压患者,血压增高常出现在尿蛋白增加之前。坐位(手臂在心脏水平)测量血压最准确。

宫底高度

在妊娠 18~34 周,子宫大小或宫底高度(以 cm 为单位)与孕龄(孕周)有关,宫底高度测量方法为从耻骨联合至子宫顶端(McDonald 法)。妊娠 20 周后,每次产前检查均应测量宫底高度,如果发现宫高与估计的孕龄不一致,相差超过 2 周(cm 或孕周)者,需要行超声检查,以确定胎儿大小及羊水量。

胎心音

妊娠 10~12 周,手提多普勒可监测到胎心音,听胎心时应注意胎心率、胎心律、胎心不规律及胎心率过快或胎心率减慢。如果发现胎心率或胎心律异常,应行超声检查、胎心监护或行胎儿超声心动图检查评价。

水肿

在每次产前检查中,应记录孕妇所有临床表现,包括一过性水肿或肿胀。妊娠晚期出现下肢水肿是身体下部静水压改变的自然结果,而身体上部(如脸部及手部)水肿,特别是与血压相对或绝对增高有关者,可能是子痫前期的首发症状,但水肿不是目前诊断标准的一部分。血压中度增高且不伴过多体液潴留者,倾向于诊断为慢性高血压。

胎儿大小及胎位

妊娠 26 周后,通过触诊可确定胎儿大小及胎位。妊娠中期胎位变化较大,但是妊娠晚期胎位持续异常者提示胎盘异常、子宫畸形或其他问题,需行超声检查进一步评价。如果妊娠 37 周后胎位仍持续异常,可考虑行外倒转。

孕晚期实验室检查评价

妊娠期糖尿病筛查

妊娠 24~28 周,可在口服 50g 葡萄糖后 1 小时测定 GCT。如果结果异常,需行 3 小时糖耐量检查。检查空腹血糖后,口服 100g 葡萄糖,然后分别测定服糖后 1 小时、2 小时、3 小时的静脉血糖水平。

全血细胞计数

妊娠晚期通常应复查全血细胞计数,评估贫血情况。

B 族链球菌检查

目前推荐在妊娠 35~37 周常规行 B 族链球菌(GBS)筛查。如果妊娠 35~37 周 GBS 培养阳性或妊娠期尿培养 GBS 阳性者,住院待产时应给予青霉素治疗(无过敏者),降低新生儿早发性 B 族链球菌败血症的危险。

常见并发症

唾液分泌过多

妊娠期唾液分泌过多的发生不多见,其原因不清楚,可能与恶心、呕吐有关。

异食癖

异食癖是指摄入没有营养价值的物质,常见的异食癖为摄入黏土或洗衣粉。异食癖是有害的,大量非营养物质摄入可导致营养不良。

尿频与肾功能

尿频是妊娠期常见的症状。妊娠晚期,增大的子宫与胎儿可压迫膀胱,引起膀胱容积减少,从而导致尿频。妊娠期间,肾小球滤过率增加50%,血清肌酐浓度下降至0.4~0.6mg/dL。膀胱与肾功能改变与妊娠期激素变化有关。排尿困难或血尿可能是感染的症状,妊娠期有2%~12%的孕妇出现无症状的泌尿道感染,诊断泌尿道感染需依据尿液分析及尿培养、细菌敏感性检测结果。

静脉曲张

子宫增大压迫导致静脉回流减少,孕激素引起血管平滑肌舒张而导致下肢外周静脉扩张,最终形成静脉曲张。特殊治疗包括抬高下肢、穿弹力袜。这些方法可减轻下肢水肿及静脉曲张程度,表浅静脉曲张不是深部静脉血栓的证据。

关节与后背痛

妊娠期间韧带松弛导致耻骨联合、骶髂关节出现很小程度的分离或活动性,孕妇可因骨盆不稳定而出现疼痛。卧床休息时佩戴腰带或孕妇吊带可以部分缓解盆腔痛。随着腹部日益向前突出,孕妇脊柱向前弯曲,为补偿脊柱向前弯曲,孕妇双肩向后用力而头部则向前用力,这种体位矫正可导致孕妇脊柱曲度增大。孕妇腰带及穿低跟鞋可以缓解背部疼痛,锻炼与物理治疗有助于缓解疼痛。

腿抽筋或麻木

妊娠期腿部抽筋是常见症状,但病因不清,可能与血清钙或镁水平降低有关。治疗包括补充碳酸钙或乳酸钙,也可给予柠檬酸镁(300mg/d)治疗。其他治疗包括局部热敷、按摩或足部屈曲。

乳腺胀痛

乳腺生理性增大可导致不适,特别是在妊娠早期及晚期。选择合身的胸罩每天穿戴可缓解症状,冰袋外敷可暂时缓解症状,激素治疗无效。

手部不适

手部感觉异常包括周期性手指麻木与刺痛(不包括足部),妊娠期发生率约为5%。其原因部分与妊娠期双肩下垂导致的臂丛神经综合征有关,部分与腕管综合征有关。多发生在晚上及清晨,可进展为部分感觉缺失及手的本体感觉障碍。这种情况并不严重,但可持续至分娩后,影响抱孩子。

其他相关的产前护理问题

洗澡

洗澡水通常不会进入阴道,妊娠期间游泳与洗浴并不是禁忌。但是在妊娠晚期,由于孕妇平衡功能受影响,导致发生跌倒的风险增加。

牙齿保健

妊娠期间常有牙龈增生及出血,牙齿之间的乳头状突起(龈瘤)可出现在上方牙龈,需要手术切除。正常牙科手术,如去除牙垢石(洗牙)、窝洞修复(牙体充填修复)、牙周重建等需在局麻下进行。牙龈脓肿者需给予抗生素治疗。有些研究证实,牙周疾病与早产风险增加有关。

阴道灌洗

妊娠期间不必行阴道灌洗,阴道灌洗是有害的,应该避免。

药物、尼古丁及酒精

药物

致畸物是一种能引起胎儿损害的药物或生物制剂,美国食品与药品管理局建立了妊娠期及哺乳期药物应用分类系统。正常情况下,器官形成期(末次月经后的2~10周)药物的影响最大。可能成瘾的药物,如海洛因、美沙酮、苯二氮卓可严重影响新生儿,包括出现戒断症状。

尼古丁与吸烟

吸烟孕妇低出生体重儿的发生风险增加,妊娠期间吸烟与宫内生长受限、胎盘前置、胎盘早剥、早产、低出生体重、围生期病死率等方面发生风险增加有关。孕妇应停止吸烟,对于不能停止吸烟者,应鼓励减少每日吸烟数量,药物治疗有助于停止吸烟。

酒精

目前不能确定妊娠期间确切的安全饮酒量,孕妇饮酒(>2盎司/天,约56g/d)可导致胎儿酒精症候群(FAS),发病率为1/600~1/1500活产婴儿。FAS的主要表现为产前及产后生长受限、颅面部畸形(包括小头畸形及小眼畸形)、智力低下、心脏缺陷、行为异常等。妊娠期间饮酒的孕妇,其新生儿可能患FAS或胎儿酒精综合征(FAE)或正常,孕妇应避免妊娠期间饮酒。

锻炼

孕妇应进行中等强度的身体活动,每次30分钟或以上,应避免做可能对孕妇造成伤害的活动,特别是腹部外伤。可选择专为孕妇设计的有氧运动课,妊娠期也可选择瑜伽练习,常规瑜伽锻炼有助于增加身体的灵活性及保护关节。

免疫

妊娠期间可应用灭活病毒、类毒素或重组疫苗。美国妇产科学院推荐所有孕妇应在秋冬季节(10月至转年3月)注射流感病毒疫苗,在妊娠期任何时候注射流感病毒疫苗均是安全的,而且妊娠期间注射流感疫苗可显著减少婴儿出生后前6个月患呼吸系统疾病的风险。高危患者可在妊娠期应用白喉、破伤风类毒素、乙型肝炎病毒疫苗及灭活的脊髓灰质炎疫苗。

减毒活疫苗(水痘、麻疹、腮腺炎、脊髓灰质炎、风疹)应在妊娠前3个月或产后应用。妊娠期间应禁用活病毒疫苗,以免增加胎儿感染的风险。接受过疫苗接种的孩子可出现病毒排出,但却不传播病毒。因此,疫苗接种对孕妇的孩子是安全的。

接触麻疹、甲型肝炎、乙型肝炎、破伤风、水痘及狂犬病的孕妇,推荐以免疫球蛋白作为二级预防的方法。

性生活

妊娠期间性生活并不直接导致不良后果,但是如果性生活后出现腹痛、点状出血或鲜血,则应在医师诊治前避免性生活。早产或有阴道出血者,在医师诊治前也应避免性生活。

营养需要

妊娠后,孕妇营养是胎儿代谢及未来发育的重要影响因素,应鼓励孕妇进食平衡膳食,应意识到孕妇对铁、叶酸、钙、锌有特别的需要。平均体重为58kg(127Lb)的妇女,正常饮食摄入为2300kcal/d,妊娠期需额外增加300kcal/d,哺乳期需额外增加500kcal/d(表6-1)。消耗热量减少会导致必需营养摄入不足。

表 6-1　非妊娠期、妊娠期、哺乳期妇女推荐每日饮食摄入量

	单位	非妊娠期			妊娠期			哺乳期		
		14~18	19~30	31~50	14~18	19~30	31~50	14~18	19~30	31~50
热量(kcal)	kcal/d	2000~2200	2000~2200	2000~2200	2300~2500	2300~2500	2300~2500	2500~2700	2500~2700	2500~2700
蛋白质	g/d	46	46	46	71	71	71	71	71	71
碳水化合物	g/d	130	130	130	175	175	175	210	210	210
水	L/d	2.7	2.7	2.7	3	3	3	3.8	3.8	3.8
纤维素	g/d	26	25	25	28	28	28	29	29	29
维生素										
A	μg/d	700	700	700	750	770	770	1300	1300	1300
B_6	mg/d	1.2	1.3	1.3	1.9	1.9	1.9	2	2	2
B_{12}	μg/d	2.4	2.4	2.4	2.6	2.6	2.6	2.8	2.8	2.8
C	mg/d	65	75	75	80	85	85	115	120	120
D	μg/d	5	5	5	5	5	5	5	5	5
E	mg/d	15	15	15	15	15	15	19	19	19
K	μg/d	75	90	90	75	90	90	75	90	90
硫胺素	mg/d	1	1.1	1.1	1.4	1.4	1.4	1.4	1.4	1.4
核黄素	mg/d	1	1.1	1.1	1.4	1.4	1.4	1.6	1.6	1.6
烟酸	mg/d	14	14	14	18	18	18	17	17	17
叶酸	μg/d	400	400	400	500	500	500	600	600	600
泛酸	mg/d	5	5	5	6	6	6	7	7	7
生物素	μg/d	25	30	30	30	30	30	35	35	35
胆碱	mg/d	400	425	425	450	450	450	550	550	550
元素										
钙	mg/d	1300	1000	1000	1300	1000	1000	1300	1000	1000
碘	μg/d	150	150	150	220	220	220	290	290	290
铁	mg/d	15	18	18	27	27	27	10	9	9
镁	mg/d	360	310	320	400	350	360	360	310	320
磷	mg/d	1250	700	700	1250	700	700	1250	700	700
锌	mg/d	9	8	8	12	11	11	13	12	12
钾	g/d	4.7	4.7	4.7	4.7	4.7	4.7	5.1	5.1	5.1

蛋白质

妊娠期蛋白质需要量为 1g/(kg·d)，妊娠后半期需增加 20g/d(平均需要 60~80g/d)。蛋白质摄入量对胚胎发育至关重要，因此鼓励进食优质动物性蛋白(肌或鱼)、低脂乳制品、植物性蛋白,如豆类。

钙

妊娠期及哺乳期钙摄入量为 1200mg/d，钙摄入量对青少年孕妇及哺乳期妇女尤为重要。钙摄入量低是指少于 600mg/d，妊娠期钙摄入不足将导致孕妇骨质丢失。

铁

妊娠 6 周开始，为满足红细胞增加的需要，孕妇需要保证充足的铁剂摄入。此外，在妊娠中期及晚期,孕妇需补充铁元素 30g/d。如果铁缺乏并出现贫血，铁元素剂量应增加至 60~

120g/d。

维生素/矿物质

妊娠期平衡饮食是保证营养充足的关键。叶酸能降低胎儿神经管缺陷(NTD)的风险,对以往有 NTD 病史者,推荐服用叶酸 4mg/d。妊娠前至少 1 个月即应开始服用叶酸,持续服用至妊娠后前 3 个月。产前服用叶酸者,NTD 复发的风险减低 70%。

对于非贫血者,推荐妊娠前每天至少摄入叶酸 0.4mg,并持续至妊娠前 3 个月。胰岛素依赖型糖尿病患者及癫痫患者,服用丙戊酸及卡马西平治疗可增加 NTD 发生风险(1%),因此需增加叶酸剂量,至少 1mg/d。对严格的素食者及巨细胞性贫血患者,需补充维生素 B_{12}。

旅行

旅行(乘汽车、火车或飞机)对妊娠没有不良影响,但是应考虑离开医师监护的应急措施。

准备分娩

随着足月临近,医师应告知孕妇可能出现与分娩有关的生理改变。当出现宫缩,而且间隔时间为 5~10 分钟时,孕妇需住院待产。当出现以下危险表现,孕妇应及时就医:①破膜;②阴道出血;③胎动减少;④出现先兆子痫表现(如手及面部明显水肿、视物不清、头痛、腹痛、痉挛);⑤寒战或发热;⑥严重或少见的腹痛或后背痛;⑦其他严重的医疗问题。

Abrams B, Altman SL, Pickett KE. Pregnancy weight gain: still controversial. *Am J Clin Nutr* 2000;71(Suppl):1233S. PMID: 1079939.

American College of Obstetricians and Gynecologists. ACOG Committee Opinion No. 267: Exercise during pregnancy and the postpartum period. *Obstet Gynecol* 2002;99:171–173. PMID: 11777528.

American College of Obstetricians and Gynecologists. ACOG Committee Opinion No. 438: Immunization during pregnancy. *Obstet Gynecol* 2009;114:398–400. PMID: 19623004.

American College of Obstetricians and Gynecologists. ACOG Committee Opinion No. 443: Air travel during pregnancy. *Obstet Gynecol* 2009;114:954–955. PMID: 19888065.

American College of Obstetricians and Gynecologists. ACOG Committee Opinion No. 468: Influenza vaccination during pregnancy. *Obstet Gynecol* 2010;116:1006–1007. PMID: 20859176.

American College of Obstetricians and Gynecologists. ACOG Committee Opinion No. 471: Smoking cessation during pregnancy. *Obstet Gynecol* 2010;116:1241–1244. PMID: 20966731.

American College of Obstetricians and Gynecologists. Screening for fetal chromosomal abnormalities. ACOG Practice Bulletin No. 77. *Obstet Gynecol* 2007;109:217–227. PMID: 17197615.

American College of Obstetricians and Gynecologists. Hemoglobinopathies in pregnancy. ACOG Practice Bulletin No. 78. *Obstet Gynecol* 2007;109:229–237. PMID: 17197616.

American College of Obstetricians and Gynecologists. Management of herpes in pregnancy. ACOG Practice Bulletin No. 82. *Obstet Gynecol* 2007;109:1489–1498. PMID: 17569194.

Koren G, Nulman I, Chudley AE, Loocke C. Fetal alcohol spectrum disorder. *CMAJ* 2003;169:1181–1185. PMID: 14638655.

AIDSinfo. Recommendations for Use of Antiretroviral Drugs in Pregnant HIV-1-Infected Women for Maternal Health and Interventions to Reduce Perinatal HIV Transmission in the United States: May 24, 2010. http://www.aidsinfo.nih.gov/Guidelines/GuidelineDetail.aspx?GuidelineID=9. Accessed January 11, 2011.

US Department of Agriculture Food and Nutrition Information Center. Dietary Reference Intakes. http://fnic.nal.usda.gov/nal_display/index.php?info_center=4&tax_level=3&tax_subject=256&topic_id=1342&level3_id=5140. Accessed January 19, 2011.

Verani JR, McGee L, Schrag SJ; Centers for Disease Control and Prevention (CDC). Prevention of perinatal group B streptococcal disease: revised guidelines from CDC, 2010. *MMWR Recomm Rep* 2010;59(RR-10):1–36. PMID: 21088663.

(瞿全新 译)

第7章 正常及异常临产与分娩

Carol L. Archie, MD
Ashley S. Roman, MD, MPH

临产与分娩

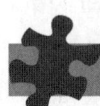
诊断要点

- ▶ 临产是规律性子宫收缩导致胎儿衔接、宫颈扩张及不自主向下用力,最终妊娠物经阴道娩出。
- ▶ 分娩是胎儿与胎盘娩出。

临产与分娩机制

临产与分娩是正常生理过程,大多数孕产妇无并发症。产程处理的目标是保证产妇安全分娩及新生儿安全。此外,全体医护人员要让患者及其家属感到温馨、舒适并让其了解临产与分娩过程,鼓励新生儿娩出后在产房与其父母接触,努力做到寄养室与家人间的互动,支持新生儿与家人同住的愿望。产科医师/助产士等人员的作用是预测及处理临产与分娩过程中可能出现的危害母儿健康的并发症。当决定进行干预时,必须仔细考虑,因为每项干预措施都会带来可能的获益及潜在的风险。对于大多数患者,最好的处理是密切观察,必要时谨慎干预。

临产的生理准备

正式临产开始前常出现一些生理改变,胎头下降进入骨盆,腹部症状减轻,多出现在初产妇临产前 2 周或以上。在经产妇,腹部症状减轻多发生在临产初期。临床上,孕妇表现为上腹部变平,盆腔内压力增加。胎儿下降常伴有膈肌下腹部器官受压相关症状的缓解(如胃灼热、气短)及盆腔不适增加与尿频。

在妊娠最后 4~8 周,孕妇常出现不规则、无痛性子宫收缩,频率逐渐增加。这种子宫收缩称为 Braxton Hicks 收缩,有时出现频率较快,间隔 10~20 分钟 1 次,在妊娠最后几周,宫缩强度增强。当这些子宫收缩出现在妊娠晚期,要与真正的早产相区别。这种子宫收缩为"假临产"的常见原因,其鉴别要点为子宫收缩不伴宫颈改变。

在真性临产开始前几天至几周,宫颈开始变软、展平、扩张。许多患者临产开始后,宫颈已经扩张至 1~3cm,尤其在经产妇,宫颈扩张更加明显,而初产妇由于宫颈相对较硬,因此多处于闭合状态。当宫颈展平,宫颈管黏液栓发生脱落。临产时,有些孕妇会有少量血性黏液排出,称为见红。

分娩机制

分娩机制包括胎先露衔接、俯屈、下降、内旋转、仰伸、外旋转及娩出(表 7-1)。产程受骨盆径线与结构、胎儿大小及子宫收缩强度影响。实质上,分娩过程需要通过产道中阻力最小的径线,即胎先露径线需适应生殖道最小径线与结构特点。

以下按产程进展顺序进行介绍。

衔接

初产妇衔接常出现在妊娠末期，多在妊娠最后2周，而经产妇衔接常出现在临产开始时。在女型骨盆者，70%胎头以枕横位进入骨盆入口(图7-1和图7-2)。

俯屈

多数情况下，俯屈对衔接与下降是必需的。如果胎头相对于骨盆较小或骨盆较大者，则情况会有不同。当胎头衔接不好或骨盆入口处明显狭窄(如扁平型骨盆)时，会出现一定程度俯屈不良，如额先露(过度俯屈)或面先露(仰伸)。

下降

在产力及子宫下段变薄的作用下，胎头逐渐下降。其他因素(如骨盆结构、胎先露大小与位置等)也发挥作用。盆腔阻力越大或子宫收缩强度越弱，胎头下降速度越慢。下降贯穿于胎儿娩出过程中，其他动作与下降会有叠加(图7-3)。

内旋转

当胎头下降至中骨盆平面，出现胎头旋转，以便使胎头矢状缝位于骨盆前后径上。正常情况下，先露部到达坐骨棘水平时发生内旋转。肛提肌形成V字形，促使胎先露向前旋转。在枕前位，胎头旋转45°，在枕后位，胎头旋转135°，然后进入耻骨弓下(图7-4)。

仰伸

由于阴道出口朝向前上方，因此胎头须经仰伸后方可通过。胎头持续下降，会阴部膨隆，随后出现着冠。外阴口环绕胎头最大径线时称为着冠(图7-5)。此时自然分娩在即。

外旋转

胎头娩出后外旋转(复位)至其衔接时的位置，然后胎肩沿与胎头下降相似的路径下降。前肩向内旋转大约45°，在耻骨弓下娩出(图7-6)。此时胎头回复至娩出时的位置。

临床表现

正式临产后，在第一产程，产妇常自觉子宫收缩。疼痛程度与胎儿及骨盆关系、子宫收缩强度与持续时间、产妇情绪与身体状况有关。一些产妇在第一产程无不适，有些产妇感觉轻度腰痛，并可放射至下腹部。每次子宫收缩开始后强度逐渐增加，在达到最强后不适迅速消失。正常情况下，子宫收缩强度达最强之前产妇即可主诉不适。在第二产程，下生殖道扩张及会阴部伸展均可导致不适。

表7-1 分娩机制：头先露

衔接	俯屈	下降	内旋转	仰伸	外旋转(复位)
一般发生在妊娠末期或临产后，胎头进入骨盆入口的方式取决于骨盆结构	大多数胎头俯屈良好，俯屈有利于衔接与下降(额先露及面先露者可出现仰伸)	取决于盆腔结构及头盆关系，下降常缓慢进行	内旋转发生在下降过程中，衔接后，胎头转向横位，接着向前或后旋转通过坐骨棘平面。当胎最低点达到会阴部时，再由后位转向前位	胎头位于耻骨联合下方，使会阴部扩张，在胎头娩出过程中完成仰伸	正常情况下，胎头娩出后旋转并恢复成衔接时的位置。然后，胎肩下降(其下降路径与胎头相近)，胎肩旋转至前后位娩出，然后胎头回复至其娩出时的位置，胎体娩出

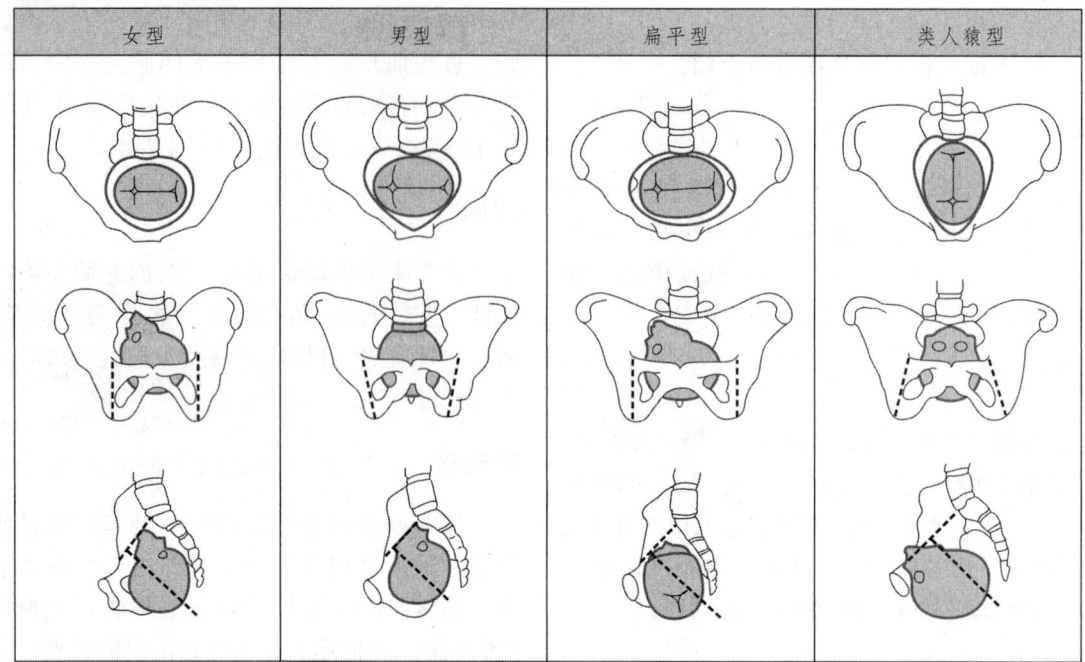

图 7-1 4 型骨盆中胎头入盆情况。(Reproduced, with permission, from Danforth DN, Ellis AH. Midforceps delivery: A vanishing art? *Am J Obstet Gynecol* 1963;86:29–37.)

正常产程是一个持续性过程,为了便于研究,将其分为 3 个阶段。第一阶段进一步分为 2 个时期,即潜伏期与活跃期。

第一产程是指从临产开始至子宫颈开全的过程。

第二产程是指子宫颈开全至胎儿娩出的过程。

第三产程是指胎儿娩出至胎盘娩出的过程。

1967 年,Friedman 在其经典产程研究中提供了自然临产过程中产程进展的一些数据。在初产妇,第一产程时间为 6~18 小时,而经产妇为 2~10 小时。在初产妇,活跃期宫颈扩张速率的低限为 1.2cm/h,而在经产妇则为 1.5cm/h。初产妇第二产程时间为 30 分~3 小时,而经产妇则为 5~30 分。在初产妇与经产妇,第三产程均

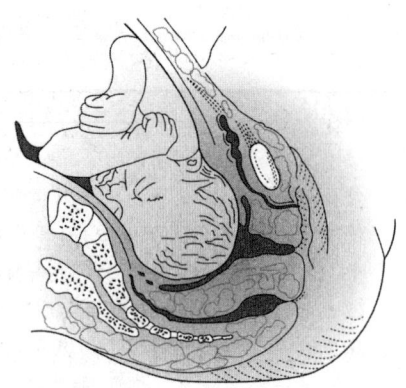

图 7-2 左枕前位衔接。

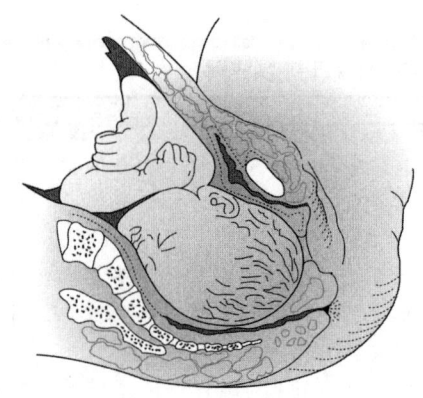

图 7-3 左枕前位下降。

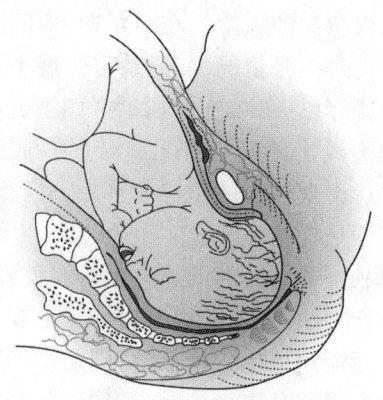

图 7-4 胎头向前旋转。

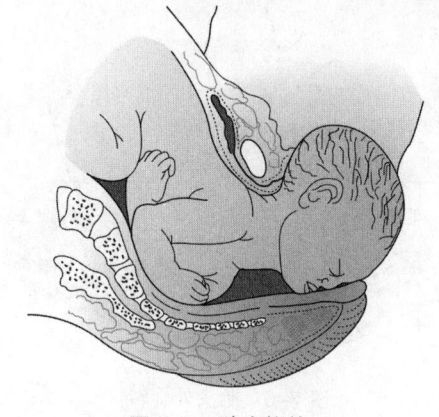

图 7-5 胎头仰伸。

为 0~30 分。这些数据有助于指导临床处理，但不应作为选择干预措施的最终时限。尽管以数值计算（统计）方法定义"异常"，但分界值可能不在平均范围内，而是在第 5 百分位数（例如，初产妇第一产程时间为 28.5 小时）。因此，临床上更适宜全面考虑整体表现，应用产程进程去评估阴道分娩成功的可能性。

第一产程中需评价宫颈展平、宫颈扩张及胎头下降情况，单纯观察宫缩频度和持续时间不足以评价产程进展。第二产程开始于宫颈开全后，需观察胎先露下降、俯屈、旋转情况来判断产程进展。

治疗

孕妇经过充分的产前检查，而且在产前检查过程中未发现孕妇或胎儿异常，在妊娠满 36 周及以上者多数能正常临产与分娩。在任何时候评价孕妇临产需评价及记录以下方面：

1. 宫缩开始时间与频率、胎膜情况、出血史及胎动情况。
2. 过敏史、用药史及最后口服药物的时间、数量与剂量。
3. 产前记录，特别注意可能会影响产时、产后处理的产前化验结果（如 HIV、B 型肝炎病毒感染等情况）。
4. 产妇主要症状、尿蛋白与尿糖、子宫收缩情况。
5. 胎心率、胎先露、临床估计胎儿体重。
6. 胎膜、宫颈扩张与展平（除非有禁忌，如前置胎盘）及胎先露部分等情况。

如果在初次评价时无并发症，孕妇为先兆临产，则可推迟住院待产。当孕妇住院时，需检测血细胞比积、血红蛋白，需取血行交叉配血，需行血型检测，包括 Rh 分型。

第一产程

在正常第一产程，可允许产妇行走，或坐在舒适的椅子上。当孕妇躺在床上时，不鼓励平卧位。产妇进入活跃期后，应避免进食固体食物，可给予透明液体、冰屑等滋润口唇。当临产时间较长而需大量液体与能量时，可选择静脉注射。

正常临产后，应每 2~4 小时测量并记录产妇脉搏、血压，必要时可增加测量的次数。需监测产妇体液平衡（如尿量、静脉输液量及口服入量），要避免脱水及液体超负荷。

临产与分娩过程中出现的不适与疼痛的处理是良好的产科治疗中的必要部分，临产过程中，产妇的需求是给予止痛治疗的依据。具体的镇痛及麻醉技术将在第 24 章讨论。有些患者可利用分娩准备课程中学到的技术来忍受分娩的痛苦，常用方法包括拉梅兹、布拉德

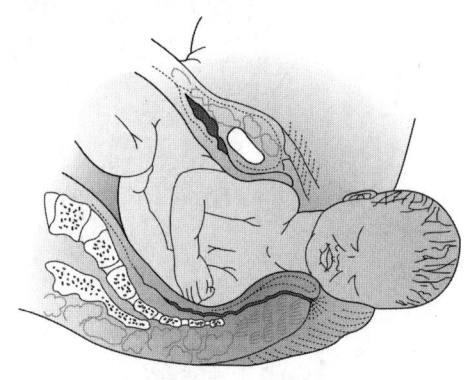

图 7-6 胎头外旋转。

利、阅读、催眠及产前瑜伽。尽管具体方法不同，但这些课程常会教授通过应用教育理念、情感支持、触摸、放松、调节呼吸节奏、集中精神等方法来缓解疼痛。产妇家人应了解这些疼痛处理方法，支持产妇去尝试。当这些方法不能有效止痛时，有些产妇要求得到医疗帮助，而这些要求应给予足够的重视。事实上，应向产妇及其丈夫解释恰当的医疗镇痛技术的应用，当有医疗指征时，鼓励应用。

通过胎儿监护可了解胎儿情况，根据有无导致围产儿预后不良的高危因素，胎儿监护可间断进行，也可持续进行。无产科高危因素者，持续性或间断性监护均可。如果间断行胎儿监护，那么在第一产程活跃期，需至少间隔30分钟以听诊或心电监护方式监测胎心率。在第二产程，则应至少间隔15分钟监测1次。在有产科高危因素者，如高血压、宫内胎儿生长受限、糖尿病或多胎妊娠，应行持续性胎儿监护。

以触诊、分娩力计或内测压导管监测子宫收缩，如果以触诊方法监测宫缩情况，则应间隔30分钟评价子宫收缩频率、持续时间、强度。在高危产妇，应持续监测宫缩及胎心率。宫缩也可通过外部测压计或羊膜腔内的内部测压导管进行监测，当产程进展异常或需要给予缩宫素促进产程时，后者尤为有效。

通过宫颈检查了解产程进展。在潜伏期，特别是当胎膜破裂时，阴道检查应谨慎，以免增加宫内感染的风险。在活跃期，应间隔2小时评价宫颈扩张情况，需记录宫颈展平、扩张、胎头位置等(见图7-7)。如果产妇主诉要向下屏气用力或需要确定有无脐带脱垂或刺激胎儿头皮后出现明显的胎心率下降，应行检查，确定宫颈是否已经开全。

单独应用治疗性破膜(人工破膜)已成为一种引产方法，人工破膜可增加绒毛膜羊膜炎的危险而需用抗生素治疗(特别是在产程延长者)，在先露部分未衔接时，可增加脐带脱垂的危险。人工破膜可了解羊水量及有无羊水胎粪污染，此外，可促进子宫收缩。人工破膜不应常规进行，只有当胎儿或子宫监测需要时方可进行，而且在活跃期应用有助于增强子宫收缩。人工破膜后要仔细触摸脐带，避免移动胎头。在人工破膜前、破膜过程中及破膜后即刻记录胎心率。

第二产程

第二产程开始后，产妇在每次宫缩时常感觉要向下用力，腹压加子宫收缩压推动胎儿娩出。在第二产程中，可根据胎头下降来评价产程进展，其方法为测量胎头骨质部分到产妇坐骨棘水平(位置)(图7-7)之间的关系。当胎头

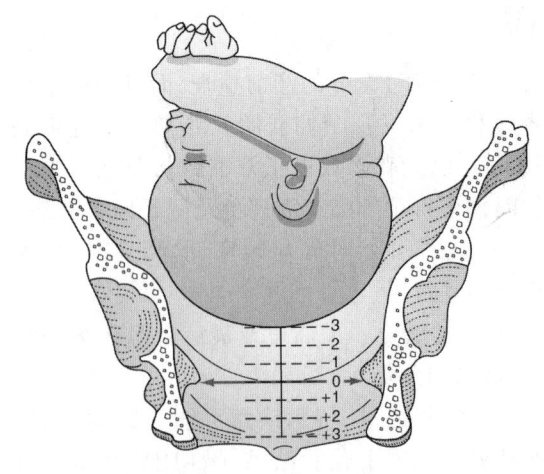

图 7-7 胎头的位置。(Reproduced, with permission, from Benson RC. *Handbook of Obstetrics & Gynecology*. 8th ed. Los Altos, CA: Lange; 1983.)

颅骨最低点位于坐骨棘水平时，则判定胎头位置为"0"。美国妇产科学会应用该方法描述胎头位置，估计胎头最低点至坐骨棘水平之间的距离（cm）。例如，当胎头最低点位于坐骨棘上2cm时，则胎头位置报告为"-2"；当胎头最低点位于坐骨棘下3cm时，则胎头位置报告为"+3"。有些医师发现评估产妇骨盆三个参考点非常有价值，以下为两种方法的相互关系：2cm=+1,4cm=+2,6cm=+3。

在初产妇，第二产程大约为30分钟至3小时，在经产妇为5~30分钟，平均时间为初产妇50分钟、经产妇20分钟。第二产程时间差异与产妇向下用力大小、子宫收缩强度及镇痛类型有关。

分娩

当胎头着冠时，分娩即将开始。医师需要仔细处理，控制产妇用力，以减少会阴部损伤。不必常规行会阴切开术，因为这样会增加产妇失血量、肛门括约肌（三度裂伤）及直肠黏膜（四度裂伤）损伤的风险，推迟恢复性生活。胎头超过阴道口后，会阴部进一步扩展。一旦胎头娩出，需应用球囊吸引装置清理胎儿呼吸道中的血液及羊水，先清理口腔，然后清理鼻腔。

清理呼吸道后，示指检查是否有脐绕颈。如果有脐绕颈，需先将脐带滑过胎头。如果脐绕颈太紧，则需先钳夹脐带并在两钳之间剪断脐带。

助产医师轻轻地向下牵引并向外旋转胎头，帮助胎儿前肩娩出（图7-8），然后轻轻向上牵引胎头，帮助胎儿后肩娩出（图7-9）。如果过度用力，可能损伤胎儿臂丛神经。在胎儿双肩娩出后，轻轻牵拉双肩，即可娩出胎儿躯干、双腿及双足。

胎儿娩出后，如果胎儿位置低于产妇阴道口，则胎盘血会流向新生儿，因此延迟钳夹脐带可因过多的血液进入新生儿体内而导致新生儿高胆红素血症。一般情况下，健康的新生儿会直接从阴道口娩出，娩出后放置在产妇腹部，产妇会抱住新生儿，这种肌肤接触（腹部对腹部）会给新生儿带来最温暖的感受。然后处理脐带，可双重钳夹，由助产医师、产妇或产妇的丈夫在两钳之间剪断脐带。

第三产程

胎儿娩出后，应检查宫颈及阴道，以发现活动性出血及裂伤，必要时需行手术修复。阴道裂伤手术缝合应选择2-0或3-0的可吸收线。在胎盘剥离前对宫颈、阴道及会阴裂伤进行检查及修复更加容易，以免子宫出血影响视野。

胎盘剥离发生于第二产程结束后2~10分钟内，自第二产程末至胎盘自然剥离约持续30分钟或以上。胎盘剥离的表现如下：①阴道出现新鲜出血；②阴道外露部分脐带变长；③宫底部升高；④子宫变硬呈球形。当出现以上表现时，牵拉脐带是安全的。轻轻牵拉脐带，同时可在耻骨联合与宫底之间加压，以防子宫翻出。也可不加压，即可将胎盘娩出。

胎盘娩出后要注意预防产后出血，可通过

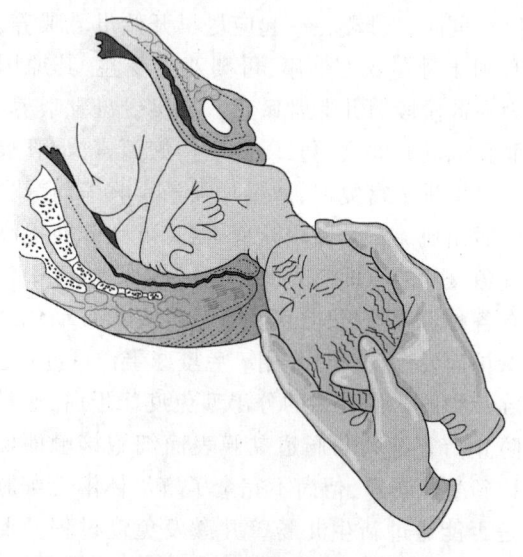

图7-8 胎儿前肩娩出。

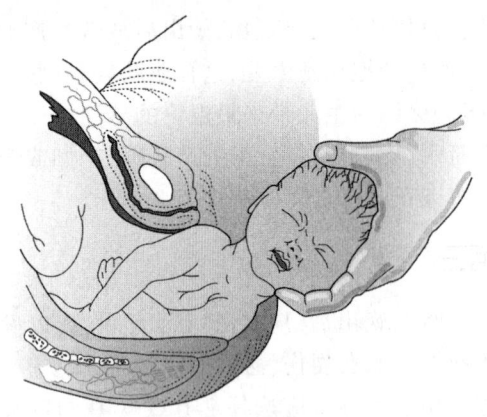

图 7-9 胎儿后肩娩出。

按摩子宫和(或)输注稀释的缩宫素增强子宫收缩而减少子宫出血。检查胎盘,保证胎盘完全娩出,同时检查胎盘有否异常。

产褥期

胎儿胎盘娩出至产后大约 6 周为产褥期,产后即刻(分娩后 1 小时内)是产妇与新生儿生理与情绪调节的关键时刻,在此期间,需密切监测产妇血压、脉率、子宫失血量,大多数产后出血发生在此阶段,其原因多为子宫收缩乏力、胎盘部分滞留或未缝合的软产道裂伤,隐性出血(如阴道壁血肿形成)可加重盆腔疼痛。

同时,母婴在一起应尽早开始母乳喂养,有利于母婴双方健康,母婴双方受益,其原因为在此阶段婴儿非常敏感,易接受母乳喂养,而且哺乳时间会更长。对于产妇而言,母乳喂养可促进子宫复旧,通过加强子宫收缩而减少产后出血。对于新生儿而言,母乳喂养在提高其免疫功能方面有重要作用。例如,乳汁中含有各种母源性抗体,可为新生儿提供被动免疫保护而发挥抗感染作用。免疫球蛋白(Ig)A 是乳汁中的含量较多的分泌型免疫球蛋白,通过防止有害细菌与肠道黏膜表面细胞接触而保护新生儿肠道,但尚不完全了解母体淋巴细胞是否能通过新生儿肠壁并激发免疫过程。此外,母乳是新生儿理想的营养来源,而且便宜,乳量充足。根据所有母乳喂养的益处(以上所述仅为一部分益处),鼓励成功的母乳喂养应成为重要的健康目标。

引产与催产

引产是通过人工的方式启动临产的过程,催产是对已开始自然临产者,应用人工刺激而促进产程进展。只有对母儿做出恰当评价后方可进行引产,此外,应对引产带来的风险、收益及备选方案等进行评价并向患者加以解释。在缺乏引产指征者,须确定胎儿成熟度,其方法为确切的预产期、孕早期超声检查和(或)羊水分析。孕足月时评价宫颈展平、软化等宫颈状态是预测引产成功的重要指标,因此引产前须进行检查评价(表 7-2)。总之,引产应根据指证,不应在妊娠 39 周前行选择性引产。

引产指征

以下为常见引产指征。

1. 孕妇方面:先兆子痫、糖尿病、心脏病。
2. 胎儿方面:过期妊娠、Rh 血型不合、胎儿异常、绒毛膜羊膜炎、胎膜早破、胎盘功能不全、可疑宫内生长受限。

引产禁忌证

引产的绝对禁忌证包括骨盆狭窄、前置胎盘、前次经典式剖宫产所致子宫瘢痕、穿透子宫内膜的子宫肌瘤切除术后、子宫切开术后或联合手术、横产式。

存在以下情况时引产需谨慎:臀先露、羊水过少、多胎妊娠、多产、前次横切口剖宫产瘢痕、早产及可疑巨大胎儿。

引产并发症

产妇并发症

与慎重地延迟、继而阴道分娩或剖宫产分娩者相比,多数情况下,引产会导致产妇更多

表 7-2　选择性引产中 Bishop 法盆腔评分

检查	评分		
	1	2	3
宫颈扩张(cm)	1~2	3~4	5~6
宫颈展平(%)	40~50	60~70	80
先露部位置	−1,−2	0	+1,2
宫颈硬度	中等	软	−
宫颈位置	中部	前	−

当盆腔评分大于等于 9 时可安全地行选择性引产。
(Modified and reproduced, with permission, from Bishop EH. Pelvic scoring for elective induction. *Obstet Gynecol* 1964;24:266.)

的痛苦与不适。必须牢记以下风险：①引产失败，增加剖宫产分娩的危险；②子宫收缩乏力与产程延长；③产妇临产后烦躁不安及强直性子宫收缩导致胎盘早剥、子宫破裂、宫颈裂伤；④宫内感染；⑤产后出血。

胎儿并发症

如果孕龄估计不准确，引产可导致胎儿早产，危害新生儿。人工破膜后可导致脐带脱垂。如果引产过程中缩宫素应用不恰当或观察不充分，则可导致胎心率异常或分娩新生儿 Apgar 评分降低。

宫颈成熟的方法

引产前宫颈成熟可加快临产，促进产程进展，增加阴道分娩的机会，特别是在初产妇。

前列腺素

孕足月者，引产前常用米索前列醇(PGE_1)及地诺前列酮（PGE_2)2 种前列腺素促宫颈成熟。虽然食品药品管理局仅支持地诺前列酮用于促宫颈成熟，如市售的前列腺素凝胶，但是米索前列醇在适应证外也广泛用于促宫颈成熟。确实，尽管米索前列醇与地诺前列酮均可在阴道内局部应用并显著提高宫颈 Bishop 评分，但是一项随机对照试验荟萃分析发现，在促宫颈成熟及引产中，米索前列醇组分娩时间更短、剖宫产率更低。

地诺前列酮预装在 1 个单剂量注射器中，其中 PGE_2 含量为 0.5mg，胶体二氧化硅含量为 2.5mL，注射器与一软塑料导管相连，便于宫颈内注射。导管有防护装置，避免其超过宫颈内口。米索前列醇为 100μg、200μg 的无痕片剂，可口服用药、阴道用药及直肠用药。有哮喘史、青光眼或心肌梗死病史者不应使用 PGE_2，而不明原因的阴道出血、绒毛膜羊膜炎、胎膜破裂、前次剖宫产史是应用前列腺素促宫颈成熟的相对禁忌证。

对于孕足月行促宫颈成熟及引产者，可经阴道给予米索前列醇，剂量为 25μg，间隔 4~6 小时重复。地诺前列酮常在应用 12 小时后宫颈成熟，然后开始应用催产素引产。PGE_1 与 PGE_2 有相似的副作用及风险，包括胎心率减速、胎儿窒息、急症剖宫产术、子宫高张力、恶心、呕吐、发热及围产期感染。近来有文献报道，对照组与应用前列腺素促宫颈成熟的治疗组相比，两组副作用无显著性差异。

球囊导管

将带有 25~50mL 球囊的 Foley 导尿管以组织钳经宫颈管放入宫颈内口以上，然后在球囊内注入无菌生理盐水，轻拉导尿管至宫颈内口水平。这种方法能在 8~12 小时诱导宫颈成熟。当球囊排出时，宫颈可扩张至 2~3cm，可进行人工破膜，而宫颈可保持展平状态不变。

吸湿扩张器

昆布塞条（海藻棒）由干燥的冷水海藻茎掌状海带或海带制成，放在宫颈管内 6~12 小时。由于吸收宫颈组织水分，海藻棒直径可增加 3~4 倍。随着海藻棒逐渐膨胀，可扩张宫颈管。合成的扩张器，如渗透性子宫颈扩张器是由聚乙烯醇聚合物海绵浸渍硫酸镁450mg及Dilapan组成的,Dilapan是由稳定而无毒的亲水聚丙烯腈聚合物制成,该方法以机械性扩张宫颈,非常有效。

引产方法

催产素

静脉注射稀释的催产素溶液是最有效的药物引产方法,催产素可增强子宫活动的内在固有节律,这种节律性在妊娠晚期变得明显。接近孕足月时,子宫活动节律性增加。

催产素剂量必须个体化,主要由生物测定来确定应用剂量:每个患者须确定可能有效的最小剂量,然后用以引产并维持产程进展。应用该方法时,需有合格的护理人员进行密切观察。

对多数产妇而言,催产素1mL就足够了[催产素10U加入5%葡萄糖1L(1mU/mL)]。开始引产或催产时,催产素输注速度为1mU/min,最后应用输液泵或其他精确的输液系统,间隔15分钟增加催产素2mU。

当子宫收缩强度为50~60mmHg(每次宫腔内压力监测)或宫缩持续时间为40~60秒(每次宫腔内监测)、间隔时间为2.5~4分钟时,催产素剂量不再增加。当出现子宫过度刺激或胎儿窒息时,应停止催产素输注。当重新评价证实胎心正常及子宫收缩恢复正常时,可重新开始应用催产素。

人工破膜

人工破膜常用于出现胎心早期减速及变异减速者,而且人工破膜也是非常有效的引产方法,特别是在仔细选择的高Bishop评分患者。羊水流出缩短了子宫肌层的肌肉束,因此增加了收缩的强度与持续时间,加快了收缩频率。人工破膜应使用羊膜穿刺器,不要试图进行剥膜,也不要采用头高位引流羊水。由于人工破膜未被证实能有效催产,因此建议应在产程进入活跃期前进行人工破膜。在选择性人工破膜者,尽管可能轻微增加感染性疾病的风险,但可缩短产程,而且不增加或减少手术分娩率。

Bernal AL. Overview of current research in parturition. *Exp Physiol* 2000;86:213–222. PMID: 11429638.

Eason E, Labrecque M, Wells G, Feldman P. Preventing perineal trauma during childbirth: A systematic review. *Obstet Gynecol* 2000;95:464–471. PMID: 10711565.

el-Turkey M, Grant JM. Sweeping of the membrane is an effective method of induction of labor in prolonged pregnancy: A report of a randomized trial. *Br J Obstet Gynaecol* 1992;99:455–458. PMID: 1637758.

Forman A, Ulmsten U, Bányai J, Wingerup L, Uldbjerg N. Evidence for a local effect of intracervical prostaglandin E_2. *Am J Obstet Gynecol* 1982;143:756–60. PMID: 6954849.

Fraser WD, Sokol R. Amniotomy and maternal position in labor. *Clin Obstet Gynecol* 1992;35:535–545. PMID: 1521383.

Goldberg AB, Greenberg BS, Darney PD. Misoprostol and pregnancy. *N Engl J Med* 2001;344:38–41. PMID: 11136959.

Hansen AK, Wisborg K, Uldbjerg N, Henriksen TB. Elective caesarean section and respiratory morbidity in the term and near-term neonate. *Acta Obstet Gynecol Scand* 2007;86:389–94. PMID: 17486457.

Harbort GM Jr. Assessment of uterine contractility and activity. *Clin Obstet Gynecol* 1992;35:546–558. PMID: 1521384.

Kazzi GM, Bottoms SF, Rosen MG. Efficacy and safety of *Laminaria digitata* for preinduction ripening of the cervix. *Obstet Gynecol* 1982;60:440–443. PMID: 7121931.

Klein MC, Gauthier RJ, Robbins JM, et al. Relationship of episiotomy to perineal trauma and morbidity, sexual dysfunction, and pelvic floor relaxation. *Am J Obstet Gynecol* 1994;171:591–598. PMID: 8092203.

Lange AP, Secher NJ, Westergaard JG, Skovgård I. Prelabor evaluation of inducibility. *Obstet Gynecol* 1982;60:137–147. PMID: 7155472.

Martin JN Jr, Morrison JC, Wiser WL. Vaginal birth after cesarean section: The demise of routine repeat abdominal delivery. *Obstet Gynecol Clin North Am* 1988;15:719–736. PMID: 3226673.

McColgin SW, Hampton HL, McCaul JF, Howard PR, Andrew ME, Morrison JC. Stripping membranes at term: Can it safely reduce the incidence of postterm pregnancy? *Obstet Gynecol* 1990;76:678–680. PMID: 2216203.

Owen J, Hauth JC. Oxytocin for the induction or augmentation of labor. *Clin Obstet Gynecol* 1992;35:464–475. PMID: 1521376.

Renfrew MJ, Hannah W, Albers L, Floyd E. Practices that minimize trauma to the genital tract in childbirth: A systematic review of the literature. *Birth* 1998;25:143–160. PMID: 9767217.

Sheiner E, Segal D, Shoham-Vardi I, Ben-Tov J, Katz M, Mazor M. The impact of early amniotomy on mode of delivery and pregnancy outcome. *Arch Gynecol Obstet* 2000;264:63–67. PMID: 1104532.

Yamazaki H, Torigoe K, Numata O, et al. Neonatal clinical outcome after elective cesarean section before the onset of labor at the 37th and 38th week of gestation. *Pediatr Int* 2003;4:379–82. PMID: 12911470.

(瞿全新 译)

第 8 章 妊娠期母体生理与胎儿及新生儿生理

Amy A. Flick, MD
Daniel A. Kahn, MD, PhD

妊娠过程涉及解剖、生理、生化等一系列改变，对孕妇储备功能是一个挑战。了解这些适应性改变的基本知识，是掌握妊娠期正常实验室测定结果评价、适当调节药物剂量、认识孕妇易发生的妊娠期并发症等的关键。

心血管系统

解剖变化

随着子宫增大及膈肌抬高，心脏沿其长轴向左上旋转移位，其结果导致心尖冲动（最大强度点）向外移位。心脏大小增加约12%，导致心肌重量增加，心腔内容积增大（增加约80mL）。血管改变包括平滑肌肥大及胶原含量减少。

血容量

在妊娠早期，血容量开始增加。在妊娠中期，血容量快速增加。大约在妊娠第30周，血容量增长进入平台期（图8-1）。妊娠期激素一系列改变触发级联性影响，导致血容量增加，其中血浆容量大约增加50%。例如，胎盘产生雌激素增加，刺激肾素-血管紧张素系统，导致血循环中醛固酮水平增高，而醛固酮促进肾脏Na^+再吸收及水潴留。孕激素也参与血浆容量的增加，但其作用机制知之甚少。孕激素另一个重要作用是增加静脉容量。人绒毛膜生长激素、孕激素及其他激素促进红细胞生成，导致红细胞总量大约增加30%。

妊娠期血容量增加程度随孕妇体重大小不同、以往妊娠次数不同及胎儿数量不同而有差异，妊娠期高血容量恰好可补偿产妇分娩期失血。经阴道分娩者，平均失血量为500~600mL，经剖宫产分娩者失血量平均为1000mL。

心输出量

妊娠期间，心输出量增加约40%。至妊娠20~24周，心输出量增加达最大值。妊娠期心输出量增加的原因为妊娠期激素水平的变化及子宫胎盘循环中动静脉分流作用的影响。

妊娠期间，心搏出量增加25%~30%，至妊娠12~24周，心搏出量增加达峰值（图8-2）。因此，妊娠20周后，心脏输出量增加主要依赖于心率增加。当心搏出量增加24%、心率增加15%时，心脏输出量达峰值。分娩期心脏输出量增加与疼痛性子宫收缩导致静脉回流增加及激活交感神经系统有关。分娩期心脏输出量进一步增加，但持续时间较短。

心搏出量对孕妇体位改变较敏感。从妊娠20周至足月，孕妇侧卧位心搏出量基本维持不变。但是在妊娠20周以后，仰卧位心搏出量减少。在妊娠40周，仰卧位时心搏出量甚至降至非妊娠水平。

随着妊娠进展，孕妇静息心率逐渐增加。

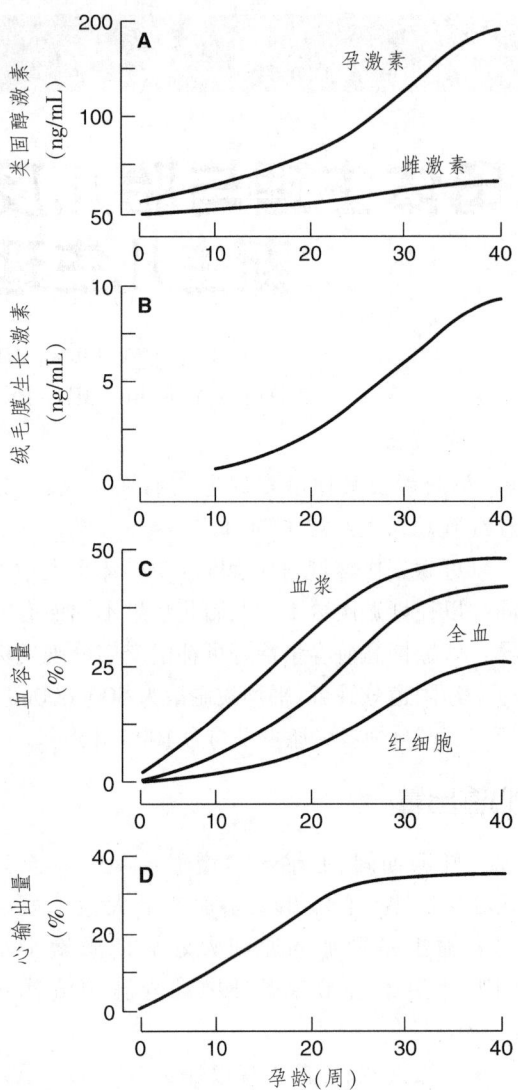

图 8-1 妊娠期孕妇激素（A，B）、血容量（C）及心输出量（D）增加。%对照代表相对于非妊娠期的相对数值。(Modified, with permission, from Longo LD. Maternal blood volume and cardiac output during pregnancy: A hypothesis of endocrinologic control. *Am J Physiol* 1983; 245:R720.)

与非妊娠期相比，足月时平均心率增加超过15次/分（图 8-2）。锻炼、情绪压抑、发热、药物及其他因素影响可进一步增加心率。

多胎妊娠对孕妇心血管系统的影响更加明显。与单胎妊娠相比，双胎妊娠心脏输出量增加约20%，其原因为心搏出量（15%）及心率

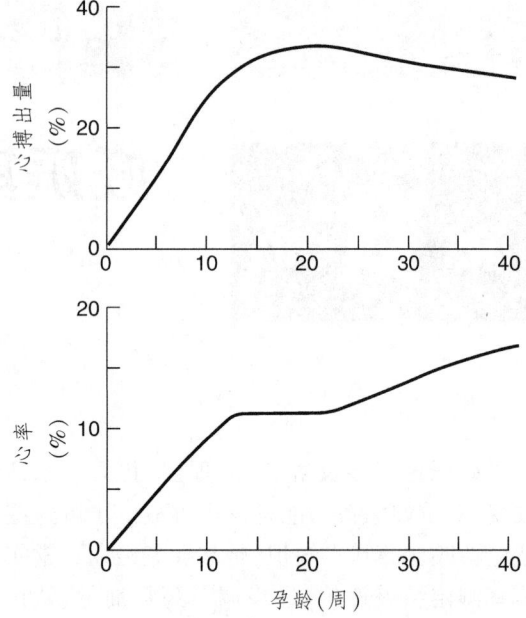

图 8-2 孕妇心搏出量及心率增加。%对照代表相对于非妊娠期的相对数值。(Reproduced, with permission, from Koos BJ. Management of uncorrected, palliated, and repaired cyanotic congenital heart disease in pregnancy. *Prog Ped Cardiol* 2004;19:250.)

(3.5%)增加更显著。其他差异包括左心室舒张末期径线增加及心肌重量增加更加显著。

　　心脏输出量通常能耐受体位改变导致的压力变化。例如，在妊娠中期及晚期，在突然站起后不会出现心脏输出量减少，而在妊娠早期，可能会出现心脏输出量减低。在妊娠晚期，仰卧位可减少心脏输出量、降低动脉压，其原因为妊娠子宫压迫下腔静脉而导致静脉回心血量减少。大约10%的孕妇会出现仰卧位低血压综合征，其特点为低血压、心动过缓及晕厥。由于静脉系统容量降低，导致这些孕妇对下腔静脉受压非常敏感。孕妇右侧卧位或左侧卧位可缓解下腔静脉受压，增加回心血量，恢复心脏输出量及动脉压。

血压

　　妊娠期全身动脉血压略有下降，在妊娠24~28周达最低值。由于舒张压较收缩压下降

明显，因此脉压增加（图8-3）。大约在妊娠36周，收缩压与舒张压（及平均动脉压）增加至妊娠前水平。

下肢静脉压逐渐增加，特别是当孕妇处于仰卧位、坐位或站立时。妊娠子宫压迫下腔静脉及胎先露压迫髂总静脉而导致静脉压增高，从而引起水肿及静脉曲张。侧卧位可减少静脉压变化。分娩后下肢静脉压立即下降。妊娠期上肢静脉压无改变。

外周血管阻力

妊娠早期，血管阻力下降。妊娠14~28周血管阻力下降至最低，约为非妊娠期血管阻力34%以下。接近足月时，血管阻力稍增高（图8-3）。妊娠期激素变化，如一氧化氮、前列环素及可能还有腺苷酸等，通过增加局部血管扩张而导致血管阻力下降。分娩时外周血管阻力下降近40%，但由于心输出量增加，因此平均动脉压基本保持不变。

血流量分布

从绝对值来看，分布于孕妇子宫、肾脏、皮肤、乳腺及其他器官的血流量增加；所有器官血流量增加实际反映了孕妇心输出量的增加。但是当心输出量以百分比表示时，有些器官血流量与非妊娠期相比可能并无增加。

随着妊娠进展，子宫血流量逐渐增加。子宫血流量高达800mL/min，约为非妊娠期的4倍。妊娠期子宫胎盘循环阻力相对较低，因此导致子宫血流量增加。

妊娠期肾脏血流量增加高于非妊娠期，约为400mL/min。乳腺血流量增加，约为200mL/min。皮肤血流量增加，特别是手及足部，皮肤血流量增加有助于散发孕妇及胎儿新陈代谢所产热量。

剧烈运动可使血流分布至大量肌肉，有可能导致子宫胎盘灌注降低及胎儿缺氧。已适应日常锻炼的孕妇，妊娠期应在向医生咨询这些锻炼项目的影响后再继续进行锻炼。

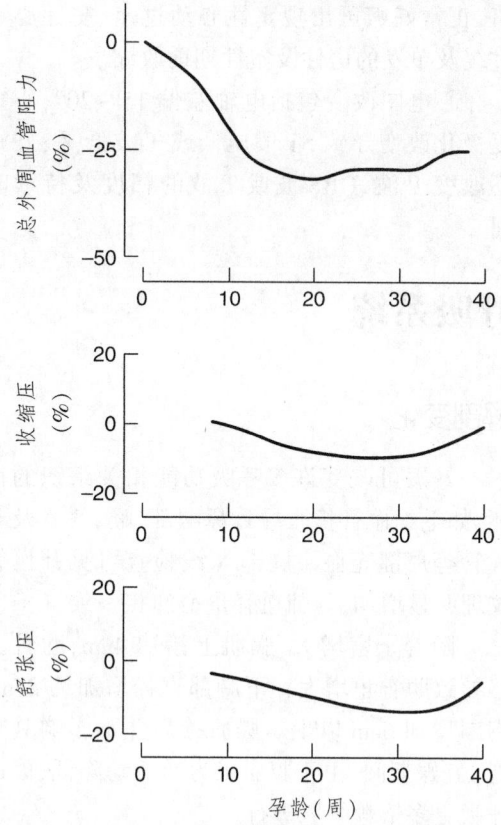

图8-3 妊娠期孕妇外周血管阻力及动脉压变化，孕妇采取左侧卧位测量。%对照代表相对于非妊娠期的相对数值。（Modified, with permission, from Thornburg KL, Jacobson SL, Giraud GD, Morton MJ. Hemodynamic changes in pregnancy. Semin Perinatol 2000;24:11 14; Wilson M, Morganti AA, Zervoudakis I, et al. Blood pressure, the renin-aldosterone system and sex steroids throughout normal pregnancy. *Am J Med* 1980;68:97 104.）

心脏杂音与心律

妊娠期生理变化引起一些临床表现，例如孕妇90%以上会出现收缩期喷射性杂音，其原因是心输出量增加及血液黏稠度降低。因此，孕妇出现收缩期杂音时应慎重解释。

妊娠期可能出现第一心音分裂及心音增强，第三心音也可能增强。胸骨左缘可闻及来自胸廓内动脉（乳房动脉）的持续性杂音。

妊娠降低了折返性室上性心动过速的阈

值,正常妊娠可出现窦性心动过速、窦性心动过缓及单发的房性及室性期前收缩。

心电图改变包括电轴左偏15°~20°,心室复极化改变导致ST段压低或T波低平,妊娠不改变P波、QRS波或T波的幅度及持续时间。

呼吸系统

解剖变化

妊娠可改变许多呼吸功能相关组织的循环,如毛细血管扩张导致鼻咽部、喉、气管及支气管等局部充血。胸部X线检查可见肺血管纹理明显增加,与肺血容量增加相一致。

随着子宫增大,膈肌上抬达4cm,肋骨上移导致肋脊角增大,下胸部直径增加约2cm,胸围增加6cm以上。膈肌抬高并不影响其功能。妊娠期间,由于腹肌张力及活动降低,因此呼吸更多依赖膈肌进行。

肺容积与肺容量

妊娠期间,肺容积与肺容量指标发生改变(表8-1)。气道肌肉松弛导致无效腔容积增加,潮气量及吸气量增加。膈肌抬高导致肺总容量及功能残气量降低,后者导致呼气储备及余气量降低。

呼吸

妊娠对呼吸速率影响较小,因此潮气量增加导致每分钟通气量增加(大约50%),而每分钟通气量增加与孕妇肌肉组织(心肌、呼吸肌、子宫平滑肌及骨骼肌)及胎儿组织(胎盘、胎儿)产生的总耗氧量增加不成比例。过度换气可使孕妇动脉血中PCO_2大约降至27~32mmHg,孕妇出现轻度呼吸性碱中毒(血pH值为7.4~7.5),过度换气及高动力循环可使动脉血PO_2增高。

表8-1 妊娠对肺容积及肺容量的影响

	定义	改变
Ⅰ.肺容积		
潮气量	每个正常呼吸周期中吸入及呼出的气量	增加35%~50%
吸气储备量	正常吸气末继续用力吸入的最大气量	下降
呼气储备量	静息状态下呼气末继续用力呼出的最大气量	下降20%
残气量	用力呼气后肺内残留的气量	下降20%
Ⅱ.肺容量		
肺总容量	最大力气吸气后肺部容纳气体的总量	下降5%
肺活量	最大力气吸气后最大力气呼出的气量	不变
吸气总量	呼气终末时开始最大力气吸气所能吸入的气量	增加5%~10%
功能残气量	呼气末肺内残留的气量	下降20%

妊娠早期即可出现过度换气,而孕激素水平增加在妊娠期过度换气中发挥关键作用。非妊娠女性在月经周期的黄体期,孕激素作用于中枢神经系统中的呼吸调节中枢而增加换气。总的呼吸影响是阈值下降,神经中枢对CO_2化学反应敏感性增强。孕妇过度换气可保护胎儿,避免其暴露于高CO_2环境中,但这可能会对呼吸调节及其他重要调节机制产生不利影响。

通气功能测定结果可随体位及妊娠时间而发生改变。例如,整个妊娠期间,坐位及站立时最大呼气率下降,仰卧位时更加明显。

泌尿系统

解剖改变

妊娠期肾脏长度增加1~1.5cm，肾脏重量也相应增加。妊娠期间，肾盂肾盏扩张，非妊娠期肾盂体积为10mL。与之相比，妊娠期肾盂体积增加6倍。在骨盆入口以上，输尿管扩张，其中右侧输尿管扩张更加明显。输尿管增长、变宽而且走行更加迂曲。肾脏集合系统扩张，尿量增多，可达200mL，因此易发生逆行性尿路感染。产后4天所有产妇尿路扩张完全消失。

妊娠期导致肾盂积水及输尿管积水的因素如下：①妊娠激素（如孕激素）引起输尿管平滑肌张力下降，但是在非妊娠女性，高孕激素并不导致输尿管积水，因此不支持这种可能性；②骨盆漏斗韧带内卵巢静脉丛增大，在骨盆入口处压迫输尿管；③输尿管远端1/3的平滑肌增生，导致输尿管腔变小，引起输尿管上2/3扩张；④与右侧输尿管相比，由于乙状结肠及右旋子宫的影响，左侧输尿管受压（及扩张）的程度减轻。

肾功能

在妊娠前半期，与非妊娠期相比，肾血流量增加50%~85%，妊娠晚期略有下降。肾血流量改变提示肾血管阻力下降，至妊娠早期末，肾血管阻力下降至最低值。肾灌注增加是肾小球滤过率（GFR）增加的主要原因。在妊娠第2周，GFR增加约25%，在妊娠早期末GFR增加达峰值，为40%~65%，维持高水平至足月（图8-4）。妊娠前20周，肾血流中流经肾小球膜（滤过分数）的部分减少，然后增加并维持至足月。

引起肾血管阻力改变的激素可能包括孕激素、松弛素（通过上调血管基质金属蛋白酶-2），作用于血管内皮细胞因子，如内皮素

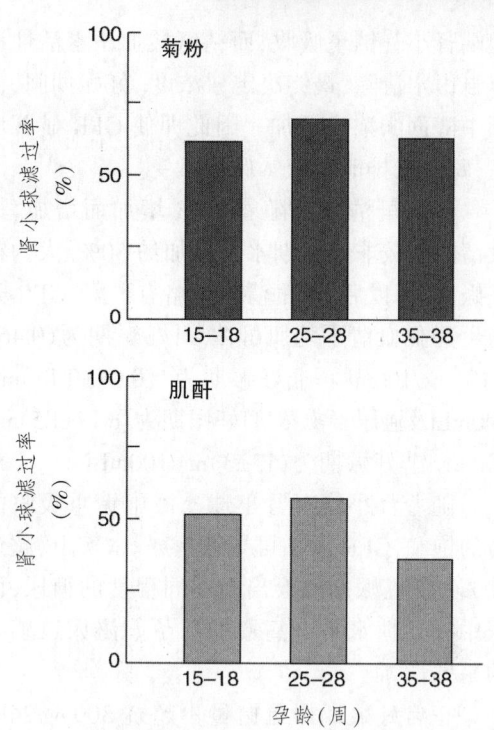

图8-4 以菊粉及内生肌酐清除率变化反映妊娠期肾小球滤过率的改变。%对照代表产后相对值的改变。(Data from Davison JM, Hytten FE. Glomerular filtration during and after pregnancy. *J Obstet Gynaecol Br Commonw* 1974;81:558.)

（ET）（通过激活ETB受体亚型）及一氧化氮（通过增加3',5'-环磷酸鸟苷），可能在降低肾血管阻力中发挥重要作用。此外，心输出量增加导致肾灌注量增加，同时不影响其他器官的血流量。

妊娠晚期，侧卧位与仰卧位相比，尿量及钠排泄率增加2倍。因此，排尿功能检测需考虑孕妇的体位。至少要收集12~24小时尿液，以免由于大量尿无效腔而导致误差。在短时间内恰当评价特定物质尿排泄率的方法应参考同一尿液标本中肌酐水平进行计算（待测物质/肌酐比值），并假定孕妇每天尿肌酐排泄量为1g。妊娠期骨骼肌产生的肌酐量（0.7~1.0g/d）保持不变。

高达80%的肾小球滤液在近端肾小管被重吸收，这一过程不受激素控制。醛固酮调节

远端肾小管钠重吸收，而精氨酸加压素活性调节自由水清除，最终决定尿浓度。妊娠期间，循环中醛固酮浓度增加，因此即使 GFR 显著增高，每天尿排泄量依然保持不变。

肾肌酐清除率随着 GFR 增加而增加，最大清除率较非妊娠期水平增加约 50%。大约在妊娠 30 周以后，肌酐清除率略有下降。GFR 升高可降低血清平均肌酐浓度[妊娠期为(0.46±0.13)mg/100mL；非妊娠期为 (0.67±0.14)mg/100mL]及血尿素氮浓度[妊娠期为(8.17±1.5)mg/100mL；非妊娠期为(13±3)mg/100mL]。

随着肾小管对肾小球滤液中糖重吸收能力的饱和，GFR 增加可导致糖尿。事实上，超过 50% 女性妊娠期间会出现不同程度的糖尿，而尿中葡萄糖水平升高增加了孕妇泌尿道感染的易感性。

正常妊娠期尿蛋白量不超过 300mg/24h，与非妊娠期相似。因此，如果尿蛋白超过 300mg/24h，则应考虑为肾脏疾患。

妊娠早期，肾素活性增高并持续增加至足月。肾素是将血管紧张素原转变为血管紧张素Ⅰ的关键酶，血管紧张素Ⅰ继而形成具有较强血管收缩活性的血管紧张素Ⅱ。妊娠期，血管紧张素Ⅱ水平增加，但孕妇并不出现血管收缩及高血压。事实上，正常孕妇对高水平血管紧张素Ⅱ及其他血管加压素的升压作用非常耐受，而这一作用可能是由血管合成的一氧化氮及其他血管舒张剂增加而介导的。

血管紧张素Ⅱ也是肾上腺皮质分泌醛固酮的强力刺激剂，与精氨酸加压素共同促进妊娠期水盐潴留，血钠下降大约 5mEq/L，血浆渗透压将下降接近 10mmol/L，通过重新调节垂体渗透压感受器而保持电解质平衡。妊娠期，垂体分泌血管加压素增加，但大部分被胎盘产生的血管加压素酶所降解。如果孕妇不能充分增加血管加压素分泌，则会发展为尿崩症——即表现为大量利尿及显著的高钠血症，在这种情况下，母体血钠水平可达 170mEq/L。

膀胱

随着子宫增大，膀胱向上移位，前后径线缩短。妊娠早期最先出现的症状之一为尿频，可能与妊娠激素改变有关。随着妊娠进展，增大子宫的局部压迫作用可加重尿频。膀胱血管增加，肌张力降低，导致膀胱容量增高，可达 1500mL。

消化系统

解剖改变

随着子宫增大，胃部被推向上方，大肠、小肠被推向后外侧区，阑尾被向上推至右侧区，但是近来有文献对这些推测的妊娠相关性改变提出质疑。在产褥期早期，所有器官恢复至其正常位置。

口腔

流涎出现增加，部分原因可能与恶心引起的吞咽困难有关。妊娠期不易患龋齿或出现骨钙动员。

牙龈出现肥厚及充血，常呈海绵状，易于出血。这可能与全身雌激素增加有关，因为在应用口服避孕药者也可出现类似症状。

食管与胃

孕妇中 30%~80% 会出现反流（烧心）症状。胃酸产生有差异，有时会增多，而更常见的是减少。妊娠增加胃泌素水平，胃泌素可增加胃容量及胃酸分泌。同时胃产生的黏液量也增加。食管蠕动减弱。大多数孕妇首次出现反流症状是在妊娠早期（妊娠早期占 52%，妊娠中期占 24%，妊娠晚期占 8.8%），随着妊娠进展，症状可加重。

妊娠期易发生食管反流症状与激素介导的食管下括约肌松弛有关（图 8-5）。随着妊娠进展，食管下括约肌压力降低及对刺激反应迟钝。因此，活动减少、胃酸分泌增加、食管下括

第 8 章 妊娠期母体生理与胎儿及新生儿生理

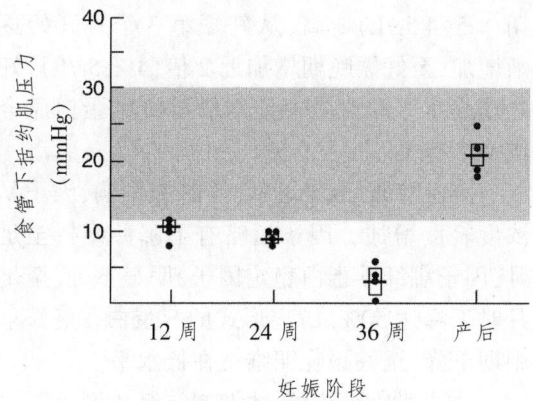

图 8-5 妊娠 3 阶段及产后食管下括约肌压力,阴影部分代表非妊娠女性的正常范围,水平短线代表 4 例孕产妇的平均值±标准差,矩形框代表每个孕龄的平均值±标准差。(Modified, with permission, from Van Theil DH, Gravaler JS, Joshi SN, et al. Heartburn in pregnancy. *Gastroenterology* 1977;72:666.)

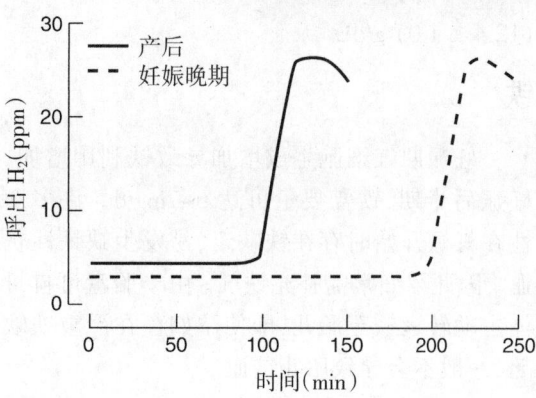

图 8-6 以乳果糖氢呼吸方法测定妊娠晚期及产后小肠转运时间,给予乳果糖餐后测定母体呼气中的氢浓度,其所释放的氢是由结肠中细菌分解乳果糖后产生的。(Modified, with permission, from Wald A, Van Thiel DH, Hoeschstetter L, et al. Effect of pregnancy on gastrointestinal transit. *Dig Dis Sci* 1982;27:1015.)

约肌功能下降等导致胃食管反流增加。由于胃食管反流增加及固体食物胃排空延迟而导致孕妇在麻醉下更易出现反流及误吸。妊娠期固体食物的胃排空率减慢,而液体排空率与非妊娠期相比基本相同。

肠

在妊娠中期及晚期,肠转运时间减慢(图 8-6)。妊娠早期及产后肠转运时间相似,产后 2~4 天肠转运时间恢复正常。

妊娠期间,循环中孕激素增高导致胃肠活动减弱,但有实验证据显示,高浓度雌激素在胃肠道活动调节中有重要作用。雌激素主要通过刺激非肾上腺素、非胆碱能神经释放一氧化氮而调节胃肠道活动,此外还有其他因素参与胃肠道活动的调节。

食物通过胃肠道转运时间减慢可导致水吸收增加,因此易出现便秘。而饮食及文化可能是导致便秘更重要的因素。

胆囊

妊娠期间,胆囊排空减慢,而且常不完全。在剖宫产术中可观察到胆囊,胆囊通常表现为扩张及张力减低。虽然胆汁中的化学成分没有明显改变,但是妊娠期胆汁淤积导致胆结石形成的风险增加。

肝脏

正常妊娠期肝脏形态无改变,血浆白蛋白、球蛋白水平均有下降,但白蛋白下降程度高于球蛋白,血浆球蛋白仅为轻度下降,白蛋白/球蛋白比例下降,类似于非妊娠期的肝病患者。由于胎盘产生碱性磷酸酶同工酶,因此血清碱性磷酸酶活性增加 1 倍。

血液系统

红细胞

妊娠期间,红细胞平均增加约 33% 或 450mL(图 8-1),需明显增加铁剂补充。由于血浆增加更加明显,因此会出现妊娠期贫血。如妊娠中期,孕妇平均血红蛋白水平为 (10.9 ± 0.8)g/dL,至足月妊娠时,平均血红蛋白水平为

(12.4 ± 1.0) g/dL。

铁

妊娠期红细胞生成增加导致铁利用增加，妊娠后半期，铁需要量可达 6~7mg/d。许多女性在妊娠开始时存在铁缺乏，易发生缺铁性贫血。因此孕妇常需补充铁剂。由于胎盘可自母体主动转运铁至胎儿，即使孕妇存在严重铁缺乏，一般不会导致胎儿贫血。

白细胞

妊娠期间白细胞总数增加，可从妊娠前的 4300~4500/μL 增加至妊娠晚期的 5000~12 000/μL，甚至有观察发现，白细胞总数可高达 16 000/μL。分娩期白细胞总数可达 20 000~25 000/μL。白细胞变化主要为多形核白细胞增高，妊娠期白细胞增高的原因仍不清楚。

妊娠期间，多形核白细胞趋化性受到影响，其原因与细胞相关性缺陷有关。在妊娠晚期，多形核白细胞黏附性减低，使孕产妇易发生感染。随着妊娠进展，嗜碱性粒细胞计数略有下降，嗜酸性粒细胞计数基本保持不变。

血小板

有研究报道，妊娠期血小板生成增加，同时伴有血小板进行性消耗增加。在妊娠晚期，6%的孕妇血小板计数下降至 150 000/μL 以下。妊娠相关性血小板减少症可能与外周血小板消耗增加有关，但分娩后即可恢复正常，因此并无病理学意义。妊娠期前列环素(PGI_2)及血栓素 A_2 水平增加，前列环素为血小板聚集抑制剂，而血栓素 A_2 是血小板聚集及血管收缩诱导剂。

凝血因子

妊娠期循环中有些凝血因子水平增加，纤维蛋白原(因子Ⅰ)及因子Ⅷ水平明显增加，而因子Ⅶ、Ⅸ、Ⅹ及Ⅻ仅有小幅增加。

妊娠期间，血浆纤维蛋白原浓度较非妊娠期(1.5~4.5g/L)增高，从妊娠第 3 个月开始逐渐增加，至妊娠晚期增加近 2 倍(4~6.5g/L)。妊娠期高水平雌激素可能与肝脏纤维蛋白原合成增多有关。

凝血酶原(因子Ⅱ)不受妊娠影响，因子Ⅴ浓度轻度增加，因子Ⅺ略有下降并维持至足月，因子ⅩⅢ纤维蛋白稳定因子)明显下降，至足月时下降达 50%。游离形式的 S 蛋白在妊娠早中期下降，至妊娠晚期维持在低水平。

妊娠期间纤溶活性抑制，其机制尚不清楚。纤溶酶原浓度与纤维蛋白原同步增加，但妊娠期净效应仍为促凝血作用。

妊娠期间，凝血系统与纤溶系统均发生重大改变，了解这些生理改变对处理一些包括出血及血栓栓塞性疾病在内的严重妊娠期疾病至关重要。

皮肤

解剖改变

色素沉着是妊娠期显著的皮肤改变，多表现为黑线、黄褐斑等妊娠斑。后者可出现在多达 70%的孕妇，在日光暴露后加重，其特点为分布于面中部-颧骨部不均匀的皮肤色素沉着。色素沉着过度可能是促黑激素浓度增加和(或)雌激素与孕激素作用于皮肤的结果，在非妊娠妇女应用口服避孕药时，也可出现类似的面部色素沉着过度表现。

妊娠纹是皮肤增厚、充血形成的条带或线。妊娠中期，在腹部、乳腺、大腿及臀部开始出现"妊娠纹"，胶原蛋白黏合性降低及基质形成增加是妊娠期皮肤变化的主要特征。由于不是每个孕妇均出现以上皮肤改变，因此考虑可能与遗传易感性有关，目前还没有有效的预防或治疗方法。

其他妊娠期常见皮肤改变包括蜘蛛状血管瘤、掌红斑及大理石色皮(继发于血管舒缩不稳定导致的斑驳皮肤外观)。有近 40%的孕妇出现静脉曲张或静脉曲张加重,增大的妊娠子宫压迫下腔静脉增加下肢静脉压,腿部静脉、肛门静脉(痔疮)及外阴静脉扩张。

指甲及头发也出现改变。指甲变脆,显示出水平沟槽(博氏线)。妊娠期由于处于生长阶段的毛囊数量增加,因此头发密集。在全身性多毛症女性,头发改变更加明显,或出现男性方式分布。产后1~5个月,毛囊进入静止期,过多的头发脱落,头发变稀疏。产后12个月内,头发生长恢复正常。

新陈代谢

妊娠期营养需求增加,孕妇的一些改变可适应这种需求。孕妇休息时间更多,可以减少能量消耗,增加胎儿营养。孕妇食欲及食物摄入量通常增加,但是有些孕妇会出现食欲下降或出现恶心、呕吐(参见第6章)。在罕见情况下,孕妇可能出现异食癖,如进食黏土、淀粉、肥皂,甚至煤等物质。

妊娠期在身体结构及代谢方面均会出现明显改变,最显著的生理改变为体重增加及体型改变。体重增加不仅与子宫及其内容物有关,而且与乳腺组织增大、血容量增加、血管外水分(大约为6.8L)及细胞外液量增加有关。此外,孕妇体内脂肪、蛋白质及细胞内水分储存增加。妊娠期平均体重增加12.5kg(27.5Lb)。

孕妇体重增加大约1kg,其中蛋白质所占比重增加并平均分配至孕妇(子宫收缩蛋白、乳腺腺体组织、血浆蛋白及血红蛋白)及胎儿胎盘单位。

妊娠期总体脂增加,但其增加程度随体重增加而有差异。在妊娠中期,血脂增加(血浆胆固醇增加50%、血浆甘油三酯浓度增加3倍),分娩后甘油三酯、胆固醇、脂蛋白很快下降。妊娠期间,低密度脂蛋白与高密度脂蛋白比值增加。妊娠中期脂肪储存最多,妊娠后期胎儿吸收更多营养,脂肪储存下降。

妊娠期碳水化合物代谢与胰岛素将在第31章讨论。妊娠与胰岛素抵抗有关,在易感患者可导致高血糖(妊娠期糖尿病)。分娩后这种代谢异常消失,但在将来可能发展为2型糖尿病。

孕妇-胎盘-胎儿单位

胎儿遗传学、生理学、解剖学、生化学等方面可通过超声检查、胎儿镜检查、绒毛取样、羊水穿刺、胎儿脐带及头皮血取样检测等方法进行研究。当对孕妇进行产前检查时,必须了解胚胎及胎儿胎盘生理。目前,一些医疗中心通过测量胎儿脉搏血氧饱和度、胎儿脑电图、监测胎儿心率来确定胎儿氧合状态。随着医疗技术的提高,我们能进一步在围产期早期确定胎儿生理异常与生长发育异常。

胎盘

胎盘是指与母体接触最密切或胎儿器官与母体组织融合的部分,其作用为生理交换。胎盘基本组织为滋养层细胞,当其发育为胎儿中胚层渗透性膜时,称为绒毛膜。

在胎生物种进化过程中,卵黄囊是最古老的胎盘类型,是从哺乳动物的祖先卵生动物发展而来。在高级哺乳动物,尿囊与绒毛膜融合形成绒毛膜尿囊胎盘,成为有血管绒毛的中胚层。当滋养细胞侵蚀母体子宫内膜(妊娠时大部分由蜕膜组成)时,形成胎盘蜕膜。在人类,母体血流入并直接与胎儿滋养层细胞接触。

胎盘发育

排卵后,子宫内膜在黄体分泌的孕激素作用下,转变为典型的分泌期内膜。在排卵后大约1周,内膜发育达高峰,与预期的受精卵种植时间相一致。

第一次卵裂发生在精卵细胞结合后36小时。随着受精卵持续分裂、生长,输卵管蠕动将受精卵缓慢输送至子宫腔,全程需要6~7天。

同时，受精卵不断分裂形成中间带有空腔的球，称为囊胚，然后植入子宫内膜。囊胚壁上的大多数细胞是滋养细胞，仅少数细胞发育为胚胎。

植入后几个小时内，滋养细胞侵入子宫内膜并开始产生人绒毛膜促性腺激素(hCG)，hCG在将正常黄体转变成妊娠黄体中发挥重要作用。细胞滋养细胞(朗格汉斯细胞)分裂、增生形成移行细胞，这些移行细胞是hCG的来源。随后，移行细胞融合，失去自身细胞膜，成为多核的合体滋养细胞，然后细胞分裂停止。因此，合体滋养层成为胎儿组织侵袭的最前线。母体毛细血管及小静脉被侵袭的胎儿组织破坏，导致母体血液外渗，形成小湖(腔隙)，充满绒毛间隙，而充盈在绒毛间隙内的母血依然从这些静脉回流。母体动脉偶尔开放，形成缓慢循环(胚胎亲血阶段)。

腔隙系统由小梁分隔，许多小梁呈芽状生长或扩展。在这些分支突起中，细胞滋养细胞形成间质的核心。

滋养细胞增生、分支形成二级绒毛及三级绒毛。外胚层或中部间质核心也是来源于最初的滋养层，侵袭并形成支持结构，支持结构内出现毛细血管。胚胎体蒂(以后形成脐带)侵入间质核心，建立胎儿胎盘循环。如果最后一步未发生，那么将出现胚胎死亡。敏感的hCG检测提示，这一阶段胚胎死亡者较存活者多。

在胎盘附着处，分支的绒毛类似于枝繁叶茂的树(叶状绒毛膜)。覆盖在胎体侧胎盘较光滑(平滑绒毛膜)，当平滑绒毛膜最终被推向对侧子宫壁时，此部分绒毛萎缩，其余羊膜及绒毛膜形成2层膜的胎囊。

妊娠后约40天，滋养层侵入了40~60支螺旋动脉，其中12~15支称为主要动脉。主要动脉搏动射血，将绒毛膜板推离蜕膜，形成12~15个胎盘小叶。其余24~45支侵蚀动脉形成小血管单位，在大的血管单位间紧密排列。当绒毛膜板被推离基底板时，锚定的绒毛牵拉母体基底板形成分隔(实际是纤维组织围绕胎盘小叶)。因此在每个母体血管单位中心有1支动脉终止于薄壁胎囊上，有无数静脉通过基底板随机开放。人的胎盘没有外周静脉回流系统。在每个母体血管单位中，是胎儿血管"树"及其外包绕的游离的三级绒毛(生理交换的主要区域)在不同方向上分散在母体血液中。

孕妇-胎盘-胎儿单位的功能

胎盘是复杂的内分泌器官，向母血中释放许多激素及酶。此外，胎盘可作为胎儿营养物及代谢产物的运输器官，并可作为氧气及CO_2的气体交换场所。虽然胎盘来自胎儿，但几乎完全依赖母血提供营养。

母体动脉血压(60~70mmHg)导致血通过绒毛膜板流向低血压(20mmHg)的绒毛间隙，胎盘静脉血沿基底板通过小静脉直接流向母体静脉。胎儿循环压力梯度随着母体位置改变、胎儿活动及生理应激而发生缓慢变化。当母体处于卧位时，胎盘绒毛间隙内压力大约为10mmHg。站立几分钟后，绒毛间隙压力超过30mmHg。相比之下，胎儿毛细血管压力为20~40mmHg。

临床上，母体或胎儿的许多生理改变会影响胎盘灌注。母体血压急剧下降时，血浆容量增加提高胎盘灌注量。生理盐水输液使母体血容量增加时将增加胎儿血氧饱和度。子宫收缩节律增加有助于增加胎盘灌注，但强直性子宫收缩对胎儿及胎盘循环则是有害的，因为在这种情况下无间歇期来恢复胎儿血流。胎心率增加可使收缩期绒毛扩张，对循环转运有些许帮助。

循环功能

子宫胎盘循环

人子宫胎盘血循环量难以测定。近足月时，全子宫血流量为500~700mL/min，但不是所有血液均进入绒毛间隙。通常认为，子宫血流中大约85%进入胎盘小叶，其余血流进入子宫肌层及内膜。在近足月且未临产的孕妇，在其侧卧位、安静状态下，胎盘血流量为400~500mL/min。

随着胎盘成熟，血栓形成减少了动脉开口于基底板的数量。足月时，静脉与动脉比例为2:1（大约与其他成熟器官的静动脉比例相近）。

在接近进入绒毛间隙处，母体终末动脉失去弹力纤维网。由于这些血管的远端在胎盘内消失，因此子宫收缩可控制这些部位的出血，而当子宫收缩乏力时，可导致产后出血。

血浆容量增加及螺旋动脉改变

胎盘床蜕膜部分的子宫螺旋动脉结构发生改变，细胞滋养细胞作用于螺旋血管壁的结果导致正常肌弹力纤维组织被纤维素及纤维组织混合物所取代。小螺旋动脉转变为大的曲折通道，形成低阻性通道或动静脉分流。

在正常妊娠早期，血浆容量增加，而红细胞增加缓慢，从而导致生理性贫血。分娩后，立即出现胎盘分流关闭、利尿、尿钠排泄。当螺旋动脉不能出现这些生理性改变时，常会发生胎儿生长受限伴子痫前期。"评价子宫动脉可作为妊娠期间接监测螺旋动脉及胎盘的方法"。弗莱舍及其同事（1986年）曾报道，正常妊娠时，子宫动脉多普勒测速仪检测收缩压/舒张压比值小于2:6，当收缩压/舒张压比值增高及波形中出现凹痕时，常出现死胎、早产、宫内生长受限或子痫前期。

胎儿胎盘循环

足月时，正常胎儿脐血总流量为350~400mL/min，因此母体胎盘及胎儿胎盘血流量相近。

绒毛系统好比倒置的树，分支斜向下、向外进入绒毛间隙，这种结构能保证最佳的血流速度或浓度梯度分布，无疑也会促进绒毛间纤维蛋白沉积，这在母体胎盘中经常见到。

胎盘形成早期即可识别出胎盘小叶（胎盘亚单位），胎盘小叶之间虽然有胎盘隔分开，但在绒毛间隙顶部的绒毛膜下湖存在胎盘小叶间的相互交通。

临产前，子宫收缩（希克斯收缩）引起胎盘灌注。此时母体静脉回流被阻断，而壁较厚的动脉仅略有狭窄。当子宫松弛时，血经母体静脉回流。因此，在每次子宫收缩时，血不会被挤入胎盘湖，而在子宫松弛时大量的血也不会进入胎盘湖。

在第一产程子宫收缩高峰期，大多数胎盘小叶无血流，而其余胎盘小叶仅部分充盈。因此，间歇期长达1分钟时，母体胎盘血流实际是中断的。显然，子宫收缩期延长，特别是子宫痉挛时，可导致胎儿窒息。

内分泌功能

母体-胎盘-胎儿单位的分泌功能

妊娠早期末，胎盘及母体-胎盘-胎儿单位产生大量类固醇激素。其中最重要的是妊娠7周胎儿发育所需要的及分娩过程所需要的类固醇激素。受精后即刻至妊娠12~13周，循环中的妊娠相关激素（主要为孕激素）主要来自卵巢妊娠黄体。

妊娠42天后，胎盘在类固醇激素合成中发挥重要作用。在植入前子宫内可检测出由胚胎产生的类固醇激素。胚胎植入前，其所产生的孕激素有助于孕卵转运。

胚胎植入后，滋养细胞分泌hCG及其他妊娠相关性多肽。在器官形成及下丘脑-垂体-肾上腺轴功能发育过程中，胎儿胎盘将产生更加复杂的类固醇激素。在胚胎发育至大约8周时，首先出现腺垂体嗜碱性细胞，表明存在相当量的肾上腺皮质激素（ACTH）。大约在妊娠4周，首先出现肾上腺原始结构，胚胎肾上腺皮质发育与腺垂体发育是一致的。

胎儿及胎盘协同作用是类固醇激素的主要来源,控制胎儿宫内生长、重要器官成熟及分娩。胎儿肾上腺皮质较成人肾上腺皮质更大。从妊娠中期至足月,胎儿肾上腺较大的内侧部分(80%肾上腺组织)称为胎儿带。这一组织受胎儿期特异性因子支持,分娩后迅速受抑制。外侧带最终变成出生后及成年肾上腺皮质。

妊娠第7周,滋养细胞团以指数方式增加,然后其生长速度逐渐增加至接近孕足月。胎儿与胎盘间交换类固醇激素前体,充分补充胎儿胎盘类固醇激素量。此外,胎儿自身也可影响类固醇激素的产生与调节。

除类固醇激素外,其他妊娠特异性胎盘激素是多肽类激素,均与垂体激素类似。这些胎盘蛋白类激素包括hCG、人绒毛膜生长催乳激素、人胎盘绒毛膜促肾上腺皮质激素。

母体-胎盘-胎儿单位产生的激素见表8-2。

胎盘的分泌功能

人绒毛膜促性腺激素

hCG是首先出现的胎盘蛋白类激素。hCG是一种糖蛋白,与垂体产生的促黄体生成素(LH)具有生物学及免疫学相似性。近来有证据表明,hCG由胎盘合体滋养细胞产生。所有类型的滋养层组织均可产生hCG,包括葡萄胎、恶性葡萄胎、绒毛膜癌。与所有糖蛋白激素[LH、促卵泡激素、促甲状腺激素(TSH)]相同,hCG由α及β 2个亚单位组成,其中所有糖蛋白激素的α亚单位均相同,而β亚单位有激素特异性。

现已有hCG β亚基抗体,这种特异性反应可鉴别hCG与垂体LH。月经中期LH峰出现后9天,即排卵后8天,受精卵植入后1天即可检测到hCG。这一检测非常有意义,所有患者可在其受精后11天诊断妊娠。至妊娠9~10周,hCG浓度以指数速度升高,倍增时间为

表8-2 母体-胎盘-胎儿内分泌-旁分泌功能

胎盘来源的肽类激素
　人绒毛膜促性腺激素(hCG)
　人绒毛膜生长催乳激素(hCS)
　人绒毛膜促肾上腺皮质激素
　妊娠相关性血浆蛋白(PAPP)
　　PAPP-A
　　PAPP-B
　　PAPP-C
　　PAPP-D(hCS)
　妊娠相关性 β_1 巨球蛋白(β_1 PAM)
　妊娠相关性 α_2 巨球蛋白(α_2 PAM)
　妊娠相关性主要碱性蛋白(pMBP)
　1~21 胎盘蛋白(PP)
　1~7 胎盘膜蛋白(MP)
　　MP1 也被称为胎盘碱性磷酸酶(PLAP)
　下丘脑样激素(β-内啡肽、类促肾上腺皮质激素)
主要胎盘来源的类固醇激素
　孕激素
母体-胎盘-胎儿来源的激素
　雌酮
　雌二醇,50%来自孕妇雄激素转化
胎盘-胎儿来源的激素
　雌二醇
妊娠黄体激素
　松弛素
胎儿激素
　甲状腺激素
　胎儿肾上腺区激素
　α-促黑素细胞激素
　促肾上腺皮质激素样中叶肽
　垂体前叶激素
　促肾上腺皮质激素(ACTH)
　胎儿胎盘区的促激素
　β-内啡肽
　β-促脂素

1.3~2天。

妊娠60~90天,hCG浓度达峰值,然后hCG水平下降至平台期并维持至分娩。hCG半

衰期为32~37小时，而大多数蛋白类激素及类固醇激素的半衰期以分钟为检测单位。hCG分子结构特点使其可与人TSH受体结合并激活膜腺苷酸环化酶，调节甲状腺细胞功能。胎盘hCG-特异性腺苷酸刺激提示，在滋养细胞内，hCG具有"有序调节"的作用。

人绒毛膜促生长催乳激素

人绒毛膜促生长催乳激素(hCS)以往曾称为人胎盘催乳素，是一种蛋白类激素，其免疫学及生物学特点类似于垂体生长激素。hCS由胎盘合体滋养细胞层合成，在正常妊娠及葡萄胎中，母血清及尿中均可检测到。胎盘娩出后或清宫术后，血及尿中hCS迅速消失。在产后第1天，血中即检测不到hCS。hCS促生长活性为3%，低于人生长激素(hGH)。在体外，hCS刺激胸腺嘧啶掺入DNA，增强hGH与胰岛素的作用。在妊娠早期，其含量以mg/mL计算，而随着妊娠进展，其浓度升高，在妊娠最后4周达峰值水平。在妊娠中期，长时间空腹及胰岛素诱导的低血糖可使hCS浓度增高，hCS在母体发挥代谢作用，以满足胎儿的营养需要。

hCS是妊娠"生长激素"，在体内发挥生长激素样作用及抗胰岛素特性，引起葡萄糖摄取异常及刺激游离脂肪酸释放，其结果为降低胰岛素作用。

胎盘蛋白

现已分离出大量妊娠特异性胎盘蛋白，其中最常见的是4种妊娠特异性血浆蛋白(PAPP)，分别为PAPP-A、PAPP-B、PAPP-C及PAPP-D。PAPP-D是hCS(如前所述)。所有蛋白均由胎盘和(或)蜕膜产生，除PAPP-D外，其他蛋白的生理作用至今仍不清楚。许多研究者认为，这些蛋白在妊娠中发挥促进胎儿"同种异体移植物"生存、调节凝血功能及补体级联反应以维持胎盘功能、调节碳水化合物代谢等各种功能。体外研究PAPP-A敲除小鼠模型显示，其功能为调节局部胰岛素样生长因子活性。

胎儿胎盘的分泌功能

胎盘可通过来自胎儿及母体循环中的前体(母体-胎盘-胎儿单位整体)合成类固醇激素，但胎盘不是产生全部类固醇激素的器官。成人合成类固醇激素腺体能产生孕激素、雄激素及雌激素，但是在胎盘则不然。胎盘产生雌激素依靠来自胎儿及母体循环中的前体，胎盘孕激素形成大部分来自母体循环中的胆固醇。

在胎盘，胆固醇转变为孕烯醇酮，然后快速并有效地转变为黄体酮。妊娠末期，孕激素产生量大约为250mg/d，此时循环水平在130mg/mL。胎盘具有芳香化酶活性，能将来自胎儿及母体循环的雄激素转化为雌激素。主要雄激素前体是硫酸脱氢表雄酮(DHEAS)，来自胎儿肾上腺。由于胎盘有丰富的硫酸酯酶(硫酸裂解)，DHEAS进入胎盘后可转化为游离的非结合型DHEA，然后转化为雄烯二酮、睾酮，最终转化为雌酮及17β-雌二醇。

妊娠期主要雌激素为雌三醇，但是其功能价值并不完全清楚。雌激素可有效增加子宫胎盘血流，在其他器官系统也有相对弱的雌激素作用。孕妇尿中90%的雌激素是雌三醇。

妊娠期循环中孕激素及雌三醇水平增高有重要意义，孕激素在妊娠期维持子宫肌层相对舒张中发挥作用。局部(子宫内)高浓度孕激素可阻断细胞免疫反应对外源性抗原的攻击，在几乎所有哺乳动物中，孕激素是维持妊娠所必需的，这表明孕激素可能有助于为子宫提供特殊免疫保护。

胎盘转运

胎盘代谢率较高，与胎儿相比，氧及葡萄糖消耗速度更快。据推测，胎盘这种高代谢水平是由多种转运机制及生物合成功能所决定的。

胎盘主要功能是向胎儿转运氧及营养物质，向母体逆向转运CO_2、尿素氮及其他代谢产物。这些化合物(如氧、CO_2、水及钠)以弥散方式快速转运,在时刻维持胎儿内环境稳定中发挥非常重要的作用。对于新组织合成所必需的化合物(如氨基酸、酶辅助因子、维生素等)主要通过主动转运方式转运。某些调节胎儿生长的母体激素,其分子大小达到胎盘转运上限,因此弥散速度非常慢,而IgG免疫球蛋白等类物质是通过胞饮作用进入胎儿体内。胎盘至少有5种转运机制:简单扩散、易化扩散、主动转运、胞饮作用及漏出。

转运机制

简单扩散

简单扩散是气体及其他简单分子通过胎盘的方式,转运速率取决于化学梯度、化合物的扩散常数及胎盘可供扩散的总面积(Fick定律)。化学梯度(如胎儿与母体血浆浓度差异)受子宫胎盘与脐带血流量的影响。简单扩散也是转运外源性化合物如药物的方式。

易化扩散

以易化扩散方式转运的典型物质为葡萄糖,是胎儿的主要能量来源。据推测,载体系统顺化学梯度进行转运(相对于逆化学梯度转运的主动转运方式),在高浓度葡萄糖情况下出现饱和。在稳定情况下,胎儿血浆葡萄糖浓度约为母体浓度的2/3,提示胎儿对葡萄糖的快速利用率。低分子量物质、最小电荷、高脂溶性物质易于通过胎盘。

主动转运

必需营养物质和氨基酸的选择性转运是通过酶促机制完成的。

胞饮作用

电子显微镜显示,合体滋养细胞层细胞伸出伪足突起,周围有微量母体血浆。这些物质跨细胞转运,在细胞另一边被完整释放,快速进入胎儿循环。一些蛋白质(如外源性抗原)可能出现免疫排斥,在进出胎儿的过程中均可能发生,但其选择性机制尚未得到证实。结合蛋白质、少量脂肪、一些免疫球蛋白、甚至病毒可以该方式进行胎盘转运。由于特异性受体的参与,结合蛋白质通道具有高选择性。例如,母体IgG类抗体可以自由通过,而其他抗体则不行。

漏出

胎盘膜存在大的可允许完整细胞通过的通道,虽然正常情况下静水压力梯度是从胎儿到母体,但在双向转运中均已发现标记的红细胞及白细胞。这种缺损可能最常出现在分娩或胎盘异常(胎盘早剥、前置胎盘或创伤)、剖宫产或胎死宫内。在这种情况下,母体循环中常能发现胎儿红细胞,这可能是母体发生被胎儿红细胞抗原如D(Rh)抗原致敏的机制。

药物在胎盘的转运

胎盘膜通常是指转运至胎儿的"屏障",但有些物质(如药物)并不通过胎盘膜转运。肝素、胰岛素等化合物分子较大或所带电荷降低了其转运能力,这种缺乏转运在药物中几乎是独一无二的。多数药物从母体转运至胎儿循环是通过简单扩散,扩散速度由药物的浓度梯度决定。

扩散梯度受药物-蛋白结合程度(如性激素结合球蛋白)等血清因素影响,由于妊娠期人血白蛋白浓度下降,药物几乎仅与血浆白蛋白结合(如华法林、水杨酸盐),导致结合型较非结合型药物浓度相对增高,因此,能在胎盘形成有效的高浓度梯度。一氧化碳等化合物与增加的血红蛋白有很强的结合能力,从而导致血浆携氧能力下降。

在转运水溶性外源性有机化合物时,胎盘表现出脂溶性阻力因子,其结果导致脂溶性化合物及药物较水溶性药物或分子更易通过胎盘屏障,离子化药物分子水溶性较高,因此不易通过胎盘。由于离子化合物部分依赖其pH-pK关系,多种因素决定了药物以"简单扩散"方式通过胎盘。显然,药物转运并不简单,在任何药物应用过程中,会有一定量的药物通过胎盘。

胎盘异常

观察胎盘内部结构改变可提示胎儿及母体疾病，否则可能导致漏诊。

双胎输血综合征

几乎所有单绒毛膜双胎在脐带循环中都存在血管间吻合，但其吻合支数量、方向、大小等各不相同，通常涉及胎盘表面的动脉及静脉主干。在单绒毛膜双胎中，胎盘动脉与动脉相交通的发生率可达75%，而静脉与静脉、动脉与静脉之间形成吻合的发生率较低，其中病理意义最大的是在双胎循环中深部动静脉间交通支的存在，这种现象通常出现在双胎中一个胎儿脐动脉分支向共享胎盘小叶供血，而其脐静脉血却回流至另一个胎儿的情况下，在单绒毛膜双胎中发生率约为50%。幸运的是，如果存在表浅动脉之间或静脉之间的吻合支，则可通过反流方式补偿共享胎盘的单向血流。

如果双胎共享胎盘小叶导致供血从一个胎儿流向另一个胎儿，却未能从存在的表浅血管吻合支或共享小叶反流得到补偿，则会发生双胎输血综合征(TTS)。在单绒毛膜双胎中，其发生率为15%~20%。双胎中受血胎儿可由于输血过多而导致红细胞增多及心肌肥大，而供血胎儿则常出现苍白、贫血，器官重量类似于小于胎龄儿所致的宫内营养不良。

胎盘梗死

胎盘梗死是指由于血栓形成导致螺旋动脉血流阻塞而造成胎盘绒毛缺血坏死，病灶按胎盘小叶分布。螺旋动脉并不是真正的终末动脉，如果有充分的血流通过动脉向邻近胎盘小叶供血，则会维持充足的循环血量而避免坏死发生。因此，一个胎盘小叶缺血坏死可能提示不仅向梗死小叶供血的螺旋动脉有血栓形成，而且邻近小叶的螺旋动脉血流也受到严重影响。胎盘梗死是胎儿胎盘血流重新分配的机制，以充分利用母血循环。在成熟胎盘，常可发现小范围梗死，大面积胎盘梗死会导致胎儿生理损害。

胎盘绒毛膜血管瘤

胎盘绒毛膜血管瘤是胎盘良性肿瘤，其发生率约为1%，由胎盘内的胎儿胎盘毛细血管组成。大体观呈紫红色、有明显包膜的肿物，大小各异，偶有多中心发生。胎盘血管瘤或"绒毛膜血管瘤"多为5cm或以上，由于出现动静脉分流，因此可导致孕妇、胎儿及新生儿并发症，许多胎盘肿瘤合并有羊水过多、早产及胎儿生长受限。

羊膜带

近距离检查胎膜，特别是在脐带与胎盘连接处附近，可见带状片段，易将胎盘表面抬高。羊膜带的起源尚不清楚，可能与妊娠早期羊膜破裂、遗传性发育异常等因素有关。羊膜带可能导致胎儿肢体及其他部分发育受限，导致胎儿肢体截断、并指畸形、马蹄内翻足、颅面融合畸形等。

胎盘病理学

对胎盘与脐带的组织学评价有益于任何有合并症的新生儿，子宫胎盘功能不全的胎盘组织病理学特征包括非边缘性梗死、胎盘绒毛萎缩、合体结增多、绒毛周围纤维蛋白增多、多灶性及弥漫性纤维蛋白沉积等。同样，如果有核红细胞与白细胞比例超过2:3，则提示胎儿缺氧。绒毛膜血管病是一种病理改变，提示长期胎盘灌注不足或低度组织缺氧。

胎粪的出现及其位置也可提示异常可能发生的时间，当胎粪出现后1~3小时，可在大体上观察到胎盘及脐带染色。如果胎儿指甲出现染色，则提示胎粪出现至少6小时。胎脂出现染色，提示胎粪出现15小时或以上。

显微镜下评价也可揭示胎粪出现的时间，

当胎粪出现2~3小时,可在胎盘绒毛膜表面的巨噬细胞内观察到胎粪。当这些巨噬细胞出现在胎盘外膜深部时,提示胎粪至少已出现6~12小时。

当评估脐带证实出现渐进性坏死、坏死性动脉中层及其周围的巨噬细胞内观察到胎粪,则提示分娩前胎粪出现已超过48小时。

胎盘种植异常

正常胎盘位于子宫内膜,其选择的位置有利于胎儿生长。但是,在许多情况下,胎盘植入位置并不利于胎儿生长。

前置胎盘或胎盘植入位置在宫颈内口上方最常见,由于经阴道超声检查的发展,在妊娠12周时,前置胎盘发生率约为6%,所幸大多数前置胎盘患者可顺利分娩(报道的发生率为5/1000例分娩者)。当胎盘边缘距离宫颈内口2~3cm以内时,称为边缘性前置胎盘。当应用准确性稍差的经腹超声检查时,其发生率为10%~45%。

这些异常位置胎盘的相关结果包括母儿出血危险增加、剖宫产可能性增加、胎盘粘连与胎盘植入或穿透性胎盘发生风险增加、胎盘早剥及胎儿生长受限等。一旦胎盘边缘自宫颈内口上移超过2~3cm,上述异常发生风险将下降至最低限度。

胎盘粘连是前置胎盘最危险的后果,病变涉及异常滋养层细胞侵入超过尼塔布赫(Nitabuch)层。胎盘植入是指胎盘侵入子宫肌层,穿透性胎盘是指胎盘侵入达子宫浆膜,并可能侵犯周围组织,如膀胱。胎盘粘连与危及生命的产后出血有关,增加子宫切除术的可能性。

前置胎盘及胎盘植入的危险因素相似,孕妇年龄增长、产次增加及以往子宫手术史是二者常见的共同危险因素,其中相关性最强的因素是以往子宫手术史。以往1次剖宫产史者,其前置胎盘发生风险可达0.65%,而无子宫手术史者,前置胎盘发生风险为0.26%。4次或以上剖宫产分娩者,前置胎盘发生率可达10%。同样,在前置胎盘者,胎盘植入发生率随着子宫手术次数增加而增加。有1次以往子宫手术者,前置胎盘患者中胎盘植入发生率为24%,而有4次或以上手术者,胎盘植入发生率高达67%。

超声检查发现胎盘后子宫肌层低回声消失、高回声子宫浆膜-膀胱交界处变薄或中断、或可见外生性肿物,则应怀疑胎盘植入。在所有前置胎盘患者,特别是可疑胎盘植入者,必须告知患者可能需行子宫切除术,以控制产后大量出血。分娩前应备好血液制品,以保证在必要时能及时补充。

脐带

发育

妊娠早期,胚胎有较厚的胚胎茎,其中包含有2条脐动脉、1条大的脐静脉、尿囊及原始中胚层。脐动脉携带胚胎血至绒毛,脐静脉携带母血至胚胎,脐静脉与2条脐动脉彼此互相螺旋状扭在一起。

妊娠第5周,羊膜扩展至整个胚外体腔,这一过程使卵黄囊远离胚胎茎,胚胎茎表面覆盖管状羊膜外胚层,形成脐带。脐带直径较胚胎茎狭窄,长度迅速增加。脐带中的结缔组织称为华通胶,来自于原始中胚层。在正常自然分娩者中,约23%可在胎儿颈部发现脐带缠绕。

足月时,成熟脐带长度为50~60cm,直径为12mm。脐带过长是指脐带长度超过100cm,脐带过短是指脐带长度小于30cm。脐带螺旋多达40个,其中可形成脐带假结及脐带真结。出生后脐血流阻断,腹腔内的脐动脉与脐静脉部分逐渐变为纤维条索。在成人,脐静脉成为位于脐部与肝(圆韧带)之间的纤维条索,走行于肝镰状韧带内。脐动脉近端成为髂内动脉的一部分,发出膀胱上动脉。脐内侧韧带位于脐内侧襞至脐部。分娩时剪断脐带,最终检查可见脐血管通常是不充盈的。

胎儿脐带异常的分析

分娩时,应留取部分脐带行脐血血气分析,脐血血气分析较 Apar 评分能更客观地评价胎儿氧合情况。

脐带异常

帆状附着

脐带帆状附着是指脐血管在进入绒毛膜板之前走行于羊膜上,在单胎妊娠中,其发生率约为1%,在多胎妊娠中,其发生率增高6~9倍。当这些血管位于胎儿前方(血管前置)时,在临产后或分娩前,血管发生破裂而导致胎儿失血。当出现无痛性阴道出血,应检查出血是否来自胎儿(Apt 检测)。在实际应用中,需要有高度怀疑血管前置的指标,这是因为一旦发生前置血管破裂,出血速度太快,从出血到危及胎儿生命的时间非常短暂,以致来不及行必要的检查。

脐带过短

间接证据表明,足月胎儿脐带长度由妊娠早期与中期羊水量及胎儿活动决定,如果任何原因导致羊水过少、羊膜带或胎儿活动受限等,均可导致脐带不能发育至平均长度。在大鼠妊娠14~16天行羊膜腔穿刺以形成羊水过少,结果证实可导致脐带长度明显缩短。脐带长度与胎儿体重、胎先露或胎盘大小无关,单纯机械因素可确定脐带的最终长度。

脐带结

脐带真结发生率为1%,而这种情况所导致的围产儿死亡率可达6.1%。脐带假结是一种发育变异,无临床意义。

脐绕颈

胎儿脐绕颈可能与脐带过长有关,胎儿分娩时出现脐绕颈1周为21%,脐绕颈2周者为2.5%,脐绕颈3周者为0.2%。脐绕颈的发生随着羊水量增加、脐带长度增长、胎动增多而增加。当出现脐绕颈3周时,脐带长度通常超过70cm。一项连续观察了1000例分娩的研究发现,出现脐绕颈1周或1周以上者约占24%。回顾性研究表明,1周或多重脐绕颈与胎儿预后不良有关。

脐带扭转

大多数情况下,脐带发生逆时针扭转,如果脐带扭转紧密,可导致胎儿窒息。

单脐动脉

妊娠中,脐带中2个脐血管(缺少1个脐动脉)的发生率为0.2%~11%,其发生风险与多胎妊娠、种族、孕妇年龄、胎儿性别及吸烟有关,其原因可能为血管发育不全或萎缩而导致血管缺失。单脐动脉的存在会增加先天性畸形及染色体异常的风险,与畸形有关的异常包括神经管缺损、心脏缺损、生殖泌尿道畸形、消化道畸形、呼吸道畸形等,还有无心双胎畸形,需行产前三级超声检查。

Alfirevic Z, Stampalija T, Gyte GM. Fetal and umbilical Doppler ultrasound in normal pregnancy. *Cochrane Database Syst Rev* 2010;CD001450. PMID: 20687066.

Alkazaleh F, Chaddha V, Viero S, et al. Second-trimester prediction of severe placental complications in women with combined elevations in alpha-fetoprotein and human chorionic gonadotrophin. *Am J Obstet Gynecol* 2006;194:821–827. PMID: 16522419.

Ananth CV, Demissie K, Smulian JC, Vintzileos AM. Relationship among placenta previa, fetal growth restriction, and preterm delivery: A population-based study. *Obstet Gynecol* 2001;98:299–306. PMID: 11506849.

Anton L, Merrill DC, Neves LA, et al. The uterine placental bed Renin-Angiotensin system in normal and preeclamptic pregnancy. *Endocrinology* 2009;150:4316-4325. PMID: 19520788.

Brooks VL, Dampney RA, Heesch CM. Pregnancy and the endocrine regulation of the baroreceptor reflex. *Am J Physiol Regul Integr Comp Physiol* 2010;299:R439-R451. PMID: 20504907.

Cai LY, Izumi S, Koido S, et al. Abnormal placental cord insertion may induce intrauterine growth restriction in IVF-twin pregnancies. *Hum Reprod* 2006;21:1285-1290. PMID: 16497694.

Carlin A, Alfirevic Z. Physiological changes of pregnancy and monitoring. *Best Pract Res Clin Obstet Gynaecol* 2008;22:801-823. PMID: 18760680.

Conrad KP. Mechanisms of renal vasodilation and hyperfiltration during pregnancy. *J Soc Gynecol Investig* 2004;11:438-448. PMID: 15458740.

Derbyshire EJ, Davies J, Detmar P. Changes in bowel function: Pregnancy and the puerperium. *Dig Dis Sci* 2007;52:324-328. PMID: 17211700.

Desai DK, Moodley J, Naidoo DP. Echocardiographic assessment of cardiovascular hemodynamics in normal pregnancy. *Obstet Gynecol* 2004;104:20-29. PMID: 15228996.

Flo K, Wilsgaard T, Vårtun A, Acharya G. A longitudinal study of the relationship between maternal cardiac output measured by impedance cardiography and uterine artery blood flow in the second half of pregnancy. *BJOG* 2010;117(7):837-844. PMID: 20353457.

Flo K, Wilsgaard T, Acharya G. Relation between utero-placental and feto-placental circulations: A longitudinal study. *Acta Obstet Gynecol Scand* 2010;89:1270-1275. PMID: 20726828.

Granger JP. Maternal and fetal adaptations during pregnancy: Lessons in regulatory and integrative physiology. *Am J Physiol Regul Integr Comp Physiol* 2002;283:R1289-R1292. PMID: 12429557.

Harirah HM, Donia SE, Nasrallah FK, Saade GR, Belfort MA. Effect of gestational age and position on peak expiratory flow rate: A longitudinal study. *Obstet Gynecol* 2005;105:372-376. PMID: 15684167.

Jankowski M, Wang D, Mukaddam-Daher S, Gutkowska J. Pregnancy alters nitric oxide synthase and natriuretic peptide systems in the rat left ventricle. *J Endocrinol* 2005;184:209-217. PMID: 15642797.

Jensen D, Wolfe LA, Slatkovska L, Webb KA, Davies GA, O'Donnell DE. Effects of human pregnancy on the ventilatory chemoreflex response to carbon dioxide. *Am J Physiol Regul Integr Comp Physiol* 2005;288:R1369-R1375. PMID: 15677521.

Jeyabalan A, Lain KY. Anatomic and functional changes of the upper urinary tract during pregnancy. *Urol Clin North Am* 2007;34:1-6. PMID: 17145354.

Kirkegaard I, Uldbjerg N, Oxvig C. Biology of pregnancy-associated plasma protein-A in relation to prenatal diagnostics: An overview. *Acta Obstet Gynecol Scand* 2010;89:1118-1125. PMID: 20804336.

Lindheimer MD. Polyuria and pregnancy: Its cause, its danger. *Obstet Gynecol* 2005;105:1171-1172. PMID: 15863570.

Moertl MG, Ulrich D, Pickel KI, et al. Changes in haemodynamic and autonomous nervous system parameters measured non-invasively throughout normal pregnancy. *Eur J Obstet Gynecol Reprod Biol* 2009;144(Suppl 1):S179-S183. PMID: 19285779.

Muallem MM, Rubeiz NG. Physiological and biological skin changes in pregnancy. *Clin Dermatol* 2006:24:80-83. PMID: 16487877.

Robinson BK, Grobman WA. Effectiveness of timing strategies for delivery of individuals with placenta previa and accreta. *Obstet Gynecol* 2010;116:835-842. PMID: 20859146.

Sciscione AC, Hayes EJ; Society for Maternal-Fetal Medicine. Uterine artery Doppler flow studies in obstetric practice. *Am J Obstet Gynecol* 2009;201:121-126. PMID: 19646563.

Sheiner E, Abramowicz JS, Levy A, Silberstein T, Mazor M, Hershkovitz R. Nuchal cord is not associated with adverse perinatal outcome. *Arch Gynecol Obstet* 2006;274:81-83. PMID: 16374604.

Smith SD, Dunk CE, Aplin JD, Harris LK, Jones RL. Evidence for immune cell involvement in decidual spiral arteriole remodeling in early human pregnancy. *Am J Pathol* 2009;174:1959-1971. PMID: 19349361.

Stachenfeld NS, Taylor HS. Progesterone increases plasma volume independent of estradiol. *J Appl Physiol* 2005;98:1991-1997. PMID: 15718411.

Swansburg ML, Brown CA, Hains SM, Smith GN, Kisilevsky BS. Maternal cardiac autonomic function and fetal heart rate in preeclamptic compared to normotensive pregnancies. *Can J Cardiovasc Nurs* 2005:15:42-52. PMID: 16295797.

Taipale P, Hiilesmaa V, Ylostalo P. Diagnosis of placenta previa by transvaginal sonographic screening at 12-16 weeks in a non-selected population. *Obstet Gynecol* 1997;89:364-367. PMID: 9052586.

Toal M, Chan C, Fallah S, et al. Usefulness of a placental profile in high-risk pregnancies. *Am J Obstet Gynecol* 2007;196(4):363.e1-363.e7. PMID: 17403424.

Tihtonen K, Kööbi T, Yli-Hankala A, Uotila J. Maternal hemodynamics during cesarean delivery assessed by whole-body impedance cardiography. *Acta Obstet Gynecol Scand* 2005;84:355-361. PMID: 15762965.

Varga I, Rigó J Jr, Somos P, Joó JG, Nagy B. Analysis of maternal circulation and renal function in physiologic pregnancies; parallel examinations of the changes in the cardiac output and the glomerular filtration rate. *J Matern Fetal Med* 2000;9:97-104. PMID: 10902822.

Yagel S. The developmental role of natural killer cells at the fetal-maternal interface. *Am J Obstet Gynecol* 2009;201:344-350. PMID: 19788966.

（瞿全新 译）

第9章 正常新生儿的评估与护理

Elisabeth L. Raab, MD, MPH
Lisa K. Kelly, MD

妊娠37周及以上分娩的新生儿为足月新生儿,在产房分娩后需立即进行评价,以确定新生儿不需要呼吸或循环支持,确定新生儿无分娩相关性损伤或先天性异常需要即刻进行治疗,可转为预期的宫外生活。大约97%的新生儿是健康的,仅需分娩后在婴儿室进行常规护理。在婴儿室,新生儿须接受全面检查评估,以确定其成熟性、生长发育情况及识别那些与急性疾病或先天性疾病有关的临床表现。

产房管理

在每次分娩中,产房中至少有1人主要负责看护新生儿,尽管大约90%的新生儿无需复苏,但是护理者必须能够识别新生儿危险的征象,并能熟练完成新生儿复苏。

剪断脐带后,应将新生儿放置在温暖的环境中。可以将新生儿放置在母亲的胸前,肌肤相贴,或者也可将新生儿安置在暖箱中。早期肌肤接触有助于增加母乳喂养的可能性及持续时间、减少新生儿啼哭、增进母儿情感,因此如有可能则应鼓励尽早肌肤接触。新生儿抚触可在新生儿啼哭/呼吸时进行,肌张力保持正常,不存在增加复苏可能性的危险因素(如早产)。以预热的毛巾擦干新生儿,以免热量丢失,清理气道,保证气道开放。清理气道的方法为以球囊在口咽部抽吸或吸引管进行机械吸引。如果新生儿表现良好,而且在不增加危险的情况下,可通过简单地以毛巾清理口鼻方式清理气道。

在产后最初阶段,需评价新生儿呼吸运动、心率、肤色、活动,以确定是否需要干预。如果擦干及吸引方式不能充分刺激呼吸,则可以轻弹足底或摩擦后背方式适当地刺激呼吸。要注意是否存在羊水或新生儿皮肤粪染,这一表现是重要的。虽然并无禁忌,但现已不再建议产科医师在胎头娩出后,对存在羊水胎粪污染的新生儿常规行口咽部吸引。如果新生儿娩出后出现窒息或呼吸困难,有证据表明胎儿在宫腔内有胎粪吸入,那么需插管,在以任何方式刺激新生儿呼吸前需吸出气管内容物。胎粪可阻塞呼吸道,阻碍新生儿肺部充氧,而这是分娩后过渡至正常呼吸的重要步骤。然而,如果延迟插管或反复插管失败,新生儿出现窒息,则应放弃气管内吸引而启动正压通气(PPV)。气管内吸引并未被证实可降低羊水胎粪污染者胎粪吸入综合征的发生率或新生儿窒息的死亡率。新生儿活动好、哭声响亮、肤色正常者,即使存在胎粪污染或胎粪较稠厚,也无需进行气管内插管。

如果通过擦拭、吸痰、刺激等方式,新生儿仍然有窒息,或者如果出现呼吸异常、中枢性发绀或心动过缓等呼吸抑制症状,则需尽快启动新生儿复苏。PPV应在呼吸困难、呼吸暂停、和(或)心率低于100次/分时启动,启动 PPV 的最好时机应在分娩后最初 30~60 秒内。

Apgar 评分的标准

Apgar 评分由 Virginia Apgar 于 1952 年开始用于定量评价新生儿出生后情况(表 9-1)。Apgar 评分分为出生后 1 分钟评分及 5 分钟评分,共有 5 项指标,每项评分为 0~2 分。评分反映当时新生儿心肺功能及神经功能情况。如果 5 分钟 Apgar 评分<7 分,应每隔 5 分钟进行重新评分,直至评分达到或超过 7 或已达出生后 20 分钟。Apgar 评分不是决定进行新生儿复苏的因素,尽管评分与评价新生儿状态应用相同的指标,但是否需要进行 PPV 干预应该根据 1 分钟 Apgar 评分来确定。研究未显示较低的 1 分钟 Apgar 评分与新生儿预后有关。1 分钟至 5 分钟 Apgar 评分的变化是衡量复苏效果的有意义的指标,而 5 分钟评分为 0~3 则与早产儿及足月儿死亡率增加有关。重要的是,了解早产、产妇用药、先天性疾病等因素均可对评分产生不利影响。

产前及产时病史的重要性

了解产前及产时病史对充分护理新生儿是必要的。在分娩前(如果可能的话)应对病史进行评估,而这种评估可能会在产后立刻改变护理方式。例如,了解临产及分娩中应用某些麻醉药物的信息,产科医师会警惕新生儿可能出现呼吸抑制,因此在新生儿复苏中预先应用纳洛酮。孕妇慢性疾病(如糖尿病、Grave 病或系统性红斑狼疮)、孕妇应用非法或处方药物、产前超声检查结果、孕妇筛查实验结果及存在导致新生儿感染的危险因素等均为重要信息,均会影响新生儿在婴儿室最初几周的监护。不了解这些信息,无法保证充分的护理。

初始检查

新生儿进入婴儿室后应进行全面、详细的体格检查,在新生儿娩出开始子宫外生活后,应首先进行主要的检查,以排除一些需要立即处理的问题。

呼吸道:应检查呼吸道是否通畅,如果需要,可将导管通过两侧鼻腔清理鼻咽部分泌物,或者如果考虑新生儿可能存在后鼻孔闭锁,则可以球形吸引器充分清理分泌物。如果成功建立新生儿通畅的呼吸,则可排除这一诊断。吸管是清理呼吸道分泌物的有效方法,但是应慎重使用,因为吸管可诱发心动过缓,引起呼吸道黏膜损伤及水肿。

胸部检查:胸部检查可确定呼吸运动是否充分,应评价胸壁活动、呼吸频率、呼吸方式及发现呼吸困难的体征,如胸壁凹陷。最初常能闻及细的湿啰音,随着时间推移,新生儿肺内体液吸收、肺充气膨胀,湿啰音消失。呼吸音减弱或不对称可能提示肺炎、气胸、肺不张、肿物或积液等。评价心率、心律,发现是否存在心脏杂音。心率应>100 次/分。

表 9-1 Apgar 评分

体征表现	评分		
	0 分	1 分	2 分
心跳次数/分	0	缓慢(<100)	>100
呼吸	无	缓慢而不规则	呼吸佳,哭声响亮
肌张力	松弛	四肢屈曲	四肢活动好
刺激反射	无反应	有些动作	啼哭或咳嗽
皮肤颜色	紫或白	躯干红,四肢紫	全身红

腹部检查：腹部软，无膨胀。腹部膨胀、质硬可能提示肠梗阻、气腹或腹腔内肿物。当出现舟状腹伴有呼吸困难时，检查者应怀疑膈疝。检查脐带残端及脐血管数，单脐动脉可能是同时存在其他畸形的重要线索，特别是肾畸形。

皮肤检查：评价皮肤颜色，正常新生儿可出现手足发绀，但是躯干部分出现的中心性发绀则是缺氧的表现。引起发绀及苍白的原因很多，如脓毒症、贫血、伴或不伴心血管阻力异常升高的呼吸功能不全、先天性心脏病、心功能不全导致的缺血性损伤；产前及产时病史常在确定其病因中非常重要。血氧饱和仪有助于确定发绀患者的氧饱和度，婴儿出现发绀但心率正常，而呼吸困难者，可给予100%氧，以面罩或鼻导管方式吸氧，以观察到肤色改变为改善标志。如果肤色未变红，则需给予PPV以改善氧合状态。

外生殖器检查：在确定新生儿性别前，重要的是仔细观察外生殖器，如果外生殖器性别不清，则应向其父母讲明，在确定性别前进行染色体核型分析、咨询儿科内分泌专家及泌尿科专家等全面评估。

一般检查：需记录新生儿反应性、活动、肌张力及四肢运动等，评价面部及四肢先天性畸形或分娩损伤，最常见的分娩相关性损伤为神经损伤（面神经、臂丛神经麻痹）及骨折（主要为锁骨骨折）。当新生儿前额运动正常而患侧闭眼困难及鼻唇沟变平，啼哭时面部表情不对称（健侧将降低），应怀疑为单侧外周面神经麻痹。外周面神经损伤是分娩过程中产妇骶骨压迫神经所致，与产钳分娩无关。在肩难产或大于孕龄儿（LGA），臂丛神经损伤的危险增加。臂丛神经麻痹（C5~C6损伤）可导致肩部不能外旋转或外展，患侧手臂处于内收及内旋转的位置，肘部伸展、内旋（"服务员要小费"时的姿势）。如果C5~T1神经根全部受影响，则手功能也会受影响。

Casey BM, McIntire DD, Leveno KJ. The continuing value of the Apgar score for the assessment of newborn infants. *N Engl J Med* 2001;344:467. PMID: 11172187.

Dawson JA, Kamlin COF, Vento M, et al. Defining the reference range for oxygen saturation for infants after birth. *Pediatrics* 2010;125;e1340-e1347. PMID: 20439604.

Ehrenstein V. Association of Apgar scores with death and neurologic disability. *Clin Epidemiol* 2009;1:45–53. PMID: 20865086.

Roggensack A, Jefferies AL, Farine D, et al. Management of meconium at birth. *J Obstet Gynaecol Can* 2009;31:353-354. PMID: 19497156.

Weiner GM, Wyckoff M, Zaichkin J. 2010 American Heart Association guidelines for cardiopulmonary resuscitation and emergency cardiovascular care. *Circulation* 2010;122 (18 Suppl 3):S909–S919. PMID: 20956231.

出生后最初数小时的护理与观察

为预防维生素K缺乏导致的出血，建议所有新生儿出生后给予单次肌肉注射维生素K 1mg。自1961年美国儿科学会（AAP）首次推荐以来，预防性应用维生素K已成为标准护理。标准新生儿护理还包括在产后短时间内将0.5%红霉素乳膏、1%硝酸银溶液或1%四环素乳膏涂抹于新生儿眼部，预防新生儿结膜炎。

表现良好的新生儿出生后可与母亲生活在一起，并开始哺乳。持续关注、间断评估，以确保新生儿无心脏呼吸窘迫、体温不稳定、活动水平改变或其他异常表现。重要的是护理人员应意识到，新生儿出生后过渡期异常的危险增加，需要复苏并进行密切监护。

American Academy of Pediatrics, Committee on Fetus and Newborn. Controversies concerning vitamin K and the newborn policy statement. *Pediatrics* 2003;112:191. PMID: 12837888.

新生儿护理

生命体征

护士应记录婴儿室中所有新生儿的生命

体征,体温为腋下测量,发热是指体温≥38℃(或100.4°F)。出生后短时间内出现发热,通常是由环境过热或包裹过紧引起的。低体温可能是新生儿在产房中未及时包裹保温及辐射取暖而导致的。新生儿低体温或高体温者,如果在恰当温度环境下不能恢复至正常体温,则应考虑是否存在脓毒症及中枢神经系统病变。

新生儿正常呼吸频率波动于40~60次/分,正常心率为100~160次/分,但在睡眠及活动情况下,呼吸频率及心率会有很大变化。以血氧饱和仪测定氧饱和度,足月新生儿氧饱和度>95%。但重要的是要认识到,出生后几分钟内,氧饱和度可能维持在低水平。有资料表明,氧饱和度升高超过90%平均大约需要8分钟。2010年,AAP发表新生儿复苏指南,标准为足月儿及早产儿在出生后5分钟氧饱和度>80%,出生后10分钟氧饱和度为85%~95%。血压随妊娠时间及体重不同而有差异。关于新生儿血压的诊断标准仍有争议,低血压是指出生后12~24小时平均压小于孕龄,足月新生儿高血压是指收缩压>90mmHg,舒张压>60mmHg,平均压>70mmHg。在可疑心脏病患者,应测量四肢血压。主动脉缩窄的特点为上肢动脉压增高,而下肢动脉压下降。

生长与发育

应测量新生儿体重、身长、头围,绘制曲线,以确定宫内生长情况(图9-1)。小于孕龄儿(SGA)是指低于第10百分位生长曲线。如果没有其他可确定的原因导致生长阻滞,如多胎妊娠或先兆子痫或其他胎盘功能不全等,则考虑可能与先天性感染、染色体综合征或其他原因有关。糖尿病孕妇分娩的SGA或LGA治疗相似,在出生后数小时,应监护以免出现低血糖。

尽管产前超声检查(最好在妊娠早期)或孕妇末次月经通常用来估计胎龄,但是其结果常不可靠或不准确,产后需要重新评价新生儿

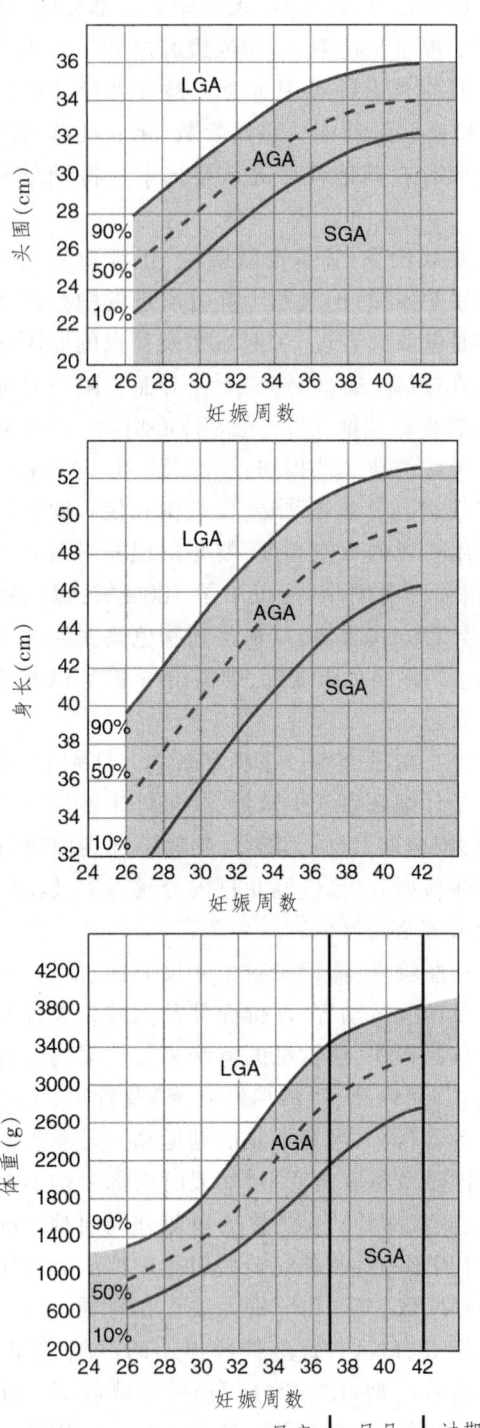

图9-1 根据不同孕周测量胎儿头围、身长、体重绘制的生长曲线进行新生儿分类。AGA符合孕龄;LGA大于孕龄;SGA小于孕龄。

成熟度。巴拉德改良 Dubowitz 检查等方法（表 9-2）与体格检查中的许多方面相一致，可用于产后 12~24 小时确定胎龄。

体格检查

医师应在新生儿出生 24 小时内进行全面体格检查。

皮肤

在初次检查中应记录新生儿肤色，是否存在发绀、苍白或黄疸，健康新生儿的肤色红润，过期产儿的皮肤通常干燥，有皲裂。出生 24 小时内出现临床黄疸是罕见的，因此应进一步检查。多血症常见于糖尿病孕妇分娩的婴儿，可能提示为红细胞增多症。虽然临床标准有变化，但是多数新生儿专家认为新生儿中红细胞压积>70%的无症状者及红细胞压积>65%的有症状者均需进行部分换血治疗。黏稠度过高的表现包括缺氧、低血糖、增加呼吸做功及癫痫。神经系统后遗症较严重。面部及躯干上部常可见出血点，特别是有脐绕颈的情况下。但如果出血点出现在乳头线以下，则应引起重视，提示可能存在脓毒症或血小板功能障碍。新生儿可出现钝挫伤，特别是臀位分娩者，但是要注意，如果钝挫伤面积较大，则可导致过度溶血及高胆红素血症。胎斑呈深紫蓝色，常位于后背部及臀部，类似钝挫伤，但真皮深处可见黑素细胞丛集。胎斑多出现在黑人及亚洲人的新生儿中，随着时间的推移，色斑逐渐消退。应注意皮窦、凹陷、囊肿等，这些可能提示潜在的缺陷或感染风险增加。

新生儿最常见的皮疹是毒性红斑，几乎半数新生儿在出生后 24~48 小时出现红斑性丘疹-脓疱病变，常见于手掌及脚掌。其他常见的良性皮疹包括粟丘疹及暂时性新生儿脓疱性黑变病，前者的典型表现为鼻孔周围出现的小白丘疹，后者表现为出生时出现的小囊泡或脓疱，消失后在剥脱处周围遗留色素斑。

出生时检查可能发现血管瘤及血管畸形，血管瘤是血管内皮的良性肿瘤，通常在出生时并不存在，而是在出生后不久被发现。血管瘤无需治疗，通常仅在出生后 6~12 个月出现生长，然后最终自行消失。如果血管瘤位于眼部或呼吸道附近，则需要早期干预，以免影响视力或呼吸功能。与之相反，血管畸形出生时即可存在，如葡萄酒色痣及鲑鱼斑等。一种或多种类型血管构成的血管畸形可随着孩子生长而长大，不会自然吸收。

头、面部及颈部

评价头部是否对称，颅缝开放或稍微重叠，但是过早愈合者需要治疗，以免限制大脑发育。新生儿安静时，前囟门软，无张力或膨胀，大小为 1~4cm，甲状腺功能低下或颅内压增高者，前囟门可以增大。后囟门大小常<1cm，可能不能触及。

头皮水肿（产瘤）通常易与头皮血肿（局限在硬脑膜下的积血）相鉴别，其鉴别点为头皮肿胀部分是否越过颅缝，典型的头皮血肿不越过颅缝。应警惕由于积血分解吸收而可能导致高胆红素血症。颅骨可能发生骨折，因此应详细触诊。

面部检查需要评价异常的特征、畸形及不对称，小颌畸形常显著影响新生儿呼吸道通畅并导致其他相关综合征。触诊上颚，以发现是否形成高拱形或有裂隙。在口腔及另一侧鼻腔闭合时观察鼻部有无气体通过（将棉签放在鼻孔前方来测试）。分娩过程常可导致眼结膜下出血。缺乏视网膜红反射应立即请眼科医师进行检查，以排除先天性白内障、视网膜母细胞瘤或青光眼。两侧瞳孔大小相同，对光反射正常。眼、鼻或耳位置或形态异常均提示特殊的综合征或染色体缺陷。耳前肉赘及凹陷与肾畸形有关，但目前尚无证据证实，而当其单独存在时，应行肾脏超声检查。检查颈部有无肿物、囊肿或蹼颈。锁骨触诊如果发现骨擦音、肿胀及压痛，则提示可能出现骨折。分娩时胸锁乳突肌缺血或出血可导致斜颈，但通常在出生后

表9-2 新生儿成熟度和分类

	0	1	2	3	4	5
神经肌肉成熟						
姿势						
方窗征(手腕)	90°	60°	45°	30°	0°	
手臂弹回		180°	100°~180°	90°~100°	<90°	
腘窝角	180°	160°	130°	110°	90°	<90°
围巾征						
足至耳						
生理成熟						
皮肤	凝胶状,红色,透明	光滑,红润,可见静脉	表面剥离和(或)皮疹,静脉很少	干裂,局部苍白,静脉罕见	羊皮纸样,深的皲裂,无血管	皮革样,干裂,褶皱
胎毛	无	丰富	稀疏	局部秃	几乎全秃	
足底掌纹	无掌纹	淡红色标志	仅有前横纹	前2/3有掌纹	掌纹覆盖全脚掌	
乳房	几乎触及不到	乳晕平,无乳核	点状乳晕,乳核1~2mm	乳晕增高,乳核3~4mm	全乳晕,乳核5~10mm	
耳	耳廓平,折叠	耳廓稍弯曲,软,回弹满	耳廓弯曲,软,回弹好	耳廓形成,硬,即刻回弹	软骨厚,耳廓僵硬	
外生殖器(男性)	阴囊空,无皱褶		睾丸下降,有些皱褶	睾丸下降,皱褶形成好	睾丸下垂,皱褶深	
外生殖器(女性)	阴蒂与小阴唇突出		大阴唇与小阴唇突出相同	大阴唇大,小阴唇小	阴蒂与小阴唇被覆盖	

应记录以下信息:出生日期及1分钟、5分钟Apgar评分。产生后24小时内应分别行2次检查,根据成熟度分级估计胎龄,分别记录结果。成熟度分级为:

评分	5	10	15	20	25	30	35	40	45	50
周数	26	28	30	32	34	36	38	40	42	44

数周才会发现。在头倾斜时,肌肉处可触及纤维团块,也可触不到肿物。极少需要手术治疗,绝大多数在家进行拉伸或理疗即可。

胸部

检查胸部有无畸形,如肋间隙较宽或副乳及漏斗胸等,男女新生儿乳房均可有乳核,这与胎儿在孕妇子宫内受母体血循环中激素影响有关,因此是正常的。

应检查是否存在呼吸困难及呼吸频率,以发现呼吸窘迫表现。在肺炎、羊水和(或)胎粪吸入综合征、脓毒症或先天性心脏病(CHD)等病理过程的早期可能仅表现为呼吸急促。听诊呼吸音时应注意两侧肺野呼吸音的特点、吸气啰音及可能存在的不对称情况,呼吸音不对称可能提示存在肺不张或非感染、肺气肿、胸腔积液或肿物导致的肺实变。上气道声音,如阻塞或喘鸣,检查时常误诊为异常呼吸音。检查者通过听诊患者颈部,可鉴别声音是来自上气道的杂音还是来自胸腔内的呼吸音。呼吸窘迫或肺检查异常者应行胸部影像检查。在可疑气胸的紧急情况下,可行胸部透视检查,气胸侧透光性增加,但有时很难准确评价。因此在情况允许的条件下,行穿刺抽吸或放置胸导管前,应行胸片检查以确诊。

心前区高动度提示潜在性心脏病伴一侧或两侧心室容量超负荷,心脏听诊评价心率、心律及心音特征,第二心音分裂能确定主动脉及肺动脉瓣的存在。描述心脏不同听诊区内出现的杂音及其特点,如果杂音出现在收缩期或舒张期,则应描述其是否响亮。新生儿常可闻及杂音,但常无临床意义。无意义的杂音常是由动脉导管或卵圆孔未闭造成的,而最常见的原因为周围肺动脉狭窄(PPS)造成的。PPS杂音出现在收缩期,在背部或腋窝听诊最清楚。

CHD新生儿可出现或无心脏杂音,室间隔缺损是最常见的CHD,其特点为响亮的收缩期杂音。但是,由于新生儿肺循环压力较高(约等于体循环压力),因此血流不通过大的室间隔缺损,因此在出生后数日常不产生杂音。复杂CHD典型表现为发绀、呼吸急促或休克,很少会表现为无症状性杂音。如果病变是导管依赖性的肺循环或体循环分流,那么随着动脉导管闭合,症状快速进展。在可疑CHD的病情稳定者,最初检查应包括测定四肢血压、检测动脉导管前、后氧饱和度、心电图、胸片、高氧检测等,确诊CHD通常依靠超声心动图检查。

腹部

检查者应听诊肠鸣音、触诊腹部肿物、器官肿大或腹壁肌肉异常,新生儿肝脏易于触及,通常在右侧肋缘下1~2cm。肾脏、脾脏也常能触及,腹壁肌肉缺损可能与明显的泌尿道畸形有关。检查脐带残端,如果发红或出现硬结,则提示可能存在感染。脐疝较常见,在婴儿期不需要治疗。脐膨出与腹裂是主要的腹壁缺损,需要行紧急手术治疗。脐膨出是腹壁中线处缺损,肠及肝脏常可通过缺损部位疝出,脐部位于膨出组织的前方。如果不发生破裂,那么脐膨出表面有膜覆盖。脐膨出与染色体异倍体有关,表现为遗传综合征,如卡佩尔五联征及其他先天性结构畸形。腹裂缺陷常位于脐右侧腹壁,其病因是由于血管中断。肠管可能全部外翻,但是肝脏仍然在腹腔内。与脐膨出不同,外翻肠管表面无膜覆盖。在新生儿腹裂患者可同时存在其他肠异常,如肠闭锁、肠旋转不良等。腹裂胎儿宫内生长受限的发生风险增加。

外生殖器

检查阴茎长度及阴蒂大小,以排除性别不清的外生殖器。足月女婴的大阴唇应覆盖小阴唇及阴蒂,阴道口常可见白色黏液样分泌物,属于生理性的。

检查阴囊,确定有无疝或肿物及睾丸是否下降,阴囊透视有助于鉴别睾丸鞘膜积液与腹股沟疝。尿道开口位置是重要的,尿道下裂者不应选择常规包皮环切术治疗,而应选择最好的手术进行矫治。

肛门

检查直肠是否通畅及其位置，直肠向前移位可能与直肠生殖器瘘有关。

肌肉骨骼系统

仔细检查四肢、脊柱、髋部等，以发现有无骨折、畸形或变形。评价关节运动范围，神经肌肉疾病或羊水过少可导致胎儿宫腔内活动减少或受限，出生后可表现为关节弯曲、关节挛缩等。四肢异常，如多指（趾）畸形或并指（趾）畸形等，可出现在各种染色体异常及综合征中，因此有助于诊断。髋部检查（事实上，髋部脱位可能在出生后1周内未被发现）应特别重视，这是因为在髋关节发育不良（DDH）者，如果出生后1年未确诊，则可导致永久性损害。巴洛或欧特兰尼试验均可确定有无关节脱位，巴洛试验是在新生儿平躺下，将其双膝在中线处并拢并下压，然后将大腿上内侧外翻。欧特兰尼试验是当髋部外展时下压新生儿股骨。两种方法可发现股骨头脱出髋臼时的弹响声（巴洛试验是向后时听到，而欧特兰尼试验是向外侧时听到），从而确诊髋关节脱位。臀部皱褶及腿部皮纹不对称是诊断DDH的另一个线索。

神经系统

观察新生儿活动水平、灵活性、体位等可以获得大量反映新生儿身体健康状况的信息。健康、足月新生儿静卧时四肢屈曲，肌张力降低可能是神经肌肉疾病或脓毒症等全身性疾病的表现。新生儿四肢会出现自发性间歇性活动，对进行检查的部位有反应。应注意瞳孔大小及对称性。出生时新生儿可诱导出拥抱反射、抓握反射、吸吮反射、颈部张力反射等原始反射。诱发拥抱反射的方法是将手放在新生儿背部举起，然后快速向检查床方向下移数厘米，完全的拥抱反射包括有手臂伸展、然后屈曲内收（"拥抱状"）、睁开双眼、啼哭。通过手指轻敲适当的肌腱可引出反射。明显的阵挛可能是中枢神经系统损害的表现。骶窝或骶椎表面覆盖毛发可能提示为隐性脊柱裂，应进一步行脊柱超声检查；如果超声检查结果不确定，则应在出生后大约3个月行磁共振检查。

喂养

有证据表明，母乳喂养有益于增强免疫系统、促进生长发育与智商。母乳最易消化成婴儿所需的营养，其产生的热量值最高。孕妇应在产前咨询关于母乳喂养的益处，产科医师应鼓励产妇考虑母乳喂养。母乳喂养的禁忌证为HIV感染、活动性结核感染、应用某些药物治疗。产妇乙型肝炎病毒（HCV）感染不是母乳喂养的禁忌证。在不合并HIV感染的产妇，无证据证实HCV可通过乳汁传播，但是应告知已感染的产妇，从理论上讲，通过乳汁传播是可能的。

对于初为人母者，母乳喂养可能有一定困难。因此，新生儿护理人员应向产妇提供支持及知识，获得母乳喂养方面的正面经验非常重要。同样重要的是，母亲需要了解，当新生儿需要人工补充喂养（如婴儿脱水、黄疸等）时，在有限而必要的医疗期间，人工喂养不会影响母乳喂养，最终母乳喂养会获得成功。

尽管有大量文献支持母乳喂养的价值，但是在美国依然有许多母亲选择人工喂养。喂养配方的选择通常是根据婴儿室应用的配方或根据产妇的偏好。标准足月婴儿配方中应补充铁剂，热量为20 kcal/oz。对于健康足月婴儿，没有更好的配方。有乳糖不耐受家族史的产妇有时需要大豆婴儿配方奶粉，标准大豆婴儿配方将提供生长发育所需的充足营养。Alimentum与Nutramigen等婴儿配方奶粉可用于有蛋白过敏症的婴儿。早产儿配方奶粉含有热卡为24 kcal/oz，与标准配方奶粉相比，提供更多量的蛋白质、中链甘油三酯、维生素及矿物质（如钙、磷）。AAP目前推荐出生第1年的幼儿使用配方奶粉。

排尿与排便

在护理时应密切观察排尿情况,新生儿体重变化及排尿次数可用来评价母乳喂养时宝宝体液平衡及入量是否充足。要记录第一次排尿及排便时间,在出生后24小时内未排尿者应立即进行肾功能及体液平衡检查。出生后48小时内未排便者应立即检查,以排除是否存在肠梗阻。在正常足月新生儿中,94%在出生后24小时内出现排便。肠闭锁或肠狭窄、先天性巨结肠、胎粪性肠梗阻等可导致新生儿肠梗阻。

新生儿筛查与预防接种

尽管存在严重的隐匿性疾病,但是在最初新生儿检查时可能是正常的。复杂性先天性心脏病、脓毒症、胃肠道梗阻、明显的黄疸、先天性代谢缺陷及其他疾病的症状可能最早要到出生后2天或3天,即婴儿出院前后才会出现。因此应行筛查,以便在患者出现症状前发现疾病的存在,特别是对预后较差的疾病,如果未能早期发现,则会错过有效的治疗。孕妇病史、产科及围产期病史、国家法律决定了对新生儿应选择的筛查项目。

标准新生儿筛查试验有以下传统筛查项目:

1. Guthrie 试验检测苯丙氨酸水平,以筛查苯丙酮尿症。

2. 甲状腺功能试验筛查先天性甲状腺功能低下。

3. 快速血浆反应素(RPR)或性病研究实验室(VDRL)检查(对孕产妇进行检查)筛查先天性梅毒。

4. 新生儿血型及直接 Coombs 试验(如果母亲为 O 型血,则是标准的,许多机构对所有新生儿均行此项筛查)筛查 ABO 血型不合。

5. 筛查听力丧失(通过听性脑干反应或耳声发射方法进行评价)。

目前,应用串联质谱方法,可从单一血液样本中筛查出多达50种先天性疾病。多年来,这已成为美国许多州的标准,2010年春,美国将扩大新生儿筛查作为一个国家标准开始应用。

当存在危险因素而使筛查收益增加时,可行额外的有针对性的筛查,通常包括评价感染、非法药物暴露、高胆红素血症、低血糖等。分娩前胎膜破裂超过18个小时、产妇产时发热、绒毛膜羊膜炎、产妇B族链球菌培养阳性而在产前未给予充分治疗等病史均是新生儿脓毒症的危险因素。有以上任何危险因素病史者,均应行筛查,评价无症状新生儿感染的试验证据。糖尿病产妇新生儿及SGA与LGA者均应常规筛查低血糖。在许多机构,糖尿病产妇新生儿要同时筛查红细胞增多症。

有关孕妇乙型肝炎病毒、HIV、单纯疱疹病毒(HSV)、衣原体及梅毒感染的情况对新生儿护理至关重要。乙型肝炎预防措施能使95%的新生儿在出生时避免受乙肝病毒表面抗原阳性(HBsAg+)产妇的传染。HBsAg+产妇分娩后,新生儿应在出生后12小时内注射乙肝疫苗及乙肝免疫球蛋白(HBIG),预防乙肝病毒感染。如果产妇乙肝感染情况未知,则新生儿应在出生后12小时内注射乙肝疫苗,同时确定产妇乙肝感染情况。如果新生儿体重超过2kg,HBIG 可推迟至产后7天注射。如果证实产妇为乙肝阳性或仍未知,此时注射 HBIG 仍能提供有效的暴露后保护。但是,如果新生儿体重低于2kg,则应在出生后12小时内注射 HBIG,以获得充分的预防免疫保护。对有 HIV、衣原体、HSV 或梅毒感染史者分娩的新生儿要给予恰当的筛查及治疗,详见 AAP 红皮书。

包皮环切

目前,AAP 不推荐常规行包皮环切术,尽管有证据支持包皮环切术有些医疗方面的益处（如降低婴儿期泌尿道感染、性传播性疾病及阴茎癌的发生率），但是AAP所提供的推荐所有男性新生儿进行包皮环切术的数据并不充分，新生儿无法做到知情同意及治疗引起的疼痛与应激等均需要予以考虑。应向父母提供全面的治疗方面的信息，将决定权留给他们。如果决定行包皮环切术，则需在局部麻醉或神经阻滞麻醉下进行。

出院计划

医师应在出院时完成全面检查，再次全面评价新生儿健康状况。预期指导父母，帮助他们护理新生儿，识别新生儿疾病及异常表现。向他们讲明安全性问题，如汽车座椅的使用等。父母应对新生儿发热、嗜睡、进食差等表现引起重视，及时就医。应指导父母了解新生儿预期出现的行为，适当喂养，监测排尿与排便，注意脐带护理。

分娩后通常住院36~48小时，因此预期指导特别重要。2004年，AAP政策声明所规定的新生儿出院标准为出生后48小时内。新生儿出院后，必须由卫生保健人员在出院后72小时内进行检查，最好在出院后48小时内。新生儿首次随访计划及必需的实验室随访检查或上门护理等均应在出院时做出明确规定，父母应具备喂养及满足婴儿基本需要的技能。

American Academy of Pediatrics. *AAP 2009 Red Book: Report of the Committee on Infectious Diseases*. 28th ed. Elk Grove Village, IL: American Academy of Pediatrics; 2009.

American Academy of Pediatrics, Committee on Fetus and Newborn. Policy statement: Hospital stay for healthy term newborns. *Pediatrics* 2010;125:405–409. PMID: 20100744.

（瞿全新 译）

第 10 章

正常产褥期

Caroline Pessel, MD
Ming C. Tsai, MD

产褥期或产后期一般持续6周,是产后调节妊娠期出现的解剖及生理改变并恢复的时期,身体恢复至正常非妊娠状态。产后期人为地分为即刻产褥期或产后第1个24小时,此时可能出现急性麻醉后或产后并发症;产褥早期则延续至产后1周;产褥后期包括生殖器官复旧及月经周期恢复所需时间,通常约为6周。

产褥期解剖与生理改变

子宫复旧

妊娠期间子宫体积及重量明显增加(重量大约为非妊娠期的10倍,可达1000g),而产后子宫复旧迅速,达到非妊娠期的重量,即50~100g。这一过程中表现的大体解剖学及组织学特征已通过尸体解剖、子宫切除术及子宫内膜取材等方式进行了研究。此外,MRI成像、超声及CT检查已证实子宫及宫颈体积缩小。

分娩后即刻子宫重量约为1kg,其体积大约相当于妊娠20周大小(宫底在平脐水平)。至产后第1周末,子宫体积缩小至妊娠12周大小,在耻骨联合上方可触及(图10-1)。子宫复旧异常者须排除感染、妊娠物滞留等情况。

子宫肌层收缩或产后痛有助于子宫复旧,常出现在产褥期第2~3天,经产妇与初产妇相比不适症状更加明显。在哺乳时疼痛加重,这是垂体后叶释放缩宫素的结果。在产褥期最初12小时,子宫收缩规律,收缩力强而且协调(图10-2)。在分娩第1天以后,随着子宫复旧过程的进展,子宫收缩强度、频率及规律性下降。产后6周子宫复旧几乎完成,此时子宫重量低于100g,子宫肌层结缔组织、弹力纤维量及血管数量增加,细胞数量增加在一定程度上是持久的,因此妊娠后子宫体积稍增大。

胎盘植入部位的改变

胎盘娩出后,胎盘剥离部位立即收缩,导致剥离面缩小至原胎盘直径的一半以下,子宫收缩及动脉平滑肌收缩可止血。胎盘剥离面边缘的子宫内膜向下延伸生长及底蜕膜内的子宫内膜腺体及间质再生复旧。

至产后第16天,胎盘部位、子宫内膜及表浅子宫肌层均出现中性粒细胞及单核细胞浸润,子宫内膜腺体及间质开始再生。至产后6周,胎盘部位的子宫内膜再生仍不完全,称为胎盘部位复旧不全,胎盘部位血管未能完全闭塞,在这种情况下,患者会出现持续性恶露,易发生活跃的出血。通常可给予宫缩剂治疗,少数患者可行刮宫术,在部分刮出的组织标本中可见闭塞的剥离样变血管。

在正常产后排出物中,开始时为血性恶露,含有血液、组织碎片及蜕膜组织。然后恶露量迅速减少,至产后3~4天,血性恶露变为红褐色。当恶露变为浆液性至黏液脓性、白色并

宫颈、阴道及盆腔器官肌层的改变

产褥期宫颈逐渐闭合。在产后第1周末，宫颈扩张稍大于1cm。宫颈外口变为横行裂隙，可以此区别经阴道分娩产妇与未产妇或经剖宫产分娩者。多数简单的宫颈裂伤可自行愈合，但是宫颈连续性无法恢复，因此裂伤部位可见瘢痕缺损。

阴道分娩后第3周，过度伸展、平滑的阴道壁逐渐恢复至产前状态。在哺乳者，黏膜增厚、宫颈分泌黏液及其他雌激素影响将被延迟。裂伤的处女膜愈合，形成黏膜纤维结节，称为处女膜痕。

分娩后2周，输卵管表现为低雌激素状态，上皮明显萎缩。在产后5天至15天切除输卵管，证实急性炎症改变并不总是与产褥期继发性发热或输卵管炎有关。经阴道足月分娩后，盆腔正常改变包括耻骨联合及骶髂关节变宽。阴道分娩后超声检查可见宫腔内气体，常见于剖宫产后及人工胎盘剥离后，不一定是子宫内膜炎的表现。产后27天即可出现排卵，在非哺乳者，恢复排卵的平均时间为70~75天，

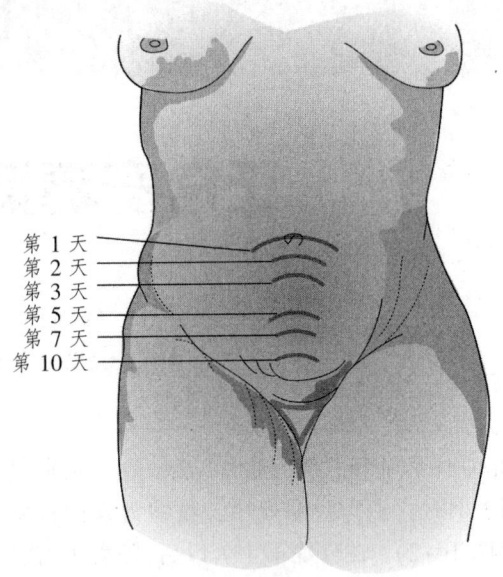

图 10-1　产后10天宫高及子宫大小复旧。

常伴有异味时称为浆液性恶露。在产后第2或第3周，白色恶露变得稠厚、黏液样、黄白色，其内含有大量白细胞及退化的蜕膜细胞。在产后第5或第6周，恶露停止形成，愈合接近完成。

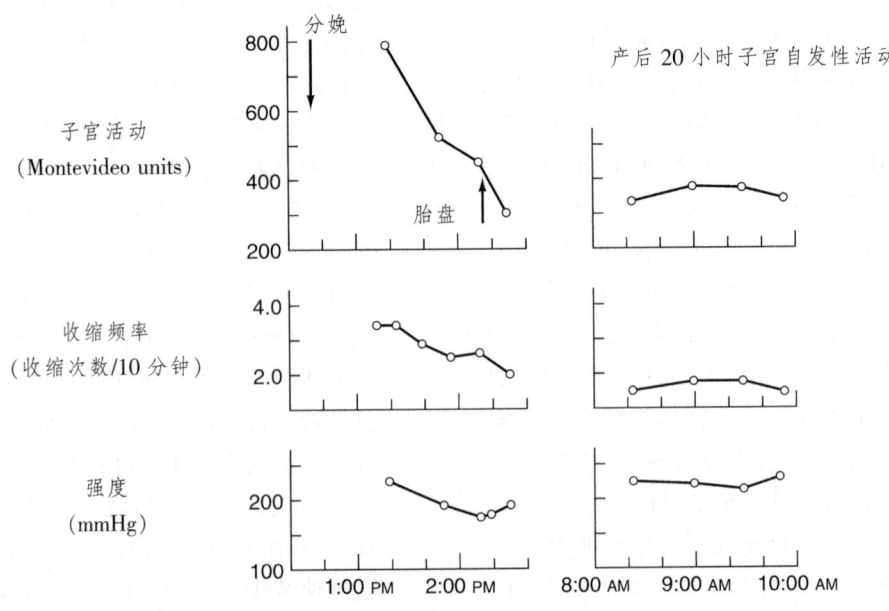

图 10-2　产褥期即刻(左侧)及产后20小时(右侧)子宫活动。

而在哺乳者为 6 个月。哺乳期妇女无排卵时间最终取决于母乳喂养的频率、每次哺乳的时间、添加辅食的比例等。高水平催乳素是抑制排卵的原因，在非哺乳者，高水平催乳素可维持至产后大约 3 周，而在哺乳者则可维持至产后 6 周。但是所有产妇产后雌激素水平快速下降，哺乳者雌激素维持抑制状态。在 70% 的非哺乳者，产后 7 周月经周期恢复，产后 12 周所有非哺乳者月经周期恢复，而哺乳者中 70% 月经恢复推迟至产后 36 个月。

在产褥期，产妇盆底随意肌及盆底支持组织逐渐恢复原有张力，分娩时裂伤或过度伸展的肌肉或筋膜组织易导致生殖道脱垂及生殖道疝（膀胱膨出、直肠膨出、小肠膨出）。妊娠期腹壁过度伸展导致皮肤弹力纤维断裂，形成持久的妊娠纹及腹直肌分离。腹壁肌肉复旧需要 6~7 周，在此期间不建议进行剧烈运动。

泌尿系统

产后短时间内，分娩可导致膀胱黏膜出现水肿。此外，膀胱容量增加。由于膀胱过度伸展及不完全排空，临床常出现残余尿。产时局麻引起膀胱敏感性下降并导致产后尿潴留，但是临床可以恢复，通常不影响以后的泌尿系统功能。产后 1~2 天，几乎 50% 的产妇出现轻度蛋白尿。超声检查证实，大多数产妇于产后 6 周出现肾集合系统扩张。产后 12 周，超过 50% 的产妇表现有持续性尿潴留，其泌尿道感染的发生率明显增高。明显的肾肿大可持续至产后数周。

妊娠期肾小球滤过率增加约 50%，产褥期 8 周内，肾小球滤过率恢复正常或低于正常。产后 8 周，内生肌酐清除率恢复至正常。妊娠初期，肾血浆流量增加 25%，在妊娠晚期，肾血浆流量下降，然后持续下降至低于正常水平达 24 个月。正常水平恢复缓慢，超过 50~60 周。妊娠期糖尿消失。产褥期血尿素氮升高，妊娠晚期血尿素氮为 15mg/dL，而在产后第 1 周末，血尿素氮达 20mg/dL。

体液平衡及电解质

由于羊水流出及失血、胎儿胎盘娩出，产时及产后产妇体重平均下降 4.5~6kg。产褥期及随后 6 个月，由于妊娠期积聚的体液及电解质排出，产妇体重继续下降，平均降低 4kg。与普遍观点相反，哺乳对产后体重加速下降的影响最小。妊娠期体重增加幅度影响产后体重。无论肥胖者还是非肥胖者，妊娠期体重增加超过推荐范围者与未超出推荐范围者相比，产后 3 年体重增加。

产后第 1 周，净体液丢失量平均至少 2L。在随后的 5 周里，体液再丢失约 1.5L。产后第 1 周，水分丢失代表细胞外液丢失。产褥早期，预期负平衡须稍超过 100mEq 氯化物/kg 体重下降，负平衡可能是由于产妇细胞外液排泄造成的。在先兆子痫或子痫患者，产褥期水盐丢失更多。

产褥期血电解质变化表明，阴阳离子数量普遍高于产前。尽管产褥期全部可交换的钠减少，但是体内水分减少相对超过钠丢失。由于血浆黄体酮浓度下降，醛固酮拮抗剂减少，因此血清钠迅速增加。组织复旧导致细胞破坏造成产后血钾浓度升高。阳离子中增加的主要为钠，相当于 4.7mEq/L，阴离子增加量相同。因此，产后第 1 周末，血浆渗透压增加至 7mOsm/L。与氯离子转移相符，产后血清氯离子浓度稍下降，而血清碳酸氢盐浓度则增加。

代谢与生化改变

大约在产褥期第 2 天，总脂肪酸及游离脂肪酸恢复至非妊娠期水平。分娩后 24 小时，醛固酮及甘油三酯浓度明显下降，这种变化反映在所有脂蛋白组分中。血浆甘油三酯持续下降，产后 6~7 周达到非妊娠期水平。相比之下，血浆胆固醇水平下降缓慢；至少在产后 7 周，低密度脂蛋白胆固醇依然高于非妊娠期水平。

哺乳不影响血脂水平，与妊娠期相反，产后高脂血症对饮食调节敏感。

产褥早期，血糖浓度（空腹血糖及餐后血糖）下降，低于妊娠期及分娩期水平。在产后第2~3天，血糖浓度下降最显著。因此，糖尿病患者胰岛素需要量降低。产后第1周可确定胰岛素敏感性及非妊娠期血糖变化特点。如果以非产褥期标准去判断，那么对产褥早期进行的糖耐量试验结果的解释会出现错误。

产后游离血浆氨基酸浓度增加，于产后第2天或第3天快速恢复至正常非妊娠期水平，是利用减少及肾阈值提高的结果。

心血管系统改变

凝血功能改变

妊娠期及产褥期前列环素[前列腺素I_2（PGI_2）]及血栓素A_2增加，PGI_2是血小板聚集抑制剂，而血栓素A_2是血小板聚集诱导剂和血管收缩剂。产褥期，血栓素A_2与PGI_2之间的平衡移向以血栓素A_2占优势，因为此时血小板反应性增加。分娩后产妇凝血系统及纤溶系统发生了快速而显著的变化（表10-1）。产程中，纤维蛋白原浓度开始下降，至产后第1天降至最低点。此后，在产褥期第3天或第5天，血浆纤维蛋白原恢复至产前水平并维持至产后第2周，在随后的7~10天缓慢下降至正常非妊娠水平。Ⅷ因子及纤溶酶原变化方式相似。妊娠晚期，循环中的抗凝血酶Ⅲ下降。先天性抗凝血酶Ⅲ缺乏者（内源性X因子抑制剂）出现复发性静脉血栓栓塞性疾病，低水平的抗凝血酶Ⅲ与高凝状态有关。

在妊娠最后几个月，孕妇血浆纤溶活性大大减少，但是在分娩后迅速增加。在产后最初的几个小时，组织型纤溶酶原激活物（t-PA）活性增加，伴凝血酶时间稍延长、纤溶酶原激活物抑制因子下降及纤维蛋白裂解产物明显增多。蛋白C是重要的凝血抑制因子，其活性需要有非酶的辅因子蛋白S（以游离蛋白及复合物形式存在），无论总蛋白S水平，还是游离蛋白S水平，均在分娩后第1天增加。

正常妊娠期，凝血因子浓度增加，这是重

表10-1 产褥期凝血及纤溶功能变化

	产后时间				
	1小时	1天	3~5天	第1周	第2周
血小板计数	↓	↑	↑↑	↑↑	↑
血小板黏附	↑	↑↑	↑↑↑	↑	0
纤维蛋白原	↓	↓	↑	0	↓
凝血因子V	↑	↑	↑	↑	0
凝血因子Ⅷ	↓	↓	↑	↑	↓
因子Ⅱ、Ⅶ、X	↓	↓	↓	↓	↓↓
纤溶酶原	↓	↓↓	0	↓	↓
纤溶酶原激活物	↑↑	↑↑	0		
纤溶活性	↑	↑	↑↑	↑	
纤维蛋白裂解产物	↑	↑↑	↑↑		

箭头代表与妊娠晚期或产前相比变化的方向及变化的相对幅度，0代表恢复至产前水平，但不一定是非妊娠期水平。

(Data from Manning FA, et al. *Am J Obstet Gynecol* 1971;110:900; Bonnar J, et al. *Br Med J* 1970;2:200; Ygg J. *Am J Obstet Gynecol* 1969;104:2; and Shaper AG, et al. *J Obstet Gynaecol Br Commonw* 1968;75:433.)

要的储备,以补偿分娩过程中凝血因子的快速消耗,促进分娩后止血。然而,由于凝血因子大量激活,加之不活动、感染或分娩时损伤等情况,可能导致后期血栓栓塞并发症(详见第27章)。纤维蛋白、Ⅷ因子或血小板继发性增加(在产后1周仍高于非妊娠期水平)也是易诱发产褥期血栓形成的原因,而产后正常纤维蛋白溶解活性突然下降是预防这种风险的保护性机制。少部分女性产后出现激活纤溶系统的能力减弱,从而导致发生产后血栓栓塞并发症的风险增高。

血容量变化

分娩后第3周,总血容量由产前5~6L下降至非妊娠期水平4L,其中1/3降低出现在分娩时及分娩后不久,1/3降低出现在产后1周,其他变化则出现在哺乳期。妊娠期间,细胞外间隙水潴留导致血容量增加,这是一种保护性机制,能保证大多数产妇耐受分娩过程中相当量的失血。正常单胎经阴道分娩时,其平均失血量大约为400mL,而剖宫产分娩者失血量接近1L。如果在剖宫产同时行全子宫切除术,平均失血量大约增加至1500mL。双胎及三胎分娩者,其失血量与剖宫产分娩者相近,但是多胎妊娠孕妇血浆容量及红细胞代偿性增加更加明显。

分娩后产妇明显而快速调节血管收缩以适应产褥早期失血,这一点不同于非妊娠状态。分娩导致低阻力的子宫胎盘循环闭合,产妇血管床减少10%~15%。胎盘娩出后胎盘内分泌功能消失,导致刺激血管扩张的因子减少。

阴道分娩后3~7天,血容量下降伴红细胞压积增高(图10-3)。通过对剖宫产患者术后观察研究发现,血容量及红细胞压积均更加快速下降。在产褥早期,红细胞压积趋于稳定或仍下降。如果红细胞丢失少于血容量减少,那么则出现血浓缩。患者分娩时循环血量丢失20%或以上者将出现血稀释。子痫前期-子痫患者,外周血管收缩,过多的细胞外

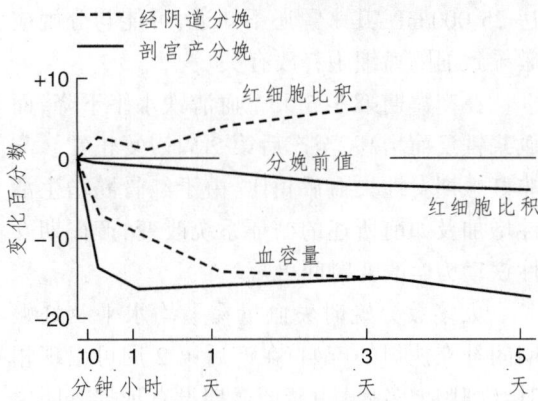

图10-3 经阴道分娩或剖宫产分娩后,产妇红细胞比积及血容量变化。数值以百分比表示,代表产前红细胞比积或血容量的变化。(Data from Ueland K, et al. Maternal cardiovascular dynamics. 1. Cesarean section under subarachnoid block anesthesia. *Am J Obstet Gynecol* 1968;100:42; PMID 5634434; and Ueland K, Hansen J. Maternal cardiovascular dynamics. 3. Labor and delivery under local and caudal analgesia. *Am J Obstet Gynecol* 1969;103: 8; PMID: 5761783.)

液回流,导致产后第3天血容量明显增加。产后第1天,为适应血容量增加导致的心房扩张,产妇血浆心钠素水平增加1倍,可能与产后尿钠排泄及利尿有关。患者分娩时失血较少时,产褥期出现明显血浓缩,特别是如果妊娠期存在红细胞增多症或红细胞增多相当明显时更易发生。

造血作用

妊娠期间,红细胞数量大约增加25%,而分娩时平均红细胞丢失大约为14%,因此与非妊娠期相比,产后红细胞数平均增高15%。分娩时突然失血,导致迅速而短暂的网状细胞增多(产后第4天达到峰值),产后第1周,促红细胞生成素水平中度增高。

妊娠期及产褥早期,孕产妇骨髓极度活跃,能向外周血中输送大量幼稚细胞。催乳激素在骨髓刺激中发挥次要作用。

分娩时出现明显的白细胞增多症,并延续到产褥早期。在产褥期开始,白细胞计数可高

达25 000/mL，其来源还不知道，可能与分娩应激导致的隔离细胞释放有关。

在产褥期第3~5天，血清铁水平下降，而血浆铁反而增高，至产后第2周恢复正常。与非妊娠期女性失血后相比，由于红骨髓增生活性增加及如前所述的循环系统改变，产褥期女性铁动力学改变时间更短。

大多数分娩时失血量在平均水平及妊娠期间补充铁剂的产妇，在产后第2周可出现相对红细胞增多症。由于产褥期没有证据表明增多的红细胞破坏，妊娠期增加的红细胞将根据其寿命逐渐消失。分娩后红细胞中度增加者，可导致铁储备增加。因此，正常产妇分娩后，如果产后5~7天，其红细胞压积或血红蛋白浓度等于或大于正常产前值，则不需要补充铁剂。在产褥晚期，红细胞计数逐渐下降至非妊娠水平，红细胞生成率恢复正常。

血流动力学变化

产褥期血流动力学调节主要发生在临产及分娩时（如产妇体位、分娩方式、麻醉或镇痛方法、失血量）。临产后，行局麻的产妇心输出量逐渐增加，分娩后心输出量即刻增加达高峰。与产前相比，此时大约增加80%。子宫收缩期间，中心静脉压、动脉压及每搏输出量增高，在没有疼痛及焦虑的情况下，脉率反射性下降。仰卧位时这些改变更加明显，而在侧卧位时，由于子宫收缩未影响静脉回流及无主动脉受压，因此这些改变最小（Poseiro效应）。硬膜外麻醉缓解疼痛、减轻焦虑、降低耗氧量，能通过减少产时逐渐增加的心输出量、降低产后即刻观察到的心输出量增加的绝对值而影响血流动力学改变。

血流动力学改变主要发生在分娩后即刻，在产褥早期恢复至非妊娠状态。产后最初5天，正常产妇血压轻度升高，其原因为子宫血管阻力增加及血容量暂时增加，少部分产妇舒张压可达100mmHg。产后2周内，心输出量（由多普勒及超声心动图检测）比妊娠38周时

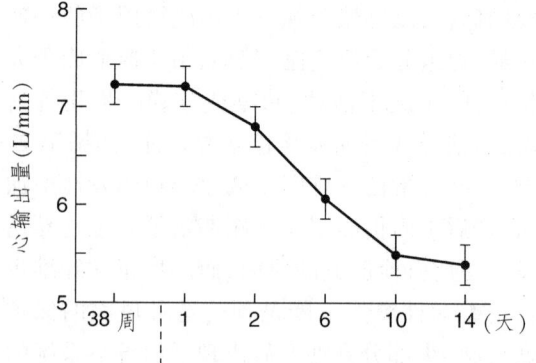

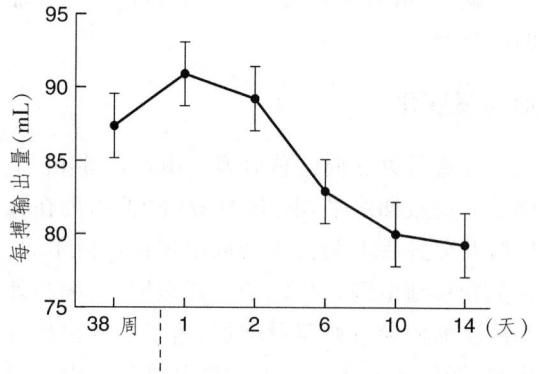

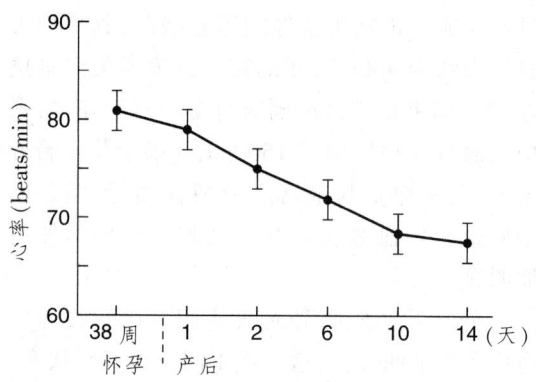

图10-4 正常分娩后，产褥期内产妇心输出量、每搏输出量及心率的变化。（Reproduced, with permission, from Hunter S, Robson SC. Adaptation of the maternal heart in pregnancy. *Br Heart J* 1992;68:540.）

的峰值下降28%，这种改变与每搏输出量下降20%、心肌收缩力指数轻度下降有关。妊娠诱发的心室肥厚产后恢复时间较其功能恢复时间更长（图10-4）。事实上，有限的数据支持心脏血流动力学恢复至妊娠前水平大约需要超过1年的时间。哺乳期与非哺乳期女性血流动

力学改变无差异。

呼吸系统变化

受腹腔脏器变化的影响及胸廓容量的限制,肺功能变化最迅速。产褥期肺容积发生改变,逐渐恢复至非妊娠状态。分娩后,由于腹腔对膈肌压力减小,因此总肺容量增加。静息通气量及耗氧量增加、运动反应效率减低会持续至产后最初数周。与妊娠前有氧代谢能力相比,产后缺乏活动与体重增加使有氧代谢能力下降,这种影响会持续至产后4~8周。

人体酸碱状态变化主要与呼吸功能改变相一致,妊娠特征是呼吸性碱中毒及代偿性代谢性酸中毒,而临产是一个过渡阶段。在第一产程末,首先出现明显的低碳酸血症($<30mmHg$)、血乳酸水平增高、pH值下降,这种状态会延续至产褥期。在数天内,PCO_2(35~40mmHg)升高至正常非妊娠期水平。孕激素通过中枢方式影响通气率,产后第1周,孕激素水平快速下降,导致PCO_2增高。碱剩余及血浆碳酸氢盐增加导致产后相对高碳酸血症,pH值与碱剩余逐渐增加,大约至产后3周恢复至正常水平。

妊娠期间,静息动脉PO_2及氧饱和度高于非妊娠女性。在分娩过程中,氧饱和度可能减低,特别是在平卧位,可能与心输出量降低及肺内分流数量相对增加有关。产后第1天,动脉氧饱和度增加至95%。产程中至产褥初期,根据第二产程经历的时间长短及严重程度,可出现过量耗氧。许多研究者认为,产后7~14天,产妇基础代谢率持续增加。由于轻度贫血、哺乳及心理因素影响,产褥早期静息耗氧量增加。

垂体-卵巢关系

分娩后血浆胎盘激素水平迅速下降。人胎盘催乳激素半衰期为20分钟,产后第1天,产妇血浆中不能测出。人绒毛膜促性腺激素(hCG)平均半衰期约为9小时,产后48~96小时内,产妇血浆hCG浓度下降低于1000mU/mL,产后第7天降至100mU/mL以下。hCG亚单位放射免疫检测方法的特异性与敏感性均较高,正常分娩后第11~16天,产妇血浆hCG消失。妊娠早期流产者,hCG下降速度较足月分娩慢。在葡萄胎清宫术后,其恢复正常所需时间更长。

胎盘娩出后3小时内,血浆17β-雌二醇浓度下降至产前的10%,产后第7天达最低水平。产后19~21天,非哺乳产妇血浆雌激素达到卵泡期水平(>50pg/mL),而在哺乳产妇,雌激素恢复至正常所需时间延长。哺乳产妇产后60~80天雌激素水平达到卵泡期水平(>50pg/mL),自然月经恢复。哺乳期闭经者,在产后180天内血雌激素水平明显降低(血浆雌激素<10pg/mL)。产褥期3~4天,乳房开始肿胀,这与雌激素水平明显下降相一致,印证了高雌激素水平抑制泌乳的观点。

孕激素代谢清除率较高,与雌二醇相同,其半衰期均以分钟计算。在产褥期第3天,血浆孕激素低于黄体期水平(<1ng/mL)。

妊娠期母血催乳素水平增高达200ng/mL或以上,分娩后,催乳素以波动方式下降。在非哺乳产妇,2周后血催乳素达到非妊娠水平(图10-5)。

在产后哺乳者,基础催乳素浓度保持在非妊娠期水平以上,婴儿吸吮时催乳素反应性大幅增加。随着哺乳期进展,每次吸吮乳汁时催乳素释放量下降。如果每天哺乳1~3次,那么产后6个月内血中催乳素恢复至正常基础水平;如果每天哺乳超过6次,那么基础催乳素浓度可维持在高水平并超过产后1年。妊娠晚期,外周催乳素浓度的昼夜节律(白天最低,夜间达高峰)消失,而在产后1周内非哺乳者会重新恢复。

产后最初10~12天,无论哺乳或非哺乳的产妇,其血中促卵泡激素(FSH)及促黄体生成激素(LH)浓度均非常低。随后数天,FSH、LH水平增加,在产后第3周达到卵泡期水平(图

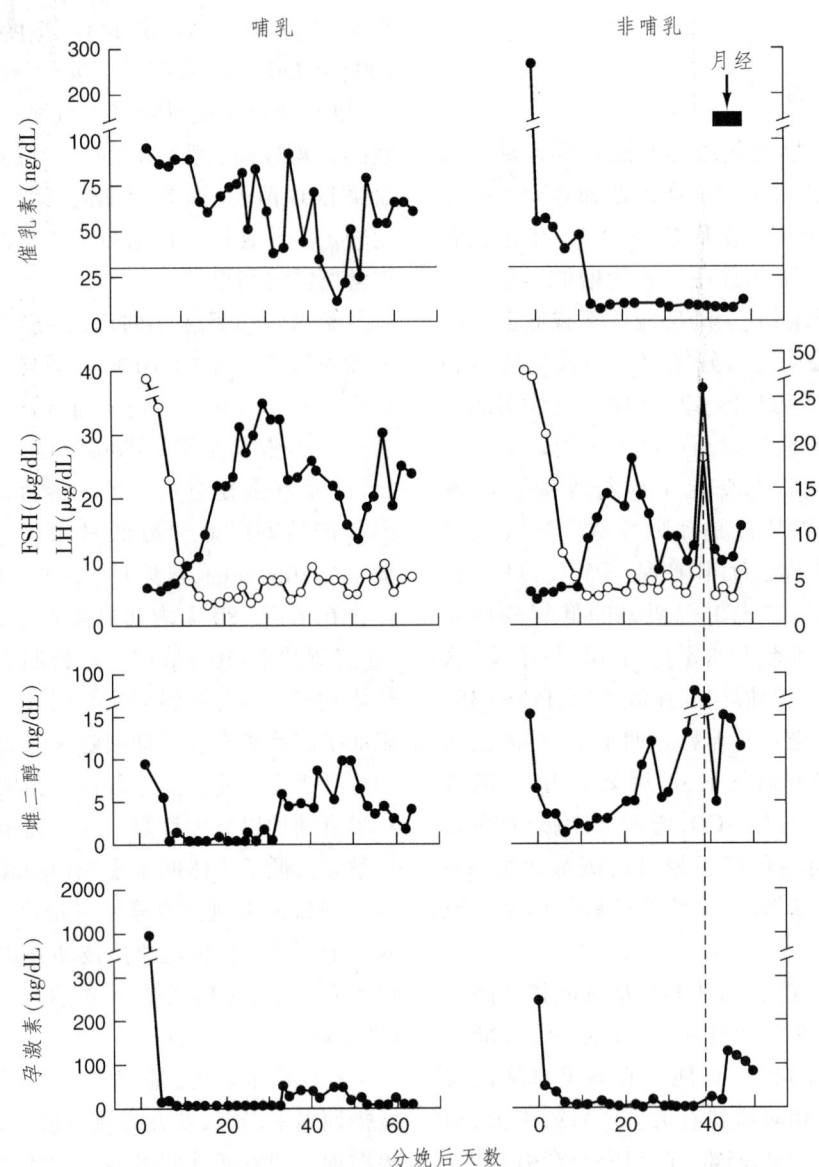

图 10-5 产褥期哺乳及非哺乳产妇血中催乳素、促卵泡激素(FSH)、促黄体生成素(LH)、雌二醇、孕激素水平。在催乳素图中,横线代表正常非妊娠期的催乳素范围。FSH、LH 单位转换为 mIU/mL,FSH 值除以 2,LH 值乘以 4.5。(Reproduced, with permission, from Reyes FI, Winter JS, Faiman C. Pituitary-ovarian interrelationships during the puerperium. *Am J Obstet Gynecol* 1972;114:589.)

10-5)。此时出现睡眠时明显的 LH 脉冲峰,正常排卵周期恢复时消失。从产后闭经到恢复周期性排卵的过程与青春期发育过程较相似,睡眠时促性腺激素分泌增加。产后自发性恢复过程或以外源性促性腺激素释放激素(GnRH)刺激下,FSH 释放较 LH 明显。产褥早期,垂体对 GnRH 刺激反应相对不敏感,但是产后 4~8 周,垂体对 GnRH 的反应性明显提高。产后低水平 FSH 及 LH 与妊娠期内源性 GnRH 分泌不足密切相关,导致垂体促性腺激素耗竭。妊娠晚期高水平雌激素及孕激素与内源性阿片活性物质增加有关,在产褥期,该物质抑制

GnRH 活性。产后 10 天应用长效 GnRH 激动剂可加快 FSH 及 LH 分泌的恢复。

卵巢活动恢复正常要在断奶后，哺乳刺激本身或催乳素水平增高均可抑制促性腺激素脉冲式分泌。哺乳期的高催乳素血症可能并不完全抑制促性腺激素分泌，嗅隐亭治疗可抑制哺乳引起的高催乳素血症，但不能抑制促性腺激素分泌。哺乳期间与哺乳有关的感觉传入（如果足够强），会释放缩宫素、内源性阿片物，影响下丘脑对促性腺激素分泌的控制，可能抑制 GnRH 脉冲式分泌。

产后 8 周，在完全母乳喂养的产妇，其卵巢功能仍受抑制，但多数能恢复低水平及不同频率的 LH 脉冲式分泌。然而，GnRH 或 LH 脉冲分泌存在或缺乏并不预示卵巢功能的恢复时间。

产后首次排卵时间是不同的，哺乳可推迟排卵。在非哺乳产妇产后 6 周检查中发现，10%~15% 有排卵，大约 30% 在产后 90 天内恢复排卵。在首次排卵周期中，有 35% 的女性出现黄体期异常缩短。由子宫内膜活检确定的排卵最早出现在产后 33 天。早期妊娠流产或异位妊娠者，终止妊娠后的排卵恢复时间较足月产后者快（14 天），而且与足月妊娠者相比，绝大多数女性在流产后第 1 次月经前已有排卵。

在产后 7 周内，哺乳产妇行子宫内膜活检未发现子宫内膜分泌期表现。如果仍在哺乳而且无月经复潮，那么在产后第 10 周之前恢复排卵是罕见的。营养状况良好的产妇如果延长哺乳时间，则产后 6 个月恢复排卵者不足 20%。哺乳产妇中月经及排卵恢复时间有很大差异，其原因是由于在哺乳时吸吮刺激强度及部分断奶（添加辅食）方面存在个体差异。应强调的是哺乳不是可靠的避孕方法，因为在西方社会，哺乳期不孕的持续时间相对很短。如果不需要妊娠者，必须应用某种避孕措施。在哺乳期间闭经者有无保护性行为，但在月经恢复后采取了其他避孕措施者，在闭经最初 6 个月妊娠者仅为 2%。在不发达国家，哺乳期闭经及不孕可能持续 1~2 年，这与频繁哺乳及产妇营养状况差有关。当产妇饮食摄入改善，月经恢复至少提前 6 个月。

其他内分泌改变

妊娠期垂体逐渐增大，足月时其重量增加 30%~100%。MRI 显示，妊娠期间垂体高度呈线性增加，大约为 0.08mm/周。产后第 1 周垂体大小仍然增加，产后 1 周以后，在哺乳及非哺乳产妇，垂体快速恢复至正常大小。

垂体生理性肥大与垂体催乳激素细胞数量增加有关，但是垂体生长激素细胞减少，因此在妊娠中后期及产褥早期，生长激素分泌受到抑制。整个妊娠期，孕妇循环中胰岛素生长因子（IGF）-1 水平增加，因此推测并已于近期证实与胎盘生长激素有关。孕妇 IGF-1 水平与明显的胎盘生长激素变化高度相关，但是与妊娠期及产褥初期胎盘催乳素无关。

在妊娠晚期及产褥早期，垂体生长激素细胞对生长激素释放激素及胰岛素刺激反应降低，无论其抑制作用（可能为生长激素细胞分泌增加）可能是什么，但其作用可持续至产后早期。

分娩后，胎盘催乳素快速消失，生长激素维持在低水平，因此在产褥早期出现相对的抗胰岛素因子缺乏。此时出现空腹血糖降低、糖尿病患者胰岛素需要量下降。妊娠期糖尿病患者糖耐量试验证实，分娩后 3~5 天试验结果异常者仅有 30%，产后 6 周仍有糖耐量异常者仅 20%。由于产褥早期为碳水化合物代谢的一个过渡期，因此糖耐量试验结果的解释应慎重。

产后立即测定甲状腺功能也是有困难的，这是因为许多指标波动较快，特别是血浆甲状腺素水平及其他甲状腺功能指标在分娩及产后 12 小时最高，分娩后第 3 或第 4 天下降至产前水平。产后雌激素下降导致继发循环血清甲状腺素结合球蛋白降低及结合甲状腺激素逐渐下降，而产后血清促甲状腺激素（TSH）与妊娠期或非妊娠期相比并无差异。正常情况下，分娩后给予甲状腺激素释放激素可导致 TSH 及催乳素升高，这种反应在哺乳及非哺乳产妇是相似的。由于妊娠与某些免疫抑制作用有关，因此自身免疫性甲状腺疾病患者产后可出现甲状腺功能亢进或甲状腺功能低下的复发。产后无乳汁分泌及卵巢功能恢复延迟可能是产后甲状腺功能低下的结果。垂体梗死导致的席汉氏综合征患者，由于垂体前叶功能不全，产后可出现精神萎靡不振及黏液性水肿。

妊娠期，孕妇血浆总体及非结合型（游离型）皮质醇、促肾上腺皮质激素（ACTH）、免疫反应性促肾上腺皮质激素释放激素（CRH）及 β-内啡肽逐渐增高，临产后进一步增高。血浆 17-羟皮质类固醇水平增加，妊娠 40 周时达 4~14μg/dL，临产后增加 2~3 倍。分娩后，ACTH、CRH、β-内啡肽迅速下降，产后 24 小时内恢复至非妊娠水平。产前皮质醇值在产后第 1 天开始恢复，直到产后第 1 周末，皮质醇及 17-羟皮质类固醇才恢复至正常非妊娠期水平。

妊娠期总皮质醇（不是非结合的部分）与皮质醇结合球蛋白（CBG）同步增加，高浓度孕激素可使皮质醇与 CBG 分离，但不能解释游离皮质醇水平增加，因为唾液中孕激素水平（检测非结合型激素）无改变，而在妊娠期及产褥期，唾液中皮质醇维持正常昼夜节律。妊娠期，下丘脑-垂体对糖皮质激素反馈抑制作用敏感，导致孕激素下调，而垂体以外来源的 ACTH、下丘脑以外（如胎盘）来源的 CRH 是血浆 ACTH 水平增加的原因，而且地塞米松不能完全抑制 ACTH 水平。

妊娠晚期，胎盘产生大量 CRH，释放至孕妇血循环中，导致妊娠期肾上腺皮质醇增多症。现有证据表明，CRH 可刺激孕妇垂体产生 ACTH，而同时敏感性降低的垂体进一步受到 CRH 的刺激，孕妇下丘脑仍控制 ACTH 产生（可能由血管加压素分泌所介导），以保证正常应激反应及维持昼夜节律。

总之，妊娠期间，在增高的雌激素及孕激素影响下，下丘脑-垂体对皮质醇反馈的敏感性重新调节，这种改变将持续至产后数天。几项研究已证实，孕妇围生期皮质醇及 β-内啡肽水平变化与产后情绪障碍有关。

妊娠晚期尿中 17-酮类固醇排出增多，这是胎儿胎盘单位及卵巢雄激素前体增加的结果，分娩时 17-酮类固醇排泄量再增加 50%。分娩后第 1 天，17-酮类固醇排泄量恢复至产前水平，产后第 1 周末恢复至非妊娠状态。妊娠晚期，与非妊娠女性相比，平均睾酮水平增加 3~7 倍。产后增高的睾酮下降，性激素结合球蛋白（SHBG）逐渐下降，二者变化相平行。雄烯二酮很少与 SHBG 结合，产后第 3 天快速降至非妊娠水平。与之相反，产后血浆硫酸脱氢表雄酮浓度仍较非妊娠女性低，因为在产褥早期其代谢清除率持续增高。产褥期，持续高水平的 17-酮类固醇或雄激素提示卵巢功能异常。产后最初 2 小时，血浆肾素、血管紧张素Ⅱ下降至非妊娠期水平。这表明肾外来源的肾素随着胎儿及胎盘娩出而消失。

关于其他激素在产褥期的改变所知很少，包括醛固酮、甲状旁腺激素、降钙素等，这些重要的内分泌激素在产褥期的变化还需进行深入研究。

De Santis M, Cavaliere AF, Straface G, Caruso A. Rubella infection in pregnancy. *Reprod Toxicol* 2006;21:390. PMID: 16580940.

Hellgren M. Hemostasis during normal pregnancy and pueperium. *Semin Thromb Hemost* 2003;29:125. PMID: 12709915.

Mulic-Lutvica A, Axelsson O. Postpartum ultrasound in women with postpartum endometritis, after cesarean section and after manual evacuation of the placenta. *Acta Obstet Gynecol Scand* 2007;86:210. PMID: 17364285.

Reader D, Franz MJ. Lactation, diabetes and nutrition recommendations. *Curr Diab Rep* 2004;4:370. PMID: 15461903.

Vesco KK, Dietz PM, Rizzo J, et al. Excessive gestational weight gain and postpartum weight retention among obese women. *Obstet Gynecol* 2009;114:1069. PMID 20168109.

产褥期行为与管理

大多数患者分娩后住院时间为2~4天,仅有3%阴道分娩者及9%剖宫产分娩者因分娩相关的并发症而需要延长产后住院时间或再次住院。尽管产后可能出现很多有意义的症状(会阴部疼痛、哺乳困难、泌尿道感染、排尿及排便失禁、头痛等),如果给予恰当的教育与指导、如果对婴儿护理及母乳喂养有信心、如果家中有充分的支持,那么大多数产妇能在正常阴道分娩后2天安全出院回家。无分娩并发症的产妇及新生儿可选择提早出院,但应符合出院标准,安排好随访。最佳护理包括产后第4天进行家庭护理访问。

提早出院的不利方面是增加某些新生儿高胆红素血症及新生儿感染(如B组链球菌)者再次住院的风险。

运动与休息

产后尽早活动对患者有益,早期活动可使患者感受健康、促进子宫复旧、改善子宫引流、减少产后血栓栓塞发生率。如果无分娩并发症,则产妇应尽早下床活动。尽早活动并不意味着马上恢复正常的运动或工作,产妇经常抱怨嗜睡和疲倦,因此产后充分休息是必不可少的。要使产妇充分放松,调整心态去承担新的责任,每天安排几个小时的休息时间是有帮助的。许多产妇在产后几个晚上睡不好,担心每天要花多少时间来照看新生儿。

在无分娩并发症者,可恢复更剧烈的运动、爬楼梯、举重物、乘车或开车、进行肌肉锻炼等,无需推迟。具体的建议应个体化,目前美国妇产科学协会的意见是在身体健康允许的前提下,支持逐步恢复日常锻炼,这些锻炼可能在妊娠期已经停止了。即使在产后几天内选择恢复运动者,尚未发现与恢复运动有关的产妇并发症。产后运动并不影响哺乳或新生儿体重增长,而且可能有助于缓解焦虑或减少产后抑郁症的发生率。

饮食

无合并症的产妇可根据其意愿尽早恢复正常饮食,推荐进食富含蛋白的食物、水果、蔬菜、乳制品及大量液体摄入,特别是哺乳者。据估计,产妇需要的热量大约为500kcal/d,高于非妊娠者及非哺乳者推荐的水平。产褥早期推荐每天持续补充维生素——矿物质,哺乳者摄入热量维持在1000mg/d,鼓励大量饮水,以保持充分的液体入量。剖宫产术后,没有证据证实尽早进食固体食物可影响安全或导致不适,因此可允许患者自行决定术后何时开始进食。事实上,只要患者能耐受,尽早进食是安全的,可提高患者的满意度,减少住院时间,加快恢复至正常饮食及肠功能恢复。

膀胱护理

大多数产妇在分娩过程中排空膀胱或安置导尿管,即使如此,在产后12小时内可出现严重的膀胱充盈。第二产程延长或手术分娩可能损伤膀胱底,影响正常排尿。如果这种情况超过产后3天,可导致长期尿潴留。在某些情况下,膀胱过度充盈可能与疼痛或局麻有关,膀胱出口机械性梗阻可能继发于水肿或局部血肿,功能性梗阻可能继发于疼痛,逼尿肌无力可能是由于产程中膀胱过度充盈所致。产后最初几天,产妇常出现明显的多尿,膀胱在相当短的时间内即可充盈,因此产科患者与其他大多数手术患者相比,需要更加频繁地导尿。如果患者产后不能排尿或完全排空膀胱,那么分娩后,应间隔6小时导尿1次。间歇性导尿优于保留尿管,因为可以减少泌尿道感染的发生率。但是,如果膀胱充盈超过1000mL,通常需要保留导尿管1~2天,以确保无残余尿,降低膀胱内压力。产后排尿功能异常很常见,多为自限性,3天内常可恢复正常。

产褥早期,真性无症状性菌尿的发生率约为5%。有既往泌尿道感染病史、传导麻醉、分娩及术中导尿者应行中段尿细菌培养。确诊为菌尿者应行抗生素治疗；否则30%患者菌尿可持续存在。治疗3天即可，避免在哺乳产妇延长抗生素使用。

肠功能

妊娠本身与胃排空有关，但是产后胃肠活动常延迟。产后出现的轻度梗阻、会阴部不适、产后其他途径导致的体液丢失等导致产褥期易发生便秘。可在产后第2天的晚间口服含镁牛奶15~20mL，通常可在次日早上刺激肠蠕动。如果无效，可应用直肠栓剂，如比沙可啶，或以少量自来水或油保留灌肠。如果饮食中含有足够的粗纤维，那么可轻微刺激肠蠕动。大便软化剂，如琥珀酸二辛酯磺酸钠，可缓解早期肠蠕动引起的不适。痔疮引起的不适是产后常见的主诉，通常对保守治疗有效，如外敷、含糖皮质激素的栓剂、局部麻醉喷剂或润滑剂、盆浴等，产后痔疮仅在形成广泛血栓时才需要手术治疗。

经阴道手术分娩及会阴裂伤可累及肛门括约肌，增加大便失禁的风险。产后3个月，5%的产妇会出现不同程度的大便失禁。大便失禁常因为产妇难以启齿而推迟就诊。大便失禁多为一过性的，但是如果持续超过6个月，需要进行检查及给予恰当治疗。

洗浴

产妇一旦下床活动，即可淋浴。如果环境清洁，盆浴也是安全的。但是与盆浴相比，多数产妇更喜欢淋浴，因为产后初期往往会有较多恶露流出；而盆浴有助于缓解会阴部疼痛。产褥早期禁行阴道灌洗。如果产妇感觉舒适，也可使用卫生棉条。

会阴护理

在产后会阴护理中，对无并发症、会阴切开术后修复或裂伤修复满意者，通常不需要超常规的盆浴或淋浴及镇痛。

分娩后会阴部即刻冷敷（通常以冰敷）可减少创伤性水肿及不适。会阴部应以肥皂轻柔清洗，每天至少1或2次，排尿或排便后均应清洗。会阴部保持清洁可加速愈合。与热水坐浴相比，冷水或冰水坐浴对某些产妇可明显缓解会阴部疼痛。因此可在温水浴中添加冰块，坐浴20~30分钟。冷可通过减少神经末梢刺激、减慢神经传导、促进局部血管收缩而减轻水肿、抑制血肿形成、减少肌肉兴奋与痉挛而缓解疼痛。非甾体类抗炎药物可缓解会阴侧切处疼痛，其疗效优于对乙酰氨基酚或丙氧芬。

会阴侧切术或裂伤修复术后应每天检查，会阴正中旁切开术者，出现3度或4度裂伤或切口延伸或广泛挫伤或水肿可导致会阴部剧烈疼痛。持续或异常疼痛者，应检查阴道和（或）直肠，确定有无血肿、会阴部感染或可能其他严重情况，如血管神经性水肿、坏死性筋膜炎或会阴蜂窝织炎等。虽然会阴局部很难预防污染，但是会阴侧切伤口很少发生感染。在感染情况下，局部热敷与冲洗可使感染消退。如果无效，则需及时应用恰当的抗生素治疗。在罕见情况下，应将伤口广泛开放，拆除缝线，建立充分的引流。

子宫收缩剂

第二产程后和（或）胎盘娩出后，预防性应用缩宫素有助于预防产后出血及促进子宫收缩。常规应用麦角制剂或前列腺素与缩宫素疗效相同，但是其副作用明显增加。显然，目前无证据支持在产褥期立即预防性应用子宫收缩剂，这些治疗仅用于有特殊指征的患者，如产后出血或子宫收缩乏力。

情感反应

分娩正常的新生儿后，几乎每个产妇均会出现几种基本的情感反应。首先出现的情感是极大的缓解，随后会出现幸福感，感激新生儿安全降生。在新生儿出生后，母亲常见的行为表现为触摸、拥抱新生儿，为新生儿梳理头发。在正常情况下，这种行为可快速增强母亲对孩子的情感。但是，不是所有母亲均会做出这种反应。有些母亲甚至要远离新生儿，这些反应是常见的、生理性的、相对轻而暂时性的"产后忧郁症"的表现，产后产妇发生率为50%~70%，更严重者可表现为产后抑郁症，产褥期精神病则更加罕见。

产妇中产后忧郁症发生率高达70%，是一种正常的心理调节或反应，一般特点为啼哭、焦虑、烦躁及不安等，症状表现多种多样，包括抑郁、不足感、兴高采烈、情绪波动、困惑、注意力难以集中、头痛、失眠、人格分裂及对宝宝的消极情绪。这些暂时性表现通常发生在产后最初几天，产后10天症状消失，但是产后数周仍可出现情绪波动。产后忧郁症是自限性的，通过放松身体及得到安慰而缓解。有证据表明，住院期间母婴同室可减少产妇焦虑发生，增加母乳喂养的成功率。

新生儿早产或疾病将推迟母婴早期接触，可能对快速而全面的正常母性反应有不良影响。产褥期压力因素（如婚姻不忠或失去朋友导致其自我封闭、专注于新生儿）会使产妇感觉失去支持，可能干扰母儿情感的建立。

当宝宝死亡或有先天性出生缺陷，产科医师应尽可能告知父母有关问题。应强调宝宝正常、健康的表现及可能需要治疗的方面，当前所能提供的矫正治疗及正在进行的有希望的研究。发生围产期胎儿死亡时，应向悲伤的父母提供帮助。应鼓励父母在婴儿出生时或出生后去看及抚摸新生儿，即使胎儿死亡或有异常存在，也应鼓励父母这样去做。在婴儿埋葬后，足印、头发或照片等纪念品可成为父母的安慰。在产褥期，产科医师应帮助失去婴儿的母亲度过悲伤、沮丧失望的时期，根据悲伤异常反应评价来提供精神疏导。严重悲伤表现为在3~4个月内由于失落感而不能进行工作，随之出现自信心低落。

产褥期性生活

在分娩后，要推迟正常妊娠前的性生活。但是当产妇会阴恢复及阴道出血停止后，恢复性生活是安全的。产后恢复性生活的平均时间为6周，而恢复正常性反应需要12周，但是产妇间性欲及性行为存在很大差异。妊娠晚期性功能明显下降，约在产后3个月达到最低，产后6个月内逐渐恢复。妊娠期间，由于孕妇缺乏了解，担心性生活会对妊娠结局产生不良影响，因此减少性生活。身体变化，如体重增加、乳腺压痛、焦虑、疲劳等可能也是导致妊娠期避免性生活的原因。

产后大多数产妇会表现为产褥早期性欲低下或缺乏，其原因为疲倦、虚弱、性交痛、阴道干涩、尿失禁或便失禁、阴道分泌物异常或害怕愈合的会阴部损伤等。早期盆底肌肉锻炼对女性性功能恢复有积极作用。不同的研究发现，母乳喂养、胎吸分娩、会阴Ⅰ度以上的裂伤、大便失禁、以往性交痛病史者等为预测产后6个月性交痛的有意义指标。受会阴伤口的部位及会阴或阴道愈合状态、性欲恢复、由于哺乳而导致的阴道萎缩等情况影响，大约90%的产妇会在产后6个月内重新开始性生活。产后性功能恢复是一个渐进而稳定的过程，至产后12个月，80%~85%的女性认为其性生活无改变，仅10%~15%的女性认为其性生活变差。至产后12~18个月，分娩方式对性功能无影响，而且在无会阴侧切的阴道分娩者、重度会阴裂伤者或再次手术者及选择性剖宫产者之间，其性生活满意度或异常方面无差异。

产妇出院前应向其提供性生活方面的咨询，告知产褥期性兴趣正常波动是恰当的，无性交的性选择可增强双方的愉悦和情感表达。睡眠及休息、伴侣的情感及支持至关重要。性交中发生射乳是值得关注的问题，因此性亲密前哺乳是有益的。如果需要，一般可在产后3周开始恢复性生活。在产后哺乳闭经者中，由于循环中雌激素水平低下，常导致阴道萎缩，水溶性润滑剂或阴道应用雌激素乳膏可改善阴道萎缩。应告知产妇，产后6周开始性生活者，至少有50%会出现性交痛，而且可能会持续至产后1年。性交痛也可发生在剖宫产患者及非母乳喂养并应用口服避孕药者。

产后免疫

预防Rh同种免疫

产后注射$Rh_o(D)$免疫球蛋白(商品名包括Gamulin Rh、HypRho-D、RhoGAM)有助于预防Rh阴性孕妇出现胎儿Rh阳性红细胞进入孕妇血而导致孕妇致敏。随着胎儿胎盘出血量增加，孕妇致敏的风险性增加。正常情况下，胎儿血进入母血循环的量小于0.5mL。$Rh_o(D)$免疫球蛋白的常用剂量为300μg，超过一般所需的剂量，300g将会中和大约30mL胎儿全血(或15mL Rh+胎儿红细胞)。如果新生儿贫血或其他临床症状提示存在大量胎盘出血，进入母血循环的胎血量可通过Kleihauer-Betke涂片进行评估，并据此调节$Rh_o(D)$免疫球蛋白应用剂量。

无资质的流产后或产后符合以下标准者需给予$Rh_o(D)$免疫球蛋白治疗：①产妇必须是$Rh_o(D)$-阴性，无Rh抗体；②新生儿必须是Rh(D)阳性或Rh(D)阴性/Du-阳性；③脐带血必须是库姆试验阴性。如果满足这些标准，1:1000稀释的$Rh_o(D)$免疫球蛋白与母血红细胞交叉配对试验，以保证匹配，产后72小时内肌肉注射$Rh_o(D)$免疫球蛋白1mL(300μg)。如果超过72小时，则建议给予免疫球蛋白，而不是拒绝应用，因为其在产后14~28天仍有抗致敏的保护作用，而发挥作用的时间在患者间有差异。应用Rh免疫球蛋白限于72小时是基于一项有局限性的研究，其研究对象为狱中的患者，间隔3天才允许进行随诊；因此，超过3天应用Rh免疫球蛋白未进行过研究。当孕妇血清学试验可疑Rh因子致敏者，应在产后或流产后应用$Rh_o(D)$免疫球蛋白。

流产后女性致敏的平均风险约为足月妊娠与分娩者的50%，后者为11%。妊娠至12周出现流产者，母血中可有较小量的Rh免疫球蛋白，因此50μg的剂量足以中和2.5mL的Rh-阳性胎儿红细胞。即使孕妇接受$Rh_o(D)$免疫球蛋白治疗，再次妊娠时仍需进行筛查，因为产后预防性治疗仍有失败的可能。治疗失败与产后$Rh_o(D)$免疫球蛋白治疗不充分、以往妊娠因滴度非常低而未检测到、不可原谅的疏忽等因素有关。产后常规筛查可识别过多的母儿出血，严格坚持指南推荐，使未致敏的Rh-阴性女性能有效预防产后致敏。

风疹疫苗接种

在育龄妇女中，有10%~20%无风疹病毒免疫力或未感染过风疹病毒。检测风疹病毒免疫的恰当试验是血清免疫球蛋白G，风疹病毒易感者在产褥期即刻应用风疹病毒减毒活疫苗(RA27/3株)是安全而有效的。与早期疫苗相比，该疫苗有更高的免疫原性，而且有一价、二价[麻疹-风疹(MR)]及三价[麻疹-腮腺炎-风疹(MMR)]等形式。产后接种疫苗的产妇大约有95%出现血清转化，哺乳期接种MMR疫苗无禁忌证，不会导致新生儿感染病毒。接受风疹病毒疫苗者是不会传染的，而且不会传染给其他易感儿童或成人。此外，同时给予其他免疫球蛋白，如Rh-免疫球蛋白，抗风疹病毒的血清学反应是满意的。应告知接种疫苗者，风疹病毒疫苗接种可能出现短暂的副反应。不足25%的患者可能出现低热、乏力等轻度症状，不足10%的患者可能出现关节痛、皮疹等；明显的关节炎极少发生。在成年女性中，急性多发性关节炎的发生率为10%~15%。2001年，美国疾病控制与预防中心(CDC)将风疹病毒疫苗接种后安全妊娠的间隔时间由3个月改为1个月。妊娠期间接受疫苗接种者不是终止妊娠的指征。理论上讲，由妊娠早期疫苗接种而导致的先天性风疹病毒感染的最大风险是1%~2%。

产后Tdap(破伤风、白喉、百日咳)疫苗接种

在美国，随着成年人及青少年中百日咳发

病率的增长,百日咳向包括婴儿在内的易感人群传播风险增加。婴儿只有接受至少3个剂量的百日咳疫苗接种后才能对百日咳产生完全的免疫力,因此,出生6个月以内的婴儿最易感染。百日咳可通过接种疫苗而预防,但是百日咳疫苗接种后5~10年,儿童抗百日咳的免疫力下降,因此青少年及成人再次成为百日咳的易感人群。自2000~2004年,在美国的发病患者中,小于12个月的婴儿占19%,而其病死率高达92%。在百日咳患者中,63%需住院治疗,13%被误诊为肺炎。产后应用Tdap疫苗可为婴儿提供保护。

免疫实践咨询委员会(ACIP)推荐,在以往未曾接受过Tdap疫苗(包括哺乳期女性)的孕妇,在产后出院前常规应用Tdap疫苗。如果出院前不能应用Tdap疫苗,应在条件允许的情况下尽快应用。Tdap剂量可取代10年后再次应用Td疫苗。目前,孕期应用Tdap疫苗尚缺乏安全性方面的资料。

产后流感疫苗接种

在美国,ACIP推荐应用通用流感疫苗。CDC将孕妇作为高危人群,因为孕妇易发生流感,而胎儿并发症的发生风险也增加。因此,一旦九月份流感季节开始,即应在这些女性中应用"流感疫苗"。流感疫苗中含有灭活病毒,需肌肉注射,孕期应用安全。孕期应用鼻腔喷雾流感疫苗是不安全的,因为这种疫苗中含有减毒的活流感病毒。如果孕妇妊娠期未接受流感疫苗接种,那么应在产后立即应用流感疫苗。ACIP强烈推荐,家人及看护者接触6个月以下的幼儿时均应接种流感疫苗,因为幼儿流感并发症的发生风险较高,而且因其太小,自身不宜接种流感疫苗。产褥期女性可选择流感疫苗注射或鼻腔喷雾。

避孕与绝育

虽然产前护理阶段是讨论计划生育问题的理想阶段,但是公认的较方便的时期是在产褥初期,应在出院前在一名合格的护士、医师或医师助手或教育工具帮助下决定计划生育问题。在非哺乳者,无排卵性不孕可持续大约5周,而在完全哺乳者,可持续超过8周。产后1年中,哺乳期妊娠率为1%~2%。

在美国,输卵管绝育术是最常应用的避孕方法,是希望永久绝育女性选择的方法。在剖宫产时行输卵管绝育术较简单,或无合并症者在阴道分娩后48小时内进行,不延长住院时间或增加手术发病率。年龄小于30岁、产次少或新生儿结局不确定者、婴儿生存不肯定者,均不建议进行绝育术。在许多夫妇,可延期至产后6~8周行输卵管绝育术,这样可有充裕的时间确保婴儿是健康的。应充分了解永久性绝育的影响,根据美国在绝育方面的协作评价结果,这样做可以降低负罪感及术后后悔。有许多不同的手术方法,包括在宫腔镜下输卵管内放置Essure(Conceptus公司,加州山景城),其优点在于避免腹部手术。

应向患者讲明绝育手术失败的风险、长期的效果、医疗风险及可能存在的心理社会反应。患者常在最后时刻出现动摇,在这种情况下,建议推迟至产褥期以后。产后绝育术的10年失败率为1%~3%,不同绝育方法的失败率有差异。产后或输卵管结扎术中的风险是少见的,死亡率为2~12/100 000例。远期并发症,如输卵管绝育术后综合征(月经不规律、经期腹痛加重)发生率为10%~15%,但是前瞻性病例对照研究结果未能证实这些症状发生率较对照组更高。

根据一些研究,哺乳者利用哺乳期闭经阶段进行避孕的有效率达98%,避孕保护时间长达6个月,同时应用孕激素可增强避孕效果。月经复潮后,可以开始应用安全期避孕法。该方法的妊娠率与屏障避孕法妊娠率相似,可通过评价宫颈黏液变化和(或)基础体温变化来判断围排卵期。患者应意识到,安全期避孕法并不总是可靠的,可能增加妊娠的机会,特别是那些月经周期不规律者。

产后复查时,指导夫妻应用杀精剂、避孕套来避孕或两种方法同时应用;这些方法失败率为1.6~21/100例妇女每年。生殖器官复旧前不适宜应用阴道隔膜,特别是哺乳女性,由于阴道干涩而导致放置困难。应同时使用含有壬苯醇醚-9的杀精润滑剂,阴道隔膜避孕失败率为2.4~19.6/100例妇女每年,大龄女性、避孕目的明确、有经验或阴道隔膜放置熟练者避孕失败率最低[与宫内节育器(IUD)相比]。

结合激素避孕药,包括片剂、贴剂或环可抑制卵巢排卵功能、增加宫颈黏液黏稠度、降低子宫内膜容受性。因为考虑到产后高凝状态,所以口服避孕药应推迟至产后6周开始使用。值得注意的是,与结合激素避孕药相比,阴道环产生的雌激素水平最低。常规应用结合激素避孕药失败率为7%~8%,其原因主要为漏服或在7天无药间隔期后未重新开始服用。研究不能确定雌激素可减少泌乳,有些研究证实,口服避孕药对母乳喂养的婴儿无不良影响。仅含孕激素的口服避孕药(炔诺酮0.35mg/d)不抑制乳汁分泌,而且实际上可以增加乳汁分泌,因此选择此类避孕药更加安全。母乳喂养的避孕有效性最大,当哺乳频率降低时,应补充或改变避孕方法。应用长效孕激素,如长效醋酸甲羟孕酮(狄波-普维拉;辉瑞制药,纽约),150mg肌肉注射或104mg皮下注射,每3个月1次,避孕效果好(避孕有效率超过99%),哺乳期女性服用不增加血栓栓塞或减少泌乳的风险。但是考虑到与治疗相关的闭经期延长、生育恢复延迟、不规则阴道出血所带来的不便、体重增加、皮肤改变、可逆性骨密度下降及脂代谢改变等因素,是导致停药的可能原因。另一方面,长效醋酸甲羟孕酮中的孕激素水平可提高癫痫发生的阈值,癫痫症患者适宜采用该方法避孕。

哺乳期(产后即刻或产后6周)宫腔内放置左炔诺酮可有效避孕,而且不影响哺乳或婴儿生长。但是该方法支持者少,可能是因为不规则出血、费用高及放入与取出困难等。

放置IUD(含铜的TCu 380 Ag)(Eurim-Pharm Vertriebs GmbH & Co KG 制药公司,奥地利)及ParaGard T380A(Duramed Pharmaceuticals Inc. 波莫纳,美国纽约)、释放孕激素的孕酮环(詹森制药有限公司,泰特斯维尔,美国新泽西州)或左炔诺酮释放系统曼月乐(拜耳医药保健有限公司,韦恩,美国新泽西州)可高效避孕(<2~3次妊娠/100妇女每年),IUD不是促使流产的方法。IUD应在产后首次随访时放置,但是也可在产后马上放置,后者IUD排出的发生率高于前者。IUD主要副作用包括放置后最初2周盆腔感染(<1%)、子宫穿孔(<1%)、IUD脱落(<3%)、异常子宫出血。与未采取避孕措施者相比,放置曼月乐或ParaGard者异位妊娠发生风险较低。哺乳期放置IUD者发生子宫穿孔的风险较高,可能与子宫复旧速度加快有关。值得注意的是,哺乳期妇女不增加IUD脱落的风险。产后1~8周放置IUD者,子宫穿孔发生率最高。左炔诺酮IUD还有非避孕作用,包括放置1年后闭经发生率为80%,改善痛经,对子宫内膜异位症有治疗作用。在不适宜手术者,可治疗子宫内膜增生。

出院检查与指导

在患者出院前,应对产妇乳腺及腹部进行检查。注意子宫复旧程度及压痛情况。检查下肢,排除血栓性静脉炎。恶露的特征很重要,应注意观察。检查会阴伤口,确定愈合是否满意。取血测定红细胞比容或血红蛋白量。如果患者无盆腔不适主诉,则不需行阴道检查。产科医师应确定产妇能正常排尿,肠道功能正常,身体恢复并能在家中承担新的责任。

产妇回家后应了解能做什么,与在医院一样,要保持会阴部清洁。出院后嘱咐产妇白天至少要休息2小时,减少日常家务活动。活动、锻炼及恢复工作等需根据产妇个体情况而定。产后应休息6周。各种形式的社会支持对产妇至关重要,特别是外出工作者;获得高质量的日间照顾;父母双方的产假;工作场所提供的支持,如弹性工作时间、哺乳时间、日间护理及生病幼儿的护理等。产前检查较频繁者,在出院到产后首次随访期间会感到离开了医师的监护。如果能在此时提供其在家居生活中所需要的周全的咨询建议,那么产妇会感觉安心。应指导产妇在发热、阴道出血或非处方止痛药不能缓解后背痛等情况下及时告知医师或护士。出院时,应告知产妇,注意观察恶露情况。恶露会持续大约3周,但恶露量会逐渐减少,可能在产后第4或第5周很快消失。

产后随访检查

出院后4~6周进行产后随访,应检查产妇体重、血压。妊娠期孕妇体重一般增加11kg(24Lb),而产后多数产妇体重增加大约是孕期体重增加的60%。如果产妇体重没有恢复至其妊娠前水平,应给与患者适宜的饮食。如果产妇出院时有贫血或产褥期一直有出血,应行全血细胞计数检查。持续子宫出血者应行进一步检查与治疗。

检查乳腺时应注意充分支撑、乳头异常或泌乳异常、发现异常结节等,指导产妇进行乳腺自我检查。需要全面检查阴道直肠。

哺乳女性阴道上皮可表现为低雌激素状态,睡前阴道应用雌激素乳膏可缓解阴道局部干涩及性生活不适等症状,而且无全身应用雌激素治疗的副作用。需行宫颈检查及宫颈细胞学检查。产前宫颈细胞学检查正常者,产后仍可出现宫颈细胞学检查异常结果。

应检查会阴切口及会阴裂伤修复愈合情况,检查盆腔及会阴支持结构恢复是否充分。双合诊检查子宫及附件情况。产后检查时,大多数患者有一定程度的子宫后倾,但很快可以自行矫正。如果子宫下降明显,或如果患者出现压力性尿失禁或症状性膀胱脱垂或直肠脱垂,如果无生育要求,应行手术治疗。子宫切除术或阴道修补术最好推迟至分娩后至少3个月,在盆腔支持结构最大程度恢复后再进行手术治疗。

如果顺利的话,患者可完全恢复活动或工作。此时,需要再次建议患者考虑计划生育及采用避孕措施。产后随访是重要的机会,可发现常见疾病,如后背痛、抑郁,询问关于新生儿喂养及免疫等情况,评估妊娠期并发症及可能长期产生影响的病变。妊娠期高血压或子痫前期患者应测量血压,确定已恢复正常。妊娠期糖尿病史者应在产后行糖耐量试验及进行咨询。产科医师与患者之间在产前、产后阶段建立的密切关系为今后建立预防健康计划提供了独特的机会。

Akman M, Tüzün S, Uzuner A, et al. The influence of prenatal counselling on postpartum contraceptive choice. *J Int Med Res* 2010;38:1243. PMID: 20925996.

American College of Obstetricians and Gynecologists. Exercise during pregnancy and the postpartum period. ACOG Committee Opinion No. 267, January 2002. PMID: 12053898.

American College of Obstetricians and Gynecologists. Rubella Vaccination. ACOG Committee Opinion No. 281, January 2002. PMID: 12800832.

American College of Obstetricians and Gynecologists. *Prevention of RhD Alloimmunization*. ACOG Practice Bulletin No. 75. Washington, DC: American College of Obstetricians and Gynecologists; 2006. PMID: 16880320.

American College of Obstetricians and Gynecologists. *Guideline for Perinatal Care/American Academy of Pediatrics and the American College of Obstetricians and Gynecologists*. 6th ed. Washington, DC: American College of Obstetricians and Gynecologists; 2007

Blumenthal P, Edelman A. Hormonal contraception. *Obstet Gynecol* 2008;112:670. PMID: 18757668.

Bonuck KA, Trombley M, Freeman K, et al. Randomized, controlled trial of a prenatal and postnatal lactation consultant intervention on duration and intensity of breastfeeding up to 12 months. *Pediatrics* 2005;116;1413. PMID: 16322166.

Chan LM, Westhoff CL. Tubal sterilization trends in the United States. *Fertil Steril* 2010;94:1. PMID: 20525387.

Citak N, Cam C, Arslan H, et al. Postpartum sexual function of women and the effects of early pelvic floor muscle exercises. *Acta Obstet Gynecol Scand* 2010;89:817. PMID: 20397759.

De Santis M, Cavaliere AF, Satraface G, Caruso A. Rubella infection in pregnancy. *Reprod Toxicol* 2006;21:390. PMID: 16580940.

Grimes DA, Lopez LM, Schulz KF, et al. Immediate post-partum insertion of intrauterine devices. *Cochrane Database Syst Rev* 2010;5:CD003036. PMID: 20464722.

Groutz A, Levin I, Gold R, et al. Protracted postpartum urinary retention: The importance of early diagnosis and timely intervention. *Neurourol Urodynam* 2010;10:1002–1006. PMID: 20860036.

Healy CM, Rench MA, Castagnini LA, Baker CJ. Pertussis immunization in a high-risk postpartum population. *Vaccine*. 2009;18;27:5599. PMID: 19647062.

Kapp N, Curtis KM. Combined oral contraceptive use among breastfeeding women: A systematic review. *Am J Med* 2010;123:863.e1. PMID: 20682139.

Kapp N, Curtis K, Nanda K. Progestogen-only contraceptive use among breastfeeding women: A systematic review. Contraception 2010;82:17. PMID: 20682140.

Klein K, Worda C, Leipold H, et al. Does the mode of delivery influence sexual function after childbirth? J Womens Health (Larchmt) 2009;18:1227. PMID: 19630552.

Liang CC, Chang SD, Wong SY, Chang YL, Cheng PJ. Effects of postoperative analgesia on postpartum urinary retention in women undergoing cesarean delivery. J Obstet Gynaecol Res 2010;36:991–995. PMID 20846254.

Lopez LM, Hiller JE, Grimes DA. Education for contraceptive use by women after childbirth. Cochrane Database Syst Rev 2010;CD001863. PMID: 20091524.

Mangesi L, Dowswell T. Treatments for breast engorgement during lactation. Cochrane Database Syst Rev 2010;9:CD006946. PMID: 20824853.

Serati M, Salvatore S, Siesto G, et al. Female sexual function during pregnancy and after childbirth. J Sex Med 2010;2782–2790. PMID: 20626601.

Tan TQ, Gerbie MV. Pertussis and patient safety: Implementing Tdap vaccine recommendations in hospitals. Jt Comm J Qual Patient Saf 2010;36:173. PMID: 20402374.

Van der Wijden C, Kleijnen J, Van den Berk T. Lactational amenorrhea for family planning. Cochrane Database Syst Rev 2003;CD001329. PMID: 14583931.

母乳喂养

生理

乳腺是改良的外分泌腺体，妊娠期间及产褥早期将出现显著的解剖及生理改变，其作用是为新生儿及婴儿提供营养及抗体。

妊娠前半期，乳腺腺泡上皮细胞增生，形成新的导管，发育为小叶结构。在妊娠晚期，乳腺增生减低，上皮分化，出现分泌活性。在妊娠终止时，每侧乳腺重量将增加大约400g。乳腺大小增加的因素包括血管增生、肌上皮细胞及结缔组织肥大及脂肪沉积、水电解质潴留。血流增加近乎为非妊娠期的1倍。

泌乳取决于几种激素间微妙的平衡，完整的下丘脑-垂体是启动和维持泌乳所必需的。泌乳分为3个阶段：①乳腺生长发育；②乳汁生成或初乳分泌；③维持乳汁分泌（表10-2）。雌激素与乳腺导管组织及腺泡出芽生长有关，而孕激素则是腺泡成熟所需要的。在催乳素、生长激素、胰岛素、皮质醇及上皮生长因子作用下，腺上皮干细胞分化为分泌细胞及肌上皮细胞。妊娠中期，乳腺腺泡分泌细胞开始合成乳脂肪及乳蛋白，但是仅有少量释放到腺腔内。如果在妊娠中期中止妊娠，则可能出现泌乳。

催乳素是乳汁产生所必需的激素，但是泌乳也需要有低雌激素环境。随着妊娠进展，催乳素水平持续增加，但是胎盘性类固醇可阻断催乳素诱导的腺上皮分泌活性。显然，性类固醇与催乳素在乳腺发育中有协同作用，而在乳汁分泌中有拮抗作用。因此，分娩后当血浆雌激素、孕激素及人胎盘催乳素水平下降后才开始出现乳汁分泌。孕激素抑制乳糖及α-乳清蛋白合成；雌激素直接拮抗催乳素对乳腺的泌乳作用而抑制α-乳清蛋白产生。人胎盘催乳素也通过竞争性结合乳腺腺泡催乳素受体而发挥催乳素拮抗作用。

维持泌乳需要定时哺乳及排空乳腺导管

表10-2 乳腺发育及泌乳中多种激素间的相互作用

乳腺发育	乳汁生成	乳汁分泌
雌激素	催乳素	↓性腺激素
孕酮	↓雌激素	哺乳（催产素、催乳素）
催乳素	↓孕酮	生长激素
生长激素	↓hPL(?)	糖皮质激素
糖皮质激素	糖皮质激素	胰岛素
上皮生长因子	胰岛素	甲状腺素及甲状旁腺激素

箭头表示低于正常水平的激素是发挥作用所必需的。hPL：人胎盘催乳素。

及腺泡,生长激素、皮质醇、甲状腺激素及胰岛素在泌乳中均发挥作用。催乳素是乳汁分泌所必需的,但是不需要较高的基础水平,因为在产褥晚期哺乳者发现,其催乳素浓度逐渐下降并达到非妊娠期水平。如果产妇不哺乳,那么其血清催乳素水平将在2~3周内恢复至非妊娠期水平。如果产妇同时给双胞胎哺乳,那么催乳素反应将加倍,表明乳头刺激数量与哺乳频率有明显的协同作用,哺乳刺激催乳素释放的机制可能与抑制多巴胺有关,多巴胺是下丘脑催乳素抑制因子。

乳头受哺乳时刺激或其他物理刺激时可刺激神经垂体反射性释放催产素,由于垂体柄存在逆向血流,因此高浓度催产素可到达腺垂体,并影响垂体释放催乳素,而这种作用不受多巴胺的影响。催产素释放是由第4~6肋间神经传入纤维经脊髓背根传导至中脑而介导的。

下丘脑室旁核及室上核神经元组成射乳反射的最后传入路径,中枢神经系统通过刺激或抑制下丘脑增加或减少催乳素抑制因子(多巴胺)而调节垂体后叶催产素释放。因此,与哺乳有关的正性影响及婴儿啼哭、对妊娠及哺乳的积极态度均能增加乳汁分泌,最终成功哺乳。同样,哺乳的愿望足能在乳汁减少前释放催产素,而在不哺乳时不影响催乳素释放。反之,消极的刺激,如疼痛、紧张、恐惧、焦虑、不安或消极的态度等,可抑制射乳反射。性高潮时催产素水平增加,性刺激可刺激乳汁射出。

母乳的合成

催乳素通过诱导乳腺上皮细胞膜(腺泡细胞)合成乳汁酶及乳汁蛋白mRNA而促进乳汁产生,乳汁合成后通过四种主要的跨细胞及细胞旁方式启动分泌。乳汁产生的底物主要来源于母体肠道或母体肝脏,由于乳腺、胃肠道、肝脏血流量增加20%~40%及哺乳期心输出量增加,因此有助于获得这些物质。母乳中主要的碳水化合物是乳糖,葡萄糖代谢是母乳的主要功能。由于乳糖来源于葡萄糖及半乳糖,后者来源于葡萄糖-6-磷酸。α-乳白蛋白是一种催化乳糖合成的特殊蛋白,妊娠期间,性激素可抑制这种限速酶。催乳素及胰岛素能提高乳腺细胞葡萄糖摄入,也能刺激甘油三酯形成。脂肪在内质网中合成。多数蛋白质在分泌细胞中由必需氨基酸及非必需氨基酸合成,催乳素及增高的皮质醇与胰岛素可诱导乳汁蛋白及酶的形成。

成熟母乳中含有乳糖等碳水化合物7%,脂肪3%~5%,蛋白质0.9%,矿物质0.2%,能量为60~75kcal/dL。母乳全部氮中大约25%为非蛋白化合物(如尿素、尿酸、肌酐、游离氨基酸),主要蛋白质为酪蛋白、α-乳清蛋白、乳铁蛋白、免疫球蛋白(Ig)A、溶菌酶及清蛋白。母乳中含有各种酶,能帮助婴儿消化乳汁(如淀粉酶、过氧化氢酶、过氧化物酶、脂肪酶、黄嘌呤氧化酶、碱性和酸性磷酸酶)。与饮食不同,母乳中棕榈油及油酸等脂肪酸含量丰富,母乳中主要离子及矿物质为Na^+、K^+、Ca^{2+}、Mg^{2+}、Cl^-、磷、硫酸及柠檬酸。钙浓度为25~35mg/dL,磷浓度为13~16mg/dL。铁、铜、锌及微量金属元素含量有很大差异。营养充足的母乳中含有除维生素K以外的所有维生素。母乳成分不受种族、年龄、产次、正常饮食变化、适度产后减肥、体重减轻或有氧锻炼等影响。在极端情况下,乳汁量及热量密度可能减少,如发展中国家中出现的饥饿或热量摄入<1600kcal/d。此外,在两侧乳腺无感染的情况下,其分泌的乳汁成分没有差异。但是每天乳汁分泌量及各种成分的浓度会发生改变。在下午及晚上哺乳量增加。下午乳汁中氮含量达峰值,早上乳汁中脂肪浓度最高,而晚上则降至最低。乳糖水平保持相对稳定。

最初分泌的乳汁是初乳,黄色碱性分泌物,可能出现在妊娠后期及分娩后2~3天,比重较高(1.040~1.060);蛋白质、维生素A、免疫球蛋白、钠、氯等含量较高;碳水化合物、钾、脂肪含量较成熟乳汁含量低。初乳有正常通便作用,是理想的天然初始食品。

离子与水可双向通过腺泡细胞膜，人乳汁与许多其他物种的乳汁不同，含有低浓度的一价离子及高浓度的乳糖。乳汁与血浆是等渗的，因此乳糖浓度越高，离子浓度越低。在乳汁及乳腺细胞内液中，钾/钠比值为3:1。由于乳汁中水分约占87%，乳糖是主要的渗透活性溶质，因此乳汁分泌量主要取决于乳糖量。

母乳的免疫作用

新生儿的免疫系统分泌及细胞反应是不成熟的，特别是IgM、IgA反应较差，细胞免疫低下状态可维持数月。产妇通过哺乳可将免疫球蛋白输送至婴儿体内，支持婴儿免疫系统发育，提高新生儿抗感染防御能力。乳汁中含有所有类型的免疫球蛋白，在人初乳及乳汁中，IgA含量占所有免疫球蛋白的90%。在最初1周，乳汁中所含免疫球蛋白量最高，随着乳汁中特异蛋白合成的增加，免疫球蛋白含量逐渐下降。乳汁中抗肠道细菌及其抗原产物的抗体类型大部分为IgA，乳汁中的IgG、IgA抗体为母乳喂养新生儿提供短期全身及长期肠道的体液免疫保护。母乳喂养的婴儿体内含有抗脊髓灰质炎病毒的IgA活性，表明乳汁中至少有某些抗体转运至血清。然而，婴儿仅在出生后很短的时间内能吸收母乳汁中的抗体。婴儿肠黏膜吸收乳汁中的IgA可为抗肠道细菌提供长期保护。除了提供被动免疫外，有证据表明，乳汁免疫球蛋白能调节新生儿的免疫活性，但是确切的机制还不清楚。例如，与人工喂养相比，母乳喂养婴儿分泌至唾液中的IgA增高。

乳汁有较高抗感染作用，含有超过4000个细胞/mm³，其中主要为白细胞，初乳中全部细胞计数更高。人乳中白细胞主要是单核细胞及巨噬细胞，也有T淋巴细胞、B淋巴细胞。在产妇感染中，抗原特异性淋巴细胞迁移至乳腺黏膜或产生免疫球蛋白，二者在抗感染中发挥关键作用。所有功能性免疫球蛋白主要包括IgA、IgG、IgM抗体，分泌型多聚IgA抗体易于通过乳腺黏膜，阻断黏膜感染源。

与免疫球蛋白及细胞相比，乳汁成分在抗感染方面具有更大的预防价值。母乳喂养与人工喂养相比，婴儿肠道菌群的最大差异是由于母乳喂养中含氮碳水化合物（双歧因子）支持双歧杆菌生长，而人工喂养婴儿粪便更偏碱性，主要有大肠杆菌及拟杆菌属L双歧，抑制志贺菌、大肠埃希菌、酵母菌生长。母乳中还含有一种非特异性抗菌因子，即溶菌酶（耐热、耐酸的酶，能裂解细菌的肽聚糖），还有"抗性因子"，保护婴儿抗葡萄球菌感染。乳铁蛋白、铁螯合剂能通过夺取葡萄球菌及大肠杆菌中的铁而发挥很强的抑菌作用。母乳中含有中和霍乱弧菌的补体C3、C4及抗毒素，母乳中的不饱和维生素B_{12}-结合蛋白能使大肠杆菌及拟杆菌不能利用维生素。母乳中的干扰素是另一种非特异性抗感染因子。

母乳在儿童食物过敏方面也有预防价值。在新生儿期，小肠对大分子通透性增加，初乳及乳汁中的分泌型IgA可降低外源性大分子吸收。直到出生后2~3个月，婴儿体内小肠固有层才会出现内源性IgA分泌及淋巴结发育。根据遗传影响，牛乳蛋白易导致婴儿过敏。无牛乳配方奶粉的应用大大减少了牛乳过敏发生率。因此，比较母乳喂养与人工喂养婴儿在过敏、细菌及病毒感染、严重腹泻、坏死性肠炎、结核感染、新生儿脑膜炎等方面的发生率，结果证实母乳喂养能发挥保护作用。

母乳喂养的利与弊

母乳喂养对产妇的利与弊

优点

母乳喂养方便、经济，能给多数产妇带来情感上的满足。母乳喂养有助于促进子宫收缩，加快产后子宫复旧过程，包括减少产妇失血。母乳喂养可增强母子之间的感情与自信，提高产妇胃肠道蠕动及吸收。母乳喂养可延迟排卵周期。根据流行病学研究,母乳喂养有助于保护女性,以免发生绝经前恶性肿瘤及卵巢癌。ACOG 推荐母乳喂养至少应持续至婴儿 6 个月大。

缺点

常规哺乳限制活动,可能给一些母亲带来不便。双胞胎可以成功哺乳,但很少有产妇从产后第一周就能做好准备并持续母乳喂养。剖宫产需要改变早期母乳喂养的常规方式。母乳喂养可能导致乳头疼痛、乳腺炎等。与非母乳喂养者相比,产后 6 个月时,母乳喂养者骨矿物质含量明显减少(平均减少 6.5%),但在断奶后骨矿物质含量恢复。

有一些母乳喂养的绝对禁忌证(参见母乳喂养对婴儿的缺点和禁忌证)。

母乳喂养对婴儿的利与弊

优点

母乳含有理想的成分、适宜的温度、适宜的哺乳时间、无细菌污染,因此易于消化。母乳喂养的婴儿可降低腹泻、下呼吸道感染、中耳炎、肺炎、尿道感染、坏死性肠炎、侵袭性细菌感染、婴儿猝死等发生率。母乳喂养可能降低婴儿将来发生胰岛素依赖型糖尿病、克罗恩病、溃疡性结肠炎、淋巴瘤、过敏性疾病发生率,而且很少发生肥胖。母乳喂养是加强母儿之间感情的纽带,并可提高婴儿的认知能力及智力。

缺点及禁忌证

母乳喂养的绝对禁忌证包括吸食街头毒品或过度饮酒;人 T 细胞白血病病毒 1 型感染;乳腺癌;乳腺活动性单纯疱疹病毒感染;活动性肺结核或产妇人 T 细胞嗜淋巴病毒 I 型或 II 型阳性;婴儿半乳糖血症;产妇应用化疗药物,近期诊断性或治疗性应用放射性同位素,或近期有放射性物质暴露史。哺乳期处方用药应慎重,以预防对婴儿的不良影响。在美国,HIV 感染也是母乳喂养的禁忌证,现已证实母乳喂养是 HIV 的一种传播方式。产前及分娩期间母儿之间存在 HIV 垂直传播,在此基础上,母乳喂养可能引发额外的垂直传播风险(大约为 15%)。产后哺乳期发生 HIV 感染者,通过母乳发生 HIV 传播的风险相当高。在发达国家,多数血清学检查阳性的产妇将不选择母乳喂养;而在不发达国家,哺乳是婴儿存活的关键,因此对 HIV 感染的产妇仍推荐母乳喂养。

乙型肝炎病毒表面抗原阳性者或丙型肝炎病毒感染者(血丙型肝炎病毒抗体阳性或病毒 RNA 阳性)不是母乳喂养的禁忌证。发热或巨细胞病毒(CMV)血清阳性者也不是母乳喂养的禁忌证,但是在低出生体重婴儿要注意,可能存在 CMV 传染的风险,因此需进行权衡。冷冻及巴氏灭菌可降低母乳中 CMV 负荷量。

产妇患囊性纤维病者,其乳汁中钠水平较高,母乳喂养有导致婴儿高钠血症的危险。水痘病毒感染者应与婴儿隔离,既不能母乳喂养,也不能人工喂养。一旦婴儿接受了水痘带状疱疹免疫球蛋白治疗,而且产妇乳腺无皮肤损害,那么可以将挤出的乳汁哺喂婴儿。在出生后几周内,有少数健康产妇母乳喂养的婴儿出现未结合型高胆红素血症(有时超过 20mg/dL),这是因为母乳中葡萄糖醛酸转移酶抑制活性增高,抑制剂可能是孕二醇,而母乳中脂肪酶活性及游离脂肪酸增加可能也是致病的关键因素。母乳喂养通常不适宜虚弱、疾病或早产婴儿或有腭裂、后鼻孔闭锁或苯丙酮尿症的婴儿,在这种情况下,许多婴儿室将收集其母亲或捐赠者的新鲜乳汁处理后喂养早产儿,但是有关乳汁的处理与储存对病毒持续性影响方面还未进行很好的研究。已经证实,CMV 可通过母乳途径传播,可对早产儿造成严重危害。推荐血清 CMV 阴性的早产儿只能接受血清阴性的捐赠乳汁。因为乳汁中存在母源性抗体,因此对于一个健康足月婴儿,母乳喂养会更好。

以盐水植入进行隆胸者不是母乳喂养的禁忌,许多隆胸者哺乳成功。但是在乳房成形术后的女性，由于乳头自体移植导致输乳管切断，因此无法哺乳。隆胸后母乳喂养成功率大约下降25%，需要补充配方奶粉者增加19%。由于乳腺手术而使乳头感觉丧失者，也不可能进行母乳喂养。其他术后因素，如乳房疼痛、包膜挛缩、移植物压迫乳房等均可能损害女性哺乳喂养的能力。最后，担心哺乳可能会影响美容手术效果的心理会影响产妇尝试母乳喂养。

母乳喂养的原则与方法

在无解剖学异常或疾病的情况下，首次哺乳时间、频率、后续哺乳持续时间等很大程度上决定了母乳喂养的结果。分娩后1~2小时内开始哺乳者与延迟数小时开始哺乳者相比，前者母乳喂养的成功率更高。如果婴儿在出生后24小时内能有充分的时间与产妇在一起，并根据需要哺乳，最易成功建立泌乳。每侧乳腺的最初哺乳时间应持续5分钟，以建立射乳反射。开始哺乳频率可能非常不规律(8~10次/天)，但是1~2周后，应形成相当规律的哺乳方式，间隔时间为4~6小时。

当产后第3或第4天突然"下奶"时，由于乳房血管充血及水肿，因此最初阶段会出现不适。婴儿口唇有节奏地挤压乳晕，产生间断性负压方式，以此方式吸吮乳汁。哺乳时仅需很小的力量，因为乳腺能在不吸吮的情况下完成储存乳汁的排空及再充盈。在最初乳腺肿胀消失后，哺乳产妇会在吸吮开始时感觉乳房内牵拉与收紧，因此产妇能意识到射乳反射，这种反射能引起乳汁喷射或流出。

有些产妇在母乳喂养中投入了大量的精力，有些甚至恐惧不能很好地照顾自己的宝宝。如果护理者有同情心及耐心，那么愿意母乳喂养的产妇通常能够做到。护理者需要确定婴儿能够衔住(实际应该超过)乳头及乳晕，这样在哺乳时不会导致产妇乳房疼痛。

每次哺乳时应双侧乳房喂奶，因为乳房过度充盈是减少乳汁分泌的主要原因。每次仅在一侧乳房哺乳会同时抑制双侧乳腺反射，因此每次仅用一侧乳腺哺乳可能增加由于肿胀及减少乳汁排出所引起的不适，指导产妇在每次哺乳后排空乳汁有助于缓解症状。婴儿睡眠时无法通过哺乳排空乳汁。母乳喂养6~8周后，补充配方奶粉或其他辅食会干扰乳汁分泌量，除非绝对必要外，应该避免。人工奶头需要不同的吸吮机制，会减弱哺乳所需的吸吮反射。La Leche联盟等组织推荐以汤匙或滴管喂婴儿其他液体，不要使用瓶子。

在准备哺乳时，母亲应：①以肥皂及水洗手；②以水清洁乳头及乳房；③选择舒适的体位；④最好是摇椅或直椅，使婴儿与母亲能胸贴胸。如果母亲因为会阴缝合处疼痛而不能坐起哺乳时，选择侧卧位会使其感觉更舒适，可采取足球抱法。乳房较大而且下垂者会造成哺乳困难，如果孩子躺在枕头上，那么母亲可以腾出双手来帮助孩子吃奶。

每个婴儿哺乳方法有所不同，但是以下方法通常是成功的：

1.正常新生儿哺乳时应每侧乳房按需或间隔3~4小时，第1天哺乳时每侧乳房每次持续5分钟。在接下来的几天里，逐渐增加哺乳时间以启动射乳反射，但每侧乳房不要超过10~15分钟。吸吮超过15分钟可能会引起乳头浸渍及皲裂，从而导致乳腺炎。

2.刺激婴儿脸颊或嘴角，能引起觅乳反射，张开嘴。抱紧婴儿放在胸前，将乳头及乳晕放在婴儿嘴里，尽可能到乳头乳晕线。在乳头处保持轻微的负压，在舌蠕动下吸吮乳汁。乳晕周围加压，可挤出少量初乳或乳汁，宝宝尝到后可刺激吃奶。

3.通过移动或轻拍保持婴儿清醒，但是不要抓他的脚、正在吸吮的下巴、推其头部或按压其脸颊。

4.在将婴儿从乳房移开前，要上提婴儿上唇的外侧缘，轻轻张开婴儿的嘴巴，婴儿将停止吸吮。

哺乳后，用水轻柔擦拭乳头，并保持干燥。

泌乳量

哺乳期产妇需动员自身组织及每日摄入膳食来满足巨大的能量需求，哺乳期需要动员妊娠期间储存的生理性脂肪，产妇体重恢复至妊娠前水平，体型恢复。各种研究表明，哺乳女性每日正常食物摄入量应增加 500kcal/d，对哺乳女性来说，每日充足的摄入热量为 2000~2300cal。哺乳期推荐每日增加的饮食中应包括蛋白质 20g；所有维生素及矿物质增加 20%、叶酸增加 50%；钙、磷、镁增加 33%。没有证据表明，增加液体摄入量可增加泌乳量，限制液体入量对泌乳量的影响较小，因为尿量排出减少比泌乳量减少更加明显。

在哺乳期间，产后第 2 天的平均泌乳量约为 120mL，产后第 3 天增加约 180mL，产后第 4 天多达 240mL。此后，泌乳量可达 300mL/d。

计算泌乳量的较好方法是用分娩后的天数乘以 60，其结果是 24 小时的大约泌乳量。

如果一切顺利，多数产妇经过 10~14 天后泌乳量可以维持稳定。在第 2 周末，每次哺乳的泌乳量为 120~180mL。建立自主分泌后，泌乳量可以明显增加。

早期泌乳量减少往往是因为宝宝吸吮力弱或无效的哺乳方法导致乳汁未能排空；或情绪问题，如厌恶哺乳；或出现并发症，如乳腺炎、全身性疾病导致衰弱或席汉综合征。晚期泌乳量减少主要是补充太多的配方奶粉、情绪或其他疾病以及妊娠等。

充分休息是成功哺乳所必需的，如果产妇外出工作，有时很难保证充足的泌乳量。如果不可能重新安排哺乳时间以适应工作时间，则有必要以手动或电动吸奶器将乳汁排空。泌乳量可通过哺乳前后婴儿体重变化来估计，如果在哺乳中婴儿有排便，则应在换尿布之前称体重。

如果经过 3 周努力，产妇泌乳量仍不充足（小于婴儿需要量的 50%），或乳头或乳腺病变严重不能排空乳汁，或产妇妊娠或有严重（身体或精神上）的疾病，则需以人工喂养来代替母乳喂养。母乳喂养不能获得充足的营养时，可通过 Lact-Aid 哺乳器（国际 Lact-Aid，雅典，TN）得到补充，这是一种通过毛细塑料管连接补充奶源的装置，放在乳腺旁，可与乳头一同吸吮。一次性塑料袋作为储存袋，补充的牛乳可由悬挂在产妇旁边的袋子来加热。Lact-Aid 装置也可用于哺喂早产儿及在因病断奶后重新哺乳时。由医疗保健人员或有经验的志愿者组成的家庭产后访视支持系统促进了母乳喂养的长期成功。

泌乳障碍

乳头疼痛

乳头压痛是哺乳开始时的常见表现，常出现在婴儿开始吸吮时。当乳汁开始流出时，乳头敏感性常下降。如果乳腺组织疼痛非常明显，那么哺乳间期局部干热敷有助于缓解症状。乳头罩仅作为最后的选择，因为其可干扰正常的吸吮。带有橡胶乳头的玻璃或塑料罩优于全部以橡胶制作的乳头罩。

乳头皲裂可导致严重的疼痛，并可妨碍正常乳汁分泌。乳头皲裂周围感染可导致乳腺炎。应用维生素 A、D 乳膏或含水羊毛脂治疗有效，涂抹后无需擦除。为了加快愈合，可按以下步骤进行治疗。在距离乳头 18 英寸（约 0.5m）远处以 60 瓦灯泡进行局部热疗，每天 4 次，每次 20 分钟。可使用吸奶器。开始在乳头皲裂的对侧乳腺哺乳，而皲裂侧乳腺暴露，使乳汁能自然流出，以免加重损伤。可将乳汁挤出，在哺乳间期使之保持干燥。如果需要，哺乳时应用乳头罩，哺乳后局部应用布洛芬或对乙酰氨基酚，应用或不用可待因。在罕见情况下，病变侧乳腺需要暂时停止哺乳，以人工方法或吸奶器轻柔地将患侧乳汁排空。市售水凝胶垫是治疗乳头疼痛的另一种方法，其方法为放在胸罩内侧，防止及减轻乳头疼痛、皲裂或出血，并可促进愈合过程。水凝胶垫含有少量水和大量甘油，可保持自然湿润，但不会引起局部皮肤浸溃。近来有研究显示，保持皮肤内部的自然湿润，可加快乳头损伤的修复。

乳头慢性而严重的疼痛，但检查未发现明显异常者，其原因多为乳腺念珠菌感染。局部应用制霉菌素霜可快速缓解，有鹅口疮或念珠菌性尿布疹或产妇念珠菌性阴道炎者需同时治疗。

乳房肿胀

产后第1周常出现乳房肿胀，其原因是由于血管充血及乳汁淤积。分娩后第2天乳腺血流增多及水肿，导致乳晕或乳腺肿胀。产前乳房按摩及不断地哺乳有助于预防乳房肿胀。当乳晕肿胀时，乳头被遮挡，婴儿不能充分地含住乳晕。中重度肿胀者乳腺变硬，皮温升高，乳腺小叶触及压痛及不规则肿块。患者可表现出明显的不适，并经常出现低热。

在轻症患者，可应用对乙酰氨基酚或其他止痛药治疗、局部冷敷、哺乳前吸出部分乳汁等方法缓解症状。在重症患者，须应用手动或电动吸引器将乳汁排空。乳腺肿胀的替代治疗包括针灸、卷心菜叶与冷凝胶袋外敷、药物治疗、超声波治疗，但是这些方法均未被证实能更好地缓解症状。

乳腺炎

乳腺炎最常发生在初产妇，通常由凝固酶阳性的金黄色葡萄球菌引起。高热不应归因于单纯的乳腺肿胀，乳腺炎症很少出现在产后5天之内。最常见的症状是在产褥期第2或第3周，乳房外象限出现疼痛、充血。炎症发生可能与断奶导致乳汁流出障碍有关，或哺乳产妇住院期间感染，然后传染给婴儿。乳汁中出现有抗体包被的细菌提示传染性乳腺炎。许多婴儿传染后在哺乳时引起产妇乳腺感染。如果乳腺炎出现复发或双侧发生，则应怀疑为新生儿溶血性链球菌感染。

感染可能局限于乳晕区，但是更常累及阻塞的输乳管及其周围乳腺组织。如果蜂窝组织炎未能妥善控制，则有可能发展为乳腺脓肿。当仅为乳腺炎时，最好继续哺乳或应用吸奶器，以防止乳汁淤积。局部应用热敷、穿戴合身的胸罩、应用恰当的抗生素治疗，对产生青霉素酶的细菌感染可选择头孢菌素、甲氧西林钠、双氯西林钠等抗生素治疗。

乳腺局部出现凹陷性水肿及波动感提示脓肿形成，有必要进行切开，开放分隔区域，建立通畅引流。尽管应用正确的哺乳技术及双侧乳腺交替哺乳可以减少乳头皲裂及乳腺炎的发生，但是目前没有充分的证据表明，任何干预措施是有效的，其中包括母乳喂养教育、药物治疗及替代治疗。

其他并发症

乳腺囊肿或乳汁潴留囊肿是由于乳腺导管阻塞而形成的，通常局部热敷及持续哺乳即可。有时婴儿会拒绝单侧或双侧乳房哺乳，有些食物，如豆类、卷心菜、甘蓝、花椰菜、洋葱、大蒜、大黄等可引起乳汁异味或新生儿腹痛，哺乳问题的常见原因为产妇疲劳。

抑制泌乳

尽管近来西方国家热衷于母乳喂养，但是许多产妇仍不愿或不能母乳喂养，有些人则是尝试母乳喂养失败。在胎儿或新生儿死亡者，也需抑制泌乳。

最古老和最简单的抑制乳汁分泌的方法是停止哺乳、避免乳头刺激、避免乳汁吸出、穿戴有支撑作用的胸罩，止痛药治疗也有效。患者可出现乳房肿胀(45%)、疼痛(45%)、乳汁漏出(55%)，虽然这些表现可导致患者不适，但是乳汁滞留在导管系统内可抑制乳汁的产生，然后乳汁被重新吸收。在2~3天后，乳房肿胀开始减轻，患者不适消失。由于应用雌激素或嗅隐亭等药物抑制泌乳可引起副反应及并发症，因此目前不再推荐。

American Academy of Pediatrics Committee on Pediatric AIDS. Human milk, breastfeeding, and transmission of human immunodeficiency virus in the United States (RE9542). *Pediatrics* 2003;112:1196. PMID: 14595069.

American Academy of Pediatrics Policy Statement. Breastfeeding and the use of human milk. *Pediatrics* 2005;115:496. PMID: 15687461.

American College of Obstetricians and Gynecologists. *Breastfeeding: Maternal and Infant Aspects.* ACOG Clinical Review Volume 12, issue 1. Washington, DC: American College of Obstetricians and Gynecologists; 2007.

American College of Obstetricians and Gynecologists. *Breastfeeding: Maternal and Infant Aspects.* ACOG Committee Opinion No. 361. Washington, DC: American College of Obstetricians and Gynecologists; 2007. PMID: 17267864.

Briggs GG, Freeman RK, Yaffe SJ (eds). *Drugs in Pregnancy and Lactation.* 7th ed. Philadelphia, PA: Lippincott Williams & Wilkins; 2005.

Crepinsek MA, Crowe L, Michener K, et al. Interventions for preventing mastitis after childbirth. *Cochrane Database Syst Rev* 2010;8:CD007239. PMID: 20687084.

Cruz N, Korchin L. Breastfeeding after augmentation mammoplasty with saline implants. *Ann Plastic Surg* 2010; 64: 530–533. PMID: 20354430.

Gartner LM, Morton J, Lawrence RA, et al. Breastfeeding and the use of human milk. *Pediatrics* 2005;115:496. PMID: 15687461.

Reshi P, Lone IM. Human immunodeficiency virus and pregnancy. *Arch Gynecol Obstet* 2010;281:781. PMID: 20035338.

（瞿全新 译）

第11章 产科影像学检查

Simi Gupta, MD
Ashley S. Roman, MD, MPH

在过去十年中,产科影像技术有了巨大发展。产科影像检查的目的没有改变,即评价胎儿解剖及其生长情况及孕妇情况。产科影像学主要为2维(2D)超声检查,该方法安全,因此临床应用广泛。在某些情况下,可应用3维及4维(3D/4D)超声及磁共振成像(MRI)检查,以提高成像技术,但其费用较高,因此限制了其临床广泛应用。此外还有计算机断层扫描(CT)技术,但由于安全性问题而在临床限制应用,但是在某些孕妇病情必需时,可以考虑应用。

超声成像检查

超声评价是应用高于人耳能听到的(>20 000周期/秒或Hz)更高频率的声波来获得图像,超声检查可获得实时图像或录像剪辑,储存并回顾评价。超声探头含有换能器,产生不同频率超声波。高频超声换能器可提供更好的分辨率,但是组织穿透性较差,而低频超声换能器分辨率低,但组织穿透性好。

在妇产科,超声影像检查有两种方式,即经阴道探头检查或经腹部探头检查。两种探头的选择通常根据检查部位的结构及其距离探头的距离而定,例如,宫颈图像或妊娠早期胎囊以经阴道探头检查为最好,而评价妊娠晚期胎儿最好选择经腹部探头检查。

妊娠期由于医疗指征而行超声检查是安全的,无证据证实诊断性超声检查对胎儿存在有害影响。超声波是能量的一种形式,现已证实,高能量输出或长时间暴露能提高组织温度。为降低这种危险,以机械指数来测定,推荐输出能量低于1,而且超声检查仅用于诊断目的(不是为了娱乐目的)。胎儿超声影像评价可分别在妊娠早期及妊娠中晚期进行,每个时期超声检查评价胎儿解剖的目标及能力是不同的。

妊娠早期超声检查

妊娠早期超声检查的指征包括确定宫内妊娠、评价盆腔疼痛及阴道出血的原因、估计胎龄、确定胚胎存活、确定多胎妊娠、遗传学筛查、评价基本解剖结构、评价子宫与附件异常与病理情况。

首先,超声检查通过观察孕囊位置、卵黄囊及胎芽是否存在而确定早期妊娠。当仅根据孕囊而确定妊娠部位时应注意,在异位妊娠时,宫腔内液体聚集形成假孕囊,不是正常孕囊。异位妊娠超声检查评价部分详见第13章。

妊娠早期超声检查可确定胎龄及通过观察有无胎心搏动而确定是否为存活胚胎,测定胎体长度可确定胎龄。如果未见胎体,则可通过测量妊娠囊平均直径来估计胎龄。当胎体长4~5mm时,为了评价胚胎是否存活,可行经阴道超声检查来确定胎心搏动,此时相当于胎龄

6.0~6.5周。当胎体相当于胎龄8周时,经腹超声检查可检测到胎心搏动。表11-1列出了评价异常妊娠的标准。但是也有例外,因此为了避免将正常妊娠终止,需要行超声检查随访。

妊娠早期是确定妊娠数量及多胎妊娠绒毛膜与羊膜的最好时机,超声检查能显示妊娠囊数量、卵黄囊数量、胎体伴胎心搏动的数量。在多胎妊娠中,超声检查也可显示胎盘的位置、卵黄囊数量、是否存在隔膜。单绒毛膜-单羊膜双胎,两个胎儿之间无隔膜,仅有1个卵黄囊(图11-1)。

单绒毛膜双羊膜囊妊娠者早期表现为1个绒毛膜、2个卵黄囊,在许多病例中,羊膜要到大约妊娠8周时才能观察到,此时在每个胚

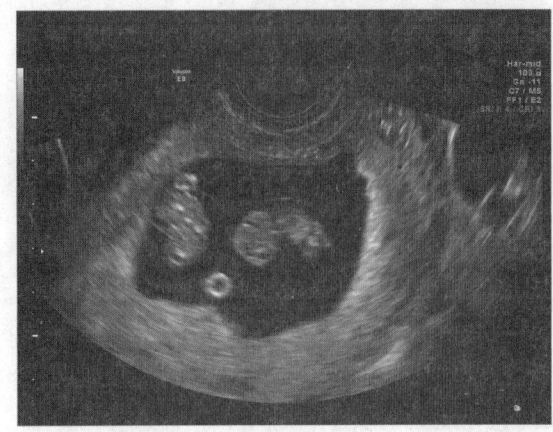

图11-2 妊娠9周,单绒毛膜囊双羊膜囊双胎,每个胎儿周围可见薄的羊膜及2个卵黄囊,这两项为单绒毛膜囊双羊膜囊双胎早期妊娠的特征。

表11-1 异常妊娠评价标准

图像分类	检查结果提示异常妊娠
经腹超声检查	1. MSD≥10mm 时未能发现双蜕膜缘 2. MSD≥20mm 时未能发现卵黄囊 3. MSD≥25mm 时未能发现胎芽及胎心搏动
经阴道超声检查	1. MSD≥8mm 时未能发现卵黄囊 2. MSD≥16mm 时未能发现胎心搏动

MSD 为平均胎囊直径。

胎周围可见薄的羊膜囊(图11-2)。妊娠10周,单绒毛膜双羊膜囊妊娠超声检查的特征为T型征,代表1个胎盘、2个羊膜腔。与之相比,双绒毛膜双羊膜腔妊娠可显示2个独立的胎盘或在胎盘融合的情况下可显示为典型λ或双峰标志(图11-3)。根据超声检查证实,单一羊膜腔、绒毛膜及卵黄囊而有2个融合的胎体,据此可在妊娠早期诊断连体双胎(图11-4)。

在过去的20年中,大量的研究显示,妊娠早期超声检查可以筛查唐氏综合征、18三体

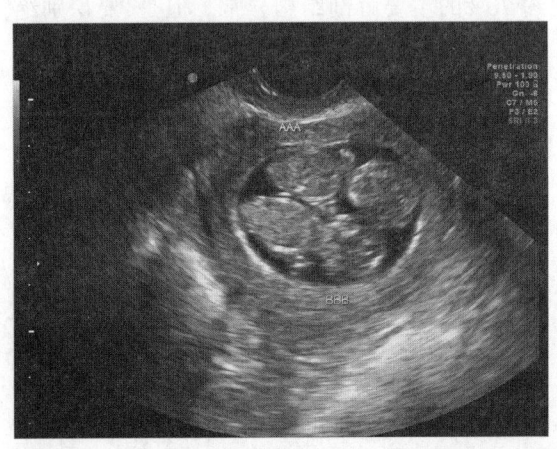

图11-1 妊娠10周,单绒毛膜囊、单羊膜囊双胎,缺乏分隔膜,两个胎儿非常接近,只有一个卵黄囊。

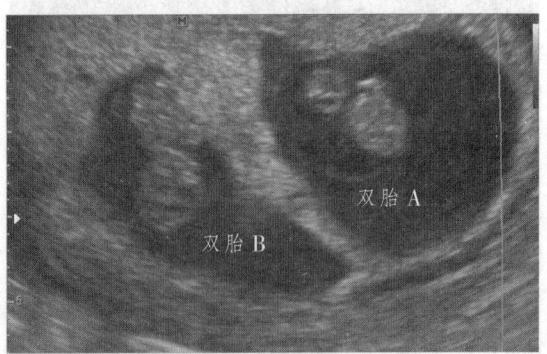

图11-3 妊娠8周,双绒毛膜囊双羊膜囊双胎,图像顶部可见增厚的分隔膜和楔形"λ征象",代表2个胎盘连接处。

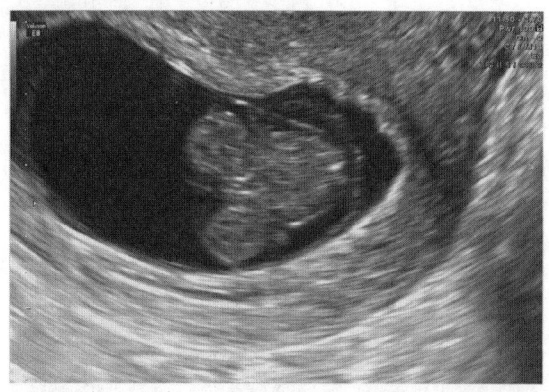

图 11-4 妊娠 9 周,连体双胎妊娠。可见 2 个胎头,而胎儿的胸部和腹部明显融合。在这幅图中,显示单一的羊膜和绒毛膜。

及 13 三体综合征,其方法为测量胎儿颈后部透明带厚度或积聚在胎儿颈后部的液体(图 11-5)。这种测量方法与孕妇血 β-hCG、妊娠相关血浆蛋白 A 水平检测相结合,可作为预测胎儿染色体异常的危险指标,以确定是否需要进一步行绒毛膜取样或羊膜腔穿刺检查。近来研究显示,将超声检查存在或缺乏胎儿鼻骨纳入到计算中,妊娠早期唐氏综合征的发现率可达 94%,假阳性率为 5%。有些机构也正在摸索以静脉导管血流阻抗及三尖瓣反流作为妊娠早期诊断遗传学异常指标的可行性。

随着超声技术的发展及妊娠早期异倍体筛查的开展,妊娠早期胎儿解剖研究得到了更多的重视。尽管尚无公认的标准来指导胎儿解剖结构的评价,但是在这一阶段已经对胎儿大脑、脊柱、胃、膀胱、肾脏、腹部脐带附着部位、四肢等结构进行了研究。目前,妊娠早期解剖研究可发现多个胎儿异常,随着经验不断增加,能检测到胎儿异常的数量及类型也会随之增加。然而,许多结构不能在妊娠早期进行充分评估,许多胎儿异常是在妊娠晚期通过超声检查确诊的。因此,妊娠中期推荐再次超声检查。

妊娠中晚期超声检查

妊娠中晚期,经阴道超声、经腹超声检查可筛查胎儿染色体异常及非染色体异常、胎儿生长发育、胎儿健康状况、胎位、胎先露、胎盘异常、宫颈机能不全等。此外,如果妊娠早期未行超声检查,那么此时超声检查可以评估胎龄并确定妊娠数量及胎儿存活情况。

解剖

目前的指南推荐在妊娠大约 18 周后行经腹超声检查,对胎儿解剖进行评估,可发现大约 70% 的主要解剖结构异常。但是,要识别绝大多数的胎儿解剖结构,需要最早在妊娠 16 周行经腹超声检查或最早到妊娠 14 周行经阴道超声检查。如果患者计划在妊娠中期进行超声检查及胎儿基本结构评估,则应安排在妊娠 18 周后进行。如果需要进一步检查胎儿脑部和(或)心脏,则需在妊娠 20 周后继续行超声检查。在目前的指南中,有些结构不需要进行评估,要到大约妊娠 20 周以后才能进行可靠评价(如大脑胼胝体)。因此,有些专家推荐妊娠期间应行 2 次超声检查:首次是在大约妊娠 14~16 周,早期诊断主要解剖结构的异常;第 2 次是在妊娠 20 周以后,主要评估心脏及大脑

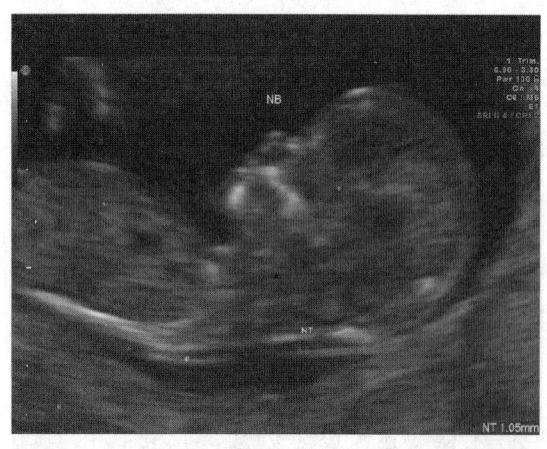

图 11-5 妊娠 12 周测量胎儿颈部半透明带厚度。颈部透明带是指颈后皮肤下方的无回声区,该例胎儿颈部透明带测量正常。在该图中,还可观察到鼻梁骨成像,平行于皮肤,其回声高于或等于皮肤回声。

结构。表 11-2 为妊娠中期超声检查观察胎儿解剖结构的应用指南。

妊娠中期超声检查可作为遗传学检查，因为常见的主要解剖结构异常多与染色体异常有关。在 13 三体、18 三体胎儿出现的主要结构异常中，超过 80% 能在超声下确诊。但是，唐氏综合征胎儿所表现的主要结构异常仅有 25% 能被超声识别，包括某些心脏畸形、十二指肠闭锁、脑室扩张。超声检查有时可发现"软性"标记，是正常解剖变异，通常没有临床意义，但是常与染色体异常有关。唐氏综合征的软性标记包括股骨或肱骨短、肾盂扩张、心脏内强回声斑、脑室扩张或肠回声增强。临床研究结果显示，如果超声未发现任何软性标记，那么唐氏综合征的风险将下降 50%~80%。但是，妊娠中期超声检查正常者也不能排除唐氏综合征的可能性。

生长

妊娠中晚期超声检查可用来评估胎儿生长情况，测量双顶径、头围、腹围或平均腹部直径、股骨干长度，计算并估计胎儿重量。这种方法估计的胎儿体重可与已发表的各孕龄估计的胎儿体重进行比较，从而评估胎儿生长情况。以超声检查胎儿生长情况的指征包括测量宫底高度低于相应胎龄预期的宫底高度、由于子宫肌瘤或孕妇肥胖而无法测量宫底高度、多胎妊娠或孕妇或胎儿出现与胎儿生长受限有关的妊娠并发症。

超声检查胎儿生长情况的目的在于识别胎儿生长异常（如胎儿生长受限与巨大儿）。宫内生长受限通常是指估计胎龄低于 10%，可能与染色体异常及非染色体异常、感染、胎盘功能不全有关。识别这些胎儿是非常重要的，因为生长受限与胎儿死亡有关，加强生长受限胎儿的监护可以降低这种风险。巨大儿是指估计胎儿体重超过 4000g 或 4500g，巨大儿常与产后出血、剖宫产分娩、肩难产有关，因此需要做出诊断。但是，超声不能准确地估计胎儿生长情况。根据不同胎龄及某些孕妇特征，如体型及腹壁瘢痕组织等，其误诊率可高达 15%~20%。同样，如果超声检查每 2 周 1 次，确定胎儿生长是否正常，则其结果误差太大（详见第 16 章胎儿生长不成比例）。

胎儿健康状况评价

超声胎儿监护的目的是识别胎死宫内或严重疾病的风险，从而进行干预，如尽早分娩，预防这些并发症。患者可从胎儿监护中获益，包括主诉胎动减少、胎儿宫内生长受限或疾病或胎儿并发症等，这些均可导致胎死宫内或严重疾病。胎儿监护的两种主要方法是生物物理评分或改良生物物理评分及多普勒超声检查。

生物物理评分

生物物理评分（BPP）于 1980 年首次应用，包含有 4 个超声参数及 1 个无应激试验，计算评分来估计胎儿缺氧或宫内死亡风险。表 11-3 为胎儿 BPP 评分。8 分或 10 分（满分为 10 分）为正常，6 分为可疑，小于等于 4 分考虑为

表 11-2 胎儿解剖超声检查 AIUM 指南

头部、面部及颈部	小脑的
	脉络丛
	小脑延髓池
	侧脑室
	中线大脑镰
	空腔透明隔
	上唇
	颈褶
胸部	切面可见四腔心
	如果可能的话可观察到心脏流出道
腹部	胃
	肾
	膀胱
	脐带与腹部连接处（胎儿腹部）
	脐带血管数目
脊柱	颈、胸、腰、骶
四肢	腿与手臂，存在或不存在
性别	仅用于医学指征

表 11-3　生物物理评分参数

变量	两点
无应激试验	反应型
胎儿呼吸运动	一个或多个节律性呼吸运动持续 30 秒或以上
胎动	30 分钟内出现三个或更多躯体伸展或四肢运动
胎儿肌张力	一次或多次胎儿肢体伸展后再屈伸,或手张开后再握拳
羊水量	一个羊水池最大垂直径线 2cm 或以上

表 11-4　生物物理评分的解释

评分	脐静脉血 pH<7.25 的发生率	1 周内胎儿死亡风险（每 1000 例）
10/10	0	0.565
8/10(AFV 正常)	0	0.565
8/8(未行 NST 检查)	0	0.565
8/10(AFV 下降)	5~10	20~30
6/10(AFV 正常)	0	50
6/10(AFV 下降)	>10	>50
4/10(AFV 正常)	36	115
4/10(AFV 下降)	>36	>115
2/10(AFV 正常)	73	220
0	100	550

AFV, 羊水体积; NST, 无应激试验。
(Data from Manning FA. Fetal biophysical profile. *Obstet Gynecol Clin North Am* 1999;26:557-577.)

异常。羊水过少者,无论综合评分为多少,均应进一步评估。

改良 BPP 仅包括无应激试验及通过测定羊水指数(AFI)来评估羊水量 2 项指标。将子宫分为 4 个象限,分别测量每个象限中最大羊水池的垂直深度,计算 AFI。从理论上来讲,无应激试验可衡量短期内胎儿情况,而 AFI 可确定长期胎儿情况。AFI 之所以能确定胎儿长期情况是因为胎盘功能不全可引起肾灌注减少,从而导致羊水过少。如果无应激试验是无反应型或羊水指数小于 5cm,那么结果应为无反应型。正常 BPP 或改良 BPP 检查后 1 周内死胎发生率为 0.6‰~0.8‰,2 项试验的阴性预计值超过 99.9%,不良妊娠结局的发生风险与 BPP 的关系见表 11-4。

胎儿多普勒超声检查

多普勒超声是评估胎儿健康状况的新方法。在 19 世纪,克里斯蒂纳·多普勒(Christian Doppler)首次描述了多普勒效应,多普勒效应是指相对固定点移动的运动波源出现光波或声波频率的改变。在医学领域,多普勒超声主要用来测定血管内血流速度。胎儿动脉多普勒主要检查脐动脉、大脑中动脉、子宫动脉等 3 条动脉,而最常见的静脉多普勒检查主要检测静脉导管。脐动脉多普勒检查反映胎盘血循环情况,当病变开始影响胎盘时,胎盘内血管阻力增加,脐动脉内舒张末期血流速度减慢,最终缺乏血流,甚至出现逆流。

大脑中动脉多普勒检测的原理有所不同(图 11-6)。在胎儿存在低氧血症时,脑部血流重新分布,即所谓脑保护效应。在病变不断进展的情况下,脑保护效应可导致大脑中动脉血流增加。这种检测常用于胎儿健康状况的一般

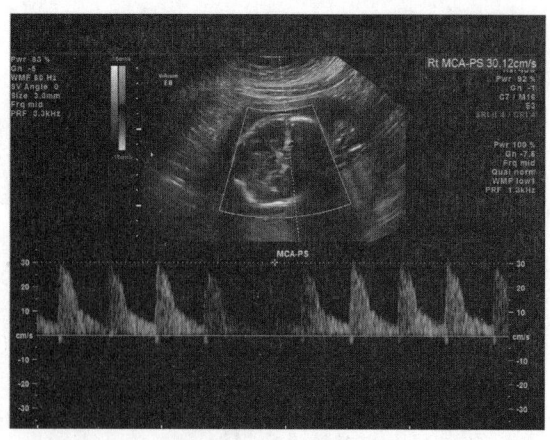

图 11-6　大脑中动脉多普勒筛查胎儿贫血。彩色多普勒用于识别威利斯环。多普勒测径器在 0°角放置在大脑中动脉近端 1/3(虚线与大脑中动脉长度重叠)。通过测量波形峰值测定收缩期峰值流速。

性评估及胎儿贫血的评估。最后静脉导管多普勒检查反映心脏顺应性及心脏后负荷，随着疾病进展，心脏后负荷增加，从而影响胎盘。因此，静脉导管波形分析可用来评估胎儿健康状况。

胎盘位置

除了胎儿以外，妊娠中晚期超声检查可用来评估胎盘，以发现胎盘异常。在超声观察胎儿解剖结构或在妊娠晚期观察胎儿生长情况时，应常规检查胎盘位置。如果有阴道出血，也可确定是否为胎盘早剥。

通常需要确定胎盘位置、与宫颈内口的关系及其外形，这是诊断前置胎盘的重要依据。要测量胎盘下缘与宫颈内口之间的距离，在超声检查下，根据胎盘与宫颈内口的关系，将前置胎盘分为3种类型：完全性前置胎盘、边缘性前置胎盘及非前置胎盘。如果胎盘或胎盘边缘覆盖宫颈内口，则考虑为完全性前置胎盘。如果胎盘边缘与宫颈内口之间的距离小于2cm，而且胎盘并不覆盖宫颈内口，则称为边缘性前置胎盘。确诊前置胎盘有重要的临床意义，因为前置胎盘与产前及产时阴道出血有关，前置胎盘患者推荐行剖宫产结束分娩，以减少出血的风险。

胎盘检查时还要确定是否存在胎盘植入，其发生与以往子宫手术操作密切相关。侵入性胎盘是指绒毛滋养细胞穿透蜕膜，但是未达肌层，因此导致胎盘异常粘连。其他胎盘附着异常包括植入性胎盘及穿透性胎盘，前者是指绒毛滋养细胞侵至子宫肌层，后者是指绒毛滋养细胞穿透子宫肌层及子宫浆膜层。在超声检查中，如果发现胎盘裂隙、胎盘附着部位肌层变薄、胎盘后低回声区消失等异常时，应怀疑为胎盘植入。在临床上，胎儿娩出后，胎盘植入可影响胎盘自子宫壁剥离。因此产前确诊胎盘植入能保证恰当的计划分娩，减少产妇发病率与死亡率。

胎盘超声检查能用于阴道出血患者的诊断，妊娠晚期阴道出血最常见的原因为前置胎盘与胎盘早剥。患者出现无痛性阴道出血时应怀疑为前置胎盘，超声检查可以确诊。患者出现阴道出血伴腹痛时应怀疑为胎盘早剥，但是超声诊断胎盘早剥的敏感性低，超声检查仅在大约50%的临床胎盘早剥中观察到出血。

孕妇评价

超声检查也可用于评估孕妇子宫肌瘤、卵巢囊肿或肿物等病变，这些异常可影响产科结局。

宫颈评价

超声检查可评估孕妇宫颈。现已证实，宫颈形状、长度与早产有关。评估宫颈最好的方法为经阴道超声检查，其中最常应用的指标为测量宫颈长度，其方法为沿宫颈管测量闭合的宫颈外口至闭合的宫颈最上端之间的距离。标准的宫颈超声检查应报告是否存在宫颈漏斗及宫颈内口扩张。此外，由于宫颈变化是动态过程，因此观察3~5分钟对发现宫颈变化是非常重要的。超声检查应报告最短的宫颈长度，以作为临床处理的依据。

宫颈长度测量发展迅速，然而更为重要的是了解其应用的基本原则。从妊娠中期至妊娠晚期，正常宫颈长度为25~50mm。在此期间，如果宫颈长度小于或等于25mm，则应考虑为异常或"短"。在妊娠晚期，宫颈可出现生理性缩短，因此造成正常与异常之间的鉴别困难。在妊娠早期，宫颈越短，发生早产的风险越高。表11-5为妊娠24周宫颈长度与早产风险的相关性。

宫颈长度测量可用于妊娠中期评估低危及高危患者的早产风险。目前许多研究对不同治疗方法进行了评价，如孕激素或宫颈环扎术，根据宫颈长度选择治疗有助于预防早产。妊娠中晚期，对有症状的患者测量宫颈长度有助于确定患者是否需要住院治疗或需要给予类固醇激素治疗。

表 11-5　妊娠 24 周根据宫颈长度预测妊娠 35 周前早产的敏感性、特异性和预测值

	宫颈长度≤20mm	宫颈长度≤25mm	宫颈长度≤30mm
敏感性	23.0%	37.3%	54.0%
特异性	97.0%	92.2%	76.3%
阳性预测值	25.7%	17.8%	9.3%
阴性预测值	96.5%	97.0%	97.4%

(Data modified from Iams J, Goldenberg R, Meis P. The length of the cervix and the risk of spontaneous premature delivery. *N Engl J Med* 1996;334:567–572.)

孕妇多普勒检查评价

子宫动脉多普勒检查是基于子宫螺旋动脉最大限度扩张以保证子宫充分血流的理论，疾病不断进展与形成波形切迹、子宫动脉循环阻力增高而导致的舒张末期血流速度减低有关。许多研究探索在妊娠早期及中期以子宫动脉多普勒检查作为预测子痫前期及宫内生长受限的指标，结果显示，与异常孕妇血清指标相结合，子宫动脉多普勒检查预测这些病变的敏感性较高。此外，有研究仍在探索更加准确的筛查方法，并与子宫动脉多普勒检查及血清指标相结合。目前，除了密切监测外，阿司匹林是唯一可以减少不良妊娠结局的治疗方法。但是，要确定哪些患者对这种治疗有效仍需进一步研究。

American College of Obstetricians and Gynecologists. Practice bulletin 101: Ultrasonography in pregnancy. Washington, DC: ACOG; 2009.

American Institute of Ultrasound in Medicine. AIUM Practice Guideline for the Performance of Obstetrics Ultrasound Examinations. October 1, 2007. http://www.aium.org/publications/guidelines/obstetric.pdf. Accessed July 22, 2011.

Lovgren T, Dugoff L, Galan H. Uterine artery Doppler and prediction of preeclampsia. *Clin Obstet Gynecol* 2010;53:888-898. PMID: 21048456.

Manning FA. Fetal biophysical profile. *Obstet Gynecol Clin North Am* 1999;26:557-577. PMID: 10587955.

Nicolaides K. Screening for fetal aneuploidies at 11 to 13 weeks. *Prenat Diagn* 2011;31:7-15. PMID: 21210475.

Shipp T, Benacerraf B. Second trimester ultrasound screening for chromosomal abnormalities. *Prenat Diagn* 2002;22:296-307. PMID: 11981910.

Syngelaki A, Chelemen T, Dagklis T, et al. Challenges in the diagnosis of non-chromosomal abnormalities at 11-13 weeks. *Prenat Diagn* 2011;31:90-102. PMID: 21210483.

3D/4D 超声检查

以上所讨论的产科影像学检查仅限于二维超声检查。随着技术不断进步，临床开始应用三维及四维超声检查，其中三维超声的优点在于提高了胎儿异常的检出率，能储存信息并进行以后的再评价或不同医师之间的评价，促进母胎联结。以三维超声检查研究胎儿特殊异常，如胎儿面部、骨骼、神经结构及心脏等。三维超声不仅有助于确定在二维超声检查中可疑的解剖异常，而且易于向孕妇及其家属解释检查结果。图 11-7 和图 11-8 显示胎儿面部的三维图像，图 11-7 代表正常胎儿面部图像，而图 11-8 则显示单侧唇裂的面部图像。此外，四维超声检查可用于评估影响胎儿运动的解剖异常。

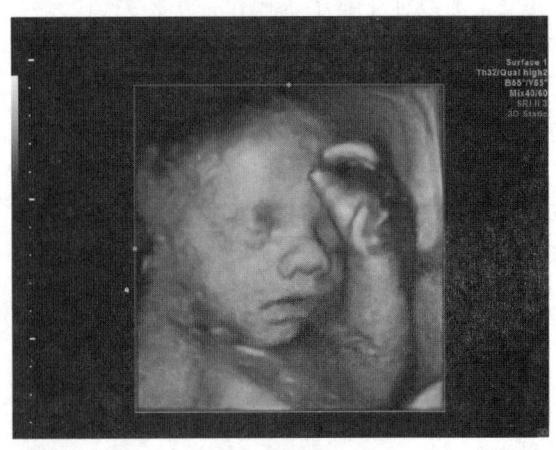

图 11-7　妊娠 29 周，三维超声图像显示正常胎儿面部，上唇轮廓完整、光滑，鼻孔对称。

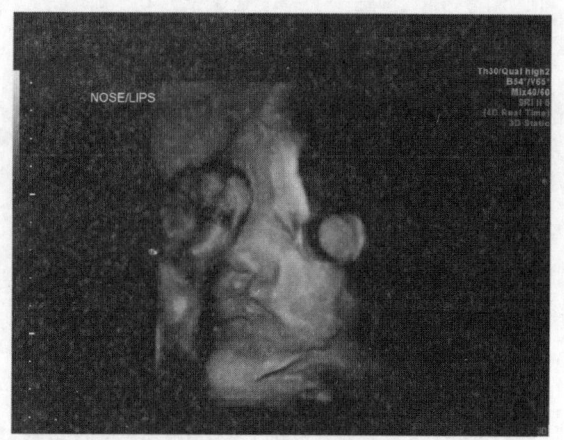

图11-8 妊娠35周,三维超声图像显示胎儿面部单侧唇裂,单侧上唇轮廓缺陷。

American College of Obstetricians and Gynecologists. Practice bulletin 101: Ultrasonography in pregnancy. Washington, DC: ACOG; 2009.

American Institute of Ultrasound in Medicine. AIUM Practice Guideline for the Performance of Obstetrics Ultrasound Examinations. October 1, 2007. http://www.aium.org/publications/guidelines/obstetric.pdf. Accessed July 22, 2011.

Duckelmann A, Kalache K. Three-dimensional ultrasound in evaluating the fetus. *Prenat Diagn* 2010;30:631–638. PMID: 20572112.

磁共振成像

尽管超声检查是产科常用的影像学检查,但在某些患者还需应用MRI检查。在妊娠中期,MRI检查目的是获得或确定诊断,而在妊娠晚期,MRI检查目的是制定分娩计划。胎儿神经解剖异常,特别是脑室扩张,是最常见的MRI检查指征。MRI检查已证实可改变诊断或提高诊断的准确性,特别是胎儿中枢神经系统异常的诊断准确率可提高至50%。MRI检查也可用于评估其他胎儿异常,如泌尿生殖系统异常、胃肠道异常、心脏及肌肉骨骼系统异常等,例如,泌尿生殖系统异常常与羊水过少有关,可影响超声图像的质量。MRI不依靠周围组织成像,因此能提高诊断的准确性。除了胎儿影像,MRI还有助于评估胎盘情况。在怀疑侵入性胎盘、植入性胎盘及穿透性胎盘者,超声检查结果不清或子宫后壁胎盘,影响超声检查结果评价时,可选择MRI检查,能对疑似异常者做出更加准确的诊断。

在产科影像检查中,超声检查是安全的,而MRI检查的安全性仍常受质疑。没有研究表明MRI检查对胎儿有致畸作用,但是妊娠期间不推荐应用钆。尽管有限的研究未能显示任何对胎儿的不良影响,但是已经证实钆能通过胎盘,在胎儿体内的半衰期较长。因此,除非是权衡认为利大于弊,否则不应使用。

Bardo D, Ayetekin O. Magnetic resonance imaging for evaluation of the fetus and the placenta. *Amer J Perinatol* 2008;25:591–599. PMID: 18988323.

Chen M, Coakley F, Kaimal A, et al. Guidelines for computed tomography and magnetic resonance imaging use during pregnancy and lactation. *Obstet Gynecol* 2008;112(2, Part 1):334–340. PMID: 18669732.

(瞿全新 译)

第 3 篇

高危妊娠

第12章 高危妊娠的评估

Shobha H. Mehta, MD
Robert J. Sokol, MD

诊断要点

- 详细询问病史，发现特定危险因素。
- 孕妇体格检查，确定或排除危险因素。
- 孕妇行常规实验室常见疾病筛查。
- 孕妇检查过程中发现异常后行针对性实验室评价。
- 在整个妊娠过程中应用分级技术对胎儿进行综合评估。

表12-1 高危妊娠的主要类别

胎儿因素
　结构异常
　染色体异常
　遗传综合征
　多胎妊娠
　感染
孕妇-胎儿因素
　早产
　胎膜早破
　官颈机能不全
　死产
　官内生长受限
　胎盘异常
　子痫前期
　过期产
孕妇因素
　糖尿病
　慢性高血压病
　心脏病
　甲状腺疾病
　感染

概要

广义的高危妊娠是指孕妇、胎儿或新生儿在分娩前、分娩时及分娩后出现或可能出现发病或死亡风险增加，可能导致风险增加的因素包括孕妇健康状况、产科异常及胎儿疾病，表12-1概述了高危妊娠的一些主要类别。

本章目的是概述诊断高危妊娠基本的、必要的方法及其在临床中的合理应用。

高危妊娠发病率根据界定标准不同而有差异。高危妊娠涉及许多因素，不同因素对不同患者产生的影响是不同的，其结果可能导致孕产妇死亡和(或)胎儿或新生儿死亡。导致孕产妇死亡的主要原因包括血栓栓塞性疾病、高血压疾病、出血、感染及异位妊娠，导致婴儿死亡(从出生至1岁死亡)的原因是先天性畸形及早产相关性疾病。围产儿死亡是指在妊娠满28周后至产后7天发生的死亡，但是不同来源的定义会有不同。围产儿死亡率是指围产儿死亡例数/1000活产例数。早产是导致围产儿发病及新生儿死亡的主要原因。

在评估确定妊娠风险时，要明确几个关键

概念。人类生殖是复杂的社会、生化及生理过程，妊娠并不像曾经想象得那样成功。在所有妊娠中，50%在确定妊娠前即失败，15%~20%在早期妊娠阶段失败，在后者中，超过50%有核型异常，而且以目前的方法无法预防。但是，仍有许多导致生育失败的原因是可以诊断和治疗的。本章主要讨论产前保健及产时管理的指征及原因。

孕前保健

生育年龄妇女孕前评估及咨询是妇女保健的重要组成部分，得到了越来越多的认可。妊娠前计划生育及妇科中心提供的保健最大限度地提高了母儿健康水平。关于妊娠结局问题，如医疗问题、生活方式（如滥用药物、体重、锻炼等）或遗传问题等应进行研究并在妊娠前进行干预。具体建议包括应用叶酸（0.4mg/d）预防胎儿神经管缺陷、糖尿病患者严格控制血糖、对有医疗问题的孕妇进行综合管理、避免接触已知的致畸药物、戒烟。

产前期

初次筛查

初次产前检查非常重要，需要评价妊娠期间的风险。初次产前检查最好尽可能在妊娠早期完成。至关重要的信息包括孕妇医疗及产科病史、体格检查及主要实验检查结果。

孕妇年龄

极端的孕妇年龄会增加母儿发病率及死亡率，青少年孕妇子痫前期-子痫、宫内生长受限、孕产妇营养不良等发生风险增加。

随着孕妇年龄增加，分娩时发生子痫前期、糖尿病、肥胖及其他疾病的风险明显增加。高龄孕产妇的剖宫产分娩、死产、胎盘植入风险增加。

随着孕妇年龄增加，胎儿染色体异常的风险增加；美国妇产科医师协会（ACOG）推荐孕妇年龄达到35岁不再作为决定筛查及有创性检查的分界值，患者可根据自己的意愿，咨询并根据血清筛查结果、超声检查和（或）有创性检查结果进行选择。

妊娠方式

自然妊娠与辅助生殖技术（ART）下妊娠是不同的，ART会增加围产儿死亡风险（死胎及新生儿早期死亡）、多胎妊娠、早产（单胎或多胎）、先天性畸形、低出生体重等。

既往史

在妊娠过程中，许多疾病对母儿产生复杂影响。在妊娠前，应尽可能了解这些疾病及其严重程度，并进行治疗，这点非常重要。妊娠期间，患者需要积极处理及密切随访，监测病情变化，如有必要，需咨询或请高危妊娠方面的专家进行治疗。表12-2列出了可能影响妊娠的一些最重要的疾病。

家族史

详细了解家族史有助于确定遗传性疾病的发生风险（如家族黑蒙性白痴、囊性纤维化、

表12-2 孕妇疾病、异常及其他妊娠并发症

慢性高血压
糖尿病
血栓栓塞性疾病
甲状腺疾病
心脏疾病
肾脏病
肺部疾病（哮喘、结节病）
结缔组织疾病
孕妇恶性肿瘤
癫痫
血液疾病（贫血、凝血功能异常、血红蛋白病）
精神疾病

镰状细胞病），这些疾病可能在妊娠期间影响孕妇或胎儿或分娩后影响新生儿。其他有意义的家族史包括血栓栓塞、出生缺陷（特别是心脏畸形）、一级亲属病史（特别是糖尿病）等。

种族背景

由于普通人群中遗传性疾病基因相对稀少，因此在人群中筛查这些遗传性疾病不符合成本效率。但是许多遗传性疾病可能明显影响某个种族，对这部分人群进行筛查符合成本效率。表12-3列出了几种常见的可进行筛查的遗传性疾病，包括其种族的发病风险及筛查方法。

既往产科病史

复发性流产

复发性流产是指连续3次或3次以上于妊娠20周前发生的自发性流产，再次妊娠前应检查导致复发性流产的原因，特别是在2次流产后即应进行检查。如果患者已经妊娠，那么需要进行以下检查。

- 流产标本的核型检查
- 夫妻双方核型检查
- 宫颈及子宫异常
- 筛查激素异常（如甲状腺功能低下）
- 生殖道感染性疾病

遗传性血栓形成倾向与复发性流产之间的关系还不清楚，因此目前临床不推荐此方面检查，而抗磷脂抗体（获得性血栓形成倾向）筛查是恰当的。

既往死产或新生儿死亡

有既往死胎或新生儿死亡病史者应立即行相关条件或周围环境方面的检查，如果是单次事件导致的死亡，如脐带脱垂或外伤等，那么再次妊娠的风险接近人群风险。但是，死胎或新生儿死亡可能提示细胞遗传学异常、结构畸形综合征或母儿出血。病历回顾、尸检、胎盘病理、染色体核型检查等对明确死因至关重要。与胎儿死亡一样，未能解释的死胎与遗传性血栓形成倾向之间的关系仍不清楚，因此不推荐进行相关检查，但是血栓形成倾向者或既往栓塞病史者可引起重度胎盘栓塞或梗死，导致死胎、明显的胎儿生长受限。

表12-3 常见遗传性疾病

疾病	高发人群	筛查方法
α地中海贫血	中国人、东南亚人、非洲人	CBC、血红蛋白电泳、突变分析
β地中海贫血	中国人、东南亚人、巴基斯坦人、孟加拉人、中东人、非洲人	CBC、血红蛋白电泳
布卢姆综合征	德系犹太人	突变分析
海绵状脑白质营养不良症	德系犹太人	突变分析
囊性纤维化	北美的欧洲血统的白种人，德系犹太人	突变分析
家族性自主神经功能异常	德系犹太人	突变分析
范科尼贫血	德系犹太人	突变分析
Gaucher病	德系犹太人	突变分析
尼曼-皮克病	德系犹太人	突变分析
镰状细胞病和其他结构的血红蛋白病	非裔美国人、西班牙裔、非洲、地中海、中东人、加勒比印第安人	CBC、血红蛋白电泳
黑蒙性白痴	德系犹太人、法裔加拿大人、卡津人	酶及突变分析

CBC：全血细胞计数。

既往早产

有早产史者，后续妊娠再次出现早产的风险增加。随着既往早产数增加，后续妊娠早产风险随之增加，而每次后续妊娠不发生早产的风险下降。既往早产发生妊娠周数越早，复发风险越高。尽管进行了广泛研究，但是在美国早产发生率仍有轻度升高，这在很大程度上是由于医疗干预所导致的有指征的早产。85%的早产出现在32至36+6/7周，其胎儿或新生儿发病率最低。其余15%早产分娩几乎构成了全部围产期的发病率及死亡率。早产新生儿常见疾病包括呼吸窘迫综合征、脑室内出血、支气管肺发育异常、坏死性小肠结肠炎、脓毒症、窒息、早产儿视网膜病变及高胆红素血症。早产分娩分为2种类型，即自发性早产及有指征早产，有指征早产是指由于医疗或产科疾病而危及孕妇和(或)胎儿安全时选择终止妊娠。与自发性早产关系最密切的临床危险因素包括既往早产史、生殖道感染、非白人种族、多胎妊娠、妊娠中期出血、低妊娠前体重等。近来，多中心研究显示，孕激素，如17α-己酸羟孕酮，在妊娠中期开始每周注射250mg，能降低以往有自发性早产史者的早产风险。

Rh同种免疫或ABO血型不合

妊娠早期，所有孕妇需行抗体检测，那些Rh(D)阴性而且无抗D异源免疫者，妊娠28周时可给予Rh(D)免疫球蛋白(RhoGAM；Ortho-临床诊断，罗切斯特，纽约)300μg治疗。Rh(D)致敏患者应检查孕妇血抗体滴度和(或)羊膜腔穿刺检测胎儿血型，然后行羊膜腔穿刺检测ΔOD$_{450}$或大脑中动脉收缩期峰值流速测定及脐带穿刺术抽取胎儿血液标本。

既往子痫前期-子痫

既往子痫前期-子痫者在后续妊娠中增加高血压的风险，尤其是有慢性高血压或肾脏疾病者。

既往胎儿有遗传性疾病或先天性畸形

既往有胎儿染色体异常病史者需行细胞遗传学检查，可选择在妊娠早期、妊娠中期筛查及解剖超声(美国)检查，其复发率取决于染色体异常情况。

接触致畸物

致畸物是指任何对胎儿生长发育造成不良影响的物质，包括药物或环境因素，但是由致畸物暴露导致的畸形是相对罕见的，了解致畸物的暴露将有助于诊断与处理。

药物：酒精、抗癫痫药物(苯妥英钠、丙戊酸钠等)、锂、汞、沙利度胺、己烯雌酚(DES)、华法林、异维A酸等。

致病原：巨细胞病毒、李斯特菌、风疹病毒、弓形体、水痘病毒、支原体等。

辐射：诊断性辐射对胎儿的照射剂量低于0.05Gy(5rad)，无致畸风险。

体格检查

在最初就诊及整个孕期中，体格检查是非常重要的。收集孕妇身高、体重方面的信息可计算孕妇体重指数，有助于评价许多妊娠异常的风险。此外，妊娠过程中体重增长也是评价几种危险因素的重要参数。

许多重要产科并发症的诊断是依据生命体征异常。如果发烧达到或超过38℃，可能是绒毛膜羊膜炎的表现。应对绒毛膜羊膜炎的症状或体征进行评估，如果怀疑为绒毛膜羊膜炎，则应行羊膜腔穿刺术，进行显微镜下检查及病原菌培养。根据临床相关情况，必要时可终止妊娠。孕产妇心动过速的原因可能是感染、贫血或两者兼有。单纯性轻度心动过速(>100次/分)者应作为快速性心律失常而进行评估和随访。正常妊娠过程中，孕妇心率增加。在妊娠早期，孕妇正常血压低于基础血压，妊娠中期达最低点，妊娠晚期稍有增高，但不超过基线水平。间隔6小时重复测量血压，如果均为140/90mmHg，应考虑为子痫前期或妊娠期高血压。虽然收缩压与舒张压增加不再是定义的一部分，但可作为发展为妊娠相关性高血压病的指征。首次就诊还应进行其他方面的体格检查,每次就诊时应重点检查,测量宫底高度,听诊胎心音。

尿液分析

在初次产前检查中,应行清洁尿液培养与药敏试验,有病原菌生长者应行恰当的抗生素治疗。在随后的产前检查中,以尿试纸检测方法筛查蛋白、糖、白细胞酯酶、血或任何有意义的联合指标检测,以识别尿液中基本成分的变化。

筛查试验

首次产前检查应进行风疹病毒、快速血浆反应素、乙型肝炎病毒、血型、HIV、淋菌、支原体及宫颈抹片检查。

American College of Obstetricians and Gynecologists. Inherited Thrombophilias in Pregnancy. ACOG Practice Bulletin No. 113. Washington, DC: American College of Obstetricians and Gynecologists; 2010.

American College of Obstetricians and Gynecologists. Screening for Fetal Chromosomal Anomalies. ACOG Practice Bulletin No. 77. Washington, DC: American College of Obstetricians and Gynecologists; 2007 (Reaffirmed 2008).

Branch DW, Gibson M, Silver RM. Clinical practice. Recurrent miscarriage. *N Engl J Med* 2010;363:1740-1747. PMID: 20979474.

Goldenberg RL, Culhane JF, Iams JD, Romero R. Epidemiology and causes of preterm birth. *Lancet* 2008;371:75-84. PMID: 18177778.

Mari G, Deter RL, Carpenter RL, et al. Noninvasive diagnosis by Doppler ultrasonography of fetal anemia due to maternal red cell alloimmunization. Collaborative group for Doppler assessment of the blood velocity in anemic fetuses. *N Engl J Med* 2000;342:9-14. PMID: 10620643.

Meis PJ, Klebanoff M, Thom E, et al. Prevention of recurrent preterm delivery by 17 alpha-hydroxyprogesterone caproate. *N Engl J Med* 2003;348:2479-2485. PMID: 12802023.

Mercer BM, Macpherson CA, Goldenberg RL, et al. Are women with recurrent spontaneous preterm births different from those without such history? *Am J Obstet Gynecol* 2006;194:1176-1184. PMID: 16580328.

Reddy UM. Prediction and prevention of recurrent stillbirth. *Obstet Gynecol* 2007;110:1151-1164. PMID: 17978132.

Schieve LA, Ferre C, Peterson HB, Macaluso M, Reynolds MA, Wright VC. Perinatal outcome among singleton infants conceived through assisted reproductive technology in the United States. *Obstet Gynecol* 2004;103:1144-1153. PMID: 15172846.

产前管理

基因检测

妊娠早期筛查

妊娠 11(0/7) 至 13(6/7) 周期间检测胎儿颈项透明带厚度、孕妇血清游离 β-hCG 及妊娠相关性血浆蛋白 A 水平,三项指标联合诊断 21 三体的敏感性为 87%,假阳性率为 5%。无染色体异常者,胎儿颈项透明带厚度增加与心脏结构异常及骨骼发育不良等发病风险增加有关。妊娠早期超声检查发现胎儿鼻骨缺乏、多普勒检查发现静脉导管异常等可进一步提高异倍体的检出率,但这需要高水平的超声技术。筛查异常者需要进行有创检查,如取绒毛更加准确地测定胎儿染色体异常。妊娠早期筛查的优点(相对于妊娠中期孕妇筛查,将在下一部分讨论)在于可以更加早期地诊断染色体异常。

妊娠中期孕妇血清筛查

通常所说的"三重筛查"是指孕妇血清 α-胎甲球蛋白(MSAFP)、β-hCG 及雌三醇检测。有些医疗单位仅检测 MSAFP,而有些单位则除以上三项指标外,还检测抑制素,即为"四项检测"。这些筛查方法能识别有开放性神经管缺陷、某些染色体异常,特别是 21 三体(唐氏综合征检出率为 70%)的高危妊娠。妊娠 15~22 周进行这些检查是有效的,能及时识别高危妊娠,必要时继续进行确诊检测。应注意,孕妇血清筛查不是确诊试验,必须进行有创性检查(讨论见后),才能确定染色体核型。

妊娠早期及中期筛查不应选择单项检测,否则可使诊断染色体异常的假阳性率过高。随着检测方法的发展,可联合应用两种检测方法来确定染色体异常的发生风险。这种联合筛查染色体异常是根据两项试验结果,应用所有6项分析指标计算单一风险。联合筛查对唐氏综合征的检出率为95%,假阳性率为5%。其主要缺点是要到妊娠中期才能诊断,失去了早期诊断的机会,不能行绒毛取样。还有一种方法为分步序贯筛查,妊娠早期筛查评估为高危患者,可在妊娠中期取血检测,该方法对唐氏综合征的检出率为95%,假阳性率为5%。联合序贯筛查方法的检测敏感性相似,而妊娠早期筛查结果为低危的患者,妊娠中期不需再行检查分析。

遗传病携带者的筛查

非洲人及非裔美国人及居住在地中海盆地、中东及印度等地区的人需要筛查镰状细胞病,血红蛋白电泳是确诊试验,可确定镰状细胞病携带者及其他血红蛋白疾病。

所有患者应考虑筛查囊性纤维化携带,白种人携带率最高,其中包括父母为东欧犹太人(或德系犹太人)的后代,这些人群突变检出率最高,而其他人群则较低。例如,亚裔美国人囊性纤维化携带者为1:94,检出率为49%。目前,指南推荐所有孕妇均应了解有关检测方面的信息,低危组孕妇应了解检测的局限性。

在德系犹太人中,其他隐性遗传性疾病发病率较高,因此应筛查家族黑蒙性痴呆、卡纳万病、家族性自主神经功能障碍等疾病的携带者。此外,还应对黏脂沉积症Ⅳ、A型尼曼-皮克病、范科尼贫血C组、布卢姆综合征、Gaucher病等疾病进行筛查。

早产检测

妊娠期间,许多患者表现有早产症状与体征,特别是子宫收缩。漏诊早产导致的代价较高,但是许多患者并不是真正临产,而对这部分患者积极处理所需费用也较高。准确诊断早产需要根据2项筛查指标:宫颈长度及胎儿纤维连接蛋白。

妊娠期糖尿病的筛查

近来的研究推荐根据高危因素进行妊娠期糖尿病筛查,但是许多研究结果提示,这种筛查与普遍筛查均不能充分诊断妊娠期糖尿病。

常规筛查包括妊娠24~28周行糖负荷试验,其方法为口服50g葡萄糖,1小时后检测血糖水平。如果血糖水平等于或超过140mg/dL,则需要进一步行糖耐量试验(GTT)(分界值低于130mg/dL时可增加敏感性)。GTT试验首先行空腹血糖检测,然后口服100g葡萄糖,分别在服糖后1小时、2小时、3小时检测血糖水平。如果4个值中有2个增高,那么可诊断为妊娠期糖尿病。目前仍沿用由Carpenter与Coustan建议的阈值标准(空腹血糖>95mg/dL,1小时血糖>180mg/dL,2小时血糖>155mg/dL,3小时血糖>140mg/dL)。

B组链球菌

妊娠期,孕妇中无症状B组链球菌(GBS)感染者占10%~30%,但是围产期感染可导致严重、甚至可能是致命的新生儿感染。目前GBS检测方法强调以培养作为筛查方法的重要性,以危险因素为基础筛选治疗方案。因此,患者应在妊娠35~37周行直肠阴道培养。如果培养结果呈阳性,患者应在分娩期行抗生素治疗。分娩期预防性应用抗生素能降低围产儿GBS感染风险。如果培养结果不明确,在早产、破膜达到或超过18小时或分娩期孕妇体温增高超过38℃者,应给予治疗。妊娠期间,所有GBS菌尿症者或前次新生儿GBS脓毒症者,应在分娩期给予抗生素治疗。

American College of Obstetricians and Gynecologists. Prevention of Early-Onset Group B Streptococcal Disease in Newborns. ACOG Committee Opinion No. 279. Washington, DC: American College of Obstetricians and Gynecologists; 2002.
American College of Obstetricians and Gynecologists. Screening for Fetal Chromosomal Anomalies. ACOG Practice Bulletin

No. 77. Washington, DC: American College of Obstetricians and Gynecologists; 2007.
Gabbe SG, Graves CR. Management of diabetes mellitus complicating pregnancy. *Obstet Gynecol* 2003;102:857–868. PMID: 14551019.
Iams JD, Romero R, Culhane JF, Goldenberg RL. Primary, secondary, and tertiary interventions to reduce the morbidity and mortality of preterm birth. *Lancet* 2008; 371:164–175. PMID: 18191687.
Wapner RJ, Jenkins TM, Khalek N. Prenatal diagnosis of congenital disorders. In: Creasy RK, Resnik R (eds): *Maternal-Fetal Medicine: Principles and Practice.* Philadelphia, PA: Saunders Elsevier; 2009.
American College of Obstetricians and Gynecologists. Preconception and Prenatal Carrier Screening for Genetic Diseases in Individuals of Eastern European Jewish Descent. ACOG Committee Opinion No. 442. Washington, DC: American College of Obstetricians and Gynecologists; 2009.

胎儿评估

妊娠期间应进行胎儿评估,所用检查方法多种多样,根据图像质量、检查水平及胎龄大小,所获得的信息是不同的。

超声检查

近30年,超声(US)技术不断进步,每年均有更好的设备投入使用。实时超声可根据2维(2D)图像确定胎儿解剖结构及胎儿体重、胎儿活动、羊水量等特征,也可发现子宫肌瘤、前置胎盘等影响妊娠的结构异常。三维超声可以确定体积,在2D屏幕上创建3D图像,有助于识别与确定某些解剖异常。近来,开发出了4D机器,可形成实时3D视频。随着机器技术进步及计算机运行速度加快,所获得的图像质量持续提高,从而推动产前超声诊断前沿的发展。

诊断性US在妊娠与胎儿评估中广泛应用,在有经验的超声中心,异常检出率超过80%。应向所有患者解释US的益处及其局限性,结合医师的建议与患者的决定来确定超声检查。

标准US检查应确定胎儿数量、胎位、胎儿存活、胎龄、羊水量、胎盘位置、胎儿生物测量及胎儿异常等方面的信息。有限US检查是根据可疑问题或发现而进行的以目标为导向的检查,可用来指导一些临床操作,如羊膜腔穿刺或外倒转、分娩时评价胎儿健康状态或胎位、胎盘位置等。特殊US检查适用于既往病史有可疑异常、生化检查结果异常或有限超声与标准超声扫描结果异常等情况,包括胎儿多普勒检查、生物物理评分(BPP)、胎儿超声心动图或其他生化方面的研究。

US评价胎儿解剖能发现主要的结构异常,无脑儿及脑积水等严重畸形是常见诊断,很少漏诊。但是许多细微的异常,如面裂、膈疝、心脏缺陷等,超声检查常易漏诊。基本胎儿解剖检查应包括可见脑室、4腔心脏,检查脊柱、胃、膀胱、脐带附着部位、肾区等,有异常者应行进一步全面的超声检查。通常情况下,在妊娠17~20周进行胎儿解剖检查,应用阴道探头可在妊娠14~16周进行更早期的超声检查,但是对这种检查的潜在获益仍有争议。在妊娠中期,有些异常几乎始终存在,因此早期超声检查可对异常进行早期诊断,而且应用高分辨率的阴道探头检查可对胎儿解剖结构进行更加详细的观察。

非整倍体筛查

妊娠中期多项超声检查结果与非整倍体或已确定的非整倍体"标志"有关,出现单项或多项标志者,需根据特定标志来调整与患者年龄相关的非整倍体发生风险。这些超声检查发现包括以下方面,但不仅限于此。

- 心内局灶性强回声
- 脉络丛囊肿
- 肾盂扩张
- 肠回声增强
- 股骨短
- 颈部褶皱增多

绒毛膜绒毛取样检查

绒毛膜绒毛取样检查(CVS)是一种有创检查,在妊娠9~13周之间进行,可经阴道或经腹部取样。在超声引导下,将无菌导管或针穿刺至胎盘部位,抽吸绒毛组织,进行细胞遗传学分析。CVS 优于羊膜腔穿刺,能在妊娠早期获得诊断,但是该方法总的妊娠丢失率高于妊娠中期进行的羊膜腔穿刺,这可能是妊娠 9~16 周之间自发性流产发生率较高的结果。有限的资料显示,与 CVS 方法相关的妊娠丢失与妊娠中期羊膜腔穿刺方法的发生率接近。与羊膜腔穿刺不同,CVS 的缺点是不能诊断胎儿神经管缺陷。

羊膜腔穿刺

羊膜腔穿刺需在超声引导下进行,穿刺针经腹壁皮下进入羊膜腔,取出羊水。羊水检测可用于许多方面检查,妊娠中期之初,羊水检测包括 AFP 评价胎儿神经管缺陷及细胞遗传学分析。羊膜腔穿刺需在妊娠 15~20 周进行,羊水中可获得胎儿细胞。与该方法有关的风险非常低,其导致流产风险为每 200~450 次羊膜腔穿刺中发生 1 例。

在妊娠晚期,羊膜腔穿刺也是非常有价值的检查方法,可诊断羊膜腔内感染、与早产有关的感染危险因素、不良妊娠结局、胎儿肺成熟度等,而与检查相关的风险较低。

胎儿血取样检查

脐带穿刺或经皮脐带血采样可获得胎儿血标本进行染色体或代谢情况分析,这种方法的优点是快速确定结果,可在妊娠中期及晚期进行。在胎儿 Rh 致敏、同种免疫性血小板减少症等情况下,这种通过胎儿血取样检测的方法可同时进行病情评估及治疗。但是该方法导致胎儿死亡的风险较其他方法增高,胎儿丢失率大约为 2%,而这种风险主要取决于胎儿的病情。

American College of Obstetricians and Gynecologists. Invasive Prenatal Testing for Aneuploidy. ACOG Practice Bulletin No. 88. Washington, DC: American College of Obstetricians and Gynecologists; 2007.

American College of Obstetricians and Gynecologists. Ultrasonography in Pregnancy. ACOG Practice Bulletin No. 101. Washington, DC: American College of Obstetricians and Gynecologists; 2009.

American Institute of Ultrasound in Medicine. AIUM practice guideline for the performance of an antepartum obstetric ultrasound examination. *J Ultrasound Med* 2010;29:157–166. PMID: 20040791.

Nicolaides KH. Nuchal translucency and other first-trimester sonographic markers of chromosomal abnormalities. *Am J Obstet Gynecol* 2004;191:45–67. PMID: 15295343.

Sonek JD, Cicero S, Neiger R, et al. Nasal bone assessment in prenatal screening for trisomy 21. *Am J Obstet Gynecol* 2006;195:1219–1230. PMID: 16615922.

产前胎儿检测

胎动评估

胎儿死亡前几天孕妇可自觉胎动减少。2 小时内自觉胎动为 10 次是安全的,如果低于 10 次,应建议孕妇做进一步检查。

无应激试验

胎动可导致胎心率(FHR)加速,这种表现可确定胎儿无酸中毒或神经系统抑制。有反应型无应激试验(NST)是指在 20 分钟内出现 2 次或以上的 FHR 加速,每次加速至少超过胎心基线 15 次/分、持续 15 秒。声振刺激能诱发 FHR 加速,可降低总的试验时间而不影响胎儿酸中毒的诊断。异常 NST 者需进一步评估或根据临床情况决定分娩,足月者应选择分娩。对医师来讲,妊娠远不足月者在选择治疗上面临更大的挑战。如果尝试复苏不能成功获得反应型 NST,则应选择辅助试验技术,提供更有价值的信息,以免因异常 FHR 而导致医源性早产分娩,这种情况出现的假阳性率高达 50%~60%。

生物物理评分

生物物理评分(BPP)是另一种评估胎儿健康状况的方法,BPP 包括 5 项内容:NST、胎儿呼吸运动(在 30 分钟内持续 30 秒或更长时间)、胎动(在 30 分钟内出现 3 次或以上)、胎儿肌张力(四肢伸展/屈曲)、羊水量(羊水池垂直测量达到 2cm 或以上),每项为 2 分;评分在 8 分或 10 分者为正常,6 分为可疑异常,4 分或以下为异常。BPP 评分为 10/10 或 8/10 而羊水量正常者,在随后 1 周发生胎儿窒息的风险较低(大约为 1/1000)。

改良的生物物理评分

改良 BPP 是结合 NST 与羊水指数(AFI),前者是反应胎儿酸碱状态的短期指标,而后者是反应胎盘功能状态的长期指标。AFI 检测方法是将子宫分为 4 个相同的象限,分别测量每个象限羊水池中的最大垂直距离,将其结果相加,以毫米表示。改良 BPP 已成为主要的产前胎儿监护方法,无反应型 NST 或 AFI 少于 50mm(羊水过少)需要对胎儿进一步评估或干预。

宫缩应激试验

宫缩应激试验(OCT)是根据 FHR 对子宫收缩的反应,子宫收缩可引起胎儿氧合作用下降,在已出现氧合作用降低的胎儿可能出现晚期减速。OCT 需要在 10 分钟内出现 3 次宫缩,实验结果才能充分解释。如果半数以上的子宫收缩均出现晚期减速,则为 OCT 试验阳性或异常。如果出现少量晚期减速(少于 50%的子宫收缩),则考虑为可疑。无晚期减速为 OCT 试验阴性。CST 试验的禁忌证包括引产禁忌证,如前置胎盘或前次经典剖宫产术。这项试验目前很少应用。

胎儿生长的超声检查

超声检查监测胎儿生长情况需每 3~4 周进行一次,评价胎儿生长受限的风险,导致胎儿生长受限的原因可能是由于妊娠病理或胎儿自身异常。

多普勒研究

最初的胎儿多普勒研究是通过测定脐动脉血流来评估胎盘功能,目前已进展为更加全面地检测多支病变来评价胎儿状态。多普勒研究能用于评估异常胎儿(特别是生长受限)及作为诊断工具提醒临床医师需要进一步干预,包括 BPP、持续性胎儿监护或终止妊娠。此外,大脑中动脉的收缩压峰值可用以评估同种免疫及细小病毒感染患者其胎儿的贫血情况。

胎儿成熟度试验

胎儿肺成熟度的评价指标

ACOG 推荐,妊娠 39 周择期分娩之前应确定胎儿肺成熟度,根据以下标准确定胎儿成熟度:以非电子胎心听诊器听诊胎心音已达 20 周或以多普勒胎心听诊器听诊胎心音已达 30 周;以血或尿 hCG 为基础的妊娠试验呈阳性的时间已达 36 周;妊娠 6~11 周或妊娠 12~20 周超声测定胎儿头臀径支持胎龄等于或超过 39 周。在这种情况下,由于胎儿或孕妇指征而分娩者,无需行胎儿肺成熟度检查。妊娠 39 周前,无恰当临床指征者,胎儿肺成熟不能作为分娩的依据。

卵磷脂与鞘磷脂比值

1971 年,Gluck 及其同事首次应用卵磷脂与鞘磷脂比值(L/S)评估胎儿肺成熟度。胎儿肺分泌物自肺流出至羊水中,羊水中磷脂成分发生改变,因此该方法通过测定羊水中 L/S 值确定胎儿肺成熟度。在无并发症者,大约在妊娠 35 周时,L/S 比值可达 2。血或胎粪可影响检查结果。

磷脂酰甘油

磷脂酰甘油(PG)是表面活性物质的次要成分,在卵磷脂增加后数周,PG 在羊水中开始明显增加。PG 的存在提示胎儿肺成熟,因为 PG 能提高磷脂在肺泡内的分布。

荧光偏振

荧光偏振检查目前在临床上应用最广泛,该方法应用偏振光定量检测与羊水中白蛋白及表面活性物质竞争性结合的探针,因此这是一种真正直接检测表面活性物质浓度的方法,反映了表面活性物质与白蛋白的比值,通过自动分析仪进行检测,如 TDx-FLM。比值增高与胎儿肺成熟度有关,确定胎儿肺成熟的临界值为表面活性物质/白蛋白达 55mg/1mg。

表 12-4 列出了所有胎儿成熟度检测试验、鉴别水平及各种试验的具体特点。

American College of Obstetricians and Gynecologists. Antepartum Fetal Surveillance. ACOG Practice Bulletin No. 9. Washington, DC: American College of Obstetricians and Gynecologists; 1999 (Reaffirmed 2009).
American College of Obstetricians and Gynecologists. Fetal Lung Maturity. ACOG Practice Bulletin No. 97. Washington, DC: American College of Obstetricians and Gynecologists; 2008.
Baschat AA. Fetal growth restriction—from observation to intervention. *J Perinat Med* 2010;38:239–246. PMID: 20205623.

分娩期处理

胎心率监测

胎儿电子监护(EFM)在过去几十年中的应用逐渐增加,至 2002 年增加至 85%。目前,尚无随机对照试验比较分娩期 EFM 与无监护者的分娩结果。随机临床研究比较 EFM 与间歇性听诊,结果提示剖宫产率增加,其原因为胎儿窘迫,而手术阴道分娩率并未降低总围生期死亡率,但是由于胎儿缺氧导致围生期死亡率下降。基于这些发现,ACOG 认为 EFM 或间歇性胎心听诊均是可取的,而指南推荐间歇性胎心听诊,但并不推荐在高危患者中应用。

尽管 EFM 广泛应用,但由于检查者间及检查者自身可靠性较差,因此效果不确定性及假阳性率较高。在 2008 年,由 ACOG、尤妮斯·肯尼迪·施莱佛国立儿童健康及人类发展研究所(NICHD)及母胎医学会联合推荐一种基于三类方法的 EFM 解释系统(表 12-5),该系统的应用还有待进一步观察。

胎心率定义

基线是指在 10 分钟范围内,FHR 增加达 5 次/分、持续至少 2 分钟。正常胎心基线波动范围为 110~160 次/分,胎心基线低于 110 次/分称为心动过缓;胎心基线超过 160 次/分称为心动过速。心动过缓(特别是新的胎心基线低于 80 次/分)或心动过速(尤其是与变异减速或晚期或严重的变异减速有关的)考虑为胎儿异常。胎心率加速(妊娠 32 周或以上)是指胎心率增加超过基线水平 15 次/分、持续 15 秒或以上;不足 32 周者,胎心率加速是指胎心率增加超过基线水平 10 次/分、至少持续 10 秒。在 20 分钟内出现 2 次或以上的胎心率加速是正常的,称为反应型 NST。变异减速是指胎心率在每分钟或更长的时间内出现 2 次周

表 12-4 胎儿肺成熟试验

试验	阳性界值	阳性预测值	相对费用	利与弊
TDx-FLM	>55	96%~100%	中等	最小批间/批内变异;试验简单
L/S 比值	>2.0	95%~100%	高	试验结果变异较大
PG	"存在"	95%~100%	高	不受血液、胎粪影响;可用阴道内标本检测
层状体计数	30~40 000	97%~98%	低	界值仍需研究
光密度	OD 0.15	98%	低	操作简单
泡沫稳定性指数	>47	95%	低	受血液及胎粪影响

FLM,胎儿肺成熟;L/S,卵磷脂/鞘磷脂;PG,磷脂酰甘油。

表12-5 三类胎心率解释系统

第一类
  基线率:110~160次/分
  基线胎心率变异性:中等
  晚期减速或可变减速:无
  早期减速:存在或不存在
  胎心加速:存在或不存在

第二类
  所有胎心监护提示不属于第一类或第三类
  例如:
    基线率
      心动过缓,胎心基线存在变异性
      心动过速
    基线胎心率变异性
      最小或明显的基线变异
      无基线变异,无反复胎心减速
    胎心加速
      无胎动后诱发的胎心加速
    定期或偶发的胎心减速
      复发性可变减速伴随最小或中度基线变异
      胎心减速延长超过2分钟,但不超过10分钟
      复发性晚期减速伴中度基线变异

第三类
  无基线胎心率变异及以下情况:
    复发性晚期减速
    复发性可变减速
    心动过缓
    正弦模式

期性波动,波动范围可从无到较明显。减速可分为早期减速、晚期减速或变异减速,早期减速与子宫收缩在发生时间及波形上基本呈镜像关系,通常无严重临床表现,常提示胎头受压。晚期减速是在子宫收缩开始及结束后出现平缓下降,常与胎儿缺氧及围生期胎儿发病率及死亡率增加有关。变异减速是指胎心突然下降、然后快速恢复至基线水平,发生时间与子宫收缩时间是变化的,通常表明脐带受压。当发生重复及严重的胎心率减速(低于60次/分)时,常提示非常严重的情况。减速延长是指胎心率下降低于基线15次/分、持续2~10分钟。

辅助检查

胎儿头皮血检测

出现无反应型FHR时,可行胎儿头皮血测定pH值或乳酸量。尽管pH低值特异性较高(正常值应排除窒息),但其诊断新生儿缺血缺氧性脑病的敏感性及阳性预计值均较低。因此,由于该技术要求应用熟练及费用较高,因此许多机构不再应用。

声振刺激/头皮刺激

阴道检查或声振刺激(详见"无应激试验"部分)后可出现胎心加速,这是由于阴道检查时检查者的手指刺激了胎儿头部,这种表现可确定无酸中毒(pH值>7.2)存在,有些医师倾向于用这种方法代替胎儿头皮血取样,因为这种方法更加微创。

胎儿血氧饱和度

胎儿血氧饱和度可测定分娩期胎儿氧合作用,提高FHR检测的特异性,减少由于胎儿异常而选择的剖宫产数量。但是临床一直未将其作为评价胎儿状态的方法而推荐应用。

分娩过程中的ST-段分析

通过计算机实时分析胎儿心电图ST-段间期的研究还处于起始阶段,与产时EFM监护相结合,可提高产科医师识别胎儿异常并进行更恰当干预的能力。目前,一项大型的多中心随机对照研究正在美国开展。

结论

妊娠早期即应开始评估,确定妊娠风险,对公认的高危妊娠进行仔细监护。妊娠前患者应咨询已知的药物或遗传性疾病,有助于

改善妊娠结局。早期、频繁的产前管理能筛查、确定高危妊娠,并采取相应的措施。此外,应用母儿监护技术对合并一种或多种复杂情况的妊娠者进行分类,可最大限度地改善治疗效果。

随着技术进步及诊断治疗水平的提高,高危妊娠的评价方法与管理将会不断改变。

American College of Obstetricians and Gynecologists. Intrapartum Fetal Heart Rate Monitoring: Nomenclature, Interpretation, and General Management Principles. ACOG Practice Bulletin No. 106. Washington, DC: American College of Obstetricians and Gynecologists; 2009.

American College of Obstetricians and Gynecologists. Management of Intrapartum Fetal Heart Rate Tracings. ACOG Practice Bulletin No.116. Washington, DC: American College of Obstetricians and Gynecologists; 2010.

Macones GA, Hankins GD, Spong CY, Hauth J, Moore T. The 2008 National Institute of Child Health and Human Development workshop report on electronic fetal monitoring: Update on definitions, interpretation, and research guidelines. *Obstet Gynecol* 2008;112:661–666. PMID: 18757666.

Mires G, Williams F, Howie P. Randomised controlled trial of cardiotocography versus Doppler auscultation of fetal heart at admission in labour in low risk obstetric population. *BMJ* 2001; 322:1457–1460. PMID: 11408301.

Neilson JP. Fetal electrocardiogram (ECG) for fetal monitoring during labour. *Cochrane Database Sys Rev* 2006; 3:CD000116. PMID: 16855950.

(瞿全新 译)

第13章 早期妊娠的风险

Ann-Marie Surette, MD
Samantha M. Dunham, MD

自然流产

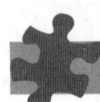
诊断要点

- ▶ 耻骨痛、子宫痉挛和(或)后背痛。
- ▶ 阴道出血。
- ▶ 宫颈扩张。
- ▶ 妊娠物排出。
- ▶ 定量检测β-hCG下降或升高不足。
- ▶ 异常超声影像(如空妊娠囊、缺乏胎儿生长或无胎心活动)。

概述

自然流产是最常见的妊娠并发症,是指妊娠不足20周终止,胚胎自发丢失或胎儿重量低于500g。先兆流产是指妊娠20足周前出现子宫内出血,患者可能有或无疼痛或痉挛,但是无妊娠物排出及宫颈扩张。完全流产是指妊娠20足周前所有妊娠物排出,而不全流产是指部分而不是全部妊娠物排出。难免流产是指妊娠20周前出现子宫内出血,伴随宫颈扩张,但无妊娠物排出。稽留流产是指胚胎死亡滞留于子宫内,不伴宫颈扩张,无自发性妊娠物排出。感染性流产是指胚胎或胎儿死亡,宫腔内出现感染,并可能有发生全身播散的风险。

自然流产的真实发生率并不清楚,临床统计大约为15%,有50%的生化妊娠最终会自然流产。80%的自然流产发生在妊娠12周前。

流产发生率受孕妇年龄、妊娠相关因素影响,包括以往自然流产次数、以往宫内死胎史、以往分娩婴儿畸形或已知遗传缺陷等。此外,父母一方染色体异常,如平衡转位,以及合并甲状腺疾病及糖尿病等疾病,可影响自然流产发生率。

发病机制

妊娠早期自然流产中,50%存在染色体核型异常。妊娠中期流产中,核型异常率下降为20%~30%,妊娠晚期则为5%~10%。染色体异常主要为三体(56%)、多倍体(20%)和X单体(18%)。

其他可能导致自发流产的原因较少见,包括感染、解剖缺陷、内分泌因素、免疫因素、接触有毒物质等。在自然流产中,即使进行了基因检查,其中绝大部分病因仍不清楚。

基因异常

异倍体是染色体数量异常,是最常见的基因异常,在临床流产中约占50%。X单体或特纳综合征是最常见的单异倍体,在流产中约占18%。常染色体三体发生率超过50%,其中16三体最常见。除1号染色体外,其他常染色体均已发现三体。大多数三体妊娠会发生流产,但 21 三体、18 三体和 13 三体例外,能存活至分娩者分别有 22%、5% 和 3%。

在所有流产中,多倍体发生率约为 20%,其中通常为三倍体。多倍体妊娠常导致胎停育,有时这些妊娠可发展为部分性葡萄胎。

早期流产中 50% 染色体正常,20% 有其他基因异常。孟德尔或多基因因素导致解剖异常发挥重要作用,这些因素在晚期妊娠胎儿死亡中更常见。

母体因素

全身性疾病

孕妇感染:弓形虫、单纯疱疹病毒、巨细胞病毒、产单核细胞李斯特菌等微生物感染与自然流产有关。妊娠早期流产中已发现这些微生物及沙眼衣原体感染,但是未确定其与流产之间的因果关系。

其他疾病:内分泌疾病,如甲低、甲亢、高催乳素血症、控制不稳定的糖尿病;心血管疾病,如高血压或肾脏疾病;自身免疫性疾病,如系统性红斑狼疮、抗磷脂综合征等,均与自然流产有关。抗磷脂综合征与不足 10 周的早期妊娠流产之间的关系还有争议,人们对其了解较少。

子宫及宫颈因素:先天性异常可使子宫腔变形或缩小,如单角子宫、双角子宫或纵隔子宫均与不良妊娠结局有关(图 13-1),其中流产、胎盘早剥、宫内生长受限、早产风险增加。在所有子宫异常中,纵隔子宫最常见,可在宫腔镜下切除纵隔,提高妊娠率及活产率(图 13-2)。在妊娠期间服用己烯雌酚(DES)者,其女儿出现上、下生殖道结构改变的发生率为 25%~33%。子宫异常,如 T 型或子宫发育不良,可增加流产风险。1971 年开始禁止孕妇服用 DES,DES 应用者的女儿妊娠相关并发症减少而且少见,现在这些女性年龄均在 40 岁以上。获得性异常,如子宫肌瘤(特别是黏膜下肌瘤)、子宫内膜息

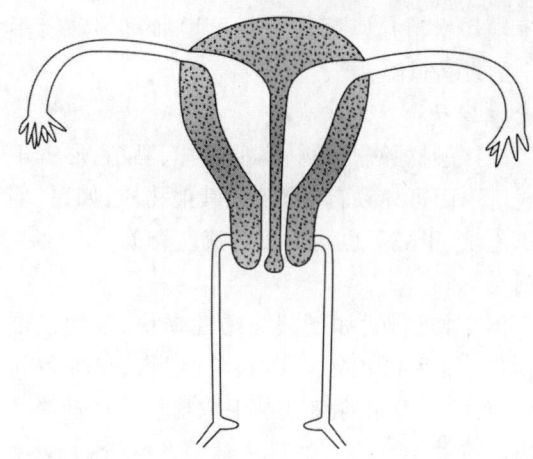

图 13-1 完全性子宫纵隔。(Reproduced, with permission, from Reichman DE, Laufer MR. Congenital uterine anomalies affecting reproduction. *Best Pract Res Clin Obstet Gynaecol* 2010;24:193. PMID: 19897423.)

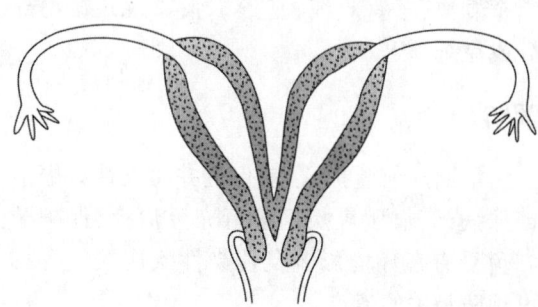

图 13-2 双子宫。(Reproduced, with permission, from Reichman DE, Laufer MR. Congenital uterine anomalies affecting reproduction. *Best Pract Res Clin Obstet Gynaecol* 2010;24:193. PMID: 19897423.)

肉,与自然流产有关。

Asherman 综合征是指子宫腔内瘢痕组织形成或粘连,导致不孕或复发性流产。宫腔内粘连或纤维化主要发生在妊娠子宫自然流产或人工流产或治疗产后出血所行清宫术后,诊断依靠子宫输卵管造影、超声下盐水灌注造影或宫腔镜检查。治疗可在宫腔镜下行粘连松解。

宫颈功能不全是指妊娠中期或晚期至 28 周出现宫颈缩短或扩张,导致早产。先天性子宫异常及 DES 异常与宫颈功能不全有关,宫

颈锥切术治疗宫颈病变后可增加宫颈功能不全的发生风险。

毒性因子

接触抗肿瘤药物、麻醉气体、酒精、尼古丁或可卡因可导致自然流产。其他物质,如铅、环氧乙烷、甲醛等也与继发性流产有关。

创伤

直接创伤,如子宫穿透性损伤,或间接性损伤,如手术切除含有黄体的卵巢,可导致自然流产。羊膜腔穿刺或绒毛取材均与增加流产风险有关。

病理

自然流产时常出现底蜕膜出血,胚胎种植部位出现坏死及炎症反应,继而妊娠物部分或完全剥离,子宫收缩、宫颈扩张导致妊娠物部分或完全排出。

预防

早期产前监护、孕前保健并对女性妊娠前糖尿病、高血压等疾病进行充分治疗,保护孕妇免受有害环境影响及传染性疾病接触等均可预防相关的流产。

临床表现

先兆流产

妊娠早期,孕妇中约 25% 会出现阴道出血,其中多数出血与胚胎在子宫内膜种植有关,宫颈保持闭合,患者表现为少量出血伴有或不伴有子宫痉挛。阴道出血与子宫痉挛缓解者预后较好,但是这些患者随后发生流产的风险增加。妊娠早期出血与胎膜早破及早产有关。此外,还应考虑异位妊娠、葡萄胎等疾病的可能。

难免流产

阴道出血伴宫颈扩张,常有背痛或腹痛,提示即将发生流产。与不全流产不同,妊娠物并未排出宫腔。

不全流产

不全流产(图 13-3)是指部分而不是全部妊娠物排出宫腔,患者表现为阴道出血及子宫痉挛,常持续至妊娠物完全排出。通常情况下,患者出现严重腹痛及大量出血,常需要治疗。

完全性流产

完全性流产(图 13-4)是指所有妊娠物自宫腔排出,宫颈口闭合。患者表现为少量阴道出血及轻微腹部痉挛,持续数周。

稽留流产

稽留流产是指胚胎或胎儿死亡后滞留在宫腔内,患者可出现痉挛或阴道出血,但通常无症状。宫颈口闭合,妊娠物仍在原位。

胎停育

胎停育(以往称为枯萎卵)是经超声诊断,妊娠中胚胎未能发育或死亡后被吸收。超声检查可见空孕囊,无胚体(图 13-5)。临床表现与稽留流产或先兆流产相似:轻微疼痛或出血,但是宫颈口闭合,无活力的妊娠物滞留在子宫内。

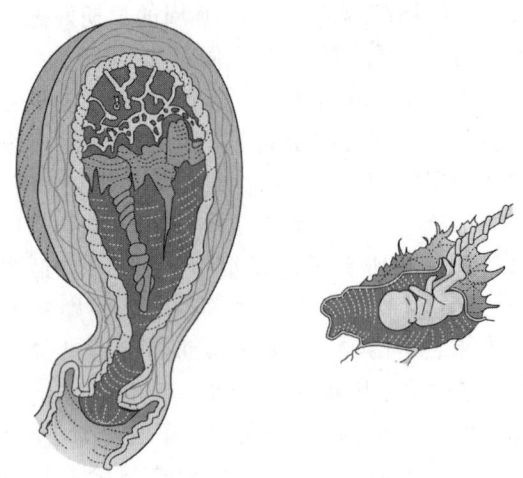

图 13-3 不全流产。右侧:不全流产排出物。(Reproduced, with permission, from Benson RC. *Handbook of Obstetrics & Gynecology*. 8th ed. Los Altos, CA: Lange; 1983.)

超声检查

经阴道超声检查是诊断早期正常及异常妊娠的必要方法，早至妊娠 4~5 周，能发现子宫内的妊娠囊。正常宫内妊娠，妊娠囊呈球形，偏心性，位于子宫内膜中。妊娠 5~6 周，出现卵黄囊。一般妊娠囊的平均直径（MSD）≥8mm 者，其中应包含卵黄囊。同样，妊娠囊 MSD≥16mm 者，其中应包含胚胎（图 13-6）。妊娠伴有较大妊娠囊而无胚胎者通常为胎停育，与稽留流产的处理方式相似（图 13-5）。顶臀径>5mm 的胚胎或妊娠 6~7 周者可见胎心搏动。如果 1 周后重复超声检查仍未显示胎心搏动，则应诊断为胚胎死亡。

先兆流产在超声检查中表现为正常妊娠囊及存活胚胎，大或不规则胎囊、偏心性胎极和（或）胎心率缓慢（<85 次/分），均预示预后较差。随着妊娠进展，流产可能性逐渐减少。超声检查发现妊娠 6 周以内的存活胎儿，流产风险为 15%~30%，妊娠 7~9 周，流产风险下降至 5%~10%，妊娠 9 周以后，流产风险小于 5%。

不全流产的妊娠囊外形常不规则，宫腔内妊娠产物表现为异质性回声。子宫内膜厚度有助于诊断不全流产，但是尚无一致性的

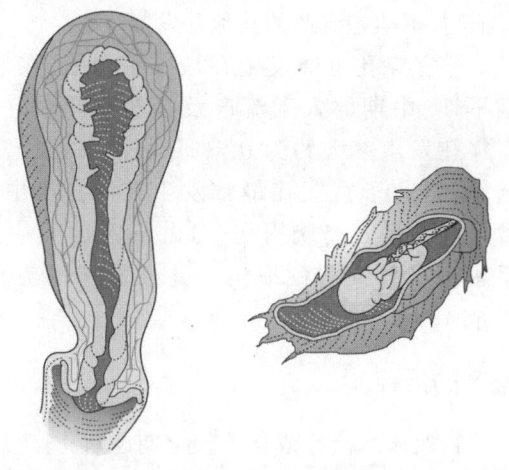

图 13-4 完全性流产。右侧：完全性流产排出物。(Reproduced, with permission, from Benson RC. *Handbook of Obstetrics & Gynecology*. 8th ed. Los Altos, CA: Lange; 1983.)

实验室检查

全血细胞计数

如果出现阴道出血，患者将发生贫血。即使不存在感染，也可能出现白细胞计数及血沉增高。

妊娠试验

血 β-人绒毛膜促性腺激素（hCG）下降或异常增高诊断为异常妊娠，或者是失败的宫内妊娠，或者是异位妊娠。

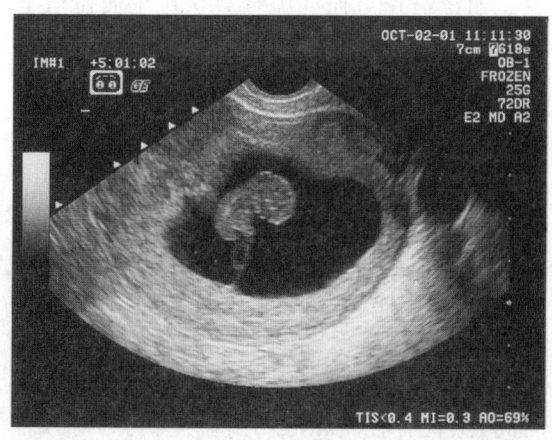

图 13-5 胎停育：大而不规则的妊娠囊，无胚胎。

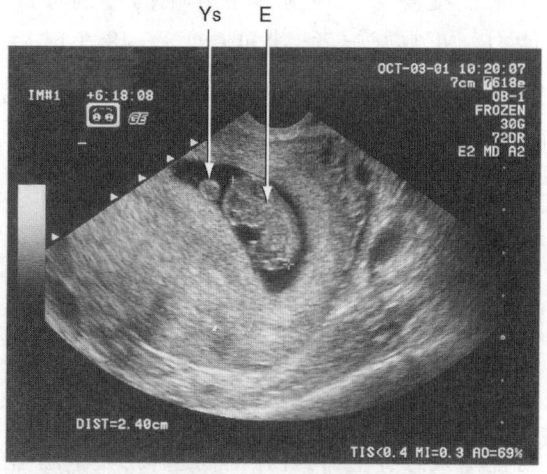

图 13-6 宫内妊娠的妊娠囊、卵黄囊及胚胎。

临界值来鉴别完全性流产与不全流产。彩色多普勒可评价组织内的血流，还可以通过排出过程中的组织和出血来判断仍种植在子宫内的妊娠物。因此，结合临床与超声检查可确定治疗方案。

完全性流产的诊断是根据临床检查结果。在超声检查中，子宫内膜厚度呈线样，宫腔内无妊娠物。完全性流产仅在以往超声检查确定为宫内妊娠的前提下才能诊断，否则，要随访 hCG 水平，以排除异位妊娠。

异位妊娠与流产表现相似，如阴道出血、腹痛或盆腔痛，有或无附件区肿物。如果超声诊断为宫内妊娠（妊娠囊加卵黄囊），那么同时存在异位妊娠的情况极罕见。同时出现宫内妊娠与宫外妊娠（异位妊娠）的概率大约为 1/3900，包括自然妊娠及应用辅助生殖技术（ART）妊娠者。

葡萄胎常在妊娠第 5 个月前发生流产，在 50% 的患者中出现卵巢黄素囊肿，表现为双侧、较大、多分隔卵巢囊肿，是由于异常滋养细胞产生大量 hCG 所致。子宫异常增大，宫腔内含有异质性肿物，超声下描述为"瑞士奶酪"或"落雪征"。早期葡萄胎可能仅表现为枯萎卵或自然流产，部分性葡萄胎含有胚胎成分。

当超声检查结果无特异性时，相关 hCG 水平能提高对正常与异常妊娠的鉴别诊断能力。正常妊娠者，其 hCG 值在 48 小时后最少增加 53%。hCG 值增高较预期缓慢者应考虑为失败的宫内妊娠或异位妊娠。hCG 水平下降也可诊断为异常妊娠。在自然流产者，hCG 值在 2 天内下降 21%~35%（根据最初的 hCG 值），下降缓慢者应考虑为异位妊娠。

并发症

自然流产中或流产后严重或持续性出血可能危及患者生命，妊娠时间越长，大量出血的可能性越大。感染、宫内粘连（Asherman 综合征）及不孕是流产的其他并发症。

子宫穿孔可能发生在清宫手术中，在妊娠早期、中期的人工流产及自然流产中，子宫穿孔发生率大约为 0.5%。因为妊娠子宫壁软，因此子宫穿孔最常发生在清宫术中，常伴肠损伤及膀胱损伤、出血及感染。清宫手术也可导致宫颈损伤，并继发宫颈功能不全。

流产的治疗

自然流产治疗成功依赖早期诊断，每个患者均应全面搜集病史并进行详细体格检查，实验室检查包括全血细胞计数、血型，感染者行宫颈培养以确定病原菌。

如果诊断为先兆流产，则推荐卧床休息，虽然这不能预防流产，但当子宫出血或收缩缓解后，患者预后较好。

如果诊断为稽留流产或不全流产，应选择手术、药物或期待治疗。以往手术是标准治疗，因为考虑药物或期待治疗可导致宫腔内残留及继发感染的发生率增高。近来，期待治疗或药物治疗成为可接受的替代治疗，虽然妊娠物残留的发生率较高，但是感染率却较低，而这些患者也可避免子宫穿孔、宫腔粘连、宫颈功能不全等手术风险。清宫术的优点在于及时便捷，降低妊娠物残留的发生率。

期待治疗可使妊娠物自然排出而避免手术风险，其风险及副作用包括不能预知妊娠物排出的时间，这一过程常伴有明显的疼痛及出血，有时需紧急行清宫术。期待治疗中妊娠组织残留发生率最高，必要时可给予米索前列醇（前列腺素 E1）治疗或行清宫术。

药物治疗为米索前列醇，可诱发子宫收缩，排出宫腔内妊娠物。与期待治疗相比，妊娠物残留发生率较低，但是完全排出妊娠物常需要反复用药。与期待治疗相似，不能预知治疗时间，患者有腹痛和（或）出血症状，必要时需紧急行清宫术。期待治疗或药物治疗过程中应及时评估,如果药物治疗不易成功,则不应考虑选择药物治疗。

如果诊断为完全性流产,应观察患者是否有持续出血。如果出血较少,则不需进一步治疗。应检查排出的所有妊娠物并送病理学检查,以确定为宫内妊娠。如果超声检查未确定为宫内妊娠,标本未行病理检查,那么应随访检查hCG水平,以确定为自然流产。如果hCG水平下降较预期慢(例如<21%~35%),应考虑为异位妊娠或妊娠物滞留。如果hCG处于平台期或异常增高,但已排除宫内妊娠者,应考虑诊断为葡萄胎。

如果诊断为完全性或部分性葡萄胎,则应行清宫术。只要清宫术后随访hCG下降至正常,就无需行化疗。但是,如果hCG水平开始增高、处于平台期或维持不变持续超过6个月,则需进一步评估是否为恶性妊娠滋养细胞疾病。

American College of Obstetricians and Gynecologists. *Diagnosis and Treatment of Gestational Trophoblastic Disease.* ACOG Practice Bulletin No. 53. Washington, DC: American College of Obstetricians and Gynecologists; 2004.

Chen B, Creinin M. Contemporary management of early pregnancy failure. *Clin Obstet Gynecol* 2007;67:88. PMID: 17304025.

Chung K, Allen R. The use of serial human chorionic gonadotropin levels to establish a viable or a nonviable pregnancy. *Semin Reprod Med* 2008;26:383. PMID: 18825606.

Dighe M, Cuevas C, Moshiri M, Dubinsky T, Dogra VS. Sonography in first trimester bleeding. *J Clin Ultrasound* 2008;36:352. PMID: 18335508.

Johns J, Jauniaux E. Threatened miscarriage as a predictor of obstetric outcome. *Obstet Gynecol* 2006;107:845. PMID: 16582121.

Nanda K, Peloggia A, Grimes D, Lopez L, Nanda G. Expectant care versus surgical treatment for miscarriage. *Cochrane Database Syst Rev* 2006;CD003518. PMID: 16625583.

Sawyer E, Jurkovic D. Ultrasonography in the diagnosis and management of abnormal early pregnancy. *Clin Obstet Gynecol* 2007;50:31. PMID: 17304023.

并发症的治疗

子宫穿孔可导致腹腔内出血、膀胱和(或)肠损伤,在许多患者,子宫穿孔常无症状,因此未能诊断。当发生子宫穿孔而可疑有肠或膀胱损伤或有严重出血时,应行腹腔镜和(或)开腹手术,以确定穿孔的范围,评价邻近器官损伤的情况。

复发性流产

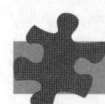
诊断要点

▶ 连续3次或3次以上在妊娠20周前发生的流产。

概述

复发性流产是指连续3次或3次以上在妊娠20周前发生的流产,胎儿体重小于500g。复发性流产发生率为5%,通常原因不明。再次妊娠成功与否与以往流产次数有关,首次妊娠发生自然流产的风险大约为15%,而在复发性流产者,流产风险至少增加1倍。

总之,复发性流产的预后是好的,大多数夫妇妊娠成功的概率约为60%。

发病机制及治疗

确定复发性流产的病因需要全面的检查,其病因可分为6个方面:遗传性因素、免疫性因素、内分泌性因素、解剖性因素、感染性因素及血栓形成性因素等。

表13-1总结了复发型流产的诊断与治疗。

遗传性因素异常

与复发性流产相关的基因异常包括父母核型异常及复发性非整倍体。

在复发性流产夫妇中,任何一方发现基因结构异常者占8%,其中平衡易位最常见,而且女性更常见。染色体插入、缺失、倒位等异常较少见。当发现染色体核型异常时,需要提供遗传咨询,后续出生健康后代的可能性依赖于所涉及的染色体及其重排的类型。虽然受染色体结构影响的夫妇更易发生流产,但是活产概率可高达70%。尽管预后较

表13-1　复发性流产的评估与处理

病因	诊断评估	治疗
遗传因素	父母细胞遗传学检查 三代谱系调查	遗传学咨询 供卵或供精 PGD
解剖因素	超声检查、子宫输卵管造影及宫腔镜检查	宫腔镜下子宫成形术 粘连松解术 宫腔镜下子宫肌瘤切除术/子宫息肉切除术 宫颈环扎术
内分泌因素	黄体中期孕酮水平 TSH 水平 催乳素水平 空腹胰岛素和葡萄糖,葡萄糖耐量试验	黄体酮补充 左甲状腺素钠 溴隐亭、卡麦角林 二甲双胍、胰岛素
免疫因素	狼疮抗凝物 抗心磷脂抗体 IgG/IgM	阿司匹林、肝素
血栓形成因素	莱登 V 因子 凝血酶原基因突变 空腹血浆同型半胱氨酸 蛋白 S/蛋白 C 活性 抗凝血酶活性	肝素(常规推荐的证据不充分)
外源性因素	评估吸烟、饮酒及应用的药物	减少外源性因素接触

PGD,种植前遗传学诊断;TSH,促甲状腺激素。

Data from Stephenson MD. Evaluation and management of recurrent early pregnancy loss. *Clin Obstet Gynecol* 2007; 50:132.

好,但有些患者还是会选择 ART 治疗。如果遗传缺陷来自父亲,可行供精人工授精。对于来自母亲的遗传缺陷,可用供卵与丈夫精子受精。移植前遗传学诊断可用于希望移植自己配子的夫妇。

核型正常的夫妇发生复发性流产的原因是胎儿非整倍体,其中最常见的非整倍体是三倍体。虽然由三倍体引起的流产通常是随机事件,但其发生率随着女性年龄增加而增加。在普通育龄人群中,三倍体流产并不增加再次妊娠时发生类似结果的风险,因此,胎儿染色体正常的复发性流产总体复发率更高,其原因可能来自母方或父方。

子宫及宫颈异常

解剖异常是复发性流产的首要原因,在复发性流产中占15%。主要包括先天性子宫畸形、宫颈功能不全、黏膜下子宫肌瘤、子宫内膜息肉、宫内 DES 暴露导致的子宫发育畸形异常及 Asherman 综合征。

最常见的子宫畸形是子宫纵隔,与妊娠早期流产有关,可能是胚胎种植到相对缺血的纵隔而引起的结果。其他苗勒管融合异常则不常见,如双角子宫、单角子宫,而且更可能引起妊娠中期流产或早产。与此相似,由 DES 暴露所导致的子宫畸形(例如 T 型子宫)能导致妊娠中期流产。

结构缺陷可能干扰着床,如黏膜下子宫肌瘤及子宫内膜息肉。在 Asherman 综合征患者,宫腔内粘连及纤维化会阻碍孕卵着床。瘢痕也可导致子宫内膜供血不足,子宫缺陷的诊断通常根据经阴道超声检查结果,经阴道超声加宫腔内灌注生理盐水(例如生理盐水超声)有助于发现子宫肌瘤、息肉或宫腔粘连等异常。子宫输卵管造影或MRI检查能发现子宫畸形,主要治疗方法为手术,许多患者可经宫腔镜等微创方法进行治疗。

宫颈功能不全主要表现为妊娠中期无痛性宫颈扩张,虽然许多患者未发现明确的原因,但是宫颈功能不全可能主要与先天性子宫畸形、扩张宫颈时导致的宫颈损伤(如诊刮术)、LEEP宫颈切除或冷刀宫颈锥形切除术等有关。

如果排除了其他导致复发性流产的原因,可考虑宫颈功能不全,推荐在妊娠13~16周行宫颈环扎术,成功率在85%~90%,并发症包括出血、感染、胎膜破裂、流产。宫颈环扎术的禁忌证包括不明原因的阴道出血、感染、临产、胎膜破裂及已知胎儿畸形。

内分泌因素

导致复发性流产的内分泌因素包括甲状腺疾病、高催乳素血症、控制不佳的糖尿病、黄体期缺陷(例如孕激素不足)。

黄体期缺陷(LPD)可导致孕酮不足,但是这一诊断仍有争议。观察者自身及观察者之间在活检结果方面存在差异,正常女性存在LPD,但诊断为LPD的女性中其结果却不一致。对照研究证实,孕激素治疗不能改善妊娠结果。因此,许多专家质疑LPD在复发性流产病因中的重要性。

LPD可能的机制是孕激素相对缺乏,导致子宫内膜发育延迟,妨碍正常胚胎着床,而且由于激素缺乏,导致其不足以支持胚胎发育。以往诊断LPD依靠黄体期子宫内膜活检,与月经周期相比,病理提示子宫内膜发育滞后。近来,将黄体中期孕酮水平低于10ng/mL作为标准用于诊断黄体期不足,LPD可以补充孕激素治疗。

未治疗的甲状腺功能低下者流产风险增加,敏感的甲状腺刺激激素检测可诊断甲状腺功能低下,患者妊娠前甲状腺功能应正常。高催乳素血症通过与下丘脑-垂体-卵巢轴竞争而导致卵泡生成不足、卵母细胞成熟障碍和(或)LPD等,导致复发性流产。多巴胺激动剂治疗高催乳素血症可改善妊娠结局。控制不佳的糖尿病患者同样会增加流产的风险,因此应强调重视这些导致复发性流产风险增加的内科疾病的诊断与治疗。

感染

弓形虫感染、单核细胞增生李斯特菌感染、单纯疱疹病毒及巨细胞病毒感染均与自然流产有关,但其因果关系还未明确。目前尚未发现与复发性流产有关的明确感染原。

免疫性因素

抗磷脂综合征是一种自身免疫性疾病,有临床特征性表现及抗磷脂抗体存在[狼疮抗凝物和(或)抗磷脂抗体],最常见且严重的并发症是静脉及动脉血栓形成,其中主要为静脉血栓。妊娠期血栓形成风险明显增加,虽然其发生的确切机制还不清楚,但是在女性抗磷脂综合征患者中,血栓形成可能性增加与妊娠10周后发生复发性流产有关。阿司匹林加肝素或不加肝素治疗可减少流产发生。

系统性红斑狼疮(SLE)患者流产发生率较高,妊娠各期流产率均增加。SLE患者抗磷脂抗体患病率大约有37%,这种抗体是导致妊娠不良结局最敏感的指标。

以往曾认为,夫妻间人白细胞抗原与复发型流产有关。但是,近来的大宗随机对照研究并不支持该理论。尽管缺乏识别与早期妊娠流产有关的同种免疫因子的诊断性实验,但是有证据表明,孕妇与其同种异体妊娠物之间存在免疫反应。目前研究正在观察主动及被动免疫治疗在预防复发性流产中的有效性。

血栓形成倾向

某些遗传性或获得性血栓形成因子与静脉血栓形成风险增加有关,包括一组遗传基因突变引起的动脉和(或)静脉血栓形成;莱登 V 因子基因突变、凝血酶原基因突变、高同型半胱氨酸血症、亚甲基四氢叶酸还原酶基因多态性、缺乏蛋白 S、蛋白 C 及抗凝血酶Ⅲ。虽然遗传性血栓形成倾向与静脉血栓栓塞有关，但这些疾病与子宫胎盘血栓形成及其导致的不良妊娠结局之间的明确因果关系还不清楚。

当缺乏手术或长期制动等其他危险因素者有血栓栓塞病史时，需行女性遗传性血栓形成倾向检测，在患者一级亲属中有血栓形成高危病史或在无危险因素的情况下，50 岁之前发生静脉血栓栓塞者，均应行遗传性血栓形成倾向检测。目前，复发性流产不需筛查血栓形成，而需检查抗磷脂抗体。肝素或其他抗凝治疗可改善遗传性血栓形成倾向及复发性流产患者的妊娠结局，但其依据并不充分。

Allison JL, Schust DJ. Recurrent first trimester pregnancy loss: Revised definitions and novel causes. *Curr Opin Endocrinol Diabetes Obes* 2009;16:446. PMID: 19779333.

American College of Obstetricians and Gynecologists. *Inherited Thrombophilias in Pregnancy.* ACOG Technical Bulletin No. 113. Washington, DC: American College of Obstetricians and Gynecologists; 2010.

Reichman D, Laufer M. Congenital uterine anomalies affecting reproduction. *Best Pract Res Clin Obstet Gynaecol* 2010;24:193. PMID: 19897423.

Stephenson MD. Evaluation and management of recurrent early pregnancy loss. *Clin Obstet Gynecol* 2007;50:132. PMID: 17304030.

Yu D, Wong YM, Cheong Y, Xia E, Li TC. Asherman syndrome—one century later. *Fertil Steril* 2008;89:759. PMID: 18406834.

感染性流产

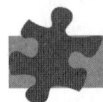

诊断要点

▶ 宫内感染累及子宫内膜及妊娠物。

概述

在美国这样的发达国家，人工流产是合法的，因流产而死亡是罕见的。而在其他流产依然属于非法的国家中，流产一直是孕妇死亡的主要原因，与流产相关的死亡原因主要为未消毒器械导致的感染及手术技术差，出血在死亡患者中也占一定比例。

感染性流产开始时通常为子宫内膜炎，累及子宫内膜及滞留在宫内的妊娠物。这些患者表现为发热、寒战、腹痛、阴道出血、带有恶臭的阴道分泌物。如果不治疗，子宫内膜炎可播散到子宫外，导致腹膜炎、菌血症及脓毒症。

感染性流产最常见的两个病因是妊娠物滞留及细菌上行感染，引起感染性流产的病原菌通常是正常阴道菌群及性传播性病菌。在清宫术前，筛查性传播性感染是必要的。

在感染性流产诊断中，应行全血细胞计数、尿液分析、宫颈管分泌物培养、血培养、腹部 X 线检查以排除子宫穿孔，超声检查宫腔内是否有妊娠物残留。

Griebel CP, Halvorsen J, Golemon TB, Day AAL. Management of spontaneous abortion. *Am Fam Physician* 2005;72:1243. PMID: 16225027.

治疗

感染性流产需住院及静脉输注抗生素治疗，抗生素应覆盖需氧菌及厌氧菌。如果确定有妊娠物滞留，则需行清宫术。

异位妊娠

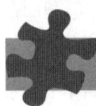

诊断要点

▶ 子宫腔以外的妊娠。
▶ 异位妊娠最常见的妊娠部位是输卵管。

发病机制

异位妊娠是指受精卵种植在子宫腔以外

所形成的妊娠(图13-7),绝大多数异位妊娠(>95%)均发生在输卵管(输卵管妊娠);另外也可发生在宫颈管内(宫颈妊娠)或卵巢(卵巢妊娠)、前次剖宫产瘢痕内(剖宫产瘢痕妊娠)或腹腔内(腹腔妊娠)。

在所有妊娠中,异位妊娠发生率为1.5%~2.0%。根据美国疾病控制与预防中心公布的数据,1970年,美国异位妊娠发生率为4.5/1000,到1992年,异位妊娠发生率增加至19.7/1000。其原因至少部分与盆腔感染性疾病发生率增高、辅助生殖技术的应用、输卵管绝育率增加有关。

目前,与异位妊娠有关的发病率与死亡率已经明显下降,主要原因是早期应用超声及hCG进行诊断及后续在破裂之前进行治疗。然而,异位妊娠仍然是妊娠早期相关性死亡的主要原因,占所有妊娠相关性死亡的4%~10%。

分类及发生率

异位妊娠可分为以下几类(图13-7)。

1. 输卵管妊娠(>95%):包括输卵管壶腹部(70%)、峡部(12%)、伞部(11%)、间质部(2%)。

2. 其他部位妊娠(<5%):包括宫颈、卵巢、剖宫产瘢痕、腹腔等。已有原发性腹腔妊娠的报道,但是多数腹腔妊娠是继发于输卵管妊娠流产或破裂后种植在小肠、大网膜或肠系膜上。临床对剖宫产瘢痕妊娠的认识逐渐增强,其发生率与剖宫产率增加是平行的。

3. 子宫内外同时妊娠:异位妊娠与宫内妊娠同时发生。在自然妊娠中,子宫内外同时妊娠的发生率<1/30 000,而应用辅助生殖技术妊娠中,其发生率为1/100~1/500。

异位妊娠有许多已知的危险因素,如以往盆腔感染性疾病、现在及过去吸烟史、放置宫内节育器(IUD)。虽然我们了解这些发病诱因,但是异位妊娠患者中有1/3并没有明显的危险因素。

输卵管因素

许多因素导致的输卵管损伤会增加异位妊娠的风险。在盆腔炎性疾病(PID)中,微生物自下生殖道上行,引起子宫、输卵管及卵巢炎。输卵管炎导致输卵管纤毛损伤、梗阻或管腔闭塞,PID也可导致盆腔器官间形成粘连。

以往输卵管手术、子宫内膜异位症、子宫肌瘤、输卵管发育异常或因宫腔内暴露DES而导致输卵管解剖异常等因素引起输卵管扭曲可增加异位妊娠风险,输卵管结扎术后1/3妊娠为异位妊娠,不孕症治疗后妊娠者中大约7%为异位妊娠。此外,异位妊娠后1/3患者仍可再次发生异位种植。

辅助生殖技术(ART)

ART后异位妊娠发生率占所有临床妊娠的2.1%~8.6%,ART及体外受精(IVF)后发生异位妊娠的病因还不完全清楚,有些理论仍在

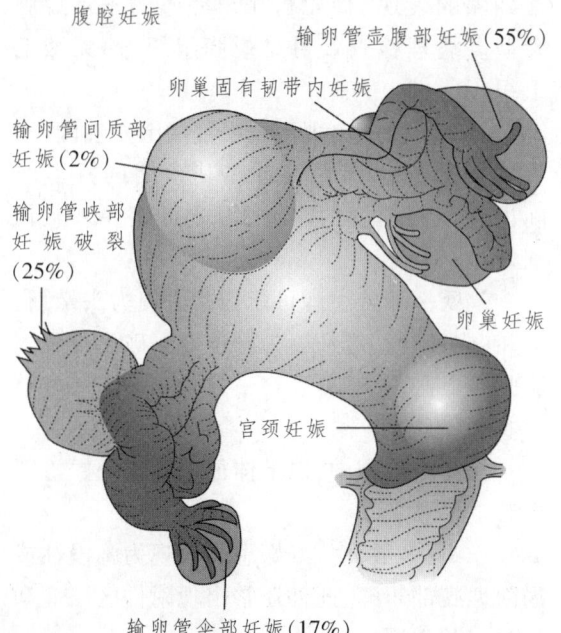

图13-7 异位妊娠的发生部位。(Reproduced, with permission, from: Benson RC. *Handbook of Obstetrics & Gynecology*. 8th ed. Los Altos, CA: Lange; 1983.)

研究中。

促排卵药物导致孕激素及雌激素水平增高,影响输卵管蠕动及子宫舒张。输卵管原因不孕患者行IVF后异位妊娠发生率较高,因此多数医师推荐在IVF前行患侧输卵管切除术。异位妊娠发生率与胚胎移植数量及胚胎放置位置有关。

其他因素

应用IUD避孕者很少妊娠,而其妊娠者中5%为异位妊娠。然而IUD者异位妊娠总体发生率较未采取避孕措施者要低。吸烟可能因损伤输卵管黏膜上皮纤毛及其平滑肌的功能而增加异位妊娠的发生风险。

异位妊娠破裂时间

异位妊娠破裂通常是自发的。由于输卵管峡部直径较小,因此峡部妊娠破裂时间最早,在妊娠6~8周。输卵管壶腹部妊娠破裂时间较晚,一般在妊娠8~12周。输卵管间质部由于肌层较厚,异位妊娠有更大的生长余地,因此该部位妊娠破裂时间最晚,通常在妊娠12~16周。输卵管间质部妊娠破裂非常危险,因为其邻近子宫及卵巢血管,破裂后可导致大量出血。

预防

性传播性疾病的预防及早期治疗是预防输卵管损伤及继发异位妊娠的重要方法,戒烟有助于降低异位妊娠发生风险。吸烟可减少输卵管黏膜上皮纤毛运动,导致受精卵不能正常通过输卵管。其他已知的危险因素则很难控制,而有1/3异位妊娠未发现相关的危险因素。

临床表现

异位妊娠无特异性症状或体征,许多疾病的表现与其相似,正常妊娠、先兆流产或不全流产、卵巢囊肿破裂、卵巢扭转、胃肠炎、阑尾炎等均易与异位妊娠混淆。由于早期诊断至关重要,因此在妊娠早期出现出血和(或)腹痛者应高度怀疑为异位妊娠。

症状

以下症状有助于诊断异位妊娠。

疼痛:几乎所有患者均会出现盆腔或腹部疼痛,疼痛部位可为单侧或双侧,可局限于局部或全腹疼痛。膈肌下或肩痛提示有腹腔内出血。输卵管异位妊娠主要种植在输卵管壁的浆膜下结缔组织中,输卵管内仅有较少或无蜕膜反应,对滋养细胞侵犯的防御力较差,滋养细胞侵犯血管,导致局部出血。随着妊娠进展,浆膜下血肿增大,输卵管进行性扩张,最终导致疼痛及破裂。

出血:大约75%的患者出现异常子宫出血,表明蜕膜脱落。出血常表现为间断性、少量点状,也可表现为大量出血。5%~10%的异位妊娠患者可排出蜕膜组织,可能被误认为是妊娠物。阴道出血来自子宫内膜,是蜕膜由于缺乏孕激素支持而剥脱的结果,是异常妊娠的表现。偶尔可排出完整的子宫蜕膜管型。病理检查仅可见蜕膜组织,而无绒毛组织。

闭经:患者出现不同程度的继发性闭经,大约半数异位妊娠患者在其预期的月经时间出现不同程度的出血,因此可能并未意识到妊娠。

晕厥:部分患者可能初始表现为头晕、胸闷和(或)晕厥,应怀疑为异位妊娠破裂导致的腹腔内出血。

体征

在体格检查中,以下体征在异位妊娠诊断中有重要意义。

压痛:多数异位妊娠患者表现为弥漫性或局限性腹部压痛,此外还常出现附件区压痛和(或)宫颈举摆痛。

附件肿物:在1/3~1/2患者可触及单侧附件肿物,但更多的患者是触及单侧附件区增厚而不是触及明确的肿物,偶尔可触及子宫直肠窝肿物。

子宫改变:子宫将出现典型的妊娠期改变,包括子宫变软及轻度增大。

血流动力学不稳定:生命体征可反映输卵管破裂及腹腔内出血患者的血流动力学状态。

实验室检查

血细胞比容:血细胞比容是重要的首选化验检查,可间接评价患者的血流动力学状态,反映腹腔内出血量。

β-hCG:所有异位妊娠患者血定量 hCG 或尿 hCG 呈阳性,但是阳性结果并不能区别是宫内妊娠还是异位妊娠,更加有助于鉴别诊断的是定量 hCG 检查结合经阴道超声检查。如果超声检查未能做出诊断(例如早期异位妊娠、早期正常妊娠或早期妊娠失败),要进行一系列 hCG 的随访检查。正常妊娠,48 小时后 hCG 水平至少增加 53%,增加速度异常者诊断异常妊娠的敏感性为 99%。值得注意的是,2/3 异位妊娠患者 hCG 异常增高,而其余 1/3 患者 hCG 正常增高。

孕酮:血孕酮水平有助于确诊异位妊娠,血孕酮水平与 hCG 无关,血孕酮水平低于 5ng/mL,诊断异常妊娠的特异性为 100%,但是不能确定妊娠部位。孕酮水平高于 20ng/mL 者提示为正常宫内妊娠。孕酮水平介于 5~20ng/mL 之间者为可疑。

诊断性实验

超声检查:超声是诊断异位妊娠的必要检查,经阴道超声检查可确定宫内妊娠或明确异位妊娠。如果不能确定诊断,那么患者则考虑为"未知部位的妊娠",这是 25%~50% 异位妊娠患者的最初表现。由于妊娠囊还未发育长大或已经发生萎陷,此时超声检查不能发现宫内妊娠。同样,早期异位妊娠也可因妊娠囊太小而无法被超声检查发现。当不能确诊时,患者应行连续 hCG 监测及超声检查随访,直至确诊为异位妊娠、宫内妊娠或早期妊娠失败。

一般情况下,当 hCG 值达到或超过"识别区"时,超声检查能发现宫内妊娠,该识别区 hCG 值为 1500~2000mIU/mL。如果 hCG 值高于该识别区水平,而经阴道超声检查未确定宫内妊娠,则应考虑为异位妊娠或早期异常妊娠。在解释 hCG 值时应慎重,有些多胎妊娠者可能出现 hCG 假性升高。

在超声检查中,正常宫内妊娠囊外形规则、边界清晰,为具有"双环"或"双蜕膜"标志的低回声区,提示早期妊娠囊外包绕蜕膜及绒毛膜。在异位妊娠中,超声可能仅显示为蜕膜化的子宫内膜增厚,蜕膜脱落导致宫腔内积液或出血形成所谓"假孕囊",这种小而不规则的结构可能会与宫内妊娠相混淆。

出现附件肿物而宫腔内未见妊娠囊者应怀疑为异位妊娠,特别是血 hCG 滴度高于识别区水平。附件区内可见妊娠囊并伴有卵黄囊或胚胎者可确定诊断,但是更加常见的是"输卵管环"回声增强或附件区内混合回声包块(图 13-8)。如果发生破裂,则可在子宫直肠窝处发现低回声游离液体。

超声检查逐渐被用于鉴别一些少见的异位妊娠类型,输卵管间质部妊娠及剖宫产切口部位妊娠由于都很接近宫腔,因此很难与宫内妊娠相鉴别。

早期妊娠中附件肿物最可能的诊断是黄体囊肿,也可发生破裂及出血,因此使之成为与异位妊娠鉴别的挑战。

腹腔镜检查:过去,腹腔镜常用来诊断异位妊娠,现在,经阴道超声已取代腹腔镜而成为首选诊断方法。与腹腔镜相比,超声在诊断或排除异位妊娠中同样有效。超声检查还具有经济及无创的优点。腹腔镜是血流动力学稳定的异位妊娠患者的标准手术治疗方法。

诊断性刮宫:诊断性刮宫可以确定或排除宫内妊娠,通常根据 hCG 水平及超声检查

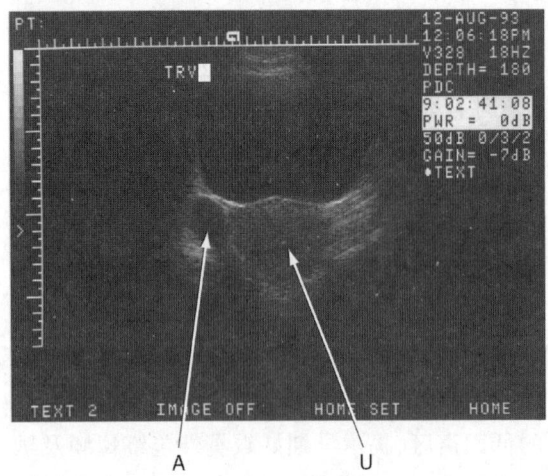

图 13-8 空的宫腔(U)伴附件包块(A),可疑异位妊娠。

结果,对可疑早期异位妊娠或异常宫内妊娠者行诊断性刮宫。有妊娠要求的患者不应行诊断性刮宫,因为该操作可能清除正常早期宫内妊娠。如果诊刮标本病理检查发现绒毛,则可确诊为宫内妊娠。另一方面,如果刮宫标本仅为蜕膜组织,则应高度怀疑为异位妊娠。

开腹探查:急症手术适用于可疑异位妊娠而且血流动力学不稳定者。在血流动力学稳定者,腹腔镜是首选的确诊可疑异位妊娠的手术方法,然而开腹探查术常可快速进入腹腔控制出血。开腹探查术适宜腹腔镜手术无法建立清楚的视野或以往手术瘢痕导致腹腔镜手术太困难者。

后穹隆穿刺术:后穹隆穿刺术是经阴道进针至子宫直肠窝,曾用来确定腹腔内出血。目前,这种方法已被经阴道超声检查所取代,临床中很少应用。

MRI:MRI 检查用于辅助超声诊断可疑为少见部位的异位妊娠,有助于确定异位妊娠部位及识别宫颈妊娠、剖宫产瘢痕妊娠或输卵管间质部妊娠,确定治疗与处理方式。在这些类型的异位妊娠中,常首选 MTX 保守治疗,手术前应用通常可以避免发生与手术治疗有关的严重出血。

治疗

保守治疗

保守治疗是恰当的,在经过选择的患者可以成功。一般情况下,这些患者应无症状、初始 hCG 水平较低、有证据显示异位妊娠能自然吸收(例如 hCG 水平下降)。如果初始 hCG 低于 200mU/mL,则 88% 的患者保守治疗可以吸收。应告知这些患者仍有输卵管破裂、腹腔内出血及需要急症手术的可能。

药物治疗

氨甲蝶呤(MTX)是抑制二氢叶酸还原酶的药物,可抑制 DNA 合成。MTX 影响增生活跃的组织,如骨髓、肠黏膜、恶性细胞、滋养细胞。这种抗代谢药物适宜血流动力学稳定的临床确诊或高度可疑的异位妊娠患者。虽然 MTX 治疗早期异位妊娠可以明显降低需要手术治疗的患者数量,但是仍有几项应用禁忌证。

异位妊娠患者出现胚胎心脏搏动或妊娠囊超过 3.5cm 者,MTX 治疗失败率较高,因此是 MTX 治疗的相对禁忌证。hCC 值超过 5000mIU/mL,单次 MTX 治疗的失败率为 14%,而多次 MTX 治疗的失败率为 3.7%。由于 MTX 影响体内快速分裂的组织,因此不能在有恶病质、活动性胃肠道疾病或活动性呼吸道疾病患者中应用。MTX 有肝毒性,由肾脏清除,因此治疗前血肌酐及肝转氨酶水平应正常。患者必须可靠随访(表 13-2)

MTX 治疗方案有三种:单剂、两剂及混合多剂量方案,其中最常用的方案为 MTX 单次、$50mg/m^2$,肌肉注射。用药后第 4 天、第 7 天检测 hCG 水平,从第 4 天到第 7 天,血 hCG 下降 15%。然 q 后每周检测 hCG 水平,直至降至正常。如果 hCG 水平不能恰当下降,应给予第二次 MTX 治疗或手术治疗。混合多剂量方案是最有效的治疗方案,尤其是治疗妊娠时间更

表13-2　异位妊娠MTX治疗的禁忌证
绝对禁忌证
哺乳期
明确的或实验室证实的免疫缺陷
酗酒、酒精性肝病或其他慢性肝病
以往血液病史，如骨髓再生不良、白细胞减少、血小板减少，或严重贫血
对MTX过敏
活动性肺部疾病
消化性溃疡
肝、肾或血液系统功能障碍
相对禁忌证
妊娠囊大于3.5cm
胚胎可见胎心搏动

Data from American College of Obstetricians and Gynecologists. *Medical Management of Ectopic Pregnancy*. ACOG Practice Bulletin No. 3. Washington, DC: American College of Obstetricians and Gynecologists; 2008.

长及出现胚胎心脏搏动的异位妊娠患者，但是这些患者的治疗副反应增加，因此更加难以坚持治疗。

应用MTX治疗后2~3天患者常出现腹痛，可能与药物作用于滋养层组织及输卵管扩张或输卵管流产有关。在MTX治疗中，监测输卵管破裂非常重要。虽然腹痛表现常见，但如果腹痛加重，应马上进行检查。

手术治疗

手术治疗曾经是异位妊娠的主要治疗方法，现在手术主要用于有药物治疗禁忌证及有证据提示有输卵管破裂者。虽然手术治疗率下降，但是手术仍然是异位妊娠最有效的治疗方法。

在血流动力学稳定的已确诊或可疑异位妊娠而不适宜药物治疗的患者，腹腔镜是标准的手术治疗方法，在以往有手术史并导致腹腔内粘连者也可首选开腹手术。输卵管妊娠可行输卵管开窗术或输卵管切除术，手术方式取决于患者未来的生育要求及对侧输卵管情况，如果对侧输卵管表现异常而患者有生育要求，则可行输卵管开窗术，可能会改善患者未来的生育能力。在输卵管开窗术中，应在异位妊娠部位的近端沿输卵管切开，将妊娠物轻轻自输卵管中取出，尽可能完整取出。输卵管开窗术者有持续性滋养细胞疾病的风险，必须每周监测hCG，直至降至正常。输卵管开窗术后，20%的患者hCG水平仍然升高。在这种情况下，可给予MTX治疗，有效率较高。输卵管开窗术也会增加该侧输卵管再次异位妊娠的风险，其发生率为15%。如果对侧输卵管正常，应行输卵管切除术，以降低再次异位妊娠的风险。

已完成生育、患侧输卵管明显异常或患侧输卵管曾行输卵管开窗术者均应首选输卵管切除术（切除输卵管）。输卵管切除术操作简单，发生滋养细胞残留及术后输卵管出血的风险最小。

输卵管间质部妊娠罕见，发生率为2%~4%。MTX及手术治疗均可，但不推荐保守治疗，因为输卵管间质部妊娠患者未曾进行这方面的研究，而且其危险性较输卵管其他部位妊娠更高。输卵管间质部妊娠种植在血管丰富的子宫角部，继发破裂后可导致严重的出血。在无症状、未破裂的输卵管间质部妊娠患者，MTX是合理的一线治疗，据报道，治疗成功率超过80%。与输卵管妊娠MTX治疗相似，患者必须进行密切随访及病情告知。在要求确切治疗的患者，可选择手术治疗。以往，开腹手术是标准治疗方法，但是现在已有一些应用腹腔镜手术的报道。早期诊断使输卵管间质部妊娠可采取微创手术进行治疗。

急诊处理

确诊为异位妊娠破裂者是急症手术治疗的指征，由于通常需要输血，因此需马上备血。异位妊娠破裂者无保守治疗的余地，即使患者最初生命指征正常，但是很快会出现血流动力学不稳定。Rh 阴性的异位妊娠患者,由于可能发生致敏,因而需要给予 $Rh_0(D)$ 治疗。

American College of Obstetricians and Gynecologists. *Medical Management of Ectopic Pregnancy.* ACOG Practice Bulletin No. 3. Washington, DC: American College of Obstetricians and Gynecologists; 2008.

Chang HJ, Suh CS. Ectopic pregnancy after assisted reproductive technology: What are the risk factors? *Curr Opin Obstet Gynecol* 2010;22:202. PMID: 20216415.

Ehrenberg-Buchner S, Sandadi S, Moawad N, Pinkerton J, Hurd W. Ectopic pregnancy: Role of laparoscopic treatment. *Clin Obstet Gynecol* 2009;52:372. PMID: 19661753.

Moawad NS, Mahajan ST, Moniz MH, Taylor SE, Hurd WW. Current diagnosis and treatment of interstitial pregnancy. *Am J Obstet Gyncol* 2010;202:15. PMID: 20096253.

Seeber BE, Barnhart KT. Suspected ectopic pregnancy. *Obstet Gynecol* 2006;107:399. PMID: 16449130.

胎儿毒性剂接触

许多有害物质可改变人类发育的生物过程,公认致畸物包括病毒(如风疹病毒、巨细胞病毒、先天性淋巴细胞性脉络丛脑膜炎病毒)、环境因素(如高温、辐射)、化学因素(如汞、酒精)、治疗药物(如肾素-血管紧张素系统抑制剂、沙利度胺、异维A酸、华法林、丙戊酸钠、卡马西平)。

评估

评价致畸物暴露最重要的是要考虑暴露时的胎龄,器官形成期(受精后 2~8 周)是胚胎发育最敏感的时期。此外,特殊药物应用途径及剂量、应用时间及孕妇与胎盘清除能力等均是重要的评价因素,药物进入胎盘循环是其导致致畸作用所必需的,表 13-3 列举了与暴露时间相关的不良影响。

由于大量可能导致胎儿毒性的物质存在及其之间相互作用的复杂性、可能存在或缺乏改变其他物质发挥作用的影响、存在或缺乏某种基因型可能改变个体易感性等,因此毒物暴露的评价研究非常困难。因此,有特殊标准确定人类致畸物(表 13-4)。表 13-5 列出了常见致畸物及其可能的胎儿毒性作用。

咨询应包括接触史、致畸物种类及其可能导致的后果,有些患者可能需要干预。如果发现妊娠异常,应选择流产终止妊娠。有效地咨询应提供最好的信息,来帮助患者做出艰难的决定。

美国 FDA 标准化药物标签标有胎儿致畸性,见表 13-6。

表13-4 人类致畸物的诊断标准

已证明在人发育的关键时刻暴露
流行病学研究有一致的不良结果
与特殊致畸物一致的相关的特殊缺陷或症状
与环境暴露有关的罕见解剖缺陷
实验动物模型中已证实致畸性

Data from Buhimschi CS, Weiner CP. Medications in pregnancy and lactation. *Obstet Gynecol* 2009;113:166. PMID: 19104374.

表13-3 妊娠不同阶段胎儿毒性物质暴露潜在的不良影响

暴露时间	可能的不良影响
胚胎植入前(受精至着床)	流产
胚胎期(2~9 周)	流产、结构畸形
胎儿期(9~40 周)	中枢神经系统异常、生长受限、神经行为异常、生殖功能异常及胎儿死亡

Data from Buhimschi CS, Weiner CP. Medications in pregnancy and lactation. *Obstet Gynecol* 2009;113:166. PMID: 19104374.

表 13-5　常见致畸物及其可能的胎儿毒性作用

致畸物	可能的毒性影响
血管紧张素转换酶(ACE)抑制剂	妊娠早期接触 心血管/中枢神经系统畸形 妊娠中期接触 羊水过少、无尿、肾衰竭、肢体痉挛、肺发育不良
选择性 5 羟色胺再摄取抑制剂(SSRI)	舍曲林：脐膨出、房间隔及室间隔缺损发生风险增加 帕罗西汀：先天性心脏畸形、无脑儿及脐膨出发生率增加 1.5~2 倍 所有 SSRI：妊娠晚期应用与短暂性新生儿呼吸窘迫有关
抗惊厥药	丙戊酸：不同的颅面外观、肢体异常、心脏缺陷、中枢神经系统功能障碍 卡马西平：面部畸形、发育迟缓、脊柱裂、远端指骨和指甲发育不良 苯妥英钠：先天性心脏缺陷、腭裂
抗焦虑药(苯二氮卓类)	新生儿戒断症状、肌张力低下、发绀、"新生儿低肌张力"综合征
烷化剂	环磷酰胺：生长受限、硬腭高拱、小头畸形、扁平鼻梁、并指及手指发育不良
激素/雄激素	醋酸甲羟孕酮：男性胎儿尿道下裂风险增加 达那唑：女性胎儿出现雄激素作用
抗代谢药物(MTX)	颅面骨、轴向骨骼、心肺及胃肠道畸形
抗甲状腺药物	丙硫氧嘧啶：胎儿甲状腺功能低下、皮肤发育不良 甲巯咪唑：胎儿甲状腺肿、皮肤发育不良、食道闭锁、鼻后孔闭锁
香豆素衍生物	华法林：胎儿鼻骨发育不全、小眼畸形、四肢发育不全、生长受限、心脏疾病、脊柱侧弯、耳聋、中枢神经系统畸形、智力低下
锂	胎儿和新生儿心律失常、低血糖、肾性尿崩症、Ebstein 畸形、羊水过多
维 A 酸(异维 A 酸)	严重的中枢神经系统、心血管系统及内分泌系统畸形、智力低下

Data from Buhimschi CS, Weiner CP. Medications in pregnancy and lactation. *Obstet Gynecol* 2009;113:166.

表 13-6　FDA 要求的药物致畸性标签[1]

A 类：人体对照研究证实对胎儿无任何危险
B 类：动物实验证实对胚胎无任何危险；或人体对照研究发现有些未被证实的危险；或尚无充分的人体研究结果
C 类：动物实验证实对胚胎有副反应；尚无充分的人体对照研究结果
D 类：对胎儿有危险，但是利大于弊(如危及生命的疾病而无安全有效的药物)
X 类：动物及人体研究均证实可导致胎儿异常；弊大于利。妊娠期禁用

[1]FDA 根据药物对妊娠期间胎儿及出生后新生儿可能导致的出生缺陷而将其分为 5 类，根据法律，药物必须标明其致畸作用方面的信息。

Buhimschi CS, Weiner CP. Medications in pregnancy and lactation. *Obstet Gynecol* 2009;113:166. PMID: 19104374.
Van Gelder M, Van Rooij I, Miller R, Zielhius G, Jong-van den Berg L, Roeleveld N. Teratogenic mechanisms of medical drugs. *Hum Reprod Update* 2010;16:378. PMID: 20061329.

(瞿全新　译)

第14章 妊娠晚期并发症

Ashley S. Roman, MD, MPH

早产

诊断要点

▶ 估计胎龄超过20 0/7周,但不足37 0/7周。
▶ 频繁而规律性的子宫收缩。
▶ 检查证实有宫颈改变或宫颈扩张或宫颈展平。

发病机制

分娩是协调性子宫收缩导致进行性宫颈展平、扩张、胎儿胎盘娩出的过程,早产是指分娩出现在妊娠20周之后、37周之前。虽然文献中没有关于早产中子宫收缩方面的严格定义,但是一致认为需要规律而频繁的子宫收缩。通常情况下,每小时子宫收缩超过4次才能引起宫颈改变。子宫收缩引起宫颈改变,而且可导致疼痛、腹部紧缩、后背部疼痛或盆腔内压迫感。此外,子宫收缩必须伴有宫颈展平或扩张才能诊断为早产。

鉴别早产与其他相似的临床表现很重要,如需要鉴别宫颈功能不全(宫颈改变但无子宫收缩)与早产子宫收缩(规律性子宫收缩但无宫颈改变),这两种情况采取的治疗方式是不同的。宫颈功能不全需要行宫颈环扎术,而早产性子宫收缩不伴有宫颈改变者常是自限性的表现,可自行缓解,不需治疗。如果早产伴发胎膜早破,则诊断为早产胎膜早破(详见胎膜早破部分讨论)。

在美国早产发生率大约为12%,是导致新生儿发病及死亡的首要原因,新生儿死亡中75%不是因为先天性畸形,而是因为早产。

在所有新生儿中,13%为低出生体重儿(<2500g),其中25%为成熟低出生体重儿,大约75%为真正的早产儿,而后者中近2/3新生儿死亡(在美国每年约为25 000例)。早产中大约30%是由于误算胎龄或由于孕妇或胎儿原因需进行治疗所致。

早产儿护理所需费用较高,与足月儿相比,这些早产儿发病率及死亡率明显增加(如功能性疾病、生长及发育异常),因此应努力预防或避免早产。如果不能阻止早产,或情况所迫需选择早产者,应尽量减少对母儿的损害。

许多产科情况、疾病、解剖异常与早产有关,表14-1中列出了早产危险因素,其他章节会对相关危险因素进行详细讨论。早产病因中有50%为特发性的。虽然有几项前瞻性风险评分工具,但是其应用价值并未得到证实。

预防

目前很少有方法能预防早产。有证据表明,在有前次自发性早产病史者,可通过经阴道放置孕激素栓剂或每周肌肉注射17-α己酸羟孕酮等方法来预防早产。

表14-1 早产相关危险因素

产科并发症

在前次或目前妊娠中
    重度妊娠高血压状态
    胎盘异常（如胎盘早剥、前置胎盘、轮廓胎盘）
    胎盘功能不全
    胎膜早破
    羊水过多或羊水过少
以往早产史或低出生体重儿史
社会经济地位低
孕妇年龄<18岁或>40岁
妊娠前体重低
非白人种族
多胎妊娠
妊娠间隔期短(<3个月)
妊娠期间体重增加不足或过度
以往流产病史
以往宫颈裂伤或子宫损伤病史

内科并发症

肺源性或全身性高血压病
肾脏疾病
心脏病
感染：肾盂肾炎、急性全身性感染、泌尿道感染、生殖道感染（如淋菌、单纯疱疹病毒、支原体感染）、胎儿毒性感染（如巨细胞病毒感染、弓形体病、李斯特菌病）、孕妇系统性感染（如肺炎、流感、疟疾）、孕妇腹腔内感染（如阑尾炎、胆囊炎、憩室炎）
大量吸烟
酗酒或吸毒
严重贫血
营养不良或肥胖
良性囊性畸胎瘤破裂
胃或十二指肠溃疡穿孔
附件扭转
孕妇外伤或烧伤

外科并发症

任何腹内操作
宫颈锥切术
以往子宫或宫颈手术史（如剖宫产）

生殖道畸形

双角子宫、子宫纵隔或单角子宫
先天性宫颈机能不全

临床表现

症状与体征

子宫收缩：以分娩力描记器或子宫触诊方式证实有频繁而规律的子宫收缩，一般情况下，半小时内子宫收缩超过2次。

宫颈扩张与展平：经临床检查或阴道超声检查可证实宫颈变化，入院检查发现宫颈扩张或展平至少1cm或宫颈明显展平及扩张（至少2cm）者即可诊断。经阴道超声检查发现宫颈长度少于第10百分位（通常≤2.5cm）时，也可诊断为宫颈展平。

其他表现：许多患者出现阴道黏液血性分泌物或"见红"，阴道出血者还要考虑是否存在胎盘早剥或前置胎盘。此外，患者可表现为阴道分泌物增多或黏液栓脱落。

临床评价

临床评价包括以下方面内容：

胎龄：估计胎龄（EGA）在妊娠20 0/7至37 0/7周之间，可根据末次月经日期（LMP）或妊娠日期来计算，如果这些日期不肯定，也可根据最初的超声检查结果进行评估。

胎儿体重：以超声检查估计胎儿大小时必须非常慎重。

胎先露：必须确定胎儿先露部分，因为妊娠早期阶段，异常胎位非常常见。

胎儿监护：连续胎儿监护，以确保胎儿正常。

子宫收缩力描记器：子宫收缩力描记器可用来记录子宫收缩及其频率。

体格检查：体格检查应对宫颈扩张、胎膜破裂（详见胎膜早破部分）、宫底压痛、阴道出血、发热等情况进行评估。

实验室检查

1. 全血细胞计数并进行鉴别。
2. 导尿进行尿液分析、尿培养及药敏检查。
3. 超声检查确定胎儿大小、位置及胎盘位置。
4. 羊膜腔穿刺有助于确定胎儿肺成熟度，特别是在 EGA 不确定、胎儿大小与妊娠估计日期不符合(胎儿太小提示宫内生长受限,或胎儿太大提示 EGA 妊娠时间更长)、或妊娠 34 周以上的 EGA。检测羊水中卵磷脂/鞘磷脂比值(L/S)、磷脂酰甘油、荧光偏振检测或板层小体计数。在可疑绒毛膜羊膜炎者,应行羊膜腔穿刺,取羊水行革兰染色、细菌培养、葡萄糖水平测定、细胞计数。如果条件允许,可同时检测白介素-6 水平。

5.应行阴道检查,宫颈培养检测淋菌及衣原体,湿片检查确定细菌性阴道病。取阴道及直肠黏膜分泌物行 B 族溶血性链球菌(GBS)培养。阴道内有液体者应以拭子检测,以证实是否为羊水(详见胎膜早破部分)。

6.阴道出血者应行血液检查(详见第 18 章)。

7.美国食品和药物管理局(FDA)支持应用胎儿纤维连接蛋白检测试剂盒作为评估有早产表现者早产发生风险的方法,阴道宫颈拭子检测胎儿纤维连接蛋白,阴性者可确定即将分娩(2 周内)的危险性较低,而阳性者预测早产的敏感性较低。该实验有助于识别早产的低危患者,可在门诊进行治疗。

鉴别诊断

早产鉴别诊断包括非临产的早产子宫收缩(即无宫颈变化)及宫颈功能不全(即不伴子宫收缩的宫颈扩张),临床检查及症状有助于进行鉴别。

并发症

早产分娩的主要并发症是早产及其导致的早产儿,治疗是为了降低早产的可能性及降低早产儿相关并发症的发生风险,如呼吸窘迫综合征及神经损伤等。

治疗

治疗方法应根据 EGA、估计胎儿体重、是否存在抑制早产的禁忌证等来决定。表 14-2 列出了提示早产应该继续的因素,一旦确定患者无这些禁忌证,可根据胎龄治疗早产。早产治疗通常选择期待治疗(观察)或干预,妊娠 EGA 在 24 0/7~34 0/7 周之间者,糖皮质激素治疗可降低新生儿发病率及死亡率。尽管保胎治疗的有效性还有争议,但是至少可以成功延迟分娩 48 小时。在这个窗口期可应用糖皮质激素治疗,因此许多中心支持保胎治疗。

极端的早产会带来特殊问题,非常早产的胎儿 [20~23 周;EGA 或估计胎儿体重(EFW) 小于 550g] 通常认为不能存活。如果这些妊娠能再持续数周,那么胎儿可能存活,但此时出生并存活的新生儿发病风险较高。干预会给孕妇带来严重风险,包括延长卧床时间、保胎治疗的副作用。鉴于这些风险的存在,可选择期待治疗。在某些情况下,期待治疗与干预治疗相比是更好的选择。孕妇选择干预治疗还是期待治疗应由多学科成员组成的小组来提

表 14-2 早产不宜阻止的情况

孕妇因素
严重的高血压病(如慢性高血压病急性加重、子痫、重度子痫前期)
肺或心脏疾病(如肺水肿、成人呼吸窘迫综合征、心脏瓣膜病、心动过速)
宫颈进行性扩张(>4cm)
孕妇出血(如胎盘早剥、前置胎盘、弥散性血管内凝血)
胎儿因素
胎儿死亡或致命畸形
胎儿宫内窘迫
宫内感染(绒毛膜羊膜炎)
治疗对胎儿产生不良影响(如由于试图抑制分娩而导致胎儿宫内窘迫)
估计胎儿体重≥2500g
胎儿成红细胞增多症或胎儿水肿
严重的宫内生长迟缓

供广泛的咨询，包括新生儿医师、产科医师及社会工作者。

相反，一旦EGA超过34~37周或EFW大于2500g，胎儿存活率是妊娠37周分娩胎儿存活率的1%。胎儿发病情况不严重，很少引起长期后遗症。糖皮质激素对这种胎龄或体重的胎儿无益处，因此通常选择期待治疗。当决定采取干预治疗还是期待治疗时，需考虑几个因素，包括确定孕妇孕龄、EFW、评估孕妇存在的可能延迟胎儿肺成熟的疾病，如糖尿病、迟发性呼吸窘迫综合征（RDS）家族史者。

由于孕妇或胎儿因素而需要提早结束分娩者，则不需考虑孕龄问题，表14-2列举了详细情况。

以下为在妊娠24~34周间发生早产的处理方法。

卧床休息

卧床休息在早产治疗中的作用是有争议的，荟萃分析不能证实该治疗能延长妊娠。卧床休息与增加孕妇血栓栓塞性疾病的风险有关，至少在早产诊断初期评估中建议卧床休息，这样可对孕妇及胎儿进行密切监护。

糖皮质激素治疗

糖皮质激素可加快胎肺成熟，已成为美国妊娠24周至34周在随后7天内有早产风险患者的标准治疗。糖皮质激素治疗可降低新生儿呼吸窘迫与脑室内出血发生率及新生儿死亡率，甾体激素应用方法包括2种：①陪他米松12mg，肌内注射（IM），每24小时1次，共2次；或②地塞米松6mg，肌内注射，每12小时1次，共4次。

产前应用糖皮质激素后24小时药物发挥最大作用，用药后48小时达高峰，持续至少7天。有资料表明，如果早产治疗成功，妊娠能持续超过2周，在早产危险依然较高而且患者孕周小于33周者，单次重复用药是有效的。用药超过2个疗程，可能导致胎儿生长异常及新生儿精神运动发育迟缓。产前应用甾体激素1~2个疗程是安全的，未发现用药后增加胎儿感染或肾上腺功能抑制的风险，对产前应用甾体激素1~2个疗程者的胎儿进行长期随访，未发现与甾体激素应用直接相关的后遗症。

保胎治疗

如果患者有持续性子宫收缩，根据早产病史、胎儿纤维连接蛋白阳性、经阴道超声提示宫颈缩短或检查发现宫颈扩张，则应将该患者视为高危者，开始保胎治疗。保胎治疗重要的是遵循治疗目标，其中短期目标是在应用甾体激素后维持妊娠48小时，以使药物发挥最大作用。长期目标是维持妊娠超过34~36周（根据具体情况而定），此时胎儿发病率及死亡率明显下降，停止保胎治疗。

当患者宫颈扩张小于5cm时，考虑保胎治疗。保胎治疗成功的标准是每小时子宫收缩少于4~6次，不伴有宫颈改变。

β类似物及硝苯地平是最常应用的保胎药物，当选择特殊保胎药物时应慎重考虑与药物有关的禁忌证及其副作用（表14-3）。

β-拟肾上腺素药物：β-拟肾上腺素药物的作用是直接作用于β受体（$β_2$）而使子宫松弛，该药物应用受剂量相关性心血管副作用的限制，包括肺水肿、成人RDS、收缩压增高而舒张压下降、孕妇与胎儿心动过速。其他剂量相关性副作用是降低血钾水平、增加血糖及血浆胰岛素水平、乳酸性酸中毒等。孕妇应用β肾上腺素药物的禁忌证包括心脏疾病、甲状腺功能亢进、未控制的高血压或肺动脉高压、哮喘并需要应用拟交感神经药物或糖皮质激素治疗缓解者、未控制的糖尿病、慢性肝脏或肾脏疾病。静脉应用时观察到的常见副作用是心悸、颤抖、紧张和不安。常用的β-类似物为特布他林，过去一直应用利托君，但目前不再有售。在美国，由于β-类似物保胎

表14-3 常用保胎药物的副作用及其并发症

保胎药物	对孕妇的影响	对胎儿/新生儿的影响
β类似物(利托君、特布他林)	肺水肿 低血压 心动过速 恶心/呕吐 高血糖 低钾血症 心律失常	心动过速 高血糖 低血糖 肠梗阻 脑室内出血的风险可能增加
硫酸镁	面红 恶心/呕吐 头痛 全身肌肉无力 呼吸急促 复视 肺水肿 胸痛 低血压 手足搐搦 呼吸抑制	嗜睡 张力减退 呼吸抑制
吲哚美辛	胃肠道反应:恶心/呕吐、胃痛、出血 凝血障碍 血小板减少症 肾衰竭 肝炎 高血压患者血压进一步升高	肾功能不全 羊水过少 肺动脉高压 产后动脉导管未闭 动脉导管在宫内过早收缩 坏死性小肠结肠炎和脑室出血风险增加
硝苯地平	低血压 心动过速 头痛 面红 头晕 恶心/呕吐	心动过速 低血压

治疗的副作用,目前该药作为确定应用其他药物治疗前的临时方法,而且仅限于间断性皮下注射。

尽管FDA不支持将特布他林作为宫缩抑制剂,但是在美国该药已经被研究并广泛用于保胎治疗。在保胎治疗中,特布他林为皮下注射给药。考虑到特布他林潜在的心脏毒性,其应用时间最长为48~72小时,而且仅在住院患者中应用。

硫酸镁:硫酸镁作用的确切机制还不清楚,但是已观察到硫酸镁可抑制平滑肌细胞钙摄入,减少子宫收缩。硫酸镁治疗的有效性仍有争议,但有些小样本研究显示,其作用与β-类似物相似,但其耐受性优于β-类似物。硫酸镁与β-类似物相比,很少引起严重的副作用,但是其治疗量与导致呼吸及心脏抑制的剂量很接近,因此硫酸镁治疗时应密切监护其毒性症状,经常检查深部腱反射、肺功能,严格计算患者体液平衡。这些副作用可以用葡萄糖酸钙逆转(10%葡萄糖酸钙10mL静脉注射)。当应用硫酸镁时,床旁应准备好这种解毒剂。

钙通道阻滞剂: 钙通道阻滞剂作为保胎药物,如硝苯地平,是通过抑制子宫平滑肌细胞经电压依赖性通道摄入钙而减少子宫收缩的。一些研究显示,硝苯地平治疗早产的疗效与β-类似物相同或更好。其他优点是孕妇副作用发生率低,使用方便,可以口服用药。在保胎治疗中,常用方法为口服硝苯地平20mg,然后改为间隔6小时口服10~20mg,直至子宫收缩充分减少。

前列腺素合成酶抑制剂: 前列腺素合成酶抑制剂,如吲哚美辛,已证实是与利托君同样有效的保胎药,但是由于其可能对胎儿造成严重影响,因此一直被限制使用。吲哚美辛作为宫缩抑制剂的机制是抑制前列腺素合成,前列腺素是引起子宫平滑肌收缩的重要因子。吲哚美辛的优点是使用方便(可以直肠给药或口服用药)及其有效的宫缩抑制活性。但是吲哚美辛与羊水过少及动脉导管早期闭合有关。有研究证实,在妊娠30周前分娩的早产儿,吲哚美辛有增加新生儿颅内出血、坏死性小肠结肠炎及出生后动脉导管未闭的风险。在保胎治疗中,吲哚美辛用法为100mg,直肠给药(或50mg口服),然后间隔4~6小时25~50mg口服或直肠用药。用药后每48~72小时复查超声,以确定是否出现羊水过少。由于该药可能对胎儿有严重的副作用,因此许多中心在胎龄小于32周者限制该药使用,而且其应用时间要少于48小时。

多种保胎药物的联合应用: 所有保胎药物均有一定的失败率,因此如果一种保胎药物治疗失败,那么应停用而更换其他药物。同时联合应用这些药物有协同作用,但是也会增加严重副作用的发生风险。例如,硫酸镁与硝苯地平联合应用,理论上会引起孕妇严重低血压。硫酸镁加特布他林1~2个剂量皮下注射可能是安全而有效的,但是维持二者联合治疗会增加患者肺水肿的风险。应记住,很难抑制的子宫收缩可能存在未诊断的绒毛膜羊膜炎或胎盘早剥,这些情况是保胎治疗的禁忌证。

保胎治疗的结果: 所有宫缩抑制剂在进一步应用中的疗效尚不确定,这是由于产程进展会对孕妇或胎儿造成不良影响。因此,如果宫颈扩张达到5cm,应考虑为治疗失败,并放弃治疗。相反,如果在缓解一段时间后再次复发,那么治疗应慎重,因为宫缩再次发生可能是宫内感染的表现。在有些患者,可重复应用原治疗药物或改用其他药物治疗。

抗生素治疗

现已证实,将抗生素治疗作为保胎与延长妊娠的方法并无益处。如果患者GBS呈阳性或未知,则早产患者应开始抗生素治疗,以预防新生儿GBS感染。青霉素或氨苄西林是一线药物;如果患者对青霉素过敏,则可改用头孢唑啉、克林霉素、红霉素或万古霉素。如果患者保胎治疗成功,没有即刻分娩表现或如果患者最近直肠阴道GBS培养(5周内)为阴性,则停止预防GBS感染的治疗。

硫酸镁对胎儿/新生儿的神经保护作用

近来,几项大型试验显示,在宫内接触过硫酸镁的胎儿脑瘫风险降低。美国最大的一项试验证实,分娩前应用过硫酸镁者,其孩子在2岁或2岁以后发生中度至重度脑瘫的风险显著下降,硫酸镁在这方面的最佳应用指征还不清楚,但是在妊娠24 0/7至32 0/7周者,分娩前应用硫酸镁均是合理的,可以减少胎儿神经系统的不良结局(表14-4)。

临产与分娩

胎龄小于 34 周的早产婴儿应尽可能在有新生儿重症监护条件的医院分娩,因为分娩后在医院间转送新生儿更加危险。虽然对极低出生体重儿的分娩途径还有争议,但是并无确凿的证据证实剖宫产分娩是有益的。剖宫产指征通常是产科指征,包括胎儿情况异常、胎位异常及前次剖宫产史。

如果有剖宫产指征,则需根据胎儿成熟度及生存预后来决定手术。在临界情况下(23~24 周、胎儿体重 500~600g),应根据父母意愿在重要的时候进行干预。剖宫产时要确保子宫切口能充分娩出胎儿而不致娩出延迟或损伤胎儿。当子宫下段形成不充分时,可行子宫纵向切口。在胎膜内分娩对新生儿损伤最小。

在静脉宫缩抑制剂治疗不成功而分娩者,应注意这些药物残留可能导致的副作用,β-肾上腺素能药物可引起新生儿低血压、低血糖、低血钙症、肠梗阻,硫酸镁可能导致呼吸及心脏抑制。

脐带血 pH 值及血气分析

低出生体重儿 Apgar 评分通常是低的,这不是窒息或异常的表现,而是生理系统不成熟的反映。因此,早产儿(及其他高危新生儿)检测脐带血 pH 值及血气分析是确定分娩时病情的关键。脐带血 pH 值及血气分析有助于了解分娩时情况,以确定复苏方案,并决定是否需要进行重症监护护理。

预后

新生儿在产房及婴儿室得到的良好护理是早产儿良好预后的保证(详见第 22 章)。低出生体重儿存活机会更小,其永久性后遗症的发生直接与体重相关。由于导致早产的病因很多、围产期保健水平不同、不同机构报告的差异等,因此很难对早产儿存活率及后遗症进行评估。一般的生存率、发病率数据已有报道,有助于患者咨询(表 14-5)。

Rouse DJ, Hirtz DG, Thom E, et al. A randomized controlled trial of magnesium sulfate for the prevention of cerebral palsy. *N Engl J Med* 2008;359:895–905. PMID: 18753646.

American College of Obstetricians and Gynecologists. *Assessment of Risk Factors for Preterm Birth. Clinical Management Guidelines for Obstetrician-Gynecologists.* ACOG Practice Bulletin No. 31. Washington, DC: American College of Obstetricians and Gynecologists; 2001.

American College of Obstetricians and Gynecologists. *Use of Progesterone to Reduce Preterm Birth.* ACOG Committee Opinion No. 419. Washington, DC: American College of Obstetricians and Gynecologists; 2008.

American College of Obstetricians and Gynecologists. *Magnesium Sulfate Before Anticipated Preterm Birth for Neuroprotection.* ACOG Committee Opinion No. 455. Washington, DC: American College of Obstetricians and Gynecologists; 2010.

American College of Obstetricians and Gynecologists. *Antenatal Corticosteroid Therapy for Fetal Maturation.* ACOG Committee Opinion No. 475. Washington, DC: American College of Obstetricians and Gynecologists; 2011.

Guinn DA, Atkinson MW, Sullivan L, et al. Single vs weekly courses of antenatal corticosteroids for women at risk of preterm delivery: A randomized controlled trial. *JAMA* 2001;286:1581–1587. PMID: 11585480.

Kenyon SL, Taylor DJ, Tarnow-Mordi W. ORACLE Collaborative Group. Broad-spectrum antibiotics for spontaneous preterm labour: The ORACLE II randomised trial. *Lancet* 2001;357:989–994. PMID: 11293641.

胎膜早破

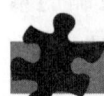

诊断要点

- 阴道排液或水样分泌物史。
- 阴道检查时证实为羊水。
- 未临产。

发病机制

胎膜破裂可以出现在妊娠期的任何时候。胎膜早破(PROM)是指临产前出现胎膜破裂。早产儿发生胎膜早破[早产胎膜早破(PPROM)]或足月儿胎膜破裂与临产开始时间间隔延长均应引起重视,如果超过 24 小时,则为 PROM 延长。

胎膜破裂与许多因素有关,但其确切原因

表14-4 硫酸镁保护胎儿神经的使用方法

住院标准

预计早产在2~24小时内

已证实为妊娠24~31 6/7周

排除任何硫酸镁治疗特定的禁忌证

方法

开始静脉滴注硫酸镁负荷剂量6g,超过20~30分钟,然后以2g/h静脉维持

如果12小时后未分娩,则不考虑即将分娩,停止输液

如果硫酸镁停止后超过6小时再次出现即将分娩的表现,则需再应用硫酸镁负荷剂量,然后静脉维持

Data from Rouse DJ, Hirtz DG, Thom E, et al. A randomized controlled trial of magnesium sulfate for the prevention of cerebral palsy. N Engl J Med 2008:359:895-C905

表14-5 早产新生儿的存活率[1]

孕龄(周)	出生体重(g)	存活率(%)	健全存活率(%)[2]
24~25	500~750	60	35
25~27	751~1000	75	60
28~29	1000~1250	90	80
30~31	1251~1500	96	90
32~33	1500~1750	99	98
>34	1751~2000	100	99

[1] 在三级医院分娩。
[2] 健全是指新生儿无失明、耳聋或脑瘫等重要残疾。

仍不清楚(表14-6)。PROM发生率约为10.7%,其中约94%发生在足月或≥37周(约20%为破膜延长)。在PROM中,大约5%为早产胎儿(<37周)。

PROM的病生理机制了解甚少,危险因素包括蜕膜出血、前次妊娠早产史、胎膜细菌定植、有创性检查,如羊膜腔穿刺术。PROM是早产、脐带脱垂、胎盘早剥、宫内感染的重要原因,绒毛膜羊膜炎是PROM重要的结果,可导致子宫内膜炎与子宫肌炎或新生儿败血症。

在胎膜破裂时间非常长的患者,胎儿可能出现类似于Potter综合征的表现(如面部扁平、皮肤皱褶)。如果在妊娠26周前发生胎膜破裂并继发羊水过少,则可导致新生儿肺发育不良及肢体缺损。

预防

在早产中有一些治疗可预防PPROM,以往有早产史者,有证据表明,通过阴道放置孕酮栓剂或从妊娠16周开始,每周肌肉注射17-α已酸羟孕酮治疗,直至妊娠36~37周,可使复发性早产发生风险下降30%。妊娠中期,经阴道超声检查发现宫颈缩短者,阴道放置孕激素也可减少早产发生风险。除此之外,尚无有效预防PPROM的方法。

表 14-6　与胎膜早破有关的疾病

母体感染（如尿路感染、下生殖道感染、性传播疾病）
宫内感染
宫颈机能不全
多产
羊水过多
营养缺陷
胎膜抗拉强度降低
以往早产胎膜早破或早产病史

临床表现

症状

诊断评估必须高效，减少阴道检查次数，降低绒毛膜羊膜炎的风险。症状是诊断的关键；患者通常主诉突然阴道流液或持续性流液，流出物的颜色、黏稠度及胎脂或胎粪、子宫缩小、触诊胎儿轮廓更加突出等均有助于诊断。

无菌窥器检查

无菌窥器检查是准确诊断的重要步骤，是 PROM 与妊娠溢液、阴道炎、阴道分泌物增多、尿失禁相鉴别的关键。检查者应寻找与 PROM 有关的 3 项确诊标志：

1.羊水池：在后穹隆积聚的羊水。

2.硝嗪测试：无菌棉拭子采集后穹窿液体，行硝嗪（pH）试纸检测。羊水存在时，pH 试纸变为蓝色，证实为碱性 pH（7.0~7.25）。

3.羊齿状结晶试验：取后穹隆液体，置于玻片上风干，羊水可形成羊齿状结晶。

这 3 项检查可确诊胎膜破裂，但有些因素可导致假阳性结果。阴道感染或标本中混有血液或精液，也可使硝嗪试验呈碱性 pH 结果。宫颈黏液可形成羊齿状结晶，但是与 PROM 相比，宫颈黏液形成的羊齿状结晶通常不规则，而且数量较少。在窥器检查中，应清楚暴露患者宫颈，以确定宫颈扩张及展平程度，是否存在脐带脱垂。胎龄超过 32 周者，如果阴道内羊水池明显，则可收集羊水行胎儿肺成熟度检查。宫颈分泌物应送培养，并行湿片检查。

如果未发现游离液体，则可将干纱垫放在患者会阴下方，观察有无液体流出。其他确诊 PROM 的检查包括窥器下观察患者咳嗽或向下用力时有无液体自宫颈口流出、超声检查有无羊水过少。如果检查者仍未能确定胎膜破裂，而患者病史高度怀疑为 PROM，则可行羊膜腔穿刺，注射稀释的靛蓝染料。注射前应取羊水行胎儿肺成熟度检查，确定有无亚急性羊膜腔内感染，必要时行培养及药敏检测。15~30 分钟后，检查患者会阴下的纱垫。如果为胎膜破裂，则纱垫出现蓝染。

体格检查

一旦确诊 PROM，需行详细的体格检查，以寻找是否存在其他感染症状。如果有感染风险，在临产早期不应行宫颈指诊检查。无菌窥器检查足以区分临产早期及晚期。

实验室检查

实验室检查应包括全血细胞计数及其分类计数。在早产者，评估内容包括导尿管采集尿液行尿液分析、培养及药敏试验、超声检查确定胎儿大小、羊水指数。妊娠 32~34 周者，从阴道羊水池内取羊水标本或通过羊膜腔穿刺取羊水行胎儿肺成熟度检查。许多医疗中心对所有妊娠 34 周前的 PPROM 患者行羊膜腔穿刺，以确定有无羊膜腔内感染。

绒毛膜羊膜炎

在所有绒毛膜羊膜炎患者，胎儿娩出比维持在宫内要更加安全。导致绒毛膜羊膜炎的最常见病原体来自阴道上行感染（例如大肠杆菌、拟杆菌、链球菌、D 组链球菌和其他厌氧菌）。最可靠的感染症状包括：①发热——体温应间隔4小时测量1次。②孕妇白细胞增高——每天检测白细胞数量及其分类，白细胞计数增高或中性粒细胞计数增加提示存在羊膜腔内感染。③子宫体压痛——间隔4小时检查1次。④心动过速——孕妇脉搏>100次/分或胎心率>160次/分为可疑。⑤羊水恶臭。

一些混杂因素可能使绒毛膜羊膜炎的诊断更加复杂，例如糖皮质激素治疗可能引起轻度白细胞增高（增加20%~25%）、临产与白细胞增高有关。如果绒毛膜羊膜炎诊断不确定，可行羊膜腔穿刺术，以评估感染的证据，详见本章前文所述。

鉴别诊断

鉴别诊断包括与妊娠有关的阴道分泌物生理性增加、阴道感染，如细菌性阴道病，及孕妇宫颈黏液栓脱落。体格检查及阴道分泌物实验室检查有助于鉴别。

并发症

与PROM相关的并发症主要与胎膜破裂的时间及是否发展为绒毛膜羊膜炎有关，下文所述的治疗主要是加快分娩、预防绒毛膜羊膜炎及胎儿/新生儿感染。PPROM并发症主要与早产及胎儿/新生儿感染有关。在早产者，治疗主要是减少早产及早产相关并发症，如RDS及神经损伤。

治疗

PROM治疗主要依据几个因素，包括胎龄及是否存在绒毛膜羊膜炎。

绒毛膜羊膜炎

如果PROM患者存在绒毛膜羊膜炎，则无论胎龄大小均应尽快分娩，应用广谱抗生素治疗绒毛膜羊膜炎。如果患者未临产，则应引产，加快分娩。有产科指征者应行剖宫产术（例如胎先露异常、胎儿情况异常）。

足月妊娠不伴绒毛膜羊膜炎

无感染的足月妊娠（EGA≥37周）伴PROM者，可选择期待治疗或积极处理。一项大型研究发现，开始引产与期待治疗相比，可缩短PROM到分娩的时间间隔、减少绒毛膜羊膜炎、产后发热的发病率及新生儿抗生素治疗。因此，足月伴PROM者，积极引产是首选的治疗方法。

早产不伴绒毛膜羊膜炎

早产PROM的处理原则与早产者相似，其差异主要是早产PROM出现绒毛膜羊膜炎的风险更高。EGA超过妊娠34周的可按足月妊娠处理，行引产或剖宫产分娩（如果有指征），无证据表明抗生素、糖皮质激素或宫缩抑制剂能改善患者预后。

胎膜破裂发生在胎儿发育为有生机儿前（如妊娠22~24周前）可有几种处理方法，其中之一是考虑到不良妊娠结局及早产的高风险而选择终止妊娠。然而在无绒毛膜羊膜炎者也可考虑期待治疗。几项病例研究证实，妊娠18~22周的PPROM者有一定存活率（15%~50%）。许多患者不愿接受绒毛膜羊膜炎（30%）甚至败血症的风险，因此应告知选择期待治疗者使用抗生素治疗。

妊娠24~34周EGA者，有一些干预措施可延长妊娠、改善妊娠结局。在排除绒毛膜羊膜炎后，可取阴道池内的羊水标本或经羊膜腔穿刺取羊水检测胎儿肺成熟度，其他处理方法如下。

抗生素：抗生素是早产PROM的重要治疗方法。与早产相比，抗生素虽然无延长妊娠的益处，但可有效延长胎膜破裂到分娩的时间，降低感染率。一些设计很好的研究显示，单用抗生素治疗及抗生素联合糖皮质激素治疗可改善新生儿预后。表14-7为早产PROM者推荐的抗生素应用方法。

糖皮质激素：美国国立卫生研究院（NIH）一致推荐，妊娠32周前发生PROM而且证实无羊膜腔内感染者应用类固醇激素。在这组患者中,糖皮质激素已经证实可降低 RDS、坏死性小肠炎、脑室内出血的发生率。妊娠 32~33 周伴 PPROM 者应用类固醇激素的益处还不清楚。妊娠 32~33 6/7 周伴 PPROM 者也可考虑应用类固醇激素,特别是羊水检测提示胎肺不成熟者。

宫缩抑制剂治疗:没有研究证实单独应用宫缩抑制剂能改善 PPROM 者的胎儿结局。在一般情况下,PPROM 者应用宫缩抑制剂能完全避免临产或将生产延长 48 小时,争取时间能给予糖皮质激素及抗生素治疗。

硫酸镁保护胎儿神经:与早产处理相同,在妊娠 24~32 周伴 PPROM 者,如果分娩在即,应给予硫酸镁治疗以保护胎儿神经,见表 14-4 所列的推荐方法。

如果开始经过这些干预措施,羊水检测显示胎肺成熟,那么可以娩出胎儿。任何时候出现绒毛膜羊膜炎表现时,均应立即分娩。

门诊患者管理的作用

在少数未分娩的患者,可在门诊进行治疗。如果羊水停止外流,羊水量正常,患者无发热,不伴有子宫激惹症状,那么患者可以出院回家观察。这些患者需在门诊密切监测,必须按时随访,每天监测体温 4 次,出现绒毛膜羊膜炎表现时应就诊。这些患者也应经常监测生物物理评分,有些资料推荐应每天进行监测。

> Seaward PG, Hannah ME, Myhr TL, et al. International multicentre term prelabor rupture of membranes study: evaluation of predictors of clinical chorioamnionitis and postpartum fever in patients with prelabor rupture of membranes at term. *Am J Obstet Gynecol* 1997;177:1024–1029. PMID: 9396886.
> Mercer BM, Miodovnik M, Thurnau GR, et al. Antibiotic therapy for reduction of infant morbidity after preterm premature rupture of the membranes: A randomized controlled trial. *JAMA* 1997;278:989–995. PMID: 9307346.
> Rouse DJ, Hirtz DG, Thom E, et al. A randomized controlled trial of magnesium sulfate for the prevention of cerebral palsy. *N Engl J Med* 2008:359:895–905. PMID: 18753646.
> American College of Obstetricians and Gynecologists. *Premature Rupture of Membranes*. ACOG Practice Bulletin No. 80. Washington, DC: American College of Obstetricians and Gynecologists; 2007.
> How HY, Cook CR, Cook VD, Miles DE, Spinnato JA. Preterm premature rupture of membranes: Aggressive tocolysis versus expectant management. *J Matern Fetal Med* 1998;7:8–12. PMID: 9502662.
> Kenyon SL, Taylor DJ, Tarnow-Mordi W. ORACLE Collaborative Group. Broad-spectrum antibiotics for preterm, prelabour rupture of fetal membranes: The ORACLE I randomised trial. *Lancet* 2001;357:979–994. PMID: 11293641.

过期妊娠

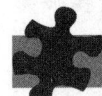
诊断要点

▶ 妊娠超过42足周。

表14-7　早产胎膜早破者的抗生素治疗

一旦确诊早产胎膜早破即应开始治疗:
氨苄西林,2g,每 6 小时静脉注射加
红霉素,250mg,每 6 小时静脉注射
治疗 48 小时后,如果患者仍未分娩,则应将方案改为:
阿莫西林,250mg,口服,每 8 小时一次加
红霉素,333mg,口服,每 8 小时一次
如果患者仍未分娩,以上抗生素应持续使用 7 天,GBS 培养阳性者应在产时给予预防性治疗

GBS,B 组链球菌。Data from Mercer BM, Miodovnik M, Thurnau GR, et al. Aytibiotic therapy for reduction of infant morbidity after preterm premature rupture of the membranes. *JAMA* 1997;278:989–995.

发病机制

过期妊娠是指从末次月经第 1 天计算妊娠达到 42 周或从受精计算妊娠达到 40 周者,多数胎儿出现营养缺乏表现(体重下降、皮下脂肪组织减少、皱缩或羊皮纸样皮肤),称为成熟障碍。过期妊娠最常见的原因是由于月经周期不规则而导致末次月经日期计算错误所致。近年来,妊娠早期广泛应用超声检查可确定妊娠时间,使这种情况大为减少。多数真正过期妊娠的病因还不清楚,在自然观察中,如无脑儿及胎盘硫酸酯酶缺乏症,胎盘类固醇激素代谢发生改变,而胎儿胎盘激素信号在启动分娩时间中发挥核心作用。妊娠 42 足周后分娩的新生儿至少占 3%(在有些研究中多达 12%)。由于存在潜在的成熟障碍风险,因此应给予这些新生儿特殊护理。

产妇风险通常与胎儿大小有关(例如产程异常、滞产、胎儿头盆不称等),胎儿过大可导致产伤(如肩难产)。胎盘功能不全与胎盘老化有关,是影响胎儿的另一个原因。羊水过少在过期妊娠更加常见,可导致脐带受压。

过期妊娠导致的围产儿发病率及死亡率急剧增加(是妊娠 37~42 周分娩婴儿的 2~3 倍),幸存者中并发神经系统后遗症的发生率增加。

预防

过期妊娠最常见的原因是妊娠日期计算错误,妊娠早期超声检查是确定孕妇预产期的准确方法,从而减少了误诊为过期妊娠的发生率。

临床表现

过期妊娠主要根据早期妊娠试验及超声检查、确切受精时间(如果知道)、相关临床表现(如 LMP、自觉胎动、闻及胎心音)确定胎龄而确诊。

鉴别诊断

可疑过期妊娠者最可能的鉴别诊断是妊娠日期记录错误,可通过详细回顾孕妇记录末次月经日期的标准来确定。但是根据妊娠晚期患者的产前检查或妊娠早期未行任何超声检查者,很难确定正确的预产期。

治疗

引产的主要风险是增加剖宫产率,现已证实,与期待治疗及产前检查相比,妊娠 41 周引产不增加剖宫产率。因此,许多学者在妊娠 41 足周开始引产,拒绝引产者可行期待治疗。

为了充分评价胎儿异常的风险,以下是对妊娠超过 41 周者有价值的方法:

1. 建议以无应激试验(NST)、每周 2 次检测羊水量或生物物理评分等方式进行胎儿监护。

2. 每周至少 2 次超声检查监测,评价羊水量变化(可同时行生物物理评分)。

3. 孕妇每天计数胎动次数。

以下表现应采取额外的预防措施:

1.胎动减少,应马上行生物物理评分进行评估。

2.NST 异常者可行引产或重复全部生物物理评分检测。

3.出现宫缩负荷试验异常、羊水量减少、生物物理评分异常或其他胎儿窘迫表现者需终止妊娠。

4.胎儿较大或出现异常需行剖宫产术(详见第 16 章关于巨大儿的讨论)。

5.无胎儿头盆不称或胎儿窘迫者,应行引产,并持续行胎儿监护。

American College of Obstetricians and Gynecologists. *Management of postterm pregnancy*. ACOG Practice Bulletin No. 55. Washington, DC: American College of Obstetricians and Gynecologists; 2004.

American College of Obstetricians and Gynecologists. *Assessment of Risk Factors for Preterm Birth. Clinical Management Guidelines for Obstetrician-Gynecologists*. ACOG Practice Bulletin No. 31. Washington, DC: American College of Obstetricians and Gynecologists; 2001.

American College of Obstetricians and Gynecologists. *Use of Progesterone to Reduce Preterm Birth.* ACOG Committee Opinion No. 419. Washington, DC: American College of Obstetricians and Gynecologists; 2008.

American College of Obstetricians and Gynecologists. *Magnesium Sulfate Before Anticipated Preterm Birth for Neuroprotection.* ACOG Committee Opinion No. 455. Washington, DC: American College of Obstetricians and Gynecologists; 2010.

American College of Obstetricians and Gynecologists. *Antenatal Corticosteroid Therapy for Fetal Maturation.* ACOG Committee Opinion No. 475. Washington, DC: American College of Obstetricians and Gynecologists; 2011.

RH 同种免疫及其他血型不合

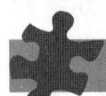

诊断要点

▶ 孕妇Rh阴性、间接库姆斯(Coombs)试验有抗体存在。

▶ Rh或其他抗体滴度增高危及胎儿。

▶ 以往新生儿溶血性疾病史。

▶ 产后脐血发现Rh阳性及贫血(血红蛋白<10g)。

发病机制

胎儿遗传物质一半来自母亲,一半来自父亲,因此胎儿红细胞(RBC)抗原可能与母体不同。有些个体血型抗原在其他血型中并不存在,抗原位于红细胞中,如果有足够的胎儿细胞进入母体血液,那么母体将发生抗体反应。如果这些母体抗体经过胎盘进入胎儿循环,则可破坏胎儿红细胞,引起溶血性贫血。胎儿对红细胞破坏增多发生反应,引起胎儿及新生儿成红细胞增多病或胎儿水肿。几种血型会对胎儿产生威胁,其中引起胎儿成红细胞增多病的主要为Rh血型,因此以Rh血型为例进行阐述。

Rh 血型是最复杂的人类血型,Rh抗原是局限于红细胞膜的脂蛋白。Rh抗原有 D、C、c、E、e 及 G,其中特别受关注的主要抗原为 Rh(D)或 Rh 因子。如果胎儿遗传了其父亲的 D 抗原,则缺乏 Rh(D)(即 Rh 阴性)孕妇的胎儿可能为 Rh 阳性。如果有足够量的胎儿红细胞进入母体循环,那么母体将产生抗D抗原的 IgG 抗体,并可通过胎盘,引起胎儿红细胞裂解(图 14-1)。新生儿可发生溶血性疾病,病情严重者可导致胎儿死亡。

当父亲为 Rh 阳性,标准检查可能有 2 种结果:纯合子或是杂合子。

45%的 Rh 阳性者 D 抗原为纯合子,55%为杂合子。如果父亲为纯合子,那么其后代将为 Rh 阳性;如果父亲是杂合子,则其后代中有 50%的机会为 Rh 阳性。与此相反,Rh 阴性者总是纯合子。

巴斯克人 Rh 阴性发生率最高(30%~35%),白人 Rh 阴性发生率高于其他种族(15%~16%),非裔美国人发生率为 8%,非洲黑人为 4%,印度欧亚人为 2%,北美印第安人为 1%。

Rh 阴性者分娩 2 次 Rh 阳性新生儿后,如果没有接受预防性抗 D 免疫球蛋白治疗,那么其 Rh 阳性、ABO 相容的新生儿发生同种异体免疫反应的总体风险大约为 16%,其中 1.5%~2%发生在产前,7%发生在出生后 6 个月内,其余(7%)发生在第二次妊娠早期,可能是记忆缺失型反应的结果。Rh 阳性胎儿与 Rh 阴性母亲之间,ABO 血型不合提供了一定程度的抗 Rh 同种异体免疫保护。在这些患者中,总体发生率为 1.5%~2%。产前、产后接受预防性抗 D 免疫球蛋白治疗者,同种异体免疫反应风险降低至 0.1%。

母体 Rh 同种异体免疫

Rh 同种异体免疫反应发生机制为二者之一:①不合血型输血后或②母体与胎儿血型不合者发生母胎出血后,母胎出血可能发生在妊娠期或分娩期,没有明显的诱发因素。妊娠早期,母血中发现胎儿红细胞的概率为 6.7%,妊娠中期为 15.9%,妊娠晚期为

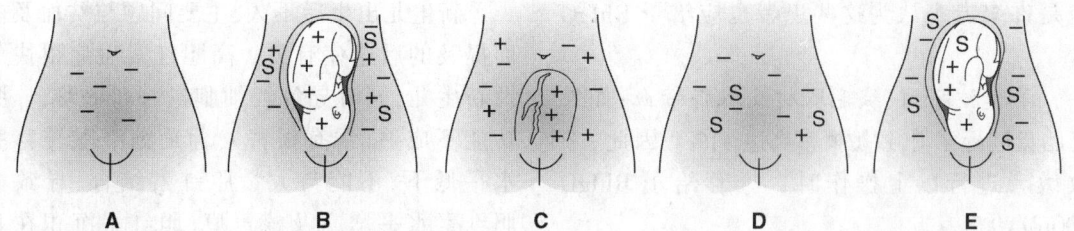

图 14-1 (A)妊娠前 Rh 阴性妇女。(B)妊娠后,胎儿为 Rh 阳性。(C)胎盘剥离。(D)分娩后,产妇发生 Rh 同种异体免疫反应,产生 Rh 阳性抗原抗体(S)。(E)下次妊娠胎儿为 Rh 阴性,孕妇抗体经胎盘进入胎儿血流,与胎儿 Rh 阳性红细胞结合,引起溶血。

28.9%。母胎出血的诱因包括自发性或引产、羊膜腔穿刺、绒毛取材、腹部外伤(如由于机动车事故或外倒转术)、前置胎盘、胎盘早剥、胎儿死亡、多胎妊娠、徒手剥离胎盘及剖宫产术。

Rh 阳性细胞进入 Rh 阴性孕妇体内能诱发同种异体免疫反应所需的确切细胞数量还不清楚,只要 0.1mL 的 Rh 阳性细胞即可致敏。即使分娩时,不足半数的患者会出现这种细胞量的致敏。

幸运的是,有其他因素可缓解 Rh 同种异体免疫反应。大约有 30%的 Rh 阴性者永远不会被 Rh 阳性血液所致敏(无反应者),ABO 血型不合也有保护作用(见发生率部分)。

母体对 Rh 致敏的最初反应表现为低水平的免疫球蛋白 IgM,在 6 周至 6 个月内,可检测到 IgG 抗体。与 IgM 不同,IgG 抗体可通过胎盘,破坏胎儿 Rh 阳性细胞。

其他血型同种异体免疫

其他血型诱发的免疫球蛋白能通过胎盘(常称为不典型或不规则免疫抗体),导致严重胎儿溶血的血型(以降序排列)如 Kell、Duffy、Kidd、MNSs 及 Diego.P,Lutheran 与 Xg 血型也可引起胎儿溶血,但通常不严重。

预防

Rh(D)抗原阴性者可预防 Rh(D)同种异体免疫,抗 D 免疫球蛋白可预防致敏。

妊娠前或第一次产前检查

第一次产前检查中,所有孕妇应筛查 ABO 血型及 Rh(D)抗原,也应筛查抗体(间接库姆斯试验)。所有 Rh 阴性者应根据以下方法接受预防性治疗。

妊娠 28 周检查

应行抗体筛查,如果为阴性,可给予抗 D 免疫球蛋白(RhIgG)300μg,如果为阳性,则应按 Rh 致敏者处理。

妊娠 40 周检查

如果抗 D 免疫球蛋白治疗超过 12 周,则应在妊娠 40 周时给予抗 D 免疫球蛋白 300 μg。

产后

如果新生儿 Rh(D)阳性,产妇(产妇抗体筛查为阴性)应给予 RhIgG 300μg 治疗。RhIgG 应在产后 72 小时内给予,但是已证实,直到产后 28 天给予仍能有效预防同种异体免疫。如果抗体筛查阳性,应进行治疗,以免第二次妊娠时发生 Rh 致敏。

特殊的母胎危险情况

妊娠期间,以下几种情况需按门诊治疗方法对未致敏患者给予 RhIgG 治疗。

流产:自发性流产致敏发生率为 2%,人工流产发生率为 4%~5%。在妊娠早期,由于胎儿血量少,RhIgG 50μg 足以预防致敏发生。由于 RhIgG 费用下降,通常给予足量 300μg。妊娠早期以后暴露者也推荐相同的剂量。先兆流产后同种异体免疫发生风险还不清楚,但是许多专家认为这些患者也应给予RhIgG治疗。

羊膜腔穿刺、绒毛取材及取脐带血：如果经胎盘进行穿刺，致敏概率高达11%。因此，未致敏者进行以上操作时，推荐给予RhIgG 300μg治疗。

产前出血：在产前阴道出血者或超声检查证实有绒毛后血肿或胎盘早剥者，推荐RhIgG 300μg治疗。如果从开始RhIgG治疗到妊娠超过12周，推荐重复给予预防剂量。

胎头外倒转术：行胎头外倒转术者，无论失败或是成功，母胎出血发生率为2%~6%；因此，这些患者应接受RhIgG 300μg治疗。

分娩时母胎出血

大约在0.4%的患者，母胎出血量较大，不能仅给予RhIgG 300μg治疗。母胎出血量可根据Kleihauer-Bethke试验方法来定量，需根据出血量追加RhIgG剂量。

临床表现

当母体抗体通过胎盘破坏胎儿Rh阳性红细胞时，可发生新生儿溶血性疾病。胎儿贫血导致髓外红细胞生成部位产生高水平有核红细胞。由于成熟调控能力差，因此胎儿血中存在未成熟红细胞。溶血产生血红素，可转变为胆红素，二者有神经毒性。子宫内的胎儿通过胎盘可将血红素及胆红素有效清除，并在母体代谢。

当胎儿红细胞破坏远远超过其产生时，会发生严重贫血，出现胎儿有核红细胞增多症。其特征为髓外造血、心衰、水肿、腹水及心包积液，出现组织缺氧及酸中毒。广泛的肝红细胞生成可影响正常肝脏结构及功能，可能导致蛋白产生减少、门脉高压及腹水。超声检查可见胎儿水肿，即存在以下表现中的任何两项：胸腔积液、腹水、心包积液、皮肤厚度增加、羊水过多或胎盘厚度增加。

新生儿出生后不久，主要问题与贫血及前面提及的后遗症有关。高胆红素血症很快危及新生儿，同时导致红细胞进一步破坏。肝功能不成熟（常有损害），葡萄糖醛酸转移酶水平低下，不能与大量胆红素结合，导致血胆红素水平增高及核黄疸（胆红素沉积在基底核）。

治疗

未致敏Rh阴性患者的处理

妊娠合并同种异体免疫的处理依据2个因素：患者是否有以往妊娠胎儿受影响的病史（例如胎儿有严重贫血或水肿）及孕妇抗体滴度。

以往无胎儿受Rh同种异体免疫影响病史：一旦同种异体免疫抗体筛查阳性，应在妊娠20周EGA随访其抗体滴度，然后每2~4周检查一次。只要抗体滴度维持在临界水平以下（本实验室<1:32，每个实验室必须建立自己的正常值），则无需进一步干预。一旦抗体滴度达到1:32，应加强监测。因为妊娠37周前，抗体滴度达到1:32时，胎儿发生水肿及死亡的风险明显增高。超声多普勒评价胎儿大脑中动脉（MCA）血流是可靠而无创性的筛查方法，可发现胎儿中度至重度贫血。该方法基于这样一个概念，在贫血状态下，胎儿通过增加大脑低黏稠度血流而保证大脑供氧。超声检查发现威利斯环，多普勒在MCA近端1/3评估血流，该区域内高血流峰值速度（>1.5倍）与重度胎儿贫血有关。这些患者可每隔2周检查1次，避免过多的有创性诊断干预，直到观察证实出现重度贫血。

以往羊膜穿刺术用于测定羊水胆红素水平和确定胎儿严重贫血。然而，由于反复羊膜穿刺术具有有创特性，因此目前已由多普勒超声MCA检查广泛取代。

以往有胎儿受Rh同种异体免疫影响病

史:妊娠后不需要进行抗体滴度检查,因为有以往胎儿受影响病史者需行羊膜腔穿刺。如果确定胎儿父亲是D抗原杂合子,那么羊膜腔穿刺可以确定胎儿基因型。如果胎儿有D抗原,那么无论孕妇抗体滴度高低,胎儿均有发生溶血性疾病及重度贫血的风险。一般情况下,首次妊娠受影响后,以后妊娠时发病更加严重而且胎龄更早。因此,应在妊娠18周开始监测MCA多普勒,每1~2周重复一次。患者的治疗则根据MCA多普勒结果。

MCA多普勒结果:一旦确诊,患者应行MCA多普勒检查,根据其结果,将胎儿分为三类:

1.胎儿未受影响或轻度影响:MCA多普勒正常者提示胎儿未受影响或轻度影响,每2~3周重复一次,达到或接近足月时,在确定胎肺成熟后即应结束妊娠。

2.胎儿中度影响:当MCA多普勒检查结果接近中位数的1.5倍时,应增加检查频率,每1~2周一次。只要胎儿肺成熟,足月前即需结束妊娠。必要时,有些患者需要应用糖皮质激素加快胎儿肺成熟。

3.胎儿重度影响:重度影响的胎儿表现为MCA多普勒结果高于中位数1.55倍或出现水肿(例如腹水、胸腔积液或心包积液、皮下水肿)。此时通常需要进行干预,使胎儿能维持到出生后的风险小于继续子宫内治疗的胎龄。

如果胎儿早产,则推荐出生时行脐带穿刺或经皮脐带取血,直接检查胎儿红细胞比容。妊娠18~35周之间可行子宫内输血,妊娠18周前,脐静脉穿刺会受血管直径小的限制。妊娠35周后,胎儿出现严重贫血者,其风险/受益比更支持终止妊娠。一旦诊断为重度贫血,可直接经脐静脉进行宫内输血。输血要求为O型阴性、巨细胞病毒阴性、经过洗涤、去白细胞、辐照后的浓集红

细胞。过去几年应用的腹腔内输血技术已在很大程度上被血管内输血所取代,更加容易吸收。

输血后,由于胎儿造血会明显减少或停止,因此必要时可重复输血或终止妊娠。输血时机则根据MCA多普勒超声检查结果来确定,一旦确定胎儿肺成熟,即应终止妊娠。

American College of Obstetricians and Gynecologists. *Prevention of Rh D Alloimmunization*. ACOG Practice Bulletin No. 4. Washington, DC: American College of Obstetricians and Gynecologists; 1999.
Mari G, Deter RL, Carpenter RL, et al. Noninvasive diagnosis by Doppler ultrasonography of fetal anemia due to maternal red-cell alloimmunization. Collaborative Group for Doppler Assessment of the Blood Velocity in Anemic Fetuses. *N Engl J Med* 2000;342:9–14. PMID: 10620643.
Saade GR. Noninvasive testing for fetal anemia. *N Engl J Med* 2000;342:52–53. PMID: 10620651.

死胎

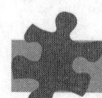 诊断要点

▶ 妊娠20周或20周以上发生子宫内胎儿死亡。

发病机制

妊娠中死胎发生率不足1%,美国发生率约为6/1000例妊娠,已知危险因素见表14-8。

过去,许多死胎的原因被认为与脐带有关,但是近来更多的资料显示,正常分娩中脐绕颈发生率大约为30%,确诊死胎中脐绕颈更可能是偶发事件。为明确死胎原因与脐带有关,应行病理检查确定有脐带梗阻或异常(如血栓形成)的证据,并且需排除其他病因。

高达50%的死胎患者原因不明。在有些患者,可能是因为不全面的检查。但是许多患者尽管进行了彻底的检查,仍很难解释其原因。

表14-8 死胎的危险因素与病因

孕妇因素	高血压病
	系统性红斑狼疮
	糖尿病
	甲状腺疾病
	肾脏疾病
	妊娠肝内胆汁淤积症
	肥胖
	以往死产病史或胎儿宫内生长受限
	吸烟/使用非法药物
	高龄产妇(≥35年)
	红细胞或血小板同种异体免疫
胎儿/胎盘因素	多胎妊娠
	先天性胎儿感染（如细小病毒、李斯特菌、梅毒、链球菌感染等）
	宫内胎儿生长受限
	胎儿结构畸形
	胎儿染色体异常
	母胎出血
	胎盘早剥

预防

产前检查依从性是预防死胎的重要因素。胎儿畸形及产科并发症，如子痫前期等的早期诊断，可适当改变产前检测方法或及时终止妊娠，以避免死胎发生。

临床表现

妊娠达到或超过20周，超声检查或出生时未发现胎心搏动即可诊断为死胎。有些患者主诉胎动减少或消失、阴道出血或腹痛。

但是许多患者可能并无症状，有些甚至自认为有正常胎动。

治疗

一旦确诊为死胎，首先要做的是确定死因。全面评估病史及体格检查是明确可能病因的第一步。例如，阴道出血可能提示为胎盘早剥，孕妇发热、腹痛可能提示为先天性胎儿感染。

评估

超声检查可确诊死胎、胎龄并评价胎儿畸形，进一步检查应分为孕妇方面检查及胎儿方面检查（表14-9）。有关孕妇遗传性易栓症检查的作用仍有争议，如果胎儿有严重的宫内生长受限、胎盘病理检查发现血栓形成的证据，或有深部静脉血栓形成个人史或家族史者，应考虑孕妇遗传性易栓症检查。如果孕妇怀疑为吸毒者或滥用药物，则应行孕妇毒理学筛查。如果患者妊娠期未行糖尿病筛查或胎儿为大于胎龄儿，则应行糖尿病检查。应行胎盘病理检查，以寻找胎盘早剥、血栓形成或梗死的证据。此外，胎盘病理学检查能评价病毒或细菌感染。所有死胎均推荐行胎儿尸检，但是有些患者可能拒绝尸检，因此推荐行胎儿外形评估及X线检查。胎儿分娩前行羊膜腔穿刺取羊水或胎儿、胎盘组织检查均可确定胎儿染色体核型，应用这些组织检查染色体

表14-9 死胎的评估

孕妇检查	全血细胞计数
	狼疮抗凝物
	抗心磷脂抗体
	母胎输血综合征试验
	细小病毒IgG、IgM抗体滴度
	TSH
	RPR(梅毒检测)
	血型鉴定及抗体筛查
胎儿/胎盘检查	胎盘病理
	胎儿核型
	胎儿尸检：如果患者拒绝尸检，推荐儿科遗传学专家进行死胎外观评估和(或)死胎X线影像检查

Ig，免疫球蛋白；TSH，促甲状腺激素。

核型的方法受培养失败局限性的影响，妊娠足月行羊膜腔穿刺取羊水确定胎儿染色体核型的方法成功率最高。

分娩

根据胎龄，可选择引产或钳刮术终止妊娠。有些中心在妊娠中后期至 26~28 周选择钳刮术，该方法首先应充分准备宫颈，多数患者可获得完整标本进行尸检。无论胎龄大小，均可行引产结束妊娠。引产失败者可行剖宫取胎或剖宫产术。

预后

未来妊娠的预后取决于死胎的原因，对于经过彻底评价而未发现病因者，妊娠 2 周后再次发生死胎的风险为 1%~2%。

American College of Obstetricians and Gynecologists. *Management of Stillbirth*. ACOG Practice Bulletin No. 102. Washington, DC: American College of Obstetricians and Gynecologists; 2009.

（瞿全新 译）

第15章 胎儿先天性感染

Unzila Nayeri, MD
Stephen Thung, MD

细小病毒感染

诊断要点

- ▶ 由细小病毒B19感染引起，该病毒为单链DNA病毒。
- ▶ 临床表现：通常无症状，传染性红斑，全身症状（发热、关节病、身体不适）或再生障碍性危象。
- ▶ 妊娠期并发症：胎儿死亡、胎儿贫血及胎儿水肿。
- ▶ 诊断：血清学检查（IgG、IgM抗体）；血清病毒DNA聚合酶链反应。
- ▶ 产前超声检查结果：胎儿贫血、水肿、大脑中动脉收缩期峰值速度增高。
- ▶ 胎儿诊断：脐带穿刺。
- ▶ 胎儿治疗：子宫内输血。

发病机制

细小病毒B19感染是儿童常见感染，深冬或早春季节更加多见。细小病毒B19是一种单链DNA病毒，通过呼吸道分泌物及手-口接触途径传播。该病毒易感染快速分裂的细胞，如红系祖细胞。

抗体阳性率随着年龄增长而增高，生育年龄女性抗细小病毒B19抗体阳性率为50%~60%。该病毒感染后可终身免疫，但是有再次感染的报道。妊娠期急性细小病毒感染发生率为3.3%~3.8%。教师、保育员、家庭主妇是易感人群。无免疫力的个体暴露后感染的风险为20%~30%，家庭成员的续发率高达50%。

妊娠期间，病毒能通过胎盘感染胎儿骨髓红系祖细胞。病毒通过与红系干细胞"P"抗原结合而抑制红细胞生成，导致重度贫血及高排性充血性心力衰竭。此外，病毒可降低胎儿红细胞生存率，由于血容量增加及不成熟的免疫系统不能有效控制感染而使胎儿贫血更加复杂。病毒能通过相同的"P"抗原攻击胎儿心肌，导致心肌病，进一步加重充血性心力衰竭。

预防

孕妇易患细小病毒B19感染，应避免接触已知的被感染者。由于20%的感染者是亚临床的，所以不可避免会接触急性细小病毒B19感染者。此外，有些感染者在症状出现前即有传染性，因此不推荐常规从事高风险的职业，如日间护理人员。另一方面，应嘱患者仔细洗手，避免与他人共用食物及饮料。

临床表现

症状与体征（表15-1）

细小病毒B19引起儿童常见的疾病为传染性红斑（也称为"第5疾病"）。传染性红斑的特点是低热、乏力、关节痛和类似"拍打脸颊"形成的面部皮疹。患者躯干和四肢部位也可能

表 15-1 细小病毒感染的临床表现

儿童	成人	胎儿
"拍打脸颊"样面部皮疹	无症状	宫内胎儿死亡
低热	发热	贫血
乏力	乏力	胎儿水肿
关节炎	关节病	血小板减少症
躯干及四肢红疹	躯干及四肢红疹 再生障碍性危象	

表 15-2 细小病毒感染可能的血清学检查结果

IgM	IgG	说明
阴性	阴性	易感
阴性	阳性	既往产生免疫力-可保护机体避免再次感染
阳性	阴性	急性感染-之前 7 天内
阳性	阳性	亚急性感染-超过 7 天,但不足 120 天

Reproduced, with permission, from Creasy RK, Resnik R, Iams J, et al (eds). *Creasy and Resnik's Maternal-Fetal Medicine: Principles and Practice.* 6th ed. Philadelphia, PA: Saunders Elsevier; 2009.

出现"带状"红疹。病毒潜伏期为 10~20 天。典型皮疹更常见于儿童,成人也可出现皮肤表现。

皮疹出现前 1~4 天就有全身症状,包括发烧、全身乏力、关节痛,成年人更常见。患有血红蛋白病,如镰状细胞性贫血者,有发生再生障碍性危象的风险,但通常是自限性的。患者在感染病毒后 5~10 天到开始出现症状期间具有传染性,一旦出现皮疹,患者不再具有传染性。

实验室检查

血清学试验可用于诊断孕妇细小病毒感染,常用免疫球蛋白(IgM 抗体捕获)放射免疫法和酶联免疫吸附试验(ELISA),敏感性为 80%~90%。各种不同的血清学试验结果组合表明不同疾病状态(表 15-2)。感染后 7~10 天可检测到 IgM 抗体,10~14 天达高峰,并保持阳性达数月。IgM 阳性后几天出现 IgG 抗体阳性,提示为既往感染,处于平台期达 4 周,并持续多年。当 IgM 和 IgG 抗体均为阳性时,很难确定感染的确切时间。

聚合酶链反应(PCR)也可用于检测细小病毒 B19 DNA。患者有明显暴露史,而血清 IgM 呈阴性,则可应用 PCR 方法来明确诊断,因为 PCR 是检测少量病毒 DNA 的敏感方法。

通过羊膜穿刺,以 PCR 方法检测羊水细小病毒 B19 DNA 可诊断胎儿感染,创伤更大的方法是经皮取胎儿血,直接检测胎儿血中 B19 IgM 抗体,由于该方法导致的胎儿死亡率为 1%,因此目前极少应用。

有暴露史的孕妇应行血清学 IgG 和 IgM 抗体检测,如果 IgG 抗体阳性而 IgM 抗体阴性,则提示为既往感染,因此具有免疫力。IgM 抗体阳性,根据 IgG 抗体结果,提示急性或亚急性细小病毒感染。妊娠期间感染,特别是妊娠 20 周前感染者,流产风险增加。另一方面,妊娠 20 周后感染者,胎儿死亡的风险降低,但感染可导致胎儿贫血、水肿等。初次暴露后应定期行超声检查,每 2 周 1 次,至少持续 10 周,从高排性心功能不全来评估胎儿水肿的进展。超声检查可通过测量大脑中动脉收缩期峰值血流来评价严重的胎儿贫血(图 15-1)。

IgG 和 IgM 抗体阴性的孕妇易受感染,因此,有细小病毒近期暴露史者,应以 PCR 方法检测母血 B19 DNA,以避免血清学检查导致的假阴性结果。当真性感染者 IgM 抗体阳性时,应于 3 周后重复血清学检测。

影像学检查

超声检查是筛查胎儿贫血、水肿的实用方法,胎儿水肿的超声影像特征包括胎儿皮肤水肿、腹水或胸腔、心包积液。超声多普勒检测胎儿大脑中动脉血流速度是筛查胎儿严重贫血

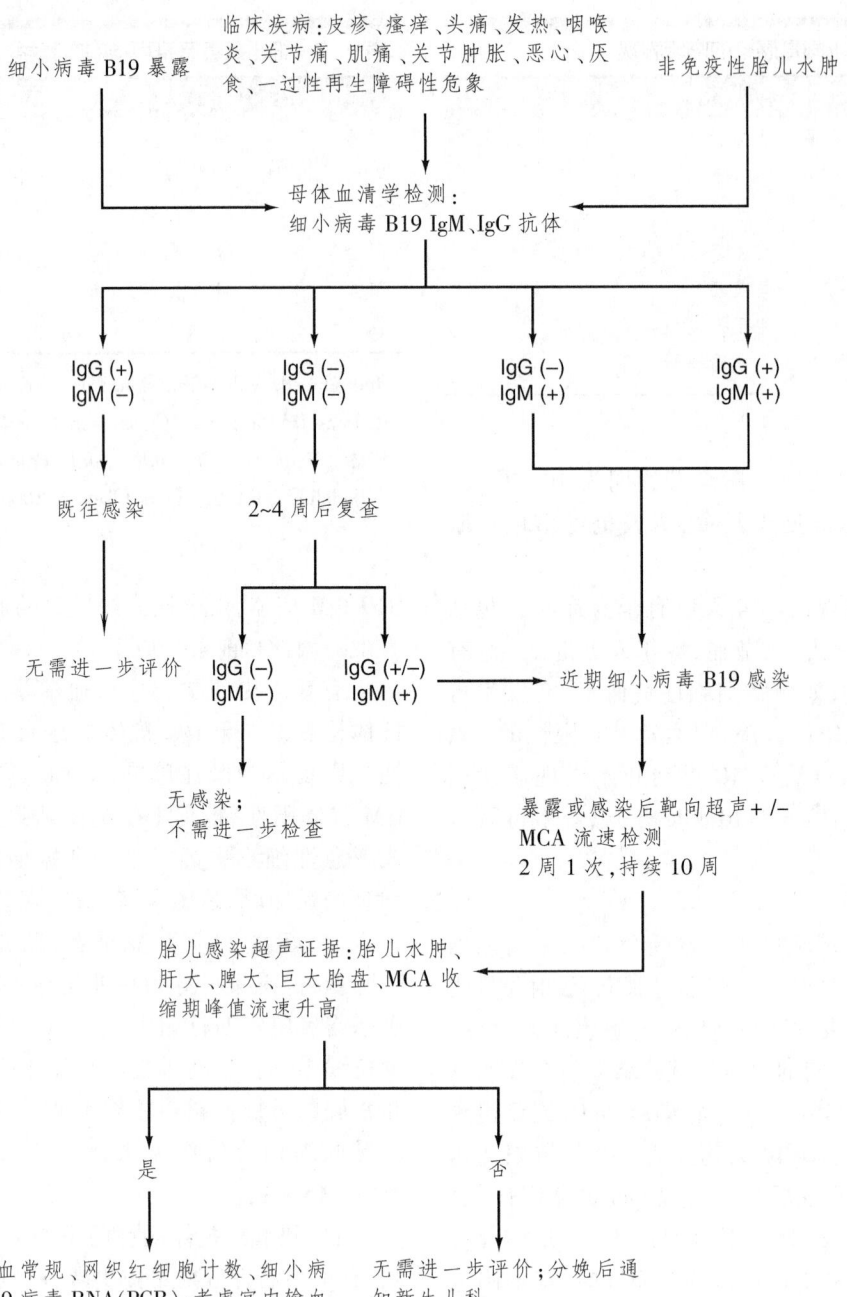

图 15-1 妊娠期细小病毒 B19 感染的诊疗流程。(Reproduced, with permission, from Cunningham FG, Leveno KJ, Bioom SL, Hauth JC, Rouse DJ, Spong CY. *Williams Obstetrics*. 23rd ed. http://www.accessmedicine.com. Copyright © The McGraw-Hill Companies, Inc. All rights reserved.)

的准确方法(图 15-2)。收缩期峰值流速增加与胎儿贫血逐渐加重有关。怀疑胎儿严重贫血者,应通过脐静脉穿刺来确诊,并可同时进行胎儿输血治疗。

鉴别诊断

风疹

肠道病毒

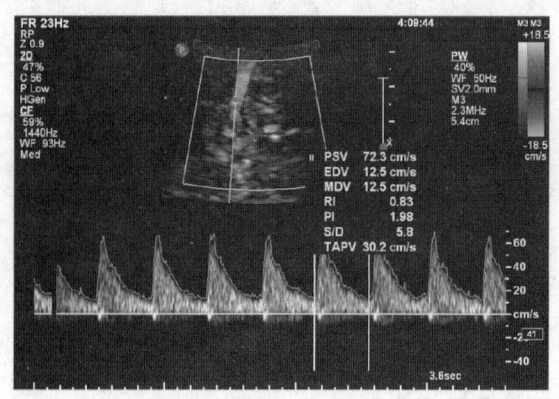

图 15-2 多普勒影像显示大脑中动脉收缩期峰值流速增高。

- 虫媒病毒
- 链球菌感染
- 过敏
- 药物反应
- 胎儿水肿
- 胎儿免疫性水肿（Rh 同种免疫）
- 胎儿非免疫性水肿
- 结构缺陷（心脏肿瘤、颈部肿物、颅内出血等）
- 贫血（由于葡萄糖-6 磷酸脱氢酶缺乏、母胎出血等）
- 感染（巨细胞病毒、梅毒、弓形虫等）
- 遗传性疾病
- 胎盘异常（绒毛膜血管瘤、慢性静脉血栓形成）

并发症

妊娠期感染细小病毒与妊娠中晚期胎儿死亡有关，妊娠 20 周前感染者，胎儿死亡率为 11%，妊娠 20 周后感染者，胎儿死亡风险明显降低，低于 1%。在胎儿宫内死亡者，专家推荐检查细小病毒感染情况。

除了导致胎儿死亡，细小病毒感染可导致贫血和继发胎儿水肿。孕妇感染到胎儿水肿发生的平均间隔时间为 3 周，50% 出现在孕妇感染 2~5 周内，93% 发生在 8 周内。胎儿贫血伴水肿的风险取决于孕妇感染时的孕龄。如果感染发生在妊娠前 12 周，则胎儿水肿发生风险为 5%~10%，妊娠 13~20 周发生感染者，胎儿水肿发生风险小于 5%，妊娠 20 周后感染者，胎儿水肿风险小于 1%。细小病毒感染导致胎儿水肿者也存在严重血小板减少的风险。虽然有研究表明，细小病毒感染可导致动物胚胎畸形，在人体上也有胎儿畸形的个案报道，但是多数数据表明，细小病毒 B19 没有致畸作用。

治疗

胎儿对轻度至中度贫血耐受良好，无后遗症，而严重贫血可导致胎儿水肿和死亡。如果根据多普勒检查发现大脑中动脉的收缩期峰值流速增加或胎儿水肿表现而怀疑为重度贫血，则应行经皮脐静脉穿刺取血，检测胎儿血细胞比容。确诊胎儿贫血后应行宫内输血治疗。由于胎儿存在血小板减少的风险，因此应检测胎儿血小板计数，给予输血小板治疗。虽然脐血管取血后有导致胎儿死亡的风险，但是多数回顾性研究表明，这种操作对细小病毒感染导致胎儿水肿者是有益的。通常仅需输血一次，细小病毒感染清除后，造血系统功能即可恢复正常。

水肿胎儿应在三级医疗保健条件下分娩，以最大限度保证妊娠结局。这些婴儿通常需要机械通气辅助呼吸。在有腹水及胸腔积液者，还需行腹腔穿刺及胸腔穿刺，有助于复苏。产后结果取决于胎龄、疾病严重程度以及相关条件。

预后

虽然妊娠期间细小病毒 B19 感染与胎儿死亡及水肿有关，但是多数宫内细小病毒感染者长期预后良好。胎儿水肿死亡率接近 30%。超过 90% 的胎儿需要宫内输血治疗，治疗后 6~12 周内恢复，总死亡率低于 10%。有研究发现，水肿胎儿宫内输血后可出现长期神经和精神运动后遗症。虽然资料有限，但是多数研究证实并无神经发育异常。

Borna S, Mirzaie F, Hanthoush-Zadeh S, Khazardoost S, Rahimi-Sharbaf F. Middle cerebral artery peak systolic velocity and ductus venosus velocity in the investigation of nonimmune hydrops. *J Clin Ultrasound* 2009;37:385–388. PMID: 19582828

Cunningham FG, Leveno KJ, Bloom SL, Hauth JC, Rouse DJ, Spong CY. Chapter 58: infectious diseases. In Cunningham FG, Leveno KJ, Bloom SL, Hauth JC, Rouse DJ, Spong CY (eds). *Williams Obstetrics*. 23rd ed. http://www.accessmedicine.com/content/aspx?aID=6048859. Accessed October 30, 2010.

de Haan TR, van den Akker ES, Porcelijn L, Oepkes D, Kroes AC, Walther FJ. Thrombocytopenia in hydropic fetuses with parvovirus B19 infection: incidence, treatment and correlation with fetal B19 viral load. *BJOG* 2008;115:76–81. PMID: 18053103.

de Jong EP, de Haan TR, Kroes AC, Beersma MF, Oepkes D, Walther FJ. Parvovirus B19 infection in pregnancy. *J Clin Virol* 2006;36:1–7. PMID: 16488187.

Duff P, Sweet R, Edwards R. Maternal and fetal infections. In Creasy RK, Resnik R, Iams J, et al (eds). *Creasy and Resnik's Maternal-Fetal Medicine: Principles and Practice*. 6th ed. Philadelphia, PA: Saunders Elsevier; 2009:775–776.

Enders M, Weidner A, Zoellner I, Searle K, Enders G. Fetal morbidity and mortality after acute human parvovirus B19 infection in pregnancy: prospective evaluation of 1018 cases. *Prenat Diagn*. 2004;24:513–518. PMID: 15300741.

Ergaz Z, Ornoy A. Parvovirus B19 in pregnancy. *Reprod Toxicol*. 2006;21:421–435. PMID: 16580942.

Matsuda H, Sakaguchi K, Shibasaki T, Takahashi H, Kawakami Y, Furuya K. Intrauterine therapy for parvovirus B19 infected symptomatic fetus using B19 IgG-rich high titer gammaglobulin. *J Perinat Med* 2005;33:561–563. PMID: 16318623.

Mendelson E, Aboudy Y, Smetana Z, Tepperberg M, Grossman Z. Laboratory assessment and diagnosis of congenital viral infections: rubella, cytomegalovirus (CMV), varicella-zoster virus (VZV), herpes simplex virus (HSV), parvovirus B19 and human immunodeficiency virus (HIV). *Reprod Toxicol* 2006;21:350–382. PMID: 16564672.

Nagel HT, de Haan TR, Vandenbussche FP, Oepkes D, Walther FJ. Long-term outcome after fetal transfusion for hydrops associated with parvovirus B19 infection. *Obstet Gynecol* 2007;109:42–47. PMID: 17197586.

Oepkes D, Seaward PG, Vandenbussche FP, et al. Doppler ultrasonography versus amniocentesis to predict fetal anemia. *N Engl J Med* 2006;355:156–164. PMID: 16837679.

Riley LE, Fernandez CJ. Parvovirus B19 infection in pregnancy. In: Hirsch MS, Edwards MS, Weisman LE, Lockwood CJ (eds). *UpToDate*. Waltham, MA: UpToDate; 2010. http://www.utdol.com. Accessed September 20, 2010.

Segata M, Chaoui R, Khalek N, Bahado-Singh R, Paidas MJ, Mari G. Fetal thrombocytopenia secondary to parvovirus infection. *Am J Obstet Gynecol* 2007;196:61.e1–61.e4. PMID: 17240236.

Servey JT, Reamy BV, Hodge J. Clinical presentations of parvovirus B19 infection. *Am Fam Physician* 2007;75:373–376. PMID: 17304879.

水痘-带状疱疹病毒感染

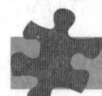

诊断要点

▶ 由水痘-带状疱疹病毒(VZV)引起,是一种单链DNA病毒。

▶ 临床表现:非特异性前驱症状及水疱。

▶ 预防:水痘疫苗;既往感染后免疫。

▶ 诊断:通常根据临床表现诊断,确诊则通过血清学检查抗VZV IgM抗体。

▶ 妊娠期孕妇VZV感染的并发症:肺炎、呼吸功能衰竭。

▶ 先天性水痘感染:皮肤瘢痕、脉络膜视网膜炎、肢体畸形、小头畸形、低出生体重。

▶ 孕妇治疗:口服抗病毒药物,有肺炎并发症者,可行静脉抗病毒治疗。

发病机制

水痘-带状疱疹病毒(VZV)是一种DNA病毒,属于疱疹病毒家族,引起水痘及带状疱疹。大多数感染发生在儿童,2%发生在成人。在儿童,感染通常预后良好,而且呈自限性,而在成人则病情严重,水痘相关的死亡者中,半数以上为20岁以上的成人。

该病毒通过呼吸道飞沫、直接接触水疱病灶传播,飞沫一旦进入结膜或鼻、口腔黏膜,病毒即开始在区域淋巴结复制,并扩散到内脏器官。病毒释放入血形成2次病毒血症,攻击皮肤组织,导致VZV皮疹。在皮疹出现前1~2天至皮疹结痂期间均具有传染性。水痘传染性很强,易感者在家居接触中再次感染率约为90%。

初次感染VZV后,病毒潜伏在背根神经节内。在免疫功能异常时,病毒可被激活并沿皮纹出现带状疱疹、水疱性红斑皮疹。虽然有个案再感染的报道,但是初次VZV感染后一般可获得终身免疫。

预防

为了防止妊娠期VZV并发症,所有育龄妇女,如果未获得自然免疫,则应接种水痘疫苗。水痘疫苗是一种减毒活疫苗,因此妊娠期、免疫抑制状态、全身性疾病、对新霉素(疫苗成分之一)过敏者均应禁用。1~12岁者注射1次即可,12岁以上者需在4~6周后注射第2剂,而且妊娠应推迟至第2剂注射后至少1个月。对VZV无免疫力的妊娠者应避免与水痘患者接触。

临床表现

症状与体征(表15-3)

潜伏期是初次感染后10~21天,皮疹出现前48小时至水疱结痂这段时期内均有传染性。在这段时间内,患者出现前驱症状,如发热、全身乏力、肌肉痛,在接下来的6~10天,患者躯干、面部及头皮出现水泡疹。病变通常发生在头皮,水泡转变为脓泡,最终干燥结痂。

实验室检查

根据临床表现即可诊断水痘,但在诊断不清者,可根据血清学检查结果确诊。在症状出现后3天、7天,ELISA法可分别检测到抗VZV IgM、IgG抗体。水泡病变免疫荧光检测及水泡液病毒培养或病毒DNA PCR检测也可确诊。

经皮脐静脉采血(脐带穿刺)检测病毒特异性抗体或DNA可对胎儿水痘进行产前诊断,还可通过取绒毛或羊水进行病毒培养、抗体检测或病毒DNA PCR检测等方法确诊VZV感染。如果检查结果为阴性,则可排除VZV感染。检查结果阳性与胎儿宫内感染的严重程度无关。不常规推荐应用有创方法进行胎儿诊断。

影像学检查

有呼吸道症状的VZV感染者应行胸部X线检查,支气管周围出现弥漫性或局部明显浸润表现者通常提示为VZV肺炎。

虽然产前超声检查可发现先天性VZV的表现特征,但是通常不显著。超声检查表现为积水、肝和肠强回声光斑、肢体畸形、心脏畸形、小头畸形、脑室扩大及生长受限。

鉴别诊断

药物性皮疹
病毒性皮疹
单纯疱疹病毒感染
大疱性类天疱疮
疱疹样皮炎
梅毒
昆虫叮咬
脓疱病
立克次体病

并发症

妊娠期VZV感染发生率为1~5/10 000例妊娠,妊娠合并VZV感染与孕产妇、胎儿和新生儿发病风险有关。

VZV感染的主要并发症更常见于成人,包括水泡继发细菌感染、肺炎、肾小球肾炎、心肌炎、肾上腺皮质功能不全和死亡。患者还可能出现良性小脑共济失调和格林-巴利综合征。

表15-3 水痘病毒感染的临床表现

儿童	成人	胎儿(产前超声检查发现)	新生儿
发烧	前驱症状	正常的超声表现	低出生体重
不适	水泡疹	自发性流产	播散性水泡疹
肌痛	肺炎	胎儿宫内死亡	发热
水泡疹	继发细菌感染	生长受限	皮肤瘢痕
	心肌炎	肢体发育不全	肺炎
	死亡	小头畸形	

成人 VZV 感染者肺炎发生率超过 20%，孕妇情况更严重。表现为咳嗽、气短、发热、呼吸急促，通常发生在皮疹出现 1 周内。由于孕妇 VZV 感染性肺炎有发生呼吸衰竭的风险，因此应按紧急情况处理。

在对妊娠不利影响方面，急性 VZV 感染可引起自然流产、胎儿宫内死亡和先天性 VZV 综合征。先天性 VZV 综合征的发生风险低，接近 2%，而且仅限于妊娠 20 周内感染者。

新生儿 VZV 感染死亡率高达 25%，产前 5 天至产后 48 小时发生急性 VZV 感染者，由于新生儿免疫系统不成熟，而且缺乏母体保护性抗体的保护，因此发生严重后果的风险较高。新生儿 VZV 感染的临床表现包括发热、播散性水疱疹、肺炎和脑炎，并发症包括皮肤瘢痕、眼部异常、脉络膜视网膜炎、肢体畸形、小头畸形及低出生体重。

治疗

首次产前检查应询问所有孕妇之前 VZV 感染史，其中 70%~90% 对以往病史不确定，通过检测能发现抗体及免疫力。有明确感染史者是安全的，再次感染可能性极小，在这种情况下，胎儿风险也是微不足道的。目前对所有 VZV 阴性或不确定 VZV 感染史者进行 VZV 产前筛查的成本效益结果还不清楚。

如果易感孕妇暴露于 VZV，那么应在 72~96 小时内进行处理(图 15-3)。在潜伏期内，以水痘带状疱疹免疫球蛋白(VZIG)进行预防性

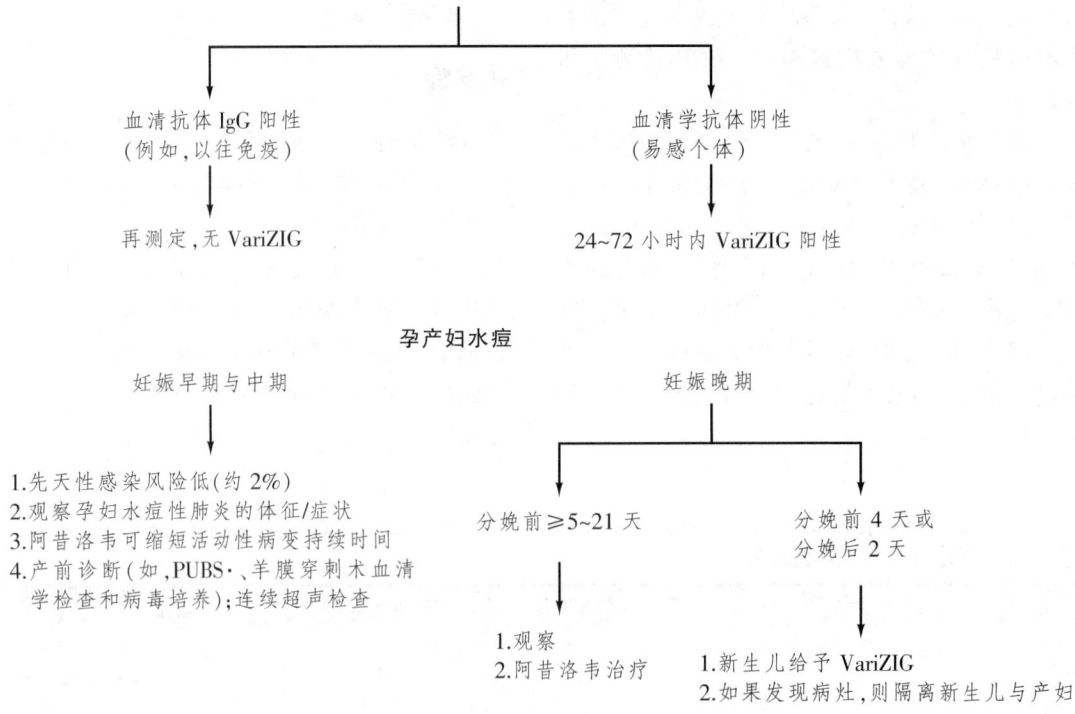

图 15-3 妊娠合并水痘带状疱疹感染的治疗。(*)如果暴露时间不确定或诊断评估延迟，则考虑行免疫球蛋白(IgM)和连续免疫球蛋白 G(IgG)抗体检测。如果可疑为易感患者，则经验性应用 VariZIG 可能是恰当的。(·)经皮脐静脉穿刺取材。(Reproduced, with permission, from Riley LE. Varicella-zoster virus infection in pregnancy. In Hlirsch MS, Lockwood CJ(eds).UpToDate. Waltham, MA: *UpToDate*; 2010. http://www.utdol.com.)

干预,可以减轻或预防水痘临床表现,但是不能预防胎儿感染。孕妇 VZV 感染后,尽管有免疫预防措施,还应口服阿昔洛韦和伐昔洛韦治疗 1 周。肺炎、脑炎或播散性感染者应行支持治疗,静脉注射阿昔洛韦治疗 10 天。

预后

孕妇 VZV 感染可导致较高的发病率和死亡率,及时处理、护理和治疗严重病变,如肺炎和脑炎等,可改善患者预后。

先天性 VZV 综合征的风险取决于暴露发生时的胎龄,妊娠 20 周后孕妇感染者与先天性异常无关,而且只要孕妇健康状况好,一般预后良好。妊娠 20 周前感染者发生先天性 VZV 的风险较低。产前超声检查发现胎儿异常并提示为先天性 VZV 综合征者预后较差。

Cunningham FG, Leveno KJ, Bloom SL, Hauth JC, Rouse DJ, Spong CY. Chapter 58: infectious diseases. In Cunningham FG, Leveno KJ, Bloom SL, Hauth JC, Rouse DJ, Spong CY (eds). *Williams Obstetrics.* 23rd ed. http://www.accessmedicine.com/content/aspx?aID=6048859. Accessed October 30, 2010.

Daley AJ, Thorpe S, Garland SM. Varicella and the pregnant woman: prevention and management. *Aust N Z J Obstet Gynaecol* 2008;48:26–33. PMID: 18275568.

Degani S. Sonographic findings in fetal viral infections: a systematic review. *Obstet Gynecol Surv* 2006;61:329–336. PMID: 16635273.

Duff P, Sweet R, Edwards R. Maternal and fetal infections. In Creasy RK, Resnik R, Iams J, et al (eds). *Creasy and Resnik's Maternal-Fetal Medicine: Principles and Practice.* 6th ed. Philadelphia, PA: Saunders Elsevier; 2009:783–784.

Gardella C, Brown ZA. Managing varicella zoster infection in pregnancy. *Cleve Clin J Med* 2007;74:290–296. PMID: 17438678.

Koren G. Congenital varicella syndrome in the third trimester. *Lancet* 2005;366:1591–1592. PMID: 16271630.

Mendelson E, Aboudy Y, Smetana Z, Tepperberg M, Grossman Z. Laboratory assessment and diagnosis of congenital viral infections: rubella, cytomegalovirus (CMV), varicella-zoster virus (VZV), herpes simplex virus (HSV), parvovirus B19 and human immunodeficiency virus (HIV). *Reprod Toxicol* 2006;21:350–382. PMID: 16564672.

Riley LE. Varicella-zoster virus infection in pregnancy. In Hirsch MS, Lockwood CJ (eds). *UpToDate.* Waltham, MA: UpToDate; 2010. http://www.utdol.com. Accessed September 20, 2010.

Sauerbrei A, Wutzler P. Herpes simplex and varicella-zoster virus infections during pregnancy: current concepts of prevention, diagnosis and therapy. Part 2: varicella-zoster virus infections. *Med Microbiol Immunol* 2007;196:95–102. PMID: 17180380.

Tan MP, Koren G. Chickenpox in pregnancy: revisited. *Reprod Toxicol* 2006;21:410–420. PMID: 15979274.

风疹病毒

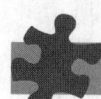

诊断要点

- 由 RNA 病毒感染引起,通过呼吸道飞沫传播。
- 预防:风疹病毒疫苗。
- 临床表现:亚临床感染或轻度感染,为自限性疾病。
- 诊断:血清学检查——风疹病毒 IgM 与 IgG 抗体。
- 先天性风疹病毒综合征:耳聋、眼部缺陷、中枢神经系统缺陷及心脏畸形。

发病机制

风疹病毒属于 RNA 披膜病毒家族的一部分,通常被称为德国麻疹,通过呼吸道飞沫传播。从呼吸道进入体内后,病毒在淋巴结复制,经血行传播至全身。病毒经血播散可通过胎盘,导致胎儿感染或先天性风疹综合征(CRS)。病毒引起细胞病变、血管损伤及受累脏器缺血,导致各种先天性缺陷。

预防

风疹初级预防是孕前接种风疹疫苗。自 1969 年应用疫苗后,美国风疹发病率急剧下降:从 1990 年 0.45 例/10 万人降至 1999 年 0.1 例/10 万人。风疹疫苗是减毒活病毒疫苗。目前,所有 12~15 个月的孩子均推荐应用该疫苗。在 4~6 岁儿童,风疹疫苗与麻疹和腮腺炎疫苗(MMR 疫苗)联合应用。注射风疹疫苗者建议推迟妊娠至少 1 个月,但是没有数据表明,应用后意外妊娠者妊娠期并发症增加。

育龄妇女应在妊娠前检测抗风疹病毒抗体。如果结果表明为易感患者,那么这些患者应在妊娠前接种疫苗。如果患者妊娠前未行检查,在妊娠后首次产前检查时,产科医师应行风疹病毒检测。建议易感者避免与病毒性皮疹患者接触。

无风疹免疫力的孕妇分娩后应立即接种疫苗，接种疫苗者中95%会出现血清转化。接种疫苗者可以继续哺乳，与易感者接触不会传染病毒。现已证明，产后疫苗接种计划可降低无免疫力的孕妇风疹易感性。2004年的一项研究显示，1/3孕妇对流行性腮腺炎易感。因此，美国疾病控制和预防中心（CDC）建议，风疹易感者产后接种MMR疫苗。

临床表现

症状与体征（表15-4）

风疹可为亚临床感染或出现轻微症状，是与皮疹有关的自限性疾病。25%~50%的患者均无症状，临床表现包括低热、结膜炎、咳嗽和乏力。潜伏期为2~3周，症状通常持续1~5天，随后出现皮疹。风疹性皮疹的特点是无瘙痒、红斑、斑状丘疹。皮疹通常开始出现于面部，然后播散到躯干和四肢，持续1~3天。皮疹消失方式与播散方式相同。在临床症状出现前后，病毒存在于患者血液及鼻咽分泌物中，具有传染性，持续7~10天。淋巴结普遍肿大、压痛，尤其是耳后淋巴结肿大。女性青少年可能出现风湿后遗症，包括晨僵、对称性关节疼痛。风疹罕见的并发症包括血小板减少、溶血性贫血及肝炎。

实验室检查

风疹诊断通常根据血清学检测风疹病毒特异性IgG和IgM抗体（CD1）、酶联免疫测定和其他血清学试验。感染后7~10天，IgM抗体浓度达到峰值，其后4周下降。血清IgG抗体上升缓慢，但终生保持阳性。风疹病毒PCR检测或培养阳性也有助于诊断。该病毒可以从血液、鼻腔、咽或尿中分离出来。

如果易感者发生风疹接触，则应进行血清学试验。如果存在IgM抗体而诊断为急性感染，则应做产前诊断咨询。有多种方法可用于风疹的产前诊断，经脐带穿刺取胎儿血液可以检测风疹病毒特异性IgM抗体浓度，但是该方法的应用有局限性，因为妊娠22~24周前胎儿不可能存在免疫球蛋白。绒毛、胎儿血液和羊水取材可行PCR检测。虽然这些检测可以确定胎儿风疹感染，但其结果与胎儿损伤程度无关。

鉴别诊断

麻疹
玫瑰疹
其他病毒性皮疹
药物反应

并发症

虽然成人病毒感染通常是自限性的，但是有报道证实，成人风疹罕见的严重并发症，包

表15-4 风疹的临床表现

儿童	成人	胎儿（产前超声检查发现）	新生儿
低热	低热	自发性流产	白内障、视网膜病变
不适	不适	胎儿宫内死亡	听力障碍
咳嗽	咳嗽	生长受限	小头畸形
结膜炎	结膜炎	小头畸形	肝脾肿大
非瘙痒性斑丘疹	非瘙痒性斑丘疹	肝脾肿大	溶血性贫血
（面部到躯干）	（面部到躯干）		血小板减少症
淋巴结肿大	淋巴结肿大		免疫缺陷
	风湿性症状		全脑炎

括脑炎、血小板减少伴出血表现、神经炎和结膜炎。

病毒还可以影响胎儿发育。孕妇感染风疹后自然流产、胎儿感染、生长受限及胎儿死亡的风险较高。在美国，由于建立了风疹疫苗接种计划，CRS发病率显著下降，目前每年CRS病例少于50例。然而，美国有10%~20%的育龄妇女无风疹免疫力，其胎儿存在CRS风险。在发展中国家，没有接种风疹疫苗的国家指南，因此风疹发病率较高，CRS发病率为10~90/10万例活产。

风疹病毒是妊娠期间致畸风险最高的病毒。先天性感染取决于与病毒接触的时间，妊娠12周前接触病毒者，其新生儿中50%~80%出现先天性感染症状。随着妊娠进展，CRS发生风险降低。如果感染发生在妊娠18周以后，则CRS罕见。

与CRS有关的常见异常包括耳聋（60%~75%）、眼部缺陷（10%~30%），如白内障或视网膜病变，中枢神经系统异常（10%~25%）和心脏畸形（10%~20%）。其他异常包括小头畸形、生长受限、肝脾肿大、溶血性贫血及血小板减少。胎儿感染是慢性的，出生后持续存在。虽然大多数CRS婴儿出生时无症状，但是随着时间的推移，他们会出现症状和体征。由于出生时缺乏临床表现，而且有病情进展的风险，因此及时诊断非常重要。CRS晚期表现包括听力下降、内分泌失调、免疫系统缺陷和全脑炎。

治疗

儿童和成人急性风疹感染的治疗是支持疗法，有血小板减少或脑病等并发症者可考虑应用糖皮质激素和输注血小板。在妊娠期间对接触风疹的易感者是否给予免疫球蛋白治疗尚有争议，尚未证实接触后应用免疫球蛋白有预防风疹及胎儿感染的临床作用。

预后

孕妇患风疹者自身预后良好，但不幸的是，CRS预后可能是灾难性的，感染新生儿通常出现严重的后遗症和永久性损伤。

Best JM. Rubella. *Semin Fetal Neonatal Med* 2007;12:182–192. PMID: 17337363.

Centers for Disease Control and Prevention (CDC). Progress toward elimination of rubella and congenital rubella syndrome–the Americas, 2003-2008. *MMWR Morb Mortal Wkly Rep* 2008;57:1176–1179. PMID: 18971920.

Cunningham FG, Leveno KJ, Bloom SL, Hauth JC, Rouse DJ, Spong CY. Chapter 58: infectious diseases. In Cunningham FG, Leveno KJ, Bloom SL, Hauth JC, Rouse DJ, Spong CY (eds). *Williams Obstetrics*. 23rd ed. http://www.accessmedicine.com/content/aspx?aID=6048859. Accessed October 30, 2010.

Degani S. Sonographic findings in fetal viral infections: a systematic review. *Obstet Gynecol Surv* 2006;61:329–336. PMID: 16635273.

De Santis M, Cavaliere AF, Straface G, Caruso A. Rubella infection in pregnancy. *Reprod Toxicol* 2006;21:390–398. PMID: 16580940.

Dontigny L, Arsenault MY, Martel MJ, et al. Rubella in pregnancy. *J Obstet Gynaecol Can* 2008;30:152–168. PMID: 18254998.

Duff P, Sweet R, Edwards R. Maternal and fetal infections. In Creasy RK, Resnik R, Iams J, et al (eds). *Creasy and Resnik's Maternal-Fetal Medicine: Principles and Practice*. 6th ed. Philadelphia, PA: Saunders Elsevier; 2009:775–776.

Duszak RS. Congenital rubella syndrome-major review. *Optometry* 2009;80:36–43. PMID: 19111256.

Elliman D, Sengupta N, El Bashir H, Bedford H. Measles, mumps, and rubella: prevention. *Clin Evid (Online)* 2007;2007:0316. PMID: 19454052.

Haas DM, Flowers CA, Congdon CL. Rubella, rubeola, and mumps in pregnant women: susceptibilities and strategies for testing and vaccinating. *Obstet Gynecol* 2005;106:295–300. PMID: 16055578.

Oster ME, Riehle-Colarusso T, Correa A. An update on cardiovascular malformations in congenital rubella syndrome. *Birth Defects Res A Clin Mol Teratol* 2010;88:1–8. PMID: 19697432.

Reef SE, Cochi SL. The evidence for the elimination of rubella and congenital rubella syndrome in the United States: a public health achievement. *Clin Infect Dis* 2006;43(Suppl 3):S123–S125. PMID: 16998770.

Reef SE, Redd SB, Abernathy E, Zimmerman L, Icenogle JP. The epidemiological profile of rubella and congenital rubella syndrome in the United States, 1998-2004: the evidence for absence of endemic transmission. *Clin Infect Dis* 2006;43(Suppl 3):S126–S132. PMID: 16998771.

Riley LE. Rubella in pregnancy. In Hirsch MS, Lockwood CJ (eds). *UpToDate*. Waltham, MA: UpToDate; 2010. http://www.utdol.com. Accessed September 20, 2010.

梅毒

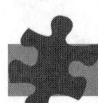

诊断要点

- 由苍白螺旋体引起。
- 分期：
  - Ⅰ期：硬下疳。
  - Ⅱ期：出现斑状丘疹、淋巴结肿大、流感样症状及扁平湿疣等全身症状。
  - 潜伏期：亚临床感染，血清学检查呈阳性。
    - 早期潜伏性梅毒：初次感染1年内。
    - 晚期潜伏性梅毒：初次感染1年以后。
  - Ⅲ期：出现心血管疾病、神经疾病及皮肤损害等系统性疾病。
- 诊断：暗视野显微镜下直接观察、血清学抗体滴度（VDRL、快速血浆反应素、非特异性梅毒螺旋体试验；荧光梅毒螺旋体抗体吸收试验，梅毒螺旋体特异性试验）。
- 妊期并发症：自发性流产、生长受限、死胎、先天性畸形、早产、胎儿/新生儿感染、新生儿死亡。
- 治疗：青霉素。

发病机制

梅毒是由运动的梅毒螺旋体引起的一种慢性全身性感染，最常见的感染方式是直接性接触。妊娠期感染还可以通过胎盘传播。通过接触含有病原体的开放病灶，易于在黏膜或皮肤擦伤处感染螺旋体。一次性生活接触感染灶后，性伴侣中50%~60%出现感染。梅毒感染出现的组织破坏是免疫反应的结果，而不是螺旋体本身直接导致的结果。

从20世纪到21世纪初，梅毒发病率稳步下降，但是，2003年到2005年，梅毒发病率明显增加。在此期间，已确诊的先天性梅毒患者数量平行增高（图15-4）。

预防

对性传播性感染患者的公共卫生策略、咨询和教育有助于减少这些感染的风险，虽然坚持正确使用避孕套可以减少梅毒传播风险，但是禁欲是唯一可以避免传染的方法。其他与妊娠期梅毒相关的危险因素包括贫穷、性乱和吸毒。避免酗酒、吸毒等危险行为也有助于防止感染。通过早期诊断感染患者、筛查高危人群、

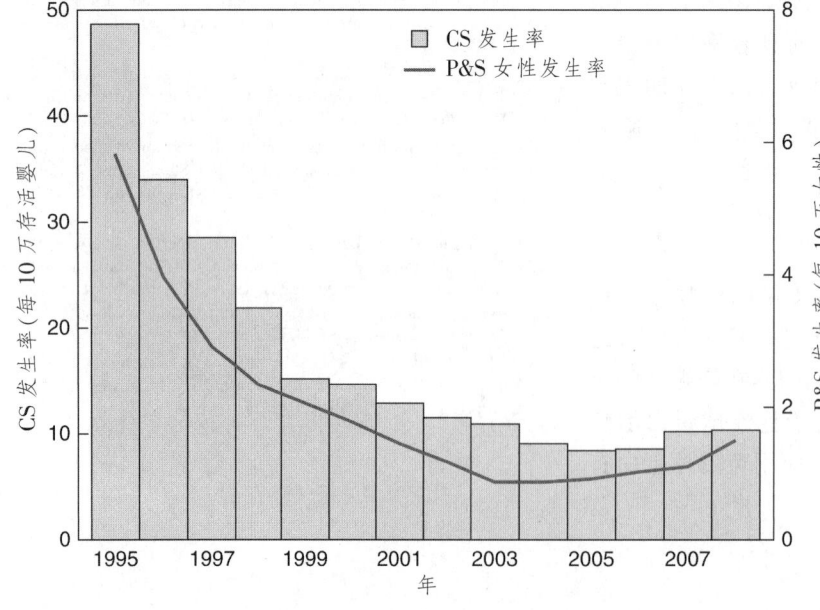

图15-4 <1岁婴儿先天性梅毒（CS）发生率及≥10岁女性一期及二期梅毒（P&S）发生率。（Reproduced, with permission, from Riley LE. Varicella-zoster virus infection in pregnancy. In Hirsch MS, Lockwood CJ (eds). UpToDate. Waltham, MA: UpToDate; 2010. http://www.utdol.com.）

适当治疗患者和暴露的个体、改善卫生保健覆盖面等,可进一步降低梅毒风险。

通过筛查所有孕妇及治疗有感染证据者,可预防先天性梅毒。应鼓励患者及早开始产前保健,所有孕妇应在初次产前检查时进行筛查。高危患者应在妊娠晚期,大约为妊娠28周左右再次筛查。在先天性梅毒高发区,应考虑在临产住院时再次筛查。孕妇在妊娠20周后发生胎死宫内者,也应进行梅毒评估。

临床表现

症状与体征

梅毒是一种感染,如果未经治疗,那么病变在不同阶段维持一定时间。早期梅毒发生在感染后第1年,包括原发性和继发性梅毒。潜伏梅毒是无临床症状而血清学检查呈阳性,随后表现为二期梅毒。三期或晚期梅毒常累及中枢神经系统和心血管系统,多出现在初次感染后几年到几十年。表15-5总结了各期梅毒的临床表现。

硬下疳是早期梅毒的特征性病变,是一种无痛性溃疡,基底部硬化,周边隆起,常出现在接触部位。在女性中,硬下疳最经常出现在外生殖器、宫颈或阴道内。一期梅毒还可表现为无痛性腹股沟淋巴结肿大。潜伏期10~90天,平均为3周。在未治疗的情况下,早期硬下疳可在3~6周自然痊愈。

二期梅毒是感染播散至全身的过程,典型表现出现在早期硬下疳后6周~6个月,表现为皮肤、黏膜病变,并伴有流感样症状(发热、肌痛)和全身淋巴结肿大。弥漫性斑丘疹最初出现在躯干和四肢近端,然后扩散至全身,包括手掌、脚掌和头皮。生殖器部位出现扁平湿疣。皮疹通常在2~6周内自然消失,患者进入梅毒潜伏期。

潜伏期梅毒患者通常无症状,体格检查无异常发现,但血清学检查持续阳性。潜伏梅毒可分为早期和晚期潜伏梅毒,初次感染1年内的潜伏感染称为早期潜伏梅毒,初次感染1年后的潜伏感染称为晚期潜伏梅毒。潜伏梅毒患者可持续数年。

未经治疗的梅毒患者中约1/3将进展为三期梅毒,广泛的组织破坏导致心血管疾病、神经梅毒、皮肤和骨病变。螺旋体易于侵犯小动脉,随着病变进展,出现闭塞性动脉内膜炎。心血管梅毒表现为主动脉瘤、主动脉瓣关闭不全与冠状动脉狭窄。神经梅毒特点为瘫痪、感觉异常、脊髓痨、失明、步态异常、意识障碍和老年痴呆症。

阿盖尔-罗伯逊瞳孔(瞳孔无对光反应,但能够调节)是诊断三期梅毒的特异性表现。树胶肿是典型的皮肤病变,是由增生的纤维结缔组织包裹炎性浸润与坏死组织所形成的红褐

表15-5 各期梅毒的临床表现

	早期		潜伏期		晚期
一期	二期		早期(最初感染<1年)	晚期(最初感染>1年)	三期
硬下疳	斑状丘疹(躯干至四肢末端)、肌痛		无症状 血清学试验阳性		心血管疾病(主动脉瘤、主动脉瓣闭锁不全、冠状动脉狭窄)
腹股沟淋巴结肿大	发热、肌痛				神经梅毒(瘫痪、脊髓痨、痴呆)
	全身淋巴结肿大 扁平湿疣				皮肤病变(树胶肿)

色结节样皮肤病变。

实验室检查

梅毒检测包括直视下发现病原体或直接血清学检测。应用暗视野显微镜，可在体液或病灶内发现螺旋体。最近，直接荧光抗体染色代替了暗视野显微镜检查，但仍需要在荧光显微镜下发现病原体。在硬下疳形成早期，血清学检查可能呈阴性。因此，应在这些病变处取样，在暗视野显微镜下检查钩端螺旋体。

血清学检测包括非特异性筛选试验和梅毒螺旋体抗体确诊性试验。非特异性梅毒螺旋体筛选试验包括性病研究实验室（VDRL）检测、快速血浆反应素环状（RPR）检测或自动反应素试验。这些试验应用磷脂抗原检测血液中的抗体，以抗体滴度作为判断疗效的指标。然而，在某些患者，抗体保持低滴度可能持续很长一段时间。由于这些检测是非特异性的，因此假阳性结果并不少见（0.2%~3.2%），许多疾病中均可出现，包括各种感染、恶性肿瘤、结缔组织病和慢性肝病。

荧光梅毒螺旋体抗体吸收试验（FTA-ABS）是最常用的确证试验，可检测到梅毒螺旋体侵犯细胞成分所产生的特异性抗体。由于这些试验在治疗后仍保持阳性，因此不应以此作为判断疗效的指标。妊娠期间，血清阳性者应考虑为感染，除非有确切记录的治疗病史以及随后血清学抗体滴度下降。

未经治疗的梅毒患者中不足10%会进展为有症状的晚期神经梅毒，由于神经受累常缺乏临床症状或体征，因此CDC不推荐对原发性和继发性梅毒患者常规行腰椎穿刺术。然而，在潜伏期梅毒患者，如果有神经系统受累的症状、活动性三期梅毒的表现、治疗失败或HIV感染者，则应行腰椎穿刺。神经梅毒依赖于血清学反应、脑脊液（CSF）异常细胞计数、蛋白升高和（或）反应性脑脊液VDRL等联合检测结果来确诊。

连续定量VDRL滴度检测可确诊再感染或持续性活动性梅毒，适当治疗后，VDRL滴度下降。早期梅毒VDRL转阴时间为治疗后6~12个月，晚期梅毒转阴时间为治疗后12~24个月。如果滴度持续上升，则需要进一步的诊断检测（如腰椎穿刺）和适当的治疗。

先天性梅毒易于诊断，胎儿出现梅毒的临床表现、胎盘巨大、实验室检查呈阳性等有助于诊断感染。但是许多新生儿没有明显的先天性感染的症状与体征。虽然脐血梅毒非特异性试验可呈阳性，但是由于母体非特异性梅毒螺旋体、梅毒螺旋体IgG抗体可经胎盘进入胎儿体内，因此据此诊断有难度。在这些复杂的情况下，治疗必须基于孕妇梅毒的诊断、孕妇治疗的情况、分娩时产妇和婴儿非特异性梅毒螺旋体血清学抗体滴度的比较及婴儿存在梅毒临床表现。VDRL试验阳性而没有梅毒临床证据的婴儿应每月复查VDRL滴度效价，至少持续9个月，滴度上升表明需要治疗。

鉴别诊断

原发性梅毒

腹股沟肉芽肿

性病淋巴肉芽肿

单纯疱疹病毒感染

软性下疳

癌

外伤

扁平苔藓

银屑病

真菌感染

鲍温病

继发性梅毒

药物性皮疹

银屑病

扁平苔藓

玫瑰糠疹

花斑癣

寄生虫感染

病毒性皮疹

落基山斑疹热

并发症

除了梅毒在各阶段的上述表现,先天性梅毒的并发症导致新生儿发病率明显增高。虽然妊娠期间任何阶段及任何分期的梅毒均可发生垂直传播,但是先天性感染的风险在疾病早期阶段更高。原发性或继发性梅毒患者比潜伏梅毒患者传染给胎儿的可能性更大。一期、二期梅毒孕妇,胎儿先天性梅毒发生风险为50%,而早期潜伏梅毒胎儿先天性梅毒的发生风险为40%。在晚期潜伏梅毒患者,胎儿先天性梅毒发生风险较低,接近10%。早期阶段传播出现严重不良后果的可能性较高,而大多数孕妇诊断时为潜伏梅毒,感染已超过1年。

虽然早在妊娠第6周,螺旋体即可通过胎盘感染胎儿,但是直到妊娠第16周才出现临床表现。此时胎儿免疫系统已经成熟,可以应对螺旋体感染,但是这种免疫反应却是导致组织破坏,而不是直接破坏螺旋体。在妊娠后期感染、分娩前治疗少于30天、孕妇治疗不恰当以及缺乏产前血清学检测等情况下,胎儿先天性梅毒的发生风险增加。

妊娠期梅毒未经治疗可引起严重不良反应,包括自然流产、胎儿宫内生长受限、胎儿死亡、先天性畸形、早产、新生儿死亡,死胎发生率为10%~35%。胎儿先天性感染者表现为肝脾肿大、腹水、羊水过多、胎盘增厚及水肿。

先天性梅毒分为2个临床综合征:早期和晚期先天性梅毒(表15-6)。早期先天性梅毒是指梅毒表现出现在出生后2年内,表现为斑丘疹、鼻塞(与鼻涕相关的流感样综合征)、黏膜病变、肝脾肿大、贫血、黄疸、淋巴结肿大、脉络膜视网膜炎和虹膜炎。晚期先天性梅毒是指2岁后出现临床表现,包括额面部隆起、上颌骨短、鞍鼻、马刀状小腿、高腭弓、哈钦森牙、间质性角膜炎及听神经性耳聋。婴儿也可能有其他神经系统表现,包括精神发育迟缓、脑积水和视神经萎缩。

表15-6 先天性梅毒的症状与体征

早期(出生2年内的症状)	晚期(出生2年后的症状)
斑丘疹	额面部隆起
鼻塞	上颌骨短
黏膜病变	鞍鼻
肝脾肿大	马刀状小腿
黄疸	高腭弓
贫血	哈钦森牙
淋巴结肿大	间质性角膜炎
脉络膜视网膜炎	听神经性耳聋

治疗

孕妇有与梅毒患者性生活史者,可行暗视野显微镜直接检查螺旋体、血清学梅毒螺旋体特异性抗体阳性或证实为再感染者应给予治疗。青霉素是所有分期梅毒的治疗选择,不仅可治疗孕妇病变,而且可有效预防胎儿传播、治疗胎儿疾病(表15-7)。青霉素替代方案可治疗非妊娠期的青霉素过敏患者,而注射青霉素G是唯一证明有效的治疗妊娠期梅毒的方法,因为该药能通过胎盘并达到足够剂量,有效治疗胎儿。因此,建议青霉素过敏者先接受脱敏治疗,然后再应用青霉素治疗。以往红霉素曾用于治疗妊娠期梅毒,但该药在胎儿治疗与预防传播方面疗效不足。多西霉素和四环素可用于治疗非妊娠患者。头孢曲松和阿奇霉素等抗生素的疗效目前仍在观察中。

脱敏疗法可为口服或静脉注射方式,无论哪种脱敏治疗方式,患者均应住院治疗,因为有可能发生严重的IgE介导的过敏反应。

初次感染后1年的早期疾病以苄星青霉素单剂治疗。由于即使坚持按照指南推荐方法治疗仍有治疗失败的可能,因此有些专家推荐另一种治疗方法,即初始剂量青霉素G治疗后1周,给予第2剂青霉素G治疗。治疗虽然适当,但仍可能失败,其危险因素包括诊断时VDRL滴度较高、感染持续时间未知、在治疗4

表 15-7 CDC 推荐的妊娠期梅毒治疗方案

诊断	治疗
1.一期、二期或早期潜伏梅毒(<1 年)	苄星青霉素 G,2.4MU,IM,单剂量 苄星青霉素 G,共 7.2 MU,每次 2.4MU,IM,间隔 1 周给药,共 3 次
2.晚期潜伏梅毒(>1 年)、未知时间的潜伏梅毒、三期梅毒	水结晶青霉素 G,18~24MU/d,3~4MU,IV,间隔 4 小时或连续输注 10~14 天 或 普鲁卡因青霉素,2.4MU/d,IM,加丙磺舒 500mg,PO,qid,持续 10~14 天
4.青霉素过敏	有青霉素过敏史的孕妇应确认过敏后行脱敏治疗

IM,肌内注射;IV,静脉注射;MU,百万单位;PO,口服;qid,4 次/天。
Modified, with permission, from Centers for Disease Control and Prevention Sexually Transmitted Disease Treatment Guidelines, 2006. MMWR. Recomm Rep 2006; 55:22–35.

周内分娩和超声检查提示胎儿梅毒表现。

晚期梅毒、未知时间潜伏期梅毒和三期梅毒应每周给予 3 个剂量的苄星青霉素治疗。神经性梅毒需要强化治疗,静脉给予高剂量结晶青霉素水溶液或肌肉注射普鲁卡因青霉素治疗 10~14 天。

患者在治疗后的几个小时可能会出现的赫氏反应,症状持续 12~24 小时,包括发烧、寒战、肌肉疼痛、血管舒张、轻度低血压、心动过速。除了非妊娠期患者的症状,在妊娠中期接受治疗的孕妇存在早产子宫收缩、早产(治疗后 48 小时风险最高)、胎动减少、胎儿窘迫及胎儿死亡的风险。赫氏反应通常是自限性的,持续 24~36 小时可缓解,因此支持疗法可改善患者症状。

治疗后的 1 个月、3 个月、6 个月、12 个月及 24 个月,以临床表现和血清学检查来监测治疗反应。在治疗 12~24 个月内,滴度通常下降至少 4 倍。临床症状持续存在或非特异性梅毒螺旋体滴度持续增加 4 倍者,考虑为治疗失败或再次感染。这些患者需要再治疗、CSF 分析以及 HIV 检测。妊娠期梅毒治疗后需在妊娠 28~32 周和分娩时复查血清滴度。再感染风险较高的妇女可每月行血清学检查。

经过适当的治疗,非特异性梅毒螺旋体血清学检测往往转变为阴性。梅毒螺旋体检测结果通常终生保持阳性。某些患者治疗后,非特异性梅毒螺旋体仍可能为阳性,但是在这些情况下,其滴度通常不高于 1:8。

预后

近来,早期梅毒患者逐渐增多,尤其是在静脉注射吸毒者和 HIV 感染人群。女性发病率由 2007 年 1.1 例/10 万女性增加到 2008 年 1.5 例/10 万例女性,其中育龄妇女占 80%。因此,梅毒是一重要健康问题。孕妇未能诊断或充分治疗可导致胎儿和新生儿严重不良结局。

妊娠合并梅毒者青霉素治疗有效率为 95%~100%,治疗充分者预后一般良好。由于治疗失败可导致胎儿及新生儿先天性梅毒,因此孕妇治疗后仍需密切随访。

Centers for Disease Control and Prevention (CDC). Congenital syphilis – United States, 2003-2008. *MMWR Morb Mortal Wkly Rep* 2010;59:413–417. PMID: 20395934.

Centers for Disease Control and Prevention. Workowski KA, Berman SM. Sexually transmitted diseases treatment guidelines, 2006. *MMWR Recomm Rep* 2006;55:1–94. PMID: 16888612.

Chakraborty R, Luck S. Managing congenital syphilis again? The more things change.... *Curr Opin Infect Dis* 2007;20:247–252. PMID: 17471033.

Cheng JQ, Zhou H, Hong FC, et al. Syphilis screening and intervention in 500,000 pregnant women in Shenzhen, the People's Republic of China. *Sex Transm Infect* 2007;83:347–350. PMID: 176934449.

Coonrod DV, Jack BW, Stubblefield PG, et al. The clinical content of preconception care: infectious diseases in preconception care. *Am J Obstet Gynecol* 2008;199(6 Suppl 2):S296–S309. PMID: 19081424.

Cunningham FG, Leveno KJ, Bloom SL, Hauth JC, Rouse DJ,

Spong CY. Chapter 58: infectious diseases. In Cunningham FG, Leveno KJ, Bloom SL, Hauth JC, Rouse DJ, Spong CY (eds). *Williams Obstetrics*. 23rd ed. http://www.accessmedicine.com/content/aspx?aID=6048859. Accessed October 30, 2010.

Doroshenko A, Sherrard J, Pollard AJ. Syphilis in pregnancy and the neonatal period. *Int J STD AIDS* 2006;17:221–227. PMID: 16595042.

Duff P, Sweet R, Edwards R. Maternal and fetal infections. In Creasy RK, Resnik R, Iams J, et al (eds). *Creasy and Resnik's Maternal-Fetal Medicine: Principles and Practice*. 6th ed. Philadelphia, PA: Saunders Elsevier; 2009:777–782.

Hollier LM. Syphilis. In Soper DE, Hollier LM, Eckert LO et al (eds). *Infectious Diseases in Obstetrics and Gynecology*. http://www.acog.org/publications/infectiousDiseases. Accessed September 20, 2010.

Hossain M, Broutet N, Hawkes S. The elimination of congenital syphilis: a comparison of the proposed World Health Organization action plan for the elimination of congenital syphilis with existing national maternal and congenital syphilis policies. *Sex Transm Dis* 2007;34(7 Suppl):S22–S30. PMID: 17592387.

Norwitz ER. Syphilis in pregnancy. In Lockwood CJ, Bartlett JG (eds). *UpToDate*. Waltham, MA: UpToDate; 2010. http://www.utdol.com. Accessed September 20, 2010.

Schmid GP, Stoner BP, Hawkes S, Broutet N. The need and plan for global elimination of congenital syphilis. *Sex Transm Dis* 2007;34(7 Suppl):S5–S10. PMID: 17592390.

Wolff T, Shelton E, Sessions C, Miller T. Screening for syphilis infection in pregnant women: evidence for the U.S. Preventive Services Task Force reaffirmation recommendation statement. *Ann Intern Med* 2009;150:710–716. PMID: 19451578.

Zhou P, Gu Z, Xu J, Wang X, Liao K. A study evaluating ceftriaxone as a treatment agent for primary and secondary syphilis in pregnancy. *Sex Transm Dis* 2005;32:495–498. PMID: 16041252.

巨细胞病毒

诊断要点

- ▶ 由双链DNA疱疹病毒引起。
- ▶ 预防:严格注意个人卫生。
- ▶ 诊断:成人血清学检查;产前诊断取羊水行PCR检查。
- ▶ 产前超声检查:小头畸形、脑室扩大、颅内钙化、水肿、生长受限、巨大胎盘和肠管回声增强。

发病机制

巨细胞病毒(CMV)是一种双链DNA病毒,属于疱疹病毒家族。初次感染后可在宿主体内终生潜伏,并可周期性地激活与释放病毒。巨细胞病毒是最常见的先天性感染,出生时感染率估计为0.2%~2.5%。

巨细胞病毒可通过感染器官的移植、输血、性接触或接触污染的唾液或尿液等导致水平传播。垂直传播途径是经胎盘传播、分娩过程中摄取生殖道分泌物或母乳喂养。初次感染痊愈后,病毒仍然潜伏在宿主细胞内,因此孕妇巨细胞病毒感染可为原发或复发。如果妊娠期发生初次感染,则被认为是一种原发性感染。复发性感染是指妊娠前母体内存在CMV抗体。

CMV血清阳性率随年龄增加而增加。美国50%~80%成年女性有既往CMV感染的血清学证据。虽然孕妇先前的免疫力可减少宫腔内传播的风险,但是抗体对再感染或垂直传播并没有绝对的保护作用。妊娠期血清转阳率为1%~4%。

病毒经胎盘血行播散导致先天性感染,初次感染更易发生播散。妊娠期初次感染者,其胎儿感染率为50%。随着妊娠进展,播散率增加,妊娠晚期播散风险最高。如果孕妇妊娠早期发生初次感染,那么胎儿损伤的严重程度最大。在复发性感染中,胎儿感染的总体风险较低,为5%~10%。

预防

尚无疫苗可预防CMV感染,而且缺乏治疗母体感染、预防先天性CMV感染风险的数据。因此,不推荐产前常规筛查CMV。预防措施,如仔细洗手等能降低孕期CMV感染的风险。易感个体应避免与孩子分享食物或饮料。血清学检查阴性的孕妇应输注CMV阴性的血液制品,如果不是一夫一妻的关系,则应咨询有关安全的性行为。

临床表现

症状与体征(表15-8)

巨细胞病毒感染的临床表现取决于宿主免疫系统是否健全。免疫功能低下者严重感染的风险高,可能会出现心肌炎、肝炎、肺

表15-8 巨细胞病毒感染的临床表现

免疫功能正常的成人	胎儿(产前超声检查结果)	新生儿
无症状	脑室扩大	肝脾肿大
低热	颅内钙化	脉络膜视网膜炎
流感样症状	小头畸形	听力丧失
轻度肝炎	生长受限	血小板减少症
	胎儿水肿	肝炎
	肠管回声增强	肝功能障碍
	胎粪性腹膜炎	播散性血管内凝血

炎、视网膜炎和(或)脑膜脑炎。孕妇巨细胞病毒感染或为亚临床表现，或出现轻度非特异性症状。与再感染或病毒重新激活相比，初次感染者更常表现为发热、流感样症状或轻度肝炎。巨细胞病毒的潜伏期为1~2个月。

实验室检查

妊娠期间孕妇感染可通过血清学检查而诊断，原发感染可根据配对的急性期和恢复期血清检测到巨细胞病毒特异性IgG抗体转为阳性而确诊。间隔3~4周收集血清标本，同时检测抗巨细胞病毒抗体IgG。抗CMV IgG抗体由阴性转为阳性或抗体滴度显著增加提示感染。根据IgM抗体滴度诊断CMV感染不可靠，因为CMV IgM敏感性为50%~90%。此外，IgM抗体滴度阳性可保持1年以上，在重新激活或再次感染不同亚型者，IgM抗体可由阴性再次转变为阳性，超过30~60天后，IgM抗体滴度下降。当CMV特异性IgG和IgM均呈阳性时，可检测CMV IgG抗体亲和力以确定是否为原发性感染。CMV IgG抗体亲和力低者，提示感染发生在6个月以前。另外，高亲和力检测结果几乎可排除之前4个月内发生的原发性CMV感染的可能性。位于美国加利福尼亚的Focus诊断公司可检测抗体亲和力。图15-5描述了孕妇可疑巨细胞病毒感染的诊治策略。

PCR法抗原识别及病毒培养也可用于巨细胞病毒感染的诊断。尿液、精液、唾液和乳汁中病毒含量最高。病毒培养能在72~96小时内呈阳性，但是阴性培养结果至少需要21天。

诊断先天性CMV感染首选羊水PCR检测确定CMV，敏感性为70%~100%。数据表明，在妊娠21周后及孕妇感染后6周进行检测可提高敏感性。这时病毒有足够的时间感染胎盘和胎儿，继而病毒在胎肾内复制，随后排泄到羊水中。因此，如果感染后不久行羊膜穿刺检测为阴性，则应随后进行复查。确定羊水中的病毒或病毒载量与胎儿损伤严重程度无关。

影像学检查

产前超声检查有助于诊断先天性CMV感染，超声检查可发现严重异常，包括小头畸形、脑室扩大、颅内钙化、水肿、生长受限、羊水过少。其他提示CMV感染的表现为巨大胎盘、肠管回声增强、胎粪性腹膜炎、腹水、胸腔积液。超声检查正常不能排除感染的可能性及其结局。

鉴别诊断

EB病毒
急性肝炎
急性HIV感染
人疱疹病毒-6
单纯疱疹病毒
风疹病毒

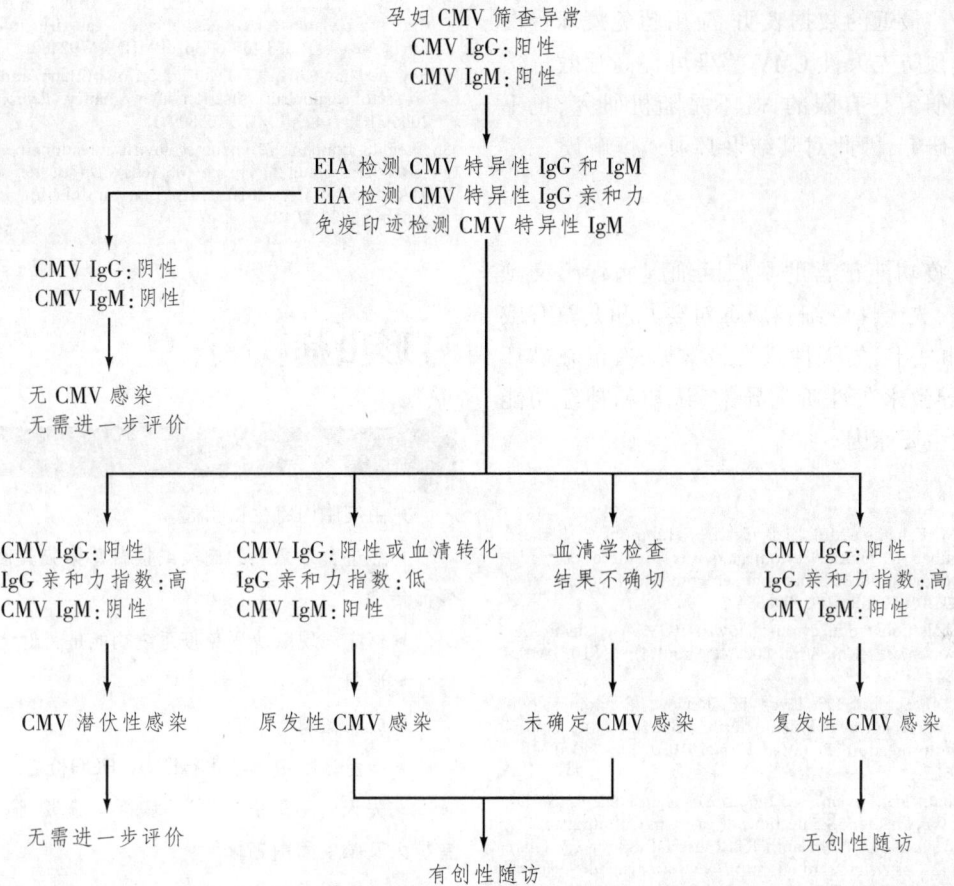

图 15-5 妊娠期可疑原发性 CMV 感染者评价流程图。EIA，酶联免疫分析；IgG，免疫球蛋白 G；IgM，免疫球蛋白 M。（Reproduced, with permission, from Cunningham FG, Leveno KJ, Bloom SL, Hauth JC, Rouse DJ, Spong CY. *Williams Obstetrics*, 23rd ed. http://www.accessmedi-cine.com. Copyright © The McGraw-Hill Companies, Inc. All rights reserved.）

肠道病毒感染
淋巴细胞性脉络丛脑膜炎病毒
弓形虫病

并发症

妊娠早期易发生先天性 CMV 感染，先天性 CMV 感染的婴儿中 5%~15% 出生时有临床表现，其中严重的表现包括肝脾肿大、颅内钙化、黄疸、生长受限、小头畸形、脉络膜视网膜炎、听力丧失、血小板减少症、肝炎（表 15-8），感染最严重者死亡率约为 30%，通常继发于肝功能障碍、出血、弥散性血管内凝血或继发性细菌感染。存活者中 80% 有严重后遗症。85%~90% 新生儿出生时无症状，但其中 10%~15% 在 2 岁时将发展为听力丧失、脉络膜视网膜炎或牙齿缺损。

治疗

在免疫功能正常的孕妇感染时推荐支持治疗，缓解症状。抗病毒药物，如更昔洛韦，可用于免疫功能低下的 CMV 患者，这些药物能降低与严重 CMV 感染有关的死亡率和发病率。抗病毒药物未被证明可以降低先天性 CMV 的风险。目前仍无有效治疗先天性 CMV

的方法。最近的数据表明,应用超免疫球蛋白治疗和预防先天性 CMV 感染可提高疗效。然而这项研究是有限的,既不是随机研究,也不是对照研究,因此对其结果必须谨慎解读。

预后

免疫功能正常的孕妇巨细胞病毒感染预后良好。先天性巨细胞病毒对婴儿和儿童有威胁,而事实上,先天性感染最常见,有潜在破坏性,是导致永久性听觉异常、认知和神经功能障碍的主要原因。

Bodeus M, Kabamba-Mukadi B, Zech F, Hubinont C, Bernard P, Goubau P. Human cytomegalovirus in utero transmission: follow-up of 524 maternal seroconversions. *J Clin Virol* 2010;47:201–202. PMID: 20006542.

Cannon MJ. Congenital cytomegalovirus (CMV) epidemiology and awareness. *J Clin Virol* 2009;46(Suppl 4):S6–S10. PMID: 19800841.

Cannon MJ, Schmid DS, Hyde TB. Review of cytomegalovirus seroprevalence and demographic characteristics associated with infection. *Rev Med Virol* 2010;20:202–213. PMID: 20564615.

Cunningham FG, Leveno KJ, Bloom SL, Hauth JC, Rouse DJ, Spong CY. Chapter 58: infectious diseases. In Cunningham FG, Leveno KJ, Bloom SL, Hauth JC, Rouse DJ, Spong CY (eds). *Williams Obstetrics.* 23rd ed. http://www.accessmedicine.com/content/aspx?aID=6048859. Accessed October 30, 2010.

Duff P. Immunotherapy for congenital cytomegalovirus infection. *N Engl J Med* 2005;353:1402–1404. PMID: 16192488.

Duff P, Sweet R, Edwards R. Maternal and fetal infections. In Creasy RK, Resnik R, Iams J, et al (eds). *Creasy and Resnik's Maternal-Fetal Medicine: Principles and Practice.* 6th ed. Philadelphia, PA: Saunders Elsevier; 2009:764–766.

Focus Diagnostics Reference Laboratory Web Site. http://www.focusdx.com/focus/1-reference_laboratory/index.asp. Accessed November 18, 2010.

Guerra B, Simonazzi G, Banfi A, et al. Impact of diagnostic and confirmatory tests and prenatal counseling on the rate of pregnancy termination among women with positive cytomegalovirus immunoglobulin M antibody titers. *Am J Obstet Gynecol* 2007;196:221.e1–221.e6. PMID: 17346528.

Kanengisser-Pines B, Hazan Y, Pines G, Appelman Z. High cytomegalovirus IgG avidity is a reliable indicator of past infection in patients with positive IgM detected during the first trimester of pregnancy. *J Perinat Med* 2009;37:15–18. PMID: 18673093.

Kenneson A, Cannon MJ. Review and meta-analysis of the epidemiology of congenital cytomegalovirus (CMV) infection. *Rev Med Virol* 2007;17:253–276. PMID: 17579921.

Kylat RI, Kelly EN, Ford-Jones EL. Clinical findings and adverse outcome in neonates with symptomatic congenital cytomegalovirus (SCCMV) infection. *Eur J Pediatr* 2006;165:773–778. PMID: 16835757.

Malm G, Engman ML. Congenital cytomegalovirus infections. *Semin Fetal Neonatal Med* 2007;12:154–159. PMID: 17337260.

Nigro G, Adler SP, La Torre R, Best AM, Congenital Cytomegalovirus Collaborating Group. Passive immunization during pregnancy for congenital cytomegalovirus infection. *N Engl J Med* 2005;353:1350–1362. PMID: 16192480.

Ornoy A, Diav-Citrin O. Fetal effects of primary and secondary cytomegalovirus infection in pregnancy. *Reprod Toxicol* 2006;21:399–409. PMID: 16580941.

Sheffield JS, Boppana SB. Cytomegalovirus infection in pregnancy. In Wilkins-Haug L, Hirsch MS (eds). *UpToDate.* Waltham, MA: UpToDate; 2010. http://www.utdol.com. Accessed September 20, 2010.

弓形虫病

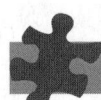

诊断要点

▶ 由细胞内寄生虫引起。

▶ 经进食未煮熟的肉类或接触感染猫粪便中的包囊而传播。

▶ 临床表现取决于免疫系统功能是否健全。

▶ 诊断。

▶ 成人血清学检查。

▶ 产前诊断中取羊水行DNA PCR检查。

▶ 先天性弓形虫病:脉络膜视网膜炎、脑积水、脑室扩大及脑室周围钙化。

▶ 妊娠期间治疗。

▶ 急性弓形虫病患者以螺旋霉素治疗。

▶ 如果胎儿确诊感染,则应用乙胺嘧啶、磺胺嘧啶、甲酰四氢叶酸治疗。

发病机制

弓形虫是一种专性细胞内寄生的原虫,在其生活史中有 3 种不同形态:滋养体、包囊和卵囊。野猫和家猫是唯一已知的卵囊宿主,卵囊形成于小肠,随猫的粪便排出体外。1~5 天后卵囊具有传染性,并可保持一年以上。其他动物,如牛,摄入卵囊,然后卵囊成为侵入性滋养体,经身体扩散至脑、肌肉,形成包囊。

在发达国家,过去 30 年的感染发生率下降,欠发达国家及那些热带气候地区人们食用不熟的肉类及饮用未过滤的水非常普遍,因此感染率较高。有证据表明，10%~50%的成人曾感染过，母体可经进食生肉或未煮熟的肉类或接触感染猫粪便中的卵囊而感染。孕妇原发性感染后，原虫可经胎盘传播而导致胎儿感染发生。在脑及肌肉，滋养体形成组织包囊，可潜伏多年。

在美国，大约50%的成人体内存在对弓形虫的免疫，除免疫功能低下者外，这种免疫一般是终生的，由T淋巴细胞介导。在原发性感染者，胎儿总的感染发生率为1/3。随着胎龄增长及血清转化增加，胎儿感染风险增加，而严重感染更可能发生在妊娠早期。妊娠早期，垂直传播率为10%~15%，至妊娠中期增加到25%，在妊娠晚期超过60%。再感染导致先天性弓形虫病极其罕见。

预防

妊娠期间预防弓形虫病极为重要。孕妇应避免接触猫砂。处理猫砂时应戴上手套，并应彻底洗手。在处理肉类后严格遵守手卫生也很重要。水果应洗净，肉类应彻底煮熟(加热至152°F / 66°C)。女性应避免饮用未过滤的水，接触土壤后应严格遵守手卫生。

临床表现

症状与体征(表 15-9)

免疫功能正常者急性感染时多无症状或出现非特异性症状，如疲劳、发热、肌痛，也可能出现淋巴结肿大。而免疫功能低下者感染后则可产生严重后果。神经功能障碍少见，包括脑炎、脑膜炎、脑脓肿。其他表现包括心肌炎、肺炎。

实验室检查

孕妇弓形虫病诊断是通过血清学检查证实。应用间接荧光抗体、间接血凝试验、凝集试验及 ELISA 等方法检测抗弓形虫抗体。IgM 特异性抗体提示急性感染。在妊娠期感染诊断中，2 次间隔 2 周以上的血标本检测最准确，可证实血清弓形虫特异性抗体 IgM 或 IgG 由阴性转为阳性。在欧洲某些地区，妇女接受一系列检测，其目的为早期诊断。然而，常规检测的益处仍有争议，观察数据未提示治疗能改善临床结果。在美国，最近以单次检测来诊断弓形虫感染，具有挑战性。IgM 阳性可维持 10~13 个月，个体间存在明显差异。25%的女性 IgM 阳性可持续多年，在某些患者中，低 IgG 抗体亲和力也可保持多年。因为实验室间检测存在变异，因此 IgG 抗体滴度增高无意义。如果 IgM 阳性、IgG 阴性，而 2 周后两个抗体均呈阳性，则提示可能为近期感染。

弓形虫 IgG 抗体亲和力试验可确诊原发性弓形虫感染，检测结果为高亲和力 IgG 抗体，则可排除近 3~5 个月内的感染。原发性感染者 IgG 抗体在功能上显示低亲和力。在美国，急性感染的血清学诊断应该由帕洛阿尔托医学基础研究所的一个参考实验室检测证实。实验室运行一组测试，称为弓形虫血清学检

表 15-9 弓形虫病的临床表现

免疫功能正常的成人	免疫功能异常的成人	胎儿(产前超声检查结果)	新生儿
无症状	神经功能障碍:脑炎、脑脓肿	脑室扩大	肝脾增大
乏力	心肌炎	颅内钙化	播散性紫癜性皮疹
发热	肺炎	腹水	脉络膜视网膜炎
肌肉酸痛			听力丧失
淋巴结肿大			神经功能障碍:癫痫、精神发育迟滞

测，包括萨宾-费尔德曼染色试验、双夹心IgM抗体ELISA检测、IgA和IgG抗体ELISA检测、差分凝集试验。

先天性弓形虫病诊断是通过PCR方法检测羊水弓形虫DNA，实时PCR检测的敏感性和特异性分别为92.2%和100%，然而会发生假阳性和假阴性。虽然胎儿血中检测到弓形虫特异性IgM抗体对诊断极为敏感，但脐静脉穿刺术存在胎儿死亡风险，因此该方法并未得到广泛应用。

影像检查

超声检查有助于预后判断，最常见的异常包括颅内钙化和脑室扩张，多出现在妊娠21周以后。

鉴别诊断

巨细胞病毒感染（CMV）
播散性结核
急性HIV感染
EB病毒感染（单核细胞增多症）
脑脓肿
白血病
淋巴瘤
卡氏肺孢子虫肺炎
进行性多灶性白质脑病
结节病
梅毒
新型隐球菌感染
曲霉菌感染

并发症

免疫功能正常的孕妇发生弓形虫感染后预后良好，但是妊娠期感染使新生儿出现严重后果。先天性弓形虫病发生率大约为3例/1000名婴儿，有临床显著感染表现者为1例/1000次妊娠。急性弓形虫感染的孕妇，其新生儿中大约有20%在婴儿期出现临床表现，表现为肝脾肿大、播散性紫癜样皮疹、腹水和脉络膜视网膜炎。中枢神经系统（CNS）异常表现为脑室周围钙化、脑室扩张、癫痫、精神发育迟滞。先天性弓形虫病典型三联征包括脉络膜视网膜炎、脑积水和周围钙化。

未经治疗的出生时无症状婴儿以后发生异常的风险增高，最常见的迟发性并发症为脉络膜视网膜炎，可导致失明。其他迟发性后遗症包括精神发育迟滞、耳聋、癫痫。最近数据不肯定先天性弓形虫病与低出生体重或小于胎龄儿有关。

治疗

在免疫功能正常的成人，弓形虫感染通常无症状或有自限性，不需要治疗。在免疫功能低下者，应给予磺胺嘧啶和乙胺嘧啶口服治疗。

目前尚无强有力的证据表明产前治疗有效，但是有些数据证实，产前治疗可以减少先天性感染的风险，但不能完全避免。因此，急性感染孕妇通常需要治疗，包括螺旋霉素、大环内酯类抗生素，这些药物能在胎盘中浓集，从而预防胎儿感染。由于这些药物不能穿过胎盘，因此不能用于治疗胎儿感染。欧洲普遍应用螺旋霉素治疗，疗效良好，已被美国疾病预防控制中心接受。

乙胺嘧啶和磺胺嘧啶是叶酸拮抗剂，可用于治疗明确的胎儿感染。乙胺嘧啶有动物致畸性，两种药物可引起骨髓抑制。由于这些药物存在副作用，因此仅能在确诊胎儿感染后应用。迄今为止，尚无临床试验证实比螺旋霉素更有效的方案。添加亚叶酸钙（叶酸）可防止骨髓抑制。其他药物，如阿奇霉素和克拉霉素在治疗弓形虫病中的有效性及安全性仍在研究中。

新生儿先天性感染者推荐早期积极治疗，包括乙胺嘧啶、磺胺嘧啶、甲酰四氢叶酸治疗1年。早期治疗可降低弓形虫病晚期并发症的发生风险。

预后

免疫功能正常的妇女感染后预后良好。先天性弓形虫病的预后有差异，取决于临床结局，即可从无症状到严重的神经系统疾病。

Berrebi A, Assouline C, Bessieres MH, et al. Long-term outcome of children with congenital toxoplasmosis. *Am J Obstet Gynecol* 2010;203:552.e1–e6. PMID: 2063368.

Cortina-Borja M, Tan HK, Wallon M, et al. Prenatal treatment for serious neurological sequelae of congenital toxoplasmosis: an observational prospective cohort study. *PLoS Med* 2010;7(10):e1000351. PMID: 20967235.

Cunningham FG, Leveno KJ, Bloom SL, Hauth JC, Rouse DJ, Spong CY. Chapter 58: infectious diseases. In Cunningham FG, Leveno KJ, Bloom SL, Hauth JC, Rouse DJ, Spong CY (eds). *Williams Obstetrics*. 23rd ed. http://www.accessmedicine.com/content/aspx?aID=6048859. Accessed October 30, 2010.

Di Mario S, Basevi V, Gagliotti C, et al. Prenatal education for congenital toxoplasmosis. *Cochrane Database Syst Rev* 2009;1:CD006171. PMID: 19160267.

Duff P, Sweet R, Edwards R. Maternal and fetal infections. In Creasy RK, Resnik R, Iams J, et al (eds). *Creasy and Resnik's Maternal-Fetal Medicine: Principles and Practice*. 6th ed. Philadelphia, PA: Saunders Elsevier; 2009:782–783.

Feldman DM, Timms D, Borgida AF. Toxoplasmosis, parvovirus, and cytomegalovirus in pregnancy. *Clin Lab Med* 2010;30: 709–720. PMID: 20638583.

Galanakis E, Manoura A, Antoniou M, et al. Outcome of toxoplasmosis acquired during pregnancy following treatment in both pregnancy and early infancy. *Fetal Diagn Ther* 2007;22: 444–448. PMID: 17652934.

Gilbert R, Williams K. Toxoplasmosis and pregnancy. In Lockwood CJ, Weller PF (eds). *UpToDate*. Waltham, MA: UpToDate; 2010. http://www.utdol.com. Accessed September 20, 2010.

Gollub EL, Leroy V, Gilbert R, Chene G, Wallon M, European Toxoprevention Study Group (EUROTOXO). Effectiveness of health education on Toxoplasma-related knowledge, behaviour, and risk of seroconversion in pregnancy. *Eur J Obstet Gynecol Reprod Biol* 2008;136:137–145. PMID: 17977641.

Gras L, Wallon M, Pollak A, et al. Association between prenatal treatment and clinical manifestations of congenital toxoplasmosis in infancy: a cohort study in 13 European centres. *Acta Paediatr* 2005;94:1721–1731. PMID: 16420131.

Kodjikian L, Wallon M, Fleury J, et al. Ocular manifestations in congenital toxoplasmosis. *Graefes Arch Clin Exp Ophthalmol* 2006;244:14–21. PMID: 15906073.

Kravetz J. Congenital toxoplasmosis. *Clin Evid (Online)* 2008;2008:0906. PMID: 21418689.

Kur J, Holec-Gasior L, Hiszczynska-Sawicka E. Current status of toxoplasmosis vaccine development. *Expert Rev Vaccines* 2009;8:791–808. PMID: 19485758.

Lefevre-Pettazzoni M, Le Cam S, Wallon M, Peyron F. Delayed maturation of immunoglobulin G avidity: implication for the diagnosis of toxoplasmosis in pregnant women. *Eur J Clin Microbiol Infect Dis* 2006;25:687–693. PMID: 17024503.

Montoya JG, Remington JS. Management of Toxoplasma gondii infection during pregnancy. *Clin Infect Dis* 2008;47:554–566. PMID: 18624630.

Palo Alto Medical Foundation. Toxoplasma Serology Laboratory Web site. http://www.pamf.org/serology/clinicianguide.html. Accessed November 20, 2010.

Pappas G, Roussos N, Falagas ME. Toxoplasmosis snapshots: global status of Toxoplasma gondii seroprevalence and implications for pregnancy and congenital toxoplasmosis. *Int J Parasitol* 2009;39:1385–1394. PMID: 19433092.

SYROCOT (Systematic Review on Congenital Toxoplasmosis) Study Group, Thiebaut R, Leproust S, Chene G, Gilbert R. Effectiveness of prenatal treatment for congenital toxoplasmosis: a meta-analysis of individual patients' data. *Lancet* 2007;369:115–122. PMID: 17223474.

Thalib L, Gras L, Romand S, et al. Prediction of congenital toxoplasmosis by polymerase chain reaction analysis of amniotic fluid. *BJOG* 2005;112:567–574. PMID: 15842278.

Villena I, Ancelle T, Delmas C, et al. Congenital toxoplasmosis in France in 2007: first results from a national surveillance system. *Euro Surveill* 2010;15:19600. PMID: 20587361.

李斯特菌

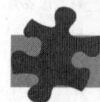

诊断要点

▶ 由活动型的革兰阳性杆菌感染引起。

▶ 预防措施：彻底烹饪生食，清洗蔬菜，避免进食未经高温消毒的食物。

▶ 健康妊娠女性的临床表现：无症状，不适，流感样症状，包括发热、发冷、全身乏力、肌肉酸痛。

▶ 妊娠并发症：胎儿死亡、早产、新生儿感染。

▶ 诊断：血培养、羊水培养、胎盘培养。

▶ 治疗：青霉素或氨苄西林，加或不加庆大霉素，二者有协同作用。

发病机制

单核细胞增生李斯特菌是一种食物来源的活动型革兰阳性杆菌，可引起人类致命性感染。李斯特菌兼性细胞内寄生，主要栖息于土壤及腐烂的植物，动物源性食物可出现污染，如肉类和乳制品。李斯特菌种类较多，其中仅单核细胞增生李斯特菌对人有致病性。其生物毒性来自于李斯特菌溶血素，是一种成孔毒素，抑制抗原诱导的T细胞活化。多数成人李斯特菌感染是经口途径，随后经肠黏膜渗透作用，继而导致全身感染。

在美国，每年约有李斯特菌感染者1600例，死亡率为16%。妊娠期李斯特菌病发生率约为1/6。近来资料显示,李斯特菌病总体发生率下降,据CDC自1998至2009年的报告显示,李斯特菌病发生率已下降26%。人李斯特菌病可表现为散发疾病或传染性发病,而散发性发病较传染性发病更加常见(散发性发病者>95%)。传染性发病是由于食品广泛污染所导致的,高危食品包括生软干酪、加工/熟食肉类、热狗、熏制的海鲜、波兰式肉饼等。在美国,几次李斯特菌病爆发均与由未经巴氏杀菌的奶制成的墨西哥式软奶酪有关。

单核细胞增生性李斯特菌能从1%~5%健康成人粪便中分离出,全身性感染易发生在易感个体,如孕妇、老年人、免疫功能低下者。妊娠期细胞介导的免疫功能降低是导致妊娠妇女李斯特菌病易患性增加的原因,继发性胎儿和(或)新生儿感染主要是经胎盘血液途径传播,也可由定植于宫颈的单核细胞增生李斯特菌上行感染而引起。

预防

在立法以及个人层面来预防李斯特菌感染非常重要。政府机构,如美国农业部(USDA)颁布政策,降低单核细胞增生李斯特菌污染,大规模的即食肉类生产商被要求开发单核细胞增生性李斯特菌控制程序及各种措施,如包装后消毒灭菌。

个人层面预防李斯特菌感染应遵循一些建议,包括彻底烹饪生肉,仔细清洗蔬菜,避免饮用未消毒的牛奶或未消毒奶制品,未煮熟的肉类及家禽与蔬菜、熟食、即食食品分开,处理和制备生食后要洗手、刀、台面、砧板,尽快吃掉易坏的即食食品。妊娠妇女也应避免进食软干酪,如羊乳酪、布里干酪、鲜乳酪及熟食肉。

临床表现

症状与体征

在免疫功能低下者、老年人、孕妇等,李斯特菌可引起侵袭性疾病,如脑膜炎、败血症。在健康成年人,如果大量摄入病菌,则可引起发热性胃肠炎。李斯特菌病的潜伏期一般为6~90天,但广泛流行胃肠炎的潜伏期可能仅有24小时。

李斯特菌病最常发生在妊娠晚期,许多妊娠期感染者无症状,大约2/3感染者表现为非特异性流感样症状,如发烧、寒战、肌肉疼痛、全身乏力、上呼吸道症状。感染通常较轻,多为自限性,但有些孕妇可能出现败血症的症状和体征。妊娠期中枢神经系统李斯特菌感染一般罕见。孕妇李斯特菌病可导致严重妊娠不良结局,如胎儿死亡、早产、新生儿感染。

实验室检查

无特异性临床表现有助于鉴别李斯特菌病与其他表现为发热、流感样症状的非特异性感染。因此,血培养对诊断是必要的。常规脑脊液分析意义有限,因为孕妇通常不发生中枢神经系统感染。常规粪便培养无助于诊断李斯特菌全身感染,但是应用选择性培养基进行大便培养有助于诊断李斯特菌胃肠炎。羊膜腔穿刺术可以用来诊断胎儿李斯特菌感染。此外,子宫、胎盘培养也有助于诊断。

影像学检查

在中枢神经系统李斯特菌感染灶的诊断上,MRI检查优于CT检查,因此推荐李斯特菌脑膜炎患者或李斯特菌全身感染伴中枢神经系统症状与体征者行MRI检查。

鉴别诊断

孕妇:流感
    泌尿道感染
    肾盂肾炎
    脑膜炎
胎儿:B组链球菌
    大肠杆菌
    肺炎克雷白菌

并发症

孕妇李斯特菌病与胎儿死亡、早产、新生儿感染及死亡有关。在孕妇李斯特菌感染222例回顾分析证实，妊娠合并流产或死产者占20%，存活新生儿发生新生儿败血症者占68%。新生儿李斯特菌病分为2种不同的临床型和血清学型：早发性和迟发性疾病。早发性疾病是指胎儿在宫腔内发生感染，而在出生后不久出现感染表现；表现为弥漫性脓毒血症，多器官受累，包括肝、肺、中枢神经系统。早发性疾病的胎儿死亡率和新生儿死亡率均很高。婴儿脓毒性肉芽肿是指胎儿严重宫内感染，出现播散性脓肿和（或）多发性内脏器官肉芽肿。迟发性新生儿疾病出现在足月新生儿，分娩后数天至数周内出现感染的症状与体征。这些新生儿通常有脑膜炎和长期神经系统后遗症，如智力低下。产时感染或产后感染者通常是迟发性疾病。两种类型的新生儿李斯特菌病死亡率均较高。

治疗

非肠道途径应用氨苄西林或青霉素G是治疗李斯特菌病推荐的抗生素方案，在自然条件下，未发现李斯特菌对青霉素类或其衍生物发生耐药。用药剂量和治疗时间取决于患者的年龄和感染类型。孕妇通常应用氨苄西林2g静脉滴注，间隔4~6小时，这一剂量足以经过胎盘。妊娠期最佳治疗时间尚未确定，可为2~4周。当李斯特菌感染累及中枢神经系统，出现感染性心内膜炎，或新生儿、免疫功能低下的成人感染者，可应用庆大霉素加氨苄西林，二者有协同作用。青霉素过敏者，改用复方新诺明治疗有效。

预后

李斯特菌感染的孕产妇预后一般良好，而胎儿和新生儿感染者预后较差，围产儿病死率为22%~45%。妊娠早期胎儿感染李斯特菌者预后更差。及时诊断与恰当抗生素治疗可显著降低与孕妇李斯特菌病有关的胎儿和新生儿并发症。

Allerberger F, Wagner M. Listeriosis: a resurgent foodborne infection. *Clin Microbiol Infect* 2010;16:16–23. PMID: 20002687.

Bennion JR, Sorvillo F, Wise ME, Krishna S, Mascola L. Decreasing listeriosis mortality in the United States, 1990–2005. *Clin Infect Dis* 2008;47:867–874. PMID: 18752441.

Centers for Disease Control and Prevention (CDC). Preliminary FoodNet data on the incidence of infection with pathogens transmitted commonly through food–10 states, 2009. *MMWR Morb Mortal Wkly Rep* 2010;59:418–422. PMID: 20395935.

Cunningham FG, Leveno KJ, Bloom SL, Hauth JC, Rouse DJ, Spong CY. Chapter 58: infectious diseases. In Cunningham FG, Leveno KJ, Bloom SL, Hauth JC, Rouse DJ, Spong CY (eds). *Williams Obstetrics*. 23rd ed. http://www.accessmedicine.com/content/aspx?aID=6049068. Accessed June 1, 2010.

Duff P, Sweet R, Edwards R. Maternal and fetal infections. In Creasy RK, Resnik R, Iams J, et al (eds). *Creasy and Resnik's Maternal-Fetal Medicine: Principles and Practice*. 6th ed. Philadelphia, PA: Saunders Elsevier; 2009:773.

Gelfand M. Epidemiology and pathogenesis of Listeria monocytogenes infection. In Sexton DJ, Edwards MS (eds). *UpToDate*. Waltham, MA: UpToDate; 2011. http://www.utdol.com. Accessed June 1, 2011.

Gekara NO, Zietara N, Geffers R, Weiss S. Listeria monocytogenes induces T cell receptor unresponsiveness through pore-forming toxin listeriolysin O. *J Infect Dis* 2010;202:1698–1707. PMID: 20961225.

Gelfand M. Clinical manifestations and diagnosis of Listeria monocytogenes infection. In Sexton DJ, Kaplan MD (eds). *UpToDate*. Waltham, MA: UpToDate; 2011. http://www.utdol.com. Accessed June 1, 2011.

Gottlieb SL, Newbern EC, Griffin PM, et al. Multistate outbreak of listeriosis linked to turkey deli meat and subsequent changes in US regulatory policy. *Clin Infect Dis* 2006;42:29–36. PMID: 16323088.

Jackson KA, Iwamoto M, Swerdlow D. Pregnancy-associated listeriosis. *Epidemiol Infect* 2010;138:1503–1509. PMID: 20158931.

Janakiraman V. Listeriosis in pregnancy: diagnosis, treatment, and prevention. *Rev Obstet Gynecol* 2008;1:179–185. PMID: 19173022.

Lamont RF, Sobel J, Mazaki-Tovi, S, et al. Listeriosis in human pregnancy: a systematic review. *J Perinat Med* 2011;39:227–236. PMID: 21517700.

MacDonald PD, Whitwam RE, Boggs JD, et al. Outbreak of listeriosis among Mexican immigrants as a result of consumption of illicitly produced Mexican-style cheese. *Clin Infect Dis* 2005;40:677–682. PMID: 15714422.

Mylonakis E, Paliou M, Hohmann EL, Calderwood SB, Wing EJ. Listeriosis during pregnancy: a case series and review of 222 cases. *Medicine (Baltimore)* 2002;81:260–269. PMID: 12169881.

（瞿全新 译）

第16章 胎儿生长不成比例

Jeannine Rahimian, MD, MBA

出生体重曾经作为早产儿（出生体重<2500g）或是过度成熟儿（又称巨大儿，出生体重>4500g）的诊断依据。由于出生体重除了诊断早产外，还能反映其他病理过程，因此修订了诊断标准。胎儿体重分布在两端者（可疑宫内生长受限或大于孕龄儿）围生儿不良结局的风险增加。现以超声测量胎儿腹围、头围（HC）等作为评估胎儿体重的规范化参数标准。

胎儿体重异常能评估胎儿生长发育或胎儿大小异常。估计出生体重≤同孕龄胎儿体重10个百分位者定义为宫内生长受限（IUGR），出生体重≥同孕龄胎儿体重90个百分位者定义为大于孕龄儿（LGA）。无论是IUGR还是LGA均增加了新生儿发病率及死亡率（表16-1和表16-2）。这两种生长方式无论在发病原因、鉴别诊断还是处理方式上均不同。

宫内生长受限

诊断要点

▶ 超声评估胎儿体重小于同孕龄胎儿10个百分位。

许多术语用来描述胎儿不成比例的生长矮小，胎儿宫内生长受限（IUGR）是指胎儿大小达不到正常生长趋势，估计胎儿体重（EFW）低于同孕龄胎儿体重第10百分位数。小于孕龄儿（SGA）是指新生儿出生体重小于同孕龄胎儿体重第10百分位数。

发病机制

大约70% EFW小于第10百分位数的胎儿属于先天性"健康小样儿"。因此用IUGR描述这样的胎儿是不确切的。区别正常及病理性胎儿生长是困难的，胎儿解剖正常、羊水量正常、生长方式正常者通常认为是天生的小，而不是IUGR。一些影响胎儿出生时体重的非病理性因素包括父母身高、产次、种族及胎儿性别。

根据病因，将妊娠IUGR进行分类，见表16-3。在未确认孕龄的情况下，对于胎儿体重达不到生长要求者，不能轻率诊断为IUGR。

与适龄儿（AGA）相比，IUGR胎儿身体构成发生改变（包括低体脂、低总蛋白、低全身DNA及RNA、低糖原及低自由脂肪酸），各个脏器重量及身体比例发生改变。近20%的IUGR新生儿是匀称减小型，各器官重量成比例降低。80%的新生儿为非匀称减小型。相对于肝脏及胸腺，脑组织减轻不明显。

根据原因及预后，许多学者将IUGR分为匀称型及非匀称型。匀称型IUGR为各脏器成比例缩小，这些新生儿可能存在内源性缺陷，导致其在孕早期胚胎细胞生长异常，新生儿常因脑细胞数量相对减少而大脑较小。虽然这可能是严重营养不良的早期结果，但更常见的原

表 16-1　与 IUGR 有关的并发症

母亲并发症
　基础疾病、子痫前期、早产、分娩、剖宫产分娩

胎儿并发症
　死产、缺氧、酸中毒、胎儿畸形

新生儿并发症
　低血糖、低钙血症、缺氧及酸中毒、低体温、胎粪吸入综合征、红细胞增多症、先天性畸形、新生儿猝死综合征

远期并发症
　低智商、学习及行为问题、主要神经性疾病（惊厥，脑瘫，智力缺陷）、高血压

表 16-2　大于孕龄儿妊娠并发症

母亲并发症
　剖宫产术、产后出血、肩难产、会阴创伤、阴道手术产

胎儿并发症
　死产、畸形、肩难产

新生儿并发症
　低 Apgar 评分、低血糖、产伤、低钙血症、红细胞增多症、黄疸、喂养困难

远期并发症
　肥胖、2 型糖尿病、神经系统或行为的问题

表 16-3　IUGR 妊娠病理分类

A. 胎儿胎盘原因

基因异常
　常染色体：13、18、21 三体综合征；环形染色体；染色体缺失；部分三体型；部分缺失
　性染色体：特纳综合征，多倍体（XXX，XYY）

神经管缺陷

骨骼发育不良：软骨发育不全，软骨营养障碍，成骨不全征

腹壁缺陷

其他罕见综合征

先天性感染
　病毒：巨细胞病毒、风疹病毒、疱疹、水痘-带状疱疹病毒
　原虫：弓形虫、疟原虫
　细菌：李斯特杆菌

胎盘异常：前置胎盘、胎盘梗死、羊膜绒毛膜炎、慢性局部胎盘早剥、胎盘畸形（帆状胎盘，球拍状胎盘，胎盘血管瘤，双胎输血综合征）

多胎妊娠

B. 母体因素

同时并存的母源性疾病：高血压、贫血[血红蛋白病，低血红蛋白（特别是<12g/dL）]、肾病（高血压、蛋白丢失）、营养失调[炎性肠道疾病（溃疡性结肠炎、局限性回肠炎），胰腺炎，肠道寄生虫]、发绀心肺疾病

药物/毒品滥用：酒精、吸烟、可卡因、海洛因、华法林、叶酸拮抗剂（甲氨蝶呤、氨基蝶呤）、抗痉挛药物

母体身材矮小

因是家族遗传病、感染或其他问题。新生儿胸腺通常较小，平均减小 25%，这可能是 IUGR 新生儿细胞免疫功能下降的原因。

非匀称型 IUGR 新生儿各脏器不成比例减小（腹围比头围更易受影响），非匀称型 IUGR 可能因为宫内缺乏相关物质，导致血流从次要器官如肾脏、肝脏向脑部及心脏等重要脏器重新分配。与 AGA 相比，非匀称型 IUGR 新生儿脑细胞数量无减少，而脑细胞体积减小，因此大脑重量减少不明显。脑部异常包括脑部髓鞘形成减少、糖以外的代谢物质利用率降低、蛋白质合成改变。在实验动物中，这些改变可能对小脑及脑干产生不利影响。当代谢物质缺乏发生在妊娠后半期时，不同成分缺乏尤为突出。妊娠早期代谢物质缺乏与脑组织减少及弥漫性脑组织生长迟缓有关。

尽管以上分类有助于疾病鉴别诊断及讨论，但不能以此作为判定胎儿成活能力和是否进行干预的依据。

许多病因与匀称型及非匀称型 IUGR 有关。

胎盘因素

先天性异常：在 IUGR 病因中，1/3 为家族遗传性疾病。IUGR 婴儿中 20%~60% 有染色体异常，IUGR 婴儿出现先天异常的危险是 10%。常染色体三倍体者更易发生 IUGR。最常见的三倍体畸形是 21 三体（唐氏综合征），活产率为 1.6/1000，其体重比同孕龄正常新生儿体重平均低 350g，IUGR 发生率为正常新生儿的 4 倍。在孕期最后 6 周，IUGR 胎儿体重降低更为明显。在染色体易位导致的唐氏综合征中，体重减轻情况与其相似，两者出生体重均出现中等程度减低。

第二种常见三倍体综合征是 18 三体综合征（Edwards 综合征），活产率为 1/6000~8000，其中 84% 新生儿是 IUGR。超声评估能提示相关异常，18 三体更易合并臀先露、羊水过多、胎儿神经管缺陷、内脏异常。18 三体新生儿出生体重较同孕龄正常新生儿出生体重平均低 1000g，18 三体胎盘重量较 13 三体、21 三体明显减轻。

13 三体活产率为 1/5000~10 000，其中 50% 新生儿为 IUGR。新生儿出生体重较同孕龄正常新生儿平均低 700~800g。

其他比较少见的常染色体异常，如环形染色体、染色体缺失及部分三倍体畸形均增加 IUGR 发生率。性染色体异常也与新生儿出生低体重有关。多个 X 染色体（>2）的新生儿出生体重较单个 X 染色体的新生儿体重平均低 200~300g。特纳综合征新生儿出生体重较正常新生儿出生体重平均低 400g。染色体镶嵌型特纳综合征对新生儿出生体重有中度影响。

与胎盘异常导致的胎儿发育迟缓相比，染色体异常导致发育迟缓发生时间要早。但是在临床上二者常同时发生，因此诊断 IUGR 时，孕龄不总是有临床价值。

神经管缺陷的胎儿常发生 IUGR，体重比正常组平均低 250g。即使考虑到缺失的脑组织及颅骨，在孕晚期出生的无脑儿畸形者平均体重较同孕龄正常新生儿平均体重低 1000g。一些畸形综合征增加 IUGR 发生率。软骨发育不全来源于父亲或母亲异常者，常导致新生儿出生体重降低，而因自发突变导致的软骨发育不全者，新生儿出生体重常正常。成骨发育障碍包括一系列疾病，均能导致 IUGR。

新生儿出生合并腹壁缺陷，特别是腹裂，其典型表现是 IUGR。

其他与 IUGR 有关的常染色体隐性综合征包括 Smith-Lemli-Opitz 综合征、Meckel 综合征、Robert 综合征、Donohue 综合征和 Seckel 综合征，这些综合征罕见，家族既往有相似孩子出生者更易进行产前诊断。新生儿肾脏异常，如肾脏发育不全（Potter 综合征）或完全性泌尿道梗阻者常合并 IUGR。

其他与 IUGR 发生率增加相关的先天性畸形是十二指肠闭锁及胰腺发育不全。

先天性感染：（更多有关先天性感染的讨论见第 15 章）在 IUGR 中，5%~10% 与慢性宫内感染有关（表 16-3）。目前人类认识的常见病原体是巨细胞病毒（CMV）。在美国所有新生儿中，0.5%~2% 能分离到 CMV，但出生时有明显临床感染症状者仅为 0.2~2/1000 例活产儿。胎盘感染活动期的典型表现为细胞溶解，随之出现炎症反应、纤维化及钙化。出生时有明显临床感染表现的新生儿易发生 IUGR。先天性感染的表现是非特异的，常包括中枢神经系统异常（例如小头畸形）、脉络膜视网膜炎、颅内（侧脑室）钙化、肺炎、肝脾肿大及血小板减少症。

先天性风疹病毒感染增加 IUGR 风险。妊娠早期感染对胎儿影响更明显，主要是微血管内皮损伤，导致胎儿心血管结构及中枢神经系统缺陷，例如小头畸形、失聪、青光眼及白内障。

水痘-带状疱疹病毒、流感病毒及脊髓灰质炎病毒也能导致 IUGR，但发生率较低。原虫感染表现为无痛性、慢性过程，同样可导致 IU-

GR。常见原虫为弓形虫，通常因进食生肉而感染。孕妇初次感染易影响胎儿。在美国，新生儿平均感染率为 1/1000，但是感染率很大程度上受区域和社会人口变化的影响。大约 20% 先天性弓形虫感染的新生儿发生 IUGR。疟原虫是另一种能导致 IUGR 的原虫。

尽管细菌感染在孕期常见且与早产有关，除慢性李斯特菌感染导致的单核细胞增多症外，与 IUGR 关系并不密切。分娩期感染的新生儿病情较重，通常易发生脑炎、肺炎、心肌炎，出现肝脾肿大、黄疸、皮肤出血点及淤斑。

胎盘因素：胎盘在胎儿正常生长中起重要作用。IUGR 胎儿胎盘重量较 AGA 胎盘重量轻，提示正常胎儿生长依赖胎盘大小及重量。几种胎盘异常与 IUGR 发生有关。

前置胎盘可能因为胎盘种植位点不利而增加 IUGR 发生率，完全性前置胎盘比部分前置胎盘更容易发生 IUGR。胎盘梗死因为胎盘功能交换区域减少而增加 IUGR 发生率。在妊娠各个时期，胎盘早剥及胎盘不同程度剥离对胎儿生长有不同影响。当胎盘早剥未导致胎儿死亡和早产时，可增加 IUGR 风险。胎盘或是脐带畸形，例如单脐动脉(UA)、帆状胎盘、轮廓胎盘、胎盘血管瘤、球拍样胎盘及双胎输血综合征也与 IUGR 发生相关。在 IUGR 者的胎盘组织学检查中，常发现慢性绒毛膜羊膜炎。子宫异常同样影响胎儿生长，主要原因为子宫血供不足。

多胎妊娠：长期以来，多认为多胎妊娠与早产有关，但是多胎妊娠者，其胎儿 IUGR 发生率增加 20%~30%，多为胎盘功能不全、双胎输血综合征、妊娠期高血压疾病或是其他异常的结果。胎儿生长与胎儿数及胎盘类型(单绒毛膜及双绒毛膜)直接相关。在多胎妊娠中，应连续行超声监测，评估胎儿体重。

母体因素

许多母体疾病与胎儿生长异常有关。分娩 1 个 IUGR 胎儿者，再次发生 IUGR 的风险增加，分娩 1 个或 2 个 IUGR 胎儿者，再次发生 IUGR 的风险分别增加 2~4 倍。

高血压：高血压是导致 IUGR 较常见的母源性并发症。血压升高导致螺旋小动脉血流灌注减少，降低胎盘与胎儿的氧气及营养运输，高血压疾病增加胎盘梗死发生风险。

药物：无论是毒品还是处方药均影响胎儿生长。很早以前已证实，饮酒影响胎儿生长。事实上，所有患胎儿酒精综合征者均存在生长受限表现。

在美国育龄妇女中，吸烟比酗酒更常见。在美国，吸烟导致 1/3 的 IUGR，是可以预见的发生 IUGR 的单一因素。吸烟孕妇 IUGR 发生风险增加 3~4 倍。出生时体重平均较同孕龄正常新生儿出生体重减轻 200g。孕妇每天吸烟数量与胎儿生长受限程度成正比。孕妇戒烟 7 个月后，其新生儿出生时体重比整个孕期均吸烟的孕妇新生儿出生体重增加。戒烟 16 周后，其新生儿发生 IUGR 的风险并不增加。

海洛因及可卡因增加 IUGR 发生风险。由于许多复杂变量存在，对于海洛因和可卡因与 IUGR 的确切因果关系很难确定。目前并未证实药物美沙酮与 IUGR 有关。

药物与 IUGR 有关，主要与药物致畸作用有关。华法林可导致子宫内出血，从而增加 IUGR 风险。叶酸拮抗剂增加自发流产、严重畸形及 IUGR 发生风险。

IUGR 更常见于服用免疫抑制剂的孕妇(例如环孢霉素、咪唑硫嘌呤、类固醇激素)，但是与控制母体本身潜在疾病相比，药物本身对胎儿生长影响相对较小。此外，β-受体阻断剂也与 IUGR 风险增加相关。

营养不良和吸收障碍：孕妇分娩期体重、孕前体重、孕期体重增加可影响 10% 的胎儿体重变化，增加新生儿出生体重低于 2500g 的风险。对第二次世界大战时圣彼得堡被围困期间孕妇分娩的婴儿调查显示，摄入量低于

1500kcal/d,显著影响胎儿出生体重。孕妇吸收不良者更易发生IUGR。比较常见的疾病是肠道炎症(溃疡性结肠炎及局限性回肠炎)、胰腺炎及肠道寄生虫。孕妇进食异常,例如易饿症及神经性厌食同样与IUGR有关。

血管疾病及缺氧:任何能够影响母体微血管灌注的疾病均与IUGR有关,包括胶原血管病、胰岛素依赖性糖尿病相关的微血管病变及子痫前期。肺部疾病或发绀性心脏病导致的慢性缺氧也能导致胎儿生长受限。

孕妇特征:身材矮小的孕妇通常由于生长潜能较低而导致新生儿身材矮小,这些孕妇及新生儿完全正常,身体健康,只是因为遗传原因而出现身材矮小。体重指数(PI)通常用来评估新生儿是先天性身材矮小,还是因为IUGR造成的身材矮小。PI计算公式如下:

$$PI=体重(g)\times 100/[身长(cm)]^3$$

非匀称型IUGR胎儿PI较低(身长较长,低体重,新生儿PI低于第10个百分位数),而正常小婴儿PI正常。

出生时为SGA者,其后代发生IUGR的风险增加2倍。

孕妇产次对胎儿出生体重有中度影响,第一胎分娩的新生儿易出现IUGR。随着分娩次数增加,这种趋势减弱,第三胎以后就不存在了。

胎儿性别:女婴出生体重较男婴平均低5%(150g),身长短2%(1cm)。因此,针对胎儿性别分别制定IUGR诊断标准更加准确。

预防

由于许多导致IUGR的因素是不可预防的,因此几乎没有有效的预防措施。但是有些预防措施是有益处的,例如戒烟、抗疟药物预防、蛋白平衡及补充能量。在美国,吸烟是唯一最常见的可预防IUGR的因素。在母源因素导致IUGR的讨论中,孕妇在妊娠7个月后戒烟所分娩的新生儿体重平均高于整个孕期吸烟孕妇所分娩的新生儿体重。如果在孕16周前戒烟,则几乎不增加IUGR发生风险。有限的数据显示,补充营养可增加平均出生体重,营养均衡可使营养不良及青春期妊娠者获益。孕妇应避免与风疹或巨噬细胞病毒感染者或携带者密切接触。育龄妇女在非孕期应监测其对风疹病毒免疫力。若为易感人群,则应在妊娠前接受免疫治疗。当前没有针对巨细胞病毒的疫苗。

在育龄妇女,如果临床怀疑为弓形虫感染者,则应筛查其对弓形虫的免疫力。如果有免疫力,则新生儿感染风险为零。如果是易感者,则应小心避免接触猫排泄物及未煮熟的肉类。如果弓形虫IgM抗体阳性,那么在弓形虫检测专家在区域参比实验室确定检查结果前,不建议采取任何措施。

治疗性药物不是引起IUGR的主要原因,但是在用药之前应权衡利弊。任何育龄女性在接受药物治疗或盆腔放射性检查前,均应询问是否可能妊娠。

导致IUGR的胎盘因素大多无法预防。在某些患者中,低剂量阿司匹林及双嘧达莫能增加前列环素产生,这些药物可能预防先天性胎盘-子宫功能不全。但是目前这些药物能否预防高危人群中因胎盘功能不全导致的IUGR,结果尚不明确。

表16-3中的母源性疾病的预防措施超出本章节范围,许多疾病的治疗能减少妊娠IUGR的发生。高血压的治疗,尤其在妊娠晚期,更能有效地增加出生体重。但是对于有高血压病史的孕妇,严格卧床休息及住院治疗对增加出生体重并无益处。尽管问题复杂,但对严重蛋白尿患者予以补充蛋白,可以增加胎盘蛋白转运量。纠正(任何原因)贫血能够增加对胎儿的氧气运输,促进胎儿生长。每日补充铁剂并不能改变临床结局。

治疗(任何原因的)吸收不良综合征,有望促进营养吸收,改善胎儿营养状况。必要时应治疗肠道炎性疾病,如有可能,最好在疾病静止期6个月后再妊娠。适当处理肠道寄生虫,妊娠前应行培养,证实为阴性后再妊娠。

临床表现

超声监测胎儿体重

超声检查确定胎儿体重小于孕龄第10个百分位者即可诊断IUGR。有发生IUGR风险者,应在妊娠早期接受超声检查。产前检查中要特别关注妊娠情况(月经史、相关检查、妊娠生化检测、胎动及超声检查)。在孕妇IUGR者,如果未确定危险因素,则其预后更差。在一些孕妇中,IUGR的第一个表现可能是临床检查时发现宫高滞后。如果宫高较实际孕周相差2cm以上,则应行超声检查,评估胎儿体重及羊水量。仔细测量宫高对评估IUGR的敏感性为46%~86%。

孕早期超声检查估算预产期(EDC)准确性较高,有时能够鉴别导致IUGR的遗传性或先天性病因。连续超声检查对监测胎儿生长、排除异常有重要作用。由于不能直接测量胎儿重量,因此产前诊断IUGR是不准确的,必须通过直接测量参数进行计算。通过体重计算公式推算体重,误差率为10%~20%。根据妊娠不同时期,选择最有效的生物测量参数。妊娠早期,头臀长是最好的测量参数。妊娠中期,双顶径(BPD)及头围比较准确,其中双顶径误差范围为7~11天,头围误差范围在3~5天。妊娠晚期,测量头围可有效确定孕龄,而孕晚期随着胎头形状改变,双顶径测量失去了准确性。腹围是评估IUGR最为准确的因素。胎儿腹围反应胎儿皮下脂肪量、肝脏体积及胎儿营养状况。腹围低于第5个百分位数时,更易发生酸中毒及低氧血症。

股骨长度对评估IUGR没有明显作用,但是能够确定骨骼发育不全。由于IUGR诊断依据出生体重及孕龄标准,因此与体重计算公式相比,超声评估胎儿体重更准确。

不同种族胎儿有不同生长模式,1960年Battaglia和Lubchenco描述的生长曲线不能反映不同种族的出生体重。现在的生长曲线不能反映近30年出生体重平均增长趋势。不同种族生长模式间的差异需要特定图表进行描述。

鉴别诊断

如果临床检查宫高数值低,则需考虑羊水过少或预产期推算错误(实际孕龄更小)。超声检查有助于鉴别诊断。

并发症

许多母源性或围产期并发症与IUGR有关(表16-1),更可能存在潜在的孕产妇疾病(表16-3),这些孕产妇需要更加严密的产前检查。早产及子痫前期更常见。任何孕龄的IUGR胎儿均对分娩耐受能力差,因此手术产率增加。

低出生体重儿围产期发病率及死亡率明显增高,围产儿死亡率与新生儿出生体重成反比。胎龄相同者,IUGR新生儿死亡率要比AGA高。而在相同体重情况下,IUGR新生儿与AGA新生儿预后相差不大。出生体重小于或是等于第三个百分位数的新生儿发病率及死亡率尤其高。死亡率增高主要是因为生长受限,同时母源性因素(例如高血压控制)的严重程度和进展对其也有影响。随着胎儿监测的进展,与IUGR有关的围产期死亡率下降到AGA人群的2~3倍。在过去的10年中,更加关注将围产期IUGR胎儿的并发症降到最低。随着产前监护与新生儿护理的持续改进,目前许多中心IUGR围产期死亡率是AGA人群的1.5~2倍。但是,由于致命的变异和严重的先天性感染持续发生,在不久的将来,围产期IUGR胎儿死亡率不可能达到AGA人群水平。

IUGR 胎儿有宫内并发症的风险，包括低氧血症与代谢性酸中毒，这些并发症可以发生在孕期任何时候，而在分娩时更易发生。高达50%的生长受限胎儿表现为胎心率异常，多为变异性减速。妊娠期需氧量增加，妊娠晚期需氧量快速增加而引起缺氧。如果胎儿供氧不充足，则会出现缺氧和继发的代谢性酸中毒。如果这种情况未被监测或治疗，将导致糖原和脂肪存储降低，终末器官缺血受损，羊水粪染，羊水过少，最终导致重要器官损伤，胎死宫内。

IUGR 新生儿的并发症发生风险较高，包括胎粪吸入综合征、低 Apgar 评分、脐动脉血 pH 值<7.0、新生儿需要产房内气管插管、惊厥、败血症、红细胞增多症、低血糖、低钙血症、体温不稳定、窒息及新生儿死亡。所有 IUGR 新生儿均需要产后全面评估先天畸形情况。

治疗

对怀疑存在生长受限的胎儿初始评估包括：

- 评估胎儿其他危害的证据，根据孕龄，可选择行生物物理评分及多普勒超声监测脐带及胎儿血管(详见下文)。
- 超声检测胎儿详细的解剖结构。
- 详细追溯孕妇近期感染、药品毒物接触的证据、与 IUGR 有关的孕妇疾病，例如妊娠高血压和以前是否分娩过 IUGR 胎儿。
- 查体及实验室检查，搜集子痫前期的证据。
- 怀疑近期有感染的孕妇要做病毒和寄生虫的血清学检测。

对有遗传性及获得性血栓形成倾向的孕妇进行评估的作用仍有争议。目前没有证据表明孕妇血栓性疾病倾向与 IUGR 发生有关，即使有关，相关性也较小。

妊娠晚期之前出现的 IUGR 或可疑严重生长受限者(如胎儿体重小于第3个百分位)，应经羊膜腔穿刺行胎儿染色体核型分析。如果发现胎儿结构畸形或羊水过多也应行羊膜腔穿刺检测染色体核型，羊膜腔穿刺也可用来评估胎儿肺成熟度。

IUGR 处理的前提是精确诊断。根据病史、体格检查及超声检测，准确诊断 IUGR 仍有困难，有些 IUGR 胎儿未能确诊。相反，一些怀疑生长受限的胎儿出生体重正常或为正常小样儿。

对于吸烟、饮酒及吸食毒品的孕妇应劝其戒掉。对可疑发生 IUGR 的孕妇，通常建议卧床休息，但是没有明显的证据提示，卧床休息能改善预后或是增加胎儿出生体重。孕妇侧卧位能增加子宫血流，对非匀称型 IUGR 有益，但是没有足够的证据支持这一理论。

IUGR 胎儿发生产前、产时异常的风险增高，因此应密切观察。胎儿监护的目的是发现酸中毒引起的死产和新生儿死亡的高风险胎儿，使其从早产中获益。目前尚无最好的方法监测可疑的 IUGR 胎儿，常用方法是超声生物物理学评分和脐带、胎儿血管多普勒检测。

- 生物物理学评分(BBP)用于监测胎儿健康。生物物理评分正常者，1周内发生胎儿窒息的风险极低(1/1000)。羊水量也是常见的生物物理学检测指标，羊水量减少与 IUGR 有关，可能与胎儿肾脏血流灌注减少进而尿生成减少有关。羊水过少是指最大羊水池垂直深度<2cm 或羊水指数<5cm。在 IUGR 中可见羊水过少，但羊水指数正常者不能排除 IUGR 的诊断。
- 多普勒测定脐动脉(UA)流速可用来评估围产期不良结局，指导胎儿监护强度。胎盘阻力增加造成胎盘循环功能不全，降低母胎之间氧气转运。胎盘阻力增加表现在由于脐动脉下游阻力增加而导致脐动脉上游血流速度减慢。在代偿期，脐动脉舒张期流速减慢或消失，脐动脉舒张期反流提示严重的缺氧及酸中毒。虽然未证实多普勒测定胎儿脐动脉血流速度在普通人群筛查中的意义，但是目前已推荐将该方法作为筛查已确诊的 IUGR 胎儿的主要方法。多普勒血流频谱监测,特别是收缩期与舒张期比率(S/D)有助于减少不必要的产前干预,提高 IUGR 胎儿预后(包括减少围产期死亡风险)。近期研究表明,经过多普勒血流频谱监测可疑 IUGR 胎儿,脐动脉流速正常者无代谢性酸中毒。这项结果表明,产前对羊水指数和脐动脉 S/D 正常的胎儿进行严格产前监测并无意义。脐动脉血流异常增加剖宫产及手术产风险。

- 可疑 IUGR 胎儿,异常大脑中动脉(MCA)多普勒监测及脐动脉 S/D 比值与低孕龄儿、低出生体重及低脐动脉 pH 值密切相关。校正孕龄后,平均出生体重、分娩时间、需要紧急分娩、胎儿窘迫的发生均与多普勒异常的严重程度相关。大脑中动脉/脐动脉比率异常(大脑中动脉搏动指数与脐动脉搏动指数比)与围产期发病率及死亡率升高密切相关。新生儿呼吸窘迫综合征及新生儿颅内出血与多普勒异常血流监测结果无关。

- 其他胎儿血管多普勒监测,如降主动脉、下腔静脉及静脉导管也显示与胎儿酸中毒及死亡风险有关。

胎儿怀疑 IUGR 者,除了计数胎动外,推荐每周进行 1 或 2 次生物物理评分及多普勒脐动脉检查。脐动脉血流明显异常者,可行胎儿大脑中动脉及胎儿静脉,包括静脉导管的多普勒检查,以进一步证实。

建议至少每 3~4 周行超声监测,评估胎儿生长状况,包括双顶径、头围、腹围及股骨长,特别是可疑非对称性 IUGR 者。非对称性 IUGR 较为敏感的指数是腹围,股骨长与腹围比值是孕龄非依赖性的(正常值 0.20~0.24),非对称性 IUGR 比值>0.24。

每个 IUGR 孕妇均应独立评估最佳分娩时间(胎儿在宫外较宫内更安全的时间点),适宜的分娩时机为监测提示胎儿成熟、出现胎儿异常或妊娠达 37~38 周(此时继续宫内妊娠对 IUGR 胎儿无益处)。IUGR 是否可促进胎肺成熟仍有争议。目前推荐,与其他妊娠一样,妊娠 34 周前分娩的 IUGR,应给予糖皮质激素促进胎肺成熟。

IUGR 孕妇分娩期风险增高,应尽可能在有经验的产科、麻醉及新生儿监护条件的医疗中心分娩。必要时需行剖宫产术,术中可能出现羊水粪染及胎儿窘迫。

分娩方式必须个体化,监护提示胎儿异常、胎位异常或预期顺产会有阴道损伤风险者,均需行剖宫产术。

即便近期产前检查结果正常,所有产妇仍须在分娩过程中持续行电子胎心监护,脐血血气分析同样重要。50%宫内发育迟缓新生儿存在代谢性酸中毒。麻醉用量宜最小化,连续硬膜外麻醉较安全。必须避免产妇发生低血压及低血容量。

预后

IUGR 对产妇并没有生命危险,但是潜在性母源疾病(高血压、肾病等)可增加产妇发病率及死亡率。与分娩正常体重新生儿的产妇相比,多数 IUGR 产妇需长期严密随访。

低出生体重儿有较高的发病率及死亡率。短期并发疾病包括体温调节异常、低血糖、红细胞增多症及免疫调节异常。新生儿死亡研究显示:当新生儿体重等于或小于第 3 个百分位数时,新生儿死亡率、5 分钟 Apgar 评分小于 3 分、脐动脉 pH 值<7.0、出生第 1 天发生抽搐、新生儿插管等情况明显增加。

国家关于 IUGR 新生儿远期预后的调查资料显示,出生后 6 个月,婴儿体重可赶上 AGA 儿。与 AGA 儿相比,IUGR 婴儿易出现身材矮小、体重轻、头围小。

与 AGA 相比,IUGR 新生儿发生神经功能异常及智力缺陷几率较高。IUGR 儿 IQ 低、学习和行为障碍发生率高。严重的智力低下、脑瘫及癫痫等神经功能缺陷在 IUGR 儿中更常见。IUGR 新生儿突然死亡综合征(SIDS)发生率增加,在所有 SIDS 病例中占 30%。IUGR 新生儿成人后易发生缺血性心脏病及相关疾病,包括高血压、中风、糖尿病及高胆固醇血症。

Alfirevic Z, Stampalija T, Gyte GM. Fetal and umbilical Doppler ultrasound in high risk pregnancies. *Cochrane Database Syst Rev* 2010;1:CD007529. PMID: 20091637.

American College of Obstetricians and Gynecologists. *Clinical Management Guidelines: Intrauterine Growth Restriction. ACOG Practice Bulletin No. 12.* Washington, DC: American College of Obstetricians and Gynecologists; 2010.

Baschat AA, Galan HL, Bhide A, et al. Doppler and biophysical assessment in growth restricted fetuses: Distribution of test results. *Ultrasound Obstet Gynecol* 2006;27:41. PMID: 16323151.

Berghella V. Prevention of recurrent fetal growth restriction. *Obstet Gynecol* 2007;110:904. PMID: 17906027.

Lunde A, Melve KK, Gjessing HK, et al. Genetic and environmental influences on birth weight, birth length, head circumference, and gestational age by use of population based parent offspring date. *Am J Epidemiol* 2007;165:734. PMID: 17311798.

Zhang J, Merialdi M, Platt LD, et al. Defining normal and abnormal fetal growth: Promises and challenges. *Am J Obstet Gynecol* 2010;202:522. PMID: 20074690.

大于孕龄儿

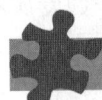
诊断要点

- 超声评估EFW超过适龄儿第90百分位数。
- 巨大儿是出生体重大于4500g的大于孕龄儿。

大于孕龄儿(LGA)的概念参考 IUGR (LGA=出生体重较正常新生儿超重10%),但是与 IUGR 相比,LGA 产妇及胎儿并发症较少,因此实际上并未引起充分的重视。胎儿体重超过同孕龄儿第90百分位数即可诊断为大于孕龄儿。巨大儿是指任何孕龄体重大于4500g 的胎儿,这样的胎儿都大于第95百分位数,为特殊类型的 LGA。出生体重 4000~4500g 的胎儿,其发病率较同孕龄正常体重新生儿增高。新生儿体重大于 4500g 者,其发病率大幅升高。有许多关于巨大儿的报道及研究,但有关大于孕龄儿的资料极少。因此这一节重点讨论巨大儿,附加讨论 LGA。

发病机制

为了保证供给胎儿足够的葡萄糖,妊娠期孕妇发生很多内分泌变化。在中孕期,胎盘催乳素、游离和总皮质醇分泌、催乳素增多,产生中度胰岛素抵抗,导致餐后高胰岛素血症。不能形成高胰岛素血症反应者,则发生高血糖症(例如妊娠期糖尿病)。葡萄糖经过易化扩散通过胎盘,继发胎儿高血糖症,进而促进胎儿胰岛素分泌增多,葡萄糖细胞内转移,导致巨大儿。

表16-4中依次为易发生 LGA 的因素,与 IUGR 诊断相同,LGA 诊断同样依赖于确切的胎龄。

孕妇糖尿病

孕妇糖尿病,无论是妊娠期糖尿病、化学性糖尿病还是胰岛素依赖型糖尿病,均与巨大儿有关。"Pedersen 假说"揭示了巨大儿的发病机制,即孕期血糖控制不佳的结果。早期研究显示,严格控制胰岛素依赖型糖尿病孕妇血糖水平能防止巨大儿发生,但是近期研究发现,问题不是这么简单,巨大儿与脐带血中来自母亲的获得性胰岛素免疫球蛋白 IgG 抗体浓度和(或)血清游离脂肪酸、甘油三酯、氨基酸丙氨酸、丝氨酸和异亮氨酸水平增高关系密切。妊娠前糖尿病及妊娠期糖尿病孕妇脐带血表皮生长因子浓度明显高于正常妊娠孕妇。

血清瘦素水平与新生儿出生体重显著相

表16-4 易致巨大儿或 LGA 妊娠的因素

母亲因素
　糖尿病(妊娠期糖尿病、化学性或是胰岛素依赖性糖尿病),肥胖,过期妊娠,多产,高龄产妇,既往产 LGA,体型高大

胎儿因素
　遗传性或先天性疾病,性别因素

关,提示血清瘦素水平与巨大儿身体脂肪组织数量有直接关系。

孕妇肥胖

孕妇肥胖者巨大儿发生风险增加3~4倍。孕妇肥胖可单独增加巨大儿发生风险,与孕妇其他并发症(妊娠期或妊娠前糖尿病)无关。

过期妊娠

过期妊娠更可能导致巨大儿,可能与持续供给胎儿营养物质及氧有关。

基因或先天性缺陷

一些基因和先天性综合征与巨大儿发生率增高有关。Beckwith Wiedemann综合征常因胰岛细胞增生(胰岛细胞增殖症)而导致巨大儿。受累婴儿通常表现为低血糖、巨舌及脐疝,也可伴发肠扭转不良及内脏肥大。通常散发,但在少数家庭中可出现其他遗传病类型。其他罕见综合征包括Weaver综合征、Sotos综合征、Nevo综合征、Ruvalcaba-Myhre综合征、Marshall综合征、Carpenter综合征和脆性X染色体综合征等均与LGA儿发生率增高有关。

天生的大胎儿

可疑LGA儿也可能是天生的单纯由遗传因素所致,身材高大的孕妇更易分娩巨大儿,与孕妇体重相比,孕妇身高对新生儿出生体重的影响更大。男婴更易发生LGA,因为在妊娠晚期任何相同孕周的男婴平均体重均较女婴重150g。连续随访发现,巨大儿中男婴发生比例为60%~65%。一项近期研究显示,男婴发生巨大儿的概率是女婴的2倍。

孕妇体重增加

妊娠期孕妇体重过度增加与巨大儿发生有关。若体重增加超过40磅(≈18kg),则巨大儿发生比率增加3.3倍。

预防

巨大儿及巨大儿并发症的预防依赖于早期发现危险因素,危险因素包括多产、高龄产妇及既往分娩过巨大儿的产妇。限定胎龄及胎儿性别后,在连续妊娠中,平均出生体重增加,至第五次妊娠时,出生体重增长80~120g。多产可能常常与其他危险因素(如肥胖、糖尿病)并存,因此是混杂变量。高龄产妇增加新生儿出生体重。与多产危险因素一样,高龄产妇常与肥胖、糖尿病等危险因素并存。

表16-4中所涉及的具有危险因素的产妇应予以关注,超声监测胎儿大小和体重,以评估是否为巨大儿。

妊娠期糖尿病或妊娠前糖尿病者,充分控制血糖水平有助于预防巨大儿,但是即使代谢水平控制良好者,其新生儿仍有可能出现并发症。无论是否有效控制血糖,妊娠前体重及孕期体重增加程度均是巨大儿的重要指征。控制餐后血糖水平,能在总体上减少巨大儿及并发症的发生率。研究显示,糖尿病孕妇监测餐后1小时血糖,其巨大儿发生风险下降到接近正常妊娠水平,餐后1小时血糖水平与胎儿腹围直接相关。糖尿病孕妇餐后1小时血糖水平控制在104mg/dL以下者,其发生巨大儿的风险与非糖尿病孕妇相似。详见第31章糖尿病与妊娠部分。

孕妇进行规律的有氧运动,其新生儿平均出生体重略低于一般人群,而且无明显不良副作用。迄今为止,尚无有效证据显示,锻炼能减少LGA高危孕妇新生儿的出生体重。

临床表现

巨大儿最早出现的体征是宫高超过同孕龄标准差(>3cm)。超声测量评估胎儿体重(通过测量头围、双顶径、腹围及股骨长)超过4500g者即可诊断为巨大儿。但是,超声推算的胎儿体重并不准确。目前有超过30个不同的推算胎儿体重的公式,但都不是很准确。即使是经验丰富的超声医师,其测量评估胎儿体重出现的误差也能达到10%~20%。一项回顾性资料分析显示，超声诊断巨大儿的敏感性为24%~88%，特异性为60%~98%。根据超声诊断的误差幅度，如果预测新生儿体重为4000g的90%可信区间，超声下推算胎儿体重至少为4750g。妊娠期糖尿病者，诊断巨大儿的最好指标是测量腹围。孕妇腹围超过第70个百分位者，分娩LGA儿的可能性增高。超声不能准确评估胎儿身体比例及肩宽。

鉴别诊断

如果临床检查发现宫高增长，除了考虑巨大儿或LGA，还应与羊水过多、胎儿结构畸形（骶尾畸胎瘤）、未诊断的多胎妊娠相鉴别。超声检查有助于鉴别诊断。

并发症

巨大儿可增加母儿并发症（表16-2）。多数巨大儿因阴道试产失败而需剖宫产终止妊娠。与新生儿出生体重正常者相比，分娩巨大儿的初产妇发生产程延长、产后出血、阴道手术助产及剖宫产等风险增加，而且分娩巨大儿的初产妇与分娩巨大儿的经产妇相比，以上并发症的发生率增高。由胎儿电子监护诊断的巨大儿胎儿窘迫发生率并无明显增加。

经阴道分娩的巨大儿中，肩难产发生率为5%~24%。肩难产不仅与新生儿体重有关，而且与新生儿胸围及头围增大有关。肩难产还与分娩巨大儿的产妇身高有关，但相关性不是很清楚。肩难产巨大儿中，10%~15%发生臂丛神经损伤，面神经损伤、肱骨及锁骨骨折也较常见。

巨大儿经阴道分娩者，其臂丛神经损伤风险是0.3%~4%。新生儿出生体重超过4000g者，肩难产伴发臂丛神经损伤发生率为7%，其中14%合并妊娠期糖尿病，糖尿病孕妇胎儿腹部肥胖使产伤的发生风险加倍。糖尿病孕妇中，超声测量胎儿躯体不对称性（腹围与双顶径比值）与肩难产的发生及严重程度有关。除了巨大儿，肩难产的危险因素包括：前次分娩过程中发生肩难产及糖尿病孕妇（与非糖尿病孕妇相比，风险增加3~4倍）。按胎儿大小评价，相对较低的危险因素包括既往分娩过体重较大的新生儿或孕期孕妇体重增加明显。无论是经产妇还是初产妇，巨大儿肩难产发生风险相似。

巨大儿经阴道分娩易增加会阴损伤，并且增加肩难产及阴道手术分娩的风险。经阴道分娩巨大儿者，会阴Ⅲ~Ⅳ度裂伤的发生风险增加5倍。

尽管妊娠期糖尿病及过期妊娠易发生巨大儿，但无明显证据显示巨大儿或LGA儿易诱发孕妇妊娠期糖尿病及过期妊娠。

巨大儿较正常体重胎儿死产发生率增加。由于过期妊娠及妊娠合并糖尿病孕妇增加，即使进行胎儿监测，但是巨大儿死产依然持续存在。众所周知，在糖尿病有效控制的孕妇，其巨大儿死产率增加，但是原因不清楚。此外，产前体重过重是原因不明死产的独立危险因素。事实上，即使控制孕妇年龄、糖尿病及高血压，巨大儿仍与不明原因的胎儿死亡密切相关。

巨大儿并发症多与孕妇糖尿病有关，或出现产伤，还包括低Apgar评分、低血糖、低血钙、红细胞增多症、黄疸、喂养困难等。LGA儿有核红细胞绝对值增高、淋巴细胞数及红细胞比容增加。无论非糖尿病孕妇、胰岛素依赖型糖尿病孕妇，还是非胰岛素依赖型糖尿病孕妇，所有LGA儿均有这些异常血液学表现，提示由于胎盘氧消耗量增加、胎儿氧运输减少，导致胎儿慢性宫内缺氧，造成代偿性红细胞增加。

糖尿病孕妇分娩的LGA儿心间隔肥厚发生率增加。

治疗

无证据显示，可疑巨大儿者引产能降低肩难产的发生风险，未证实剖宫产能减少巨大儿产时并发症。

有些关于巨大儿的文献综述建议，估算胎儿体重≥5000g（或妊娠期糖尿病孕妇估计胎儿体重≥4500g）者应常规行剖宫产术。这项建议部分依赖于表16-2所给予的数据，部分依赖于人体测量学研究，认为非常巨大儿的双肩周径明显大于头围。目前，根据超声推算胎儿体重受其敏感性及特异性的限制，因此分娩方式选择部分依赖于临床，尤其是肥胖、妊娠期糖尿病或过期妊娠者，分娩方式的选择同样应该考虑孕妇年龄及其意愿。

分娩期需要密切观察产程图，避免过多干预，以免增加阴道分娩的损伤。虽然一些数据不一致，但是有研究发现，分娩活跃期延长很可能与肩难产有关。密切观察产程能及早发现肩难产发生的危险因素，负压吸引辅助阴道分娩增加肩难产的发生风险。如果胎儿体重估计超过4000g，当出现第二产程延长时，应避免进行负压吸引。通常情况下，选择负压吸引应慎重。因此，可疑巨大儿或LGA儿者，需要在有产科、儿科和麻醉监护的条件下分娩。建立大的静脉通道，积极备血，确保随时能行剖宫产术来终止妊娠。

预后

在既往分娩过LGA儿的孕妇，应告知再次分娩LGA儿的风险会增加2.5~4倍。这样的孕妇在孕前应该筛查化学性或胰岛素依赖型糖尿病。即使筛查结果为阴性，也应该在随后的妊娠中严密随访，以排除妊娠期糖尿病。

肥胖妇女在计划妊娠前应鼓励降低体重。任何分娩过LGA儿的妇女再次妊娠均应尽早检查，尽早确定预产期，从而减少将来发生过期妊娠的可能性。既往曾经分娩过潜在遗传性或先天性缺陷的LGA儿者，应进行遗传咨询，评估再次发生的风险和产前诊断的可行性。

除了前面提到的新生儿并发症，妊娠期糖尿病或妊娠前患糖尿病者，其新生儿将来发生肥胖、2型糖尿病或两者均发生的风险明显增加。有并发症的新生儿继发神经功能异常或行为异常的风险增加。

American College of Obstetricians and Gynecologists. *Clinical Management Guidelines: Fetal Macrosomia. ACOG Practice Bulletin No. 22.* Washington, DC: American College of Obstetricians and Gynecologists; 2010.

（姚爱琳 译）

第17章 多胎妊娠

Melissa C. Bush, MD
Martin L. Pernoll, MD

诊断要点

▶ 近几十年，多胎妊娠发生率已显著增高，主要原因为诱导排卵、超排卵和辅助生殖技术（ART）的应用，如体外受精（IVF）。

▶ 与单胎妊娠相比，双胎妊娠更容易并发高血压、妊娠期糖尿病、贫血、早产、产前和产后出血及孕妇死亡。

▶ 由于染色体异常、早产、结构异常、缺氧和创伤等原因，双胎妊娠围产儿死亡率是单胎妊娠的3~4倍，而三胞胎的死亡率更高。

▶ 易发生双胎输血综合征，特别是单卵双胎。

发病机制

在美国，1980~2004年间，双胎率上升了101%。1980年双胎妊娠68 339例，而2006年双胎妊娠137 085例。目前，多胎妊娠占所有妊娠的3%，应用辅助生殖技术（ART）分娩的双胎占25%~30%。多胎妊娠增加对孕妇与新生儿有显著影响。在有些病例中，费用增高得令人难以置信，其中包括ART费用、妊娠检查、分娩、新生儿护理等，可达数十万美元。多胎妊娠孕妇患病率和病死率较单胎孕妇明显增高。与单胎妊娠相比，多胎妊娠更易并发高血压、妊娠期糖尿病、贫血、早产、产前和产后出血及孕妇死亡。妊娠12周前，超声检查可准确发现多胎妊娠，发生率是3.29%~5.39%。但多胎妊娠中20%以上出现一个或多个胚胎自发消失（双胎消失症），虽然可导致阴道出血，但是幸存的胚胎预后良好。

双胎妊娠中约2/3最终分娩单胎，另一个胚胎可因出血而流产、妊娠10周内吸收或残留成为纸样儿。纸样儿是指较小、萎缩、木乃伊样的胎儿，通常在发育良好的新生儿分娩时被发现。发生率为1例/17 000~20 000例自然妊娠，是多胎妊娠减胎的结果，其原因是双胎之一死亡、羊水减少或被存活胎儿压迫、吸收。

双胎可能是单卵双胎，也可能是双卵双胎，多胎可能两者都有。

单卵多胎妊娠

单卵双胎是单个受精卵分裂成两个独立个体。在所有种族中，单卵双胎发生率为4~5例/1000次妊娠。在所有人群中，单卵双胎发生率较稳定，不受遗传、孕妇年龄或其他因素影响。单卵双胎性别相同，而发育存在差异，这取决于种植前分裂的时间。正常单卵双胎有同样的身体特征（如皮肤、毛发和眼睛颜色、体型）和遗传特征（血液特征：ABO、M、N、结合珠蛋白、血清型、组织相容蛋白基因），他们互为镜像（一个是左撇子，另一个是右撇子等），但指纹不同。

"单卵双胎"的悖论是他们也许完全不同。有时非常早的分裂伴同时发生的染色体错误会导致异核型的单卵双胎，一个是唐氏综合征,另一个完全正常。此外,单卵双胎的胎儿结构异常也许并不一致。

单卵三胞胎是单卵的重复孪生结果(也叫超孪生)。相反,三卵三胞胎由同时排出的三个卵子分别受精发育而成。三胞胎也可以是2个卵子孪生而来,或4个胚胎其中一个消失。四胞胎可以是单卵,也可以是双卵或四卵(可以由1~4个卵获得)。

单羊膜腔双胎是单卵双胎中最少见的形式,发生率约为1:10 000次妊娠(单卵妊娠的1%~5%)。围生儿死亡率较其他单卵双胎明显增高(23%),主要是由于缺少羊膜相隔而造成脐带缠绕。

胎盘和脐带:单卵双胎的胎盘和胎膜有差异(图17-1),取决于胚盘初始分裂的时间,变化如下:

1.在桑葚期前分裂(3天),滋养层分化形成独立或融合的胎盘、2个绒毛膜、2个羊膜(双绒毛膜/双羊膜)。(这个过程大致与双卵双胎相似,几乎占单卵双胎的1/3)。因双绒毛膜双胎并发症很低,有重要临床意义。

2.在滋养层分化后、羊膜形成前(4~8天)分裂产生单个胎盘、共同绒毛膜和2个羊膜(单绒毛膜/双羊膜)(约占单卵双胎的2/3)。

3.羊膜分化以后再分裂(8~13天),导致单胎盘、1个(共同)绒毛膜和1个(共同)羊膜(单绒毛膜/单羊膜)的情况很少见。

4.15天以后分裂可能造成不完全的双胎,在这个时间(13~15天)之前分裂可能导致联体双胎。

分娩时必须检查双胎之间胎盘的T形膜状分隔或分隔膜,确定双胎类型(图17-2)。单绒毛膜双羊膜双胎仅由两个羊膜组成透明间隔(<2mm)(无绒毛膜及蜕膜)。双绒毛膜双羊膜双胎常有一个不透明(厚)隔,由2个绒毛膜及2个羊膜及中间蜕膜组成。

单绒毛膜胎盘可以通过将羊膜分开见到共同的胎盘上仅有一个绒毛膜来鉴别。事实上,在每个单绒毛膜胎盘上,都可以通过仔细解剖和注射来鉴别胎盘2个部分的血管交通。相反,双绒毛膜胎盘(双卵双胎)在胎儿血管之间很少有吻合。所有双胎胎盘都应送病理检查,以确定绒毛膜性质。

在单绒毛膜胎盘,检查胎盘和胎膜可确定双胎卵型,这种情况总是单卵双胎。总之,双胎中几乎1%是单羊膜,这些也是单卵双胎。确定卵型对以后生活中可能遇到的双胎间器官移植有重要临床意义,与评估产科风险同样重要。单卵双胎性别表型不一致者较罕见,如其中一胎为特纳综合征,表现为女性(45,XO),而另一个却是男性(46,XY)。

由于胎盘血管的问题,单绒毛膜胎盘与更多疾病过程有关。胎盘循环在某一部位(边缘嵌插、部分梗死或变薄)不平衡,可导致双胎间生长发育不一致。由于单绒毛膜胎盘存在血管吻合,因此胸廓内注射氯化钾进行标准多胎减胎术只能用于双绒毛膜胎盘。

单绒毛膜胎盘最严重的问题是血液局部分流,也被称为双胎间输血综合征。在单绒毛膜双胎妊娠中,其发生率约为15%,而且在胚胎早期,即存在这种血管吻合。这种血液交通存在于动脉间、静脉间或二者兼有,其中动静脉间的交通是迄今为止最严重的,最可能引起双胎间输血。在失代偿的病例中,两个胎儿尽管基因相同,但大小和外貌上截然不同。受

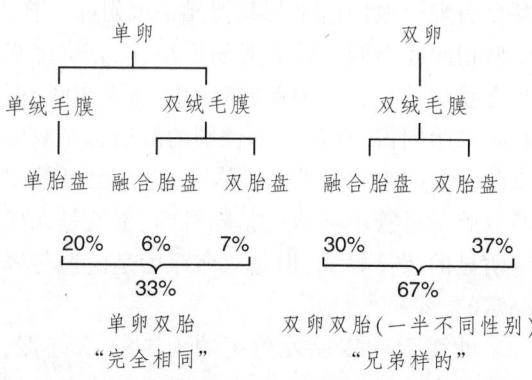

图17-1 双胎的不同胎盘。(Reproduced, with permission, from Benson RC. *Handbook of Obstetrics & Gynecology*. 8th ed. Los Altos, CA: Lange; 1983.)

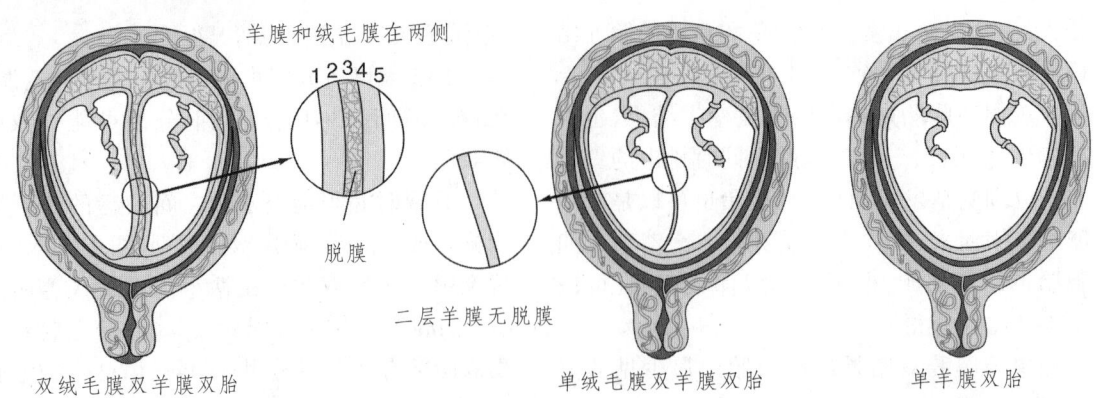

图17-2 双胎的绒毛膜和羊膜。(Reproduced, with permission, from Benson RC. *Handbook of Obstetrics & Gynecdogy*. 8th ed. Los Altos, CA: Lange; 1983.)

血胎儿血循环量增多,出现水肿、高血压,可能出现腹水,核黄疸,心脏、肝脏和肾脏增大(肾小球肾小管肥大)。由于胎儿多尿,导致羊水增多。虽然外观非常红润,表现非常健康,但受血胎儿可以在出生后24小时因高血容量心脏衰竭而死亡。供血胎儿瘦小、苍白、脱水(因生长受限、营养不良、低血容量),出现羊水减少。因将血慢性供给另一个胎儿,供血胎儿可出现严重贫血,并可导致胎儿水肿和心衰。

在双胎中,脐带帆状附着发生率约为7%,而在单胎中仅为1%。同时严重的血管前置发生率也相应增加。单卵双胎中,2个血管脐带(单脐动脉)发生率是单胎的4~5倍。

单绒毛膜单羊膜双胎(占双胎1%)因脐带缠绕使胎儿-胎盘血流不畅,双胎均能成活者不足90%。其他常见并发症有占单羊膜双胎26%的先天异常及主要因双胎输血综合征而导致的体重不一致。有些学者主张为了避免脐带意外引起的子宫内死亡,可在妊娠32~34周有计划地行剖宫产分娩,并从27周至分娩持续进行体外胎儿监护。

胎儿:单卵双胎能出现不寻常的胎儿表现。受精卵在13~14天时不完全分裂造成联体双胎。如果分裂发生更晚,则可能出现不完全双胎(2头、1体),也有罕见畸形的记录,但未涉及特殊器官系统。联体双胎按连接部位分为:骶部联胎(骶部连接)、胸部联胎(胸部连接)、头部联胎(头部连接)和脐部联胎(腹壁连接)。联体双胎通常是女性,很多连体胎儿可以通过分离手术而存活。

无心畸形胎儿是没有心脏的寄生单卵双胎,是从逆行循环中发育而来,通过1个动脉-动脉吻合和1个静脉-静脉吻合提供血运,即胎儿反向动脉灌注(TRAP)综合征。供血正常的胎儿有心脏肥大和衰竭的风险,死亡率为35%。许多研究均以闭合脐带作为宫内治疗的方法。

双卵多胎妊娠

双卵双胎(异卵双生)是从不同的受精卵发育而来,他们出生与其他兄弟或姐妹一样,血型相同或不同。随着时间推移,能分辨出双胎之间的差异,其中单卵双胎略高于30%,而双卵双胎则占70%。不同性别的双胎总是双卵双胎,同性别双胎既可是单卵双胎,也可是双卵双胎。尽管单卵双胎是随机的,也就是无任何明显的遗传模式,但是双卵双胎是由遗传来决定的。

北美双卵双胎发生率约为1/83次妊娠,三胞胎发生率约1/8000次妊娠。自然多胎妊娠率如下:

双胎　　　1:80

三胎　　　　$1:80^2=1:6400$
四胎(等)　　$1:80^3=1:512\,000$

约75%双卵双胎性别相同。许多因素会影响双卵双胎,包括年龄和种族。黑人中多胎妊娠最常见,而亚洲人中最少见,白种人群介于两者之间。日本自然双胎妊娠发生率是1.3/1000次妊娠,尼日利亚是49/1000次妊娠,美国约12/1000次妊娠。自然双胎妊娠随母亲年龄增加而增多。ART广泛应用增加了双卵双胎发生率,但对单卵双胎影响很小。

长期服用口服避孕药者,停药后立即妊娠时双胎妊娠更常见,这也许与促性腺激素增加有关。不孕患者诱导排卵可导致多胎妊娠,甚至七胞胎、八胞胎。应用有类似雌激素特性的枸橼酸克罗米酚,可使双卵双胎妊娠发生率增加5%~10%。

临床上,产前不能确定卵型。因此,超声检查绒毛膜羊膜成为围产期风险分层的有价值的替代指标,单绒毛膜的相关风险增加。

预防

多胎妊娠

应用排卵诱导剂导致多胎妊娠很少见,但是即使是专家,甚至是顶级专家应用促排卵药,多胎妊娠仍是不可避免的。例如,枸橼酸克罗米酚诱导多排卵造成双卵妊娠率增加5%~10%以上。

随着多种形式ART的应用(如诱导排卵、体外受精),医源性多胎妊娠常常发生,其中有些胎儿数目较多,以致无法成活。当这种情况发生时,权威机构推荐通过经腹胎儿心脏内注射氯化钾进行减胎。目前,推荐限制胚胎移植数目;英国已颁布相关法律,美国生殖医学会则推荐预后好的患者采用单胚胎移植。

临床表现

由于产前定期进行超声检查,因此多胎妊娠极少漏诊,早期诊断有利于适当的产前护理。

症状和体征

所有常见妊娠表现在多胎妊娠中均更加严重,包括对盆底的压力更早、更严重的恶心、背痛、静脉曲张、便秘、痔疮、腹胀和呼吸困难。一个"巨大妊娠"(膨大的子宫)也许提示双胎。与单胎相比,胎动更加活跃,持续时间更长。

早期诊断必须考虑到多胎妊娠的可能。先将所有妊娠都假设是多胎妊娠来对待,在妊娠中期前,体格检查就能确诊多数双胎妊娠。事实上,75%的双胎经过体检都能确诊。以下体征应提醒医师,考虑多胎妊娠的可能性或确定多胎妊娠。

1.子宫比预期大(>4 cm)。

2.不能以水肿和肥胖来解释的孕妇体重过度增加。

3.羊水过多在多胎妊娠中增加10倍,表现为子宫增大并超过相应孕龄大小。

4.辅助生育史。

5.母亲血清甲胎蛋白(MSAFP)升高(见后文的实验室检查部分)。

6.子宫轮廓触诊可及多个胎体。

7.小部分的多样性。

8.同时听到不同的胎心率,而且胎心率与孕妇脉率不同,不同胎心率间相差至少8次/分(胎心率可因压迫或活动而加速)。

9.一胎娩出后,在宫底还能触及一个或多个胎儿。

妊娠早期常见并发症也发生在多胎妊娠。例如,早期孕妇出血提示先兆或自然流产。然而,实时超声检查可提示,双胎中出现一个胎儿死亡(一个无回声或低回声羊膜囊和一个正常胎囊)。在妊娠中晚期,多胎妊娠中的一胎死亡极少引发弥散性血管内凝血(DIC),而单胎宫内死亡则可诱发DIC。理论上DIC并发症非常少,因此可不行DIC检查。

实验室检查

目前,多胎妊娠主要采用孕妇血清甲胎

蛋白(MSAFP)筛查或常规超声检查来确诊。事实上，识别多胎非常重要，能在早期对多胎予以关注，因此许多权威机构推荐常规超声检查，以早期确定孕龄，并在妊娠18~20周再次检查确认。许多孕妇在早期行胎儿颈部透明带(NT)超声检查，而且早期超声检查有助于确定绒毛膜羊膜类型，现已成为检查的标准方法。无论单胎、双胎还是多胎妊娠，NT检测结果与顶臀长检测结果类似。

孕妇红细胞比容、血红蛋白含量和红细胞计数减少，通常与相对血容量增加直接相关。事实上，因为胎儿对铁的需求超出了妊娠中期孕妇吸收铁的能力，孕妇常出现低色素正细胞性贫血。

超声检查

超声检查是多胎妊娠优先选用的影像检查，早在妊娠4~5周(以阴道探头)，超声检查即可识别多胎妊娠。胎儿性别不同、独立的胎盘、厚的分隔膜(>2mm)或有胎膜插入到两个融合胎盘的"双峰征"等表现均提示双绒毛膜，特别是自然受孕的双胎。没有这些表现者，则可能是单绒毛膜。孕中晚期不能确定绒毛膜类型，所以极力推荐妊娠早期超声检查确定。详见产科影像学检查(第11章)。

鉴别诊断

多胎妊娠必须与以下情况相鉴别。

单胎妊娠

末次月经日期不准确，导致妊娠时间计算错误，因此胎儿较预期大。

羊水过多

无论是单胎还是多胎妊娠，均可出现羊水过多。

水泡样胎块

很容易与多胎妊娠鉴别，在妊娠早期检查中，必须考虑水泡样胎块的诊断。

腹部肿瘤合并妊娠

多发性子宫肌瘤很容易鉴别，卵巢肿瘤常是单发的、孤立的，更难诊断。充盈的膀胱和直肠也能使妊娠子宫上抬。

复杂的双胎妊娠

如果双卵双胎中一个在孕早期死亡而另一个存活，死亡的胎儿变成扁平或木乃伊样(纸样儿，见前文胎儿病理因素部分)。融合胎盘中，死亡胎儿部分苍白萎缩，但还能看到两个囊和两条脐带残迹。如果其中一胎在孕晚期死亡，虽然触诊不同于单胎，但只能听到一个胎心音，而子宫会持续增大。超声检查可以确诊。

并发症

母亲方面

与相同产次单胎妊娠相比，多胎妊娠并发症(复杂性发热)大约增加5倍。

多胎妊娠可增加孕妇贫血、尿路感染、先兆子痫-子痫、出血(产前、产时和产后)和子宫收缩乏力的发生率。多胎妊娠中血容量增加，但因为胎儿对铁的巨大需求，因此孕妇常发生贫血。贫血病史、不良饮食习惯和吸收障碍等可使多胎妊娠中铁缺乏发生更早、更复杂，低色素正细胞性贫血是单胎妊娠的2~3倍。由于血清黄体酮增高和子宫对输尿管压迫，导致输尿管扩张，多胎妊娠尿路感染发生率至少是单胎妊娠的2倍。先兆子痫-子痫发生率大约是单胎妊娠的3倍。

另外，呼吸潮气量增加，双胎妊娠者常表现为"呼吸困难"(可能是由于黄体酮水平增高)。多胎妊娠的特征是子宫明显增大，对邻近内脏和盆腔血管的压迫增加。多胎妊娠中偶可出现卵泡膜黄素囊肿，甚至腹水，这与异常增高的促性腺激素有关。孕妇心血管、呼吸、胃肠道和骨骼肌肉系统更易受多胎妊娠的子宫压迫和母-胎营养需求量增加影响。

因为胎盘或多个胎盘增大，因此更易发生前置胎盘，而前置胎盘可导致产前出血、先露异常或第一个胎儿不衔接。增大的胎盘（或多个胎盘）和可能的宫底瘢痕、肿瘤导致胎盘种植位置低。胎盘早剥可能发生在分娩前，可能与先兆子痫-子痫有关，或与第一个胎儿胎膜破裂引发强烈宫缩有关，也可发生在第一个胎儿娩出后。粗暴地牵拉第一个胎儿的脐带可加速胎盘的局部早剥。

双胎时子宫内容物明显增大，导致子宫壁变薄，常诱发宫缩乏力、产程潜伏期延长。然而，多胎妊娠中产程延长并不常见，这是因为胎膜破裂后，子宫收缩强度增强。多胎妊娠出血发生率是单胎妊娠的 5 倍。过度扩张的子宫不能很好地收缩，也不能在产后持续收缩，从而导致产后出血过多。

多胎妊娠中因产科因素，如先露异常、脐带脱垂和胎儿窘迫等进行手术干预的可能性增大。

多胎妊娠糖耐量检查结果提示，其妊娠期糖尿病和妊娠期低血糖更易发生，其原因为胎盘源性的高胎盘泌乳素可引起胰岛素抵抗。

胎儿方面

多胎妊娠围产儿发病率和死亡率增加，主要是由于早产分娩及其并发症（如创伤或窒息）。多胎中至少一胎自然流产率增加，死胎发生率是单胎的 2 倍。胎儿死亡常见原因是发育异常、胎儿发育迟缓、脐带受压或胎盘异常。总之，胎儿数目越多，胎儿发育迟缓的风险越大。

单绒毛膜双胎较双绒毛膜双胎的胎儿风险大幅增加，因为常存在血管吻合而导致双胎输血综合征或宫内一胎儿死亡后导致急性双胎失血。单羊膜腔单卵双胎中脐带缠绕导致脐带受压的风险最大。围产期单卵双胎胎儿死亡率是双卵双胎的 2 倍。在三胞胎、四胞胎和更多胎的妊娠中，其表现更为突出。早产和宫内并发症是多胎妊娠胎儿死亡率增加的最常见原因。

多胎妊娠常发生早产胎膜早破、早产及潜伏期延长。双胞胎分娩的平均孕龄是 36~37 周，三胞胎是 33 周，而四胞胎是 31 周，迄今尚无有效方法来降低早产发生率。早产常因胎膜早破引起，双胎发生率约 25%，三胞胎发生率为 50%，四胞胎发生率为 75%。双胎妊娠 36 周前分娩者是单胎妊娠的 2 倍。在早产儿中，尤其是自然分娩者，其颅内损伤较多见。双胎中，特别是极低体重儿和一胎儿死亡与另一胎儿存活者，脑瘫发生风险增加。

多胎妊娠中脐带脱垂发生率是单胎妊娠的 5 倍。第二胎娩出前，胎盘早剥可造成第二个胎儿窒息死亡。如果是 2 个独立的胎盘，第二个胎儿可在第一个胎儿娩出后立即娩出。即使第二个胎儿无异常，也应促进其娩出，这样既可保护胎儿，又可减少产妇血容量丢失。

双胎妊娠重大结构畸形发生率约为 2%，单胎妊娠为 1%；双胎妊娠轻微畸形发生率约为 4%，单胎妊娠为 2.5%。单卵双胎比双卵双胎发生风险增高。

多胎妊娠中先露异常更常见，双胎中两个胎儿均是头先露者几乎占 50%。胎儿 A 为头位，而胎儿 B 为臀位者超过 33%（图 17-3）。双臀位者占 10%，单个（或两个都是）横位者占 10%。第一胎是头先露者占 70%，臀先露者稍多于 25%。总体上，多胎妊娠非头先露的发生率是单胎妊娠的 10 倍。

治疗

产前诊断

单胎妊娠产前诊断和咨询的常规检查内容适用于双胎或多胎妊娠。双胎妊娠的发生随孕妇年龄增加而增加，因此多胎妊娠者常需行产前基因诊断。由于胎儿异倍体风险增加，因此一些中心对所有分娩时年龄超过 33 岁的多胎妊娠孕妇进行有创性检查。目前，多数孕妇在产前筛查中进行超声检查或孕妇血清化验检查，而年龄在异倍体风险分层管理中的作用

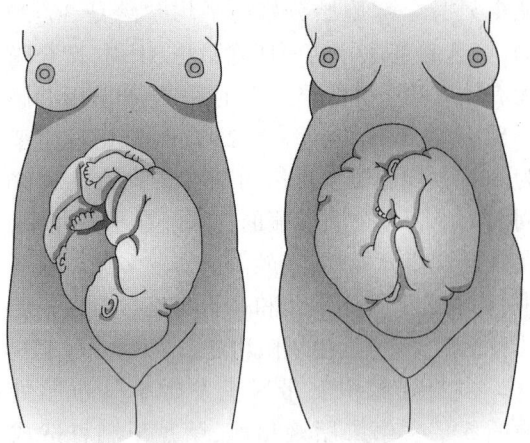

图17-3 左图：双胞胎均为头位，右图：双胞胎中一个为头位，另一个为臀位。（Reproduced, with permission, from Benson RC. *Handbook of Obstetrics & Gynecdogy*. 8th ed. Los Altos, CA: Lange; 1983.）

已不太重要了。当发现一个胎儿异常时，需要获取每个胎儿的标本进行遗传咨询，而染色体异常的风险、操作潜在并发症、结果不一致的可能性和伦理、技术相关问题等均应向患者解释清楚。

不伴有神经管缺陷的双胎妊娠中，孕14~20周时，MSAFP中位数是单胎妊娠的2.5倍，三胞胎和四胞胎MSAFP水平分别是3倍和4倍。如果中位数高出4.5倍，则考虑双胎中有畸形，需要进行超声检查和羊膜腔穿刺，测定羊水中甲胎蛋白和乙酰胆碱酯酶。多胎妊娠的血清筛查不是很有效，仅能发现47%的唐氏综合征。NT筛查合并孕早期血浆标记物筛查可检测出双胎妊娠中约70%的唐氏综合征胎儿，如果加上中期标记物，则其阳性率会更高。

在有经验的医疗中心，多胎妊娠羊膜穿刺术和绒毛膜采样是安全的。在异倍体性不一致的病例中，仔细记录胎儿的位置和羊膜腔之间的分隔膜很重要。异倍体胎儿可以通过超声指引下心脏内注射氯化钾而终止妊娠，正常胎儿则能继续妊娠。为了减小早产相关的围产儿发病率和死亡风险，可以实施减胎，从三胞胎或更多减至双胎或单胎。

产前管理

为了防止多胎妊娠并发症，须尽早做出诊断。妊娠晚期，超声检查有助于监测胎儿生长和结构异常。双胎妊娠推荐在妊娠晚期每4周进行一次常规检查，观察胎儿发育情况。如果监测到胎儿发育迟缓，则应增加检查频率。对可疑宫内发育迟缓或发育不一致的双胎妊娠，应常规进行产前检测，而发育正常且无并发症的双胎妊娠，则不需要常规检测。

加强产前检查有助于改善妊娠结局。最常用的方法是补充铁和钙，给予维生素和叶酸（避免贫血），高蛋白饮食，与普通孕妇相比，孕妇体重需增加更多（理想体重增加值是30~40kg）。此外，还推荐补充镁、锌和必需脂肪酸。

尚无足够的证据提示，多胎妊娠应常规住院卧床休息，这样不能明显减少早产和围产儿死亡的风险。预防性宫颈环扎不能改善妊娠结局。应有计划地增加产前检查次数，一些权威机构推荐密切随访，以超声检查宫颈长度，尽早并及时治疗并发症（如阴道感染、先兆子痫-子痫）。牢记先兆子痫-子痫是多胎妊娠的常见并发症。

使用保胎药可以抑制早产，使妊娠延长48小时，以利于类固醇药物发挥作用。没有证据表明，长期口服或静脉给予安胎药能改善妊娠结局。然而，在某种程度上仍通常应用。多数权威机构推荐，给予静脉硫酸镁治疗。如果使用特布他林，应持续密切监测胎儿肺水肿。这一并发症在多胎妊娠中使用β-肾上腺素能兴奋剂时，胎儿肺水肿发生率更高。此外，吲哚美辛在妊娠中期和晚期使用非常有效，但可影响胎儿导管闭锁，减少羊水量，而且并发症有孕龄依赖性，孕32周后不再使用。胎儿纤连蛋白对决定强力保胎是有帮助的，特别是阴性的时候。

新生儿结局主要依赖分娩时孕龄，双胎妊娠和单胎妊娠中，相同孕龄新生儿的患病率和死亡率是相似的。新生儿重症监护的进展使23周孕龄的新生儿可能成活，但常伴发脑室出血、慢性肺疾病和坏死性小肠结肠炎等。妊娠32~34周以后分娩者更易存活，因此尽可能延长妊娠至这一孕龄。"在子宫内增加一天，相当于新生儿重症监护减少两天"，因此延长妊娠可减少早产儿护理在经济和情感上的花费。最近研究发现，当38周左右分娩时，双绒毛膜双羊膜双胎妊娠新生儿患病率下降，所以常规推荐此时分娩，引产或剖宫产均可。

双胎输血综合征宫内最佳治疗方法一直存在争议。在全美的几个中心使用激光消融胎盘吻合血管取得了疗效，与期待治疗和连续羊水减量相比，能改善短期生存和出生2年后神经发育结果。分娩后双胎输血综合征的治疗包括给供血胎儿换血来纠正水电解质紊乱，对受血胎儿需行放血治疗，直至静脉压恢复正常。治疗心衰（用洋地黄）常是必要的。

临产与分娩

所有多胎妊娠的患者都应在设备良好的医院，由有经验、有助手的医师辅助分娩。最好有儿科医师（或新生儿医师）到场，需要在手术室分娩，以防后面的胎儿需要紧急剖宫产。推荐提前给予硬膜外麻醉，以防紧急剖宫产，避免使用全麻。在双胎胎儿发病和死亡中，早产、产伤和新生儿窒息是主要的可预防因素，尤其对第二个胎儿更为重要。

出现可疑临产或早产临产第一征象的患者，如果羊水流出或明显出血时，应住院治疗。妊娠34周以内者，每小时宫缩超过4次，要通知患者住院。超声评估胎儿先露，估计胎儿体重，常规持续电子胎心监护，有需要时应立即行剖宫产。除产科、麻醉医师外，每个婴儿都要有儿科护理团队参与。建立静脉通道，取血标本送检血型、筛查抗体或全血细胞计数。

如果双胎之一出现持续异常，则应立即行剖宫产术。其他剖宫产指征包括（但不仅限于此）先露异常、单羊膜双胎、胎儿大小差异较大、前置胎盘。在美国，所有双胎以上的妊娠均行剖宫产分娩。

有限的文献提示，有前次子宫下段剖宫产分娩者，如果没有并发症，则不需重复剖宫产分娩。选择性和非选择性剖宫产率增加，而且由患者要求的剖宫产更加常见。另外，住院医师缺少阴道臀位分娩的培训，使其对第二个胎儿的臀位牵引信心不足。

判断双胎能否阴道分娩的指征如下，分娩时胎先露如下分类：①A胎儿和B胎儿均为头位（在所有双胎妊娠中超过40%）；②A胎儿头位而B胎儿非头位（几乎占40%）；③A胎儿非头位，B胎儿头位、臀位或横位（约占20%）。

目前，分娩时双胎的处理如下：临产时双头位（上面分类1），如无剖宫产指征，可选阴道分娩。当然，如果双胎之一发生胎儿窘迫，应立即剖宫产分娩。分类2双胎，如大于32周，体重大于1500~2000g，两胎常能阴道分娩，通常胎儿B在胎儿A分娩后要行完全臀牵引术。当然，需要患者知情同意。曾有报道将胎儿B外倒转为头位，现在大多采用完全臀位牵引下阴道分娩。胎儿A或两个都是非头位时（分类3）应实施剖宫产。胎儿B是非头位，并且估计体重大于胎儿A者，也推荐行剖宫产分娩。在胎儿A分娩后，应在手术室用超声确定胎儿B的先露。胎儿A和胎儿B分娩间隔时间存在争议。如果电子监护提示胎儿良好，胎儿B娩出没有必要限制在30分钟或60分钟之内。应该避免困难的产钳和快速牵引术，但产钳对于保护早产的后出儿头部是有价值的。第一个胎儿娩出后，立即钳夹脐带，以防单卵双胎第二个胎儿向第一个胎儿输血。

胎儿A娩出后立即行阴道检查，记录胎儿B的先露、位置、是否有第二胎囊、是否有隐形脐带脱垂或脐带缠绕。

尽可能在阴道外剪断脐带，以便脐带松弛，便于进行阴道检查，或徒手操作时避免脐带对胎盘的无意牵拉。标记脐带（胎儿A和胎儿B），以便识别其自身的胎盘。

在交锁双胎中，一个胎儿可以阻碍另一个胎儿的分娩。这种情况下，胎儿A是臀位，而胎儿B是头位，两个胎头被嵌顿在骨盆内。胎儿A不是头位的所有双胎均行剖宫产分娩，以避免胎头交锁。如果产科医师遇到紧急的交锁双胎（图17-4），可由助手辅助支撑已娩出的部分胎体，如臀部，同时将两个胎头向上推出盆腔，并旋转两个胎体，这样可能完成第一个胎儿的娩出，这需要深度麻醉。如果操作失败，则剖宫产分娩对两个胎儿更加安全。此外，准备手术同时，应托起娩出的胎儿部分，腾出空间，保护脐带。

产后出血是多胎妊娠的常见并发症。需要静脉催产素、抬高并按摩宫底，静脉注射麦角碱或前列腺素（应在最后一胎娩出之后）。如果胎盘剥离延迟或出血多，需徒手取胎盘。目前，推荐在手术室预防性直肠给予米索前列醇片，随后每6小时口服一次，直至产后24小时。

先兆子痫-子痫和早产分娩详见本书其他章节所述。

如果分娩后希望确定卵型，应行胎盘检查、临床比较、血液和血清学试验，以获得单卵双胎的证据。采用ABO、MNS、Rh、Kell、Kidd、Duffy和Lewis A和B抗体诊断卵型的准确率大于95%，染色体分析准确率则可达100%。

预后

美国多胎妊娠孕妇死亡率稍高于单胎妊娠孕妇，在全力监护下，大多数母儿预后良好。有双卵双胎史者，在随后妊娠中，其多胎妊娠的可能性增加10倍。

Alexander JM, Leveno KJ, Rouse D, et al. Cesarean delivery for the second twin. *Obstet Gynecol* 2008;112:748–752. PMID: 18827115.

American College of Obstetricians and Gynecologists. *Multiple Gestation: Complicated Twin, Triplet and Higher-Order Multifetal Pregnancy*. ACOG Practice Bulletin No. 56. Washington, DC: American College of Obstetricians and Gynecologists; 2004.

Berghella V, Baxter JK, Hendrix NW. Cervical assessment by ultrasound for preventing preterm delivery. *Cochrane Database Syst Rev* 2009;3:CD007235. PMID: 19588421.

Blickstein I. Growth aberration in multiple pregnancy. *Obstet Gynecol Clin North Am* 2005;32:39–54. PMID: 15644288.

Bush MC, Malone FD. Down syndrome screening in twins. *Clin Perinatol*. 2005;32:373–836. PMID: 15922788.

Crowther CA, Han S. Hospitalisation and bed rest for multiple pregnancy. *Cochrane Database Syst Rev* 2010;7:CD000110. PMID: 20614420.

Dodd JM, Crowther CA. Elective delivery of women with a twin pregnancy from 37 weeks' gestation. *Cochrane Database Syst Rev* 2003;1:CD003582. PMID: 12535480.

Evans MI, Ciorica D, Britt DW, Fletcher JC. Update on selective reduction. *Prenat Diagn* 2005;9:807–813. PMID: 16170845.

Fox NS, Saltzman DH, Klauser CK, et al. Prediction of spontaneous preterm birth in asymptomatic twin pregnancies with the use of combined fetal fibronectin and cervical length. *Am J Obstet Gynecol* 2009;201:313.e1–e5. PMID: 19733285.

Fox NS, Silverstein M, Bender S, et al. Active second-stage management in twin pregnancies undergoing planned vaginal delivery in a U.S. population. *Obstet Gynecol* 2010;115:229–333. PMID: 20093893.

Hack KE, Derks JB, Elias SG, et al. Increased perinatal mortality and morbidity in monochorionic versus dichorionic twin pregnancies: Clinical implications of a large Dutch cohort study. *BJOG* 2008;115:58–67. PMID: 17999692.

Healy AJ, Gaddipati S. Intrapartum management of twins: Truths and controversies. *Clin Perinatol* 2005;32:455–473. PMID: 1592279.

Heyborne KD, Porreco RP, Garite TJ, Phair K, Abril D; Obstetrix/Pediatrix Research Study Group. Improved perinatal survival of monoamniotic twins with intensive inpatient monitoring. *Am J Obstet Gynecol* 2005;192:96–101. PMID: 15672009.

Lewi L, Gratacos E, Ortibus E, et al. Pregnancy and infant outcome

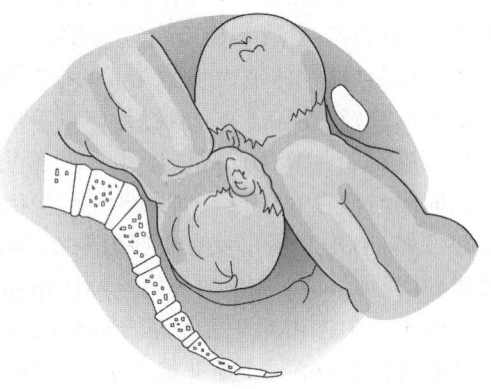

图17-4 交锁双胎。(Reproduced, with permission, from Benson RC. *Handbook of Obstetrics & Gynecology*. 4th ed. Los Altos, CA: Lange; 1971.)

of 80 consecutive cord coagulations in complicated monochorionic multiple pregnancies. *Am J Obstet Gynecol* 2006;194: 782–789. PMID: 16522413.

Luke B. Nutrition and multiple gestation. *Semin Perinatol* 2005;29:349–354. PMID: 16360494.

Moise KJ Jr, Johnson A, Moise KY, Nickeleit V. Radiofrequency ablation for selective reduction in the complicated monochorionic gestation. *Am J Obstet Gynecol* 2008;198:198.e1–e5. PMID: 18226623.

Murakoshi T, Ishii K, Matsushita M, et al. Monochorionic monoamniotic twin pregnancies with two yolk sacs may not be a rare finding: A report of two cases. *Ultrasound Obstet Gynecol* 2010;36:384–386. PMID: 20533442.

Oleszczuk JJ, Keith LG, Oleszczuk AK. The paradox of old maternal age in multiple pregnancies. *Obstet Gynecol Clin North Am* 2005;32:69–80. PMID: 15644290.

Ortibus E, Lopriore E, Deprest J, et al. The pregnancy and long-term neurodevelopmental outcome of monochorionic diamniotic twin gestations: A multicenter prospective cohort study from the first trimester onward. *Am J Obstet Gynecol* 2009;200:494.e1–e8. PMID: 19275567.

Peaceman AM, Kuo L, Feinglass J. Infant morbidity and mortality associated with vaginal delivery in twin gestations. *Am J Obstet Gynecol* 2009;200:462.e1–e6. PMID: 19318158.

Rustico MA, Baietti MG, Coviello D, Orlandi E, Nicolini U. Managing twins discordant for fetal anomaly. *Prenat Diagn* 2005;25:766–771. PMID: 16170860.

Shetty A, Smith AP. The sonographic diagnosis of chorionicity. *Prenat Diagn* 2005;25:735–739. PMID: 16170841.

Smith GC, Fleming KM, White IR. Birth order of twins and risk of perinatal death related to delivery in England, Northern Ireland, and Wales, 1994-2003: Retrospective cohort study. *BMJ* 2007;334(7593):576. PMID: 17337456.

Spadola AC, Simpson LL. Selective termination procedures in monochorionic pregnancies. *Semin Perinatol* 2005;29:330–337. PMID: 16360492.

Stone J, Ferrara L, Kamrath J, et al. Contemporary outcomes with the latest 1000 cases of multifetal pregnancy reduction (MPR). *Am J Obstet Gynecol* 2008;199(4):406.e1–e4. PMID: 19828991.

（姚爱琳 译）

第18章 妊娠晚期阴道出血

Sarah A. Wagner, MD

对于患者及医师来讲,妊娠晚期阴道出血是令人担心的表现。评估患者时,重要的是考虑所有可能的诊断,以便恰当地诊断与治疗。妊娠晚期阴道出血最常见的原因为:

- 与宫颈改变有关的宫颈部位出血
- 胎盘早剥
- 前置胎盘
- 血管前置

与宫颈改变有关的宫颈部位出血将在早产及足月分娩部分讨论。

胎盘早剥

胎盘早剥是指正常部位胎盘在妊娠20周后、胎儿娩出前自子宫壁过早剥离,这是一种回顾性诊断,仅当检查胎盘时发现胎盘附着处有血块后才能诊断。如果胎盘剥离至娩出的时间较短,则胎盘组织剥离面可能无明显异常。在妊娠晚期出血中,胎盘早剥占1/3,发生率为1/75~225次分娩,其中大约1/830发生胎儿死亡。

诊断要点

- ▶ 阴道出血。
- ▶ 子宫收缩异常。
- ▶ 胎心率异常。
- ▶ 孕妇血流动力学状态改变。

发病机制

胎盘早剥可能是慢性血管病理过程或由于单独刺激事件所诱发。血管破裂导致出血聚集,在沿蜕膜下流过程中将胎盘自蜕膜层分离。这可能导致胎盘部分剥离,即形成自限性血肿而胎盘附着处不会继续剥离,也可能继续进展为完全性胎盘剥离,蜕膜界面均受累。

胎盘早剥分为3类,以便于描述临床表现及实验室检查结果(表18-1)。

- 1级:少量阴道出血及异常子宫收缩或子宫易激惹,胎心率在正常范围内,孕妇血流动力学正常,所有凝血功能及实验室检查结果均在正常范围。

- 2级:少量至中等量阴道出血,子宫收缩呈强直性或收缩频繁伴腹痛。胎心率减慢或出现晚期减速。孕妇血流动力学状态出现代偿,包括体位性低血压、心动过速,以维持血压稳定。孕妇血浆纤维蛋白原水平下降。

- 3级:子宫显性出血,表现为少量(也可能为子宫隐匿性出血)至大量阴道出血。子宫出现疼痛及强直性收缩,常发生胎儿死亡。孕妇血流动力学状态不稳定,表现为严重血容量不足伴低血压及心动过速。患者出现血小板减少及凝血功能异常,纤维蛋白原水平通常低于150mg/dL。

在大多数胎盘早剥患者中,虽然其发生的

表 18-1 妊娠晚期阴道出血的常见原因	
产科原因	非产科原因
见红	宫颈癌或非典型增生
前置胎盘	宫颈炎[1]
胎盘早剥	宫颈息肉
帆状胎盘	宫颈黏膜外翻
弥散性血管内凝血(DIC)	阴道裂伤
子宫破裂	阴道炎
边缘窦出血[2]	

[1] 由滴虫、沙眼衣原体、淋病奈瑟菌、单纯疱疹病毒等感染病原体所致。
[2] 边缘窦出血是胎盘早剥的一种类型。

主要原因还不清楚，但是已证实与一些危险因素有关。外力或创伤等机械性因素与胎盘早剥有关，通常是家庭暴力的结果或机动车事故所致。创伤导致的临床表现会很严重，通常在创伤后 24 小时内出现临床表现。腹部钝性伤可导致胎盘面受压，当压力减轻时局部出现剪切作用。机动车事故通常表现为快速减速导致的创伤。长时间连续胎儿监护是确保妊娠安全的关键。导致子宫快速减压的机械性力量不是常见原因，可发生在双胎中第一个胎儿阴道娩出后或羊水过多者破膜后。

有些因素使患者发生胎盘早剥的风险增加，孕妇高血压(>140/90mmHg)与胎盘早剥发生密切相关。事实上，所有妊娠期高血压疾病均是胎盘早剥的危险因素。在妊娠期高血压疾病患者中，3 级胎盘早剥发生率为 40%~50%。

吸烟者胎盘早剥发生率明显增加，相对危险为 2.5，严重者足以导致胎儿死亡。妊娠期高血压同时吸烟者可进一步增加胎盘早剥的风险。

校正其他混杂因素影响后，如高血压、多胎妊娠等，年龄与胎盘早剥之间的关系还不清楚。多数学者认为，二者之间无直接关系。但是挪威一项超过 15 年的研究认为，在不同产次妇女中，胎盘早剥与孕妇年龄间有很强的相关性。

产次增加是胎盘早剥的一个危险因素。在初产妇，胎盘早剥发生率为 1%，而在多产妇，校正其他混杂因素后，发生率增加至 2.5%，其原因可能为以往多次子宫壁种植导致蜕膜损伤。

获得性或遗传性血栓形成倾向与胎盘早剥发生风险增加有关，多项研究发现莱登第 V 因子及凝血酶原基因突变。少见的遗传性血栓形成倾向，包括 C 蛋白、S 蛋白及抗凝血酶缺乏也与胎盘早剥有关。

胎膜早破者中，2%~5% 可能发生胎盘早剥。如果胎膜早破后发展成为绒毛膜羊膜炎，其发生胎盘早剥的风险更大。胎盘早剥是胎膜早破的原因还是胎膜早破的结果还很难确定。

滥用可卡因与胎盘早剥之间的关系已非常清楚，妊娠期间应用可卡因者，胎盘早剥发生率超过 10%，可能与可卡因直接导致急性血管收缩及血管完整性破坏有关。

有胎盘早剥病史者再次妊娠后易发生再次胎盘早剥，发生率为 5%~17%。2 次胎盘早剥病史者，其复发风险增加至 25%，其相关原因还不清楚。

临床表现

症状与体征

多数胎盘早剥患者表现为临床三联征，但是许多患者并不是所有 3 项表现都具备。

- 胎儿窘迫或胎儿死亡：在胎盘早剥并有持续性胎儿监护患者中发现，胎儿窘迫通常是首先出现的症状。无反应型胎心监测或生物物理评分较差可能提示由于胎盘交换表面积缩小或由于大量失血导致孕妇严重低血压而导致胎儿异常。
- 强直性子宫收缩。
- 子宫出血，显性出血或隐匿性出血。

妊娠晚期子宫出血应考虑胎盘早剥的可能，快速评估是治疗的关键。应排除其他所有常见、可能危及生命的出血原因，包括前置胎盘、帆状胎盘、阴道创伤、阴道或宫颈恶性肿瘤等。一旦排除其他所有原因，则胎盘早剥成为可能性最大的诊断。几乎80%的胎盘早剥患者有阴道出血表现，而20%无阴道出血者常被诊断为临产或早产。患者偶尔表现为子宫压痛，检查时可发现子宫张力增加。有这些表现者提示为更加严重的胎盘早剥。

实验室检查

应检测患者血型及Rh、血红蛋白、红细胞比积、血小板计数、凝血功能、纤维蛋白原水平。Rh阴性患者应行Kleihauer-Betke试验。

影像学检查

超声检查是诊断胎盘早剥特征性改变的重要检查方法，超过50%的胎盘早剥患者可在超声检查下发现出血。超声检查可描述出血回声、大小及部位，有助于医师更好地了解胎盘剥离的时间及严重程度。如果在胎盘早剥早期行超声检查，则出血区域表现为与胎盘相同回声或高回声区。胎盘剥离1周内，出血部位形成血肿，超声检查表现为低回声区。在开始出血2周内，出血部位将变为无回声区。

血肿大小及部位对于评价胎盘早剥的严重程度是很重要的，大血肿与小血肿相比，预后更差。胎盘后出血与位于绒毛膜与蜕膜之间的绒毛膜下出血相比，预后更差。胎盘后出血量超过60mL，与之相关的死亡率至少可达50%。

预防

目前，虽然没有可预防胎盘早剥的措施，但是我们已经了解与胎盘早剥有关的危险因素，其中包括控制不佳的孕妇高血压、吸烟、滥用可卡因等。因此建议患者停止吸烟，停用可卡因并帮助她们建立适合的停用计划，对难以控制的高血压患者应用抗高血压药物治疗，这些均有助于减少胎盘早剥的发生风险。

治疗

应立即评估患者血流动力学状态，采取必要措施稳定血流动力学。建立2条大静脉通道，持续性胎心监测。输注晶体液可快速纠正低血容量，有重度贫血或持续性子宫出血者应输注浓缩红细胞。尿量应维持在30mL/h以上。如果不需要紧急输血，则应准备4个单位浓缩红细胞以备用。血浆纤维蛋白原水平<100mg/dL者，需要输注新鲜冷冻血浆；血小板计数低于20 000或低于50 000且伴有严重出血或需急行剖宫产术者，需要输注血小板。医师不应被患者正常的血液及脉搏误导，因为患者以往可能有高血压，因出血速度太快而未表现出心动过速。

分娩方式及分娩时机主要根据胎盘早剥的严重程度及孕龄。如果为1级胎盘早剥，孕龄超过37周，最恰当的治疗方法为引产或加强产力，同时始终密切监测母儿情况。在1级胎盘早剥的早产胎儿中，可行保守治疗。短期住院期待治疗可延长妊娠时间，而且不增加母儿发病率或死亡率。孕龄小于34周而选择保守治疗者，需给予糖皮质激素治疗，以促进胎儿肺成熟。

如果决定终止妊娠，则需密切监测产程及分娩过程。始终掌握孕妇血流动力学状态变化，持续监测胎心率。检测凝血功能及全血细胞计数，如果可能，需要放置子宫内压力导管来评估子宫张力。如果孕妇产程图显示进展正常，则可优先选择阴道分娩。

在产程中的任何时候均可行紧急剖宫产术，静息下子宫张力增加可能提示胎盘早剥比较严重，可能影响胎儿供血，因此是紧急剖宫产指征。其他指征包括无反应型胎心监护曲线、严重出血、弥散性血管内凝血。如果确定存在紧急剖宫产指征，则需尽快稳定孕妇血流动力学状态,纠正凝血功能异常。如果胎儿情况稳定,剖宫产指征是孕妇的原因,则需以更加可控的方式纠正低血容量及凝血功能异常,以免导致手术前液体超负荷。

诊断要点

▶ 无痛性阴道出血。
▶ 超声检查诊断前置胎盘。

预后

患者预后主要与胎儿胎龄及胎盘早剥严重程度有关,合并胎盘早剥者,其早产、宫内生长受限、剖宫产手术及围生期死亡率等均增加。1999年,研究发现妊娠合并任何程度的胎盘早剥,其围生期死亡率增加9倍,宫内生长受限发生率增加2倍,早产发生率增加4倍。

再次妊娠时,胎盘早剥复发风险为5%~17%,有2次胎盘早剥病史者,再发风险为25%。但是目前尚无有效的干预措施可以降低胎盘早剥复发风险。妊娠前咨询可以针对并消除已知的危险因素,如吸烟或滥用可卡因。

Anenth CV, Oyelese Y, Srinivas N, et al. Preterm premature rupture of membranes, intrauterine infection, and oligohydramnios: Risk factors for placental abruption. *Obstet Gynecol* 2004;104:71. PMID: 15229003.

前置胎盘

当胎盘种植在接近或覆盖宫颈内口部位时称为前置胎盘,前置胎盘是引起妊娠晚期阴道出血的主要原因。妊娠20周后,前置胎盘发生率为4/1000次妊娠。妊娠早期,子宫下段发育前,前置胎盘发生率更高,但是随着妊娠进展,有些前置胎盘位置恢复正常。

前置胎盘有三种类型(图18-1):
- 边缘性前置胎盘:特点为胎盘下缘接近宫颈内口边缘,但不覆盖宫颈内口。
- 部分性前置胎盘:胎盘部分覆盖宫颈内口,但是并未完全覆盖。
- 完全性前置胎盘:宫颈内口完全被胎盘覆盖,该类型可引起最严重的出血,因此完全性前置胎盘相关的发病率与死亡率最高。

发病机制

当胎盘种植在子宫下段时,有发生妊娠前置胎盘的风险。前置胎盘有关的危险因素包括多产、孕妇年龄增加、前次剖宫产史或子宫手术史及多胎妊娠。

与未产妇相比,经产妇前者发生前置胎盘的风险增加。未产妇前置胎盘发生率为0.2%,而经产妇发生率为5%。这一现象背后的理论认为,一旦胎盘植入到子宫壁的某个部位,该部位将发生永久性结构改变,再次妊娠时,胎盘种植到不同部位的可能性增加。孕妇年龄增加是危险因素,其原因还不清楚,可能与年龄增加导致产次增加有关,孕妇年龄可能是独立的危险因素。

前置胎盘发生风险增加直接与患者以往子宫手术次数有关,最常见的是剖宫产次数增加。第一次妊娠剖宫产术后,再次妊娠发生前置胎盘的风险为1%~4%,4次或4次以上剖宫产者,前置胎盘发生风险增加接近10%。有

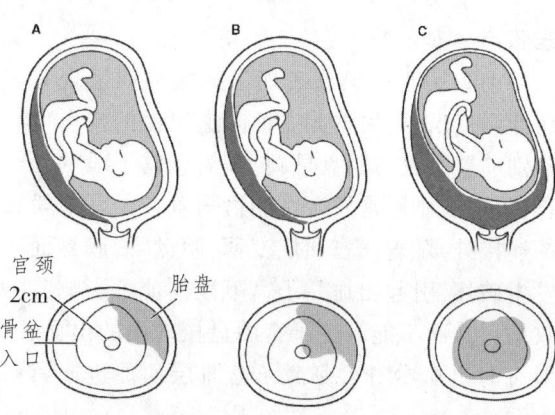

图18-1 (A)边缘性前置胎盘。(B)部分性前置胎盘。(C)完全性前置胎盘。

前次剖宫产史、妊娠中期确定为前置胎盘者，随着妊娠进展，前置胎盘恢复正常的可能性较低。以往自然流产或人工流产刮宫术可导致前置胎盘发生风险增加，其原因与子宫下段瘢痕形成有关。

前置胎盘其他危险因素包括多胎妊娠及吸烟，这与胎盘表面积增加有关。

前置胎盘与胎位异常、早产胎膜早破及宫内生长受限等有关，可能增加先天性畸形的发生风险，但与特殊异常无关。

前置胎盘患者发生胎盘粘连、胎盘植入或穿透性胎盘的风险更高。

- 胎盘粘连：无底蜕膜，纤维层发育不完全。
- 胎盘植入：胎盘侵入子宫肌层。
- 穿透性胎盘：胎盘穿透子宫肌层，可能侵犯邻近脏器。

以往子宫手术是前置胎盘密切相关的危险因素，无子宫手术病史者，前置胎盘出现胎盘植入的概率为4%，而有1次子宫手术病史者，前置胎盘出现胎盘植入的发生率为10%~35%，多次剖宫产史者，前置胎盘出现胎盘植入的发生率增加至60%~65%。2/3的胎盘植入患者需要同时行剖宫产-子宫切除术。

临床表现

症状与体征

前置胎盘的典型表现为妊娠晚期出现无痛性阴道出血，根据无痛性阴道出血的特点可鉴别前置胎盘与胎盘早剥。随着子宫下段的延长，阴道出血通常发生在胎盘附着在子宫下段的连接处。随着子宫肌层变薄，胎盘-蜕膜界面发生破坏，引起出血。子宫下段变薄可影响其收缩，从而不能减少子宫胎盘植入面的出血，但有时出血本身可刺激子宫肌层而促进子宫收缩。

妊娠24周后，患者出现阴道出血，医师应高度怀疑前置胎盘的可能。在前置胎盘患者中，1/3在妊娠30周前出现阴道出血，1/3在妊娠30~36周间出现阴道出血，1/3在妊娠36周后出现阴道出血，10%维持至足月而无阴道出血。前置胎盘患者首次发生阴道出血的时间平均为妊娠34周，分娩时间为妊娠36周。随着胎龄增加，围生期发病率与死亡率呈线性下降。

实验室检查

住院后的基本实验室检查包括血型与Rh分型、血红蛋白、红细胞比容、血小板计数。在前置胎盘患者，凝血功能与纤维蛋白原浓度检查不像胎盘早剥患者那样重要，但是可疑者仍然要检测凝血功能及纤维蛋白原水平。所有Rh阴性者均应行Kleihauer-Betke试验。

影像学检查

常规妊娠中期超声检查前，前置胎盘患者在开始阴道出血时确诊。目前，大多数患者在妊娠中期以超声检查确诊，但是其中多数患者随着妊娠进展，胎盘位置可不再处于低置状态。妊娠17周时，5%~10%的孕妇有前置胎盘，其中90%到妊娠37周后胎盘位置正常，其原因是子宫下段延长，胎盘与宫颈间距离增加。在妊娠中期诊断的完全性前置胎盘及边缘性或部分性前置胎盘患者中，持续不变者分别为26%和2.5%。所有在妊娠24周前诊断的前置胎盘患者，均应在妊娠28~32周时复查超声，重新评价胎盘位置。

治疗

前置胎盘出血患者的初始治疗与胎盘早剥患者的初始治疗相似，应立即评估孕妇的血流动力学状态，必要时给予治疗，稳定血流动力学。建立大静脉通道，持续行胎心率监测。

立即采取措施稳定血流动力学，开始输注晶体液，快速纠正血容量不足，重度贫血者或有持续性子宫出血者应输注浓缩红细胞。如果患者有出血，则目标红细胞比容至少维持在30%。如果不需要马上输血，则需准备4个单位浓缩红细胞备用。尿量应维持在30mL/h以上。

下一步处理需要根据孕龄、孕妇与胎儿病情是否稳定、出血量及胎位决定。在以下情况下，应选择终止妊娠，即经过孕妇吸氧、左侧卧位或静脉输液等复苏治疗，胎心率仍呈无反应型；孕妇出现致命性出血；或胎龄超过34周而且已知胎肺成熟。如果胎龄超过37周或有持续性阴道出血或持续性子宫收缩，也需终止妊娠。应避免宫颈指诊检查。

妊娠24~36周，如果孕妇及胎儿情况稳定而且正常，可采取保守期待治疗。有症状的前置胎盘患者中，75%适宜保守治疗，其中50%患者可至少将孕周延长4周。在保守治疗的患者中，30%可维持至足月，而且不再有阴道出血，70%可出现至少1次以上的阴道出血，10%将有3次阴道出血。

在患者病情稳定及少量或无阴道出血情况下，可采取保守治疗。保守治疗包括必要时输液及输血治疗；有持续性子宫出血、子宫收缩或宫内生长受限者，应行持续性胎心率监护；如果不怀疑胎盘早剥而且胎膜未破、有子宫收缩者可给予保胎药物治疗。患者应限制在有单独浴室的房间内卧床休息，给予润肠治疗，补充铁剂、维生素C。胎龄小于34周者，应给予类固醇激素促进胎肺成熟。

类固醇激素治疗后，如果患者有少量或无子宫收缩或子宫出血，则可在家治疗。患者选择在家治疗时，必须确定病情稳定，能通过电话24小时保持联系，能在任何时候快速返回医院。在家中有单独浴室的房间卧床休息，持续应用润肠治疗及维生素治疗。如果出现子宫收缩或再次子宫出血，则应立即返回医院。

间隔3周行超声检查，评估胎儿生长、羊水指数、胎盘位置。多数专家认为，在完全性前置胎盘患者，即使无并发症，也应在妊娠36~37周时终止妊娠。

如果子宫出血不多，边缘性前置胎盘患者可行阴道分娩。随着胎儿下降，胎头压迫胎盘可止血。多数前置胎盘及所有完全性前置胎盘患者需行剖宫产术。如果行剖宫产术，则应尽可能避免在胎儿娩出前破坏胎盘。如果可能，可选择远离胎盘床的位置作为子宫切口。例如，如果胎盘位于子宫前侧壁，则可选择胎盘附着处对侧的子宫下段行纵切口，对于低位的前壁胎盘，可选择高位横切口。所有患者应做好必要时可能行子宫切除术的准备。

如前所述，66%前置胎盘患者需行剖宫产术-子宫切除术，如果保留子宫非常重要，则有几种手术方式可供选择。切除胎盘，缝合子宫，控制活跃出血。切除胎盘植入部分，修复子宫。最后可选择将胎盘留在原位，这种方法仅适用于无活动性出血的患者，将脐带自根部切断、结扎。产后给予抗生素治疗，可能的话给予氨甲蝶呤治疗。在罕见病例，可证实有膀胱侵犯，此时应切除胎盘，而且可能需要行子宫切除术及部分膀胱切除术（参见第21章）。

预后

近20年，随着保守治疗与剖宫产术的应用、新生儿护理水平的提高及早期诊断，新生儿结局有了显著改善。在过去几十年中，由于新生儿复苏能力及早产儿支持水平的提高，围生儿死亡率已经从60%下降至10%。多数新生儿死亡是由于早产，阴道出血出现时间越早，早产风险越高，因此新生儿死亡风险越高。随着纳入卫生保健体系管理，孕妇死亡率已从25%下降至<1%，但是在发展中国家，孕妇死亡率仍然较高。

Ananth CV, Demissie K, Smulian JC, Vintzileos AM. Placenta previa in singleton and twin birth in the United States, 1989 through 1998: A comparison of risk factor profiles and associated conditions. *Am J Obstet Gynecol* 2003;188:275. PMID: 12548229.

Faiz AS, Ananth CV. Etiology and risk factors for placenta previa: An overview and meta-analysis of observational studies. *J Matern Fetal Neonatal Med* 2003;13:175. PMID: 12820840.

Laughon SK, Wolfe HM, Visco AG. Prior cesarean and the risk for placenta previa on second-trimester ultrasonography. *Obstet Gynecol* 2005;105(5 Pt 1):962–965. PMID: 15863531.

Sheiner E, Shoham-Vardi I, Hallak M, et al. Placenta previa: Obstetric risk factors and pregnancy outcome. *J Matern Fetal Med* 2001;10:414. PMID: 11798453.

Spong CY, Mercer BM, D'alton M, Kilpatrick S, Blackwell S, Saade G. Timing of indicated late-preterm and early-term birth. *Obstet Gynecol* 2011;118:323-33. PMID: 21775849.

Taipale P, Orden MR, Berg M, Manninen H, Alafuzoff I. Prenatal diagnosis of placenta accreta and percreta with ultrasonography, color Doppler, and magnetic resonance imaging. *Obstet Gynecol* 2004;104:537–540. PMID: 15339765.

血管前置

血管前置是指胎儿血管在子宫下段处穿过胎膜,跨过胎头前方的子宫颈内口,可能发生脐带帆状附着,在这种情况下,脐带华通胶不能保护胎儿血管,或副叶胎盘有血管越过宫颈口。这些血管破裂伴有或不伴有胎膜破裂,可导致胎儿失血,血管前置发生率为 1/1000~5000 次妊娠。

诊断要点

- 依据超声检查诊断血管前置。
- 胎膜破裂后出现无痛性阴道出血。
- 胎心率异常。
- Apt、Ogita或Loendersloot试验阳性。

临床表现

症状与体征

典型血管前置的表现是在胎膜破裂时出现阴道出血并伴有胎心率特殊改变。在开始出血时,胎心对失血的反应为反射性心动过速。反射性心动过速后通常出现心动过缓伴偶尔胎心加速。在严重胎儿贫血者,可出现正弦胎心率图形。医师必须高度警惕,以便有足够的时间做出诊断,防止发生胎儿死亡。

实验室检查

胎心率变化并不是急性失血的体征,应进行血液分析以确定其来源。应在 5~10 分钟内行检查,以识别胎儿血红蛋白。出血被羊水稀释的程度决定了实验的敏感性。但是这些试验主要是用来行回顾性分析,如果患者出血诊断为血管前置或高度可疑为血管前置者,需行剖宫产术。

影像学检查

随着超声技术的进展及检查者对血管前置认识的提高,许多患者能在产前通过超声检查而确诊。超声检查可发现脐带帆状附着或副叶胎盘,应及时诊断为血管前置。经阴道应用彩色超声多普勒能清楚地识别胎儿血管流经胎膜,从而确定诊断。如果血管是胎儿动脉,那么多普勒脉冲有助于确认,检测脉率有助于确诊。通过观察胎儿血管是来自胎盘或是胎盘附着处可以鉴别血管前置与脐带先露(邻近宫颈处可见游离的脐带环)。此外,孕妇体位改变可使脐带先露的游离脐带移动,而血管前置的血管则仍位于原位。

治疗

如果患者出现前面提到的典型表现,恰当的治疗方法是立即行剖宫产术终止妊娠,以免危及胎儿生命。如果患者产前确诊,推荐患者密切观察阴道出血,给予糖皮质激素促进胎肺成熟。有些专家建议患者妊娠32周开始住院观察,使患者在出现无反应型胎心监护、早产或早产胎膜早破时行紧急剖宫产术。有些专家建议在大约妊娠35周时,根据经验决定分娩,不需行羊膜腔穿刺取羊水检查确定胎肺成熟度。Oyelese 等报道,产前诊断者分娩时平均孕龄大约为35周,其中几乎30%

在破膜后需急行剖宫产术。由于破膜后这些患者的发病率及死亡率较高,因此推荐妊娠35周时终止妊娠,即使这可能导致与早产有关的并发症,但是却可以避免严重的不良后果,因此认为是合理的。

预后

妊娠期血管前置者胎儿死亡率超过50%。

产前诊断可增加胎儿存活的机会。在一项研究中,产前诊断及未诊断者,其胎儿及新生儿存活率分别为97%和44%。

> Oyelese Y, Catanzarite V, Prefumo F, et al. Vasa previa: The impact of prenatal diagnosis on outcomes. *Obstet Gynecol* 2004;103:937. PMID: 15121568.

(瞿全新 译)

第 19 章 胎先露异常与脐带脱垂

Karen Kish, MD

臀先露

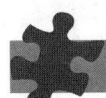
诊断要点

▶ 当胎儿骨盆或下肢位于孕妇骨盆入口时即为臀先露。

▶ 临床检查孕妇腹部或经盆腔检查触诊胎儿部分位置可以怀疑为臀先露。

▶ 臀先露确诊依靠超声检查。

臀先露是指胎儿盆腔或下肢位于孕妇骨盆入口处,发生率为3%~4%。根据胎儿姿势将臀先露分为三种不同类型(图19-1)。伸腿式臀先露是指臀部屈曲,膝部向两侧伸展;完全臀先露是指臀部及膝部均屈曲;足式臀先露是指单腿(单足式臀位)或双腿(双足式臀位)伸展至臀水平以下。

单胎臀先露、胎儿体重小于 2500g 者,40%是伸腿式臀先露,10%是完全臀先露,50%是足式臀先露。胎儿体重超过 2500g 者,65%是伸腿式臀先露,10%是完全臀先露,25%是足式臀先露。出生体重及胎龄与单胎臀先露的发生率见表19-1。

臀位胎儿的胎方位由胎儿骶骨参考点与孕妇骨盆的关系来确定,针对伸腿式臀先露、完全性臀先露、足式臀先露,有8种可能的胎位:骶前(SA)、骶后(SP)、左骶横(LST)、右骶横(RST)、左骶前(LSA)、左骶后(LSP)、右骶前(RSA)及右骶后(RSP)。臀先露者胎儿骶骨位于孕妇坐骨棘水平。

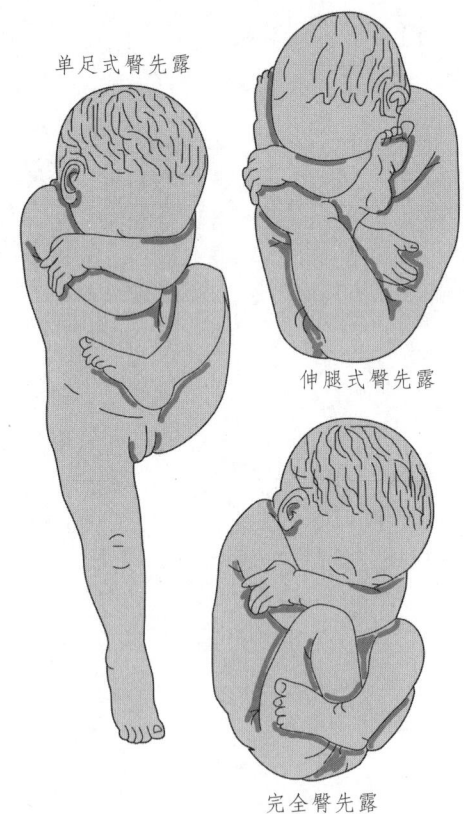

图 19-1 臀先露的类型。(Reproduced with permission, from pernoll ML. *Benson and Pernoll's Handbook of Obstetrics and Gynecloogy*. 10th ed. NewYork, NY: McGraw-Hill;2001.)

表 19-1 出生体重及胎龄与单胎臀先露的发生率

出生体重(g)	胎龄(周)	发生率(%)
1000	28	35
1000~1499	28~32	25
1500~1999	32~34	20
2000~2499	34~36	8
2500	36	2~3
所有体重		3~4

发病机制

妊娠28周前,胎儿较小,宫腔内有足够的容量使胎儿由头位转为臀位,而且旋转复位相当容易。随着孕龄及胎儿体重增加,宫腔内容积相对缩小,胎儿体位改变更加困难,大多数胎儿自然保持头位,以使宽大的臀部更好地适应宫底部较大的空间。

当胎儿在足月后未能自然倒转为头位或在胎儿倒转为头位前出现临产及早产等情况时,将发生臀先露,其原因包括羊水过少、羊水过多、子宫畸形如双角子宫或纵隔子宫、盆腔肿瘤阻塞产道、胎盘异常、多产及孕妇骨盆缩窄。

多胎妊娠中,每个胎儿相互阻碍对方发生旋转。第一胎双胎妊娠者臀位发生率为25%,第二胎双胎妊娠者臀位发生率近50%,而在更多产次者,臀位发生率更高。此外,臀位胎儿中6%发现有先天性发育异常,包括先天性髋关节脱位、脑积水、无脑儿、家族性自主神经异常、脊柱裂、脑脊膜脊髓膨出、染色体13三体、18三体及21三体,这些情况可改变胎儿肌肉张力,导致臀先露发生率增加。

临床表现

触诊及冲击触诊

通过孕妇腹壁Leopold法检查及冲击触诊法检查可诊断臀先露,在孕妇骨盆入口上方可触及更软、边界不清的胎儿臀部,但是如果仅依靠这些方法来诊断臀先露,常易造成误诊。

盆腔检查

阴道检查中,圆形、质硬、平滑的胎头部分与质软而不规则的胎儿臀部很易鉴别,但是如果辨识不清,则有必要进一步检查(例如超声检查)。

影像学检查

X线检查可鉴别臀先露与头先露,通过识别胎儿下肢的位置有助于确定臀先露的类型。X线检查能确定多胎妊娠及胎儿骨骼缺陷,X线片可以了解胎儿姿势,但是不能确定胎儿大小。由于这种技术使胎儿暴露于辐射的危险,因此目前超声检查已经取代放射检查来确定胎先露或胎儿发育异常。

超声检查

由有经验的检查者进行超声扫描可确定胎儿先露部、胎儿姿势、大小、多胎妊娠、胎盘位置、羊水量,超声检查还可揭示胎儿骨骼及软组织发育异常。

并发症

出生时缺氧

脐带受压及脱垂与臀位分娩有关,特别是在完全性臀先露(5%)和足先露(15%)。这是由于先露部分不能完全填充产妇盆腔,或由于早产或先露部分不能与宫颈充分结合,导致脐带脱垂至臀水平以下(见下文)。单纯臀先露先露部分轮廓能很好地适应产妇骨盆,与宫颈结合很好,因此脐带脱垂发生率仅为0.5%(与头位分娩相同)。脱垂的脐带在子宫收缩时受压,导致中度至重度胎心率可变减速,引起胎儿缺氧或死亡。如果尝试臀位分娩,必须行连续性胎心监护,及时发现胎心率异常减速。如果发生胎心率减慢,应马上行剖宫产术。

产伤

经阴道臀位分娩所致产伤的发生率为

6.7%,是头位分娩所致产伤(0.51%)的 13 倍,头位分娩仅在高位产钳、内倒转及牵引术时产伤发生率高于经阴道臀位分娩。据报道,围产期经阴道臀位分娩的产伤类型包括小脑幕裂伤、头皮血肿、脊髓损伤、臂丛神经麻痹、长骨骨折、胸锁乳突肌断裂。经阴道臀位分娩是导致胎儿肾上腺、肝、肛门、外生殖器、脊柱、髋关节、坐骨神经及上肢、下肢、背部肌肉组织损伤的主要原因。

导致经阴道臀位分娩困难的因素包括宫颈部分扩张、单侧或双侧颈背部手臂、胎头偏转等,助娩方式也可影响新生儿结局。

部分宫颈扩张:由于胎儿转子间径、肩峰间径较双顶径小,因此即使宫颈仅部分扩张,臀位胎儿产程仍可进展,特别是在早产儿。胎儿髋部及肩部可以通过宫颈,但后下降的胎儿头部娩出受阻,从而导致难产及产伤。

颈背部手臂:在部分臀位、更多是在完全性臀位者,过度向下牵拉胎体,可导致单侧或双侧颈背部出现手臂,其发生与胎体快速下降导致其单侧或双侧手臂伸展并卡在颈后有关。当出现肩难产时,应怀疑有颈背部手臂发生。接生者可将胎体旋转 180°,使胎儿肘部朝向面部,辨认胎儿肱骨,然后轻轻向下牵拉娩出。在双侧颈背部手臂者,先逆时针旋转胎体,娩出胎儿右臂,然后顺时针旋转胎体,娩出胎儿左臂。如果不成功,接生者必须以手指探清胎儿肱骨位置,如果牵拉胎儿手臂,可能导致胎儿肱骨或锁骨骨折。颈背部手臂可导致滞产,增加产时胎儿窒息的发生率。

头部偏转:胎头过度仰伸是指胎头偏向或向后伸展并超过胎儿体部纵轴(所有臀位分娩者中发生率为 5%),过度仰伸的原因为颈部囊肿、颈部肌肉痉挛、子宫畸形,但是 75%以上的患者原因不明。分娩前数周行超声检查或 X 线检查可以确定胎头位置,阴道分娩前对胎儿没有明显危险,但是在阴道分娩时,由于胎头枕部仰伸并位于耻骨联合后方,可能导致胎儿颈椎骨折、脊髓损伤、硬膜外出血及脑出血、围产儿死亡。如果分娩前诊断为胎头偏转,应行剖宫产术以避免损伤。剖宫产术不能防止诸如小的脑膜出血或颈椎错位等损伤,因为这些损伤是胎头在宫腔内长期处于偏斜状态所引起的。

分娩方式:分娩过程越复杂,产伤发生率越高。自然臀位分娩者很少发生新生儿产伤,其中部分臀位牵引分娩中,产伤发生率为 6%,单胎完全臀位牵引分娩中,产伤发生率为 20%。与单胎完全臀位分娩有关的产伤通常广泛而严重,因此除非胎儿生命处于危险之中,却又不能马上行剖宫产术者,否则应避免这种分娩方式。

与臀位产伤及围产儿结局有关的另一重要因素是接生者的经验,缺乏经验可能导致产科操作草率,分娩延迟可因脐带受压而导致产时窒息,臀位分娩处理不当,可因胎体过度受压引起软组织损伤及长骨骨折。在生殖道内牵引胎体过快可引起胎儿手臂伸展高于头部,导致单侧或双侧颈背部手臂及头部难产。所有臀位分娩均应缓慢,由有经验的产科医师操作,动作柔和,技术娴熟,不能追求速度。

治疗

产前处理

臀位确诊后,孕妇应密切随访,评价是否自发转为头位。如果臀位持续超过 36 周,则应考虑行胎头外倒转术(见下文)。倒转术是一种用于将胎先露由臀先露转为头先露(胎头倒转术)或由头先露转为臀先露(胎足倒转术)的方法。由于胎头倒转术是经腹部进行胎儿操作,因此这种方法称为胎头外倒转术,而胎足倒转术是通过体内操作完成的,因此称为胎足内倒转术(见下文)。临床常用胎头外倒转术,而胎足内倒转术则很少应用。

单胎臀位行阴道分娩者,应行 X 线、CT 或 MRI 检查测量骨盆,以排除孕妇边缘型骨盆或骨盆狭窄。骨盆测量大小不足者，经阴道分娩时，难产及母儿损伤发生率均增高。在骨盆测量正常的孕妇，仍有可能发生阴道分娩难产。

头位外倒转术用于单胎臀位的处理或未行倒转的双胎中的第二个胎儿，慎重选择患者可保障母儿安全，其目的是增加近足月时顶先露的比例，从而增加阴道分娩的机会。以往头位外倒转术在妊娠较早期进行，但是回复率通常较高，因此有必要进行再次操作。现在通常选择在妊娠36周以后进行，以降低自发回复的风险，而且如果发生并发症，足月儿也可选择终止妊娠。目前，头位外倒转术的成功率为35%~85%（平均为60%）。

单胎臀位、妊娠36周仍未衔接者适宜行头位外倒转术，在经产妇、横位或斜位、胎盘位于后壁者成功率更高。在操作过程中，必须进行胎心率监测和实时超声检查，以确定胎儿是否安全。在头位外倒转术中，关于宫缩抑制剂的应用仍有争议。近来有证据显示，在初产妇应用宫缩抑制剂是有益的，但是报道中关于哪类宫缩抑制剂的成功率最高的结果却不一致。因此，医师应根据情况选择这些宫缩抑制。此外，关于应用局麻药的结论也不一致。近来，随机对照研究证实，硬膜外麻醉可增加成功率，但最终应根据医师的经验做决定。

头位外倒转术的禁忌证包括胎先露已衔接、显著羊水过少、前置胎盘、子宫畸形、脐带绕颈、多胎妊娠、胎膜早破、以往子宫手术史（包括子宫肌瘤切除术或子宫成形术）、可疑或确定有先天性畸形或异常（包括宫内生长迟缓）。

头位外倒转术并发症发生率低，仅为1%~2%，包括胎盘早剥、子宫破裂、胎膜破裂后发生脐带脱垂、羊水栓塞、早产、胎儿宫内窘迫、胎儿及产妇出血、胎儿死亡。因此，为了避免这种潜在的并发症，该操作需在能立即行剖宫产的条件下进行，患者需要广泛咨询，了解这种操作及其所带来的所有风险、收益、应急替代措施等，待患者知情后做出决定。

胎心率异常：在头位外倒转术中，应间断行胎儿心电监护（EFM）或超声监测并记录，胎儿心动过缓发生率为20%，但是停止操作后短时间内胎儿心率常恢复正常。如果胎儿心率改变不能恢复，则应停止操作，立即行剖宫产术。

母胎胎盘出血（FMH）：在头位外倒转术中可发生母胎胎盘出血，发生率为6%~28%，出血量很少导致有临床意义的贫血。如果可疑为母胎胎盘出血，则应行Kleihauer-Betke酸洗试验。对Rh阴性未致敏患者，在外倒转术后应给予Rh免疫球蛋白（RhoGAM）治疗，以覆盖计算量的FMH。

操作方法：头位外倒转术前应得到患者的知情同意，超声检查再次证实胎位，并除外胎儿或子宫异常。NST检查结果必须是有反应型。如果需要，给予宫缩抑制剂，预防子宫收缩或激惹。必要时也可给予麻醉。在行外倒转术中，术者双手应放在孕妇腹部，通过上举胎儿臀部向前翻滚，同时向盆腔方向下压胎头。如果不成功，则可尝试向后翻滚。以多普勒或实时超声扫描间断监测胎儿状况是否正常。如果出现胎儿宫内窘迫或患者不适或多次尝试不成功等情况下，应放弃操作。操作后应持续行胎心率监测1小时，以确保胎心稳定。如果患者为Rh阴性，则应给予抗D免疫球蛋白。如果外倒转术成功而且患者病情稳定，则患者可回家等待自然临产。如果外倒转术不成功，患者应择期选择剖宫产术，或如果孕妇条件允许，可试行臀位阴道分娩。

近来有研究评价针灸（以燃烧的草药刺激针刺穴位）疗效，确定该方法有促进臀位胎儿自然转位的作用，但是到目前为止，尚未发现一致的有效方式。

产时处理

检查：单胎臀位患者临产后或自然破膜后因脐带并发症发生风险增加而需住院治疗。住院后需复查超声，确定臀先露的类型及胎头屈曲程度，再次筛查排除胎儿致命的先天性畸形，如无脑儿，可避免因胎儿指征而行剖宫产术。要采集全部病史、全面体格检查，以评估孕妇与胎儿情况，根据这些结果决定分娩方式（见下文）。

胎儿电子监护：产程中必须连续行胎儿电子监护，如果需放置胎儿心电图电极，应注意避免损伤臀位胎儿的肛门、会阴及外生殖器。宫腔内压力导管可用于评价子宫收缩频率、强度及持续时间，在导管位置正确的情况下，可及时发现胎儿窘迫或产程异常，以便快速决定行剖宫产术，改善胎儿预后。

缩宫素：臀位分娩应用缩宫素仍有争议，虽然有些产科医师反对应用，但是有些产科医师认为应用缩宫素有作用，而且无并发症。一般情况下，缩宫素仅在子宫收缩乏力而不能维持正常产程进展时应用。在应用缩宫素期间，应持续监测胎儿及子宫收缩情况。

分娩

分娩方式应根据孕妇情况慎重选择，经阴道分娩或剖宫产的标准见表19-2。

在1975年以前，几乎所有单胎臀位均经阴道分娩，剖宫产术仅用于有特殊的胎儿指征，如持续胎儿窘迫或脐带脱垂；或特殊的产妇指征，如前置胎盘、胎盘早剥或滞产，而臀位分娩新生儿的死亡率较头位分娩新生儿增高5倍。

近来研究证实，有计划的剖宫产术与有计划的经阴道臀位分娩相比，前者可减少围产儿及新生儿的发病率及死亡率，但两种分娩方式相比，产妇发病率与死亡率无差异。因此，剖宫产术成为目前臀位分娩的常用方式。只有有臀位助娩技术的产科医师才能尝试经阴道臀位分娩或剖宫产术，熟练掌握这项技术操作是必要的，因为仍可能遇到意外的经阴道臀位分娩。

剖宫产术：选择切口类型非常重要，如果足月妊娠者子宫下段形成较好，则通常行

表19-2 阴道分娩或剖宫产分娩臀先露的诊断标准

阴道分娩	剖宫产分娩
伸腿式臀先露	估计胎儿体重≥3500g 或<1500g
胎龄34周或以上	骨盆测量为狭窄或边缘型骨盆
预计胎儿体重2000~3500g	胎头下弯或过度伸展
胎头屈曲	胎膜破裂时间较长
X线骨盆测量确定产妇骨盆足够大（骨盆入口横径11.5cm，前后径10.5cm；中骨盆横径10cm，前后径11.5cm）	胎先露未衔接
	产程异常
	高龄初产妇
	产妇有不孕史或不良产科史
	早产胎儿（妊娠25~34周）
无产妇或胎儿剖宫产指征	多数全臀位或足式臀位者，超过妊娠25周，未检测到致命的先天性畸形（防止脐带脱垂）
无法存活的胎儿（胎龄<25周或体重<700g）	
证实有致死性的先天性胎儿畸形	胎儿电子监护显示有变异减速
即使最初计划行剖宫产术，但是产妇已进入产程后期，而且产妇及胎儿均无异常（仔细准备且能控制的阴道分娩要比仓促施行的剖宫产术更加安全）	足先露

"子宫下段"横切口,易于胎儿娩出。在早产者、未临产子宫或许多胎先露异常者,子宫下段可能很窄,需行下段纵切口,以避免分娩时损伤。

阴道分娩:考虑行阴道臀位分娩的产科医师应有操作经验,而且应有3名医师协助:① 有经验的产科医师协助分娩;②新生儿科医师进行新生儿全面复苏;③麻醉医师保证产妇在产程及分娩中无痛及配合。麻醉方式需根据臀位分娩类型选择,经产妇经阴道臀位自然分娩可能不需要麻醉或仅需要静脉镇痛以缓解临产后疼痛,分娩时行阴部神经阻滞。在产程中或部分臀牵引,包括随后娩出胎头应用 Piper 钳时均可应用硬膜外麻醉。在紧急情况下,会阴及子宫完全放松对成功分娩是至关重要的,为此可立即应用吸入性麻醉或静脉输注硝酸甘油。

1.阴道自然分娩:在单臀先露阴道自然分娩中,不需要助产及产科操作。在分娩过程中,胎儿可经过产妇骨盆,而接生者仅需简单地扶持新生儿躯干部即可。

当胎儿股骨转子间径通过骨盆入口平面时即为衔接,随着胎儿下降至骨盆内(图19-2),其臀部到达产妇骨盆肛提肌。此时发生内旋转,前髋部旋转至耻骨联合下方,形成骶横位。胎儿骨盆股骨转子间径位于产妇骨盆的前后径上,而胎儿臀部位于产妇骨盆出口,此时从骶横位转为骶前位。当胎儿股骨转子间径通过耻骨联合下方时胎头着冠,此时胎儿双肩进入骨盆入口,肩峰间径为横位。随着胎儿下降,肩峰间径旋转为斜位或前后位,直至前肩到达耻骨联合下方。在耻骨联合下方娩出前肩,胎体向上屈曲,使位于会阴部的后肩易于娩出。

随着胎肩下降,胎头以横位或斜位与骨盆入口衔接。当进入中骨盆平面时,胎头旋转为枕前位,随后降至耻骨联合下方,随着位于产妇会阴部的胎儿下颌、嘴、鼻、前额屈曲,胎头全部娩出。

随着胎臀娩出,进入盆腔的胎体径线逐渐增加(胎儿股骨转子间径、肩峰间径、双顶径),而在头先露分娩中,胎儿最大径线(双顶径)首先入盆。尤其在早产中,胎头径线大于胎体径线,在其通过宫颈进入骨盆时能形成较好的"扩张楔子"。较小的股骨转子间径及肩峰间径可通过部分扩张的宫颈下降至盆腔,但是较大的双顶径可能受阻。在这种情况下,分娩方式见下文。

2.部分臀牵引:部分臀牵引(辅助臀牵引)常用于助产者发现产妇不能自然分娩或由于胎儿或产妇原因需尽快结束分娩等情况下,胎体自然娩出至其脐部水平后,助产者可辅助完成胎儿腿部、肩部、手臂及胎头娩出。

当胎儿脐部出现在产妇会阴部时,助产者将手指分别放置在胎儿双侧大腿中部,向外侧用力旋转胎儿骨盆,然后将胎儿大腿自其髋部外旋,胎儿膝部屈曲后娩出,继续娩出另一侧下肢。以治疗巾包裹胎儿躯干,当看到双侧肩胛骨时,逆时针旋转胎体。接生者将胎儿右侧肱骨经胸前向外侧旋转至会阴外(图19-3)。以类似方式,顺时针旋转胎体,娩出胎儿左臂。然后轻轻上举胎体,同时按压宫底部以保持胎头腹屈位,使胎头自然娩出(图19-4)。在部分臀牵引中,如果在耻骨联合后受阻,则前肩娩出会很困难。在这种情况下,将胎体向耻骨联合方向轻轻上举,助产者沿产妇盆腔空隙以手辨别胎儿后侧肱骨,轻轻向下牵拉胎儿肱骨,后肩可较容易地娩出,然后娩出前肩及手臂。

助产者可选择 Mauriceau-Smellie-Veit 手法助娩胎头(图19-5),在操作过程中,助产者以食指及中指托住胎儿上颌,使胎体置于助产者手掌及前臂上。另一只手的两个手指放在胎儿颈部两侧,轻轻向下牵拉。同时,向耻骨联合方向上举胎体,经会阴娩出胎儿口、鼻、前额。也可选择 Piper 钳助娩,或在 Mauriceau-Smellie-Veit 手法助娩胎头失败后选择 Piper 钳助娩。Piper 钳仅用于宫颈完全扩张后胎头完全入盆。胎头为正枕前位时娩出最理想,但是左或右枕前位也可以。Piper 钳不应尝试用于枕横位娩出,因为这样可能导致胎儿及产妇严重损伤。助产者

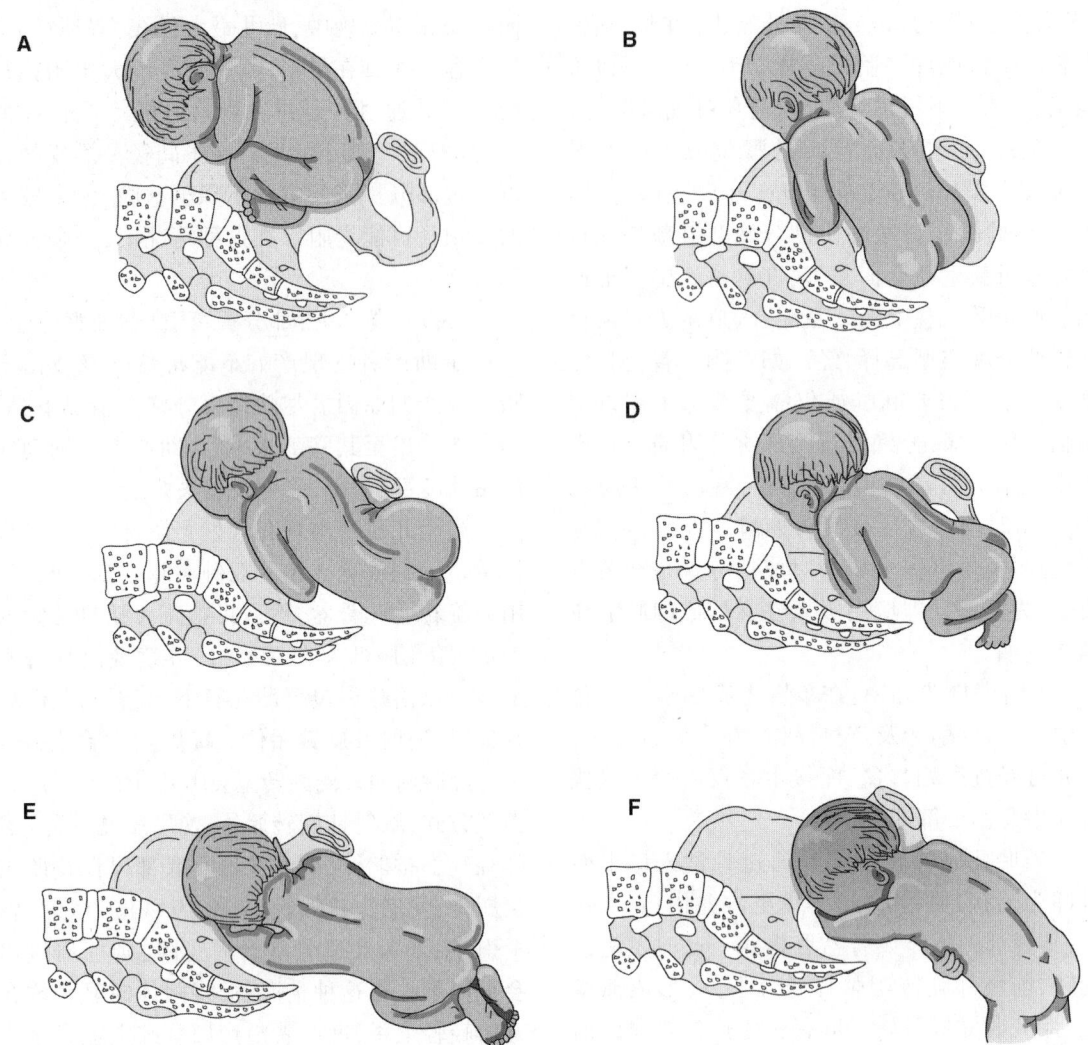

图 19-2 臀位分娩机制。(A)臀位分娩机制,临产时为右骶横位,臀部通常与骨盆斜径或横径衔接。(B)第二产程早期。臀部达到盆底,内旋转使转子间径位于骨盆出口前后径。(C)第二产程晚期。胎儿躯干在耻骨联合下侧屈,娩出前臀,此时双肩尚未与骨盆衔接。(D)臀部已经娩出,双肩与骨盆入口横径衔接。这一动作使已娩出的臀部发生外旋转并使胎儿后背朝上。(E)双肩已达盆底,经过内旋转使肩峰间径位于骨盆出口前后径。同时,臀部向前旋转 90°,即所谓的复位。胎头与骨盆入口衔接,矢状缝位于骨盆入口横径。(F)娩出的躯干侧屈,前肩从耻骨联合下娩出。

将产钳两叶放置在胎儿顶骨两侧,助手将胎儿躯干轻轻上举(图 19-6),确定产钳放置恰当后,将其锁住,轻轻向下牵拉、俯屈,经会阴娩出胎头。会阴中线切开有助于产钳助娩。

胎体娩出后,如果胎儿脊柱仍然保持后位而且旋转失败,那么可应用改良 Prague 方法娩出处于持续性枕后位的胎头。助产者一只手从肘部托住胎肩,另一只手向产妇腹部轻轻上抬胎体,这样可使胎头在产道内屈曲,从而使胎儿枕部自会阴部娩出。

早产臀先露者,未完全扩张的宫颈可娩出较小的胎体,但是相对较大的胎头娩出可能受阻,必须及时娩出胎头,否则易发生严重的窒息而导致胎儿快速死亡。向下轻轻牵拉胎肩,同时

第 19 章 胎先露异常与脐带脱垂

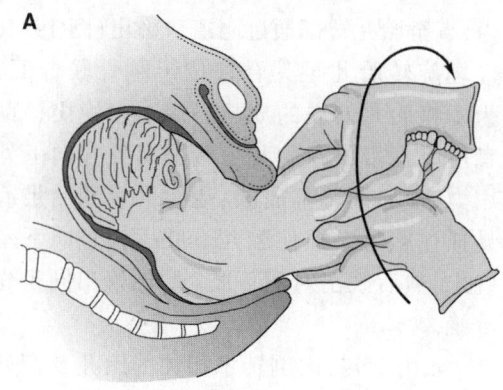

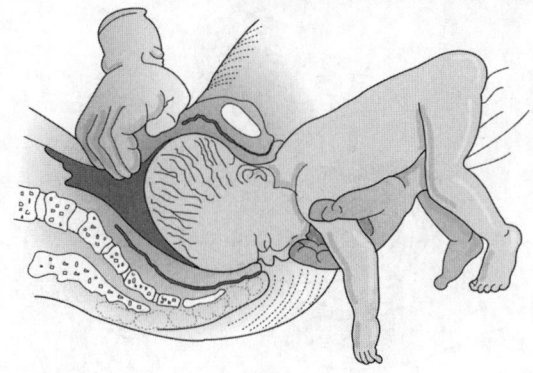

图 19-4 胎头娩出手法。左手手指放入胎儿口内或胎儿下颌处；右手从上方下压胎头。（Modified and reproduced, with permission, from Pernoll ML. *Benson and Pernoll's Handbook of Obstetrics and Gynecolgy* 10th ed. New York, NY: McGraw-Hill;2001.）

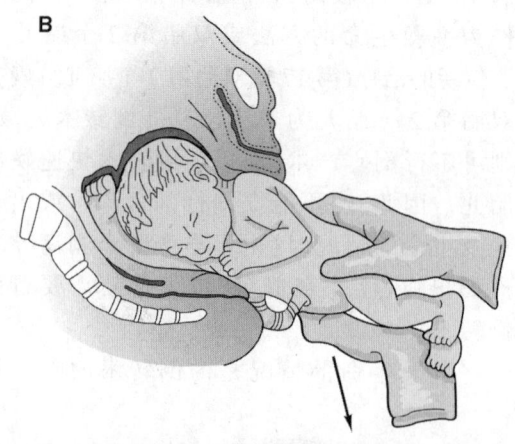

图 19-3 胎肩助娩。(A)双肩衔接，后(左)肩在骨盆内低于前肩。(B)旋转躯干使后肩向前转并滑向耻骨联合下方。

助手按压宫底部，有助于胎儿娩出。如果娩出失败，麻醉师给予硝酸甘油或吸入麻醉，使子宫下段及盆底完全放松，再尝试娩出胎儿。

如果胎儿娩出仍不成功，需行 Dührssen 切口，以保护胎儿生命。在宫颈后唇 6 点位置选择切口，放松对胎头的压迫。有时需在宫颈 2 点、10 点处做辅助切口。Dührssen 切口总是能缓解胎头受压，但是却可导致产妇严重出血。因此，这种方法仅在紧急情况下应用。剖宫产术可预防早产臀先露者胎儿娩出受阻。

3.完全臀牵引：完全臀牵引娩出全部胎体(图 19-7)，该方法仅用于出现胎儿窘迫而需立即分娩者及双胎中第一个胎儿已娩出而第二个胎儿不是头位者。现代产科中，完全臀牵引分娩已代替了剖宫产术。

在足先露者，首先抓住胎儿双足，轻轻向下牵拉，直至以完全臀牵引将胎臀娩出(图 19-8)。然后行会阴中部切开术或会阴侧切术，助产者轻轻抓住胎儿骨盆部，两个大拇指放在胎儿骶骨两侧，必要时旋转胎儿脊柱至耻骨联合下方。轻轻向下牵拉胎体，直至看到胎儿双肩。胎肩、手臂及胎头娩出与部分臀牵引相同。

如果是单臀先露，助产者需将其右手食指

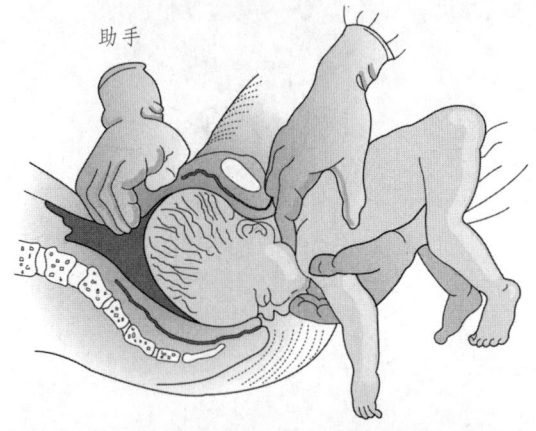

图 19-5 Mauriceau-Smellie-Veit 手法娩出胎头。左手手指放入胎儿口内或下颌处，右手放在胎肩上。助手在耻骨联合上方下压胎头。（Reproduced, with permission, from Pernoll ML. *Benson and Pernoll's Handbook of Obstetrics and Gynecolgy.* 10th ed. New York, NY: McGraw-Hill;2001.）

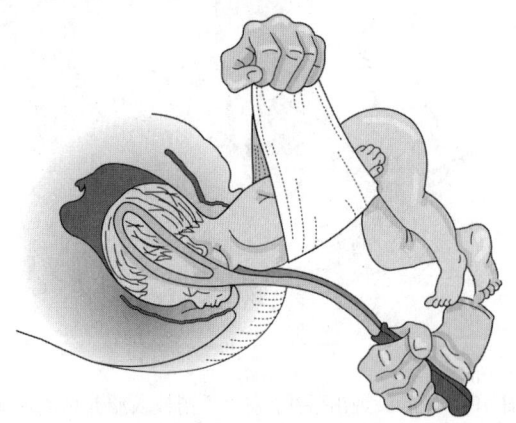

图 19-6 应用 Piper 钳与毛巾支撑,首先从下方放入产钳左侧叶,产钳两叶应放置在胎头两侧。(Reproduced, with pernission, from Pernoll ML. *Benson and Pernoll's Handbook of Obstetrics and Gynecology.* 10th ed. NewYork, NY: McGraw-Hill; 2001.)

放在胎儿前腹股沟处,轻轻向下用力(图 19-9)。当胎儿进一步下降至产道内,助产者左手食指放在胎儿后腹股沟处,一起向下轻轻用力,直至胎儿臀部通过阴道口娩出(图 19-10)。轻轻旋转胎儿至其脊柱位于耻骨联合下方。为了将胎儿伸展的双腿自阴道内娩出,助产者可将食指放在胎儿一侧腘窝处并向上外方用力,使胎儿膝部屈曲,通常可看到胎足或容易抓住胎足。抓住胎儿下肢后轻轻向下牵拉娩出,然后娩出对侧下肢。胎体娩出同足先露分娩。

4.内倒转:内倒转术相关的胎儿及产妇发病率、死亡率较高,目前临床很少使用,偶尔作为挽救生命的方法或双胎第 2 个胎儿非头位者的治疗(第 17 章双胎第 2 个胎儿分娩)。双胎第 2 个胎儿为非头位,外倒转术失败,则可不行剖宫产术,而以内倒转术快速娩出胎儿。因此,当不能立即行剖宫产术或出现危及生命的情况时(由于早产胎盘剥离导致产妇出血、胎儿窘迫、脐带脱垂),需要行内倒转术。

危及生命的情况是内倒转术的唯一指

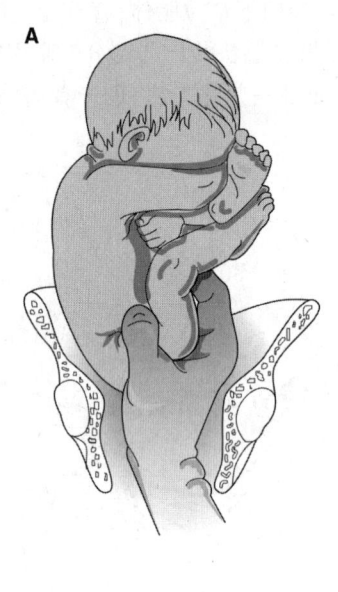
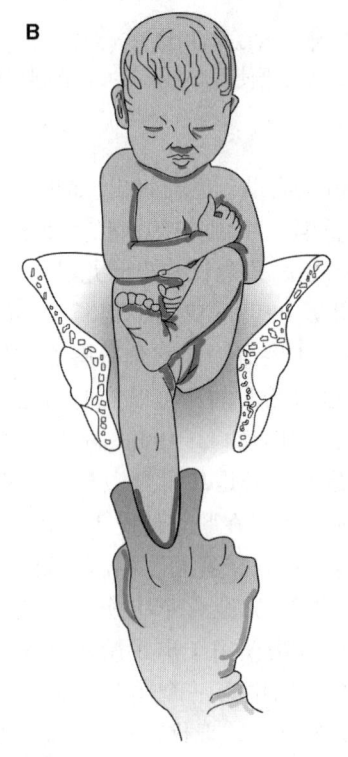

图 19-7 臀牵引。(A)外展大腿并在腘窝处施压使得膝部屈曲。(B)牵引胎足娩出腿部。

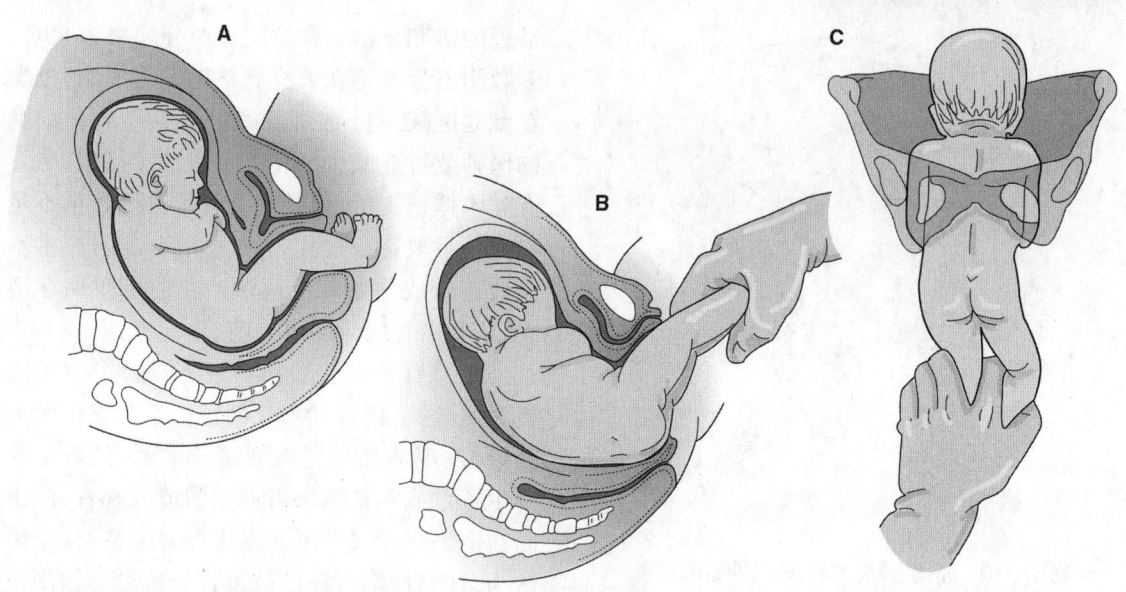

图 19-8 臀牵引。(A)将胎臀牵引至骶窝处。(B)牵拉前腿,使胎臀向前旋转至骨盆前后径上。继续向下牵引,使胎儿由后向前旋转。(C)进一步牵拉,使胎肩衔接在骨盆入口横径上。

征,宫颈必须完全扩张,胎膜必须完整,由技术熟练的接生者进行操作是保证这一过程安全的关键。在几项来自法国的研究中,内倒转术是可靠而有效的技术,母儿长期预后良好。

内倒转术的禁忌证是胎膜破裂或羊水过少,该方法不能在宫颈部分扩张或较强的子宫收缩向下推挤胎体的情况下应用。近来有研究认为,静脉注射硝酸甘油可引起一过性子宫松弛,但并不影响产妇或胎儿预后。

内倒转术与胎儿及孕妇的外伤性损伤风险有关。在1950年以前,内倒转术的应用较今天多,与之相关的子宫破裂、出血占所有产妇死亡的5%。围产儿死亡率为5%~25%(主要由于外伤性颅内出血及出生窒息)。相当多的出生创伤,包括长骨骨折、脱位、骨骺分离、中枢神经系统异常等均与内倒转术有关。因此,内倒转术已被禁用,仅在极少数特殊情况下应用,剖宫产术取而代之。

内倒转术操作前首先建立静脉通路,进行输液,包括输血准备。在医院血库进行交叉配

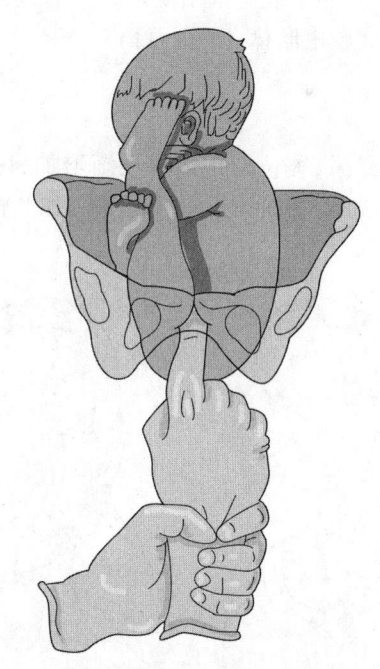

图 19-9 臀位分娩中,1指放在胎儿腹股沟处,另一只手支撑该手腕部。当看到胎儿腹股沟后方时,另一只手的食指放在腹股沟处完全娩出胎臀。

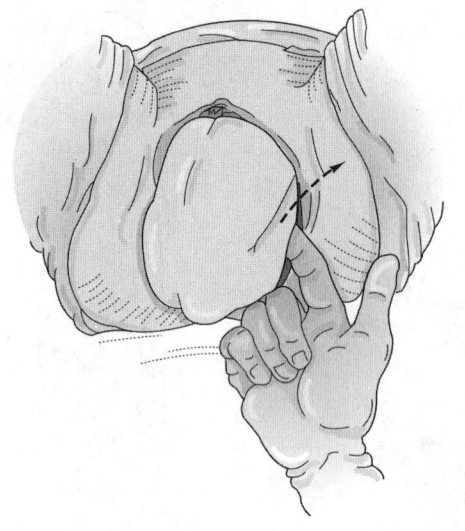

图 19-10 屈曲、外展大腿，娩出伸直的胎腿。

血，然后行麻醉，放松子宫。患者取膀胱截石位，术者的手经完全扩张的宫颈进入宫腔，沿胎体找到胎足，向盆腔方向牵拉胎足，至出宫颈外口。然后牢牢抓住胎儿双足，此时人工破膜，牵拉双侧下肢至娩出阴道。最后以完全臀牵引方式娩出胎体（图 19-11）。

预后

近年来，臀位剖宫产率逐渐增加，1970 年大约为 30%，1999 年增加至 85%。加利福尼亚最近的研究显示，臀位剖宫产分娩率为 88%。多数阴道分娩是在公立教学医院完成的，极少在私立医院。目前，能熟练进行阴道臀位助娩的医师数量在减少。在大多数诊疗机构，尽管有学术体系支持，但是阴道臀位分娩数量不足以充分示教这一过程。应注意到，剖宫产术不能改善未成熟胎儿或畸形胎儿的围生期存活率，这些患者应行阴道分娩。

足月臀位试验协作组近来进行了一项随机对照试验，比较计划性剖宫产术与臀位阴道分娩，发现选择计划性剖宫产术者，其新生儿发生死亡或不良结果者低于阴道分娩者，两组间在产妇死亡或严重并发症方面无差别。结果认为，计划性剖宫产的政策将导致每 7 例剖宫产分娩的新生儿中就有 1 例避免死亡或严重并发症发生，由于这个试验结果，美国妇产科医师学会推荐对足月持续性臀位者行计划性剖宫产术。

复合先露

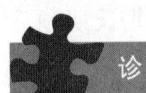 诊断要点

- 复合先露是指胎先露一侧出现胎儿肢体部分。
- 复合先露中头先露伴有胎儿手部是最常见的，

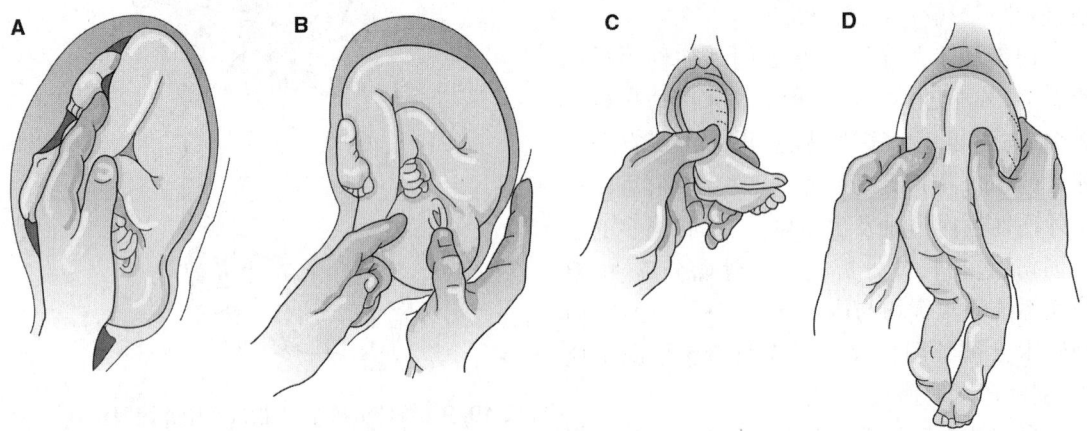

图 19-11 内倒转术与臀牵引。(A)抓住双足。(B)旋转胎体，另一只手在腹壁向宫底部推胎头。(C)牵拉胎足。(D)娩出胎体。此后的方法与臀牵引分娩相同。

其次是臀先露伴有胎儿上肢。头先露伴有下肢者相对罕见。

▶ 复合先露不常见,发生率仅为1/1000次妊娠。

发病机制

阻碍胎先露部分进入骨盆入口的产科因素易导致胎儿肢体沿先露部分下降至盆腔(如早产、头盆不称、多胎妊娠、多产、羊水过多),早产中复合先露发生率超过50%,双胎妊娠中,90%以上的复合先露发生在其中的第2个胎儿。

由于复合先露时先露部分与宫颈衔接差,因此常发生脐带脱垂(发生率为11%~20%),是导致产时胎儿死亡的主要原因。

临床表现

根据阴道检查中在胎先露旁触及胎儿肢体可诊断为复合先露,而通常是在分娩过程中,随着宫颈扩张,胎头或胎臀旁更容易触及胎儿肢体。如果发现产程进展异常,特别是在活跃期胎先露仍不能衔接时,应可疑为复合先露。如果可疑为复合先露而不能确诊者,可行超声检查确定胎儿肢体的位置,并发现胎儿畸形。

并发症

脐带脱垂是所有复合先露中的危险并发症,应行持续性胎心率监测,及时发现胎儿窘迫或胎心率改变。出现脐带受压者应立即行剖宫产术(见下文)。

治疗

复合先露的处理依赖于胎龄及先露的类型,由于50%复合先露者均与早产有关,因此分娩前应评估胎儿的生存能力。如果胎儿不能存活,则可行阴道分娩,因为较小的胎儿发生难产的可能性很小。

能存活的胎儿、头位伴有胎儿手部的复合先露可试行阴道分娩,这些患者一般不会发生难产,因为胎儿手部会随着胎头下降至生殖道内而移至子宫下段,因此通常建议选择期待治疗(相对于将胎儿手部还纳回宫腔内)。

预后

复合先露围产儿死亡率为9%~19%,主要原因为早产、脐带脱垂、阴道分娩损伤。

肩难产

诊断要点

▶ 肩难产是指在胎儿头部娩出后胎儿肩部不能娩出。

▶ 肩难产特征为胎头娩出后,胎儿下颌紧压会阴部,而胎儿前肩受阻于耻骨联合后方。

▶ 肩难产是产科紧急情况,需快速而熟练地处理,以免发生胎儿损伤或死亡。

▶ 在所有阴道分娩者中,肩难产死亡发生率为0.15%~1.7%。

发病机制

主要影响临床处理的危险因素为巨大胎儿、妊娠期糖尿病、以往肩难产病史、第二产程延长、助产,特别是高位助产,其他危险因素包括巨大胎儿病史、孕妇肥胖、多产、过期妊娠。但是多数肩难产患者临床上并未发现危险因素。

预防

有临床重要危险因素的患者是预防关注的人群:肩难产病史、估计胎儿体重(EFW)为巨大儿、糖尿病、第二产程延长、助产。虽然从风险-获益分析来看,无研究显示对合并以上

各种高危因素者建议选择剖宫产分娩,但是多数医师会部分或全部选择剖宫产术,以降低肩难产的风险。其方法如下:

1.前肩难产:选择剖宫产术。

2.以往臂丛神经损伤:强烈建议行剖宫产术。

3.非糖尿病,EFW为巨大儿(胎儿体重4500~5000g):需行剖宫产术。

4.糖尿病伴巨大儿(胎儿体重4000~4500g):需行剖宫产术。

5.EFW巨大儿:避免助产。

应该注意,在非糖尿病产妇由于怀疑巨大儿而行引产既不会减少肩难产发生率,也不会降低剖宫产率。

临床表现

巨大儿可出现肩难产表现,当轻轻下压胎头时,前肩不能从耻骨联合后方娩出者应诊断为肩难产。此时,由于胎儿不能伸展胸部进行呼吸,脐带循环在产道内受压,可导致胎儿窒息。面对这种危险的困境,没有经验的医师常徒劳地持续下压胎头,试图娩出前肩,而这种做法应该避免,因为这不仅是无效的,而且可造成胎儿臂丛神经损伤并导致永久性埃尔布麻痹。

有些方法可以缓解肩难产,而且不需增加牵引。这些方法没有伯仲之分,而是基于是否操作简便及能否有效避免风险。首先,术者将手放在产道内,评价骨盆后出口。如果空间不够充分,则可行会阴切开术或直肠会阴切开术。同时,包括新生儿科医师及麻醉师在内的助手可共同协助分娩。

并发症

肩难产有关的产伤包括肱骨或锁骨骨折及臂丛神经损伤(埃尔布麻痹)。肱骨及锁骨骨折愈合良好,臂丛神经损伤多能恢复,新生儿期不留或仅有轻微异常。然而,埃尔布麻痹者中约10%不能恢复。研究尝试分辨永久性及一过性损伤的临床过程,但发现二者无临床特异性。严重肩难产可导致胎儿缺血缺氧性脑病及死亡。肩难产可导致产妇产后出血及宫颈、阴道及会阴裂伤等并发症。

治疗

首选单独屈大腿助产法(McRobert法),该方法简单,有效率为42%。将产妇大腿向其腹部过度屈曲,导致骶骨变平及胎头在耻骨联合下旋转。如果胎肩仍不能娩出,则于耻骨联合上方加压,同时轻轻下压胎头,辅助胎儿前肩娩出。耻骨联合上方加压和(或)直肠会阴切开术可使成功率增加至54%~58%。如果这些尝试不成功,则助产者应将2个手指放在胎儿后肩处,尝试以螺旋方式推向胎儿胸部(Rubin法)或后肩推向胎儿后背(Wood法),将胎肩旋转至斜位。

如果这些手法均失败,则可改为后肩娩出(Barnum法)。术者将手向后放在产妇骶骨凹处,辨别胎儿后肩,轻轻下压胎儿肘窝,使其手臂屈曲。当手臂屈曲至胸前,轻轻抓住前臂,将胎儿手及前臂轻轻娩出产道。如果失败,则旋转胎体,使手臂向前并娩出。这种操作易导致胎儿锁骨骨折,特别是在远离胎肺的一侧。这种手法减小了胎儿肩胛部的大小,从而易于娩出。

如果以上手法均失败,最后可应用Zavanelli法,将胎头复位后行剖宫产术。经皮下耻骨联合切开术可缓解胎肩部梗阻,两种方法均非常困难,母儿死亡率较高,因此应仅在其他常规方法失败时应用。

预后

以往妊娠有肩难产史者,在以后妊娠中再次发生肩难产的风险增加。回顾性资料证实,复发风险为1%~25%。因此,对有肩难产病史者,再次妊娠行剖宫产术是合理的。

脐带脱垂

诊断要点

- 脐带脱垂是指脐带下降至子宫下段，位于胎先露附近（隐性脐带脱垂）或位于胎先露下方（显性脐带脱垂）（图19-12）。
- 在隐性脐带脱垂，盆腔检查时不能触及脐带，而脐带先露是指胎膜破裂前脐带下降至胎先露部分水平以下，通过胎膜易触及脐带。
- 显性脐带脱垂与胎膜破裂有关，脐带可脱入阴道，甚至脱出阴道口。

脐带脱垂至先露水平或以下，在先露与骨盆入口、宫颈或阴道之间，暴露的脐带间断受压。脐带受压影响胎儿血液循环，根据压迫的时间及程度，可导致胎儿缺氧、脑损伤及死亡。在显性脐带脱垂，脐带暴露在外易受刺激，脐带温度下降导致脐血管进一步痉挛性收缩。因此，脐带脱垂是产科急症。

显性脐带脱垂发生率在头位为0.5%，在伸腿臀位为0.5%，在完全臀位为5%，在足式臀位为15%，在横位为20%。隐性脐带脱垂发生率不清，因为这种情况只能在脐带受压而影响胎心率的情况下才能发现。然而，一定程度的隐性脐带脱垂很常见，产程中监测到胎心率改变并与脐带受压一致者为50%。在多数患者，脐带受压是一过性的，单纯改变患者体位即可缓解。

无论隐性或显性脐带脱垂均与围产儿发病率及死亡率增加明显相关，因为脐带血流间断受压而导致胎儿缺氧。与所有显性脐带脱垂有关的围产儿死亡率达20%。早产本身是脐带脱垂发生的原因，常导致相当一部分围产儿死亡。

发病机制

任何导致胎先露与宫颈不能很好衔接的产科情况均易发生脐带脱垂。脐带脱垂与早产（<妊娠34周）、胎位异常（臀位、额先露、复合先露、面先露、横位）、枕后位、盆腔肿瘤、多胎妊娠、前置胎盘、低置胎盘、头盆不称有关。此外，脐带脱垂可能与羊水过多、多产或胎先露衔接前发生胎膜早破有关。最近的研究显示，将近半数的脐带脱垂与产科操作有关，例如人工破膜、应用胎儿头皮电极、宫腔内插入压力导管、尝试外倒转、早产胎膜早破期待治疗等。

预防

有脐带脱垂风险者应视为高危患者，胎先

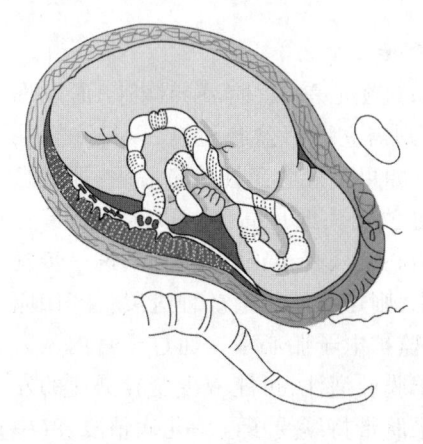
隐性脱垂

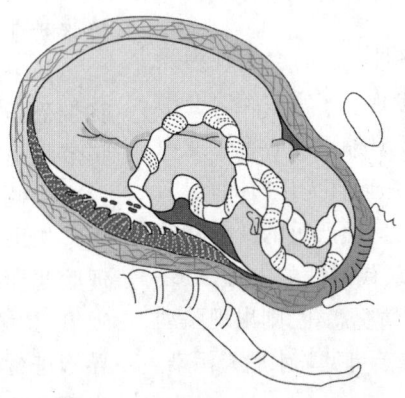
脐带先露

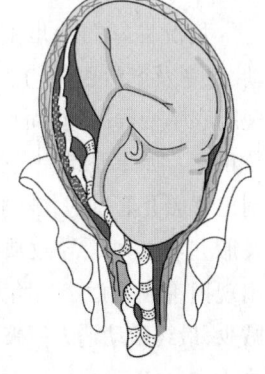
显性脱垂

图19-12　脐带脱垂的类型。

露异常或头位不能很好衔接者应在产程开始时行超声检查,确定胎产式及脐带在宫腔内的位置。由于多数脐带脱垂发生在产程的宫颈扩张过程中,因此有脐带脱垂风险的患者应持续监测,及时发现胎心率异常。只有当胎先露与宫颈很好衔接后,才能进行人工破膜。胎膜自发性破裂时,应及时行详细的盆腔检查,排除脐带脱垂。胎先露未衔接者,如需人工破膜,则应小心穿刺羊膜并使羊水缓慢流出,直到胎先露与宫颈衔接。

临床表现

显性脐带脱垂

发现脐带突出于阴道口或在阴道内触及脐带即可诊断为显性脐带脱垂。

脐带先露

如果盆腔检查中,通过胎膜可触及脐带,则可诊断为脐带先露。脐带先露的产前诊断见下文讨论。

隐性脐带脱垂

隐形脐带脱垂在盆腔检查时很少能触及脐带,仅在胎儿监护中发现胎心率改变时(变异减速、胎心缓慢或二者兼有),才推断可能与间断性脐带受压有关。

并发症

胎儿

情况良好的胎儿在脐带受压时会表现为躁动,患者及产科医师均能发现。子宫收缩时会出现胎心率变异减速,而每次宫缩后胎心率迅速恢复正常。如果脐带完全受压而且受压时间较长,则出现胎儿心动过缓。持续性、严重的变异减速及胎儿心动过缓导致缺氧、代谢性酸中毒,最终出现损害或死亡。当胎儿情况恶化,则出现胎动减少,最终胎动消失。破膜后可见羊水胎粪污染。

产妇

剖宫产术是已知与麻醉、出血及手术并发症有关的主要手术操作,这些风险必须与继续阴道分娩时胎儿所面临的持续性缺氧的风险相权衡。

阴道分娩时,产妇面临的风险为快速分娩过程导致的宫颈、阴道或会阴裂伤。

新生儿

分娩时,新生儿可能出现缺氧、酸中毒或窒息,新生儿科医师应立即开始新生儿复苏。

治疗

显性脐带脱垂

显性脐带脱垂确诊后需要立即治疗,以保护胎儿生命。应马上行盆腔检查,确定宫颈是否展平及扩张、胎先露部分位置及脐血管搏动的强度及频率。如果胎儿存活,患者应采取膝胸位,医师应持续向上推举先露部分,上推胎儿并避免脱垂的脐带受压,直至准备好行剖宫产术。也可于患者膀胱内注入生理盐水 400~700mL,以抬高胎儿先露部分。产妇应吸氧,直到麻醉师准备给予快速作用的吸入性麻醉并准备分娩。成功还纳脐带脱垂的方法已如前述,但是这种尝试可能会加重胎心率改变,因此不应延误剖宫产的准备。剖宫产应尽快经下腹正中切口完成,新生儿科医师应在场,必要时立即进行新生儿复苏。

隐性脐带脱垂

如果通过胎心率改变(变异减速)而发现脐带受压,则需立即行盆腔检查,以排除隐性脐带脱垂。如果可疑为隐性脐带脱垂,那么患者应取侧卧位或头低足高位,以缓解脐带受压。如果胎心率恢复至正常,而且未进一步发现胎儿异常,则可继续观察产程进展。产妇应吸氧,持续监护电子胎心率。通过子宫内压力导管进行羊膜腔灌注,可能减少变异减速的发生率。如果脐带持续受压或胎儿病情复发(中度-重度变异减速或胎儿心动过缓),应尽快行剖宫产术。

脐带先露

足月脐带先露患者应在胎膜破裂前行剖宫产术，而对早产患者的处理尚无共识。最为保守的方法是住院卧床休息，采取侧卧位或头低足高位，尝试改变宫腔内脐带的位置。定期行超声检查，以确定脐带位置、先露部位及胎龄。

分娩方式

如果发生脐带脱垂时，宫颈已完全扩张，无头盆不称，而且由有经验的医师决定立即分娩，那么无论显性脐带脱垂或是隐性脐带脱垂，均能成功经阴道分娩。与剖宫产术相比，内倒转术、中位产钳旋转或其他任何操作技术通常会危及产妇及胎儿。剖宫产术是多数患者首选的分娩方式。无生机儿或死胎可选择阴道途径分娩。

预后

产妇

产妇并发症包括那些与麻醉及剖宫产术后或阴道助产术后出血、感染有关的病症，产妇通常能完全恢复。

新生儿

虽然产时脐带脱垂的预后已有很大改善，但是胎儿发病率及死亡率仍然较高，主要与确诊前脐带受压持续时间及受压程度、新生儿复苏时间有关。如果能早期诊断，脐带受压时间<5min，那么胎儿预后良好。胎龄及分娩时外伤也可影响新生儿最终结局。如果脐带完全受压并超过5min，或如果长时间脐带间断部分受压，那么会出现胎儿损害或死亡。

Alouini S, et al. Management of umbilical cord prolapse and neonatal outcomes. *J Gynecol Obstet Biol Reprod* 2010;39:471–477. PMID: 20609529.

American College of Obstetricians and Gynecologists. Committee Opinion No. 340. Mode of term singleton breech delivery. *Obstet Gynecol* 2006;108:235–237. PMID: 16816088.

American College of Obstetricians and Gynecologists. *External Cephalic Version. ACOG Practice Bulletin No. 13.* Washington, DC: American College of Obstetricians and Gynecologists; 2000.

American College of Obstetricians and Gynecologists. *Shoulder Dystocia. ACOG Practice Bulletin No. 40.* Washington, DC: American College of Obstetricians and Gynecologists; 2002.

Athukorala C, et al. Intrapartum interventions for preventing shoulder dystocia. *Cochrane Database Syst Rev* 2006;4:CD005543. PMID: 17054263.

Bingham J, et al. Recurrent shoulder dystocia: A review. *Obstet Gynecol Surv* 2010;65:183–188. PMID: 20214833.

Boyle JJ, Katz VL. Umbilical cord prolapse in current obstetric practice. *J Reprod Med* 2005;50:303–306. PMID: 15971477.

Burgos J, et al. A prospective study of the factors associated with the success rate of external cephalic version for breech presentation at term. *Int J Gynaecol Obstet* 2011;112:48–51. PMID: 20870233.

Chauhan SP, et al. Shoulder dystocia with and without brachial plexus injury: Experience from three centers. *Am J Perinatol* 2007;24:365–371. PMID: 17566948.

Chinnock M, Robson S. Obstetric trainees' experience in vaginal breech delivery: Implications for future practice. *Obstet Gynecol* 2007;110:900–903. PMID: 17906026.

Collaris R, Tan PC. Oral nifedipine versus subcutaneous terbutaline tocolysis for external cephalic version: A double-blind randomized trial. *BJOG* 2009;116:74–80. PMID: 19087079.

Dilbaz B, et al. Risk factors and perinatal outcomes associated with umbilical cord prolapse. *Arch Gynecol Obstet* 2006;274:104–107. PMID: 16538441.

Doumouchtsis SK, Arulkumaran S. Are all brachial plexus injuries caused by shoulder dystocia? *Obstet Gynecol Surv* 2009;64:615–623. PMID: 19691859.

Doyle NM, et al. Outcomes of term vaginal breech delivery. *Am J Perinatol* 2005;22:325–328. PMID: 16118722.

Esakoff TF, et al. The association between birthweight 4000 g or greater and perinatal outcomes in patients with and without gestational diabetes mellitus. *Am J Obstet Gynecol* 2009;200:672.e1–4. PMID: 19376489.

Ford JB, et al. Recurrence of breech presentation in consecutive pregnancies. *BJOG* 2010;117:830–836. PMID: 20482538.

Gherman R, et al. Recurrent shoulder dystocia: A review. *Obstet Gynecol Surv* 2010;65:183–188. PMID: 20414833.

Guiltier MJ, et al. Moxibustion for breech version: A randomized controlled trial. *Obstet Gynecol* 2009;114:1034–1040. PMID: 20168104.

Gupta M, et al. Antenatal and intrapartum prediction of shoulder dystocia. *Eur J Obstet Gynecol Reprod Biol* 2010;151:134–139. PMID: 20427112.

Gurewitsch ED, Allen RH. Shoulder dystocia. *Clin Perinatol* 2007;34:365–385. PMID: 17765488.

Hannah M, et al. Planned cesarean section versus planned vaginal birth for breech presentation at term: A randomized multicentre trial. *Lancet* 2000;356:1375–1383. PMID: 11052579.

Hofmeyer GJ, Hannah ME. Planned cesarean section for term breech delivery. *Cochrane Database Syst Rev* 2003;3:CD000166. PMID: 12917886.

Hutton EK, Hofmeyer GJ. External cephalic version for breech presentation before term. *Cochrane Database Syst Rev* 2006;1:CD000084. PMID: 16437421.

Kayem G, et al. Early preterm breech delivery: Is a policy of planned vaginal delivery associated with increased risk of neonatal death? *Am J Obstet Gynecol* 2008;198:289.e1–6. PMID: 18241827.

Kok M, et al. Prediction of success of external cephalic version after 36 weeks. *Am J Perinatol* 2011;28:103–110. PMID: 20661845.

Kotaska A, et al. Vaginal delivery of breech presentation. *J Obstet Gynaecol Can* 2009;31:557–566, 567–578. PMID: 19646324.

Lewis DF, et al. Expectant management of preterm premature

rupture of membranes and nonvertex presentation: What are the risks? *Am J Obstet Gynecol* 2007;196:566.e1–5. PMID: 17547897.

Lin MG. Umbilical cord prolapse. *Obstet Gynecol Surv* 2006;61:269–277. PMID: 16551378.

MacKenzie IZ, et al. Management of shoulder dystocia: Trends in incidence and maternal and neonatal morbidity. *Obstet Gynecol* 2007;110:1059–1068. PMID: 17978120.

Mahajan NN, et al. Internal podalic version for neglected shoulder presentation with fetal demise. *BJOG* 2009;116:180–184. PMID: 19656146.

Melendez J, et al. Severe shoulder dystocia leading to neonatal injury: A case control study. *Arch Gynecol Obstet* 2009;279:47–51. PMID: 18491119.

Menticoglou SM. A modified technique to deliver the posterior arm in severe shoulder dystocia. *Obstet Gynecol* 2006;108(3 Pt 2): 755–757. PMID: 17018492.

Nassar N, et al. Diagnostic accuracy of clinical examination for detection of non-cephalic presentation in late pregnancy: Cross sectional analytic study. *BMJ* 2006;333:578–580. PMID: 16891327.

Obeidat N, et al. Umbilical cord prolapse: A 10-year retrospective study in two civil hospitals, North Jordan. *J Obstet Gynaecol* 2010;30:257–260. PMID: 20373926.

Robilio PA, et al. Vaginal vs. cesarean delivery for preterm breech presentation of singleton infants in California: A population-based study. *J Reprod Med* 2007;52:473–479. PMID: 17694963.

Stitely ML, Gherman RB. Labor with abnormal presentation and position. *Obstet Gynecol Clin North Am* 2005;32:165–179. PMID: 15899353.

Traore Y, et al. Frequency of cord prolapse: Etiological factors and fetal prognosis in 47 cases in health center. *Mali Med* 2006;21:25–29. PMID: 17390525.

Yoshida M, et al. Effectiveness of epidural anesthesia of external cephalic version (ECV). *J Perinatol* 2010;30:580–583. PMID: 20485361.

（瞿全新 译）

第 20 章

手术分娩

Marc H. Incerpi, MD

手术分娩是指采取积极的产科方法结束妊娠,手术分娩可分为经阴道手术分娩及剖宫产分娩。近几年,随着剖宫产率增加,经阴道手术分娩率逐渐下降。此外,经阴道真空吸引助产较产钳助产更加常见。美国 2005 年出生资料显示,真空吸引助产与产钳助产比例大约为 4:1,这些方法的成功率与安全性与助产者的操作技能、恰当的助产时机、恰当的助产指征及避免助产禁忌证等有关。本章将介绍这些手术操作方法、适应证与禁忌证、可能的并发症及如何减少并发症。

产钳手术

产钳是辅助胎头分娩的器械,现代产钳的发明者是 17 世纪的 Peter Chamberlin,用于加快分娩或辅助产程中因头盆关系异常而妨碍胎头下降者的分娩。产钳的主要作用是辅助胎头牵引和(或)辅助胎头旋转至更加利于分娩的位置。

虽然经阴道产钳助产一度非常普遍,但是最近资料显示,在所有经阴道手术分娩者中仅有 1/4 为产钳分娩,而在大约 10 年前情况则正相反。事实上,许多研究者担心,产钳技术正在失传,其原因主要是①医学及法律影响、害怕诉讼;②将剖宫产术作为救治产程异常及可疑胎儿异常的方法;③认为胎头真空吸引术更加容易,而且母婴风险更小;④针对住院医师的产钳培训项目减少。这些因素导致恶性循环,培训减少导致操作技能下降,担心增加诉讼则进一步减少了产钳的应用。

产钳

产钳(图 20-1)由带关节或"锁"的 2 个配对部分组成,每一部分由产钳叶、叶柄、锁及手柄组成。每叶产钳设计包含 2 个弧度:胎头弧

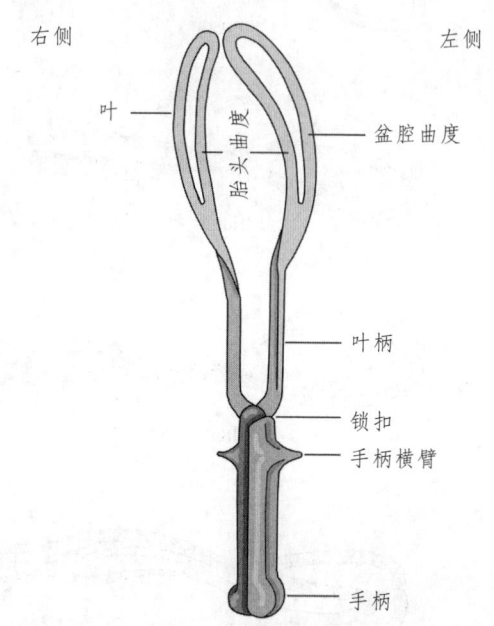

图 20-1 Simpson 改良产钳。(Reproduced, with permission, from Benson RC. *Handbook of Obstetrics & Gynecology*. 8th ed. Los Altos, CA: Lange; 1983.)

度及骨盆弧度，前者可使产钳能准确地放置在胎头两侧，而后者可适应产妇骨盆的轴向曲度。每叶产钳顶端称为钳尖，产钳前面为与骨盆曲度相适应的凹面。根据产妇平卧时骨盆的位置，将产钳两叶分为左侧叶及右侧叶。应用时左手操作左侧叶产钳并放置在产妇骨盆左侧，相反，右手操作右侧叶产钳并放置在产妇骨盆右侧。当按顺序将产钳放好后，将右侧叶柄放在左侧叶柄上方并扣锁产钳关节，此时产钳手柄并拢。

自从产钳首次发明以来，产钳的4个基本部分已进行了1次或多次修改。虽然有超过600种产钳，但是目前临床使用的仅有几种（图20-2）。虽然所有不同类型产钳及其应用指征已超出本章的讨论范围，但是本章仍将对常用类型的产钳进行主要评述。Simpson 产钳或 Elliot 产钳最常用于阴道出口产钳分娩，而 Kielland 或 Tucker-McLane 产钳用于需要旋转的胎儿分娩。在美国，Piper 产钳用于阴道臀位分娩时后出头的胎头分娩。每种产钳的叶柄、叶、锁扣、手柄均有不同，以适应不同产妇的骨盆与胎头曲度。这些特点决定了不同类型产钳有不同的适应证。例如，Piper 产钳，专为臀位分娩而设计，与其他类型产钳相比，其骨盆曲度正相反。Simpson 产钳适合于胎头已有变形者，而 Tucker-McLane 或 Kielland 产钳更加适合于胎头仅有很小变形或无变形者。

产钳分娩的指征及条件

在以下产钳分娩指征中，必须强调根据具体情况而考虑选择剖宫产术。了解两种方法本身的风险，产科医师必须确定哪种手术分娩（阴道分娩或剖宫产术）对母婴更加安全。

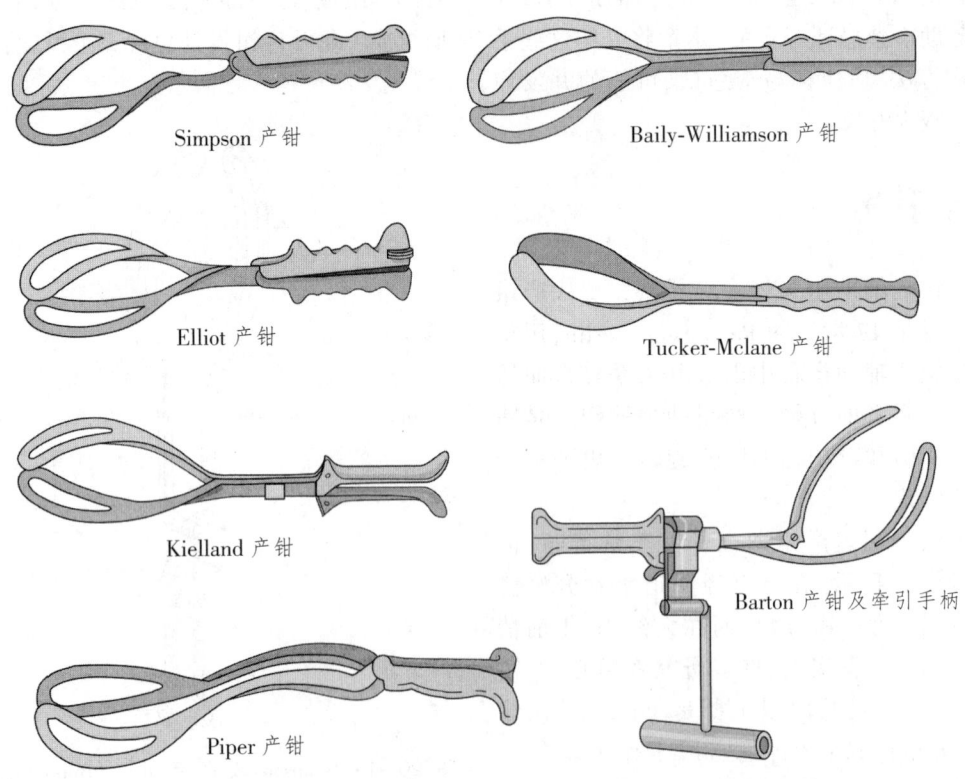

图 20-2　常用产钳。(Reproduced, with permission, from Benson RC. *Handbook of Obstetrics & Gynecology*. 8th ed. Los Altos, CA: Lange; 1983.)

产钳分娩指征如下:①胎心率异常;②因产妇原因而需缩短第二产程;③非难产导致的第二产程延长;④臀位胎头娩出。根据产次确定第二产程延长,对于初产妇,第二产程延长是指局部麻醉者产程超过 3 小时或无局部麻醉者产程超过 2 小时。对于经产妇,第二产程延长是指局部麻醉者产程超过 2 小时或无局部麻醉者产程超过 1 小时。

胎儿头位、适宜产钳阴道助娩者必需满足以下所有前提条件:①宫颈完全扩张;②胎膜已破;③胎头先露部已衔;④排空膀胱;⑤无头盆不称;⑥充分麻醉;⑦随时可改行剖宫产术;⑧有经验的助产者。

产钳分娩分类

1988 年,美国妇产科医师协会重新定义了产钳的分类。与后文讨论的真空吸引分娩的分类相同,应用胎儿颅骨主要参考点及其与产妇坐骨棘参考点之间的关系进行分类,以 cm 表示。根据胎儿颅骨骨性参考点与坐骨棘的关系确定胎头位置,当胎头到达坐骨棘水平时,胎头位置为 0。当胎头位置高于此水平时,以 −1~−5 表示其高于坐骨棘水平的相应厘米数。当胎头位置低于此水平时,以 +1~+5 表示其低于坐骨棘水平的相应厘米数。

产钳分类如下。

出口产钳:在以下情况应用产钳。①阴道口可见胎儿头皮,但胎头未将阴唇分开;②胎儿颅骨已到达盆底;③胎头矢状缝位于骨盆前后径或胎位为右或左枕前位或枕后位;④胎头位于或达到会阴部。根据这一定义,胎头旋转必须≤45°。

低位产钳:指当胎儿颅骨主要参考点位于+2 或以下、但未到达盆底时应用的产钳。低位产钳分为 2 个亚型:①胎头旋转≤45°;②胎头旋转超过45°。

中位产钳:指当胎头衔接而胎儿颅骨主要参考点位于+2 水平以上时应用的产钳。胎头位于+2 以上者极少数尝试产钳助娩。在特殊情况下,如胎儿或产妇突然出现明显异常或横位阻滞者,可尝试在胎头位于+2水平以上行产钳助娩,同时做好剖宫产准备,在产钳失败后立即行剖宫产术。在胎头未衔接的情况下,不应采用产钳助娩。

产钳分娩患者的准备

患者取膀胱截石位,排空膀胱,双腿舒适地放于腿架上,髋部屈曲并外展。遮盖产妇腹部及腿部,常规暴露外阴及会阴。传导麻醉(脊髓/硬膜外)应在分娩前进行,而阴部神经阻滞或局部浸润麻醉则应在完成所有初步检查、准备分娩时进行。产钳分娩时,适当而有效的麻醉是必要的。

初步检查

应用产钳之前应仔细检查,以确定以下问题。

胎头位置:通常容易首先确定胎头的人字缝,然后确定其矢状缝的方向。后囟门由 3 个颅缝汇聚而成,最易发现的是由 4 个颅缝汇聚而成的前囟门,其位置通常为枕后位。胎儿头皮出现明显水肿或产瘤时,颅缝及囟门均变得不清楚,只能根据胎儿耳朵及耳郭方向确定胎头位置。必须强调,如果不能确定胎头位置,则不应行产钳助娩。

胎头下降水平:即胎儿先露部分与坐骨棘之间的关系必须确定。产程进展迅速而且无并发症,这种情况下确定胎头下降水平通常简单而且准确。但是当第一产程,特别是第二产程延长时,尤其是出现明显胎头变形及大的产瘤时,会影响判定胎头下降程度的准确性。如果耻骨联合上可触及胎头,那么不应使用产钳。

骨盆径充足:中骨盆及骨盆出口径测量方法如下:①坐骨棘突出,会缩小中骨盆横径,减少坐骨棘与胎头之间的空间;②可触及的骶骨部分弯曲度及胎头后方空间大小通常与骶棘韧带长度有关；③耻骨弓宽度。对于出口产钳操作，这种评估既不必需，也不适合，但是对于低位或中位产钳，这种评估是必要的。

产钳的应用

应用产钳的主要理念是操作技巧而非力量。将产钳放置在胎儿头部之前，首先要应用"想象力"。检查产钳非常重要，确保产钳完整、配套、易于扣锁。放置产钳应轻柔，避免损伤阴道及会阴。产钳两叶尽可能均匀、对称，以适合胎头形状。产钳两叶应相对对称地放置在胎头两侧，置于胎儿眼眶与耳部之间（图20-3）。重要的是强调正确放置产钳，以免损伤软组织、神经组织以及胎儿颅骨。产钳放置后应易于扣锁，如果不易扣锁，那么应取出产钳并重新放置。一旦产钳扣锁，应行以下检查，以确定为枕前位，然后再以产钳牵拉胎头。①矢状缝与产钳手柄平面相垂直；②后囟门距离手柄1指宽，而且与两侧叶边缘的距离相等，直接位于产钳扣锁处的前方；③如果产钳叶片有孔，那么胎头前方开窗数量不应超过1指尖。检查完成后，可以安全地牵拉胎头。应沿骨盆曲度在阻力最小的平面上用力牵拉，最好在产钳叶柄处向下用力，而在手柄处向外用力。一旦胎头开始牵拉出阴道，应将产钳解锁，以改良Ritgen手法娩出胎头。胎儿娩出后，重要的是确定有无未发现的阴道或会阴裂伤，特别要注意有无阴道侧壁深部裂伤。如果发生裂伤，则应按常规进行修补。

枕前位产钳阴道助产的详细步骤如下（图20-4至图20-6）。左手拇指与其余手指握持产钳左叶，右手2或3指放于阴道内，引导产钳叶片放置在胎头左侧的正确位置上（图20-4）。右手以相同手法放置产钳右叶，将左手手指放在阴道内做指引（图20-5）。为了沿胎头最佳径线恰当地放置产钳，在扣锁产钳之前轻轻并拢手柄（图20-6）。

产钳在设计上要求只要放置正确，产钳手柄易于并拢而且易于扣锁。如果手柄歪斜或扣锁需要力量较大时，则可能放置错误，需重新检查产钳位置。如果简单地操作产钳叶片不能扣锁，则应取出产钳，检查胎位（必要时通过检查胎儿耳部确定），再次正确地放置产钳。在完成3步检查后，开始用力牵拉产钳。

产科医师以不同的方式握持产钳牵拉。一种方法为左手在下方，以食指及中指握持手柄横臂，右手以相对方式在上方握住产钳手柄横臂。另一种方法为以手指握住手柄顶端或叶柄处，拇指位于手柄下方。沿产道轴向曲度牵拉，前臂屈曲，不需过多用力，而需要后背肌肉收缩用力，脚部不必固定。如果需要牵拉角度较大，则可能存在头盆不称、头盆倾势不均或骨盆径线评估错误，产科医师应重新评估阴道分娩成功的可能性。

当胎头开始扩张会阴部时，应改变产钳牵拉的力量及方向。随着胎头进一步下降，骨盆及软组织的阻力逐渐减小；因此，当胎头即将娩出时，牵拉力量应最小。胎头仰伸后越过骨盆最下方，随着胎头着冠，助产者应同时向上

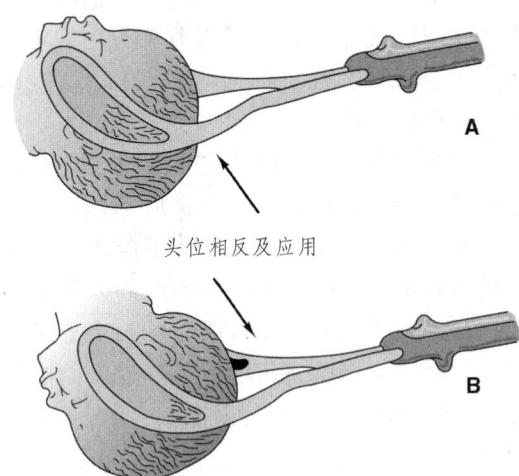

图20-3 不同胎位下沿枕颏径正确放置产钳。(A)枕后位；(B) 枕前位。(Reproduced, with permission, from Benson RC. *Handbook of Obstetrics & Gynecology*. 8th ed. Los Altos, CA: Lange; 1983.)

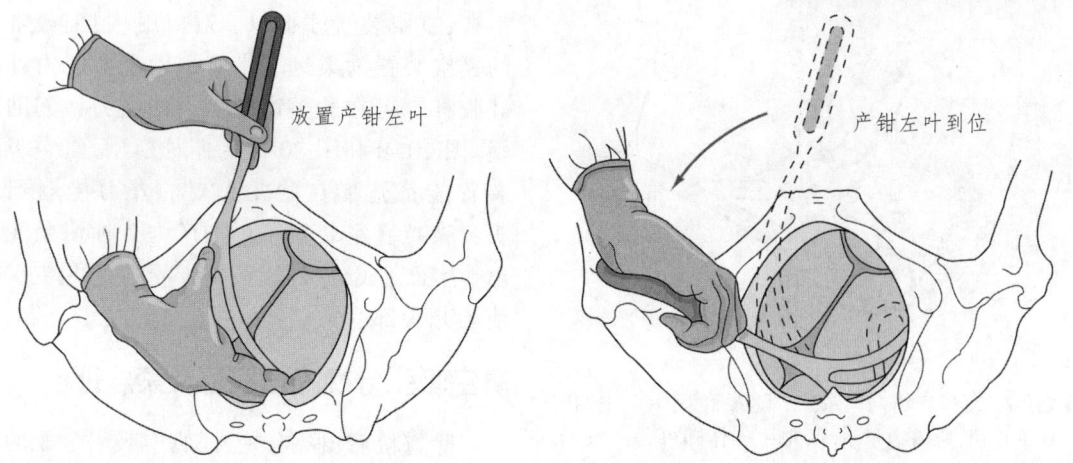

图 20-4　放置左侧叶(左侧叶片、左手、盆腔左侧)。以左手手指及拇指握持手柄,不要将手柄紧握手中。手柄处于垂直位,以右手手指引导产钳左叶,将手柄向下摆动至水平位,完成叶片的放置。

牵拉产钳手柄(图 20-7)。在胎头娩出过程中,如果产钳维持在原位,那么需要通过垂直平面才能完成胎头娩出。如果胎头着冠,最好撤出产钳,首先将产钳解锁,上抬右侧手柄至右侧叶取出,然后以类似方式取出左侧叶。较早撤出产钳可减少通过阴道口时的体积,因此可减少外阴裂伤或会阴切口延长的可能性。撤出产钳后,胎头可能回缩;但是如果没有过快撤除产钳,那么再次宫缩时可以改良 Ritgen 手法娩出胎头。以前曾以产钳进行胎头旋转及阴道臀位分娩,但这种操作现已极少应用,而且已超出了本章的讨论范围。

产钳的风险及其安全性

近几年产钳应用减少,一些前瞻性研究评价了产钳的安全性。由于应用产钳而导致的产妇及胎儿损伤中,有些是严重的,甚至是致命的。产妇并发症包括阴道与宫颈裂伤、会阴切口延长、会阴 3~4 度裂伤、盆腔血肿、尿道及膀

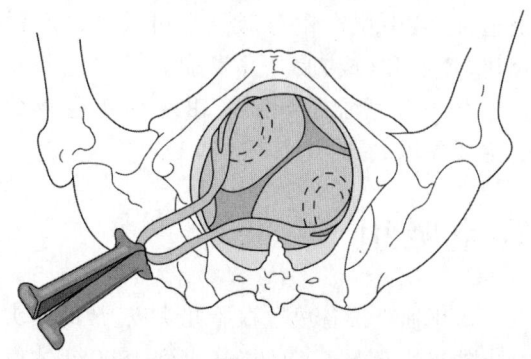

图 20-5　放置右侧叶(右侧叶片、右手、盆腔右侧)。左侧叶片已放置到位,以手指及拇指握持手柄,不要紧握在手掌中,垂直握持手柄。(Reproduced, with permission, from Benson RC. *Handbook of Obstetrics & Gynecology*. 8th ed. Los Altos, CA: Lange; 1983.)

图 20-6　放置两侧叶片,两侧手柄并拢、扣锁。如果放置正确,则手柄扣锁精确,不需用力。(Reproduced, with permission, from Benson RC. *Handbook of Obstetrics & Gynecology*. 8th ed. Los Altos, CA: Lange; 1983.)

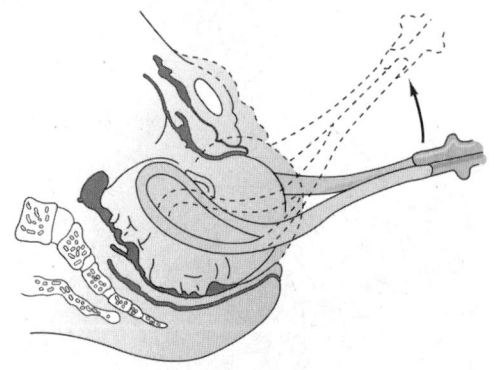

图 20-7 低位产钳向上牵拉。随着胎头仰伸,手柄向上呈垂直位,所需力量较小,单手操作即可,另一只手可以保护会阴。(Reproduced, with permission, from Benson RC. *Handbook of Obstetrics & Gynecology*. 8th ed. Los Altos, CA: Lange; 1983.)

胱损伤、子宫破裂。此外,产钳分娩中失血量及需要输血者增加。新生儿可能出现面部裂伤、产钳痕迹、面神经及臂丛神经麻痹、头皮血肿、颅骨骨折、颅内出血和癫痫。

许多由产钳导致的严重损伤或许多小损伤反映了产科判断错误而非缺乏技术技能,这样的错误包括未能掌握产钳分娩的必要条件、缺乏如前所述的恰当指征。以下情况增加损伤的可能性:①产程中完成最大变形及下降之前进行过早干预;②在未确诊头盆不称的情况下持续牵拉;③胎头位置诊断错误;④不愿放弃产钳而改行剖宫术。多数报道证实,中位产钳与低位产钳或出口产钳相比,产妇和(或)胎儿并发症更常见。胎儿及产妇风险增加是导致产钳应用普遍减少的主要原因。

真空吸引

应用抽吸设备放置在胎儿头皮、帮助胎头娩出的想法起源于18世纪,直到1890年才设计出第一个真空杯。正如人们的想象,首次设计的真空装置外形粗糙,像厕所的塞子。事实上,直到1954年,Malmström才制造出金属真空杯,真空装置才得以普遍应用。目前最常见的真空装置为柔韧、带有手动泵及压力计的硅胶杯,可在胎头产生恰当的吸力,辅助分娩。图20-8和图20-9为两种模型。真空吸引装置能将施加在胎儿头皮的外力传输到胎头,牵拉真空装置可增加产力,加快胎儿娩出。为了完成分娩过程,需要牵拉胎儿头皮并使胎儿头部受力。

真空吸引分娩的适应证及禁忌证

除臀位后出头分娩外,真空吸引分娩的适应证与产钳分娩相似:①胎心率异常;②因产妇原因需缩短第二产程;③第二产程延长。此外,如前所述,产钳分娩的分类与真空吸引分娩的分类相同,先决条件也相似。真空吸引分娩的禁忌证包括:面先露、臀先露、真性头盆不称、胎头先天性畸形(如脑积水)、胎龄<34周、胎头未衔接、胎儿脱钙障碍(如成骨不全症)、已知或可疑胎儿出血性疾病(如血友病)。此外,当估计胎儿体重>4000g时,必须慎重选择真空吸引分娩。

真空吸引分娩的应用

真空吸引器放置在胎头之前,患者的准备及初始检查与前述产钳分娩部分相同。真空吸

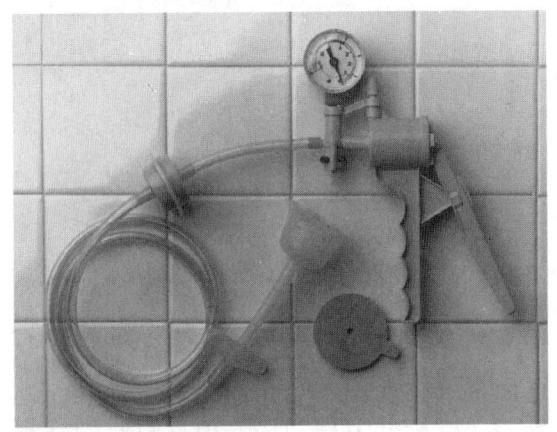

图 20-8 美迪威克产科真空吸引系统,包括吸引杯与泵。(Photograph reproduced with permission of CooperSurgical, Inc., Trumball, CT.)

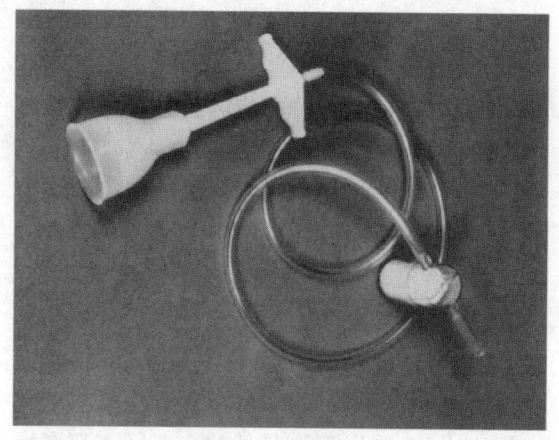

图 20-9 CMI 柔软的接触式吸引杯。(Photograph reproduced with permission of Utah Medical Products.)

引分娩由于更加简单而被广为接受，使用前应组装真空系统，以确保不漏气。将真空杯沿阴道后壁放入阴道，然后将杯的中心部分放在距离后囟门前方大约 3cm、位于中间俯屈点的矢状缝处。真空杯放置位置应允许胎头在整个产程中保持充分俯屈。在牵拉胎头前应进行如下检查：①确保没有产妇组织位于真空杯边缘下；②真空杯应放在矢状缝的中部，不能向侧方偏离。

将真空杯恰当地放置在胎儿头皮后，给予初始吸力，再次检查杯的边缘，确保杯下没有产妇组织。当杯固定在胎头后，将压力增加至 100~150mmHg，以保持杯的位置。再次检查杯的边缘，如果杯的边缘没有发现产妇组织，则可在子宫收缩开始时将压力增加至 500~600mmHg。当产妇向下用力时，沿骨盆轴向下牵拉。如果需要经过多次子宫收缩，则应在子宫收缩间期将压力降至低水平。当胎头出现在阴道口时，应与水平呈 45°向上牵引。一旦胎头完全娩出阴道，应取消吸力，将杯取下。

真空吸引分娩的有效性与安全性

许多报道证实，真空吸引分娩是有效的，失败率约为 10%。真空吸引分娩有效性的决定因素包括：杯的设计、形状、大小、放置位置、稳定性及真空吸力、产妇产力及其与牵引是否协调、胎儿大小、头盆不称的程度、胎头位置及其偏斜情况、牵拉角度与牵引技术。

真空吸引分娩的安全性已受到质疑，1998年5月，美国食品与药品管理局就真空吸引分娩有关的胎儿并发症进行了公共咨询声明。该声明的目的是警示医师，如果应用不恰当，真空装置将会导致胎儿严重并发症。因此做出以下推荐：①真空吸引分娩仅在特殊产科指征下应用；②助产医师应有真空吸引分娩的操作经验，了解适应证、禁忌证及注意事项；③应用者应阅读并了解特殊器械的使用说明；④新生儿科医师应了解真空吸引分娩胎儿可能出现的并发症；⑤对于真空吸引分娩者，新生儿护理人员应格外重视；⑥所有不良反应应上报食品与药品管理局。

真空吸引分娩的应用与各种新生儿损伤有关，包括局限于头皮的表浅痕迹，严重、甚至危及生命的颅内出血。新生儿最常见的并发症是视网膜出血，发生率为 50%，幸运的是该并发症极少有临床意义。胎头血肿是位于颅骨骨膜下的出血，发生率约为 6%。由于出血位于骨膜下，不能越过颅缝，因此极少发生大量出血。帽状腱膜下血肿是更加严重的并发症，发生率为 50/10 000 例，是疏松的头皮腱膜下组织发生的出血。由于出血位于骨膜上，不受颅缝的限制，因此可能发生致命性的出血。腱膜下间隙是从眼眶到颈部，这一潜在间隙大约能容纳新生儿 1/2 的血容量。颅内出血发生率约为 0.35%，这一致命并发症包括硬膜下、蛛网膜下腔、脑室内和（或）脑实质出血，这些并发症虽然非常严重，但所幸非常罕见。

多数权威者认为，按照以下方法操作，可明显减少或消除新生儿损伤。①仅在产妇产力正常的情况下应用；②禁止通过扭转或旋转杯来试图旋转胎头；③真空杯放置在胎头的时间不应超过 20 分钟；④真空杯从胎头上脱落 2

次后，应放弃该方法，不应进行第3次尝试；⑤在一次向下用力后胎头没有下降者应放弃；⑥新生儿科医师应在场（注意：这也适用于产钳分娩）；⑦任何情况下，助产者不应将真空吸引分娩改为产钳分娩，反之亦然。一项关于新生儿损伤与手术阴道分娩的研究清楚地表明，同时使用真空吸引与产钳者的新生儿损伤发生率最高。因此必须认识到肩难产的风险，肩难产增加器械助产。与产钳分娩相比，肩难产更常用真空吸引分娩。真空吸引分娩时，参考以下简单的 ABC 法：

  A：寻求帮助，处理患者(知情同意)，麻醉。
  B：排空膀胱。
  C：宫颈完全扩张。
  D：向下牵引，肩难产。
  E：检查胎头位置。
  F：俯屈点。

每个手术分娩均应详细记录分娩过程，病历记录必须记载手术操作的指征、产钳或真空吸引分娩时胎儿下降程度及胎头位置、应用器械的类型、全部操作所用时间，若为真空吸引，则应记录应用次数及脱落次数，如果不成功，应记录后续采用的分娩方式。病历记录中应包括告知患者手术阴道分娩中可能出现的并发症并进行慎重评价。

相对较少的几项随机、前瞻性研究比较了真空吸引分娩与产钳分娩，得出以下结论。总的来说，真空吸引分娩的成功率低于产钳分娩，而真空吸引导致的产妇严重损伤发生率低于产钳分娩。虽然真空吸引与较高的胎头血肿发生率有关，但是其他面部/颅脑损伤则更常见于产钳分娩中。比较 Apar 评分，真空吸引分娩较产钳分娩的5分钟 Apgar 评分更低。因此，产妇严重损伤总体减少是应用真空吸引分娩的最大优点，但是否可减少对新生儿的不良影响仍有待确定。

虽然产钳与真空吸引均可用于阴道助娩，但是真空吸引很快成为首选方式。对于经阴道手术分娩，产钳与真空吸引牵拉均是可接受的安全器械，应以个体化为基础进行选择，而助产者手术技能也是影响手术阴道分娩方式选择的因素。每种器械均有其内在的风险，而真空吸引主要与分娩后新生儿即刻发病率有关，长期资料未证实，真空吸引分娩或产钳分娩增加儿童神经发育延迟的风险。为了减少母婴危险，助产者必须熟悉适应证、禁忌证、应用方法、特殊器械的应用等。本章包含了指南及其相关讨论，以便能促进安全、有效地分娩。然而产钳分娩的产妇发病率轻度增加，但是与剖宫产相比，其总体发病率是低的。在剖宫产率增加的时代，必须考虑所有可选择的分娩方式，根据每个产妇的个体化差异，选择确保最有效、最安全的分娩方式。

Caughey AB, Sandberg PL, Zlatnik MG, et al. Forceps compared with vacuum: Rates of neonatal and maternal morbidity. *Obstet Gynecol* 2005;106:908. PMID: 16260505.

Hook CD, Damos JR. Vacuum-assisted vaginal delivery. *Am Fam Physician* 2008;78:953. PMID: 18953972.

Johnson JH, Figueroa R, Garry D, Elimian A, Maulik D. Immediate maternal and neonatal effects of forceps and vacuum-assisted deliveries. *Obstet Gynecol* 2004;103:513. PMID: 14990415.

Miksovsky P, Watson WJ. Obstetric vacuum extraction: State of the art in a new millennium. *Obstet Gynecol Surv* 2001;56:736. PMID: 11719018.

剖宫产术

剖宫产术(VBAC)是指胎儿、胎盘及胎膜经腹部及子宫切口娩出，最早于1610年进行了首例活体剖宫产术，患者于25天后死亡。从此取得了极大进展，使得剖宫产术成为安全的手术方式。在过去的35年中，剖宫产率逐渐增加，从5%升高到大约30%，而产妇死亡比率（每100 000例产妇中的死亡例数）从近300下降至<10。以下因素与剖宫产率增加有关：①阴道手术分娩率降低；②剖宫产术后阴道分娩率降低；③阴道臀位分娩极少。为了安全地完成这一常用手术，医师必须掌握手术适应证、手术风险、手术技术操作及其可能的并发症。

剖宫产指征

剖宫产术是在无法经阴道分娩或阴道分娩导致产妇或胎儿承受较大危险的情况下应用。有些剖宫产指征非常明确而直接，而有些指征则是相对的。在有些情况下，必须做出明确的判断，以决定剖宫产术或经阴道分娩哪种分娩方式是更好的选择。要列出所有可能的指征是不现实的；几乎所有的产科指征均选择剖宫产术。以下指征是目前最常见的。

重复性剖宫产术

以往子宫肌瘤切除术或剖宫产术可削弱子宫肌壁或在分娩过程中易诱发子宫破裂。有句话流行很多年："一次剖宫产术，总是剖宫产术"。但是近来文献中发表了许多关于 VBAC 安全性的文章，许多医师摈弃了这一长久坚持的观念。2000 年，国际目标的制订，将再次剖宫产率降低至 3%，而将 VBAC 增加至 35%，其主要目的是降低阴道分娩的风险，不需要麻醉，减少产后发病率，缩短住院时间，减少住院费用，鼓励母婴早期接触。由于越来越多的 VBAC 是在不理想的情况下进行的，因此并发症发生率增加，其中最严重的并发症是子宫破裂，常导致产妇和（或）胎儿死亡。事实上，近年来"一次剖宫产术，总是剖宫产术"的观念有所减退，可以这样说，"一次剖宫产，再次分娩方式始终有争议"。

一般来说，剖宫产术后患者中最适宜试产者（TOLAC）包括：①第一次剖宫产为子宫下段横切口；②临产后行剖宫产术；③无前次剖宫产时的情况发生（例如臀位、胎心率异常、前置胎盘等）；④前次为阴道分娩。不适宜 TOLAC 的患者包括曾行经典型（子宫纵切口）剖宫产术或子宫肌瘤切除术。如果决定试产，则必须对产妇子宫收缩情况及胎儿心率进行持续性监护。可疑子宫破裂时，专门的产科医师及麻醉医师必须马上进行处理。宫颈成熟者应避免应用前列腺素，缩宫素应用必须慎重，应采取保守方式应用。目前的研究证实，发生子宫破裂者，产妇死亡率接近 1%，而围产儿死亡率约为 50%。因此，最重要的是准备好产妇及胎心电子监护设备、恰当的产科及新生儿抢救设备。必须建立大的静脉通道，做好输血准备。准备好恰当的麻醉、设备齐全的手术室，在紧急情况下，产科及新生儿科有经验的医师必须能马上到场进行治疗。

头盆不称/难产

相对于骨盆横径胎头过大者应行剖宫产术。如前所述，如果临产后胎头未衔接，则不应尝试阴道手术分娩，而必须行剖宫产术。如果初产妇开始临产而胎头未衔接者，应怀疑为骨盆入口头盆不称，其中相当一部分患者胎头不能衔接，是剖宫产的指征。对于骨盆前后径短、坐骨棘突出、骶棘韧带短而胎儿较大者，应怀疑为中骨盆头盆不称。对于骨盆出口头盆不称者，在不能安全地经阴道分娩时，可尝试产钳或真空吸引分娩。

难产一词是指"分娩过程异常"，表现为产程进展中出现完全停止（阻滞）或延长。当产程中出现任何一种情况时，患者应进行详细的再评价，包括产程进展、子宫收缩、估计胎儿体重及胎先露、评价骨盆情况等。换句话说，3P（产力、胎儿及骨盆）必须适合才能确保正常阴道分娩。

胎位异常及胎先露异常

横位及臀位是剖宫产常见指征，一项大宗随机试验研究比较臀位经阴道分娩与经剖宫产分娩，结果发现臀位剖宫产率有增加趋势，而且其结局更好。虽然臀位可以考虑选择经阴道分娩，但是临床操作技术与经验正大量消失。对有些患者可行胎头外倒转术，尝试将胎位变为头位分娩，但是其阴道分娩成功率仅为 50%。

胎心率异常

临产前及临产后行胎心监护可发现胎儿存在的问题，否则不能及时发现胎儿异常。而持续胎儿监护的结果导致了"无反应型"胎儿剖宫产手术增加。据估计，在剖宫产手术指征中，胎心异常约占10%。

其他指征

除上述指征外，其他剖宫产指征为前置胎盘、距足月较长的子痫前期–子痫、胎盘早剥、多胎妊娠、胎儿异常（例如脑积水）、宫颈癌、活动性生殖道疱疹病毒感染。此外，正变得非常普遍的指征为患者选择剖宫产术，这使选择剖宫产分娩的人数持续增加，并引发了争议。

剖宫产术前准备

剖宫产术前应完成以下步骤，患者应了解剖宫产指征、替代方案、潜在风险与获益及并发症，然后签署知情同意书。18号针静脉穿刺并在术前给予恰当补液。给予抗酸治疗，减少麻醉误吸的可能性。放置Foley导尿管，进行术前、术中及术后持续膀胱引流。给予麻醉，腹部准备，铺无菌单，患者稍稍向左倾斜，以使子宫左旋，减轻子宫对下腔静脉的压迫。

手术步骤

腹部切口

关于腹部切口的类型有不同的选择，其中最常选择横切口（Pfannenstiel）伴或不伴腹直肌切断，这种腹壁切口裂开较罕见，而且伤口愈合更加美观。急症剖宫产术患者，特别是以往腹部手术史或明显肥胖者，可选腹中线耻骨联合上纵形切口，这种切口操作迅速，可快速分娩，而且能更好地处理子宫出血（必要时可行子宫切除术）。对于下腹部有手术瘢痕者，重要的是应在切口上端进入腹腔，可以避免进入膀胱，而在缝合以前的切口时应向上牵拉腹壁。

子宫切口

子宫切开前先将腹腔纱垫以热盐水浸泡，拧干后放在子宫两侧，以避免羊水污染周围组织。根据圆韧带位置确定子宫右旋程度，以确保在子宫正中切开。不应矫正子宫旋转，可以牵拉患者右侧腹壁矫正子宫右旋，保证在子宫正中切开。子宫切口的不同类型详见后文讨论。

切口处有胎盘

如果在子宫切口处有胎盘，术者应避免切开并穿过胎盘，否则会导致严重的胎儿出血。如果无法避开胎盘，则可经胎盘切开，必须尽快娩出胎儿，马上钳夹脐带，防止胎儿大量失血。

分娩

术者娩出胎儿，然后娩出胎盘组织。近来有证据表明，按摩子宫并等待胎盘自然剥离娩出者比徒手剥离胎盘并牵拉取出者出血量减少。胎盘娩出后，按摩子宫，静脉以一定速度输注稀释的缩宫素，有效维持强有力的子宫收缩。以棉球擦拭宫腔，清除残留的胎膜组织。取出子宫，用Pennington钳或卵圆钳钳夹活动性出血的血窦。

缝合子宫切口

子宫切口缝合方法主要根据切口的类型，一般情况下，应全层缝合子宫肌层。为了减少再次妊娠子宫破裂的可能性，子宫切口应缝合2层。在此将讨论两种最常见的子宫切口类型，即经典子宫切口及子宫下段横切口。

经典式剖宫产术

这是最简单的手术，但是与子宫下段横切口相比，该术式出血量更多，再次妊娠时子宫破裂的风险更高。目前，经典式剖宫产术的指征为前置胎盘、横位（特别是胎背朝下者）、早产而子宫下段形成较差者。如果胎儿必须极其快速地分娩，那么经典式剖宫产术为首选，因为该术式胎儿分娩速度最快。但是必须在手术风险与额外所需要的时间或需要自子宫下段下推膀胱并在子宫下段行横向半月形切口之间进行权衡。

在进行经典式剖宫产手术操作时，在子宫体部做纵形切口，以手术刀切开子宫壁并进入宫腔，用绷带剪剪开子宫壁，扩大子宫切口，经切口娩出胎儿。在胎盘与胎膜娩出后，用可吸收缝线连续锁边缝合子宫切口3层，深部2层以0号线缝合，浅层以2-0线缝合，对合子宫浆膜层。

子宫下段横切口剖宫产术

与经典式剖宫产术切口相比，子宫下段横切口（图20-10至图20-17）失血量少，再次妊娠时子宫破裂风险更小，因此更多采用该术式。进入腹腔后，探查子宫，以组织钳钳夹膀胱腹膜反折，横行切开。自子宫下段前壁钝性分离膀胱，下推3~4cm。用特殊设计的膀胱拉钩拉开膀胱，于子宫前壁横行切开，用绷带剪或手指横向扩大切口，切口呈半月形，向上至子宫两侧边缘，避免损伤子宫血管。

如果操作易于完成，那么以手上抬胎先露部分，确定不要屈腕，以免增加切口向下延伸至宫颈的可能性。如果胎头位于盆腔深部，那么助手可将手放入阴道内，上推胎头，以利于胎儿娩出。胎儿与胎盘娩出后，托出子宫，钳夹子宫切缘有活动性出血的血窦处，用0号铬肠线或其他可吸收线缝合2层。在充分止血后，膀胱腹膜反折可缝合或不缝合。在子宫还纳腹腔之前，检查双侧附件是否存在异常，如卵巢囊肿等。有些医师选择用可吸收线缝合前腹膜，而有些医师则不缝合腹膜。常规缝合腹壁筋膜、皮下组织及皮肤。

手术并发症

剖宫产最常见的并发症为产后出血、子宫内膜炎及伤口感染，预防性应用抗生素及关腹前确切止血有助于减少这些并发症的发生率。最新资料证实，与脐带钳夹后给予抗生素治疗相比，皮肤切开之前给予抗生素治疗可降低子宫内膜炎的风险。影响子宫切口愈合的主要因素是止血、切口对合准确程度、缝合材料的质量与数量、避免感染与组织缺血。手术时间越长，术后并发症发生的可能性越大。剖宫产术后严重并发症罕见，有些并发症显然是无法预防。一些并发症是错误手术操作的直接结果，特别是未注意止血或麻醉选择不当、血制品输注不充分或输注不匹配的血液、感染诊断延误或处理不当。

不幸的是，关于再次妊娠中瘢痕情况的完整性信息了解较少，只能通过询问术后是否存在感染及观察切口的位置来获得。在妊娠晚期，瘢痕部位疼痛提示可能发生裂开。在所有经典式剖宫产术后子宫瘢痕裂开中，大

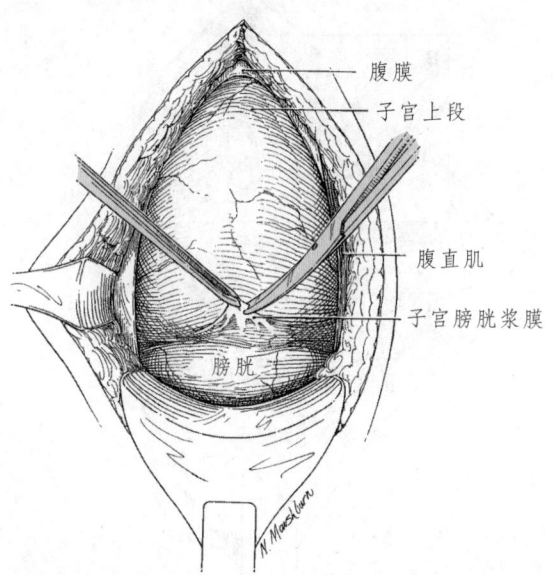

图20-10 钳夹子宫膀胱疏松的浆膜，钳尖位于膀胱上缘，拉钩拉向耻骨联合后方。(Reproduced, with permission, from Cunningham FG, Leveno KJ, Bloom SL, et al. *Williams Obstetrics*. 22nd ed. New York, NY: McGraw-Hill; 2005, p 594.)

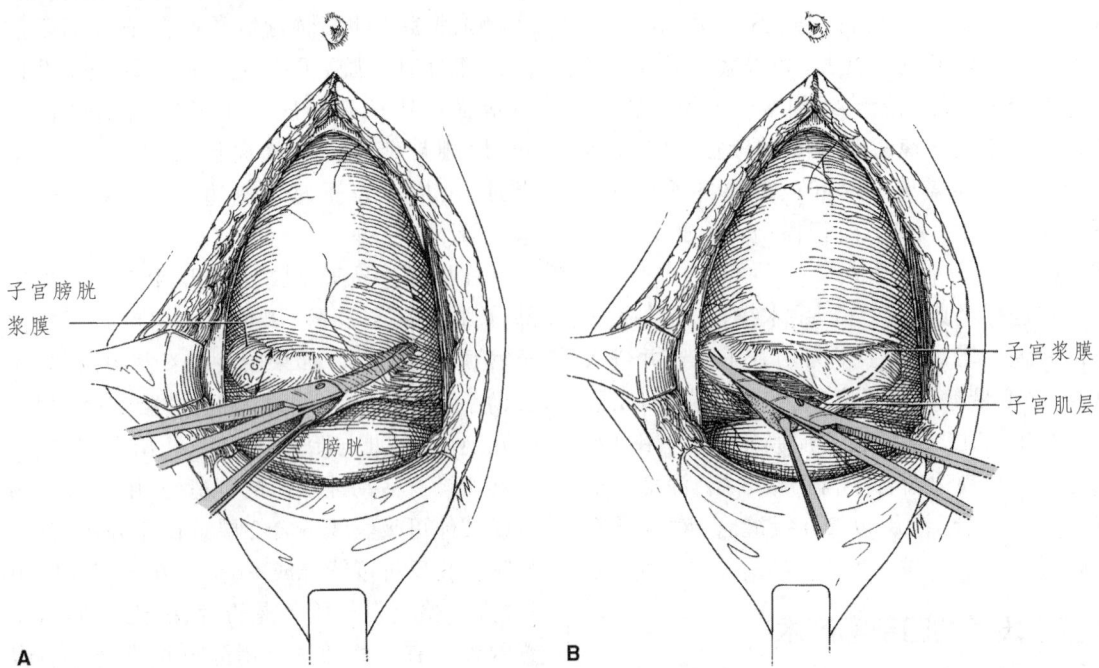

图 20-11 在膀胱上缘上提疏松的子宫膀胱浆膜并向两侧切开。(Reproduced, with permission, from Cunningham FG, Leveno KJ, Bloom SL, et al. *Williams Obstetrics*. 22nd ed. New York, NY: McGraw-Hill; 2005, p 594.)

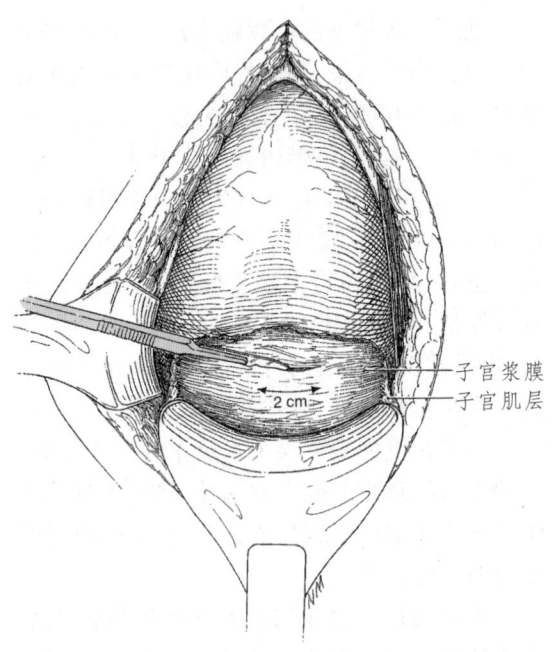

图 20-12 小心切开子宫壁，避免损伤胎头。(Reproduced, with permission, from Cunningham FG, Leveno KJ, Bloom SL, et al. *Williams Obstetrics*. 22nd ed. New York, NY: McGraw-Hill; 2005, p 594.)

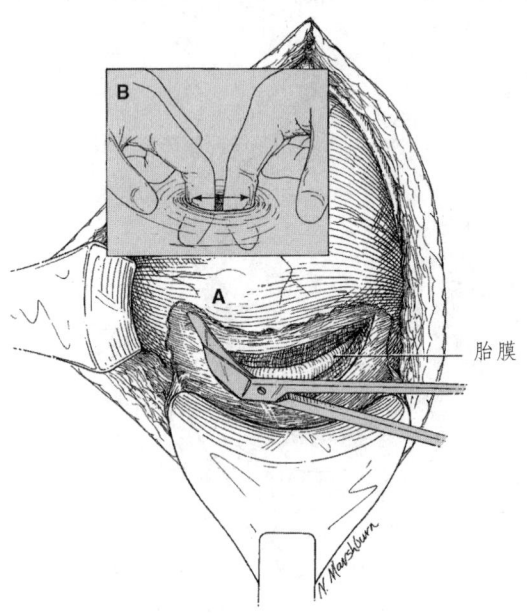

图 20-13 进入宫腔后，以绷带剪刀(A)或手指(B)向两侧扩大子宫切口。(Reproduced, with permission, from Cunningham FG, Leveno KJ, Bloom SL, et al. *Williams Obstetrics*. 22nd ed. New York, NY: McGraw-Hill; 2005, p 594.)

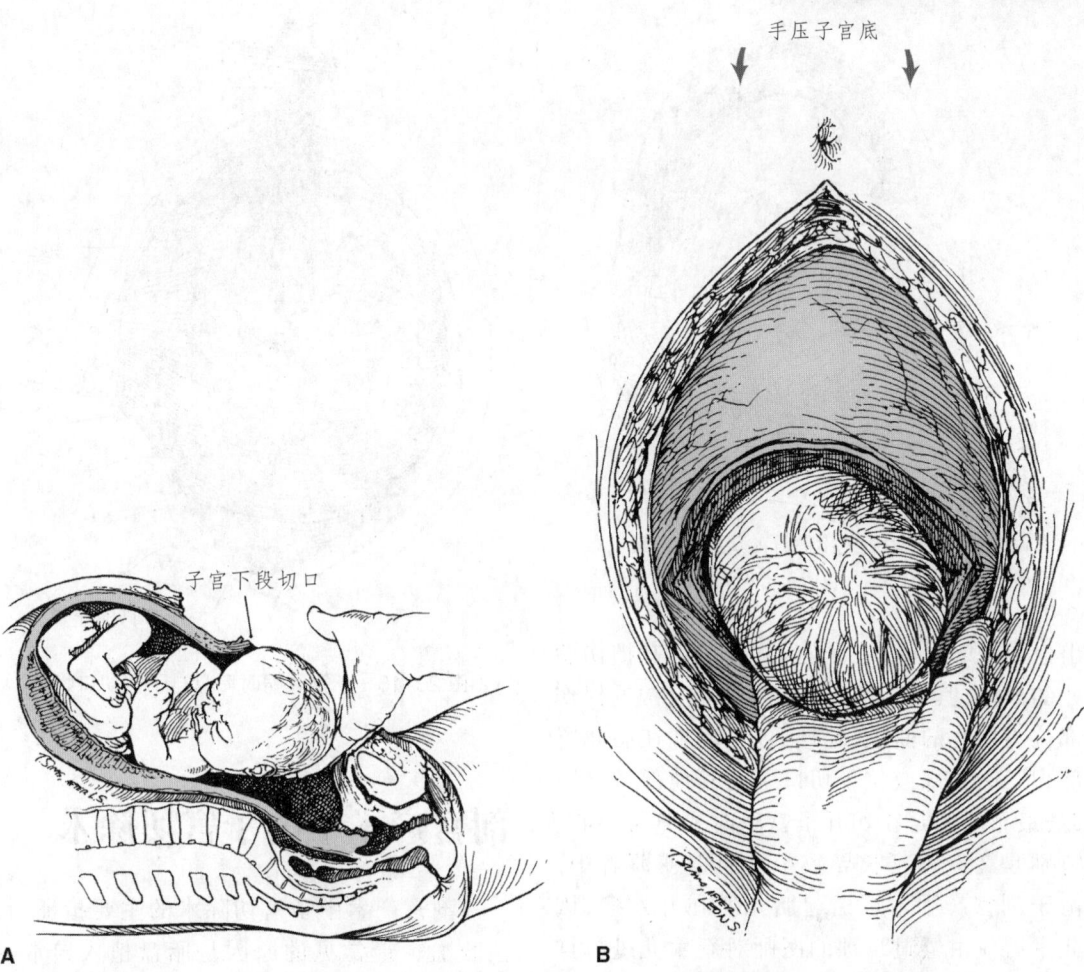

图 20-14 (A)切开子宫壁后立即破膜,手指沿耻骨联合与胎头之间放置在胎头后方,小心上抬胎头,必要时在耻骨联合下方朝子宫与腹壁切口方向娩出胎头。(B)胎头娩出切口后,按压宫底,帮助胎儿经腹壁娩出。(Reproduced, with permission, from Cunningham FG, Leveno KJ, Bloom SL, et al. *Williams Obstetrics*. 22nd ed. New York, NY: McGraw-Hill; 2005, p 594.)

约50%发生在临产开始前。经典式剖宫产术后子宫破裂发生率4%~9%,下段横切口术后子宫破裂发生率为0.7%~1.5%。经典式剖宫产瘢痕破裂通常很严重,常突然出现瘢痕完全裂开,胎儿部分或全部进入腹腔,内出血而导致的休克是突出体征。下段横切口瘢痕破裂通常较小,几乎总是发生在临产后,最常见的体征(超过80%的患者中存在)是胎心率改变,因此新出现的胎心率变化或晚期减速应引起产科医师重视。其他可能预示子宫破裂的表现包括阴道出血、腹痛(特别是以往手术切口部位疼痛)、胎位不清。在TOLAC分娩患者中,尽可能应用胎儿头皮电极持续监测胎心率变化。如果怀疑子宫破裂,那么必须尽快手术治疗。

围产儿发病率与死亡率

虽然表面上看,剖宫产分娩对胎儿最安全,但其实不然。虽然新生儿短暂性呼吸急促的预后良好,但是其在剖宫产分娩者中的发生率较经阴道分娩者更高。当剖宫产切口部位有胎盘且无意或有意切开时,新生儿存在

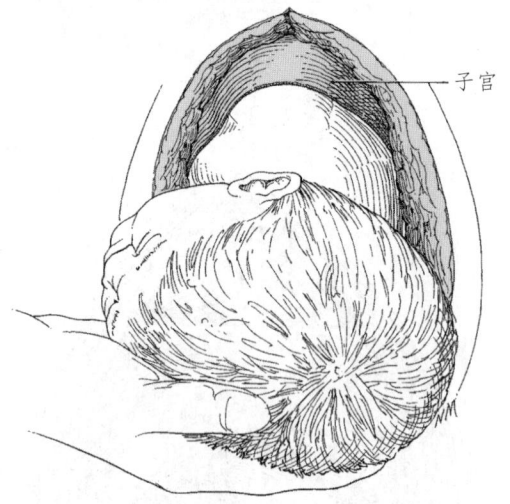

图 20-15 胎肩娩出后开始应用缩宫素。

出血及缺氧风险。在子宫切开时,也有损伤胎儿的风险,其发生率为 0.2%~0.4%。常见损伤部位为胎儿的面部、脸颊,也可出现在胎儿臀部、耳部、头部或位于切口下的其他部位。因此,最重要的是在切开子宫壁时要非常小心,特别是在产程延长导致子宫肌壁变薄者中。由于剖宫产手术可引起胎儿潜在并发症,因此术后应由经过培训的医师对新生儿进行详细的检查。

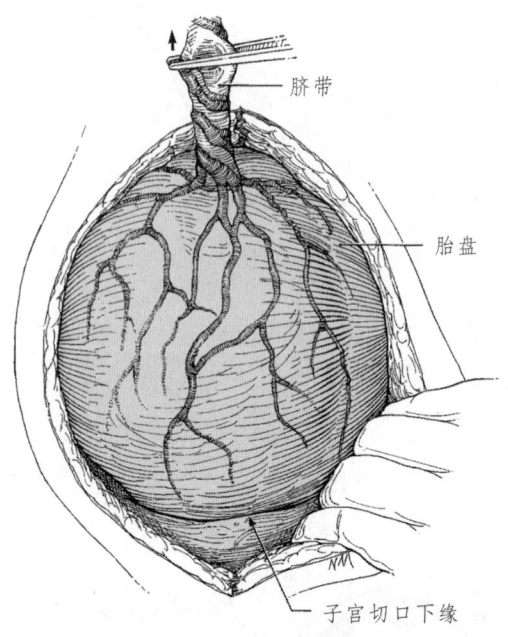

图 20-16 子宫收缩时胎盘自子宫切口娩出。

剖宫产术中的子宫切除术

剖宫产术中子宫切除术的主要指征为无法止血,最常见的原因是胎盘植入异常,如胎盘粘连、胎盘植入、胎盘卒中等。随着剖宫

American College of Obstetricians and Gynecologists. *Vaginal Birth after Previous Cesarean Delivery. Practice Bulletin No. 115.* Washington, DC: American College of Obstetricians and Gynecologists; 2010.

Goetzinger KR, Macones GA. Operative vaginal delivery: Current trends in obstetrics. *Womens Health* 2008;4:281. PMID: 19072477.

Gyamfi C, Juhasz G, Gyamfi P, Blumenfeld Y, Stone JL. Single- versus double-layer uterine incision closure and uterine rupture. *J Matern Fetal Neonatal Med* 2006;19:639. PMID: 17118738.

Kaimal AJ, Zlatnik MG, Cheng YW, et al. Effect of change in policy regarding the timing of prophylactic antibiotics on the rate of postcesarean delivery surgical-site infections. *Am J Obstet Gynecol* 2008;199:310.e1. PMID: 18771995.

Lydon-Rochelle M, Holt VL, Easterling TR, Martin DP. Risk of uterine rupture during labor among women with a prior cesarean delivery. *N Engl J Med* 2001;345:3. PMID: 11439945.

Nygaard I, Cruikshank DP. Should all women be offered elective cesarean delivery? *Obstet Gynecol* 2003;102:217. PMID: 12907089.

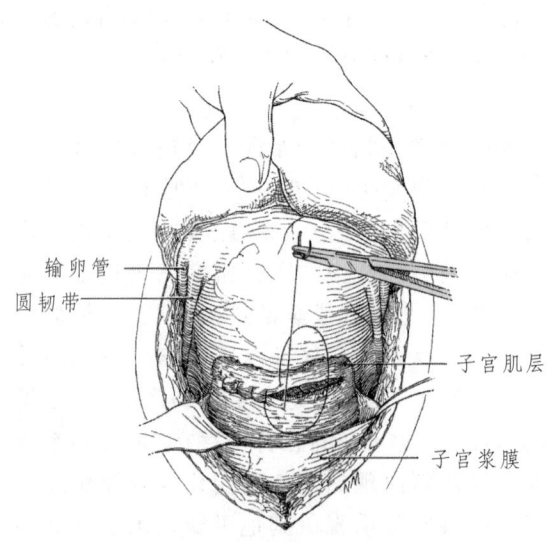

图 20-17 子宫切口切缘连续锁边缝合。

产率持续增高,这些并发症也更常见。其他指征包括顽固性宫缩乏力、无法修复的子宫裂伤及大的子宫肌瘤。由于剖宫产术中子宫切除术可导致失血增加、损伤膀胱、输尿管或肠管的可能性增加,因此该手术潜在的风险较高。

剖宫产术中子宫切除术的操作与非妊娠子宫切除术相似,不同的是所有结构、分离平面及蒂部血运非常丰富。因此,手术可导致失血量异常增加,常需要输血治疗。对于有可能在剖宫产术中行子宫切除术的患者,需要通知麻醉师及血库人员,准备好血液制品(浓缩红细胞及新鲜冷冻血浆)。最后,在必要时可请血管外科医师或妇科肿瘤医师协助完成手术。研究表明,非急症下的剖宫产术中子宫切除较急症情况下的子宫切除术更加安全,特别是急症情况下行子宫切除术,膀胱、输尿管损伤及需要输血的情况更常见。

Oliphant SS, Jones KA, Wang L, Bunker CH, Lowder JL. Trends over time with commonly performed obstetric and gynecologic inpatient procedures. *Obstet Gynecol* 2010;116;926. PMID: 20859157.

Vacca A. Trials and tribulations of operative vaginal delivery. *BJOG* 2007;114:519. PMID: 17439561.

Yeomans ER. Operative vaginal delivery. *Obstet Gynecol* 2010;115:645. PMID: 20177298.

(瞿全新 译)

第21章 产后出血及异常产褥

Sarah B.H. Poggi, MD

产后出血

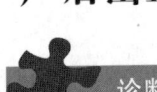

诊断要点

▶ 产后出血是指分娩后出血过多（阴道分娩者出血量>500mL），出血可发生在胎盘娩出之前、胎盘娩出中或胎盘娩出之后。正常阴道分娩者实际测量的失血量平均为700mL，因此失血量常被低估。但是基于历史背景，以失血量500mL作为标准是可以接受的。

▶ 分娩后24小时之内出血称为早期产后出血；分娩后24小时至6周出血称为晚期产后出血。

发病机制

阴道分娩后失血过多的发生率为5%~8%。产后出血是分娩后失血过多的最常见原因，也是产妇分娩后输血的最主要原因。在美国，出血是孕产妇死亡的第三位主要原因，直接导致大约1/6孕产妇死亡。在不发达国家，出血是产科孕产妇死亡的主要原因。

出血原因包括子宫收缩乏力、产科裂伤、胎盘组织滞留、凝血功能障碍等。

子宫收缩乏力

子宫肌层相互交错的肌肉收缩可闭合向胎盘部位供血的血管，发挥控制产后出血的生理作用，当子宫不能收缩时，则发生子宫收缩乏力。

子宫收缩乏力是最常见的产后出血原因（50%），其发生原因包括子宫过度操作、全麻（尤其是应用卤化物麻醉者）、子宫过度伸展（双胎或羊水过多）、产程延长、多产、子宫平滑肌瘤、手术分娩、宫腔内操作、催产素引产或催产、以往第三产程出血史、子宫感染、出血浸润子宫肌层（子宫卒中）和先天性子宫肌层发育不良。

产科裂伤

来自会阴切口、裂伤部位或二者兼有的过多出血在产后出血中约占20%。裂伤可累及子宫、宫颈、阴道或外阴，多发生在紧急情况或未保护的分娩或巨大儿手术分娩；但也可发生在分娩后。阴道或外阴上皮下血管损伤可形成血肿。隐匿性出血尤其危险，因为可能数小时未发现出血，而当患者出现休克症状时才发现。

在会阴切开术中，如果损伤动脉或大的曲张血管、会阴切口较大、会阴切开过早或分娩后会阴切口未及时缝合等均可引起出血过多。

持续性出血（特别是鲜血）而子宫收缩良好，提示为会阴裂伤或会阴切口出血。当确定宫颈或阴道裂伤是出血来源时，最好在充分麻醉下行修补术。

子宫自发性破裂少见，其危险因素包括多产、胎位异常、以往子宫手术史、催产素引产等。阴道分娩后，前次剖宫产手术瘢痕破裂逐渐成为产后出血的重要原因。

胎盘组织滞留

在产后出血中，胎盘组织滞留及胎膜残留占5%~10%。胎盘植入常导致胎盘组织滞留在宫腔内，特别是多次剖宫产分娩后，胎盘植入发生率逐渐增高。胎盘滞留也可发生在手取胎盘、第三产程处理不当、未发现的副叶胎盘。

超声检查发现宫腔内团块则支持胎盘组织滞留的诊断，分娩后几个小时或晚期产后发生阴道出血者，超声检查是较好的方法。经阴道彩色多普勒成像在诊断中也有意义。一些证据表明，子宫超声显像技术有助于诊断滋养细胞组织残留。如果证实宫腔内无异常回声，应避免不必要的刮宫术。

凝血功能障碍

妊娠期凝血功能异常可能是一些产科因素相关的获得性凝血功能障碍，如胎盘早剥、死胎滞留导致过多的促凝血酶原激酶释放、羊水栓塞、重度子痫前期、子痫及脓毒症。这些凝血功能异常可能表现为低纤维蛋白原血症、血小板减少及弥散性血管内凝血。输血超过8U可诱发稀释性凝血功能障碍。

血管性血友病是一种自身免疫性血小板减少症，血管性血友病及白血病均可发生在妊娠期女性。

预防

预防出血是首选，甚至是最好的治疗。所有临产患者应评估产后出血的风险。危险因素包括凝血功能障碍、出血或以往妊娠有输血史；临产后发现贫血；多产；多胎妊娠；巨大儿；羊水过多；功能障碍性分娩；催产素引产或催产；急产；重度子痫前期或子痫；以往剖宫产史者阴道分娩后；全麻分娩；产钳分娩；胎儿阴道分娩后，胎盘娩出延迟等。

并发症

任何产妇分娩过程均有可能发生失血过多，但是合并贫血或有合并症者更易加重病情，贫血及过多失血更易继发产褥期感染。与输血治疗有关（例如病毒感染、输血反应）的发病率较少，但却很重要。此外，其他贫血治疗方法也涉及一些风险。

产后低血压可能导致部分或全部垂体前叶坏死，引起产后垂体功能减退或席汉综合征（Sheehan's syndrome），其表现为无泌乳、闭经、乳腺体积减小、阴毛及腋毛脱落、甲状腺功能低下及肾上腺功能不全。这种情况较罕见（<1例/10 000次分娩）。有产后低血压同时乳汁分泌较好者不属于席汉综合征。产后低血压也可导致急性肾衰竭及其他器官系统损害。对于出血严重的患者，可行子宫切除术以治疗难以控制的产后出血。

治疗

产前准备

所有产妇住院时应检测血型并筛查，有产后出血风险者应马上检测血型并交叉配血，将血保存在血库至产后24小时。保留大的静脉导管，产房人员应警惕产妇出血的风险。重度贫血患者应快速交叉配血，准备好后马上输血。

考虑到与输血有关的不良反应，一直主张对有产后出血风险的产妇行自体输血。虽然详细评估了危险因素，但是除前置胎盘外，我们能预测的有产后出血风险及需要输血者仍然较少；因此，这种方法是不恰当的。

分娩

胎儿娩出后，以环形或由后向前方式按摩子宫，至子宫收缩变硬。在胎盘娩出之前、娩出过程中或之后，过度及过强按摩子宫可能会干扰正常子宫收缩，由此引起强直性子宫收缩，导致产后失血过多。

正常分娩第三产程；胎盘剥离

在产妇中，胎儿娩出后5分钟内胎盘发生剥离并娩出者占50%，胎儿娩出后15分钟内胎盘娩出占90%。试图加快胎盘剥离的做法有害无益。如果子宫变圆变硬并突然有阴道出血，腹部触诊发现子宫底升高，脐带下降脱出阴道外，这些表现均是自发性胎盘剥离的征象。

这时轻轻牵拉脐带，胎盘即可自阴道娩出。胎盘剥离前，轻轻牵拉脐带，同时下压子宫下段(Brandt-Andrews 手法)可以确保胎盘一旦剥离即可娩出，同时这是监测子宫收缩强度的方法。胎膜粘连可以通过卵圆钳轻轻钳夹取出。胎盘娩出后应即刻检查胎盘是否完整。

徒手剥离胎盘

徒手剥离胎盘的时机尚有分歧。在有出血的情况下，等待胎盘自然剥离是不恰当的，应立即徒手剥离胎盘。在无阴道出血时，常规做法是在胎儿娩出30分钟后胎盘依然未娩出者，应行徒手剥离胎盘。最新的证据表明，为了预防产后出血，胎儿娩出后18分钟胎盘未娩出者应徒手剥离胎盘。

过去尝试改进常规手取胎盘的方法，其合理性包括可缩短第三产程、减少失血量、积累手取胎盘的经验以处理胎盘植入，同时可探查子宫。现在，证据提示手取胎盘可能是产后子宫内膜炎的危险因素，这些现实的或潜在的益处必须与给患者带来的不适、感染的风险以及由于干扰正常胎盘剥离机制而加重出血风险等因素进行权衡。

操作方法：术者将一只手置于腹部固定子宫底，另一只手沿脐带经阴道及宫颈进入宫腔，触及胎盘边缘，穿过胎盘边缘的胎膜，将手放在胎盘与子宫壁之间，手掌侧朝向胎盘，然后以手轻轻地将胎盘从子宫壁附着处逐渐剥离下来。当胎盘自子宫壁完全剥离时，抓住胎盘拉出子宫。

检查胎盘的胎儿面与母面，以确保胎盘完全娩出。不完全的胎盘剥离在胎儿面表现为绒毛膜板血管断裂，而且通常有出血，在母面则表现为胎盘小叶分离。如果发现胎盘娩出不全，那么应再次探查子宫，取出残留的胎盘。按摩子宫至子宫收缩变硬。根据导致患者产后子宫内膜炎的其他危险因素，在手取胎盘后应预防性使用抗生素。

产后即刻

胎儿前肩娩出后即可应用子宫收缩剂，与胎盘娩出后静脉应用缩宫素相比，胎儿前肩娩出后即应用缩宫素[低剂量静脉给予(IV)或肌内注射(IM)]并适当地牵拉脐带可明显减少产后出血的发生率，而且不增加胎盘滞留发生率。但是未行超声筛查的双胎妊娠，可能导致未诊断的第二个胎儿滞留的风险，因此缩宫素仅能用于胎盘娩出后。第三产程常规应用缩宫素可减少产后出血量，使产后出血发生率下降40%。缩宫素加入等渗盐水或其他溶液中，浓度为10~20U/L，静脉缓慢输注，或10U肌肉注射。因为大剂量缩宫素(>5U)可引起低血压，因此应避免大剂量使用。近来临床应用证实，舌下含服米索前列醇(800μg)与缩宫素(40U/L)在治疗产后出血中疗效相同。这对于资源缺乏的地区非常有价值，因为米索前列醇不需要冷藏或特殊设备进行管理，因此，米索前列醇是治疗产后出血的实用方法。也可常规应用麦角生物碱(例如甲基麦角新碱0.2mg肌内注射)，但其疗效并不优于缩宫素，而且有更多风险，在罕见情况下，可引起明显的高血压，特别是在静脉或局麻应用时更易发生。麦角生物碱不应在患有高血压或心脏病的患者中应用。

修复裂伤

胎盘剥离前出现过多出血应行手取胎盘，否则应避免过度刺激子宫。

胎盘娩出后应立即在充分照明及助手帮助下仔细检查阴道及宫颈，在按摩子宫引起子宫收缩变硬后快速缝合会阴切口。将纱布放在会阴切口上方的阴道内，有助于保持创面干洁；夹住纱布末端，提醒术者在切口缝合后取出纱布。

裂伤部位出血血管有回缩的倾向是修复主要原则之一。在裂伤最高处以上开始缝合修复。最高处缝合后可轻轻牵拉，以使裂伤部位靠近阴道口，然后以常规方式进行稳定缝合，应仔细检查整个产道，以确保无其他出血部位存在。广泛检查还提供了确定裂伤处缝合后是否有效止血的机会。

宫颈或阴道裂伤可延续至阔韧带，不能经阴道缝合。开腹清除血肿并止血缝合或必要时行子宫切除术。

阴道壁大的或广泛的血肿需要手术处理以确切控制，首先由助手暴露阴道壁，如果裂伤伴有血肿，则需要扩大裂伤，以完全清除血肿并进行探查。确定出血部位后，在其上方进行缝合止血，以确保裂伤部位回缩血管止血。血肿腔保持开放，引流出血，并确保在未成功止血时不会隐匿出血。

如果阴道壁仅有血肿而无裂伤，那么必须切开血肿，治疗方法同前。

分娩后，复苏室人员应经常按摩子宫，检查阴道出血量。

持续性出血的评估

如果胎盘娩出后仍有持续性阴道出血，应开始积极治疗。不查明阴道出血原因并开始针对性治疗，仅草率按摩子宫是不可取的。应进行以下步骤，不要延误：

- 手压子宫。
- 寻求帮助。
- 如果事先未备血，则应检查血型并交叉配血。
- 观察出血中是否有凝血块，以排除凝血功能障碍。
- 开始输液或输血。
- 仔细探查子宫腔。
- 彻底检查宫颈及阴道。
- 建立第2条静脉通道，输血或输液。

控制出血的方法

徒手探查子宫：产后出血患者应立即行子宫探查，在下列情况中，胎盘娩出后也应以手探查子宫。①前次剖宫产史者阴道分娩；②有宫腔内操作，如倒转术或牵引术；③临产与分娩过程中出现胎先露异常；④早产胎儿分娩；⑤分娩前发现子宫轮廓异常；⑥可能为未诊断的双胎妊娠，排除双胎。

确定所有胎盘组织已娩出，子宫完整，即使子宫收缩良好者也应进行检查。子宫探查除了可明确出血原因外，也可确定子宫壁是否完整、宫腔内结构是否异常，徒手探查子宫不会增加发热的发生率及增加出血量。

操作方法：术者探查侧的手戴上新更换的手套，将手指缩成锥形，轻轻用力通过宫颈，另一只手固定子宫底部。以食指与中指的背侧全面探查子宫内表面，从宫底部开始探查。在子宫下段，以1个手指的掌侧面探查子宫壁。子宫裂伤处可发现明显的解剖缺损。由于产后子宫易发生穿孔，因此探查动作应轻柔。

徒手探查产后出血者发现子宫破裂时应立即行开腹手术，根据子宫破裂程度、未来生育要求及病变严重程度决定行裂伤修补或行子宫切除术。

双手加压与按摩：控制子宫收缩乏力导致的产后出血的最重要方法是立即双合诊按摩子宫，持续20~30分钟或更长时间。开放静脉通道，尽快补液。必要时检测血型并交叉配血，该方法可治疗大部分宫缩乏力、妊娠物滞留（一旦发现应清除妊娠物）及凝血功能障碍导致的出血。

操作方法：术者将一只手放在患者腹部，在子宫底部向耻骨联合方向下压，另一只手放在患者阴道内，食指与中指分别放在宫颈两侧，向患者头侧及前方用力，指尖能感到子宫动脉的搏动。双手持续加压并按摩子宫，需要长时间加压（20~30分钟），大多数患者能成功控制出血。

子宫按压及按摩过程中，膀胱放置Foley导尿管，因为大量输液及输血可导致多尿，膀胱膨胀可影响子宫按压与按摩，而且会引起患者不适，膀胱充盈本身可能是导致宫缩乏力的主要原因。

刮宫术：产后子宫大而软，刮宫操作困难，穿孔风险高，通常导致出血增加而不是出血减少。吸引刮匙，甚至是大的吸引套管，只能刮取产后子宫的小部分，而且其大小与形状可增加子宫穿孔的可能。大而钝的刮匙，即"banjo"刮匙可能是最安全的用于产后子宫刮宫的器械，当徒手探查不能清除粘连残留的胎盘组织时，可应用该方法。

在单纯按压及按摩子宫不能控制出血的情况下，应行刮宫术。过于剧烈的刮宫可导致局部内膜组织被完全去除，尤其是在子宫感染的情况下，其结果是导致宫腔粘连形成及Asherman综合征（由于宫腔内粘连及子宫粘连导致的闭经及继发不孕）。如果情况允许，可行超声检查，以确定哪些患者适宜行刮宫术，而哪些患者不应行刮宫术。

子宫填塞：子宫填塞曾经广泛用于控制产后出血，但是现已不赞成应用。胎盘娩出后子宫可扩展至相当大，可容纳大量的填塞材料及大量的出血。该方法也需要相当高的专业技术，因为子宫必须均匀地填充5码长、4英寸宽（1码=91.44cm，1英寸=2.54cm）的纱布，有时可借助特殊器械帮助(Torpin钳)。在9例患者的报道中，成功地应用了该方法，而且避免了中转开腹手术。在介入放射医师不能及时到达的情况下，作为最后手段，特别适宜行子宫填塞。

与子宫填塞的原理相同，Bakri气囊是子宫填塞的替代方法。该装置是一可充气的气囊，可充气多达800mL。由于是双腔端口，因此可引流出血而不发生隐匿性出血。气囊放气后易从阴道取出，该装置的优点是在出血时可经阴道放入或在开腹时放入，而在两种情况下，均可经阴道取出。该装置已有应用成功病例的报道。

子宫收缩剂：输注缩宫素晶体液20~40U/L，开始输注速度为10~15mL/min，也可肌内注射甲基麦角新碱0.2mg，但是高血压患者禁用。1976年首次应用子宫肌壁注射前列腺素$F_{2\alpha}$（$PGF_{2\alpha}$）来控制出血，阴道内或直肠内放置前列腺素栓、宫腔内前列腺素灌洗、子宫肌壁注射前列腺素等方法能控制宫缩乏力导致的子宫出血。肌肉注射15-甲基前列腺素类似物可成功治疗85%由于宫缩乏力导致的产后出血。这些方法对有子宫感染或未诊断的胎盘植入治疗无效。副反应通常较小，包括一过性缺氧、支气管痉挛，极少患者可发生严重的高血压。此外还有一过性发热、腹泻。直肠给予前列腺素E_1类似物米索前列醇(800μg)，可有效治疗继发于宫缩乏力的原发性产后出血。如前所述，舌下含服米索前列醇(800μg)治疗宫缩乏力导致的产后出血，其临床疗效与缩宫素(40U/L)相同。米索前列醇不需要冷藏或专门的设备管理，这点非常重要，特别是在资源匮乏地区。

盆腔血管造影及血管栓塞：盆腔及子宫血管造影与栓塞技术的临床应用越来越普遍，有经验医师操作的成功率可达85%~95%。在医疗机构中，对于产次少的患者，可由接受过培训的介入放射科医师应用该方法进行治疗，避免行子宫切除术。患者在局麻下，将导管放置于腹主动脉，透视下识别有活动性出血的血管。将可吸收的明胶海绵颗粒(Gelfoam)或不锈钢圈注射至损伤血管处（最典型的是子宫动脉），如果未发现明确出血部位，可将栓塞剂注射至髂内血管。如果仍有持续性出血，应继续进一步栓塞。该方法的优点是对子宫外的出血及伴有或不伴有子宫收缩乏力者均有效。许多学者推荐髂内血管结扎前行栓塞，因为血管结扎阻断了血管造影通路。栓塞的血管可充分再通，维持生育能力，但是仅有有限的病例观察证实，盆腔动脉栓塞后能维持生育能力（不是用于子宫肌瘤）。对于有生育要求者，尽管盆腔动脉栓塞显然优于子宫切除术，重要的是应牢记该方法的并发症发生率为3%~5%，如文献中报道下肢血液循环消失、阴唇及臀部坏死及膀胱阴道瘘。

手术治疗：产后出血需行开腹手术者应明确患者对未来生育的要求，如果患者要求不明确,则术者应保留其生育功能,术前应征询患者配偶或其家属的意见。

1. 压迫闭塞腹主动脉:开腹后马上压迫闭塞腹主动脉可暂时控制盆腔出血,以便有宝贵的时间来治疗低血压、等待有经验的助手参与手术、识别出血部位、计划手术方法。对于年轻及健康患者,腹主动脉压迫闭塞几分钟不会造成永久性后遗症。

2. 子宫动脉结扎:妊娠期间,90%的子宫血流来自子宫动脉,直接结扎这些易于暴露的血管可成功控制75%~90%的患者出血,尤其是出血部位位于子宫者。有报道证实,子宫血流可恢复并可再次妊娠。

操作方法:上提子宫,暴露结扎侧,在该侧子宫动静脉上行支处用大针及可吸收线,在血管内侧2~4cm处的子宫肌层及阔韧带无血管区之间进行缝合。缝合固定于子宫肌层,以免血管撕脱。然后以同样的方法处理子宫对侧子宫动静脉。如果在剖宫产时行子宫血管结扎,缝合部位应低于子宫切口,位于膀胱腹膜反折下方,不需要游离膀胱。为了减少子宫血流量,也可行双侧子宫卵巢动脉结扎。该方法是在卵巢动脉与子宫动脉上行支在子宫卵巢韧带之间形成吻合处附近用可吸收线进行缝合。

3. B-Lynch缝合术:背带式缝合是一种代替

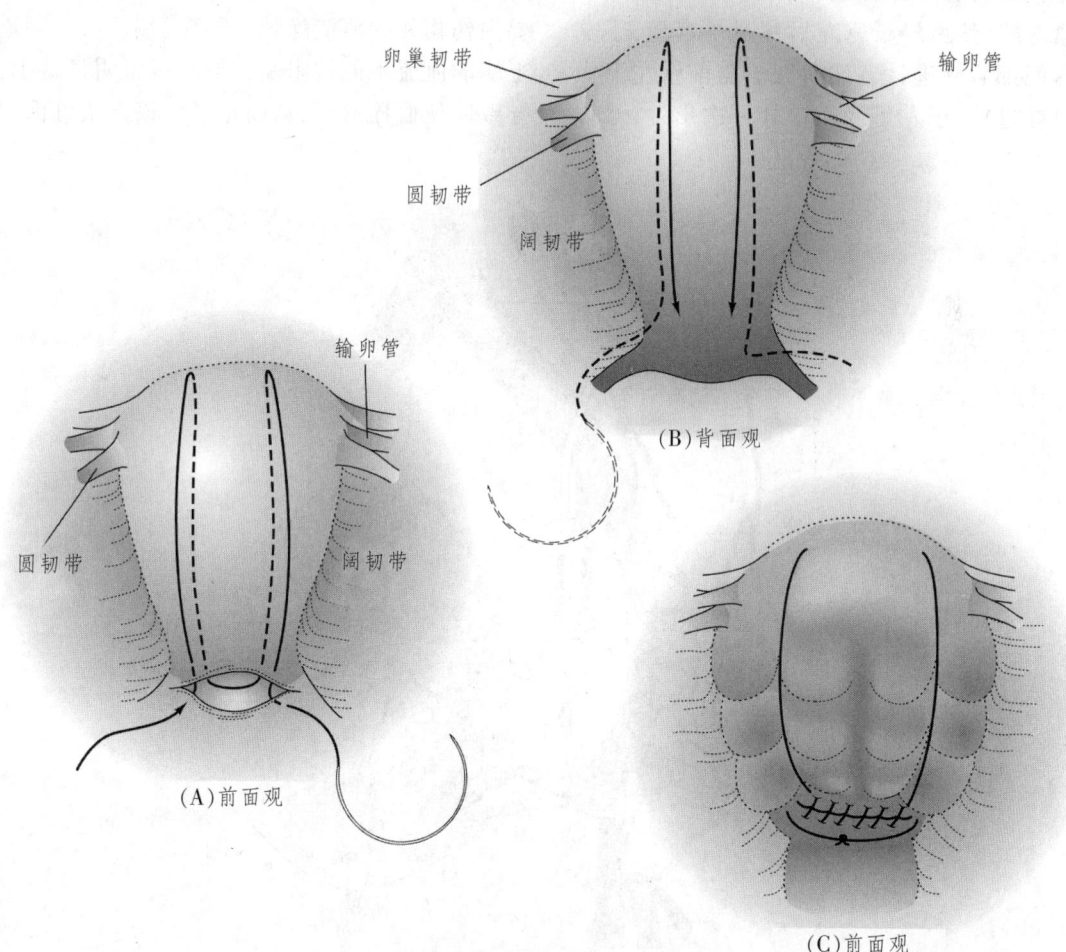

图 21-1　B-Lynch 缝合。

血管结扎的方法,通过子宫加压而控制由于子宫收缩乏力或胎盘植入导致的弥漫性子宫出血(图 21-1)。1997 年开始应用这种方法,并在多个小样本病例中进行观察,由于其方法简单而逐渐得到广泛应用。

操作方法:开腹手术为标准的剖宫产术,下推膀胱后做子宫下段横切口,将子宫移出腹壁切口。为了观察该方法的有效性,可以手按压子宫,其他术者检查阴道出血是否减少。用 2 号肠线在距离子宫右下缘切口 3cm、子宫右侧缘 3cm 处进针,于上缘切口上方 3cm、子宫右侧缘 4cm 处出针,此时肠线位于子宫前壁,在距离右侧宫角 3~4cm 处穿过子宫底部,此时肠线位于子宫后壁,然后与子宫前壁进针水平垂直处自子宫后壁进入子宫腔,以手按压后拉紧缝线,然后经子宫左后穿过宫壁,于左侧宫底部后壁进针,然后在子宫前壁左上缘切口处进针,于左下缘切口处再次出针,对称式缝合。一个术者进行子宫按压,另一个术者结扎。子宫切口则以常规剖宫产缝合方式进行缝合。

4.髂内动脉结扎:双侧髂内动脉结扎是控制严重产后出血的常用手术方法(图 21-2)。暴露可能困难,特别是子宫增大而软或有血肿存在时,失败率高达 57%,这与术者的操作技术水平、出血原因、患者结扎前的一般情况等有关。

操作方法:于骨盆漏斗韧带外侧与韧带平行切开腹膜或切断圆韧带。在任何一种情况下,输尿管贴附于腹膜上,向内侧游离,将输尿管推离术野。钝性分离直肠旁间隙,于该间隙侧壁上游离髂内动脉并于髂总动脉起始处以丝线双重结扎(不是切断)。术者必须小心,不要损伤相邻的薄壁静脉。子宫远端、宫颈、阴道上端的血流不能被阻断,但脉压可明显减少,导致原位血栓形成,从而止血。该方法可保留

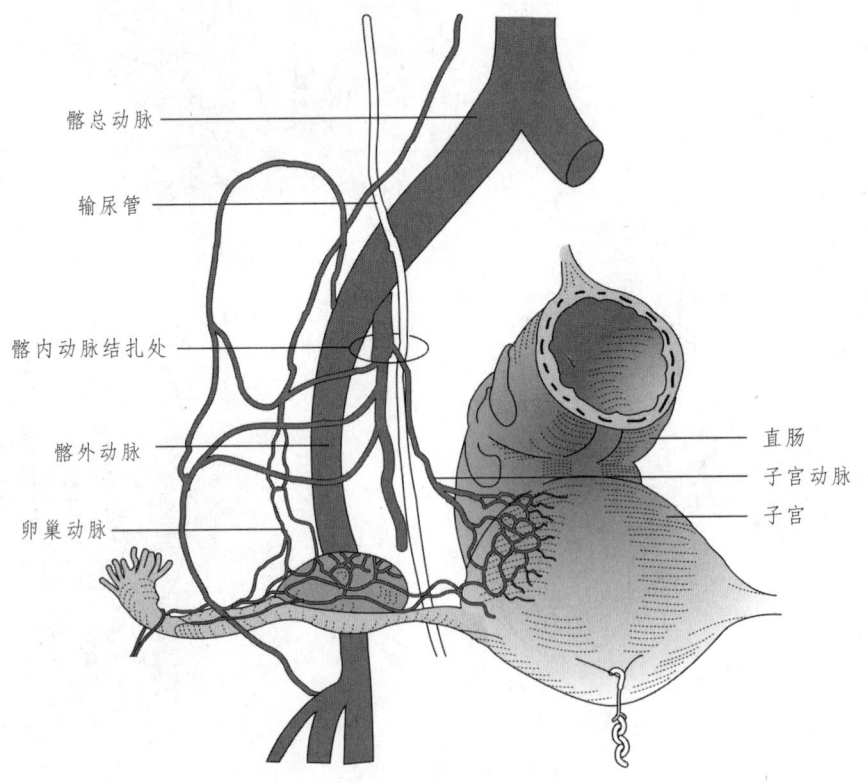

图 21-2 右侧髂内动脉结扎部位。

生育功能,不影响以后妊娠。

5.子宫切除术:子宫切除术是控制产后出血的确切方法,对于多产次患者,简单的止血修复破裂的子宫,伴或不伴输卵管结扎术,或者情况严重,需行更加广泛的手术者,除非患者合并子宫疾病。毫无疑问,子宫切除术可以挽救生命。

输血:输血、输液是成功治疗产后出血所必需的,严重出血患者需要大量输血,特别主张成分输血治疗,如必要时输注浓集红细胞、血小板、新鲜冻血浆、冷沉淀等。必要时要及时获得血液制品,不能延误,因为延误输血可能导致弥散性血管内凝血。在特殊情况下,可应用重组激活因子Ⅶ,最初用于治疗血友病患者,而现在已成功用于治疗严重的突发性产后出血患者。

迟发性产后出血的处理

迟发性产后出血(出血≥产后2周)几乎总是由于胎盘床复旧不良或胎盘部分残留。正常情况下,胎盘附着部位比其余子宫内膜复旧延迟,然而由于未知的原因,可出现相邻处子宫内膜复旧不良、底蜕膜未再生覆盖胎盘植入部位。血栓形成及玻璃样变的复旧过程未能在底层血管发生,因此仅有微小创伤或其他(未知)刺激即可导致出血。复旧不良的原因不清,异常胎盘植入、在缺乏血管的子宫下段植入、植入部位持续性感染等可能是相关因素。如前所述,按压子宫及双合诊按摩子宫可控制此类出血,但是需要持续按压及按摩30~45分钟或更长时间。前文提到的经阴道超声检查有助于诊断胎盘残留,如果影像检查提示宫腔内组织物,则应行清宫术。

复苏允许的情况下,开始应用广谱抗生素。给予10U缩宫素肌内注射,每4小时1次或给予10~20U/L缓慢持续静脉滴注,0.25mg 15-甲基PGF$_{2\alpha}$(前列腺素15M)肌内注射,每2小时1次,或给予麦角生物碱,如甲基麦角新碱0.2mg,口服,每6小时1次,至少持续48小时。

预后

在以后的妊娠中,产后出血复发率约为10%。有关子宫动脉栓塞或B-Lynch缝合术后妊娠结局的资料有限,不确定是否会导致以后妊娠并发症发生风险增加,已有的病例报道证实,以上方法治疗后未导致不良妊娠结局。

Blum J, Winikoff B, Raghavan S, et al. Treatment of post-partum haemorrhage with sublingual misoprostol versus oxytocin in women receiving prophylactic oxytocin: A double-blind randomized, non-inferiority trial. *Lancet* 2010;375:217–223. PMID: 20060162.

Clark SL, Belfort MA, Dildy GA, et al. Maternal death in the 21st century: Causes, prevention and relationship to cesarean delivery. *Am J Obstet Gynecol* 2008;199:36.e1–36.e5. PMID: 18455140.

Flood KM, Said S, Geary M, et al. Changing trends in peripartum hysterectomy over the last 4 decades. *Am J Obstet Gynecol* 2009;200:632.e1–632e6. PMID: 19306969.

Maassen MS, Lambers MD, Tutein Nolthenius RP, van der Valk PH, Elgersma OE. Complications and failure of uterine artery embolisation for intractable postpartum haemorrhage. *BJOG* 2009;116:55–61. PMID: 19016685.

Magann EF, Evans S, Chauhan SP, et al. The length of the third stage of labor and the risk of postpartum hemorrhage. *Obstet Gynecol* 2005;105:290–293. PMID: 15684154.

Sentilhes L, et al. B-Lynch suture for massive persistent post-partum hemorrhage following stepwise uterine devascularization. *Acta Obstet Gynecol Scand* 2008;87:1020–1026. PMID: 18927949.

Vitthala S, et al. Use of Bakri balloon in post-partum haemorrhage: A series of 15 cases. *Aust N Z J Obstet Gynaecol* 2009;49:191–194. PMID: 19432609.

胎盘植入

诊断要点

▶ 正常情况下,在胎盘植入部位,蜕膜层将胎盘绒毛与子宫肌层分隔。胎盘直接与子宫肌层相连,无蜕膜层间隔称为胎盘植入。

▶ 分类

A. 根据胎盘侵入的程度

1. 侵入性胎盘:绒毛侵及浅肌层。

2. 植入性胎盘:绒毛侵入子宫肌层。

3. 穿透性胎盘:绒毛侵及子宫全层。
B. 根据胎盘受累的范围
1. 局部黏附:累及一个胎盘小叶。
2. 部分黏附:累及一个或几个胎盘小叶。
3. 完全黏附:胎盘全部受累。

发病机制

胎盘植入(所有类型)的发生率估计为1/7000~1/2000次分娩,其中侵入性胎盘发生率大约为80%,植入性胎盘为15%,穿透性胎盘为5%。近20年来,与剖宫产率类似,胎盘植入发生率逐渐增高,成为发达国家围产期子宫切除的主要原因。

滋养细胞侵入过深及底蜕膜缺陷或缺失是胎盘植入的原因,胎盘植入部位的组织学检查通常可证实缺乏蜕膜及尼塔布赫层,胎盘植入发生在妊娠早期,提示是发生在胎盘植入过程中,而不是随着妊娠进展而出现的。

确切病因仍不清楚,可能与前次剖宫产术、前置胎盘、多产、以往刮宫术、曾经治疗的Asherman综合征等临床因素相关。

这些因素均可导致底蜕膜形成缺陷,对于以往1次剖宫产史伴前置胎盘者,胎盘植入发生率为14%~24%,2次剖宫产史者为23%~48%,3次剖宫产史者则为35%~50%。治疗成功的Asherman综合征患者,其胎盘植入发生率高达15%。

临床表现

胎盘植入对妊娠或临产与分娩的不良影响不常见,很少出现腹腔内出血或分娩前发生胎盘侵犯邻近器官,在开腹手术时可确诊。

分娩前胎盘植入诊断是根据超声检查在正常胎盘植入部位下缺乏透声区而确诊。产前超声检查也可诊断侵入性胎盘植入。彩色多普勒影像检查尤其有助于诊断,MRI检查也有助于诊断胎盘植入。对于产后出血患者,当胎盘或部分胎盘与子宫肌层间未发现透声区时即可确定诊断。残留部分胎盘可影响子宫收缩,可能导致活跃出血。检查已剥离的胎盘,可发现部分缺失,徒手探查可发现残留的部分胎盘。

胎盘自发性剥离延迟也是异常胎盘粘连的表现,局部或部分胎盘粘连者,徒手剥离胎盘时很难找到清楚分界,清除全部粘连的胎盘较困难。因此坚持徒手清除全部粘连的胎盘是徒劳的,浪费时间,并导致出血增多。一旦诊断可疑胎盘植入,即应尽快开始做子宫切除的准备。

并发症

与异常胎盘粘连直接相关的是各种类型的产后出血,可发生大量出血及低血压。因诊断及治疗胎盘植入而行子宫内操作可导致子宫穿孔及感染。因难以控制的出血而行子宫切除术可影响生育。由于通常在分娩前确诊,并做好产科团队的准备,因此在美国,胎盘植入不是导致患者死亡的主要原因。

胎盘粘连程度轻者可能更常发生复发。

治疗

失血过多时应尽快补液、输血,必要时静脉穿刺放置Ⅳ号导管,建立第二条大静脉通道。产褥期出血的评估见前文持续性出血的评估。

对低产次胎盘植入患者逐渐尝试进行保守治疗,最近有研究报道,在167例患者中,131例患者在盆腔动脉栓塞后,肌肉注射氨甲碟呤治疗并获得成功。如果出血量少,可将胎盘(或部分胎盘)留在原位,之后剥脱。已有报道再次成功妊娠,但是胎盘植入复发率较高。

胎盘植入保守治疗成功者较少,如果仅为局部胎盘植入、失血量不多或患者希望保留生育功能,则采用保守治疗方法是合理的。对于已诊断严重胎盘植入患者,术前给予球囊闭塞及髂内动脉栓塞可减少术中失血量。在未诊断的胎盘植入患者中也有栓塞治疗成功的报道。邻近器官切除,如膀胱部分切除术可能在胎盘植入患者治疗中是必需的。

预后

保守治疗成功的患者可保留子宫,有后续妊娠的报道,但是胎盘植入的复发风险较高。

Sentilhes L, Ambroselli C, Kayem G, et al. Maternal outcomes after conservative treatment for placenta accreta. *Obstet Gynecol* 2010;115:526–534. PMID: 20177283.

子宫内翻

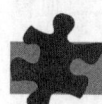

诊断要点

▶ 子宫内翻是指子宫底内陷或经宫颈向外翻出。

▶ 几乎所有子宫内翻均发生在分娩后,胎盘剥离前过度牵拉脐带可使之加重。

▶ 非产褥期子宫内翻罕见,通常与肿瘤有关(例如息肉状平滑肌瘤)。

发病机制

在过去 30 年的系列报道中,子宫内翻发生率为 1/100 000~1/4000 次分娩;经常使用的发生率为 1/20 000 次分娩。曾有作者报道,在其接生的超过 10 000 例产妇中未发生子宫内翻。近来文献报道子宫内翻发生率增加,为 1/2500~1/2000 次分娩。

子宫内翻确切的病因不清楚,因此不是总能避免。子宫颈一定是扩张的,子宫底一定是松弛的,这种情况下才会发生子宫内翻。子宫快速排空可导致子宫松弛。

易导致子宫内翻的情况包括宫底部胎盘植入、胎盘异常粘连(部分胎盘植入)、先天性或获得性子宫肌层缺陷、子宫畸形、滞产、前次子宫内翻、产时硫酸镁治疗、过度牵拉脐带、子宫底部受压。

预防

多数子宫内翻发生在有高危发生倾向的患者,由于第三产程错误操作所致。应避免以下操作:过度牵拉脐带、过度按压宫底、腹部过度加压、过度粗暴地徒手剥离胎盘。

临床表现

子宫内翻的诊断通常是显而易见的,患者可有明显的休克、出血及剧烈疼痛。可触及暗红色、有活动性出血的肿块,在宫颈处、阴道内或外阴处可见。腹部检查示子宫底内陷或甚至不能触及宫底。部分子宫内翻者子宫底部滞留在阴道内,如果医师未能意识到该并发症,那么常不能立即做出诊断。

如果子宫内翻未经过子宫颈,那么这种内翻是不完全的。对于完全性子宫内翻,子宫底部经宫颈翻出,有时全部子宫可翻出至阴道外。

产褥期子宫内翻可根据发生时间进行分类。急性子宫内翻发生在分娩后、宫颈收缩前。一旦宫颈开始收缩,则称为亚急性子宫内翻。慢性子宫内翻发生在分娩后 4 周以上。目前,几乎所有子宫内翻均为急性发生,可在分娩后诊断并立即给予治疗。

鉴别诊断

在有些患者中,脱入阴道的子宫肌瘤与子宫内翻表现相似;而前者在腹部检查时可触及子宫底部。

并发症

子宫内翻相关的发病率与死亡率与出血程度、迅速诊断及有效治疗有关。

即刻发病率与产后出血有关;子宫内翻后常出现子宫肌内膜炎。如果肠管及子宫附件脱入内陷的子宫底部,则可能发生损伤。子宫内翻可导致患者死亡,迅速诊断、有效治疗、积极复苏可降低死亡率。

治疗

子宫内翻患者的成功处理依赖于迅速诊断及治疗,如果最初的措施未能缓解症状,则需进行手术治疗,甚至必要时需行子宫切除术。子宫内翻通常伴有明显的休克表现,出血量大,需要积极地补液、输血治疗低血容量。

子宫手动复位

子宫内翻确诊后应尽快开始治疗。寻求帮助至关重要。最初应尝试还纳子宫底,如果胎盘依然附着在子宫上,则沿胎盘缓慢地逐渐沿子宫轴上推,还纳内翻的子宫底(图21-3)。如果胎盘还未剥离,则应在静脉充分补液后再剥离胎盘。

如果最初尝试失败,最后应用卤化剂全麻(如氟烷),使子宫放松。或者,静脉注射50μg硝酸甘油可放松子宫,而且避免插管,至少重复一次。对于等待麻醉期间,应用宫缩抑制剂是有效的。对于亚急性子宫内翻者,静脉注射硫酸镁或单次静脉注射0.25mg特布他林能有效放松子宫,不加重出血。

操作方法:术者将拳头放置在子宫底,经扩张的宫颈将子宫底逐渐推回至盆腔。停用全麻或子宫舒张药,开始给予缩宫素或麦角生物碱,持续补液、输血治疗。或者,在子宫复位后,前列腺素可有效促进子宫收缩。双手按压子宫、持续按摩子宫,直至子宫收缩良好,出血停止,然后剥离娩出胎盘。

尽快应用抗生素。持续应用缩宫素或麦角生物碱至少24小时。经常测定血细胞比容水平,以确定是否需要进一步输血。恢复进食后开始口服铁剂治疗。

子宫手术复位

在美国,现有医疗条件下极少应用手术子宫复位,但是当其他所有努力均失败后,手术复位可挽救患者生命。其方法为直接在子宫后壁经子宫下段纵行切开,自上方提拉或自下方上推(用无菌手套)使子宫复位,后者很少应用。然后缝合子宫切口。输血、应用抗生素、密切监护对成功的围术期护理是必要的。

预后

子宫内翻患者在以后的妊娠中复发风险是否增加尚不清楚。子宫成功复位的子宫内翻患者预后一般良好。

产后及产褥期感染

概述

感染是产褥期最常见的并发症。随着对女性生殖道感染自然过程认识的不断提高及强效抗生素的临床应用,人们对产褥期感染产生了不切实际的自满态度。对于患者和社会而

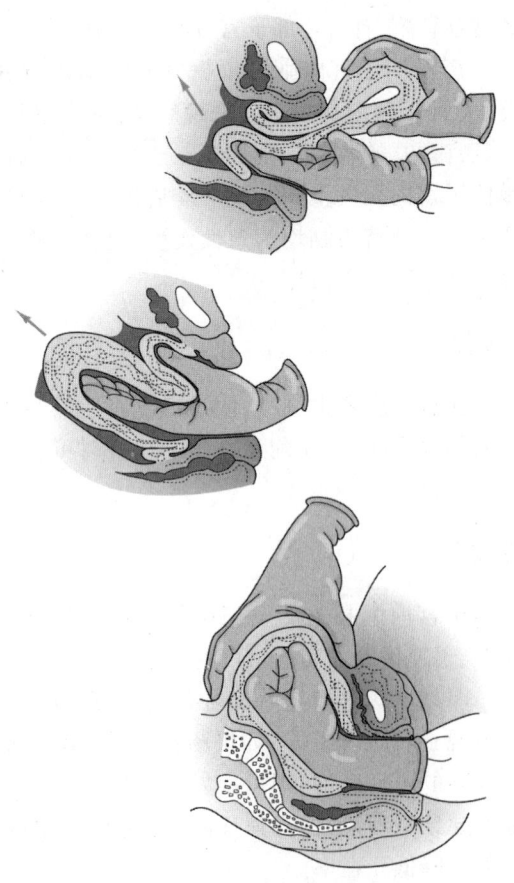

图21-3 子宫内翻复位。

言,产后感染的诊治依然是昂贵的,并且可造成严重残疾及死亡,虽然其发生率低,但却是不容忽视的。

产褥发病率是指分娩后第一个24小时,由于感染导致患者体温增高,至少相隔24小时,有2次单独的体温高于38°C(100.4°F)。明显感染者也可能缺乏这些标准,但不同程度的发热仍然是产褥期感染的标志,发热患者在排除感染前应先考虑为生殖道感染。

发生率

妊娠妇女中产褥期感染发生率为2%~8%,在社会经济地位低下者、手术分娩者、胎膜早破、产程延长或多次盆腔检查者中,产褥期感染更常见。

发病率与死亡率

产后感染与分娩发病率有关,占产后发病率的大部分,在美国,每年导致大约7%的产妇死亡。产后感染治疗费用可观,不仅住院时间与治疗延长,患者还失去了工作时间。

不孕是产后感染的后遗症,如附件周围粘连。偶有严重产后感染或手术后感染者需要行全子宫切除术。

发病机制

孕妇生殖道菌群与非妊娠妇女基本相同,由于培养技术、研究人群不同,出现的结果明显不同。阴道菌群通常包括需氧菌和厌氧菌,普遍认为是病原微生物(表21-1)。一些机制能防止出现生殖道显性感染,如正常阴道酸度;稠厚、黏着力强的宫颈黏液;母体对大多数阴道菌群产生的抗体。

在分娩过程中,尤其是胎膜破裂后,一些保护性机制不再存在。检查及有创性监护装置可能促进阴道细菌进入宫腔。多数行宫内压力监测者,其羊水培养可发现细菌,但出现明显产后感染者少于10%。分娩时子宫收缩可促进羊膜腔内细菌播散至邻近的子宫淋巴管,甚至

表21-1 正常妊娠与非妊娠女性阴道或宫颈分离病原菌比例

病原菌	分离所占百分比
需氧菌	
乳酸菌	17~97
白喉杆菌	14~83
表皮葡萄球菌	7~67
金黄色葡萄球菌	0~12
α-溶血性链球菌	2~53
β-溶血性链球菌	0~93
溶血性链球菌	4~37
D组链球菌	4~44
大肠杆菌	0~28
阴道加德纳菌	40~43
淋病奈瑟菌	1~7
支原体	15~72
解脲支原体	40~95
厌氧菌	
乳酸菌	11~72
脆弱拟杆菌	0~20
拟杆菌属	0~50
梭杆菌属	0~18
消化球菌属	0~71
链球菌属	12~40
韦永球菌	0~27
梭菌属	0~17
双歧杆菌	0~32
真细菌类	0~36

可进入血液。

产后子宫最初缺乏保持无菌的机制,细菌可以进入几乎所有产妇的子宫。产妇是否发病取决于存在易感因素、子宫污染持续时间、微生物的类型和数量。厌氧菌迄今受到缺乏适当营养物质和其他生长所需因素的限制,但产后蜕膜和其他宫腔内容物(恶露)坏死可促进厌氧菌增加。

在多数患者中,产后第3周或第4周宫腔恢复无菌状态,粒细胞进入子宫腔,恶露排出,均能有效预防感染。

病因

几乎所有产后感染均由正常存在于产妇生殖道的细菌所引起。恶露是自阴道逆行微生物良好的培养基。剖宫产者有更多坏死组织和异物（缝线）存在，为污染和随后的感染提供了沃土。大约70%产后软组织感染包括需氧菌与厌氧菌在内的混合感染；剖宫产感染时病情更为严重。

总体评价

应确定感染源，确定可能的原因，并评估严重程度。多数产后子宫内膜炎者伴有发热。尿路感染是第二个最常见感染。忽略的或确诊的子宫内膜炎可发展成更严重的感染。广义败血症、感染性盆腔血栓性静脉炎或盆腔脓肿可能是最初宫腔感染的结果。

子宫内膜炎

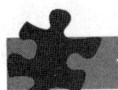

诊断要点

▶ 子宫内膜感染。

▶ 体检发现发热、子宫质软、压痛。

发病机制

以下所有情况导致正常产后感染率增高：胎膜破裂时间长(>24小时)、绒毛膜羊膜炎、阴道检查次数过多、产程延长(>12小时)、毒血症、宫内测压导管(>8小时)、胎儿头皮电极监测、原有阴道炎或宫颈炎、经阴道手术助娩、剖宫产、产时及产后贫血、营养不良、肥胖、社会经济地位低下以及近足月时性交。

剖宫产及社会经济地位低下与产后感染率较高相一致，其中剖宫产是产褥期感染最常见的危险因素，有些报道证实，剖宫产分娩后感染率为40%~80%，而且剖宫产术后感染程度较经阴道分娩后更加严重。细菌性阴道病史与剖宫产术后子宫内膜炎发生风险增高有关。

临床表现

症状与体征

子宫内膜炎最明显的症状是发热、子宫质软而疼痛。恶露有或无恶臭。可见白细胞增高。病情严重者可出现高热、乏力、腹痛、肠梗阻、低血压、败血症，活动子宫可加重疼痛。

发热：产褥期产妇代谢率增高，但不会导致体温高于37.2℃(99°F)，特别是在产后第1个24小时内。脱水可导致体温中度增高。产褥期任何时候出现体温超过38℃(100.4°F)均应进行检查。

根据患者情况、致病微生物及感染程度，子宫内膜炎患者体温增高可达38℃至40℃以上(100.4°F至104°F以上)。低热更加常见。子宫内膜炎通常发生在产后第2或第3天，早期出现发热（分娩后数小时内）和低血压基本可确诊为β-溶血性链球菌感染。

子宫压痛：子宫质软、触痛，活动宫颈及子宫可加重疼痛。

腹痛通常局限于下腹部，不累及两侧腹部，基本检查范围应包括附件区。单纯性子宫内膜炎经腹或经盆腔检查附件区不会触及包块，最初感染局限于子宫，但是感染进展可形成输卵管卵巢脓肿等并发症。肠鸣音减少，腹胀，叩诊呈鼓音。

盆腔检查进一步确定腹部检查结果。

实验室检查

血液学检查：正常情况下，分娩时及产后短期内可出现白细胞增多，在无感染情况下，白细胞计数可高达20 000/μL，这样高的计数可能会考虑为感染。5%~10%单纯性子宫内膜炎者出现菌血症。产后发热患者常出现支原体、拟杆菌是感染的主要病原微生物，血培养常呈阳性。

尿液分析：由于泌尿道感染的症状常与轻度子宫内膜炎相似，因此应常规行尿液分析。

如果恰当收集的标本中发现脓尿及菌尿,则应按泌尿道感染开始抗生素治疗,同时标本送细菌培养。

恶露培养:恶露培养可发现细菌定植在宫颈管及宫颈内口处,但是这些病原体可能与导致子宫内膜炎的病原体不同。仅当标本经宫颈获取且无阴道污染时培养结果才准确,因此应在窥器暴露宫颈直视下取材,戴手套操作(拭子在通过污染区时应位于套管内,在所需区域内去除套管取材培养)。经腹穿刺抽取子宫内容物可确保标本不受污染,但这种方法是不合理的,而且确定穿刺至子宫腔内也是困难的。除非以特殊方式预防宫颈污染并保证厌氧菌培养成功,否则对恶露培养结果的解释必须谨慎。

细菌学结果:虽然各医院间导致产褥期感染的病原体有很大不同,但是多数是由厌氧链球菌、革兰阴性大肠杆菌、拟杆菌属和需氧链球菌引起的。衣原体和支原体也可导致许多产后感染,但由于其培养困难,因此很少能进行临床分离。在不同程度的感染中可培养发现淋球菌。子宫内膜炎患者中有代表性的微生物培养比例见表21-2。

产褥感染患者在住院指导选择适当抗生素治疗中,依照细菌菌株分离结果比参考文献研究结果更加重要。

1.需氧菌:A组链球菌不再是产后感染的主要病原体,但仍时有发生,往往与快速进展的中毒性休克综合征有关。如果发现一个以上的个体存在链球菌感染,则应立即采取措施,以阻止潜在的流行风险。青霉素治疗非常有效。

子宫内膜炎患者中,30%为B组链球菌单独感染或混合感染。典型症状是产后不久出现高热和低血压。但无论患者是否有子宫内膜炎,B组链球菌通常能从产妇阴道中培养分离。有些培养阳性的患者会出现严重感染表现,而另一些阳性患者却无症状,这取决于存在易感因素及其他未知因素。产妇培养阳性与其新生儿链球菌感染的发生无关。青霉素是治疗子宫内膜炎的首选。

包括粪链球菌在内的D组链球菌常可从子宫内膜炎患者中分离,可选择大剂量氨苄西林治疗,氨基糖苷类抗生素治疗也对D组链球菌有效。

在产后子宫感染培养中,金黄色葡萄球菌并不常见,而表皮葡萄球菌常见。这些微生物通常不能在单纯培养中获得。当确诊为金黄色葡萄球菌感染时,需要应用萘夫西林、氯唑西林或头孢菌素类抗生素治疗。

在产后子宫感染患者中,大肠杆菌是最常见的革兰阴性需氧菌,多在感染较重的患者中培养分离。而在尿路感染中,大肠杆菌最常见,但不一定在最严重的患者中存在。院内感染大肠杆菌者对氨基糖苷类及头孢菌素类抗生素最敏感。

孕妇产前淋病奈瑟菌感染发生率为2%~

表21-2 产后子宫内膜炎中病原体培养比例

病原体	分离所占百分比
需氧菌	
A组链球菌	2~6
B组链球菌	6~21
D组链球菌	3~14
肠球菌	12~21
其他链球菌	32
表皮葡萄球菌	28
金黄色葡萄球菌	10
大肠杆菌	13~36
淋球菌	1~40
阴道加德纳菌	16
厌氧菌	
脆弱拟杆菌	19~75
拟杆菌属	17~100
消化球菌	4~40
消化链球菌	15~54
韦永球菌	10
梭菌属	4~32

8%。重复筛查后应在接近足月时对培养阳性者进行治疗,这可减少分娩时宫颈无症状淋球菌感染的发生率,防止产后淋球菌引起的子宫内膜炎。

阴道加德纳菌是导致阴道炎的原因,可在产后感染者中分离。虽然有报道证实为加德纳菌单独感染,但通常为加德纳菌与其他多种微生物引起的混合感染。

内外科常见的其他革兰阴性杆菌(如肺炎克雷伯菌、肠杆菌、变形杆菌和假单胞菌属)在子宫内膜炎中较少见。

2.厌氧菌:产褥期子宫感染者中,50%~95%与厌氧菌感染有关,而泌尿道感染中少见。产后感染中常能培养出消化链球菌、消化球菌等厌氧菌,特别是可与其他厌氧菌同时存在。克林霉素、氯霉素和新一代头孢菌素类抗生素治疗有效。

拟杆菌属,尤其是脆弱类杆菌,通常引起产褥期混合感染,这可能导致更严重感染(如产褥期盆腔脓肿、剖宫产切口感染、感染性盆腔血栓性静脉炎)。怀疑或证实为这种病原菌感染时,可应用克林霉素、氯霉素或三代头孢菌素治疗。

产气荚膜梭菌是仅有的有代表性的革兰阳性菌,常导致子宫感染,但很少引起产褥期感染。

3.其他微生物:支原体、解脲支原体属是常见的生殖道病原体,已从有或无显性感染的产妇生殖道及血中分离。这些病原体常与其他细菌同时存在,其在产褥感染中的作用尚不清楚。

沙眼衣原体是目前导致某些人群盆腔炎性疾病的主要原因,由于盆腔炎性疾病发生风险最高的与最有可能妊娠的是同一人群,因此衣原体以某种方式导致产褥期感染并不奇怪,但很少在产后早期子宫内膜炎患者中分离。衣原体与轻度迟发性子宫内膜炎关系更加密切,因此应在产后数天诊断为子宫内膜炎的患者中取材培养。衣原体培养困难,临床需要更有效的培养技术,以阐明其在与产后感染有关的疾病中的作用。

鉴别诊断

产妇在产后即刻常出现不自主寒战,不一定是显性感染的表现。由于子宫复旧时伴有持续性收缩,因此下腹部疼痛较常见。

外生殖器感染比子宫内膜炎和泌尿道感染少见。大部分感染可根据病史及检查有效地排除。应询问患者是否有咳嗽、胸痛、静脉注射部位是否有疼痛、乳房触痛、腿疼。应检查乳腺、胸部、静脉穿刺部位和腿部静脉,确定这些部位是否是产后发热的原因。除非患者的症状与体征提示发热的原因可能是肺炎,否则X线胸片检查的价值不大。

治疗

选择治疗子宫内膜炎的抗生素取决于可疑致病微生物的种类和疾病严重程度。如果病情严重而需要抗生素治疗,则初始治疗应给予大剂量静脉注射抗生素。其应用指征包括子宫体积增大、产妇血容量增加、与产褥期相关的轻微利尿,以及由于血栓形成而导致远端子宫肌层血管很难达到足够抗生素组织浓度。克林霉素加氨基糖苷类是标准的一线方案。目前,有充分证据表明,庆大霉素每天单次应用与传统的每天3次方案疗效相同。第2或第3代头孢菌素单药治疗是可以接受的治疗选择。

仔细监测治疗反应24~48小时。根据临床表现和实验室检查结果判断病情进展或治疗失败,并需进行重新评价。当患者对常用方案反应差时,可加用氨苄西林,特别是怀疑有肠球菌属感染时。

持续静脉注射抗生素至患者退烧后24~48小时。随机前瞻性试验表明,静脉输液治疗后不必加用口服抗生素。并发菌血症者治疗相似,除非血培养持续阳性或葡萄球菌属培养阳性。标准方案抗生素治疗后,如果患者仍然发热,则需进一步评估,确定是否有脓肿形成、血肿、伤口感染、感染性盆腔血栓性静脉炎。

对于确诊为感染或在分娩时感染风险极高的患者，应慎重选择2药或3药方案中含有克林霉素作为初始治疗，广谱抗生素单剂静脉注射，如哌拉西林或头孢西丁，疗效相同。

Costantine MM, Rahman M, Ghulmiyah L, et al. Timing of perioperative antibiotics for cesarean delivery: A meta-analysis. Am J Obstet Gynecol 2008;301.e1–301.e6. PMID: 18771991.

Thurman AR. Post-cesarean delivery infectious morbidity: Focus on preoperative antibiotics and methicillin-resistant Staphylococcus aureus. Am J Infect Control 2010;38:612–616. PMID: 20627452.

泌尿道感染

诊断要点

▶ 有泌尿道感染症状、尿培养证实有菌落发育者。

▶ 肾盂肾炎典型表现为腰痛和(或)发热、寒战等全身症状及恶心/呕吐。

发病机制

产后泌尿道感染发生率为2%~4%。分娩后，膀胱及下尿道张力仍较低，从而导致残余尿及反流。这种生理性泌尿道变化结合导管、产伤、阻滞麻醉、频繁盆腔检查和会阴部持续性污染是产后下尿路感染发病率高的原因。许多妇女原先存在无症状性菌尿、慢性泌尿道感染、膀胱、尿道与肾脏解剖异常等均易导致产后泌尿道感染。

临床表现

症状与体征

泌尿道感染通常表现为排尿困难、频率、尿急、低热；有时体温升高是唯一表现。导尿取尿液离心可见白细胞和细菌，应行尿培养。询问病史，确定有无产前慢性感染。如果患者有产前泌尿道感染，那么产后可能由相同病原体导致感染。反复泌尿道感染者产后需仔细评价，以排除尿道憩室、肾结石、上尿路异常等。

在无局麻或麻醉作用消失后出现产后尿潴留者几乎总是提示泌尿道感染。

肾盂肾炎可伴有发热、寒战、乏力、恶心和呕吐。与肾盂肾炎肾脏受累有关的特征为肋脊角压痛、排尿困难、脓尿，出血性膀胱炎患者可出现血尿。

实验室检查

大肠杆菌是产后泌尿道感染尿液中分离的最常见的病原体（大约为75%），其他革兰阴性杆菌培养阳性者较少。在近期复发性泌尿道感染者中，大肠杆菌不太可能是致病微生物。

治疗

对致病微生物有特定活性的抗生素是治疗单纯性膀胱炎的基础，这些药物包括磺胺类、呋喃类、复方新诺明、口服头孢菌素（头孢氨苄、头孢拉定）和氨苄西林。一些医院报道病原体对氨苄西林的耐药发生率较高。口服阿莫西林-克拉维酸可提高细菌敏感性。对于哺乳期妇女，如果婴儿足月、无高胆红素血症或可疑的葡萄糖-6-磷酸脱氢酶缺乏，应用磺胺类抗生素是安全的。鼓励增加液体摄入量。

肾盂肾炎初始治疗需要高剂量静脉注射抗生素，如给予8~12g/d氨苄西林或第1代头孢菌素（头孢唑啉3~6 g/d，头孢噻吩4~8g/d）。当怀疑病原体耐药或患者出现脓毒症表现时可加用氨基糖苷类药物。也可应用第3代长效头孢菌素，如头孢曲松1~2g，间隔12小时。治疗反应可能很快，但有些患者在治疗后超过48小时才逐渐退热。应行尿培养，以便在患者疗效不好的情况下，指导修改用药方案。即使患者治疗后很快退热，仍应持续静脉注射抗生素或口服抗生素共10天。在完成治疗后，产后随访时应行尿培养。

肺炎

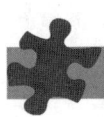
诊断要点
▶ 肺炎典型表现为发热、寒战、咳嗽。
▶ 阻塞性肺病、吸烟及全麻者产后肺炎发生风险增加。

临床表现

症状与体征

症状、体征与非妊娠期肺炎患者相同：咳嗽、胸痛、发烧、寒战、肺部啰音、胸部 X 线片出现浸润。在某些情况下，需要与肺栓塞仔细鉴别。

X 线检查与实验室检查

胸部 X 线片检查可确诊肺炎，需行痰涂片革兰染色及病原体培养。

肺炎链球菌和肺炎支原体是两种最常见的致病菌。肺炎链球菌易在痰涂片革兰染色中确诊，而肺炎支原体感染仅能根据临床表现做出疑似诊断。

治疗

主要治疗为恰当的抗生素治疗、吸氧（如果患者缺氧）、静脉补液、保持肺部洁净。

剖宫产切口感染

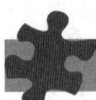
诊断要点
▶ 切口红肿、疼痛+/-渗出液。
▶ 患者也可出现全身感染症状，如发热、不适。

发病机制

剖宫产术后切口感染发生率为 4%~12%，易感因素包括肥胖、糖尿病、剖宫手术前住院时间较长、胎膜破裂时间较长、绒毛膜羊膜炎、子宫肌内膜炎、产程延长、紧急剖宫产而不是择期剖宫产术、贫血。

预防

剖宫产术后感染率较高（平均 35%~40%），因此围术期预防性应用抗生素是合理的，而且近来支持剖宫产术之前预防性应用抗生素。传统上，由于担心预防性抗生素治疗会掩盖新生儿感染，因此一直在脐带夹闭后给予预防性抗生素，而切皮前静脉注射单剂量头孢唑啉（1g）可使剖宫产术后伤口感染率下降50%。

临床表现

症状与体征

无明显原因的发热并持续到术后第 4 或第 5 天者考虑为切口感染，切口可能要到术后几天才出现明显的红肿、疼痛。有时切口感染可自发引流，常伴发热、局部疼痛缓解。在极少情况下，患者剧烈活动后，皮肤明显分离，此时伤口深处的感染变得明显。

实验室检查

渗出物涂片行革兰染色和培养有助于指导初始抗生素的选择。由于伤口感染，全身性败血症患者血培养呈阳性。导致伤口感染的病原体大多来自患者皮肤，其中金黄色葡萄球菌是最常分离出的病原体。链球菌、大肠杆菌和其他革兰阴性菌可能最初定植在羊膜腔。拟杆菌仅来自生殖道，有时可从严重伤口感染中分离。此外，剖宫产术后切口感染也可分离出耐甲氧西林金黄色葡萄球菌（MRSA）。预防性抗生素治疗方案对该特殊病原体无效。

在极少情况下，剖宫产切口可出现坏死性筋膜炎及密切相关的协同性细菌坏疽，对组织有强烈的破坏作用，受累组织多缺乏感觉，进展迅速。根本性治疗是坏死和感染组织清创术。

治疗

初始评估

切口应沿其全长打开，轻轻探查伤口，确定是否有深部筋膜分离。如果筋膜不完整，则应切开伤口至筋膜水平，然后行清创、修复。伤口裂开者死亡率较高，应积极治疗。体健者及选择 Pfannenstiel 切口者伤口裂开较罕见。皮肤可保持开放，延迟闭合或直至愈合。

如果筋膜完整，则可以局部方法治疗伤口感染。

主要治疗方法

剖宫产伤口感染的主要治疗方法为机械清洗伤口，鼓励开放伤口，引流感染渗出物。伤口可用盐水浸泡过的纱布清洗 2~3 次/天，去除伤口内的坏死组织碎片。伤口保持开放愈合，或当肉芽组织开始形成时行二次缝合。

> Costantine MM, Rahman M, Ghulmiyah L, et al. Timing of perioperative antibiotics for cesarean delivery: A meta-analysis. *Am J Obstet Gynecol* 2008;301.e1–301.e6. PMID: 18771991.
> Thurman AR. Post-cesarean delivery infectious morbidity: Focus on preoperative antibiotics and methicillin-resistant Staphylococcus aureus. *Am J Infect Control* 2010;38:612–616. PMID: 20627452.

会阴切口感染

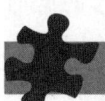

诊断要点

- 会阴切口部位疼痛。
- 体检发现会阴切口部位异常。

发病机制

分娩期间会阴污染很常见，但会阴切口感染却不常发生。愈合过程中继发的污染也很常见，但是感染和伤口愈合不良极少发生 (0.5%~3%)，其原因与会阴局部良好的血液循环有关。

一般情况下，会阴裂伤或会阴切口越大，伤口感染及裂开的机会越大。较大的会阴切口中存在的失活组织越多，发生感染的概率就越大。伴有女性生殖道其他部位感染者，其发生会阴切口感染的风险更大。

临床表现

症状与体征

会阴切口部位疼痛是最常见的症状，常自发引流，因此很少形成肿块。会阴切口裂开及自然愈合后，可能出现排气与排便失禁等症状。

检查会阴切口部位可显示伤口裂开及中断，伤口表面有坏死物覆盖，因此应尽可能行清创术。仔细检查直肠阴道，确定是否形成直肠阴道瘘。检查肛门括约肌的完整性。

实验室检查

常见感染为需氧菌与厌氧菌的混合感染。感染灶可培养分离出葡萄球菌。由于会阴区常有多种致病细菌污染，因此培养结果常误导临床。

治疗

初始治疗应开放、清理伤口，促进肉芽组织形成。温水坐浴或 Hubbard 坐浴有助于切口清创过程。尝试关闭感染、裂开的会阴切口很可能会失败，最终导致切口愈合更加困难。肉芽组织完全覆盖伤口后，可行会阴缝合术。与传统的延迟 3~4 个月后修复的观念相反，近来早期修复会阴伤口裂开的趋势增加。几项大宗研究显示，一旦最初的感染治疗后，局部切口多愈合良好。

乳腺炎

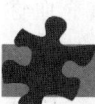

诊断要点

- 检查发现一侧或两侧乳腺压痛、红肿。
- 感染性乳腺炎或乳腺脓肿患者常表现为发热、乏力。

发病机制

与经产妇相比,初产妇更常出现充血性乳腺炎或乳房肿胀。传染性乳腺炎和乳腺脓肿也更常见于初次妊娠者,特别是哺乳期母乳喂养者。

感染性乳腺炎和乳腺脓肿是母乳喂养的少见并发症,是乳头损伤及继而婴儿鼻腔病原体进入乳腺所导致的。在医院婴儿室中,婴儿携带的金黄色葡萄球菌是最常见的病原体。

临床表现

症状与体征

乳房肿胀通常发生在产后第2或第3天,患者出现乳腺肿胀、压痛、张力增加、皮温增高,体温轻度升高,腋窝淋巴结可触及肿大。

分娩后1周或1周以上出现乳腺炎,通常只一侧乳腺受累,而且往往仅累及1个象限或1个乳腺小叶。局部表现为压痛、红肿、皮温增高。乳头可有脓液排出,吸奶时可见脓液。患者出现发热和不适。

实验室检查

导致感染性乳腺炎和乳腺脓肿的病原体几乎都是金黄色葡萄球菌,偶与链球菌属和大肠杆菌感染相关。白细胞明显增高。

治疗

充血性乳腺炎

治疗方式取决于患者是否计划母乳喂养,如果患者不计划母乳喂养,则可束紧乳房、敷以冰袋、避免乳腺刺激、给予止痛药缓解疼痛和抑制泌乳。分娩后早期使用药物治疗抑制泌乳,否则哺乳期药物抑制泌乳不能促进充血性乳腺炎的恢复。溴隐亭是一种有效的治疗方案,口服2.5mg,每日两次,共10天,但其副作用导致临床应用减少。母乳喂养者可在婴儿哺乳后人为排空乳汁,减轻不适。

感染性乳腺炎

感染性乳腺炎的治疗与充血性乳腺炎相同,局部热敷和乳腺支撑有助于减轻疼痛。给予氯唑西林、双氯西林、萘夫西林或头孢菌素等对常见致病菌有效的抗生素治疗。婴儿能耐受母乳中的少量抗生素。应注意,婴儿可能定植与母乳相同的病菌,因此应详细检查。

如果形成脓肿,必要时切开引流。脓腔开放后以纱布填塞,然后每日更换,脓腔逐渐向表面缩小。大多数专家建议,形成乳腺脓肿时停止母乳喂养,应用抗葡萄球菌抗生素,抑制泌乳。

产后抑郁症

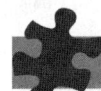
诊断要点

- 产后12个月内开始出现抑郁症。
- 诊断标准与非妊娠相关性抑郁症相同。
- 症状必须几乎每天存在,并持续至少2周。

发病机制

考虑到产妇即将分娩的兴奋、期待、紧张,分娩后明显的激素改变,孩子出生后所带来的新的负担与责任等,有些产妇产后出现抑郁症是不足为奇的。产后抑郁症较常见,其发生率很难估计。发病机制尚不清楚,遗传易感性、重大生活事件、产褥期激素改变等是许多产后抑郁症患者的发病基础,其中最大的危险因素是以往妊娠时有抑郁症病史。妊娠前患有抑郁症、无有效支持机制者,抑郁症的病情及其结局可能更加严重。产后几天内患者即可出现明显的精神异常,使其不能照顾自己及其新生儿,甚至可能伤害自己与婴儿。

临床表现

症状与体征

产后抑郁症的症状包括睡眠、精神状态、食欲、体重及性欲发生紊乱,患者常主诉情绪抑郁和(或)焦虑,其他症状包括烦躁、易怒、内疚感与不知所措、力不从心，并对婴儿表现冷漠。患者的症状必须几乎每天存在，而且至少持续2周，才符合产后抑郁症的诊断。

实验室检查

几项筛查工具可评价产后抑郁症，其中Edinburgh产后抑郁量表就是一种可识别大多数产后抑郁症患者的调查问卷。甲状腺功能低下是一些产后抑郁症的病因，因此有临床表现者应进行筛查。

鉴别诊断

产后抑郁症主要需与产后忧郁相鉴别，产后忧郁的主要特点为短暂性抑郁，而产后抑郁症的典型特征为几乎每天均有抑郁表现，并持续至少2周。

并发症

产后抑郁症的并发症包括不愿与婴儿接触，这将影响婴儿的发育。此外，产后抑郁症患者自杀及杀婴的风险增加。

治疗

产后抑郁症患者的治疗首先应进行评价，以确定病情的严重程度、是否危及自身及他人安全。产妇出现严重抑郁表现或明显精神病表现者应行心理咨询，初始治疗包括心理治疗与药物治疗。虽然所有抗抑郁药物均会有一定剂量进入乳汁，但是有些抗抑郁药物在哺乳时可以应用。对于药物治疗无效者，电休克治疗可以成功。

American College of Obstetricians and Gynecologists. *Use of Psychiatric Medications during Pregnancy and Lactation. ACOG Practice Bulletin No. 91*. Washington, DC: American College of Obstetricians and Gynecologists; 2008.

Brockington I. Postpartum psychiatric disorders. *Lancet* 2004;363:303–310. PMID: 14751705.

Hoffbrand S, Howard L, Crawley H. Antidepressant drug treatment for postnatal depression. *Cochrane Database Syst Rev* 2001;2:CD002018. PMID: 11406023.

（瞿全新 译）

第22章 新生儿复苏

Elisabeth L. Raab, MD, MPH
Lisa K. Kelly MD

一个高危胎儿的分娩需要多学科产前决策，以确保新生儿和母亲得到最好的结果。在适当的情况下，产科医师、新生儿科专家以及儿科内科和(或)外科专家必须一起工作，为胎儿监护和新生儿分娩来确定适合的计划，并为家庭提供咨询。发现重要的妊娠期并发症时，应将孕妇转诊至围产医学专家处就诊，进行进一步评估和治疗。在条件允许的情况下，高危胎儿的母亲应该在分娩前转到具有高风险的产科和新生儿护理经验的三级医疗中心。大量研究表明，低出生体重儿(小于2500g)出生在具有较高新生儿护理水平的中心，能显著改善其预后。

从胎儿到宫外生活的成功转变，涉及一系列复杂的激素和生理变化，其中许多在出生前就开始了。脊髓压迫、胎盘早剥、胎粪吸入、早产或感染或严重先天畸形的存在等异常可能改变或阻碍必要的产后转变。任何阻碍新生儿肺部充气和建立有效通气、氧化和(或)循环的过程均影响新生儿的复苏结局。

高危婴儿复苏

美国儿科学会(AAP)指南规定，在每次分娩时，至少有一个能熟练开展新生儿复苏的医师在场。当分娩为高风险时，则要求两个或更多熟练医师在场，以提供足够的医疗。急救人员的角色分配能确保复苏尽可能顺利进行。所需复苏设备，如用于通气的复苏囊和面罩、氧气和空气输送搅拌器、抽吸设备、热射床和监护等应于分娩前进行检查。产科和新生儿科医师应详细询问孕妇病史、生育史及以往分娩的胎儿情况，确保新生儿团队可预测和解释新生儿可能在产房出现的问题。

产房管理

尽管预期可能不同，但新生儿复苏较常见，同样的原则适用于高风险分娩和常规分娩者：新生儿应予保暖和快速评估，以确定是否需要进行干预。

最初评估及复苏可能在产房或高风险分娩医疗中心进行，最好在相邻的专门用于高风险复苏的房间。通常新生儿立即开始以热射床保温，有些机构在将极早产儿转移到热射床前称重，这种确定出生体重的方法备受争议。用预热的毛巾来擦干婴儿以防止热量散失。在一些中心，将分娩后的低出生体重儿放进聚氨酯袋或聚乙烯袋包裹；这些措施已证明能显著提高NICU(新生儿重症监护病房)新生儿运输途中的体温稳定性。此外，编织帽用来防止头部的热散失。与足月儿相比，早产儿由于体表面积体重比较大，而且皮肤较薄，相对缺乏皮下脂肪，因此环境温度变化所带来的风险增加。早产儿可能很快发生低体温（体温<36°C)，并可能引起低血糖和酸中毒等并发症。

快速擦干婴儿并去除湿毛巾，复苏团队将

其体位摆好,清理气道。然后评估新生儿呼吸、心率、肤色和肌张力,确定是否需要进行干预。擦干身体及气道吸痰通常足以刺激新生儿呼吸。如果新生儿的初始呼吸不规则,轻抚其背部或轻弹足底可以增加刺激。

如果新生儿窒息或心率低于100次/分,应开始正压通气(PPV)。图22-1显示了正确的颈部位置和面罩放置方法。如果气道不轻度仰伸,则面罩不能紧扣口鼻,PPV不会有效。此外,必须给予足够的压力,以产生足够的胸壁运动。压力表应连于复苏囊,以监测过程中的压力量。肺过度膨胀会对肺实质造成重大创伤,可能引起气胸等并发症,并导致间质性肺气肿(PIE),特别是在极低出生体重(VLBW)(出生体重小于1500g)新生儿中容易出现。高压力不能抬高胸壁可能提示面罩和颜面之间缺乏良好密封性、气道阻塞或严重肺或肺外病变影响通气,如胸腔积液、先天性胸部或腹部肿块或先天性膈疝(CDH)。如果新生儿呼吸显著抑制,则应考虑气管内插管。

PPV有效治疗30秒后,如果患儿心率仍低于60次/分,则应开始胸外按压。图22-2显示对新生儿进行胸外按压的适宜方法。压力应该能使胸骨下陷达胸廓前后径的1/3。胸外按压应配合呼吸:单周期包括3次胸外按压和1次紧随其后的呼吸,每个周期持续2秒。按压应持续到心率大于60次/分。PPV应持续到心率>100次/分和患儿表现出足够的呼吸力。如果胸外按压30秒后,心率仍然低于60次/分,则应使用肾上腺素。PPV和胸外按压均无效者,应使用气管插管;如果尚未行气管插管,则应在此刻进行。图22-3显示了在声带之间放置气管内导管(ETT)的标志。

肾上腺素可以通过气管插管或脐静脉导管给药。新生儿肾上腺素标准剂量是0.01~0.03mg/kg。2010版AAP指南建议经静脉注射(IV)途径给予肾上腺素,气管内给予肾上腺素仅用于不能经静脉途径应用者。如果使用ETT,推荐应用浓度为1:10 000,剂量为0.05~0.1mg/kg,每3~5分钟重复,直到心率超过60次/分。

当新生儿对复苏反应差时,应考虑其他可能导致新生儿成功复苏复杂化的因素。AAP以前的建议指出,在不使用麻醉制剂的产妇中,可以考虑近期使用纳洛酮(分娩前4小时内)。然而,2010版AAP不推荐在任何情况下应用纳洛酮,仅推荐对呼吸抑制和氧合进行适当的支持治疗。低血容量者应怀疑围产期是否有失血病史(如胎盘早剥、前置胎盘)或败血症,婴儿表现为低血压、苍白、脉搏弱、四肢凉。如果患者疑似贫血,可静脉输注生理盐水、乳酸林格液10mL/kg或O型阴性血,可同时治疗可疑低血容量。如果初始剂量改善较小,则可重复治疗。如果胎儿在宫内有严重窘迫或在出生后因氧和(或)灌注受损,则出生时可出现代谢性酸中毒。虽然AAP建议不包括在复苏时使用碳酸氢盐,但是严重酸中毒会引起肺血管收缩、影响心肌收缩力,因此应该处理。脐动脉插管可实时取血评估,确定酸中毒程度和复苏期间对治疗的反应。碳酸氢钠应用剂量为2mEq/kg静脉给药加入0.5mEq/mL(1mEq/mL=1mmol/mL×原子价)(4.2%)溶液中。碳酸氢钠应通过静脉缓慢给药,而且在有效通气建立后应用,以便碳酸氢钠产生的二氧化碳能被清除。否则,碳酸氢盐的使用可能导致细胞内酸中毒明显加重。

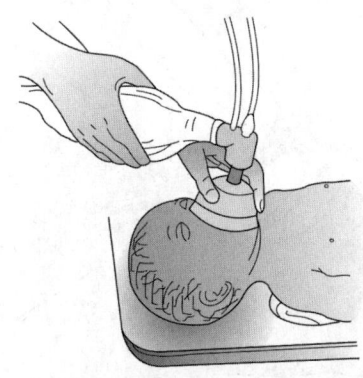

图22-1 新生儿气囊与面罩通气的方法。颈部应稍仰伸,麻醉气囊应与压力表及氧气管道相连,可自动充气。

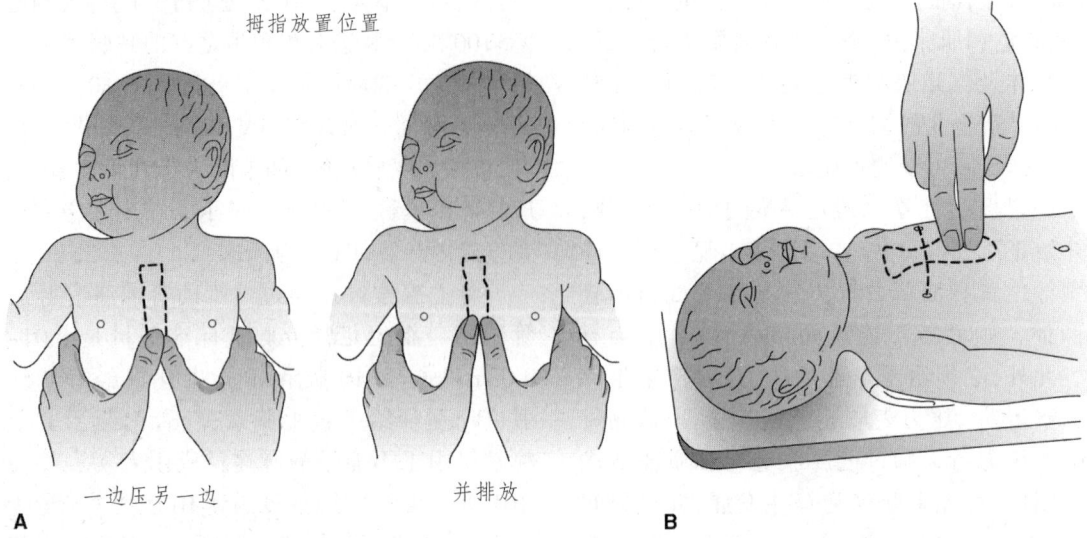

图 22-2 (A)新生儿胸部拇指按压方法,两个拇指并排或相互重叠按压新生儿胸骨下 1/3,两个手掌环绕新生儿躯干,手指支撑新生儿背部。(B)新生儿胸部两指按压方法,中指、食指或无名指指尖按压胸骨下 1/3。

出生后 1 分钟和 5 分钟分别进行 Apgar 评分,如果评分低于 7,则应每隔 5 分钟重复评分,直至生后 20 分钟。新生儿 Apgar 评分是反映新生儿复苏状况的一种手段,不应用来确定是否需要复苏。新生儿初始评估和 Apgar 评分将在第 9 章中详细讨论。

在过去,100% 纯氧是新生儿复苏的标准治疗;然而近期有两项荟萃分析表明,与 100% 纯氧相比,复苏时使用空气能增加生存率。因此,2010 版 AAP 指南建议复苏时使用室内空气。很少有研究关注早产儿或足月儿中应用混合氧气和目标氧饱和度。然而,由于已知氧的毒性,最近建议应用混合氧时,目标动脉氧饱和度维持在各胎龄的四分位距(图 22-4)。如果混合氧治疗无效,而且婴儿在复苏后 90 秒仍有心动过缓,则建议增加氧浓度到 100%,直到心率恢复正常。

产房中具体注意事项

胎粪

分娩中羊水胎粪污染发生率为 10%~20%,在妊娠 34 周之前分娩者中较少见。宫腔内胎粪排出通常提示胎儿窘迫,分娩中出现这种表现者,应警惕新生儿出生时可能发生呼吸抑制。

APP 不再建议所有胎粪污染婴儿在娩出后吸痰。无论是否存在羊水粪染或胎粪是否稠厚,肌张力好、哭声响亮、外观正常的新生儿不需要进行气管插管。如果新生儿窒息或呼吸受抑制,则应在刺激新生儿前进行气管插管并吸

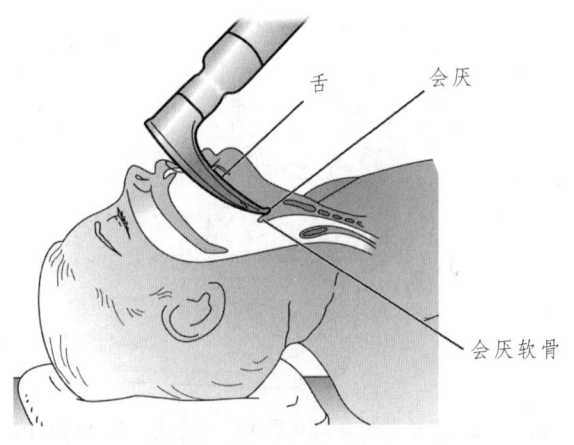

图 22-3 喉镜放置的标志。

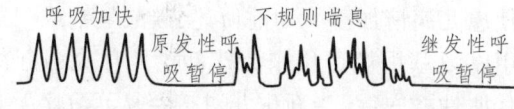

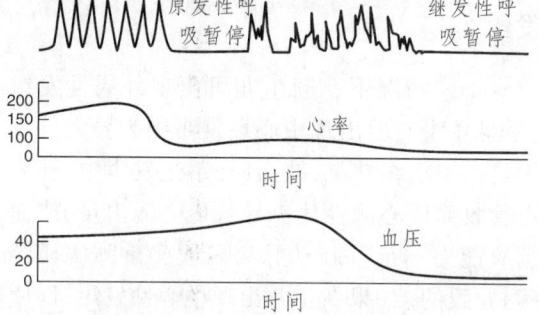

图22-4 呼吸暂停过程中心率与血压变化。

出气管内容物。如果没有胎粪吸入气道，则按照标准程序进行复苏。如果有胎粪吸入气管内，则应继续吸出气管内胎粪。如果患儿合并心动过缓，则应推迟反复抽吸，并开始进行PPV。

羊水粪染的婴儿中，大多数（94%~97%）不会发生胎粪吸入综合征，但是如果发生了胎粪吸入综合征，则婴儿常非常危重。胎粪可阻塞气道，阻止新生儿肺部充气膨胀，这是胎儿娩出后正常转变的重要一步。胎粪吸入到肺部，可阻塞小气道，因此导致区域性肺不张、肺气肿和肺过度膨胀、化学性肺炎。胎儿分娩时胎粪吸入可导致肺动脉高压及氧合不足，需要密切观察和早期开始适当治疗。

窒息

虽然有最佳的产前保健，但是一些婴儿在分娩前或分娩时可出现持续损伤并导致窒息。围产期窒息的特点是低氧、高碳酸血症和代谢性酸血症，这是慢性或急性胎儿氧输送和胎盘血流受损的结果，其原因与胎盘功能不全、脐带受压、创伤和胎盘早剥等有关。

如果产前或围产期出现严重的缺氧缺血性损伤，则婴儿出生时会出现呼吸抑制，初始干预可能无效，不能建立呼吸。新生儿低氧血症的最初表现是呼吸加快，随后出现短暂的呼吸暂停，称为原发性呼吸暂停。此时擦干婴儿、轻抚其背部或轻弹足底可充分刺激呼吸。然而如果未予处理，则持续性缺氧将导致喘息，随后出现继发性呼吸暂停。对刺激无反应的婴儿更易发生继发性呼吸暂停，需要进一步处理。如果继发性呼吸暂停开始，则刺激不能恢复呼吸，需要应用正压呼吸来逆转。原发性呼吸暂停后通常出现心率变化，在继发性呼吸暂停过程中，血压通常维持不变。

新生儿窒息复苏通常需要有效治疗酸中毒。围产期窒息可能并发低血糖和低钙血症，出现心肌功能障碍，需要输注液体和应用正性肌力药物来维持血压。如果存在严重的心肌功能障碍，反复扩容治疗将加重心血管病情。在这些情况下，应早期应用正性肌力药物（如多巴酚丁胺），可同时应用低至中等剂量的血管加压素（如多巴胺），也可不同时应用。此外，围产期新生儿窒息患者可能发生癫痫，癫痫发作通常是大脑皮质缺氧缺血性损伤导致的结果，而低血糖和低钙血症可引起发生呼吸抑制的新生儿癫痫发作。对于新生儿，苯巴比妥（15~20mg/kg静脉给药）通常作为非低血糖或低钙血症诱发的癫痫的一线治疗，药物增加5~10mg/kg可控制癫痫持续状态。窒息婴儿发生持续性肺动脉高血压的风险增加（详见病理及高危新生儿护理部分）。

在新生儿期，新生儿持续损害的严重程度很难评估。神经系统检查表现异常及其严重程度、持续时间是评估脑损伤程度最有效的措施。实验室检查（脐血和婴儿血气、血清肌酐水平、肝功能试验、血乳酸水平和心肌酶水平）、影像学（脑磁共振成像）检查和脑电图（EEG）检查结果有助于预测不良神经发育结局的可能性和预期程度。早发型癫痫发作增加不良预后的可能性。重度缺氧缺血性脑病患儿表现为无反应、肌肉松弛、癫痫发作和明显的意识改变,甚至在出生后数天死亡,或者出现明显的神经系统后遗症。围产期窒息导致脑瘫这种观点是一种误解,少数脑瘫患者实际上是由分娩并发症所引起的。

几项随机对照研究表明,诱导低温对轻至中度窒息婴儿有保护作用。选择性亚低温(如头部冷却)和全身低温治疗均有效。目前应用的设备可安全地调节和诱导新生儿低温,维持其核心温度在 33.5℃~34.5℃。因此,中度窒息新生儿推荐低温治疗。理想情况下,治疗应开始于病变(如出生)发生 6 小时内。将新生儿及时转移到能提供低温治疗的医疗中心是最重要的。

休克

新生儿初步复苏治疗无效提示可能存在循环性休克,许多病理生理过程可导致产后休克。循环衰竭可源于绝对的(出血、毛细血管渗漏)或相对的(血管扩张)低血容量、心功能不全[窒息、先天性心脏病(CHD)]、异常外周血管舒张反应(早产、窒息、败血症)或上述综合因素。围产期病史常有助于阐明病因,特别是存在败血症(胎膜早破、产妇发烧、绒毛膜羊膜炎)、出血(前置胎盘、胎盘早剥、创伤)或围产期窒息等危险因素。检查可发现患儿面色苍白或周围充血、脉搏弱伴心动过速、四肢冷或温暖。分娩后即刻新生儿低血压通常指平均动脉压等于或小于胎龄。值得注意的是,在休克早期,血压可以是正常的(代偿性),而在病变发展过程中出现低血压。

正如前文产房管理中提到的,静脉推注生理盐水 10mL/kg 通常可用于治疗新生儿低血压,循环改善不足者可再补充 10~20mL/kg。如果怀疑失血导致严重贫血,可以按 10~15mL/kg 输注不相匹配的 O 型阴性血。在早产儿中,扩容应缓慢、慎重,因为其缺乏自动调节脑血流和保护大脑对抗再灌注损伤的机制。如果心脏功能障碍是低血压的原因,那么过度扩容可能使患儿病情加重。如前所述,碳酸氢钠或三羟甲基氨基甲烷可用来治疗新生儿休克引起的代谢性酸中毒。当新生儿对扩容复苏治疗无效时,应输注升压/正性肌力药物。

发绀

正常情况下,新生儿可出现外周性发绀(手足发绀),但出现中心性发绀则为异常。发绀是由于组织缺氧、缺血(在手足发绀中,外周血管收缩或心源性休克导致低心输出量)或血携氧能力不足(肺动脉高压或严重肺实质疾病)导致的。如果新生儿出现中心性发绀,即使呼吸规律,也需给予吸氧治疗。可通过紧贴婴儿口鼻部的面罩或鼻导管方式吸入 100%纯氧,当新生儿肤色变红润,可以逐步停止吸氧。如果吸氧后患儿仍有发绀,则提示应开始 PPV 治疗。若吸氧后患儿中心性发绀无改善,需评估发绀原因。如前所述,新生儿复苏中使用 100%纯氧有明显的副作用。

早产

早产儿分娩需要熟练的多学科复苏团队,能掌握与早产相关的诸多问题并有处理极低出生体重儿的经验。在早产儿分娩时,医师、护士和经过新生儿复苏培训的呼吸治疗师能使新生儿得到最好的早期护理。早产儿产房护理细节部分详见本章产妇管理部分。

新生儿团队应尽可能在分娩前与家属进行沟通,告知家属胎儿的预后及在必要的情况下需进入重症监护病房。家属需了解新生儿分娩后的复苏计划及预期可能出现的短期与长期问题,这一点至关重要,常有助于家属在住院及新生儿需延长 ICU 住院时间期间做好情感上的准备。如果胎儿胎龄为 23~24 周和(或)出生体重小于 500g,应让家属了解早产儿生存能力有限,死亡风险非常高,即使新生儿存活,发生严重认知、运动和肺部并发症的可能性也很高。新生儿团队必须与家属沟通，确定产后治疗选择。但由于产前估计出生体重和胎龄常有误差，对胎儿存活率有显著影响，往往很难做出明确治疗方案。尽管许多医生有强烈的个人感情，在生存能力有限的新生儿复苏过程中，家属意愿也很重要。家属应该了解，分娩后将重新评估胎儿生存能力、新生儿成熟程度、分娩时情况和对复苏治疗的效果，结合现有数据结果，最终确定分娩后的治疗方案。

腹壁缺损

腹裂是腹腔内容物通过腹壁缺损形成的疝，腹裂畸形的缺损通常很小，脐右侧和肠管均不受腹膜囊保护。脐膨出也是腹腔内容物通过腹壁缺损形成的疝，但腹壁缺损是在脐部，并且疝出的内脏被腹膜囊所覆盖。这两种腹壁缺陷都需要在产房分娩后进行紧急处理。目前产房推荐固定婴儿右侧下腹部，避免因肠系膜血管扭曲而影响肠管血运。将婴儿下半身及缺损与外露的器官一起放进"肠袋"内，将其固定于胸的中部，之间观察肠管情况，同时避免体液丢失。放置鼻胃管（至少10F），进行充分的胃肠减压。

尽管采取了这些措施，患者仍然会有体温升高和隐性体液丢失，因此应立即开始静脉补液，补液量为正常需要量的1.5倍，以防止脱水和高钠血症。必须密切监测电解质和体液情况。如果在宫内即诊断有胎儿缺陷，则应在产前咨询外科治疗。在新生儿NICU住院期间，应行紧急手术评估。

早产儿病理及护理

2008年，在美国所有分娩中，早产率为12.3%，较2006年的12.8%略有下降。产科和新生儿护理水平提高显著增加了早产儿生存率，极大地改善了其预后。然而，在美国新生儿和婴儿死亡中，早产仍然占很大比例。随着越来越小和越来越不成熟婴儿的存活，我们面临着新的伦理与医学挑战，提高NICU护理的长期且具有社会影响的水平。

呼吸窘迫综合征

1959年，Mary Ellen Avery和Jere Mead报道的数据显示，早产儿可出现严重的呼吸系统疾病，即肺透明膜病，部分原因是缺乏肺表面活性物质。肺表面活性物质是磷脂复合物，由肺泡Ⅱ型上皮细胞分泌，能减少肺泡表面张力，缺失或缺乏常导致弥漫性肺不张和功能残气量减少，胸片检查出现肺膨胀不良和"毛玻璃"样改变。这种早产儿肺部疾病称为呼吸窘迫综合征（RDS），是早产儿出生时肺不成熟的结果。

RDS表现为出生后不久出现气促、呼吸做功增加，氧合和通气功能受损，血气分析通常显示缺氧和呼吸性酸中毒。虽然RDS在早产儿中最常见，但是其他病变也可导致RDS。糖尿病产妇分娩的婴儿，即使是足月分娩，其新生儿也有发生RDS的风险。其原因是高水平胰岛素抑制胎儿肺成熟，包括肺泡表面活性物质的生成。如果不进行治疗，那么RDS患儿在出生后数天内病情加重。尿量显著增加提示病情缓解（RDS的"利尿期"）。

RDS可能与胎龄成反比。目前对妊娠32~34周前有分娩风险的孕妇的标准治疗是给予糖皮质激素，加速胎儿的肺等器官成熟，降低

Kattwinkel J, Perlman JM, Aziz K, et al. Neonatal resuscitation: 2010 American Heart Association Guidelines for Cardiopulmonary Resuscitation and Emergency Cardiovascular Care. Pediatrics 2010;126:e1400-e1413. PMID: 20956432.

Paneth N. The evidence mounts against use of pure oxygen in newborn resuscitation. J Pediatr 2005;147:4-6. PMID: 16027683.

Saugstad OD. Oxygen for newborns: how much is too much? J Perinatol 2005;25(Suppl 2):S45. PMID: 15861173.

Spector LG, Klebanoff MA, Feusner JH, et al. Childhood cancer following neonatal oxygen supplementation. J Pediatr 2005; 147:27-31. PMID: 16027689.

Tan A, Schulze A, O'Donnell CP, Davis PG. Air versus oxygen for resuscitation of infants at birth. Cochrane Database Syst Rev 2005;2:CD002273. PMID: 15846632.

RDS发生率及其严重程度。一些较大的早产儿可能需要经鼻导管吸氧或不需任何辅助呼吸。RDS症状明显者通常需要辅助通气,可应用压力或容量限制性呼吸机或高频呼吸机,给予连续气道内正压通气(CPAP)。最近的数据分析并不足以支持推荐任何机械通气模式作为RDS的标准治疗方法。分娩后迅速给予呼气末正压通气(PEEP)(无论是CPAP或PEEP)对防止肺部萎陷至关重要。如果发生肺部萎陷,那么氧合及通气功能将进一步受损,而膨胀肺部就需要更高压力,从而不可避免地造成肺部气压伤和容积伤。

从20世纪90年代早期开始,常规使用外源性肺泡表面活性物质能明显降低RDS的发病率和死亡率。对于早产儿,预防性应用肺泡表面活性物质(如出生前15分钟内)可降低新生儿发病率(如气胸和肺间质水肿),与新生儿补救治疗(如等到RDS确诊后)相比,预防性应用肺泡表面活性物质可减少新生儿死亡率,因为这种方法使肺表面活性物质在充满液体的肺部的分布更加均匀,在PPV治疗后的最短时间内,肺表面活性物质能尽量减少肺部气压伤和容积伤。分娩后应用肺表面活性物质之前,重要的是确保气管插管(ETT)位置正确。如果气管插管位置不确定,最好推迟给药,直到胸片检查确认插管位置后再给药。如果RDS程度严重,则可根据肺表面活性物质准备量,间隔6~12小时追加2~4剂量的肺表面活性物质。给予肺表面活性物质后,应密切监测新生儿,由于患儿呼吸情况常迅速发生改变,因此需要逐步撤除呼吸机。如果呼吸机撤除不当,会因肺顺应性改善而导致高气量通气,进而导致肺容积伤和低碳酸血症。应用肺表面活性物质可能出现气管插管梗阻、气胸、肺出血性水肿等并发症,肺出血性水肿可能与肺表面活性物质快速降低肺血管阻力及动脉导管未闭导致肺部过度充血有关。应经常检查血气,以免发生低碳酸血症,而低碳酸血症可导致早产儿脑室周围白质软化症(PVL)的发生率增加。

尽管产前应用类固醇、肺泡表面活性物质并使用新型通气模式,RDS发病率依然较高,包括慢性肺部疾病的发病风险增加,慢性肺部疾病是指妊娠36周以后分娩者仍需要给予吸氧和通气支持。近几年已发现一些新方法能改善RDS新生儿的结局。如前所述,氧有毒性,因此应努力控制早产儿在高氧中的暴露。许多医疗中心在早产儿吸氧治疗中,将标准氧饱和度维持在80%左右或低于90%,以预防氧合过度和自由基的产生。虽然数据有限,而且没有很好的对照研究,但是目前尚无证据表明氧饱和度低对早产儿神经系统有不良影响。如果纠正胎龄后新生儿接近足月,则建议将其氧饱和度维持在90%。有关低氧饱和度潜在副作用,包括婴儿或儿童早期肺动脉高压及随后出现的肺心病等,均需要将来进一步研究。

新生儿临床中的另一个近期改变是采纳了允许性高碳酸血症,包括血中CO_2水平高于正常值40mmHg,以减少通气所需压力,从而减少呼吸机相关的肺气压伤和容积伤,这种改变避免了过去由于CO_2潴留而行重新插管的需要。CO_2浓度范围在45~55mmHg是可接受的,有些医疗中心允许更高的CO_2水平,而不改变通气条件。这种方法的副作用还不清楚,高碳酸血症可降低脑血管自动调节能力,从而或多或少地影响压力依赖性脑循环。因此,高碳酸血症引起的压力依赖性脑循环变化对患儿神经发育潜在的长期影响仍需进一步研究。

受哥伦比亚大学非随机研究数据的鼓舞,许多新生儿科专家目前正在尝试,即使在治疗最小的新生儿时,也避免插管和(或)机械通气。对于出生后不久即出现呼吸抑制的新生儿,使用鼻塞式CPAP(不论胎龄或出生体重),允许高碳酸血症存在。哥伦比亚大学的医师指出,与其他三级医疗中心相比,新生儿支气管肺发育不良(BPD)的发生率低,而且不增加患儿死亡率。由于需要设计恰当的临床随机试验来证实,一些中心采取了折中的方法,即对极低出生体重儿经气管插管给予肺泡表面活性物质治疗,然后很快拔出气管插管,机械通气时间短暂。虽然方法有所不同,但是早期拔管这一目标已广为新生儿专家所普遍接受。

多年来,地塞米松是防止和(或)治疗 BPD 的重要方法。然而大量研究表明,与对照组中病变程度相似的新生儿相比,早产儿接受地塞米松治疗后,其神经系统发育的影响较明显。许多研究仍在进行中,长期结果的数据尚未公布,但不建议常规使用地塞米松。虽然没有数据支持地塞米松对肺部疾病更有效,但是目前该药仅用于肺部疾病非常严重的患者。现有数据表明,地塞米松使用窗口可能在出生后 7~14 天,属于"适度早期"治疗,未发现任何不良后果。然而如前所述,亦未发现应用地塞米松的直接效益。与过去相比,目前类固醇的应用剂量较低,而且疗程缩短。AAP 建议在治疗开始之前,新生儿科专家应将地塞米松治疗的利弊告知患儿父母。地塞米松的影响仍需进一步评估,如果确实存在影响,则应对最新治疗方案对神经发育结局的影响进行评价。

营养

在早产儿护理中,给予最佳的营养既重要又富于挑战性。早产儿出生时营养储存最小,代谢水平高,而且发育不良是早产常见并发症。为成长和发育提供充足的营养是复杂的,许多早产儿状况极不稳定,以至于在出生后数天内不能开始肠内营养。肠道喂养有明确的禁忌证,如低血压者需要血管加压素治疗,或可能存在不宜开始早期肠道喂养的因素,如宫内可卡因暴露、应用吲哚美辛、动脉导管未闭(PDA)或呼吸不稳定等。肠外营养可满足新生儿液体和营养需要,但最终目标是尽早安全地开始肠道喂养。

通常在出生后不久开始静脉滴注 10%葡萄糖,维持血糖平衡。极低出生体重儿(ELBW)(出生体重小于 1000g)的液体总量需要更多,因此应减低葡萄糖浓度。在葡萄糖输注时,补钙是极低出生体重儿的标准治疗,因为钙从母亲转移到胎儿主要在孕期前 3 个月内,因此极低出生体重儿出生时钙储备不足。根据新生儿不成熟程度和疾病严重程度,输液速度通常控制在 80~120mL/(kg·d)。应避免液体过多,否则可增加 RDS、PDA、脑室出血(IVH)和坏死性小肠结肠炎(NEC)的发生风险。在出生后最初几天,必须密切监测电解质和液体状态,确定恰当的液体入量。根据不同成熟度、产前激素暴露水平和周围环境湿度,极低出生体重儿常有明显的隐性体液丢失,如果液体入量不足,则可发展成为高钠血症。

早产儿仅给予葡萄糖液治疗,出生后数天内开始出现蛋白质分解。因此,应尽快开始补充蛋白质,防止出现分解代谢。出生后立即输注含有氨基酸的肠外静脉高营养液是安全的,不会导致酸中毒、高氨血症或尿毒症。氨基酸开始输注量应在 1.5~2.5g/(kg·d),几天后可增加到 3~4g/(kg·d)。

早产儿葡萄糖输注速率(GIR)通常是 6~8mg/(kg·min),而且需要小剂量增加,以提供更多的热量。接受肠外营养的新生儿患者,每日所需热量为 90~120kcal/kg,其中碳水化合物约占 40%[(肠道喂养者热量要求更高,通常为 120~150kcal/(kg·d)]。如果热量摄入充足,GIR 很少超过 15~18mg/(kg·min)。应监测葡萄糖水平并调整输注量,维持正常血糖(如血浆葡萄糖浓度 60~160mg/dL)。葡萄糖输注速率即使控制在 4~6mg/(kg·min),仍可能出现高血糖。在这种情况下,为了能继续补充发育所需的足够热量,可同时应用胰岛素。

脂肪乳剂可提供多种生理过程所需的必需脂肪酸。理想情况下,接受肠外营养的早产儿每日摄入热量中有 40%~50%来自脂肪。出生后第 1 天或第 2 天,根据 0.5~1g/(kg·d)的剂量开始连续输注 20%,最终达到 3g/(kg·d)。治疗中必须密切监测甘油三酯和胆固醇水平;水平升高者需要降低脂质入量。脂质入量在

0.5~1g/(kg·d)，以免发生必需脂肪酸缺乏症。

除了提供蛋白质、糖、脂肪外，肠外静脉高营养液可为不能耐受肠道喂养的早产儿提供电解质、维生素和矿物质。必须定期监测电解质水平，维持电解质平衡。由于早产儿发生骨质疏松的风险增加，因此极低出生体重儿应大量补充钙和磷。

早产儿应尽早开始肠内喂养，这很重要。延迟肠内营养对肠道有副作用，如黏膜萎缩、消化酶活性降低、肠蠕动异常等。此外，长期肠外营养可引起胆汁淤积，而且由于长期维持中央静脉通路，感染风险增加。极低出生体重儿初始肠内喂养方案有所不同，开始剂量通常为10~20mL/(kg·d)。除成熟婴儿外，所有婴儿均可通过口胃管或鼻胃管喂养。当喂养量增加至10~20mL/(kg·d)时，应仔细观察婴儿不耐受喂养的症状，如腹胀、呕吐或明显的胃潴留。一些医疗中心在增加喂养量前持续5~10天小剂量喂养，最后达到140~160mL/(kg·d)。

早产儿应鼓励母乳喂养。妊娠34周前，胎儿发育程度尚不能协调吸吮，因此无法进行母乳喂养，但是早产儿可以通过饲管喂哺母乳。母乳喂养对新生儿免疫系统功能和智力发育的优势是有据可查的。现已证明，母乳所含热量优于配方奶。许多新生儿重症监护室建立了巴氏杀菌的母乳储存库，当产妇不能进行母乳喂养时，可为婴儿提供母乳。母乳强化剂可增加成熟母乳的热量、蛋白质、钙、磷、维生素和矿物质，以满足日益增长的早产儿的需求。一旦达到肠内营养量，母乳喂养婴儿应补充铁剂。

为了更好地满足早产儿营养需要，要设计特殊配方奶。与标准配方奶相比，早产儿配方奶含有热量24kcal/oz(1oz=28.35g)、更多蛋白质、中链甘油三酯、维生素和矿物质(如钙、磷)。如果生长所需明显增加，那么早产儿配方奶可适当增加热量、碳水化合物或脂肪。足月儿体重平均增加30g/d，早产儿体重平均增加15~20g/d。

坏死性小肠结肠炎

坏死性小肠结肠炎(NEC)是新生儿发病和死亡的重要原因。NEC起源于胃肠道，可导致感染性休克、呼吸衰竭和死亡。足月新生儿NEC发生率仅为10%。最早产和最小的婴儿受影响程度不同；在所有极低出生体重儿中，NEC发生率为5%~10%。

NEC临床表现变异较大。体征和症状常是胃肠道特异性反应，如腹胀和(或)红斑、呕吐、胆汁胃残留、便血；但也可能是非特异性的，如呼吸暂停、体温不稳定和嗜睡。最初表现可能很轻微，或可能为暴发性起病。酸中毒和血小板减少是较严重的表现，提示可能出现肠坏死。肠道钠转运上调、毛细血管渗漏导致水肿等可引起低钠血症。炎症和腹胀影响腹壁运动，可抑制呼吸。NEC患者的腹部X线片特征是腹部小肠积气，其原因为肠壁细菌产氢。随着疾病进展，应进行动态腹部X线片检查。门静脉系统气体或腹腔游离气体提示出现肠穿孔，需要行剖腹探查术，切除坏死肠管，或当患儿很小或状况不稳定时，放置右下腹引流管，降低腹压。无论是否发生肠穿孔，NEC治疗通常包括广谱抗生素10~14天，停止肠内营养。许多婴儿需要补液和血管加压素/正性肌力药物治疗。NEC患儿的存活率为75%，其中半数出现远期并发症，如肠道狭窄和短肠综合征。

早产和肠内营养显然与NEC有关，但NEC发病机制尚不明确，多数观点认为是多因素的。某些微生物与早产儿胃肠道免疫功能不成熟产生的感染与NEC爆发有关。低血压或血管痉挛缺血、再灌注和自由基生产导致肠道和(或)黏膜血流量改变，引起肠黏膜损伤，因此婴儿易发生感染。细菌、缺血再灌注、配方奶及其他未知因素共同作用，触发炎症级联反应，导致NEC病理结果。

NEC危险因素包括极低出生体重儿、真性红细胞增多症、脐静脉导管、肠内营养、配方奶喂养、低 Apgar 评分、发绀型心脏疾病、宫内可卡因暴露和 PDA。有关提高肠内营养量与 NEC 发生的关系的研究数据，其结果并不一致。最近一项研究显示，在增加喂养量前接受 10 天小剂量喂养的极低出生体重儿，与喂养量每天增加 20mL/kg 者相比，其 NEC 发病率降低。当建立标准化喂养方案时，NEC 发病率降低，这种结果主要是由于对喂养不耐受症状和体征的认识不断深入，而不是由于实施了具体喂养方案，但这种结果的再现备受关注。

NEC 较少发生在母乳喂养婴儿。母乳的保护效应源于母乳成分传输给婴儿，如细胞因子、免疫球蛋白、生长因子和有益菌。巴氏消毒的捐赠母乳喂养婴儿中，母乳保护效果依然存在。其他研究显示，给予极低出生体重儿补充益生菌，如嗜酸乳杆菌、双歧杆菌、嗜热链球菌等，NEC 发病率和严重程度均降低。由于近期有关补充益生菌引发败血症的报道，因此益生菌的安全性问题仍需进一步研究。产前应用类固醇可促进胃肠道成熟和 PDA 闭合，因此对 NEC 也有保护作用。

动脉导管未闭

在胎儿期，接近 90% 的血液从肺动脉离开右心室，经未闭的动脉导管流入主动脉。出生后肺动脉压下降，肺血流量增加。由于血液中氧张力增加及循环中前列腺素 E_2 水平减少（PGE_2），动脉导管开始关闭。在绝大多数足月儿中，动脉导管功能性关闭出现在出生后 1~2 天内，解剖学关闭通常在出生后第 1 周末完成。然而在早产儿中，动脉导管关闭所需时间延长，甚至有可能不发生关闭。早产儿动脉导管未关闭是多因素导致的结果，包括 RDS 导致的持续性缺氧和 PGE_2 持续存在。动脉导管未闭（PDA）最初无症状，随着肺动脉压力继续下降，经未闭动脉导管的左向右分流血液增加，引起过度肺循环（通常左心室输出量中超过 50% 分流进入肺部），导致呼吸窘迫症状加重、影响气体交换、需氧量增加及全身性低血压。根据查体时发现心前区搏动增强（左心室超负荷）、手臂脉搏幅度增加、闻及全收缩期心脏杂音等表现可确诊 PDA。脉压幅度增加，胸部 X 线检查常发现心脏增大和肺充血。吲哚美辛是一种非选择性环氧合酶抑制剂，能有效降低前列腺素合成，在无肾功能不全、活动性出血或血小板减少等禁忌证的情况下，吲哚美辛是治疗 PDA 的一线药物。吲哚美辛有与直接抑制前列腺素合成无关的作用，如引起全脑血流量减少，这一作用有助于减少重度 IVH 的发生，特别是对于极低出生体重儿，出生后短时间内应用吲哚美辛治疗，可减少 IVH 发生。但是预防性应用吲哚美辛并未发现有益于长期神经系统发育。PDA 新生儿应限制液体入量，以免加重肺水肿。吲哚美辛治疗可能不能使动脉导管闭合，特别是出生过早或出生后治疗过晚者（超过 10~14 天）。动脉导管持续通畅者可应用吲哚美辛重复治疗，根据患儿年龄和临床表现，可行手术结扎动脉导管。吲哚美辛联合产后类固醇治疗能增加自发性肠穿孔的可能性，因此应谨慎使用联合药物治疗。

脑室内出血

脑室内出血（IVH）是早产最严重的并发症；重度 IVH 患儿将面临长期神经发育不良的重大风险。IVH 发生率（极低体重儿约为 20%）与胎龄成反比。许多综合因素使早产儿发生风险增加。脑室周围生发基质血管丰富、不成熟、脆弱，当血流量发生变化时，可导致这些血管出血。患儿常有低血压和高血压表现，在脑血管灌注压变化时，缺乏有效的自动调节机制来保护大脑。血液中二氧化碳水平变化在调节脑血流量中也发挥重要作用，极低出生体重儿可从低碳酸血症转变为高碳酸血症，并出现反复波动，特别是在出生后最初几个小时内。此外，凝血功能异常可加重出血，特别是在新生儿发生败血症时。

大多数 IVH 发生在出生后第 1 天；少数发生在出生 5 天以后。最近研究结果表明，至少在极低出生体重儿中,出生前后缺血再灌注循环可引发IVH。IVH通常表现不明显,而大量出血可导致患儿精神状态突然变化、红细胞压积(HCT)下降和(或)囟门饱满。I级IVH是指出血局限于生发基质区域,Ⅱ级IVH则累及生发基质和脑室,但不伴脑室扩张。I和Ⅱ级IVH通常可消退,与同胎龄未出血婴儿相比,不导致严重的神经系统后遗症。Ⅲ级IVH出血填充脑室50%以上,导致脑室扩张。由于常出现填充性脑积水或梗阻性脑积水(纤维化阻碍脑室系统循环),因此Ⅲ级IVH死亡风险和不良神经系统后遗症的发生明显增加。Ⅳ级IVH是指出血累及脑实质,以往认为这是IVH延伸到脑实质,但更准确的过程是静脉性梗死或脑室周围白质严重缺血再灌注。无论何种病因,脑实质内出血导致组织破坏,使大多数患者出现神经发育异常。

目前所评价的预防性治疗方法(吲哚美辛、苯巴比妥、维生素E、吗啡)均不能作为常规来预防性应用,治疗目标是维持血压和二氧化碳浓度稳定,并保持在正常范围内,避免不必要的干预措施,如抽吸可提高颅内压。目前指南推荐对于胎龄小于30周的新生儿,出生后7天和14天常规筛查头颅超声,在婴儿达到校正胎龄36~40周后进行复查。一旦确诊为IVH,应密切监测出血和脑室扩张情况。

对于病情特别不稳定的新生儿,出生后7天内提早进行超声检查更有意义;对于生存能力不确定的患儿,存在明显脑实质内出血,有助于确定治疗方向。许多医疗中心在患儿出院前行脑MRI检查,以评估脑白质损伤程度,该检查优于头颅超声检查,已证实能预测严重的神经系统后遗症。

早产儿视网膜病变

早产儿视网膜病变(ROP)是一种视网膜血管增殖性疾病,主要影响早产儿,是美国儿童致盲的最常见原因。正常情况下,视网膜完全血管化发生在妊娠36~40周。越早分娩,出生时视网膜未血管化区域越大,ROP发生风险越高。ROP发病机制尚不完全清楚,可能与血管损伤(酸中毒、高氧、感染等)、血管发育停止及其后出现的异常增殖过程有关。现已证实,高氧和(或)PaO_2波动对视网膜发育有不良影响。

极低出生体重儿,尤其是危重者、妊娠28周前分娩者,ROP风险最高。无论分娩时孕周情况,ROP易发生在校正胎龄为33~36周者。80%~90%以上的患者可自发缓解,但少部分患者可进展为完全性视网膜剥离。妊娠31周前分娩或出生体重低于1500g的新生儿推荐行眼科筛查,确定其视网膜血管化程度。对于体重为1500~2000g或妊娠31周以后分娩的情况不稳定的婴儿,也应该考虑进行筛查。最初检查应在产后4周或校正胎龄为30~31周进行,以后为准。复查频率取决于检查结果,目的是早期筛选出符合手术治疗标准的ROP。

American Academy of Pediatrics, Section on Ophthalmology. Screening examination of premature infants for retinopathy of prematurity. *Pediatrics* 2001;108:809. PMID: 11533356.

American Academy of Pediatrics, Subcommittee on Hyperbilirubinemia. Management of hyperbilirubinemia in the newborn infant 35 or more weeks of gestation. *Pediatrics* 2004;114:297. PMID: 15231951.

Askie LM, Henderson-Smart DJ, Irwig L, et al. Oxygen-saturation targets and outcomes in extremely preterm infants. *N Engl J Med* 2003;349:959–967. PMID: 12954744.

Halliday HL, Ehrenkranz RA, Doyle LW. Early postnatal (<96 hours) corticosteroids for preventing chronic lung disease in preterm infants. *Cochrane Database Syst Rev* 2003;1:CD001146. PMID: 12535402.

Halliday HL, Ehrenkranz RA, Doyle LW. Moderately early (7–14 days) postnatal corticosteroids for preventing chronic lung disease in preterm infants. *Cochrane Database Syst Rev* 2003;1:CD001144. PMID: 12535400.

Halliday HL, Ehrenkranz RA, Doyle LW. Delayed (>3 weeks) postnatal corticosteroids for preventing chronic lung disease in preterm infants. *Cochrane Database Syst Rev* 2009;1:CD001145. PMID: 19160789.

Kluckow M, Evans N. Low superior vena cava flow and intraventricular hemorrhage in preterm infants. *Arch Dis Child Fetal Neonatal Ed* 2000;82:F188–F194. PMID: 10794784.

Soll RF, Morley CJ. Prophylactic versus selective use of surfactant in preventing morbidity and mortality in preterm infants. *Cochrane Database Syst Rev* 2001;2:CD000510. PMID: 11405966.

Vohra S, Roberts RS, Zhang B, et al. Heat loss prevention (HeLP) in the delivery room: a randomized controlled trial of polyethylene occlusive skin wrapping in very preterm infants. *J Pediatr* 2004;145:750. PMID: 85580155.

高危足月新生儿的病理与护理

持续性肺动脉高压

在胎儿生命过程中，含氧血液从胎盘输送至胎儿。由于胎儿肺血管阻力升高，因此进入肺部的血流量减少。相反，如 PDA 部分所述，右心室输出量中近 90%经动脉导管从肺动脉进入主动脉。由胎儿出生到宫外生活的成功转变需要肺血管阻力下降，出生前开始出现的一系列变化及分娩后胎儿啼哭（肺部充气）、阻断脐带血流（体循环阻力增加）等快速导致肺动脉压下降。气道机械性阻塞或抑制肺血管床舒张等因素可阻断肺膨胀和氧分压增加过程，其中胎粪吸入综合征、窒息、败血症、肺炎和 CDH 是肺血管阻力持续升高的最常见原因，称为新生儿持续性肺动脉高压（PPHN）。

PPHN 导致新生儿严重缺氧。血流持续从肺循环分流，通过卵圆孔、未闭合的动脉导管或二者兼有，将氧饱和度低的血液输送到全身。治疗措施旨在降低肺血管阻力。酸中毒和低氧血症是有效的肺血管收缩剂，应予避免。尽可能将 PaO_2 保持在正常范围（80~100mmHg）。停止吸氧应慎重，即使相对较小的变化，也能引起急性失代偿。尽力将左心室输出量和血压（影响全身灌注）维持在正常范围内，将血液 pH 值维持在 7.3~7.4。酸中毒是一种血管收缩剂，积极补充碳酸氢钠或三羟甲基氨基甲烷可能并无益处。尽管以往以过度换气维持碱性 pH 值，但考虑到呼吸机介导的肺损伤和低碳酸血症对脑血流的影响，现已改变了这种做法。此外，研究表明，改善肺血管收缩状态的方法是维持正常 pH 值，而不是减少 CO_2。大多数医师调整呼吸机，将 $PaCO_2$ 维持在 40~50mmHg。经常应用高频呼吸机，在维持更高平均气道压力的同时不增加肺气压伤和容积伤。应用多巴胺等升压药物维持全身血压。如果出现心肌功能障碍，通常使用正性肌力药，如多巴酚丁胺，调整升压药物，避免增加全身血管阻力。PPHN 患者对噪声和触觉刺激极为敏感，所以常规应用镇静止痛药物来减少兴奋。但应避免使用神经肌肉阻断剂，因为该类药物不但不能提高临床疗效，而且有感音神经性失聪等严重副作用。

氧化亚氮是一种选择性肺血管扩张剂。吸入氧化亚氮（iNO）可以改善氧合，减少 PPHN 足月儿对体外膜肺氧合（ECMO）的依赖。iNO 常规从 20ppm 开始，较低剂量也可能有效。当病情稳定而且供氧需求下降时，可停止 iNO 治疗。虽然 iNO 疗效较好，但是许多 PPHN 患者仍需要 ECMO 治疗。以往持续传统医疗估计有死亡风险者，80%以上符合 ECMO 应用标准。ECMO 标准总体要求在 0.5~6 小时内使氧合指数大于 35~60mmHg，4~12 小时使肺泡动脉血氧分压差大于 605~620（海平面）或使导管前 PaO_2 小于 40 并超过 2 小时。ECMO 禁用于妊娠 34 周以下的新生儿，因为存在导管放置技术问题以及增加早产儿颅内出血的风险。Ⅱ级或以上级别的 IVH、严重不可逆转的脑损伤、致命性先天性畸形和不可逆的肺疾病等均是 ECMO 治疗禁忌证。ECMO 治疗者的生存概率取决于 PPHN 的根本原因。胎粪吸入综合征患者的存活率大于 90%，但 CDH 患者的存活率仅为 50%。

先天性膈疝

先天性膈疝通常是一种缺陷，是妊娠 8~10 周出现在 Bochdalek 孔处的膈肌发育不良和闭合不全的结果，膈肌缺陷使腹腔内容物迁移到胸腔，压迫肺脏。更严重者将压迫心脏，导致肺发育不良、肺发育异常以及一个或两个心室不发育。先天性膈疝常能在产前确诊，但许多病例即使进行了常规产前检查，也未能确诊。

在发生发绀、呼吸窘迫的新生儿中，许多表现应怀疑为先天性膈疝。包括左胸呼吸音缺失和心音转移到右侧。由于腹部器官移至胸部而导致舟状腹、很难恢复有效通气和复苏者。如果怀疑是先天性膈疝，必须避免面罩和复苏囊通气。患儿应尽快行气管插管并放置排液管/replogle 管，防止胃肠充气后进一步抑制通气。许多医疗中心使用镇静剂，甚至止痛药以减少患儿活动，减少空气吞咽。胸部 X 线检查在胸部见到肠袢者可以确诊。

缺陷修复手术通常推迟到患儿状况稳定、肺动脉高压有所改善的情况下进行。尽量应用最低可耐受的呼吸机设置，减少呼吸机相关性肺损伤。先天性膈疝的治疗包括应用肺泡表面活性物质、吸入 NO、高频通气，必要时可应用 ECMO 治疗。但是已证实，肺泡表面活性物质治疗无效，可能与 ECMO 应用增加有关，因此不推荐常规使用。到目前为止，还没有证据显示先天性膈疝患者对 iNO 治疗有效。因此，需要更多研究来评估这些干预措施在先天性膈疝患者治疗中的作用。

据报道，CDH 患者生存率波动在 35%~80%，提示各医疗中心间有差异和(或)转诊方式存在偏差。患者预后取决于潜在肺发育不良的严重程度和反应性肺动脉高压的程度以及其他畸形或染色体异常的存在。气胸的形成提示预后较差。导管前 PaO_2 未超过 100mmHg 或者出生后 24 小时内 $PaCO_2$ 不低于 60mmHg 者，通常提示预后不良。有些医师认为，新生儿 $PaCO_2$ 水平始终高于 80mmHg 或导管前血氧饱和度从未达到 85% 并且至少维持 1 小时者，提示有严重肺发育不良，不适宜应用 ECMO 治疗。然而，每个患儿的预后很难预测，采用所有可能的治疗措施，必须保证适当通气，在全身氧合适宜的情况下，保持可接受的高水平 $PaCO_2$ 和低水平 PaO_2。

新生儿暂时性呼吸增快

在出生后的前几个小时内，新生儿出现暂时性呼吸增快需要与 RDS、败血症和 CHD 进行鉴别。导致新生儿呼吸急促的最常见原因是新生儿暂时性呼吸增快(TTN)。TTN 源于分娩发动时胎儿肺液产生未能停止。婴儿经剖宫产分娩而非顺产时，TTN 发病率显著增加，特别是妊娠 39 周前进行剖宫产者。

新生儿出现呼吸急促、呼吸做功增加和发绀。TTN 婴幼儿需要适度吸氧；病情严重者需要气管插管。X 线胸片显示肺间质及肺泡水肿；典型表现是在右中肺叶间裂隙内发现液体。TTN 症状通常在分娩后 24~48 小时内消退（在压力反应下胎儿肺液产生停止），在生后第 2 天或第 3 天胸部 X 线检查显示清晰。TTN 是一项排除性诊断，需排除其他导致呼吸急促和呼吸窘迫的原因。有必要对败血症（包括等待培养结果期间开始抗生素治疗）及其他呼吸急促病因进行评价。

先天性心脏病

在活产婴儿中，先天性心脏病发生率约为 1/100，其中约 3/1000 的患者需要手术治疗或在生后第 1 年死亡。先心病很少在产房发现。事实上，大多数产前诊断先心病的婴儿最初表现良好。发绀而且对 100% 氧治疗无效者（高氧试验；见下文）应考虑为结构性心脏病。复杂性先心病典型表现为发绀、充血性心力衰竭和循环性休克，很少表现为新生儿无症状性杂音。如果病变受导管依赖性肺部或全身血流量影响，那么在动脉导管关闭后，可迅速出现呼吸急促、外周脉搏弱或四肢凉等症状。对于右侧阻塞性病变（如肺动脉闭锁或狭窄）患者，其肺血流量是导管依赖性的，当导管依赖性肺血流量减少或消失时出现发绀。左侧阻塞性病变（如主动脉缩窄、左心发育不良综合征）通常表现为休克或最初误诊为败血症。据统计，足月儿生后 24~48 小时出现休克表现者，导管依赖性先心病患病率较细菌性感染增加 5 倍。

对于怀疑为先心病而且病情稳定的患者，初始评估包括测量四肢血压、测量导管前和导管后氧饱和度、心电图与胸部 X 线检查和高氧试验。如果 100% 氧治疗 15 分钟后，PaO_2 水平未增加至 100 以上，则可能是发绀型先心病；如果 PaO_2 增加至 250 以上，则不考虑为先心病。胸部 X 线片显示为黑肺，提示肺血流量严重减少（如右侧阻塞性病变）或阻塞（如发生阻塞性肺静脉回流）。通常根据超声心动图检查确诊先心病，而对于复杂病例，要确定其异常解剖特征，必须依靠心脏导管插管检查。当怀疑为临界先心病时，应开始输注低剂量 PGE，维持或恢复导管通畅。一旦确诊为发绀型心脏病，应慎重吸氧，手术治疗前，氧饱和度维持在 75%~85%。这种方法能保证氧充足，预防代谢性酸中毒，而且不降低肺血管阻力和造成肺过度循环。

食道闭锁/食管气管瘘

在妊娠第 4 周，前肠向气管和食管分化过程受阻，则发生食道闭锁。最常见的形式是近端食管囊和气管-远段食管瘘。食道闭锁新生儿的典型表现为出生后最初几个小时内有大量分泌物、咳嗽或首次喂哺后呕吐。如果吸入分泌物或食物可能发生呼吸窘迫。由于胎儿无法通过吞咽调节羊水量，因此产前病史常有显著的羊水过多。当胸部 X 线片显示鼻胃管盘绕在近端食管囊内可明确诊断。X 线片显示胃泡缺失通常表明不存在远端瘘管。需紧急行胃造瘘术，减轻胃部压力。一期修复的可行性取决于食管近端和远端部分之间的距离。如果不可能完成一期修复，则在初次手术时结扎瘘口。然后行反复食管近端扩张和延迟吻合术，或者如果间隙太大，无法吻合的情况下，需以结肠代替。术后并发症包括吻合口漏或狭窄、食管动力差和胃食管反流。

真性红细胞增多症

真性红细胞增多症是指中心静脉红细胞压积大于 65%，可能是宫内红细胞生成增多或母胎或双胎输血的结果。宫内红细胞生成增加最常见于胎儿缺氧反应，通常是因为胎盘功能不全。胎儿红细胞生成增加也与妊娠期糖尿病、染色体异常、内分泌失调，如先天性肾上腺增生、甲状腺疾病和 Beckwith-Wiedemann 综合征有关。母胎出血最常见的原因是延迟钳夹脐带。

在真性红细胞增多症患者中，由于容量超负荷，可能导致充血性心力衰竭，如双胎输血综合征中的受血者。红细胞增多症引起的更常见并发症是高黏血症，而不是血容量增加。随着红细胞压积水平上升，血液黏度增高，血流量和氧输送受影响，从而增加了红细胞增多症婴儿并发症的风险。真性红细胞增多症患儿表现为低血糖、喂养困难、呼吸窘迫、肺动脉高压、嗜睡、神经过敏或癫痫发作。婴儿患 NEC 风险增加，并可能出现血栓性卒中。

尽管静脉补液有治疗作用，但当有症状新生儿的红细胞压积大于 65% 或无症状患者的红细胞压积大于 70% 时，应进行部分换血治疗，以降低血液黏度，改善症状。血与等渗盐水（降低血液黏度而不引起低血容量）交换量按以下公式计算：换血量=[血容量×（测定红细胞压积 − 预期红细胞压积）]/测定红细胞压积。

早产儿血容量通常在 80~90mL/kg，足月儿为 90~100mL/kg。目标红细胞压积通常是 55%。部分换血能防止病情恶化和进一步发生并发症，但长期随访研究并未显示任何益处。

高胆红素血症

高胆红素血症是新生儿期常见问题，在美国出生的婴儿中，其发生率为 60%~70%。大多数情况下，非结合型胆红素水平升高。所有新生儿在出生后数天内，血清胆红素水平升高，虽然这一过程通常是良性的，但非结合型高胆红素血症可导致核黄疸和长期神经损害。

胆红素产生于血红蛋白等含铁血红素化合物的分解。最初非结合产物为脂溶性而且不溶于水，可穿越血脑屏障并引起中枢神经系统毒性，但不能排出。血液运输胆红素到肝脏，在肝脏中结合成水溶性，并在葡萄糖醛酸转移酶作用下变为可排出形式。新生儿肝酶功能不成熟，影响血胆红素的结合和排泄。新生儿红细胞寿命短，红细胞数量多，而且新生儿无菌肠道内胆红素重吸收增加，使新生儿血清胆红素浓度更易升高。

当其他增加溶血、胆红素结合率降低或阻碍其排出等因素存在时，高胆红素血症将更加严重。异常红细胞酶功能[葡萄糖-6-磷酸脱氢酶缺乏(G6PD)、较少发生的丙酮酸激酶缺乏症]或形态异常(球形、椭圆形)和由ABO、次要抗原或Rh不相容性引起的同种免疫等均导致溶血增加。败血症可增加溶血。许多先天性代谢缺陷或酶缺陷可影响胆红素结合。结合酶延迟成熟可影响结合，多发生在先天性甲状腺功能减退患者中。胆汁流出受阻，如胆道闭锁和胃肠道梗阻会导致排出减少。许多疾病都与高胆红素血症相关。

高胆红素血症临床表现为黄疸，即皮肤和黏膜变为黄绿色。所有黄疸新生儿应检查血清胆红素水平。出院前，所有新生儿应检查血清总胆红素水平(TSB)。大多数中心对所有极低出生体重儿在生后24~48小时内检查血胆红素水平，因为在早产儿中，即使血清胆红素浓度低，也有发生高胆红素血症后遗症的风险。必须寻找导致病理性高胆红素血症的原因，包括血型、Coombs试验、HCT水平和网织红细胞计数、父母种族、母亲血型和兄弟姐妹黄疸病史等均能提供重要信息。确定结合型还是非结合型胆红素比例升高非常重要，因为在鉴别诊断、评估和治疗方面有明显不同。结合型胆红素水平增高超过总量10%者，应立即检查是否有胆道梗阻或导致肝细胞损害的其他原因，如TORCH(弓形虫病及风疹病毒、巨细胞病毒、单纯疱疹病毒等)感染、半乳糖血症和α_1抗胰蛋白酶缺乏症。对于病变进展缓慢者，应进行感染方面的全面检查。

对于妊娠35周以上分娩的新生儿，AAP制订了应用参数，指导应用光疗和换血治疗高胆红素血症。光疗引起非结合胆红素光异构化反应，从而变成水溶性形式，由肾脏和胃肠道排出体外。光疗的禁忌证是结合型高胆红素血症；治疗无效，而且可引起皮肤青铜色染色。图22-5显示当前AAP建议开始光疗的指征。如果TSB水平高于一般风险组患者基线水平时，应开始进行光疗。如果出现下列任何一项，则认为新生儿具有危险因素：同种免疫溶血性疾病、G6PD缺乏症、窒息、明显嗜睡、体温不稳、败血症、酸中毒或白蛋白水平低于3g/dL。

光疗增加了隐性体液丢失，因此需要充分经脉补液，以满足每日液体需求量的增加。一般情况良好的新生儿、能耐受肠内营养者及不需要换血治疗者均应继续经肠道喂养。肠内营养可增加排便，促进胆红素排出。如果经口服摄入不足或需要充足液体时，应给予静脉补液。

图22-6显示了AAP换血治疗指南。换血疗法能有效去除血液中循环的抗红细胞抗体，清除循环胆红素。两倍血容量(估计在80~100 CC/kg)以5~10mL每等分慢慢从患儿体内输出，同时每等分应输入等体积新鲜O型阴性血，重组血浆红细胞压积在45%~50%。图22-6所示指南适用于新生儿在加强光疗后TSB水平仍不断上升或出院新生儿重新入院，开始光疗后TSB水平仍在换血指征水平以上并持续6小时者。如果TSB超过5mg/dL、超过换血治疗阈值或患儿有神经系统异常而提示急性胆红素脑病，建议立即行换血治疗。换血疗法的并发症包括低钙血症、低血糖、低体温、凝血异常、呼吸暂停和心动过缓。由于输血后NEC风险增加，因此许多中心直至换血治疗后48小时才恢复经口喂养。

早产儿光疗和换血治疗指征尚未完善建立，合理的指南标准是胆红素浓度等于0.5%出生体重(g)时开始光疗、浓度达到1%出生体重时考虑换血治疗。这些数字代表非常普遍的标准，然而治疗决策的确立主要考虑到黄疸的

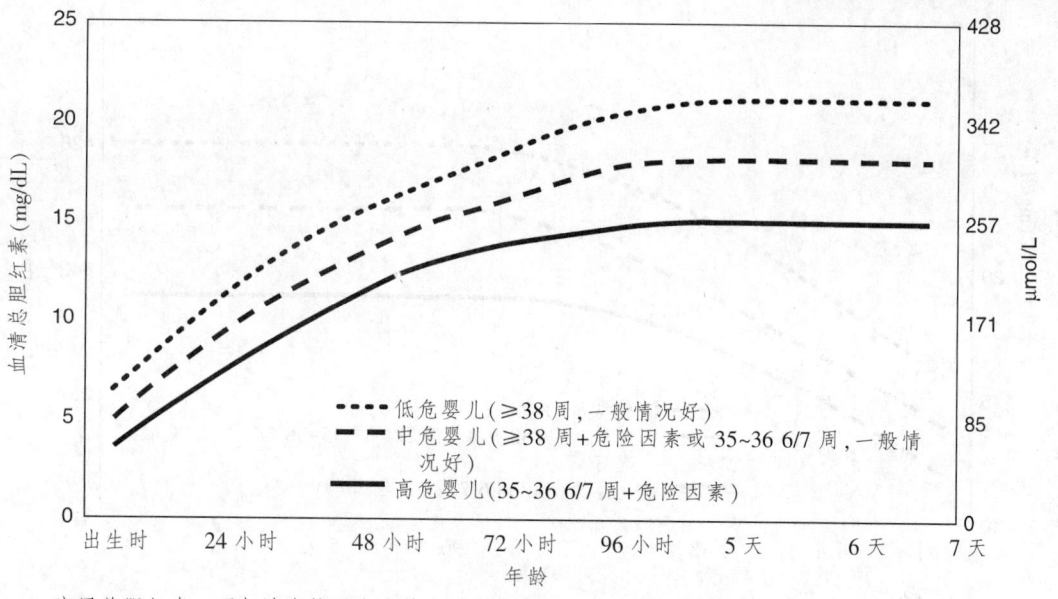

- 应用总胆红素。不扣除直接反应或结合胆红素。
- 危险因素=同种免疫溶血性疾病、G6PD 缺乏、窒息、明显嗜睡、体温不稳定、败血症、酸中毒或白蛋白<3.0g/dL(如果测量)。
- 妊娠 35~37 6/7 周分娩的一般情况良好的新生儿属于中度危险,根据 TSB 水平进行治疗。接近 35 周者,根据 TSB 下限进行处理,接近 37 6/7 周者,根据 TSB 上限进行处理。
- TSB 2~3mg/dL(35~50 mmol/L)的患儿可选择在家或住院进行常规光疗,TSB 低于该水平并有危险因素的婴儿不应在家进行光疗。

图 22-5　妊娠 35 周及以上分娩婴儿住院期间光疗指南。G6PD,葡萄糖-6-磷酸脱氢酶;TSB,血清总胆红素。

病因和患者整体临床状况,这是很重要的。存在明显挫伤、溶血、菌血症或酸中毒时,应降低开始治疗的阈值。

感染

感染是新生儿发病率和死亡率的一个重要原因。新生儿免疫系统不成熟导致其感染风险增加。相对于足月儿,早产儿的免疫系统极不成熟,人免疫球蛋白水平明显减少,感染风险异常增加。感染通常是微生物逆行进入宫腔并感染胎儿,但是也可经血行感染,新生儿经阴道娩出时,因接触母血而感染。

败血症

在足月儿中,败血症发生率为 1:1000,在早产儿中发生率为 1:4。新生儿败血症的危险因素包括早产、多胎妊娠、胎膜早破(超过 18 小时)、产妇发烧、产妇 B 组链球菌(GBS)定植和绒毛膜羊膜炎。早发型败血症(产后第 1 周)最常见的病原菌是 B 组链球菌(GBS)和大肠杆菌,还有李斯特菌、肠球菌及几种其他不同的革兰阴性杆菌。住院婴儿晚发型感染往往由葡萄球菌感染引起。

新生儿败血症的症状和体征多不明显、非特异性,如体温不稳定、低血糖或高血糖、呼吸暂停、喂养困难或呼吸急促。相反,一些新生儿则表现为暴发性休克。如果怀疑败血症,应行全血细胞计数、血培养检查,同时开始抗生素治疗。白细胞计数降低或升高、不成熟白细胞比例高和血小板减少均提示感染。C-反应蛋白(CRP)水平增高虽然是非特异性的,但可提示炎症或感染的存在,而且其阴性预测值在

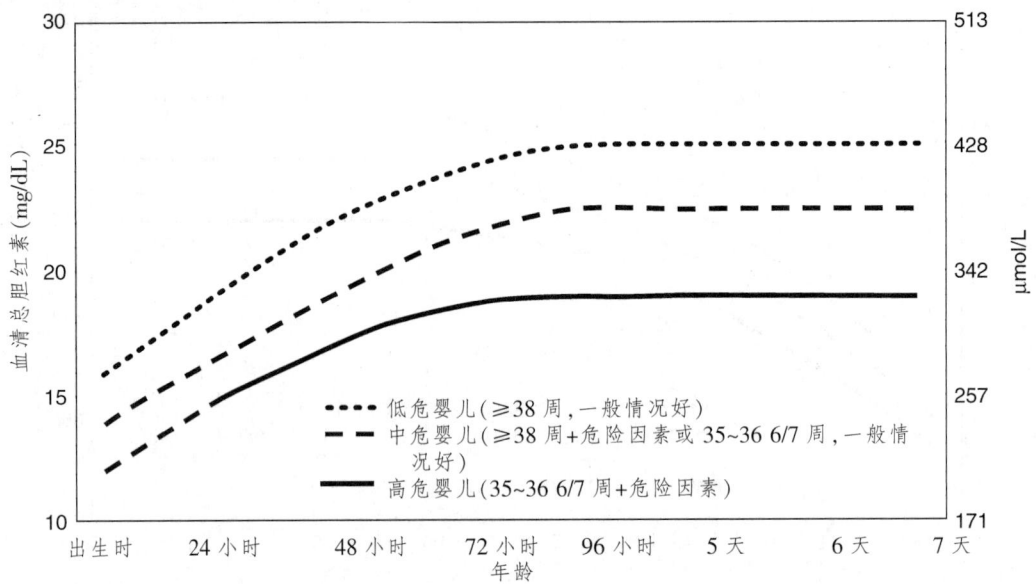

- 虚线表示第 1 个 24 小时由于许多临床情况及光疗后的一系列反应导致的不确定性。
- 如果婴儿出现急性胆红素性脑病(肌张力增高、拱形、直肠结肠炎、角弓反张、发热、哭声高调)或 TSB≥5mg/dL(85μmol/L),推荐立即行换血治疗。
- 危险因素—同种免疫溶血性疾病、G6PD 缺乏、窒息、明显嗜睡、体温不稳定、败血症、酸中毒。
- 检测人血白蛋白,计算 B/A 比率。
- 应用总胆红素。不扣除直接反应或结合胆红素。
- 如果婴儿一般情况良好,胎龄为 35~37 6/7 周(中度危险),可根据实际胎龄及个体化 TSB 水平进行换血治疗。

图 22-6 妊娠 35 周或以上分娩新生儿换血治疗指南。G6PD,葡萄糖-6-磷酸脱氢酶;TSB,血清总胆红素。

评价新生儿败血症中的作用已得到肯定。此外,胸部 X 线检查可用于诊断肺炎。鉴别浸润性肺不张、RDS 或滞留肺液通常较困难,连续摄片有助于鉴别。新生儿脑脊液(CSF)培养诊断早发型败血症仍有争议(CSF 培养对怀疑为迟发型败血症的患儿是必要的,因为迟发型菌血症与脑膜炎发病率很高)。除非有脑膜炎表现(如癫痫发作或精神状态改变)或血培养结果呈阳性,在新生儿期,短时间发生脑膜炎的可能性不大。但是,有研究报道了在无症状新生儿中,CSF 培养呈阳性,而血培养却呈阴性的情况。目前,产妇分娩期广泛使用抗生素,使得此问题更加复杂化。因此,考虑到误诊或仅部分治疗脑膜炎所带来的后果,许多机构将 CSF 培养作为诊断新生儿败血症的常规方法。如果婴儿不能行腰椎穿刺,也应使用脑膜炎治疗剂量的抗生素。尿培养是诊断迟发型败血症的一部分,但在出生后最初数天内检测意义不大。

出生后最初几天,在等待所有送检物培养结果期间,应使用广谱抗生素,主要是氨苄西林和庆大霉素,持续使用 48~72 小时。万古霉素和庆大霉素通常用于医院内感染。如果血培养阳性,则证实为菌血症,或根据临床或实验室检查高度怀疑菌血症者,抗生素治疗应持续 7~10 天。革兰阴性菌脑膜炎者,静脉注射抗生素至少持续 2 周,而对于革兰阳性菌脑膜炎者,抗生素静脉治疗至少持续 3 周。

美国疾病控制和预防中心(CDC)制订的1996指南推荐，妊娠35~37周筛查GBS定植情况。推荐对细菌定植的孕妇和具有其他高危因素的孕妇，至少在分娩前4小时开始至分娩期应用抗生素治疗。采用CDC的GBS预防指南，社区GBS早发型败血症发病率已经减少65%。目前，根据指南处理后，没有证据表明，非GBS早发型败血症发病率增加。

结膜炎

在出生后最初几周，新生儿可能出现结膜感染。出生后立即使用0.5%红霉素眼药膏是新生儿标准护理的一部分。在出生后第1周，结膜炎通常表现为双侧结膜充血、眼部分泌物流出。结膜红斑有助于鉴别结膜炎和泪道阻塞，后者是导致新生儿眼部分泌物的常见原因。

沙眼衣原体和淋病奈瑟菌是新生儿结膜炎最常见的致病原因。妊娠期治疗孕妇感染可降低新生儿感染风险。淋菌性结膜炎可产生脓性分泌物，引起失明等严重并发症。如果怀疑感染并想确定适当的治疗方式，应对分泌物进行革兰染色和微生物培养。患沙眼结膜炎的婴儿可能发展成衣原体肺炎，认识到这点很重要。衣原体肺炎常出现在出生后6周内，表现为呼吸急促、咳嗽。新生儿淋菌性结膜炎应静脉或肌肉注射三代头孢菌素，如头孢曲松，治疗7天。沙眼衣原体结膜炎患者可口服红霉素治疗14天。

病毒感染

许多病毒感染可导致新生儿疾病。感染可能在宫内或分娩时获得。当怀疑先天性病毒感染时，应检查抗体滴度和微生物培养。许多病毒[包括巨细胞病毒(CMV)、水痘和细小病毒]和寄生虫，如弓形虫等，与先天感染有关。根据不同病因，出生时表现明显不同。疱疹病毒和肠道病毒感染可出现急性呼吸衰竭和(或)休克。肝炎和凝血功能障碍往往出现在病毒性败血症患者中，尤其是在疾病过程中，早于器官损伤出现时，更应高度怀疑病毒性感染。在多数诊断为单纯疱疹病毒性脑炎或败血症的新生儿中，产妇无单纯疱疹病毒(HSV)感染史。阿昔洛韦常用于治疗疱疹病毒感染，如单纯疱疹病毒、水痘病毒等。

分娩时母婴传播是乙型肝炎病毒(HBV)传染的最有效方式。母亲乙肝表面抗原(HBsAg)和乙肝e抗原(HBeAg)均呈阳性时，80%~90%的婴儿在分娩时会被感染，而且90%将成为慢性乙型肝炎病毒携带者。如果HBeAg阴性，感染概率下降25%，如果HBeAb存在，感染概率下降12%。HBsAg阳性者的婴儿在出生12小时内应接受乙型肝炎免疫球蛋白(HBIg)和乙型肝炎疫苗治疗。如果分娩时母亲感染情况不明，则新生儿应在出生后12小时内接受疫苗注射。根据AAP红皮书指南，如果新生儿体重超过2kg，乙型肝炎免疫球蛋白可以最多推迟到生后7天，待产妇情况确定后应用。早产儿对疫苗免疫反应不可靠，因此在体重小于2kg的患儿中，不应推迟乙型肝炎免疫球蛋白治疗。新生儿暴露后适当的预防可以防止95%的暴露传染。

目前，人类免疫缺陷病毒(HIV)围产期感染几乎占美国儿童新发感染的全部。如果HIV阳性孕妇妊娠期间未接受抗反转录病毒治疗，围产期传播风险是13%~39%。一项在妊娠和分娩期间应用齐多呋定的研究显示，新生儿分娩后继续治疗6周，能使感染率减少60%。目前推荐HIV呈阳性的妇女，除了接受对所有HIV阳性患者抗反转录病毒的标准治疗，还应接受齐多呋定预防治疗。如果新生儿出生后7天内确认HIV宫内暴露，应开始齐多呋定治疗，同时行HIV DNA聚合酶链式反应检查。

糖尿病产妇的婴儿

在美国，每年有50 000~100 000例婴儿由糖尿病产妇分娩。糖尿病产妇的婴儿(IDM)患先天性畸形、巨大儿、产伤及RDS、真性红细胞增多症、低血糖等产后并发症的风险增加。随着产科监测及新生儿护理的改进，过去几十年中，围产儿死亡率明显下降。随着死胎、围产期窒息和RDS减少，先天性畸形成为糖尿病产妇分娩婴儿围产期死亡和较高发病率的最重要原因。

研究表明，与非糖尿病产妇的新生儿相比，糖尿病产妇分娩的婴儿出生时结构畸形风险增高2~8倍。糖尿病产妇所分娩婴儿最常见的畸形有神经管缺陷、冠心病、肾功能异常及泌尿生殖系统异常。畸形确切发病机制尚不清楚，但已提出了各种机制，包括花生四烯酸和(或)肌醇水平改变、自由基损伤及基因表达改变等。结构畸形风险显然与妊娠前3个月血糖控制不佳有关。因此，在妊娠前必须开始严格控制血糖水平，以减少发生结构畸形的风险。

糖尿病母亲所分娩的婴儿代谢变化与妊娠晚期血糖控制水平紧密相关。孕妇血糖水平升高导致胎儿血糖水平升高，从而使胎儿产生高胰岛素血症。胰岛素是一种生长因子，对胰岛素异常暴露会导致巨大儿。分娩后，高胰岛素状态仍然存在，但经胎盘转运葡萄糖的过程中止；因此，新生儿有发生低血糖的风险。糖尿病母亲分娩的婴儿出生后应密切监测，确保所需葡萄糖量。严重和(或)延长低血糖可引起发育中的大脑明显损伤。孕中期和晚期血糖控制不佳会增加巨大儿、新生儿低血糖的风险。此外，其他常见代谢紊乱有低钙血症和低镁血症。

糖尿病产妇所分娩的婴儿患RDS风险增加。妊娠期糖尿病时，肺泡表面活性物质产生比正常妊娠晚。真性红细胞增多症发生速度更快。红细胞数量增多，相应的高胆红素血症发生风险也增加。高血糖和高胰岛素血症导致胎儿产生分解代谢状态，氧消耗增加。红细胞生成是胎儿缺氧的反应。

非对称性肥厚型心肌病在糖尿病产妇分娩的婴儿中较常见。心肌病可能无症状，仅在胸片上看到心影增大，临床症状也可以很明显，通常与左心室流出道梗阻和(或)心室充盈不良及心输出量导致的室间隔肥厚有关。随着时间的推移，心肌肥厚可缓解，唯一可行的治疗是支持治疗。

胎儿宫内生长受限

胎儿宫内生长受限(IUGR)描述了产前超声检查发现的胎儿生长方式异常和胎儿生长迟缓。头围是大脑发育的一个标志，如果其正常，则生长受限属于不匀称型。IUGR是指子宫内的生长，IUGR新生儿可能或可能不小于胎龄儿(SGA)(SGA定义不同，以往定义为出生时小于相同胎龄儿的第十个百分位数)。源于胎儿(染色体异常、胎儿性别、遗传、TORCH感染)、胎盘(脐带异常植入或插入、子痫前期、胎盘功能不全)或孕妇(慢性疾病如糖尿病、系统性红斑狼疮或发绀型心脏病；吸烟；子宫解剖异常；孕期体重增加)的一系列因素可导致IUGR，约40%IUGR病因不明，有时会进行CMV、弓形虫检查，从而确定感染原因。然而，鉴于IUGR特发性病例数不胜数，在没有查体或影像学检查结果提示先天性感染的情况下，对新生儿仅行微生物培养的意义遭到质疑。IUGR胎儿产前处理受宫内死胎和围产期窒息风险增加的影响，但仍需要考虑出生时胎龄是早产生长受限婴儿结局的主要决定因素。目前，低出生体重和成年后2型糖尿病、高血压、冠状动脉疾病之间的相关性引人注目。

畸形儿

据估计，新生儿严重先天性畸形发生率为2%。虽然产前诊断使许多先天性出生缺陷或疾病能够早期诊断，但是仍然有很多疾病很难或不可能发现。畸形特征和结构异常可能很明显，也可能很轻微，只有通过仔细观察才能确定。每个新生儿都要进行全面检查，确定病理特点、遗传异常或特殊症状与疾病。

如果存在显著异常，有必要将新生儿转诊到有临床遗传学家或畸形学家进行评估的医疗中心。在过去十年中，我们对人类遗传学理解有了显著进展，明显提高了我们识别导致无数疾病和症状的遗传缺陷方面的能力。此外，每年对多因素疾病的了解越多，越能提高对患者正确诊断的概率。遗传学家可以帮助识别家族相关因素、暴露史、产前病史，直接深入而有针对性地对新生儿行放射学和细胞遗传学检查。在完成完整的评估前，最好避免做出诊断结论（如一个特定综合征或序列）。一个未知缺陷或综合征对父母情绪的影响不容忽视，错误信息只能阻碍其接受过程（表22-1）。

表22-1 发育缺陷的咨询

目前异常的描述
病因（如果已知的话）
预后标志
直接选择的讨论
可能必要的治疗
潜在复发
遗传模式（如果已知的话）
可以预期的晚期并发症
死亡患儿尸检结果
详细回答问题
家庭情感支持

Modified and reproduced, with permission, from Pernoll ML, King CR, Prescott GH. Genetics in obstetrics and gynecology. In: Wynn RM (ed). *Obstetrics and Gynecology Annual: 1980*. Vol 9. New York, NY: Appleton-Century-Crofts; 1980, p. 31.

Allan WC, Sobel DB. Neonatal intensive care neurology. *Semin Pediatr Neurol* 2004;11:119–128. PMID: 15259865.

American Academy of Pediatrics. *AAP 2003 Red Book: Report of the Committee on Infectious Diseases*. 26th ed. Elk Grove, IL: American Academy of Pediatrics; 2003.

Baltimore RS, Huie SM, Meek JI, et al. Early-onset neonatal sepsis in the era of group B streptococcal prevention. *Pediatrics* 2001;108:1094–1098. PMID: 11694686.

Berseth CL, Bisquera JA, Paje VU. Prolonging small feeding volumes early in life decreases the incidence of necrotizing enterocolitis in very low birth weight infants. *Pediatrics* 2003;111:529–534. PMID: 12613322.

Bin-Nun A, Bromiker R, Wilschanski M, et al. Oral probiotics prevent necrotizing enterocolitis in very low birth weight neonates. *J Pediatr* 2005;147:192–196. PMID: 16126048.

Boloker J, Bateman DA, Wung JT, et al. Congenital diaphragmatic hernia in 120 infants treated consecutively with permissive hypercapnia/spontaneous respiration/elective repair. *J Pediatr Surg* 2002;37:357–366. PMID: 11877648.

Centers for Disease Control and Prevention. National Center for Health Statistics. http://www.cdc.gov/nchs/. Accessed May 2010.

Cifuentes J, Bronstein J, Phibbs CS, et al. Mortality in low birth weight infants according to level of neonatal care at hospital of birth. *Pediatrics* 2002;109:745–751. PMID: 19986431.

Clark RH, Kueser TJ, Walker MW, et al. Low-dose nitric oxide therapy for persistent pulmonary hypertension of the newborn. *N Engl J Med* 2000;342:469. PMID: 10675427.

Dempsey EM, Barrington KJ. Short and long term outcomes following partial exchange transfusion in the polycythemic newborn: a systematic review. *Arch Dis Child Fetal Neonatal Ed* 2006;91:F2–F6. PMID: 16174666.

Hëller G, Richardson DK, Schnell R, et al. Are we regionalized enough? Early-neonatal deaths in low-risk births by the size of delivery units in Hesse, Germany 1990–1999. *Int J Epidemiol* 2002;31:1061. PMID: 12435785.

Khan N, Khazzi S. Yield and costs of screening growth-retarded infants for TORCH infections. *Am J Perinatol* 2000;17:131–135. PMID: 11012137.

Kunz AN, Noel JM, Fairchok MP. Two cases of Lactobacillus bacteremia during probiotic treatment of short gut syndrome. *J Pediatr Gastroenterol Nutr* 2004;38:457–458. PMID: 15085028.

Lin HC, Su BH, Chen AC, et al. Oral probiotics reduce the incidence and severity of necrotizing enterocolitis in very low birth weight infants. *Pediatrics* 2005;115:1–4. PMID: 15629973.

Martin JA, Kochanek KD, Strobino DM, et al. Annual summary of vital statistics—2003. *Pediatrics* 2005;115:619–634. PMID: 15741364.

Ment LR, Bada HS, Barnes P. Practice parameter: neuroimaging of the neonate: report of the Quality Standards Subcommittee of the American Academy of Neurology and the Practice Committee of the Child Neurology Society. *Neurology* 2002;58:1726–1738. PMID: 12084869.

Patole S. Prevention of necrotising enterocolitis: year 2004 and beyond. *J Matern Fetal Neonatal Med* 2005;17:69–80. PMID: 15804791.

Patole S, de Klerk N. Impact of standardized feeding regimens on incidence of neonatal necrotizing enterocolitis: a systematic review and meta-analysis of observational studies. *Arch Dis Child Fetal Neonatal Ed* 2005;90:F147–F151. PMID: 15724039.

Patole S, de Klerk N. Impact of standardized feeding regimens on incidence of neonatal necrotizing enterocolitis: a systematic review and meta-analysis of observational studies. *Arch Dis Child Fetal Neonatal Ed* 2005;90:F147-F151. PMID: 15724039.

Polin RA, Sahni R. Newer experience with CPAP. *Semin Neonatol* 2002;7:379–389. PMID: 12464500.

Schmidt B, Davis P, Moddemann D, et al. Trial of Indomethacin Prophylaxis in Preterms Investigators. Long-term effects of indomethacin prophylaxis in extremely-low-birth-weight infants. *N Engl J Med* 2001;344:1966–1972. PMID: 11430325.

Toby Study Group. Whole body hypothermia for the treatment of perinatal asphyxial encephalopathy: a randomized controlled trial. *BMC Pediatr* 2008;8:17. PMID: 18447921.

Tsao K, Lally KP. Surgical management of the newborn with congenital diaphragmatic hernia. *Fetal Diagn Ther* 2011;29:46–54. PMID: 20926849.

Van Meurs K. Is surfactant therapy beneficial in the treatment of the term newborn infant with congenital diaphragmatic hernia? *J Pediatr* 2004;145:312–316. PMID: 15343181.

Wunsch H, Mapstone J, Takala J. High-frequency ventilation versus conventional ventilation for the treatment of acute lung injury and acute respiratory distress syndrome: a systematic review and Cochrane analysis. *Anesth Analg* 2005;100:1765–1771. PMID: 15920211.

（崔洪艳 译）

第23章 产科危重症

Nathan S. Fox, MD
Johanna Weiss Goldberg, MD
Ramada S. Smith, MD

危重症医学逐渐成为妇产科医师感兴趣的领域。妊娠并发症,如休克、血栓栓塞、急性呼吸窘迫综合征(ARDS)和凝血功能障碍可显著增加发病率,同时这些疾病的诊治也会受到许多妊娠期特有生理改变的影响。本章提供了解决一些常见临床问题的基本方法,这些临床问题往往需要复杂的多学科治疗和有创血流动力学监测。

肺动脉导管插入术

通过肺动脉导管可以对心肺功能疾病进行全面监测,因此该方法成为临床医师主要辅助手段。导管可同时监测中心静脉压(CVP)、肺动脉压(PAP)、肺毛细血管楔压(PCWP)、心输出量和混合静脉血氧饱和度。肺动脉导管是7F三腔聚氯乙烯导管,尖端有一个球囊和热稀释心输出量传感器。当球囊放气时,远端端口用于测量PAP,当球囊充气时,远端端口则用于测量PCWP。近端管腔到球囊顶端距离长30cm,用于测量CVP及输入液体和药物。这两个端口都可以取血。血氧定量导管有2个光学纤维,通过反射分光光度法连续监测混合静脉血血氧饱和度。

插管技术

将16G导管插入颈内静脉或锁骨下静脉(图23-1)。颈内静脉相关解剖学标志见图23-2。导丝随导管进入血管内,然后将16G导管鞘移除。将肺动脉导管沿导丝插入指定部位,然后抽出导丝。中心静脉与肺动脉端口连接到压力转换器,可显示各心房、心室不同波形(图23-3)。当导管在上腔静脉时,球囊内充满1~1.5mL气体,将导管推入肺动脉主干。表23-1显示从不同插入点插入后导管必须前移的距离。血液从肺动脉主干流经导管进入肺动脉分支并记录PCWP。

确认PCWP数值可靠性的标准:①利用X线确认导管放置位置;②左心房特异性波形;③PCWP平均值低于PAP平均值;④PCWP波形基线可随吸气和呼气的呼吸变化而发生波动;⑤与动脉血相比,血液标本可显示出较高的氧气压力和较低CO_2压力。

在球囊放气后,肺动脉波形可再次出现。当通过光纤导管发现混合静脉血氧饱和度突然增加至95%或以上时,可证明PCWP的可靠性。

有创监测的适应证

根据美国妇产科医师协会建议,在发生以下产科危重情况时,有创血流动力学监测可以为临床提供有用的信息:

- 休克(感染性、出血性、心源性或原因不明的休克)。
- 肺水肿[如重度妊娠高血压(PIH)、充血性心力衰竭(CHF)、原因不明或难治性肺水

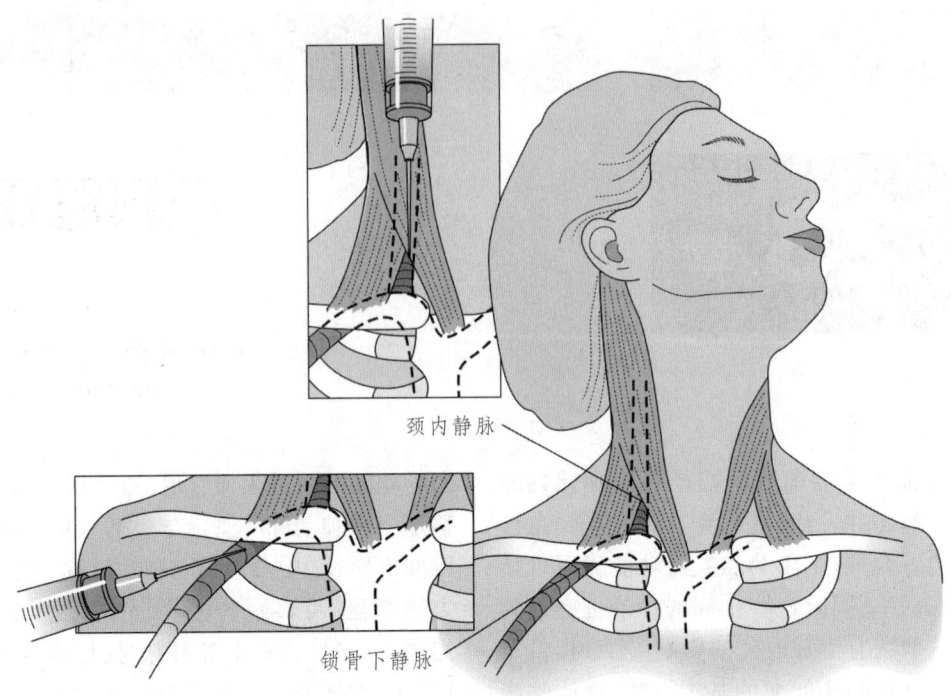

图 23-1 经右颈内静脉和锁骨下静脉血管通路行右心导管插管的比较。

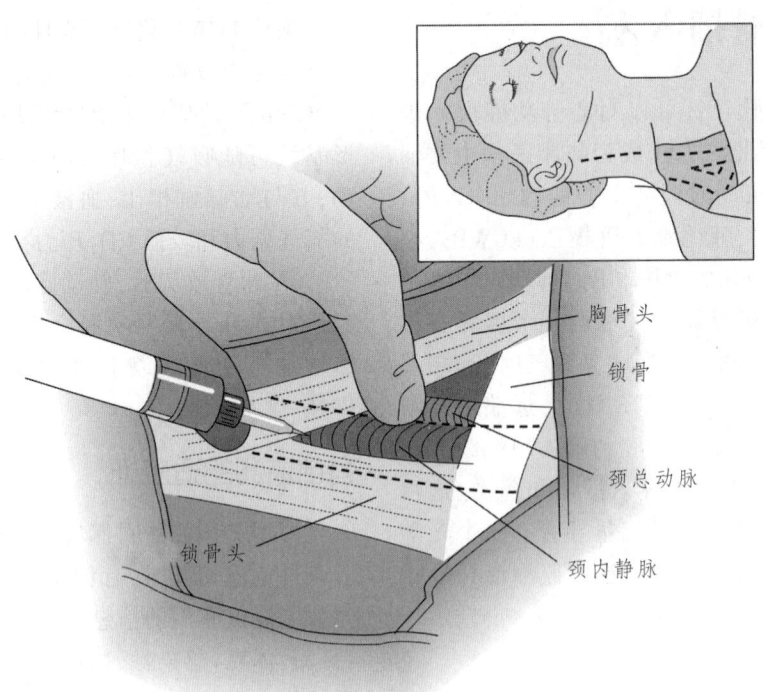

图 23-2 与经颈内静脉通路行右心导管插管相关的重要解剖标志。

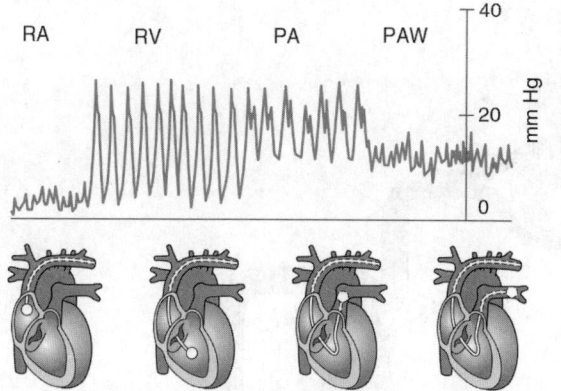

图 23-3 在放置肺动脉导管时观察到的波形变化。RA,右心房;RV,右心室;PA 肺动脉;PAW,肺动脉楔压 (Reproduced, with permission, from Rosenthal MH. Intrapartum intensive care management of the cardiac patient. Clin Obstet Gynecol 1981;24:796.)

肿)。
- 重度妊娠高血压并发持续性少尿,对补液治疗无效。
- 呼吸窘迫综合征。
- 严重的心脏疾病。

使用肺动脉导管监测血流动力学参数

在心动周期的舒张期,左心室、左心房和肺血管床基本上成为一个普通的腔室(图23-4)。在正常心血管系统中,左心室舒张末压(LVEDP)、左房压和PCWP在本质上可以互换。当LVEDP大于15mmHg时,PCWP与LVEDP之间会出现差距。在临床治疗中,PCWP可以相当精确地反映LVEDP指数,特

表 23-1 不同肺动脉导管插管部位距右心房的距离

静脉	距右心房的距离[1](cm)
颈内静脉	15
锁骨下静脉	15
右肘静脉	40
左肘静脉	50
股静脉	30

[1] 自右心房至肺动脉的距离为 8~15cm。

别是当出现"a"波形时(该波形由左心房逆行收缩引起)。出现二尖瓣或主动脉瓣膜病变时,上述关系发生改变。

心输出量

利用肺动脉导管顶端的热遥感设备,采用热稀释法可快速测定心输出量。将5mL 5%葡萄糖溶液从导管中央静脉端口注入,使其流过距离恒定。室温下使用此方法可以尽可能减少由于温度不准确和导管变热造成的数据错误。热敏电阻可检测肺动脉温度变化。心输出量与温度降低成反比,可通过平面模型或计算机计算。差值在10%以内的三个测定值的平均值可以用来计算心输出量。

全身血管阻力

全身血管阻力(SVR)表示全部阻碍血液向前流经人体血管树的阻力。其计算方法如下:

$$SVR = \frac{[(MAP-CVP)] \times 80}{CO}$$

妊娠期间,此参数通常在800~1200 dyn·s/cm^{-5}范围内。根据不同临床情况,在正常血压下(如感染性休克),会根据需要来增加或减少SVR。在感染性休克中,无论血压正常或降低,SVR均维持在非常低的水平。为了维持重要器官灌注,应使用血管加压药来增加SVR。

肺毛细血管楔压

PCWP为心肺功能的2个重要参数提供重要信息:①肺静脉压力,决定肺充血的主要因素;②左房和左室充盈压力,可通过该压力绘制心室功能曲线。

只有在无明显心肌功能障碍时,肺毛细血管楔压才可以通过监测CVP来准确评估。测量PCWP比单独测量CVP更有优势。左、右心室功能出现不同可见于心肌梗死、心脏瓣膜病、败血症和重度妊高征等情况中。在这些情况下,依靠单独监测CVP所得结果进行液体治疗可能会出现不良预后。此外,心输出量和

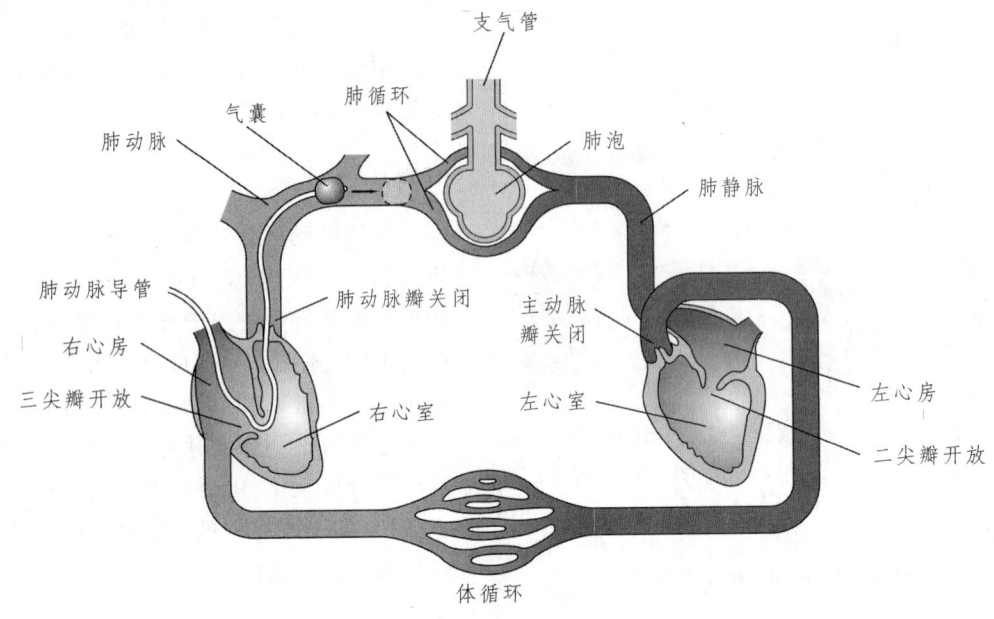

图 23-4 舒张期肺毛细血管楔压（心室舒张期）。

混合静脉血氧压力不能单纯依靠 CVP 导管来确定。

心室功能曲线

心肌功能可通过左心室功能曲线来评价（例如 Frank-Starling 公式）。心输出量和 PCWP 可用于绘制心室功能曲线，即心室搏动指数/平均心房压或左室舒张末压（通常是 PCWP）。左心室搏动指数计算公式如下：

LVSWI = SVI × (MAP−PCWP) × 0.0136

[LVSWI=左心室搏动指数$(g-m/m^2)$；SVI=心搏量指数$[mL/(beat \cdot m^2)]$；MAP=平均动脉压(mmHg)；PCWP=肺毛细血管楔压(mmHg)]。

心室功能曲线反映心血管功能状态，指导正性肌力和血管活性药物的应用。心室功能曲线对心肌收缩力的评估可让临床医师获得危重患者准确的心脏充盈压力和心搏出量指数。治疗效果（如利尿剂、抗高血压药物或扩容药物）可以通过功能曲线进行评估。正常情况下，充盈压力小幅度增加伴随快速心搏出量增加。缺氧或心肌抑制等不利条件可使曲线向右和向下移动，因此在较高充盈压力下，可以看到较低的心搏动指数。

混合静脉血氧饱和度

混合静脉血氧饱和度（SvO_2）反映组织氧摄取情况，该参数受心输出量、血红蛋白浓度、动脉血氧饱和度和组织氧耗量影响。SvO_2 为 60%~80%，通常提示正常氧供给和组织需求相符。SvO_2>80% 提示氧供增加和氧耗减少。这种情况可能发生在接受吸氧治疗的低温或脓毒血症患者中。高 SvO_2 也证明肺动脉导管为楔入状态。低 SvO_2（<60%）提示氧供减少和氧耗增加，这种情况可能是由贫血、心输出量降低或动脉血氧饱和度降低造成的。

测量 SvO_2 可反映组织氧供和氧耗指数，从而连续监测心肺储备能力。输注血管活性药物、容积负荷或减少后负荷都会引起 SvO_2 显著改变。虽然很多重症监护病房采用直接单独测量心输出量的方法，但该参数不是总能准确反映组织氧合情况。例如，正常心输出量也许无法满足恶性高热或甲状腺危象情况下的氧供需求。

孕妇氧消耗

混合静脉血氧饱和度监测结果可用于动脉血气分析,从而为产科危重症患者的代谢状况提供有用的信息。妊娠期间,平静状态下孕妇氧消耗逐步增加。偶尔,临床医师需要特别注意危重孕妇或呼吸窘迫综合征患者的代谢状态。心动过速或发热等情况会使氧耗增加,应尽量避免上述情况发生。

$$CO = \frac{VO_2}{AvO_2 diff.} \times 100$$

Fick 公式:在已知心输出量(CO)和全身动静脉氧气(AvO_2)浓度差的情况下,该公式提供了一种计算氧耗(VO_2)的方法。AvO_2 的差值可通过肺动脉导管动脉血液氧含量减去不饱和混合静脉血氧含量来计算。例如,患儿心输出量减去 5mL AvO_2 的差值,可得出氧耗量(VO_2)为 300mL。

6000mL/min×5mL/100mL 血液
VO_2 100=300mL/min

通过理解上述关系,临床医师能更好地掌握如何使用生理变量来解释危重症患者的血流动力学和肺功能情况。

胶体渗透压

血浆胶体渗透压(COP)是用于危重症患者的另一种测量方法(表23-2)。血浆胶体渗透压是由血管内控制液体特定血浆蛋白所产生的。白蛋白占血浆渗透压的 75%,其余部分来自球蛋白和纤维蛋白原。在狗实验中证明,血浆蛋白医源性减少会导致肺水肿并小幅度增加左心房压力。随后在人类研究中发现,肺水肿患者存在正常或轻度 PCWP 增高。从这些研究中发现,COP-PCWP 梯度变化有重要意义。当 COP-PCWP 梯度小于 4mmHg 时,肺水肿可能性增加,但并不是所有患者都会发展为肺水肿。在正常左心房充盈压下,患者 COP 及 COP-PCWP 梯度测定对预测肺水肿发生有重要作用。

在妊娠妇女的研究中已经证实,在某些极易产生肺水肿的情况下,患者 COP 值较低(如低血容量休克、重度妊高征、长期保胎治疗和肺水肿)。

并发症

与肺动脉导管放置相关的最常见并发症是心律失常。更严重的并发症包括肺梗死、血栓栓塞、球囊破裂导致空气栓塞、肺动脉或瓣膜破裂、导管打结、感染、动脉刺破、气胸和肺出血。表 23-3 总结了肺动脉插管所致并发症的发生率。

心律失常

当导管尖部进入右心室时,可出现短暂室

表 23-2 妊娠期血浆胶体渗透压

	血压正常(mmHg)	高血压(mmHg)
产前(足月)	22.4 ± 0.5	17.9 ± 0.7
产后(24 小时内)	15.4 ± 2.1	13.7 ± 0.5

表 23-3 肺动脉导管的并发症

并发症	发生率(%)
早产儿心室收缩	15~27
动脉穿刺	8
浅表性蜂窝织炎	3
血栓栓塞	?
气胸	1~2
气囊破裂	<1
肺梗死/缺血	1~7
肺动脉破裂	<1
导管打结	<1
导管相关败血症	1

性早搏，通常会在导管进入肺动脉后缓解。如果心律失常经利多卡因治疗无效（静脉注射50~100mL），则应将导管撤出心腔。

肺梗死

当导管长时间自发性向远端移动并楔入时，可能发生肺梗死。这种并发症和血栓栓塞一样，可通过定期监测PCWP和使用持续肝素化血流系统来避免。

球囊破裂

通过限制球囊充气次数和尽量每次只充气到最小需要量来避免球囊破裂的发生。球囊充气超过2mL既无必要，又有风险。为了避免肺动脉分支破裂，当发现楔形示踪时，应立即停止球囊充气。

导管打结

导管打结通常是由导管在到达右心室或肺动脉后仍前移并超过规定值10~15cm所致。在球囊仍处于充气状态时撤出导管，可能导致三尖瓣破裂或腱索断裂。

感染和静脉炎

无菌技术可避免感染和静脉炎的发生。败血症发生的高危因素可能是导管过度操作和置管时间延长。

对危重病患者进行的无创性监测

脉搏及血氧饱和度仪是一种可用于心血管疾病或肺疾病患者无创性监测的简单工具。当血氧饱和度大于60%时，脉搏血氧饱和度仪可以正确反映患者的血氧饱和度。影响脉搏血氧饱和度仪准确性的不利因素包括运动、外周血管收缩、低血压、贫血、低体温、血管内染色和指甲油。

产科休克

休克也可被定义为氧供给和需求之间的失衡，其最根本的原因是由于异常血流灌注所导致的机体各组织供氧显著减少。在产科，这种减少往往是由出血、败血症或心力衰竭所致。在所有休克状态下，人体可利用交感神经系统，通过生理性代偿方式，包括心动过速和周围血管收缩来尽最大可能保证大脑和心脏血液灌注。当这些代偿机制失效时，将会导致以无氧代谢为主的代谢方式，产生乳酸性酸中毒，从而对孕妇和胎儿造成潜在破坏。心源性休克可能发生在患有心律失常、先天性心脏病、围产期心肌病和充血性心力衰竭的孕妇中。下面我们将重点讨论其中2种与产科有关的休克综合征，常与产科出血和感染有关。

低血容量性休克

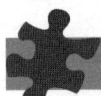
诊断要点

▶ 近期有急性失血或过度利尿病史。

▶ 低血压、心动过速、呼吸急促和少尿，继而导致精神状态改变。

▶ 红细胞压积急剧下降（由出血导致）。

发病机制

在美国，低血容量性休克是导致孕产妇死亡的重要原因，通常与产科出血有关。很多导致机体严重失血的情况，包括异位妊娠破裂、胎盘早剥、前置胎盘、胎盘植入、子宫破裂、子宫收缩乏力或子宫倒转术、外科手术、产科裂伤或稽留流产等，均可导致失血性休克。

正常妊娠期间，血容量增加至约1500mL。孕期激素水平改变促使血容量增加，而血容量增加可以在一定程度上减轻围产期出血所带来的危害。在急性出血期，机体通过血流动力学改变、血容量改变和激素调节机制来代偿血容量减少。

交感神经系统激活可促使血流动力学发生改变。这些变化包括小动脉阻力血管收缩、静脉容量血管收缩和外周器官血液重新分配，从而保证心、脑有充分血流灌注。

血容量改变表现为血管外液体向血管内转移。转移速度取决于血容量缺失的程度。

如果以上这些调节机制不足以重建循环功能，那么其他代偿机制，如分泌抗利尿激素(ADH)、皮质醇、醛固酮和儿茶酚胺将会发挥作用。抗利尿激素、皮质醇、醛固酮可导致水钠潴留，从而减少血液向肾脏分布并减少尿量。

这些维持内环境稳态的作用机制有助于保证各组织足够的血流灌注，直到25%~30%的循环血容量丢失。组织灌注和氧合不足将导致机体产生无氧代谢和酸中毒。长时间血管收缩，可产生由毛细血管损伤或漏出所导致的周围脉管系统失代偿。通过观察妊娠期间血流量的调节作用，我们发现子宫动脉对胎儿胎盘血液灌注的自动调节能力有限。因此，子宫胎盘血流量主要取决于孕妇的心输出量。

临床表现

失血性休克的临床表现主要取决于失血量和失血速度。当失血不多时，休克的体位性症状和体征可能被妊娠期特有的高血容量所掩盖。此外，由于孕妇通常年轻、体健，对大量失血的耐受能力明显强于其他患者。因此，在出现休克症状和体征前，可能已经有大量失血。显著低血压和心动过速提示可能出现休克。仔细查体会发现，许多器官存在组织灌流减少，包括心脏、脑、肾脏、肺和皮肤。精神状态改变、眩晕、大汗、四肢湿冷以及脉搏细数都是失血性休克的典型症状。少尿(<30mL/h)、CVP<5cmH$_2$O(1cmH$_2$O=0.098kPa)、PCWP<5mmHg，均与血流量显著减少有关。胎儿胎心监护可能表现为心动过缓或晚期减速。

鉴别诊断

低血容量性休克应与败血症或心力衰竭导致的休克综合征相鉴别。失血性休克通常有明确的出血病史。因为休克可能影响多个器官系统，因此必须找出休克病因。脓毒性休克患者往往伴随发热、异常白细胞计数和感染的临床证据。心源性休克可能会在临床和影像学检查中发现肺充血或既往心脏病病史。

并发症

电解质失衡、酸中毒、急性肾小管坏死、应激性胃溃疡、肺水肿和ARDS(成人呼吸窘迫综合征)是失血性休克的常见并发症。在产妇中，心肌梗死是一种非常罕见的并发症。

治疗

失血性休克的治疗主要为补充血容量和加强心脏功能。必须纠正出血的原因。对于子宫收缩乏力者，当按压子宫和催产素治疗无效时，可换用甲基麦角新碱(0.2mg肌内注射)、前列腺素(0.25mg肌内注射)或米索前列醇(1000μg直肠给药)。持续子宫出血可能需要结扎子宫动脉、髂内动脉，甚至切除子宫。输血和补液量应由中心静脉压和尿量来决定，极少需要行肺动脉导管插入术。抗休克裤可促进汇聚在机体下半身的血流返回至中央循环，从而改善心输出量和器官灌注。吸氧会减少组织缺氧和胎儿酸中毒。

晶体溶液大量快速输注可作为暂无血液制品输注前纠正休克的一个替代方法。通常情况下，可尽快静滴1~2L乳酸林格溶液。与生理盐水相比，由电解质组成的乳酸林格溶液更接近血浆成分，而且其能将乳酸代谢成为碳酸氢盐，对机体酸中毒起到了一定的缓解作用。

美国国立卫生研究院制订了围术期输血指南。失血性休克的初始治疗包括晶体液或胶体液的交替输注，以减少输血导致的血液传播性疾病或输血反应。围术期是否应输注红细胞,不能仅根据"血球比容在30%以上",因为目前尚缺乏支持其实用性的证据。在决定是否输注红细胞时,还应考虑到其他因素,如患者年龄、血流动力学状态、估计失血量和内科或产科并发症。如果需要大量输注红细胞,则须注意及时纠正电解质失衡、酸碱平衡异常、体温过低以及血小板和凝血因子稀释,因此需要配合输注其他血液制品。

随着商用丙型肝炎检测方法的普及,因输血获得肝炎的风险已经明显减少。该实验利用酶联免疫吸附试验(ELISA)定性检测人血浆或血清中丙型肝炎病毒抗体。ELISA试验在低发病率人口中的特异性为99.84%。当血液中反复存在抗丙肝抗体时,应采用重组免疫印迹法作为补充检测。

详细记录每日体重变化,有助于判断静脉输入量或尿量之间的液体平衡。少尿患者可通过静脉低剂量注射多巴胺[2~5μg/(kg·min)]来改善肾灌注。无论患者PCWP正常或增加,对于有长期少尿的患者应给予利尿剂(如0.5~1mg布美他尼静脉注射,不超过10mg/d)。

血液检测应包括全血细胞计数、血电解质、肌酐、动脉血气分析和凝血功能。尿液分析也很重要。胸片和心电图检查也是必需的。可以从血库获得血型和交叉配血,静脉输注符合的血制品。静脉输注1~2安瓿碳酸氢钠(50~100mEq),可纠正酸中毒(pH值<7.20)。血细胞压积反映急性失血量状态。基本血液检测[凝血酶原时间(PT)、部分血栓形成时间(PTT)、纤维蛋白原、血小板]对评估凝血功能异常有重要作用。

预后

孕妇和胎儿存活率与患者失血量及休克时间有直接关系。如果失血量和血容量恢复时间控制在合理范围内,则患者预后良好,而且不发生相关并发症。此外,胎儿血流量的恢复可能会晚于孕妇。

感染性休克

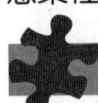

诊断要点

▶ 近期住院或手术史。

▶ 细菌培养证实有盆腔或腹部感染。

▶ 体温波动、精神错乱、低血压、少尿、心肺功能衰竭。

发病机制

感染性休克是一种继发于菌血症的危重疾病,美国妇产科医师学会将脓毒性休克定义为有低血压的脓毒症,经充分补液治疗后仍存在灌注异常,灌注异常包括(但不限于)乳酸性酸中毒和少尿。在产科患者中,菌血症的发病率为0.7%~10%。尽管大部分感染由革兰阴性细菌引起,但感染性休克也可能由其他细菌、真菌原虫或者病毒感染所致。产科感染性休克最常见的病因是术后子宫内膜炎(85%)。其他相关情况包括产前肾盂肾炎、感染性流产和绒毛膜羊膜炎。

脓毒症导致全身性炎症反应,不仅能引发感染,也可引发非传染性疾病,如创伤和胰腺炎。有证据表明内毒素是革兰阴性菌产生脓毒性休克的发病机制。大肠杆菌可导致25%~50%的感染性低血压,克雷伯菌、肠杆菌属、沙雷菌属、变形杆菌属、假单胞菌、链球菌、消化链球菌属、葡萄球菌、梭菌属、梭状芽孢杆菌、拟杆菌等其他细菌也可诱发。虽然已知的发病机制可以解释多系统功能异常产生的原因,但是革兰阴性内毒素理论不能解释革兰阳性菌引发的休克。

内毒素位于革兰阴性细菌细胞壁上,是一种复杂的脂多糖。脂质是内毒素活性成分,与凝血、纤维蛋白溶解、补体、前列腺素和激肽系

American College of Obstetricians and Gynecologists. *Postpartum Hemorrhage*. ACOG Practice Bulletin No. 76. Washington, DC: ACOG; October 2006.

统启动和激活有关。激活的凝血和纤溶系统导致消耗性凝血功能障碍。补体激活导致释放白细胞调节因子,从而引起血管内皮损伤、血小板聚集、凝血级联反应增强和肥大细胞脱颗粒并释放组胺。组胺会引起毛细血管通透性增加、血浆体积减小、血管舒张和低血压。缓激肽和内啡肽释放也会导致全身性低血压。感染性休克早期阶段包括低 SVR、高心输出量和相对血容量减少。晚期休克或冷休克随后会出现内源性心肌抑制因子,目前尚未分离。在缺少加压剂时,心肌抑制因子会导致心输出量减少和持续性低 SVR。最近研究表明,在感染性休克中,肿瘤坏死因子(TNF)有心肌抑制作用。在内毒素作用下,单核细胞、巨噬细胞在 40 分钟内即可产生这种 17-kDa 的多肽。直接将 TNF 注射到动物体内,可诱发与内毒素休克一样的变化。其他可能的因子包括白介素(IL)-1、IL-6、IL-8、干扰素 γ 和粒细胞刺激因子。

临床表现

症状和体征

感染性休克分为三个阶段:休克前期、早期休克(热休克)和晚期休克(或冷休克)。在休克前期,患者表现为呼吸急促、呼吸性碱中毒(轻度呼吸性碱中毒常见于正常妊娠中),机体处于一个适度的高动力学状态,包括心输出量增加、SVR 降低和血压正常。在此阶段进行有效治疗,效果最佳。在早期休克阶段,机体处于一种更高的动力学状态,出现血压下降(收缩压< 60mmHg)和 SVR 显著降低(<

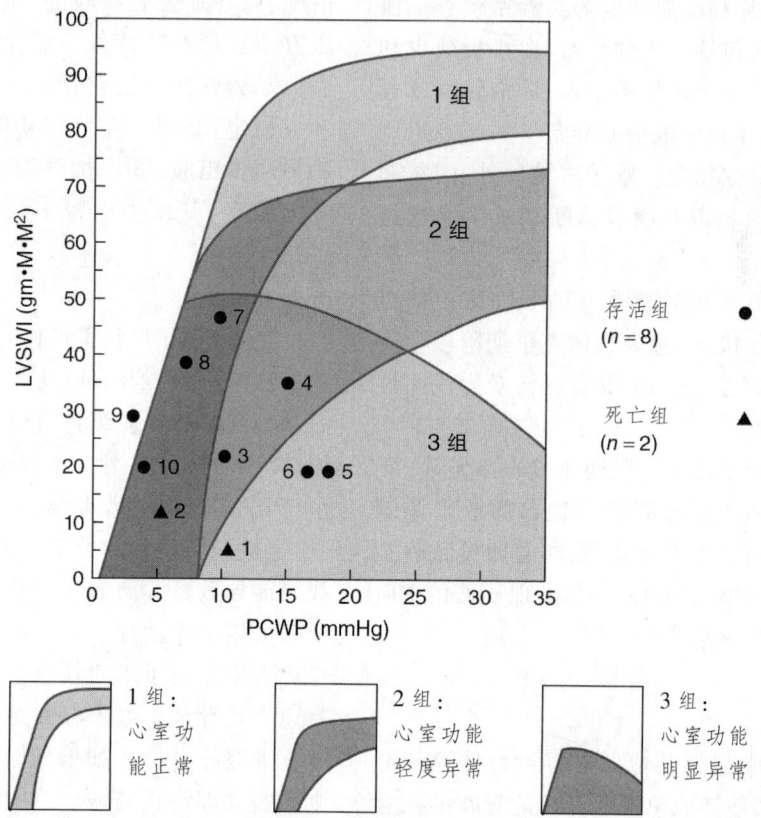

图 23-5 10 例败血症性低血压孕妇左心室功能。LVSWI,左心室搏出功指数;PCWP,肺毛细血管楔压。(Reproduced, with permission, from Lee W, Clark SL, Cotton DB, et al. Septic shock during pregnancy. *Am J Obstet Gynecol* 1988;159:410.)

400dyn·s/cm⁵）。此阶段患者出现意识改变、体温不稳、动脉血压呈正弦波动等临床表现。随着情况进一步恶化，进入晚期休克阶段，交感神经系统激活并释放儿茶酚胺，强烈刺激血管收缩，促使外周组织中的血液转移到心脏和脑（冷休克）。这种代偿性的血管收缩将增加心脏做功。乳酸酸中毒、冠状动脉灌注不足和心肌抑制因子均可导致心脏功能降低（图23-5）。与母体相比，胎儿具有更强的抗内毒素作用，但是因子宫胎盘血流改变，可导致组织缺氧、酸中毒、胎盘早剥、胎儿颅内出血和胎儿死亡。

感染性休克的临床表现取决于受累的靶器官，患者最常见的死亡原因是继发于ARDS的呼吸衰竭。

实验室检查

患者应行全血细胞计数、电解质、尿常规、动脉血气、胸片和凝血功能等实验室检查。血液学检查依据包括严重的贫血、血小板减少和白细胞增多。由于机体酸中毒、体液转移或肾灌注减少，常导致血电解质异常。尿常规可用于评估肾脏受损情况。除了尿培养外，需氧菌和厌氧菌的血培养对明确诊断和抗生素选择有指导作用。

动脉血气和胸片检查有助于临床评估机体通气和氧合状态。感染性休克早期阶段会产生呼吸性碱中毒，进一步发展可转变为代谢性酸中毒。

心电图用于排除心肌梗死或心律失常。腹部影像学检查有助于排除其他盆腹腔来源的感染（如肠穿孔、子宫穿孔、输卵管卵巢脓肿）。弥散性血管内凝血（DIC）会出现显著的PT、PTT或纤维蛋白原异常。

鉴别诊断

鉴别诊断包括其他低血容量性休克和心源性休克。其他造成急性心肺功能异常的疾病包括羊水栓塞、肺血栓栓塞、心脏压塞、主动脉夹层、糖尿病酮症酸中毒。病史、体格检查和实验室检查通常可以鉴别。

并发症

根据所涉及的靶器官不同，感染性休克与很多并发症相关。除了ARDS，一些更严重的并发症包括充血性心力衰竭和心律失常。系统性低血压和缺血性终末器官损害可导致肝衰竭或肾功能不全。胎儿和产妇死亡是最严重的后果。

治疗

产科感染性休克的治疗措施在于早期诊断、对病情稳定的患者的积极治疗、去除脓毒症的潜在诱因、应用广谱抗生素治疗和治疗相关并发症。对于发热伴轻度低血压患者，快速补液治疗有效时无需进行有创性监测。在一些情况下，肺动脉导管用于指导具体的治疗措施，以在加强心肌收缩、维持心输出量和血压方面获得最佳疗效。感染性孕妇维持稳定血流动力学的方法包括：①补充血容量和内环境稳定；②根据左心室功能曲线，给予正性肌力药多巴胺；③增加外周血管收缩剂（首选肾上腺素，其次去甲肾上腺素），维持后负荷（图23-6）。

一般措施

在妊娠期间，脓毒性休克应该选用广谱抗生素治疗，如氨苄西林、庆大霉素和克林霉素。氨基糖苷类药物应维持有效血药浓度，或者采用24小时给药方案。新型抗生素，如西司他丁、万古霉素、广谱青霉素（如羟基噻吩青霉素）也被证明是有效的治疗方法。必须仔细寻找可能导致持续菌血症的感染或坏死病灶，必要时采用手术治疗。在一项研究中，产科感染性患者中需要手术切除感染病灶者占40%，所有患者均存活。如果存在绒毛膜羊膜炎，则必须立即终止妊娠。如果妊娠不是感染的原因，则无需立即终止妊娠。支持性治疗包括应用退热药物或物理降温治疗或者两者联合使用。纠正孕妇酸中毒、低氧血症和全身性低血压通常可改善胎心监护的结果。

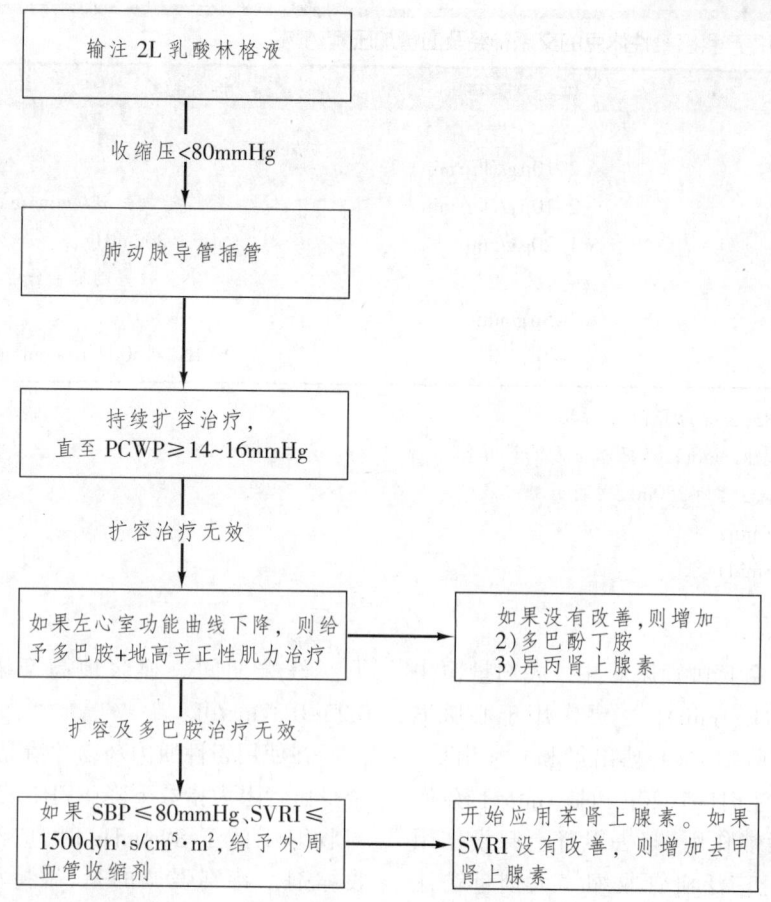

图 23-6 治疗产科感染性休克的血流动力学流程图。SVRI,全身血管阻力指数;PCWP,肺毛细血管楔压;SBP,收缩压。

心血管支持

积极治疗产科脓毒性休克必须迅速有效地改善器官低灌注、提高氧输送、纠正酸中毒。优先考虑心肺支持治疗,改善其他主要器官系统的功能。

改善产科感染性休克血流动力学的方法为补液、正性肌力药物治疗和外周血管收缩剂。补液治疗要求在大约15分钟内,输注1~2L乳酸林格液。晶体液总输入量取决于患者是否存在继发于肺水肿的低氧血症和根据PCWP估计的左心室充盈压力。

在一般情况下,根据Starling公式,当PCWP为14~16mmHg时,心肌功能最佳。开始给予正性肌力药物前,必须调节维持心脏前负荷。对于大量失血或已出现凝血功能障碍者,输血是非常重要的治疗方法。

输血和止血治疗后,若患者的休克状态仍无改善,应积极改善心肌功能和血管紧张性。正性肌力药物,如多巴胺、多巴酚丁胺或异丙肾上腺素等,是治疗产科心力衰竭、增强心肌收缩力的最佳选择(表23-4)。我们推荐将多巴胺作为治疗感染性低血压的一线正性肌力药物。多巴胺是去甲肾上腺素的前体,具有α-肾上腺素能、β-肾上腺素能和多巴胺受体刺激位点。多巴胺起始剂量为2~5μg/(kg·min),逐渐增加剂量,提高产科感染性休克患者的心输出量和血压。在低剂量输注时[0.5~5.0μg/(kg·min)],主要是通过多巴胺受体产生拟交感神经作用,导致血管舒

表23-4　用于治疗产科感染性休克的交感神经及血管加压素药物

药物	维持剂量范围[1]	治疗目标
正性肌力		
多巴胺	2~10μg/(kg·min)	心脏指数≥3L/(min·m^2)
多巴酚丁胺	2~10μg/(kg·min)	SBP≥80mmHg
异丙肾上腺素	1~20μg/min	优化左心室功能曲线
升压药		
去氧肾上腺素	1~5μg/min	
去甲肾上腺素	1~4μg/min	SVRI≥1500dyn·s/cm^5·m^2

SBP,收缩压;SVRI,全身血管阻力指数。

[1] 药物剂量为 μg/(kg·min),根据以下方法计算:

1.5mg×体重(kg)=总量加 250mL 5%葡萄糖溶液

10mL/h=1μg/(kg·min)

20mL/h=2μg/(kg·min)

张、改善肾和肠系膜血管床灌注。大剂量输注时[5.0~15.0μg/(kg·min)],主要作用于心脏β受体,增加心肌收缩力、心搏出量和心输出量。以更大剂量输注时[15~20μg/(kg·min)],会产生α-肾上腺素能作用,与去甲肾上腺素作用相似,导致全身广泛血管收缩。大剂量输注多巴胺会产生血管收缩作用,从而减少器官灌注。心室功能曲线是评价多巴胺治疗心肌效果的最好手段,必须将心脏指数保持在3L/(min·m^2)以上。

如果使用多巴胺治疗后仍无法达到满意的心室功能,那么应将另一种正性肌力药物,如多巴酚丁胺(2~20μg/kg)作为多巴胺的补充方案。多巴酚丁胺是心肌β$_1$受体激动剂,可增加心输出量,但会出现小幅心动过速。异丙肾上腺素可作为三线用药,以 1~20μg/min速度滴注。这种药主要作用于β肾上腺素受体,可增加心肌收缩力和心率。其副作用包括心室异位、心动过速和血管舒张。同时补充地高辛可增加心肌收缩力和收缩速度。地高辛负荷量为静脉滴注 0.5mg,然后每 4 小时给予0.25mg,总剂量为 1mg。静脉滴注地高辛时,需连续进行心电图监护,注意监测血清钾水平。妊娠期间,血浆地高辛浓度常维持在0.25~0.37mg/dL。

在使用正性肌力药物的情况下,如果存在全身血管阻力指数下降(SVRI<1500dyn·s/cm^5),当收缩压低于 80mmHg 时,应给予外周血管收缩剂。特别强调的是,维持后负荷是影响孕妇生存率的一个重要血流动力学指标。去甲肾上腺素[1~5μg/(kg·min)]具有 α 肾上腺素活性(可增加 SVR),是首选药物。去甲肾上腺素仅用于治疗后负荷降低及对增加容量、正性肌力药物和去氧肾上腺素治疗无效的脓毒性休克患者。该药物是一种混合肾上腺素能受体激动剂,主要影响α受体,从而导致全身血管收缩,增加 SVR。脓毒性休克的治疗主要在于稳定孕妇全身情况,妊娠期间应慎用血管收缩剂,因为在动物实验中发现,这种治疗可减少子宫血流量并导致体位性低血压。

一些研究者主张使用大剂量糖皮质激素治疗急性感染性休克,但该治疗方法缺乏临床试验证据。

较新的临床治疗方法包括糖皮质激素和抗内毒素治疗。多中心试验研究显示,应用内毒素抗体治疗非孕期脓毒症患者,可以降低患者死亡率、改善器官衰竭。

预后

在感染性休克治疗中,有许多药物治疗和外科治疗方法,产妇总死亡率大约是50%。当患者出现ARDS或有其他疾病时,其预后更差。

羊水栓塞

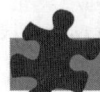

诊断要点

▶ 突然发生的无法解释的围产期呼吸窘迫、循环衰竭和凝血功能障碍。

▶ 继发于凝血功能障碍或子宫收缩乏力(最常见)的出血。

▶ 尸检时在右心发现羊水物质。

发病机制

羊水栓塞是一种非常少见、但具有极大潜在破坏性的妊娠期并发症,常导致不良妊娠结局。大量关于羊水栓塞的信息都来自于临床个案报道,因为该病非常少见,所以无法进行临床试验,而且目前无合适的动物模型。1979年,Morgan撰写了第一篇关于羊水栓塞的文献综述,文中共分析了272例病例。自此之后,由Clark提出一个国家登记制度。羊水栓塞的发生率很难估计,为1/30 000至1/8000。

羊水栓塞的发生机制与羊水在呼吸系统、心血管系统和凝血系统中的作用有关。假设该病由以下3种原发性急性事件引起:①肺血管阻塞,导致左心室充盈压和心输出量显著下降;②肺动脉高压和急性肺源性心脏病;③肺组织通气-灌注失衡,导致动脉低氧血症及其代谢异常。

在正常分娩过程中,只有极小量羊水(1~2mL)进入产妇血循环中。因此羊膜囊和静脉系统之间的交流增多是发生羊水栓塞的必要条件。羊水入血的部位包括正常分娩过程中开放的宫颈内静脉、胎盘剥离部位和切口处开放的子宫静脉。在行肺动脉导管置管的产妇肺血管上,常可发现鳞状上皮细胞和滋养层组织。尽管如此,我们还是需要找到更明确的组织,比如黏蛋白、胎儿碎片、胎儿皮脂、胎毛、由白细胞包裹的鳞状上皮细胞和颗粒状的碎片才能明确羊水栓塞的诊断。如果有胎粪存在,那么产妇羊水栓塞的临床表现则更为严重。死胎也会加重病情。一旦羊水碎片进入静脉系统,会迅速进入心肺循环,导致休克和动脉低氧血症。心肌缺血性损伤或右心室扩张可导致心肌功能障碍。实验证据表明,羊水可能对心肌有直接抑制作用。内皮素是一种血管收缩肽,可在血管内皮细胞中存在,具有抑制心肌的作用。其他可能发挥作用的因子包括蛋白水解酶、组胺、前列腺素、补体和生物胺(例如血清素),这些因子也可在脓毒症和过敏反应等其他休克时出现。因此Clark建议将羊水栓塞命名为"过敏性妊娠综合征"。全身性低血压和低氧血症可导致心肺功能衰竭、肾功能不全、肝衰竭、癫痫和昏迷。

羊水栓塞几乎总是伴发不同形式的DIC。与羊水栓塞有关的凝血功能障碍的病因尚不完全清楚,但已知羊水具有全部的促凝血酶原激酶和抗纤溶活性,这两种物质会随着孕龄的增长而增加。一旦在肺血管中发生凝血,局部凝血酶生成可引起血管收缩和微血管血栓形成。

在有限的血流动力学观察与肺动脉插管研究中发现,在羊水栓塞患者中,左心室功能障碍是唯一证实的显著的血流动力学改变。机体对羊水栓子的反应可能是双相的,最初造成强烈的血管痉挛、重度肺动脉高压和缺氧。右心衰竭和缺氧的短暂时期过去后,随后出现继发左心衰竭时期。这种双相理论可以解释孕妇在最初1小时内死亡率极高(25%~34%)的原因,并解释了为什么肺动脉高压在羊水栓塞患者中很难被发现。

临床表现

症状和体征

Morgan 在文章中回顾分析了 272 例羊水栓塞患者，其主要临床特点为：51%出现呼吸窘迫和发绀，27%有低血压，只有 10%有癫痫。在 Clark 国家注册中心的病例中，30%的患者出现抽搐发作或抽搐样行为，27%有呼吸困难，17%有胎儿心动过缓，13%有低血压。37%~54%的患者出现相关的出血倾向。在 Morgan 的研究中，危险因素包括多产、产程短或强直性子宫收缩。其他一些研究显示，危险因素包括高龄孕妇、使用子宫收缩药物、剖宫产、子宫破裂、高位宫颈撕裂伤、胎盘剥离、宫内死胎。但是，Clark 无法确定任何确切的危险因素。其他症状还包括呼吸急促、外周发绀、支气管痉挛和胸痛。

实验室检查

动脉血氧张力异常表明产妇存在严重的低氧血症，其原因可能与肺不张引起的肺通气-灌注失衡和肺水肿有关。当出现微血管内溶血、低纤维蛋白原血症、凝血时间延长、出血时间延长和纤维蛋白裂解产物增加时，可诊断凝血功能障碍。尽管该病常伴发肺水肿，但是胸片检查缺乏特异性。典型的心电图常出现不明原因的心动过速、非特异性 ST 波和 T 波改变、右心室扩大。尽管胸片结果是正常的，但肺扫描偶尔可发现羊水栓塞造成的肺灌注障碍。

鉴别诊断

许多情况可能与羊水栓塞对呼吸、心血管和凝血系统造成的影响相似。肺血栓栓塞可能导致严重的低氧血症和肺水肿。与羊水栓塞相比，胸部疼痛在前者中更为常见。充血性心力衰竭是由液体负荷增加或患者有心脏病病史所致，其与羊水栓塞中心肺功能衰竭有相似表现。很多疾病均可出现低血压，包括感染性绒毛膜羊膜炎或产后出血。吸入性肺炎(Mendelson 综合征)可表现为心动过速、休克、呼吸窘迫和出现粉红色泡沫样痰，通常还伴发支气管痉挛和喘鸣。此外，需与其他疾病相鉴别，包括空气栓塞、心肌梗死、过敏反应、胎盘早剥、子痫、子宫破裂、输血反应及局部麻醉毒性。

治疗

羊水栓塞仍是产科最具破坏性且无法预测的疾病之一。治疗措施以对症支持治疗为主，主要目的是减少低氧血症所带来的危害，包括吸氧、维持血压、处理凝血功能障碍。缺氧患者往往需要气管插管和呼气末正压通气。充足的氧供给会减少相关的大脑和心肌缺血以及由酸中毒引起的肺动脉血管痉挛。肺动脉导管插管可以在患者无凝血功能障碍时，用于指导多巴胺增加心脏收缩的治疗。如果无法使用侵入性血流动力学监测，应该考虑快速数字化显影。

预后

孕妇羊水栓塞的死亡率为 60%~80%，然而最近的一项研究报道，羊水栓塞死亡率为 26.4%。在这些死亡的患者中，25%发生在最初 1 小时，80%发生在前 9 个小时内。羊水栓塞的围产期死亡率和发病率非常高。

肺血栓栓塞

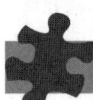 诊断要点

▶ 无法解释的胸痛和呼吸困难（最常出现的症状）。

▶ 肺栓塞病史、深静脉血栓形成、长时间制动或近期手术史。

▶ 体格检查：通常是非特异性的，这取决于心肺受累程度，包括心动过速、喘鸣音、胸膜摩擦音和肺啰音。

▶ 实验室评估：坐位时动脉血氧分压小于 90mmHg。

▶ 诊断方法：肺放射性核素通气及灌注显像、螺旋 CT 和血管造影。

发病机制

虽然肺血栓栓塞是一种非常少见的妊娠并发症（0.09%），但却是造成产妇发病率和死亡率的一个重要原因。文献报道，未经治疗的肺血栓栓塞死亡率为12.8%，而治疗后的死亡率为0.7%。分娩前大部分深静脉血栓形成（DVT）可被诊断，在妊娠三个阶段中，其发病率分布较均匀。肺栓塞在产后的发病率更高。常见诱发因素包括高龄孕妇、肥胖、分娩损伤、剖宫产、血栓性静脉炎、子宫内膜炎。对于有下肢血栓形成倾向或既往有血栓病史的患者，患肺血栓栓塞的风险更高。

100多年前，Virchow推测血栓形成的基本机制与血管损伤、血流淤滞和血液高凝状态有关。静脉血栓由纤维蛋白沉积物与不同数量的红细胞、血小板和白细胞组成。在大多数情况下，双下肢和盆腔血栓会产生病理性结果。

通常情况下，血管内皮细胞不会与血小板或凝血系统发生反应，但在发生血管损伤时，血管内皮细胞下组织暴露于血细胞成分中，从而激活外在凝血级联反应。在阴道分娩损伤或剖宫产中，均有可能发生血管内皮细胞破坏。

妊娠期间常出现静脉血流淤滞，特别是下肢静脉，其原因为增大的子宫直接压迫而减少血液反流到下腔静脉。在妊娠期间，激素可导致血管扩张和血流淤滞。血流缓慢会抑制肝脏对活化凝血因子的清除作用，并减少这些因子与血浆中相应抑制因子的结合。在这种情况下，静脉淤滞成为血栓形成的另一个诱发因素。长期卧床休息或产科并发症增加了孕妇发生静脉血流淤滞和形成血管血栓的风险。最易出现血栓形成和栓塞的时期是产后，特别是剖宫产术后。

凝血系统和纤溶系统的改变使孕妇的血液呈高凝状态。在妊娠期间，血浆中大多数凝血蛋白，如纤维蛋白原和凝血因子Ⅱ、Ⅶ、Ⅷ、Ⅸ和Ⅹ的浓度增加。这些变化也与纤溶活性降低有关，纤溶系统可将纤溶酶原转化为有活性的血纤维蛋白溶酶。

对于有先天性或后天性血栓形成倾向的女性，其发生血栓的风险相应增加。事实上，超过半数存在上述情况的妇女在妊娠期间可能存在潜在风险。在白人人群中，公认的易造成血栓形成倾向的是因子V-leiden变异（5%）。其他不常见但很重要的因子包括凝血酶原基因G20210A突变（2%~4%）、抗凝血酶Ⅲ不足（0.02%~0.2%）、蛋白C不足（0.2%~0.5%）、蛋白质S不足（0.08%）和高半胱氨酸（1%）。抗磷脂抗体综合征也会显著增加产妇发生血栓栓塞和其他妊娠并发症的风险。

来源于外周血管的静脉血栓一旦形成，可进入产妇血循环中。原发性静脉血栓或复发性肺栓子都有播散的可能。局限于小腿的DVT很少发生栓塞，但大约20%可延伸至下肢近端。

临床表现

症状和体征

肺血栓对心肺功能影响取决于血栓在肺内所在的位置和大小。肺循环血栓较大者可能出现急性晕厥、呼吸困难和休克，而血栓较小者可能没有明显临床症状。

肺栓塞缺少具有诊断意义的典型的一个或多个症状。经典三联征（咯血、胸痛和呼吸困难或呼吸困难、胸痛和惊恐）极少见（表23-5）。胸痛和呼吸困难是最常见的症状，行血管造影即发现肺血栓（80%以上）。查体发现心动过速、呼吸急促（呼吸频率>16次/分）、肺啰音、喘鸣和胸膜摩擦音。

实验室检查

目前暂无诊断肺栓塞的特异性实验室检查，动脉血气检查常发现重度低氧血症。在站立位时，几乎所有健康的年轻孕妇动脉血氧压力大于90mmHg。肺泡和心房压力差大于20时高度可疑肺血栓。心电图发现肺源性心脏病和无法解释的心动过速（电轴右偏、Ⅰ导联S波深、Ⅲ导联Q显著和T波倒置）。胸部X线检查可能正常或显示肺浸润、肺不张或胸腔积液。30%的肺栓塞患者胸部X线检查正常。

普遍认为,放射性核素灌注显像可以有效地排除肺栓塞。灌注显像时常无法明确诊断,需结合肺通气显像来明确诊断。肺通气显像可提高灌注显像的特异性,因为通气显像可排除其他减少肺灌注的呼吸道疾病。该检查的辐射很小[<0.1rad(1rad=0.01Gy)]。但是V/Q显像只能用于判断患者是否正常或有较高的患肺栓塞的概率。因此,40%~60%的患者需要进一步检查。

CT检查在非妊娠患者中的敏感性和特异性为94%。螺旋CT也可用于检测其他导致肺部症状的疾病(如胸膜腔积液、实变、肺气肿、肺大泡)。然而因为CT段面的选择,这项检查可能会遗漏某些栓塞。由于缺乏研究,妊娠妇女行磁共振成像的肺栓塞诊断价值有限。

如果通过前述检查方法仍无法诊断肺栓塞,应该考虑行肺血管造影。可通过合理的保护措施和选择性造影来减少对胎儿的电离辐射。

无创性多普勒是确定下肢深静脉血栓形成的首选检查方法。超声探头可用于检测管腔内的异常。超声对远端股静脉、腘静脉和髂静脉的诊断效果最佳,而对近端的髂静脉也同样有效,其敏感性为95%,特异性为96%。阻抗体积描记法测量气动袖带充气阻塞流量,敏感性和特异性分别为83%和92%。妊娠中期或晚期子宫压迫下腔静脉,可能会导致假阳性结果。

如果上述无创性检查仍无法确诊,盆腔屏蔽的静脉造影有助于明确血栓的来源及其严重程度。大部分深静脉血栓来源于腘静脉和股静脉。静脉造影术诱发静脉炎的概率为3%~5%。采用放射性纤维蛋白原实验检测血栓形成时,放射性碘会通过胎盘转运给胎儿,因此不能用于妊娠期或哺乳期妇女。

鉴别诊断

在妊娠期间,任何可能潜在影响心肺顺应性的因素都应纳入鉴别诊断中,包括羊水和空气栓塞、自发性气胸、感染性休克、既往心脏病病史。

治疗

预防性治疗

一旦确认了诱发肺栓塞的危险因素,需减少相关并发症的发生。对于有DVT高危因素的患者,主要预防措施是防止静脉淤血和血凝块形成。抬高下肢达水平面15°以上、坐位时保持双腿伸直而膝盖不能弯曲或进行小腿弯曲运动等机械动作有预防作用。预防围术期血栓性静脉炎的方法是小剂量皮下注射肝素5000U,手术前2小时开始,而后每12个小时1次,直到患者恢复正常运动。预防性使用小剂量肝素不仅显著降低深静脉血栓形成的发生率,还可降低致命性肺栓塞的发病率。在分

表23-5 327例经血管造影确诊的肺栓塞患者的症状和体征

症状或体征	发生率(%)
胸痛	88
胸膜炎	74
非胸膜炎	14
呼吸困难	84
恐惧	59
咳嗽	53
咯血	30
出汗	27
昏厥	13
呼吸超过16次/分	92
肺啰音	58
脉搏超过100次/分	44
发热[>37.8℃(99.7°F)]	43
静脉炎	32
奔马律	34
大汗	36
水肿	24
心脏杂音	23
发绀	19

娩后6个小时,可开始皮下注射小剂量肝素。产后或术后适量活动对于减少血栓栓塞并发症是非常重要的。有些女性在妊娠期间需要抗凝治疗来预防血栓栓塞,其中包括人工心脏瓣膜、抗凝血酶Ⅲ不足、抗磷脂抗体综合征、风湿性心脏病、心房颤动、V-Leiden纯合子或凝血酶原基因突变和复发性血栓栓塞疾病。抗凝治疗为皮下注射肝素,每天2~3次,将PTT调整为正常的2~3倍。也可以使用低分子量肝素(LMWH)。低分子量肝素不通过胎盘,因此妊娠期间使用是相对安全的。另外,肝素治疗的并发症(骨质疏松症、血小板减少症)较少见。妊娠期间,需调整肝素剂量,但无需调整PTT。相反,抗Xa因子峰值水平需每4~6周检查一次。对于有蛋白质C或S缺乏或血栓形成倾向家族史的患者,是否需要抗凝治疗仍有争议。这些患者可能受益于小剂量肝素预防性治疗。低分子肝素也可用于预防,使用剂量可根据患者体重或经验进行调整。

肺栓塞的治疗

一旦诊断为肺栓塞,治疗应纠正动脉低氧血症和相关的低血压症状。同时应防止血凝块播散或复发性栓塞。吸氧能使动脉氧压力达到至少70mmHg。持续静脉滴注负荷剂量肝素5000~10000U,而后剂量维持在大约1000U/h。PTT应维持在正常值的1.5~2.5倍。抗凝治疗中建议监测肝素水平,多在肝素应用第3或第4天测定,应约为0.2μg/mL,不超过0.4μg/mL。也可以使用低分子肝素进行抗凝治疗。抬高双腿、卧床休息和局部加热对于深静脉血栓的患者有益。静脉注射吗啡有助于减轻患者的焦虑和胸痛症状。

产前肺栓塞患者的治疗复杂,需个体化治疗。对于近期肺血栓栓塞、髂股深静脉血栓形成或心脏瓣膜修复术的患者,在分娩或手术时应采用大剂量肝素抗凝治疗。在这种情况下,需权衡潜在的出血风险和发生血栓栓塞的风险。尽管产前抗凝治疗与伤口血肿发生概率增加有关,但没有明确的证据显示,该治疗与正常阴道分娩后产后出血过多有关。

产后需接受肝素治疗的患者可口服华法林。华法林在母乳喂养期间应用是安全的。华法林治疗前5~7天应与肝素治疗相重叠。在停止肝素治疗时,INR应该是正常值的2.0~3.0倍。也可以继续适量皮下注射肝素(10000U,每天2次)或低分子肝素。如果肺栓塞发生在妊娠晚期,则产后抗凝治疗应至少持续3个月。

治疗引起的并发症

抗凝治疗的主要并发症是产妇或胎儿出血。肝素因其分子量大,无法穿过胎盘,但其与产妇血小板减少和骨质疏松症有关,低分子肝素可减少这方面的影响。华法林可穿过胎盘屏障,妊娠前3个月使用可导致5%~8%的胎儿发生胚胎异常(釉质发育不全和点状骨骺)。妊娠期间使用华法林也可导致胎儿神经系统异常(如脑积水)。

尽管给予了足量抗凝治疗,少部分患者仍出现复发性肺栓塞。这些患者可选择在全麻或局麻下进行经腹腔静脉结扎术。如果怀疑栓子来源于盆腔,右侧卵巢静脉也应结扎。据估计,大约95%的大栓子肺栓塞的患者可发生低血压,甚至死亡。在这种情况下,肺动脉栓子切除术可能拯救生命。

通过颈内静脉放置一个腔静脉伞对于不适宜手术的复发性肺栓塞患者是一个较好的选择。尽管在放置过程中会产生辐射,但放置伞装过滤器不需要全身麻醉。这一方法能预防较大的栓子进入肺循环。

预后

如果不及时治疗,肺栓塞的死亡率为12%~15%,大约1/4产前未治疗的深静脉血栓患者会发生肺栓塞。有文献报道,妊娠合并深静脉血栓经抗凝治疗后,肺栓塞的发病率为4.5%,产妇死亡率低于1%。

American College of Obstetricians and Gynecologists. *Thromboembolism in Pregnancy*. ACOG Practice Bulletin No. 19. Washington, DC: ACOG; August 2000.

弥散性血管内凝血

诊断要点

▶ 近期患有出血倾向的疾病，特别是胎盘早剥、羊水栓塞、宫内死胎、败血症、子痫前期-子痫或水囊引产。

▶ 临床证据显示，查体可发现紫癜和淤点样的多个出血点。

▶ 典型实验室检查结果包括血小板减少、低纤维蛋白原血症、PT升高、D-二聚体升高、纤维蛋白降解产物无法被正常替换。

发病机制

弥散性血管内凝血(DIC)是与凝血系统和纤溶系统异常激活有关的病理过程，多继发于其他疾病，产科疾病中最常见的诱因为宫内死胎、羊水栓塞、子痫前期-子痫、HELLP综合征(溶血、肝酶升高和血小板降低)、前置胎盘、胎盘早剥。水囊引产也是一个诱因。DIC是由稀释性凝血功能障碍引发的病理过程，而出血后仅输注晶体溶液而未补充红细胞可导致稀释性凝血功能障碍。稀释性凝血功能障碍表现为凝血因子数量减少，补充这些凝血因子可以很容易地纠正凝血功能障碍。DIC代表一系列级联反应导致凝血功能激活以及伴随凝血因子持续性消耗的病理过程。

最普遍的血液凝血理论称为"级联理论"(图23-7)。凝血系统基本分为内源性和外源性凝血系统。内源性凝血系统包含所需的所有血管内凝血酶激活因子Ⅻ、Ⅺ、Ⅸ、Ⅹ、Ⅴ和Ⅱ(凝血酶原)。外源性系统最初由组织中的促凝血酶原激酶激活，然后依次激活因子Ⅶ、Ⅹ、Ⅴ和凝血酶原。无论内源性和外源性凝血系统，都可以激活因子Ⅹ，因子Ⅹ可以在钙和磷脂存在的情况下，与因子Ⅴ作用，从而将凝血酶原转变成凝血酶。

凝血酶是一种蛋白水解酶，其作用是将纤维蛋白原裂解成纤维蛋白肽，从而产生纤维蛋白单体。这种中心酶能够激活因子ⅩⅢ，从而维持新形成的纤维蛋白凝块，并将增强因子Ⅴ和Ⅷ的活性。

凝血系统激活也刺激纤溶酶原转化为纤溶酶，纤溶酶可以抑制血管内血栓的形成。纤溶酶具有灭活因子Ⅴ和Ⅷ的作用，并可溶解纤维蛋白和纤维蛋白原，形成纤维蛋白降解产物。因此，止血的正常生理机制是一种凝血系统和纤溶系统之间的复杂而微妙的平衡。

妊娠期间，孕妇血液处于高凝状态。除了因子Ⅺ和ⅩⅢ，凝血因子的活性增加。早在妊娠12周，纤维蛋白原出现升高，在妊娠晚期达到峰值水平(400~650mg/dL)。纤溶系统功能在妊娠和分娩时受抑制，但可在胎盘娩出后1小时内恢复到正常水平。在产褥早期，纤维蛋白原、因子Ⅷ、Ⅸ、Ⅹ和抗凝血酶Ⅲ出现第二次升高，这些因子在产后3~4周恢复到非妊娠期水平。

DIC复杂的病理生理学特点包括：①促凝血系统激活；②纤溶系统激活；③抑制因子消耗；④细胞因子释放；⑤细胞活化；⑥终末器官损害。许多血循环中凝血酶增多的疾病可以继发DIC。造成凝血机制异常激活的病理因素包括内皮细胞损伤、促凝血酶原激酶从受伤组织中释放、红细胞或血小板释放磷脂，所有这些机制均有助于形成出血倾向，从而使凝血酶激活。此外，弥散性DIC将导致血小板聚集增加、凝血因子消耗增加、纤溶系统激活和纤维蛋白在各器官的沉积，从而导致组织缺血性损伤。血小板减少和纤维蛋白降解产物均会削弱止血作用。

与产科有关的DIC包括以下几种。

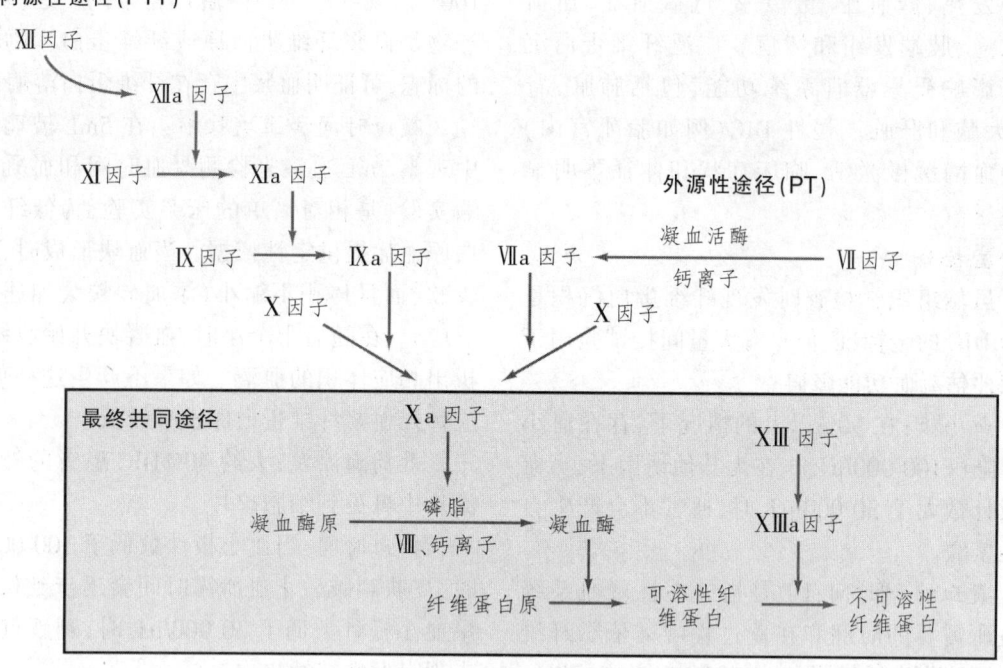

图 23-7　凝血机制。

胎盘早剥

胎盘早剥可导致 DIC，在胎盘早剥中，组织释放促凝血酶原激酶或由于胎盘后血凝块形成而消耗了子宫内纤维蛋白原和凝血因子，激活外在凝血机制。胎盘早剥是产科最常见的导致 DIC 的原因之一。

滞留死胎综合征

滞留死胎综合征可导致 DIC，主要与死亡组织释放促凝血酶原激酶有关。近年来，由于先进的超声技术和早期检测技术的发展，很少发生死胎滞留导致的 DIC。

羊水栓塞

羊水栓塞不仅可使组织释放促凝血酶原激酶，而且羊水本身也具有内在促凝血作用。继发于该病的低血压、低氧血症及组织酸中毒也会促进凝血因子的激活。

子痫前期-子痫

子痫前期-子痫常发生慢性凝血功能异常，导致血小板减少和纤维蛋白降解产物增加。目前尚不清楚内皮细胞损伤所产生的作用，可能会激活促进凝血作用的蛋白质和血小板，也可能起到相反的作用，而前者可能性更大。子痫患者 DIC 发生率为 11%，当合并 HELLP 综合征时，DIC 发生率增加到 15%。子痫前期并发胎盘早剥可显著增加 DIC 发生率。

水囊引产或感染性流产

水囊引产可能会发生亚临床 DIC，严重 DIC 发生率为 1/1000~1/400，可能与胎盘组织释放促凝血酶原激酶有关。在感染性流产中，组织也会释放促凝血酶原激酶或释放细菌内毒素（磷脂）。

其他

其他诱发 DIC 的因素包括败血症、病毒血症（如艾滋病毒、水痘、巨细胞病毒、肝炎）、药物和酸中毒。

临床表现

症状和体征

急性 DIC 临床表现多样，包括大量出血、局部出血、紫癜、淤斑和血栓栓塞症状，还可表现为发热、低血压、蛋白尿、低氧血症、出血性水疱、肢端发绀和坏疽。广泛纤维蛋白沉积可影响受累器官系统功能,包括肺脏、肾脏、大脑和肝脏。慢性 DIC(例如胎死宫内)时凝血酶缓慢激活,临床症状和体征不明显或缺乏。

实验室检查

虽然组织学检查时发现纤维蛋白沉积是确诊 DIC 的金标准,但是有大量间接试验用于临床评估凝血功能障碍。

血小板:在90%以上的情况下,存在血小板下降(<100 000/μL)。在无其他诱因下,当血小板计数大于 30 000/μL 时,通常不会产生自发性紫癜。

凝血酶原时间:PT 是指外在性凝血系统凝血所需要的时间和在此过程中需依靠纤维蛋白原转化为纤维蛋白。在 DIC 患者中,50%~75%存在 PT 延长。维持正常 PT 首先需要循环中存在活化的凝血因子,如凝血酶或因子 Xa,这些因子可以促进纤维蛋白的形成;其次需要凝血酶促使早期降解产物快速凝固;其结果是 PT 检测正常或 PT 时间缩短。

部分凝血活酶时间:在 DIC 中,PTT 通常正常(占 40%~50%),不作为诊断依据。这个实验用于检测凝血级联反应中内在性凝血功能和最后共同作用通路。

凝血酶时间(TT):DIC 患者中 80%出现 TT 增高,仅影响循环中的纤维蛋白原或凝血酶抑制剂,如纤维蛋白降解产物和肝素。该实验检查可检测纤维蛋白原转化为纤维蛋白所需要的时间。

纤维蛋白原:DIC 患者纤维蛋白原常出现降低,大约 70%的 DIC 患者的血浆纤维蛋白原水平低于 150mg/dL。妊娠期间,血浆纤维蛋白原水平会出现生理性增加,使得 DIC 患者纤维蛋白原减少难以发现。

纤维蛋白降解产物:纤维蛋白降解产物大于 40μg/mL 时提示 DIC。DIC 患者中,85%~100%出现纤维蛋白降解产物增高。这些降解产物是血浆纤维蛋白原或纤维蛋白生物降解的标志,可证明血浆中存在纤维蛋白溶酶。

凝血时间和血块收缩:在 5mL 玻璃试管中观察 2mL 血液来检测凝血时间和血凝块收缩实验,是相对简单的床旁实验,为低纤维蛋白原血症提供定性依据。当血块形成时,通常较软,而且体积不缩小(添加硅粒会加速这种反应)。在随后半个小时,血凝块开始收缩,并析出相应体积的血清。如果不产生这种现象,应怀疑血浆纤维蛋白原水平较低。

外周血涂片:大约 40%DIC 患者的外周血涂片中可见到细胞碎片。

出血时间:当血小板计数低于 100 000/μL 时,皮肤刺破后止血所需时间会逐步延长。如果血小板计数低于 30 000/μL 时,刺破点可能出现自发性持续出血。

新的实验技术:许多新的实验方法比传统的实验方法更有效。

D-二聚体:D-二聚体是交联纤维蛋白特异降解产物,其生成或增高反映了凝血和纤溶系统激活。该实验用于检测特定纤维蛋白(纤维蛋白原)降解产物。90%DIC 患者出现 D-二聚体异常。

抗凝血酶Ⅲ:89%患者出现异常。

纤维蛋白肽 a:75%患者出现异常。

鉴别诊断

产科患者最常见的急性大量出血常与妊娠有关,但也需要考虑可能存在其他罕见的先天性或后天性凝血功能异常,这些疾病包括特发性血小板减少性紫癜、血友病和 von Willebrand 病。胎盘早剥常出现子宫压痛、胎儿心动过缓和子宫出血。DIC 常与胎儿宫内死亡有关,通常在胎心消失后 5 周才出现 DIC。羊水栓塞通常与急性呼吸窘迫和休克急性发作有关。子痫前期常表现为高血压和蛋白尿,可导致癫痫发作。

并发症

除了前文所讨论的无法控制的出血所产生的潜在并发症,广泛性纤维蛋白沉积会影响重要器官的功能,包括肝脏(肝衰竭)、肾脏(肾小管坏死)和肺脏(低氧血症)。

治疗

根据产科疾病特点,进行个体化治疗。在治疗妊娠相关性 DIC 中,最重要的原则是去除病因。在大多数情况下,需要及时终止妊娠。轻度或中度 DIC 患者,临床不一定表现为大量出血,通常只需密切观察,无需进一步治疗。

支持治疗纠正休克、酸中毒和组织缺血。心肺支持,包括正性肌力药物治疗、血液制品和辅助通气。胎儿监护、仔细记录液体平衡及连续监测凝血功能是非常重要的。如果怀疑感染,应使用抗生素。由于 DIC 有潜在出血风险,因此通过动脉导管插管进行有创血流动力学监测是相对禁忌证。无需行会阴侧切的阴道分娩优于剖宫产分娩。产后几小时内仍无法控制的凝血功能障碍,可能与脓毒症、肝病、胎盘胎膜残留或先天性凝血功能障碍有关。

美国国立卫生研究院输血指南建议,应采用成分输血。红细胞输血的原则在前文已经讨论过(见低血容量性休克)。新鲜冻血浆只在有限和特定情况下使用,包括大量出血、单独的凝血因子不足、华法林逆转、抗凝血酶 Ⅱ 不足、免疫系统缺陷和血小板减少性紫癜。虽然大多数情况下,严重的产科出血会出现凝血功能异常,但输注新鲜冻血浆不一定是有益的。由于稀释作用或血凝块形成,输血不足以补充丢失的凝血因子。即使有大量产科出血,大多数促凝血水平仍维持在正常值的 30% 以上,在临床上,足够维持大多数患者的止血作用。输注冷沉淀可补充纤维蛋白原,每单位冷沉淀中大约有纤维蛋白原 250mg。只有当活动性出血伴血小板计数小于 50 000/uL 或血小板计数小于 20~30 000/μL 或更少或大量输血后 (>2 倍血容量),才输注血小板治疗。血小板的输注原则是 1U/10kg,使血小板计数增加到 50 000/μL 以上。然而应该注意的是,当 DIC 患者采用输血治疗时,含纤维蛋白原的凝血因子可能同时会增加出血和血栓形成,因此 DIC 患者应慎重输血。产科医师应该记住,当 Rh 阴性患者输注 Rh 阳性血小板时,应给予患者 Rh 免疫球蛋白治疗。

皮下注射小剂量肝素或低分子肝素对 DIC 血管内凝血过程有治疗作用。肝素通过激活抗凝血酶 Ⅲ 发挥抗凝作用,但对凝血因子几乎没有激活作用。对于突发性 DIC 患者和发生中枢神经系统损害、暴发性肝衰竭或产科意外患者,应禁用抗凝治疗。但对于胎死宫内滞留者,应用肝素治疗有效,肝素治疗有抗凝血和纠正血小板减少的作用,治疗可持续到患者分娩后。

预后

大多数情况下,产科 DIC 患者会在胎儿娩出或切除子宫后病情得到改善。与凝血功能异常程度相比,相关产科情况对母儿预后的影响更加明显。

Bick RL. Syndromes of disseminated intravascular coagulation in obstetrics, pregnancy, and gynecology. *Hematol Oncol Clin North Am* 2000;13:999–1044. PMID: 11005032.

Ginsberg JS, Greer I, Hirsh J. Use of antithrombotic agents during pregnancy. *Chest* 2001;119:122S. PMID: 11157646.

急性呼吸窘迫综合征(ARDS)

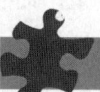
诊断要点

▶ 胃内容物吸入、感染/脓毒症、子痫前期–子痫、癫痫、出血、凝血障碍或羊水栓塞。

▶ 进行性呼吸困难与肺顺应性降低。

▶ 需采用吸氧疗法治疗严重低氧血症。

▶ 胸部X线显示双肺弥散性浸润影。

▶ 肺动脉楔压(PCWP)正常,缺乏充血性心力衰竭的影像学证据。

发病机制

急性呼吸窘迫综合征(ARDS)是一种急性发作的严重肺部疾病,胸片表现为双侧肺浸润,不伴血管容量超负荷(PCWP≤18mmHg)和严重氧化功能受损 [氧合指数=动脉血氧分压(PaO_2)/吸氧指数(FiO_2)<200mmHg]。与普通人群相比,产科患者更易发生ARDS。据估计,其发病率在普通人群中是 1.5/100 000,但在孕妇中的发生率为 1/10 000~1/3000。发生ARDS的原因很多,包括胃内容物吸入、羊水栓塞、脓毒症、凝血功能障碍、大量输血和休克。该病需与继发于前负荷、心肌收缩或后负荷改变的心源性肺水肿相鉴别。在采取合理的治疗措施之前,一定要分清心源性与非心源性肺水肿。

ARDS最基本的病理改变是肺损伤,从而导致肺上皮和内皮组织损伤。相反,这些损伤会导致肺血管通透性增高。Starling 公式是计算液体在肺毛细血管腔和间质间隙中净流量的方法:

$$净流量=κ[(Pcap-Pis)-(πcap-πis)]$$

(k =过滤系数,Pcap =肺毛细血管静水压,Pis=间质静水压力,πcap =肺毛细血管血浆胶体渗透压,πis =间质间隙胶体渗透压)

正常情况下,液体从毛细血管系统流向间质间隙,然后通过肺淋巴系统返回体循环。当左心室无法将全部返回左心房的血液泵出时,左心房压力将增加。因此,肺毛细血管静水压力将增加,从而使流入间质间隙的血液净流量增加。当毛细管内液体流入间质间隙的总量超过淋巴管的吸收量时,临床上将出现肺水肿的表现。在肺水肿发生过程中,胶体渗透压在间质间隙和血中也起到了重要作用,但是肺水肿最常见的原因是前负荷增加(血容量超负荷)、后负荷增加(严重高血压)和心肌收缩力减低(产后心肌病)导致的毛细血管静水压增加。

在非心源性肺水肿(ARDS)中,毛细血管膜通透性发挥重要作用。缺氧缺血、血管活性物质、化学刺激或小血栓等导致的损伤可促进毛细血管液体和血浆蛋白流入间质。膜通透性增加导致肺不张和肺顺应减低,这种损伤通常是不均匀的。肺不张会导致细支气管减少、肺内分流增加和低氧血症。

孕妇生理变化会导致严重ARDS,妊娠期间,胸腔外顺应性下降、功能残气量减少、严重缺氧、心输出量增加受限和贫血等病变可加重ARDS的临床表现和发病过程。

临床表现

症状和体征

呼吸窘迫的典型症状为呼吸急促,吸气时肋间下陷,甚至出现发绀,这取决于低氧血症的程度。胎儿心动过速或晚期减速反映了产妇低氧血症和子宫胎盘机能不全。在非心源性肺水肿与心源性肺水肿中,肺部啰音难以鉴别。在体格检查时,心源性疾病常伴发的体征(室性奔马律、颈静脉扩张和外周水肿)不是ARDS的典型特征。但是,妊娠期间的生理变化使呼吸窘迫的早期症状不易被发现。

实验室检查

动脉血气结果提示中到重度低氧血症。妊娠期间,ARDS实验室检查表现多样或呈非特异性。虽然在临床上已存在明显的呼吸窘迫表现,但最初胸片检查结果往往正常。在随后24~48小时内,肺部斑片影或弥散性浸润将发展为明显的肺泡浸润(图23-8)。与心源性肺水肿不同,ARDS患者心脏大小正常。右心导管测量PCWP是鉴别ARDS和心源性肺水肿最有效的方法。在心源性肺水肿中,PCWP升高(>20mmHg),而在ARDS中PCWP通常是

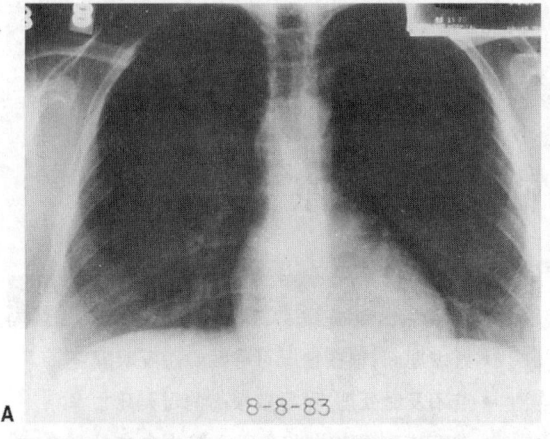
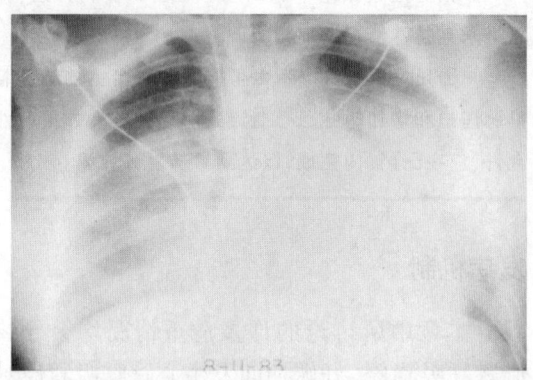
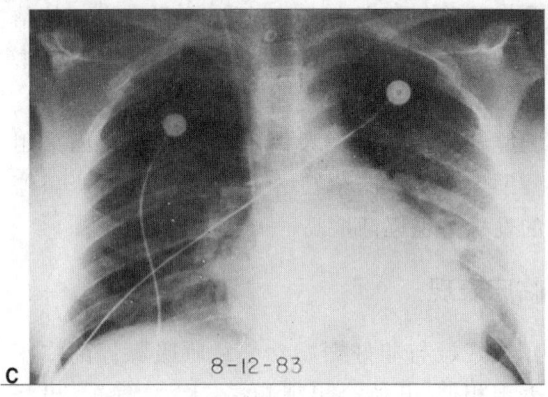

图 23-8 21 岁女性首次妊娠合并产前肾盂肾炎及急性呼吸窘迫综合征(ARDS)的一系列胸片检查。(A)正常胸片。(B)发展为双侧肺斑片状密度影，与 ARDS 诊断一致。许多患者心脏大小增加与吸气变浅及仰卧位有关。(C)ARDS 明显改善，仅有残留极少异常肺密度影。

正常的。

测量支气管内液体 COP 可鉴别毛细管渗透性改变导致的肺水肿和心源性肺水肿。在毛细管渗透性改变所致的肺水肿中，与血浆 COP 相比，抽取支气管内液体的 COP 通常大于 75%。在心源性肺水肿中，与血浆 COP 相比，支气管内液体 COP 通常低于 60%。

在组织病理学上，特发性肺纤维化和 ARDS 非常相似。两者都存在急性肺泡损伤，表现为间质炎症、出血和水肿，随后出现细胞增生、肺泡结构缺失和肺纤维化。

鉴别诊断

ARDS 应该与感染性肺炎和心源性肺水肿相鉴别。在心源性肺水肿患者中，利尿剂治疗效果显著，而对于 ARDS 患者，因为其病因为毛细管膜透性异常，因此利尿剂治疗效果不明显。

治疗

治疗原则为预防低氧血症、纠正酸碱失衡、去除刺激因素和必要时给予血流动力学支持(例如羊水栓塞、DIC)。心源性肺水肿通常联合使用利尿剂、正性肌力药物治疗和降低后负荷。如果通过肺动脉导管技术不能立即获得患者血流动力学情况，那么临床医师可以假设患者为心源性肺水肿，给予吸氧治疗和呋塞米(20mg 静注)治疗。与心源性肺水肿治疗相比，ARDS 患者的基本治疗是支持治疗，给予气管内插管机械通气治疗。肺动脉导管技术有助于指导补液和强心治疗。此外，肺动脉导管的远端端口的混合静脉氧饱和度可用于监测氧利用率。

产科患者合理的心肺支持治疗包括机械通气时潮气量少于 10mL/kg、PCWP 维持在 8～12mmHg、动脉血氧压力大于 60mmHg、混合静脉氧压力大于 30mmHg。在吸氧浓度少于 50% 时，如果无法使 PaO_2 高于 60mmHg，则应采用终末正压通气(PEEP)，通气量在 15cmH_2O 为宜。为避免其余肺泡单位出现气压性创伤，应避免高潮气量和压力。如果混合静脉压力较低，则应输注红细胞悬液或使用正性肌力药物，改善氧运输和利用。

在 ARDS 中，由于毛细血管膜异常，毛细血管和间质中蛋白质可快速平衡，因此不鼓励用胶体液替代晶体液治疗。满足以下条件：胎儿情况稳定、无代谢性酸中毒表现、肾功能正常、无需血管加压药物或者 PEEP 时，可严格控制液体输入量。大量使用镇静和镇痛药物有助于减少耗氧量。长期应用机械通气的患者，应给予营养支持，肠内营养是首选，因为可以减少肠道细菌进入体内的机会。前瞻性对照研究未证实类固醇治疗对 ARDS 有益。一旦采取心肺支持治疗，需彻底寻找 ARDS 诱发因素，针对诱发因素采取针对性治疗措施。

ARDS 未来的治疗方法包括高频通气、体外膜氧合、静脉给氧、吸入氧化亚氮、补充表面活性物质、氧自由基清除剂、花生四烯酸代谢物抑制剂、抗蛋白酶、抗内毒素抗体、抗肿瘤坏死因子抗体和其他针对脓毒血症的免疫治疗等。

关于孕妇终止妊娠的时间，文献中并无报道。由于发生胎儿死亡、早产、胎心率异常和围产期窒息的概率较大，大多数专家建议，在孕 28 周以后终止妊娠。有文献报道，在 39 例 ARDS 孕妇中，只有 10 例患者出院时未分娩，所有孕妇均合并肾盂肾炎或者水痘。是否行剖宫产终止妊娠应取决于是否存在产科指征。

预后

曾有文献报道，ARDS 患者死亡率高达 50%~60%。最近文献报道，死亡率为 39%~44%。一项 41 例患者的研究报道，该病死亡率为 24.4%，这些差异可能与不同人口数以及重症治疗技术的提高有关。许多 ARDS 患者出现气压性创伤和气胸等肺部并发症，但 ARDS 幸存者通常不会遗留永久性肺功能障碍。

Catanzarite V, Willms D, Wong D, et al. Acute respiratory distress syndrome in pregnancy and the puerperium: Causes, courses, and outcome. *Obstet Gynecol* 2001;97:760. PMID: 11339930.

心跳呼吸骤停

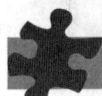 诊断要点

▶ 妊娠期间，很多情况可导致心跳呼吸骤停。

▶ 若不及时处理，可导致极高的母婴死亡率。

▶ 治疗应遵循基本和高级心脏生命支持方法，并根据孕期特殊情况做细微的调整。

▶ 围死亡期剖宫产手术可以通过减少主动脉及腔静脉压迫和增加静脉回心血流来协助复苏。如果条件允许，应在 5 分钟内完成，以达到最佳复苏效果。

发病机制

本章中所讨论的许多危重情况均会导致心跳呼吸骤停。妊娠期间发生心跳呼吸骤停对孕妇及胎儿都有极大的风险，会导致极高的孕妇和胎儿发病率和死亡率。其发生率在每年 1/50 000~1/20 000，近年来，由于孕妇年龄增加、肥胖症孕妇增加以及既往有慢性病史而采用辅助生殖技术的孕妇增多，使得心跳呼吸骤停的发病率也逐渐增高。

临床表现

妊娠与非妊娠妇女心跳呼吸骤停的临床表现相似，开始会出现胸痛、无力、气短、出汗等症状，最终导致心脏骤停。然而由于该病的一些早期症状与妊娠期的典型症状相似，因此妊娠期间该病很难早期发现。

鉴别诊断

心跳呼吸骤停的鉴别诊断既应包括妊娠期特有疾病，也应包括其他非妊娠期特有疾病。导致孕妇心跳呼吸骤停的最常见原因是：

1. 肺栓塞
2. 出血
3. 败血症
4. 围产期心肌病
5. 中风
6. 子痫前期-子痫
7. 麻醉相关并发症
8. 羊水栓塞
9. 心肌梗死
10. 既往心脏病病史
11. 创伤

并发症

孕妇心跳呼吸骤停者死亡率非常高,胎儿死亡也很常见。因此,一旦发现应立即采取治疗措施,主要目标是尽可能增加孕妇心输出量和肺通气。

治疗

由于妊娠期间心跳呼吸骤停所致的死亡率高,心肺复苏应遵循基本和高级心脏生命支持方法,并根据孕期特殊情况做细微调整。由于害怕药物可能影响胎儿而延迟生命支持治疗是错误的,最有效的抢救胎儿的措施就是抢救孕妇生命。因此,在进行复苏抢救时,使用药物应毫不犹豫。

妊娠期间,由于增大的子宫和肿胀的乳房影响,心脏按压很难操作。进行心脏按压时,孕妇不应采用仰卧位,因为妊娠子宫会压迫主动脉及下腔静脉、减少静脉回心血流,从而降低心输出量。患者应该向左侧卧位,从而减少主动脉及下腔静脉压迫。也通过移动床板或手动帮助改变子宫位置。孕期可以成功地应用除颤和心脏复律,不会对胎儿心脏传导系统产生干扰。在行除颤或电复律时,一定要将胎心监护移开,以防止击穿。

一旦决定进行围死亡期剖宫产手术,应该在心脏骤停的4~5分钟内立即开始,这样可以最大程度增加孕妇和新生儿的生存率。这种极端措施可以通过减少对主动脉及腔静脉的压迫和增加回心血量,尽可能地提高孕妇生存率。虽然小孕周的围死亡期剖宫产手术存在争议,但考虑到妊娠子宫最早是从妊娠20周开始对主动脉及腔静脉产生压迫的,因此对于妊娠20~22周及以上的孕妇,子宫切开手术可以考虑作为抢救的一种手段。

预后

总体来说,该病预后很差,主要取决于产生心跳呼吸骤停的病因、患者合并症以及采取复苏措施的时机及效果。

(崔洪艳 译)

American College of Obstetricians and Gynecologists. *Critical Care in Pregnancy*. ACOG Practice Bulletin No. 100. Washington, DC: ACOG; February 2009.

第24章 产科麻醉与镇痛

John S. McDonald, MD
Biing-Jaw Chen, MD
Wing-Fai Kwan, MD

镇痛是指痛感的减轻或消失，可以是①局部性，仅影响身体小范围；②区域性，影响身体较大范围；③全身性。镇痛可以通过催眠（暗示）、全身用药、局部用药或吸入药物等方式发挥作用。

麻醉使全身感觉完全消失，同时引起意识丧失，可以通过不同药物和方法来实施。在产科，可采用区域麻醉，包括局部麻醉方法（硬膜外、脊髓）和气管插管全身麻醉。

在日常使用时，镇痛和麻醉可能产生混淆。镇痛是指对于疼痛感觉调节状态，而麻醉则是指大脑意识及其他感觉丧失状态。我们把麻醉分为几个部分，包括镇痛、镇静、肌肉松弛和对疼痛刺激失去反应。从这种角度来看，镇痛可以看作是麻醉的组成部分。

在产科麻醉中，可应用一些方法和药物来减轻疼痛，因此我们需要了解相关的专业知识，来确保母婴平安。

疼痛的解剖

产科疼痛是指分娩刺激导致的疼痛反应，但是几个世纪以来，学术上对于其定义一直存在争论。

尽管如此，"疼痛反应"被认为是整体人格的反应，不能系统和科学地剖析。医师有责任提供一个舒适，至少可以耐受的分娩。在产程开始时，许多患者可能很少或没有不适，但却出现紧张和忧虑。医师应掌握多种不同镇痛方式，满足产妇的需求和意愿。

最初研究认为，在第一产程中，疼痛仅涉及脊髓节段T11和T12。随后的研究证实，T10~L1也受累。这种不适与子宫收缩时缺血以及子宫颈扩张相关。第一产程中，传导伤害性冲动的感觉通路包括：子宫神经丛、下腹下神经丛、中间腹下神经丛、下腹上神经丛、腰及下胸交感神经链和T10~L1脊髓节段。

在第二产程中，阴道和会阴扩张导致疼痛，其感觉传导路径由阴部神经分支通过阴蒂、阴唇神经和痔下神经的背神经传导。这些主要是会阴感觉支，沿神经根S2、S3和S4传导。其他神经，如腹股沟神经、生殖股神经的生殖支、股后皮神经会阴分支的会阴支，在会阴部神经支配中也发挥一定作用。

尽管会阴主要由阴部神经的3个主要分支支配，其他神经对于某些患者可能也非常重要。疼痛类型分为背部或腰部（牵涉痛，也许来自子宫颈）、子宫痉挛（由于宫底部收缩）或阴道下段或外阴部"撕裂样"或"分裂"感（由于宫颈和阴道扩张）。

难产通常很痛苦，与头盆不称、子宫痉挛、产程延长或是收缩节律异常、产时感染或其他因素有关。

产科麻醉安全

在过去的30年中,产科麻醉质量和安全性有了长足进步。"半麻醉"和面罩麻醉等过时的技术已确认无效或不安全,目前已被产时硬膜外注射镇静剂/局麻药混合制剂和产后患者自控镇痛术所取代。必要时可通过使用短效且对胎儿影响甚微的药物诱导全身麻醉,这一过程中气道管理应尤为谨慎。

自上世纪50年代以来,产妇的麻醉相关死亡率已降低10倍,这主要与对高危产妇麻醉风险意识的增强有关。在美国,目前总的麻醉相关死亡率低于1.0例/百万活婴,在过去10年中下降了5倍。现在区域麻醉更常用于剖宫产,在每年分娩不足500例的医院中,麻醉医师兼产科医师的情况较为多见,麻醉应用更普遍。从历史上看,剖宫产手术中采用全身麻醉比区域麻醉的死亡率高。在20世纪70年代和80年代,剖宫产分娩过程中,全身麻醉的死亡率为32.3/1 000 000例,区域麻醉的死亡率则为1.9/1 000 000例,死于全身麻醉的产妇和死于区域麻醉的产妇比例为17:1。到了20世纪90年代,这一比例下降到6:1。在21世纪初,剖宫产分娩过程中全身麻醉的死亡率已下降到6.5/1 000 000例,而区域麻醉的死亡率上升至3.8/1 000 000例。与局部麻醉相比,全身麻醉的相对风险下降至1.7。现在看来,全身麻醉与硬膜外麻醉和脊髓麻醉的风险相当。产妇因全身麻醉的死亡率下降主要归功于更好的麻醉监护手段、困难气道管理的优化以及喉罩等其他气道管理设备的应用。插管和通气困难、低氧血症所导致的心跳呼吸骤停是产妇全身麻醉相关死亡的主要原因。产妇区域麻醉相关死亡的首要原因是全脊麻、高位硬膜外阻滞、呼吸衰竭以及药物反应。

另一个需要关注的问题是,1985年以来,美国产妇总死亡率(不仅与麻醉相关)增加,其中高龄产妇(35岁以上)的死亡率明显增加,特别是黑人产妇。心肌病、高血压、肥胖和出血是引起死亡率升高的主要病因,也是麻醉师需要考虑的重要因素。

非药物镇痛技术

心理学方法

三种不同的心理技术已经成为推进产程的手段,并且努力营造一种积极的情感体验,包括:"自然分娩"、心理助产法和催眠。自然分娩这一概念是由Grantly Dick-Read在20世纪30年代初首先提出的,在他的著作《分娩没有恐惧》中开始推行。Dick-Read的方式强调缓解紧张、诱导放松。心理助产技术是由Velvovski发展起来的,他于1950年在俄罗斯发表了他的研究成果。在50年代中期,俄罗斯的产科心理助产法对于管理不善或是麻醉诱导风险高的分娩是一个有效方法。这种方法后来由Lamaze引入法国。催眠止痛自19世纪初已经普及,主要依赖于暗示的力量。

许多产科医师认为,心理助产法可以通过减少疼痛冲动的皮质增值,而非抑制皮质功能,从而很大程度上消除分娩疼痛,如发生药物性镇痛。放松、暗示、专注和积极的态度是分娩前准备的重要环节,其中有些与催眠密切相关。

这些技术可以显著减轻焦虑、紧张和恐惧。同时为产妇提供分娩过程有关的生理变化等相关知识。此外,为产妇及其伴侣间进一步沟通及了解提供机会,这是产妇分娩过程中获得安慰的重要来源。如果心理助产法效果不佳,产科医师将会提供帮助。

已有研究显示,评估心理助产技术有效性的结果大相径庭,有效性从低至10%~20%到高达70%~80%。总体效果最好由产妇自己判断,并通过陪同家属的观察来确认。毋庸置疑,在医疗实践等各个方面,情感和主观报告在评估治疗的特殊类型中发挥作用,医师的个性和偏好可以明显影响患者对治疗的反应。对心理技术持怀疑态度的医师往往不能很好地应用。

即使对于一个熟练的医师，这些心理技巧也不应强加在产妇身上。不应让患者认为分娩过程中使用镇痛药就等于失败。从一开始就应该明确，产妇应在她需要或是想要的情况下寻求帮助。心理助产技术是其他镇痛方法的辅助手段，而不是替代品。

虽然对催眠机制还不完全了解，但其部分机制是通过情感和其他中心过程影响一个人对疼痛体验的整体反应。口头暗示和体感刺激有助于减轻第一产程的相关不适。此外，催眠状态可以提供明显的镇痛作用和遗忘痛苦、焦虑的体验。催眠技术可以通过减少恐惧和忐忑不安而显著改变产妇的观念和行为。然而，在繁忙的医疗实践中，必须考虑催眠需要建立在医师和产妇之间的良好关系的基础上，而其所需时间多于其发挥作用的时间。

镇痛、遗忘与麻醉剂

概述及注意事项

1.如果孕妇为分娩做好了心理准备，那么她对药物的需求将减少。在产前和分娩早期，应提前告知并消除她的恐惧。永远不要承诺分娩无痛。

2.对每一个患者实行个体化治疗，因为每个人的反应不同。任何药物都可能发生不良反应。

3.应用你所熟悉的药物，掌握其局限性、危险性、禁忌证和适应证。

4.孕妇应用的所有止痛药均会穿过胎盘。全身用药与区域用药相比，产妇和胎儿血药浓度更高。许多药物可以抑制中枢神经系统。虽然这些药物能满足产妇的期望，但是对胎儿或者新生儿则可产生轻重不等的副作用。

理想的药物是对产妇疗效最高，同时胎儿副作用最小。目前没有任何一种麻醉和镇静药物具有选择性的母体效应。局部麻醉的区域给药可以实现这个目标，在很大程度上降低产妇血药浓度，从而极大地降低药物对胎儿的不良影响。

药物方面

给药途径

镇痛和麻醉的全身性技术包括口服给药和非肠道途径给药。胃肠外给药包括皮下、肌内和静脉注射。镇静剂、安眠药和止痛药通常肌内注射。一些情况下，优先考虑静脉途径用药。

静脉途径给药的优点包括：①避免由于肌肉或脂肪内血供差而导致药物吸收率低；②迅速起效；③静脉注射可避免肌肉内快速注射所致的"峰值效应"；④较小的有效剂量，这是较早发挥效应的结果。

静脉注射的缺点是药物意外注入动脉和药物过量所致的抑制作用，但较小剂量使用的优点远远多于缺点。

以最低浓度和最小剂量应用药物，以获得期望的效果。

物理和化学因素

麻醉剂可穿透身体细胞的脂质膜边界。带电（电离）药物不可渗透该膜，但不带电的药物可渗透。大部分药物转移依赖脂溶性程度，所以局部麻醉剂的特点是亲脂性和脂溶性的芳环。某种局麻药中间产物铵离子呈弱碱性，在水溶液中仍然存在部分未解离的自由碱基和部分分离的阳离子。图24-1显示了这一平衡及Henderson-Hasselbalch方程，以麻醉比例确定带电和不带电的形式。药物中的阳离子与碱基成分比非常重要，其中碱基成分参与渗透和组织局部麻醉药物弥散，而当药物接触作用部位的钠离子通道时，阳离子成分参与局部镇痛作用。

药物pK_a是指相等比例的游离碱基和阳离子形成的pH值。大多数用于分娩镇痛的局部麻醉药的pK_a值为7.7~9.1（表24-1）。孕妇

$$R:NH^+ + OH^- \rightleftharpoons R:N + HOH$$

阳离子　　　　　　　　碱基

$$pH = pK_a + \log\frac{碱基}{阳离子}$$

图 24-1 局部麻醉剂是弱碱性自由基，与未解离的自由基和解离的阳离子共存。它们的比例可以通过 Henderson-Hasselbalch 方程计算。

血液 pH 值 ≥ 7.4，因此局部麻醉药物 pK_a 值与之接近，孕产妇和胎儿酸碱平衡变化将导致由碱基与阳离子组成的药物转变发生变化，例如，pH 值升高可以使给定局部麻醉药由阳离子转变为碱基形式；相反，pH 值下降则产生更多的阳离子形式。

物理因素在药物转移方面也十分重要。药物分子量 (MW) 低于 600 时，能通过胎盘，而分子量超过 1000 则不能通过胎盘。例如地高辛 (MW 为 780.95) 很难通过绵羊胎盘。从物理特性方面来看，大多数局麻药物分子量在 200~300，因此大多数能通过胎盘屏障。根据 Fick 定律，通过简单扩散方式 (图 24-2)，即药物扩散速率取决于药物在孕产妇和胎儿之间的浓度梯度、胎盘厚度和总表面积。

胎盘转运

除了药物物理或化学性质因素外，其他因素也会影药物通过胎盘转运。这些因素包括给药方式和速度、药物分布、代谢和排泄。Fick 定律是确定药物转运的简单方法，但其他复杂因

表 24-1 常用局部麻醉药的 pK_a 值

药物	商品名	pK_a
丁哌卡因	麻卡因	8.1
氯普鲁卡因	纳塞卡因	8.7
依替卡因	依替卡因	7.7
利多卡因	赛罗卡因	7.9
罗哌卡因	耐乐品	8.0
丁卡因	潘妥卡因	8.5

$$Q/T = K\left[\frac{A(C_M - C_F)}{D}\right]$$

图 24-2 Fick 定律。A, 用于药物传递的表面积; CM, 母体药物浓度; CF, 胎儿药物浓度; D, 细胞膜厚度; K, 药物扩散的恒量; Q/T, 扩散率。

素依然存在：胎盘两侧血流差异、孕产妇和胎儿血液和绒毛间隙的各种分流等是重要决定因素，决定最终胎儿可能吸收的药物量。某些产妇疾病，如高血压、心血管疾病、糖尿病和子痫前期等，可能以某种方式改变胎盘血流量并影响药物分布范围。

随着胎盘成熟，上皮细胞滋养层厚度逐渐减少。这可能导致产妇和胎儿隔间组织层的厚度减少 10 倍（在某些物种，可从早期妊娠的 $25\mu m$ 降到 $2\mu m$）。随着妊娠进展，胎盘表面积增加。最终，这些物理结构的变化有利于药物通过胎盘转运。

胎盘两侧血液 pH 值影响药物胎盘转运，胎儿侧血液 pH 值通常比孕妇侧低 0.1~0.2U。因此，药物以电离状态存在时易于通过胎儿。由于母胎之间的平衡建立在屏障两侧未解离的药物基础上，这种生理差异将加快药物在母胎间转运。胎儿体内药物为离子化形式，新的平衡导致胎儿将负载更多的药物 (离子化加非离子化)。因为常用的局麻药 pK_a 值更接近母体血液 pH 值，这些药物易于聚集在胎盘的胎儿一侧。吗啡、哌替啶、普萘洛尔等其他药物均有此特点。进一步降低胎儿 pH 值，会导致更多的药物滞留在胎儿体内。酸性药物（如硫喷妥钠）的变化则相反，胎盘内产妇侧药物浓度高。

总之，药物转运速率主要由以下几点决定：①脂溶性；②药物解离度；③胎盘血流；④分子量；⑤胎盘代谢；⑥蛋白结合。

胎儿分布

分布于母体内的药物穿过母儿屏障，到达胎儿体内后扩散（图 24-3）。胎儿和新生儿的

反应取决于血管丰富的器官内的药物浓度,如脑、心脏和肝脏。药物从母体通过胎盘转运至胎儿,在分布到胎儿各重要器官前发生稀释。大约85%的脐静脉血液,从胎盘进入胎儿,经过胎儿肝脏进入下腔静脉。其余血液绕过肝脏,主要通过静脉导管进入腔静脉。来自下肢、腹部脏器、上肢和胸腔的混合血液进一步降低了药物浓度。从右心房分流的血液从右向左通过卵圆孔,进入左心房,导致最后集中在左侧心脏的药物浓度仅略低于腔静脉。

最终到达一个重要器官的药物剂量与该器官的供血量有关,对于胎儿脏器而言,中枢神经系统的血运最丰富,药物分布量最大。药物到达胎儿肝脏后,可与蛋白质结合或被代谢。

静脉注射或硬膜外给药时,胎儿组织对药物的吸收非常快。已经发现,局麻药浓度在注射1~2分钟后,胎儿组织即可检测出药物。脂溶性药物在某些脂质含量高的器官内浓度较高,如肾上腺、卵巢、肝脏和脑。

药物在胎儿体内分布后,最终进行代谢和排泄。早在妊娠中期,胎儿肝脏能够代谢药物和大量物质,足月后这种代谢能力提高。毒品和镇静剂在胎儿肝脏代谢较慢,宫内暴露时可对新生儿产生长期影响。胎儿排出药物的能力随着肾功能下降而降低。

全身镇痛剂和麻醉药

镇静剂(安眠药)

镇静催眠药物的主要作用是产生睡意。多年来,镇静剂是唯一具有减少焦虑和诱导睡眠的药物。第一产程潜伏期可以单独应用心理支持治疗,或使用镇静催眠合剂治疗,心理支持治疗的同时可以补充镇静剂。当正确应用这些药物时,可使产妇平静,增加舒适感。这些药物几乎没有镇痛作用,在清醒状态下不提高痛阈,不会发生遗忘。大剂量应用镇静剂可减缓

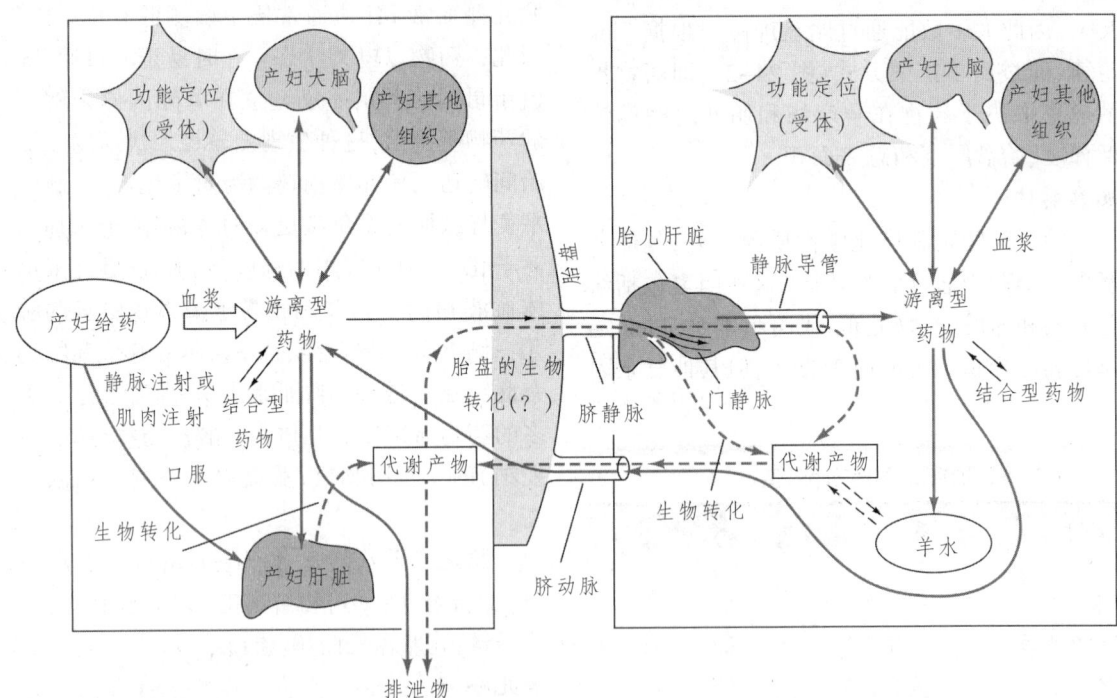

图24-3 孕产妇和胎儿和分隔及药物分布之间的关系。药物是通过孕妇、胎盘(部分屏障)到达胎儿体内,药代动力学原则(即分布、生物转化和排泄)决定了其在特定器官组织的药物水平。孕产妇和胎儿之间存在一个单纯的机械屏障,在第一产程后期和第二产程,脐带起重要作用,容易受到部分和完全闭塞影响。

分娩进程,尤其在第一产程过早应用。

在产科镇痛中,很少单独应用巴比妥类药物,同时也不鼓励使用。其所需剂量对胎儿是危险的,因为这些药物对中枢系统的抑制作用十分敏感。巴比妥酸盐对母体影响更持久,可表现为周期性呼吸暂停,甚至瘫痪。

镇静剂与遗忘

这些药物主要用于缓解恐惧和焦虑,并有镇静作用。此外,可增强其他镇静剂的作用。以往认为这类药物具有增强镇痛的作用,但尚未得到证实。羟嗪和地西泮是广泛使用的镇静遗忘剂。东莨菪碱以往在产科中广泛应用,不产生镇痛作用,但是一种温和的镇静剂,同时具有显著的遗忘作用。但是由于东莨菪碱能够产生过度且过于持久的遗忘效应,目前已经不再使用。分娩期间应避免使用地西泮,因为该药半衰期很长,在新生儿中时间更长。地西泮的很容易通过胎盘,在胎儿血浆中显著聚集。目前,地西泮不建议在早产儿中使用,因为新生儿有发生核黄疸的风险。地西泮的其他潜在副作用是胎儿肌张力低下、低体温、胎心率缺乏瞬时变异性等。

地西泮与苯甲酸钠和苯甲酸缓冲液联合应用仍有争议。一些研究者已经提出,这两种化合物是胆红素-白蛋白复合物的有效解偶联剂,新生儿可能会因为循环血中游离胆红素水平增高而更容易患核黄疸。然而,因为地西泮可有效治疗新生儿痉挛性疾病、阿片戒断和破伤风,因此认为地西泮在产科镇痛中有辅助作用,已有动物实验研究,比较大量苯甲酸钠注射是否显著提高循环中的胆红素含量。咪达唑仑是短效水溶性苯二氮䓬类药物,与地西泮相比,其很少影响新生儿,而且能迅速清除。小剂量应用可以成为有效的抗焦虑药。咪达唑仑的作用比安定高3~4倍,并在静脉注射后有短暂的延迟镇静作用。剂量应低于0.075mg/kg,避免大剂量应用而产生顺行性遗忘。

麻醉性镇痛药

第一产程常用全身性镇痛药(包括麻醉药),因为其产生镇痛作用的同时,具有改善情绪的作用。可选择60mg可待因肌内注射或肌内注射50~100mg或静脉注射25~50mg哌替啶。吗啡和东莨菪碱合用曾经因为其"半麻醉"效应而大受欢迎,但现在很少使用。这些药物联合应用的常见不良反应有恶心、呕吐、抑制咳嗽、肠蠕动减慢、第一产程子宫收缩频率、强度和持续时间减少等。此外,患者常出现健忘症。

产程活跃期不使用吗啡,因为与等效剂量的其他麻醉药相比,其常会导致新生儿过度呼吸抑制现象。孕龄较小或创伤或产程延长等都对麻醉药更加敏感。

芬太尼已用于产科,在全身用药和硬膜外用药中,芬太尼都是一种常用的合成麻醉药。硬膜外应用芬太尼与小剂量低浓度丁哌卡因联合应用疗效很好,来自欧洲和美国的数据支持其使用。

舒芬太尼是芬太尼的衍生物,其效力和亲脂性增加,广泛用于分娩时鞘内和硬膜外镇痛。舒芬太尼的潜在不利影响包括胎盘沉积和新生儿呼吸抑制。与单纯应用丁哌卡因相比,鞘内或硬膜外应用舒芬太尼联合丁哌卡因,可提高分娩镇痛起效时间和持续时间。常用剂量为3~5μg鞘内注射和10~15μg硬膜外注射。

瑞芬太尼是一种较新的静脉给药后超短效阿片类药物,起效迅速(约1分钟),迅速被非特异性的血液和组织酯酶代谢,不依赖于肾功能或肝功能,因此不会积聚在胎儿体内。这种快速起效和便于消除的特点,使其在分娩过程中有效且安全。产程中瑞芬太尼静脉镇痛的给药方法很多,包括基础输液、PCA推注(带或不带基础输液)以及靶控输注。

布托啡诺(酒石酸布托啡诺制剂)是一种人工合成的肠外镇痛药,是阿片类物质的激动和拮抗剂。其效价是吗啡的5倍,是哌替啶的40倍。典型剂量是每3~4小时静脉注射或肌内注射 1~2mg。静脉注射后数分钟之内镇痛起效。与等效剂量的吗啡相比，其由于激动-拮抗剂的性质，很少抑制呼吸。当考虑胎儿/新生儿存在呼吸抑制时，布托啡诺的这种特性使其可用于分娩镇痛。

纳布啡（纳布啡注射剂）是一种混合阿片类药物激动/拮抗剂，与布托啡诺相似，常用于胃肠道外分娩镇痛，其效力等同于 1mg 吗啡基础量。静脉注射后，起效时间为 2~3 分钟，持续 5~6 个小时。常用剂量为每 4~6 小时静脉注射 10~20mg。主要由肝脏代谢，并经肾脏排泄。

硫代巴比妥

静脉麻醉药，如硫喷妥钠和硫戊巴比妥，广泛用于普通外科手术。产妇静脉注射硫代巴比妥后在 4 分钟内，药物在胎儿和母体血液中达到相同的浓度。硫喷妥钠应用剂量为 1.5~2mg/kg 时，产妇会丧失意识并反射性的气道保护。因此，应在气管插管下进行全身麻醉。硫喷妥钠用于全麻诱导的剂量为 3~4mg/kg。

丙泊酚

20 世纪 90 年代初，丙泊酚作为一种较新的诱导剂开始在美国应用。作为诱导剂，丙泊酚类似于巴比妥酸盐，具有轻度心脏抑制和缓解外周血管紧张效应，可快速清除，作用持续时间短，有止吐及降低气道反应性等优点。对于产妇而言，丙泊酚剂量为 2mg/kg 时是理想的全麻诱导剂。也可在区域阻滞下，应用 10~20mg 治疗手术期间出现的恶心和呕吐。用丙泊酚或巴比妥类药物诱导后，新生儿 Apgar 评分和脐动脉血气是相似的。

依托咪酯

1979 年以来，依托咪酯已用作产科麻醉静脉诱导剂，其起效快，对心肺功能影响甚微。这一特性使它成为血流动力学不稳定或者不耐受血流动力学波动产妇的理想麻醉药。用 0.2~0.3mg/kg 剂量诱导，依托咪酯可快速水解，导致产妇快速恢复。依托咪酯可快速通过胎盘，但是 UV/MV 比率（脐静脉/产妇静脉）变化较大（0.04~0.5）。依托咪酯可能引起注射部位疼痛和肌肉不自主运动。

氯胺酮

苯环己哌啶衍生物氯胺酮通过阻断皮质感觉传入神经通路产生麻醉作用。由于该药可使产妇保持良好的心血管状态和子宫血流量，因此成为产科广泛应用的麻醉药物。低剂量（0.25~0.5mg/kg）氯胺酮可以在保持清醒或存在保护性反射的前提下，对产妇起到有效的镇痛效果。但是，其安全谱很窄，所以应仅由医师使用，如果发生意识丧失，很容易保护气道，确保产妇安全。在剖宫产手术中，可静脉注射 1~2mg/kg 氯胺酮，诱导全身麻醉。氯胺酮刺激心血管系统，维持心率、血压和心输出量。在大失血而需要快速诱导全身麻醉的情况下，可选择该药。但是，由于该药具有显著的致幻作用，从而限制了其在产科麻醉中的应用。

吸入麻醉药

吸入麻醉是全身麻醉的组成部分。在过去，小剂量吸入麻醉药可以缓解分娩过程中的宫缩痛，但目前已不再应用。意识清醒的产妇通过面罩吸入麻醉药后，可能导致气道阻塞、误吸、缺氧。蒸发的气体会污染待产室的环境，让人难以承受，而且这些废气不能从室内有效地清除。在目前使用的所有挥发性麻醉药中，只有氧化亚氮在低于麻醉浓度时有镇痛作用。

妊娠中最常用的吸入性麻醉药物是氧化亚氮、七氟醚、地氟醚、异氟醚，这些药物易于通过胎盘，在胎儿体内产生显著的血药浓度。对于短暂暴露于吸入性麻醉气体者，对胎儿没有不利影响。在用药过程中，胎儿心脏输出量略有减少，但重要器官血流量、酸碱平衡状态不受影响。肺泡内最低麻醉气体浓度持续超过 15 分钟，可导致 Apgar 评分降低，但胎儿和新生儿的其他参数不受影响。

临产时，所有吸入麻醉药更加敏感，其原因可能与孕激素水平升高有关。与非妊娠患者相比，产妇对麻醉药的敏感性增加了 20%~

30%，患者易出现反应迟钝和误吸；因此这些药物不应在未准备气管插管的情况下应用。除N_2O外，其他挥发性药物有子宫松弛作用，分娩期间应避免高浓度吸入，防止发生子宫收缩乏力和产后出血。低浓度（<1%）会引起遗忘效应，常规注射催产素可拮抗其抑制宫缩的副作用。

区域麻醉

区域麻醉是在神经周围注射局部麻醉剂（表24-2），从脊段控制身体部分感觉神经的周围神经。最近，麻醉药与局部麻醉剂联合应用，可以改善镇痛效果，减少局部麻醉药的一些副作用。产科应用的区域神经阻滞包括：①腰椎硬膜外和骶管硬膜外阻滞；②蛛网膜下腔（脊神经）阻滞；③腰硬联合麻醉；④阴部神经阻滞。

局部麻醉药物浸润和阴部神经阻滞的镇痛风险最低，麻醉风险随着麻醉药物使用剂量的增加而增加。区域麻醉的安全性和适应证取决于正确选择药物、产妇、妇产科医师的专业知识与经验以及可能出现并发症的诊断与治疗。在产科，传导麻醉和全身麻醉需要专业知识和专业技能，并对产妇和胎儿进行密切监测。这一领域的专业技能已发展成为麻醉亚专科，说明需要专门了解产妇及胎儿对麻醉的反应。

表24-2 局部麻醉药的使用

	丁卡因	利多卡因	丁哌卡因	氯普鲁卡因	罗哌卡因
效能*	10	2~3	9~12	3	9~12
毒性*	10	1~1.5	4~6	1	3~4
稳定性	稳定	稳定	稳定	稳定	稳定
最大总药量	50~100mg	350~500mg	175~200mg	880~1000mg	200~250mg
渗透					
浓度	0.05%~0.1%	11%~2%	0.05%~0.1%	1%~2%	0.2%~0.5%
起效时间	0~20分钟	110~20分钟	0~20分钟	10~20分钟	5~10分钟
持续时间	1.5~3小时	22~4小时	1.5~3小时	2~4小时	1.5~4小时
神经阻滞					
浓度	0.25%~0.5%	1%~2%	0.25%~0.5%	2%	0.5%~1%
起效时间	20~30分钟	10~20分钟	20~30分钟	10~20分钟	20~30分钟
持续时间	3~10小时	2~4小时	4~12小时	30~60分钟	5~8小时
硬膜外					
浓度		1%~2%	0.06%~0.5%	2%~3%	0.05%~1%
起效时间		5~15分钟	15~20分钟	5~10分钟	15~20分钟
持续时间		1~2小时	2~5小时	30~60分钟	2~4小时
蛛网膜下腔					
浓度	0.25%~1%	2%~5%	0.5%~0.75%	2%	0.5%~1%
剂量	5~20mg	40~100mg	0.75~15mg	35~50mg	15~22.5mg
起效时间	快速	快速	快速	快速	快速
持续时间	90~200分钟	45~90分钟	75~150分钟	30~45分钟	75~150分钟

*与普鲁卡因相比。

患者选择

区域麻醉适用于分娩镇痛、剖宫产分娩以及其他产科手术（例如产后输卵管结扎术、宫颈环扎术）。多数患者愿意保持清醒；偶尔选择全身麻醉。

麻醉医师会评估患者，以确定全身麻醉与局部麻醉的相对风险。例如，某些心脏瓣膜病患者禁忌行区域阻滞，全身麻醉更加合适。区域麻醉的其他禁忌证包括感染、凝血障碍、低血容量、进行性神经疾病、患者拒绝。

患者准备

产妇应充分知情，医患之间良好的沟通通常能使选择区域或全身麻醉的患者保持平静与配合。在妊娠早期，应充分告知产妇及其伴侣，可以选择分娩麻醉，或是在必要时行剖宫产术。如果患者存在麻醉相关风险（麻醉风险家族史、背部手术史、凝血问题），麻醉师可以在妊娠早期开始介入。有些医院设有产科麻醉预评估诊所，可以解决这些患者的顾虑。

局部麻醉剂

局部麻醉药物通过与神经轴突接触来阻滞动作电位的发生。局部麻醉剂通过改变细胞膜离子通透性，稳定其静息电位。神经纤维越小，对局部麻醉剂越敏感，其原因是神经纤维的敏感性与纤维的横截面直径成反比。因此，与压力感知或横纹肌运动神经功能相比，区域麻醉可使患者的轻触觉、痛觉、温度觉和血管舒缩能力迅速阻滞。自主神经是一例外，虽然自主神经较一些感觉神经粗大，但是对最低浓度的局部麻醉剂仍敏感。

只有能完全被拮抗、无刺激性、毒性最小的麻醉药物才能应用于临床。区域麻醉剂所需特性包括快速起效、效应时间可知且易于消除。表24-2总结了妇产科常用局麻药的适应证和剂量。

所有局部麻醉剂在全身吸收时都有一定程度的剂量相关副作用，这些药物均能刺激中枢神经系统，在脊髓水平导致心动过缓、高血压或呼吸道刺激。此外，在皮层或皮层下水平导致焦虑、兴奋、抽搐。这种反应会刺激癫痫大发作，随后出现情绪低落、血管舒缩功能障碍、低血压、呼吸抑制和昏迷。直接扩张血管和抑制心肌而导致间接心血管抑制，后者的作用与奎尼丁作用相似，这种效应说明了利多卡因治疗某些心律失常有效的原因。

氯普鲁卡因是一种酯衍生物，在20世纪70年代应用非常普遍，其特点为起效迅速、持续时间短、对胎儿毒性低，由血浆胆碱酯酶代谢，与更复杂和作用时间更长的酰胺衍生物不同，不需肝酶降解。氯普鲁卡因在成人的血液中半衰期为21秒，而在新生儿的血液中，其半衰期为43秒。从产妇转运到胎儿的药物，浓度会进一步减少，因此胎儿的直接毒性作用也会减小。

氯普鲁卡因效价与利多卡因和甲哌卡因相同，是普鲁卡因的3倍以上。根据药物剂量，其平均起效时间为6~12分钟，持续时间为30~60分钟。氯普鲁卡因通常用于硬膜外置管的紧急剖宫产手术，以避免全身麻醉。

丁哌卡因是酰胺类局麻药，与利多卡因和甲哌卡因有关，但有一些特殊的理化特性，脂溶性更高，与母体血浆蛋白结合更多，作用持续时间更长。与上述其他局部麻醉剂相比，可以减低丁哌卡因浓度，以产生感觉阻滞及轻微的运动阻滞。现在丁哌卡因用于分娩镇痛时，大多是通过输液泵，以连续小剂量和最小浓度方式给药，以前所发生的并发症，如低血压和抽搐，现在非常少见。

需要注意的是丁哌卡因在剖宫产分娩中的应用。在首次给药时，丁哌卡因有可能引起某些恶性心脑血管事件，比如难以通过心肺复苏挽救的心跳骤停。虽然这些事件罕见，但仍建议操作者在任何时候注射药物，剂量不应超过5mL，而且要等待4~5分钟，然后再重复上述步骤，直到达到用于分娩的剂量。美国食品与药品监督管理局(FDA)规定,用于产科硬膜外麻醉的丁哌卡因最高浓度为 0.5%。目前认为,超过 300mg/kg 的剂量是毒性剂量。分次给药方式可保障丁哌卡因的用药安全（例如 5mL/5min）。

20 世纪 90 年代中期,罗哌卡因引入美国,这是一种新型酰胺类局麻药。与丁哌卡因相比,其脂溶性低。初步研究表明,与其同源物丁哌卡因相比,罗哌卡因较少引起运动阻滞和心脏毒性。但是后来关于罗哌卡因疗效和安全性方面的研究却缺乏说服力,而在一些机构中,罗哌卡因已经取代了丁哌卡因。左旋丁哌卡因是丁哌卡因的左旋异构体,已对其安全性和有效性进行了研究,证明比其消旋母体分子的心脏毒性更低。这两种新的酰胺类局部麻醉剂的使用剂量和浓度类似于丁哌卡因。

局部浸润镇痛

麻醉药稀释溶液局部组织浸润通常会产生满意疗效,因为其目标是纤细的神经纤维。我们必须牢记,在大面积麻醉或需要重复应用时,有增加全身毒性的危险。因此,应事先计算出药物剂量和药物溶液的容量,以保证总药物剂量在毒性剂量之下。

禁忌在炎症区域或其附近进行浸润麻醉,因为炎症组织血管分布增加,注射到这些区域的药物可以被快速吸收。此外,注射可能引起或加重感染。

区域镇痛技术

腰椎硬膜外阻滞

这种镇痛技术非常适合产科麻醉,无论是推注或局部麻醉剂连续输注都可用于阴道分娩或剖宫产手术。追加麻醉药,可保证神经阻滞效果。

评估患者后,硬膜外阻滞可以用于分娩。药物剂量随着情况的变化进行调整。置管可用于外科手术和术后镇痛。硬膜外麻醉可引起第二产程延长,而第一产程持续时间不受影响。产钳使用率增加,但胎儿娩出后状况不受硬膜外阻滞影响。

硬膜外阻滞术必须精确,偶尔发生疏忽的大量(高位)椎管内麻醉。其他不良反应包括吸收迅速综合征(低血压、心动过缓、幻觉、抽搐等)、产后腰痛和感觉异常。在第一产程,硬膜外阻滞对疼痛的缓解平面应控制在 T10~L1 水平,在第二产程,应控制在 T10~S5 水平。

该过程如下：将 3mL1.5% 利多卡因水溶液或类似药物注入导管作为试验剂量。如果椎管内麻醉 5~10 分钟后未起效,则追加 5mL。麻醉剂总量注入 10mL,慢慢达到疗效及适宜的麻醉平面。一旦阻滞建立,以 10~12mL/h 的速率连续输液,维持其在分娩过程中的效果。硬膜外阻滞常用药物为 0.125%~0.25% 丁哌卡因,混合 2~5μg/mL 芬太尼。

产妇体位为屈曲位或侧卧位,避免压迫主动脉与下腔静脉。交感神经阻滞易导致静脉淤积,减少静脉回流。当硬膜外麻醉起效时,必须经常测量产妇血压。

骶管阻滞

骶管麻醉(图 24-4)是通过骶管间隙进行硬膜外阻滞,可以为第二产程提供选择性骶骨阻滞,但是现在由于产科患者特有的并发症而很少使用。胎头下降至会阴以及骶管水肿掩盖了骶管裂孔的体表标志,使骶管穿刺技术具有挑战性,并有刺穿直肠和胎儿颅骨的报道。因此,许多麻醉医师避免使用这项技术,认为腰椎硬膜外麻醉是一个更安全的选择。

椎管内麻醉

椎管内麻醉是目前剖宫产分娩首选的麻醉。椎管内麻醉比硬膜外麻醉操作更快,可提供理想的手术条件,包括充分的感觉和运动阻滞。交感神经起效比硬膜外阻滞更迅速,所以必须小心,麻醉前预先输注盐溶液 1.5~2L。椎管内麻醉不常用于分娩镇痛与第三产程镇痛。椎管内麻醉的优点是,产妇可保持清醒,可见

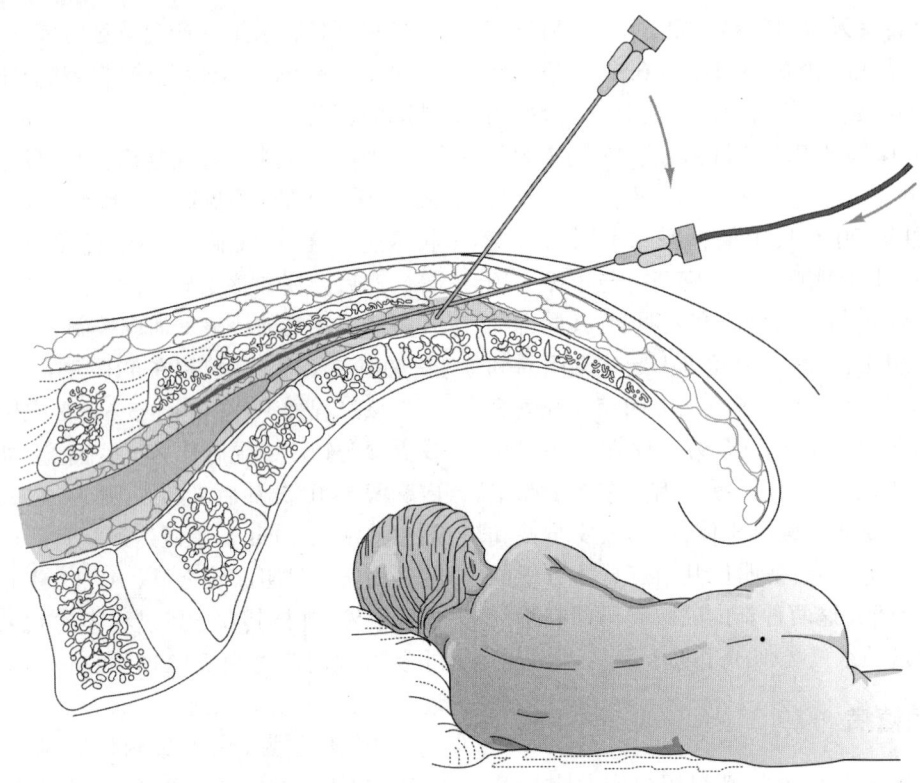

图 24-4　放置骶管导管用于连续骶管麻醉。

证分娩过程,不需要吸入麻醉药或镇痛药。该技术并不难,盆底和产道下段能获得良好地松弛。麻醉 5~10 分钟内起效,椎管内麻醉时,药物剂量小,并发症少见,而且容易处理。椎管内麻醉导致的相关性头痛的发生率为 1%~2%。

腰硬联合麻醉

上世纪 90 年代中期,在分娩过程中,腰硬联合麻醉(CSE)很快替代了硬膜外麻醉。通过硬膜外针头引导并推入鞘内注射,经脊髓针头注入小剂量局麻药和镇痛药(2.5mg 丁哌卡因和 25μg 芬太尼),脊椎针头随之被取出,然后置入硬膜外导管,供持续使用。脊髓用药可立即产生止痛效果,而运动神经阻滞程度最小,并可允许下地活动。分娩后期,硬膜外导管可用于硬膜外溶液连续输注,类似于分娩中标准的硬膜外麻醉。

CSE 的批评者认为,这项技术可能会增加腰椎穿刺头痛的发病率。即使低剂量的脊髓注射后,下地活动对于母婴也是不安全的。该技术不易操作,并可能增加相关并发症的发生率,但是尚无研究证实。

腰麻或硬膜外麻醉最严重的后果是产妇死亡。在 80 年代后期,就有剖宫产分娩中使用 0.75% 丁哌卡因导致产妇死亡的报道,这促使 FDA 宣布产科停止使用这种药物。死亡是由于静脉摄取药物后,即刻且持久的心肌抑制,而且没有合适的心脏复苏方法。如今,由于不再进行高浓度局麻药的推注给药,因此产妇的区域麻醉相关死亡率降低。

大部分腰麻或硬膜外麻醉的副作用主要继发于阻滞伴随脊髓胸段和上腰神经(胸段发出处)的前根交感神经纤维,因此许多生理调节机制受到干扰。如果没有通过改变患者体位(如头低脚高位)进行代偿,则动脉阻力减少和静脉淤积将导致血压下降。如果出现胸部高位(T1~T5)阻滞,将改变心脏交感神经支配,导致心率下降,心肌收缩力降低,抑制肾上腺髓质分泌肾上腺素。这些作用刺激副交感神经,很快导致患者休克,尤其是低血压或低血容量的患者。此外,对于动脉硬化性高血压患者,其血压必然出现急剧下降。

建议补液,吸氧以保证充足的组织灌注量,可采取头低位促进静脉回流、静脉注射升压药等措施。

过去硬脊膜穿刺后头痛(PDPH)的发生率高达15%,这是由于脑脊液通过硬脑膜针孔渗漏所致的早期术后并发症。应用小口径针头(25F)后,头痛发生率降至8%~10%。改用铅笔尖式Whitaker和Sprotte脊柱针后,PDPH发生率已经降至1%~2%。治疗PDPH的方法包括卧位、补液、镇静,对于病情严重者,可硬膜外注射液患者新鲜血液10~20mL,以"封堵"缺陷。

腰麻或硬膜外麻醉很少引起神经损伤和暂时性或永久性感觉减退或感觉异常。药物浓度过高、患者敏感性强或感染可引起一些并发症。脊髓或硬膜外麻醉严重并发症的发生率明显低于全身麻醉过程中心脏骤停的发生率。

宫颈旁阻滞

对于产科患者来说,宫颈旁阻滞不再是一种安全的方法。过去宫颈旁麻醉用于第一产程镇痛,在第二产程需行阴部神经阻滞,以减少疼痛。在宫颈阴道交界区域,感觉神经纤维在宫颈4~6点和6~8点处交汇。将5~10mL 1%利多卡因或其等价物注射到这些区域后,可迅速阻滞子宫颈和子宫的传入感觉神经纤维。

现在许多人认为,宫颈旁阻滞对胎儿存在潜在风险,因而产科应禁用。许多文献报道,胎儿心动过缓发生率为8%~18%。然而,通过精确监测胎心率与连续子宫收缩状态发现,胎儿心动过缓发生率接近20%~25%。一些研究人员试图揭示心动过缓的意义,一种解释认为,如果胎儿心动过缓持续时间超过10分钟,则胎儿将出现酸碱平衡紊乱,如果胎儿分娩过程中出现心动过缓,则可能发生抑郁症。复杂患者和简单患者之间,宫颈旁阻滞所致的胎儿心动过缓的发生率及其严重程度差异很小。宫颈旁阻滞的其他缺点包括产妇创伤和出血、胎儿创伤和直接注射、不慎注入血管引发抽搐和阻滞持续时间过短。

阴部神经阻滞

阴部神经阻滞一直是产科最常用的神经阻滞技术之一。其不会导致婴儿受抑制,且失血最少。阴部神经经坐骨棘支配会阴部,因此该技术操作简单。自两侧分别注射10mL 1%利多卡因,可维持30~45分钟,其中50%的时间能有效镇痛。

无论是经阴道和经皮肤技术,都可实施阴部神经阻滞。经阴道技术比经皮技术具有更显著的现实优势。可以使用"Iowa小号"针导向装置,操作者手指应该放置在导向装置端部,触诊骶棘韧带,骶棘韧带正好在阴部神经和动脉前方,穿刺针和骶棘韧带走行方向需保持一致。由于很难感知针头突破韧带,因此该技术(没有明确的结束点)使没有经验的临床医师感觉操作困难。注射器需要回抽,以免药物误入阴部动脉。如果回抽没有血液,以扇形方式将10mL局麻药注射到右侧和左侧。应在会阴切开术前至少10~12分钟注射药物,成功完成阴部神经阻滞。在临床实践中,阴部神经阻滞通常在会阴侧切前4~5分钟内进行,因此局麻药物可能没有足够的时间发挥作用。

优点和缺点:阴部神经阻滞的优点是安全、易于给药、起效迅速。缺点包括产妇创伤、出血和感染,很少出现因为药物过敏所致的抽搐,偶尔出现麻药完全或部分无效以及给药过程中的局部不适。

与其他神经阻滞相同,阴部会阴阻滞需要掌握产道下段神经支配的经验和知识。虽然进行了良好的高位双边神经阻滞,但是会阴镇痛区域的阻滞效果可能并不完全,其原因可能是不仅由S2~S4阴部神经支配会阴部大部分感觉神经纤维,其他感觉神经纤维也参与支配。例如,下痔神经具有独立于骶神经的发出位置,因此不是阴部神经的组成分支。在这种情况下,必须单独浸润该神经以达到阻滞效果。此外,股后皮神经(S1~S3)的分支支配阴唇系带前部两侧。该神经发挥主要支配作用,局部皮肤必须分别浸润才能进行阻滞。

其他两个支配会阴感觉的神经为:L1起源的髂腹股沟神经、L1和L2起源的生殖股神经的生殖支。一般来说,这两支神经支配阴阜和大阴唇的耻骨部位皮肤。有时,这两支神经必须分别浸润阻滞,才能提供最佳的会阴部镇痛作用。因此,在很多情况下,简单的双侧阴部神经阻滞效果可能不好。为了获得最大的镇痛效果,除了双侧阴部神经阻滞,还要对耻骨联合内侧到坐骨棘之间的中间点的皮肤进行浅表阻滞。因此,真正的会阴神经阻滞是一种区域神经阻滞技术。

无论是腰椎硬膜外阻滞,或是骶管硬膜外阻滞,均应在第二产程消除T10~S5水平的疼痛。所有这些神经都应阻滞,因为它们均起源于L1~S5段。

步骤(图24-5)

1.经阴道触诊坐骨棘,慢慢向坐骨棘方向进针。穿刺到位后,将针继续推进大约0.5cm。回抽避免针误入血管,在两侧坐骨棘下方各注射5mL,这样能阻滞左右两侧阴部神经。必要时重新填充注射器,继续以类似方式麻醉其他区域。注射时针头保持移动,避开敏感的阴道黏膜和骨膜。

2.抽出针头,重新引导穿刺大约2cm,然后朝向坐骨结节方向,每个结节中心区域注射3mL,麻醉直肠肛门下段及股外侧皮神经。

3.抽出针头,几乎在完全引导下,慢慢向耻骨联合方向推进阴蒂位置,在阴唇褶外侧大约2cm、皮下1~2cm处,两侧耻骨联合下方注

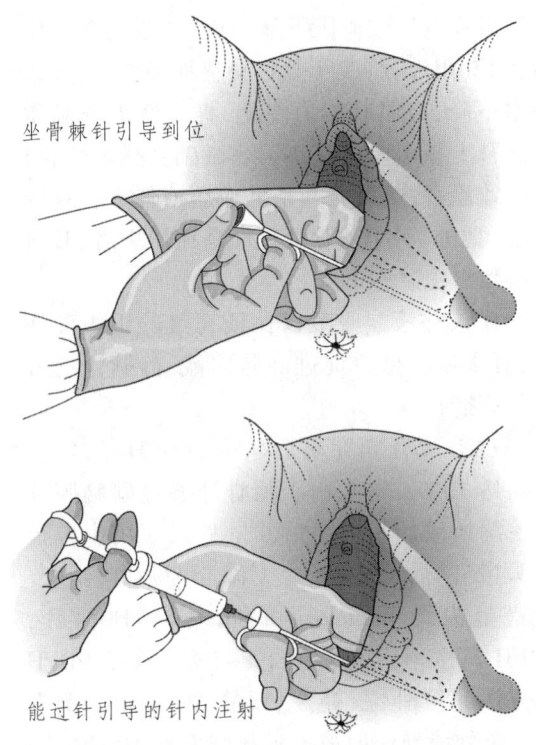

图24-5 导针("Iowa小号")用于阴部麻醉阻滞。(Reproduced, with permission, from Benson RC. *Handbook of Obstetrics & Gynecology*. 8th ed. Los Altos, CA: Lange; 1983.)

射5mL利多卡因,阻滞腹股沟和生殖股神经。

如果操作过程仔细娴熟,仅仅会在注射时感觉轻微不适。麻醉后30~60分钟,肌肉达到良好的松弛度。产科麻醉方法如图24-6所示。

预防与治疗局部麻醉药物过量

任何局麻药物的正确剂量是能提供最佳镇痛效果的最小剂量。由于产妇硬膜外静脉扩张,因此局麻药误入血管而产生毒性反应的可能性增高(表24-3)。在血运丰富区域注射药物时,药物常可快速吸收,例如皮肤注射。为了防止药物过快吸收,操作者可以添加肾上腺素,使局部血管收缩,从而延长麻醉剂的作用。特别是药物接近毒性剂量,肾上腺素终浓度可为1:200 000。肾上腺素禁用于医源性或药源性心脏兴奋增加的患者。

第24章 产科麻醉与镇痛

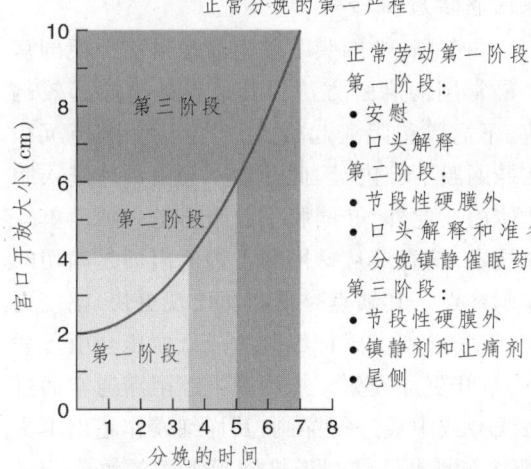

图24-6 初产妇第一产程管理,分为3个阶段。如果患者已经接受了充分的产前教育,那么第一阶段(产程早期)可行简单的安慰和口头解释。确定临产后可进行硬膜外麻醉。第二阶段可选择节段硬膜外阻滞,持续麻醉,混合镇静催眠药、麻醉剂或镇静剂。第三阶段为产程活跃期,可选择节段硬膜外阻滞结合镇静剂和止痛剂或骶管硬膜外阻滞处理。能耐受产程活跃期不适的患者可选择安慰与口头解释,结合分娩准备方法。

表24-3 局部麻醉药用于产科的毒性剂量

药物	毒性剂量
利多卡因	5 mg/kg, plain
	7 mg/kg 合用肾上腺素
丁哌卡因[1]	2.5 mg/kg, plain
	3.5 mg/kg 合用肾上腺素
氯普鲁卡因	11 mg/kg, plain
	14 mg/kg 合用肾上腺素
丁卡因	1.5 mg/kg, plain
罗哌卡因	3 mg/kg, plain
	3.5 mg/kg 合用肾上腺素

[1] 90mg 的剂量会造成心脏停搏。
肾上腺素浓度为 1:200 000。

局麻药物过量可出现中枢神经系统毒性(抽搐),治疗一般有效而且无并发症。临床医师必须知道一些基本原则,包括识别中枢神经系统毒性反应,并根据需要及时治疗前驱症状。局麻药物引起的中枢神经系统毒性反应包括耳鸣、复视、口周麻木、重度言语不清。必须保持气道通畅,吸纯氧,必要时给予辅助呼吸。气道保护和直接注射50mg硫喷妥钠或1~2mg咪达唑仑通常可立即停止抽搐。以往应用的琥珀胆碱是一种强效神经肌肉松弛剂,需要放置气管内导管与正压通气。有研究表明,惊厥发作过程中细胞新陈代谢大大增加,细胞内氧合作用增加,因此需要使用选择性抑制下丘脑和丘脑的药物,以抑制其局部兴奋灶。

局麻药物会引起心脏毒性,尤其是丁哌卡因,过量时可发生严重后果。这种并发症的治疗通常较困难,患者可能出现心律失常(室性心动过速),甚至心脏骤停。建议静脉滴注脂肪乳,治疗丁哌卡因诱导的心脏毒性。目前指南建议应用20%脂肪乳剂,最初剂量为1.5mL/kg,静脉推注,超过1分钟。推注结束后,以0.25mL/(kg·min)速度连续输注。如果患者对初始剂量没有反应,可以继续追加1~2次剂量。输注速率可以增加,如果有持续性低血压,则以0.5mL/kg输注。输液应持续至患者血流动力学稳定后10分钟。30分钟内静注10mL/kg是推荐的上限。发生局麻药物中毒者应监测12小时,即使在脂类给药处理后,仍可出现复发性心血管不稳定。

剖宫产分娩麻醉

除少数情况外,美国所有剖宫产手术都采用蛛网膜下腔麻醉、硬膜外麻醉或全身麻醉。有效应用这些技术,产妇和新生儿的结局均良好。1982年,美国超过一半的产妇在全麻下行剖宫产娩出胎儿。到1998年,全麻剖宫产率下降至10%以下。在过去的几年中,与硬膜外麻醉相比,由于引进了新的穿刺针,蛛网膜下腔麻醉下行剖宫产术更为常见,可以防止腰椎穿刺后头痛。大多数麻醉相关的产妇死亡率与剖宫产分娩有关，而且死亡率继续大幅下滑，在过去的几十年里，美国每百万活产婴儿中，麻醉相关死亡率仅不到1.5例。

区域镇痛

腰椎硬膜外阻滞

腰椎硬膜外阻滞可用于剖宫产手术镇痛和充分镇痛手术分娩。正如在局部麻醉中的讨论，区域镇痛技术的主要危害是交感神经纤维阻滞和血管阻力下降，随之出现静脉淤积和低血压。当患者躺在手术台上时，通过抬高右侧臀部，可防止妊娠子宫压迫腔静脉，从而大大缓解区域镇痛引起的症状。此外，麻醉师可以将手术台向左侧旋转15°~20°，以减轻子宫对腔静脉的压迫。

硬膜外导管可以在手术前放置，或在产程中为缓解疼痛，可于术中重新注药。导管应放置在适当位置而且固定好，注射试验剂量局麻药时，患者应保持仰卧位并稍微旋转，避免压迫腔静脉所致的风险。目前将2%利多卡因与1:200 000肾上腺素混合使用，心血管不稳定者应用不含肾上腺素的2%利多卡因。0.5%丁哌卡因或1.5%甲哌卡因，不论有无肾上腺素（如之前所述的利多卡因），均可以应用。测试总剂量约为3mL，该剂量足够测试药物是否误入蛛网膜下腔。再注射5mL，可产生T4~T6感觉水平阻滞。通常局麻药总体积为18~20mL。

每5分钟测一次血压，在第一个20分钟内，每5分钟对阻滞平面高度进行检查，以确定镇痛阻滞的高度和强度。通常只需等待15~20分钟，就能达到足够的切口镇痛效果。在这段时间内，患者进行腹部手术野消毒、铺手术巾单。如果发生低血压，则给予乳酸林格液快速输注。此外，必须解除子宫对腔静脉的压迫。如果这些措施不足以缓解低血压，则可静脉给予5~10mg麻黄碱或50~100μg去氧肾上腺素，可能出现轻度血压增高。

蛛网膜下腔阻滞

在美国，蛛网膜下腔阻滞是目前择期剖宫产最常用的麻醉方法，其优点是镇痛起效迅速，不需等待阻滞起效，由于少量麻醉药沉积在蛛网膜下腔内，因此药物不会由母体进入胎儿体内。此外，蛛网膜下腔阻滞是一项简单操作技术，脑脊液从蛛网膜下腔流出即是确切的穿刺终点。其缺点是低血压出现更快、幅度更大，胃肠道副交感神经刺激或低血压会引起恶心，呕吐更加频繁。蛛网膜下腔阻滞通常通过中线旁或中线进行穿刺，其详细操作超出本文讨论范围。最常用于蛛网膜下腔的镇痛剂是5%利多卡因（50~75mg）和丁哌卡因10~12.5mg。与硬膜外技术相同，应预先给予患者500~1000mL乳酸林格液。

穿刺过程完成后，患者取仰卧位，如前所述，子宫向左侧旋转。如果发生低血压，则子宫应进一步推到左侧，增加下肢回流到心脏的血量，增加右心房压及心输出量，同时应输注大剂量乳酸林格液。如果这些措施均不成功，则给予患者静脉注射5~10mg麻黄碱或50~100μg去氧肾上腺素，产生轻微血管加压作用。低血压期间，产妇行面罩吸氧，增加氧输送到子宫胎盘。新近推出的蛛网膜下腔穿刺针降低了刺破蛛网膜后导致的头痛（PDPH）发生率（1%~2%）。因此，蛛网膜下腔麻醉在择期剖宫产手术中的应用越来越普及。

腰硬联合麻醉

腰硬联合技术（CSE）越来越普及，可为剖宫产分娩提供快速、有效的麻醉。腰硬联合技术的优点包括麻醉起效快速、用药量较小、通过硬膜外麻醉延长有效时间。使用较少的局麻药物，可以降低产妇低血压的发生，因为低血压对产妇和胎儿均有显著危害。

全身麻醉

剖宫产手术使用全身麻醉的适应证为凝血障碍、感染、低血容量或紧急情况。有些患者更愿意"进入睡眠状态",并拒绝区域麻醉技术。

理想情况下,全身麻醉会使产妇无意识、无疼痛感、没有对手术的不愉快记忆,同时应避免胎儿受伤害,使其受抑制程度最小,反射兴奋不受影响。

剖宫产所需全身麻醉是从经典非产科全麻技术改良而来的。快速诱导技术伴压迫环状软骨以防止误吸,不可否认,对于产科患者的相关麻醉风险包括:①饱腹(和误吸);②困难气道和困难气管插管;③如果插管不成功,血氧饱和度迅速下降。

患者准备

在将产妇送至手术室时,通常不需术前用药。术前提醒患者,当她感觉痛苦或听到声音时,说明手术过程中可能有清晰的"窗口"。维持轻微的镇痛状态,可以保护胎儿,免受大剂量镇痛药物的伤害。应给予患者30mL非颗粒抑酸药物,以减少胃酸分泌。在诱导前3分钟,给予纯氧面罩。

手术

当外科医师准备切皮时,应静脉注射硫喷妥钠,剂量为2.5mL/kg,由助手对环状软骨施加压力。随即静脉注射120~140mg琥珀胆碱,给予气管插管,并对套囊充气。插管成功与否可通过听诊、去除环状加压及切皮前监测呼气末CO_2来确认。经过6~8次呼吸100%氧气后,应给予50%一氧化二氮和50%氧气,直至胎儿娩出。低浓度氟烷或异氟烷(0.5%)将降低术中清醒的发生率。中效肌松药维持肌肉松弛。应保证诱导到分娩的时间在10分钟内。巴比妥经胎盘再分散到产妇体内的时间为5分钟。胎儿娩出后,如果氧饱和度为98%以上,一氧化二氮浓度可提高到70%,静脉注射麻醉剂和苯二氮䓬类药物增强麻醉。

患者应在拔管前充分清醒。通过患者自控式给药输注吗啡或哌替啶,以维持术后镇痛效果。

通过这种方法,如果将诱导到分娩时间、进入子宫到胎儿娩出缩短在最短时间内,则可以保证新生儿的预期结局。

局部麻醉

作为剖宫产的主要麻醉技术,局部浸润麻醉现在已很少使用。局部麻醉可以作为患者硬膜外或蛛网膜下腔麻醉后神经阻滞不完全的补充。当不能立即行区域或全身麻醉时,因胎儿指征(例如第一产程延长时胎儿心动过缓)而需行剖宫产术,则可选择局部麻醉。支配腹壁的神经由6支位于最下方的胸神经、腹股沟和两侧腹下神经组成。组成腹壁感觉传入的3支主要神经最终延伸成为腹壁前皮神经。进行紧急剖宫产术患者,可应用10mL1%利多卡因,使用3.5英寸25号腰穿针,从脐部皮肤到接近耻骨联合处注射。如果切口位于这一注射区域内,患者不会感到疼痛。切开腹壁后,对皮下、肌肉和腹直肌鞘等腹壁各层注射药物。这是最快速的镇痛和剖宫产分娩方法,可在无法麻醉或没有时间麻醉的情况下进行。局部浸润的主要缺点是潜在的全身毒性以及保证手术所需麻醉强度的技术困难,但胎儿需要立即分娩时,此方法可以挽救胎儿生命。

产科特殊情况的麻醉

多胎妊娠

精神镇痛

精神镇痛技术帮助患者做好分娩准备。当产程进展正常时,精神镇痛可有效减少忧虑,增强分娩时的愉悦。也可让产妇更了解多胎妊娠并发症(第一产程宫缩乏力、第三产程子宫收缩乏力并可能需行剖宫产),减少镇痛药物所需总量。

阴部神经阻滞

阴部神经阻滞通常用于不能行硬膜外阻

滞的情况,镇痛效果较为有限,不能对双胎中第二胎倒转术或臀位分娩提供有效镇痛。

硬膜外阻滞

该技术作为第一产程止痛方法十分有效,但应控制在一个节段水平上(T10~L2),防止由于大段交感神经阻滞和腔静脉受压增加低血压的风险。理想的方法需要在第一产程采用腰部硬膜外阻滞,在第二产程采用低位骶管阻滞。硬膜外麻醉不影响双胞胎分娩结局,如果双胞胎的第二个胎儿出现异常,则产科医师更容易进行干预。如果硬膜外平面已经到位,而且急需行剖宫产手术分娩双胞胎中的第二个胎儿,则可避免使用全身麻醉。

蛛网膜下腔阻滞

低位蛛网膜下腔阻滞很少在第二产程末胎头着冠、分娩和会阴切开术中应用。低位蛛网膜下腔阻滞不能为急症剖宫产手术(例如先露异常或双胎中第二个胎儿脐带脱垂)提供足够高的阻滞平面。因此,硬膜外麻醉始终是用于多胎妊娠最好的镇痛和分娩方法。

吸入性镇痛药

一氧化二氮是唯一在低浓度下具有止痛作用的吸入性麻醉剂。一氧化二氮的安全使用需要经验,因为产妇对药物麻醉作用敏感,容易出现反应迟钝。呼吸道反射丧失和误吸是造成产妇死亡的重要原因。

一般气管内插管麻醉可用于双胞胎剖宫产术。如果诱导到分娩时间长(>8分钟),出现新生儿抑制的可能性增大,尤其当切开子宫至娩出胎儿的时间也出现延长(>3分钟)。

中位产钳分娩

中位产钳分娩目前临床中很少使用,因为具有相关技术的从业技术人员数量有限。中位产钳分娩通常包括旋转和牵引。因此,麻醉方案必须能保证会阴、阴道下段和产道的松弛与镇痛。为了保证产科医师完成分娩过程操作,必须提供最佳条件,以将产妇和胎儿损伤最小化。腰椎、尾椎、硬膜外或蛛网膜下腔阻滞是首选方案,这些阻滞可提供镇痛和最佳的松弛效果。

胎头阻滞

当臀位分娩出现胎头阻滞这种少见的情况时,急需行产钳或其他方式助产。如果硬膜外阻滞成功,则无需进一步给予镇痛;但是如果阻滞不成功,则应立即给予麻醉,使骨盆松弛,加快胎儿娩出,减少创伤。此时最好的方法是全身麻醉,做好适当预防误吸的措施后吸入氟烷。保护措施包括使用口服30mL抗酸剂和吸氧,其次是静脉注射200mg硫喷妥钠、静脉注射80~100mL琥珀胆碱,压迫环状软骨后迅速插管。文献中描述的另一种方法是静脉内给予50~100μg硝酸甘油,以松弛子宫下段。

子痫前期-子痫

这种综合征的典型表现是蛋白尿和高血压,可能会影响多个器官并导致其他病变,最严重的是HELLP综合征,表现为溶血、肝酶升高及血小板计数减低。在美国,每年因子痫前期-子痫死亡的产妇占总死亡人数的20%。该病主要病理特征是广泛动脉痉挛和血管内皮功能障碍。随着妊娠进展,体液从血管内渗出到血管外,出现血容量减少,细胞外液体增加。

据估计,近50%死于子痫的患者有心肌出血或局灶性坏死。中枢神经系统功能障碍主要由脑血管痉挛引起。这些患者在分娩期间最佳的麻醉管理应包括麻醉前对心血管和中枢神经系统的详细评估。

重度子痫前期-子痫的生理变化由于血液浓缩而增强区域阻滞作用,从而导致非常严重的血压降低。这些患者表现为心输出量减少(与正常妊娠相比)、血管内血容量降低、SVR显著增加。出现严重血流动力学改变者需要直接监测肺动脉楔压,监测分娩和硬膜外麻醉效果。硬膜外阻滞后,由于SVR降低,有利于增加子宫血流量,但要保持良好的中心静脉压和平均动脉压。

区域和全身麻醉用于子痫前期患者的管理。区域麻醉的禁忌证包括凝血障碍和胎心监测无反应型的胎儿紧急分娩。如果胎儿需要立即分娩,则后者可能减少用于蛛网膜下腔或硬膜外麻醉的时间。

对于严重高血压患者,硬膜外麻醉优于蛛网膜下腔麻醉。与蛛网膜下腔阻滞相比,硬膜外阻滞逐步阻滞交感神经,从而引发低血压的概率更低。然而,最近有证据表明,在保证充足血容量前负荷前提下,两种区域阻滞手段所致血流动力学改变相似。目前,需要更多的研究进一步证实这些发现。然而,蛛网膜下腔和硬膜外麻醉现在通常用于子痫前期患者的麻醉管理。产科医师已经意识到,硬膜外麻醉可以缓解疼痛,同时产生血管舒张作用,因此硬膜外阻滞是一种有价值的辅助治疗高血压的麻醉方法。过去,因为过度关注低血压而避免使用硬膜外麻醉;如果患者的血容量状态良好、凝血功能正常,则应选择硬膜外麻醉完成分娩。

出血和休克

产科分娩发生紧急情况时,需要立即对产妇与胎儿进行诊断和治疗,才能获得较好的预后。对于前置胎盘和胎盘早剥导致的产妇严重出血,积极的产科处理、卓越的麻醉管理将在降低孕产妇和新生儿发病率和死亡率方面发挥重要作用。前置胎盘和胎盘早剥对产妇的主要威胁是失血,可降低产妇有效循环血容量和氧合能力;对胎儿的主要威胁则源于产妇血容量不足和低血压导致的子宫胎盘灌注减少。一些研究显示,前置胎盘和胎盘早剥相关的围产期胎儿死亡率为15%~20%,而在其他研究中,其发生率高达50%~100%。胎儿和产妇总体发病率和死亡率取决于胎龄、胎儿健康程度、出血严重程度以及治疗方案。

良好的麻醉管理要求尽早评估、及早建立可靠的静脉通道。此外,必须制订治疗和控制休克指南。有必要及时行剖宫产术。氯胺酮可维持血压以便诱导。改良的一氧化二氮–氧气全麻方法将对母婴提供更好的氧合,而对产妇血压影响很小。手术过程中,必须输注大量温血、静脉补液,甚至应用升压药。区域阻滞禁忌证是血容量不足。

脐带脱垂

脐带脱垂是一种威胁胎儿生命的产科急症,医务人员的非理性行为可能危及产妇生命。例如偶然的快速麻醉诱导而不重视许多重要安全细节。一般情况下,脐带脱垂导致胎儿难以存活,除非立即将胎儿压迫部位提升,并保持在该位置上,以避免压迫脐带,才能有足够的时间有条不紊、安全地进行麻醉诱导。只要铺好腹部消毒巾,即可开始全身麻醉诱导。在紧急情况下,麻醉师必须对患者的气道进行严格评估和管理。插管失败及其引起的心跳呼吸骤停是造成麻醉相关产妇死亡的首要原因。

臀位分娩

硬膜外麻醉可用于臀位分娩,不增加臀助娩操作,在紧急情况下,有效的硬膜外麻醉可避免进行全身麻醉。

如果分娩时硬膜外阻滞不到位,麻醉医师必须准备好监护仪和麻醉设备,当出现后出胎头阻滞时,麻醉医师必须立即准备气管内插管全麻。

由于阴道臀位分娩与单胎妊娠围生期胎儿死亡风险增加有关,为了成功地进行无创分娩,产科医师和麻醉医师之间良好的沟通与合作非常重要。大多数产科医师为臀位单胎产妇实施剖宫产术,以代替阴道分娩。

紧急剖宫产分娩

全麻是紧急剖宫产最适合的麻醉方法。在

给予足够的巴比妥类药物和肌肉松弛剂后，需要使用带有充气套囊的气管插管，以防止患者胃内容物误吸入肺。必须采取若干安全措施：①在诱导15分钟内，给予30mL非颗粒抗酸剂（枸橼酸钠）；②使用紧贴面罩吸入100%纯氧，氧去氮；③静脉注射硫喷妥钠剂量2.5mg/kg；④压迫环状软骨；⑤静脉注射琥珀胆碱100~120mg；⑥气管插管和套囊充气；⑦深呼吸100%纯氧6~8次；⑧继续给予50%一氧化二氮和50%氧气，半量最低肺泡浓度（MAC）挥发剂，并给予肌肉松弛剂，保持肌肉松弛；⑨婴儿娩出后，补充短效麻醉剂和咪达唑仑。

麻醉师和产科医师有效沟通后迅速采取以上措施，消毒、准备切皮。这项技术能保证在30分钟内有序完成麻醉诱导和剖宫产胎儿娩出。为了防止妊娠子宫压迫腔静脉，可在患者右髋部放置垫子或使手术台略微向左倾斜。

非产科手术麻醉相关并发症

美国麻醉医师协会（ASA）制订如下分类系统，适用于紧急和非紧急情况下，记录生命体征以及确定合适的材料，用于预期的步骤。

1级：没有系统性疾病，无生理、生化系统紊乱或精神障碍。

2级：有轻度到中度系统性疾病，可能是或不是手术原因（如心脏疾病、仅稍微限制体力活动、高血压、贫血、高龄、肥胖、慢性支气管炎）。

3级：重度系统性疾病，可能是或不是手术原因（如心脏疾病、限制活动、控制不良的高血压、糖尿病血管并发症、慢性肺疾病、活动受限）。

4级：重度系统性疾病以至危及生命，可能是或不是手术原因（如充血性心力衰竭、渐强心绞痛、进行性肺、肾和肝功能障碍）。

5级：垂死患者，生存机会不大，但主张将手术作为最后手段（努力复苏）（如腹主动脉瘤破裂所致难以控制的大出血、脑外伤、肺栓塞）。

急诊手术（E）：任何需要紧急手术的患者[如原本健康的30岁女性由于中度但持续性阴道出血而需行诊刮术（ASA分级1E）]。

高血压

合并高血压心血管疾病的产妇，应与子痫前期-子痫相鉴别。与后者不同，高血压疾病的症状通常在妊娠20周之前出现，而且持续至分娩后。未处理疾病对于产科医师是一巨大挑战，同时也增加了产妇和胎儿的风险。慢性高血压在麻醉药选择上并没有特别禁忌，但麻醉医师必须评估和管理血容量和血管阻力异常，以防止发生低血压。应用镇静剂和安定药物可以缓解第一产程疼痛，但危险仍然存在。

心脏疾病

妊娠合并心脏疾病是麻醉管理中的严重问题。对于风湿性或先天性心脏病患者，伴心功能Ⅰ级或Ⅱ级，妊娠期间通常较安全。除了心输出量固定（中度至重度主动脉瓣狭窄或二尖瓣狭窄）的患者，区域镇痛硬膜外阻滞是缓解第一产程和第二产程疼痛的理想手段，避免了分娩相关问题，如焦虑、心动过速、心输出量增加和Valsalva动作。腰椎硬膜外导管可通过阻滞T10~L2水平缓解第一产程疼痛。由于硬膜外技术有限，通常应在避免血压波动过大的前提下提供充分的镇痛。

必须在临产前全面评估心脏瓣膜病患者，以便麻醉师能确定区域阻滞的危险、对容积负荷和交感神经阻断的耐受力、决定是否需要有创监测。这些患者需要完善的体格检查、心电图、超声心动图以及瓣膜区域和左心室功能多普勒评估。

既往有心脏狭窄性病变的产妇可能无法耐受液体负荷或交感神经阻滞。硬膜外麻醉不能提供完全的分娩镇痛，如果患者不能耐受局麻药物对自主神经的影响，那么硬膜外麻醉可能是一个合适的选择。患有瓣膜反流病变的患者能够耐受硬膜外麻醉所引起的后负荷降低。对于病变严重者，应监测前负荷。

马方综合征和缺血性心脏疾病需要早期积极的分娩疼痛管理，防止高血压和心动过速。推荐早期应用麻醉/局部麻醉剂混合后进行腰椎硬膜外麻醉。

糖尿病

糖尿病会使胎儿受损，因此是麻醉管理中的独特问题。糖尿病患者需要详细的产前护理方案，一直到产时和新生儿期。此外，糖尿病胎儿储备能力降低，因此低血压是麻醉的危险因素。产程潜伏期最好使用心理支持、轻度镇静剂和安眠药。第一产程后期可应用小剂量静脉注射麻醉剂或通过硬膜外阻滞进行管理。如果产程进展中无胎儿窘迫，而且第二产程需要镇痛，那么可选择局部或阴部神经阻滞、硬膜外麻醉或鞍部阻滞。如果患者愿意经历分娩过程，但胎儿出现异常，则必须立即行手术分娩，重点是预防低血压。如果时间允许，可以采用区域神经阻滞。如果时间不允许，则可采用紧急气管内插管下全麻。术中应监测血糖水平，因为无意识患者不会表现出低血糖症状。

胃肠道异常

妊娠期间，胃肠道平滑肌张力和蠕动减弱，因此存在胃肠道问题，特别是在分娩期间。妊娠期常发生消化道溃疡，但在某些情况下，妊娠晚期、分娩时及产后病情加重会导致严重问题。分娩时很少发生溃疡穿孔及呕血。尽管如此，镇痛分娩过程中良好的管理是必要的，可以减少患者焦虑和恐惧。

妊娠期间，溃疡性结肠炎病情可能加重，但不增加围产期死亡率和产妇死亡率，因此对症处理即可。妊娠期间，区域性回肠炎可能加重。

妊娠期间，慢性胰腺炎可能复发。急性胰腺炎偶尔会出现在妊娠晚期。实验室检查中，血清淀粉酶升高、血钙水平降低，与上腹痛、恶心和呕吐等典型症状同时出现。

对于有胃肠道功能紊乱的产妇，在第一产程和第二产程的麻醉管理中，交感神经阻滞不是禁忌，在临床上是可取的。第一产程应减轻焦虑和恐惧，因为紧张可加剧疾病的进程。因此，第一产程早期应考虑使用镇静-麻醉剂，第一产程和第二产程采取腰椎硬膜外阻滞。蛛网膜下腔阻滞可成功管理第二产程，通过真正的鞍部阻滞，抑制骶神经纤维。

精神疾病

对于大多数临近分娩的患者而言，分娩是她们生命中最幸福的体验之一。然而，一些患者在孕晚期因为分娩的临近，会发生严重的情绪紧张。

产科医师和麻醉医师应与精神疾病患者公开谈论关于分娩管理的问题，并提供应对不愉悦感的建议，使其情绪压力降到最小。理想的方法是在第一产程采用腰椎硬膜外阻滞和在第二产程采用腰椎或骶管硬膜外阻滞。应认真指出患者选择某种麻醉技术的原因及操作技术要点，以便实施该阻滞时，产妇不会惊慌。这些技术是首选，在分娩期间可提供早期而持续的镇痛效果。

麻醉药并发症的治疗

产妇的复苏

麻醉相关产妇死亡率约为10%。产妇最常见的死亡原因是在全麻诱导时未能行气管内插管。局部麻醉剂误入血管（毒性反应）或局麻药物误入蛛网膜下腔（全脊麻）造成产妇死亡的现象并不常见。

产妇出现循环衰竭时，应进行全心肺复苏

(CPR),其步骤如下：

1. 建立通畅的气道。

2. 用气管抽吸设备吸出黏液、血液、呕吐物。喉镜用于气道直接可视化下气管插管。

3. 如果呼吸较弱或不存在,可通过人工呼吸供氧。如果发生高位脊髓麻醉,为患者持续正压通气直至膈肌麻痹症状消失。

4. 静脉注射升压药(10~20mg麻黄碱)。患者呈左低右高仰卧位,双脚抬高,并通过输注血浆、羧甲淀粉、全血纠正创伤性或失血性休克。

5. 按照高级心脏生命支持(ACLS)建议治疗心律失常。

6. 丧失心脏节律与血压时提供胸外心脏按压。

7. 如果患者不能及时对抢救做出反应,应考虑立即行剖宫产术,以挽救胎儿生命和增加静脉血回流。

在前驱症状出现时确诊并立即处理,心跳呼吸骤停是可以避免的。全脊麻被认为是由于经硬膜外导管注射试验剂量局麻药物后产生过度和密集的感觉与运动阻滞。应避免进一步注射局麻药物,通过补液、调整体位和使用升压药维持患者血压。

局麻药物误入血管的早期表现是嗜睡、躁动、耳鸣、口周发麻、心动过缓和轻微低血压等症状。应立即给予产妇100%氧气,并给予小剂量地西泮(5mg)、咪达唑仑(1mg)或硫喷妥钠(50mg)。不需要进一步处理,但必须密切关注患者的生命体征变化,同时取出硬膜外导管。

Aya AGM, Mangin R, Vialles N, Ferrer JM, Robert C, Ripart J, de La Coussaye JE. Patients with severe preeclampsia experience less hypotension during spinal anesthesia for elective cesarean delivery than healthy parturients: A prospective cohort comparison. *Anesth Analg* 2003;97:867–872. PMID: 12933418.

Bucklin BA, Hawkins JL, Anderson JR, et al. Obstetric anesthesia workforce survey: Twenty-year update. *Anesthesiology* 2005;103:645–653. PMID: 16129992.

Hawkins JL, Chang J, Palmer SK, Charles P, Callaghan WM. Anesthesia-related maternal mortality in the United States: 1979–2002. *Obstet Gynecol* 2011;117:69–74. PMID: 21173646.

MacKay AP, Berg CJ, Atrash HK. Pregnancy-related mortality from preeclampsia and eclampsia. *Obstet Gynecol* 2001;97:533–538. PMID: 11275024.

Mhyre JM. What's new in obstetric anesthesia in 2009? An update on maternal patient safety. *Anesth Analg* 2010;111:1480–1487. PMID: 20861422.

Practice guidelines for obstetric anesthesia: An updated report by the American Society of Anesthesiologists Task Force on Obstetric Anesthesia. *Anesthesiology* 2007;106:843–863. PMID: 17413923.

Toledo P. The role of lipid emulsion during advanced cardiac life support for local anesthetic toxicity. *Int J Obest Anesth* 2011;20:60–63. PMID: 21112763.

Visalyaputra S, Rodanant O, Somboonviboon W, Tantivitayatan K, Thienthong S, Saengchote W. Spinal versus epidural anesthesia for cesarean delivery in severe preeclampsia: A prospective randomized, multicenter study. *Anesth Analg* 2005;101:862–868. PMID: 16116005.

Weinberg GL. Lipid infusion therapy: Translation to clinical practice. *Anesth Analg* 2008;106:1340–1342. PMID: 18420841.

Wong CA, Scavone BM, Peaceman AM, et al. The risk of cesarean delivery with neuraxial analgesia given early versus late in labor. *N Engl J Med* 2005;352:655–665. PMID: 15716559.

(喻文立 译)

第4篇

妊娠期外科与内科合并症

第25章 妊娠期外科疾病

Ella Speichinger, MD
Christine H. Holschneider, MD

妊娠期与非妊娠期患者的外科疾病发生率相同。所有妊娠中非产科手术率为1.5%~2%。妊娠与非妊娠患者外科疾病症状通常相似，其中妊娠期最常见的外科疾病是阑尾炎、胆囊炎、肠梗阻、附件扭转、创伤、宫颈和乳腺疾病。妊娠期影像检查方法有限，但如果其结果会显著影响治疗，则应进行检查。非急症手术应选择在妊娠中期进行。如果全身感染或怀疑为严重疾病，则妊娠任何阶段均应手术治疗，不能延误，以免增加母婴风险。尽可能在局麻下手术。妊娠不会改变预后，预后主要取决于诊断时的病情。母胎医学、外科学、麻醉学和新生儿学等多学科方法在确定治疗计划时在确保母婴安全方面有重要价值。

妊娠期非剖宫产手术占1.5%~2%。解剖、生理改变、对母婴潜在风险使外科疾病诊断和处理更加困难。为了母婴安全，产科医师应从始至终与麻醉医师、新生儿医师及外科医师协作，积极参与妊娠期外科疾病的诊断与处理。产科医师有必要了解外科疾病与妊娠间的相互影响，同时要了解外科疾病诊断与治疗给胎儿带来的危险，掌握手术后早产的恰当处理。

外科疾病对妊娠可产生间接影响或直接影响。诊断评估需要温和而敏锐地诱发体征，同时为了不给发育中的胎儿带来风险，要避免复杂的辅助诊断。起病时间、检查方法与治疗程度很重要，在没有腹膜炎、内脏穿孔或出血的情况下，外科疾病不影响妊娠期的胎盘功能和胎儿发育。

孕妇方面的考虑

妊娠伴发生理和解剖变化，而这些变化改变了外科患者的评估和治疗。妊娠期血容量增加30%~50%，影响心输出量，也改变了药物分布和实验室检查结果。红细胞数量增加低于血浆增加，从而导致轻度生理性贫血。妊娠期胶体渗透压下降，间质液体增加使孕妇出现轻度水肿，尤其是下肢。妊娠期全身血管阻力下降。妊娠中期，收缩压和舒张压出现特征性下降，到足月时恢复正常。膈肌抬高导致功能性肺残气量减少。潮气量和呼吸频率增加使每分通气量逐渐增加，引起代偿性轻度呼吸性碱中毒。肾小球滤过率增加以及血清肌酐及尿素氮下降反映了肾血流增加。胃肠运动减慢导致胃排空和便秘。不断增大的子宫改变了其与不同器官间的解剖关系，患者呈仰卧位时，增大的子宫可压迫下腔静脉，导致低血压腔静脉压迫综合征。

> ACOG Committee Opinion No. 284: Nonobstetric surgery in pregnancy. *Obstet Gynecol* 2003;102:431. PMID: 12907126.
>
> Price LC, Slack A, Nelson-Piercy C. Aims of obstetric critical care management. *Best Pract Res Clin Obstet Gynaecol* 2008;22:775-799. PMID: 18693071.

胎儿方面的考虑

妊娠期外科疾病患者最需要将胎儿潜在风险最小化，包括与孕妇疾病相关的风险、放射性诊断方法、治疗用药、麻醉及手术本身。对孕妇利弊的评估相对容易，由于不能直接面对胎儿，因此对胎儿的利弊评估较难。

妊娠期间用于明确诊断的影像方法主要包括超声、MRI、CT 和 X 线检查。

放射性暴露

妊娠期间，超声和 MRI 检查尚未明确发现对胎儿有害，但是放射性暴露必然对胎儿造成危害。孕妇应用 CT 或 X 线进行诊断时须慎重，必要时应尽可能屏蔽保护胎儿。放射检查对胎儿的危害随妊娠时间而改变，其与放射线暴露剂量有关。放射性暴露的风险主要分为致畸性和致癌性两大类，如发生在受精 2 周内，胚胎更易发生种植失败。如果种植未受影响，则不会有致畸性。妊娠 8 周前发生放射性暴露者，有胎儿生长发育迟缓的风险。妊娠 8~15 周发生放射性暴露者，胚胎易出现智力障碍，当暴露剂量为 10cGy 时，发生率大约为 4%，当暴露剂量达 150cGy 时，发生率达 60%。妊娠 20 周以后发生放射性暴露者，基本不存在致畸性。直接照射 10cGy 时，胎儿最常见缺陷是小头畸形、智力障碍、宫内发育受限和眼异常。目前证据提示，放射剂量小于 5cGy 时不增加胎儿结构和发育异常的风险。子宫内放射线暴露与幼儿期肿瘤发生增加有关，发生风险与暴露剂量有关。在自然状态下，胎儿放射线暴露剂量为 0.1cGy，当胎儿暴露剂量为 2~5cGy 时，儿童期发生致命性癌症的相对风险是 1.5~2.0。绝对风险较低 (2/2000)。表 25-1 列出了各种诊断方法中胎儿放射线暴露的估计值。

造影剂的影响

虽然动物体内研究未发现碘造影剂有致

表 25-1 常见放射诊断方法中胎儿放射暴露的估算

程序	胎儿暴露(cGy/rad)
胸片（2 张）	$2 \sim 7 \times 10^{-5}$
乳腺片（4 张）	$7 \sim 20 \times 10^{-5}$
腹平片（1 张）	0.1~0.3
骨盆片（1 张）	$1 \sim 2 \times 10^{-3}$
胸部透视	0.01~0.04
胸部螺旋 CT	$1 \sim 10 \times 10^{-3}$
腹部 CT	1.7~3.5
盆腔 CT	1.0~4.6

Note. Gray (Gy) is the International System unit for the radiation absorbed dose rad, which is the old but still frequently used unit (1 Gy = 100 rad; 1cGy = 1 rad). Radiographic exposure from a single diagnostic procedure to less than 5 cGy (5 rad) has not been associated with an increase in fetal abnormalities or pregnancy loss. Although concerns about exposure in the range from 5~10cGy (5~10 rad) have been raised, serious developmental risk to thefetus is not known until the absorbed dose reaches 10 cGy (10 rad).

畸性，但传统上妊娠期间不推荐使用。羊膜腔内直接注射碘离子造影剂进行胎儿造影时，可诱发新生儿甲状腺功能减退。已有报道证实，非离子型造影剂对胎儿甲状腺功能无影响。美国放射学会现有资料表明，尚不能确定血管内碘造影剂使用的安全性，推荐只在必要时使用。在使用前，衡量造影剂应用的必要性是很重要的，而且需要患者知情同意。妊娠期接受碘造影剂的产妇，新生儿出生后需行甲状腺功能检测。

钆穿过胎盘，由胎儿肾脏排泄至羊水中。理论上，非常关注游离钆的持续毒性。美国放射学会反对在妊娠期使用钆，仅能在绝对必要和知情同意的情况下才能使用。美国 FDA 将钆归为 C 类药物，而欧洲放射协会则认为，基于现有证据，妊娠期使用钆是安全的。

总之，术前常规放射检查是不合理的，如

果妊娠患者临床治疗必须依据放射学检查结果，则应慎重选择，降低胎儿放射暴露风险。钆只有在对患者健康有利并且必须由此能获得诊断的情况下才能使用，需要多种影像诊断时，应咨询剂量学专家，由他们帮助计算、评估胎儿暴露的放射剂量。

手术和麻醉风险

幸运的是，妊娠期间需要手术的大多数孕妇相对健康，术后恢复平稳。一般情况下，妊娠期非产科手术及全麻较安全。为了避免妊娠中手术和麻醉风险，单纯择期性外科手术应推迟至分娩后。病例研究提示，可能发生的风险是神经管畸形。其他副反应包括低体重儿、早产、胎儿宫内发育迟缓、新生儿早期死亡等，与手术时的状况相关。一篇文献对54例患者进行回顾，1966~2002年，非产科外科手术者妊娠结局显示，流产率、先天性畸形及早产率均较低，但由于无相匹配的对照组，因此不能作为严格的结论。虽然妊娠期应用麻醉药物通常是安全的，对于早期妊娠的致畸作用还应予以关注，所有非急症手术都应推迟到妊娠中期，此时发生早产和自然流产的风险相对较低，手术时间选择在妊娠中期，优于妊娠晚期。应尽量采用局麻方法。目前尚无有关推荐剂量的局麻药物产生生殖毒性的报道。妊娠32周前，常于术后短期联合应用麻醉止痛药和对乙酰氨基酚或非甾体类抗炎药，一般不会对胎儿产生副作用。

胎儿宫内窒息是继发于产妇手术的主要风险，监测产妇携氧能力、氧结合力、动脉氧分压，以及术前、术中和术后胎盘血流量等均较重要。妊娠18周以上者，仰卧位时应注意将子宫移位，以避免压迫下腔静脉。辅助吸氧和维持循环血容量有助于胎儿供氧。孕妇血压降低直接导致胎儿缺氧，应注意在使用血管紧张素，特别是α-肾上腺素能激动剂时，可造成血管收缩和子宫张力增加，导致子宫胎盘灌注量锐减。麻黄碱具有外周β-肾上腺素能作用，能使小血管发生痉挛，传统上被用作孕妇血管加压药物，尤其用于治疗局麻引起的低血压。许多近期资料表明，去氧肾上腺素是一种很好的替代物，因为其对胎儿无副作用。

如果孕妇在妊娠24周以后实施手术，为了确保胎儿不受影响，只要不干扰手术无菌区，就应尽量持续进行胎心监护。电子胎心监护也应用于胎儿尚不能成活的产妇，以帮助产妇调节体位和氧合。如果胎儿能成活，则应在术前及术后应用电子胎心监护和宫缩监护，评估胎儿是否安好或有早产征象。

相对于麻醉及手术来说，疾病引起的相关炎症反应的严重程度是决定妊娠结局的主要因素。开腹探查等手术操作一般不会造成早产，除非有内脏穿孔和腹膜炎或严重侵袭子宫的下腹、盆腔手术。在这样的病例中，预防性应用安胎药仍有争议。像布他林这样的β-肾上腺素激动剂，单剂量应用通常能有效抑制宫缩。如果有明显炎症存在，则应首选吲哚美辛；如果用药超过48小时，应监测胎儿心导管闭合情况及羊水指数。如果可能的话，术后应监测子宫收缩，以便发现早产迹象，早期进行干预。在非产科手术中，尚无指导预防应用糖皮质激素的研究。在产妇没有全身感染的情况下，如果妊娠在24~34周，为降低早产发生时新生儿的死亡率和发病率，应考虑给予糖皮质激素。此外，除妊娠12周前切除黄体者外，尚无文献支持围术期补充黄体酮。

Chen MM, Coakley FV, Kaimal A, Laros RK. Guidelines for computed tomography and magnetic resonance imaging use during pregnancy and lactation. *Obstet Gynecol* 2008;112:333–340. PMID: 18669732.

Cohen-Kerem R, Railton C, Oren D, et al. Pregnancy outcome following nonobstetric surgical intervention. *Am J Surg* 2005;190:467–473. PMID: 16105538.

McCollough CH, Schueler BA, Atwell TD, et al. Radiation exposure and pregnancy: When should we be concerned? *Radiographics* 2007;27:909–917.

The American College of Obstetricians and Gynecologists. Committee Opinion: Nonobstetric surgery during pregnancy. *Obstet Gynecol* 2011;117:420–421. PMID: 21252774.

诊断方面的考虑

病史

详细回顾病史，常能发现妊娠期外科疾病病因线索，妊娠阶段和状态也有关。

疼痛

疼痛是妊娠并发急腹症最突出的症状，表现为弥漫性全腹压痛、肌紧张、反跳痛，提示存在继发于出血、渗出或肠内容物漏出所导致的腹膜炎。由于子宫将感染器官与壁腹膜隔开，因此孕妇腹膜炎的临床表现常被掩盖。下腹正中压痛提示是子宫的问题。任何一侧下腹疼痛提示卵巢囊肿或肿瘤扭转、破裂或出血。右下腹或中腹疼痛提示阑尾炎。产科患者相对年轻，由降结肠及乙状结肠疾病引起的左下腹疼痛很少见。妊娠早期中腹部疼痛一般是肠源性的。上腹部疼痛常与肝、胆、脾、胃、十二指肠或胰腺有关。便秘是常见问题，但很少伴随其他症状。

其他症状

妊娠早期以后，出现腹痛伴恶心、呕吐常提示胃肠疾病。恶心、呕吐伴不排气或排便提示为肠梗阻。除了复发性溃疡性结肠炎，与急腹症相关的腹泻很少见。

与疼痛、腹膜刺激症状相关的晕厥常提示有内脏破裂、缺血或出血等急腹症，体温在38℃(100.4°F)及以上者提示感染，局部可能伴有其他临床表现。肠缺血或扭转患者会出现发热，与病变进展导致肠坏死有关。阴道出血常提示为子宫或宫颈病变。泌尿系感染常伴有尿频和尿急。

体格检查

急腹症患者应进行生殖系统检查，详细检查生命体征和全身状况，包括是否存在肠鸣音、板状腹、反跳痛及腹部包块等。腹部检查应尽可能轻柔，不要轻率，并向患者进行适当解释。先从无症状处开始轻柔检查。

实验室检查

评估外科疾病的一些实验室检查常规数值不适用于妊娠期患者，有关适合妊娠特殊情况的数值仍需讨论。妊娠任何阶段，如果白细胞计数超过 16 000 /μL 即为增高；从出血到监测到红细胞压积下降需数小时。

麻醉

麻醉方式由所需施行的外科手术决定，所有全麻药物都能通过胎盘，但无致畸性。局麻减少了胎儿对药物的接触，但不适合手术要求或孕妇状况不允许的情况下禁用。如果准备全麻，则必须考虑到妊娠期生理变化，如口咽肿胀加重，声门开放减小，导致插管与通气困难，对于肥胖和子痫前期患者，难度进一步加大，可导致通气和插管失败，进而导致孕妇与胎儿缺氧。尽管如此，成功全麻能改善母婴氧合、减少术中对子宫的激惹。无论全麻还是局麻，都应给予吸氧，防止母婴缺氧。

Cheek TG, Baird E. Anesthesia for nonobstetric surgery: Maternal and fetal considerations. *Clin Obstet Gynecol* 2009;52:535–545. PMID: 20393407.

Lynch J, Scholz S. Anaesthetic-related complications of caesarean section. *Zentralbl Gynakol* 2005;127:91–95. PMID: 15800840.

手术处理原则

延误诊断和手术是增加孕妇患病率和围产期死亡率的主要因素，尤其是在孕妇腹部创伤者中。明确的腹膜刺激征、可能伴有坏疽的绞窄性肠梗阻或腹腔内出血等均是开腹探查的指征。亚急性状态时，实施手术应谨慎。非急症手术最好推迟到妊娠中期或产后。手术技巧通常不会因为妊娠而改变。术前准备要点包括适当补液、输血，以及不会降低母婴氧合的适当的术前药物。孕龄、子宫大小、外科疾病类型和预期手术方式等对于腹部切口选择非常重要。手术中尽可能缩小手术范围，不侵扰子宫。除非有产科指征或子宫妨碍手术操作，在腹部手术中，最好不同时行剖宫产术。

术后护理取决于孕龄和手术方式。如果患者孕龄已达胎儿成活者，术后应马上持续胎心监护和宫缩监护，能胜任紧急剖宫的医师应做好准备，避免过度镇静和水电解质紊乱。鼓励孕妇早期活动，恢复正常饮食。

预防血栓形成

妊娠和手术都会增加静脉血栓（VTE）风险。从孕早期开始，维生素K凝固因子和1型纤溶酶原激活物抑制剂增加，而S蛋白水平下降。手术增加静脉淤滞，并损伤血管内皮细胞。机械性和药理性血栓预防会降低有症状VET的发生率。所有孕妇手术时都可以使用充气加压设备，无禁忌证。应慎重权衡药物性血栓预防与围术期出血和血栓形成风险之间的关系。VTE高危人群是那些有遗传性和获得性血栓形成倾向、持续制动、既往有VTE病史、恶性肿瘤、年龄超过35岁、多胎妊娠、患系统性疾病和肥胖患者。

Bates SM, Greer IA, Pabinger I, et al. Venous thromboembolism, thrombophilia, antithrombotic therapy, and pregnancy: American College of Chest Physicians Evidence-Based Clinical Practice Guidelines (8th Ed.). Chest 2008;133:844S–886S. PMID: 18574280.
Dargaud Y, Rugeri L, Vergnes MC, et al. A risk score for the management of pregnant women with increased risk of venous thromboembolism: A multicentre prospective study. Br J Haematol 2009;145:825–835. PMID: 19388925.

妊娠期腹腔镜检查

在近20多年中，腹腔镜在妊娠期外科疾病治疗中逐渐增多，最常用于探查术和附件肿物切除、阑尾切除、胆囊切除等，也更多地用于专科手术，如肾切除、脾切除或腹膜后淋巴结切除。腹腔镜手术的主要优点是降低术后发病率、减少疼痛、缩短住院天数和术后恢复时间，尤其适合妊娠患者，能减少对子宫侵扰、使增大子宫周围有良好的视野等。其缺点是有损伤妊娠子宫的风险、因子宫增大导致暴露困难、增加了CO_2的吸收和由于腹内压增加而引起子宫血流减少等。我们对于腹腔镜手术对人类胎儿短期和长期的影响的认识还很有限。腹腔镜手术在妊娠的任何时期均可应用。在妊娠前半期，腹腔镜手术的固有风险并不比非妊娠患者高。包括2181例腹腔镜和1522例开腹手术的大样本研究发现，妊娠20周前腹腔镜和开腹手术对围产期结果的影响没有差别，胎儿死亡主要与孕妇疾病程度有关，并非是手术操作所致。穿刺孔选择在脐上，宫底上方6cm处，采用开口技术（Hasson）可减少子宫损伤风险。其他推荐技术是在左上腹部1/4象限插入Veres针，套管针在超声引导下置入。由于气腹不确定的副作用和胎儿酸中毒的潜在风险，需尽量保持腹内压在8~12mmHg，不能超过15mmHg，术中应监测CO_2水平，呼气末CO_2应保持在32~34mmHg。

Corneille MG, Gallup TM, Bening T, et al. The use of laparoscopic surgery in pregnancy: Evaluation of safety and efficacy. Am J Surg 2010;200:363–367. PMID: 20800715.
Guidelines Committee of SAGES. Guidelines for diagnosis, treatment, and use of laparoscopy for surgical problems during pregnancy. Surg Endosc 2008;22:849–861. PMID: 18288533.

胃肠道疾病和功能失调

妊娠期严重的腹部外科疾病的早期确诊常因以下原因而更加困难：①解剖关系改变；②触诊困难和非子宫包块检查；③症状隐匿；④与正常妊娠相似的症状；⑤鉴别外

科和产科疾病较困难。总之,妊娠期应避免选择性外科手术。但是对于明确的急性或可能急性的疾病应即刻手术。对于妊娠期或产褥期患者,外科手术方法与非孕期患者相同。如果指征明确,则应即刻手术。诊断性腹腔镜检查和开腹探查诱发分娩的风险很低,避免了不必要地侵扰子宫和附件。妊娠14周前实施手术或有腹膜炎的患者,自发流产的可能性很大。

阑尾炎

诊断要点

- 症状包括腹痛,通常局限于右下或中部1/4象限,伴有恶心、呕吐和(或)食欲缺乏。
- 患者白细胞升高伴核左移。
- 超声或CT扫描提示阑尾增大或炎症。

临床表现

在妊娠期实施外科手术的患者中,急性阑尾炎最常见。妊娠期因疑似阑尾炎而开腹探查者几乎占非产科手术的2/3,大多数病例发生于妊娠中期和后期。

妊娠期间,孕妇阑尾炎发生率未增加,为0.1‰~1.4‰,但由于诊断和手术延误而导致阑尾穿孔的发生率升高了2~3倍。阑尾炎合并腹膜炎时,孕妇和围产儿的发病率和病死率均明显提高。

症状与体征

妊娠期阑尾炎的诊断具有挑战性,患者体征与症状不典型,常不引起注意。急性阑尾炎发生时,患者出现右下腹和中腹1/4象限处疼痛,但常描述为所谓的圆韧带疼痛或尿道感染。在非妊娠妇女,阑尾位于右下1/4象限(65%)、盆腔(30%)、回盲部(5%),妊娠期阑尾上移,但回顾性研究提示,妊娠期阑尾上移程度较小。

妊娠期阑尾炎的腹痛表现多种多样,最常见的为右下腹隐痛,肌紧张和反跳痛不明显。如果疼痛由局部转为弥漫性,则应怀疑阑尾穿孔。80%患者有直肠和阴道触痛,特别是在妊娠早期。与非妊娠患者一样,患者常有恶心、呕吐和食欲缺乏。阑尾炎早期体温和脉搏相对正常,高热不是该病特征,25%产妇无发热。

实验室检查

妊娠期白细胞相对增多(正常值为6000~16 000/μL),易与感染混淆。不是所有阑尾炎患者白细胞计数均高于16 000/μL,但其中至少75%出现核左移。妊娠后半期,当阑尾移近腹膜后输尿管时,尿液分析会出现明显脓尿(20%)伴镜下血尿。

影像学检查

在非妊娠患者中,强化或非强化腹部CT是协助诊断阑尾炎的主要工具。为了避免对胎儿的放射风险,超声检查作为妊娠期一线影像检查手段具有独特作用(图25-1)。分级加压超声检查阳性预测值较高,但对阑尾炎诊断的敏感性一般。对于超声未能诊断者,MRI检查有助于诊断。如果超声未能诊断,而又无条件行MRI检查,则可行CT检查。超声检查中未加压阑尾是不正常的,而MRI和CT检查可显示明显增大、水肿或伴有粪石的阑尾。阑尾直径大于6mm即为异常。

鉴别诊断

妊娠期急性阑尾炎最易误诊为肾盂肾炎。妊娠期阑尾炎鉴别诊断包括胃肠疾病,如胃肠炎、小肠梗阻、憩室炎、胰腺炎、肠系膜炎和肿瘤;妇产科疾病,如黄体囊肿破裂、附件扭转、异位妊娠、胎盘早剥、早产、圆韧带综合征、绒毛膜羊膜炎、肌瘤变性或输卵管炎等。

并发症

对于妊娠中期手术患者,术后早产发生率为25%,妊娠晚期手术患者的术后早产发生率

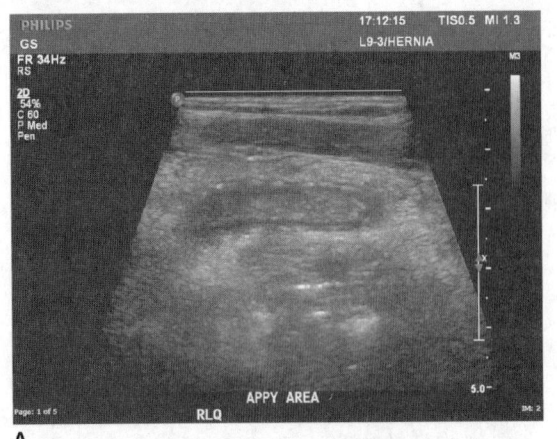

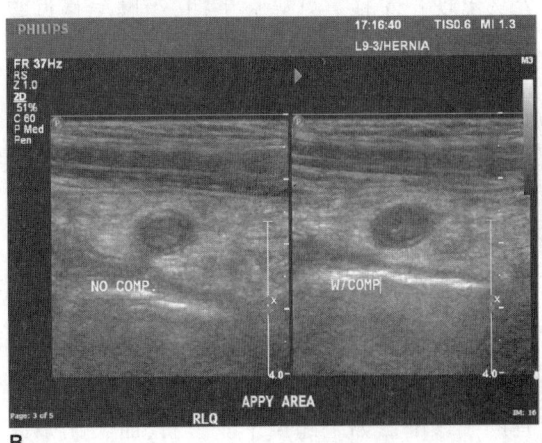

图 25-1 分级加压超声诊断急性阑尾炎。(A) 右下腹 1/4 象限纵切影像提示阑尾盲端厚壁的管状结构。(B) 加压和非加压横切影像提示在加压时阑尾至少 6mm 厚。

为 50%，多发生在术后 1 周内。围生儿死亡与早产、弥漫性腹膜炎或败血症有关，若无并发症，围生儿死亡率仅为 0~1.5%。25% 妊娠期阑尾炎发生阑尾穿孔；如果手术延迟 24 小时以上，则风险进一步增加。对于阑尾穿孔患者，胎儿死亡率高达 30%，产妇死亡率达 4%。需要注意，阑尾穿孔几乎均发生在妊娠晚期。

治疗

一旦确诊阑尾炎，应立即手术治疗。对于进入分娩活跃期的患者，应在产后立即手术，延误治疗会增加穿孔风险，并增加胎儿死亡风险。在适当条件下，腹腔镜下阑尾切除与开腹阑尾切除同样安全。一项包括 637 例腹腔镜下阑尾切除的系统回顾显示，与开放阑尾切除术相比，腹腔镜下阑尾切除术的早产率相同或较低，但围生儿死亡率却明显升高（6% 比 3.1%）。大量研究显示，妊娠期间许多表现与阑尾炎类似，手术探查阴性率为 13%~55%。开腹探查时，如果阑尾正常，则应仔细探查其他产科或非产科情况，这很重要。

妊娠期非穿孔性急性阑尾炎可行阑尾切除术，术前常规给予单剂量预防性抗生素。对于阑尾穿孔、腹膜炎、脓肿形成者，应持续静脉给予广谱抗生素，直到根据细菌培养和药敏试验结果选择恰当抗生素。弥漫性腹膜炎患者必须经腹放置引流，而不应经阴道引流。在妊娠早期，应选择麦氏点横切口或在压痛最重点上方做切口。如果诊断不明确，应选择腹中线纵切口。腹腔镜作为一种替代方法，其临床应用不断增加，特别是在妊娠前半期。妊娠中后期，在压痛最重点上方做切口，分离腹肌，能更好地暴露阑尾。治疗原则是治疗阑尾炎，同时继续妊娠。出现阑尾坏疽、穿孔、弥漫性腹膜炎或脓肿时，应用 Smead-Jones 技术缝合筋膜，延期 72 小时后关闭伤口。

一般不选择人工流产。根据孕龄和专业新生儿护理，当有腹膜炎、败血症或大的阑尾脓肿或直肠窝脓肿形成时，有时可行剖宫产术。由于数据有限，很难做出预防性安胎药应用方面的推荐。显然，单纯性阑尾炎治疗无需应用安胎药，但是随着病情进展，适当应用安胎药有益处。使用安胎药应慎重，因有报道提示该药会增加脓毒性败血症孕妇发生肺水肿的风险。妊娠晚期，由于伤口裂开的风险较小，因此术后不久分娩即可。有时增大的子宫可以隔离感染，而分娩后这种作用消失，导致产后数小时内出现急腹症。

预后

良好的液体和营养支持、应用抗生素、麻醉安全性提高、迅速手术干预、手术技术提高等使妊娠期阑尾炎孕妇的死亡率大幅下降。同样，在过去50年中，胎儿死亡率也显著改善。在单纯性阑尾炎中，围生儿死亡率较低，而孕妇死亡率更低，但在腹膜炎或阑尾穿孔者中，二者明显增高，因此必须避免延误手术。为了降低胎儿死亡率，即使开腹探查或腹腔镜探查阴性率增高，也是可以接受的。

Oto A, Ernst RD, Shah R, et al. Right-lower-quadrant pain and suspected appendicitis in pregnant women: Evaluation with MR imaging–initial experience. *Radiology* 2005;234:445–451. PMID: 15591434.

Pates JA, Avendanio TC, Zaretsky MV, McIntire DD, Twickler DM. The appendix in pregnancy: Confirming historical observations with a contemporary modality. *Obstet Gynecol* 2009;114:805–808. PMID: 19888038.

Walsh CA, Tang T, Walsh SR. Laparoscopic versus open appendectomy in pregnancy: A systematic review. *Int J Surg* 2008;6:339–344. PMID: 18342590.

胆囊炎和胆石症

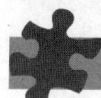

诊断要点

▶ 患者常有右上腹或上腹部疼痛。

▶ 实验室检查提示白细胞计数升高和(或)血清肝酶升高。

▶ 右上腹超声检查通常可以诊断。

临床表现

胆囊疾病是最常见的疾病之一，是妊娠期第二大常见的外科疾病。在西方国家，胆结石在胆囊炎中占90%，寄生虫感染较少见。胆囊炎发病率是1:1600，而在妊娠期是1:10 000。胆结石高危因素是年龄、女性、多产、肥胖和家族病史。据估计，至少3.5%妊娠妇女有胆结石。多产增加胆囊炎的风险。雌激素和孕激素增加胆汁性胆石形成；孕激素降低胆囊收缩力。妊娠早期即可发生这些变化。

症状与体征

症状、体征与非妊娠患者相似，包括食欲缺乏、恶心、呕吐、消化不良、厌油腻等。胆道疾病可以诱发右上腹、上腹、右肩胛、肩膀甚至间断性左上腹、左下腹疼痛。胆绞痛常急性发作，多为进餐引起，可持续几分钟至几小时。急性胆囊炎常出现发热、右上腹疼痛、深吸气时肝下缘压痛(Murphy征)。严重病例可以出现轻度黄疸或败血症。

实验室检查

急性胆囊炎患者白细胞计数升高，而且不成熟白细胞增多，谷草转氨酶(AST)和谷丙转氨酶(ALT)升高。胆囊炎或胆总管梗阻早期，患者即可出现中度碱性磷酸酶及胆红素升高。发病后1天，更具特征性的表现是碱性磷酸酶和胆红素升高，而AST和ALT水平相对正常。这些变化不具诊断性，而且也不仅限于胆管结石和梗阻，但可支持诊断。脂肪酶和淀粉酶升高提示胰腺炎。

影像学检查

超声检查发现胆囊结石、胆囊壁增厚、胆囊周围积液、胆管扩张，甚至胰腺肿胀，提示胆结石或胆囊炎，超声检查诊断妊娠期胆结石的准确率为95%，是首选的检查方法。

鉴别诊断

妊娠期胆囊炎与阑尾炎的鉴别诊断较困难，胆囊炎除了与胆石症相关外，还可继发于沙门杆菌和寄生虫感染，妊娠期其他胆道疾病较少见，如胆总管囊肿，表现为胆总管球形扩张而远端狭窄或梗阻。可以合并胰腺炎。严重先兆子痫可出现右上腹疼痛伴肝功能异常；溶血、肝酶升高、血小板减少综合征(HELLP综合征)；妊娠期急性脂肪肝；急性病毒性肝炎等均需进行鉴别。先兆子痫患者常表现为蛋白尿、非特异性水肿、高血压、持续性AST和ALT升高伴有碱性磷酸酶升高。此外，胆囊炎还需与消化道溃疡、心肌梗死、带状疱疹等疾病相鉴别。

并发症

1/5患者可出现继发性肠道菌群感染，如大肠杆菌、克雷白杆菌或粪链球菌等。妊娠期胆囊炎常伴发胰腺炎，当胰腺炎存在时，胎儿死亡率达3%~20%，因此胆囊切除和胆石切除术优于药物保守治疗。妊娠期胆囊炎其他少见的并发症包括持续性胆管内结石、坏疽性胆囊炎、胆囊穿孔伴发胆汁性腹膜炎、胆囊肠道瘘和上行性胆管炎。

治疗

妊娠期胆石症和胆囊炎发病初期首选非手术治疗，如肠道休息、静脉补液、纠正电解质紊乱和镇痛。不常规应用抗生素，如果观察12~24小时，症状无改善或出现全身症状时，则应行抗生素治疗。多数患者急性症状能缓解。如果药物治疗无效，则应选择手术治疗，否则会出现周期性胆绞痛及慢性胆囊炎、胆管结石或胆石性胰腺炎等并发症。妊娠期胆源性疾病复发率高达60%~92%，因此近几年提倡积极的手术治疗，尤其在妊娠中期。最近文献显示，妊娠期开腹和腹腔镜胆囊切除术是安全的。胆总管结石患者可行内镜下逆行胰胆管造影(ERCP)及括约肌切开术。妊娠中晚期手术治疗单纯性胆囊炎不会显著增加孕妇发病率、死亡率和围生儿死亡率。

预后

行单纯性胆囊手术后，母婴预后良好，患者发病率和死亡率随孕妇年龄和疾病严重程度而增加。

> Andriulli A, Loperfido S, Napolitano G, et al. Incidence rates of post-ERCP complications: A systematic survey of prospective studies. *Am J Gastroenterol* 2007;102:1781–1788. PMID: 17509029.

> Date RS, Kaushal M, Ramesh A. A review of the management of gallstone disease and its complications in pregnancy. *Am J Surg* 2008;196:599–608. PMID: 18614143.
> Jackson H, Granger S, Price R, et al. Diagnosis and laparoscopic treatment of surgical diseases during pregnancy: An evidence-based review. *Surg Endosc* 2008;22:1917–1927. PMID: 18553201.

急性胰腺炎

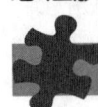
诊断要点

▶ 患者通常有上腹部疼痛并向背部放射。
▶ 胰腺炎特征性表现为血清胰淀粉酶和脂肪酶升高。
▶ 超声检查提示胰腺增大及腹腔积液。

临床表现

妊娠期胰腺炎发病率为1:5000~1:1000，常发生在妊娠后期和产褥期。由于延误诊断，妊娠期胰腺炎死亡率较高。胰腺炎的根本原因是胰腺中消化酶激活。胰腺炎多为特发性，与非妊娠患者一样，胆石症是其最常见病因，其次是酗酒、高血脂、病毒和药物引起的胰腺炎、家族性胰腺炎、胰十二指肠结构异常、严重腹部创伤、血管病变和先兆子痫相关性胰腺炎。

症状与体征

妊娠期胰腺炎患者通常表现为严重而固定的上腹部疼痛，疼痛常放射至胰腺后腹膜对应的背部区域，常因进食而加重。该病发作可呈渐进性或急性，常伴恶心、呕吐。妊娠期胰腺炎主要表现为呕吐，伴有轻度腹痛或无腹痛。查体很少能做出诊断，但应注意低热、心动过速和体位性低血压等表现。除Cullen征(脐周淤斑)和Turner征(侧腹淤斑)外，这些表现提示为出血性胰腺炎。也可能出现上腹部压痛和肠梗阻。

实验室检查

血清淀粉酶和脂肪酶测定是诊断的金标

准。由于生理性原因,妊娠期血清淀粉酶可升高2倍,所以不能按常规标准做出判断。实验室淀粉酶水平高于正常上限2倍时提示胰腺炎,但血清淀粉酶升高对诊断胰腺炎并无特异性,因为胆囊炎、肠梗阻、肝创伤或十二指肠溃疡穿孔等也可出现相似的血清淀粉酶升高。单纯性急性胰腺炎发病几天内血清淀粉酶水平通常降至正常。血清脂肪酶是胰腺特异酶,脂肪酶升高有助于胰腺炎的鉴别诊断。重症胰腺炎患者可出现低钙血症,其原因为在脂肪酶作用下,钙与脂肪酸发生络合所致。

影像学检查

超声检查提示胰腺增大伴轮廓钝圆、腹腔或胰周积液、脓肿或假性脓肿形成。超声检查也用于诊断胆石症,胆石症是胰腺炎的病因,但是仅有胆石症并不能证明是相关性病因。超声检查也有助于评估其他鉴别诊断。

鉴别诊断

妊娠期胰腺炎需与妊娠剧吐、先兆子痫、异位妊娠破裂(常伴血清淀粉酶升高)、胃溃疡穿孔、肠梗阻或肠缺血、急性胆囊炎、脾破裂、肝脓肿和肾周围脓肿等疾病鉴别。

并发症

胰腺炎常见并发症在妊娠期均可发生,无特殊性。急性并发症包括出血性胰腺炎伴严重低血压和低钙血症、急性呼吸窘迫综合征、胸腔积液、胰源性腹水、脓肿形成和脂肪坏死。

治疗

急性胰腺炎的治疗目的在于纠正所有潜在的发病诱因并治疗胰腺炎症。妊娠期急性胰腺炎的处理与非妊娠期相同,除用于保护胎儿的早期营养补充外,还可通过鼻腔肠管给予水解营养配方或完全胃肠外营养,主要为药物治疗和支持治疗,包括肠道休息伴或不伴胃肠减压、静脉补水和电解质、注射止痛剂。有急性感

染证据者使用抗生素。结石性胰腺炎患者在急性炎症消退后,需考虑早期切除胆囊或行ERCP。对于非胆石性胰腺炎出现胰腺脓肿、假囊破裂、重症出血性胰腺炎或继发于需手术治疗的病变的患者,应行手术探查。妊娠不影响胰腺炎病程。

预后

现代内外科治疗应用前,孕妇死亡率高达37%。呼吸衰竭、休克、需要大量补充液体和严重低血钙是病变程度严重的表现。最近一项报道证实,孕妇死亡率低于1%;围生儿死亡率取决于疾病严重程度,为3%~20%。由于急性胰腺炎多发生在妊娠晚期,因此早产率较高。

Eddy JJ, Gideonsen MD, Song JY, Grobman WA, O'Halloran P. Pancreatitis in pregnancy. *Obstet Gynecol* 2008;112:1075–1081. PMID: 18978108.

Luminita CS, Steidl ET, Rivera-Alsina ME. Acute hyperlipidemic pancreatitis in pregnancy. *Am J Obstet Gynecol* 2008;98:e57. PMID: 18359475.

胃溃疡

诊断要点

▶ 患者典型症状是上腹部不适。
▶ 内镜检查可确诊消化性溃疡。
▶ 发病机制。

发病机制

由于胃分泌和运动减少、黏液分泌增加,因此妊娠期对胃溃疡的发展有保护作用。近90%的胃溃疡患者在妊娠期症状有显著改善,而其中超过50%于产后3个月内出现复发。因此,消化性溃疡作为妊娠期并发症或妊娠期诊断者较少见,其确切的发病率还不清楚。幽门螺杆菌感染与胃溃疡发病有关。

临床表现

妊娠期胃溃疡症状和体征可能被误诊为正常妊娠表现而被忽略。其主要表现为消化不良,其次为反流症状、恶心。上腹不适与进食无关。腹痛可能提示溃疡穿孔,尤其是有腹膜刺激征和休克者。对于经验性临床治疗,包括生活方式、饮食调节、抗酸剂、抗分泌药物及幽门螺杆菌治疗等无效者,应行内镜检查、诊断。

鉴别诊断

妊娠期常发生胃食管反流和功能性或非溃疡性消化不良,这些疾病的表现与胃溃疡非常相似。此外,也必须考虑胆绞痛、慢性胰腺炎、食管黏膜撕裂症和肠预激综合征等。近年来的研究认为,顽固性妊娠剧吐与幽门螺杆菌感染有关。黄疸、持续性吞咽困难或吞咽疼痛、体重减轻、隐匿性胃肠道出血、消化道癌家族史或不明原因的产后贫血患者应检查是否为恶性肿瘤。有胃手术病史者应及时检查是否为手术并发症。突发、严重的弥漫性腹痛伴心动过速和腹膜刺激征者应怀疑胃溃疡穿孔。

并发症

据报道,发生穿孔、出血和梗阻等胃溃疡并发症者不足 100 例。大多数发生在妊娠晚期。妊娠期胃穿孔死亡率较高,部分原因为确诊困难。其他原因包括妊娠期上消化道出血,常由反流性食管炎和食管黏膜撕裂所致。严重出血性溃疡应手术治疗。对于妊娠晚期需手术治疗的复杂性胃溃疡患者,如果手术时间较长,则应同时行剖宫产分娩,防止因孕妇低血压和缺氧导致新生儿死亡或损伤。

治疗

妊娠期消化不良可通过改变饮食和生活方式、补充抗酸剂或硫酸铝来治疗。如果症状持续,应用 H_2 受体拮抗剂,对于严重病例,采用质子泵抑制剂进行治疗。妊娠期幽门螺杆菌三联药物治疗尚有争议;因为妊娠期胃溃疡所致并发症发生率较低,且理论上治疗有致畸性。因此,三联药物治疗常推迟至产后,而且不推荐未经试验的幽门螺杆菌经验性治疗。

Chen YH, Lin HC, Lou HY. Increased risk of low birthweight, infants small for gestational age, and preterm delivery for women with peptic ulcer. *Am J Obstet Gynecol* 2010;202:164. e1–164.e8. PMID: 20113692.

Engemise S, Oshowo A, Kyei-Mensah A. Perforated duodenal ulcer in the puerperium. *Arch Gynecol Obstet* 2009;279: 407–410. PMID: 18642012.

Talley N, Vakil N. Guidelines for the management of dyspepsia. Practice Parameters Committee of the American College of Gastroenterology. *Am J Gastroenterol* 2005;100:2324–2337. PMID: 16181387.

急性肠梗阻

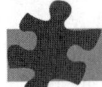
诊断要点

▶ 患者典型表现为三联征:腹痛、呕吐和顽固性便秘。

▶ 腹部X线检查可确诊。

发病机制

妊娠期肠梗阻不常见,据估计其发病率为每 10 000 次妊娠中有 1~3 例,但却是妊娠期第三大常见的因非产科原因而需手术探查的疾病(仅次于阑尾炎与胆囊炎),常在妊娠后期发病。机械性肠梗阻最常见的病因是粘连(60%)、肠扭转(25%),其次为肠套叠、疝和肿瘤。妊娠期肠扭转更易发生,当子宫大小快速变化时,危险性最大(如妊娠中期和产后即刻)。

临床表现

妊娠期和非妊娠期肠梗阻患者表现为相同的经典三联征,即腹痛、呕吐和顽固性便秘。

疼痛可呈弥漫性、持续性或间歇性，对于小肠梗阻者，腹痛发作间隔为 4~5 分钟，而结肠梗阻为 10~15 分钟。肠梗阻早期肠鸣音的诊断意义不大，触诊多无压痛。小肠梗阻者呕吐发生较早，肌紧张与反跳痛与肠扭转或穿孔有关。在病变晚期，由于肠道聚积大量体液、酸中毒和感染，患者出现发热、少尿和休克症状。肠缺血典型表现包括发热、心动过速、局限性腹痛、白细胞明显增多和代谢性酸中毒。一旦肠缺血进展为肠坏死，会出现许多实验室检查异常。

怀疑肠梗阻时需行影像学检查确诊，在早期病例中，单纯 1 次腹平片检查（立位和卧位）的诊断率不足 50%，而动态腹平片观察能确定疾病进展。当发现单一明显扩张的肠管影时，应考虑肠扭转，主要发生在盲肠，也可发生在乙状结肠。有时需行更广泛的影像学检查，但延迟治疗会增加胎儿死亡风险。

鉴别诊断

妊娠中后期，妊娠剧吐的诊断应慎重，只有排除胰腺炎等胃肠疾病后才能诊断。此外，应与肠系膜缺血、结肠麻痹性梗阻和急性结肠假性梗阻（Ogilvie 综合征）进行鉴别，这些疾病在妊娠期较罕见。

预后

妊娠期肠梗阻孕妇死亡率为 6%，常继发于不可逆性感染。为改善预后，必须早期诊断和治疗。围生儿死亡率约为 20%，多由孕妇低血压引起胎儿缺氧和酸中毒所致。

治疗

妊娠期肠梗阻与非妊娠期肠梗阻在治疗上没有本质区别，基本治疗是胃肠减压、静脉补液和纠正电解质平衡，有指征者应及时手术治疗。必须尽快稳定患者病情，患者体液丢失量常被低估。肠梗阻确诊时，体液丢失量可达 1~6L。充分补液是有益于母婴的支持治疗。应放置鼻胃管。结肠镜可成功治疗肠扭转，从而避免开腹手术。急性结肠假性梗阻可予以胃肠休息、控制补液和肛管排气减压等治疗。有肠穿孔、肠坏疽或经内科治疗无效者，应及时手术治疗。腹部正中切口术野暴露充分，而且能根据需要延长切口。术中处理原则与非妊娠患者相同。对于足月妊娠，增大的子宫影响肠管暴露，或有产科指征者，应先行剖宫产术。应仔细探查全部肠管，因为可能存在多处肠梗阻或肠管活力异常。

Dietrich CS 3rd, Hill CC, Hueman M. Surgical diseases presenting in pregnancy. *Surg Clin North Am* 2008;88:403–419. PMID: 18381120.

Parangi S, Levine D, Henry A, Isakovich N, Pories S. Surgical gastrointestinal disorders during pregnancy. *Am J Surg* 2007;193:223–232. PMID: 17236852.

炎性肠病

（详见第 29 章 妊娠期胃肠道疾病。）

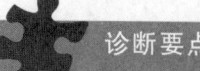
诊断要点

▶ 克罗恩病是炎性肠病的一种亚型，其特点为起病隐匿、低热、腹泻、右下腹疼痛，肛周病变伴脓肿和瘘管形成。影像学检查可发现小肠或结肠溃疡、结构改变、瘘管。该病可发生在自口腔至肛门任何部分。

▶ 溃疡性结肠炎是另一亚类，表现为血性腹泻、下腹绞痛、里急后重、贫血、低人血白蛋白，乙状结肠镜检查可确诊。该病仅发生在结肠。

临床表现

炎性肠病（IBD）（克罗恩病和溃疡性结肠炎）常发生在育龄妇女，但妊娠期发病者罕见。IBD 表现为腹部绞痛和血性或黏液性腹泻。患者体重下降和发热较罕见。

鉴别诊断

由于 IBD 早期症状与正常妊娠表现相似，

因此可能延误诊断而导致不良结局。首选超声检查，评估胆囊、胰腺和附件情况，可发现肠壁增厚和脓肿形成。内镜下活检是诊断金标准，妊娠期应用较安全。

治疗

初始治疗包括饮食调节或使用调理剂，妊娠期可安全服用的药物包括柳氮磺胺吡啶、泼尼松，有时应用抗生素。服用柳氮磺胺吡啶的患者，需补充叶酸，因为该药可抑制叶酸吸收。服用皮质类固醇者，在分娩或手术时应增加剂量。免疫抑制剂，如环孢霉素和抗肿瘤因子-α，妊娠期应用安全性方面的资料有限，这些药物主要用于治疗持续发作。妊娠期手术指征为肠梗阻、巨结肠、穿孔、出血、脓肿形成或药物治疗失败。除有活动性肛周病变外，分娩方式取决于产科指征；回肠袋和回肠吻合者可考虑行剖宫产术，防止肛门括约肌损伤。

预后

IBD对妊娠结局的影响仍有争议，如果妊娠前IBD处于缓解期，则母婴结局较好。分娩后，克罗恩病复发较溃疡性结肠炎更常见。

Ilnyckyj A. Surgical treatment of inflammatory bowel diseases and pregnancy. *Best Pract Res Clin Gastroenterol* 2007;21:819–834. PMID: 17889810.

Reddy D, Murphy SJ, Kane SV, et al. Relapses of inflammatory bowel disease during pregnancy: In-hospital management and birth outcomes. *Am J Gastroenterol* 2008;103:1203–1209. PMID: 18422816.

痔疮

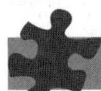

诊断要点

▶ 痔疮患者典型表现为无痛性出血、肛门脱垂、疼痛、瘙痒和(或)沾染粪便。

▶ 查体或肛门镜检查时可见痔疮。

发病机制

妊娠是症状性痔疮最常见的原因。妊娠或产后痔疮发生率为9%~35%。便秘的发生率增高，血容量增加、继发于子宫增大的静脉充血均是痔疮形成的原因。

临床表现

痔疮患者典型表现是无痛性出血、肛门脱垂、疼痛、瘙痒和(或)沾染粪便。查体可见痔疮突出于肛管内或肛门外，内生型痔疮需在肛门镜下才能发现。

治疗

目前，痔疮多采用保守治疗，尤其是妊娠期和产褥期，可在门诊进行治疗。非血栓性痔疮的内科治疗是饮食调节、避免增加腹压、增加膳食纤维、软化粪便等，需观察6周或更长时间。如果保守治疗无效，则妊娠期行橡胶圈结扎、红外线凝固、硬化剂等治疗是安全的。痔疮切除术是有针对性的最佳治疗方法，但妊娠期很少采用。如果患者对内科持续治疗无效、痔疮严重脱垂而需人工还纳或伴有溃疡、严重出血、肛裂或肛瘘等病理改变时，可考虑手术切除痔疮。血栓形成或栓塞可加重症状，如果保守治疗后，血栓性外痔仍有持续性疼痛或持续存在，应在局麻下行痔疮切除术，其效果优于血栓取出，后者血栓形成复发率较高。

Longo SA, Moore RC, Canzoneri BJ, Robichaux A. Gastrointestinal conditions during pregnancy. *Clin Colon Rectal Surg* 2010; 23:80–89. PMID: 21629625.

自发性肝脾破裂

诊断要点

▶ 自发性肝脾破裂者典型表现为剧烈腹痛及突发休克。

发病机制

妊娠期腹腔内出血原因较多，包括外伤、脾脏疾病和子痫前期-子痫。术前常不能确定确切病因。自发性肝破裂常与重度子痫前期-子痫有关（详见第26章 妊娠期高血压疾病子痫前期-子痫部分）。

临床表现

自发性肝或脾破裂常表现为剧烈腹痛和休克，伴血小板减少和纤维蛋白下降。

治疗

立即开腹探查，同时快速输注血液制品，包括浓缩红细胞、新鲜冻血浆和血小板，从而提高患者生存率。

撕裂或破裂的脾出血不能自发停止，必须立即手术。影像学检查可发现腹腔内出血或腹腔穿刺出血、红细胞压积下降、腹痛等，可诊断腹腔内出血。

脾动脉瘤破裂

诊断要点

▶ 脾动脉瘤破裂典型症状是上腹、左上腹或左肩疼痛。

▶ 腹部放射检查或超声检查可确诊。

发病机制

尸检资料提示，成人脾动脉瘤发生率为0.1%，女性更多见，其中6%~10%发生破裂，门静脉高压及妊娠是破裂的主要危险因素。25%~40%的破裂发生在妊娠期，尤其是妊娠晚期，是腹腔内出血的主要原因。脾动脉瘤破裂孕妇的死亡率是75%，胎儿死亡率高达95%，但术前多考虑患者为胎盘早剥或子宫破裂。

临床表现

破裂前，患者无症状或症状不明显，最常见的症状是上腹、左上腹或左肩隐痛。约25%的脾动脉瘤患者可见2级破裂，即初期少量出血进入小网膜囊，出血暂时被压迫，直到发生完全破裂，出血进入腹腔，引起出血性休克。可以听到杂音，腹平片检查发现左上腹卵圆形钙化伴中央透明区，高度提示该诊断。对于临床病情稳定者，血管造影可发现病变部位，是诊断该病的金标准。为了减少妊娠期胎儿放射线暴露，首选超声检查或脉冲多普勒检查。

治疗

育龄妇女脾动脉瘤应及时治疗，妊娠后破裂风险及死亡率均增加。据报道，择期手术死亡率为0.5%~1.3%。

He MX, Zheng JM, Zhang S, et al. Rupture of splenic artery aneurysm in pregnancy: A review of the literature and report of two cases. *Am J Forensic Med Pathol* 2010;31:92–94. PMID: 20032776.

Parangi S, Levine D, Henry A, Isakovich N, Pories S. Surgical gastrointestinal disorders during pregnancy. *Am J Surg* 2007;193:223–232. PMID: 17236852.

骨盆疾病与异常

卵巢包块

诊断要点

▶ 妊娠期卵巢包块多在常规产科超声检查时偶然发现。

▶ 一些患者卵巢包块表现为骨盆痛或不适。

发病机制

妊娠期常规超声检查常可发现附件包块，

1%~4%孕妇诊断为附件包块。包块主要是功能性或黄体囊肿,妊娠16周后会自行吸收。妊娠早期发现的单侧、直径小于5cm的单纯性包块,90%以上是功能性的,能自行吸收。辅助生殖后妊娠患者属特殊人群,由于卵巢过度刺激,因此妊娠早期常有卵巢囊肿。病理性卵巢囊肿不能自行消失。妊娠期最常见的病理性卵巢肿瘤是良性囊性畸胎瘤、浆液性或黏液性囊腺瘤或囊性黄体。1%~10%持续存在的附件包块属于恶性。

临床表现

多数妊娠期发现的附件包块是超声筛查时偶然发现的,多数无症状,部分有与包块相关的盆腔疼痛或不适。

鉴别诊断

卵巢包块需与结肠病变、带蒂肌瘤、盆腔异位肾、先天性子宫畸形等鉴别,如果超声检查不能鉴别子宫肌瘤与卵巢肿瘤,应行MRI检查,提高诊断准确性。

治疗

妊娠期附件包块建议手术治疗,其主要原因有3个,即妊娠期卵巢包块有发生破裂、扭转及恶性的风险。妊娠期良性附件包块破裂和扭转的实际风险仍未确定。据估计,妊娠期卵巢包块破裂发生率仅为2%。最近发表的数据显示,卵巢包块扭转发生率为0~15%。医师应权衡每个患者妊娠期卵巢病变与手术治疗之间的风险,包括流产、羊膜破裂和早产。如果妊娠早期诊断附件包块,则建议在妊娠中期行开腹或腹腔镜手术,有扭转或恶性侵袭症状和体征者,应立即手术。同样,在妊娠晚期发现无症状卵巢包块者,可随诊至分娩或产后,因为子宫的大小会影响手术操作,而且可能导致早产。

根据超声检查包块大小、形态等特征,可协助判断包块的恶性风险。如果包块为单侧、活动、囊性,则恶性的可能性极小,可推迟手术。

妊娠14周后出现的任何附件肿物,连续超声检查发现其进行性增大、内为实性、囊实性或有内生乳头、固定、有腹水或有症状者,应行手术探查及病理诊断。

Marret H, Lhomme C, Lecuru F, et al. Guidelines for the management of ovarian cancer during pregnancy. *Eur J Obstet Gynecol Reprod Biol* 2010;149:18–21. PMID: 20042265.

Schmeler KM, Mayo-Smith WW, Peipert JF, Weitzen S, Manuel MD, Gordinier ME. Adnexal masses in pregnancy: Surgery compared with observation. *Obstet Gynecol* 2005;105: 1098–1103. PMID: 15863550.

Schwartz N, Timor-Tritsch IE, Wang E. Adnexal masses in pregnancy. *Clin Obstet Gynecol* 2009;52:570–585. PMID: 20393410.

Yen CF, Lin SL, Murk W, et al. Risk analysis of torsion and malignancy for adnexal masses during pregnancy. *Fertil Steril* 2009;91:1895–1902. PMID: 18359024.

附件扭转

诊断要点

▶ 有附件包块史患者突发下腹痛怀疑为附件扭转,疼痛通常剧烈。

▶ 超声检查对诊断附件包块有价值。

▶ 确定扭转者需腹腔镜探查或开腹探查。

发病机制

附件扭转会累及卵巢、输卵管和附属结构,可分别扭转或共同扭转,常发生在妊娠6~14周或产后即刻。虽然有报道正常附件发生扭转,但通常与囊性肿瘤有关。

临床表现

症状包括疼痛和压痛,由于扭转器官血供阻断,疼痛常突然发作。随后可发生休克和腹膜炎。超声检查常显示附件包块,多普勒检查有血流改变。手术可最终确诊扭转。

治疗

及时手术可避免组织坏死、早产及围生儿死亡。腹腔镜和开腹手术对母婴同样安全。右卵巢扭转较左卵巢扭转更常见。良性囊性畸胎瘤和囊腺瘤是卵巢肿瘤中最常见扭转的组织类型。由于担心致命性血栓栓塞并发症，传统观念认为，应钳夹瘤蒂后再解除扭转，但是在最近的孕妇和非孕妇系列研究中发现，扭转附件可安全地解除扭转，然后切除肿物（如囊肿切除术）。可行卵巢固定术，以防将来扭转复发。这些附件能恢复正常功能。如有活动性出血或怀疑为恶性肿瘤，则可行附件切除。如果妊娠12周前行包括黄体囊肿在内的囊肿切除，则应补充孕激素。

卵巢癌

（详见第50章，卵巢和输卵管癌前病变及癌。）

▶ 卵巢癌症状常不明显，而且与一些妊娠相关症状相似。

▶ 超声检查虽然不能确定恶性，但一些发现可高度提示为恶性。

▶ 手术切除及组织病理检查可明确诊断。

发病机制

妊娠期卵巢癌发生率低于0.1%，妊娠任何时期均可发生。1%~10%卵巢肿瘤合并妊娠者为恶性。妊娠者多较年轻，因此多数卵巢恶性肿瘤是生殖细胞肿瘤（如无性细胞瘤、内胚窦瘤、恶性畸胎瘤、胚胎性癌和绒毛膜癌），潜在低度恶性肿瘤，也会发生囊腺癌。妊娠期卵巢恶性肿瘤确诊时多数为疾病早期。

临床表现

卵巢癌症状常不明显，主要表现为腹胀、腹围增大、尿频及妊娠期常见的表现。多数妊娠期确诊的卵巢癌是行常规超声检查时发现的。超声检查提示卵巢恶性肿瘤多表现为实性肿物、有较厚分隔、多普勒检查证实实性部分中有血流、盆腔淋巴结增大。

治疗

妊娠期发现有明显实性成分的实性和混合性卵巢肿瘤，普遍应手术治疗，虽然其发病率低（1%~10%），但癌可能性较大。妊娠期卵巢癌治疗原则与非孕期相同。如果是混合性肿物，在标本袋中能较容易地完整取出，因此可以考虑腹腔镜手术。如果选择开腹手术，切口应足够大，不仅要完整切除肿瘤，还要适当探查腹腔，并减少对子宫干扰。进入腹腔后，要冲洗腹膜并探查对侧卵巢，如果发现异常，应行活检，无异常者不需常规活检。应取足够组织进行冰冻切片病理诊断。如果肿瘤为良性，则应尽可能保留正常卵巢组织。

如果是恶性，应行分期手术。如果子宫及对侧卵巢未见异常，肿瘤包膜完整应行保守性手术。在晚期患者中，手术范围应根据孕龄和患者对妊娠的意愿，行肿瘤减灭术。某些满意的肿瘤细胞减灭术保留子宫继续妊娠，残余肿瘤小于1cm。对于妊娠中期确诊者，广泛细胞减灭术前可行新辅助化疗作为过渡治疗，为胎儿成熟提供时间。术前检查发现α-甲胎蛋白、乳酸脱氢酶、β-绒毛膜促性腺激素和CA125等肿瘤标志物增高，应谨慎对待，因为正常妊娠期中这些标志物也会增高。

子宫肌瘤

▶ 妊娠期子宫肌瘤的诊断依赖超声检查。

临床表现

妊娠期子宫肌瘤发生率为0.1%~3.9%，患者多无临床症状。子宫肌瘤变性或扭转表现为急性腹痛伴肌瘤部位压痛。超声检查可确定肌瘤在妊娠子宫中的位置、大小和回声是否均匀。肌瘤变性时,常可见肌瘤内囊性改变。

并发症

关于妊娠期超声诊断子宫肌瘤患者的妊娠结局的大型研究发现,剖宫产(尤其临产前)风险及臀位、胎位异常、早产、前置胎盘和严重产后出血等风险增加。子宫肌瘤变化非常复杂,可出现恶变、扭转或分娩时机械性梗阻。

治疗

适当的保守治疗,包括镇痛、安慰和支持治疗。偶尔,单发带蒂肌瘤扭转是妊娠期行手术的指征。由于有无法控制的出血风险,除细蒂肌瘤外,妊娠期不应行肌瘤切除。

Qidwai GI, Caughey AB, Jacoby AF. Obstetric outcomes in women with sonographically identified uterine leiomyomata. *Obstet Gynecol* 2006;107:376–382. PMID: 16449127.

Vergani P, Locatelli A, Ghidini A, et al. Large uterine leiomyomata and risk of cesarean delivery. *Obstet Gynecol* 2007;109:410–414. PMID: 17267843.

妊娠期恶性肿瘤

妊娠期恶性肿瘤发病率约为1‰,其中最常见的恶性肿瘤是宫颈癌(26%,见第48章,宫颈癌前病变和宫颈癌)、乳腺癌(26%)、白血病(15%)、淋巴瘤(10%,见第34章,妊娠期血液病)和恶性黑色素瘤(8%)。妊娠期确诊恶性肿瘤后,由母胎医学专家、肿瘤专家、外科医师和放射科医师等多学科组成的综合小组应协助患者在涉及治疗时间和继续妊娠等问题上做出决定。

宫颈癌

(见第48章,宫颈癌前病变和宫颈癌。)

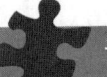
诊断要点

▶ 妊娠期宫颈癌诊断常依据异常涂片或宫颈肿块活检来确诊。

▶ 妊娠不影响异常宫颈细胞学或宫颈肿块的评估。

发病机制

妊娠期浸润性宫颈癌发生率约为0.05%。诊断妊娠期宫颈癌主要依据常规产前宫颈细胞学检查。妊娠期宫颈细胞学显著异常者应行阴道镜检查。

临床表现

与非妊娠妇女相同,妊娠期宫颈癌最初症状是出血,但是由于出血常误诊为妊娠相关性病变,从而遗漏恶性肿瘤的诊断。因此必须将恶性肿瘤的可能性常记于心,如果在产前检查时发现宫颈病变或肿块,那么必须进行活检。

治疗

妊娠期浸润性宫颈癌的诊断和处理对患者和医师来说都是挑战。肿瘤分期、孕龄和患者对妊娠的意愿等是治疗的决定因素。妊娠对宫颈癌患者预后及胎儿无明显影响,但是治疗会导致发病率增高(如早产)。

如果是妊娠早期,疾病处在ⅠA~ⅡA期,应行包括胎儿在内的根治性子宫切除术和治疗性淋巴结切除术,除非患者不愿意终止妊娠。孕龄接近胎儿成活或拒绝终止妊娠者,经过与孕妇充分讨论风险后,可以继续妊娠。宫颈非典型增生和原位癌患者可以经阴道分娩,浸润癌患者应行剖宫产,以免阴道分娩时潜在的宫颈出血和肿瘤细胞转移。对于ⅠA2~ⅡA2期患者,一旦胎儿成熟,即可选择剖宫产术、根治性子宫切除术和治疗性淋巴结切除术。与非妊娠期患者相同，同步放化疗可用于治疗晚期患者。妊娠早期可行放疗，但会自发流产。妊娠中期，一些专家提倡立即进行放疗，同时等待自发流产，但放疗前最好先行剖宫取胎术。局部晚期且拒绝终止妊娠者，可考虑新辅助化疗，尽量阻止疾病进展，为胎儿成熟提供时间。需行剖宫产分娩。同时行淋巴清扫。产后补充放疗，其方法与非妊娠患者相同。

乳腺癌

诊断要点

- 妊娠期乳腺癌患者常有乳腺包块或乳腺增生。
- 确诊依赖活检。
- 妊娠不限制乳腺肿块的全面评估。

乳腺癌是美国妇女最常见的癌症，1/5患者发病年龄在45岁以下，妊娠期确诊患者占2%~5%。美国妊娠期乳腺癌发生率为3/1000活产。因此，妊娠前及妊娠后体格检查中均应仔细检查乳腺，并询问其家族史。

临床表现

与妊娠和泌乳相关的变化使乳腺病变频率和范围均增加，而且使乳腺癌诊断更加困难。无痛性肿块是妊娠期乳腺癌最常见的表现。血性乳头溢液是代表性症状，需要进一步检查，患者或产科医师发现任何包块均应立即进行全面评估。

鉴别诊断

鉴别诊断范围较广，包括泌乳腺瘤、乳房囊肿、乳汁囊肿、纤维腺瘤、脓肿和癌。

并发症

由于需要考虑孕妇与胎儿，因此妊娠期乳腺癌很难处理。妊娠期乳腺癌治疗方法与非妊娠患者相同，不应因妊娠而延误治疗。

治疗

妊娠期乳腺癌最初处理与非妊娠者无显著区别。当存在局部病变时，首选乳腺超声检查，能安全有效地识别肿物是实性还是囊性。虽然乳腺X线检查由于妊娠期乳腺变化而导致敏感性降低，但对超声不能确诊患者有所帮助。低放射量乳腺X线检查和恰当屏蔽可使胎儿放射暴露量很低。虽然如此，妊娠早期通常建议避免使用。尽管妊娠期乳腺癌MRI特征性资料很少，乳腺钆强化MRI可用于有指征患者的检查。对于抽吸囊性病变，如果抽吸液呈血性，则应行细胞学检查。非血性液中很少发现恶性细胞。细针穿刺抽吸、组织芯活检或切开活组织检查等方法均可采用，但对临床可疑或细胞学可疑者最好采用手术切除活检。乳腺癌血管增生使出血发生率增高，同时乳腺癌更易合并感染。妊娠、泌乳都不影响患者在门诊行切除活检术。

乳腺癌按肿瘤-淋巴结转移（TNM）分期系统分期。如果孕妇临床上淋巴结阳性或有可疑症状，则应行肺、肝和骨放射线分期；临床上淋巴结阴性、无症状者可不做此项检查。可采用遮蔽腹部的平片检查、腹部超声、MRI和放射性核素骨扫描等，这些检查对妊娠是安全的。

终止妊娠不能提高存活率。妊娠期乳腺癌首选局部乳房改良根治术，避免辅助放疗。孕妇能耐受乳腺癌根治术。保乳手术必须联合辅助放疗应用，仅限于妊娠中后期及晚期患者。妊娠期先行乳腺癌根治术，术后放疗推迟至分娩后。对于非妊娠晚期而希望行保乳手术的患者，必须仔细讨论。关于淋巴结切除，传统方法为腋下淋巴结切除术，妊娠期显影剂下前哨淋巴结活检是安全的，但研究资料有限。

绝经前乳腺癌患者常推荐辅助化疗。妊

娠期乳腺癌患者化疗更为复杂,辅助化疗指征与非妊娠患者相同。妊娠早期是化疗的禁忌证,因为化疗与流产和致畸有关。妊娠期乳腺癌患者化疗药物与非妊娠患者相同,妊娠中晚期已成功应用的药物有环磷酰胺、阿霉素和氟尿嘧啶等,无明显先天性畸形,但早产、胎儿宫内生长受限发生率增加。部分晚期或转移性乳腺癌孕妇可选择新辅助化疗。妊娠35周应停止化疗,以降低新生儿粒细胞减少症的风险。妊娠期应避免放疗和内分泌治疗。化疗、激素治疗或放疗期间应避免母乳喂养。乳腺癌治疗完成后,母乳喂养无禁忌。

妊娠期乳腺癌与同期别非妊娠期患者相似,但前者确诊时期别更晚(肿瘤较大、常累及淋巴结),因此患者总体预后较差。延误诊断是导致期别较晚的原因。

预后

经过适当的恢复和观察后可以再次妊娠,再次妊娠不增加乳腺癌复发和死亡风险。对于乳腺癌抗原(BRCA)-1或BRCA-2基因突变携带者,尚未证实妊娠可降低乳腺癌风险。至于胎儿结局,妊娠期接受化疗者,早产发生率增加。尚无乳腺癌转移至胎儿的报道。

Amant F, Deckers S, Van Calsteren K, et al. Breast cancer in pregnancy: Recommendations of an international consensus meeting. *Eur J Cancer* 2010;46:3158-3168. PMID: 20932740.

Azim HA Jr, Pavlidis N, Peccatori F. Treatment of the pregnant mother with cancer: A systematic review on the use of cytotoxic, endocrine, targeted agents and immunotherapy during pregnancy. Part II: Hematological tumors. *Cancer Treat Rev* 2010;36:110-121. PMID: 20018452.

Loibl S, Von Minckwitz G, Gwyn K, et al. Breast carcinoma during pregnancy: International recommendations from an expert meeting. *Cancer* 2006;106:237-246. PMID: 16342247.

Pereg D, Koren G, Lischner M. Cancer in pregnancy: Gaps, challenges and solutions. *Cancer Treat Rev* 2008;34:302-312. PMID: 18291591.

O'Meara AT, Cress R, Xing G, et al. Malignant melanoma in pregnancy: A population-based evaluation. *Cancer* 2005;103: 1217-1226. PMID: 15712209.

淋巴瘤和白血病

(见第34章,妊娠期血液病。)

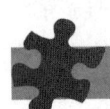

- ▶ 妊娠期霍奇金淋巴瘤患者多有无痛性淋巴结肿大。
- ▶ 霍奇金淋巴瘤诊断依靠活检。
- ▶ 白血病患者全血细胞减少。
- ▶ 外周血涂片发现循环中的幼稚细胞时应怀疑白血病。
- ▶ 诊断白血病需行骨髓活检。

临床表现

妊娠期霍奇金淋巴瘤发生率为1/6000~1/1000次妊娠,非霍奇金淋巴瘤的发生率明显减少。

典型表现是无痛性淋巴结肿大。诊断依据充分活检。霍奇金淋巴瘤即使晚期也可以治愈,妊娠期预后和分期分布与非妊娠患者相同。

妊娠期白血病发病率是1/100 000。急性白血病更常见。骨髓采样检查可以确诊,妊娠期骨髓采样是安全的。急性白血病使妊娠患者出血和感染风险增加。

治疗

早期患者约占70%,单药化疗可治愈,部分患者可采用改良隔上放疗。

妊娠早期表现为广泛隔下病变患者,可选择放疗。由于放疗有明显的胎儿致畸风险,因此应考虑终止妊娠。妊娠中期和晚期可选择标准方案化疗,相对较安全。

急性白血病一经确诊,应立即开始化疗。在治疗中,孕龄是患者及其家庭和医师面临的巨大挑战。妊娠期慢性粒细胞白血病可予干扰素治疗。罕有淋巴瘤和白血病转移给胎儿的报道。

恶性黑色素瘤

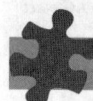

恶性黑色素瘤患者通常有可疑的皮肤病变。依据活检或病变切除物病理检查确诊。

30%~35%黑色素瘤发生在育龄妇女,妊娠期患者占0.1%~1%。

临床表现

多数病变为Ⅰ期,妊娠期与非妊娠期恶性黑色素瘤临床表现相同。可疑病变表现为大小、颜色、形状发生改变或有出血、溃疡。切除病灶并行镜下分期诊断。肿瘤厚度、位置以及是否存在转移是影响预后的最重要因素。

治疗/预后

长期以来,妊娠相关恶性黑色素瘤的预后尚有争议,最新证据表明,早期患者行切缘恰当的广泛手术切除,与非妊娠期患者的疗效相同。此外,终止妊娠不能改善患者生存。妊娠期诊断的晚期病例资料有限。恶性黑色素瘤最常发生胎盘或胎儿转移,胎儿中有半数以上受累,因此产后应将胎盘送病理检查。

心脏病

诊断要点

美国妊娠期合并心脏病的发生率为1%~4%。以风湿性心脏病和先天性心脏病为主。

治疗

需行心脏手术患者应在妊娠前进行,妊娠期无需手术。多数关于妊娠期心脏手术的报道是二尖瓣关闭不全成形术或主动脉瓣置换术。尽管母婴存在危险,但妊娠期心脏手术结局良好。手术应在妊娠中期的初期进行,此时胎儿器官已发育完成,血流动力学负荷相对较轻,与妊娠晚期相比,早产风险较小。

预后

孕妇死亡率平均为1%~9%。与特殊治疗手段和术前心血管状态有关。妊娠期经皮气囊二尖瓣成形术是治疗二尖瓣病变的首选技术,围生儿死亡率是2%~10%。在开放心脏瓣膜手术或心脏旁路术后,围生儿死亡率较高的主要原因是心肺转流术相关的非搏动性血流和低血压。无论是否行心肺转流术,在任何心脏手术中都有必要行密切的胎心监护和宫缩监护。在心脏旁路手术中,子宫血流可以通过胎心率变化而间接评估,血流量随胎心率变化而改变。

Weiss BM. Managing severe mitral valve stenosis in pregnant patients—Percutaneous balloon valvuloplasty, not surgery, is the treatment of choice. *J Cardiothorac Vasc Anesth* 2005;19:277–278. PMID: 15868549.

神经系统疾病

(见第33章,妊娠期神经系统和自身免疫性疾病。)

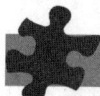

诊断要点

妊娠期最常见的神经外科急症是颅内出血。

蛛网膜下隙出血的症状和体征是头痛、恶心和呕吐、颈项强直、畏光、惊厥以及意识不清。

发病机制

妊娠期颅内出血罕见(1~5/10 000次妊娠),但与明显的母婴死亡率和幸存者严重的神经系统疾病相关。脑动脉瘤破裂占颅内出血的70%，动静脉畸形（AVM）占25%，其余病因为子痫、凝血障碍、创伤和颅内肿瘤等。妊娠前无出血的AVM，其出血风险是3.5%，这个概率接近非妊娠者年出血率。妊娠期AVM出血者死亡率（30%）高于妊娠者（10%）。同次妊娠中，再次AVM出血的风险是27%。妊娠期颅内出血导致的相关神经系统损伤（思维决策力受限、持续性植物人状态和脑死亡）在母婴护理方面带来了重大的医学和伦理学挑战。

动脉瘤破裂常引起蛛网膜下隙出血，而AVM破裂常引起脑实质内出血。

临床表现

蛛网膜下隙出血的症状和体征包括头痛、恶心和呕吐、颈强直、畏光、惊厥以及意识水平降低。头痛常突然发作，而脑实质内出血的头痛程度较轻，且发作较慢。高达40%的患者无典型神经功能异常。CT或MRI可确诊颅内出血。脑动脉造影检查可识别和描述动脉瘤和AVM的特征。

治疗

对于妊娠期动脉瘤出血者，早期手术或血管内栓塞治疗可以减少母婴死亡率。在脑动脉瘤手术中，经验丰富的神经外科中心的治疗结局更好。对于AVM患者，是否在妊娠期进行治疗尚不十分清楚，应参考非妊娠患者治疗指南。

预后

一旦颅内出血得到有效治疗，根据产科指征可以行阴道分娩。对于尚未进行确切治疗者，其分娩方式尚有争议。选择性剖宫产或局麻下阴道助产的母婴死亡率是一样的。据报道，选择性剖宫产对妊娠期脑动脉瘤破裂无保护作用。不论分娩途径如何，控制血压是必需的。

Brown HL. Trauma in pregnancy. *Obstet Gynecol* 2009;114: 147–160. PMID: 19546773.

Katz V, Balderston K, Defreest M. Perimortem cesarean delivery: Were our assumptions correct? *Am J Obstet Gynecol* 2005;192:1916–1920. PMID: 15970850.

Muench MV, Canterino JC. Trauma in pregnancy. *Obstet Gynecol Clin North Am* 2007;34:555–583. PMID: 17921015.

创伤

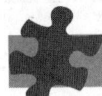
诊断要点

▶ 妊娠期车祸是最常见的非产科死亡原因。
▶ 胎儿死亡最常见的原因是母亲死亡。
▶ 初始治疗的焦点是立即稳定孕妇，随后评估胎儿。

发病机制

妊娠期创伤发生率约为7%，如机动车事故（40%）、跌倒（30%）、孕妇腹部直接受创（20%）及其他原因（10%）。机动车事故是妊娠期非产科死亡最常见的原因，胎儿死亡首要原因是孕妇死亡，其次是胎盘早剥。孕妇创伤可能来源于虐待。自杀会导致创伤性死亡。妊娠使家庭压力增大，因此，医师应警惕受虐和（或）抑郁症体征。

治疗

治疗孕妇创伤的最初目的是稳定孕妇状态。可能发生快速出血，每分钟进入子宫血流量是600mL。为获得最佳的母婴结局，必须为受伤孕妇提供有组织的治疗团队。孕妇评估和处理与非妊娠者相似，应牢记要保护胎儿，避免应用不必要的药物和放射性暴露。只要不妨碍孕妇复苏，创伤早期应进行胎儿评估，对有生机儿应进行持续胎心监护和宫缩监护。以上信息对决定母婴处理方式至关重要，如果心肺复苏4分钟失败，则应紧急行剖宫产术，这可为胎儿无损伤成活提供最大机会,并有助于孕妇复苏成功。如果孕妇状态已经稳定,而胎心率不稳或增大的子宫不利于孕妇损伤修复,也是剖宫产的指征。

孕妇状况一旦稳定,即应监测胎心率和宫缩,以防创伤后胎盘早剥。胎盘早剥常很快发生,几乎很少出现在创伤 5 天后,如果无可疑情况,包括子宫收缩、阴道出血、腹部或子宫压痛、体位性低血压和胎心率异常等,创伤后监护至少要在 4 小时以上。如果发生上述情况中的任意一种或创伤严重,应延长监护时间至 24~48 小时。即使孕妇创伤或疼痛很轻微,也会发生胎儿死亡和不稳定的表现。超声检查可发现胎盘早剥,但多数没有剥离。无证据显示 Kleihauer-Betke 实验能可靠预测母婴出血。如果患者为 RH 阴性,则推荐使用 Rh(D)免疫球蛋白。对情况稳定的孕妇行常规凝血检查对临床治疗并无帮助。

Brown HL. Trauma in pregnancy. *Obstet Gynecol* 2009;114: 147–160. PMID: 19546773.

Katz V, Balderston K, Defreest M. Perimortem cesarean delivery: Were our assumptions correct? *Am J Obstet Gynecol* 2005;192:1916–1920. PMID: 15970850.

Muench MV, Canterino JC. Trauma in pregnancy. *Obstet Gynecol Clin North Am* 2007;34:555–583. PMID: 17921015.

(姚爱琳 译)

第26章 妊娠期高血压疾病

David A. Miller, MD

高血压是一种常见疾病，美国成人中发病率为20%~30%，妊娠期并发高血压者占5%~8%。妊娠期高血压疾病是孕产妇发病和死亡的主要原因。约有15%的孕产妇死于高血压，高血压已成为美国孕产妇死亡的第二大原因。严重的高血压病增加了孕产妇心脏病发作、心力衰竭、脑血管事件、肾衰竭的风险。同时，胎儿和新生儿并发症，如胎盘携氧能力下降、胎儿生长受限、早产、胎盘早剥、死产和新生儿死亡风险增加。

高血压的定义是持续性血压高于140/90mmHg。非妊娠患者中，原发性高血压占90%以上，还有许多其他情况（见表26-1）。妊娠期高血压可能源于表26-1中的任何一种情况。妊娠期高血压和子痫前期是仅发生在妊娠期的特殊类型的高血压。妊娠期高血压的特点是妊娠期首次诊断高血压，而且无蛋白尿。而子痫前期通常发生在妊娠晚期，其特点为出现高血压和蛋白尿。美国国家高血压教育计划工作组指出，正常孕妇妊娠期常出现水肿，因此不再将水肿作为诊断子痫前期的指标。子痫前期的处理不同于妊娠合并其他类型高血压的处理。因此，鉴别子痫前期与其他类型高血压非常重要。

妊娠期高血压的分类可以看作一个连续过程。一种是妊娠前已存在高血压（或妊娠期前半期确诊），妊娠期无明显加重，而分娩后仍然存在，称为慢性高血压。另一种是无证据表明存在慢性高血压的患者突然在妊娠晚期出现高血压和蛋白尿，产后完全恢复正常。在这种情况下，妊娠期间所观察到的高血压完全由妊娠所致，与内科因素无关，称为子痫前期。在这两种情况之间为妊娠期高血压，患者有不同程度的子痫前期并伴有不同程度的慢性高血压。这些大的分类对评估风险有一定价值。单纯性轻到中度慢性高血压对妊娠结局影响不大，但是任何原因引起的重度高血压可增加母婴风险，其中风险最高的是子痫前期和子痫。美国国家高血压教育计划工作组推荐的妊娠期高血压疾病分类系统见表26-2。

慢性高血压

诊断依据

- ▶ 妊娠前或孕20周前出现高血压。
- ▶ 产后12周高血压仍持续存在。
- ▶ 血压：收缩压≥140mmHg或舒张压≥90mmHg。

发病机制

妊娠期慢性高血压发生率约为5%，其特点是妊娠前存在高血压或妊娠20周前出现高血压或分娩12周以后仍有持续性高血压。对慢性高血压或原发性高血压发病机制知之甚少，其发病因素有交感神经活动紊乱或血管紧

表 26-1　慢性高血压的病因

特发性
　原发性高血压
血管疾病
　肾血管性高血压
　主动脉缩窄
内分泌失调
　糖尿病
　甲状腺功能亢进症
　嗜铬细胞瘤
　原发性醛固酮增多症
　甲状旁腺功能亢进症
　库欣综合征
肾脏疾病
　糖尿病肾病
　慢性肾衰竭
　急性肾衰竭
　肾小管坏死
　皮质坏死
　肾盂肾炎
　慢性肾小球肾炎
　肾病综合征
　多囊肾
结缔组织疾病
　系统性红斑狼疮

表 26-2　妊娠期高血压疾病的分类

高血压的定义
轻度：收缩压≥140mmHg 或舒张压≥90mmHg
重度：收缩压≥160mmHg 或舒张压≥110mmHg
慢性高血压
妊娠前或孕 20 周前发现高血压
妊娠前使用抗高血压药物
超过产后 12 周持续存在高血压
子痫前期
此前血压正常的女性在妊娠 20 周后出现高血压。2 次测量血压收缩压≥140mmHg 或舒张压≥90mmHg，测量时间应至少间隔 6 小时
蛋白尿，定义为 24 小时尿样中蛋白≥0.3g。通常尿蛋白试纸提示 1+或更高
注意：水肿不再是诊断标准
收缩压上升 30mmHg 或舒张压上升 15mmHg 不再是诊断标准
子痫
子痫前期女性新发的癫痫大发作不能归因于其他疾病
叠加的子痫前期-子痫
慢性高血压女性出现子痫前期或子痫
妊娠期高血压
妊娠中期首次检测到高血压
区别于子痫前期，不存在蛋白尿
只在妊娠期间诊断
妊娠期短暂性高血压
妊娠期高血压产后 12 周恢复正常
如果随妊娠期高血压的发展出现蛋白尿，则诊断为子痫前期
如果妊娠期高血压产后 12 周不能恢复正常，则诊断为慢性高血压

张素Ⅱ活性异常。在有高血压家族史的患者中，遗传因素是常见的病因。此外，易发展为慢性高血压的高危险因素包括非洲裔美国人、肥胖、血脂异常及缺乏运动。

临床表现

慢性高血压的定义是孕妇在妊娠前或妊娠 20 周前或分娩 12 周后，收缩压≥140mmHg 或舒张压≥90mmHg。妊娠早期，慢性高血压患者出现血压明显升高。妊娠期正常孕妇血容量增加 40%~60%，心输出量和肾血流量显著增加。在孕激素影响下，妊娠前半期血压降低，妊娠中期达最低，妊娠末期恢复至妊娠前水平。因此，慢性高血压患者在妊娠中期血压可能正常。

对于慢性高血压患者，需针对终末器官和系统进行评估，最容易受到高血压影响的器官包括眼睛、心脏、肾脏、子宫胎盘循环及胎儿。实验室检查包括血常规、血糖筛查、电解质、血肌酐、尿常规和尿培养，在一些情况下还需进行其他检查。对于可能存在肾脏疾病患者（血

清肌酐≥0.8mg/L、尿蛋白试纸>1+），需检测24小时尿肌酐清除率和总蛋白定量，为妊娠晚期子痫前期诊断提供依据。长期高血压患者心电图提示有左心室肥厚。腹部屏蔽后行胸部X线检查或超声心动图检查，提示存在心脏肥大。

鉴别诊断

高血压患者必须排除相关疾病（表26-1）。明确根本病因应包括完整病史和体格检查，并应考虑到伴随妊娠的正常改变。在坐姿时测量血压应注意手臂位于心脏水平并应测量双侧手臂，而且应多次在不同场合测量。如果可能的话，应在诊室环境以外进行血压测量。以第五柯氏音确定舒张压，侧腹部听诊可发现肾动脉杂音。眼底检查可发现长期高血压或糖尿病造成的典型表现。甲状腺肿大提示甲状腺疾病。外周脉搏缺失提示主动脉缩窄。心脏、皮肤和关节应全面评估。抗核抗体检查有助于诊断胶原性血管疾病。促甲状腺激素水平降低提示甲亢。尿儿茶酚胺水平升高提示少见的嗜铬细胞瘤。

并发症

慢性高血压相关并发症包括子痫前期、胎儿生长受限、早产及胎盘早剥。这些并发症发生风险与产妇血压升高程度有关；血压越高，并发症发生风险越大。但是血压控制仅有限地减少了孕妇发病率，却没有减少产科并发症的发生风险。

治疗

妊娠期慢性高血压患者的治疗针对两个目标：①控制血压，使血压升高引起的相关并发症风险降至最低，如卒中和心肌梗死；②早期发现所有与慢性高血压相关的产科或胎儿并发症。

抗高血压药物能安全而有效地控制孕妇血压，减少与高血压相关的并发症风险，但不能减少胎儿并发症风险，如胎儿宫内生长受限、子痫前期及胎盘早剥等。

轻度慢性高血压的治疗

在无肾脏疾病的轻度高血压孕妇中，严重并发症罕见。抗高血压药物在减少胎儿死亡、生长受限、胎盘早剥、子痫前期或子痫风险方面并未达成共识，因此不必须应用抗高血压药物。鼓励禁酒、禁烟、限制钠盐摄入（2~3g/d）。避免剧烈运动，应减轻体重。患者血压<180/110mmHg时，降压治疗能否获益尚缺乏证据，但许多临床医师仍坚持对经改变生活方式后，血压≥150/100mmHg患者应用降压治疗。对于无终末器官受累患者，以150/100mmHg作为抗高血压治疗的阈值，而已有肾损害者，则以140/90mmHg作为抗高血压治疗的阈值（图26-1）。产前检查每2~4周1次，妊娠34~36周后，每周检查1次。产前检查应监测血压、尿蛋白和宫高变化。当患者出现头痛、腹痛、视力模糊、视野缺损、体重快速增加、手和(或)面部明显肿胀等症状和体征时，应怀疑为子痫前期。妊娠32~34周开始监测胎儿情况，大多数情况下，妊娠39~40周结束分娩。

重度慢性高血压的治疗

有肾损害且血压持续≥180/110mmHg患者，发生心力衰竭、卒中或肾病加重等严重并发症的风险增加，应给予抗高血压药物治疗。许多临床医师将血压150/100mmHg作为妊娠期抗高血压治疗的一个较低门槛（图26-1）。

反复进行产前检查，以评价治疗的有效性。在每次产前检查中，评价胎儿生长发育、血压、蛋白尿，明确是否叠加子痫前期。子痫前期的治疗将在后文中介绍。临床医师每3个月检测已有肾损害的患者的肌酐清除率和24小时尿蛋白定量，每2~4周超声检查评估胎儿生长情况。妊娠32~34周进行产前评估，妊娠38周或胎儿肺成熟后结束分娩。有些患者在妊娠期出现血压明显增高，但未发展为子痫前期。当慢性高血压病情加重，必须终止妊娠而导致早

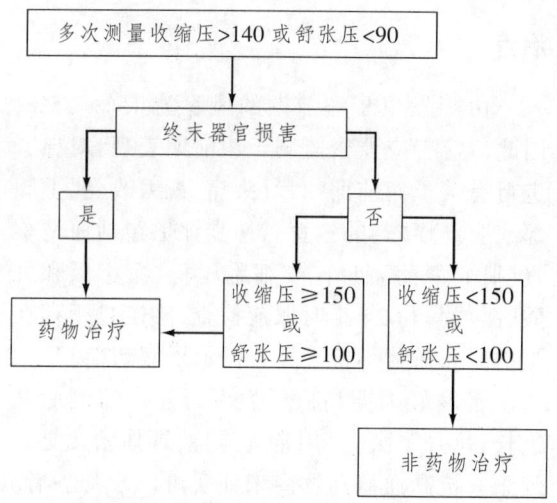

图 26-1 妊娠期慢性高血压管理办法。

产时,为加速胎儿肺成熟,应考虑使用糖皮质激素。

慢性高血压的抗高血压治疗

妊娠期抗高血压初始治疗有多种选择。广泛研究证实,甲基多巴是妊娠期一线抗高血压药物。甲基多巴是中枢性α受体激动剂,作用于脊髓血管运动中枢,发挥抑制血管收缩的作用。日总剂量为500mg至2g,分2~4次给药。血浆峰值水平出现在给药后2~3小时,最大效应发生于口服后4~6小时,经肾代谢。镇静和体位性低血压是最常见的副作用。治疗后6~12个月,直接Coombs试验可呈阳性,提示溶血性贫血,需停止用药。发热、肝功能异常、粒细胞减少、血小板减少是罕见的副作用。

拉贝洛尔是一种 α_1-肾上腺素能受体阻滞剂和非选择性β-肾上腺素能受体阻滞剂,β受体/α受体阻滞比例为7:1。大量临床证据表明,妊娠期使用拉贝洛尔是安全的,无致畸性,而且仅少量通过胎盘。一项随机研究表明,拉贝洛尔与甲基多巴相比并无优势。另一项研究报道提示,应用拉贝洛尔患者中,小于胎龄儿发病率增高。通常起始剂量为100mg,2次/天,每周加量至最多2400mg/d。静脉滴注不应超过200mg,2次/天。

硝苯地平为钙离子通道阻断剂,妊娠期用于安胎和降压治疗。研究表明,妊娠期使用硝苯地平是安全的;但其积累的使用经验不如甲基多巴和拉贝洛尔多。妊娠期应用硝苯地平治疗慢性高血压,长效制剂(拜新同,喜乐锭)可以提高患者依从性,其优点是每天服用一次。起始剂量通常为30mg/d,必要时可增至60~90mg/d。镁离子神经肌肉阻断作用可协同增强钙离子通道阻滞作用;因此,应用硫酸镁时应谨慎使用硝苯地平。舌下给药时,血药水平不稳定,故应避免。

妊娠期间还可使用其他抗高血压药物,包括阿替洛尔、美托洛尔、哌唑嗪、米诺地尔、肼屈嗪、噻嗪类利尿剂和可乐定,但这些药物使用经验有限,不能取代甲基多巴、拉贝洛尔或硝苯地平作为妊娠期一线抗高血压药物。

血管紧张素转化酶抑制剂(依那普利、卡托普利)与胎儿低血钙、肾缺损、无尿及胎儿和新生儿死亡有关,妊娠期禁用。除少数情况外,妊娠期应避免使用利尿剂(呋塞米、氢氯噻嗪)。应用受体阻滞剂治疗患者可发生胎儿心动过缓、生长发育迟缓和新生儿低血糖。

慢性高血压患者胎儿评估

妊娠期慢性高血压增加胎儿发育不良风险,应尽早进行超声检查并确保没有明显胎儿畸形。根据需要通过超声检查评估胎儿生长情况,通常间隔2~4周以上。妊娠32~34周开始产前胎儿监护,如无负荷试验,同时测量羊水量。对于怀疑胎儿生长受限者,监测脐带、子宫和大脑中动脉多普勒有助于确定分娩时机。

预后

无其他严重医疗情况的轻度慢性高血压患者,妊娠结局一般良好。胎儿生长受限、子痫前期、胎盘早剥和早产是最常见的并发症。妊娠早期严重高血压和肾功能不全和(或)心血管疾病等终末器官损害患者的妊娠结局不容乐观。临床应根据需要进行个体化治疗,密切监测胎儿生长受限和子痫前期。

American College of Obstetricians and Gynecologists. Chronic hypertension in pregnancy. ACOG Practice Bulletin No. 29. *Obstet Gynecol* 2001;98:177. PMID 11508256.

Report of the National High Blood Pressure Education Program Working Group on high blood pressure in pregnancy. *Am J Obstet Gynecol* 2000;183:S1. PMID 10920346.

妊娠期高血压

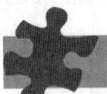

诊断要点

▶ 既往血压正常,妊娠20周后血压升高,收缩压≥140mmHg或舒张压≥90mmHg,2次血压监测需间隔6小时。

▶ 无蛋白尿。

发病机制

妊娠期高血压发病率约为6%,发病机制尚不清楚,是否为子痫前期的早期阶段或是一个完全独立的疾病尚不明确。妊娠期高血压是一个临时诊断,许多患者随后诊断为子痫前期或慢性高血压。如果未诊断子痫前期,则产妇血压产后12周恢复正常,那么妊娠期短暂性高血压诊断成立。

临床表现

妊娠期高血压诊断依据:①既往血压正常,妊娠20周后血压升高,收缩压≥140mmHg或舒张压≥90mmHg,2次测量间隔6小时;②无蛋白尿。妊娠期高血压根据血压上升程度分为轻度或重度。当收缩压持续≥160mmHg或舒张压持续≥110mmHg,病情较严重。

并发症

15%~25%妊娠期高血压患者会发展为子痫前期。轻度妊娠期高血压不增加早产、胎儿宫内生长受限、胎盘早剥或死胎风险,但重度妊娠期高血压可增加早产、胎儿宫内生长受限、胎盘早剥等不良结局的风险。

治疗

由于发生子痫前期的风险为15%~25%,因此治疗中应严密监测子痫前期表现,对患者进行有关子痫前期症状(头痛、视力改变、上腹部或腹部疼痛)的教育。初步评估包括血清检查(肝转氨酶、肌酐、红细胞压积、血小板和乳酸脱氢酶)和24小时尿液检查,确定是否存在蛋白尿。血清学检查异常提示子痫前期。

轻度妊娠期高血压患者行超声监测胎儿生长,每月1次。每周常规体检,评估胎儿是否健康。抗高血压药物尚未证实可以改善预后,因此不建议在轻度妊娠期高血压患者中应用。建议妊娠39~40周分娩。

由于重度妊娠期高血压造成不良后果类似于重度子痫前期,因此重度妊娠高血压患者的治疗方式与重度子痫前期患者相同(详见子痫前期治疗部分)。

预后

妊娠期高血压患者多数在分娩2周后血压恢复正常,但其中约15%分娩12周后血压仍持续升高,符合慢性高血压诊断。再次妊娠时,妊娠期高血压复发率约为25%。

子痫前期

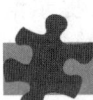

诊断要点

▶ 血压升高,收缩压≥140mmHg或舒张压≥90mmHg,2次血压监测需间隔6小时。

▶ 24小时尿蛋白定量≥300mg。

发病机制

子痫前期占所有妊娠的5%~7%,年轻、未产妇发生率较高。子痫前期发生率分布呈双峰,第二个高峰发生于35岁以上的经产妇。子痫前期患者的女儿发生子痫前期的风险较一般人群显著增高。其他子痫前期的诱发因素见表 26-3。

正常妊娠对内源性血管加压素敏感性下降。妊娠早期，这种作用导致孕妇血管容积扩张，进而血压下降。妊娠前半期血压下降，妊娠中期达最低点。此后，血管内容量持续增加，导致血压逐渐上升至孕前水平。子痫前期患者未表现出正常情况下对内源性加压素的耐受性，妊娠前半期血管内容积无扩张，因此无正常血压下降过程或下降不明显。其后血压正常升高，但血管内容积减小。

子痫前期病因不清，越来越多的证据表明，孕妇血管内皮损伤起核心作用。一些报道表明，子痫前期患者内皮细胞损伤导致其产物前列腺素 I_2（前列环素）减少，这是一种强效血管扩张剂和血小板聚集抑制剂。内皮细胞损伤暴露内皮下胶原蛋白而引发血小板聚集、活化、释放血小板衍生血栓素 A_2（TXA_2），这是一种有效的血管收缩剂和血小板聚集刺激剂。内皮细胞功能失调，前列腺环素产生减少，由激活的血小板和滋养细胞释放的 TXA_2 增加。在子痫前期观察到，前列环素和 TXA_2 正常比值反转。TXA_2 有助于血管收缩和血压增高，是疾病主要特征。血管内压力增高合并血管内皮细胞损伤，其结果导致体液从血管内转移到血管外间隙，引起脑、视网膜、肺、肝和皮下组织水肿。高血压和肾小球内皮损伤导致蛋白尿。血管内胶体渗透压减少进一步加重血管内体液丢失。血液浓缩表现为红细胞压积上升。内皮损伤部位血小板消耗与凝血级联反应激活导致血小板减少症和弥散性血管内凝血（DIC）。由凝血级联反应产生的可溶性血纤维蛋白单体沉淀在微血管，导致微血管病性溶血和血清乳酸脱氢酶水平升高。脑水肿、血管收缩、毛细血管内皮损伤导致反射亢进、阵挛、抽搐或出血。肝水肿和（或）局部缺血导致肝细胞损伤和血清转氨酶、乳酸脱氢酶水平升高。重度子痫前期出现右上腹或上腹部疼痛是肝水肿或出血牵扯肝包膜而引起的。透过损伤的肺毛细血管内皮细胞，血管内液体丢失，导致肺水肿。视网膜血管收缩和（或）水肿导致视力障碍、视网脱脱离或失明。液体从血管内转移至皮下组织形成了子痫前期特征性水肿表现。

在子痫前期，血管内皮细胞损伤触发一系列反应，最终导致多器官系统功能障碍。血管内皮损伤的机制仅为推测。另一种理论认为，胎盘氧合下降触发胎盘释放未知因子进入孕妇血循环，破坏或改变孕妇内皮细胞功能，触发一系列上述反应。培养的滋养细胞暴露于缺氧环境中，可释放多种潜在血管活性因素子，包括血栓素、白介素-1 和肿瘤坏死因子，均支持这一理论。在培养的人内皮细胞中加入子痫前期患者血清，可促进多种促凝血因子、血管活性因子和促有丝分裂因子释放，包括内皮素、氧化亚氮和前列环素。分娩 6 周后，同一个患者的血清不会产生这种作用。同样，非子痫前期孕妇在同一孕周，其血清也不能触发这些内皮细胞反应。多数患者胎盘氧合减少与孕妇血管病变（慢性高血压、肾病、胶原血管疾病）有关，有些患者则与胎盘异常（多胎妊娠、糖尿病、葡萄胎）有关，还有一部分患者，妊娠早期异常血管内滋养细胞浸润导致妊娠晚期胎盘氧合减少。在正常妊娠早期，滋养细胞增生侵

表 26-3 子痫前期危险因素

年龄<20 岁或>35 岁
未生育
多胎妊娠
葡萄胎
糖尿病
甲状腺疾病
慢性高血压
肾脏疾病
胶原血管病
抗磷脂综合征
子痫前期的家族史

入母体螺旋动脉蜕膜段,更换内皮细胞,破坏动脉壁中间的弹性和肌组织。动脉壁被替换为类纤维物质。妊娠中期,血管内滋养细胞进一步向下侵袭,延伸至子宫肌层更深的螺旋小动脉管腔。螺旋动脉内皮和肌肉弹性结构被破坏,导致扩张、壁薄、漏斗形血管,导致妊娠期子宫胎盘血流增加。子痫前期患者早期血管内滋养细胞侵袭可能不完全,但未发生进一步侵袭,因此深层螺旋动脉未被破坏,保留了血管壁肌肉弹性结构,能对内源性血管收缩因子产生反应,减少胎盘血流灌注,导致妊娠后期胎盘相对缺氧。此外,螺旋动脉肌层出现血管壁损伤、纤维素样坏死、脂质沉积、血管壁及其周围组织巨噬细胞与单核细胞浸润等特异性改变,类似于动脉粥样硬化,称为急性动脉粥样硬化,能导致血管腔闭塞和胎盘梗死。这些变化是妊娠中期异常血管内滋养细胞浸润所致,胎儿较早出现胎盘灌注不良。但是临床表现常在妊娠晚期出现,这可能与妊娠后期胎儿和胎盘氧需求增加有关。

多数妊娠中出现血管内滋养细胞正常侵袭,而其他异常的原因尚不清楚。一种理论认为,针对关于侵入滋养层细胞的父源性抗原,孕妇抗体屏蔽这些抗原,使之不受蜕膜自然杀伤细胞识别,保护侵袭滋养细胞免受来自孕妇免疫系统的攻击与排斥。子痫前期与前次妊娠主要来自父系、无母源性成分及父系滋养细胞抗原致敏有关,这种观点支持这一理论。此外发现,妊娠前使用屏障避孕者比使用非屏障避孕者,子痫前期更多见,表明母体接触(可能致敏)父系精子中的抗原可预防子痫前期。妊娠前同居时间与子痫前期发生率呈反比,进一步证实母体致敏父系抗原可预防子痫前期。免疫学和遗传学之间的相互作用提示父亲是导致子痫前期的原因,这一理论表明一些基因决定父系抗原较少,不易引发母体抗体反应,母体"阻断"抗体减少增加了胎盘异常侵蚀和子痫前期的可能性。或者父系遗传基因编码改变胎儿胰岛素样生长因子-2产生———一种与胎盘侵袭有关的胰岛素同源物。血管紧张素原、亚甲基四氢叶酸还原酶和因子Ⅴ莱顿突变基因等来自父亲的编码基因在子痫前期发展中发挥作用。

一些研究表明,正常妊娠滋养层细胞侵蚀过程中,经过"抗原转变",类似于血管内皮抗原,使蜕膜自然杀伤细胞不能识别和排斥。子痫前期患者侵蚀滋养层细胞不能发生抗原转变,暴露后被自然杀伤细胞识别,阻碍正常侵袭。

最近研究表明,可溶性fms样酪氨酸激酶-1(sFlt-1)在子痫前期患者胎盘和血清中增高,这种蛋白与胎盘生长因子和血管内皮生长因子(VEGF)结合,阻止其与内皮细胞受体相互作用,导致血管内皮功能障碍。血管生成阻断导致妊娠早期异常胎盘侵入及后续胎盘缺血、缺氧和子痫前期风险。在子痫前期发展中,甚至子痫前期发生前,未结合胎盘生长因子和血管内皮生长因子浓度下降。

遗传、免疫和其他因素影响孕妇自身及其与入侵滋养层之间复杂的相互作用。子痫前期的深入讨论及其他可能的病因已超出本章讨论范围。无论病因为何,全面了解这种疾病的临床表现将指导我们进行全面而连贯的治疗。

子痫前期对孕妇各器官系统的影响如下。

脑

病理结果显示,子痫前期引起脑损伤,包括纤维素样坏死、血栓形成、微小梗死和点状出血,病变主要位于大脑皮层,出现脑水肿。头部CT表现为后大脑半球、颞叶和脑干局灶性白质低密度影,提示局部点状出血和水肿。MRI提示枕叶及顶叶主要大脑动脉血流分布异常以及脑干和基底节病变。严重情况下出现蛛网膜下腔或脑室内出血。

心脏

子痫前期的特征是缺乏正常血管内容积扩张、正常循环血量减少和正常内源性血管加压素不耐受,包括血管紧张素Ⅱ。子痫前期患者行有创血流动力学监测尚有争议。根据疾病严重程度、既往治疗效果以及其他因素,子痫前期表现多种多样,如异常高心输出量和低全身血管阻力状态、异常低心输出量状态和高全身血管阻力状态、异常高心输出量和高全身血管阻力状态等。这些不同表现表明疾病的复杂性。

肺脏

子痫前期患者由于胶体渗透压、毛细血管内皮完整性及血管内静水压力改变,易导致非心源性肺水肿。合并慢性高血压或先前存在高血压心脏病的子痫前期患者病情出现恶化,在非心源性、子痫前期相关性肺水肿基础上出现心源性肺水肿。静脉补液过量和产后血管外液体转移也增加肺水肿风险。子痫、肺损伤可导致胃内容物误吸,导致肺炎、局限性肺炎或成人呼吸窘迫综合征。

肝脏

肝脏病变组织学特点是汇管区窦间隙纤维蛋白沉积伴周围出血及门脉血栓形成。低灌注导致肝小叶中心坏死,炎症不是特征性的。可能出现肝包膜下血肿。严重病例出现肝细胞坏死和DIC,肝内血肿可能进展可发生肝破裂。肝包膜牵扯的典型症状是右上腹痛或上腹部疼痛。HELLP(溶血、肝酶升高、血小板减少)综合征表现为血清转氨酶升高。

肾脏

子痫前期患者肾脏有明显病理变化,典型肾脏病变表现为肾小球内皮增生,主要特征是肾小球内皮细胞病变,肿胀、增大的肾小球毛细血管内皮细胞导致毛细血管管腔变窄,含脂液泡细胞质增加,肾小球系膜细胞也可出现肿胀。肾小球出现免疫球蛋白、补体、纤维蛋白和纤维蛋白降解产物,但其含量有差异。

眼睛

子痫前期可能发生视网膜血管痉挛、视网膜水肿、浆液性视网膜脱离和皮质盲。失明不常发生,通常是一过性的,分娩后数小时至数日即可恢复。

预防

子痫前期患者,引起血管收缩和血管舒张的前列腺素比例发生改变,从而引发关于前列腺素合成酶抑制剂在疾病预防方面疗效的研究。几个小样本研究报道了应用低剂量阿司匹林显著降低子痫前期高危人群的发病率。1994年,妊娠低剂量阿司匹林协同研究(CLASP)协作组报道了一项包括超过9300例高风险患者的大型随机对照试验研究,结果表明低剂量阿司匹林未能降低子痫前期发病率。由于该方案风险很少,有些医师仍可能合理地选择应用。

钙在氧化亚氮合成中必不可少,氧化亚氮是有助于降低妊娠中血管张力的一种强效血管扩张剂。推荐妊娠期间补钙作为防止子痫前期的一种方法。虽然个别研究提示补钙对预防子痫前期效果不一,但荟萃分析得出结论,妊娠期每日补钙至少1g,可将子痫前期风险降低约50%。

临床表现

子痫前期诊断依据两个标准:①产妇血压升高,收缩压≥140mmHg或舒张压≥90mmHg,2次测量间隔6小时;②24小时尿蛋白定量≥300mg。以往典型表现为三联征,包括高血压、蛋白尿和水肿。近来,美国国家高血压教育工作组建议在诊断标准中取消水肿,因为正常妊娠期水肿较常见,其对诊断子痫前期无帮助。除高血压和蛋白尿外,子痫前期患者可出现视野缺如、视力模糊以及上腹部或右上腹疼痛。查体通常有髌反射和阵挛,实验室检查可见红细胞压积、乳酸脱氢酶、血清转氨酶、尿酸升高及血小板减少等异常。纤维蛋白降解产物增加提示DIC,但低纤维蛋白原血症、凝血酶原时间延长和活化部分凝血活酶时间延长通常仅见于胎盘早剥或多脏器衰竭的复杂病例。

根据高血压、蛋白尿程度及其他表现（表26-4），将子痫前期患者分为轻度或重度。HELLP综合征是子痫前期的一种特殊类型，其特征为溶血、肝酶升高、血小板减低，在重度子痫前期中占10%，在子痫中占50%。右上腹疼痛、恶心、呕吐和烦躁不安较常见。高血压和蛋白尿表现有个体差异。该疾病特点是微血管病性溶血，导致血清乳酸脱氢酶水平升高、外周血涂片出现红细胞碎片。可出现转氨酶水平升高、血小板减少及DIC。其妊娠期治疗与重度子痫前期相同（参见第29章，妊娠期胃肠功能紊乱及HELLP综合征。）

并发症

子痫前期并发症包括早产、胎儿宫内生长受限、胎盘早剥、肺水肿和子痫。在子痫前期患者中子痫发病率为1‰~3‰。子痫是指子痫前期患者一次或多次全身性抽搐。

表26-4 子痫前期的分类

轻度子痫前期	重度子痫前期
血压 收缩压≥140mmHg，舒张压≥90mmHg，但<160/110mmHg	血压 收缩压≥160mmHg，舒张压≥110mmHg，患者卧床情况下至少间隔6小时测量2次
尿蛋白≥300mg/24h，但<5g/24h	尿蛋白≥5g/24h或尿蛋白试纸≥3+，2次随机尿采样须至少间隔4小时
无症状	少尿，24小时内<500mL
	大脑或视觉障碍
	肺水肿或发绀
	上腹部或右上腹疼痛
	肝功能损害
	血小板减少症
	胎儿生长受限

治疗

除少数病例外，从孕妇角度出发，子痫前期患者最好立即分娩，但可能这种做法对胎儿不是最有利的。在极早产情况下，皮质类固醇治疗可促进胎肺成熟，有利于期待治疗中的胎儿存活。立即终止妊娠或是期待治疗的决定因素包括疾病严重程度、胎儿成熟度、产妇和胎儿状况以及宫颈成熟度。

轻度子痫前期

轻度子痫前期患者需住院进一步评估，如有指征，即分娩。确诊为轻度子痫前期且胎龄为40周及以上者可分娩。胎龄为37~40周患者，应评估宫颈成熟度。如果宫颈条件良好，则行引产；若宫颈条件不佳，则需在引产前应用促宫颈成熟药物。胎龄37~40周且宫颈条件较差者，可卧床休息，期待治疗一段时间。行产前胎儿监护，密切监测孕妇病情，包括每4~6小时测量血压、每天评估膝腱反射、体重增加情况、蛋白尿及其临床症状。每周检查1~2次全血细胞计数和血清转氨酶、乳酸脱氢酶、尿酸。若宫颈状态转为良好、产前监测发现异常、孕周达40周或出现子痫前期等病情加重表现，则终止妊娠。应告知患者，孕37周后选择期待治疗的唯一获益为减少剖宫产率。

应建议妊娠不足37周的轻度子痫前期患者卧床休息，期待治疗，每周行2次产前监测，评估孕妇情况。若胎龄<34周，则应给予皮质类固醇，必要时进行羊膜穿刺术，评估胎儿肺成熟度。延长期待治疗时，每3~4周超声评估胎儿生长情况。有时仔细筛选可靠、无症状、蛋白尿极低和化验结果正常者进行门诊治疗，这是合理的，治疗方法包括在家卧床休息、每天计数胎动、每周2次产前监测及胎儿生长评估，由随访护士密切监测血压、蛋白尿、体重增加、膝腱反射和临床症状。出现病情进展者，需住院和终止妊娠。文献未证实应用硫酸镁有预

防轻度子痫前期患者惊厥的作用。

重度子痫前期

重度子痫前期需住院治疗。如果胎龄为34周或以上，确认胎肺成熟度或母婴病情加重者应终止妊娠。紧急控制血压可应用肼屈嗪、拉贝洛尔、硝苯地平。抗高血压治疗的目标是收缩压<160mmHg和舒张压<105mmHg。过度降压可影响孕妇绒毛间隙灌注，不利于胎儿氧合。肼屈嗪是外周血管扩张剂，5~10mg静脉注射，10~20分钟起效，必要时可在20~30分钟内重复使用该剂量。拉贝洛尔可静脉缓慢推注，剂量为5~20mg，10~20分钟可重复给药。硝苯地平是一种口服钙通道阻断剂，剂量为5~10mg，不应舌下给药。必要时可以20~30分钟重复给药。

重度子痫前期34周之前的治疗尚有争议。在一些机构，无论胎儿是否成熟均终止妊娠，而在其他机构，则在有限时间内延迟终止妊娠，并给予皮质激素治疗。四项大型随机对照试验对比了硫酸镁和其他方法在预防重度子痫前期患者惊厥中的效果，结果表明，应用硫酸镁治疗患者比未治疗或尼莫地平治疗患者子痫发生率显著降低。Lucas及其同事报道，1049例重度子痫前期患者应用硫酸镁预防治疗后，无癫痫发作。但应注意，硫酸镁治疗时仍有强直-阵挛性抽搐的可能。应用硫酸镁时须连续监测胎儿状况，根据需要应用抗高血压药物，维持收缩压<160mmHg和舒张压<105mmHg。孕33~35周时应考虑羊膜穿刺，了解胎儿肺成熟度。若成熟则立即终止妊娠；若不成熟，则应用皮质类固醇，尽量延迟24~48小时后终止妊娠。孕24~32周时开始抗高血压治疗，应用皮质类固醇，并充分告知孕妇延长妊娠期的风险与收益。新生儿会诊有助于评估与孕周及胎儿体重相关的新生儿风险。期待治疗持续时间应个体化，充分考虑孕妇意愿、估计胎儿体重、胎龄以及母婴状况。期待治疗的禁忌证包括胎儿窘迫、无法控制的高血压、子痫、DIC、HELLP综合征、脑水肿、肺水肿或脑或肝出血。妊娠24周前确诊的重度子痫前期，获得满意妊娠结局的可能性很低。应全面咨询，要切实让患者了解疾病风险和期待治疗的预期获益，包括选择终止妊娠。如果患者知情并拒绝终止妊娠，则应继续如前所述进行期待治疗。

产时子痫前期的治疗

无分娩禁忌证的子痫前期患者首选阴道分娩。在需要时可使用宫颈成熟剂和催产素。应用硫酸镁预防癫痫发作，静脉负荷剂量为4~6g，输注20~60分钟，随后静脉滴注维持剂量，1~2g/h。监测尿量和血清肌酐水平，相应调整镁剂量，防止发生高镁血症。监测膝腱反射和呼吸频率。膝腱反射存在时，血清镁水平通常正常。镁治疗量为4~8mg/dL，镁含量达10mg/dL或更高时，患者膝腱反射消失。当镁剂量达15mg/dL或以上时，患者出现呼吸抑制。当镁剂量超过25mg/dL时，患者出现心搏骤停。葡萄糖酸钙（10%，10mL）是高镁血症的解救药物。为了避免肺水肿，静脉输液总量不应超过100mL/h。通过局麻、肌内注射或静脉注射方式镇痛。有创性血流动力学监测可用于难治性肺水肿、成人呼吸窘迫综合征、快速输液无反应的少尿。如果需要剖宫产术，对于血小板计数<50 000/mm³者，需备好血小板。根据临床和实验室检查结果，确定是否需应用其他血制品。

子痫的治疗

大多数情况下，子痫发作是自限性的，一般持续1~2分钟。首先要确保呼吸道通畅，避免损伤及误吸胃内容物。地西泮或劳拉西泮仅用于癫痫持续发作。几乎所有强直-阵挛性发作都伴随着发作结束后能缓解的长时间胎心率减速。患者一旦稳定，应立即终止妊娠。终止妊娠前，尽可能等待10~20分钟，用于宫内复苏。单独抽搐并不构成剖宫产指征，但如果不能短时间内阴道分娩，多数情况下会选择剖宫产。大量研究表明，在预防子痫孕妇抽搐复发方面，硫酸镁优于苯妥英钠、地西泮和冬眠合剂。

Altman D, Carroli G, Duley L, et al. Magpie Trial Collaboration Group: Do women with preeclampsia, and their babies, benefit from magnesium sulfate? The Magpie Trial: A randomized placebo-controlled trial. Lancet 2002;359:1877–1890. PMID 12057549.

American College of Obstetricians and Gynecologists. Diagnosis and management of preeclampsia and eclampsia. ACOG Practice Bulletin No. 33. Obstet Gynecol 2002;99:159. PMID 16175681.

Belfort M, Anthony J, Saade G. The Nimodipine Study Group: A comparison of magnesium sulfate and nimodipine for the prevention of preeclampsia. N Engl J Med 2003;348:304–311. PMID 12540643.

Caritis S, Sibai B, Hauth J, et al. Low-dose aspirin to prevent preeclampsia in women at high risk. National Institute of Child Health and Human Development Network of Maternal-Fetal Units. N Engl J Med 1998;338:701–705. PMID: 9494145.

CLASP (Collaborative Low-dose Aspirin Study in Pregnancy) Collaborative Group. CLASP: A randomized trial of low-dose aspirin for the prevention and treatment of pre-eclampsia among 9364 pregnant women. Lancet 1994;343:619–629. PMID: 7906809.

Chambers JC, Fusi L, Malik IS, et al. Association of maternal endothelial dysfunction with preeclampsia. JAMA 2001;285:1607. PMID 11268269.

Duley L. Pre-eclampsia and hypertension. Clin Evid 2002;7:1296. PMID 12230748.

Duley L, Gulmezoglu AM, Henderson-Smart DJ. Magnesium sulphate and other anticonvulsants for women with pre-eclampsia. Cochrane Database Syst Rev 2003;CD000025. PMID 12804383.

Duley L, Henderson-Smart DJ, Knight M, King JF. Antiplatelet agents for preventing pre-eclampsia and its complications. Cochrane Database Syst Rev 2004:CD004659. PMID 14974075.

Esplin MS, Fausett MB, Fraser A, et al. Paternal and maternal components of the predisposition to preeclampsia. N Engl J Med 2001;344:867. PMID 11259719.

Hofmeyr GJ, Lawrie TA, Atallah AN, Duley L. Calcium supplementation during pregnancy for preventing hypertensive disorders and related problems. Cochrane Database Syst Rev 2010;CD001059. PMID: 20687064.

Isler CM, Barrilleaux PS, Magann EF, Bass JD, Martin JN Jr. A prospective, randomized trial comparing the efficacy of dexamethasone and betamethasone for the treatment of antepartum HELLP (hemolysis, elevated liver enzymes, and low platelet count) syndrome. Am J Obstet Gynecol 2001;184:1332. PMID 11408849.

Lain KY, Roberts JM. Contemporary concepts in the pathogenesis and management of preeclampsia. JAMA 2002;287:3183. PMID 12076198.

Levine RJ, Maynard SE, Qian C, et al. Circulating angiogenic factors and the risk of preeclampsia. N Engl J Med 2004;350:672. PMID 14764923.

Livingston JC, Livingston LW, Ramsey R, Mabie BC, Sibai BM. Magnesium sulfate in women with mild preeclampsia: A randomized controlled trial. Obstet Gynecol 2003;101:217–220. PMID 12576241.

Lucas MF, Leveno KJ, Cunningham FG. A comparison of magnesium sulfate with phenytoin for the prevention of eclampsia. N Engl J Med 1995;333:201–205. PMID: 7791836.

O'Brien JM, Milligan DA, Barton JR. Impact of high-dose corticosteroid therapy for patients with HELLP (hemolysis, elevated liver enzymes, and low platelet count) syndrome. Am J Obstet Gynecol 2000;183:921. PMID 11035338.

Sibai BM, Caritis SN, Thom E, et al. Prevention of preeclampsia with low-dose aspirin in health, nulliparous pregnant women. The National Institute of Child Health and Human Development Network of Maternal-Fetal Units. N Engl J Med 1993;329:1213–1218. PMID: 8413387.

结论

妊娠期高血压疾病是导致孕产妇和围生儿不良结局的最常见原因,可以视为从孤立的慢性高血压到子痫前期、子痫的一系列疾病。单纯轻度或中度慢性高血压对妊娠结局影响不大,而重度子痫前期或子痫患者的发病率和死亡率最高。

新诊断的慢性高血压患者的恰当治疗包括详细、全面检查潜在病因,密切监测产妇和胎儿情况,必须保持高度警觉性,及时发现并发子痫前期者。

子痫前期的治疗受许多因素影响,如疾病严重程度、胎龄和胎儿状况。最佳管理需要关注疾病过程的复杂程度,熟悉其在多个器官系统的表现。必须全面评估、权衡孕妇与胎儿情况。个体化治疗方案应在与患者讨论后确定,鼓励患者参与治疗方案的决策。对于非典型病例,应考虑其他诊断。

(姚爱琳 译)

第27章 妊娠期心脏和肺部疾病

Afshan B. Hameed, MD, FACC
Martin N. Montoro, MD

妊娠期心脏疾病

正常妊娠期心血管变化

妊娠期血流动力学改变是为了适应血液更多地流向发育中的胎儿胎盘。这些改变会增加孕妇心血管系统负担,其症状和体征类似心脏疾病。由于心脏病患者在妊娠过程中病情可能会严重恶化,所以患有心血管疾病的女性妊娠风险非常大。

妊娠6周血容量开始增加,持续至妊娠中期。由于激素调节的血浆增加容量远远超过红细胞增加数量,二者不成比例,从而导致妊娠期所谓的生理性贫血。心搏出量增加导致心输出量(CO)较非妊娠状态增加50%,心率增加10~20次/分。至妊娠中期以后,心输出量增加达峰值。在黄体酮、前列环素、心房利钠肽、内皮型氧化亚氮和胎盘低阻力血管床作用下,心肌收缩力增加、左心房和左心室腔容量扩大、外周血管阻力下降。妊娠早期全身动脉压下降,妊娠中期保持稳定,足月前恢复至妊娠前水平。舒张压降低比收缩压降低更加明显,导致脉压差增大。妊娠期间仰卧位低血压或子宫下腔静脉综合征发生率为0.5%~11%,是由于平卧位时妊娠子宫压迫下腔静脉而导致其急性闭塞所致;其特点是血压和心率显著下降。

与此相反的是非妊娠状态下血压下降会同时出现心动过速。患者通常主诉头晕、恶心,严重情况下出现晕厥,左侧卧位可缓解症状。

临产和分娩时血流动力学变化与此阶段患者恐惧、焦虑和疼痛有关。此外,伴随每次子宫收缩将有300~500mL血液进入体循环,使心输出量进一步增加,耗氧量增加3倍。若患者保持左侧仰卧位,并给予充分镇痛治疗,这些心输出量改变影响并不明显。胎儿娩出后下腔静脉受压解除及子宫收缩使心回血量增加,均进一步增加心输出量,可能导致产后马上出现急性心功能失代偿。这些生理变化多在产后2周恢复到孕前水平。

心脏病

最近几年,心脏病致死率逐渐超过导致产妇死亡的其他病因。心脏病约占所有妊娠的1%。劳累时症状明显,如纽约心脏病协会(NYHA)心功能分类Ⅲ和Ⅳ(表27-1)的孕妇具有较高发生率,可能发生心脏病并发症,如心力衰竭、心律不齐和卒中。血管狭窄病变(如二尖瓣或主动脉瓣狭窄)和最小基线症状(NYHA分级Ⅰ或Ⅱ)患者的病情可能迅速恶化。

随着先天性畸形矫正手术的成功,更多儿童患者生存下来,很多孩子长大成人,面临妊娠问题。大多数发展中国家患有先天性心脏病的孕妇已经超过了风湿性心脏瓣膜病的孕妇。

表 27-1　纽约心脏病学会的心脏病功能分级

Ⅰ级	没有迹象或症状(胸痛或呼吸急促)
Ⅱ级	休息时无自觉症状,轻度至中度活动时轻微受限(步行>2个街区)
Ⅲ级	休息时无自觉症状,平时一般活动明显受限(步行<2个街区)
Ⅳ级	休息时有症状

资料显示,包括缺血性心脏疾病在内的患者,推迟到三四十岁生育者并不少见。随着普通人群中糖尿病、肥胖、高血压等发病率上升,预期缺血性心脏病发生率也会增加。

妊娠期心血管评估

多数心脏病女性患者能成功妊娠,妊娠期对诊断和治疗的重视程度直接影响母婴结局。因此,必须对每个心脏病孕妇在妊娠期、临产与分娩过程中及产后发生不良后果的风险进行评估。一般情况下,所有妊娠期心脏病患者应转诊至三级医疗中心,由产科医师、心脏病专家、临床遗传学家和新生儿医师进行多学科治疗。

孕前咨询

心脏病患者应在妊娠前进行咨询,妊娠前有些情况需要治疗。肺动脉高压(原发和继发)、围产期心肌病及其他导致射血分数降低的病变、马方综合征主动脉根部扩张及复杂性主动脉缩窄等心脏疾病导致孕产妇死亡率增加(表27-2)。这些患者应避免妊娠,妊娠者应在适当孕周终止妊娠。一般情况下,瓣膜狭窄患者不宜妊娠,而瓣膜反流者妊娠耐受性良好。妊娠期处理原则与非妊娠期相似。妊娠前咨询有助于选择最佳妊娠时机、妊娠前完成所有诊断检查(尤其是辐射检查)、停用致畸药物并在妊娠前完成矫正或姑息性手术。

初步评估应包括详细病史、全面体格检查和无创性诊断检测。正常妊娠常见表现见表27-3。Siu等人证实以下指标可预测妊娠期心脏事件(如心力衰竭、心律失常、卒中、死亡)。

1.纽约心脏病协会(NYHA)心功能分级≥Ⅱ级(或发绀)。

表 27-2　心脏病患者高危妊娠

病因	疾病
泵衰竭	严重心肌病
狭窄性瓣膜病	MS,AS,PS
发绀型心脏病	法洛四联症,大动脉转位
主动脉破裂	马方氏综合征合并主动脉扩张
人工瓣膜	机械心脏瓣膜
肺动脉压力升高	艾森门格综合征,原发性肺动脉高压,肺血管疾病

AS,主动脉瓣狭窄;MS,二尖瓣狭窄;PS,肺动脉瓣狭窄。

表 27-3　正常妊娠的常见表现

症状	疲劳,运动能力下降
	头晕,晕厥
	心悸
	呼吸困难,端坐呼吸
体格检查	颈静脉怒张
	S_1强度增加,夸张的分裂音
	S_2夸张的分裂音
	收缩中期柔软、弹射样杂音(胸骨左下缘或肺区以上)
	第三心音
	连续性杂音(颈静脉嗡嗡声,乳房部souf-flé杂音)
	轻快、分散、游走的左心室搏动
	可扪及右心室搏动
心电图	QRS电轴偏移
	Ⅲ导联的小Q波和倒P波(吸气时消失)
	窦性心动过速,心律失常的发生率较高
胸片	心脏水平位
	肺纹理增粗
超声心动图	左心室收缩和舒张幅度略有增加
	右心房、右心室和左心房大小轻度增加
	功能性三尖瓣、肺动脉瓣、二尖瓣反流

2. 左心出口梗阻。

3. 以往心脏事件（心力衰竭、心律失常、卒中）。

4. 射血分数<40%。

预后评估指标为0、1和>1时，心脏事件发生风险分别为5%、27%和75%。

多数患者妊娠期出现活动耐受量减少、易疲劳。妊娠后体重增加和生理性贫血可加剧这种情况。发生晕厥或头晕，特别是在孕晚期，可能是由于下腔静脉受妊娠子宫机械性压迫导致静脉回心血量不足。其他常见主诉包括过度换气和端坐呼吸（增大的子宫压迫膈肌所致）。心悸常见，可能是妊娠期血流动力改变所致，而不是心律失常的表现。心血管疾病的症状、体征见表27-4。

过度换气是妊娠期普遍现象，与孕激素对呼吸中枢的作用有关，需要与充血性心力衰竭所致的呼吸困难进行鉴别，这是非常重要的。通常正常妊娠时，由于子宫增大和随后出现的腹压增加，肺部受压，可以听到双肺底部湿啰音。

体检着重于面部、手指或骨骼先天性异常的检查，注意杵状指、发绀或面色苍白。常有第一心音分裂（可误诊为第四心音）。第一心音增强提示二尖瓣狭窄（MS），而第一心音减弱提示一度心脏传导阻滞。第二心音分裂提示房间隔缺损（ASD），而严重的左心室肥厚或左束支传导阻滞者可出现异常心音分裂。正常妊娠可闻及第三心音。第四心音、喷射性咔嗒音、二尖瓣开瓣音或中晚期收缩期咔嗒音提示心脏疾病。妊娠期高动力循环可以导致大多数孕妇功能性收缩期杂音，最易在胸骨左侧缘下方、肺动脉瓣区闻及。连续良性杂音，如颈椎静脉杂音和乳房 soufflé 杂音继发于妊娠期血流动力学变化。静脉嗡嗡样杂音最易于右锁骨上窝闻及，乳房 soufflé 杂音最易在妊娠晚期乳房处闻及。妊娠期闻及舒张期杂音者需进一步行超声心动图和多普勒超声检查。

诊断性检查

心电图

正常妊娠 QRS 导联通常在正常范围内，但可出现电轴左偏或右偏。深吸气时Ⅲ导联的小 Q 波和 P 波倒置消失。V_1 和 V_2 导联可出现大 R 波，患者易发生窦性心动过速、房性早搏/室性早搏、阵发性室上性和室性心律失常。

胸片

常规胸部 X 线检查辐射暴露最小，但也不应在妊娠期随意进行应用。有适应证者，须在适当腹部盆腔铅屏蔽防护下进行胸部 X 线检查。胸片结果可能与某些异常情况类似，肺动脉主干增粗导致左心边缘变直。肺静脉压增高后形成血流再分配，使心脏位置更加水平，肺纹理更加突出。

超声心动图

正常孕妇妊娠晚期常见少量心包积液，并

表27-4 心血管疾病常见症状与体征

症状	逐步加重的气短
	咳粉红色泡沫痰
	夜间阵发性呼吸困难
	劳累后胸痛
	心悸或劳累性晕厥
	咯血
体格检查	静脉异常波动
	少见 S_1
	单一的 S_2 或异常分裂的 S_2
	响亮的收缩期杂音及任何舒张期杂音
	喷射性咔嗒音，收缩晚期点击音，开瓣音
	摩擦音
	持续左或右心室杂音
	发绀或杵状指
心电图	严重心律失常
	心脏传导阻滞
胸片	心脏扩大
	肺水肿

可见二尖瓣、三尖瓣、肺动脉和所有心腔扩大，瓣膜出现轻度生理性反流。经胸超声心动图检查对母婴是安全的，能排除先天性心脏病、心室扩张和主动脉根部病变。多普勒超声检查可以评估瓣膜病变、估计肺动脉压力并排除心内分流。经食道超声心动图可改善心脏后部结构，如左心房和二尖瓣的显示。

运动负荷试验

运动测试通常用于评估心肌储备，以确定患者能否安全妊娠至足月。一些低水平试验已经拟用于在妊娠期间评估缺血性心脏疾病，这些试验提示心率达到预计年龄心率70%的患者，在妊娠前半期是安全的。

心导管检查

床旁无 X 线透视的肺动脉导管是一种比较安全的操作，可在部分患者的产程和分娩过程中监测血流动力学。透视下左或右心脏导管插入术仅在绝对必要的情况下采用（如经皮冠状动脉介入治疗或球囊成形术）。为了避免对胎儿辐射暴露，应采取一切方式来屏蔽腹部和骨盆区域。

瓣膜性心脏病

二尖瓣狭窄

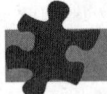

诊断要点

▶ 二尖瓣狭窄(MS)是妊娠期最常见的瓣膜病变。
▶ 它的特点是二尖瓣开放缩窄。

发病机制

二尖瓣狭窄可由先天性或风湿性心脏瓣膜病、狼疮 Libman-Sacks 心内膜炎或 Lutembacher 综合征（MS 合并房间隔缺损）所致，风湿性心脏瓣膜病是一组上呼吸道 A 型 β-溶血性链球菌感染后进展所发生的疾病。在发展中国家，由于抗生素的普遍应用，其发病率已经下降，但其仍然困扰着绝大多数亚洲、中美洲和南美洲的育龄妇女。

临床表现

特征性发现包括右心室抬高、第一心音(S_1)增强、第二心音(P2)肺动脉杂音、期前收缩、舒张期低频隆隆样杂音伴收缩期前增强（如果患者为窦性心律）。在患者左侧卧位时，杂音最易听到。心电图通常正常，但可能提示左心房扩大、心电轴右偏或右心室肥大。超声心动图检查有诊断价值。

并发症

左心房压力增加使患者出现房性心律失常（如房颤）。由于心室率加速，舒张充盈期减少，导致肺静脉压增加，在轻中度二尖瓣狭窄患者中，这种新发房颤甚至可以导致急性失代偿。心脏病患者妊娠期由于下肢静脉淤血及高凝状态，可发生血栓栓塞并发症。

治疗

治疗目标是防止/治疗心动过速和房颤、防止体液过多、减轻疼痛和焦虑。充血性心力衰竭和房性心律失常治疗药物包括 β 受体阻断剂、利尿剂、洋地黄和抗凝剂。慢性房颤患者应给予肝素皮下注射抗凝。应纠正贫血、感染和甲状腺功能亢进。特别在妊娠晚期，患者应穿着弹力袜，避免腿部静脉池淤滞而出现明显血流动力学改变。药物治疗是二尖瓣狭窄患者的一线治疗。对于重症二尖瓣狭窄患者，妊娠前可行二尖瓣瓣膜切开术以缓解症状。球囊成形术已成为首选的微创伤治疗方法，尤其对于非钙化、瓣膜柔软的患者，效果极佳。二尖瓣瓣膜置换术可导致患者高发病率和流产率，因此常作为最后治疗手段，应尽可能推迟到妊娠后进行。

对于二尖瓣狭窄患者,除非产科原因行剖宫产术,否则可经阴道分娩。分娩时麻醉优先选择硬膜外麻醉。产程中还需考虑维持体液平衡、吸氧和左侧卧位等其他因素。使用出口产钳,缩短第二产程。产程和分娩过程中,患者循环改变,应注意仔细监测血流动力学变化。产后使用宫缩剂应慎重,仔细监测失血量。产后体液立即从组织间隙向血管内再分布,可能导致患者发生肺水肿。

预后

整个孕期和围产期心脏衰竭风险逐渐增加,产程中心脏负荷增加,原病情控制良好的二尖瓣狭窄患者,第一产程可能发生充血性心衰。风湿性二尖瓣病变者总死亡率为1%,Ⅲ级和Ⅳ级重症患者死亡率可达3%~4%。

二尖瓣关闭不全

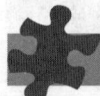

> ▶ 二尖瓣关闭不全的特点是二尖瓣在收缩期不能完全关闭,导致血液从左心室向左心房反流。

发病机制

二尖瓣关闭不全(MR)是成人最常见的心脏瓣膜病变之一。二尖瓣脱垂是最常见原因,约占MR的50%。瓣膜黏液瘤变性导致瓣膜和腱索拉伸、二尖瓣脱垂;缺血性心脏疾病、风湿热和马方综合征也可引起MR。

临床表现

二尖瓣关闭不全者妊娠期耐受性良好,体检的特异性表现为结束于第二心音的长收缩期杂音,向上传导至腋窝处,在其顶部最易闻及。常存在相关的第三心音,合并二尖瓣狭窄时,可闻及二尖瓣开瓣音。

并发症

严重二尖瓣关闭不全可导致左心房扩大、房颤和(或)充血性心力衰竭(CHF)。

治疗

无症状者无需治疗。患者常表现为充血性心力衰竭,应用洋地黄、利尿剂和血管扩张剂治疗效果较好。房颤时须应用抗凝药。

二尖瓣脱垂

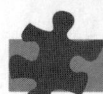

> ▶ 心脏收缩期一或两个二尖瓣瓣叶脱垂至左心房

发病机制

二尖瓣脱垂(MVP)是普通人群常见的先天心脏病变,其中仅2%~4%的患者出现明显的MR。MVP是常染色体显性遗传伴不完全外显率,可能是特发性,也可与马方综合征、常染色体显性多囊性肾病和Ehlers-Danlos综合征等其他疾病并存。

临床表现

二尖瓣脱垂患者行体格检查可在左心室心尖部闻及收缩中期咔嗒音和(或)收缩中晚期杂音。超声心动图检查可确诊二尖瓣脱垂及二尖瓣关闭不全。

治疗

所有有二尖瓣脱垂史患者应进行全面的孕前临床评价和超声心动图检查。

预后

除非合并有严重二尖瓣关闭不全、左房肥大、左心功能不全或房颤外,二尖瓣脱垂患者妊娠期耐受性良好。妊娠期间,重度二尖瓣关闭不全可能加重，进展为进行性心房扩大、心房纤颤，临床预后不佳。孕前部分患者应行二尖瓣修复术。

主动脉瓣狭窄

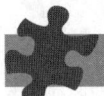
诊断要点

▶ 主动脉瓣区狭窄。

发病机制

在育龄妇女中，主动脉瓣狭窄（AS）最常见原因是二叶主动脉瓣，其次是风湿性心瓣膜病。二叶主动脉瓣与主动脉根部扩张有关，孕前评估和咨询很重要。

临床表现

常见症状包括冠状动脉灌注减少导致胸痛、脑血流灌注减少导致晕厥和左房压增加导致充血性心力衰竭。体格检查发现颈动脉搏动显著减少和延迟。左心室心尖冲动常消失，代以持续闻及的右侧第二肋间响亮的收缩期喷射性杂音。心电图显示左心室肥厚及左心房扩大。

并发症

无症状的严重主动脉瓣狭窄、有症状的主动脉瓣狭窄或心力衰竭、昏厥及心脏停搏史是妊娠禁忌证。主动脉瓣狭窄使一氧化碳恒定、冠状动脉和脑灌注减少、左心房压力增加。妊娠期血流动力学变化增加患者风险。

治疗

无症状的轻度至中度主动脉瓣狭窄患者应限制活动，妊娠期间给予期待治疗。重症患者因出现瓣膜梗阻而需行手术治疗。如果瓣膜条件适宜，则可行主动脉内球囊成形术，可在妊娠前或妊娠20周后完成。主动脉瓣置换术可引起胎儿流产和孕妇发病率增加，因此仅作为最后选择的治疗方法。

其他心瓣膜病变

主动脉瓣关闭不全

主动脉瓣关闭不全患者，妊娠期外周阻力下降，有利于血运，并减少反流，因此妊娠期耐受性良好。

肺动脉瓣狭窄

单独肺动脉瓣狭窄可以很好地耐受妊娠。无右心室衰竭者，母婴结局良好。跨瓣压差>60mmHg时可缓解梗阻。患者可能发生右心衰竭或心律失常。

先天性心脏病变

诊断要点

▶ 先天性心脏病发生在胎儿期或围生过渡期，出生时即存在心脏结构畸形。

▶ 随着心脏治疗的进步，更多先天性心脏畸形患者出生并进入生育年龄。

▶ 先天性心脏病与胎儿和孕妇并发症风险增加有关。

发病机制

随着20世纪先天性心脏结构畸形患儿治疗进展，越来越多先天性心脏缺陷者（治疗或未治疗）进入生育年龄。先天性心脏缺陷可以分为发绀型或非发绀型，其中最常见的发绀型先天性心脏病是二叶主动脉瓣。发绀型先天性心脏病不是妊娠绝对禁忌证，但会增加流产风险。47%发绀型与13%非发绀型先心病患者出现心力衰竭，未治疗的非发绀型患者死亡率接近4%~16%。

通常先天性心脏缺陷女性妊娠期母婴并

发症风险均增高，潜在病变不同，各种并发症发生的绝对风险也不相同。先天性心脏缺陷患者妊娠期相关并发症包括心力衰竭、心律失常、血栓栓塞、感染性心内膜炎和肺动脉高压。

在妊娠期心脏病患者中，胎儿相关并发症包括流产、死胎、胎儿宫内发育迟缓、早产，医源性早产风险增加。先天性心脏病患者的胎儿患先天性心脏缺陷的风险增加。发病风险取决于心脏缺陷的特殊类型，一般为5%~10%。

临床表现、治疗和预后

根据潜在的心脏病变，患者的临床表现、治疗和预后各不相同。先天性心脏病患者分娩前的处理原则是严密监测妊娠期失代偿、流产、胎儿宫内生长受限，监测胎儿超声心动图（通常在妊娠20周进行），评估胎儿复发先天性心脏缺陷。

在分娩期治疗中，正常的心脏功能治疗或未治疗的先天性心脏病患者常可耐受产程及分娩。但许多情况下，需要控制产程和有计划地引产，第二产程常用胎头吸引或产钳辅助。剖宫产与阴道分娩相比，出血及产后感染风险增加，故剖宫产术仅适用于有产科指征者。特殊心脏缺陷的妊娠期处理见下文。

主动脉缩窄

主动脉缩窄最常见部位是左锁骨下动脉远端。妊娠期主动脉缩窄很少见。主动脉缩窄患者治疗后需在妊娠前仔细评估，排除重要心血管病变或后遗症。主动脉缩窄是继发性高血压的罕见原因，可能与房间隔缺损（ASD）、室间隔缺损（VSD）、二叶主动脉瓣、Willis环Berry动脉瘤及高血压有关。主动脉缩窄处两侧压力差<20mmHg者，母婴预后良好。主动脉狭窄是主动脉瘤、夹层动脉瘤及破裂、充血性心力衰竭、未控制的高血压或颅内动脉瘤破裂造成脑血管意外及细菌性心内膜炎的危险因素。治疗关键是要避免分娩时低血压和失血过多。

房间隔缺损

房间隔缺损（ASD）是成人最常见的先天性心脏缺陷之一，其中妊娠期最常见的是继发孔型房间隔缺损，多数患者妊娠期无并发症。原发性房间隔缺损可能与二尖瓣裂有关。部分性肺静脉异位连接与静脉窦房间隔缺损有关，增加肺动脉高压和心律失常的发生风险。体格检查可于胸骨左缘闻及收缩期喷射性杂音和广泛、固定的第二心音分裂音。心电图显示部分性右束支传导阻滞、电轴右偏、右心室肥厚或原发孔型房间隔缺损患者出现电轴左偏。

缺损较大者易发生充血性心力衰竭、房颤和反常栓塞，这类患者治疗为防止栓塞、围生期预防性抗凝治疗和精心的腿部护理（弹力袜及腿部按压）。全身性高血压可增加左向右分流，导致肺容量超负荷，因此治疗的关键是避免容量超负荷。

室间隔缺损

绝大多数妊娠期室间隔缺损（VSD）患者治疗后或临床上无明显异常。室间隔缺损通常可耐受妊娠。缺损较大者易发生充血性心力衰竭、心律失常和肺动脉高压。全身性高血压类似于房间隔缺损，可导致左向右分流增加及肺容量超负荷。

动脉导管未闭

动脉导管未闭（PDA）在妊娠期罕见。多数缺损较小者能耐受妊娠。主要症状是疲劳和呼吸困难。体格检查发现脉压增宽和肺动脉区连续性杂音。中等大小缺损会出现左心房和左心室扩大、左心室容量负荷增加、心力衰竭，患者易发生肺动脉高压和继发于肺动脉高压的右向左分流（艾森门格综合征）。全身性高血压类似房间隔缺损和室间隔缺损，可导致左向右分流、肺容量超负荷及充血性心力衰竭。

艾森门格综合征

艾森门格综合征是由于渐进性肺动脉高

压导致的左向右分流（房间隔缺损、室间隔缺损、动脉导管未闭）。右至左分流导致全身动脉血氧饱和度下降和中央性发绀，发绀程度与肺血管阻塞性病变程度有关。孕产妇死亡率接近30%~50%，胎儿流产率高达75%。该病为妊娠禁忌证，妊娠初期应强烈建议患者终止妊娠。各种肺血管扩张剂已成功用于降低妊娠期肺动脉压，但总体预后依然不容乐观。这些患者肺动脉压力能达到体循环动脉压水平，因此体循环动脉压极小下降即可导致大量从右向左的分流，从而加重缺氧，并加重肺血管收缩，形成恶性循环，血流动力学快速恶化。因此，需连续监测脉搏、血氧饱和度和氧，维持血氧饱和度在90%以上。为避免全身性低血压风险，应使用硬膜外或气管内麻醉。由于妊娠和红细胞增多而形成高凝状态，血栓栓塞风险增加，但抗凝治疗的获益尚未得到证实。如果患者病情稳定，可耐受阴道分娩；有产科指征和（或）病情不稳定者需行剖宫产术。艾森门格综合征患者产后可出现严重并发症，因此建议延长住院治疗时间。

法洛四联症

圆锥动脉干畸形包括法洛四联症（TOF）、复杂的肺动脉闭锁或永存动脉干，有染色体22q11.2微缺失患者的发病风险增加，在先天性心脏病后代遗传中有重要影响，因此成年患者在考虑妊娠或生殖前应筛选22q11.2微缺失并进行孕前遗传咨询。多数法洛四联症患者曾经行心内修复，但母婴并发症风险仍增加。患者预后不良的指标是红细胞压积>65%、晕厥史、充血性心力衰竭、心脏肥大、右心室肥大和血氧饱和度<90%。

马方综合征

马方综合征是一种常染色体显性遗传病，引起主动脉中层囊性坏死，形成妊娠期壁间动脉瘤。如果主动脉根部直径超过4cm，则其破裂、剥离和心血管并发症增加。主动脉根部扩张≥4cm的患者应建议避免妊娠，妊娠患者需终止妊娠。妊娠期应考虑预防性给予β受体阻滞剂，延缓主动脉根部扩张。已有报道，除严重的心血管并发症外，产科并发症包括子宫内翻、产后出血和直肠阴道穿孔。

围生期心肌病

诊断要点

- ▶ 围产期心肌病是一种原因不明的心肌病。
- ▶ 通常在妊娠后期或分娩后4~5个月确诊。
- ▶ 无心脏病史者出现左心室收缩功能不全即可确诊。

发病机制

目前，围产期心肌病的病因尚不清楚。其病理生理机制包括炎症、心肌炎、母体对胎儿抗原产生异常免疫反应及其他环境因素，但尚未确定单一明确的病因。

临床表现

患者通常出现呼吸困难、咳嗽、胸闷不适或疲劳。诊断标准如下：

- • 妊娠最后一个月或产后5个月内出现心力衰竭。
- • 无诱因出现心力衰竭。
- • 既往无心脏病史。
- • 心脏射血分数<45%或短轴缩短率减少，证明左心室收缩功能不全。

超声心动图常提示心脏收缩力和无肥厚左心室舒张力降低，连续B型利钠肽水平监测是妊娠期随访有意义的指标。

并发症

射血分数<35%的患者有血栓栓塞危险，因此应考虑妊娠期预防性抗凝和分娩后7~10

天全程抗凝治疗。

治疗

围产期心肌病的诊断应于患者病情稳定后确定。其治疗原则与非妊娠期一致，包括支持治疗（卧床休息和限盐、限液体摄入）和药物治疗。药物治疗包括利尿剂、血管扩张剂、洋地黄伴或不伴β受体阻滞剂。妊娠期禁用血管紧张素转换酶抑制剂。

预后

围产期心肌病患者约有半数于产后6个月内心功能恢复正常，其远期结局是左室射血分数（LVEF）恢复正常。但左室射血分数恢复正常者在以后妊娠中仍有20%发生心力衰竭。另一方面，持续左心功能不全者再次妊娠后充血性心力衰竭的发生率为17%，孕产妇死亡率达30%。围产期心肌病史和心功能恢复正常者再次妊娠的安全性仍有很大争议。已经证实，妊娠前已恢复正常的患者，再次妊娠后，左心室收缩功能下降。患者及其配偶在计划再次妊娠前，应详细咨询妊娠期间发生危及生命并发症的相关风险。

人工心脏瓣膜置换术后妊娠

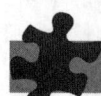
诊断要点

▶妊娠期间，人工心脏瓣膜患者很难维持充分及其变化一致的抗凝水平，因此妊娠期非常危险。

发病机制

许多有心脏瓣膜病史患者在妊娠前已行人工瓣膜置换术；包括机械瓣膜或生物瓣膜。生物瓣膜组织瓣膜可以避免使用抗凝剂，但生物瓣膜寿命仅有8~10年，如果患者发生房颤，仍需要抗凝治疗。与机械瓣膜相比，生物瓣膜在较年轻人群中退化率很高（生育年龄组为29%比82%）。最近研究报告显示，妊娠对生物瓣膜寿命无影响。目前，多数孕妇使用的仍是机械瓣膜。

并发症

人工心脏瓣膜患者的妊娠期并发症包括瓣膜失效、心力衰竭、血栓栓塞、抗凝相关的出血和感染。

治疗

机械瓣膜患者的治疗包含谨慎的抗凝治疗。治疗包括口服抗凝药华法林、肝素、低分子量肝素。由于华法林可穿过胎盘屏障，影响胎儿软骨和骨骼发育，因此妊娠早期使用华法林有致畸风险。华法林每日剂量<5mg，胎儿并发症风险显著减低。由于华法林穿过胎盘屏障，可能导致胎儿分娩时出现抗凝，如颅内出血。因此，华法林不是妊娠末期的首选药物，通常在妊娠36周替换为肝素制剂。普通肝素和低分子量肝素均不穿透胎盘屏障，对胎儿无致畸风险。妊娠期抗凝治疗的三个方案是整个孕期肝素治疗、华法林治疗以及孕早期华法林联合肝素，尽量减少华法林可能的致畸作用，孕早期的末期改用华法林，孕晚期改用肝素，以减少胎儿抗凝作用。机械瓣膜患者妊娠期抗凝的最佳治疗方法尚有很大争议。由于存在母婴风险，必须认真探讨并仔细回顾。无论使用何种抗凝治疗方案，应强调必须仔细监测和随访。

小结

大多数心脏病妊娠患者在认真随访下可获得良好结局。瓣膜狭窄病变对母婴均有较高风险，而反流性病变患者耐受性较好。极高危者应建议禁忌妊娠，一旦怀孕应终止妊娠。高危产科医师、心脏病专家和麻醉医师团队应共同为改善母婴结局提供更合理的建议。

Abbas AE, Lester SJ, Connolly H. Pregnancy and the cardiovascular system. *Int J Cardiol* 2005;98:179–189. PMID: 15686766.

Bonow RO, Carabello B, de Leon AC, et al. ACC/AHA Guidelines for the Management of Patients with Valvular Heart Disease. Executive Summary. A report of the American College of Cardiology/American Heart Association Task Force on Practice Guidelines (Committee on Management of Patients with Valvular Heart Disease). *J Heart Valve Dis* 1998;7:672–707. PMID: 9870202.

Campuzano K, Roqué H, Bolnick A, Leo MV, Campbell WA. Bacterial endocarditis complicating pregnancy: Case report and systematic review of the literature. *Arch Gynecol Obstet* 2003;268:251–255. PMID: 12728325.

Hameed AB, Chan K, Ghamsary M, Elkayam U. Longitudinal changes in the B-type natriuretic peptide levels in normal pregnancy and postpartum. *Clin Cardiol* 2009; 32:E60–E62. PMID: 19455566.

Friedrich E, Hameed A. Fluctuations in the anti-factor Xa levels with therapeutic enoxaparin anticoagulation in pregnancy. *J Perinatol* 2010;30:253–257. PMID: 19829297.

Hameed AB, Mehra A, Rahimtoola SH. The role of catheter balloon commisurotomy for severe mitral stenosis in pregnancy. *Obstet Gynecol* 2009;114:1336–1340. PMID: 19935039.

Elkayam U, Tummala PP, Rao K, et al. Maternal and fetal outcomes of subsequent pregnancies in women with peripartum cardiomyopathy. *N Engl J Med* 2001;344:1567–1571. PMID: 11372007.

Elkayam U, Bitar F. Valvular heart disease and pregnancy: Part II: Prosthetic valves. *J Am Coll Cardiol* 2005;46:403–410. PMID: 16053950.

Elkayam U, Bitar F. Valvular heart disease and pregnancy: Part I: Native valves. *J Am Coll Cardiol* 2005;46:223–230. PMID: 16022946.

Hameed A, Karaalp IS, Tummala PP, et al. The effect of valvular heart disease on maternal and fetal outcome of pregnancy. *J Am Coll Cardiol* 2001;37:893–899. PMID: 11693767.

Hung L, Rahimtoola SH. Prosthetic heart valves and pregnancy. *Circulation* 2003;107:1240–1246. PMID: 12628941.

Reimold SC, Rutherford JD. Clinical practice. Valvular heart disease in pregnancy. *N Engl J Med* 2003;349:52–59. PMID: 12840093.

Siu SC, Sermer M, Colman JM, et al. Prospective multicenter study of pregnancy outcomes in women with heart disease. *Circulation* 2001;104:515–521. PMID: 11479246.

Sutton SW, Duncan MA, Chase VA, Marce RJ, Meyers TP, Wood RE. Cardiopulmonary bypass and mitral valve replacement during pregnancy. *Perfusion* 2005;20:359–368. PMID: 16363322.

妊娠期肺部疾病

吸入性肺炎

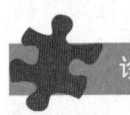
诊断要点

▶ 妊娠期可发生胃内容物吸入，最常出现在产程中或分娩后。

▶ 误吸导致危及生命的肺炎。

发病机制

妊娠期有许多因素导致误吸和吸入性肺炎的风险增加。胃内容物误吸的风险来源于腹内压增加，胃食管括约肌张力减少，胃排空延迟及喉反射减弱。误吸可能是被动反流或主动呕吐的结果。据报道，作为麻醉相关并发症，误吸占产妇死亡的30%~50%，而如果吸入后发生细菌感染（一般在24~72小时后），死亡率更高。由于产科和麻醉处理的进步，吸入性肺炎及其并发症发生率已经大大降低。吸入性肺炎也称为门德尔松综合征，是以描述手术干预时发生误吸后的大量并发症案例的医师命名的。

预防

鉴于吸入性肺炎可导致产妇死亡风险增加，应尽一切努力采取措施，防止这种潜在的灾难性情况发生。全麻是误吸的主要危险因素，熟练的气道管理和气管插管非常重要。

分娩时一般不推荐经口摄入，择期剖宫产患者术前至少6~8小时禁食水。所有实施麻醉的产科患者应行气管插管。清醒状态下喉反射可防止误吸，但麻醉或癫痫患者过度镇静下可抑制反射。疼痛、焦虑、毒品和分娩本身可延迟胃排空，增加胃内压。若胃内容物体积减小为<25mL，胃pH值提高至2.5，此时误吸将减少肺损伤的风险。显而易见，必须应用非颗粒全身碱化剂（如乳酸钠柠檬酸盐或苏打）来代替微粒口服抗酸剂（如三硅酸镁、氢氧化镁混合物、水化铝酸镁）。麻醉诱导前30分钟，常规给予30mL抗酸剂。

H_2受体拮抗剂可以降低胃液酸度。西咪替丁和雷尼替丁在妊娠期应用是安全的。甲氧氯普胺可增加食管下括约肌张力，增强胃排空。但抗酸剂应用可靠且作用快速，仍应作为首选，特别是在紧急情况下。H_2受体阻滞剂和胃复安不推荐常规使用。

临床表现

病理机制、临床表现及预后取决于误吸量（≥25mL）、酸度（pH值≤2.5）及组成（有无固体颗粒）。体积小的强酸误吸物危害极大，而相对大量的缓冲液可良好地中和。大的固体颗粒物质吸入可能阻塞部分较大的支气管，导致缺氧、肺高压，甚至死亡。较小的颗粒物则可阻塞更远端的支气管，造成肺不张、缺氧、支气管黏膜炎症和呼吸窘迫。误吸后立刻出现的症状包括支气管痉挛、发绀、心动过速，甚至呼吸停止。患者会出现缺氧、高碳酸血症、酸中毒。感染48~72小时后出现发热和白细胞增多。误吸时行胸部X线检查，根据患者体位可发现异常：①直立时发现肺底部异常；②仰卧位发现肺上叶或下叶上段异常。吸入大量极酸物质可见弥散性间质性肺水肿（"大白肺"）图像。

治疗

如果麻醉期间发生误吸，应立即给予插管和抽吸，并随后给予通气和充足氧气。呼气末正压通气有助于更好地扩张肺萎陷区域。如果吸入物中含有固体物，应尽早进行支气管镜取出。应行胸部X线检查，连续监测血气分析。患者应在重症监护室进行护理。

如果患者胃液pH值>3.0且供氧良好，可密切观察，定期行胸部X线和血气分析。除继发感染外，48~72小时内胸片异常图像通常可以在未应用抗生素的情况下消失。因此，抗生素不应常规或凭经验使用；当临床证据和细菌培养提示合并细菌感染时，应给予抗生素。细菌培养往往提示为多种微生物，且口腔来源的厌氧菌通常占主导地位，因此通常应用青霉素或克林霉素。糖皮质激素的使用未被普遍认可。

Calthorpe N, Lewis M. Acid aspiration prophylaxis in labour: Survey of UK obstetric units. *Int J Obstet Anesth* 2005;14: 300–304. PMID: 16154737.

De Souza DG, Doar LH, Metha SH, et al. Aspiration prophylaxis and rapid sequence induction for elective cesarean delivery: Time to reassess old dogma? *Anesth Analg* 2010;110: 1503–1505. PMID: 20418311.

Hawkins JL, Chang J, Palmer SK, et al. Anesthesia-related maternal mortality in the United States: 1979-2002. *Obstet Gynecol* 2011;117:69–74. PMID: 21173646.

Mitka M. Experts, organizations debate whether women in labor can safely eat and drink. *JAMA* 2010;303:927–978. PMID: 20215600.

Paranjothy S, Griffiths JD, Broughton HK, et al. Interventions at cesarean sections for reducing risk of aspiration pneumonitis. *Cochrane Database Syst Rev* 2010:CD004943. PMID: 20091567.

妊娠期哮喘

诊断要点

▶ 多数患者在妊娠前已确诊为哮喘，并正接受治疗。

▶ 尤其在发作时，哮喘症状包括咳嗽、呼吸困难、胸闷和喘息。

▶ 肺功能检查对明确诊断有意义，应作为初步检查的一部分。

发病机制

哮喘患病率普遍增加。据最新研究报道，哮喘的发病率占美国人口的9%，在孕妇中占3.7%~8.4%。因此，哮喘已成为妊娠期最常见的内科疾病之一。世界范围内患病率增加，尤其在城市地区，普遍归因于工业污染。然而这种地域性特征在发生变化，遗传因素的作用仍在积极研究中。

哮喘常见诱因包括上呼吸道感染（更常见的是病毒）、β受体阻断剂、阿司匹林、非甾体类抗炎药、亚硫酸盐和其他食物防腐剂，过敏源如花粉、动物皮屑、螨虫、真菌、吸烟、胃液反流、运动或过度换气等其他原因。吸烟和其他主要环境污染物还可导致胎儿损害。

男性发生儿童期哮喘往往比女性更常见。相反的，女性成人哮喘发作更频繁。总之，女性哮喘患病率和严重程度始终比男性更严重，更常需急诊就诊和住院治疗。因此,哮喘确切机制虽然尚未完全了解,但性激素在男性和女性发病中发挥作用。经常有报道在月经周期哮喘病情存在变化,经前期更重。更年期的哮喘报道比较矛盾,一些研究指出存在改善,但其他报道提示行6个月激素替代治疗后支气管痉挛发作更频繁。

尽管有1/3女性在孕中期或孕晚期初期病情加重,但妊娠期间还未观察到一致的情况(无论是加重还是改善)。有助于病情改善的可能因素包括较高水平的皮质醇(消炎)、孕激素(平滑肌松弛剂)和妊娠期加重概率高(5~6倍)的鼻窦炎及胃食管反流。其他推测认为妊娠对哮喘没有影响,我们观察到的变化仅仅是本病的自然病程或患者发现妊娠后服药依从性改变造成的。一部分患者哮喘改善,但其他因担心对胎儿产生影响而停止用药,导致病情加重。再次妊娠的结果似乎更加一致,60%患者往往与前次妊娠相似。

临床表现

哮喘通常根据临床表现诊断,如果有足够的病史和体格检查,诊断没有困难。多数患者妊娠前已经诊断为哮喘并正在接受治疗。哮喘症状包括咳嗽、呼吸困难、胸闷和喘息,尤其哮喘发作时更典型。肺功能检查对明确诊断有意义,应该作为初步检查的一部分。1秒钟用力呼气容积(FEV_1)/用力肺活量(FVC)比值<70%,而气道阻塞可以通过给予短效β_2受体激动剂控制。

目前哮喘按严重程度分为:①轻度间歇性;②轻度持续性;③中度持续性;④重度持续性。轻度间歇性哮喘发作每周不超过2次,而夜间发作每月不超过2次。呼气峰流速(PEF)或FEV_1>正常80%,变异率<20%。轻度持续性哮喘发作每周超过2次,但不会每天发作,夜间发作每月超过2次。PEF或FEV_1仍然至少达到正常的80%,但变异率更大(20%~30%)。中度持续性哮喘每天出现,夜间发作超过每周1次。PEF或FEV_1为正常的60%~80%,变异率>30%。重度持续性哮喘白天持续发作,夜间频繁发作。PEF或FEV_1<正常60%,变异率>30%。

鉴别诊断

罕见非哮喘引起的支气管痉挛。这些情况包括急性左心室心力衰竭(也称为心源性哮喘)、肺栓塞、急性加重的慢性支气管炎、类癌、上气道阻塞(喉头水肿、异物)、胃食管反流和引起咳嗽的一些药物。

并发症

产妇潜在并发症包括妊娠剧吐、肺炎(60%以上哮喘孕妇在妊娠期发生肺炎)、子痫前期、阴道流血、难产以及剖宫产增加。胎儿并发症包括胎儿宫内生长受限、早产、低出生体重、新生儿缺氧,围产儿总死亡率增加。严重哮喘者风险极高,当患者疾病得到有效治疗和控制时,几乎不增加风险。

治疗

一般治疗

治疗主要目标是维持正常或接近正常的孕妇肺功能,以便达到足够的胎儿氧合,防止病情加重,并使患者能维持日常活动。一般情况下,患者应接受哮喘治疗,其益处可维持到分娩后。例如学习正确使用便携式峰流量计,客观评价哮喘严重程度。临床症状和患者自身感知的哮喘严重程度常常不准确,PEF率与FEV_1相关,可在严重症状出现前及病情加重早期阶段进行监测或对在家治疗的患者进行评估。避免触发潜在的哮喘也极为重要。哮喘妊娠期处理原则与非妊娠期类似,其中包括必要时移除宠物、将床垫和枕头包在密闭的被盖里、仔细地清洗被褥、保持环境湿度<50%、避免使用抽真空吸尘器打扫(或至少戴口罩)、使用空调和空气过滤器、过敏源和空气污染程度高时避免户外活动、避免非致敏性刺激物,如

强烈气味、食品添加剂、阿司匹林、β受体阻滞剂和烟草烟雾。最近几项研究已经表明，这些措施不仅有益，而且极具性价比。妊娠期应努力戒烟，这是导致不良预后的一个非常严重但可以转变的因素。

接受免疫治疗的患者，妊娠期间可继续治疗，但不建议增加剂量。由于一旦发生过敏性休克，可能出现子宫收缩，故妊娠期不建议开始免疫治疗。

目前建议在流感季节对所有孕妇注射流感疫苗。这项建议对于哮喘孕妇是最重要的。哮喘患者也应接受肺炎球菌疫苗，当然最好在妊娠前。

鼻炎和鼻窦炎常常与哮喘相关，可以触发哮喘加重，治疗非常重要。鼻炎的治疗包括减少抗原暴露（环境控制）、鼻内给予色甘酸钠、抗组胺药（曲吡那敏或氯苯那敏）和鼻内类固醇。鼻窦炎治疗包括阿莫西林（如对青霉素过敏可应用红霉素）、羟甲唑啉（鼻用喷雾剂或滴剂）和伪麻黄碱。

药物治疗

很多孕妇担心药物可能对胎儿有害，应告知患者，未控制的哮喘风险远比任何用于治疗哮喘的常见药物的潜在副作用更可怕。大多数哮喘患者在妊娠期可有效处理，并发症一般仅发生于未控制的哮喘患者。

轻度间歇性哮喘：患者不需天天服药，症状发生时，根据需要可以喷2下短效 $β_2$ 激动剂。许多数据显示，妊娠期应用沙丁胺醇比其他 $β_2$ 受体激动剂对胎儿更安全。长期无症状期后患者可能出现病情严重加重，须短期给予全身糖皮质激素治疗。

轻度持续性哮喘：本组患者首选治疗是吸入性低剂量糖皮质激素。妊娠期间布地奈德使用更多，其安全性和无致先天畸形的数据令人欣慰。报道应用倍氯米松的经验不多，但已公布的数据令人放心。以吸入性糖皮质激素控制病情，甚至阻止哮喘发病机制中的气道炎症，降低气道反应性。由于吸入药物能降低，甚至避免应用全身性类固醇激素，故目前在哮喘早期阶段推荐使用。2~4周内无法看到全部效果，故不建议作为急性发作治疗的一部分。强烈推荐使用口腔隔片来减少全身吸收。吸入性糖皮质激素有助于鼻炎的治疗（每个鼻孔喷2下，每天2次）。

此组患者替代性治疗包括吸入色甘酸钠、白三烯受体拮抗剂或缓释茶碱，但这些不是首选治疗方案。色甘酸钠也是消炎药，其药效与吸入皮质类固醇相比较难预测，且4~6周内其效果可能不明显。然而，色甘酸钠似乎对母婴无副作用。妊娠期白三烯受体拮抗剂使用数据较少，据报道其对动物安全，但应用于人的数据有限。在妊娠期应用茶碱拥有丰富的经验，除非母体水平超过 $12μg/mL$，否则对胎儿是安全的。在这些病例中，胎儿或新生儿可能发展为神经过敏、心动过速和呕吐。

中度持续性哮喘：首选治疗是联合低剂量或中等剂量吸入性糖皮质激素和长效 $β_2$ 受体激动剂。替代疗法（不作为首选）包括低剂量或中等剂量吸入性皮质类固醇和茶碱或白三烯受体拮抗剂。鉴于人体妊娠期数据有限，对于妊娠前使用白三烯受体拮抗剂反应良好而其他药物无反应的患者，可以继续使用。

重度持续性哮喘：最佳治疗方法是高剂量吸入性糖皮质激素和长效吸入性 $β_2$ 受体激动剂，必要时可应用全身性皮质类固醇激素，如泼尼松或相应类固醇 $2mg/(kg·d)$，不超过 $60mg/d$，尽量应用最小有效剂量。其他非首选方法包括大剂量吸入性激素和茶碱缓释剂（保持母体全身性水平为 $5~12μg/mL$，理由如前所述）。

美国FDA最近发出关于使用长效β受体激动剂（LABA）的警告，部分患者，特别是儿童出现病情反常加重，报道主要为LABA单药治疗。具体建议包括：①没有其他哮喘控制药物时，不使用LABAs；②一旦哮喘控制，即停止使用LABA，换用其他药物维持治疗；③如果吸入性类固醇可控制哮喘，则不使用LABA；

④使用联合吸入性类固醇复合剂时,尽量减少单独应用 LABA 的可能性。

联合应用任何其他药物均无法控制哮喘时,须全身应用类固醇治疗,通常首先大量短暂,然后快速逐渐减量(如泼尼松或等效类固醇 40~60mg/d,连用 1 周,第 2 周逐渐减量)。如果 2~3 周内未能有效控制症状,则需要长期全身应用皮质类固醇治疗。如果可能,应使用最低有效剂量或隔日应用。孕妇潜在副作用包括糖耐量减低或糖尿病、先兆子痫、胎儿宫内生长受限以及早产。随着药物长期使用(>1~2个月),孕妇可能发生肾上腺皮质功能不全。在应激状态下(包括产程和分娩),必须足量给药。孕早期使用与胎儿面部裂(唇腭裂)风险增加有关。激素依赖性哮喘患者应由有经验的内科/胸科医师进行治疗。

其他药物治疗

非选择性 β 受体激动剂,如肾上腺素和异丙肾上腺素,在急性哮喘发作时皮下注射。应避免在妊娠期使用肾上腺素,因为肾上腺素引起血管收缩可减少胎儿氧合,而且可在动物及人类中导致胎儿畸形。异丙肾上腺素也对动物有致畸作用。可应用许多其他替代疗法,避免应用异丙肾上腺素。由于含碘药物可能导致胎儿发生甲状腺肿大,而且甲状腺可能非常大,造成呼吸道阻塞,甚至窒息,妊娠期应避免使用。奈多罗米钠类似于色甘酸钠,动物实验尚未观察到致畸作用,人体实验目前尚无研究报道。抗胆碱能药物,如阿托品(阻断支气管吸入刺激物后缩窄),可加速胎心率并抑制呼吸。异丙托在动物中尚未报道致畸,但缺乏人体数据。近来,吡咯糖已安全用于人体,动物实验中无致畸作用。

急性哮喘发作:急性发作期表现为呼吸困难、咳嗽、喘息、胸闷增加、呼气量减少。一些受过良好教育的发作温和的患者,可在家里监测峰流速,这些处理是合理的。任何病变加重者均需住院治疗。最重要的是维持孕妇 $PO_2>$70mmHg、血氧饱和度 >95%。孕妇 $PO_2<$60mmHg 将导致胎儿缺氧。

一般措施包括安抚患者、排尿、镇静剂,后者可能抑制呼吸。面罩或鼻导管吸氧,维持 $PO_2>$70mmHg、氧饱和度 >90%,确保充分的胎儿氧合。少数患者需要气管插管和机械通气来维持供氧,必须监测血气分析。胸部 X 线片是最初评估的一部分。当有细菌感染证据时,需应用抗生素。孕妇在大量静脉输注 $β_2$ 激动剂、糖皮质激素治疗时易发生肺水肿,应充分考虑。

最初的药物治疗包括通过计量吸入器吸入 $β_2$ 受体激动剂,每 20 分钟喷 2~4 下,最多喷 3 次,如果出现副作用喷的次数减少。皮下给予 $β_2$ 受体激动剂(例如特布他林 0.25mg),可以 20 分钟后重复给药一次。治疗急性发作建议病程早期给予全身性皮质类固醇。最经常使用的皮质类固醇是甲泼尼龙,静脉内给药起始剂量 1~2mg/(kg·d)。目前,因为急性发作时早期糖皮质激素的应用,静脉注射茶碱治疗急性发作已较少使用,必要时用药推荐初始剂量为 5~6mg/kg,静脉给药超过 20~30 分钟。如果患者急性发作之前正在接受适当的口服剂量治疗则没有推荐的初始剂量,如果患者只是间歇使用茶碱治疗则可以使用初始剂量的一半剂量。维持剂量是 0.7mg/(kg·h)。为避免产妇的血清水平超过 12μg/mL 应予以监测。

入院患者 $β_2$ 激动剂气溶胶每 4~6 小时连续喷雾;皮质类固醇连续静脉给药(如甲基泼尼松龙 0.5~1mg/kg,每日 2 次)。如果已应用茶碱,按照维持剂量继续给药,严密监测孕妇血清水平,避免出现胎儿毒性。病情好转后,$β_2$ 受体激动剂气溶胶持续给药(每 4~6 小时喷 2 下),同时开始给予吸入类固醇(高剂量、按照重度持续性哮喘治疗计划),急性发作前不采用此方法。如果临床症状持续改善,全身性类固醇可以替换为口服用药 [如泼尼松 0.5 mg/(kg·d),加用吸入性类固醇后逐渐减量]。茶碱也应改为口服(6mg/kg),严密监测孕妇血药水平。

产程和分娩时处理

临产前应当继续服用药物。由于已经报道产程可引发约10%哮喘患者急性发作,故应保持适当控制。定期检测呼气峰流速,密切监测肺功能。保持充足水分摄入,尽可能避免疼痛。芬太尼是良好的止痛选择。镇痛药和(或)麻醉剂会导致有呼吸抑制和支气管痉挛作用的组胺释放,故应避免使用。必须连续监控氧饱和度,确保任何时候氧饱和度>95%。

应避免使用可引起支气管痉挛的前列腺素F_2。前列腺素E_2凝胶或栓剂对哮喘患者是安全的,如果有必要,从产科角度来看,可以使用。催产素是安全的,是诱导的首选药物。

硬膜外麻醉减少耗氧和每分通气量,应作为首选。全身麻醉会引发哮喘发作,但使用阿托品(参阅前文潜在胎儿影响部分)和格隆铵进行预处理,可通过扩张支气管而减少这种风险。低浓度卤代麻醉剂可使支气管扩张。首选氯胺酮进行麻醉诱导。哮喘患者在麻醉前要与麻醉师进行讨论,这很重要。

应避免应用麦角衍生物,因为其可诱发支气管痉挛。如果出现产后出血,最好选择催产素。如果需应用前列腺素,则首选前列腺素E_2。阿司匹林和非甾体抗炎药(如吲哚美辛)可以诱发3%~8%的哮喘患者出现严重支气管痉挛及眼、鼻、皮肤和胃肠道炎症,最好应避免。应用镁治疗哮喘是安全的,但须仔细监测,避免呼吸抑制。

胎儿监测

超声检查在孕早期非常有用,可确定孕周,提供一个基准来评估未来增长。中度和重度哮喘最易导致胎儿生长受限,故推荐超声检查。没有具体指南规定产前胎儿监测,如"孕晚期检查确定胎儿正常"和"鼓励每日记录胎动"。许多医疗机构可为中、重度哮喘患者在妊娠32~34周和孕晚期发生急性发作时提供胎儿监测。所有哮喘患者产程和分娩时需要连续胎儿监护。

母乳喂养

吸入性$β_2$受体激动剂、色甘酸钠、类固醇(吸入)和异丙托溴铵治疗对母乳喂养是安全的。全身给予(口服或肠胃外给药)类固醇激素会进入母乳,如果泼尼松(或等效类固醇)每日总剂量<40mg,则进入乳汁的量极少。

Asthma and pregnancy—Update 2004. NAEPP working group report on managing asthma during pregnancy: Recommendations for pharmacologic treatment—Update 2004. NIH Publication No. 05-3279. Bethesda, MD: National Institutes of Health; 2004.

Bakhireva LN, Schatz M, Jones KL, Chambers CD. Asthma control during pregnancy and the risk of preterm delivery or impaired fetal growth. *Ann Allergy Asthma Immunol* 2008;101:137–143. PMID: 18727468.

Blais L, Forget A. Asthma exacerbations during the first trimester of pregnancy and the risk of congenital malformations among asthmatic women. *J Allergy Clin Immunol* 2008;121:1379–1384. PMID: 18410961.

Blaiss MS. Management of rhinitis and asthma in pregnancy. *Ann Allergy Asthma Immunol* 2003;90 (Suppl 3):16–22. PMID: 12839108.

Bittoun R, Femia G. Smoking cessation in pregnancy. *Obstet Med* 2010;3:90–93.

Breton MC, Beauchesne MF, Lemiere C, et al. Risk of perinatal mortality associated with asthma during pregnancy. *Thorax* 2009;64:101–106. PMID: 19008298.

Chowdhury BA, Pan GD. The FDA and safe use of long-acting beta-agonists in the treatment of asthma. *N Engl J Med* 2010;362:1169–1171. PMID: 20181964.

Dombrowski MP, Schatz M; ACOG Committee on Practice Bulletins-Obstetrics. ACOG practice bulletin: Clinical management guidelines for obstetrician-gynecologists No. 90, February 2008: Asthma in pregnancy. *Obstet Gynecol* 2008;111:457–464. PMID: 18238988.

Enriquez R, Griffin MR, Carroll KN, et al. Effect of maternal asthma and asthma control on pregnancy and perinatal outcomes. *J Allergy Clin Immunol* 2007;120:625–630. PMID: 17658591.

Hartert TV, Neuzil KM, Shintani AK, et al. Maternal morbidity and perinatal outcomes among pregnant women with respiratory hospitalization during influenza season. *Am J Obstet Gynecol* 2003;189:1705–1712. PMID: 14710102.

Incaudo GA, Takach P. The diagnosis and treatment of allergic rhinitis during pregnancy and lactation. *Immunol Allergy Clin North Am* 2006;26:137–154. PMID: 16443148.

Kallen B, Otterblad Olausson P. Use of anti-asthmatic drugs during pregnancy. Congenital malformations in the infants. *Eur J Clin Pharmacol* 2007;63:383–388. PMID: 17279357.

Kattan M, Stearns SC, Crain EF, et al. Cost-effectiveness of a home-based environmental intervention for inner-city children with asthma. *J Allergy Clin Immunol* 2005;116:1058–1063. PMID: 16275376.

Kwon HL, Triche EW, Belanger K, Bracken MB. The epidemiology of asthma during pregnancy: Prevalence, diagnosis and symptoms. *Immunol Allergy Clin North Am* 2006;26:29–62. PMID: 16443142.

Li YF, Langholz B, Salam MT, Gilliland FD. Maternal and grand-maternal smoking patterns are associated with early childhood asthma. *Chest* 2005;127:1232–1241. PMID: 15821200.

National Asthma Education and Prevention Program. Expert panel report 3: guidelines for the diagnosis and management of asthma. NIH Publication No. 07-4051. Bethesda, MD: National Heart, Lung and Blood Institute; August 2007.

Schatz M, Dombrowski MP, Wise R, et al. Asthma morbidity during pregnancy can be predicted by severity classification. *J Allergy Clin Immunol* 2003;112:283–288. PMID: 12897733.

Tamasi L, Somoskovi A, Muller V, et al. A population-based case-control study on the effect of bronchial asthma during pregnancy for congenital abnormalities in the offspring. *J Asthma* 2006;43:81–86. PMID: 16448971.

肺炎

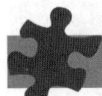
诊断要点

▶ 虽然妊娠期肺炎的发生率相比非妊娠妇女没有增加，但肺炎与母婴并发症风险增加有关。

▶ 肺炎通常伴有发热，寒战和咳痰。

发病机制

肺炎是妊娠期罕见并发症，发生率不足1%，但与胎儿和产妇发病率明显增加有关。事实上，抗生素问世前，妊娠期肺炎与20%以上的孕产妇死亡相关。

许多微生物可诱发妊娠期肺炎，其中肺炎球菌和流感嗜血杆菌最常见。病毒也可引起肺炎，包括甲型流感、传染性单核细胞增多症以及少见水痘病毒。由于近几年众所周知的甲型流感病毒爆发，受到特别关注。妊娠期甲型流感比非妊娠患者死亡率增高。妊娠合并病毒性肺炎可能并发细菌感染。

预防

重要的预防措施是注射流感疫苗。肌注流感疫苗的目的是灭活病毒。在妊娠期任何时期接种均安全。建议孕妇在流感季节接种疫苗。

临床表现

肺炎常表现为高热、寒战和咳痰。患者也可能出现胸痛和呼吸困难。大多数患者体格检查发现发热。许多患者出现心动过速或呼吸急促。胸部听诊发现病变部位啰音或呼吸音减弱。细菌性肺炎胸片显示出大叶性肺炎合并浸润。病毒性肺炎胸片显示正常。大多数情况下，血常规提示白细胞增多伴核左移。

鉴别诊断

根据患者表现的症状和体征，鉴别诊断包括肺栓塞、支气管炎和普通流感。

并发症

妊娠期肺炎增加了某些胎儿和母体并发症的风险，包括肺水肿和早产。

治疗

一般情况下，肺炎孕妇需住院治疗。抗生素是主要治疗。社区重症获得性肺炎患者应用阿奇霉素或阿奇霉素加头孢曲松治疗。水痘肺炎患者建议阿昔洛韦治疗。妊娠期流感及流感性肺炎患者建议应用奥司他韦治疗。流感奥司他韦耐药者建议应用扎那米韦。母体氧饱和度应维持在≥96%，必要时可鼻插管或面罩吸氧。

结核

诊断要点

▶ 妊娠不增加感染结核病或潜伏结核发展为活动性肺结核的风险。

▶ 妊娠和产前检查为筛查结核提供了一个独特的机会。

▶ 为避免传染给新生儿，妊娠和(或)产后有效的治疗结核病是很重要的。

发病机制

结核病(TB)曾是美国多年来致死的主要原因,直到20世纪50年代初引入有效的治疗,这种情况才得以改变。从那时起,报道的病例数持续下降,但最近这个数字又在升高。这种情况是由于高肺结核患病率国家移民不断增加、HIV/获得性免疫缺陷综合征(AIDS)增多造成的。在世界范围内,结核病非常普遍,每年新发病例800万,死亡200万。80%因结核病死亡女性发生在生育年龄,妊娠女性并不能幸免于结核病的影响。许多高风险妇女只能在妊娠时寻求医疗,由此提供了诊断和治疗的机会。

成人结核病主要(>95%)由结核分枝杆菌引起肺实质病变,结核分枝杆菌是一种抗酸的不动需氧杆菌,通常经吸入感染患者咳嗽时产生的飞沫而感染。飞沫可以长时间保持在空气中(几个小时),家庭成员和其他密切接触者,如同事、室友(包括长期护理机构及惩教机构中的老年人和工作人员)、无家可归者和静脉吸毒者等感染风险最大。最初吸入后,病菌在肺泡中繁殖,随后扩散到区域淋巴结和其他器官,如肺上部、肾脏、骨骼、中枢神经系统,在罕见情况下,妊娠期可播散至胎盘。大多数人在暴露后2~10周,感染由细胞免疫所介导,当感染部位由肉芽肿性炎症所包裹时,结核菌素试验出现反应。在这个阶段,除皮肤结核菌素试验呈阳性外,患者没有传染性,而且无症状。初次暴露后2~5年内发生活动性病变的风险通常为5%~15%,但随后降至非常低的水平,即<1%~2%。然而,如果患者在首次暴露时不能控制感染,则可出现活动性病变,或者如果患者随后出现免疫功能受损,则在远离初始暴露时间也可重新激活感染,发生活动性疾病。

临床表现

多数情况下,结核病可通过咳嗽、体重减轻、结核菌素皮肤试验阳性和胸部X线检查确诊。

症状与体征

原发性结核感染除了传播时发生的罕见情况,通常无症状。典型症状包括咳嗽、有时咯血、低热、消瘦、乏力、盗汗、厌食,但多数患者无明显症状。肺外结核症状与所累及的器官系统有关。

实验室检查

通常以痰样本进行抗酸染色和培养,发现结核杆菌可明确诊断。培养样本也可来自尿液或其他体液或组织。虽然抗酸杆菌可在染色切片上识别,但培养阳性仍是必需的,培养可能需要数周时间。目前正在开发快速检测方法。

结核菌素皮肤试验

结核菌素皮试是结核病中最重要的筛选试验。应在妊娠初期进行,特别是高危人群。HIV感染、与活动性传染性结核患者密切接触、以前从未治疗过的典型X线表现、静脉注射吸毒者出现≥5mm硬结者为阳性。HIV以外的其他危险因素,如糖尿病、矽肺、长期使用皮质类固醇或其他免疫抑制药物、癌症(实体肿瘤以及白血病和淋巴瘤)、慢性肾功能不全、胃切除术或肠旁路、体重小于标准体重10%或少部分吸收障碍患者和慢性营养不良者,出现≥10mm硬结者为阳性。目前,正在积累其他方法的观察数据,以替代皮肤试验。

胸部 X 线检查

结核菌素皮肤试验阴性后检测出阳性或尽管结果为阴性但病史及体格检查可疑者,可在孕3个月后在腹部遮蔽下行胸部X线检查。研究结果提示,结核病易累及肺上叶或下叶上段呈结节状浸润,有时会形成空洞。肺门钙化结节和周边钙化结节(冈氏原发综合征)提示已愈合的原发病灶。少数患者最初X线检查正常。

并发症

虽然有胎儿感染的报道,但先天性肺结核

仍较罕见。胎儿可通过吞咽感染的羊水或经母体循环血液传播而发生感染。诊断标准是排除子宫外感染源,包括出生后受感染母亲或近亲传播,出生后最初几天细菌培养阳性。最常见症状是非特异性的,包括发烧、生长迟滞、淋巴结肿大、肝大、脾大。本病一般呈粟粒状或弥漫性。早期诊断是提供有效治疗所必需的。

治疗

药物治疗

未经治疗的肺结核对母婴风险远比任何必要的活动性肺结核治疗药物的潜在威胁高。结核病治疗并未导致母婴不良结局,而结核未经治疗与胎儿宫内发育迟缓、低出生体重、低Apgar评分均相关。预防性异烟肼(INH)治疗一般建议用于皮肤试验阳性,但无证据表明为活动性结核者。鉴于异烟肼诱发相关性肝炎的风险增加,因此除非是结核病高危人群(如与患者密切接触),否则在妊娠期和产后初期,年龄超过35岁者不需预防性治疗,尤其是拉丁裔和非裔妇女。一些学者建议,即使无其他危险因素,单纯最近(<2年)存在充分证据提示结核菌素皮肤试验阳性者,产前需预防性应用INH治疗。其争议在于,分娩后无法有效防止复发的原因是很多患者产后不规范服药。当PPD阳性时间未知时,但超过2年无活动性病变者,异烟肼预防性治疗可推迟至分娩后。对于高风险人群(特别是HIV感染/AIDS患者或有活动性结核患者密切接触者),只要有证据证明结核感染(即使无活动性病变),应开始异烟肼预防性治疗。INH推荐剂量为300mg/d,持续6~9个月,吡哆醇(维生素B_6)可防止INH相关的神经病变。建议定期评估肝功能,早期发现肝损害。大多数研究表明,异烟肼无致畸作用。

活动性肺结核一经诊断须立即治疗,多数治疗方案由3种药物组成,通常为异烟肼5mg/(kg·d)(总量300mg/d)、乙胺丁醇15mg/(kg·d)、利福平10mg/(kg·d)(最多600mg/d),持续8周,异烟肼和利福平再持续9个月。当地公共卫生部门应提供咨询并获取有关耐药性数据。这3种药物可穿过胎盘,但迄今无胎儿副作用报道。吡嗪酰胺已用于对以上3种药物高耐药性结核病的治疗,由于安全数据有限,妊娠期不常规推荐应用。因为胎儿(与母体)耳毒性,不应使用链霉素、卡那霉素和卷曲霉素。异烟肼有很多治疗优势(如疗效高、患者可接受、费用低),是妊娠期使用最安全的药物。INH主要副作用是肝炎、过敏性反应、周围神经病变和胃肠道不适。由于妊娠期和产后头6个月肝损害风险高,应检查基础肝功能并行周期性复查。建议给予吡哆醇50mg/d,避免由于维生素B_6缺乏而导致异烟肼诱发神经炎。视神经炎是乙胺丁醇的罕见并发症。利福平可导致肝炎、过敏反应、偶尔出现血液学毒性、类似流感症状、腹痛、急性肾衰竭和血小板减少症。通过活化肝细胞色素P450酶系统,增加口服避孕药代谢率。因此,正在服用利福平的患者,分娩后需要换用其他避孕方式。

产科处理

常规产科处理包括产前充足休息、营养、家人支持、纠正贫血并定期随访。已接受治疗的非活动性结核患者和无证据提示为复发性活动性结核患者,允许新生儿出生后与母亲接触。非活动性结核异烟肼预防性治疗或活动性结核但已给予适当治疗的患者,可以在患者继续接受可靠治疗的情况下,与新生儿早期接触。活动性肺结核患者在母婴接触前应接受至少3个星期的治疗,孩子也须预防性应用异烟肼。

如果患者无传染性,则母乳喂养无绝对禁忌。虽然母乳中含低浓度抗结核药物,但对婴儿毒性较小,每个病例应单独判断。一般情况下,抗结核药物治疗时,母乳喂养无禁忌。

新生儿卡介苗(BCG)免疫接种仍有争议。

如果不可能及时预防性使用异烟肼或产妇有异烟肼禁忌,则应考虑婴幼儿接种卡介苗。

预后

如果活动性结核孕妇得到充分抗结核治疗,那么无论是妊娠期或产后均对胎儿无不良影响,预后与非妊娠妇女相同。没有理由在结核病得到有效治疗前选择治疗性流产。

Boggess KA, Myers ER, Hamilton CD. Antepartum or postpartum isoniazid treatment of latent tuberculosis infection. *Obstet Gynecol* 2000;96:(5 Pt 1):757–762. PMID: 11042314.

McCarthy FP, Rowlands S, Giles M. Tuberculosis in pregnancy: Case studies and a review of Australia's screening process. *Aust NZ J Obstet Gynecol* 2006;46:451–455. PMID: 16953862.

(姚爱琳 译)

第28章 妊娠期泌尿系统疾病

Nathan S. Fox, MD
Andrei Rebarber, MD

妊娠期正常肾脏和泌尿道功能方面的讨论详见第6章"正常妊娠"。

泌尿道感染

无症状性菌尿

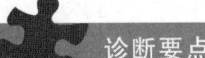

> ▶ 尿培养证实尿中存在细菌而孕妇没有尿路感染症状。

发病机制

无症状性菌尿是指除末端尿道外,泌尿道存在繁殖活跃的细菌,而患者无明显症状。未妊娠者与妊娠者发病率相同,平均为2%~10%;妊娠期尿中葡萄糖浓度增加、孕激素的松弛作用导致尿液淤滞等生理变化使孕妇易患菌尿。无症状菌尿高危因素包括社会经济地位低下、产次、年龄、性行为、身体状况,如糖尿病和镰状细胞贫血等。大肠杆菌是无症状性菌尿最常见的病原体(约占80%),其他致病菌包括克雷白菌、金黄色葡萄球菌、肠球菌、B组链球菌和变形杆菌等。

妊娠期无症状性菌尿与妊娠期母婴并发症发生风险增加有关(见下文)。

预防

某些潜在的内科疾病可导致孕妇妊娠期易患无症状性菌尿。镰状细胞贫血孕妇患无症状性菌尿的概率是普通孕妇的2倍,而糖尿病或肾脏移植孕妇患无症状性菌尿的概率是普通孕妇的3倍。因此,这些患者应在妊娠期每月常规行尿培养检查。

临床表现

诊断无症状性菌尿依靠留取无尿路感染症状患者的清洁尿液样本,其中菌落数计数>10^5/mL。收集清洁尿液标本要求患者应由前向后清洗外阴区域,避免尿液样本污染。

并发症

无症状性菌尿的主要风险是进展为肾盂肾炎。妊娠期泌尿系统扩张,尿液淤滞,由菌尿引发显性感染的风险明显升高。因此,许多专家主张所有孕妇应筛查菌尿,一旦发现应及时治疗。如果无症状性菌尿不及时治疗,其中40%会出现尿路感染症状(UTI),而非妊娠女性发生这种风险的可能性极低。25%~30%的患者将发展为急性肾盂肾炎,治疗后急性肾盂肾炎发生率小于10%。无症状性菌尿与早产、流产、子痫前期相关。大型回顾性研究证实,治疗无症状性菌尿可降低早产和低出生体重儿的风险。另一方面，约2%尿培养阴性孕妇将发展为有症状的膀胱炎和肾盂肾炎。

治疗

初次产前检查应收集中段尿做培养，妊娠后期应重复。每次产检行尿试纸检测，如果尿蛋白尿阳性，则应进一步检查尿常规、尿培养或两者均检查。镰状细胞贫血孕妇应每4周检查尿培养及药敏试验。美国预防卫生工作组指出，妊娠12~16周单纯尿培养敏感性为80%，或者定期行尿试纸检测白细胞酯酶和亚硝酸盐，其阴性预测值>95%、敏感性达50%~92%。

应鼓励孕妇保持充足的液体摄入量，避免经常性液体摄入不足。

初始抗生素选择是经验性的。由于最常见的致病病原体是大肠杆菌，因此常选择磺酰胺、呋喃妥因或头孢菌素，对母婴安全，副作用最小。治疗5~14天为1疗程，治愈率约为65%。治疗1~2周后应重复尿培养，约30%患者治疗1次、约15%治疗2次和(或)初始治疗无效的患者将出现复发性感染。

呋喃妥因(美国FDA归为B类药物)应避免应用于葡萄糖-6-磷酸酶缺乏症者。此外，由于理论上磺胺类药物(FDA归为B类药物)可能增加新生儿高胆红素血症，因此妊娠晚期通常避免使用。四环素类药物(FDA归为D类药物)应用可导致胎儿牙齿染色，因此孕期禁用。甲氧苄啶(FDA归为C类药物)是叶酸拮抗剂，因此在胚胎器官形成期应避免应用复方新诺明；仅在替代方案应用受限时使用。

治疗2个疗程或以上仍有菌尿者，改用呋喃妥因(50~100mg，睡前口服)等抑制疗法治疗通常有效。

Smaill F, Vazquez JC. Antibiotics for asymptomatic bacteriuria in pregnancy. *Cochrane Database Syst Rev* 2007:CD000490. PMID: 17443502.

急性膀胱炎

诊断要点

▶ 尿培养证实尿液中存在细菌且患者有尿道感染症状。

发病机制

妊娠期急性膀胱炎罕见(约1%)，引起急性膀胱炎的细菌与无症状性菌尿相似。

临床表现

患者临床表现为尿频、尿急、尿痛、耻骨上不适等。尿液常混浊、恶臭，尿培养可明确诊断，同时行药敏试验。尿液中菌落计数≥10^3的有症状患者确诊为膀胱炎。

治疗

膀胱炎的治疗与无症状性菌尿相同。治疗1~2周后复查尿培养。抑制疗法类似，在治疗2个或以上疗程后仍存在泌尿道感染者，改用呋喃妥因(50~100mg，睡前口服)等抑制疗法治疗通常有效。

急性肾盂肾炎

诊断要点

▶ 尿培养存在细菌。

▶ 孕妇出现腰痛和(或)发烧、寒战、恶心/呕吐等全身症状。

发病机制

妊娠期孕妇急性肾盂肾炎发病率为1%~2%(绝大多数发生在先前无症状性菌尿患者中)，与母婴风险增加有关，是妊娠期住院的最常见原因之一。

妊娠期由于输尿管平滑肌松弛、尿液在泌尿道淤滞等改变，孕妇易患肾盂肾炎。

预防

筛查和治疗无症状性菌尿是预防急性肾盂肾炎的最好方法。

临床表现

急性肾盂肾炎的临床表现包括发热、寒战、肋脊角压痛、腰部疼痛、恶心和呕吐、头痛、尿频及尿痛，患者几乎都有脓尿。尿液检查显示脓尿沉渣中大量细菌及白细胞管型。未离心尿液中 1~2 个细菌/HP 或膀胱导尿采集标本离心、沉淀后>20 个细菌/HP 可诊断。如果没有脓尿，应高度怀疑为其他疾病，故在留取尿液标本并送去培养之前暂不使用任何抗生素，以正确识别致病菌并进行药敏试验。也可行血培养检查，阳性率为 10%~20%，结果往往相同，目前还不清楚血培养阳性者妊娠期处理是否有差异。

鉴别诊断

背部或腰部疼痛者须与阑尾炎、肌肉骨骼疼痛、肋软骨炎及绒毛膜羊膜炎鉴别。尿液分析和尿培养有助于鉴别。

并发症

孕妇并发症包括发热、细菌内毒素血症、内毒素性休克、肾功能不全、贫血、白细胞增多、血小板减少和纤维蛋白裂解产物升高。复发或严重疾病的危险因素包括肾盂肾炎病史、泌尿道畸形或尿路结石。产妇贫血的原因可能是骨髓抑制、红细胞破坏增加或红细胞生成减少。肺功能障碍与急性肾盂肾炎有关，症状和体征可以从最轻（轻微咳嗽、轻微肺部浸润）到很严重（需要强化治疗的成人呼吸窘迫综合征）。

产科并发症包括早产、早熟、死胎和胎儿宫内生长受限。

治疗

确诊为肾盂肾炎的孕妇应住院评估。尿培养送检后，应静脉给予抗生素，纠正血容量不足，必要时应用对乙酰氨基酚退热。密切监测呼吸频率、出入量、脉搏、血氧饱和度等生命体征。第一代头孢菌素（FDA 归为 B 类药物），如头孢唑啉 1g/8h，胃肠道外给药，通常有效。由于抗生素耐药性增加，开始选择抗生素时应考虑局部敏感性。大多数肠杆菌科细菌感染时，头孢曲松钠 1g/24h，胃肠道外给药往往有效，随后应根据尿培养及药敏结果调整用药。治疗后 48 小时无发热者，可将静脉给药改为口服抗生素治疗。抗生素总疗程一般为 14 天。需要注意的是，易与蛋白结合的药物，如头孢曲松，分娩前使用可造成胆红素改变，继而引起核黄疸，因此应避免使用。

如果治疗 48~72 小时无效，应考虑为难治性病原体，可加用氨基糖苷类抗生素，如庆大霉素，每 24 小时 3~5mg/kg，分 3 次给药，每 8 小时一次。治疗无效者应考虑可能存在尿路结石或尿路结构异常。如果抗生素治疗 48 小时后患者仍未退热，应进一步行肾脏和泌尿道超声检查，可明确肾周脓肿引起的持续性疼痛和发热。肾周脓肿通常由梗阻并发感染所致，除进行抗生素治疗外，应行经皮穿刺引流（最好是 CT 或超声引导下）。如果治疗效果仍不理想，可在静脉注射造影剂前后 15 分钟行静脉肾盂造影或 CT 尿路造影检查。考虑持续性感染或梗阻者，需行膀胱镜和逆行肾盂造影检查。

许多肾盂肾炎孕妇出现子宫收缩，与发烧和由此产生的血容量不足有关。由于宫缩抑制剂能明显增加呼吸窘迫的危险，因此应谨慎使用。通常情况下，静脉补液和应用抗生素即可缓解宫缩。

呼吸窘迫是肾盂肾炎一种严重的全身性并发症，由细菌内毒素增加肺泡渗透性和继发肺水肿所致，有心动过速、呼吸急促、输血、体温增加至 103°F（≈39.4℃）、宫缩抑制剂和过度静脉输液等情况者更易发生。出现呼吸道症状者应积极处理，由于患者常很快出现休克，因此需要重症监护。

预后

据 Cunningham 报道，肾盂肾炎发作后，28%女性出现复发性菌尿，同次妊娠中复发率为 10%。Wing 等在一项最近研究中指出，5% 妊娠患者初始治疗肾盂肾炎后仅 2 周，尿培养再次阳性。在同一研究中，6.3%患者在之后的妊娠过程中病原体培养呈阳性，6.3%患者发展为肾盂肾炎。因此，抗生素抑制疗法，即 100mg 呋喃妥因睡前口服或类似方案在妊娠期与产后常须持续应用 6 周(表 28-1)。每月复查尿培养，识别复发性尿路感染。对于抗生素过敏者或不愿服用抗生素患者，可应用抗生素抑制疗法进行治疗。

定期尿培养有助于检测复发。复发是指治疗前存在同一种属和特定菌株的病原体重复感染，即治疗失败。多数复发发生在治疗结束后 2 周内。由与初次感染成功治疗后不同菌株引起的复发性感染可出现在完成治疗后 3 周。

Hill JB, Sheffield JS, McIntire DD, Wendel GD Jr. Acute pyelonephritis in pregnancy. *Obstet Gynecol* 2005;105:18-23. PMID: 15625136.

泌尿系结石

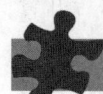
诊断要点

▶ 孕妇有尿路梗阻症状，包括背部或腰部疼痛、血尿和(或)尿痛。

▶ 影像学检查证实有泌尿道结石。

发病机制

泌尿系结石发生与妊娠无关，妊娠期发生率为 0.03%~0.35%，而且随着孕龄增加而增高(妊娠早期仅为 20%)。结石引起梗阻、感染、疼痛、血尿(75%~95%患者有血尿，其中 1/3 为肉眼血尿)、重复住院、早产和需要手术干预等风险增加。妊娠和非妊娠泌尿系结石患者的病因相同：慢性尿路感染、甲状旁腺功能亢进或其他原因所致高钙尿症、痛风(尿酸)以及尿路梗阻，先天性或家族性胱氨酸尿和草酸尿少见。大多数结石由钙组成，通常为磷酸钙。

妊娠期生理性输尿管积水以右侧较为突出；但在两侧发生结石概率相同。妊娠期生理性输尿管积水增加了患者自发排石的可能性。

临床表现

患者可出现多种症状，包括典型肾或输尿

表 28-1 治疗肾盂肾炎的抗生素使用方案

抗生素	剂量	给药途径	频率
氨苄西林	1~2g	静脉	每 4~6 小时
加庆大霉素	2mg/kg，之后 1.7mg/kg	静脉	每 8 小时
氨苄西林/舒巴坦	3g	静脉	每 6 小时
头孢唑啉	1~2g	静脉	每 6~8 小时
头孢曲松	1~2g	静脉或肌内注射	每 24 小时
美洛西林	3g	静脉	每 6 小时
哌拉西林	4g	静脉	每 8 小时

管绞痛、腹部隐痛并放射至腹股沟或背部疼痛、发热、恶心、呕吐。患者常有复发性尿路感染或血尿病史。发热、菌尿和腰痛提示合并肾盂肾炎。鉴别诊断包括与妊娠无关的(如阑尾炎、胆绞痛或胆道疾病、附件扭转)、与妊娠有关的(如胎盘早剥、早产、绒毛膜羊膜炎)急腹症。肾盂肾炎在静脉抗生素治疗48小时后，患者仍有发热，应考虑泌尿系结石所致的梗阻。通常有镜下血尿到肉眼血尿，但不是泌尿系结石的特异性诊断依据。临床上疑似肾盂肾炎患者尿培养阴性、持续性血尿或复发性尿路感染者，应高度怀疑泌尿系结石。

泌尿系超声检查可确诊。Butler等在一项超过13年的研究中，观察57例孕妇因症状性肾结石住院73次，记录初始检查情况，肾脏超声检查发现结石21例/35例(占60%)，腹部X线检查发现结石4例/7例(57%)。相比之下，单次静脉肾盂造影作为初步检查，确诊率为93%(*n*=8)。在选择的病例中行静脉肾盂造影，强化前摄片和注射造影剂20分钟后摄片，胎儿暴露射线的辐射量为0.2rad。静脉肾盂造影适应证包括镜下血尿和复发性尿路感染。怀疑肾盂肾炎时，应行无菌性尿培养。超声检查如果不能确诊妊娠期泌尿系结石，则可行MRI检查(胎儿无辐射影响)和CT尿路造影。

鉴别诊断

泌尿系结石的鉴别诊断包括肾盂肾炎、阑尾炎、绒毛膜羊膜炎、胆囊炎、胆石症。尿常规、尿培养以及腹部和盆腔影像学联合检查有助于鉴别诊断。

并发症

Swartz等在最近一项回顾性队列研究中发现，与无结石者相比，妊娠期因肾结石入院接受治疗的孕妇早产危险性增加(调整后比值=1.8；95%可信区间为1.5~2.1)。这一发现提示肾结石孕妇需住院治疗，应监测生物学指标(如宫颈长度或胎儿纤维连接蛋白)，以便更好地识别高危妊娠。此外，对生育年龄女性的小而无症状的结石进行诊断及治疗。

治疗

治疗包括住院、充分补液、尿培养和革兰染色、适当抗生素治疗、纠正电解质失衡以及镇痛(如阿片类药物)。患者剧烈疼痛可考虑行硬膜外麻醉镇痛。大部分(75%~85%)结石可自行排出，其中部分是由于妊娠期泌尿道生理性扩张所致。患者应憋尿，以利结石排出。若出现疼痛不能缓解、败血症、抗生素治疗无效的感染或尿路梗阻性等，需泌尿科医师手术治疗，如行输尿管内支架植入术、经尿道膀胱镜取石、肾造口术引流或开放手术。虽然曾有6例孕妇行冲击波碎石术的报道，但该疗法是妊娠期禁忌证。最近，8例妊娠患者成功地行输尿管镜和钬：YAG激光碎石，其中10例为症状性结石、2例有输尿管支架。此设备对局部区域传递能量，通过输尿管镜灵活使用，对所有成分的结石均有效。除1例外(91%)，所有手术均取得成功，无产科或泌尿系统并发症。

> Ross AE, Handa S, Lingeman JE, Matlaga BR. Kidney stones during pregnancy: An investigation into stone composition. *Urol Res* 2008;36:99–102. PMID: 18470509
> Swartz MA, Lydon-Rochelle MT, Simon D, Wright JL, Porter MP. Admission for nephrolithiasis in pregnancy and risk of adverse birth outcomes. *Obstet Gynecol* 2007;109:1099–1104. PMID: 17470589.
> Teichman JM. Acute renal colic from ureteral calculus. *N Engl J Med* 2004;350:684–693. PMID: 14960744.

急性肾衰竭

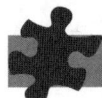
诊断要点

▶ 急性肾衰竭指肾功能和肾小球滤过率突然降低。

▶ 妊娠期急性肾衰竭的最常见原因是重度子痫前期及胎盘早剥。

发病机制

急性肾衰竭的定义为肾功能突然损害导致废物(如尿素)和体液潴留、电解质失衡。妊娠期不常发生，但死亡率高，因此必须尽可能预防并积极治疗。多数情况由急性产科出血(包括前置胎盘、胎盘早剥或产后出血)、子痫前期或败血症相关的血容量不足所致。

临床上，急性肾衰竭是肾脏暂时无法履行其排泄和调节功能的状态。血尿素氮和血清肌酐浓度增加，如果不及时干预，可能会导致流产、低出生体重儿、早产和死胎。治疗需要透析，虽然透析过程中可能发生低血压并引起早产宫缩，但也有很多透析后成功妊娠结局的病例报道。在这些病例中，肾衰竭通常是固有肾脏疾病造成的。

与非妊娠患者类似，急性肾衰竭可以分为肾前性、肾性和肾后性。钠排泄分数公式(FENa)是一个用于确定肾衰竭的经典的公式。公式为(尿钠/血浆钠)/(尿肌酐/血肌酐)，也可以表示为(尿钠×血肌酐)/(尿肌酐×血浆钠)。无论哪种方式，均反映钠排泄与肌酐之比。如果肾小管正常(肾前性衰竭)，由于肾脏加倍努力保钠，钠排泄应小于肌酐。如果肾小管异常(如肾性、急性肾小管坏死)，肾脏将无法再吸收钠，部分钠排泄会升高。也可以用尿钠水平来测定。

肾前性急性肾衰竭的发生是由于继发于母体低血容量而出现的低肾灌注（如出血、妊娠剧吐、脱水、胎盘早剥、败血病）、循环肾毒素（如氨基糖苷类抗生素）、主动脉或肾动脉狭窄或肾小动脉变窄（如败血症、非甾体抗炎药NSAID和某些染料）、血型不合的输血、子痫前期、子痫、弥散性血管内凝血以及低氧血症（如慢性肺病和心力衰竭）。肾前性肾衰竭患者的临床特点是伴随脉搏增快、血压下降的低血容量。实验室检查提示血清尿素氮(BUN)肌酐比率>20，FENa<1，尿钠<20mEq/L(通常<10)，浓缩尿分析尿沉淀物少且透明管型阳性。

肾性急性肾衰竭的原因可分为四组：肾小球、肾小管、间质和血管，各组中FENa>1。肾小球原因包括系统性红斑狼疮(SLE)、感染后肾小球肾炎或膜增生性肾小球肾炎，患者补体含量低。对于补体正常者，肾小球异常见于IgA肾病、肺出血肾炎综合征或急进性肾小球肾炎。所有肾小球原因的患者的尿液分析可见红细胞、管型、畸形红细胞和蛋白。

肾小管性肾衰竭称为急性肾小管坏死，可由局部缺血损伤、休克和手术引起，也可由毒素引起，包括内源性（镁、肌酐磷酸激酶）或外源性（如药物、染料、氨基糖苷类）。患者特点是查体正常。尿常规正常或有褐色色素管型。尿钠>25mEq/L(通常>60)，FENa>1。

间质性肾衰竭由NSAID和过敏（通常为青霉素和头孢菌素）引起。血、尿中发现嗜酸性粒细胞。患者通常有发热和皮疹。血管炎造成的肾衰竭可发现尿沉渣"重叠"现象，即其中红细胞、白细胞、脂肪椭圆体和所有类型管型相对等量现象。

肾后性急性肾衰竭由造成尿路梗阻的输尿管结石、腹膜后肿瘤和其他疾病引起。由于羊水过多造成双侧输尿管梗阻罕见，通常尿素氮与肌酐比值约为10。

预防

产科工作实践中，以预防急性肾衰竭为宗旨，适当扩容以维持足够的尿量。合理处理产科高危情况（如子痫前期、子痫、胎盘早剥、绒毛膜羊膜炎）、恰当备血、避免应用肾毒性抗生素等均很重要。

临床表现

急性肾衰竭定义为尿量<400mL/24h [或<0.5mL/(kg·d)]或血清肌酐升高（至少1.5倍）。BUN通常也升高。

临床上病程分为少尿期、多尿期和恢复阶段。在少尿期，尿量下降到<30mL/h，BUN和钾增加，氢离子和碳酸氢根减少，出现酸中

毒。多尿期肾小管功能丧失导致电解质丢失，大量稀释尿液漏出。恢复期由于肾小管功能恢复至正常，尿量及其组成正常。临床表现及并发症包括厌食、恶心、呕吐、嗜睡、心律失常（继发于电解质紊乱）、贫血、肾或肾外感染、血小板减少症、代谢性酸中毒和电解质紊乱（高钾血症、低钠血症、高镁血症、高磷酸盐血症、低钙血症）。

并发症

如果不及时治疗，可发生流产、低出生体重儿、早产、死胎等产科并发症。

治疗

具体治疗方法如下。

应急处理

急性肾衰竭的根本原因（如失血性休克）需要紧急处理，纠正潜在失调。

手术治疗

手术治疗包括确定和纠正尿路梗阻或由妊娠感染产物造成的败血症，二者为手术指征。如果确定为尿路梗阻，则应放置输尿管支架或行肾造口术。妊娠物感染可通过扩张宫颈和刮宫去除。由内出血或子宫出血造成的血容量减少，需开腹手术结扎出血血管或子宫切除，彻底治疗子宫出血。

常规治疗

常规治疗包括纠正液体和电解质平衡。液体摄入量可由尿量、其他途径丢失的液体（如腹泻、呕吐等）及约500mL/d（必需矫正发热损失）的隐性丢失来计算。必须认真记录出入量，患者应每天称重，保持恒定体重或缓慢体重下降 [假设室温为22℃~23℃(71°F~73°F)下250g/d]。高钾血症可通过给予葡萄糖和胰岛素来控制。饮食宜高热量、高碳水化合物、低蛋白质和低电解质。恶心、呕吐情况下可给予肠外营养。不应预防性应用抗生素，但已知感染者可用无肾毒性抗生素治疗。尽可能避免膀胱内留置导尿管。

透析

血钾≥7mEq/L、血钠≤130mEq/L、血清碳酸氢盐≤13mEq/L、BUN>120mg/dL 或每天增加 30mg/dL 的败血症患者，存在可透析的毒物或毒素者均可行透析治疗。持续妊娠者在产前阶段应以不同标准治疗肾衰竭。考虑到胎儿安全，应更早进行透析治疗。虽然具体标准尚未确立，但普遍以 BUN 60mg/dL 为准。

特殊情况：血栓性血小板减少性紫癜–溶血性尿毒症综合征

血栓性血小板减少性紫癜–溶血性尿毒症综合征(TTP-HUS)的特征是其他原因无法解释的血小板减少合并微血管病性贫血。血栓性微血管病可以导致肾衰竭。当神经系统异常为主、急性肾衰竭很轻或不存在时考虑是 TTP；当急性肾衰竭为主、神经系统异常很轻或没有时考虑是 HUS。尽管肾功能不全在 HUS 中更常见，但可以发生在与 TTP 或 HUS 相关的妊娠中。由于妊娠期 TTP-HUS 进展与妊娠相关，与子痫前期不能区分，其最佳治疗包括终止妊娠，其他与非妊娠患者相同。无论应用血浆输注还是血浆置换治疗都可改善生存。

Schrier RW, Wang W, Poole B, Mitra A. Acute renal failure: Definitions, diagnosis, pathogenesis, and therapy. *J Clin Invest* 2004;114:5–14. PMID: 15232604.

Selcuk NY, Odabas AR, Cetinkaya R, Tonbul HZ, San A. Outcome of pregnancies with HELLP syndrome complicated by acute renal failure (1989–1999). *Ren Fail* 2000;22:319–327. PMID: 10843242.

慢性肾病

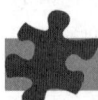
诊断要点

- 慢性肾病定义为持续性肾功能损害的肾损伤。
- 妊娠结局取决于肾功能损害的程度。

发病机制

在过去 30 年里，慢性肾病较常见，曾经视为妊娠绝对禁忌证，预后有了很大改善。目前，最好的预后指标是肾脏疾病在妊娠前的严重程度（轻、中度或重度）。

轻度肾病（肌酐<1.5mg/dL）者多数预后良好，妊娠过程无异常。中度肾病（肌酐 1.5~3mg/dL）者胎儿结局常良好（>90%），但孕妇病情常加重（高达 40%）。重度肾病（肌酐>3mg/dL）患者通常不孕，一旦妊娠，母婴结局较差。

妊娠期正常生理性变化在慢性肾病孕妇中不同，肾小球滤过率增加，但仅常见于轻度患者。蛋白尿通常比有潜在肾脏疾病者增加一倍以上，蛋白尿本身并不认为对母婴有害。

尽管此前有很多概论，但因特定肾脏疾病有不同的表现，很难单纯根据血肌酐评估病情。因此，妊娠期间，在治疗前了解患者基本情况非常重要。此外，无论患者肾功能和血清肌酐情况如何，妊娠前高血压可增加母婴风险。总之，慢性肾病患者妊娠期高血压和子痫前期风险增加，因此应对这些疾病予以密切监测。

应当指出，大多数有关慢性肾病与妊娠的数据都仅基于回顾性观察资料。

临床表现

慢性肾病可以根据患者肾小球滤过率进行分期（表 28-2）。慢性肾病患者血清肌酐在一定程度上有所升高。

并发症

慢性肾病与许多产科并发症风险增加有关，包括子痫前期、早产、胎儿宫内生长受限以及流产。这些并发症风险随孕妇血清肌酐水平增加而增加。

治疗

慢性肾病处理的一般指南应开始于产前咨询。血清肌酐大于 1.5（如果患者血压正常，部分可允许达到 2.0）的患者不鼓励妊娠或至少患者应充分认识到胎儿及其自身可能有不良结局。事实上，约 40%该水平的慢性肾病患者经历了不可逆转的肾小球滤过率下降，超过先前疾病的预测值。患者应由母胎医学专家以及肾脏科医师或熟悉肾脏疾病的内科医师共同处理，严格控制血压。基础实验检查包括血清肌酐、电解质、白蛋白、胆固醇/甘油三酯（用于肾病患者），可增加基础肝功能、尿酸、乳酸脱氢酶等检查，有助于子痫前期的诊断。同时应检测 24 小时尿蛋白定量和肌酐清除率。密切随访患者，并在约 32 周开始无创性胎儿监护。妊娠 10 周考虑开始应用婴儿型阿司匹林和钙治疗预防子痫前期。

肾小球肾炎

妊娠期间急性肾小球肾炎是罕见的，估计发病率为 1/40 000 次妊娠，该病与围产期死

表 28-2 慢性肾脏病的分期

分期	描述	肾小球滤过率[mL/(min·1.73m²)]
1	正常或肾小球滤过率增加的肾脏损伤	≥90
2	肾脏损伤,轻度肾小球滤过率下降	60~89
3	中度肾小球滤过率下降	30~59
4	重度肾小球滤过率下降	15~29
5	肾衰竭	<15 或透析

(From the National Kidney Foundation: K/DOQI clinical practice guidelines for chronic kidney disease: Evaluation, classification and stratification. *Am J Kidney Dis* 2002;39(Suppl 1):S1‐S266.)

亡增加有关。妊娠期间的临床病程可变,并且易误诊为子痫前期。一些患者在妊娠早期病情得到控制并恢复正常肾功能。伴红细胞管型的镜下血尿常见于急性肾小球肾炎。治疗方法与未孕患者类似,包括控制血压、预防充血性心力衰竭、给予液体和电解质,并密切随访。

妊娠合并慢性肾小球肾炎的预后取决于肾功能损害程度、妊娠前血压水平和肾小球肾炎的确切组织类型。对于患有活动性肾小球肾炎的患者,妊娠的主要风险是合并子痫前期。预先存在高血压、孕早期重度蛋白尿、原发性局灶节段性透明变性和硬化患者胎儿预后差。尽管肾功能预计将下降,成功的妊娠结局仍可以预期。胎儿宫内生长受限、早产、胎盘早剥、宫内胎儿死亡的发生率增加。常规产前检查包括定期的肾功能检查、控制血压、胎儿生长发育的超声评估和产前检测胎儿生存状态。妊娠期高血压与妊娠期间肾功能恶化程度有关。肺成熟度评估后可考虑适时早期终止妊娠。

狼疮性肾炎

目前还不清楚SLE患者是否在妊娠期更可能爆发。如果患者妊娠期有活动性疾病,其病情恶化的可能性更大。因此,很多人建议延迟妊娠直到SLE持续缓解6~12个月。这可以将爆发的风险从66%降至33%。妊娠本身似乎不会引起爆发。小样本对照研究提示,爆发率在SLE样妊娠和未妊娠女性中是相同的。若爆发将出现严重的肾脏表现。妊娠期间已成功使用泼尼松和其他免疫抑制剂。

像其他肾病患者一样,SLE患者如果孕前存在高血压则预后更差。然而针对SLE,预后差与抗磷脂抗体和狼疮抗凝物相关。

系统性硬化病和结节性动脉周围炎

这些疾病的患者的结局和妊娠结局相当差。大部分的(很少)文献描述了不良胎儿结局、加速进展的孕妇高血压、产妇偶尔死亡。一些新的数据显示血管紧张素转换酶(ACE)抑制剂治疗后预后较好,但同时多数权威专家建议如果可能应禁忌妊娠和提前终止妊娠。

糖尿病肾病

糖尿病肾病是指糖尿病患者蛋白尿达300mg/d,最常见于孕前1型糖尿病患者,但随着妊娠者年龄增加,越来越多的2型糖尿病患者在妊娠期出现糖尿病肾病。

目前,这些患者围产期生存率约为95%,普通人群中生存率为99%。妊娠似乎并没有加重轻度肾病患者肾功能损害(血清肌酐<1.5,肌酐清除率>80mL/min),但妊娠通常使中度或重度肾功能不全者病情恶化。目前还不清楚妊娠是否使这些患者肾功能长期恶化。一些研究表明,严重肾功能不全者比那些不能受孕者更早出现肾衰竭。

有些肾功能恶化可以在妊娠期通过严格控制血压避免。由于ACE抑制剂在妊娠期禁用,可使用钙通道阻断剂,其不仅可控制高血压,还具有肾保护作用。

反流性肾病

反流性肾病是儿童期开始出现的一种常见的、轻微的尿路系统疾病。大多数妇女肾功能和血压都正常;因此,妊娠是安全的。唯一严重的并发症是发展为菌尿和泌尿系感染。因此,这些患者要经常筛查菌尿并进行相应治疗。此外,该疾病可遗传,婴儿应在出生后评估该疾病。

多囊肾

多囊肾隐性形式相当罕见且病情严重,常染色体显性多囊肾更常见。像其他肾脏疾病一样,如果这些患者妊娠前没有高血压和严重的肾功能不全,其妊娠较安全;但其更易患妊娠期高血压、子痫前期。这些患者也更易发展为泌尿系感染。

孤立肾

孤立肾可能是发育异常或因某些疾病切除了一侧肾脏的结果。不正常发育或位置低的单肾甚至可能位于真骨盆。第二个小的、几乎无功能的肾脏可能无法通过常规检测发现。妊娠期肾脏的解剖学或功能性肥大经常发生且存在争议。这些患者应在怀孕前评估感染是否存在，如果肾功能正常，妊娠不是禁忌，预期结局良好。

必须积极治疗妊娠期孤立肾感染。有报道称，孤立肾患者子痫前期发病率增加。

肾移植

约0.5%生育年龄的肾移植女性妊娠。多项大型研究提示肾移植术后妊娠结局良好。妊娠前肾功能正常的患者很少在妊娠期间出现肾功能恶化。妊娠期移植排斥的可能性与非妊娠移植受者相同。对于血清肌酐稳定在<1.4mg/dL后受孕的肾移植患者更可能经历一个不复杂的产科结局（其产科结局良好的占97%；而血清肌酐较高的患者的产科结局良好的占75%）。自然流产率没有增加。

患者肾移植后2年尝试妊娠。如果来自活体亲属供肾，则可仅等1年，避免排斥反应，但有未等待足够时间即妊娠者，其结局亦良好。患者受孕前应控制血清肌酸酐<2（最好<1.5）且无排斥迹象，无高血压或孕前用药控制血压至正常。

妊娠期抗排斥药物应减少到维持水平[泼尼松≤15mg/d，硫唑嘌呤≤2mg/(kg·d)；环孢素尚未明确安全剂量，尽可能保持<5mg/(kg·d)]。妊娠期免疫抑制剂水平往往下降，应经常检查。使用类固醇的患者应尽早行糖耐量筛查，每6周常规检测电解质和肝功能。

妊娠肾移植患者感染的风险相当高，可以见到疱疹病毒初次感染或再次激活、巨细胞病毒感染。透析患者的乙肝表面抗原阳性率更高。

分娩方式主要取决于产科指征。髋关节无菌性坏死或继发于长期患病其他骨营养不良的患者可能需要剖宫产。鼓励肾移植患者阴道分娩。移植的肾脏在假骨盆的患者通常不会因梗阻导致难产。如果需要行剖宫产手术，须密切注意勿损伤盆腔中的移植肾。

自然和医源性早产常见(45%~60%)。孕妇应用免疫抑制剂可导致胎儿宫内发育迟缓和胎儿畸形。

需要透析的慢性肾病

相对过去报道的可怕妊娠结局，目前有数据显示，尽管经常存在胎儿生长受限或早产，透析患者仍约有50%的机会分娩活婴。在透析管理方面有许多与妊娠有关的不同之处：

- 为维持适当的血红蛋白浓度，要求促红细胞生成素水平更高。
- 由于透析可引起低血压或胎盘功能不全，故必须监测胎心和宫缩。
- 胎盘产生维生素D，可能需要减小维生素D的剂量以避免高钙血症。
- 由于妊娠的高凝状态，透析过程中需要更多的肝素。

预后

大多数轻度患者（血清肌酐<1.5mg/dL）对妊娠无影响，中度肾脏疾病（肌酐1.5~3mg/dL）患者胎儿结局通常良好(>90%)，但母体状态往往加重(高达40%)。重症患者（肌酐>3mg/dL）通常不孕，一旦妊娠，母婴预后均较差。

Armenti VT, Radomski JS, Moritz MJ, et al. Report from the National Transplantation Pregnancy Registry (NTPR): Outcomes of pregnancy after transplantation. In: Cecka JM, Terasaki PI (eds): *Clinical Transplants*. Los Angeles, CA: UCLA Immunogenetics Center; 2002, p. 97. PMID: 12971441.

Bar J, Ben-Rafael Z, Padoa A, Orvieto R, Boner G, Hod M. Prediction of pregnancy outcome in subgroups of women with renal disease. *Clin Nephrol* 2000;53:437–444. PMID: 10879663.

Cohen RA, Brown RS. Microscopic hematuria. *N Engl J Med* 2003;348:2330–2338. PMID: 12788998.

Lindheimer MD, Davison JM, Katz AL. The kidney and hypertension in pregnancy: Twenty exciting years. *Semin Nephrol* 2001;21:173–189. PMID: 11245779.

（姚爱琳　译）

第29章

妊娠期胃肠道疾病

Chad K. Klauser, MD
Daniel H. Saltzman, MD

妊娠剧吐

诊断要点

▶ 妊娠剧吐定义为孕早期开始的原因不明的顽固性恶心、干呕或呕吐,导致脱水、酮尿及体重明显下降至妊娠前体重的5%以上。

▶ 通常在妊娠第3~5周开始出现,80%在妊娠20周消失。

▶ 治疗通常包括避免有害刺激、减轻恶心呕吐的药物治疗、补液,必要时需住院治疗。

发病机制

妊娠剧吐(HEG)的发病率为0.3%~2%,病因尚不清楚,可能与体内人绒毛膜促性腺激素(hCG)、雌二醇及黄体酮水平升高有关。多见于年轻孕妇及有晕车、偏头痛、口服避孕药导致恶心呕吐等病史的孕妇,多胎妊娠和姐妹或母亲中有妊娠剧吐者更易发生。

临床表现

症状与体征

妊娠剧吐表现为严重的恶心、呕吐,可导致脱水、体重明显减轻、社会隔绝、对家庭和朋友关系产生负面影响。妊娠剧吐患者不是因妊娠而恶心呕吐,往往发病时间更早,持续时间更长。有一类妊娠剧吐患者可表现为唾液分泌过多(多涎)。

实验室检查

妊娠剧吐患者可出现促甲状腺激素下降、游离甲状腺激素升高及肝酶、胆红素、淀粉酶和脂肪酶升高,这些异常表现是短暂的,随着妊娠剧吐改善而消失。

影像学检查

通常不需行影像学检查,但影像学检查有助于排除胰腺炎、胆囊炎或颅内病变等其他可能疾病。

鉴别诊断

如果严重的恶心呕吐发生在妊娠9周后,则应怀疑其他可能的疾病。妊娠剧吐鉴别诊断包括胃肠炎、胃轻瘫、胆道疾病、肝炎、消化性溃疡、胰腺炎、阑尾炎、肾盂肾炎、卵巢扭转、糖尿病酮症酸中毒、偏头痛、药物毒性或戒断、心理疾病、妊娠期急性脂肪肝和先兆子痫。

并发症

妊娠剧吐患者的并发症包括韦尼克脑病、急性肾小管坏死、脑桥中央髓鞘溶解症、食管贲门黏膜撕裂、纵隔气肿、脾撕裂等。此外,有报道指出,持续性或重度妊娠剧吐患者还会产生严重心理负担,包括抑郁、焦虑和失业等。所幸妊娠剧吐与明确的胎儿并发症无关。一项研究明确指出，在整个妊娠期中，体重增加小于7kg 的妊娠剧吐患者，其低出生体重儿和早产风险稍有增加，但未报道妊娠剧吐增加先天性发育异常、流产或死胎的风险。

治疗

支持治疗，包括补充水分和维生素（尤其是维生素 B_1，用于预防韦尼克脑病）。非药物性方法包括针灸、催眠治疗、避免引发恶心的刺激物、草药茶、维生素 B_6 和姜，这些方法有助于缓解部分患者恶心和呕吐。抗组胺药是一类可以在妊娠期使用的有效治疗药物，该药物经很长一段历史证明是安全的。其他止吐药在权衡安全性和有效性分析后（表29-1）可以使用。经常接受医师指导或门诊护理服务的患者也会受益。如果经治疗后体重持续减轻，则需行鼻饲管肠内营养或肠外营养补充。如果患者需要住院治疗，则通常在妊娠前8周。

预后

妊娠16周后，50%的患者症状缓解，妊娠20周后，80%的患者症状缓解。约有10%的患者在妊娠期间伴随不同程度的恶心、呕吐。再次妊娠后，妊娠剧吐复发率为80%。在显著症状出现前，早期药物治疗可以缓解再次妊娠期间妊娠剧吐的严重程度，降低复发率。

Bottomley C, Bourne T. Management strategies for hyperemesis. *Best Pract Res Clin Obstet Gynaecol* 2009;23(4):549–564. PMID: 19261546.

Goodwin TM. Hyperemesis gravidarum. *Obstet Gynecol Clin North Am* 2008;35:401–417. PMID: 18760227.

Niebyl JR. Nausea and vomiting in pregnancy. *N Engl J Med* 2010;363:1544–1550. PMID: 20942670.

表29-1 止吐药的安全性和有效性

影响日常生活的恶心或呕吐
维生素 B_6 10~30mg 每日 3~4 次口服
48 小时后症状仍持续：加入抗敏安 1.25 mg，每日 3~4 次口服
48 小时后症状仍持续：用其他止吐药来代替抗敏安
异丙嗪 12.5~25mg，每 4 小时口服或经直肠
茶苯海明（Dimenhydrinate）50~100mg，每 4~6 小时口服或经直肠

可以考虑在任意时间点按以下顺序选择可替代治疗：
针灸或穴位刺激，姜片 250mg，每日 4 次

持续性症状，无论是否脱水
普鲁氯嗪 25mg，每 12 小时经直肠
或甲氧氯普胺 5~10mg，每 8 小时口服或静脉注射
或三甲氧苯酰胺 200mg，每 6~8 小时经直肠

脱水或体重减轻
硫胺素（维生素 B_1）每天 100mg 静脉注射，持续3天；在每日多种维生素中补充硫胺素
昂丹司琼（Ondansetron）8mg，每 8~12 小时口服或静脉注射
或甲泼尼龙（Methylprednisolone）最高 16mg，每日 3 次，持续 3 天；超过 2 周逐渐减小到最低有效剂量；治疗周期 6 周

无法维持体重
给予肠内肠外全营养

消化性溃疡病

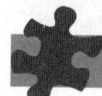

诊断要点

▶ 上腹疼痛、厌食、餐后恶心、呕吐、腹胀。

▶ 妊娠期间消化性溃疡病（PUD）发病率和严重程度降低，而消化不良症状增加。

▶ 妊娠期间胃镜检查是安全的；当症状严重和药物治疗无效时，推荐胃镜检查评估消化性溃疡病。

发病机制

消化性溃疡是指消化道黏膜糜烂达黏膜肌层，主要由幽门螺杆菌感染或应用非甾体类抗炎药（NSAID）引起。这些致病因素通过改变胃酸分泌、胃上皮化生和免疫反应等影响胃黏膜功能和修复。妊娠期间消化性溃疡发生率约为 1/4500 例，而在普通人群中，其发生率约为 1/1000 例，这可能与许多消化性溃疡致病因素在妊娠期间减少有关，包括吸烟、NSAID 使用和饮酒等。十二指肠溃疡更常见，其发生率是胃溃疡的 5 倍。

预防

虽然消化性溃疡是多因素的，在无幽门螺杆菌感染的情况下，戒烟或限制服用阿司匹林、NSAID 和饮酒，会降低疾病原发率和复发率。

临床表现

胃或十二指肠溃疡的典型症状是上腹部灼痛，进餐或应用抗酸剂可缓解。PUD 须与常见于妊娠期的反流性食管炎或单纯性胃灼热相鉴别。胃或十二指肠溃疡患者最常主诉不适而不是疼痛，描述为"酸"、灼烧或消化不良。十二指肠溃疡疼痛发生在餐后几小时和夜间，这种疼痛可通过进食缓解。妊娠者症状往往比未妊娠者减轻。

临床最常用内镜确诊胃或十二指肠溃疡。由于有辐射，上消化道 X 线钡餐检查在妊娠期禁用。相比较而言，内镜是一种更直接的诊断方法。幽门螺旋杆菌感染可以根据组织学活检、培养或尿素酶试验进行检测。

鉴别诊断

PUD 应与妊娠期常见的其他胃肠道疾病，如胃食管反流（GERD）、妊娠恶心呕吐、妊娠剧吐、胰腺炎、急性胆囊炎、病毒性肝炎、阑尾炎、妊娠急性脂肪肝和肠易激综合征相鉴别。GERD 在妊娠期非常普遍，可通过颈部放射痛（疼痛投射到颈部）、喝酸性饮料和平卧导致疼痛加剧等症状与 PUD 相区别。其他 GERD 更常见的症状包括夜间哮喘、声音嘶哑、咽喉炎或牙周病。胰腺炎表现为进食后疼痛加剧、背部放射痛和白细胞增多或发热。此外，胰腺炎通常导致血清淀粉酶和脂肪酶水平升高。急性胆囊炎通常表现为在摄入脂肪食物后症状加重、右上腹疼痛、发热和白细胞增多。急性肝炎可通过血清学诊断，而阑尾炎通常伴随急性腹痛、反跳痛、发热、白细胞增多和食欲缺乏。

并发症

妊娠期消化性溃疡的并发症比普通人群中少得多。妊娠期病例报道记录的并发症包括吐血、穿孔、胃肠道梗阻。一般对胎儿无不良影响，除非孕妇发生严重病变。一项回顾性研究发现，伴有 PUD 孕妇与无 PUD 者相比，低出生体重儿及早产率稍有增加。

治疗

妊娠期 PUD 一般给予对症治疗，包括避免进食引起症状的食物和使用抗酸剂和硫糖铝。建议戒烟、卧床休息和避免压力。对于症状持续者，可给予 H_2 受体拮抗剂，如西咪替丁或雷尼替丁。若症状仍然持续，可添加质子泵抑制剂，如兰索拉唑进行药物治疗。使用抗生素，如阿莫西林或克拉霉素、铋化合物和质子泵抑制剂，根除幽门螺杆菌的成功率为 90%。对 H_2 受体拮抗剂和质子泵抑制剂致畸作用已进行了广泛研究，证实二者在妊娠期使用无明显不良反应。

Chen Y, Lin HC, Lou HY. Increased risk of low birthweight, infants small for gestational age, and preterm delivery for women with peptic ulcer. *Am J Obstet Gynecol* 2010;202:164. PMID: 20113692.

Engemise S, Oshowo A, Kyei-Mensah A. Perforated duodenal ulcer in the puerperium. *Arch Gynecol Obstet* 2009;279:407–410. PMID: 18642012.

Parikh N, Howden CW. The safety of drugs used in acid-related disorders and functional gastrointestinal disorders. *Gastroenterol Clin North Am* 2010;39:529–542. PMID: 20951916.

炎性肠病

诊断要点

- 克罗恩病是炎性肠病(IBD)的一个亚类,具有起病隐匿、轻度发烧、腹泻、右下腹疼痛、肛周脓肿和肛瘘等表现。影像学检查可发现小肠或结肠溃疡、狭窄或瘘。该病可累及消化道从口腔到肛门的任何部位。
- 溃疡性结肠炎是IBD的另一个亚类,表现为血性腹泻、下腹部绞痛、便急、贫血和低人血白蛋白。可通过乙状结肠镜检查确诊,而且该病只累及结肠。

发病机制

目前,美国炎性肠病患者大约有500 000人。炎性肠病有两大类,即克罗恩病和溃疡性结肠炎。溃疡性结肠炎的特点是结肠黏膜层炎症反复发作,病变持续影响结肠。反之,克罗恩病的特点是炎症发生贯穿肠壁各层,肠内病变呈"跳跃性分布",病变与正常肠段相互间隔。克罗恩病可以影响从口腔到肛门的消化道任何部位,但最常见于回肠末端。

虽然炎性病变的病因尚不明确,但已确定其风险因素。炎性肠病首发年龄多见于15~40岁。这两类疾病在犹太人中更常见,可能与遗传因素有关,有IBD家族史者罹患IBD的风险增加。

临床表现

症状与体征

克罗恩病和溃疡性结肠炎好发于育龄妇女,妊娠期有相似风险且治疗类似。主要表现为痉挛、下腹部疼痛和腹泻,也可发生体重减轻、厌食、电解质紊乱和严重腹泻。

诊断

妊娠期乙状结肠镜检查安全,如果对制订治疗决策非常关键,则应首选结肠镜检查。结肠镜检查可发现特征性肠溃疡,同时排除其他疾病。

鉴别诊断

炎症性肠病的鉴别诊断包括肠道感染、肠缺血、憩室炎、淀粉样变性、获得性免疫缺陷综合征导致的腹泻、口炎性腹泻和NSAID引起的病变。

并发症

孕妇体重增加不足、肠穿孔、中毒性巨结肠和肠梗阻是孕期IBD罕见并发症。溃疡性结肠炎和克罗恩病患者生育率与普通人群相似。此外,IBD女性妊娠期(每年34%)较非妊娠期(每年32%)发作增加。

溃疡性结肠炎和克罗恩病患者妊娠早期流产、早产、低出生体重儿、剖宫产率增高等风险增加。对于病变活动期妊娠者,其产科不良结局发生率明显增加。有些研究结果不一致,认为先天性畸形风险增加与溃疡性结肠炎有关,而与克罗恩病无关,这些可能与孕期用药有关。

治疗

炎症性肠病的治疗通常包括改变饮食和药物治疗。在某些极端病例中,妊娠期一段时间内需要全肠外营养。柳氮磺胺吡啶(Sulfasalazine)是一种常用的一线药物,该药物可以通过胎盘屏障,但不会增加出生缺陷或流产风险。在服用柳氮磺胺吡啶的同时应补充叶酸。类固醇也常用于中度到重度炎症性肠病的治疗,可能与低出生体重儿和唇腭裂风险增加有关(妊娠10周内用药和高剂量用药)。免疫抑制药物,如硫唑嘌呤和6-巯基嘌呤,虽然可能潜在增加胎儿骨髓毒性、流产和早产风险,但可用于难治性病例。环孢素仅用于对类固醇治疗无效的患者,以避免急诊肠切除术;环孢素可能与早产和胎儿宫内生长受限风险增加有关。氨甲蝶呤具有诱变性和致畸性,妊娠期禁用。可以使用抗生素,特别用于克罗恩病治疗。

在产科处理方面,IBD患者应考虑密切超声检查,监测早产。有产科指征或有肛周疾病、回肠肛门袋患者,需行剖宫产术。

预后

妊娠期 IBD 症状与非妊娠期类似,表现为腹痛、痉挛和直肠出血。IBD 不是妊娠禁忌,但应尽可能在妊娠前通过手术或药物控制病变。妊娠不会导致 IBD 加重。在多数患者中,妊娠和分娩过程均较顺利。

Correia LM, Bonilha DQ, Ramos JD, et al. Treatment of inflammatory bowel disease and pregnancy: A review of the literature. Arq Gastroenterol 2010;47:197–201. PMID: 20721468.

Ferguson C, Mahsud-Dornan S, Patterson RN. Inflammatory bowel disease in pregnancy. BMJ 2008;337:427. PMID: 18599468.

Habal F, Ravindran NC. Management of inflammatory bowel disease in the pregnant patient. World J Gastroenterol 2008;14:1326–1332. PMID: 18322943.

Mahadevan U. Pregnancy and inflammatory bowel disease. Gastroenterol Clin North Am 2009;38:629–649. PMID: 19913206.

Reddy D, Murphy SJ, Kane SV, et al. Relapses of inflammatory bowel disease during pregnancy: In-hospital management and birth outcomes. Am J Gastroenterol 2008;103:1203–1209. PMID: 18422816.

妊娠期急性脂肪肝

诊断要点

▶妊娠急性脂肪肝(AFLP)是妊娠晚期罕见并发症,可致急性肝衰竭(平均胎龄36周开始)。

▶AFLP症状包括乏力、恶心、呕吐、上腹部痛、头痛或黄疸。

▶实验室检验异常包括血小板减少、转氨酶升高、高尿酸血症和肌酐升高。此外,还包括高胆红素血症、低血糖症和高血氨症。

▶其他检验结果包括高血压、低热、凝血障碍性出血、烦乱不安。

发病机制

AFLP 发病率约为 1:10 000,与肝脏或肾脏微多孔状脂肪浸润导致脂肪肝和肾功能不全有关。最早在妊娠 23 周发病,最晚在产后 1~2 周发病。AFLP 通常发生在妊娠晚期,患者确诊时平均胎龄为 36 周。大约 50% 的 AFLP 患者出现先兆子痫和(或)HELLP(溶血、肝酶升高、血小板减少)综合征。此外,AFLP 更常见于第一胎、多胎妊娠和男性胎儿。AFLP 与脂肪酸线粒体 β-氧化、长链 3-羟酰辅酶 A 脱氢酶(LCHAD 缺陷)等遗传缺陷有关。胎儿和母体均有遗传缺陷时,AFLP 发病风险显著增加,而许多患者再次妊娠时会复发。

临床表现

症状与体征

患者通常在症状出现前 1~2 周出现心神不安和疲劳,伴随厌食、恶心和呕吐加重、头痛和上腹/右上腹疼痛。体格检查发现黄疸,同时尿液呈深黄橙色。

实验室检查

实验室检查通常发现不同程度的血小板减少、低血糖和血清转氨酶、胆红素、肌酐和氨升高。此外,可发现不同程度的凝血异常。

影像学检查

影像学检查是排除肝内出血或肝梗死等病变的最有效方法,CT 与肝超声检查可见以上病变与非特异性脂肪浸润变化一致。

特殊检查

肝活检常用于诊断,但需首先排除凝血功能异常。此外,常依据临床表现和实验室检查结果做出诊断。筛查患者和分娩后新生儿 LCHAD 突变,有助于诊断及指导再次妊娠。

鉴别诊断

AFLP 常与血栓性血小板减少性紫癜(TTP)、溶血性尿毒综合征(HUS)、败血症、

HELLP综合征或重度子痫前期混淆。TTP不伴有典型的肝转氨酶显著升高,而通常为更严重的血小板减少症。HUS肾损伤出现更早、更严重,肝功能异常不明显。高血压病(子痫前期/HELLP)诊断常与AFLP重叠;AFLP患者氨浓度增加、天冬氨酸转氨酶(AST)/丙氨酸转氨酶(ALT)/总胆红素明显增加等表现更突出。

治疗

怀疑AFLP的患者应住院治疗,根据患者及胎儿病情,可安排在产房或特护病房。应纠正低血糖症状,根据情况给予血液制品替代品或补充凝血因子。患者病情稳定后应结束分娩,可根据胎龄、孕妇和胎儿情况尝试引产,剖宫产术可因患者凝血功能障碍而导致并发症风险增加。剖宫产应在全麻下进行,应做腹中线垂直切口(解剖少、血管少),在关腹前放置筋膜下和皮下引流,有助于出血引流,减少血肿形成。产后继续给予支持治疗,尤其注意肝、肾和其他器官保持充分灌注。胰腺炎是AFLP致命并发症,需在产后密切监测。产后3~5天可以观察到病情开始改善,通常需住院15~20天。虽然尚无足够证据评估血浆置换在治疗中的价值,但血浆置换术可能成为产后肝肾功能恶化患者的治疗方法。

预后

AFLP患者死亡率及其相关并发症发生率(如感染、弥散性血管内凝血)约为10%,与以往死亡率70%相比,有显著提高。胎儿/新生儿死亡率为23%,主要继发于早产。肝移植罕见,但是可以挽救进展为暴发性肝衰竭患者的生命。如前所述,患者及其丈夫、新生儿应行LCHAD基因突变筛查,在LCHAD基因缺陷的家庭中,再次妊娠复发风险显著增加,发生率为15%~70%。

Cappell MS. Hepatic disorders severely affected by pregnancy: Medical and obstetric management. *Med Clin North Am* 2008;92:739-760. PMID: 18570941.

Rajasri AG, Srestha R, Mitchell J. Acute fatty liver of pregnancy (AFLP): An overview. *J Obstet Gynaecol* 2007;27:237-240. PMID: 17664801.

Sibai BM. Imitators of severe pre-eclampsia. *Semin Perinatol* 2009;33:196-205. PMID: 19464511.

Williams J, Mozurkewich E, Chilimigras J, et al. Critical care in obstetrics: Pregnancy-specific conditions. *Best Pract Res Clin Obstet Gynaecol* 2008;22:825-846. PMID: 18775679.

HELLP综合征

诊断要点

▶HELLP综合征属于先兆子痫/子痫,特点是微血管溶血、肝酶升高和血小板减少。

▶高达20%的HELLP综合征患者血压正常和(或)无蛋白尿表现。

发病机制

妊娠期HELLP综合征发病率高达1:200,先兆子痫患者中,发生率为10%~20%,多发生在妊娠晚期。HELLP综合征以溶血、肝酶升高和血小板减少为特点。HELLP综合征是与先兆子痫相关的一种疾病,但其确切发病机制仍不清楚。

临床表现

症状与体征

患者最常见的表现是腹部/上腹部疼痛、恶心、呕吐和不适。通常与血压升高和蛋白尿有关(80%)。少尿、黄疸和腹水较少见。

实验室检查

HELLP综合征的诊断主要依赖于以下实验室检查:血管内溶血(外周血涂片见破碎红细胞、胆红素≥1.2mg/dL或血清乳酸脱氢酶≥600IU/L);血小板计数<100 000;血清

AST≥70IU/L。任一项或两项异常、未全部达到上述标准的诊断为部分性 HELLP 综合征。此外，部分患者可出现凝血酶原时间(PT)/部分凝血活酶时间(PTT)轻微升高和纤维蛋白原降低。

鉴别诊断

鉴别诊断包括重度子痫前期；在症状和表现上有很明显重叠，但 HELLP 可通过上述实验室检查进行诊断。AFLP 中 PT/PTT 异常更常见且肝衰竭更明显。TTP 和 HUS 对肝功能影响不像 HELLP 综合征这样明显。

并发症

并发症包括弥散性血管内凝血(21%)、胎盘早剥(16%)、急性肾衰竭(8%)、肺水肿(6%)和肝被膜下血肿(1%)。HELLP 综合征患者如果发生肝破裂，尤其是伴血小板显著减少，死亡率可达 50%。肝破裂危险因素包括高龄产妇、多胎和先兆子痫。50%以上产妇需要备血，产妇死亡率可达 1%。根据分娩时胎龄及胎儿生长受限情况，新生儿死亡率可达 7%~25%。

治疗

HELLP 综合征患者的治疗包括稳定患者/胎儿病情；按需输血、补充凝血因子，监测尿液/肾功能；必要时治疗高血压。除特殊情况外，分娩是主要且标准的治疗方式。首选阴道分娩，除非有证据表明胎儿生长受限、胎盘早剥或胎龄较小而病情迅速恶化。孕期<34 周患者，可给予皮质类固醇治疗，在引产过程中有一定帮助。如果需行剖宫产，则建议采用垂直中线切口，减小伤口并降低感染。HELLP 综合征通常在分娩后很快缓解，血小板和转氨酶可能在分娩后 36 小时降到最低点，症状改善。静脉注射类固醇不影响长期结果，但一项研究证实，类固醇可加快血小板数量恢复。

预后

母婴均可能发生显著并发症；及时识别和分娩可使绝大部分患者迅速恢复；再次妊娠后，HELLP 复发率是 3%~25%，而先兆子痫复发率可达 25%~75%。此外，这些患者在日后非妊娠期罹患心血管疾病的风险增加。预防性服用低剂量阿司匹林可以降低再次妊娠复发率。

> Cappell MS. Hepatic disorders severely affected by pregnancy: Medical and obstetric management. *Med Clin North Am* 2008;92:739–760. PMID: 18570941.
> Joshi D, James A, Quaglia A, et al. Liver disease in pregnancy. *Lancet* 2010;375:594–605. PMID: 20159293.
> Kirkpatrick CA. The HELLP syndrome. *Acta Clinica Belgica* 2010;65:91–97. PMID: 20491358.

其他妊娠期胃肠道疾病

病毒性肝炎

甲型肝炎

甲型肝炎可能是偶发的或者流行性的。广义上以肝脏发生病毒血症为主，症状包括恶心、头痛、食欲缺乏和体重减轻。此外，部分患者出现腹泻、发烧和黄疸。主要传播方式是粪－口途径。在临床症状出现前约 2 周会在粪便中排出病毒，粪便排毒一般在临床症状出现后 3 周内完成。就目前所知，甲肝病毒没有携带状态。在 206 周的潜伏期，血液和粪便均有感染性。妊娠晚期患病可增加早产风险。无甲型肝炎病毒垂直传播的报道，鼓励母乳喂养，要注意适时洗手。孕期进行甲型肝炎疫苗接种是安全的。

乙型肝炎

该病毒通常通过接触感染的血液、血制品

或性接触而传播。该病毒存在于大多数身体分泌物中,已证实可经肠外感染和性接触感染。乙肝病毒感染高危人群包括静脉吸毒者、男性之间发生性行为者、卫生保健员、乙肝携带者的配偶、拥有多个性伴侣者和东南亚移民。5%~10%乙肝感染者会成为病毒慢性携带者。病毒潜伏期为6周至6个月。甲肝和乙肝临床特征相似,但是乙肝更危险。乙肝急性重型肝炎发生率是1%,而甲肝急性重型肝炎较少见。

血液中乙型肝炎表面抗原(HBsAg)通常是乙肝病毒感染的标志,这是病毒感染的第一个表现;通常出现在临床症状之前,并存在于整个感染期。肝炎急性期后,HBsAg持续存在与慢性肝炎有关。乙型肝炎核心抗体(HBcAb)是针对病毒颗粒核心而产生的,随着急性乙型肝炎感染临床发病而出现。只在HBsAg存在时,乙型肝炎e抗原(HBeAg)才出现。在妊娠晚期,HBeAg阳性孕妇通常会将病毒传播给后代(80%~90%),而HBeAg阴性孕妇传播率较低(10%~20%)。

妊娠期急性感染需给予支持治疗,不会增加致死率和致畸性。乙型肝炎病毒载量升高(>10^6拷贝/毫升)或妊娠晚期HBeAg阳性患者常用拉米夫定治疗,可以显著降低垂直传播风险。此外,HBsAg阳性患者的新生儿应在出生后12小时内接种第一针疫苗(儿童剂量),同时接受乙肝免疫球蛋白注射。乙型病毒性肝炎(慢性或急性)患者可以进行母乳喂养。

丙型肝炎

高达85%的感染者成为慢性携带者。潜伏期通常是7~8周,但范围为3~21周。感染过程类似于乙肝。大约90%患者存在丙型肝炎抗体。但是抗体在感染后几周内可能不能检测到。急性或慢性丙肝不会影响妊娠,受感染患者与对照组流产率、生长受限、早产或高血压发生率相近。垂直传播概率是5%~8%;如果同时感染了HIV,则会增加到36%。丙肝病毒载量升高会导致垂直传播风险升高。分娩方式不会影响垂直传播概率;应尽可能避免婴儿头皮取血或在婴儿头皮放置胎儿心率监测电极。破膜时间过长会增加传播风险,早产儿必须权衡胎龄和传播风险。丙型病毒性肝炎患者可以进行母乳喂养。

Lopez M, Coll O. Chronic viral infections and invasive procedures: Risk of vertical transmission and current recommendations. *Fetal Diagn Ther* 2010;28:1-8. PMID: 20558971.

Panda B, Panda A, Riley LE. Selected viral infections in pregnancy. *Obstet Gynecol Clin North Am* 2010;37:321-331. PMID: 20685556.

Zhongjie S, Yang Y, Ma L, et al. Lamivudine in late pregnancy to interrupt in utero transmission of hepatitis B virus. *Obstet Gynecol* 2010;116:147-159. PMID: 20567182.

胆囊炎

胆囊炎在妊娠期间较少发生(0.3%),主要继发于黄体酮对胆囊和胆管平滑肌的松弛作用。妊娠期急性炎症通过静脉输液和限制进食来治疗。如果急性胆囊炎没有缓解或者发生胰腺炎,应考虑切除胆囊。如果手术可以在妊娠中期进行,则不增加流产率。妊娠期可选择腹腔镜手术,妊娠20周后手术时,应特别小心避免损伤子宫。在妊娠晚期,外科手术治疗可能会导致早产,因此应在术后监测子宫收缩。此外,通常建议手术过程中监测胎儿,尤其是有生机儿。详见第25章(妊娠期外科疾病)。

妊娠期肝内胆汁淤积综合征

娠期肝内胆汁淤积症的特点是由肝内及血浆内胆汁酸积累导致皮肤瘙痒和黄疸。类似于口服避孕药治疗期间偶尔发生的胆汁淤积。雌激素可能是致病因素,可能由下调参与胆汁转运的酶活性而引起。发病率与地理位置和种族差异有关(最常见于智利);多胎妊娠会增加发病率。

最显著的症状是全身瘙痒,尤其是手掌和

脚掌。鉴别诊断包括肝炎、胆道疾病、AFLP和HELLP综合征。实验室检测显示碱性磷酸酶、胆红素和血清胆汁酸（鹅去氧胆酸、脱氧胆酸和胆酸）增加。AST和ALT水平可能轻微上升。值得注意的是，患者可能在实验室诊断显示异常前几周就有症状。

抗组胺药，如苯海拉明，用作初始治疗对瘙痒症状有效。熊去氧胆酸[(10~15mg/(kg·d)，分两次]抑制胆汁酸吸收、增加胆汁排泄，通过药物平衡胆汁酸、改善肝功能指数而减轻瘙痒。口服类固醇也可缓解症状，应用后实验室指标异常和症状可迅速改善。

妊娠期肝内胆汁淤积与胎儿死亡、自发性早产、羊水和（或）胎盘粪染、产后出血有关。没有特殊的产前检测方法可预防胎儿死亡，有建议每两周行一次生化检查可能有用。总胆汁酸水平>40nmol/L者，产科预后最差。分娩方式尚未达成共识；不同策略包括：妊娠36~37周分娩时，应行羊膜穿刺检测胎儿肺成熟度；妊娠37~38周分娩时，不需检测胎儿肺成熟度；或者在确保胆汁酸水平低于40nmol/L时允许自然分娩，只有在高于这个阈值时才提前干预。

详见第30章（妊娠期皮肤疾病）。

Greenes V, Williamson C. Intrahepatic cholestasis of pregnancy. *World J Gastroenterol* 2009;15:2049-2066. PMID: 19418576.

Mays JK. The active management of intrahepatic cholestasis of pregnancy. *Curr Opin Obstet Gynecol* 2010;22:100-103. PMID: 20124899.

Pathak B, Sheibani L, Lee RH. Cholestasis of pregnancy. *Obstet Gynecol Clin North Am* 2010;37:269-282. PMID: 20685553.

（崔洪艳 译）

第30章 妊娠期皮肤病

Abigail Ford Winkel, MD

妊娠期皮肤生理变化

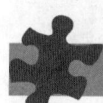
诊断要点

- ▶ 生理变化，尤其是内分泌改变，导致一系列妊娠期皮肤改变。
- ▶ 最常见的变化包括色素过度沉着、妊娠纹、血管改变以及脱发(产后)。
- ▶ 大多数与妊娠相关的皮肤改变无需治疗，随着妊娠结束而自愈。

发病机制

在几乎所有妊娠过程中，免疫、代谢、血管及内分泌变化会导致皮肤改变。皮肤色素过度沉着与促黑素细胞生成素、雌激素及孕激素水平升高有关。血管改变亦与雌激素作用有关，会引起血管充血、扩张及增生。

预防

一些干预措施可以成功避免这些生理性改变的发生，例如恰当使用防晒霜，可以减少皮肤色素过度沉着及黄褐斑，抬高下肢、穿弹力袜、避免久坐或久站，可以防止静脉曲张的发生。

临床表现

症状与体征

色素沉着发生于90%以上的女性，肤色较深的女性更为明显。最常见于乳头、乳晕及腋窝处皮肤，下腹正中腹白线的颜色也会逐渐加深，变为一条深色条纹。

黄褐斑，又称为"妊娠面具"，是指对称分布于面颊、下颌或面部中间区域的皮肤色素沉着。当暴露于阳光或使用某些化妆品后，其症状会加重。

红斑常出现于妊娠早期，主要分布于手掌和足底皮肤。

妊娠期间静脉充血及血管通透性增加导致超过40%的女性出现下肢静脉曲张，主要由妊娠子宫压迫股静脉及盆腔静脉血管造成。

扩张的小动脉常形成中央红色斑点伴其周围细小血管辐射样改变，称为毛细管肝血管瘤(蜘蛛痣)，最常见于牙龈、舌头、上唇和眼睑。

妊娠纹表现为粉红色或紫色条纹，多见于腹部、臀部及胸部皮肤组织，是由妊娠期产妇体重增加及激素水平改变而导致的皮肤结构变化所引起的。而妊娠期肾上腺活动增加可加重这种表现。

妊娠期女性通常可出现脸部、眼睑及四肢

非指凹性水肿，通常在早晨最为明显，而在日常活动后减轻。

妊娠期女性毛发分布和数量改变很常见。增加的毛发主要分布于面部及乳房周围，尤其是妊娠中晚期。重要的是，这些表现并非男性化症状，产后会出现多毛症轻度退化或恢复正常。由于更多的毛囊进入生长期，从而导致妊娠后期毛发增多浓密。产后脱发同样普遍。在妊娠期间，休止期毛囊数量较孕前下降了一半，而在产后前几周，休止期毛囊数量却成倍增加。

妊娠期指甲会出现脆性增加、末端易于脱离及甲下过度角现象，这些都是良性改变，无需特殊治疗。

鉴别诊断

皮肤生理性改变与某些疾病的病理性改变鉴别非常重要，如皮肤红斑可见于甲状腺功能亢进、肝硬化及系统性红斑狼疮。妊娠纹是妊娠正常的结果，但可能与肾上腺皮质功能亢进有关。妊娠期水肿很常见，但也可能是子痫前期的一个重要表现，因此有水肿者应考虑子痫前期的可能。当出现明显指甲营养不良时，应排除牛皮癣、扁平苔藓、甲癣等。

并发症

通常情况下，孕期皮肤改变仅应用护肤品即可，对于那些引起不适的血管改变，可给予相应的支持治疗。

治疗

因为大多发生在妊娠期间的变化都能在产后逐渐恢复，因此，除了安慰患者，无需进行特殊治疗。许多治疗方法被认为可以改善妊娠纹（维生素 E 油、润滑油、润肤露）及各种洗剂等，但均证明无明显效果。目前正在研究中的激光治疗或许有一些潜在治疗作用。如果产后皮肤色素沉着情况未得到明显改善，那么这些患者可尝试服用维 A 酸和皮质类固醇进行治疗。血管改变不太可能在产后完全恢复，因此可以应用激光、电流干燥技术、硬化疗法等进行治疗。

预后

色素沉着在产后会减轻，多数人会完全消失。血管变化会明显减轻，但可能不会完全缓解。妊娠纹通常变为银白色凹陷，很少消失。产后脱发通常会在产后 2~6 个月毛囊进入生长期后停止。

Bremmer M, Driscoll MS, Colgan R. The skin disorders of pregnancy: A family physician's guide. *J Fam Pract* 2010;59: 89–96. PMID: 20141723.

Elsaie ML, Baumann LS, Elsaaiee LT. Striae distensae (stretch marks) and different modalities of therapy: An update. *Dermatol Surg* 2009;35:563–573. PMID: 19400881.

Kumari R, Jaisankar TJ, Thappa DM. A clinical study of skin changes in pregnancy. *Indian J Dermatol Venereol Leprol* 2007;73:141. PMID: 17458033.

皮肤病及妊娠对皮肤疾病的影响

过敏性皮炎

 诊断要点

▶ 妊娠期过敏性皮炎（湿疹）症状会加重。

▶ 大多数患者既往有过敏史，但皮炎可能为妊娠期首次发病。

发病机制

雌激素和孕激素调节免疫和炎性细胞的功能，包括肥大细胞的分泌，导致荨麻疹和皮肤炎症加重。妊娠可能会使一些患者过敏性皮炎症状得到改善，而使另一些患者病情保持不变或加重。

预防

治疗皮肤瘙痒会改善患者症状。此外，保持过敏性皮炎的皮肤湿润可使用含水较少的润肤物，如涂抹较厚的润肤霜或者凡士林，可以避免干燥、瘙痒及皮肤鳞化。

临床表现

症状与体征

在多数情况下，患者妊娠前即有过敏性皮炎病史。过敏性皮炎属于临床诊断，典型表现为瘙痒。其他表现包括成组出现的红色斑丘疹或是伴随表皮剥脱的斑块。皮肤褶皱和曲折表皮常见。

实验室检查

虽然过敏性皮炎的实验室检查没有特异性，但是血清学、组织病理学和免疫荧光显示，过敏性皮炎患者的免疫球蛋白E(IgE)水平升高。

鉴别诊断

其他类型的皮炎，包括接触性皮炎、癣感染和疥疮等均可出现类似症状。此外，妊娠期胆汁淤积症、妊娠期多形疹也可表现为瘙痒，这些皮疹的分布位置有助于鉴别。

并发症

过敏性皮炎可合并细菌、病毒、真菌或多重感染，对过敏反应可行局部治疗。

治疗

有症状患者的治疗包括局部皮质激素治疗，如氢化可的松或全身性抗组胺药。局部治疗无效者，需口服泼尼松。甲氨蝶呤可用于治疗非妊娠期严重过敏性皮炎患者，但是妊娠期患者是绝对禁忌。

预后

过敏性皮炎不会对胎儿造成任何不利影响，不影响妊娠结局。

银屑病

诊断要点

▶ 慢性斑块性银屑病是银屑病中最常见一类，妊娠使病情加重或进展。

▶ 40%~60%的银屑病患者症状会在妊娠期间得到改善，仅有14%会加重。

发病机制

具体机制不明，可能与遗传性皮肤损伤有关。Koebner现象指的是免疫细胞从真皮向表皮移动，促进角质细胞增殖，加重病损皮肤的损伤。妊娠期高水平的白介素-10是某些患者症状改善的原因。

预防

无明确的预防措施。

临床表现

症状与体征

在慢性斑块性银屑病中，红色和白色斑块出现在表皮第一层中。皮肤积聚呈银白色外观，身体任何部位均可出现这种表现，但通常多见于肘部和膝盖。

实验室检查

皮肤活检或刮除物检查可明确诊断。

鉴别诊断

应与药物反应、玫瑰糠疹、接触性皮炎、癣感染相鉴别。

并发症

10%~15%的患者合并有银屑病性关节炎。

治疗

可采用光疗和局部皮质激素治疗。甲氨蝶呤、环孢霉素类和维生素 A 可用于治疗非妊娠期患者,不推荐用于妊娠患者。

预后

目前还没有治愈银屑病的方法,各种治疗手段有助于控制症状。银屑病可增加非黑色素瘤类皮肤癌的发病风险。银屑病患者应定期在皮肤科随访。

皮肤红斑狼疮

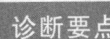

诊断要点

▶ 妊娠很少对慢性皮肤红斑造成影响。系统性红斑狼疮(SLE)的女性患者缓解期达到3个月或更长时间、未合并肾病或心脏疾病者,可以妊娠。

▶ 皮肤耀斑为妊娠期系统性红斑狼疮患者最常见的表现。

发病机制

自身抗体对皮肤细胞膜进行免疫攻击,导致损伤形成。

预防

紫外线可导致病情加重,避免紫外线照射有助于缓解病情。

临床表现

症状与体征

表现为红色斑丘疹或轻度扩张的小斑块,病变扩大可形成更大的斑块。

实验室检查

大多数患者抗核抗体筛查阳性。妊娠者应检查抗-Ro(SS-A)、抗-La(SS-B),以及全血细胞计数以筛查贫血、白细胞减少及血小板减少症。可以观察到补体减少及细胞沉降率升高,但不具有特异性。

特殊检查

皮肤活检可见免疫球蛋白和补体沉积于表皮真皮交界处。未受影响的皮肤活检比损伤皮肤更具有诊断价值。免疫荧光法对于陈旧病变的诊断没有帮助。

鉴别诊断

皮肤红斑狼疮与药疹和过敏反应相似。

并发症

如果妊娠发生在红斑狼疮活跃期,约50%的患者在妊娠期病情加重。对于系统性红斑狼疮患者,流产风险增加,早产多见。子痫前期发生率升高,尤其当患者血液中检测到 SS-A(抗-Ro)和 SS-B(抗-La)抗体。

治疗

应用类固醇激素进行局部和病灶内治疗。病变处瘢痕可导致脱发。当局部治疗无效时,可使用抗疟药物治疗,如羟氯喹,也可用全身性糖皮质激素治疗。

预后

非 SLE 皮肤红斑狼疮患者预后良好。在较为温暖的月份,某些患者病变呈间歇性发作,有些患者病变可缓解。

皮肤肿瘤

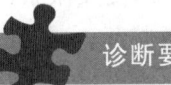

诊断要点

▶ 在妊娠期,肿瘤可能首次出现、变大或数量增加。

▶ 妊娠肉芽肿为一种血管肿瘤,发病率约为2%,好发于妊娠期第2~5个月。

▶ 硬纤维瘤、平滑肌瘤、瘢痕瘤在妊娠期间可能会快速增长。

▶黑色素痣在妊娠期可能会增长、变大或颜色加深。

发病机制

毛细血管增殖导致妊娠肉芽肿发生,纤维性软疣同样是激素对血管作用的结果。孕期可观察到黑色素细胞上雌激素及孕激素受体增加,这是黑色素痣在孕期发生变化的原因。

预防

无明确预防措施。

临床表现

症状与体征

妊娠肉芽肿是一种红色或紫色结节,最常见部位为口腔牙龈表面,也可发生于其他部位,如手指。纤维性软疣是较软的纤维瘤,常出现在妊娠晚期,位于面部、颈部及胸壁。黑色素痣为深色、突起的结节,大小不定,可出现在身体任何部位。

实验室检查

若表现为典型的良性病变,则不必行皮肤活检。行血管病变活检时应谨慎。

鉴别诊断

需考虑各种表皮、黑色素细胞、成纤维细胞、血管、毛囊、皮脂腺、神经、平滑肌和外分泌肿瘤,如果怀疑为恶性肿瘤,则应考虑为转移性肿瘤并进行活检。

并发症

并发症仅限于对孕妇外表及身体的影响,不存在对胎儿的影响。

治疗

多数情况仅需观察。若症状持续存在,则需手术治疗。

预后

多数病变于产后恢复,无需手术治疗。

> Bremmer M, Driscoll MS, Colgan R. The skin disorders of pregnancy: A family physician's guide. *J Fam Pract* 2010;59:89–96. PMID: 20141723.
> Clowse ME. Managing contraception and pregnancy in the rheumatologic diseases. *Best Pract Res Clin Rheumatol* 2010;24:373–385. PMID: 20534371.
> Kasperska-Zajac A, Brzoza Z, Rogala B. Sex hormones and urticaria. *J Dermatol Sci* 2008;52:79–86. PMID: 18485675.

妊娠特异性皮肤病

妊娠期荨麻疹和丘疹

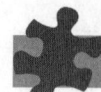

诊断要点

▶妊娠期最常见的伴有瘙痒的皮肤病。

▶瘙痒、红色斑丘疹,严重时融合为斑块,通常发生于妊娠34周之后。

▶病变通常在妊娠后期起病,产后2周消失。

发病机制

妊娠期发生的荨麻疹和斑丘疹(PUPPP)也称为妊娠多形疹,其发病机制尚不清楚。可能是由于过度扩张的腹部纤维结缔组织胶原束暴露抗原,引起过敏反应,导致妊娠纹内病变。妊娠期发病率为1/300~1/160。

预防

无明确的预防措施。

临床表现

症状与体征

妊娠多形疹的诊断依据临床症状和体征。通常红色斑丘疹和斑块主要出现在腹部。斑块周围有明显光环样改变。病变还可累及妊娠纹、腿部和手臂。值得注意的是,病变很少累及脐周,使脐周出现一个"白色光环"。

实验室检查

目前没有相关的妊娠多形疹的实验室检查指标。免疫荧光法可用于区别妊娠多形疹和妊娠类天疱疮,目前尚未识别与妊娠多形症有关的相应免疫球蛋白。

鉴别诊断

病变聚集于妊娠纹上且不累及脐周区域,可用于鉴别妊娠多形疹和妊娠类天疱疮。此外,还应与多形性红斑、药敏反应、病毒感染及疥疮相鉴别。

并发症

本病不威胁母婴安全,也不会影响母婴妊娠结局。

治疗

有症状的患者通常选择抗组胺药、局部应用类固醇激素以及止痒剂等治疗。有时为了缓解治疗初期极度瘙痒症状,有必要口服皮质类固醇类药物。

预后

妊娠多形疹属于自限性疾病,产后可自愈。目前尚不清楚女性在一次妊娠中罹患本病是否增加其再次妊娠时的发病概率。

妊娠期肝内胆汁淤积

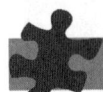

诊断要点

- ▶ 仅见于妊娠期女性;可造成瘙痒和对皮肤的二次损伤。
- ▶ 通常发生于妊娠30周之后。
- ▶ 胆汁淤积在南美和北欧人群中发病率更高。

发病机制

在美国,妊娠期肝内胆汁淤积(ICP)的发病率为0.3%~5.6%。ICP发生率似乎与种族相关,智利的印第安人和具有玻利维亚血统的人群中发生率较高。ICP的病因尚不明确。某种基因突变与ICP的患病倾向增加相关。雌激素和孕激素代谢改变也与ICP有关,两种激素水平升高与ICP发生有关。肝内胆汁分泌功能障碍导致血清中胆酸和胆汁酸盐沉积在皮肤,引起瘙痒。激素因素在此过程中发挥作用。

预防

无明确的预防措施。

临床表现

症状与体征

ICP患者最典型的表现为不伴有典型皮疹的瘙痒(通常严重),多集中于手掌、足底,有时延伸至腿部及腹部。症状通常在夜间更加明显。体格检查时,患者有表皮脱落现象。

实验室检查

对于每个出现瘙痒症状的孕妇,均应进行血清学胆汁酸及肝功能检查。在患有ICP的女性中,血清总胆汁酸水平增高。血清胆酸增高水平超过鹅去氧胆汁酸水平。血清氨基转移酶也增高,而凝血酶原水平通常正常。

鉴别诊断

ICP的诊断是基于瘙痒与胆汁酸和(或)异常肝酶升高。病毒性肝炎、胆囊疾病、妊娠类天疱疮以及妊娠期皮肤丘疹性疾病等均应考虑。皮肤表面无丘疹有助于将ICP与其他皮肤病相鉴别。伴随瘙痒可将ICP同其他引起肝酶异常的疾病相鉴别。

并发症

ICP与不良围产期结局有关,包括早产、

死胎。瘙痒症状出现越早,早产发生可能性越大。患者血清胆汁酸水平与自发性早产发生率呈正相关。此外,胎儿死亡率为1%~3%,胎死宫内常见于妊娠37~39周。目前对胎死宫内的确切原因知之甚少,有一些证据表明,循环中的胆汁酸水平可干扰胎儿心脏电传导,造成胎儿心律失常和突然死亡。死产是突发和不可预知的事件,应用无应激实验和(或)生物物理检查监测胎儿并不能减少不良妊娠结局的风险。尽管如此,大多数医师建议一旦确诊为ICP,应对宫内胎儿进行胎儿监测,2次/周。

治疗

熊去氧胆汁酸(UDCA)可使血清胆汁酸水平持续下降,从而改善患者症状。UDCA并不能降低死产风险,主要原因是因为目前关于UDCA对ICP的影响的评估研究尚缺乏有力的证据证明患儿的结局。从理论上讲,使用UDCA来降低循环中胆汁酸水平应该可以降低胎儿不良妊娠结局的风险。一旦诊断为ICP,应对胎儿进行无应激实验和(或)生物物理评价,2次/周。最佳分娩时间尚不清楚,但是许多专家建议应在妊娠37~38周分娩,或在妊娠36周后,经羊膜腔穿刺证实胎肺发育已成熟后分娩。

预后

皮肤瘙痒通常在分娩结束数天后缓解。研究表明,ICP复发率高达40%~70%。有ICP病史的女性同时服用口服避孕药,再次妊娠时很有可能出现皮肤瘙痒和肝内胆汁淤积。如果ICP患者要求口服避孕药物,那么应推荐其使用雌激素含量较低的药物。

妊娠合并脓疱性银屑病

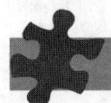
诊断要点

▶ 又称为疱疹样脓疱病。
▶ 特点为全身分布的红斑及脓疱爆发。

▶ 这种罕见的疾病表现为妊娠期间急性发作的银屑病。
▶ 大多数患者具有个人或家族银屑病病史。

发病机制

脓疱病或者妊娠期脓疱性银屑病是妊娠期非常罕见的皮肤病,仅在一些医学文献中有所描述。发病机制尚不清楚,可能与妊娠晚期高水平的孕激素和低水平的钙相关。表皮中弹力素水平下降可能与脓疱形成相关。

预防

无明确的预防措施。

临床表现

症状和体征

通常斑块表面覆盖无菌脓疱。病变开始于脓疱表面皮肤或黏膜破损,并向周围扩散。伴随症状包括发热、恶心、腹泻、倦怠。瘙痒症并不常见。患者通常合并有低血钙。

实验室检查

皮肤活检可见海绵组织状脓疱伴随表皮中中性粒细胞浸润。免疫荧光检查阴性。

鉴别诊断

皮肤活检和细菌培养可将妊娠期脓疱性银屑病与其他脓疱性皮肤病及感染性皮肤病,如念珠菌病和单纯脓疱病等进行鉴别。当病变为双重感染时,鉴别较困难。

并发症

当皮肤损伤发展为重复感染时易导致败血症。严重的低钙血症可导致手足抽搐、癫痫发作、精神错乱。

治疗

治疗通常是口服糖皮质激素,而后逐渐减量。低钙血症应纠正和补充钙。

预后

有孕产妇和围产期死亡率增加的报道，但可能与继发感染和败血症有关。这些患者可增加胎盘功能不良的风险，从而增加不良妊娠结局的可能，如胎儿生长受限、死胎。因此，建议通过生物物理评价和超声评估胎儿生长情况等对胎儿进行监测。皮肤损伤在产后迅速恢复。脓疱性银屑病在下次妊娠时会有复发可能，并且发病时间会更早。

妊娠性类天疱疮（妊娠疱疹）

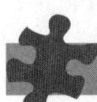

诊断要点

▶ 罕见疾病，发生于妊娠中晚期。
▶ 病变表现为红色丘疹和囊泡，并迅速在病变外围融合成大囊泡(疱疹样外观)。
▶ 病变集中于躯干，很少发生于面部、手掌和足底。

发病机制

尽管命名为疱疹，但是疱疹病毒并非其病原体。自身免疫反应对胎盘母体抗原进行攻击，形成自身抗体，导致皮肤免疫复合物沉积和补体激活，造成组织损伤和水疱形成。

预防

无明确预防措施。

临床表现

症状与体征

荨麻疹的丘疹和斑块通常开始于躯干，随后蔓延到整个身体，包括远端肢体。当病情进展时会出现较大囊泡。病变很少累积黏膜。与病毒性疱疹相比，囊泡较少聚集，并且分布在外围。全身症状包括不适、发热和发冷。

实验室检查

皮肤活检是诊断所必需的检查。大多数患者都有循环免疫球蛋白 G 与补体 C3 结合。免疫荧光检查显示较大囊泡病变中，C3 在基底膜区呈均匀、线性沉积。

鉴别诊断

普通天疱疮可通过组织学检查排除。妊娠疱疹不表现为脓疱、发热、低钙血症。疱疹样皮炎伴有瘙痒，聚集的囊泡不会融合为较大囊泡，并且不表现为斑块。妊娠疱疹表面会形成硬结，伴有色素沉着，但在皮损愈合后很少留下瘢痕。

并发症

瘙痒可干扰日常活动和睡眠。囊泡破溃后会伴随疼痛，有可能发展为溃疡，影响生活质量。新生儿出生时可能孕周较小，但通常对发病率和死亡率没有影响。

治疗

可选择外用或口服糖皮质激素进行治疗，通常给予泼尼松每日 20~60mg。口服抗组胺药也可缓解症状。在治疗效果不理想的情况下，可使用环孢霉素和静脉注射免疫球蛋白。

预后

孕期病情会出现加重或缓解。尽管产后病情可能会加重，但是症状通常在产后 6 周会消退。妊娠性类天疱疮可能与胎盘功能不全有关，可增加胎儿生长受限和早产的风险。确诊患者应在孕期对胎儿进行生物物理评价及超声评估胎儿生长情况。该病在再次妊娠时有复发倾向。

> Bremmer M, Driscoll MS, Colgan R. The skin disorders of pregnancy: A family physician's guide. *J Fam Pract* 2010;59:89–96. PMID: 20141723.
> Kumari R, Jaisankar TJ, Thappa DM. A clinical study of skin changes in pregnancy. *Indian J Dermatol Venereol Leprol* 2007;73:141. PMID: 17458033.
> Roth MM. Pregnancy dermatoses: Diagnosis, management, and controversies. *Am J Clin Dermatol* 2011;12:25–41. PMID: 21110524.

（崔洪艳 译）

第31章 糖尿病与妊娠

Aisling Murphy, MD
Carla Janzen, MD
Stacy L. Strehlow, MD
Jeffrey S. Greenspoon, MD
Sue M. Palmer, MD

据疾病控制与预防中心估计，2008年美国糖尿病患者达2400万人，在过去2年里增加了300万。由于人口老龄化、生活方式的改变、肥胖率增加，预计到2030年，糖尿病（主要是2型糖尿病）的患病率会进一步上升。而具备这些条件的成人中，约25%目前无法诊断。

数据表明，糖尿病发病率上升趋势也影响到孕妇。孕妇中孕前糖尿病发生率为1%，而妊娠期糖尿病（GDM）发生率约为7%。GDM传统上定义为妊娠期首次发生或发现的葡萄糖耐受不良。在某些少数族群中，GDM发生率更高，特别是非裔美籍及拉美裔孕妇。

在1922年应用胰岛素之前，妊娠前糖尿病患者常有不孕。如果确实妊娠，通常会导致孕妇死亡。这一事实促使Joseph de Lee于1913年在其开创性的教科书中建议，所有此类妊娠都应终止。他指出，"尝试妊娠到足月，甚至到胎儿有生存能力都太危险。"

引进胰岛素以及改善一般产科护理迅速降低了孕产妇死亡率。然而直到20世纪60年代，糖尿病患者中死产和新生儿死亡的风险仍然远高于一般人群。自那时以来，由于新生儿重症监护、胎儿监护的改善，以及由于糖尿病控制的显著改善、自我血糖监测、强化胰岛素治疗方案，围产儿死亡率显著降低。目前，如果能很好地控制血糖，则围产儿死亡风险接近一般产科人群。无论是妊娠前已患糖尿病，还是妊娠期糖尿病，妊娠期间仍有显著风险。

目前，糖尿病保健提供的优先次序是：首先要识别和控制孕前糖尿病；第二，适当筛查和治疗妊娠期糖尿病，以便能防止产妇和胎儿/新生儿并发症。有证据表明，即使治疗轻度妊娠期糖尿病，也会改善母婴结局。

正常妊娠和糖尿病妊娠中的代谢变化

为了适应健康胎儿生长，所有孕妇在妊娠期间新陈代谢都会发生极大变化。特别是正常孕妇胰岛素敏感性会随妊娠进展而下降。然而，虽然进行了大量研究，其发生机制仍不清楚。妊娠妇女体内皮质醇水平的变化，以及包括雌激素、孕激素、胎盘生长因子和人胎盘催乳素（hPL）（又称为人绒毛膜生长素）在内的胎盘激素的变化都与之相关。

虽然所有女性都会发生胰岛素抵抗，但是只有较少一部分发展为GDM。所有患者与2型糖尿病患者及类2型糖尿病患者有共同的危险因素，GDM同时具备胰岛素抵抗和胰岛素分泌不足等特点。因此，GDM被视为因孕期致糖尿病环境诱发的2型糖尿病。

胰岛素是一种合成代谢激素，在碳水化合物、脂肪和蛋白质代谢中有非常重要的作用。胰岛素促进细胞摄取葡萄糖并将其转化为糖原贮存起来、促进脂肪合成以及氨基酸吸收和利用。胰岛素缺乏或对胰岛素敏感性下降会导致高血糖和脂肪分解,而游离脂肪酸增加会导致酮体、乙酰乙酸和β-羟基丁酸酯生成增加。当血糖浓度超过肾糖阈时,出现糖尿并引起渗透性利尿,伴有脱水和电解质丢失。

正常孕早期,胰岛素敏感性不变或有所增加,这可能是因为在此期间雌激素和孕激素水平上升,但雌孕激素可拮抗胰岛素活性。黄体酮会引起胰岛素抵抗,而雌激素具有相反效果。由于胰岛素分泌增加而胰岛素敏感性不变,结果导致空腹血糖水平下降,在孕12周时达最低,平均下降15mg/dL,因此妊娠10周时,空腹血糖值常为70~80mg/dL。

而在孕中期,餐后血糖较高,有利于葡萄糖通过胎盘转移给胎儿。葡萄糖经易化扩散转移,在250mg/dL时达到饱和。胎儿血糖水平是母体的80%,与此相反,母体氨基酸水平由于经胎盘主动转运给胎儿而降低。孕中期脂质代谢表明,直到妊娠中期都有持续脂肪储存,随着胎儿需求增加,增强脂肪动员(脂肪分解)。

hPL在妊娠期间增加30倍,被认为是产生胰岛素抵抗和脂肪分解的主要原因。hPL也能降低饥饿感,并在孕晚期将产妇糖代谢转为脂肪代谢。hPL在结构上与生长激素相似,通过降低胰岛素与胰岛素受体亲和力而起作用。净效应是有利于葡萄糖经胎盘转移给胎儿并降低产妇葡萄糖利用。hPL在孕早期和孕中期稳定上升,并在孕晚期达到稳定水平。

产妇皮质醇水平在孕期也上升,能通过刺激内源性葡萄糖生成、糖原储存以及减少葡萄糖利用导致胰岛素抵抗。

最近,研究人员质疑孕期胰岛素抵抗完全是由激素变化介导的观点。注意力已转向脂肪细胞因子,如肿瘤坏死因子-α(TNF-α)、脂联素、瘦素的作用。特别是发现TNF-α水平变化是孕期胰岛素抵抗的显著预测因子。TNF-α由胎盘及脂肪组织产生,以旁分泌方式减弱胰岛素信号传导机制,导致胰岛素敏感性降低。

高血糖对胎儿的影响

血糖水平升高对胎儿有害,流产和胎儿畸形发生率增加,且与血糖水平成正比。畸形发生机制尚未明确,但由胎儿高血糖引起的氧化应激可能起作用。这些可能是致命或严重影响生活质量的出生缺陷(表31-1),在很大程度上可以通过改善孕前血糖控制来预防。

由于大部分畸形发生在妊娠前8周,而此时大部分孕妇刚开始产前检查。孕前保健对糖尿病患者必不可少。血红蛋白A1c(HbA1c)反映了前两个月血液中葡萄糖浓度,在孕早期检测可预测畸形风险(表31-2)。

胎儿继续受高血糖的影响,一直到器官形

表31-1 糖尿病母亲的婴儿的某些先天性异常

心脏	房间隔缺损
	室间隔缺损
	大血管转位
	主动脉缩窄
	法洛四联症
	永存动脉干
	右位心
	心脏肥大
中枢神经系统	神经管缺陷
	无脑儿
	全前脑
肾脏	肾积水
	肾发育不全
	输尿管重复
胃肠道	十二指肠闭锁
	肛门直肠闭锁
	脐膨出
脊椎	尾部退化综合征,骶骨发育不全

Reprinted, with permission, from Reece EA, Hobbins JC. Diabetes embryopathy, pathogenesis, prenatal diagnosis and prevention. *Obstet Gynecol Surv* 1986;41:325.

表 31-2 妊娠初期血红蛋白值与主要胎儿先天畸形发生率的关系

妊娠初期血红蛋白值	主要胎儿先天畸形发生率(%)
≤7.9	3.2
8.9~9.9	8.1
≥10	23.5

成时期后。葡萄糖可通过胎盘，而胰岛素不可通过，这就导致胎儿所产生的胰岛素增加来代偿高血糖环境。

胰岛素和胰岛素样生长因子促进胎儿过度生长，会导致巨大儿。巨大儿定义为出生体重超过4000g或4500g，是母婴发病的危险因素。产妇的风险包括剖宫产、阴道裂伤、产后出血等。肩难产与复合产伤，尤其Erb麻痹是最可怕的胎儿并发症。

糖尿病患者巨大儿有不成比例的皮下脂肪增加和内脏增大，导致胎儿腹围相对较大而头围和骨骼正常生长。这种不正常的增长使胎儿易于发生肩难产。在一些糖尿病孕妇研究中，胎儿出生体重大于4500g者，其肩难产率高达50%。

此外，胎儿高胰岛素血症导致内脏器官，如心脏增大。在极少数情况下，室间隔肥厚导致左心室流出道梗阻而引起心力衰竭。

International Association of Diabetes and Pregnancy Study Groups Consensus Panel, Metzger BE, Gabbe SG, et al. International Association of Diabetes and Pregnancy Study Groups recommendations on the diagnosis and classification of hyperglycemia in pregnancy. *Diabetes Care* 2010;33:676–682. PMID: 20190296.

Metzger BE, Lowe LP, Dyer AR, et al. Hyperglycemia and adverse pregnancy outcomes (HAPO study). *N Engl J Med* 2008;358:1991–2002. PMID: 18463375.

糖尿病分类

美国糖尿病协会（ADA）把糖尿病分为4种临床类型：

1. 1型糖尿病，曾称为胰岛素依赖型或青少年发病型糖尿病。
2. 2型糖尿病，曾称为非胰岛素依赖型或成人发病型糖尿病。
3. 与各种遗传、药物或化学品诱导相关的其他特定类型糖尿病。
4. 妊娠期糖尿病。

前3型通常是指孕前糖尿病或妊娠开始之前已经确诊的糖尿病，孕前糖尿病的严重程度可以根据White分类法（表31-3）进行分类。该系统依据病程和终末器官损害程度进行分类，对妊娠期间糖尿病患者的结局有预后影响。

表 31-3 糖尿病合并妊娠的 White 分类法

类别	发病时间(岁)	病程(年)	血管疾病的类型
A1	妊娠期饮食控制	–	无
A2	妊娠期药物/胰岛素治疗	–	无
B	20	<10	无
C	10~19 或	10~19	无
D	<10 或	20	良性视网膜病变
E	任何	任何	肾脏病变
F	任何	任何	增殖性视网膜病变
G	任何	任何	孕前肾移植
H	任何	任何	冠状动脉疾病

妊娠前糖尿病

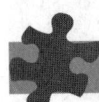

诊断要点

▶ 孕前糖耐量异常。

▶ 与孕产妇和胎儿不良结局风险增加，包括胎儿结构畸形相关。

▶ 与血糖控制程度相关的并发症发生风险。

发病机制

1型糖尿病

1型糖尿病，曾称为胰岛素依赖型糖尿病，由于胰岛β细胞自身免疫性破坏而导致胰岛素绝对缺乏，1型糖尿病占既往疾病患者的5%~10%，虽然1型糖尿病发病年龄较小，但老年人也会发病，偶尔也会发生在第一次妊娠期间。

1型糖尿病有多基因遗传倾向，易感基因位于或接近第6对染色体(6P)短臂上的人类白细胞基因抗原(HLA)。患1型糖尿病的后代的兄弟姐妹受影响的风险与他们共享的单体型数量有关，如果他们共享1种单体型，则风险为5%，如果他们共享2种单体型，则风险为13%，如果他们不存在共享的单体型，则风险为2%。如果父母患有糖尿病，那么子女发病风险为33%。在遗传易感个体中，存在环境诱发因素，但诱发的确切机制尚未知。

在极少数情况下，1型糖尿病无自身免疫证据，称为"特发性糖尿病"。此类糖尿病患者会不定期发生糖尿病酮症酸中毒，而他们可能只在发生糖尿病酮症酸中毒时有胰岛素绝对缺乏。

2型糖尿病

2型糖尿病，曾称为非胰岛素依赖型糖尿病，其特点既包括胰岛素抵抗又有β细胞功能缺陷，占所有糖尿病患者的90%~95%。

2型糖尿病是受遗传、环境、生活方式影响的多因素疾病，通常逐渐发病且常常在发病多年后才得到诊断，很少发生酮症酸中毒，大部分患者肥胖。

尽管多种基因与2型糖尿病有关，但疾病进展可被多种因素如饮食、运动改变。其一级亲属患病风险约为15%，约30%以上将有糖耐量受损。虽然改变生活方式可以降低发病风险，但如果父母均患2型糖尿病，其后代发病率为60%~75%。

临床表现

烦渴、多尿、体重下降或明显酮症是促使患者就医的常见症状，根据ADA的标准，诊断非妊娠患者糖尿病有四种方法：

1. 糖尿病症状且随机血糖≥200mg/dL，糖尿病典型症状包括多尿、烦渴以及原因不明的体重减轻。

2. 空腹血糖≥126mg/dL，空腹定义为至少8小时无热量摄入。

3. 口服葡萄糖耐量试验(OGTT)中2小时血糖≥200mg/dL，该试验使用的糖负荷相当于75g无水葡萄糖。

4. 标化分析法检测糖化血红蛋白≥6.5%。

如果不能明确是否有高血糖，这些标准要在非同一天重复测量来得到证实。

并发症

在已经存在疾病的情况下，围孕期血糖控制不良与自然流产以及胎儿畸形的风险增加相关。而后在孕期，血糖控制不佳可能会导致胎儿宫内死亡。

母体高血糖会引起胎儿产生过多胰岛素和胰岛素样生长因子，这可能导致巨大儿以及随之而来的风险，包括剖宫产、肩难产及产伤。相反，存在血管病变的糖尿病母亲可能会发生胎儿宫内生长受限。

糖尿病患者的胎儿可能发生新生儿并发

症，包括呼吸窘迫综合征（RDS）、低血糖、低血钙和高胆红素血症。此外，这些孩子远期可能更易患糖尿病和肥胖症。胎儿对孕妇高血糖发生代偿，胰岛增生且基础胰岛素分泌增加，使伴随一生的糖尿病发病风险增加。妊娠期糖尿病患者的子女在20~24岁时比妊娠后患糖尿病患者的子女患糖尿病的概率高（45%比8.6%）。此项观察表明，孕期高血糖产生的影响超过了母亲遗传倾向产生的影响。

糖尿病孕妇并发症发生风险增加，包括子痫前期、早产，如果合并1型糖尿病，则糖尿病酮症酸中毒风险也增加。

治疗

通过严格控制血糖水平来预防高血糖是治疗孕前糖尿病的最主要方法，可通过详细的孕前咨询（孕前糖尿病患者）、孕前达到正常的糖化血红蛋白水平、频繁（每天4~5次）自行监测血糖水平、调整饮食及规律锻炼来达到。

可以开始或继续进行非负重或低强度锻炼。即使是短暂的运动也会使患者对胰岛素反应的敏感性持续约24小时。所有保健医师都应强调饮食的重要性。可溶性纤维提供饱腹感，并可改善胰岛素受体数量及敏感性。限制碳水化合物可改善血糖控制，并可使患者通过控制饮食和运动来实现其血糖控制目标。规定热量为25~35kcal/kg，通常为1800~2400kcal/d，饮食组成约为40%碳水化合物、40%脂肪和20%蛋白质，通常分为三餐加上2~3顿加餐。睡前加餐对预防夜间低血糖很重要，当餐后血糖超过目标值时，必须检查近期全部食物摄入量、调整食物选择、准备及每顿的分量。

患者用血糖仪自行监测空腹血糖、餐后1小时和2小时血糖及夜间血糖，以便为评估饮食和行为提供及时反馈。如果血糖值符合目标值，那么反馈就是强大的动力。通过反馈，可发现错误饮食和（或）运动，如果需要，可以改变。孕期最佳血糖水平：空腹70~95mg/dL，餐后1小时血糖<130~140mg/dL，餐后2小时血糖<120mg/dL。

至少访问营养师2次，以加强饮食教育并主动参与饮食调整。记录饮食也是有用的。营养师通过检查饮食内容及卡路里来建议如何加入喜欢的食物，从而提高依从性。也应该鼓励其他家庭成员参加饮食教育，因为他们的理解和支持可以增加成功饮食的概率，通常其他家庭成员也会从健康饮食教育中获益。当没有达到预期血糖值、体重改变太多或太少，或者患者坚持该饮食有困难时，患者和营养师间增加随访就很重要了。

如果仅依靠饮食调整和运动不能达到正常血糖值，这时应使用药物。虽然降糖药如格列本脲和二甲双胍未得到美国妇产科学会及ADA允许，但还是很常用的。

格列本脲是磺酰脲类药物，妊娠期用药分类中属于B级或C级，通过胎盘的量极少，截止到目前的研究证明，和胰岛素相比，格列本脲通常有良好结局。格列本脲开始剂量为2.5~5mg/d，逐渐可增加到最大剂量为20mg/d，以达到最佳血糖控制。

二甲双胍是双胍类，可抑制肝葡萄糖生成以及增加胰岛素敏感性，作为非妊娠期2型糖尿病患者的一线用药已使用多年。二甲双胍是妊娠期B类用药，但可通过胎盘，因此通常避免在妊娠期的前3个月使用。迄今为止的研究表明，二甲双胍是妊娠期治疗糖尿病的一种安全有效的方法。虽然在一项随机对照试验中，比较二甲双胍与格列本脲的治疗，二甲双胍组中更多患者需要增加胰岛素量才能维持正常血糖。

由于其广泛的安全记录，胰岛素依然是许多产科医师治疗妊娠期糖尿病的一线用药。常用量为孕早期每天使用0.7U/kg，随后逐步增加至1U/kg，肥胖孕妇需要更大剂量。剂量通常分为基础用量，使用中效制剂，如NPH（中性鱼精蛋白锌胰岛素）以及餐前加强量，使用速效胰岛素或常规胰岛素，特定患者也可考虑选择皮下胰岛素泵。

孕前保健

应鼓励妊娠前糖尿病患者在妊娠前去内科医师处就诊,已经证明,孕前保健可改善妊娠结局。孕前访问评估包括以下内容:

1.完整病史及体格检查。为了提供风险评估,应对患者病史进行全面询问。所有致畸药物,如血管紧张素转化酶抑制剂等应停用,并规定产前维生素至少含叶酸 0.4mg。

2.血糖控制评估。药物、饮食及运动调整可优化血糖控制。我们的目标是糖化血红蛋白<7%,以减少自然流产和先天畸形风险。

3.眼科检查视网膜病变。对存在视网膜病变的患者应仔细随访是否有进展的证据。如果需要,妊娠期可使用激光治疗。

4.肾功能评估。应用血清肌酐水平和24小时尿蛋白或尿白蛋白/肌酐比值来评估肾功能。应告知存在显性肾病患者其妊娠并发症的风险,包括肾功能恶化、先兆子痫、胎儿生长受限及早产。

5.甲状腺功能评估。应评估孕妇甲状腺功能,特别是 1 型糖尿病患者,因为自身免疫性甲状腺疾病和糖尿病之间存在关联。此外,长期糖尿病或高血压患者应做心电图,筛查缺血性心脏疾病。

产前保健

确认妊娠后,患者应定期产检,评估血糖控制情况。通过自我血糖监测来评估,进而对治疗进行相应调整。

在妊娠早期,超声可确定胚胎存活,特别是血糖控制不理想者。应常规进行产前实验室评估,尿培养很重要,因为糖尿病患者无症状性菌尿的风险增加。

在孕中期,推荐胎儿结构超声评估胎儿畸形风险,胎儿超声心动图适用于先前存在糖尿病患者筛查胎儿先天性心脏疾病。

孕晚期需要进一步超声评估胎儿生长,同样也适用于诊断为妊娠期糖尿病的患者。此外,鉴于胎儿死亡风险增加,通常在妊娠 32~34 周开始胎儿安全监护,包括每周两次无应激试验或改良胎儿生物物理监测。为降低死胎率,推荐所有孕妇,包括糖尿病患者计数胎动(到 10)(每踢 1 次计数)或类似方法。

分娩时机要权衡分娩的风险,特别是早产与 RDS 的风险,以及期待治疗的风险,即死胎。如果胎儿监护不可靠,胎儿成熟者应该分娩。对于近足月患者,通过羊水穿刺术抽取羊水来评估胎儿肺成熟度可能会有所帮助。如果胎儿已经成熟,可进行分娩,如果胎儿不成熟,必须要在权衡继续妊娠发生的胎儿风险与早产风险后做出决定。患者及其丈夫以及新生儿科和围产相关科室的参与有助于做出决定。

如果没有明确的分娩指征,如子痫前期的进展,建议在 39 周前评估胎儿肺成熟度来选择分娩。如果妊娠期糖尿病患者或糖尿病合并妊娠患者需胰岛素或口服降糖药来维持血糖正常,一般不推荐期待治疗至超过预产期。

糖尿病患者早产发生率更高,保胎目的主要是延迟分娩,从而可在分娩前48 小时以上应用糖皮质激素加速胎肺成熟。常使用硫酸镁保胎,硝苯地平是合理的替代物。尽可能避免使用 β-肾上腺素能类似物,如特布他林,虽然极少发生,但这些药物可能引起严重高血糖及酮症酸中毒。由于糖皮质激素也引起高血糖,因此为维持正常血糖水平,必要时可连续静脉滴注胰岛素。

糖尿病不是剖宫产指征,但如果合并巨大儿,发生肩难产的危险性就显著增加。因此,美国妇产科学会(ACOG)建议在此种情况下考虑择期剖宫产,特别是当估计胎儿体重>4500g时。

American College of Obstetricians and Gynecologists. *Pregestational Diabetes Mellitus. ACOG Practice Bulletin No. 60.* Washington, DC: American College of Obstetricians and Gynecologists; 2005.

American Diabetes Association. Standards of medical care. *Diabetes Care* 2010;33:S11–S61. PMID: 20042772.

Boulot P, Chabbert-Buffet N, d'Ercole C, et al; Diabetes and Pregnancy Group, France. French multicentric survey of outcome of pregnancy in women with pregestational diabetes. *Diabetes Care* 2003;26:2990–2993. PMID: 14578228.

严重高血糖及酮症酸中毒

妊娠期间导致胰岛素敏感性下降的代谢变化也使严重高血糖和酮症酸中毒更多见。酮症酸中毒的症状与非妊娠患者相似，包括恶心、呕吐、脱水、腹痛和意识障碍。异常实验室指标包括阴离子间隙代谢性酸中毒（动脉血pH值<7.3）、低碳酸氢盐血症（<15mEq/L）、高血糖及血清酮体升高。妊娠患者及非妊娠患者的治疗在本质上是相同的，包括胰岛素治疗、密切监测血钾水平及补液。还应注意胎儿健康状况，但糖尿病酮症酸中毒不是分娩指征，因为虽然胎心率基线最初表现为无反应型，但会随着孕妇酮症酸中毒改善而得到改善。

产时管理

产时管理目的是避免孕妇低血糖，进而使分娩后新生儿低血糖发生率降到最低。

分娩时所有患者静脉输注5%葡萄糖乳酸林格液或类似晶体液。除非患者需要量更多，输注速率通常为125mL/h（每小时给予6.25g葡萄糖）。传导麻醉前，静脉注射液体不应含有葡萄糖。

床旁血糖监测可用于监测血糖水平，分娩早期每2~4小时1次，活跃期每1~2小时1次。需要胰岛素治疗的患者可连续输注常规胰岛素，根据该机构静脉注射胰岛素的方案通常是25U胰岛素加在250mL生理盐水中(0.1U/mL)，大多数患者静滴胰岛素速率为0.5~2.0U/h时，根据毛细血管血糖水平调整滴速。

如果有指征，可诱导宫颈成熟，其方法与非糖尿病孕妇相同，需连续胎心监护。在糖尿病妊娠中，胎儿耐受分娩的应激能力受到限制。胎心率异常应通过声刺激或头皮刺激或胎儿血氧饱和度监测评估。如果不能证明胎儿是安全的，那么即刻分娩，通常行剖宫产术。如果怀疑为巨大儿，阴道助娩应谨慎。糖尿病胎儿肩难产发生率增加，应预料到并在分娩时安排足够的人员、产科麻醉师，及时进行新生儿复苏。

如果行重复剖宫产或其他择期手术，尽可能安排在清晨，患者在前一晚应继续使用晚间胰岛素或口服降糖药，但早上应停用。手术日监测血糖水平，基础胰岛素通过持续静脉滴注以维持血糖在70~120mg/dL。

产后保健

对于产后有临床指征患者，应恢复ADA饮食。产后胰岛素敏感性显著增加，对于GDM患者，产后血糖恢复正常；对于孕前糖尿病患者，一般来说，胰岛素可降低到约孕期剂量的一半。应继续密切监测血糖，特别是1型糖尿病患者。如果患者经剖宫产分娩，胰岛素量可逐渐增加，直到可经口摄食。血糖水平应保持在140~150 mg/dL水平以下，有助于患者术后恢复。鼓励母乳喂养，对防止婴儿发展成儿童糖尿病有保护作用。以零食的形式增加热量摄入可避免哺乳后低血糖。

避孕

无血管并发症的糖尿病患者与非糖尿病患者相比，避孕方法相同。血管栓塞风险增加者不建议使用含雌激素的避孕药物，但可使用只含孕激素的药物，包括左炔诺孕酮宫内节育系统。已完成生育的糖尿病患者可选择永久性绝育。

预后

孕前患糖尿病患者的预后一般不会因妊娠而改变。一小部分存在与孕前糖尿病相关的终末器官损害的患者可能出现疾病恶化，孕前存在中度至重度糖尿病肾病（定义为血清肌酐≥1.9mg/dL）者发生与妊娠相关的永久性肾功能下降的风险增加，符合这些条件的患者中约10%进展为终末期肾病。同样，一些糖尿病视网膜病变者妊娠期加重。妊娠期间严格控制血糖与增殖性视网膜病变恶化相关。激光疗法是妊娠期间治疗视网膜病变的一种安全有效的方法。

妊娠期糖尿病

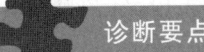
诊断要点

▶ 传统上妊娠期糖尿病定义为妊娠期首次发生或第一次发现任何程度糖耐量异常。
▶ 妊娠糖尿病的特点是胰岛素抵抗。
▶ 妊娠糖尿病与产妇及胎儿/新生儿并发症的风险增加有关。

发病机制

妊娠期糖尿病的发生率约为7%，依据研究人群和采用诊断标准不同，妊娠期糖尿病的发生率为1%~14%。在妊娠人群中，由于危险因素，如肥胖发生率增加，本病患病率也继续增加。

妊娠期糖尿病的特点是胰岛素抵抗，因此，在病因学上类似于2型糖尿病。事实上，许多在妊娠早期诊断为妊娠糖尿病的患者，实际上可能在妊娠期就有糖耐量受损。同样，众所周知，多达50%的妊娠期糖尿病患者在以后生活中最终将发展为2型糖尿病。认识到这一点，国际糖尿病与妊娠研究组协会(IADPSG)最近建议，有高危因素的妇女在孕早期通过诊断标准发现患有糖尿病，应归类为"显性"糖尿病，而不是"妊娠"糖尿病。

妊娠期糖尿病和2型糖尿病在发病机制上有相关性。事实上，妊娠期糖尿病可被认为是2型糖尿病，由暴露于孕期的代谢变化所引起。因此，两者危险因素相似也就不足为奇了，包括肥胖、家族史、少数民族及高龄。

在正常妊娠中，逐渐进展的胰岛素抵抗与胰腺β细胞释放胰岛素增加以维持葡萄糖自稳态有关。妊娠糖尿病妇女胰岛素抵抗表现比正常患者更严重，这由其孕前代谢状态所引起。当β细胞无法克服胰岛素敏感性降低和高血糖带来的结果时，妊娠期糖尿病开始显现。

妊娠期糖尿病妇女在产后继续表现胰岛素功能障碍，包括葡萄糖清除调控、葡萄糖产物及等离子游离脂肪酸浓度，与胰腺β细胞功能障碍一起，共同导致最终发展为2型糖尿病。

临床表现

尽管经过几十年的研究，但是筛查和诊断妊娠期糖尿病的最佳方法一直备受争议。对未诊断为糖尿病的妇女，第一次产前检查时都要进行妊娠期糖尿病风险评估。高危妇女要尽快检查血糖，高危特征包括以下内容：

1. 年龄>35~40岁。
2. 肥胖[未怀孕时身体质量指数(BMI)>30]。
3. 既往妊娠期糖尿病病史。
4. 重度糖尿(试纸>2+)。
5. 不明原因死胎史。
6. 多囊性卵巢综合征。
7. 糖尿病家族史。

如果检查结果不能诊断为糖尿病，这些妇女应在24~28周进行复查。

过去，对所有妇女都建议进行血糖筛查。但是，对于低风险妇女可不行血糖检查，低风险个体应符合下列所有条件：

1. 年龄<25岁。
2. 不是高危种族(即非西班牙裔美国人、非裔美国人、印第安人、亚裔人或太平洋岛民)。
3. BMI≤25。
4. 既往无糖耐量异常史。
5. 既往无不良产科结局史。
6. 一级亲属中无已知糖尿病。

采用上述标准时，仅10%能免除筛查；因此，许多产科医师认为，对所有孕妇进行血糖筛查更为实际。

目前，ACOG和ADA主张使用2步筛查法，步骤1：妊娠24~28周进行1小时50g口服糖耐量试验(GCT)，GCT可在一天中的任何时间进行，不必在饭前进行。如果此项筛查试验阳性，接下来进行诊断试验，3 小时 100g OGTT 试验。

GCT 异常结果的准确阈值尚未明确。异常筛查(>140mg/dL)的原血糖值是任意选择的，将其作为预测孕妇发展为糖尿病的指标，而不是不良妊娠结局的指标。事实上，还未确立血糖阈值，当超过此阈值时不良结局开始增加。最近，高血糖与不良妊娠结局(HAPO)的研究解决了这个问题，并认为不存在离散阈值。相反，血糖水平与不良结局之间有连续关系。这项研究证实，即使是不符合妊娠期糖尿病诊断标准的女性，并发症的风险随血糖升高而成比例增加。

当血糖阈值为 140mg/dL 时，80% 的妊娠期糖尿病患者将被检出，但是约 15% 检出的患者需要进一步明确。如果像许多专家提倡的那样，把血糖阈值从 140mg/dL 降到 130mg/dL，检出率会达到 90%，但会导致更多假阳性结果。当筛查血糖值>200mg/dL 时，可直接诊断为妊娠期糖尿病，不需要进一步诊断试验。

诊断试验通常是 3 小时 100g OGTT 试验，前一晚需空腹。结果采用两种不同分类法，来自原 O'Sullivan 和 Mahar 全血值。两种分类法的优势类似，当达到或超过 2 个或多个阈值时可诊断为妊娠期糖尿病。然而，即使只有一项异常值，妊娠期糖尿病发病率也增加，因此，许多医师主张在这种情况下就开始饮食治疗。

除美国外的国家，广泛使用 2 小时 75g OGTT(1 步测试法)。2010 年，在 HAPO 研究结果发表后，IADPSG 建议用 1 步法替代当前的筛查和诊断试验。基于 IADPSG 的建议，当 75g OGTT 出现一项或多项异常值时，可诊断为妊娠期糖尿病。100g 和 75g OGTT 阈值见表 31-4。

并发症

类似于孕前糖尿病，妊娠期糖尿病与产妇和胎儿并发症风险增加有关，包括子痫前期、死胎及巨大儿。妊娠期糖尿病孕妇分娩的婴儿发生低血糖、高胆红素血症、低钙血症和 RDS 的风险增加。

妊娠期糖尿病与胎儿长期健康有关，妊娠期糖尿病孕妇的后代在以后生活中发生肥胖和糖耐量受损的风险增加。

与孕前糖尿病患者的后代不同，真正妊娠期糖尿病患者的胎儿出现结构畸形的风险并不增加。

治疗

对妊娠期糖尿病患者的治疗侧重于严格控制血糖水平，从而最大限度地降低孕产妇和胎儿出现并发症的风险。一旦诊断为妊娠期糖尿病，就要提供饮食咨询，并且规定患者每天饮食热量为 1800~2400kcal，饮食组成应为 40% 碳

表 31-4 妊娠期糖尿病诊断标准

	100g GTT 血浆/血清浓度 (mg/dL) (Carpenter/Coustan)	100g GTT 血浆浓度 (mg/dL) (国家糖尿病数据)	75g GTT 血浆浓度 (mg/dL) (IADPSG)
空腹	95	105	92
餐后 1 小时	180	190	180
餐后 2 小时	155	165	153
餐后 3 小时	140	145	—

GTT，糖耐量试验；IADPSG，国际糖尿病与妊娠研究组协会

水化合物、40%脂肪和20%蛋白质,每日三餐,可加餐2~3次。

建议患者在家中使用血糖仪自行监测空腹、餐后1小时、餐后2小时及夜间血糖水平。孕期最佳血糖水平为空腹70~95mg/dL,餐后1小时<130~140mg/dL或餐后2小时<120mg/dL。当餐后血糖超过目标值时,必须检查近期全部食物摄入量、调整食物选择、准备和分量。如果仅依靠饮食调整和运动不能达到正常血糖值,这时应使用药物。

和孕前患糖尿病患者相比,当妊娠期糖尿病患者单纯饮食调整治疗失败时,通常把胰岛素作为一线治疗。一些研究表明,口服降糖药,如格列本脲和二甲双胍在达到血糖控制的同时,也可保证胎儿安全性良好。格列本脲是磺酰脲类药物,妊娠期用药分类中属于B级或C级,通过胎盘的量极少,截至目前的研究证明,和胰岛素相比,格列本脲通常能有良好结局。格列本脲开始剂量为2.5~5mg/d,逐渐可增加到最大剂量20mg/d,以达到最佳血糖控制。

产前保健

仅靠饮食就得到很好控制的妊娠期糖尿病患者,通常不需要产前胎儿检测。如果单靠饮食能达到极好的血糖控制,妊娠40周时需行无应激试验或胎儿生物物理评分。但是,对于需要药物治疗的患者、依从性不好的患者或妊娠期糖尿病未得到很好控制的患者,建议早期开始胎儿监护及超声评估胎儿生长情况。

产时管理

与孕前患糖尿病患者相同,妊娠期糖尿病患者产时管理目标是避免产妇高血糖,从而最大限度降低新生儿出生后发生低血糖的风险。

分娩时所有患者静脉输注0.5%葡萄糖乳酸林格液或类似晶体液。除非患者需要量更多,输注速率通常为125mL/h(每小时提供6.25g葡萄糖)。传导麻醉前,静脉输注液体不应含有葡萄糖。

床旁血糖监测可用于监测血糖水平,分娩早期每2~4小时1次,活跃期每1~2小时1次。需要胰岛素治疗的患者可连续输注常规胰岛素,根据该机构静脉注射胰岛素的方案,通常是25U胰岛素加入250mL生理盐水中(0.1U/mL)。大多数患者静滴胰岛素速率为0.5~2.0U/h,根据毛细血管血糖水平调整滴速。

如果有指征,可诱导宫颈成熟,其方法与非糖尿病孕妇相同,应连续胎心监护。如果不能证明胎儿是安全的,那么有指征应即刻分娩,通常行剖宫产术。如果怀疑为巨大儿,阴道助娩应谨慎。糖尿病胎儿肩难产发生率增加,应有所预料并在分娩时安排足够人员、产科麻醉师,及时行新生儿复苏。

如果是重复剖宫产或其他择期手术,尽可能安排在清晨,患者在前一晚应继续使用晚间胰岛素或口服降糖药,早上应停用。手术日监测血糖水平,基础胰岛素通过持续静脉滴注,维持血糖在70~120mg/dL。

产后保健

胎儿及胎盘娩出后,妊娠期糖尿病即可缓解,产后产立即开始常规产后护理即可。妊娠期糖尿病患者产后停用所有控制血糖的药物,但仍要继续监测血糖。

预后

妊娠期糖尿病患者未来患2型糖尿病的风险增加,在未来5~10年发展为2型糖尿病的风险为50%。改变生活方式可以延缓,甚至完全阻止由糖耐量减低发展为糖尿病。因此,妊娠期糖尿病患者的咨询应该包括长期预防非妊娠期糖尿病。

所有妊娠期糖尿病患者在产后6周都应进行2小时75g OGTT试验,糖耐量正常者应每3年重新评估1次,糖耐量减低或空腹血糖受损者,应每年重新评估1次(表31-5)。

鼓励所有妇女消除或减少心血管疾病的其他任何危险因素(葡萄糖不耐症除外)。根据需

表 31-5 糖尿病风险增加的分类

空腹血糖受损 (mg/dL)	糖耐量减低 (mg/dL)	糖化血红蛋白升高
FPG 100~125	2 小时 OGTT 140~199	5.7%~6.4%

FPG，空腹血糖；OGTT，75g 糖负荷的口服葡萄糖耐量试验。

要推荐不同的计划，如停止吸烟或避免二手烟、进行有规律的体育运动、合理饮食、达到并维持正常体重或治疗个人心血管疾病的危险因素。

American College of Obstetricians and Gynecologists. *Fetal Macrosomia. ACOG Practice Bulletin No. 22*. Washington, DC: American College of Obstetricians and Gynecologists; 2000.

American College of Obstetricians and Gynecologists. *Gestational Diabetes. ACOG Practice Bulletin No. 30*. Washington, DC: American College of Obstetricians and Gynecologists; 2001.

Centers for Disease Control and Prevention. National diabetes fact sheet: general information and national estimates on diabetes in the United States, 2007. Atlanta, GA: US Department of Health and Human Services, Centers for Disease Control and Prevention; 2008.

Clausen TD, Mathiesen E, Ekbom P, et al. Poor pregnancy outcome in women with type 2 diabetes. *Diabetes Care* 2005;28:323–328. PMID: 15677787.

Dabelea D, Hanson RL, Lindsay RS, et al. Intrauterine exposure to diabetes conveys risks for type 2 diabetes and obesity: a study of discordant sibships. *Diabetes* 2000;49:2208–2211. PMID: 11118027.

Dang K, Homko C, Reece EA. Factors associated with fetal macrosomia in offspring of gestational diabetic women. *J Matern Fetal Med* 2000;9:114–117. PMID: 10902825.

De Lee J. *Principles and Practice of Obstetrics*. 1st ed. Philadelphia, PA: Saunders; 1913.

Eriksson UJ, Borg LA, Cederberg J, et al. Pathogenesis of diabetes-induced congenital malformations. *Ups J Med Sci* 2000;105:53–84. PMID: 11095105.

Jimenez-Moleon JJ, Bueno-Cavanillas A, Luna-Del-Castillo JD, et al. Prevalence of gestational diabetes mellitus: variations related to screening strategy used. *Eur J Endocrinol* 2002;146:831–837. PMID: 12039704.

Jovanovic L, Nakai Y. Successful pregnancy in women with type 1 diabetes: from preconception through postpartum care. *Endocrinol Metab Clin North Am* 2006;35:79–97. PMID: 16310643.

Kamalakannan D, Baskar V, Barton DM, et al. Diabetic ketoacidosis in pregnancy. *Postgrad Med J* 2003;79:454–457. PMID: 12954957.

Kim C, Ferrara A, McEwen LN, et al; TRIAD Study Group. Preconception care in managed care: the Translating Research into Action for Diabetes study. *Am J Obstet Gynecol* 2005;192:227–232. PMID: 13672029.

Landon MB, Spong CY, Thom E, et al. A multicenter, randomized trial of treatment for mild gestational diabetes. *N Engl J Med* 2009;361:1339–1348. PMID: 19797280.

Langer O, Conway DL, Berkus MD, et al. A comparison of glyburide and insulin in women with gestational diabetes mellitus. *N Engl J Med* 2000;343:1134–1138. PMID: 11036118.

Lusignan S, Sismanidis C, Carey IM, et al. Trends in the prevalence and management of diagnosed type 2 diabetes 1994-2001 in England and Wales. *BMC Fam Pract* 2005;6:13. PMID: 15784113.

Moore LE, Clokey D, Rappaport VJ, Curet LB. Metformin compared with glyburide in gestational diabetes: a randomized controlled trial. *Obstet Gynecol* 2010;115:55–59. PMID: 20027034.

Ray JG, O'Brien TE, Chan WS. Preconception care and the risk of congenital anomalies in the offspring of women with diabetes mellitus: a meta-analysis. *QJM* 2001;94:435–444. PMID: 11493721.

Rendell M. Dietary treatment of diabetes mellitus. *N Engl J Med* 2000;342:1440. PMID: 10885301.

Schaefer-Graf UM, Buchanan TA, Xiang A, et al. Patterns of congenital anomalies and relationship to initial maternal fasting glucose levels in pregnancies complicated by type 2 and gestational diabetes. *Am J Obstet Gynecol* 2000;182:313–320. PMID: 10694330.

Shaw JE, Sicree RA, Zimmet PZ. Global estimates of the prevalence of diabetes for 2010 and 2030. *Diabetes Res Clin Pract* 2010;87:4–14. PMID: 19896746.

Strehlow SL, Mestman JH. Prevention of T2DM in women with a previous history of GDM. *Curr Diab Rep* 2005;5:272–277. PMID: 16033678.

（崔洪艳 译）

第32章 妊娠期甲状腺及其他内分泌疾病

Cynthia Gyamfi Bannerman, MD

甲状腺疾病

甲状腺疾病是妊娠期最常见的内分泌疾病,之所以复杂是因为妊娠期甲状腺妊娠期相关改变使该病诊断有困难,并且妊娠期治疗该病的药物有限。亚临床甲状腺疾病的筛查仍然是一个有争议的话题。

妊娠期正常的甲状腺功能

甲状腺的功能是调节温度及代谢,在妊娠第3周由原始咽管发育而来,之后向颈部迁移并在妊娠10~12周前开始产生甲状腺激素。

妊娠期孕妇甲状腺腺体增生、肥大,超声表现为甲状腺体积增大,但是质地不变。肾小球滤过率增大导致尿液中碘流失增加,因此需要增加膳食碘摄入,保持甲状腺激素浓度。由于血浆中甲状腺结合球蛋白(TBG)受体增加,因此总甲状腺素 (T_3)、总三碘甲状腺原氨酸(T_4)均升高。雌激素引起甲状腺结合球蛋白合成增加、清除减少。由于绒毛膜促性腺激素和促甲状腺激素(TSH)有相似的亚单位,两个肽之间交叉导致游离甲状腺素(fT_4)在孕早期增加。当hCG值达峰值时,TSH会降到最低值,fT_4也将达峰值。升高的fT_4会抑制促甲状腺激素释放激素(TRH)。总之,T_4较非孕期增加1%~3%,并且在早期出现,于妊娠16~20周达峰。这些正常的生理性改变使妊娠期甲状腺疾病的诊断存在难度。

动物模型研究已经帮助我们解释了母体T_4对胎儿的作用。T_3由母体T_4转化而来。若母体内T_4水平低,即使在母体及胎儿体内血清T_3正常的情况下,胎儿大脑内T_3水平将会降低,提示胎儿大脑内的T_3和T_4都依赖于母体T_4。研究证明,胎儿大脑内的T_3浓度是母体的34%,考虑到胎儿的血清水平较低,这个数据高于预计值。在孕中期,胎儿大脑开始发育,动物实验表明,甲状腺激素对大脑发育是必需的,并且依赖于母体来源。在孕早期末,胎儿下丘脑-垂体-甲状腺轴被激活,在妊娠14周前即可检测到胎儿产生的T_4。正常甲状腺激素水平在胎儿和新生儿后续脑发育和智力发育中至关重要。

甲状腺功能亢进症

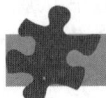

诊断要点

▶ 游离T_4和T_3升高,抑制TSH水平。
▶ 体征与症状包括甲状腺功能亢进症包括热烦躁、易疲劳、焦虑、出汗、心动过速和脉压增大。

发病机制

妊娠期甲状腺功能亢进症(又称为甲状腺

毒症)的患病率为0.05%~0.2%,最常见原因是Graves病。Graves病是由甲状腺刺激抗体(TSAb)引起的,其属于免疫球蛋白(Ig)G类,与促甲状腺激素受体高亲和力结合。TSAb能通过胎盘,与胎儿TSH受体结合,引起胎儿或新生儿甲状腺功能亢进。由于胎盘屏障作用,通常只有高滴度TSAb能影响胎儿甲状腺功能。甲状腺功能亢进症的其他原因包括甲状腺炎、甲状腺腺瘤和结节性甲状腺肿。

临床表现

临床表现包括烦热、疲劳、焦虑、出汗、心动过速和脉压增大,这些通常也是正常妊娠的表现。甲状腺功能亢进症的特异性标志是脉搏>100次/分、甲状腺肿大、眼球突出,但这些可能不出现。也可能出现胃肠道症状,如严重的恶心、呕吐,可能与β-hCG升高相关。实验室检测数据包括T_4、T_3、fT_4、fT_3水平升高,TSH抑制或检测不到。一部分患者可能出现TSAb水平升高。其他实验室检测数据包括正常色素性贫血、中性粒细胞减少、肝酶升高。

妊娠期亚临床甲状腺功能亢进症表现为T_4和T_3水平减低、TSH正常。据统计,1.7%的孕妇亚临床甲亢筛查试验阳性。由于该病对母婴没有影响,因此没有必要进行筛查与治疗。

并发症

妊娠合并甲状腺功能亢进症最常见的并发症是子痫前期。由于大量的甲状腺刺激免疫球蛋白经胎盘转运,胎儿或新生儿发生甲状腺毒症。硫脲类药物过度治疗可以引发胎儿甲状腺功能减退症。控制不佳的甲状腺功能亢进症也会增加流产、早产、低出生体重儿的风险。

甲状腺危相是一种危及生命的甲状腺功能亢进症的并发症,如果不及时治疗,可导致心力衰竭。8%的甲状腺毒症患者并发甲状腺危相。甲状腺危相的典型症状包括体温调节功能障碍;中枢神经系统(CNS)异常,包括焦虑、谵妄、昏迷;胃肠功能障碍;心血管系统表现,如心动过速或心力衰竭。顺产、剖宫产、感染或子痫前期均可诱发该病。T_4诱导的心肌病是可逆的。

治疗

妊娠期间治疗首选抗甲状腺药物。若对所有药物都过敏或大剂量仍无效("耐药性"),则应考虑手术治疗。治疗目标是迅速达到并保持甲状腺功能正常,维持最小有效剂量,保持fT_4水平在正常上限。硫代酰胺是一类用于治疗甲状腺功能亢进症的最常用药物,包括丙硫氧嘧啶(PTU)和甲巯咪唑。这两种药物均可阻断甲状腺激素合成,PTU还能阻断外周T_4转化为T_3。一些医师喜欢应用PTU,但大量研究报道显示,两种药物疗效相同,也有类似的副作用。PTU是短效的,提示需服用的剂量及频率较大;因此,甲巯咪唑的依从性更好。甲巯咪唑初始剂量为20~40mg/d,PTU初始剂量为200~400mg/d。起效后可酌情减量。大多数孕妇在门诊治疗有效;住院治疗是针对病情严重、药物控制不良的孕晚期患者。口服PTU(≤100mg/d)或甲巯咪唑(≤10mg/d)4周或更长时间的患者,可以维持正常的甲状腺功能,在严密随访下可以在妊娠32~34周前停药,其目的是减少胎儿/新生儿甲状腺功能减退的风险,在PTU剂量≤200mg/d或甲巯咪唑20mg/d时不常见。如果症状复发则恢复治疗。有大的甲状腺肿、长期甲状腺功能亢进症或明显眼部损害者,在妊娠期应保持长期治疗。抗甲状腺药物的其他潜在的副作用包括皮肤瘙痒、皮疹、荨麻疹、发热、关节痛、胆汁淤积性黄疸、狼疮样综合征和游走性多关节炎。白细胞减少是药物的副作用,也见于尚未治疗的Graves患者,因此,治疗前应化验白细胞(WBC)计数。粒细胞缺乏症是最严重的并发症,其发病率仅为0.1%。妊娠前开始治疗者,其母婴预后优于妊娠期间治疗者,因此推荐孕前治疗。已发现PTU可导致不可逆的肝损伤,甚至肝衰竭,因此,目前甲巯咪唑已成为妊娠合并甲状腺功能亢进症的首选治疗。

β受体阻滞剂(普萘洛尔 20~40mg,每 6~8小时)可在病情严重情况下使用,但只能短期内服用(几周),仅限于妊娠 34~36 周前。该药可抑制 T_4 转换为 T_3,因此长时间服用可导致胎儿生长受限和低血糖。

甲状腺危象治疗的目的是减少甲状腺激素合成,最大限度地减少甲状腺激素释放和阻断甲状腺激素的外周效应。积极的治疗是患者生存的关键。PTU 或甲巯咪唑须迅速给药,若患者有精神状态改变,可改用鼻饲。碘化钾(SSKI)等碘溶液或复方碘溶液也可考虑。碘溶液通过抑制甲状腺激素释放起效。如果患者有碘过敏史,则可考虑应用碳酸锂。液体和营养支持也很重要。若出现心动过速、心悸症状,可服用 β 受体阻滞剂,可以抑制外周 T_4 转化为 T_3。严重情况下可应用糖皮质激素,降低外周 T_4 转化为 T_3。由于阿司匹林能增加 fT_4 和 T_3 浓度,因此应避免在这些患者中应用。

预后

对于控制良好的妊娠期甲状腺功能亢进者,孕产妇和胎儿预后较好。

甲亢对妊娠的影响

母亲甲状腺功能亢进症的潜在并发症包括流产、早产、妊娠高血压、贫血、增加对感染的易感性、胎盘早剥。在严重、未经处理的情况下,可能发生心律失常、心力衰竭、甲状腺危象。胎儿并发症包括胎儿和新生儿甲状腺功能亢进症、胎儿宫内生长受限、死胎、早产和抗甲状腺药物有关的疾病。大多数孕产妇和新生儿并发症发生在治疗无效或未经治疗的甲状腺功能亢进患者。

在患 Graves 病的孕妇中,婴儿甲亢发生率为 1%~5%,这与 TSAb 经胎盘转运至胎儿有关。胎儿/新生儿的风险与母体 TSAb 滴度水平呈正相关。胎儿甲状腺功能亢进症的症状包括胎儿心动过速(心率>160 次/分)、胎儿甲状腺肿和生长受限。目前已在 Graves 病患者的胎儿脐带血中发现了高水平的胎儿甲状腺激素。对于控制不佳的患者及 TSAb 滴度高(即使甲功正常)的患者,推荐行胎儿健康状况监测。连续超声检查可以评估胎儿生长发育情况。

如果 PTU 剂量小于 150mg/d 或甲巯咪小于 10mg/d,那么可以母乳喂养。哺乳后应立即服药,婴儿也应定期监测。

妊娠对甲亢的影响

妊娠并不改变甲状腺功能亢进症的进展。

妊娠剧吐引发的短暂甲状腺功能亢进

诊断要点

- ▶ 严重恶心、呕吐伴体重减轻。
- ▶ 血清 TSH 低、fT_4 轻度升高。

发病机制

大多数(66%)的妊娠剧吐患者发生生化甲亢,最可能的病因是较高的血清 hCG 浓度刺激促甲状腺激素受体。

临床表现

实验室检查异常,包括低血清 TSH 和 fT_4 轻度升高,血清 T_3 水平无改变。甲状腺功能异常程度与呕吐严重程度相关。

鉴别诊断

妊娠早期体重减轻、心动过速、呕吐,实验室检查表现为甲状腺功能亢进症者与甲状腺功能亢进早期很难鉴别。妊娠剧吐引发的短暂甲状腺功能亢进患者一般无甲状腺疾病史,未触及甲状腺肿大,除心动过速外无其他甲亢症状或体征。甲状腺抗体检测结果呈阴性,TSH 水平减低、fT_4 水平升高,但 T_3 水平低于真性甲状腺功能亢进症。真性甲状腺功能亢进症患者中,T_3、T_4水平均升高。

治疗

对症治疗,不推荐抗甲状腺药物。

预后

妊娠剧吐引发的相关短暂的、轻度甲状腺功能亢进症通常会在妊娠20周前好转。好转时间不固定(1~10周)。

甲状腺功能减退症

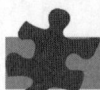

诊断要点

▶ TSH升高,游离T_4水平低。
▶ 症状:体重适度增加、疲劳、嗜睡、昏睡、运动能力下降、抑郁和不耐寒(正常妊娠期极不常见)。

发病机制

甲状腺功能减退症(TSH升高,游离T_4降低)的发病率为1/2000~1/1000。Casey及其同事的一项研究发现,孕妇甲状腺功能减退症发病率为1.8/1000。亚临床甲状腺功能减退症(TSH升高,fT_4正常)比较常见,发病率为23/1000,因此,甲状腺功能减退症的总发病率为2.5%。

最常见的原因是桥本甲状腺炎,育龄期妇女的发生率为8%~10%。少见的原因包括短暂的甲状腺功能减退(无痛性)、亚急性甲状腺炎、药物副作用、高剂量颈部辐射、先天性甲状腺功能低下症、遗传性代谢紊乱、甲状腺激素抵抗综合征。垂体或下丘脑疾病可导致继发性甲状腺功能减退。药物能通过干扰甲状腺激素合成和(或)释放而导致甲状腺功能减退,包括抗甲状腺药物(PTU、甲巯咪唑)、碘和锂。能增加T_4清除率的药物包括卡马西平、苯妥英钠与利福平。胺碘酮抑制T_4向T_3转化并抑制T_3活性。氢氧化铝、考来烯胺、硫酸铁、钙、维生素、大豆和硫糖铝干扰肠道吸收。许多孕妇服用硫酸亚铁,由于硫酸亚铁和T_4可以形成不溶性铁-T_4复合物,从而减少T_4吸收,故应确保服用硫酸亚铁前至少2小时(有时甚至推荐4小时)服用T_4。

临床表现

临床诊断困难且进展期病例经常未被怀疑。由于妊娠高代谢状态可以掩盖该病,故症状不典型。症状包括适当的体重增加、疲劳、嗜睡、昏睡、运动能力下降、抑郁和不耐寒冷(正常妊娠期极不常见)。体征包括语言和行动变缓、皮肤干燥并呈淡黄色、头发稀疏、声音嘶哑、心动过缓、黏液性水肿、反应时间延长、腕管综合征和弥散性或结节性甲状腺肿。

最佳的实验室检查是检测TSH水平;目前的敏感性检查可以早期诊断并及时监测治疗;其他有用的检查包括fT_4和抗体滴度。fT_4降低、TSH升高可以诊断甲状腺功能减退。可能同时存在大细胞或正常色素正细胞性贫血,通常是红细胞生成减少的结果,但可导致维生素B_{12}、叶酸、铁缺乏。脂类和肌酸磷酸激酶水平(肌肉起源)升高。甲状腺功能减退在1型糖尿病女性患者中更常见。

并发症

甲状腺功能减退症对妊娠的影响

研究发现,甲状腺抗体水平升高者,其自然流产率较正常者增加2倍(即使甲状腺功能正常),但这一发现没有被普遍接受。这些抗体[抗过氧化物酶(TPO)、抗微粒体抗体(AMA)和抗甲状腺球蛋白(ATG)]可以通过胎盘,引起新生儿甲状腺功能减退。如果不进行治疗,会导致严重的认知缺陷。有报道,孕妇轻度甲状腺功能减退可造成婴儿智商减低。子痫前期、胎盘早剥、胎儿宫内生长受限、早产和胎儿宫内死亡均与甲状腺功能减退有关。甲状腺功能减退越严重,孕妇高血压和其他围产期并发症的程度就越严重。应早期治疗和严密监测,以预防或减少围产期并发症。

妊娠对甲状腺功能减退的影响

妊娠会使人体对甲状腺激素的需求增加。这就要求医师在孕期每3个月都要评估产妇TSH水平，如果要改变药物剂量，则需每4周进行一次评估。产后甲状腺功能将恢复至孕前水平，药物剂量也需发生相应改变。

治疗

左甲状腺素是长期治疗的首选药物。合成药物已经取代了甲状腺素片为主的治疗。我们推荐单独管理T_4。在正常生理过程中，T_4在甲状腺外组织中脱碘转化为T_3。在妊娠早期，胎儿大脑无法利用孕妇T_3。服用左甲状腺素的最佳时间是在清晨胃排空的时候。恶心、呕吐可延迟服药时间。大量研究表明，妊娠期T_4需求增加。TSH水平应每4周检查一次，直到TSH在正常范围的下限。药物初始剂量应为$2μg/kg$，需根据TSH水平进一步调整用量。如果TSH水平升高，但<10μU/mL，药物剂量增加25~50μg/kg；如果TSH水平为10~20，药物剂量增加50~75μg/kg；如果TSH水平>20，剂量增加75~100μg/kg，增加剂量不超过4周可能导致过度治疗。在孕前接受T_4替代治疗者中，85%在孕期会增加剂量。妊娠早期应检查甲状腺激素水平，妊娠后每3个月检查1次，确保甲状腺功能正常。分娩后，药物剂量需减少到孕前，TSH水平应在产后4~8周复查。对于垂体疾病患者，TSH水平不能用来指导治疗。在这种情况下，fT_4水平应保持在正常上限。

Casey BM, Leveno KJ. Thyroid disease in pregnancy. *Obstet Gynecol* 2006;108:1283–1292. PMID: 17077257.

亚临床甲状腺功能减退症

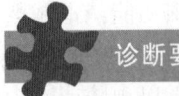

诊断要点

▶ 血清TSH升高，fT_4正常。

发病机制

亚临床甲状腺功能减退的特征是fT_4正常、TSH升高，妊娠期发病率约为2.5%，育龄妇女发病率约为5%。亚临床甲状腺功能减退症的原因与临床甲状腺功能减退症相同。

临床表现

当化验提示TSH升高、fT_4水平正常时，提示亚临床甲状腺功能减退症。患者无甲状腺疾病症状。

并发症

亚临床甲状腺功能减退症患者与其后代智力发育的关系近期重新受到关注。Haddow及其同事将甲状腺功能减退的孕妇与甲状腺功能正常的孕妇进行对照研究，发现甲状腺功能减退者的后代智商得分比对照组低4分（$P=0.06$）。此外，实验组中得分≤85分者占15%，而对照组占5%（$P=0.08$）。虽然这些结果没有统计学意义，但是把实验组分为治疗组与未治疗组后，发现未治疗组的得分比对照组低7分（$P=0.005$），得分≤85分者占19%，对照组为5%（$P=0.07$），提示未治疗的甲状腺功能减退症对后代神经发育有影响。Pop及其同事发现妊娠12周时发现甲状腺功能异常者，其后代在10个月、12个月、24个月智商评分也有类似表现。但是两项试验均未评估亚临床甲状腺功能减退症。Haddow评估的是临床甲状腺功能减退患者，而Pop评估的是甲状腺功能减退症患者的胎儿，两者均有不足之处。上述两项研究的差异导致了美国甲状腺协会、内分泌协会和美国妇产科学会（ACOG）对妊娠期甲状腺功能减退症的干预发生分歧。目前产科检查不涉及筛查甲状腺疾病，除非患者有危险因素，如孕前糖尿病或有糖尿病症状。前文提到的3个内分泌学会最近发表联合声明，建议孕前或一经发现妊娠，常规评估TSH（若TSH异常加行fT_4检查）。但是ACOG不支持对无症状孕妇行甲状腺功能检查。ACOG 认为,目前的研究仅限于观察性研究,说服力有限。到目前为止,还没有一个临床试验专门研究单发亚临床甲状腺功能减退与神经发育的因果关系,因此,对轻度甲状腺功能障碍者进行管理存在困难。此外,现有临床文献未显示亚临床甲状腺功能减退者的识别和治疗可以预防后代的神经后遗症。国际儿童健康和人类发展母胎医学单位网络研究所目前正在进行临床试验,以便回答这些问题。

有高危因素的孕妇应进行甲低筛查,包括先前进行治疗的甲状腺功能亢进、颈部高剂量照射、以往产后甲状腺炎、甲状腺肿、甲状腺疾病家族史、胺碘酮治疗、疑似垂体功能低下、1型糖尿病。ACOG 不主张常规筛查和治疗亚临床甲状腺功能减退。

治疗

ACOG 不提倡对亚临床甲状腺功能减退症患者进行常规筛查和治疗。

> Haddow JE, Palomaki GE, Allan WC, et al. Maternal thyroid deficiency during pregnancy and subsequent neuropsychological development of the child. *N Engl J Med* 1999;19:549–555. PMID: 10451459.
> Pop VJ, Brouwers EP, Vader HL, Vulsma T, van Baar AL, de Vijlder JJ. Maternal hypothyroxinaemia during early pregnancy and subsequent child development: a 3-year follow-up study. *Clin Endocrinol* 2003;59:282–288. PMID: 12919150.

先天性甲状腺功能减退症

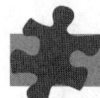
诊断要点

▶ 新生儿血清TSH升高、T_3和T_4低。

发病机制

国际筛查诊断组织统计先天性甲状腺功能减退症的发病率为 1/7000~1/4000。先天性甲状腺功能减退症的定义是新生儿甲状腺功能减退。大多数先天性甲状腺功能减退是散发的,由甲状腺发育不良导致。但约 15% 是遗传性的,由甲状腺激素合成异常导致。早期积极治疗是改善新生儿预后的关键。短暂的先天性甲状腺功能减退症见于多种情况,包括碘缺乏和子宫内暴露于抗甲状腺药物。

临床表现

新生儿血清 T_4 低和 TSH 水平高可以诊断先天性甲状腺功能减退症。由于母亲的 T_4 可以通过胎盘,新生儿先天性甲状腺功能减退症多无临床症状。体征包括嗜睡、喂养困难、便秘、叫声嘶哑。

并发症

首例关于甲状腺疾病与后代智力发育迟缓的相关性研究发表于 1915 年。研究发现瑞士碘缺乏地区的智力发育迟缓儿童,其母亲甲状腺功能均正常。Choufoer 等研究了几内亚碘缺乏地区孕妇的妊娠结局与地方性甲状腺肿的相关性,发现有克汀病神经系统表现、身体发育异常、精神发育迟滞的儿童,其母亲并没有临床甲状腺功能减退,但是甲状腺激素浓度偏低。与此同时,Man 和 Jones 进行了一项由 1349 例低甲状腺激素血症,即低血清丁醇提取与正常甲状腺结合球蛋白母亲组成的队列研究,他们发现低 Bayley 分数与婴儿智力和运动发育之间的关联。Bayley 婴幼儿发展量表用于评估 42 月龄婴幼儿的认知、运动和行为发育,该测验具有较高的有效性和可信度。1971 年,Pharoah 及其同事进行了一项里程碑式的双盲研究,他们给予妇女 4mL 注射碘油或生理盐水安慰剂,1 年以后评估其后代。他们得出结论,孕期补碘可预防克汀病。

治疗

口服甲状腺补充剂,通常是 T_4,可用于治疗先天性甲状腺功能减退症。先天性甲状腺功能减退症筛查试验阳性即可开始治疗,不必继续等待确诊试验结果。

预后

早期诊断和治疗患儿预后良好，可以保证正常的生长和发育。

> Choufeor JC, Vanrhijn M, Querido A. Endemic goiter in western new guinea. II. Clinical picture, incidence and pathogenesis of endemic cretinism. *J Clin Endocrinol Metab* 1965;25:385–402. PMID: 14264263.
> Jones WS and Man EB. Thyroid function in human pregnancy. VI. Premature deliveries and reproductive failures of pregnant women with low serum butanol-extractable iodines. Maternal serum TBG and TBPA capacities. *Am J Obstet Gynecol* 1969;15: 909–914. PMID: 4183109.
> Pharoah PO, Buttfield IH, and Hetzel BS. Neurological damage to the fetus resulting from severe iodine deficiency during pregnancy. *Lancet* 1971;1:308–310. PMID: 4100150.

产后甲状腺炎

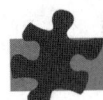

诊断要点

▶ 分娩1年后血清TSH水平降低。

▶ 这种现象在产后第1年占5%~10%。

▶ 高甲状腺自身抗体的产妇发病率增高，患1型糖尿病患者也是高危人群。

临床表现

症状包括心悸、易疲劳、烦热及紧张。分为两个临床阶段，第一阶段为产后1~4个月，特征为甲状腺受破坏后导致甲状腺功能亢进，可触及甲状腺肿，TSH抑制、游离T_4升高。约2/3的患者甲状腺功能可恢复正常。产后4~8个月，其余1/3患者将发展为甲状腺功能减退症。

治疗

T_4替代治疗有效，大约30%患者会发展为永久性甲状腺功能减退。临床病程有较大差异，有些患者只表现为甲状腺功能亢进，有些只表现为甲状腺功能减退。只有有症状的患者才需要产后即刻开始治疗(β受体阻滞剂用于治疗甲状腺功能亢进，小剂量甲状腺素或T_3用于治疗甲状腺功能减退，足以减轻症状，保证停药后甲状腺功能恢复正常)。产后抑郁症与产后甲状腺炎之间存在正相关关系，因此产后抑郁症患者也应进行甲状腺疾病筛查。

妊娠期甲状腺单发结节

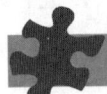

诊断要点

▶ 体格检查扪及甲状腺结节。

临床表现

甲状腺结节常在妊娠期首次查体时发现。一个孤立性结节发生恶变的风险为5%~43%，取决于很多因素，包括是否受过辐射、结节生长速度和患者年龄。

治疗

妊娠期甲状腺结节应进行细针穿刺取活检。妊娠期禁行甲状腺核素扫描。良性结节可以孕期随访，在大多数情况下，手术应推迟到分娩后。甲状腺癌患者应手术治疗。妊娠早期及妊娠晚期进行手术的风险高(包括流产、早产、胎儿死亡)，据报道妊娠中期手术的并发症发生率较低。妊娠期间禁用放射性碘。没有证据表明甲状腺癌在孕期发病率更高。由于甲状腺癌进展缓慢，很多医师主张将手术推迟至产后。

> American College of Obstetricians and Gynecologists. ACOG Committee Opinion. Number 381, October 2007. Subclinical hypothyroidism in pregnancy. *Obstet Gynecol* 2007;110: 959–960. PMID: 17906045.
> Cunningham FG, Leveno KJ, Bloom SL, Hauth JC, Gilstrap LC, Wenstrom KD. *Williams Obstetrics*. 22nd ed. New York, NY: McGraw-Hill; 2005.
> Pop VJ, Brouwers EP, Vader HL, Vulsma T, van Baar AL, de Vijlder JJ. Maternal hypothyroxinaemia during early pregnancy and subsequent child development: a 3-year follow-up study. *Clin Endocrinol* 2003;59:282–288. PMID: 12919150.

其他内分泌疾病

甲状旁腺功能亢进

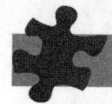
诊断要点

▶ 甲状旁腺激素(PTH)及钙水平升高。

发病机制

甲状旁腺功能亢进症是一种常见疾病,但妊娠期少见报道。自1931以来,只有120例报道,1947首次手术成功。甲状旁腺功能亢进发病高峰期为30~50岁,妊娠期罕见,发生率为0.8%。PTH水平在妊娠前半期保持不变,然后逐渐上升,与胎儿骨骼钙化的最佳时间一致。PTH促进钙(Ca)由母亲转运给胎儿。影响PTH分泌的最大因素是游离钙水平(负相关),但降钙素、维生素D和镁对PTH也有影响。降钙素由甲状腺内C细胞分泌,这些细胞起源于神经嵴,之后迁移到甲状腺。降钙素是一种降钙激素,其分泌主要受游离钙水平调节,与PTH相互拮抗,主要作用为维持钙稳态和骨重塑。维生素D增加肠钙吸收效率,对于维持钙和磷水平起重要作用,并在骨基质矿化中起重要作用。为了充分发挥其作用,维生素D必须在肾脏转化为活性代谢产物 $[1,25-(OH)_2D_3]$,该过程需要PTH参与。甲状旁腺功能亢进症的特点是PTH升高导致高血钙症,大多数患者无症状,有些患者会有恶心、呕吐、肾绞痛、肌肉无力、精神症状、多尿。

妊娠期间钙代谢是否会受到雌激素、孕激素或hCG的影响尚未可知。胎盘对钙的转运起重要作用。虽然PTH和降钙素不能通过胎盘,但是PTH有利于钙运输。胎儿钙浓度从孕中期至孕晚期(总钙与游离钙)逐渐增加,从5.5mg/dL增加至11mg/dL。在胎儿中,PTH水平很低,但可以检测到,脐血水平较母体低25%。降钙素高于母亲,有利于胎儿骨骼生长。基于这些发现,正常妊娠的所有变化都有利于胎儿骨骼钙化。

在妊娠期,89%~90%甲状旁腺功能亢进症由腺瘤引起,9%由增生引起,1%~2%由癌变引起。严重甲状旁腺功能亢进,特别是明显的颈部肿块(<5%腺瘤病有可触及的颈部肿块),应高度怀疑癌变。罕见情况下,伴或不伴内分泌异常(如多分泌腺瘤病)。妊娠期间,其他原因引起的高钙血症罕见,包括维生素D过高、结节病、各种恶性肿瘤、乳碱综合征、甲状腺功能亢进、肾上腺皮质功能不全、慢性血液透析或肾移植术后继发性甲状旁腺功能亢进。

临床表现

甲状旁腺功能亢进最常见的表现为无症状性血钙水平升高。如果患者有症状,通常与高血钙相关,如焦虑、抑郁、便秘、恶心、神经精神症状、肾结石和(或)多尿。大多数甲状旁腺功能亢进患者血清PTH升高。尿钙水平升高可以用来确诊甲状旁腺功能亢进。

鉴别诊断

甲状旁腺功能亢进可能是原发的(PTH升高),也可能是继发的(一般为肿瘤分泌PTH),因此鉴别诊断需要排查恶性肿瘤。

并发症

并发症包括胎儿死亡(27.5%)和新生儿手足搐搦(19%)。新生儿低钙血症通常是母亲甲状旁腺功能亢进症存在初始证据,这是由于母体高血钙抑制了婴儿的甲状旁腺发育。该病常见于分娩后2~14天,依赖于产妇高钙血症的严重程度,通常治疗后好转。有报道1例低钙血症持续3个月,另1例成为永久性低钙血症。

孕妇并发症包括肾结石(36%)、骨疾病(19%)、胰腺炎(13%)、尿路感染及肾盂肾炎(13%)、高血压(10%)(目前报道的癌症中占100%)和高血钙危象(8%)。孕产妇死亡常发生于胰腺炎并发症或高血钙危象。高血钙危象患者的死亡率为30%,40%发生胎死宫内。非孕期甲状旁腺亢进患者发生胰腺炎的概率为1.5%,正常妊娠期患者小于1%。大多数妊娠期甲状旁腺功能亢进者(76%)有症状,而50%~80%的非孕期甲状旁腺亢进患者无症状。

治疗

治疗包括生理盐水利尿以增加尿量。呋塞米可阻止肾小管对钙的重吸收。此外,普卡霉素可以抑制骨吸收,降钙素可以减少骨骼中钙释放,口服磷会降低钙水平。但是已确诊甲状旁腺亢进患者,应选择手术治疗。在妊娠期,手术最佳时间是孕中期,并发症风险(流产或早产)相对减少。有经验的医师行颈部探查时能够发现甲状旁腺增生(通过甲状旁腺组织移植移除所有腺体)有明显纤维性骨炎或甲状旁腺受损者术后可能发生低钙血症。若手术时机不成熟,可先暂时给予充足液体摄入和口服磷酸盐,直到可以安全手术为止。防止高血钙危象至关重要;如果病情发展,应积极治疗。

预后

由于钙可以转运到胎儿,妊娠使甲状旁腺功能亢进进一步发展。外科治疗是最好的方法,但内科治疗也是一个很好的暂时措施。

Cunningham FG, Leveno KJ, Bloom SL, Hauth JC, Gilstrap LC, Wenstrom KD. *Williams Obstetrics*. 22nd ed. New York, NY: McGraw-Hill; 2005.
Potts JT. Disease of the parathyroid gland and other hyper- and hypocalcemic disorders. In Braunwald E, Fauci AS, Kasper DL, et al (eds): *Harrison's Principles of Internal Medicine*. 15th ed. New York, NY: McGraw-Hill; 2001:2205.

甲状旁腺功能减退症

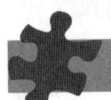
诊断要点

▶ 低PTH、低钙血症和肾功能正常情况下的高磷血症。

▶ 临床症状:干燥、鳞状皮肤、指甲变脆、毛发粗糙、Chvostek阳性(正常者中有10%)和Trousseau症状。

发病机制

甲状旁腺功能减退症的最常见原因是手术切除或甲状旁腺损伤,腺体血供减少。特发性甲状旁腺功能减退比较少见,妊娠期罕见。甲状旁腺功能减退可能是单发或伴随胸腺发育不良或作为家族性疾病的一种表现,包括甲状腺、肾上腺和卵巢功能不足及皮肤黏膜念珠菌病、恶性贫血。假性甲状旁腺功能减退(PTH在骨骼和肾脏等终末器官效应)是一种罕见的遗传性疾病,妊娠期少见。症状严重程度取决于低钙血症的程度和累及范围,包括笨拙(手指)、精神异常(主要是抑郁)、肌肉僵硬、帕金森病、肢端和口周感觉异常、喉喘鸣、抽搐和痉挛。

临床表现

临床症状包括干燥、鳞状皮肤、指甲变脆、毛发粗糙、Chvostek阳性及Trousseau症状、异位性软组织钙化以及心电图QT间期延长。假性甲状旁腺功能减退多见于异常骨骼或发育缺陷,其他家庭成员也有发病。诊断依靠病史、PTH水平"正常"或下降、肾功能正常及高磷血症。

并发症

分娩后,在维持孕期补充钙和维生素D剂量的前提下,甲状旁腺功能减退的妇女可能出现高钙血症。泌乳素对1α-羟化酶维生素D的作用使哺乳期妇女对维生素D非常敏感,需严密监测血清钙水平,根据情况调整剂量。低剂量维生素D也可以通过乳汁分泌,因此,很多医师不建议母乳喂养。

治疗

一般提倡补充钙 1~4g/d,维生素 D 50 000~100 000U/d。也有人建议补充合成维生素 D 类似物 1α,25(OH)$_2$D$_3$,剂量为 0.25~2μg/d。

预后

在特异性治疗前,产妇发病率和死亡率均很高,因此推荐尽快终止妊娠。目前,产妇预后有所改善。

肾上腺功能障碍

由于肾上腺功能障碍的妇女容易发生不孕,因此孕妇很少发生肾上腺疾病,尤其是皮质醇分泌过多的孕妇。

库欣综合征

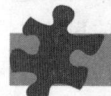
诊断要点

- 糖皮质激素过的体征:妊娠纹、肥胖、高血压和胰岛素抵抗。
- 血清和尿皮质醇水平升高。

发病机制

由于75%~80%的皮质醇增多妇女月经不规则和不孕,因此妊娠期库欣综合征少见。过多的皮质醇,无论是内源性或外源性,都会抑制促性腺激素分泌。库欣综合征最常见的原因是促肾上腺皮质激素(ACTH),导致垂体瘤(库欣病)、非垂体肿瘤产生过多的促肾上腺皮质激素或肾上腺瘤或者癌分泌过多的 ACTH,但最常见的病因是外源性糖皮质激素治疗。库欣病,即双侧肾上腺增生,多由 ACTH 生成的垂体腺瘤所致,多数为微腺瘤。25%的库欣综合征不依赖于 ACTH,并由肾上腺瘤所致。

临床表现

起病隐匿,临床诊断困难。由于妊娠期常见生理性体重增加、皮纹增加(妊娠纹)、疲劳以及不具特异性的高血压、多毛、葡萄糖不耐受,因此临床诊断困难。实验室诊断也有困难,尿游离皮质醇表现可能与一些库欣综合征病例有所重叠,外源性糖皮质激素抑制可能不完全。ACTH 和皮质醇昼夜变化仍然存在,因此,早晚检测皮质醇水平仍然有用。诊断依赖于 ACTH 和皮质醇昼夜变化消失;尿皮质醇升高,特别是>250mg/24h,地塞米松抑制实验阴性。ACTH检测可能有效(库欣病中"正常"或较高,垂体瘤中较低)促肾上腺皮质激素有助于诊断。MRI可以确诊垂体或肾上腺肿瘤。有报道"妊娠诱发"库欣综合征后自行恢复,归功于胎盘促肾上腺皮质素释放因子。然而,长期随访显示多数产妇患库欣综合征是源于其他原因。

并发症

最常见的并发症(64%)是早产,胎儿发病率和死亡率较高。胎儿宫内生长受限发生率为26%~37%,死亡率(自然流产和死胎)为16%。早产儿的远期预后很少报道。合并高血压患者占70%,合并糖尿病患者占32%,未治疗患者结局不佳。孕产妇死亡率为5%。

治疗

鉴于其不良结局,提倡尝试不同治疗。对于垂体或肾上腺肿瘤患者,可以在妊娠中期行手术治疗。罕有妊娠期手术的报道。药物治疗作用有限,并且副作用未知。有报道美替拉酮、赛庚啶、氨鲁米特、酮康唑(对动物有致畸性)用于治疗。应努力控制高血压及高血糖,它们常伴随皮质醇过量。孕晚期胎儿成熟后,建议尽快终止妊娠,产妇需分娩后进一步治疗。

肾上腺皮质功能不全(艾迪森病)

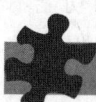
诊断要点

- 症状包括虚弱、疲劳、恶心、呕吐和体重减轻。
- 血清皮质醇水平减低。

发病机制

原发性肾上腺皮质功能不全（艾迪森病）往往由肾上腺自身免疫性破坏导致（抗生素应用之前，结核是最常见的致病原因）。若疾病进一步进展，则有90%以上的腺体破坏。有时该病与其他自身免疫性内分泌疾病相关（自身免疫性缺陷），如糖尿病、Graves病和桥本甲状腺炎。继发性肾上腺皮质衰竭由应用慢性外源性类固醇、垂体疾病导致的ACTH分泌减少或缺乏所致。在生育年龄的妇女，部分或完全垂体前叶功能不全的原因包括肿瘤、垂体手术或辐射和产后梗死（席汉综合征）。少见原因包括急性脑出血、肉芽肿性疾病、贫血和颅内压增高、淋巴细胞性垂体炎。有报道1型糖尿病妇女孕期发生垂体梗死。

临床表现

症状包括虚弱、疲劳、恶心、呕吐和体重减轻。实验室检查发现皮质醇水平减低。

治疗

自类固醇普遍应用以来，大多数患者成功妊娠。随着不孕症治疗的进展，即使女性垂体前叶功能不全，也可通过适当激素替代治疗，保证良好的妊娠结局。若孕妇正规治疗，不会影响其后代正常发育。类固醇治疗每日的剂量是$20\sim25mg/m^2$（如氢化可的松$30\sim37.5mg/d$或等效类固醇）。上午服用每日剂量的2/3（20~25mg），下午服用1/3（10~12.5mg）。通常妊娠期间不需改变每日剂量。但是分娩期间需补充剂量（第1天补充氢化可的松300mg或等效类固醇注射，其后逐渐减量至维持剂量）。对于继发性肾上腺功能不全患者，不必行盐皮质激素替代治疗，但原发性肾上腺病患者应口服氟氢可的松，0.05~0.1mg/d。

先天性肾上腺皮质增生症

诊断要点

- 最常见的原因是21-羟化酶缺乏症。
- 血清17-羟孕酮升高。
- 临床症状包括男性化、多毛症以及月经不规则。

先天性肾上腺皮质增生症的新生儿表现为生殖器两性畸形。

发病机制

先天性肾上腺皮质增生症由多种因素造成。酶缺陷是常染色体隐性遗传（遗传风险为25%，携带者占50%）。在参与皮质醇合成酶的遗传缺陷中，21-羟化酶缺乏症占90%~95%。事实上，21-羟化酶缺乏症是最常见的遗传性疾病。

临床表现

先天性肾上腺皮质增生症通常在婴儿期通过新生儿筛查发现。体征包括男性化体征和两性生殖器。患者出现盐分丢失，女性出现痤疮、多毛症、加速骨化、月经不规则。典型21-羟化酶缺乏症的诊断依据为血清17-羟孕酮浓度增高。非典型21-羟化酶缺乏症患者仅有17-羟孕酮轻度升高，ACTH刺激试验有很高的诊断价值。

如果已知父母均携带先天性肾上腺皮质增生症常染色体隐性遗传相关基因，可通过绒毛膜绒毛取样或羊膜穿刺术行产前诊断，确定胎儿是否受影响。

并发症

并发症依据母亲或胎儿（或两者）是否诊断为先天性肾上腺皮质增生症。胎儿受累后，低水平皮质醇刺激ACTH过度分泌，导致肾上腺肿大或增生。雄性激素分泌过多导致外生殖器男性化(先天性模糊)和低皮质醇水平的肾上腺皮质功能不全。未经治疗可能危及生命。

新生儿大多是在发病后得以诊断并获得初始治疗。当父母双方都是先天性肾上腺皮质增生症相关基因突变携带者时，应进行产前诊断(绒毛膜绒毛取样和DNA测试)。

治疗

如果患21-羟化酶缺乏症的胎儿是女性，其母亲进行地塞米松治疗可阻止胎儿肾上腺增生和外生殖器男性化。因此应在妊娠早期进行绒毛膜绒毛取样，测定胎儿性别。出生以后发现外生殖器男性化的婴儿，需行阴道重建手术。

治疗开始越早，患者恢复正常排卵及生育能力越早。在妊娠期间，糖皮质激素治疗应继续并进行调整，以避免雄激素水平过高。鉴于疾病严重程度和转运的风险较高，这些妇女应在妊娠前进行遗传咨询。

先天性肾上腺皮质增生症患者妊娠后，需要在妊娠期增加糖皮质激素剂量，以维持妊娠期正常水平。此外，糖皮质激素，如氢化可的松通过胎盘代谢，因此应尽量减少糖皮质激素对胎儿的代谢影响。

Cunningham FG, Leveno KJ, Bloom SL, Hauth JC, Gilstrap LC, Wenstrom KD. *Williams Obstetrics*. 22nd ed. New York, NY: McGraw-Hill; 2005.

嗜铬细胞瘤

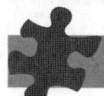

> 诊断要点
>
> ▶ 高血压伴头痛和出汗。
> ▶ 24小时尿检查显示儿茶酚胺和间甲肾上腺素上升。

发病机制

普通人群中嗜铬细胞瘤罕见，但其是妊娠期高血压的潜在致死原因。该病是由肾上腺髓质肿瘤儿茶酚胺分泌过多导致的。若治疗不及时，其后果严重（母婴死亡率分别为55%和48%），因此应作为妊娠期重要的相关性疾病进行鉴别诊断。

临床表现

该病由儿茶酚胺分泌过多所致，其症状与非妊娠患者一致。包括持续或不稳定的高血压、头痛、心悸、大汗和焦虑。妊娠期最常见的是视力模糊和抽搐。24小时尿液中儿茶酚胺及其代谢产物间甲肾上腺素和香草扁桃酸水平上升是诊断标准。尿间甲肾上腺素水平>1.2mg/d高度提示嗜铬细胞瘤。血浆总儿茶酚胺>2000pg/mL、仰卧位>30分钟后儿茶酚胺下降也高度提示嗜铬细胞瘤。MRI是妊娠期诊断该病的必要手段。大多数肾上腺嗜铬细胞瘤是良性的，位于肾上腺，约10%位于身体其他部分，常很难发现，12%为恶性。在某些患者中，该病可能是家族性疾病的一种表现，多为双侧发病。

鉴别诊断

当尿蛋白阳性时，与子痫前期鉴别困难。

并发症

并发症包括自然流产、胎儿宫内生长受限、胎盘早剥以及胎儿和产妇死亡。

治疗

罕有在妊娠期发病的报道。一经诊断，建议于孕中期行手术治疗。术前首先应用β-肾上腺素能阻滞剂，之后使用足够的肾上腺素能受体阻断剂控制血压，为手术创造条件。手术在孕中期或者孕26~28周胎儿成熟以后进行。应用酚苄明是安全的，但其可通过胎盘，造成新生儿抑郁和短暂性低血压。开始剂量应为10mg，2次/天，之后每天增加10~20mg，直至高血压得到控制。不推荐阴道分娩，因为姿势改变对肿瘤造成的压力，子宫收缩和胎儿动作会导致高血压危象。

Ahn JT, Hibbard JU, Chapa JB. Atypical presentation of pheochromocytoma as part of multiple endocrine neoplasia IIa in pregnancy. *Obstet Gynecol* 2003;102:1202–1205. PMID: 14607057.

Cunningham FG, Leveno KJ, Bloom SL, Hauth JC, Gilstrap LC, Wenstrom KD. *Williams Obstetrics*. 22nd ed. New York, NY: McGraw-Hill; 2005.

垂体疾病

垂体泌乳素腺瘤

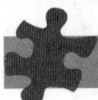
诊断要点

- 血清泌乳素增高。
- MRI提示微腺瘤(<10mm)或腺瘤(≥10mm)。

发病机制

垂体泌乳素腺瘤是妊娠期最常见的垂体肿瘤，尤其是不孕症治疗高度发展的今天。普遍认为该病是单个细胞突变后增生形成的单克隆催乳素腺瘤。多数垂体泌乳素腺瘤是散发的，属1型(MEN 1)多发性内分泌腺瘤的一种。

临床表现

最常见的症状包括闭经、溢乳、泌乳素血症。溴隐亭用于治疗闭经效果良好，有助于患者成功妊娠。该病常在泌乳素分泌增多并导致闭经、经量过少或溢乳后确诊。MRI能够证实诊断。肿瘤分为微腺瘤（<10mm）或腺瘤（≥10mm）。孕期未治疗的微腺瘤增大的风险低(1%~2%)，未治疗的大腺瘤的增长风险为15%~25%。孕前经过治疗的垂体大腺瘤[溴隐亭、卡麦角林和(或)手术]，其妊娠期生长的风险较低(4%)。

鉴别诊断

须与其他源于蝶鞍区的肿瘤相鉴别，此外还包括生殖细胞肿瘤、淋巴瘤和肉瘤。

并发症

肿瘤并发症包括视觉障碍、头痛、尿崩症。肿瘤过快生长可以导致失明。

治疗

如果肿瘤增大，需开始药物治疗(溴隐亭或卡麦角林)，每天进行视野检查。若不能快速起效，药物需加量。如果仍然没有反应，应考虑手术治疗。妊娠期间手术报道很少，药物治疗一直持续到分娩后，一般是安全而有效的。对于微腺瘤，除非出现症状，一般不推荐连续视野检查或MRI检查。如果发生严重头痛，即使没有视野缺损，也应行MRI检查。视野障碍多发生于大腺瘤。对于泌乳素巨腺瘤，若怀疑是肿瘤生长，应每月进行视野检查和MRI检查。除了头痛和视力改变，垂体梗死和尿崩症罕见。肿瘤并发症多见于孕早期。

预后

可行阴道试产，尽量缩短第二产程，防止颅内压升高。大多数垂体泌乳素腺瘤患者可以母乳喂养。通常建议分娩后3~4个月行MRI检查重新评估肿瘤大小。这些患者妊娠期表现良好。

肢端肥大症

诊断要点

- 生长激素浓度升高。
- 口服葡萄糖抑制生长激素试验阴性。

临床表现

早期诊断困难，因为手脚大小和面部特征粗犷的变化发展缓慢。正常妊娠中，垂体生长激素浓度随着胎盘生长激素分泌而减少。妊娠期需行生长激素水平特殊测定,以区别生长激素是来自垂体还是来自胎盘。口服葡萄糖耐量试验未能抑制垂体生长激素者可以确诊。

并发症

肢端肥大症的并发症包括高血压、糖尿病、视力下降、心肌病和关节炎。

治疗

一般来说,妊娠后应停药。奥曲肽已成功应用。孕期应用溴隐亭尚无对母婴不良反应的报道。奥曲肽报道有限,其安全性尚不能确定,因此妊娠后应停药。择期手术在妊娠中期进行更安全。妊娠导致肿瘤增大和视力丧失的患者可行急诊手术。

预后

早期诊断并治疗的肢端肥大症患者,预后良好。

席汉综合征

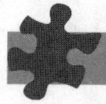

诊断要点

▶ 垂体功能减退导致TSH、催乳激素、促卵泡激素、促黄体生成激素、雌二醇水平降低。

发病机制

H.L. Sheehan 首次描述了这种由于分娩期间严重失血和低血压造成的产后垂体坏死性疾病,并以自己名字命名。10%的患者无分娩期间严重失血和低血压病史。临床表现取决于垂体激素不足和破坏程度。若腺体破坏超过90%,会出现急性肾上腺皮质功能不全(详见肾上腺皮质功能不全),表现为低血压、心动过速、低血糖、乳酸代谢异常。如果不及时治疗,可能发生严重并发症,甚至死亡。在大多数病例中,成熟的表现要经过很长时间,甚至数年才会出现。该综合征最常见的病史是近期分娩后出现产后出血,垂体血流减低导致垂体梗死。

临床表现

如果不治疗,可发生不泌乳、乳房退化和乳腺萎缩。疲劳、消瘦和体位性低血压是常见并发症。低钠血症和贫血(通常是正细胞和正色素性)是常见的实验室异常。激素不足是继发原因,包括 T_4、TSH、促性腺激素、雌激素、皮质醇、ACTH降低。激素诱发实验可用于确诊。继发性激素缺乏一经诊断,需行垂体和下丘脑MRI,排除肿瘤或其他疾病。

鉴别诊断

其他表现为垂体功能减退的疾病包括浸润淋巴细胞性垂体炎;血色素沉着病,铁沉积于垂体;外源性病因如辐射或垂体部位手术。

并发症

未经治疗的席汉综合征可导致持续性低血压、心动过速、不泌乳和低血糖。

治疗

所有缺乏激素者均应行替代治疗。一些患者经单独皮质醇治疗后,TSH及促性腺激素功能恢复正常。其机制未知,可能是由于皮质醇对下丘脑和垂体的作用。罕有该病自行恢复的报道。

预后

席汉综合征患者经过治疗后,围产期发病率和死亡率没有增加。持续性闭经和不孕妇女需行不孕症治疗。

尿崩症

诊断要点

▶ 多尿症。

- 血钠升高。
- 水限制试验(不包括原发性烦渴)阳性。

发病机制

由缺乏抗利尿激素(ADH)引起的尿崩症(DI)称为中心性DI,由肾小管因素引起的称为肾性DI。妊娠期间短暂尿崩症是由于胎盘产生过多的血管加压素所致,大多数患者肝功能异常、先兆子痫、脂肪肝、肝炎,导致肝清除率降低。一些患者表现为轻微的DI。通常会在分娩后数周好转,但再次妊娠时可复发,所以建议长期随访。

该病在妊娠期发生率为1/80 000~1/50 000。DI患者中,约60%孕期病情加重,20%好转,20%维持不变。病情加重是由于胎盘产生过多血管加压素所致。发展为胎盘功能不全的DI患者,由于胎盘受损而导致血管加压素减少,DI改善。

各种病变可导致DI,如垂体手术、辐射、创伤、肿瘤、肉芽肿、感染等,但50%患者病因不明,称为"特发性"。

临床表现

临床症状包括多尿,4~15L/d,强烈口渴,尤其需要冷水。血浆钠浓度高和口渴的多尿患者提示该病。确诊需进行水抑制试验,其目的是提高血浆渗透压,评估人体缺水反应。但是,孕期进行这一试验可能有害,因为孕妇体重将丢失3%~5%。缺水会导致抗利尿激素分泌增多,进一步导致胎盘功能不全和胎儿窘迫。出现胎儿窘迫前,子宫收缩和临产会促使试验终止。子宫收缩时,需迅速静脉输液治疗。如果确定行水抑制试验,则应连续进行胎儿监护。

鉴别诊断

主要包括心因性烦渴或渗透性利尿。

并发症

主要并发症是电解质紊乱和脱水。

治疗

鼻内应用去氨加压素(DDAVP),当鼻内途径不能使用时,也可皮下注射。常规剂量是10~25μg,1次或2次/天(或2~4μg皮下注射)。剂量需根据液体摄入量、尿排出量、渗透压、血浆电解质进行调整。受血管加压素的影响,代谢清除率增加可导致所需剂量增加。密切随访,防止脱水或水中毒。许多研究报道指出,妊娠期间和产后DDAVP是安全的,可以母乳喂养。催产素分泌正常,不影响正常分娩。据报道,中心性DI患者可正常哺乳。

预后

预后良好且不会发生远期并发症或影响生活质量。

Molitch MD. Pituitary, thyroid, adrenal, and parathyroid disorders. In Barron WM, Lindheimer MD (eds): *Medical Disorders during Pregnancy*. 3rd ed. St. Louis, MO: Mosby; 2000:101.

Schlechte JA. Prolactinoma. *N Engl J Med* 2003;349:2035–2041. PMID: 14627789

Vaphiades MS, Simmons D, Archer RL, et al. Sheehan syndrome: a splinter of the mind. *Surv Ophthalmol* 2003;48:230–233. PMID: 12686307.

(崔洪艳 译)

第33章 妊娠期神经系统疾病及自身免疫性疾病

Laura Kalayjian, MD
T. Murphy Goodwin, MD
Richard H. Lee, MD

神经系统疾病

脑血管疾病

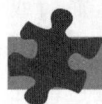 诊断要点

- 最常见的表现是头痛、视物障碍、晕厥和偏瘫。
- 孕期可应用CT和MRI来检查脑血管受累情况，如果考虑行手术治疗，最好选择动脉造影术，能更加精确地定位受累部位。

发病机制

脑血管疾病的原因包括供血不足（动脉硬化、动脉栓塞、高血压疾病致血管痉挛）、血液进入大脑皮质障碍（动静脉畸形、动脉瘤破裂）。血流减少导致大脑梗死，或颅内出血导致占位性病变。这些疾病的严重程度受血压、血氧饱和度（贫血或红细胞增多症）、低血糖和侧支循环等因素影响。

孕期缺血性脑血管意外的发病率约为1/20 000，主要发生在妊娠晚期及产褥早期。卒中的病因包括心源性血栓性疾病、脑血管疾病、血液病及大脑静脉血栓形成。孕期特殊病因有子痫、绒毛膜癌和羊水栓塞。大脑缺血性疾病可发生在动脉或静脉，其中75%发生在动脉。

脑血管意外事件包括蛛网膜下隙出血或脑实质内出血，二者发生率类似，均为1/20 000，常由动脉瘤或动静脉畸形所致。最常见的囊状动脉瘤（草莓状），从大脑Willis环主动脉发出，尤其位于其分叉处。因血流动力学改变，随着妊娠进展，动脉瘤破裂的风险增加。动静脉畸形破裂在整个孕期都可能发生。孕期或产褥期动脉瘤或动静脉畸形破裂出血的概率是否会增加，目前尚未达成共识。孕期更容易出现畸形破裂。发生子痫时，血压升高会引起血管痉挛、失去自身调节功能、管壁破裂而导致大脑出血。

临床表现

头痛、视物障碍、晕厥和偏瘫是最常见的临床表现，不同的症状和体征往往反映不同大脑区域的病变。孕期可应用CT和MRI检查受累的脑血管结构，如果允许行手术治疗，最好选择动脉造影术，能更加精确地定位大脑病变区域。凝血异常也会引起颅内出血，或继发于脑血管病变，应行凝血方面检查。此外，对于血栓性脑血管疾病患者也应考虑检测抗核抗体（ANA）、狼疮抗凝物、莱顿因子V、半胱氨酸、蛋白C和S、抗凝血酶Ⅲ、纤溶酶原。

治疗

缺血性或出血性脑血管疾病最佳的治疗

是支持治疗，而动脉瘤和动静脉畸形患者需手术治疗。根据梗死的病因，可采用肝素抗凝治疗；组织型纤溶酶原活化剂妊娠期相对禁用，但已有成功应用的病例报道。控制血压、充分的呼吸支持、治疗代谢并发症、治疗凝血障碍或心脏异常至关重要。首先静脉注射地塞米松10mg，此后每6小时注射5mg，共24小时，可减少脑水肿，有助于术前或术后恢复。此外，过度换气、输注甘露醇、苯巴比妥镇静、颅内压监测对严重脑水肿有所帮助。一旦患者病情稳定，应尽早开始物理治疗及康复。

孕期可进行动脉瘤和动静脉畸形的手术治疗，胎儿已成熟者，可先行剖宫产术。妊娠期间病变不能手术者可继续维持妊娠，至胎儿成熟后行剖宫产术。病变手术矫治后，可根据产妇情况，尝试阴道分娩。第二产程应行局部麻醉和产钳助产，以降低与 Valsalva 动作有关的颅内压。

预后

静脉闭塞与动脉闭塞者经过康复治疗后，无神经系统后遗症者所占比例相同。上矢状窦血栓形成是一种罕见并发症，妊娠期发病率增加，死亡率高达约 55%。

如果脑出血性疾病行手术治疗，则患者预后良好，很少遗留长期神经系统后遗症；如果不能手术或已发生严重的颅内出血，则患者预后不良，但动脉瘤患者的预后较动静脉瘘患者好。如果妊娠期间行神经外科手术，虽然需诱导低血压，但对胎儿通常无不利影响。异常情况纠正后，母婴预后与正常妊娠相同。

脑肿瘤

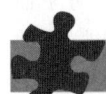

诊断要点

▶ 主要临床表现是缓慢、逐渐加重的神经系统症状伴头痛和颅内压升高。

▶ CT和MRI能发现颅内肿物。

发病机制

脑肿瘤好发于幼儿及老年人，育龄期原发癌或转移性肿瘤不常见。虽然脑肿瘤与妊娠无特别关联，但脑膜瘤、血管瘤、神经纤维瘤在妊娠期增长较快。在原发性肿瘤（脑肿瘤中占50%）中，胶质瘤最常见（占50%），脑膜瘤与垂体腺瘤占35%。在转移性脑肿瘤中，肺癌和乳腺癌占50%，绒毛膜癌常易转移至大脑。

临床表现

症状与体征

临床表现取决于肿瘤类型和位置，通常表现为缓慢进展的神经系统症状和颅内压增高，其中最常见的体征是头痛，必须与紧张性头痛、血管源性或炎症性头痛相鉴别。止痛药或肌肉松弛剂不能缓解疼痛（紧张性头痛可缓解），无偏头痛病史，无感染或脑膜炎等可能导致颅内压增高的病因。脑垂体或枕区肿瘤可致视觉异常。其他症状和体征包括恶心、呕吐、复视、眩晕、癫痫发作和精神状态改变。

影像学检查

CT 和 MRI 最能反映占位病变。虽然头颅CT 检查对胎儿辐射较小，但妊娠期通常首选MRI 检查。

实验室检查

如果脑脊液中葡萄糖和蛋白质水平正常，则能排除炎症或感染引起的中枢神经系统病变。同样，如果脑脊液中人绒毛膜促性腺激素（hCG）升高，则应怀疑为转移性绒毛膜癌。脑肿瘤患者脑脊液中细胞数量增多，其中多为淋巴细胞和单核细胞，多形核白细胞数量不增加。如果脑脊液中未发现血液或黄色液体，则有助于鉴别肿瘤与出血性病变，除非肿瘤发生出血及坏死。

治疗

妊娠期脑肿瘤治疗取决于肿瘤类型、发生

部位及妊娠阶段。只有癫痫发作时才能使用抗惊厥药物,类固醇可以降低颅内压,引起局部神经症状或头痛。妊娠早期病情恶化时,应及时评估继续妊娠的风险,大部分孕妇可继续妊娠。妊娠中期行手术、化疗或靶向放疗,并可继续妊娠。妊娠晚期可待分娩后再治疗。垂体腺瘤患者出现视觉问题或头痛发作时,可用溴隐亭治疗。

预后

脑肿瘤通常不影响孕妇或胎儿,但也可能导致早产及孕产妇死亡。妊娠中期或晚期确诊脑肿瘤时,即使妊娠期间开始治疗,胎儿预后通常良好。

偏头痛

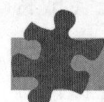

诊断要点

- ▶ 头痛发作持续4~72小时。
- ▶ 头痛与恶心、呕吐、畏光、畏声可能相关。
- ▶ 可伴有局灶性神经症状("先兆")。

慢性偏头痛患者中,50%~80%在妊娠期症状减轻,典型偏头痛(有先兆的偏头痛)可在妊娠期间首次发作。

临床表现

患者常有偏头痛病史,类似受到"重击",常发生于眼部、颞部或枕部,疼痛可以是单侧或双侧的。偏头痛通常伴发胃肠道反应(如恶心、呕吐、腹泻)或全身症状(晕厥或昏厥),常伴畏光、畏声。头痛可有或没有先兆症状,先兆症状是完全可逆的局灶性神经系统症状,其中视觉变化最常见。睡眠可中止发作。

偏头痛的临床诊断通常结合疼痛特点、相关症状、诱发因素(见下文)及缺乏神经系统体征。紧张性与咖啡因戒断性头痛通常是带状压力性疼痛。如果偏头痛伴发眩晕,需要排除梅尼埃病(迷路炎),后者表现为眩晕伴发耳鸣、波动性耳聋和眼球震颤。如果眩晕伴有步态共济失调,通常是中枢性的,需排除头部外伤、脑肿瘤、癫痫及多发性硬化病。晕厥(晕倒)可与偏头痛或血管性头痛伴发,在妊娠期间常见,但是当晕厥与偏头痛同时发作时,通常与眩晕有关。眼部神经麻痹很少与偏头痛有关:第三对脑神经最常受累,且麻痹随偏头痛好转而消失。应特别注意检查视盘,确定脑脊液压力没有升高。视盘边界不清晰时,首先考虑假性脑肿瘤或颅内占位性病变。

治疗

偏头痛的治疗首先是确定诱发因素,其次是避免诱发。偏头痛患者常见的诱发因素包括未进食、应激、陈年奶酪、香肠或其他硝酸盐、巧克力、柑橘类水果、酒和其他亚硫酸盐、味精、强烈气味、灯光或强光以及睡眠不足。当改变外界环境不能控制偏头痛时,应使用药物治疗。根据发作频率和严重程度,偏头痛治疗分为止痛及预防发作。妊娠期间首选止痛药物包括对乙酰氨基酚、可待因或其他麻醉剂及镁。下列药物更有效,但孕期不作为首选药:布他比妥、异美汀、咖啡因、阿司匹林、萘普生、布洛芬、曲坦类药物(如舒马曲坦)。非甾体类消炎药不应长时间使用,同时避免妊娠晚期应用,因为药物可导致羊水过少或动脉导管过早闭合。如果止痛治疗仅部分有效或每周需要1次以上的治疗,则需要给予预防性药物,包括β类阻滞剂、小剂量三环类抗抑郁药、钙通道阻滞剂、镁、核黄素和托吡酯等。丙戊酸和2-丙戊酸钠在孕期应避免使用。

预后

偏头痛对母婴通常无长期有害的副作用,对于急性加重的偏头痛,治疗通常有效。

癫痫和癫痫发作

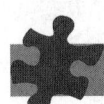

诊断要点

▶ 癫痫定义为2次或2次以上无诱因的癫痫发作。
▶ 癫痫发作可分为全身性惊厥（如强直性阵挛或大发作）、部分复杂型发作（如意识丧失或凝视伴轻度发作）、局限性发作（不伴有意识丧失的灶性发作）、小发作（如不伴有发作后意识模糊的短暂眨眼）、肌阵挛或幻觉、恐惧、幻嗅。

妊娠期癫痫发作不会增加，95%以上孕期发作者均有癫痫病史或接受过抗惊厥治疗。发作能充分控制者，孕期病情基本不会加重。孕前有频繁、不能充分控制的癫痫发作者，妊娠后也会出现相同发作，尤其在孕早期。

临床表现

来自患者和观察者的详细病史记录有助于鉴别真正的癫痫发作和其他形式的意识丧失，如晕厥发作、癔症发作或是过度通气，这些情况一般不出现发作后意识障碍，通常也没有大小便失禁或咬舌。必须排除低氧血症、低血糖症、低钙血症、低钠血症等非中枢神经系统原因。癫痫发作也可能是由于停药、服用某些药物或暴露于某些毒性物质而诱发。因此，孕期首次出现明显癫痫发作者，适当体检并检测是否接触毒素物质很重要。

孕期首次发作者需行详细的神经系统检查，脑电图（EEG）、有防护的CT检查或MRI、腰椎穿刺有助于明确癫痫发作原因，而且不是孕期禁忌证。对于已确诊的癫痫患者，EEG可明确癫痫类型，进而提供适合的药物治疗方案。

治疗

癫痫治疗应包括对患者最有效的药物，而且能够减量并达到控制癫痫发作的最低有效剂量。一些抗癫痫药物比其他药物更有可能导致出生缺陷，因此应在妊娠前更换药物。

妊娠期，抗惊厥药物的水平随着结合蛋白的减少和血浆量的增加而变化，也随着药物的吸收和排泄而改变。此外，拉莫三嗪、苯妥英钠、苯巴比妥和卡马西平血浆清除率增加，可能与肝脏高代谢有关。这些因素常导致抗癫痫药物血药水平降低。患者依从性差、晨吐、妊娠剧吐也是药物水平降低的因素。因此，抗癫痫药物血药浓度测定可监测并保证有效的血药浓度。孕期和分娩前至少应每3个月检测1次血药水平，有时需更频繁地监测。由于结合蛋白减少，非血清血药水平比血清血药浓度水平更精确。癫痫发作可由妊娠后期睡眠质量欠佳所诱发，因为妊娠后期孕妇常不能维持舒服的睡姿。若难治性癫痫发作患者服用药物难以控制，可在更换或加用另一种药物前，先尝试将药物剂量和血药水平提高至最大。

癫痫持续状态者，控制癫痫发作是保证母婴安全所必需的，一线治疗是静脉注射劳拉西泮，2mg/min，直到总量达0.1mg/kg。如果发作继续，则给予苯妥英钠20mg/kg，以50mg/min速度缓慢推注，或给予磷苯妥英钠20mg/kg（按苯妥英钠等量折算），以150mg/min（按苯妥英钠等量折算）静脉给药。如果发作仍持续，则可考虑全麻。在这种情况下，脑水肿常不可避免，可应用地塞米松、甘露醇或通过过度通气来减轻。在妊娠期，许多癫痫持续状态是由于抗癫痫药物使用不当造成的，如突然停用苯巴比妥或苯二氮䓬类药物、患者依从性差、未监测血药浓度。

抗癫痫药物和癫痫发作对胎儿造成不利影响，癫痫发作危害母婴安全，导致自然流产、早产和胎儿心动过缓。所有抗癫痫药物通常能通过胎盘，在脐血中迅速平衡，并有致畸作用。应用抗惊厥药物治疗者，其胎儿比普通人群发生异常的风险高出2倍。既往认为，有癫痫发作的孕妇，即使未应用抗癫痫药物，其胎儿畸形风险也增加，但这种观点已被否定。胎儿最常见的缺陷有2类,即重度和轻度畸形。重度畸形包括唇腭裂、神经管异常、先天性心脏病。轻度畸形包括颅面畸形（如低耳症、眼距增宽）、短颈、指甲发育不全。胎儿乙内酰脲综合征（与苯妥英钠有关）是第一种证实抗癫痫药物与出生缺陷有关的疾病,新生儿发生率为3%~5%,其特征为精神发育迟滞、发育小于正常胎龄大小、颅面畸形、肢体缺陷。轻度苯妥英钠综合征可能所占比例较大(8%~15%),通过详细评估,能在3岁以内确诊。孕期禁用三甲双酮,宫内三甲双酮暴露增加致畸风险（高达30%）。

特殊抗癫痫药物的致畸性一直备受争议。世界各地已建立妊娠登记处,明确药物致畸风险。乙琥胺、氨甲酰氮䓬、苯巴比妥、丙戊酸、扑米酮和苯妥英等抗惊厥药物,由于增加胎儿出生缺陷而归为妊娠D类药物。神经管缺陷常见于氨甲酰氮䓬(0.5%~1%)及丙戊酸(1%~2%)。北美妊娠抗癫痫药物登记处已经确定,丙戊酸暴露者畸形率是10.7%。其他妊娠登记和研究发现,丙戊酸剂量每天高于1000mg或浓度高于70μg/mL会增加致畸危险,包括神经管缺陷在内,尿道下裂、多指趾畸形、肾脏与心脏畸形都与丙戊酸有关,所以孕期应避免应用丙戊酸。以往认为孕期应用镇静安眠剂是安全的,但其致畸率为6.5%,略高于其他镇静剂,如立痛定、苯妥英钠、拉莫三嗪,致畸率约为3%。除拉莫三嗪和奥卡西平外,其他新型抗癫痫药物人类数据很少。所有新型抗癫痫药物均属C类药物,还需更多数据来证实其安全性。

应用两种或以上抗癫痫药物会使致畸风险加倍。

癫痫患者考虑妊娠时,应确定是否还需要抗癫痫治疗,尤其在儿童期就开始抗癫痫治疗或有2~5年无癫痫发作者。如果孕妇需要抗癫痫药物治疗,应告知其与药物相关的胎儿致畸可能性并尝试更换其他药物或更安全药物的风险与获益。建议患者至少在妊娠前3个月开始预防性应用叶酸(4mg/d),以减少神经管缺陷的发生。

如果患者服用的抗癫痫药物经肝脏P450系统代谢,从妊娠36周到胎儿出生,患者需服用维生素K 10mg/d,防止胎儿出血。此外,出生后婴儿需肌内注射维生素K。

镇痛药进入母乳的量取决于药物蛋白结合能力。母乳喂养的益处大于药物对新生儿的影响。当母乳喂养婴儿出现过度抑制或进食差,可能与乳汁中的药物有关,此时应暂停母乳喂养,给予其他替代品。

对于癫痫频繁发作的产妇,需给予有关癫痫发作和胎儿安全的建议。用海绵巾搓澡代替浴盆,在桌子拐角处增加防护措施,以减轻母亲癫痫发作时对新生儿的伤害。

多发性硬化病

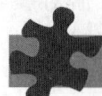

诊断要点

▶多发性硬化病的诊断依据两项或以上神经系统异常临床鉴别。

▶诊断可以借助于实验室检查或影像学检查,如MRI。

发病机制

多发性硬化病是中枢神经系统白质区免疫性脱髓鞘性疾病,女性发病率是男性的2倍,好发于20~40岁。北半球的人群容易患病。具体发病原因尚不明确,可能与环境、病毒、基因有关。

临床表现

多发性硬化病分为复发缓解型和原发进展型两种类型,表现为四肢无力、感觉缺失、共济失调、视觉障碍等,逐渐发展为条件反射增加、强直状态和膀胱控制障碍。抗胆碱酯酶（新斯的明）激惹和乙酰胆碱受体抗体试验可排除重症肌无力。如果患者近期有病毒感染,需排除格林-巴利综合征。

实验室检查和影像学检查可排除其他可能的病因。血清学检查包括维生素 B_{12}、莱姆关节炎、HTLV-1（人T细胞嗜淋巴细胞病毒1型）效价、红细胞沉降率（ESR）、ANA和类风湿因子。MRI能反映大脑白质和脊髓病变（斑块），造影剂可增强病变部位。脑脊液IgG水平升高具有诊断意义。

治疗

治疗包括干扰素β-1a、干扰素β-1b和格拉默。这些药物能减少复发、减少疾病活动（通过MRI连续检查可观察到）并延缓疾病进展。多发性硬化病试验表明，干扰素β-1b和β-1a能增加妊娠期自然流产率。虽然增加的概率无统计学意义，但应引起注意。计划妊娠者应以格拉默替代干扰素，直到妊娠后停药。需对痉挛、疼痛、疲劳、肠和膀胱功能失常等症状进行治疗。产后静脉注射免疫球蛋白，可成功地降低病情进展。短期皮质类固醇对视神经炎及其他症状复发者治疗有效。

预后

该病的特点是加重和缓解，70%的患者经过多年缓慢进展。妊娠不影响多发性硬化病，可能会缓解病情。产后前3个月，病情加重风险增加。考虑到疾病进展性特点，有必要采取计划生育。如果非常渴望妊娠，则应尽早完成。

重症肌无力

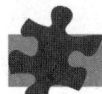

诊断要点

▶ 重症肌无力是一种自身免疫系统疾病，由神经肌肉接头处胆碱酯酶受体抗体引起。

▶ 其特点是肌无力，尤其是重复运动。

重症肌无力是一种慢性疾病，因横纹肌神经肌肉接头处胆碱酯酶受体失去功能所致，通常存在胆碱酯酶受体抗体。女性发病率高于男性，好发于30多岁。特点是重复运动导致肌无力，随后出现肌肉协调功能异常。虽然有证据表明，重症肌无力与遗传有关，但大部分成年人患病是获得性的。

临床表现

最常见的症状是小肌肉易疲劳，眼肌最易受累，常表现为复视。肌肉重复次数越多越无力。患者早上可能没有症状，而下午症状明显。吞咽和言语功能常不受影响，面肌通常会受影响。

该病肌力减退的诊断性试验为依酚氯铵评估试验（共10mg，先给予2mg，45秒后给予8mg），放射免疫检测法能检测胆碱酯酶受体抗体。有条件者，重复神经刺激后，肌力下降超过15%。

妊娠期间，重症肌无力患者有1/3出现病情恶化，1/3保持不变，1/3病情缓解。子宫活动不受影响，因为子宫为平滑肌，不影响产程。但是考虑到产妇易疲劳，第二产程助产是必要的。胆碱酯酶受体抗体可通过胎盘，所以孕期应通过胎动计数、超声等手段密切监测胎儿情况。新生儿先天性关节肌发育不良是很罕见的疾病，与宫内活动减少导致肌肉挛缩有关。抗体会影响胎儿横隔并导致肺发育不全和羊水过多。12%~15%的新生儿会出现短暂性重症肌无力，平均持续3周。

治疗

孕期与非孕期治疗方式一样，应用抗胆碱酯酶药（如新斯的明），但孕期药物剂量的调整更加频繁。其他治疗方式包括胸腺切除术、类固醇药物、血浆置换和静脉注射免疫球蛋白。临产后抗胆碱酯酶药经非肠道给药效果比口服好，胃肠道外和区域麻醉无禁忌。箭毒类药物（如氨基糖苷类抗生素）、硫酸镁，以及一些旧式全麻药，如乙醚、氯仿等应禁用。服用抗胆碱酯酶药物者应停止母乳喂养。

妊娠期其他神经系统病变

脊髓病变

由创伤、肿瘤、感染或血管疾病引起的脊髓病变通常不影响妊娠。脊髓病变的诊断和治疗不需过多考虑妊娠。总之，妊娠合并任何原因引起的脊髓创伤，甚至截瘫，进展缓慢，只有进行性加重的尿路感染和皮肤的压迫性坏死引起的脓血症例外。尽管由于肌肉萎缩而使孕妇体重<100lb，胎儿生长并不受影响。无头盆不称者一般可经阴道分娩。由前角细胞损害或第10胸椎水平以下的脊髓病变引起的截瘫孕妇能感知宫缩疼痛，因此需要镇痛或麻醉。对于大多数患者，建议快速、无痛分娩，肌力下降会导致第二产程延长。截瘫患者在分娩过程中会因为失去脊髓病变水平以下的神经调节而出现自主神经反射亢进最好给予硬膜外持续心率和血压监测并给予抗高血压处理及第二产程助产。

颅神经病变

由炎症引起的面神经麻痹称为贝尔麻痹。患者出现瘫痪区域感觉障碍，严格来说，这是一种由面神经所支配的一侧司面部表情的肌肉瘫痪所引起的运动障碍病。病毒感染是其病因，但1/5贝尔麻痹者约发生在妊娠期间或产后，提示妊娠可增加该病发生率。发病1周内可给予皮质醇激素（泼尼松40~60mg/d）或阿昔洛韦。贝尔麻痹是自限性疾病。由于患者患侧眼睛眨眼或闭眼障碍，如果未给予眼药水、夜间没有遮盖眼睛或给予润滑剂等治疗，常导致角膜受损。很少需手术治疗。

吉兰-巴雷综合征

吉兰-巴雷综合征是一种由于上呼吸道、胃肠道感染或近期免疫接种等引起的急性炎症性脱髓鞘性多发性神经病。起病快速，患者出现肌力弱，常首先累及远端肌群，而后累及呼吸肌、面肌。患者需住院并给予支持治疗来预防呼吸衰竭。若肺活量降至800mL或以下，需行气管切开。血浆置换或IVIG可缩短病程。大多数患者在妊娠期间进展正常并能足月分娩，因此不需人工流产。若接近足月时发生呼吸肌瘫痪，则需行剖宫产术，以改善通气。

周围神经病

腕管综合征是由于腕部滑膜鞘肿胀引起正中神经受压所致的一种周围神经病。症状表现为拇指、食指、中指及无名指内侧感觉障碍。通常夜间症状明显，治疗是抬高受累腕部或夹板固定。产后症状减轻。很少应用手术和皮质醇激素治疗。

股骨或闭孔神经受压可发生在剖宫产或子宫切除术后，更多与阴道分娩前或产程中胎儿压迫有关。

股神经麻痹可导致髂腰肌、股四头肌力无力和大腿前面感觉丧失。闭孔神经麻痹可出现大腿内收肌力弱和受累肢体内侧轻微的感觉缺失。腓神经病变表现为足下垂、足背屈，偶尔出现足部和第二足趾感觉障碍。这种病变常出现在产后1~2天，可能与会阴侧切缝合术恢复时间长或膝部神经受压相关。高危人群包括孕妇身材矮小而胎儿较大者、应用中位产钳旋转、产程延长者，尤其是巨大儿产妇（由于压迫L4~5神经根）。保守治疗效果很好，有时需要腿部支架支撑。

手臂疼痛或胸廓出口综合征是由于臂丛神经或锁骨下动脉受锁骨或第一肋骨压迫所致。孕期发病率增高是由于乳房和腹部重量增加所致。手部和前臂外侧疼痛，但很少存在运动障碍。有手部发白或手抬高时症状加重者可确诊。该病为自限性疾病；改变姿势或肩部肌肉牵引可减轻症状。有时可手术切除肋骨（与非孕期相同）。

腰椎椎间盘突出比颈椎常见，沿坐骨神经分布区出现运动和感觉异常。该病多局限于一侧肢体，应与脊髓肿瘤和出血性疾病相鉴别。诊断需结合体格检查和病史，必要时，脊柱 MRI 是最佳的诊断方法。保守治疗如卧床休息和物理疗法有效。除非患者有颈椎病变，一般不会影响妊娠与分娩。如果有颈椎病变，为避免瘫痪，需行剖宫产术。孕期应尽量避免手术矫正治疗。

Cunnington M, Tennis P, International Lamotrigine Pregnancy Registry Scientific Advisory Committee. Lamotrigine and the risk of malformations in pregnancy. *Neurology* 2005;64: 955–960. PMID: 15781807.

Holmes LB, Wyszynski DF. North American Antiepileptic Drug Pregnancy Registry. *Epilepsia* 2004;45:1465. PMID: 15509251.

Holms LB, Harvey EA, Coull BA, et al. The teratogenicity of anti-convulsant drugs. *N Engl J Med* 2001;344:1132–1138. PMID: 11297704.

Loder E. Safety of sumatriptan in pregnancy: a review of the data so far. *CNS Drugs* 2003;17:1–7. PMID: 12467489.

Marcus DA, Scharff L, Turk D. Longitudinal prospective study of headache during pregnancy and postpartum. *Headache* 1999;39:625–632. PMID: 11279958.

Sances G, Granella F, Nappi RE, et al. Course of migraine during pregnancy and postpartum: a prospective study. *Cephalalgia* 2003;23:197–205. PMID: 12662187.

Sandberg-Wollheim M, Frank D, Goodwin TM, et al. Pregnancy outcomes during treatment with interferon beta-1a in patients with multiple sclerosis. *Neurology* 2005;65:802–806. PMID: 16093457.

Wiltin AG, Mattar F, Sibai BM. Postpartum stroke: a twenty-year experience. *Am J Obstet Gynecol* 2000;183:83–88. PMID: 10920313.

Wyszynski DF, Nambisan M, Surve T, et al; Antiepileptic Drug Pregnancy Registry. Increased rate of major malformations in offspring exposed to valproate during pregnancy. *Neurology* 2005;64:961–965. PMID: 15781808.

自身免疫系统疾病

类风湿关节炎

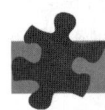

诊断要点

▶ 累及3个或更多关节。

▶ 血清学检查有特定生物标记物，如类风湿因子、C-反应蛋白升高和血沉加快。

▶ 大部分孕期类风湿关节炎患者在妊娠前已经确诊。

发病机制

类风湿关节炎是一种以对称性炎性滑膜炎为特点的慢性自身免疫系统疾病。北美发病率为 0.5%~3.8%，女性发病率是男性的 3 倍。

临床表现

类风湿关节炎的症状隐匿，前驱症状有易疲劳、无力、广泛性关节僵硬和肌痛，随后出现关节肿胀。诊断依据为炎性关节炎累及 3 个或更多关节，血液中检出异常生物标记物，如类风湿因子，伴 C-反应蛋白增加或 ESR 加快，症状持续时间超过 6 周，并排除其他疾病。实验室检查结果为轻度白细胞增多、ESR 加快（并不代表疾病活动程度）和类风湿因子阳性（大部分患者可检测到）。

治疗

治疗包括休息、抗炎药物、夹板固定、物理疗法、平衡膳食和受累关节充分运动。孕期禁用环氧化酶（COX）-1 和 COX-2 抑制剂，如果使用该类药物，那么治疗疗程应缩短至妊娠 32 周前，避免出现动脉导管过早闭合。监测羊水指数，及时发现羊水过少。低剂量口服皮质类固醇、羟氯喹或柳氮磺胺吡啶可替代 COX 抑制剂，且安全有效。禁用 TNF-a 抑制剂、青霉胺、金和甲氨蝶呤，甲氨蝶呤应在妊娠前 1~3 个月停用，服用来氟米特者应待血清检测阴性后妊娠。约 75% 的女性患者孕期症状有所改善，但大部分患者产后 6 个月内出现复发。孕期可通过晨起关节僵硬的持续时间和受累关节数目评估该疾病的活动程度。Ro/SS-A 和 La/SS-B 抗体水平决定了胎儿发生完全性传导阻滞的风险。对于产后病情明显加重者，应尽早停止母乳喂养，保证足量药物治疗，包括 TNF-a 抑制剂。

预后

该病预后多变，难以预测，可自发缓解和加重。

系统性红斑狼疮

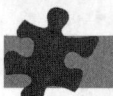
诊断要点

▶ 系统性红斑狼疮(SLE)是多器官自身免疫性疾病，疾病表现多样。

▶ 符合以下症状中的4项，即可确诊：面部蝶形红斑、盘状红斑、光过敏、口腔溃疡、浆膜炎、肾脏疾病、神经系统疾病、血液系统病变(溶血性贫血、白血病、血小板减少症)、免疫学异常[抗DNA、抗Sm性病研究所、(VDRL)实验假阳性]或ANA滴度异常。

▶ 和其他妊娠期自身免疫系统疾病一样，往往在妊娠前已确诊。

发病机制

SLE是一种能影响多种器官系统的慢性炎症性疾病。妇产科医师对SLE感兴趣的原因是其女性发病率通常高于男性(10:1)，且好发于育龄期妇女。其病因不详，临床过程多样。高达50%女性SLE患者，在临床确诊前5年，即出现血清标记物异常。孕期SLE并发症的发生也较临床诊断早许多年。

临床表现

符合以下症状中的4项即可确诊：面部蝶形红斑、盘状红斑、光过敏、口腔溃疡、浆膜炎、肾脏疾病、神经系统疾病、血液系统病变(溶血性贫血、白血病、血小板减少症)、免疫学异常(抗DNA、抗Sm阳性，VDRL实验假阳性)或ANA滴度异常。

鉴别诊断

鉴别诊断包括类风湿关节炎、药物源性SLE症状、多动脉炎、慢性活动性肝炎、妊娠晚期和子痫前期。妊娠期常见的全身症状包括烦躁不安、发热、肌痛和体重下降。

并发症

关于妊娠对SLE的影响争议较大，反之亦然。大部分处于SLE非活动期且时间至少为6个月的患者，妊娠后较少出现问题，但重度子痫前期和胎儿生长受限风险增加2~3倍，狼疮爆发风险为20%。活动期SLE女性发生重度子痫前期风险相当高(60%~80%)、易发生胎儿生长受限、早产和狼疮爆发(50%~80%)。此前有肾脏疾病者可能发生肾功能恶化，但只有10%是不可逆转的。

治疗

孕期处理包括详细询问病史、体格检查和实验室检查，记录以往是否有自然流产史或胎儿死亡史。描述以往SLE表现、评估疾病活动期的严重程度对预期妊娠后并发症至关重要。虽然SLE患者生育能力正常，但仍有较高的流产率，可能与抗磷脂抗体有关。体格检查应注重疾病活动期的体征。实验室检查应包括全血细胞计数、血清生化检查和肝功能检查。也应行ANA(如果以往未确诊)、双链DNA、尿蛋白、C3、C4和CH_{50}检测。这些检测指标的滴度改变能预示狼疮肾炎的爆发。SS-A、狼疮抗凝物、抗心磷脂抗体和抗$β_2$糖蛋白1试验也是有必要的。SS-A常与新生儿狼疮有关，表现为皮肤病变或先天性心脏传导阻滞。抗心磷脂抗体、狼疮抗凝物和抗$β_2$糖蛋白1实验与抗磷脂抗体综合征(APS)密切相关，APS能导致血栓栓塞、胎儿死亡、胎儿生长受限和子痫前期。当诊断为APS时，预防性治疗包括阿司匹林和肝素。诊断标准包括临床表现(前文已述)、狼疮抗凝剂结果阳性、中到高度抗心磷脂抗体效价(IgG或IgM磷脂大于40或总百分比大于99个百分位点)或抗$β_2$糖蛋白1抗体效价(IgG或IgM大于99个百分位点)。这些试验应间隔

12周,至少2次异常。大部分SLE患者发生胎死宫内与并发APS有关,发生率约为30%。

很难鉴别妊娠晚期重度子痫前期和狼疮爆发。事实上,不能确定子痫前期是不存在的,仔细检查可确定SLE爆发是不是致病因素。若距离预产期间隔时间较长,对怀疑SLE患者进行经验性治疗或许能延长孕周。

妊娠32~34周时,应通过一系列超声检查和产前检查对胎儿生长情况进行检测,确保胎儿发育良好,建议妊娠39周分娩。妊娠中期行子宫动脉多普勒超声可预见早发性子痫前期和胎儿生长受限。

妊娠期SLE的主要治疗包括皮质类固醇、羟氯喹和硫唑嘌呤。皮质类固醇是较弱的致畸剂,早孕期致额外面裂的概率为1/1000。也有胎膜早破和早产的风险,但通常发生在孕34周以后。皮质类固醇也增加妊娠期糖尿病和妊娠期高血压的风险。妊娠期禁用的治疗SLE药物有霉酚酸酯、环磷酰胺、甲氨蝶呤和华法林。对于一些新药(如美罗华、阿巴西普注射剂),目前资料有限。近年来,正是因为对该病自然病程及孕期药物治疗有了更多了解,女性SLE患者成功受孕分娩的机会有了显著提高。

硬皮病(系统性硬化病)

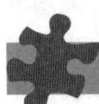
诊断要点

▶ 硬皮病或系统性硬化病是妊娠期罕见的一种疾病。

▶ 是一种系统性疾病,特点是皮肤增厚、硬化、循环异常,常累及多器官系统。

临床表现

妊娠期硬皮病患者很罕见,该病主要发生在非育龄期人群。症状包括心神不安、易疲劳、关节痛、雷诺现象和肌痛。妊娠期病情可进展或无改变。一项研究表明,该病能增加早产率。在其他病情稳定的情况下,妊娠进展平稳。当合并硬皮病相关性肾病和(或)高血压时,妊娠能增加合并子痫前期和恶性高血压的风险。

治疗

妊娠期系统性硬化病的治疗包括抗炎和免疫抑制剂药物,如泼尼松、羟氯喹和非甾体类抗炎药。

Arbuckle MR, McClain MT, Rubertone MV et al. Development of autoantibodies before the clinical onset of systemic lupus erythematosus. *N Engl J Med* 2003;349:1526–33. PMID: 14561795.

Cimaz R, Spence DL, Hornberger L, et al. Incidence and spectrum of neonatal lupus erythematosus: a prospective study of infants born to mothers with anti-Ro autoantibodies. *J Pediatr* 2003;142:678–83. PMID: 12838197.

Clark CA, Spitzer KA, Laskin CA. Decrease in pregnancy loss rates in patients with systemic lupus erythematosus over a 40-year period. *J Rheumatol* 2005;32:1709–1712. PMID: 16142865.

Clowse ME, Magder LS, Witter F, et al. Early risk factors for pregnancy loss in lupus. *Obstet Gynecol* 2006;107:293–299. PMID: 16449114.

Clowse ME, Magder LS, Witter F, et al. The impact of increased lupus activity on obstetric outcomes. *Arthritis Rheum* 2005;52:514–521. PMID: 15692998.

Doria A, Ghirardello A, Iaccarino L, et al. Pregnancy, cytokines, and disease activity in systemic lupus erythematosus. *Arthritis Rheum* 2004;51:989–995. PMID: 15593367.

Erkan D, Derksen WJ, Kaplan V, et al. Real world experience with antiphospholipid antibody tests: how stable are results over time? *Ann Rheum Dis* 2005;64:1321–1325. PMID: 15731290.

Janssen NM, Genta MS. The effects of immunosuppressive and anti-inflammatory medications on fertility, pregnancy and lactation. *Arch Intern Med* 2000;160:610–619. PMID: 10724046.

Lassere M, Empson M. Treatment of antiphospholipid syndrome in pregnancy: a systematic review of randomized therapeutic trials. *Thromb Res* 2004;114:419. PMID: 15507273.

Miyakis S, Lockshin MD, Atsumi T, et al. International consensus statement on an update of the classification criteria for definite antiphospholipid syndrome (APS). *J Thromb Haemost* 2006;4:295–306. PMID: 16420554.

Ollier WE, Harrison B, Symmons D. What is the natural history of rheumatoid arthritis? *Best Pract Res Clin Rheumatol* 2001;15:27–48. PMID: 11358413.

Sampaio-Barros PD, Samara AM, Marques Neto JF. Gynecologic history in systemic sclerosis. *Clin Rheumatol* 2000;19:184–187. PMID: 10870650.

Venkat-Raman N, Backos M, Teoh TG, et al. Uterine artery Doppler in predicting pregnancy outcome in women with antiphospholipid syndrome. *Obstet Gynecol* 2001;98:235. PMID: 11506839.

Witter FR, Petri M. Antenatal detection of intrauterine growth restriction in patients with systemic lupus erythematosus. *Int J Gynecol Obstet* 2000;71:67–68. PMID: 11044546.

Yasmeen S, Wilkins EE, Field NT, et al. Pregnancy outcomes in women with systemic lupus erythematosus. *J Matern Fetal Med* 2001;10:91. PMID: 11392599.

(刘国艳 译)

第34章 妊娠期血液疾病

Christina Arnett, MD
Jeffrey S. Greenspoon, MD
Ashley S. Roman, MD, MPH

贫血

贫血是妊娠期孕妇面临的重大问题。疾病控制和预防中心将贫血定义为妊娠早期或晚期血红蛋白浓度<11g/dL（红细胞容积<33%）或妊娠中期血红蛋白浓度<10.5g/dL（红细胞容积<32%）。产妇在分娩和产褥期会出现失血，因此贫血患者输血及其相关并发症的风险增加。

妊娠期血容量大约增加50%，红细胞数增加约33%，相对增加的血浆容量导致红细胞容积下降，但并非真正意义上的贫血。

妊娠期贫血最常见原因是铁和叶酸缺乏，极少发生维生素B_{12}缺乏导致的恶性贫血。妊娠期其他类型贫血包括慢性病导致的贫血、血红蛋白病导致的贫血、免疫、慢性贫血（如遗传性球形红细胞症或阵发性夜间血红蛋白尿）或药物引起的溶血性贫血和再生障碍性贫血。

缺铁性贫血

诊断要点

▶ 小细胞低色素性贫血伴有铁储备缺乏表现。

发病机制

妊娠期缺铁性贫血发生率约为95%，提示孕期铁需求增加。全身铁主要分布在：①血红蛋白（约占总量的70%；56kg妇女中大约为1700mg）；②贮存铁，包括骨髓、脾和肝实质网状内皮细胞中的铁蛋白和含铁血黄素（约300mg）。肌红蛋白、血浆和各种酶中也有少量铁。骨髓缺乏含铁血黄素表明铁贮存枯竭，可诊断为贫血，也是缺铁的早期表现，继而出现血清铁减少、血清总铁结合力增高和贫血。

妊娠前半期铁需求增加不显著，食物中铁吸收（约1mg/d）足以满足1mg/d的基本消耗。妊娠后半期红细胞数量增加、胎儿快速增长，铁需求量显著增加，其中红细胞和血红蛋白增加需铁量约为500mg，胎儿增长需铁量平均为300mg。因此，妊娠期需铁量约为800mg。美国国家科学院食品和营养委员会公布的数据表明，孕妇铁需求增加，达到约3.5mg/d，超过从正常饮食中获得的1mg/d铁量。

预防

目前，尚不清楚营养良好的非贫血女性是否从妊娠期常规补铁中获益。对于有缺铁性贫血病史者，每天至少给予铁60mg，防止妊娠期和产褥期贫血。

临床表现

症状与体征

临床症状不明显，无特异性，包括苍白、易疲劳、头痛、心悸、心动过速、呼吸困难。长期严重贫血可能出现口角炎、舌炎、凹甲（勺状甲）。

实验室检查

孕早期或孕晚期血细胞比容<33%或孕中期血细胞比容<32%。血红蛋白下降至3g/dL，但红细胞数量几乎不低于$2.5×10^6/mm^3$。红细胞通常是小细胞低色素性，平均红细胞容积<79fL。血清铁蛋白浓度下降到<15μg/dL，转铁蛋白饱和度小于16%，血清铁水平通常<60μg/dL。在正常妊娠和缺铁性贫血妊娠中，总铁结合力均升高，因此没有诊断价值。网织红细胞计数降低，血小板计数常增加，但白细胞计数正常。骨髓活检显示，骨髓巨噬细胞和红细胞前体缺乏可染色的铁，但单纯性缺铁性贫血不必行骨髓活检。

鉴别诊断

慢性病或炎症（如类风湿关节炎）所致贫血多为小细胞低色素性贫血。正常血清铁和铁蛋白水平、骨髓中存在可染色铁、血红蛋白A_2水平增高等有助于鉴别地中海贫血与缺铁性贫血。其他少见的小细胞低色素性贫血包括铁粒幼细胞性贫血、铅中毒性贫血。

并发症

缺铁性贫血与宫内生长迟缓和早产有关，与产后抑郁症风险增加相关。

严重缺铁性贫血导致心绞痛或充血性心力衰竭。缺铁性吞咽困难（Paterson-Kelly综合征、Plummer-Vinson综合征）较罕见，表现为长期严重缺铁性贫血导致的吞咽困难、食管蹼、萎缩性舌炎。

血红蛋白<6~7g/dL的严重贫血与胎儿氧合降低、胎心监护异常、羊水量少和胎儿宫内死亡有关。

治疗

必须给予确诊患者快速而充分的治疗。

口服铁剂治疗

给予硫酸亚铁300mg（含铁元素60mg，其中约10%被吸收），3次/天。如果不能耐受药物副作用，可改服富马酸亚铁和葡糖酸盐。血红蛋白恢复正常后，应继续服药3个月，补足贮存铁。如果治疗有效，血红蛋白水平至少应增加0.3g/(dL·w)。

亚铁或有机铁是空腹状态下最好吸收的铁，补铁的同时给予维生素C或柑橘类果汁，可以形成轻微的酸性环境，有助于铁吸收。

注射铁剂治疗

铁剂注射指征是不能耐受口服铁剂或口服治疗无效者。多数中度缺铁性贫血患者总铁需要量等于血红蛋白恢复正常或接近正常加上补充铁储存量的50%。

在美国使用最广泛的注射用铁是右旋糖酐铁，可以肌内注射，但最好静脉给药（IV）。每瓶为2mL，含铁100mg。给予0.5mL右旋糖酐铁试验剂量后，给予肌内注射或静脉注射，剂量不超过100mg/d。肌内注射必须在臀部外上象限，使用2英寸的20号针头，以Z方式进针注射（插入针之前，于一侧提拉皮肤和表面肌肉组织，防止渗液和随后经皮纹泄露）。由于铁在肌肉中吸收缓慢，有时吸收不完全，其提高血红蛋白浓度效果仅略高于口服铁剂。注射铁剂的风险包括过敏反应（约为1%）、肌肉坏死、发烧和静脉炎。

葡萄糖酸亚铁复合物等其他形式的IV铁也可静脉注射，其中葡萄糖酸亚铁复合物不良反应发生率较低。

红细胞生成素

很少有研究评价缺铁性贫血孕妇中促红

细胞生成素的作用。尽管研究数据相互矛盾，促红细胞生成素结合静脉注射铁与仅静脉注射铁治疗相比，能更快恢复血液学指标。促红细胞生成素联合铁治疗可用于需要快速纠正贫血的女性，尤其是孕晚期女性。

输血

手术分娩或产后出血或活动性出血者需要输血治疗，当血红蛋白<6~7g/dL时，也需要输血，因为严重贫血孕妇发生产科及胎儿并发症的风险增加。

妊娠期巨幼红细胞性贫血

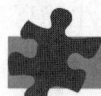
诊断要点

▶ 大细胞性贫血表现为血清叶酸或维生素B_{12}水平低下。

发病机制

孕期巨幼红细胞性贫血最常见的原因是叶酸缺乏，常见于营养不足。在美国，由于能获得新鲜的蔬菜和谷物，叶酸缺乏比发展中国家少见。

在非妊娠妇女中，日常所需最低叶酸摄入量为50mg，以维持足够的造血功能和存储。孕期需要量增加。为了满足这种需求并降低与叶酸缺乏有关的神经管缺陷，推荐至少补充叶酸400mg/d。

DNA高度合成状态，如多胎妊娠，需要额外补充叶酸。同样，对于慢性溶血性贫血患者，如镰状细胞性贫血，需要额外补充叶酸，以满足造血增加的需求。其他溶血性贫血通常合并叶酸缺乏，包括遗传性球形红细胞增多症和疟疾。

口服避孕药、乙嘧啶、甲氧苄啶-磺胺甲基异噁唑、扑米酮、苯妥英、巴比妥酸盐等会影响叶酸吸收或代谢。饮酒会干扰叶酸代谢。肥胖者进行空肠旁路手术或吸收不良综合征（口炎性腹泻）也可影响叶酸的吸收。

巨幼红细胞性贫血由维生素B_{12}缺乏所致。女性有部分或全部胃切除术或克罗恩病病史，增加维生素B_{12}缺乏的风险。

临床表现

症状与体征

临床症状无特异性（如疲乏、厌食、恶心、呕吐、腹泻和抑郁）。苍白通常不明显，很少有嘴或舌痛表现。有时出现紫癜。如果缺铁性贫血对铁疗法无反应，应考虑为巨细胞性贫血。

实验室检查

叶酸缺乏会导致血涂片类似于真性恶性贫血（自身免疫性疾病导致维生素B_{12}缺乏），后者在育龄妇女中少见。

对于病情严重者，血红蛋白可低至4~6g/dL，红细胞计数<200万/μL。极重度贫血常与白细胞减少和血小板减少有关。

红细胞是大细胞（红细胞平均体积通常>100fL），外周血涂片表现为大的卵圆形细胞。妊娠期巨红细胞症可能被伴发缺铁或地中海贫血所掩盖。70%叶酸缺乏者同时有铁贮存缺乏。

血清叶酸水平<4ng/mL，提示非妊娠患者叶酸缺乏。然而正常妊娠患者中，随着妊娠进展，叶酸会慢慢下降到低水平（3~6ng/mL）。巨幼红细胞性贫血患者的红细胞叶酸水平较低，但30%的患者与正常者叶酸水平有重叠。75%的叶酸缺乏者出现外周白细胞多核性变，中性粒细胞5%以上为5叶或更多叶，而25%的正常妊娠者也能出现。

亚甲基谷氨酸尿排泄（FIGLU）已经用于诊断叶酸缺乏症，但仅在严重巨幼红细胞性贫血中水平出现异常。骨髓穿刺表现为巨幼红细胞的细胞异型性，但通常不是诊断所必需的。血清铁和维生素B_{12}水平是正常的。

维生素B_{12}缺乏者，可见血清维生素B_{12}水平低下。

治疗

如果巨幼红细胞性贫血的病因是缺乏叶酸,可口服叶酸治疗,开始剂量为 1~5mg/d,能产生最大血液学反应、替代机体贮存并提供每天最低需要量。治疗 5~6 天后,血细胞比容每天大约增加 1%。治疗后 3~4 天,网织红细胞计数增高,这是对治疗有反应的最早形态学表现。有指征者应补铁。

对于维生素 B_{12} 缺乏者,给予维生素 B_{12} 肌内注射或皮下注射,每月 1 次,每次 1000μg。

预后

叶酸缺乏导致的巨幼红细胞性贫血,孕期充分治疗者的预后良好。

贫血通常为轻度,但多胎妊娠、全身性感染或溶血性疾病(如镰状细胞性贫血)者除外。低出生体重儿及胎儿神经管缺陷与母体叶酸缺乏相关,但与胎盘早剥、自然流产、子痫前期-子痫的相关性未被普遍接受。即使未予治疗,分娩后,随着叶酸需要量恢复正常,叶酸缺乏导致的贫血通常能恢复正常。

再生障碍性贫血

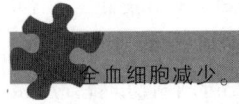

- 全血细胞减少。
- 活检证实为空骨髓。

发病机制

妊娠期间,原发性骨髓衰竭所致的再生障碍性贫血较罕见,多继发于接触已知骨髓毒素,如氯霉素、苯基丁氮酮、美芬妥因、烷基化化学药剂或杀虫剂等,约 2/3 病例未发现明显病因。孕期特发性再生障碍性贫血在分娩或妊娠终止后能自发缓解,但再次妊娠后可复发,可能由免疫介导。

临床表现

贫血快速进展并导致苍白、疲劳、心动过速、喉部疼痛性溃疡和发热。诊断标准是全血细胞减少和骨髓活检为空骨髓。

并发症

孕期再生障碍性贫血增加胎儿死亡、早产、胎死宫内等发生率,感染和出血等增加孕产妇病死率。

治疗

患者必须避免任何已知能导致再生障碍性贫血的毒性物质,必要时应用红细胞和血小板等血制品。有些患者有必要分娩或终止妊娠,分娩和终止妊娠后仍无缓解者,应行骨髓移植。其他治疗方法包括抗胸腺细胞抗体、糖皮质激素或免疫抑制剂。感染者必须适当应用抗生素积极治疗,但大多不建议预防性应用抗生素。

预后

妊娠一般不影响再生障碍性贫血患者的预后,患者预后取决于骨髓细胞结构程度和患者年龄。

药物引起的溶血性贫血

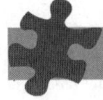

诊断要点

- 贫血伴发溶血。

发病机制

药物引起的溶血性贫血通常是药物介导免疫性红细胞损伤的结果,如一种药物可以作为红细胞蛋白的半抗原,与抗药物抗体黏附。随后发生的免疫反应诱发溶血。许多孕期用药有这样的作用,包括头孢菌素、对乙酰氨基酚和红霉素。

在非裔美籍女性中药物引起的溶血性贫血的病因更多是因为药物引起氧化损伤,而不是药物介导的免疫机制。最常见的先天性红细胞酶缺陷是葡萄糖-6-磷酸脱氢酶(G6PD)缺乏症。在非裔美籍女性中,这种杂合性X-连锁疾病的发病率为10%~15%。由于X染色体随机失活,酶活性是可变的。

在妊娠晚期,1/3患者由于G6PD活性下降而导致溶血风险增加。对易感人群而言,公认的有毒物质有40多种,包括磺酰胺类、硝基呋喃类、退烧药、一些止痛药、砜类、维生素K类似物、未煮过的蚕豆、一些抗疟药物、萘和萘啶酸等。识别易感个体的特异实验室检测包括谷胱甘肽稳定性试验和甲酚蓝还原试验。

临床表现

发生溶血之前,红细胞计数及形态始终正常。贫血程度取决于溶血程度。外周血涂片检查确诊溶血,可发现球形红细胞、椭圆形红细胞、裂细胞或头盔细胞(支离破碎的红细胞)。乳酸脱氢酶(LDH)增高也可用于诊断溶血。溶血性贫血患者可表现为网织红细胞计数增加。

并发症

G6PD缺陷的胎儿暴露于母体摄入的氧化剂类药物(如磺胺类药),可发生胎儿溶血、水肿、死亡。

治疗

治疗包括立即停止任何可疑药物、治疗并发症,有指征时给予输血治疗。

镰状细胞病

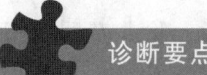

诊断要点

▶ 异常血红蛋白(血红蛋白S)在氧张力下降时形成镰状红细胞。

▶ 血红蛋白电泳证实存在血红蛋白S。

▶ 镰状细胞病孕妇的产科并发症风险增加。

发病机制

镰状细胞血红蛋白(血红蛋白S)编码β蛋白链的第6位氨基酸由谷氨酸替换为缬氨酸,氧张力降低导致血红蛋白S形成不溶性聚合物,使正常红细胞两侧凹面结构发生改变。这一过程是可逆的,但最终会导致细胞膜损伤和永久性镰状改变。

血红蛋白S基因纯合子者患有镰状细胞性贫血(SS病),杂合子者则具有镰状细胞特征。8%~10%非裔美国人具有镰状细胞特征,镰状细胞性贫血发生率为1/500。

当血红蛋白S基因与另一种异常血红蛋白基因,如血红蛋白C或地中海贫血等同时遗传时,会出现其他镰状综合征。血红蛋白C也可由β-蛋白连锁突变所致,比正常血红蛋白A的可溶性低,有形成六角晶体的倾向。血红蛋白S和C基因杂合时易患血红蛋白SC病,孕产妇死亡率高达2%~3%。血红蛋白SC病形成特异性坏死脂肪及骨髓细胞栓塞,并导致呼吸衰竭。据报道,在镰状细胞病中,脂肪栓塞可引起神经症状。

血红蛋白S/β地中海贫血患者是血红蛋白S和β地中海贫血基因的杂合子,妊娠期并发症的严重程度与血红蛋白S浓度有关。

镰状细胞病的特点是慢性溶血性贫血,危象间断性发作,其发作频率和严重程度各不相同。有镰状细胞特征的孕妇并不发生贫血,通常无症状,但其孕期尿路感染和子痫前期风险均增加。此外,当氧含量明显降低时,红细胞形成镰状。

临床表现

症状与体征

慢性贫血:由于循环损伤和血管内溶血或脾脏和肝脏网状内皮细胞吞噬作用,纯合子S红细胞生存时间缩短,导致慢性贫血。

镰状红细胞：血管内镰状细胞导致血管阻塞和梗阻，各器官和组织的小血管可部分或完全被镰刀红细胞阻断，导致缺血、疼痛、坏死和器官损伤。

危象：危象以不同频率和严重程度间断性发作。疼痛危象累及骨骼和关节，常因脱水、酸中毒或感染而突然发生。再生障碍型危象表现为快速发展的贫血，由于红细胞生成停止，血红蛋白可低至2~3g/dL。急性脾隔断症与严重贫血和低血容量性休克有关，这是大量红细胞突然受阻于脾脏血窦内的结果。

其他临床表现：包括易发生细菌性感染；细菌性肺炎和肺梗死；心肌损伤和心脏肥大；肾脏功能和解剖结构异常，表现为镰状细胞肾病或乳头状肾坏死，导致血尿。中枢神经系统症状包括头痛、抽搐、出血或血栓形成（血管栓塞）。眼部异常包括视网膜缺氧性损伤；视网膜分离、玻璃体积血和增生性视网膜病变。也可发生肝脾大或胆石病。

实验室检查

高危人群必须筛查异常血红蛋白。血红蛋白电泳可明确诊断，并可鉴别纯合和杂合状态。

并发症

镰状细胞贫血对母婴风险较大。孕妇发生溶血、叶酸缺乏性贫血、肺部并发症、充血性心力衰竭、感染、先兆子痫和子痫等并发症发病率和死亡率均增加。1972年以后，孕产妇死亡率下降至1%，但早期流产、早产、死胎、胎儿营养不良等发生率增高。患血红蛋白SC病的孕妇妊娠过程一般好于镰状细胞病者。

治疗

镰状细胞病患者必须进行孕前咨询，以确保妊娠前健康状况。许多镰状细胞病患者接受羟基脲治疗。动物实验结果提示，妊娠期羟基脲会导致胎儿结构畸形，但人体研究较少。因此，妊娠前应停药。孕前健康评估包括超声心动图评估射血分数和肺动脉高压征象，同时明确同型免疫类型并进行监测。许多镰状细胞病患者有多次输血史，可产生同型抗体，从而影响胎儿。

此外，孕前或产前遗传咨询也非常重要。如果双方父母都有S血红蛋白基因，那么其后代患镰状细胞性贫血的概率为1/4。如果确定胎儿有血红蛋白病风险，那么绒毛取样或羊膜穿刺术可以确诊。为了确保胚胎不受影响，目前已允许体外受精前，应用单卵裂球DNA分析进行植入前遗传学诊断。

最佳产前治疗包括预防或快速治疗并发症，以增加获得良好结局的概率。肺炎球菌疫苗能减少镰状细胞病成年患者肺炎球菌感染发生率，因此强烈推荐应用。这种疫苗孕期无禁忌。同样，流感疫苗也应每年接种。给予叶酸1mg/d，可防止由于造血紧张而引起的巨幼红细胞性贫血。为评估胎儿生长，必须定期行超声监测。产前监测应在妊娠32~34周开始，仔细监测无症状性菌尿与及时治疗是预防肾盂肾炎的重要措施。镰状细胞病患者分娩期间可适当给予局部麻醉。

发生危象时应评估和治疗最常见的诱发因素，如感染、脱水及缺氧。疼痛对症治疗包括静脉输液、吸氧及镇痛药（如吗啡）。细菌性肺炎或肾盂肾炎必须给予积极静脉抗生素治疗，链球菌性肺炎是常见的严重并发症。所有患者必须给予面罩吸氧，以维持充足的供氧。

为预防危象发生，血红蛋白S/总血红蛋白<50%。红细胞压积下降<25%时应考虑输血，但须综合考虑患者个人病史及其妊娠状态。需要考虑的因素包括反复发生的危象；心动过速、心悸、呼吸困难或疲劳等症状；胎儿宫内发育不足或迟缓等表现。

随机对照试验结果显示，除非有明确指征，否则不必采取预防性高灌注或血液置换等方式预防母婴并发症。输血会增加过敏反应、延迟性溶血反应、同种免疫和感染等风险。

骨髓移植受感染及移植物抗宿主疾病等并发症所限制,但有望成为镰状细胞性贫血长期治疗方法。子宫内正常血红蛋白干细胞疗法可能成为未来治疗胎儿患者的一种方法。

地中海贫血

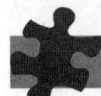

诊断要点

▶ 地中海贫血是由于遗传性基因缺陷导致血红蛋白中一种或多种珠蛋白链合成不足所引起的贫血或病理状态。

▶ 根据珠蛋白链降低或缺失的类型与数量,地中海贫血可引起不同程度的贫血。

发病机制

地中海贫血遍布世界各地,主要集中在地中海沿岸地区、非洲中部和亚洲部分地区。这些地区的高发病率可能代表了由于杂合子优势形成的平衡多态性。

所有地中海贫血为常染色体隐性遗传,主要分为 α-地中海贫血和 β-地中海贫血,两者都可影响血红蛋白 A 合成,血红蛋白 A 包含 2 个 α 链和 2 个 β 链。贫血严重程度与血红蛋白异常的类型有关。

α-地中海贫血是由于 α-珠蛋白链生成缺陷,从而导致 β-珠蛋白链相对过剩。在 β-地中海贫血中,血红蛋白 β 链合成缺陷,但 α 链正常。这两种情况都是由于合成不平衡而导致正常链相对过量所引起的。正常珠蛋白链在骨髓中的红细胞前体沉淀形成四聚体,从而导致红细胞生成减少、红细胞螯合和破坏、低色素性贫血。这种疾病可导致胎儿宫内死亡和儿童期死亡等严重后果。地中海贫血的杂合体或携带者有时可无症状。

临床表现

α-地中海贫血

患者通常有 4 个功能性 α-珠蛋白基因,α-地中海贫血的严重程度取决于基因缺失或突变的数量。

1.当 1/4 基因缺失时,表现为 α-地中海贫血 2 型的特征,患者无贫血及小红细胞,血红蛋白电泳正常。

2.当 2/4 基因缺失时,表现为 α-地中海贫血 1 型的特性或 α-地中海贫血轻型,患者可能有轻度小细胞性贫血,但其血红蛋白电泳正常。

3.α-珠蛋白基因 3/4 缺失导致血红蛋白 H($β_4$)病,患者因有一个 α-珠蛋白基因,可产生一些正常血红蛋白 A($α_2β_2$),但 β-珠蛋白过剩导致形成血红蛋白 H($β_4$)。妊娠时贫血程度常加重。血红蛋白电泳发现血红蛋白 H 达 5%~30%。

4.所有 4 个 α-珠蛋白基因均缺失者表现为血红蛋白 Barts,不能适应子宫外环境,导致胎儿水肿及胎死宫内。

血红蛋白 H 常在妊娠前确诊,而 α-地中海贫血 2 型与 α-地中海贫血轻型常不能在妊娠前诊断。如果父亲是地中海贫血携带者或患有另一种血红蛋白病,则胎儿有患严重疾病的风险。如果胎儿有患地中海贫血的风险,则可行产前诊断,以羊膜穿刺术和绒毛取样获得胎儿细胞进行 DNA 检测。如果胎儿有严重 α-地中海贫血风险,可在体外受精、胚胎植入前行基因诊断。

β-地中海贫血

β-珠蛋白链生成受损导致 β-地中海贫血。β-地中海贫血重型是纯合子,很少或不生产 β 链。出生时常无症状,因为胎儿血红蛋白 F($α_2γ_2$)不包含 β 链。但是出生后不再产生胎儿血红蛋白,这种保护作用消失。在大约 1 岁时，β链产生缺陷者开始出现地中海贫血表现（贫血、肝脾大），需频繁输血。患者常在十八九岁或20岁出头死于充血性心力衰竭，与心肌含铁血黄素沉积、肝功能衰竭有关。输血、铁螯合剂治疗改善了患者预后，提高了患者生存期，有些患者甚至成功妊娠。

β-地中海贫血轻型是杂合子，常在铁剂治疗无效或分娩婴儿确诊为纯合子后得以诊断。患者通常有轻度至中度小细胞低色素性贫血，红细胞计数增加、血红蛋白$A_2(\alpha_2\delta_2)$浓度升高、血清铁含量增加、铁饱和度>20%，血红蛋白电泳可能漏诊小部分β-地中海贫血轻型患者。

怀疑为成人地中海贫血者可经血红蛋白电泳确诊。与α-地中海贫血一样，β-地中海贫血可行产前诊断。经羊膜穿刺术获得胎儿细胞，应用分子杂交检测细胞中完整的α-珠蛋白结构基因数量。胚胎植入前，根据遗传学诊断，选择正常胚胎移植。

淋巴瘤和白血病

霍奇金淋巴瘤

霍奇金淋巴瘤（以前称为霍奇金病）是影响育龄妇女最常见的淋巴瘤，但妊娠期不常见，发病率仅为1/6000。

临床表现

患者无症状或发烧、体重减轻和瘙痒。最常见表现是周围淋巴病变。受累淋巴结组织学检查可明确诊断。

开始放疗或化疗前必须进行详细分期。对标准分期进行了修改，如应用MRI检查使妊娠期分期更加准确。但有些分期方法，如开腹分期方法，在妊娠3个月后应用会增加妊娠风险。

并发症

妊娠期霍奇金淋巴瘤相关并发症与疾病治疗有关，与疾病本身无关。妊娠早期化疗增加胎儿结构畸形的风险。妊娠中期和晚期化疗与宫内生长受限、早产、死产、精神发育迟滞和学习障碍等胎儿神经发育不良结果有关。有子宫内暴露于化疗史的儿童患癌风险增加。

治疗

治疗根据患者疾病严重程度和妊娠时间制订。如果放疗对胎儿的影响可被降至最小，那么放疗是一种有效的治疗选择。化疗在妊娠后期相对安全，如果临床允许，最好避免在妊娠前3个月内进行。如果在妊娠早期确诊为霍奇金淋巴瘤，则可终止妊娠。虽然妊娠本身对淋巴瘤无不利影响，但妊娠终止后可进行积极的放疗和化疗。相反，如果在妊娠后期确诊，而且患者无症状，则可延缓治疗，直到胎儿肺成熟。

霍奇金淋巴瘤患者非常容易感染，导致败血症。治疗后遗症包括放射性肺炎所引起的局限性肺部疾病、心包炎引起充血性心力衰竭、甲状腺功能减退、卵巢衰竭。由于85%霍奇金淋巴瘤患者2年内出现复发，普遍认为疾病缓解2年后才能妊娠。患者有发生第二种恶性肿瘤的风险，尤其是白血病风险显著增加。

非霍奇金淋巴瘤

妊娠期非霍奇金淋巴瘤较少见。人免疫缺陷病毒（HIV）感染者中，淋巴瘤发生率为5%~10%，其中非霍奇金淋巴瘤发病率正在增加。与霍奇金淋巴瘤类似，广泛分期至关重要。放疗是局部病变治疗的指征，而化疗则用于治疗更广泛的病变。孕期淋巴瘤患者需多学科协同治疗，包括妇产科、血液肿瘤学、围产学、新生儿学的医师共同参与。经过精心治疗，胎儿能很好地耐受治疗。

白血病

白血病是造血系统细胞恶性增殖，急性白血病源于原始髓系祖细胞[急性髓系白血病(AML)]或淋巴细胞系祖细胞[急性淋巴细胞性白血病（ALL）]。慢性白血病也来源于髓细胞[慢性粒细胞性白血病(CML)]或淋巴细胞[慢性淋巴细胞白血病(CLL)]。除ALL外，其他所有白血病极少在40岁之前发病，ALL常见于儿童，平均诊断年龄为10岁。

临床表现

患者常表现为贫血（疲劳、虚弱）、血小板减少症（出血、淤斑）或中性粒细胞减少（感染），这是由于骨髓白血病细胞替代了正常造血细胞。血清中白细胞计数可减少、正常或极高。根据骨髓活检或抽吸细胞进行细胞化学、基因和免疫化学检测进行诊断。

治疗

急性白血病治疗是立即开始化疗。例如，未经治疗的AML患者，其平均生存时间是3个月或更短。胎儿器官发育阶段化疗可导致胎儿死亡，而大多数作者认为在妊娠中期和晚期化疗是安全的。化疗后全血细胞减少可并发感染和出血。患者通常需要输注红细胞、血小板及抗生素治疗。

妊娠期急性白血病与早产、胎儿生长受限、流产有关，主要是由于化疗及其并发症所致，而不是白血病本身所引起的。

出血性疾病

虽然妊娠期出血性疾病[如免疫性血小板减少性紫癜(ITP)、弥散性血管内凝血、循环抗凝血物]并不常见，但可导致母婴严重不良结局。

妊娠期血小板减少症

妊娠期伴发血小板减少又称为妊娠期血小板减少，发生率为5%。特点是轻度、无症状性血小板减少，血小板计数>70 000/μL，通常发生在妊娠后期，分娩后缓解。妊娠期血小板减少症与胎儿血小板减少症无关，其病因尚不清楚。一些专家认为，妊娠期血小板减少症是轻型的原发性血小板减少性紫癜。由于两者的抗血小板抗体均可分离，因此对诊断没有帮助。常规产科处理是恰当的。

免疫性血小板减少性紫癜

免疫性血小板减少性紫癜也称为特发性血小板减少性紫癜，血小板破坏是继发于循环中的免疫球蛋白(Ig)G抗血小板抗体，该抗体能通过胎盘影响胎儿血小板。

临床表现

孕妇临床表现为无症状、轻微淤点或出血点、黏膜出血或极少的致命性颅内出血，可能出现脾大。外周血血小板计数通常为80 000~160 000/μL，也可能更低。虽然很少进行骨髓穿刺检查，但该检查可显示巨核细胞增生。实验室检查提示为单纯性血小板减少并排除其他原因，如药物或HIV病毒相关性血小板减少症，即可确诊。抗血小板抗体检测不具有诊断性。

并发症

母体IgG抗血小板抗体可通过胎盘，胎儿有患严重血小板减少症的风险，但是仅有约10%新生儿出生时血小板计数低于50 000/μL。产前确定胎儿是否受严重影响很困难。孕妇和胎儿血小板计数无相关性，母亲抗血小板抗体水平和胎儿血小板水平也无相关性。新生儿严重血小板减少发生率和病死率较低，一般不推荐直接经胎儿头皮或脐血取样测定胎儿血小板计数。

治疗

规范性治疗是当血小板计数下降到<30

000~50 000/μL 时开始治疗，血小板水平<10 000/μL 时，会发生明显出血。糖皮质激素通过抑制脾单核巨噬细胞吞噬活动，使大约 2/3 患者血小板水平增加。类固醇治疗无效者，可给予免疫球蛋白治疗，能使大多数患者获益。脾切除术通常用于泼尼松和静脉注射免疫球蛋白治疗无效者。免疫抑制药物应用需非常谨慎，仅在妊娠期 ITP 时应用。严重出血时可输注血小板及全血，补充血容量，提高血小板计数(<50 000/mL)。

血栓栓塞

发病机制

妊娠期静脉血栓栓塞(VTE)发生率约为 1/1000。妊娠期和产褥期 VTE 风险增加，因为这个时期处于高凝状态，Virchow 三要素(循环停滞、血管损伤、血液高凝状态)均存在。孕期静脉容量增加及妊娠子宫对大血管的压迫引起静脉淤血。分娩时发生内皮损伤，剖宫产术后内皮损伤更广泛，增加术后静脉血栓栓塞风险。妊娠期雌激素刺激凝血而降低纤溶活动，促进了血液高凝状态。

遗传性血栓形成倾向，如活化蛋白 C 抵抗(凝血因子 V 莱顿突变最常见)、凝血酶原基因突变、抗凝血酶Ⅲ缺乏和蛋白 C、蛋白 S 缺乏及获得性血栓形成倾向，如抗磷脂抗体综合征(APS)，均是 VTE 的重要危险因素。其他危险因素包括既往 VTE、高龄、抽烟和制动。

浅表性血栓性静脉炎

大隐静脉系统浅表静脉血栓形成者表现为肿胀、疼痛或沿静脉分布的红斑，有时会触到明显的条索。由于有并发深静脉血栓形成(DVT)的可能，因此需行加压超声检查，明确诊断和排除 DVT。治疗包括穿着弹力袜、步行、抬高下肢、局部热敷、镇痛治疗。值得注意的是，表浅股静脉属于深静脉系统，股静脉血栓需要参考 DVT 治疗方法。

深静脉血栓形成

大约 1/2 DVT 发生在产前，1/2 发生在产后。既往临床操作不当会促进血栓形成，如产后长期卧床，可增加产褥期 DVT 风险。妊娠期超过 80% 的 DVT 发生在左侧，而不是右侧，主要与左髂静脉受主动脉分出的右髂动脉压迫有关。

临床表现

DVT 表现多样，包括下肢疼痛、肿胀、颜色变化、触及条索。出现 Homan 征，即足被动背屈引起疼痛。有时动脉痉挛反射可导致肢端苍白、低温和搏动减弱。

诊断

DVT 的诊断首选双相和彩色多普勒实时超声检查。静脉造影仍是诊断金标准，但很大程度上可被无创性诊断方法取代。临床高度怀疑血栓形成，但超声未发现或超声检测结果不清时，选择 MRI 检查，可了解腹股沟韧带以上的盆腔解剖及盆腔血流情况。

治疗

抗凝治疗、卧床休息、止痛是 DVT 的基本治疗方法，疗程通常为 7~10 天，当所有症状缓解后，开始穿着弹力袜行走。患者最初采用普通肝素或低分子肝素抗凝治疗，低分子肝素半衰期长，生物利用度高，易于管理，更易预测抗凝反应。与普通肝素相比，很少发生出血，无需实验室监测。产后患者可过渡到华法林治疗。华法林可导致胚胎异常和胎儿出血，因此妊娠期禁用。分娩前确诊 DVT 者，应在妊娠期给予抗凝治疗，产后治疗 6~12 周，疗程至少为 3~6 个月。产后 DVT 者应抗凝治疗 3~6 个月。

肺栓塞

在美国，肺栓塞约占孕妇死亡的 20%。产后肺栓塞死亡率更高,但产前和产后患病率大致相同。临床证据表明,DVT常先发于肺栓塞。由于妊娠期血栓起源于髂静脉,因此DVT临床表现通常不明显。

预防

妊娠期有血栓形成高风险的孕妇应行预防性抗凝治疗。有遗传性血栓形成倾向者在妊娠期更易形成血栓,如抗凝血酶Ⅲ缺乏、纯合性凝血因子Ⅴ莱顿突变或凝血酶原基因突变或杂合性凝血因子Ⅴ莱顿突变和凝血酶原基因突变等,因此,无论以往是否有血栓栓塞性疾病,均应进行抗凝治疗。血栓形成低风险者,如蛋白C或S缺乏和杂合性凝血酶原基因突变(G20210A)或凝血因子Ⅴ莱顿突变及以往有血栓形成病史者,妊娠期也应进行抗凝治疗。既往VET且有暂时性风险增加(如受伤后长期制动)者,妊娠期无需抗凝治疗。既往妊娠或口服避孕药导致血栓形成,但无血栓形成倾向者,妊娠期可考虑抗凝治疗,美国妇产科学院指出,也可以仅监测而不行抗凝治疗。

临床表现

肺栓塞最常见症状是呼吸困难,其次是胸膜炎引起的胸痛、焦虑、咳嗽、晕厥、咯血。相关体征包括呼吸急促和心动过速。

诊断

动脉血气分析、胸片和心电图等用于初步评估肺栓塞相关症状,通气-灌注闪烁扫描检查可评估肺栓塞灌注缺陷和异常通气,该项检查对胎儿照射可以忽略不计。高分辨率扫描肺栓塞检出率为88%,而扫描结果正常或接近正常者,血管造影确诊为肺栓塞者仅4%。由于多数检查结果为中或低分辨率扫描,诊断价值不大,因此其检查作用有限。CT肺血管造影是无创性诊断肺栓塞的有效方法,但对诊断小栓子作用有限。肺动脉导管插管与血管造影仍是金标准,但因其有创性而很少使用。

治疗

肺栓塞治疗是抗凝。遵循美国胸科医师学会(2004)发布的指导方针,选择抗凝血剂(肝素与华法林)的影响因素与DVT相同。孕期一线治疗为适量肝素或低分子肝素。为防止复发,抗凝治疗应至少持续4~6个月。抗凝治疗后仍有血栓复发者,应安装静脉滤网。

感染性盆腔血栓性静脉炎

诊断要点

▶ 感染性盆腔血栓性静脉炎是由于感染导致的盆腔静脉血栓。
▶ 与腹痛和高热有关。
▶ CT或MRI可以确诊。

发病机制

感染性盆腔血栓性静脉炎是感染导致的盆腔静脉血栓,最重要的危险因素是剖宫产,特别是合并感染者。事实上,几乎90%病例发生于剖宫产术后。总体发病率较低,约为1/2000。

盆腔感染导致静脉壁感染和内膜损伤,在损伤内膜形成血栓。继而凝血块感染微生物,出现化脓、液化、破碎,最后形成感染性栓塞。

子宫、卵巢静脉及髂总、髂内静脉、阴道静脉和下腔静脉均可受累。卵巢静脉是最常见的感染性血栓形成部位(占40%),最早出现在产后2~3天,最晚到分娩后6周出现症状。

临床表现

当产后应用抗生素治疗需氧菌和厌氧菌后,仍持续发热而没有其他明显引起发热原因时,应怀疑该病。腹部疼痛和背部不适是常见症状。90%的患者表现为picket-fence热曲线("兴奋"发烧),体温大幅波动于正常至高达41°C(105.8°F)。出现心动过速和呼吸急促。白细胞计数增多。发热期间血培养阳性率超过 35%。

盆腔检查通常表现为正常产后表现,因此对诊断没有帮助。在约 30% 的患者中,在阴道穹隆或一侧或双侧宫旁可触及质硬、有触痛、蠕虫状静脉血栓。由于感染的盆腔静脉受到干扰,检查后会出现温度升高,提示为感染性盆腔血栓性静脉炎。胸片通常提示多个小的感染性栓子。CT 或 MRI 可以协助诊断盆腔静脉血栓形成和排除其他盆腔疾病,如脓肿。

鉴别诊断

鉴别诊断包括肾盂肾炎、脑膜炎、系统性红斑狼疮、肺结核、疟疾、伤寒、镰状细胞危象、阑尾炎、附件扭转。

并发症

严重并发症包括感染性肺栓子、盆腔静脉血块扩散、肾静脉血栓形成、输尿管梗阻和死亡。

治疗

主要包括肝素抗凝和广谱抗生素(包括覆盖厌氧菌和常见肠杆菌科)。肝素治疗后 48~72 小时内,发热应缓解。尚未确定最佳治疗时间,经验性治疗通常需持续 7~10 天。

Alfirevic Z, Mousa HA, Martlew V, et al. Postnatal screening for thrombophilia in women with severe pregnancy complications. *Obstet Gynecol* 2001;97:753–759. PMID: 11339929.

American College of Obstetricians and Gynecologists. *Inherited Thrombophilia in Pregnancy. ACOG Practice Bulletin No. 113.* Washington, DC: American College of Obstetricians and Gynecologists; 2010.

American College of Obstetricians and Gynecologists. *Thromboembolism in Pregnancy. ACOG Practice Bulletin No. 19.* Washington, DC: American College of Obstetricians and Gynecologists; 2000.

Aviles A, Neri N. Hematological malignancies and pregnancy: A final report of 84 children who received chemotherapy in utero. *Clin Lymphoma* 2001;2:173–177. PMID: 11779294.

Bates SM, Greer IA, Hirsh J, et al. Use of antithrombotic agents during pregnancy: the Seventh ACCP Conference on Antithrombotic and Thrombolytic Therapy. *Chest* 2004;126 (3 Suppl):627S. PMID: 15383488.

Bazzan M, Donvito V. Low-molecular-weight heparin during pregnancy. *Thromb Res* 2001;101:V175–V186. PMID: 11342097.

Burlingame J, McGaraghan A, Kilpatrick S et al. Maternal and fetal outcomes in pregnancies affected by von Willebrand disease type 2. *Am J Obstet Gynecol* 2001;184:229–230. PMID: 11174508.

Burns MM. Emerging concepts in the diagnosis and management of venous thromboembolism during pregnancy. *J Thromb Thrombolysis* 2000;10:59–68. PMID: 10947915.

Burrows RF. Platelet disorders in pregnancy. *Curr Opin Obstet Gynecol* 2001;13:115–119. PMID: 11315863.

Choi JW, Pai SH. Change in erythropoiesis with gestational age during pregnancy. *Ann Hematol* 2001;80:26–31. PMID: 11233772.

Gerhardt A, Scharf RE, Beckmann MW, et al. Prothrombin and factor V mutations in women with a history of thrombosis during pregnancy and the puerperium. *N Engl J Med* 2000;342:374–380. PMID: 10666427.

Greer IA. The challenge of thrombophilia in maternal-fetal medicine. *N Engl J Med* 2000;342:424–425. PMID: 10666435.

Haram K, Nilsen ST, Ulvik RJ. Iron supplementation in pregnancy—evidence and controversies. *Acta Obstet Gynecol Scand* 2001;80:683–688. PMID: 11531608.

Murphy M, Wallington TB, Kelsey P, et al; for the British Committee for Standards in Haematology, Blood Transfusion Task Force. Guidelines for the clinical use of red cell transfusions. *Br J Haematol* 2001;113:24–31. PMID: 11328275.

Naylor CS, Steele L, Hsi R, et al. Cefotetan-induced hemolysis associated with antibiotic prophylaxis for cesarean delivery. *Am J Obstet Gynecol* 2000;182:1427–1428. PMID: 10871495.

Nizzi FA Jr, Mues G. Hemorrhagic problems in obstetrics, exclusive of disseminated intravascular coagulation. *Hematol Oncol Clin North Am* 2000;14:1171–1182. PMID: 11005040.

Pejovic T, Schwartz PE. Leukemias. *Clin Obstet Gynecol* 2002;45:866–878. PMID: 12370628.

Rai R, Regan L. Thrombophilia and adverse pregnancy outcome. *Semin Reprod Med* 2000;18:369–377. PMID: 11355796.

Rosenfeld S, Follmann D, Nunez O, et al. Antithymocyte globulin and cyclosporine for severe aplastic anemia: Association between hematologic response and long-term outcome. *JAMA* 2003;289:1130–1135. PMID: 12622583.

Serjeant GR, Loy LL, Crowther M, et al. Outcome of pregnancy in homozygous sickle cell disease. *Obstet Gynecol* 2004;103:1278. PMID: 15172865.

Sermon K, Van Steirteghem A, Liebaers I. Preimplantation genetic diagnosis. *Lancet* 2004;363:1633. PMID: 15145631.

Sloan NL, Jordan E, Winikoff B. Effects of iron supplementation on maternal hematologic status in pregnancy. *Am J Public Health* 2002;92:288. PMID: 11818308.

Spina V, Aleandri V, Morini F. The impact of the factor V Leiden mutation on pregnancy. *Hum Reprod Update* 2000;6:301–306. PMID: 10874575.

Sun PM, Wilburn W, Raynor BD, Jamieson D. Sickle cell disease in pregnancy: twenty years of experience at Grady Memorial Hospital, Atlanta, Georgia. *Am J Obstet Gynecol* 2001;184: 1127–1130. PMID: 11349177.

Tichelli A, Socié G, Marsh J, et al. European Group for Blood and Marrow Transplantation Severe Aplastic Anaemia Working Party. Outcome of pregnancy and disease course among women with aplastic anemia treated with immunosuppression. *Ann Intern Med* 2002;137:164–172. PMID: 12160364.

Xiong X, Buekens P, Alexander S, et al. Anemia during pregnancy and birth outcome: A meta-analysis. *Am J Perinatol* 2000;17:137. PMID: 11012138.

(刘国艳 译)

CURRENT Diagnosis & Treatment:
Obstetrics & Gynecology
11 th Edition

妇产科学
最新诊断与治疗

第 11 版 · 下 册

主 编 〔美〕
阿兰·H.德切尼
劳伦·内森
内里·拉斐尔
阿什利·S.罗曼

主 译 瞿全新

主 审 糜若然

天津出版传媒集团

天津科技翻译出版有限公司

著作权合同登记号:图字 02-2013-265

图书在版编目(CIP)数据

妇产科学最新诊断与治疗/(美)阿兰·H.德切尼
(Alan H. DeCherney)等主编;瞿全新主译. —天津:
天津科技翻译出版有限公司,2018.1
书名原文:Current Diagnosis & Treatment:
Obstetrics & Gynecology
ISBN 978-7-5433-3776-3

Ⅰ.①妇… Ⅱ.①阿… ②瞿… Ⅲ.①妇产科病-诊
疗 Ⅳ.①R71

中国版本图书馆 CIP 数据核字(2017)第 278136 号

Alan H. DeCherney, Lauren Nathan, Neri Laufer, Ashley S. Roman
Current Diagnosis & Treatment: Obstetrics & Gynecology, Eleventh Edition
ISBN:0-07-163856-3
Copyright © 2013 by McGraw-Hill Education.
All Rights reserved. No part of this publication may be reproduced or transmitted in any from or by any means, electronic or mechanical, including without limitation photocopying, recording, taping, or any database, information or retrieval system, without the prior written permission of the publisher.
This authorized Chinese translation edition is jointly published by McGraw-Hill Education and Tianjin Science & Technology Translation & Publishing Co., Ltd. This edition is authorized for sale in the People's Republic of China only, excluding Hong Kong, Macao SAR and Taiwan.
Translation Copyright © 2017 by McGraw-Hill Education and Tianjin Science & Technology Translation & Publishing Co., Ltd.
版权所有。未经出版人事先书面许可,对本出版物的任何部分不得以任何方式或途径复制或传播,包括但不限于复印、录制、录音,或通过任何数据库、信息或可检索的系统。
本授权中文简体字翻译版由麦格劳-希尔(亚洲)教育出版公司和天津科技翻译出版有限公司合作出版。
此版本经授权仅限在中华人民共和国境内(不包括香港特别行政区、澳门特别行政区和台湾地区)销售。
版权©2017 由麦格劳-希尔(亚洲)教育出版公司和天津科技翻译出版有限公司所有。
本书封面贴有 McGraw-Hill Education 公司防伪标签,无标签者不得销售。

授权单位:McGraw-Hill Education(Asia)Co.
出　　版:天津科技翻译出版有限公司
出 版 人:刘 庆
地　　址:天津市南开区白堤路 244 号
邮政编码:300192
电　　话:(022)87894896
传　　真:(022)87895650
网　　址:www.tsttpc.com
印　　刷:高教社(天津)印务有限公司
发　　行:全国新华书店
版本记录:787×1092　16 开本　65.5 印张　1200 千字
　　　　　2018 年 1 月第 1 版　2018 年 1 月第 1 次印刷
　　　　　定价:198.00 元(上·下册)

(如发现印装问题,可与出版社调换)

目 录

第1篇 生殖基础 ... 1
第1章 女性生殖系统解剖 ... 2
第2章 泌尿生殖系统胚胎发育与生殖道先天性异常 ... 39
第3章 遗传性疾病与性染色体异常 ... 68
第4章 女性生殖生理 ... 99
第5章 乳腺 ... 122

第2篇 正常妊娠 ... 145
第6章 正常妊娠 ... 146
第7章 正常及异常临产与分娩 ... 160
第8章 妊娠期母体生理与胎儿及新生儿生理 ... 169
第9章 正常新生儿的评估与护理 ... 187
第10章 正常产褥期 ... 197
第11章 产科影像学检查 ... 222

第3篇 高危妊娠 ... 231
第12章 高危妊娠的评估 ... 232
第13章 早期妊娠的风险 ... 244
第14章 妊娠晚期并发症 ... 260
第15章 胎儿先天性感染 ... 278
第16章 胎儿生长不成比例 ... 302
第17章 多胎妊娠 ... 314
第18章 妊娠晚期阴道出血 ... 324
第19章 胎先露异常与脐带脱垂 ... 332
第20章 手术分娩 ... 349
第21章 产后出血及异常产褥 ... 364
第22章 新生儿复苏 ... 384
第23章 产科危重症 ... 405

  第 24 章　产科麻醉与镇痛 　430

第 4 篇　妊娠期外科与内科合并症　451
  第 25 章　妊娠期外科疾病 　452
  第 26 章　妊娠期高血压疾病 　474
  第 27 章　妊娠期心脏和肺部疾病 　485
  第 28 章　妊娠期泌尿系统疾病 　504
  第 29 章　妊娠期胃肠道疾病 　514
  第 30 章　妊娠期皮肤病 　523
  第 31 章　糖尿病与妊娠 　531
  第 32 章　妊娠期甲状腺及其他内分泌疾病 　542
  第 33 章　妊娠期神经系统疾病及自身免疫性疾病 　557
  第 34 章　妊娠期血液疾病 　567

第 5 篇　普通妇科学　579
  第 35 章　妇科病史、检查与诊断方法 　580
  第 36 章　妇科影像学 　600
  第 37 章　儿童与青少年妇科学 　608
  第 38 章　月经与异常子宫出血 　638
  第 39 章　外阴与阴道良性疾病 　648
  第 40 章　宫颈良性疾病 　676
  第 41 章　卵巢和输卵管良性疾病 　692
  第 42 章　尿失禁与盆底疾病 　703
  第 43 章　性传播疾病和盆腔感染 　733
  第 44 章　抗生素类药物治疗 　767
  第 45 章　妇科手术围术期、术中及术后并发症 　789
  第 46 章　妇科治疗方法 　807

第 6 篇　妇科肿瘤　831
  第 47 章　外阴及阴道癌前病变与恶性肿瘤 　832
  第 48 章　子宫颈癌前病变与恶性肿瘤 　846
  第 49 章　子宫内膜癌前病变与子宫体恶性肿瘤 　871
  第 50 章　卵巢与输卵管癌前病变与恶性肿瘤 　888
  第 51 章　妊娠期滋养细胞疾病 　898

- 第52章 妇科癌症放化疗 …… 909

第7篇 生殖内分泌和不育 …… 917
- 第53章 不育 …… 918
- 第54章 闭经 …… 928
- 第55章 多毛症 …… 940
- 第56章 子宫内膜异位症 …… 951
- 第57章 辅助生殖技术：试管婴儿及相关技术 …… 960
- 第58章 避孕与计划生育 …… 968
- 第59章 更年期与绝经期 …… 988

第8篇 心理学和社会问题 …… 1011
- 第60章 家庭暴力与性侵犯 …… 1012

索引 …… 1019

第 5 篇

▶ 普通妇科学

第35章 妇科病史、检查与诊断方法

Charles Kawada, MD
Drorith Hochner-Celnikier, MD

妇科医师在接触每位患者时，不应仅重视其所患某种疾病的医学诊治，更要重视其所存在的多种影响身体健康的因素。本章主要论述妇科疾病诊断过程中涉及的初步问诊与基本检查方法，其他方面的医学检查将在其他相关章节中论述，强调重视患者的整体健康与幸福。

定期健康检查

医师有责任建议患者进行定期健康检查，检查间隔时间应根据患者年龄及身体具体状况而确定。

定期健康检查有助于患有以下疾病的女性患者的早期诊断和治疗：糖尿病；泌尿系及呼吸道感染或肿瘤；高血压；营养不良或肥胖；甲状腺功能异常或肿瘤；胸部、腹部或盆腔肿瘤等。这些疾病可以通过全面检查结合近期出现的异常或功能改变进行判断，测定体重、血压和尿液分析，并与之前测定数值进行比较可以揭示变化。应进行甲状腺功能检查、胸部检查、腹部检查、盆腔检查，盆腔检查中应包括宫颈抹片细胞学检查(Pap)。40岁以上妇女建议行直肠检查以及大便潜血检查。老年(50岁以上)妇女应行血脂检查、骨密度扫描、盆腔超声和乳房X线检查。

除了单纯的身体不适，医师应该关注其他方面的情况。除非患者的问题需要一位精神科专家或其他方面的专家进行处理，医师应随时准备好充当顾问，在双方同意的情况下，倾听患者的问题，要有耐心，给予支持与建议，提供其所需要的其他帮助。

病史

在病史采集中，建立融洽关系是详细评估妇科患者病情的关键。患者需要一位感兴趣的倾听者来倾听她对病情的叙述，医师不能表现出不耐烦或不感兴趣的肢体语言或面部表情，不要随意打断患者的叙述，因为这样可能遗漏重要的疾病线索或就诊原因。

与常规病史采集不同，在妇科患者诊治过程中，如果按照以下顺序获得病史，能够明确患者的许多问题。

识别信息

年龄

获知患者的年龄是接触患者、获得患者病情发展情况的基础。显然，处于不同生理阶段的妇科患者，采集病史的方法应各不相同(青春期、育龄期、围绝经期及绝经后)。

末次月经

在妇科疾患诊疗中，确定末次月经日期(LNMP)有着重要意义。月经延期、月经紊乱、不规则出血或其他异常都提示存在某些疾病，而确定末次月经日期有助于这些疾患的诊断。

生育史

第6章中详细阐述了产科病史的采集过程，但妇科患者病史中应该包括生育史。我们常用4位数字代码记录，分别表示足月妊娠分娩、早产、流产、存活儿（TPAL）（如2-1-1-3是指足月妊娠分娩2次、早产1次、流产1次、3个存活儿）。

主诉

医师在询问主诉时，最好以"您有什么不适？"或者"您需要什么帮助？"提问方式引出，重要的是仔细聆听患者对提问的回复，允许其详细说明自身的不适情况。只有当患者叙述不清时，才可以打断她。

现病史

医师必须详细询问患者所描述的每个症状，包括症状发生的日期与时间、地点、症状是减轻还是加重、相关的伴随症状或病情对其生活的影响等。如必须详细询问疼痛部位、持续时间及程度，可询问"疼痛影响你站立或行走吗？"，这将有助于评估患者的疼痛程度。

与患者的眼神交流和仔细聆听至关重要。不要根据患者的解剖及医学知识来评估病情，医师应明智地根据患者的知识与词汇来调整其医学术语。以这种方式与患者交流，有助于医师获得准确的病史，并能与患者建立良好的关系。

除了正常的生理变化和周期外，患者的症状可能与其生活变化有关，如开始一份新工作、开始新的人际关系或目前人际关系发生问题、锻炼方式、新的药物以及任何情绪变化。

既往史

在医师确认所有关于患者病情的信息并得出重要的推论后，开始询问既往史。

避孕方法

在询问既往史时，应关注患者是否使用或者需要使用某种避孕方法。如果患者在使用某种避孕方法，那么需记录患者对这种避孕方式是否满意。如果患者应用口服避孕药，则应记录药物种类、剂量、每天服药时间变化以及对其他生理功能是否有影响。其他避孕方法包括阴道避孕环、皮下埋植剂、注射避孕针，均是现有的有效的避孕方式。在其他病史采集及关键体格检查中需要询问一些重要问题，以确定患者目前所应用的避孕措施是否存在禁忌证。

用药史与习惯

记录患者正在服用的或出现症状时开始服用的任何处方药或非处方药，特别是激素、类固醇和其他可能影响生殖内分泌系统的药物。患者通常不将中草药制剂当作药物，因此应特别注意询问。除了药物治疗外，还应询问患者是否吸食街头毒品。记录患者是否吸烟，如果吸烟，则应详细记录吸烟数量与吸烟时间。饮酒者需记录饮酒量，这些问题提供了可能影响身体健康的各种习惯。

医疗情况

询问并记录患者是否存在严重的药物治疗史、精神病史及是否需要住院治疗很重要，特别是一些涉及重要脏器的疾病。了解患者是否存在内分泌失调也很重要。详细记录发病后体重的明显增加或减少。其他重要情况包括最近一次体检结果，包括盆腔检查和宫颈细胞学检查结果。

手术史

手术史包括所有手术、手术日期及术后发生的手术相关与麻醉相关并发症等。

过敏史

询问药物、食物过敏史，出现的过敏反应（如皮疹、胃肠道不适）及发生的大致时间，实验室检查确定或否定过敏原。由于乳胶过敏者非常普遍而且严重，因此在取血、盆腔检查及测量血压等医疗前，应确定患者是否存在乳胶过敏。

出血与血栓性疾病

明确患者在既往手术中或外伤中是否有大量出血史，生活中是否刷牙时出现牙龈出血、擦伤后易出血等，有助于判断。询问患者或其近亲中是否存在静脉血栓栓塞病史，有助于指导医师进行相关治疗。对于怀疑有出血或血栓疾病者，需要进一步行实验室检查评价。

生育史

按时间前后顺序记录患者分娩史，包括出生日期、新生儿性别与体重、妊娠时间、产程、分娩方式、麻醉方式以及并发症。

妇科病史

妇科病史中最重要的是月经史：初潮年龄、月经周期、经期、经量、经期伴随症状和绝经年龄，月经史常是诊断的重要线索。

询问患者是否有过性传播性疾病（STD）史，以往妇科医师大多关注梅毒和淋病，现在记录HIV（人类免疫缺陷病毒）、乙型肝炎、疱疹病毒、衣原体、乳头状瘤病毒感染病史也很重要。应详细询问并记录既往因输卵管炎、子宫内膜炎、输卵管卵巢脓肿进行的相关治疗或住院治疗过程。尝试评估这些病变与异位妊娠、不孕症、避孕方式之间的关系。

虽然阴道炎不像上述疾病一样重要，但是其发病不容忽视。应重视阴道炎发病率以及治疗阴道炎的药物。在这类感染病例中，重要的是了解其发作的病理情况，或明确阴道炎仅是对生理情况的一种误解。

性生活史

性生活史是妇科病史的关键部分，医师需要客观、不带任何偏见地进行询问。

可能涉及以下问题：现在是不是性活跃期？性生活是否满意？如不满意存在什么问题？患者是异性恋还是同性恋这个问题很重要，但是很难询问，因为这种问题可能会使部分患者感到被冒犯。因此，重要的是不要假定患者是异性恋，否则会在不经意间引发医患矛盾。

社会史

社会史可以由婚育史、性生活史延伸而来。了解患者从事的职业、教育背景、社区活动情况，有助于明确患者所处的环境。

询问患者个人健康情况，包括饮食健康、定期检查、娱乐及规律的锻炼情况。

家族史

患者的家族史包括直系亲属的健康状况（父母、兄弟姐妹、祖父母及子女）。除这些亲属外，还应记录其他3代内有相关遗传性疾病史的亲属情况。

应记录家族遗传性心脏病、高血压肾病或血管疾病、糖尿病（胰岛素依赖型或非胰岛素依赖型）、血管意外和造血系统异常等疾病。如果患者出现多毛症或头发异常增长，则需询问其家族中是否有相似患者。乳腺癌、卵巢癌、直肠癌家族史至关重要，因为有家族史的患者需要密切随访、监测。母亲或祖母的更年期时间非常重要，有助于确定骨质疏松的发病情况。

American Cancer Society guidelines for breast cancer screening: update 2003. *CA Cancer J Clin* 2003;53:141–169. PMID: 12809498.

American College of Obstetricians and Gynecologists. Cervical cytology screening. ACOG Practice Bulletin No. 45. *Obstet Gynecol* 2003;102:417.

Marrazzo JM, Stine K. Reproductive health history of lesbians: implications for care. *Am J Obstet Gynecol* 2004;190:1298–1304. PMID: 15167833.

Nustaum MR, Hamilton CD. The proactive sexual health history. *Am Fam Physician* 2002;66:1705–1712. PMID: 12449269.

体格检查

在舒适环境下进行体格检查有助于安抚患者情绪。应选择适合的着装，以避免检查期间导致患者不适。通常医师助手要陪同患者至更衣区，告诉患者需要脱掉什么衣服，帮助患者更换适合的检查服。

在检查室内，医师可能会选择女性助手，必要时协助检查患者，但是否需要助手则取决于当地习俗及患者与医师的意愿。助手并不是法律规定的，因此女性或男性医师要有良好的判断力，特别是在检查乳房或者盆腔时。如果患者希望她的伴侣、亲属或者朋友在场，这种情况应该允许，除非医师认为他们在场会干扰检查或者影响病史采集的准确性。特别建议医师向患者说明检查的步骤，尤其是盆腔检查，因为此时患者与医师没有眼神的接触。

一般检查

如果妇科医师是患者的初级保健医师，则应每年或者条件允许时进行常规检查。显然全面的检查能够提供更多的信息，证实医师的判断，建立融洽的医患关系。

总体评价

生命体征

不论是特殊问题检查、年度常规检查或者既往诊断后复查，每个患者都应该进行体重、血压测量，这是每次检查的一部分。绝经后患者应该测量并记录身高，判断骨质疏松和椎体骨折等导致的身高降低。在患者排空膀胱前，确定是否需要行尿液分析、尿培养及妊娠试验等。

胸部检查应包括视诊是否存在皮肤病变以双侧胸廓活动的对称性。肺部听诊和叩诊非常重要，可以排除原发性肺部疾病，如哮喘和肺炎。心脏检查包括叩诊确定心脏大小，听诊确定是否存在心率失常及明显的杂音。

乳房检查

（参见第5章）

乳房检查是体格检查的一部分。在美国，每8位妇女中就有1位患乳腺癌，医师应指导患者进行乳房自查，这是发现乳腺疾病最准确的筛查方法。

体格检查为确定乳房自查的频率和方法提供了一个理想的机会，同时可教会患者如何进行乳房自查。患者应在镜前进行检查，观察乳房有无皮肤改变或凹陷，仔细触诊乳房各象限。大多数女性喜欢在沐浴时进行自我检查。如果发现乳房小肿物，则应在每月同一时间进行自我检查，最好在月经开始后一周。绝经后女性应在每个月的同一天进行乳腺自查。

行乳房X线检查的频率或是否早期行乳房X线检查取决于患者个体情况及其家族史。如果患者的母亲、姨母、姐妹在绝经前发生乳腺癌，那么该患者应在年轻时进行乳房X线检查。一般情况下，40~50岁女性应每1~2年进行一次乳房X线检查，50岁以后每年检查一次。目前，乳腺超声能鉴别实性病变与囊性病变，但不能完全取代乳房X线检查。乳房自查、体检、乳房X线检查和超声检查相辅相成，用于乳腺癌的早期发现。每年行MRI检查仅用于BRCA1/2基因突变或者有明显家族史的女性，这种检查只是其他检查的补充，不能取代其他检查。

乳房检查的正确步骤如图35-1所示。检查发现异常时，需进一步行乳房X线检查（或者其他影像检查）。除非妇科医师接受过乳房组织活检的培训，否则应将患者直接转诊至乳腺外科医师处就诊。皮肤病变，特别是乳头周围湿疹样改变应密切观察；如果经简单方法不易治愈，则需行组织活检。乳头或乳晕部位湿疹可能提示佩吉特癌。

腹部检查

患者应仰卧放松，膝部微屈、支撑，有助于腹部肌肉松弛。观察是否存在外形不规则或颜色异常。听诊应在视诊之后、触诊之前进行，因为触诊可能改变肠道蠕动情况。全腹触诊，首先应轻柔，然后根据情况增加力度，可发现腹壁张力、肌紧张、肿物及压痛。如果患者主诉腹

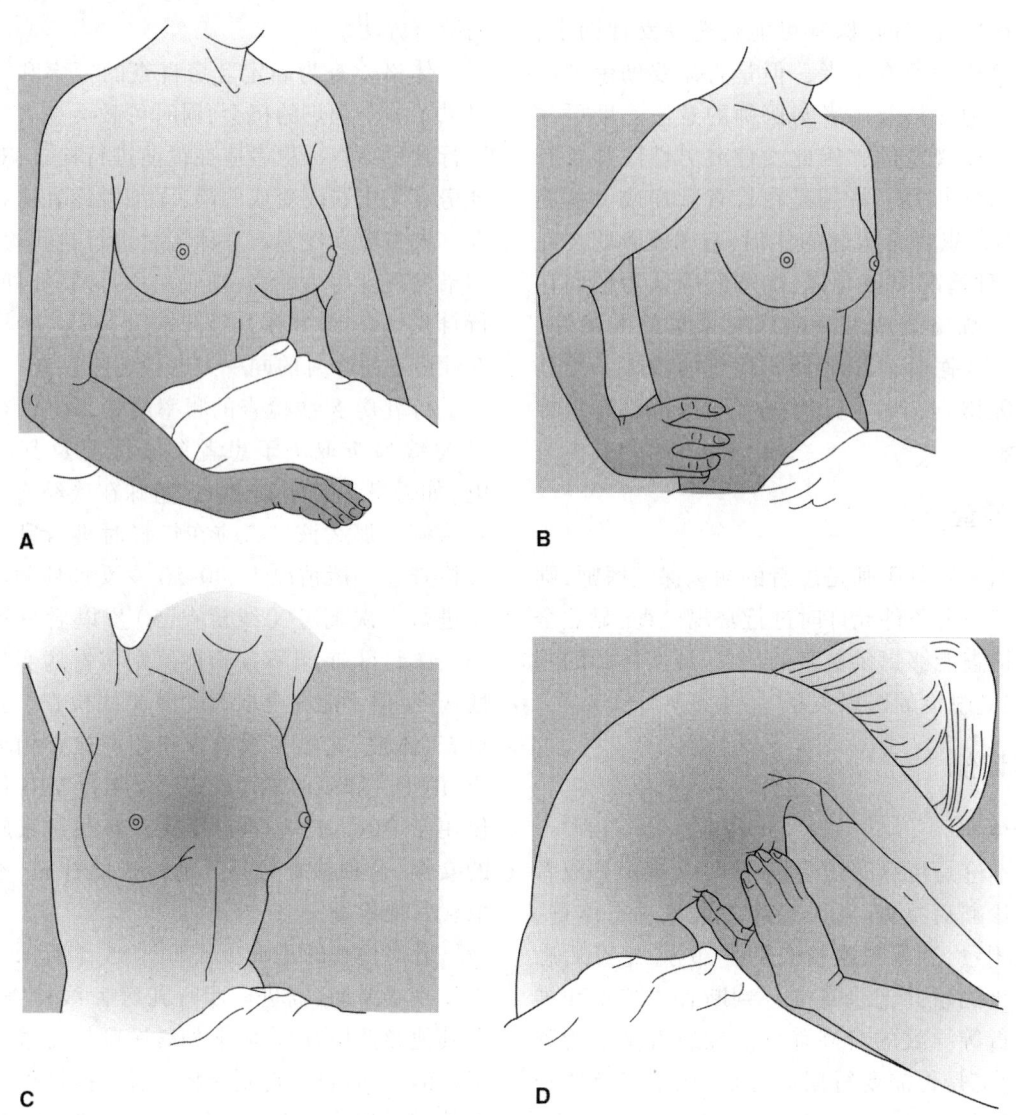

图 35-1 医师进行乳房检查。(A)患者取坐位,双臂放在身体两侧,在适宜光线下进行视诊,注意观察乳房是否有肿块、凹陷或者皮肤皱褶。(B)患者取坐位,双手置于髋部,使胸肌紧张,重复进行视诊。(C)患者取坐位,双手抱头,重复视诊乳房,并注意观察腋窝。(D)患者取前倾坐位,双手放在检查者肩部、镫骨或者患者自己的膝盖上。检查者进行双侧触诊,需特别注意乳房腺体部分的触诊。(待续)

部疼痛或者出现腹部压痛,检查者应让患者用手指指出疼痛或压痛最显著的部位。耻骨联合上触诊可发现子宫、卵巢异常或充盈的膀胱。疼痛最明显的部位应最后进行深部触诊检查,否则患者易出现全腹腹肌紧张。最后,应仔细检查腹部器官是否存在异常,包括肝、胆、胰、脾、肾、肠等。在某些情况下,腹肌异常收缩有助于明确诊断。腹部叩诊有助于鉴别脏器增大、肿瘤或腹水。

盆腔检查

许多女性害怕盆腔检查,所以医师应打消患者的顾虑。尤其是第一次行盆腔检查时,患者常紧张不安,因此医师应消除患者的恐惧,

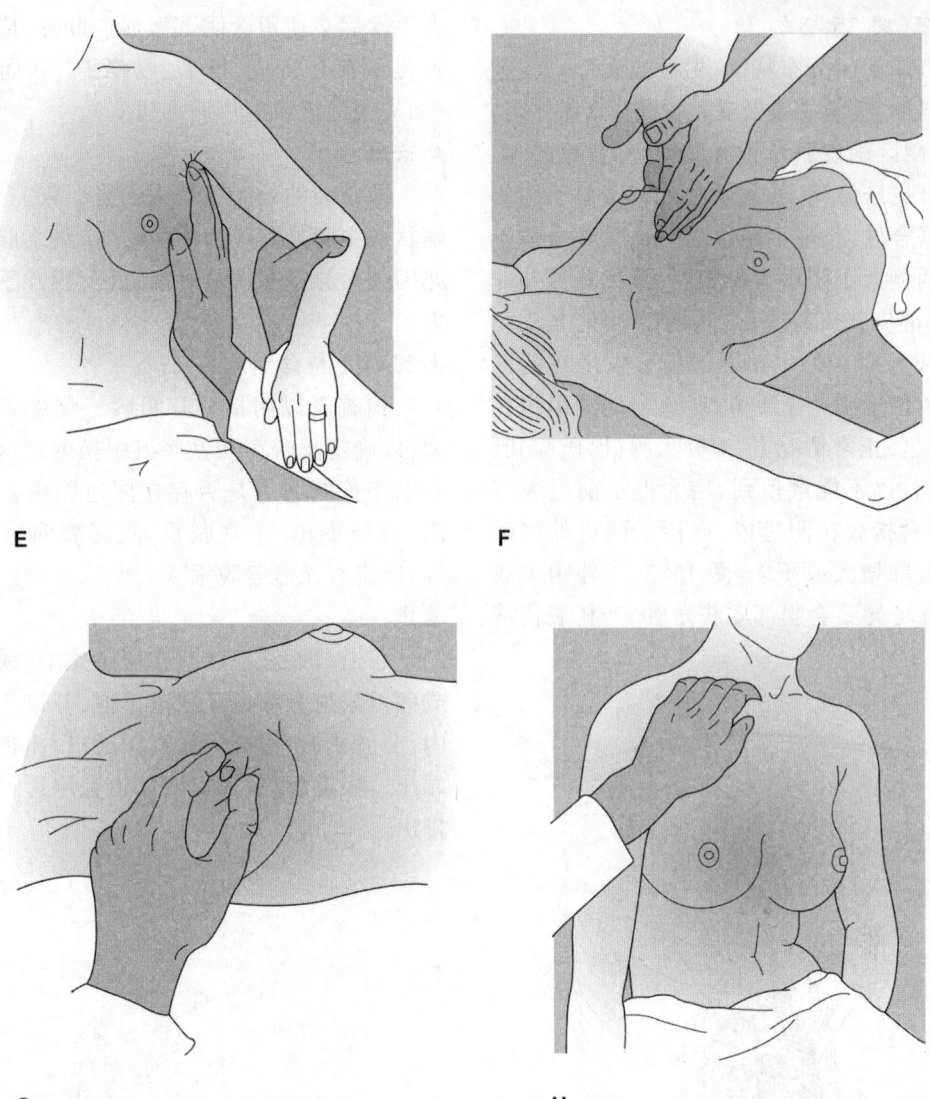

图 35-1(续) (E)患者取坐位,手臂外展 60°~90°,对腋窝进行触诊。(F)患者取仰卧位,双臂放松在身体两侧。进行双侧乳房的触诊(每个象限逐步进行,对于较大乳房进行更小范围触诊)。患者仰卧、双手抱头重复进行 C、E 和 F 步骤检查。(G)患者取仰卧位,双臂放松,用拇指和食指对乳头、乳晕进行触诊以检查有无肿物或乳头溢液。(H)患者取坐位或仰卧位,触诊锁骨上区。

鼓励患者配合检查十分重要。医师通常发现,病史采集及一般体检顺利者,多能获得满意的盆腔检查。轻松的环境、必要时有护士或女伴在场、检查器械温度适宜、动作轻柔、不慌不忙、不断向患者说明检查步骤等有助于患者放松与配合,尤其是对从未进行过盆腔检查的女性,必要时可采用一指及小窥器检查。某些情况下,不能进行阴道检查,这时只能进行指肛检查。如果患者腹肌不能充分放松,则应行超声检查,有助于确定患者盆腔器官大小及结构是否存在异常。如果必须行确切的盆腔检查,则可选择麻醉下进行。

外生殖器（图35-2）

检查阴毛的分布特征（男性或女性），注意有无阴虱卵、毛囊感染及其他异常。检查外阴、阴阜、会阴区的皮肤是否有皮炎、色素减退等。轻轻分开皮肤皱褶，暴露阴蒂。阴蒂位于两侧小阴唇联合处，长度不超过2.5cm，大部分位于皮下。两侧大小阴唇大小相同，适度差异并非异常。局部皮肤突起或者皮下结节可能是皮脂腺囊肿或肿瘤，外生殖器湿疣常发生在此区域。尿道位于阴蒂正下方，颜色与周围组织相同，无突起。正常情况下，前庭大腺（巴氏腺）既不能看到，也不能触摸到，增大提示前庭大腺异常，将食指放在阴道内，拇指于阴道外可触及前庭大腺增大或压痛（图35-3）。外阴炎或阴道炎症可导致会阴部皮肤充血。产科裂伤或者手术后会遗留会阴部瘢痕。此外，应同时检查是否存在痔疮、肛裂、易激惹、肛周感染等（如尖锐湿疣或疱疹病毒病变）。

处女膜

未破裂的处女膜因人而异，仅完全无孔、筛状或中膈处女膜为病理性的。处女膜破裂后亦因人而异。多次分娩后，处女膜几乎完全消失。

会阴的支持结构

检查者以两指分开阴唇，嘱患者屏气用力，以确定是否存在盆底组织松弛。这一检查有助于诊断患者是否存在尿道膨出、膀胱膨出、直肠膨出、子宫脱垂等，必要时可站立检查，确定有无显著脱垂。

尿道

尿道口发红提示存在尿道感染、尿道肉阜或癌。尿道旁腺位于尿道下方，开口于尿道口内。分开阴唇，可充分暴露尿道口。由近端向远端压迫尿道时，尿道口或尿道旁腺可见分泌物排出。

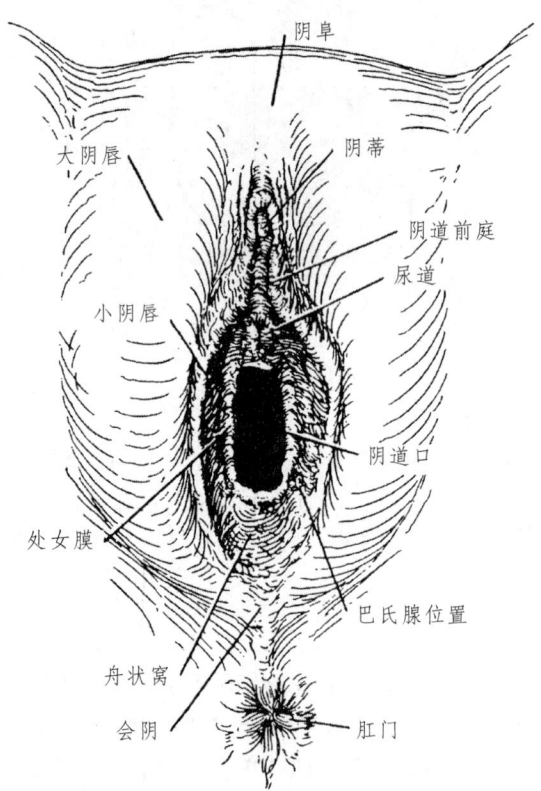

图35-2 成熟女性的正常外生殖器。（Reproduced, with permission, from Pernoll ML. *Benson & Pernoll's Handbook of Obstetrics and Gynecology*. 10th ed. New York, NY: McGraw-Hill; 2001.）

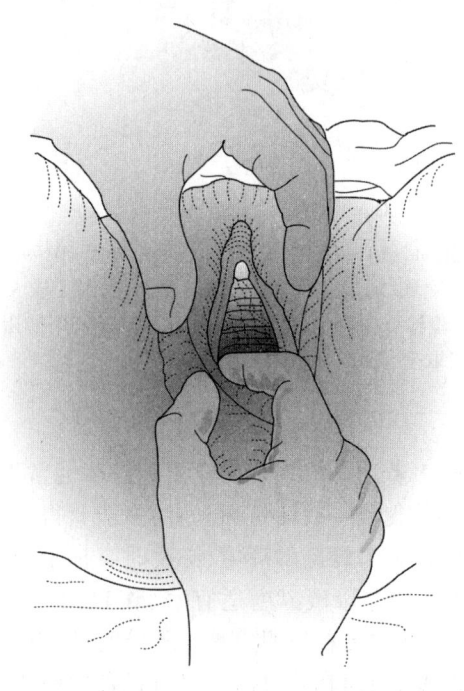

图35-3 前庭大腺触诊。

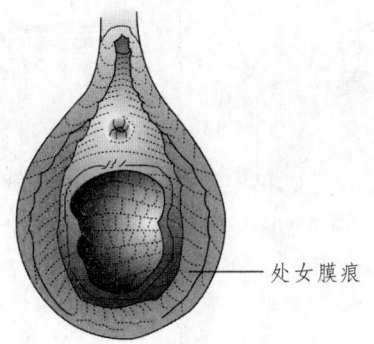

图 35-4 处女膜破裂。

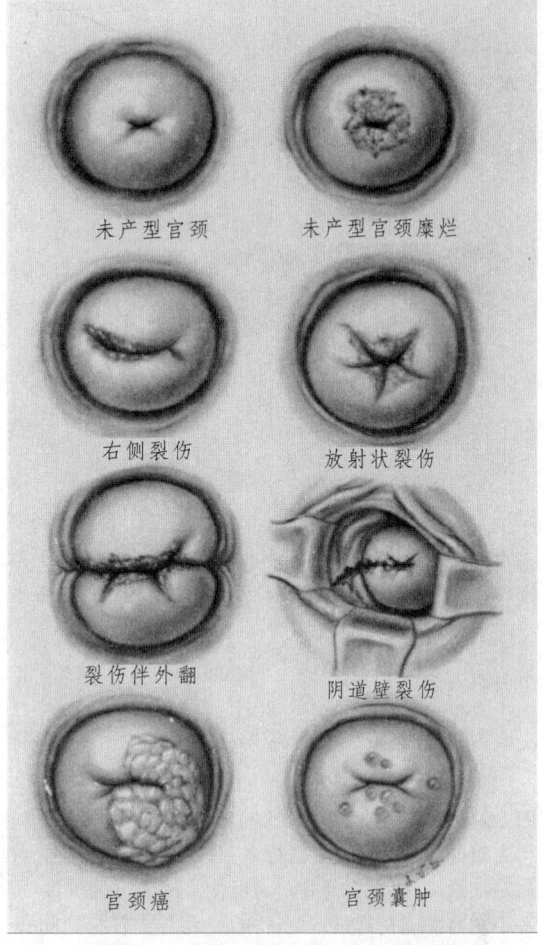

图 35-5 正常宫颈和病理性宫颈外观。

阴道检查

首先放置窥器检查阴道是否有异常,并在进一步检查前行宫颈抹片检查。窥器不要应用润滑剂,可以蘸温水湿润,然后轻柔地插入阴道,暴露宫颈和穹隆(图 35-5)。观察宫颈分泌物、色泽、糜烂或其他病变。取宫颈分泌物进行微生物学、病毒学或显微镜涂片进一步检查。备好子宫颈涂片后,缓慢撤出窥器,再次仔细观察阴道壁情况(图 35-6)。窥器类型的选择取决于医师的偏好,虽然 Graves 窥器能提供较大的视野,但对有性生活者,Pederson 窥器最能满足检查需要(图 35-7)。阴道狭窄者可选用小号 Pederson 窥器。当需要更大视野时,可选择大号 Graves 窥器。Huffman 窥器、鼻窥器、大号耳窥器、Kelly 空气膀胱镜等均可用于儿童阴道检查。

接下来是阴道触诊,如果患者阴道过于狭窄,则仅以食指或中指轻轻放入阴道进行触诊,阴道壁光滑、有弹性、无触痛。

双合诊检查

检查者一只手的两指放入阴道,另一只手在腹部配合检查,触摸子宫及附件结构(图 35-8)。轻柔地触诊和操作有助于明确盆腔结构的位置、大小、形状、活动度、硬度及压痛,但肥胖或不配合、因恐惧或压痛而出现腹肌紧张的患者除外。直接触诊或移动、牵拉盆腔结构均可引起疼痛。

宫颈

宫颈是一质硬结构,通常描述其硬度与鼻尖部相同。正常宫颈呈圆形,直径为 3~4cm。图 35-5 展示了宫颈各种形态。宫颈外口为圆形,通常呈闭合状态。经产妇宫颈外口有裂伤。一个或数个宫颈那波囊肿可导致宫颈形状不规则或呈结节状。如果宫颈硬度增加,则可能存在宫颈肿瘤,甚至宫颈癌。正常宫颈(随着子宫体)可以适度移动,可向任意方向移动 2~4cm,而且不会产生不适感(检查患者时,应告知患者移动宫颈是正常的,不会导致疼痛)。炎症、

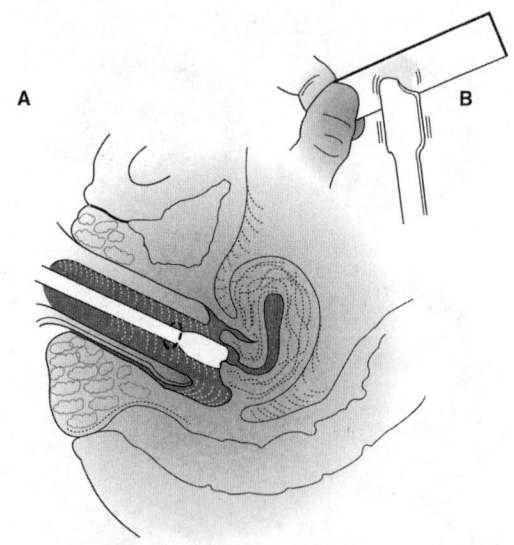

所需材料

宫颈刮板、压舌板,为获取宫颈管上皮细胞,需准备棉签或小刷子。
- 一个载玻片(一端磨砂),将患者姓名用铅笔写在磨砂处以便识别。
- 一个窥镜(无润滑剂)。
- 一瓶固定液(75%乙醇)或以 Aqua-Net 或 Cyto-Spray 等喷洒剂固定。

图35-6 制备巴氏涂片。(A)环绕宫颈外口360°获得完整的宫颈鳞柱交界区标本。(B)将采样标本在玻片尾端滑动,以获得薄片。将经盐水浸泡过的棉签或者小的宫颈刷在宫颈管旋转360°,将标本转移到同一张玻片上,然后快速固定。(Reproduced, with permission, from Pernoll ML. *Benson & Pernoll's Handbook of Obstetrics and Gynecology*. 10th ed. New York, NY: McGraw-Hill; 2001.)

肿瘤或手术可导致子宫颈或宫体活动受限。

子宫体

子宫大小约是患者拳头的一半,重量为70~90g。外形规则,按压或适度活动时无疼痛。大多数女性子宫为前倾位,约1/3女性子宫为后倾位(见第42章)。子宫后倾并非异常,在子宫内膜异位或既往输卵管炎患者中,病变过程导致的粘连可造成子宫后倾位。通常要描述子宫大小、位置、活动度、硬度等。

附件

在多数超重女性中,阴道检查时通常不能

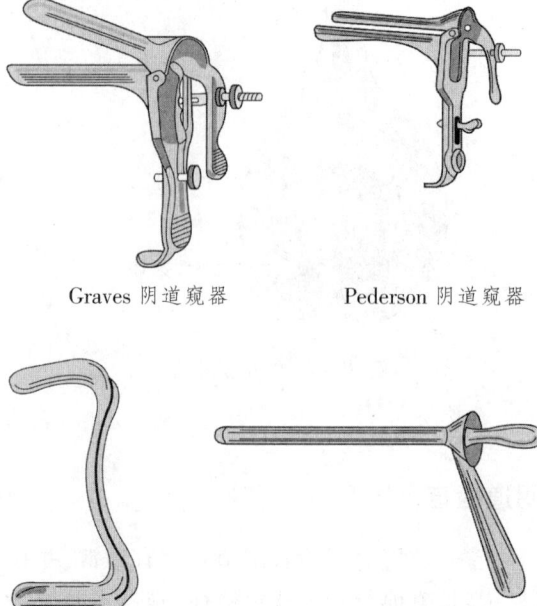

图35-7 窥器。(Reproduced, with permission, from Pernoll ML. *Benson & Pernoll's Handbook of Obstetrics and Gynecology*. 10th ed. New York, NY: McGraw-Hill; 2001.)

触及附件(输卵管和卵巢),因为正常输卵管直径只有7mm左右,正常卵巢最大径线不超过3cm。在非常苗条的女性中,可以触及卵巢,某些患者甚至能触及输卵管。绝经后女性通常不能触及附件结构。附件结构压痛或增大者提示需要进一步检查,任何有附件肿物者均应进一步检查。

直肠阴道检查

完成双合诊检查后,应进行直肠阴道检查,特别是对40岁以上女性。检查者于中指涂抹润滑剂后,轻柔地插入直肠,检查是否存在压痛、肿块或者其他异常。当检查者手指放入一段距离后,其食指可放入阴道深部(图35-9)。直肠阴道检查较单纯阴道检查更容易发现骨盆后部病变。以食指将宫颈推向前腹壁,牵拉宫骶韧带。通常这种检查不会引发

第35章　妇科病史、检查与诊断方法

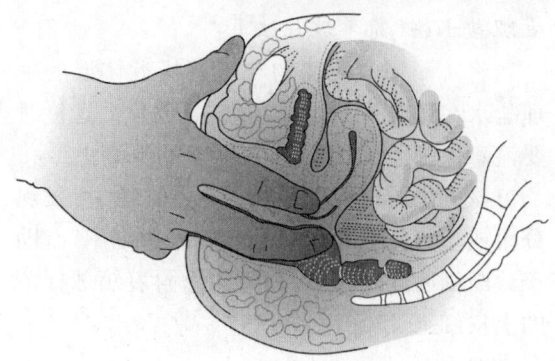

图 35-9　直肠阴道检查。

American College of Obstetricians and Gynecologists. *Routine Pelvic Examination and Cervical Cytology Screening. ACOG Committee Opinion No 431*. Washington, DC: American College of Obstetricians and Gynecologists; 2009.

Levin B, Lieberman DA, McFarland B, et al. Screening and surveillance for the early detection of colorectal cancer and adenomatous polyps, 2008. *CA Cancer J Clin* 2008;58:130-160. PMID: 18322143.

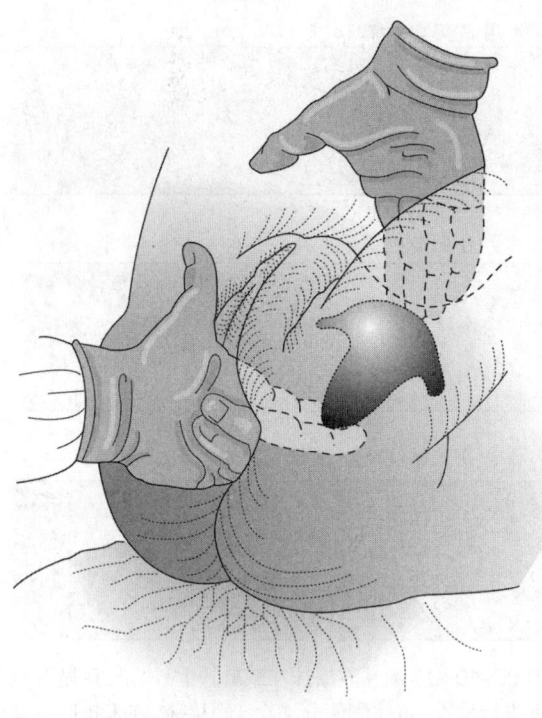

图 35-8　盆腔双合诊检查。

疼痛。如患者感到疼痛，特别是直肠内的手指沿宫骶韧带触及痛性结节时，提示存在子宫内膜异位症。

隐匿性出血的结直肠癌

在美国恶性肿瘤中，大肠癌（CRC）发生率位居第三位，而其死亡率位居第二位。大肠癌可以通过检查和切除腺瘤性息肉来预防，确诊的局限性大肠癌的患者生存率明显较佳。最近的证据显示，旨在监测大便潜血的筛查策略并未被广泛接受，因其检查结果差，未能在筛查时检查出绝大部分大肠癌患者。因此，单次大便潜血试验不足以发现大肠癌，不能用于大肠癌的筛查。医师应鼓励50岁以上或有大肠癌家族史的患者进行预防大肠癌的针对性检查（如结肠镜、乙状结肠镜检查或CT检查），而不是应用大便潜血试验诊断大肠癌。

门诊诊断方法

由于不需要特殊复杂设备或全身麻醉，一些检查可在门诊完成。其他门诊特殊检查（如不孕症的相关检查）详见本书相关章节。

阴道感染检查

当阴道分泌物异常时，应进行分泌物检查。以无菌棉拭子在可疑部位取样，然后将标本放在适当的培养基内进行培养检查，由于这种方法在医师诊室内不便于操作，因此多数实验室提供预包装的材料，医师以无菌棉拭子取样后放入无菌容器中，然后将标本送到实验室进行检查。此外，可同时检测阴道分泌物pH值，pH值为4~5，提示存在真菌感染；pH值为5.5~7，则提示存在细菌性阴道病和滴虫感染。宫颈炎可作为阴道炎的一种表现，需在宫颈管内取分泌物，进行淋菌和衣原体检查。

生理盐水法（简单玻片法）

将1滴阴道分泌物与1滴接近体温的生理盐水在载玻片上混合，覆盖盖玻片。送检时要注意保温，通常可以发现活动的毛滴虫。

该方法还可用于检查白色念珠菌，可发现分段或丝状分支的真菌菌丝。"线索细胞"有助于诊断细菌性阴道病，其为边缘附着短球杆菌的上皮细胞。

氢氧化钾法

在清洁的载玻片上，将10%氢氧化钾溶液与阴道分泌物各1滴混合，然后覆盖盖玻片。上皮细胞及其碎片溶于氢氧化钾中，有利于发现阴道真菌感染中的真菌菌丝。如闻到刺鼻的腥味，则提示为细菌性阴道病，这是一种由混合性厌氧菌群引起的常见阴道感染。这种检查方法在显微镜下可发现真菌菌丝，而在生理盐水法中，真菌菌丝常被细胞碎片所遮挡。

细菌感染

可能存在细菌感染，特别是在宫颈癌放疗后引起缺血性病变或怀疑患细菌性阴道病、淋病、沙眼衣原体感染者中，更易发生细菌感染。可从宫颈、尿道、阴道病变处取样，进行涂片、染色、显微镜检查或细菌培养等检查。

羊齿状结晶检测排卵

羊齿状结晶检查可检测是否排卵或确定排卵时间，将宫颈黏液涂在清洁、干燥的载玻片上，在空气中干燥，然后镜下观察是否出现羊齿状结晶（有时非常明显）。羊齿状结晶表明宫颈黏液受雌激素影响而无孕激素影响，无羊齿状结晶则提示排卵（图35-10）。

肿瘤席勒试验

对于宫颈或阴道黏膜有可疑癌或癌前病变者，虽然阴道镜检查更加准确，但也可应用席勒试验。方法是将卢戈碘溶液涂于宫颈，碘可与富含糖原的宫颈上皮细胞发生作用，标记

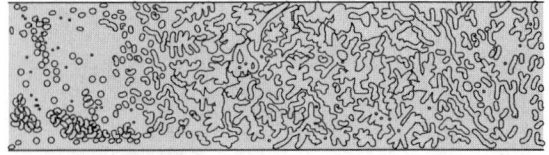

正常月经周期的第14天

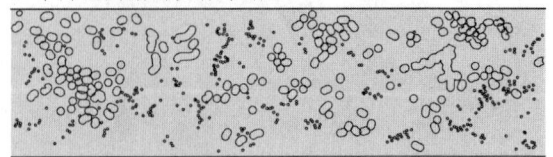

正常月经周期的黄体中期

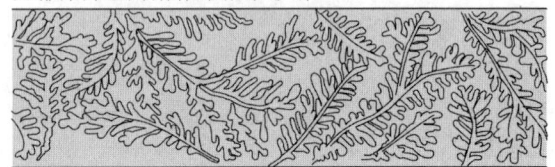

无排卵月经周期伴雌激素影响

图35-10 宫颈黏液涂抹在载玻片上，放干，在显微镜下进行检查。黄体酮使分泌物变得稀薄。在未排卵患者的图片上因为无黄体酮抑制雌激素，不会出现蕨样团。（Reproduced, with permission, from Ganong WF. *Review of Medical Physiology*. 20th ed. New York, NY: McGraw-Hill; 2003.）

这些细胞。由于瘢痕组织、肿瘤、癌前病变、宫颈柱状上皮可导致碘不染色，因此这些不染色区域提示异常。若怀疑癌变应在这一区域进行活检。

活检

外阴与阴道

在进行外阴或阴道活检时，在可疑病变区域注射1%~2%的局麻药物，然后以活检钳或手术刀进行组织取样，创面可用压迫止血或Monsel溶液止血，必要时可以缝合止血。

宫颈

在肉眼检查可疑宫颈异常或子宫颈涂片结果异常时，可选择阴道镜下直接活检来诊断宫颈病变。阴道镜可以显示全部宫颈内外交界处的鳞柱转化区（TZ）。此外，还可以搔刮宫颈

管,获取宫颈管内组织。特殊的器械可用于宫颈活检和宫颈勺搔刮(图35-11)。与阴道相比,宫颈对于切割的感觉不是十分敏感,所以宫颈一点或多点活检不会导致患者不适,或仅有轻微不适。出血往往很少,轻压局部即可止血,或可用Monsel溶液止血。如果不能进行阴道镜检查,则可在宫颈1点、3点、6点及9点位置分别取样。席勒试验有助于指导医师快速确定活检部位。

子宫内膜

子宫内膜组织活检有助于诊断卵巢功能障碍(如不孕症)、子宫不规则出血、子宫内膜癌等。子宫内膜活检可使用灵活的一次性套管,如子宫内膜采集套管,取代以往最常应用的金属刮匙(图35-12)。事实上,由于子宫内膜活检与以往宫颈扩张及诊断性刮宫的准确性几乎相同,从而减少了前者的使用。由于子宫内膜活检会引起子宫痉挛性疼痛,因此可建议患者在检查前1小时服用止痛药物,如布洛芬等。

实验室诊断

此处有关常规实验室检查不做详细说明,但在定期初级保健检查中,应测定全血细胞计数(包括各种类型白细胞计数)、行血糖筛查、血脂检查和甲状腺功能检查,由医师根据患者的危险因素及临床表现来决定检查的次数。

尿液分析

有症状的患者应进行尿液分析,包括肉眼检查和显微镜下检查。显微镜下检查可发现尿中是否存在结晶或细菌,如果未能排除阴道分泌物的污染,那么尿液检查中发现细菌并无重要意义(见下文)。

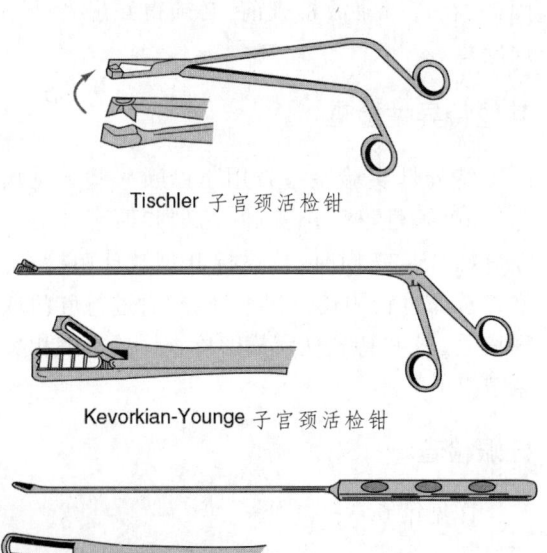

Tischler 子宫颈活检钳

Kevorkian-Younge 子宫颈活检钳

Duncan 刮匙

图 35-11 活检器械。

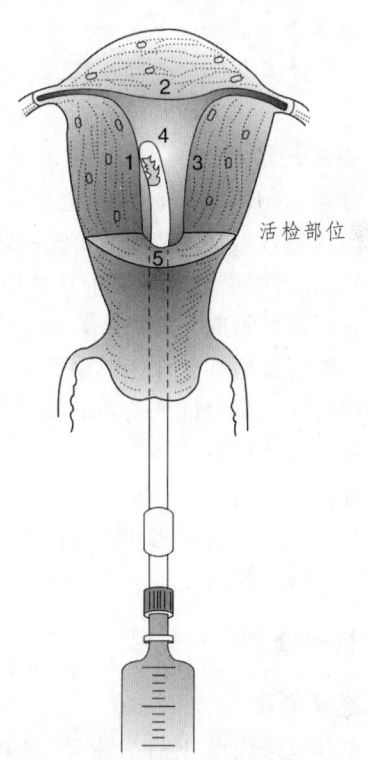

图 35-12 子宫内膜定位活检。(Reproduced, with permission, from Pernoll ML. *Benson & Pernoll's Handbook of Obstetrics and Gynecology*. 10th ed. New York, NY: McGraw-Hill; 2001.)

尿培养

研究显示,大量女性(大约3%非妊娠妇女和7%的妊娠妇女)存在无症状性尿道感染。尿培养和抗生素药敏试验有助于诊断和指导泌尿系感染的治疗。

尿培养需要采集可靠的尿标本,常用"清洁中段尿"方法:指导患者以肥皂和水清洁尿道口,然后先排出部分尿液,去除尿道的污染物,最后留取中段尿液进行培养。排尿时要避免尿液沿阴唇下流,这点很关键,但是对有些患者来说,做到这点很困难。

更加可靠的取样方法是由医师或护士经无菌导尿管获取尿液,但是这项操作必须慎重,以免导致继发感染。

其他培养

尿道培养

当怀疑感染性传播性疾病时,应行尿道培养。

阴道分泌物培养

分泌物培养对于诊断阴道感染不是必需的,因为视诊或者显微镜检查一般能做出诊断,如凝乳状阴道分泌物提示真菌感染。但是可疑病例需行阴道分泌物培养。对于常用治疗方法无效的难治性念珠菌感染患者,应检查念珠菌的特性及其对抗菌药物的敏感性,以便最终清除顽固感染。

宫颈分泌物培养

与尿道培养指征相同,在怀疑为性传播性疾病时进行宫颈培养。

特异性检查

单纯疱疹病毒

单纯疱疹病毒(HSV)(生殖器疱疹,包括1型和2型)常见于外阴病变(见第43章)。细胞病理学家可通过发现典型的细胞改变做出诊断。此外,更准确、更常应用的HSV感染检查方法包括培养和应用聚合酶链反应(PCR)技术检测到病毒。

人乳头瘤病毒

人乳头瘤病毒(HPV)感染与生殖器疣、阴道与宫颈上皮内瘤样病变有关。有些病变是癌前病变或可发展为癌。不同亚型HPV感染可导致良性病变或进展性上皮病变,PCR检查方法可确定HPV亚型。

衣原体与淋菌感染

这是两种最常见的性传播性疾病,其中衣原体感染最常见,常见于多性伴侣和不采取屏障避孕措施者。核酸扩增试验是最常用的诊断方法,敏感性超过90%。

人类免疫缺陷病毒

获得性免疫缺陷综合征(AIDS)已成为临床医师面临的最棘手问题之一。在一般人群中筛查HIV已非常迫切,其中发病率增长最显著的是异性性行为活跃、无其他危险因素的年轻女性。血液检查可用于诊断,在进行血液检查前,医师必须向患者说明血液检测的准确性。患者必须知道血液检查可能出现少见的假阳性及检查因存在"窗口期"可能出现假阴性。因此,在进行血液检查前,必须得到患者的书面同意。

其他特异性检查

特异性实验室检查用于诊断一些少见疾病(如性病性淋巴肉芽肿、乙型和丙型肝炎)。在妊娠35~37周时,建议行B型链球菌检查。推荐首先进行阴道下段取样,然后进行肛门取样培养。这些特异性疾病的检查详见本书相关章节。

妊娠检查

详见第6章。

宫颈巴氏涂片

子宫颈涂片检查是妇科检查的重要部分,

最近修订了宫颈细胞学检查的频率。美国预防服务工作组根据流行病学统计调查结果建议：如果女性近3次子宫颈涂片检查结果均正常，则每2~3年进行一次检查即可，其依据是大多数宫颈癌进展缓慢。美国妇产科学院建议首次性生活后3年、不超过21岁者进行子宫颈涂片检查。30~64岁女性，近3次细胞学检查呈阴性，筛查频率可调整至每2~3年一次。对于多个性伴侣、性传播性疾病史、尖锐湿疣病史、既往子宫颈涂片检查异常、正在接受免疫抑制治疗、HIV感染者、宫腔内己烯雌酚（DES）暴露者等高危人群应每年筛查一次。HIV阳性者应在诊断后每6个月进行一次宫颈细胞学检查，如果连续2次正常，则可每年检查一次。HPV疫苗接种者不改变宫颈细胞学筛查的建议。如果女性年龄为65~70岁，并且连续3次或3次以上宫颈细胞学检查正常、近10年无细胞学异常结果、无宫颈癌病史、无宫腔内己烯雌酚暴露史、HIV检测阴性、无免疫抑制治疗并且无其他性传播性疾病感染等高危因素者，可以终止宫颈细胞学检查。对于终止宫颈细胞学检查患者，医师每年回顾其高危因素，必要时可重新开始宫颈细胞学检查。

除了癌前病变与癌，细胞学检查可发现局部其他异常，如HSV、HPV、尖锐湿疣等病毒感染，可以发现黏膜病变。子宫颈涂片可发现放线菌病、滴虫感染。

宫颈细胞学检查仅用于筛查，阳性结果提示需要行进一步诊断性检查，如阴道镜检查、宫颈勺搔刮、宫颈活检、宫颈锥切术、子宫内膜活检或D&C。取样恰当者，宫颈癌诊断准确性约为95%。此外，子宫颈涂片有助于诊断子宫内膜异常，如子宫内膜息肉、增生、子宫内膜癌等，但其敏感率性低于50%。

子宫颈涂片取样方法多样，下面介绍常用方法。

患者在检查前24小时不应进行阴道冲洗，不应在月经期进行检查。以水将窥器润滑后缓缓放入阴道内，充分暴露宫颈，将特制的塑料或木制刮板在宫颈表面轻轻旋转360°，刮取宫颈口鳞柱交界区的细胞。然后将棉签或小刷子放于宫颈管内旋转360°，医师可根据自己的习惯，将这两个标本混合或单独分别置于载玻片上，立即固定玻片，以免干燥后影响结果。将载玻片及包括患者病史与查体发现的申请单一起送到实验室（见图35-6）。另一种方法为自动化制片的液基细胞学检查，可以避免由于医师制片导致的变化。这种方法只需将收集的标本保存在液体介质中，然后送到实验室即可。此外，液基细胞学检查降低了未明确意义的非典型鳞状细胞（ASCUS）的诊断率，从而减少了不必要的阴道镜检查。因此，许多国家和地区以液基细胞学检查取代了传统的巴氏涂片检查，然而液基细胞技术与传统细胞学检查方法相比，其在敏感性和特异性方面的优势目前尚不十分明确。

应用液基介质可检测高危HPV亚型，其中最常见的亚型是16、18、31、33和35。美国阴道镜和宫颈病理学会将高危型HPV检测的细胞学检查结果作为ASCUS患者的一种评价和分流方法。在ASCUS患者中，如果未发现高危型HPV，则与子宫颈涂片检查结果正常者一样，可在一年后重复涂片检查。如果检测到高危型HPV感染，则需进行阴道镜检查。

子宫颈涂片检查结果应用贝塞斯达系统，这是一个倡导细胞学报告标准化的系统，第48章介绍了最新命名法。

目前正在评估一种替代方法，以减少传统子宫颈涂片检查的假阴性率和假阳性率。有证据表明，计算机阅片可降低病理医师误诊的可能性。虽然目前尚无计算机阅片系统受到广泛认可，但这种计算机阅片方法已经开始辅助医师发现异常改变。

阴道镜

阴道镜是用于直接观察宫颈的双目显微

镜(图35-13),最大放大倍数为60倍,但临床上最常用的放大倍数为13.5倍,有效地弥补了裸眼观察与显微镜检查之间的差距。有些阴道镜配备了摄像机,能单张或连续拍摄,记录宫颈病理改变。

阴道镜检查不能完全替代其他诊断宫颈病变的检查方法,相反,阴道镜是一个重要的辅助诊断工具。两类患者适用于阴道镜检查:①细胞学检查结果异常者;②DES暴露史伴有阴道、宫颈非典型增生者(见第40章)。

阴道镜检查可发现子宫颈上皮细胞异常增生及血管或组织异常,有助于选择最合适的活检部位。应用染色剂和化学试剂可提高检出率。阴道镜减少了盲目的宫颈活检导致的检出率低下,同时也大大降低了宫颈锥切术的必要性,从而避免了该手术导致的高发病率。在进行阴道镜检查时,经验丰富的阴道镜医师能发现宫颈局灶性病变,能在最恰当的部位进行活检,从而确定最恰当的治疗方法。

宫腔镜检查

宫腔镜是一种纤维内镜,医师通过宫腔镜能进行子宫腔检查。此外,还可应用宫腔镜进行子宫内膜息肉切除、子宫肌瘤切除、子宫纵隔切开和宫腔粘连松解等手术操作。为了通过宫腔镜检查子宫内部,需进行液体膨宫(膨宫液通常是盐水,也可应用氨基己酸或右旋糖酐等液体)或二氧化碳气体膨宫。诊断性宫腔镜检查不需要镇静,而宫腔镜手术则需要静脉镇静、宫颈旁神经阻滞或全麻。

宫腔镜用于评价异常子宫出血、分离子宫粘连、切开子宫纵隔、切除子宫内膜息肉、取出宫内节育器(IUD)、切除黏膜下肌瘤和子宫内膜切除等,这些治疗大多需要长时间的手术操作,因此需要在区域麻醉或全麻下进行。

通过适当培训的医师能进行宫腔镜操作。检查镜头端由宫颈内口处缓慢进入,在直视下充分膨宫。宫腔镜检查常与刮宫、腹腔镜等检查联合使用。

宫颈管狭窄、宫腔出血、膨宫不足、分泌物过多等常导致宫腔镜检查失败。宫腔镜检查最常见的并发症为穿孔、出血和感染。子宫穿孔易发生在宫底部。除非发生脏器损伤或内出血,否则不需手术修补。出血一般可以自行停止,但某些情况下,可在切除息肉和黏膜下肌瘤后电凝止血。宫旁结缔组织炎和输卵管炎的发生概率并不高,通常需要抗生素治疗。宫腔镜检查中,液体或气体进入血管内所导致的临床影响不大,但也可能导致严重后果,如低钠血症、空气栓塞、脑水肿,甚至死亡。

后穹隆穿刺术

后穹隆穿刺是以针穿刺进入后穹隆,然后取道格拉斯窝内液体进行检查的一种方法,这

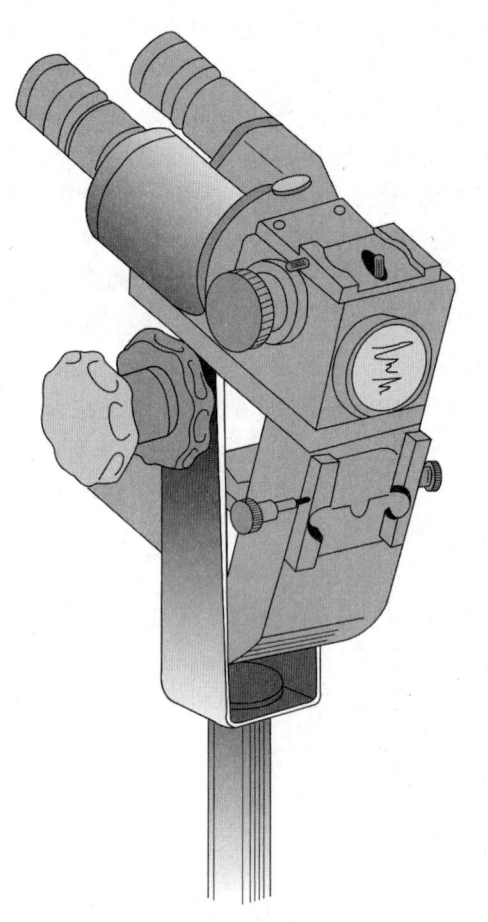

图35-13 阴道镜。

项检查可在诊室或医院治疗室中进行(图35-14)。穿刺液性质提示病变情况(如血性穿刺液提示异位妊娠破裂,脓液提示输卵管炎,含有恶性细胞的腹水提示肿瘤)。随着超声技术对盆腔病变诊断水平的提高,目前后穹隆穿刺术已很少应用。

影像学诊断

许多常用的影像学检查方法有助于盆腔疾病的诊断。"平片"可以显示皮样囊肿中的钙化病变、牙齿、皮样囊肿环等,阴影或肠袢移位提示盆腔肿物。利用对比剂造影检查,可以更好地显示盆腔肿块或者排除转移性病变。钡灌肠、上消化道造影、静脉尿路造影及膀胱造影可能有帮助。随着超声、CT扫描以及MRI等技术的进步,在盆腔疾病诊断中,已很少应用平片检查。

宫腔造影与宫腔超声造影

通过宫颈注入造影剂,可以通过透视或摄片观察宫腔或输卵管腔轮廓。该技术首先广泛应用于诊断不孕女性的输卵管疾病,现在已经逐渐用于子宫疾病的诊断。

通过宫颈注入造影剂,可以观察输卵管是否通畅或出现梗阻。透视下观察造影剂充满宫腔,然后流入输卵管内,放射医师可以间隔一定时间拍片,结果更加明确、详细。如果输卵管无梗阻,则造影剂可经输卵管伞端进入盆腔,这是输卵管通畅的证据。该检查还可以发现子宫异常(如先天性畸形、黏膜下肌瘤或子宫内膜息肉)。

另一种逐渐被接受的检查技术是宫腔超声造影检查,该方法是将子宫腔内充满液体,利用超声观察子宫腔情况以及液体通过输卵管的情况。因此,这项检查可以更容易诊断子宫内异常,如息肉、肌瘤及输卵管是否通畅。

血管造影

血管造影是利用造影剂来显示血管系统,可观察某一区域的血管及肿瘤或者其他异常情况。血管造影可用于判断术后盆腔活动性出血、肿瘤浸润性出血,介入栓塞技术可以治疗阴道分娩或剖宫产术后的产后出血、减少宫颈妊娠或宫角部妊娠导致的急性出血和(或)缩小子宫肌瘤等。以合成物栓塞血管后会阻断血流,因此,对于不能耐受腹部大手术的患者,可以通过介入栓塞进行治疗。

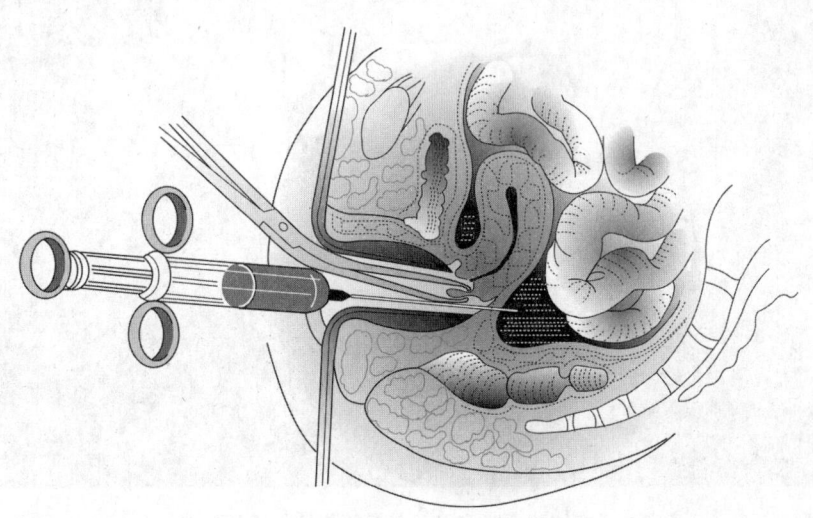

图35-14 后穹隆穿刺。

计算机断层扫描(CT)

CT扫描是一种通过提供高分辨率的二维图像进行诊断的成像技术。CT扫描通过把人体切成许多相隔很近的层面而获得人体断面图像。通过传感器测量光束比传统X线的灵敏度提高大约100倍。计算机可以将不同组织密度转化为灰度图像,然后通过X线阅片机或屏幕进行观察。

造影剂给药途径包括口服、静脉注射或经肛门注射。胃肠道和泌尿系统造影有助于与盆腔生殖器官的鉴别。在妇科,CT扫描主要用于确定恶性肿瘤所致的腹膜后淋巴结肿大,也可用于确定子宫内膜癌患者肌层浸润深度以及子宫外转移范围。当超声不能定位盆腔脓肿时,CT可以准确定位,通过穿刺可以引流脓液,并确定致病微生物。临床怀疑为盆腔血栓性静脉炎者,可应用CT进行辅助诊断。其他常见疾病,如卵巢囊肿和子宫肌瘤等,CT检查很容易做出诊断(图35-15)。

磁共振成像(MRI)

MRI技术是类似于CT横断面扫描的高分辨率的诊断成像技术。该技术基于身体可吸收由机器发出的无线电波,不同组织的细胞核可吸收少量能量,这些细胞核像小块儿条形磁铁一样,在机器产生的磁场影响下,发出无线电波,被敏感而精密的接收器所接受,最后计算机将这些信号转化为图像。

MRI的优点是无电离辐射,对身体没有不利影响或危害。与CT相比,MRI对各种组织的分辨能力更好,包括炎性肿物、恶性肿瘤和

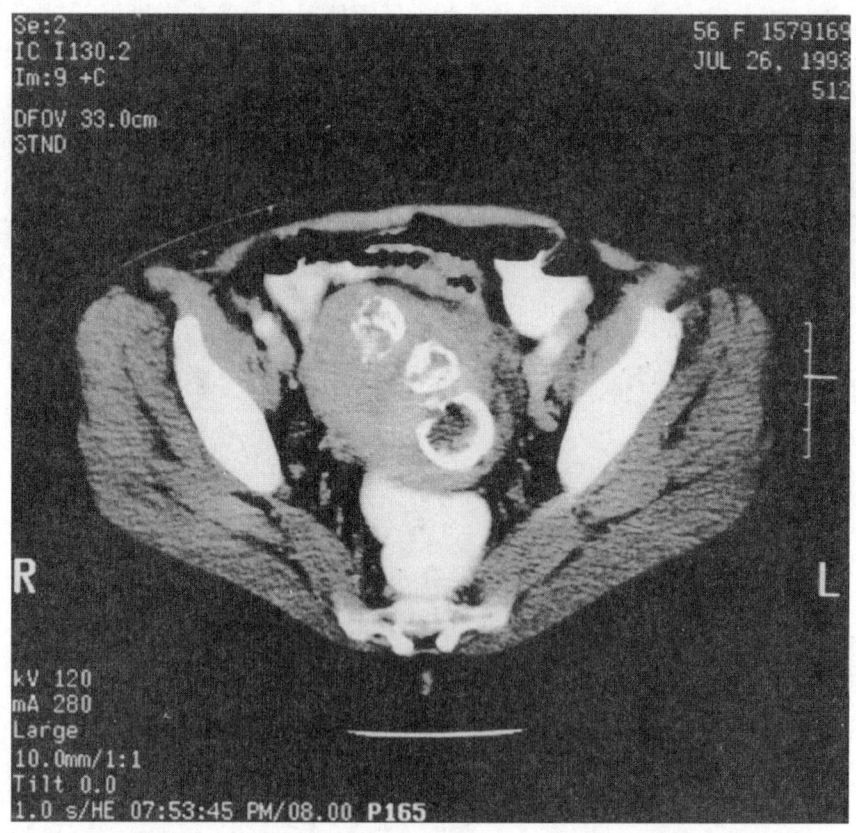

图35-15 CT骨盆扫面显示子宫与子宫体的大肌瘤以及3个钙化灶的肌瘤。(Reproduced, with permission, from Dr. Barbara Carter, New England Medical Center, Boston, MA.)

代谢异常的组织。其缺点是费用高，对钙化组织的分辨力差。在妇科，MRI 主要用于盆腔恶性肿瘤的分期及随访，而在产科，MRI 主要用于辅助超声诊断胎儿畸形。MRI 可以获得多个断层图像，用于辨别复杂的畸形。MRI 检查还可用于评估胎盘血流以及准确测量骨盆。

超声

超声检查可记录从解剖结构反射的高频声波，当声波通过组织时，可遇到不同的声学密度，不同组织反射不同回声，根据回声能量不同，测量这些回声信号，并将其转化为检查区域的二维图像，根据组织相对密度不同，可表现为深浅不同的灰度图像。

超声是一种简便、无创的检查方法，没有电离辐射，特别适用于不能进行充分的盆腔检查者，如儿童、处女、肥胖和不能配合的患者。

超声扫描骨盆和下腹部，与线性阵列扫描方式相比，间隔规则距离的扇区扫描能获得更好的二维图像（图35-16）。腹部超声检查通常需要充盈膀胱，使子宫高出盆腔，取代充气肠袢，根据密度指数可以更好地识别盆腔器官。

超声检查有助于诊断几乎所有盆腔异常，可以显示所有正常和异常的结构。在大多数情况下，在超声检查前，可根据病史和体格检查进行初步判断，超声检查可进一步证实临床诊断。但是，临床医师应该了解，超声检查也可能与临床诊断不一致。

超声检查的适应证有很多，包括诊断正常妊娠早期、诊断病理性妊娠，如不全流产、滞留流产、葡萄胎等。在妊娠中期进行羊膜腔穿刺检查时，超声监视可避免损伤胎盘及胎儿。超声检查在产科中的应用内容详见本书的相关章节。

超声检查可用于诊断宫内节育器异位和儿童阴道内异物、先天性生殖器官畸形，如双角子宫或无阴道，有时能依靠超声检查诊断，但超声检查不能总是发现异常。三维CT扫描技术的发展使先天性生殖器官畸形的诊断更

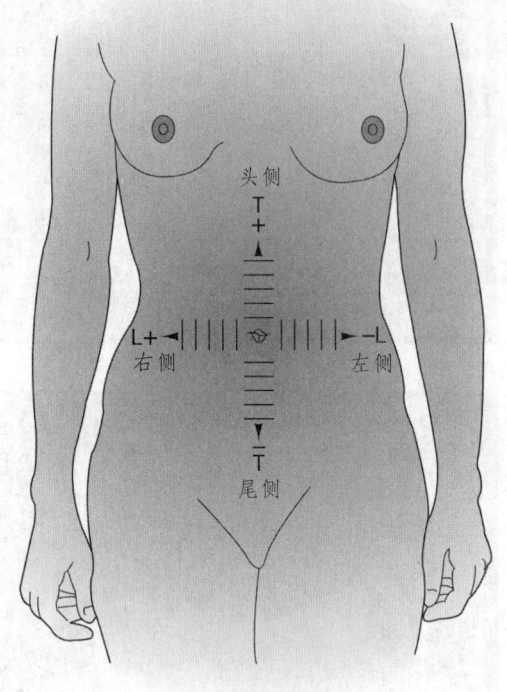

图 35-16 超声检查区域。

加准确。

在子宫内膜癌放射治疗中子宫适配器的放置以及中期妊娠流产手术中，超声检查均有重要的指导作用。

超声检查常用于盆腔包块的诊断，根据子宫肌瘤的位置、与周围组织的关系及其密度，超声诊断并不困难（图35-17A）。

超声检查容易发现附件肿物，但由于附件肿物类型较多，因此很难准确诊断（图35-17B和C）。

超声检查可明确卵巢肿物呈单房或多房，完全囊性或部分实性。常见附件肿物为卵巢皮样囊肿，超声检查可显示肿物内所含的脂肪组织和骨密度特征（图35-17D）。超声检查也可诊断盆腔脓肿，特别是包裹的巨大脓肿。

除了传统的腹部超声检查，现在也常应用阴道超声探头检查。经阴道超声检查在妊娠5周时即可诊断早期妊娠，阴道超声还能准确地

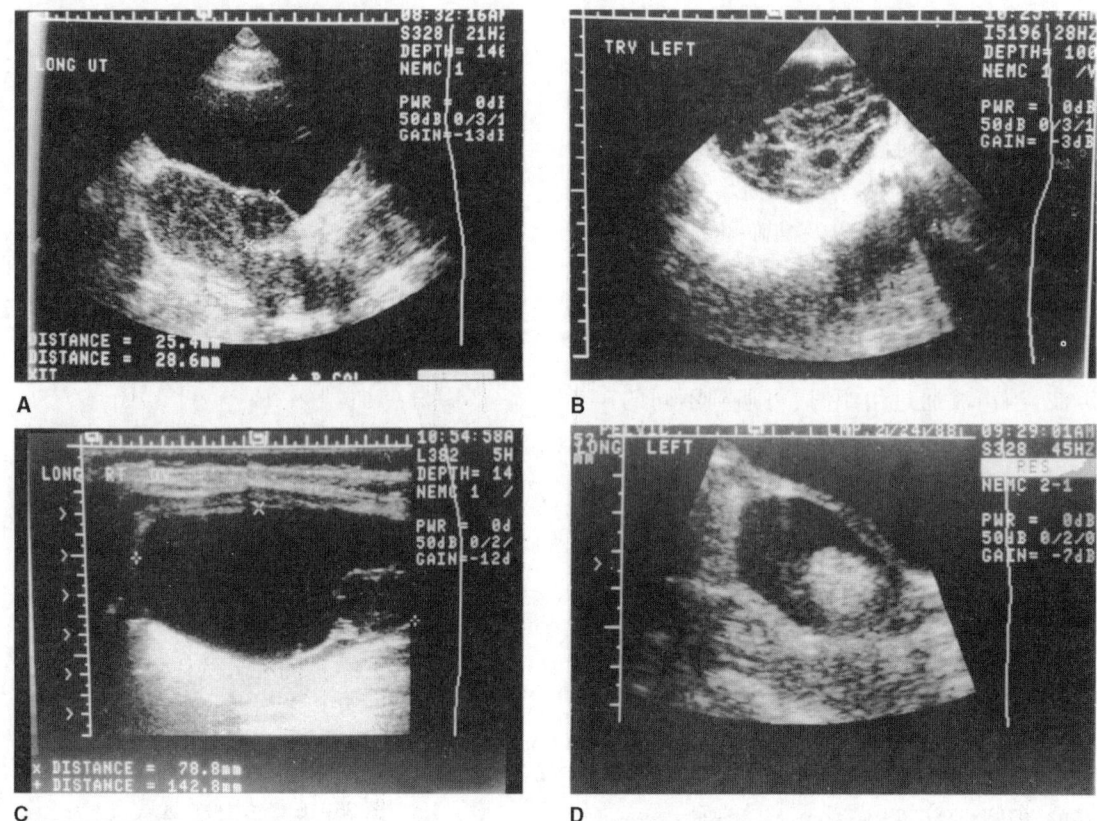

图 35-17 （A）子宫纵切面，x 代表位于膀胱前方的子宫前壁肌瘤。（B）多个区域子宫内膜异位病灶的横切面。（C）巨大卵巢囊肿的纵切面，+ 与 x 代表局部多囊区域。（D）皮样囊肿纵切面，显示囊内的脂肪组织。

诊断异位妊娠。

超声检查主要用于卵巢肿物的诊断，特别是肥胖患者，腹部超声检查有一定的有限性。阴道超声检查常用于确定卵泡大小，体外受精及预测最佳取卵时机。

超声探头的创新和计算机化过程使三维超声检查得到发展，三维图像有助于准确评估正常与异常检查结果，如评估子宫形状与宫腔、盆腔肿物及胎儿畸形。

二氧化碳激光器

二氧化碳激光器使组织发生气化，可用于治疗宫颈、阴道及会阴部尖锐湿疣和非典型增生，也可用于宫颈非典型增生或宫颈管内癌的诊断性宫颈锥形切除术。

气化过程并不困难，但操作者必须进行相关培训，激光治疗不仅对患者有潜在风险，对操作者及其助手也存在一定风险。阴道消毒应轻柔，避免损伤组织。通常在局麻加初步静脉镇静下进行操作，也可仅在局麻下开始操作。

采用激光方法进行宫颈锥形切除的优点是疼痛轻微或无疼痛；由于光束有消毒组织的作用，因此感染发生率低；由于低能量光束有止血作用，因此出血量少；与电切相比，很少发生组织坏死（与冷刀切除效果相近）；术后宫颈狭窄发生率降低。

宫颈环形电切术

宫颈环形电切术（LEEP）是另一种治疗外阴和宫颈病变的方法，LEEP 技术采用低压高频交流电，降低热损伤，同时具有良好的止血性能。最常用于治疗外阴尖锐湿疣、宫颈病变和宫颈锥切活检。目前,在大部分因宫颈非典型增生而行宫颈锥切术者中,LEEP已取代了冷刀切除术和激光切除术。

LEEP需要在局部麻醉下进行,以金属环电切病变组织。根据病变大小,选择不同大小的电切环。LEEP的主要优点是可在诊室内进行操作,设备成本低,对周围组织损伤小,术后发病率低。

> Vassilakos P, Schwartz D, de Marval F, et al. Biopsy-based comparison of liquid-based, thin-layer preparations to conventional Pap smear. *J Reprod Med* 2000;45:11–16. PMID: 10664916.
> Wright T, Massad LS, Dunton CJ, et al. Interim guidelines for the use of human papillomavirus DNA testing as an adjunct to cervical cytology screening. *Obstet Gynecol* 2004;103:304–309. PMID: 17917566.

(刘荣 译)

第36章 妇科影像学

Micah J. Hill, DO
Alan H. DeCherney, MD

病例报道

C.O. 29岁，白人女性，有多年不孕史和复发性流产史。

该患者否认既往病史及手术史。在妇科病史方面，主诉有多年严重的痛经史，服用非甾体抗炎药物可以缓解痛经。其妇科医师曾发现她黄体期孕酮水平低下，在月经周期第5~9天服用氯米芬50mg治疗。

自述药物治疗效果良好，随后妊娠，但在妊娠5周后出现自发性流产，未行清宫术，流产后恢复良好。不能自行怀孕，再次给予氯米芬治疗，再次妊娠，但在妊娠第7周时再次发生自然流产，未行清宫术。

该患者为复发性流产，夫妇染色体核型均正常。除黄体中期孕酮水平偏低外，其余激素水平均正常。免疫及感染等相关检查证实，二者不是复发性流产的原因。子宫输卵管造影（HSG）检查提示中线处充盈缺损。

医师将检查结果及将来潜在的发生流产的可能性告知患者，并向患者详细说明需在宫腔镜或腹腔镜下进一步完善检查与治疗以及检查与治疗的利与弊。患者决定尝试氯米芬治疗，希望能避免手术治疗。

氯米芬诱导排卵后妊娠，妊娠8周时，经阴道超声提示可见胎心搏动。同时服用微粒化黄体酮100mg，3次/天。此时转诊至妇科医师处进行常规产科检查。在妊娠12周，患者出现不全流产，并行清宫术。患者恢复后来诊室进一步评估和治疗。

经几个月治疗无效后，行宫腔镜/腹腔镜检查，检查发现基底部较宽的子宫纵隔和Ⅰ期子宫内膜异位。为了评估纵隔的长度和宽度，术中应用7.5Hz超声探头进行测量。宫腔镜下以电切环在40W条件下切除纵隔。术后再次使用超声探头测量子宫肌层厚度，证实纵隔切除情况。将30mL的18F尿管远端剪除后放在宫底部，充盈球囊。患者出院后服用广谱抗生素，结合雌激素治疗，2.5mg/d。

讨论

随着新千年的到来，成像技术广泛应用于医学实践中。成像技术在妇科医疗实践中得到了发展、精炼及应用。

输卵管造影一直被认为是影像检查诊断子宫良性病变（如子宫黏膜下肌瘤、黏膜下息肉、输卵管阻塞和苗勒管融合缺陷）和恶性病变（子宫内膜癌）的金标准。如病例报道所示，检查前应了解子宫位置、骨盆无压痛和妊娠试验阴性，然后进行宫颈准备，从而获得良好的成像结果。子宫腔内注射水溶性造影剂，拍摄倾位及前后位平片。子宫中线充盈缺损常提示为子宫纵隔或双角子宫。

该患者妊娠期超声检查未发现充盈缺损，

如果怀疑,应进一步检查。最后一次妊娠期间,超声检查提示妊娠囊偏于宫腔一侧,但在结构正常的子宫也可出现这种情况。虽然该病例中,超声检查无帮助,但应用膨宫检查有助于诊断,特别适用于对碘造影剂过敏的患者(表36-1)。超声输卵管造影检查以子宫注药器将宫颈口阻塞,然后进行膨宫检查。该方法可以显示分隔的宫腔、鉴别子宫纵隔与双角子宫,同时可确定输卵管是否通畅。该患者在子宫纵隔切除过程中应用了这一技术,并应用超声造影检查子宫腔、纵隔和子宫肌层。读者可参阅盆腔超声诊断方面的相关文献,对该技术进行深入讨论。"超声造影剂"的发展大大增加了超声的应用价值。

使用两台摄像机(一台用于电切镜,另一台用于腹腔镜超声探头),记录全部手术过程。这种设置使术者能充分了解子宫腔内情况,同时其他辅助人员也能清晰地了解手术进程。腹腔镜视频应详细监测子宫表面情况,减少子宫穿孔的可能性,而子宫穿孔的并发症是肠道损伤。利用腹腔镜超声探头成像非常有用,可以同时显示两个独立的宫腔,并可测量纵隔长度和宽度,有利于术者完全切除纵隔。

子宫与宫颈成像

X线平片是放射成像中最常应用的技术,但在妇科疾病检查中很少应用。X线平片检查可用于检查肌瘤钙化和宫内节育器(IUD),有助于判断宫内节育器已排出宫腔或穿过子宫肌壁异位到其他部位。

盆腔超声、MRI和CT成像常用于评估子宫及宫颈,其中盆腔超声是最常用于诊断子宫疾病的方法。盆腔超声检查方式包括经腹超声检查、经阴道超声及盐水灌注子宫输卵管造影检查。盆腔超声在诊断子宫肌瘤(黏膜下、肌壁间和浆膜下)和息肉以及辅助生殖监测卵泡发育等方面发挥重要作用。近年来,三维超声一直在被与二维超声和宫腔镜相比较。Sslim及其同事等发现三维超声在测量肌壁间及黏膜下肌瘤方面更具有优越性。此外,苗勒管异常和子宫腺肌病患者首选超声检查。有时超声在发现肌瘤、判断肌瘤大小、位置及其鉴别诊断时较困难。在子宫肌腺病、苗勒管畸形及子宫肌患者瘤需要更详细检查时,可选择盆腔MRI检查。MRI检查在分辨软组织方面有优势,可用于先天性子宫发育异常、子宫平滑肌瘤、子宫腺肌病、妊娠滋养细胞疾病和子宫内膜癌的诊断与分期。MRI能准确测量肌瘤大小,有助于确定药物治疗后肌瘤是否缩小或保守治疗时肌瘤是否增大。有学者证实,MRI检查能提示肌瘤恶变,从而为早期诊断与干预治疗提供依据。

MRI可鉴别纵隔子宫和双角子宫,从而避免造价较高的腹腔镜检查。MRI能清晰地显示复杂苗勒管融合缺陷的解剖图像(双子宫伴阴道横隔或子宫下段不相通),有利于制订恰当的手术方案。如果该患者行盆腔MRI检查,其检查结果与图36-1所示相同(表36-2列出了苗勒管融合缺陷在MRI检查中的表现特征)。

目前,宫颈癌及癌前病变的诊断需要阴道镜下组织活检及组织病理学检查,这项技术价钱昂贵,而且需要等待病理结果回报后才能进行治疗。现在正在评估一些新的成像技术,可用于宫颈上皮病变诊断。光学技术,如弹性散射和荧光光谱和拉曼光谱等已用于无创性观察宫颈组织形态及生化组成。光学相干断层扫描(OCT)是一种新型无创性光学影像诊断技术,以相干光线形成上皮下组织结构的图像,

表36-1 盐水灌注子宫输卵管造影的适应证

X线子宫输卵管造影异常
异常子宫出血
碘染色过敏
闭经
不孕症

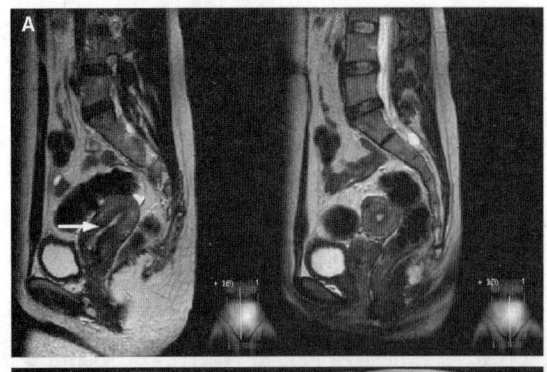

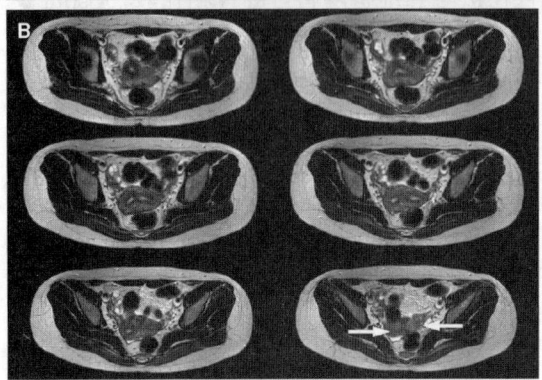

图36-1 磁共振成像显示双角子宫。(Reproduced, with permission, from Simons M. Hysteroscopic morcellator system can be used for removal of a uterine septum. *Fertil Steril* 2011;96(2):e118-121.)

其分辨率为10~20μm,最大穿透深度达1mm。Zuluaga及其同事在一项研究中证实,对OCT系统所获得的图像进行简单的定量分析,可对在体宫颈正常组织与异常组织进行无创性评估。OCT成像可广泛用于宫颈癌及癌前病变的筛查与诊断,并协助医师在无冰冻病理辅助的情况下确定手术切缘。

子宫内膜成像

盆腔超声可评估子宫腔及子宫内膜厚度,子宫内膜厚度已成为评价内膜病变的指标。检查者应遵循以下子宫内膜测量标准,从而使检查结果具有可比性。在矢状面上从宫底部中间区域开始测量,去除子宫肌层和子宫内膜之间的低回声区,获得最大的双层厚度。测量结果应减去前壁与后壁间的液体。在卵泡期,子宫内膜厚度为4~8mm,黄体期为7~14mm。

绝经前女性应在早卵泡期对子宫内膜进行评估,月经后立即检查,子宫内膜呈线性。绝经后女性的子宫内膜厚度通常小于4mm。绝经后激素替代治疗者的子宫内膜厚度可能超过8mm或伴有少量积液(<1mm)(表36-2)。

约1/5异常子宫出血患者有黏膜下肌瘤或息肉。Tur-kaspa等研究发现,在盐水灌注宫腔超声造影检查(SIS)中,20%不孕患者有弓状子宫(15%)、息肉(13%)、黏膜下肌瘤(3%)、宫腔粘连(<1%)等异常。这些病变在SIS检查中表现为子宫内膜不规则增厚,内膜息肉表现为突出于子宫腔、边缘光滑的局部病灶。Kelekci及其同事发现,经阴道超声、SIS和宫腔镜检查诊断宫腔病变的敏感性和特异性分别为56.3%和72%、81.3%和100%、87.5%和100%。应用彩色血流和能量多普勒显像可提高超声检测子宫内膜病变的敏感性和特异性,但在非HRT、子宫内膜增厚>4mm伴高回声者,必须行子宫内膜活检,排除恶性肿瘤。

三维超声已用于子宫内膜检查,可获得子宫角的冠状位图像,增加SIS在这一区域检查的敏感性。三维超声技术对于子宫先天性畸形者子宫内膜异常的检查具有更大优势,三维超声还可以用来测量体积。宫腔镜检查将来可能会成为子宫内膜检查的金标准,因为其可以直接观察子宫内膜,并且同时进行活检。该项技术更具性价比,可在诊室中广泛应用。首先行经阴道超声筛查,然后行子宫内膜活检或宫腔镜检查活检,这将成为子宫内膜检查的标准程序(图36-2)。

新的成像技术减少不孕症患者影像检查次数,可在一次检查中完成输卵管通畅情况、输卵管结构、宫腔及子宫肌层检查。Unterweger及其同事发现,三维动态磁共振子宫输卵管造影(3D dMR-HSG)可一次性评估输卵管、子宫及盆腔结构。虚拟子宫输卵管造影(VHSG)和多层螺旋CT子宫输卵管造影(MSCT-HSG)检

表 36-2　苗勒管的类型及 MRI 的成像特点

分类和类型	例数	成像特点
Ⅰ:节段性不发育/发育不良	7(24%)	发育不全:无可识别的器官或仅有小的组织残余。发育不良:
A.阴道	0	子宫小于同龄人子宫体/颈比例为 2:1 宫颈内口长度减少
B.宫颈	0	(<2cm)T2 加权相低且信号强度差,内膜/肌层宽度减少
C.宫底	0	
D.输卵管	0	
E.组合	7	
Ⅱ:单角子宫	5(17%)	香蕉状子宫,子宫内膜和肌层宽度正常,子宫内膜/肌层比率
A1.残角子宫内膜		正常
(A)与主宫腔相通	0	
(B)与主宫腔不通	1	
A2.子宫内膜无残角	1	
B.无残角	3	
Ⅲ:双子宫	5(17%)	独立的双子宫/宫颈和阴道上部,每个子宫有正常的体积,子宫内膜和肌层宽度正常的内膜/肌层比率
Ⅳ:双角子宫	10(34%)	子宫底内凹或外凸,两侧宫角距离增加(>4cm),T2 加权相高
A.完全	3	强信号影,子宫肌层高信号影(7 例)或子宫纤维组织低信
B.部分	3	号强度(3 例)
C.弓形	4	
Ⅴ:中隔子宫	2(7%)	子宫宫底外凸宫角间距增宽(2~4cm),每个宫腔容积减少,内
A.完全	1	膜/肌层比率正常,T1 和 T2 加权相低信号影
B.部分	1	

由于数值修约规则,百分比相加不为 100。

Reproduced, with permission, from Doyle MB. Magnetic resonance imaging in müllerian fusion defects. *J Reprod Med* 1992;37:33.

查是相似的检查,只是用 CT 取代了 MRI。虽然这些检查较传统手段昂贵,但其可获得以往盆腔超声、HSG、MRI/CT 等单项检查的综合信息。

卵巢成像

腹部平片可以通过识别肿物内的牙齿而诊断卵巢皮样囊肿。目前,卵巢囊性及实性肿物多依据经腹超声、经阴道超声(TVUS)、CT 和 MRI 进行诊断。

辅助生殖周期中,经阴道超声评估卵巢可用于管理及预测结局。基础状态下,卵巢内的窦状卵泡表现为 2~10mm 的低回声结构。Hendriks 及其同事证实,基础状态下测定窦状卵泡比测定促卵泡激素水平更能提示卵巢低反应。无论是外源性还是内源性因素刺激卵巢后,卵泡大小会出现改变。在辅助生殖周期(ART)中,监测这些变化,可确定人绒毛膜促性腺激素(hCG)注射时间、取卵时机、促性腺激素应用时间并确定是否需要取消周期。

超声常用于诊断卵巢病变,TVUS 结合彩色多普勒及血流可评估附件结构的血流,诊断卵巢扭转。在卵巢扭转早期,其静脉和淋巴回流受阻,而动脉血流存在。在卵巢扭转晚期,动

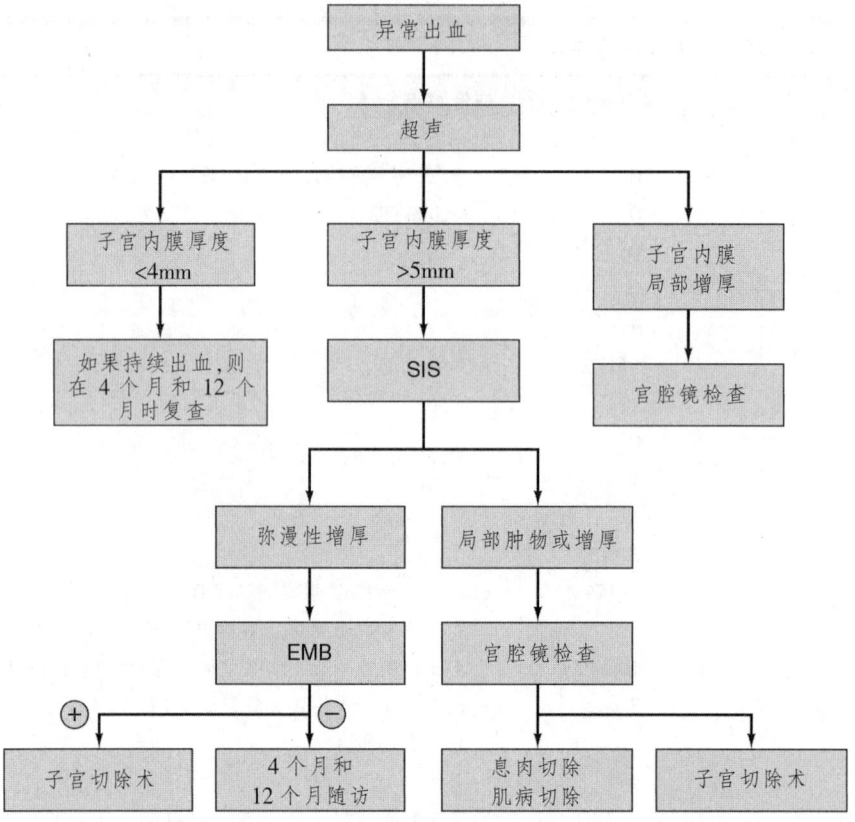

图 36-2　评估女性异常阴道出血。EMB，子宫内膜活检。SIS，生理盐水灌注宫腔造影。（Reproduced, with permission, from Davidson KG, Dubinsky TJ. Ultrasonographic evaluation of the endometrium in postmenopausal vaginal bleeding. *Radiol Clin North Am* 2003;41:769–780.）

脉血流完全停止。多普勒检查未发现动脉、静脉血流者可诊断为肿物扭转，但有研究表明，动脉血流情况不是排除诊断所必需的。

在美国，每年约有 12 000 例患者死于卵巢癌。不幸的是，盆腔检查对卵巢癌早期诊断效果欠佳。CA-125 对早期卵巢癌的诊断效果也较差。当超声检查怀疑为卵巢癌时，形态学检查有助于鉴别卵巢良性与恶性肿瘤，如肿物直径大于 4cm、囊实性、有分隔及乳头结节（图 36-3）。此外，多普勒血流检查可用于鉴别良性和恶性肿物（表 36-3）。

CT 检查可用于卵巢癌术前分期或确定二探手术，CT 也可用于附件肿物的活检与穿刺引流（如良性卵巢囊肿、输卵管-卵巢脓肿）。穿刺引流的禁忌证为无安全进针的穿刺

路径、出血性疾病和不积极配合的患者。三维超声在妇科疾病中的评估非常有价值，可以重建任何感兴趣的平面，特别是冠状面的异常。与二维超声相比，三维超声能测量体积，适用于子宫肌瘤和不孕症患者的评估。在某些疾病的诊断中，CT 检查可与盆腔超声联合应用，如盆腔炎、附件扭转、卵巢静脉血栓形成、出血性卵巢囊肿等。此外，MRI 也可用于诊断卵巢静脉血栓形成。

输卵管成像

内镜技术可直接评价输卵管通畅度及输卵管结构，HSG 不仅可间接评价输卵管功能，而且能确定输卵管通畅度、观察输卵管微小病

卵巢肿瘤超声多普勒分类

圈出所看到的特征,并将括号的数量加,得出评分

患者姓名_____ 日期_____ 机构名称_____

	液体	内部边界	大小
单房	清亮(0) 内回声(1)	光滑(0) 不规则(2)	
多房	清亮(1) 内回声(1)	光滑(1) 不规则(2)	
囊实性	清亮(1) 内回声(2)	光滑(1) 不规则(2)	
乳头状突起	可疑(1)	明确(2)	
实性	均质(1)	异常回声(2)	
腹水	缺乏(0)	存在(1)	
侧别	单侧(0)	双侧(1)	

超声评分
≤2 良性
3~4 有问题
>4 可疑

超声多普勒检查		RI(阻力指数)	
未见血管	(0)		(0)
规则的独立的血管	(1)	>0.40	(1)
随机分散的血管	(2)	<0.41	(2)

如果可疑为黄体一,则可在下次月经周期的增生期复查

超声多普勒检查评分
≤2 良性
3~4 有问题

图 36-3 附件肿瘤形态评分系统。RI,阻力指数。(Reproduced, with permission, from Kurjak A, Schulman H, Sosic A, et al. Transvaginal ultrasound, color flow, and Doppler waveform of the postmenopausal adnexal mass. *Obstet Gynecol* 1992;80:917-921.)

变,避免进行昂贵的腹腔镜手术。HSG 的缺点是盆腔感染、造影剂过敏、不能发现盆腔粘连及输卵管梗阻假阳性。当患者为峡部结节性输卵管炎(SIN)时,HSG 检查输卵管出现蜂窝样改变。超声检查发现输卵管呈低回声"腊肠样"改变时,可诊断输卵管积水。当女性骨盆正常时,子宫输卵管造影、3D dMR-HSG、VHSG 和 MST-HSG 可以替代腹腔镜检查。

异位妊娠成像

附件超声检查是诊断可疑异位妊娠的主要方法(表 36-4),当 hCG 水平达到 6500mIU/mL 时,多数宫内妊娠者经腹超声检查可见妊娠囊。超声图像中的假胎囊不应与妊娠囊相混淆,后者可见壁蜕膜与包蜕膜形成的双环征。

TVUS 检查可更早更好地定位妊娠,由于不需要充盈膀胱,因此可减少患者不适。hCG 水平为 1000~2000mIU/mL 是 TVUS 诊断宫内妊娠的临界值。发现双环征及卵黄囊时,可确定为宫内妊娠。当 hCG 超过 1000~2000mIU/mL,而 TVUS 未发现宫内妊娠者,需高度怀疑异位妊娠。然而,多胎妊娠和异位妊娠的诊断常常需要数天以上,尤其是行 ART 的患者更为常

表 36-3 组织学和血流动力学特性

组织学	病例数	血流	RI
恶性			
乳头状癌	13	12	0.39±0.04
浆液性囊腺癌	3	3	0.30±0.04
子宫内膜样腺癌	4	4	0.38±0.02
转移癌	7	7	0.37±0.07
卵泡膜-颗粒细胞瘤	2	1	0.37
总数	29	27	0.37±0.08
良性			
单纯囊肿	25	5	0.75±0.17
乳头状浆液性囊肿	4	1	0.6
黏液性囊肿	5	3	0.62±0.09
炎性肿物	2	1	0.62
乳头状囊肿	1	0	0
纤维瘤	4	3	0.56±0.03
卵泡膜细胞瘤	2	2	0.60
囊腺瘤	1	1	0.56
子宫内膜异位囊肿	4	1	0.56
囊性畸胎瘤	1	1	0.36
卵巢冠囊肿	4	0	0
Brenner 瘤	1	1	0.50
总数	54	19	0.62±0.11[1]

数据以数字或平均值±标准差。
[1]P<0.01。RI,阻力指数。

Reproduced, with permission, from Doyle MB. Magnetic resonance imaging in müllerian fusion defects. *J Reprod Med* 1992;37:33.

表 36-4 异位妊娠诊断标准

标准	敏感性(%)	特异性(%)
宫外妊娠囊有卵黄囊或胚胎	8~34	100
附属器环	40~68	100
复杂的从卵巢中分离的附件包块	89~100	92~99
液体	46~75	69~83
中到大量游离液体	29~63	21~96
回声液	56	96
蜕膜囊肿	21	92

Reproduced, with permission, from Harrison BP, Crystal CS. Imaging modalities in obstetrics and gynecology. *Emerg Med Clin North Am* 2003;21:711–735.

见。因为多胎妊娠和异位妊娠的 hCG 水平不确定,需行超声检查。对于 ART 患者,诊断异位妊娠时尤应注意。

腹膜的成像

近年来,新的成像方式用于评估腹膜病变,特别是原发性腹膜恶性病变及腹膜子宫内膜异位症。在腹膜病变评估,特别是小病灶评估中,超声检查作用有限。Shaw 及同事证实,虽然 MRI 有一定作用,但是 CT 检查对盆腔恶性肿瘤诊断意义更大。Bazot 及其同事证实,盆腔 MRI 诊断盆腔子宫内膜异位症有较高的敏感性和特异性。虽然腹膜病变的影像学检查有了一定的发展,但是腹腔镜检查仍是诊断的金标准。

垂体成像

虽然垂体位于骨盆外,但高泌乳素血症患者需行腺垂体影像检查。高泌乳素患者可能出现不孕、溢乳、性欲降低和月经稀发。当催乳素水平超过 100ng/mL 或者持续升高时,应行垂体成像检查。Bayrak 及其同事的研究表明,垂体泌乳素瘤的大小与血清泌乳素水平直接相关,大腺瘤患者的泌乳素水平中度升高。因此,泌乳素水平持续升高者应行垂体成像。

既往垂体成像的首选方法为蝶鞍 X 线摄影,与 X 线及 CT 检查相比,MRI 对诊断垂体微腺瘤更有优势,微腺瘤在 T1 成像中显示为低信号区。

总结

目前，成像技术广泛应用于妇科良性与恶性病变的诊断与治疗，当代妇科临床医师必须了解成像技术在妇科诊断中的新发展，为患者提供高水平的医疗诊治。无论目前或未来应用什么技术，其目标始终是相同的，即提供准确快速、低风险、成本效益高的妇科疾病诊断。

Bayrak A, Saadat P, Mor E, Chong L, Paulson JP, Sokol RZ. Pituitary imaging is indicated for the evaluation of hyperprolactinemia. *Fertil Steril* 2005;84:181–185. PMID: 16009175.

Bazot M, Darai E, Hourani R, Thomassin I, Cortez A, Uzan S, Buy JN. Deep pelvic endometriosis: MR imaging for diagnosis and prediction of extension of disease. *Radiology* 2004;232:379–389. PMID: 15205479.

Davidson KG, Dubinsky TJ. Ultrasonographic evaluation of the endometrium in postmenopausal vaginal bleeding. *Radiol Clin North Am* 2003;41:769–780. PMID: 12899491.

Doyle MB. Magnetic resonance imaging in müllerian fusion defects. *J Reprod Med* 1992;37:33–38. PMID: 1532208.

Harrison BP, Crystal CS. Imaging modalities in obstetrics and gynecology. *Emerg Med Clin North Am* 2003;21:711–735. PMID: 12962355.

Hendriks DJ, Mol BJ, Bancsi LF, Velde DE, Broekmans FJ. Antral follicle count in the prediction of poor ovarian response and pregnancy after in vitro fertilization: a meta-analysis and comparison with basal follicle stimulating hormone level. *Fertil Steril* 2005;83:291–301. PMID: 15705365.

Kelekci S, Kaya E, Alan E, Alan Y, Bilge U, Mollamahmutoglu L. Comparison of transvaginal sonography, saline infusion sonography, and office hysteroscopy in reproductive-aged women with or without abnormal uterine bleeding. *Fertil Steril* 2005;84:682–686. PMID: 16169483.

Kurjak A, Schulman H, Sosic A, et al. Transvaginal ultrasound, color flow, and Doppler waveform of the postmenopausal adnexal mass. *Obstet Gynecol* 1992;80:917–921. PMID: 1148259.

Salim R, Lee C, Davies A, Jolaoso B, Ofuasia E, Jurkovic D. A comparative study of three-dimensional saline infusion sonohysterography and diagnostic hysteroscopy for the classification of submucous fibroids. *Hum Reprod* 2005;20:253–257. PMID: 15498792.

Shaw MS, Healy JC, Reznek RH. Imaging the peritoneum for malignant processes. *Imaging* 2000;12:21–33.

Tur-Kaspa I, Gal M, Hartman M, Hartman J, Hartman A. A prospective evaluation of uterine abnormalities by saline infusion sonohysterography in 1,009 women with infertility or abnormal uterine bleeding. *Fertil Steril* 2006;86:1731–1735. PMID: 17007850.

Unterweger M, Geyter CD, Frohlich FM, Bongartz G, Wiesner W. Three-dimensional dynamic MR-hysterosalpingography; a new, low invasive, radiation-free and less painful radiological approach to female infertility. *Hum Reprod* 2002;12:3138-41. PMID: 12456613.

Zuluaga AF, Follen M, Boiko I, et al. Optical coherence tomography: a pilot study of a new imaging technique for noninvasive examination of cervical tissue. *Am J Obstet Gynecol* 2005;193:83–88. PMID: 16021063.

（刘荣 译）

第37章 儿童与青少年妇科学

Dvora Bauman, MD

儿童与青少年妇科学是指年龄在20岁以下的儿童及青年女性的生殖保健，有专家提议将年龄延长至22岁。

在过去几十年中，随着对儿童及青年女性生理发育异常方面的关注增加，这一领域获得了发展。年轻女性的一系列妇科疾病是年龄特异性的，与成年患者相比，需要更多的诊疗技能。目前，儿童与青少年妇科学包括这一特殊群体妇科疾病的诊断与治疗。

儿童与青少年妇科学始于对新生儿外生殖器异常的观察。儿童时期主要涉及早期诊断感染、阴唇粘连、先天性生殖道畸形，甚至生殖器肿瘤。青少年时期主要涉及青春期正常发育、月经紊乱、遗传和内分泌疾病的治疗等。青少年时期应进行性教育，指导正确使用避孕药物，从而降低青少年妊娠和性传播性疾病的发生率。

美国妇产科学院建议13~15岁青少年应开始接受妇科医师预防保健指导，并进行全身检查。青少年有性生活者，应在18岁时开始妇科检查，如果存在临床指征，则可提前进行。在第一次检查时，妇科医师应建立良好的医患关系，给患者适当的健康指导，消除患者的恐惧及误解。

第一次检查时，建立医患间信任对以后卫生保健工作及相关检查至关重要。

解剖与生理因素

新生儿

在新生儿出生后前几周，由于胎盘和母体类固醇激素突然下降，新生儿体内尿促卵泡素(FSH)升高，导致生理性高雌激素反应。所有足月出生的女婴均出现乳房初步发育，有些女婴可能出现乳房明显增大，并可能出现溢乳，这种情况不需要治疗。大阴唇呈球形，小阴唇增厚而且突出(图37-1)。阴蒂相对较大，正常指数≤0.6cm²*。处女膜最初肿胀，覆盖尿道外口。出生后前两周，多数女婴有阴道分泌物，个别女婴可能出现血性分泌物，主要为宫颈黏液和阴道脱落细胞，部分有子宫内膜细胞脱落。

出生后阴道长约4cm，子宫增大（长4cm），无轴向屈曲，宫颈与宫体比例为3:1。柱状上皮外移至宫颈外口，呈红色的生理性外翻区。在幼儿期早期，卵巢降入骨盆之前仍为腹腔内器官。

幼儿

幼儿期早期，女性生殖器受少量雌激素刺激。大阴唇扁平，小阴唇是薄壁样结构，起始于

---
* 阴蒂指数(cm²)=长度(cm)×宽度(cm)。例如，1cm长、0.5cm宽的阴蒂=0.5cm²。

隙样。子宫稍缩小,直至6岁时恢复为出生时大小。在剖腹探查中,子宫位于两侧阔韧带中部,为一致密组织。在这一时期,卵巢体积为1~2.7mL,可见小的始基卵泡(表37-1)。

年长儿童

儿童期后期(7~10岁),外生殖器再次受到雌激素影响,表现出相应变化:阴阜增厚、大阴唇增厚、小阴唇变圆润。处女膜增厚,不再菲薄透明。阴道长度增加至8cm,黏膜增厚。子宫体增大,与宫颈比例为1:1。宫颈依然由穹隆包裹(图37-3)。

女孩在9~10岁时,子宫开始增长,由于子宫肌层增生而导致子宫形状改变。月经初潮前出现子宫内膜快速增生,子宫内膜逐渐增厚,子宫内膜腺体深度及复杂性发生中度增加。随着卵巢逐渐增大及下降至盆腔,卵泡数量逐渐增加。虽然这些卵泡处于不同发育阶段,但不会发生排卵。

青少年

青春期早期(10~13岁),外生殖器呈成年女性外观。初潮前前庭大腺(巴氏腺)开始分泌黏液。阴道长度达成人阴道长度(10~12cm),更富伸展性,黏膜增厚,阴道分泌物呈

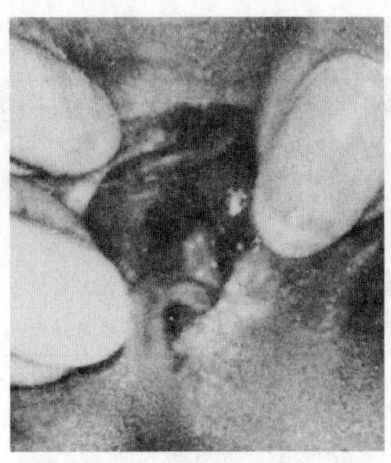

图37-1 新生女婴外生殖器。注意外阴组织肥厚饱满。置入的小导管提示阴道通畅。(Reproduced, with permission, from Huffman JW. *The Gynecology of Childhood and Adolescence.* New York, NY: WB Saunders; 1968.)

前庭上方两侧,止于3点和9点处。处女膜萎缩变薄(图37-2)。虽然阴蒂指数无变化,但阴蒂仍相对偏小。阴道黏膜皱襞较少,对创伤和感染的抵抗作用较差。阴道内含中性或微碱性分泌物及混合菌群。青春期后阴道穹隆才开始发育,幼儿期宫颈被穹隆包裹,宫颈口呈小缝

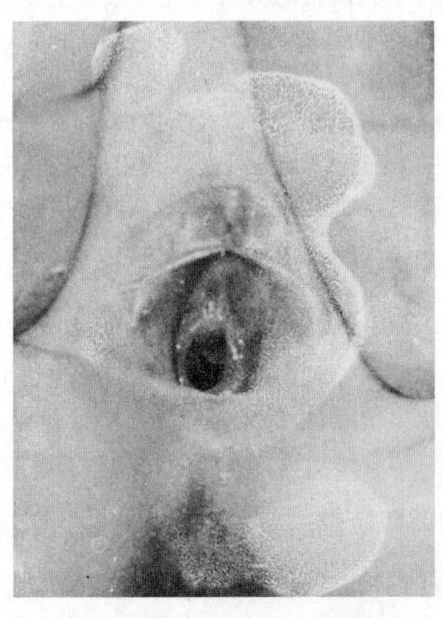

图37-2 3岁儿童外生殖器。

表37-1 卵巢与子宫正常体积

年龄	卵巢体积(mL)	子宫体积(mL)	子宫形状	内膜
新生儿	1~3.6	2.6~4	铲形	反射波
3个月至1岁	1~2.7	0.8~1.3	管形	低回声
1~2岁	1~<1.6	0.8~1.3	管形	低回声
2~8岁	1~4.3	0.8~1.6	管形	低回声
8~16岁	2~18.3	0.8~25	青春期后为梨形	青春期后周期性改变

Adapted and reproduced, with permission, from Stranzinger E, Strouse PJ. Ultrasound of the pediatric female pelvis. *Semin Ultrasound CT MR* 2008;29:98–113.

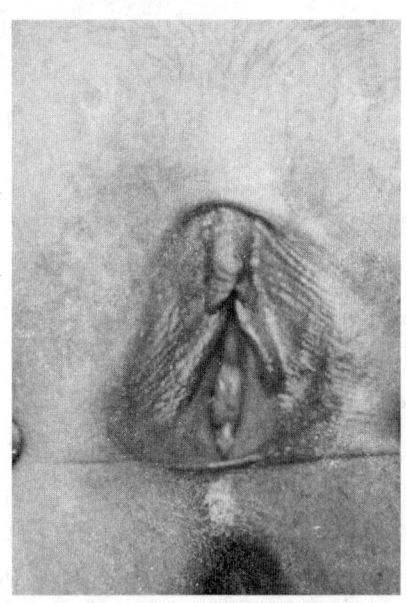

图 37-3　11 岁女童外生殖器。早期雌激素影响,导致外阴黏膜皱襞增多,阴唇饱满,处女膜增厚。

表 37-2　女性青春期发育的 Tanner 分类

期别	乳房的发育	阴毛的发育
I	乳头突起(青春期前),无乳腺发育	无
II	乳腺和乳头轻度发育	稀疏,长,颜色浅
III	乳房和乳晕融合	更深,变粗,卷曲
IV	乳晕和乳头突起于乳房	成人型阴毛
V	乳头突起,成熟	横向分布

明显酸性,乳酸杆菌重新出现。随着阴道穹隆发育,宫颈与穹隆逐渐分离,宫体与宫颈生长日益明显,子宫体大小为宫颈的 2 倍。卵巢下降至真骨盆内。

月经初潮前第二性征快速发育,体型变圆润,尤其是肩膀和臀部。身体加速生长(青春期发育),同时雌激素增加脂肪组织沉积,乳腺间质及导管开始生长,出现生理性白带。

阴毛生长或在肾上腺雄激素控制下进入青春期(肾上腺性),虽然与性功能出现有关,但这一过程是独立的。耻骨区稀疏的长而微卷曲的浅色毛发转变为粗而卷曲的深色毛发,阴阜毛发呈基底朝上的倒三角形。肾上腺皮质激素刺激腋毛生长。Marshall 和 Tanner 对第二性征发育的描述见表 37-2(图 4-3)。

婴儿、儿童及青少年妇科检查

新生儿检查

新生儿产后即行相关检查,当新生儿存在生殖器异常时,医师应立即采取措施,防止新生儿脱水,并告知新生儿父母。因为 90% 以上先天性肾上腺皮质增生者有生殖器异常,盐丢失导致快速脱水和体液失衡。大多数情况不需行内部检查,此阶段妇科能识别的异常仅限于外生殖器异常。

一般检查

与成人检查相同,新生儿生殖器检查的第一步是详细的一般检查,能发现提示生殖器畸形的异常表现(如蹼颈、腹部肿块、手足水肿、主动脉缩窄)。

阴蒂

新生儿阴蒂肥大常与先天性肾上腺皮质增生有关,此外还需考虑两性畸形和肿瘤。

外阴和阴道

分开阴唇可见明显的阴道口,如未见阴道口,则可能提示无孔处女膜或阴道发育不全。女性腹股沟疝少见,双侧腹股沟肿块可能提示为男性,需行染色体核型检查。

肛腹诊

直肠检查通常不能触及子宫及附件,因此有时肛腹诊是必需的。腹部扪及包块可能提示卵巢增大,应检查是否存在卵巢肿物。新生儿盆腔肿物可能提示为肾母细胞瘤。

初潮前期检查

儿童和青春期初潮前主要检查临床症状:瘙痒、排尿困难、皮肤颜色改变、分泌物异常。

检查过程需要女童父母的帮助，家长可在检查过程中为女童提供安全感，同时可以转移女童注意力。5岁的孩子可在父母腿上检查，能提供良好的检查体位。年长孩子可以在检查床上检查，家长可帮助屈曲孩子双膝及双腿，充分暴露外生殖器。年轻患者可帮助检查，以便分散孩子注意力。少见病例采取胸膝位检查，有助于检查阴道上部及宫颈。

对于年长女孩，在检查过程中解释检查步骤和所见情况，可消除女童担心，有助于建立良好的医患关系。

体检

全身检查：检查外观、营养状况、体型和所有先天性异常。

胸部检查：7.5~8岁前出现乳腺发育是不正常的，较小年龄即出现乳头突出及乳腺发育可能是性早熟的早期表现。应每隔3个月进行骨龄测定、身高及乳腺发育监测。

腹部检查：生殖器检查前应行腹部视诊及触诊。如果孩子不配合，那么医师可握住孩子手或将其手压在医师手下，然后进行检查。

初潮前儿童卵巢高于盆腔，盆腔位置和大小使卵巢肿瘤高于真骨盆边缘。因此，卵巢肿瘤可能误诊为其他腹部肿物（如多囊肾）。女性腹股沟疝少见，其发病率低于男性（约为1:10），而且多无症状，诊断的最好方法是让患者站立位吹气球，以增加腹压。

生殖器检查：在会阴部加压可以充分暴露外阴及阴道前庭，该技术称为阴唇分离。当必须暴露阴道壁时，医师可以拇指和食指分开阴唇，朝前、下、横向等不同方向进行检查，临床上称为阴唇牵引（图37-4）。应特别注意会阴部卫生情况，因为卫生条件差可导致孩子局部感染。检查者还应注意皮肤病变，如抓痕、溃疡、肿瘤等。儿童早期出现激素刺激表现、青春期后无激素刺激表现均提示与性早熟或青春期延迟相关的内分泌异常。阴蒂增大有诊断意义，特别是发生在青春期早期，提示存在内分泌异常。

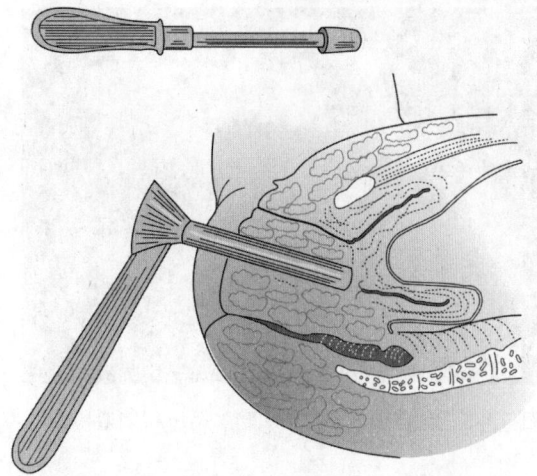

图37-4 初潮前儿童使用Huffman阴道镜检查。

正常处女膜形态多种多样，如环形、新月形和伞形。在性侵犯受害者中，处女膜外观的判定至关重要，因此医师应该熟悉正常处女膜解剖形态。

阴唇粘连或先天性异常导致未能发现阴道前庭、阴道口，前者常易误诊为阴道发育不全或无孔处女膜。

儿童的阴道很窄、处女膜孔小且极敏感，因此不必行阴道指诊检查，可行轻柔的肛门指诊，但可由其他检查方法代替，如超声、CT、阴道镜或腹腔镜等，能更准确地评价盆腔内情况。

阴道镜检查

当需要检查阴道上1/3部位，以便寻找异常出血来源、检测和取出异物或排除穿透性损伤时，需借助充水内镜检查（宫腔镜、膀胱镜），扩张阴道，冲走分泌物、血液和其他破碎组织物，观察阴道黏膜情况（图37-5）。

婴儿和儿童处女膜口通常小于1cm，检查镜直径为0.3~0.4cm，可用来检查。对于大龄青少年，可将利多卡因凝胶涂于外阴局部，兼有麻醉与润滑作用。对于年龄较小或阴道口太小的患者，检查镜导致不适而无法通过者，可在全麻下进行检查。

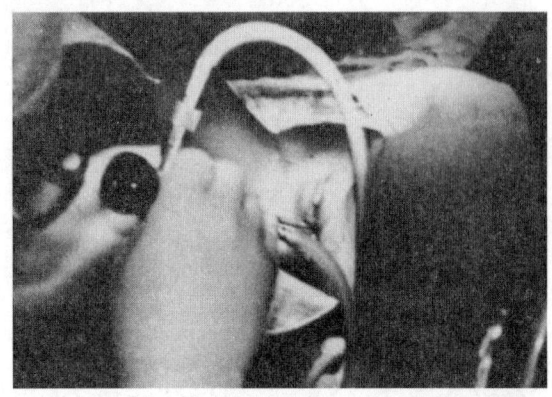

图37-5 麻醉状态下以充水膀胱镜进行阴道检查。

阴道镜检查安全、省时、副作用低,是经常使用的诊断工具,而且同一设备可同时完成"检查与治疗"的双重目的。

青少年检查

青少年进行第一次妇科检查时常充满恐惧和担忧,应先使其放松,可缩短检查时间和避免检查失败。培训使医师掌握沟通技巧与青少年患者建立良好的医患关系。医师应明确青少年为被检查者,而不是在场的成年人。应在无陪同成人在场的情况下,私下询问患者是否有性行为、性传播疾病(STD)等高危行为。

美国妇产科学院建议,13~15岁的青少年应行首次妇科咨询及相关检查,得到预防保健服务。在青春期各个阶段,即使无性生活者,这种检查也是合理的:青春期早期,即13~15岁;青春期中期,即15~17岁;青春期后期,即17~19岁。

但是很多青少年在第一次性行为后才进行妇科检查。在美国,初次性行为年龄为16.5岁,其中约有7%的青少年未满13岁。

采集病史后,医师应向患者简要说明主要检查内容。告知18岁以下女性,除非有医学指征,否则不需行盆腔检查;外生殖器检查可为实习医师提供熟悉青少年外生殖器解剖及发现会阴部异常的机会。患者应了解检查不会引起疼痛,进行检查时,检查者应让患者了解正常解剖结构和发育情况。检查后,患者和医师应进行单独对话,保护隐私是医患之间建立信任及良好医患关系的关键,只有获得患者同意后,医师才能将患者情况告知其监护人。

一般从全身检查开始,乳腺检查是女性患者全身检查的一部分,然后是腹部触诊检查。

检查应为患者提供其身体各种功能状态的说明与解释。许多青少年并不了解自身生殖器外观。一些医师在检查过程中使用镜子来使患者了解其正常解剖,指出异常情况,并同时提供健康指导。有些医师将阴道镜与视频监视器相连,患者和检查者可同时观察放大的图像。

大多数青少年的处女膜口直径约为1cm,有临床检查指征时,可用窄窥器进行检查。Huffman-Graves 和 Pederson 窥器都可用于青少年宫颈检查,其阴道长 10~12cm(图 37-6)。当处女膜口较大时,可进行单指双合诊检查。如果处女膜口较小,单指不能检查,可行直肠检查。

所有性活跃女孩应每年检查衣原体和淋病。尿液性传播疾病检查是无需窥器检查的诊断衣原体、淋病的有效手段。

妇科随访是监测基本医疗情况的好机会。

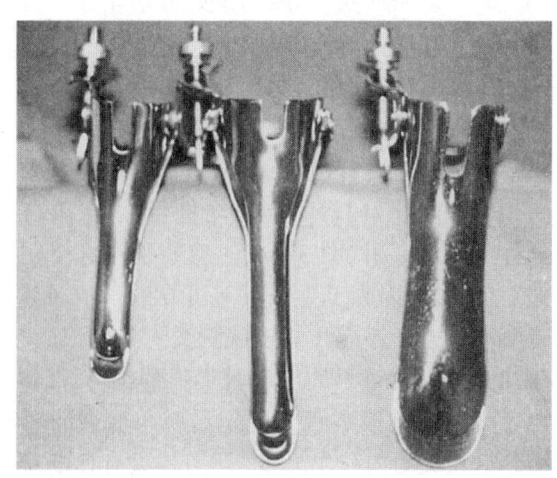

图37-6 Huffman-Graves 窥器(中)、成人 Graves 窥器(右)和小儿窄短 Graves 窥器(左)。

例如，目前建议11~12岁青少年普遍接种乙型肝炎，基于现状及存在的问题，建议年长青少年接种人乳头瘤状病毒疫苗。

此外，常规筛查饮食失调、抑郁症以及包括性行为、吸烟、嗜酒和吸毒等在内的危险行为。美国医学会颁布了每年健康指导、筛查及预防程序，有助于青少年卫生保健。Guttmacher研究所建立了一个协助医师工作的网站，从中能查看到更多关于青少年特殊的法律权利信息（www.guttmacher.org）。

ACOG Committee on Gynecological Practice. ACOG committee opinion No. 431: Routine pelvic examination and cervical cytology screening. Obstet Gynecol 2009;113:1190–1193. PMID: 19384150.

年轻性侵犯受害者的检查

研究表明，约38%的女孩在18岁之前有性侵犯经历，9~12年级女性青少年中约26%有暴力或性侵犯经历。因此，应询问所有青少年是否有性侵犯史。许多性侵犯儿童可能被带到医院急诊室或者医师办公室，这时需要进行全面医疗评价。不同地区法规不同，在征得父母或者监护人同意后，检查其生殖器，并搜集可疑性侵犯的证据。

病史

在一些机构中，指定人员进行调查采访，尽量减少反复询问。当询问年幼孩子关于性侵犯情况时，可由训练有素的专业人员使用线图、娃娃或者其他简单工具进行病史采集。但是应用这些工具并不妨碍医师询问相关问题，获取详细病史、系统回顾以及受害者基本信息，这些信息非常有价值，可作为法庭证据或揭示少见的损伤区域并搜集这些部位损伤的证据，重要的是可以了解儿童如何受伤及其生活环境是否安全。

医师询问病史时要避免诱导，同时避免震惊或者怀疑的态度，只需保持"可以告诉我更多"或者"然后发生了什么事情"的状态即可。法院允许医师作证，提供一些在询问受害儿童病史过程中所获得的信息。美国儿童和青少年精神病学以及儿童性侵犯学会已经发表了儿童性侵犯指南。

检查者应注意受害儿童情绪、行为及精神状态以及她和父母或者其他人的交流。暴力或性虐待受害者需要立即离开不安全的环境，然后再进行相关检查。

用受害者的原话详细记录信息，对询问的问题及受害儿童的回答应进行医疗记录或录音、录像。虽然详细的病史采集十分重要，但应避免受害者反复描述受害事件。如果受害者十分幼小，不能进行相关病史采集，那么医师需从其他来源获得对事件的描述。

体格检查

体格检查有两个目的：检查并治疗损伤、采集以后可以作为证据的样本。

检查损伤：幼小儿童常发现非特异性病变，贫穷地区卫生条件差常导致外阴刺激症状、潮湿尿布引起局部皮肤浸渍、局部感染引起抓痕等，这些不应作为性侵犯的直接证据。性侵犯儿童并不一定存在这种表现，在一家三级转诊中心的2384名受害儿童研究中，小于5%的儿童存在生殖器异常，约96.3%儿童检查不存在生殖器异常。即便如此，约68%的受害者查体中发现有阴道或肛门插入。

医师应熟悉正常解剖结构，特别是处女膜，应能区分是否存在处女膜损伤。"时钟系统"常用于描述处女膜损伤，如裂伤发生在3点、9点之间。研究表明，处女膜裂伤、擦伤及挫伤后短时间内可能自我修复，所以强调检查的及时性。此外也可用生理盐水冲洗处女膜后缘或轻柔放置Foley导管气囊来检查处女膜的连贯性。对于青春期后期的女性，插入或撕裂伤会导致处女膜残余。

搜集证据：在全身检查中，将所有异物（如沙子、草）标记后放入标本袋中。收集指甲中的碎屑、皮肤上的头发，在性侵犯后数小时可以在皮肤上发现精液，由于紫外线会使精液发出荧光，因此 Wood 灯有助于发现体内的精液。以湿棉签蘸取皮肤上的污渍，进行进一步分析。

如果怀疑经阴道性侵犯，则应收集阴道分泌物进行性病分析、制备湿片、细胞学检查、酸性磷酸酶与酶 P30 测定等。为避免青春期前儿童额外心理创伤，在进行检查收集标本时，尽量不采用小儿内镜，而使用鼻镜或穿刺针进行。立即行湿片检查可发现活动的精子。

从直肠、阴道、尿道和咽部取拭子检查。目前证据表明，青春期儿童感染淋病和滴虫者最有可能存在性接触，其他性传播疾病的感染方式尚有争议，应同时检查 HIV 等性传播性疾病。青春期女孩如果发生性行为，建议采取避孕措施。

所有样本应清楚标记，检查者在装样本的容器及袋子上签字后密封，所有参与处理样本的人员均需签字。这是系统维护证据链所必需的，否则这些样本不能作为法庭上的证据。一些医院提供预装"强奸包"，用来指导检查者以符合法律要求的方式采集样本并记录。

如果发现了性传播疾病或其他性侵犯表现，所有地区均要求将发现上报儿童保护机构，对性侵犯进行调查。此外，应注意的是正常体格检查并不能排除性侵犯可能。

女性生殖道先天畸形

女性生殖器官包括外生殖器、内生殖器（苗勒管）和性腺，这 3 个组成部分来自胚胎的不同始基组织。外生殖器包括阴道下部，主要来自泌尿生殖窦。苗勒管中肾旁管系统发育复杂，最终形成输卵管、子宫体、宫颈以及阴道上部。性腺来自体腔上皮内胚层（详见第 2 章胚胎发育）。

生殖器官缺陷的病因尚不完全清楚，多数畸形独立存在。苗勒管和泌尿生殖道畸形受多基因/多因素遗传影响。考虑到胚胎发育对邻近结构（胃肠道及泌尿系统）的影响，可能同时存在相关畸形。

外生殖器异常

外阴和阴唇异常

外阴外形或结构微小差异是正常的，阴唇系带与肛门之间或尿道和阴蒂之间的距离差异较大。外阴罕见的异常包括阴蒂裂、骶管附属物类似于尾巴、阴道先天性脱垂、球海绵体肌异常导致大阴唇改变、外观异常。双外阴是十分罕见的异常，往往与尿道或肠道异常有关。

小阴唇大小和形状差异较大，可能一侧阴唇大于对侧或两侧阴唇均较大，这种情况不需要治疗（图 37-7）。如果阴唇明显不对称或明显增大，在性生活时被拉入阴道，则可以进行治疗修整，使外观更为对称或缓解性交困难。

阴蒂异常

阴蒂肥大提示雄激素水平升高，阴蒂肥大常与阴唇阴囊皱褶融合有关，属于性模糊和性发育障碍。雷克灵豪森神经纤维瘤、淋巴管瘤、纤维瘤可能伴发阴蒂肥大。对于孤立的肿瘤导

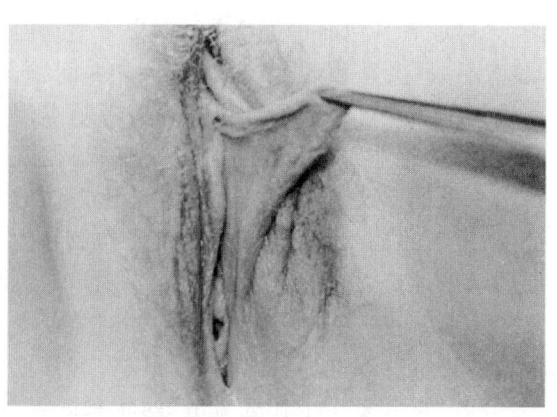

图 37-7　左侧阴唇增大导致阴唇不对称。

致阴蒂肥大者,治疗应切除肿瘤,将阴蒂恢复至正常大小。

儿童性发育障碍时,一旦确诊并选择女性性别,那么缩小阴蒂常成为治疗的一部分。许多技术手段已经开展,常在幼儿期进行手术,但对性功能的长期影响尚不明确。最近报道在两性畸形、性别为女性的39例患者中,接受阴蒂手术者无性活动率较高,不能达到性高潮,作者认为阴蒂手术影响成年女性性功能。

处女膜异常

处女膜异常多为膜中央发育异常,包括无孔、微孔、纵隔以及筛状处女膜。如果处女膜异常影响经血及分泌物排出、妨碍性生活或排除应用卫生棉条,则需行手术治疗。

处女膜异常可能与家族性遗传因素相关,因此年轻女性需注意,其子女可能有相似的处女膜异常。

处女膜闭锁

处女膜闭锁发生率为1/1000,是泌尿生殖膜持续存在的部分。多发生在原始中胚层异常侵入泄殖腔膜泌尿生殖部时,胎儿晚期时应形成正常孔。处女膜闭锁时,因为阴道分泌物蓄积,使处女膜变得光滑、薄而凸起(图37-8)。阴道扩张形成肿物,可影响排尿,有时误诊为腹部肿瘤。诊断较容易,仅对有症状的婴儿推荐手术治疗。局部麻醉可避免新生儿局部不适,在处女膜中部切开即可。避免穿刺抽吸治疗,以免出现复发和上行感染的风险。无症状者可在整个儿童期进行监测,青春期后是手术治疗的最佳时机。

处女膜闭锁者常到青春期出现原发性闭经和周期性盆腔疼痛时才确诊,阴道肿物导致阴道扩张,继而表现为腰背部疼痛或排便、排尿困难。由于阴道积血(经血滞留),外阴检查可发现处女膜呈紫红色并向外膨出(图37-9)。经血可充满宫腔(宫腔积血)并经输卵管流入腹腔,可合并子宫内膜异位症及阴道腺肌病,但不是不可避免的并发症。

患者取膀胱截石位,常在全麻下进行。使用Foley导管排空膀胱,识别尿道。在处女膜中央膨胀处做新月形小切口,清除陈旧性出血后扩大切口,允许经血流出、应用卫生棉条及正常性生活。切口过小易导致再闭合,手术失败。

内生殖器异常

苗勒管发育异常的确切发生率尚不确切。

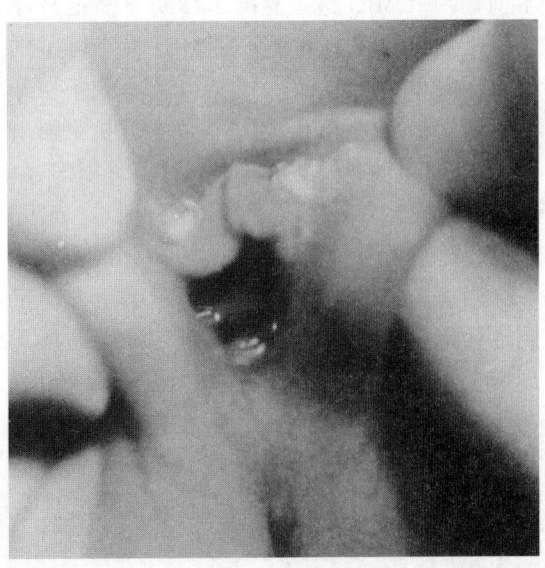

图37-9 新生儿处女膜闭锁切开,大阴唇向上牵拉,暴露处女膜。注意应充分切开,无出血时无需缝合。

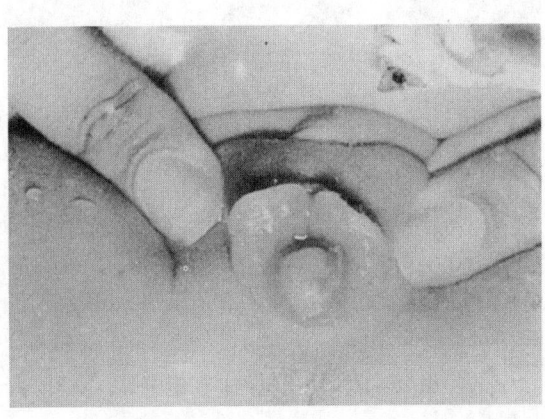

图37-8 新生儿处女膜闭锁。

几项研究指出,育龄妇女发生率约为3.2%。泌尿道畸形与苗勒管缺陷有关,包括同侧肾缺如、重复集合系统、重复肾、马蹄肾。女性肾异常患者中,生殖道缺陷发生率达25%~89%。

阴道异常

阴道横隔

苗勒管与泌尿生殖窦融合异常或管腔化异常可导致阴道横隔,其发生率为1/80 000~1/30000。大约46%发生在阴道上段,40%发生在中部,14%发生在下段。阴道上段横隔常为部分性,而阴道下段横隔常为完全性。横隔厚度常小于1cm,多与子宫异常无关。

完全横隔的症状与体征与处女膜闭锁相似。直到月经初潮后,经血不能排出时才确诊。不完全横隔患者在初潮时无症状,阴道分泌物及经血可经中部隔孔流出。患者的首发症状多为首次性交时出现性交困难。

治疗

在月经初潮前诊断为完全性阴道横隔者,术前超声或MRI检查有助于诊断并测定其厚度。准确识别宫颈十分重要,MRI检查可鉴别上段横隔和先天性无宫颈。矫正手术包括切开横隔中间,形成引流孔。阴道横隔上方扩张膨出时手术操作较容易,并可避免邻近器官损伤。由于未发育成熟者行经阴道手术十分困难,最好仅进行建立阴道引流的手术。

当患者有性生活需求时,可考虑手术矫正阴道狭窄。对于横隔较薄者,可切除横隔及其周围上皮下结缔组织,然后将横隔上下的阴道黏膜端端缝合。隔膜较厚者须在缝合前切除并游离上下阴道黏膜。为避免瘢痕挛缩导致阴道狭窄,可行Z型成形术,术后阴道放置模具或扩张器,可进一步减少阴道狭窄的风险。

阴道纵隔

苗勒管远端融合失败可导致阴道纵隔,常伴子宫纵隔或双角子宫,有1个或2个宫颈(图37-10)。阴道纵隔20%以上与肾发育异常有关,偶尔合并肛门直肠畸形,包括肛门闭锁伴直肠前庭瘘和泄殖腔瘘等。

无症状阴道纵隔无需治疗。如果出现性交困难、阴道分娩难产或加重痛经等症状时可选择手术治疗。痛经是由于一侧阴道内经血流出受阻,而另一侧经血可正常流出,手术切除阴道纵隔上段时,尽量避免损伤宫颈。

阴道发育不全(苗勒管发育不全)

阴道发育不全包括先天性无阴道伴各种苗勒管发育异常[Mayer-Rokitansky-Kuster-Hauser(MRKH)综合征],其发生率约为1/5000。患者外生殖器多正常,或仅在阴道口出现小凹坑(图37-11)。阴道发育不全者常伴发宫颈和子宫发育不全,但7%~10%的患者子宫正常或子宫内膜功能正常。

患者常有其他发育缺陷,包括泌尿系异常(45%~50%)、脊柱异常(10%)和较少见的中耳及其他中胚层结构异常,确诊后应行系统性评价。

阴道发育不良者染色体核型常为正常女

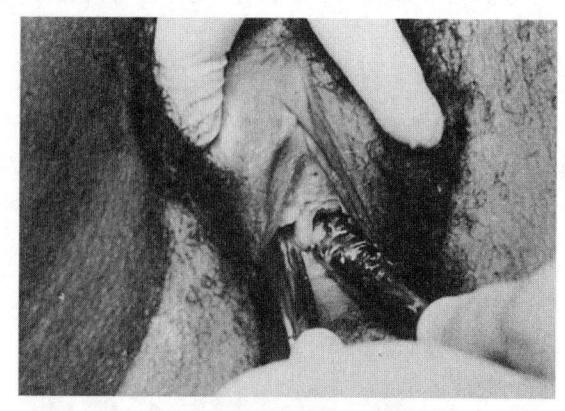

图37-10 阴道纵隔将阴道分隔。

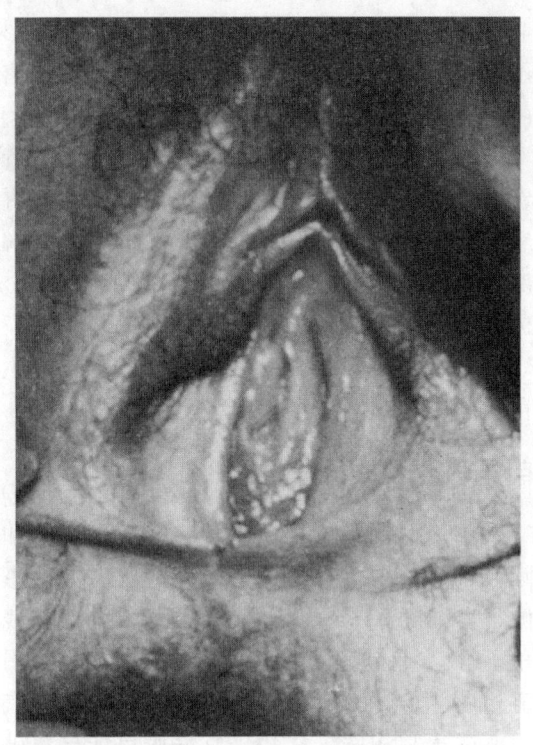

图 37-11 16 岁女性阴道发育不全。

性,卵巢及其功能正常,因此其性别正常。患者常表现为原发性闭经或有子宫功能异常伴周期性盆腔痛。血清睾酮水平和染色体核型分析可以识别罕见病例,苗勒管发育不全伴睾丸活性影响,提示为男性假两性畸形。

治疗

对阴道发育不良的青少年患者及其家人,咨询涉及多学科方法,应包括确定能再造有功能的阴道、强调患者卵巢功能正常,从而可通过辅助生殖技术和代孕方式保存其生育能力。

再造一个令人满意的阴道是治疗阴道发育不全的主要目标,治疗时机应推迟到患者尝试性生活前。Frank 提出可应用阴道扩张器等非手术方法再造阴道,而后 Ingram 对其进行了改良,该方法相对无风险,但需要患者配合。治疗过程需要几个月才能完成。反复性交也可以形成一个有功能的阴道。最近研究表明,应用扩张器再造有功能的阴道,其成功率可达 85%~90%。

手术是再造新阴道的另一种方法,应充分告知患者,术后需要应用阴道扩张器,维持阴道大小。目前,有多种手术方法,但尚未就最佳方法达成共识。

改良 Abbé-McIndoe 阴道成形术是最常见的手术,其方法为在前方的尿道、膀胱与后方的会阴、直肠之间手术分离形成一腔隙,腔内衬以中厚皮片,覆盖在置入腔内的塑料或软硅胶模具上。小阴唇固定在模具周围,术后 7 天拆线。术后数月必须继续放置阴道扩张器,保持阴道通畅。报道的患者满意率超过 80%,手术并发症包括皮片移植失败、血肿、形成瘘、直肠穿孔。

腹腔镜 Davydov 手术为腹腔镜下利用患者自身盆腔腹膜覆盖新成形的阴道内,该方法为在腹腔镜下游离盆腔腹膜,将其覆盖在会阴解剖形成的阴道内,将腹膜缝合在阴道口,荷包缝合关闭阴道顶端。阴道内持续放置模具 6 周后,患者开始每天扩张阴道,直至有规律地进行性生活。手术并发症包括腹腔镜相关损伤及瘘形成,而患者性功能与阴道正常女性相似。

改良腹腔镜 Vecchietti 阴道成形术可在 7~9 天形成扩张的新阴道,其方法为将 2cm 橄榄形的丙烯酸珠放置在阴道浅凹上,在腹腔镜下将线逐渐向上提拉,然后与患者腹壁上的牵引装置相连,将线逐步收紧,1~1.5cm/d,连续 1 周。术后患者必须每天扩张阴道,直至有规律地进行性生活。

肠代阴道手术是大多数小儿外科医师的首选方法,可在短时间内给予长期解剖矫治。各肠段有其优点和缺点。肠代阴道手术是通过选择约 10cm 肠段,保留充分的血管蒂,游离至会阴部。乙状结肠代阴道手术最常用,该肠段邻近会阴部,因此易与阴道口形成无张力吻合。

仅有相对较少的肠代阴道患者进行术后性生活满意度评估,其满意度为 75%。

部分阴道发育不全(闭锁)

泌尿生殖窦发育异常可导致阴道下部发育不良,病变部位由软组织替代,其病因尚不完全清楚。超声检查可发现远段阴道缺失及血液积聚在阴道上部、宫颈和子宫腔内。

初潮后部分阴道发育不全患者的症状与处女膜闭锁相似,外阴检查与阴道发育不全者相似,但盆腔检查可触及盆腔包块。超声检查、CT 或 MRI 等影像学检查可明确诊断。

治疗

经血不畅淤滞时需行手术。对于有些患者,再造阴道能够有助于子宫引流。其他患者,特别是始基子宫者,可行子宫切除术。

子宫异常

苗勒管发育不全或融合异常导致子宫畸形。接受美国生殖医学学会(ASRM)分类被普遍接受。子宫异常包括双角子宫(37%)、弓形子宫(15%)、不全纵隔子宫(13%)、双角子宫(11%)、完全纵隔子宫(9%)和单角子宫(4%)。

大多数子宫畸形无症状,因此儿童期或青春期早期较难发现。青春期的症状主要由于月经异常所致。MRI 有助于辅助诊断,尤其是解剖复杂的阻塞性异常,成为生殖道成像的"金标准"(图 37-12)。

无症状畸形常难以发现,直到患者出现生育问题,详见本书其他章节论述。

单角子宫及残角子宫

单角子宫是仅有单侧子宫及其输卵管和圆韧带,是由一侧副中肾管发育不全,导致患侧子宫未发育所致。有时单角子宫伴有小的残角子宫,如果残角子宫腔不与对侧子宫腔或阴道相通,则经血无法流出,导致严重痛经、子宫积血或子宫积脓。残角子宫妊娠可能导致破裂,会严重危及母婴生命(图 37-13)。

理想情况下,残角子宫患者妊娠前应行残

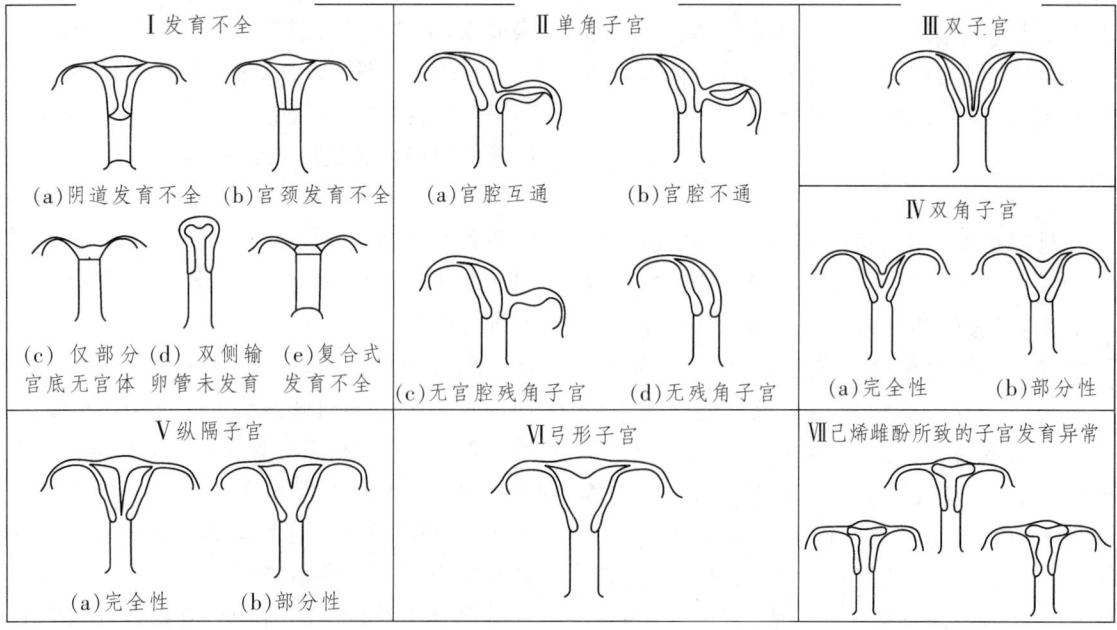

图 37-12 美国生育协会苗勒管发育异常分类系统 (1998)。(Reproduced, with permission, from the American Society for Reproductive Medicine, copyright 2012.)

第37章 儿童与青少年妇科学

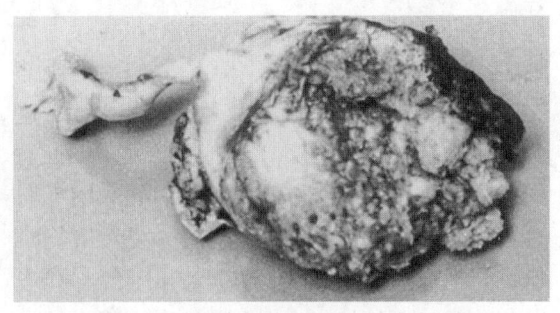

图37-13 妊娠导致非交通残角子宫破裂。

角子宫切除术,如果不影响血流,可保留患侧输卵管及卵巢。如果手术中进入单角子宫腔,则以后妊娠应行剖宫产术。

由于怀疑与单侧苗勒管发育异常有关,常与肾畸形相关。苗勒管异常导致单角子宫者,早产和臀位风险增加。与其他梗阻性畸形相似,子宫内膜异位症及后续生育问题在单角子宫患者中更加明显(图37-14)。

双角子宫和纵隔子宫

苗勒管部分融合可导致双角子宫,双侧宫角不同程度分离,宫底常凹陷呈心形。目前不推荐手术治疗,患者生育功能正常,但妊娠期间需密切观察。多数患者阴道正常。

纵隔子宫外表平滑,宫底外侧正常,而宫腔被隔膜分为两部分,流产和其他产科并发症发生率较高。宫腔镜下切除纵隔是目前首选治疗方式,几乎完全取代了经腹手术。纵隔切除术可以改善患者生育能力,但是年轻患者妊娠前是否应行手术治疗仍有争议。合并阴道纵隔会影响治疗时机。

卵巢异常

新生儿卵巢位于腹腔,在发育过程中逐渐下降至盆腔。圆韧带可能会将卵巢拉入腹股沟管或阴唇,发现腹股沟质韧肿物时提示可能存在性腺异常。即使外生殖器呈女型,也应考虑可能存在睾丸成分,应行核型检测。在行疝修补手术时,应行性腺活检。如果证实为卵巢,则应将其送回腹腔,再行疝修补术。如果证实为睾丸,则应切除性腺。在儿童时期,卵巢并非处于静止状态,而是不断有卵泡生长及退化。

性腺发育不全(特纳综合征)

特纳综合征是正常第2条性染色体全部或部分缺失导致的女性性腺异常,约半数患者为单倍体X(45,X),其余大部分为嵌合体45,X,伴1个或多个附加的细胞谱系,其余(5%~10%)患者1条X染色体长臂复制(等臂)[46,X;i(Xq)]。活产女婴中,特纳综合征发病率为1/3000~1/2500。

遗传性疾病常有特异性表现,主要包括先天性淋巴水肿、身材矮小和性腺发育不全。此外,患者还表现为胸宽、乳头小、蹼颈、主动脉缩窄、肾畸形、内眦皱褶突出、痣和其他躯体异常(如第四掌骨短)。在多数性腺发育不全的成人患者中,正常性腺被白色纤维状条纹所取代,2~3cm长、约0.5cm宽,位于性腺嵴。与正常卵巢间质不同,条纹性腺组织学特征为致密

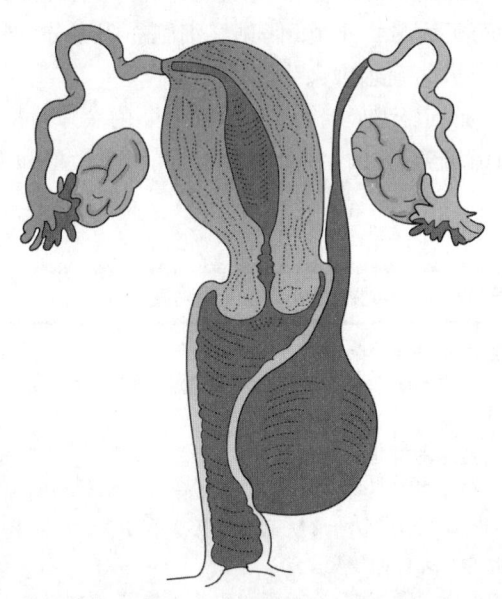

图37-14 单角子宫伴阴道阻塞。月经初潮时子宫内膜阻滞部分血液,积血淤积形成肿物向阴道突出。

交织的纤维间质。

卵泡闭锁和卵母细胞异常增加,但当卵泡闭锁不完全时,患者可出现青春期改变、自发月经来潮,甚至妊娠。

在新生儿中,1/5~1/3患者因手脚水肿或颈部多余皮肤而确诊。但是许多患者因无青春期正常发育而确诊。特纳综合征是身材矮小而其他方面健康女孩的常见病因。因此,当儿童和青少年身高低于正常第三百分位数时,应考虑行染色体核型检测。

患有特纳综合征的女性患者需要性激素支持治疗,维持性征发育、促进生长、保持生殖器官发育和心理健康。此外,性激素治疗可预防慢性疾病,尤其是骨质丢失和可能早期出现的心脏疾病,对这类患者也很重要。

目前已有证据表明,幼年时给予低剂量雌激素[雌二醇100ng/(kg·d)]联合生长激素治疗,有助于促进青春期身高增长和第二性征发育。

尿道和肛门发育异常

需要认真检查新生儿能否排尿和排便。阴道发现有尿液或粪便排出,提示可能存在尿道-阴道瘘或肛门-阴道瘘。

这种发育畸形大致可分为两种:一种是胃肠道完全闭塞,另一种是开口异常或形成瘘。

由于畸形情况各不相同,因此对泌尿生殖道发育畸形的处理仅为广泛概括。大部分消化系统与泌尿系统梗阻必须在出生后立即纠正,而生殖系统发育畸形(如苗勒管畸形),虽然有时在出生时同时诊断,但在青春期开始后进行治疗对患者更有利。

初潮前儿童的妇科疾病

外阴阴道炎

外阴瘙痒和外阴阴道炎是儿童常见的妇科疾病,外阴瘙痒是指女性外生殖器瘙痒。外阴阴道炎在文献中涉及不多,主要包括外阴部皮肤和黏膜刺激与阴道分泌物增多。儿童对这些疾病比较敏感,主要有以下几个原因:青春期前外阴皮肤很薄,没有肥厚的阴唇和阴毛覆盖,在解剖学上,与肛门毗邻,容易受污染。对于无雌激素作用下的阴道萎缩,pH值有利于细菌繁殖,而且幼女对会阴保健意识不强。表37-3列举了根据病因分类的外阴阴道炎。

临床表现

急性外阴阴道炎导致薄弱的外阴阴道黏膜破溃,但很少发生出血。有些患者阴道分泌物很少,而有些患者出现大量黏脓性分泌物,有时为血性分泌物。患者表现多样化,可仅有轻微不适,也可表现为会阴部剧烈瘙痒。患者通常主诉会阴部烧灼感,排尿时加剧,阴道分泌物有臭味。治疗少儿泌尿系感染前,应先排除外阴阴道炎。阴道分泌物刺激导致外阴炎症,搔抓外阴导致局部出血。检查可见外阴部皮肤发红伴疼痛,范围可以很小,也可向两侧累及大腿,向后累及肛门。

诊断依赖于炎症组织的特殊外观,湿片镜检可见大量白细胞,偶见红细胞。阴道分泌物培养可明确感染微生物的种类。

阴道分泌物检测包括革兰染色涂片镜检、细菌培养、真菌培养、湿片检查、滴虫镜检和寄

表37-3 根据病因分类的外阴阴道炎

非特异性外阴阴道炎
  体内平衡失调引起的多种微生物感染:继发于外阴卫生不良或异物
继发感染引起的外阴阴道炎
  经接触性传播或血液传播身体其他部位的病原体感染阴道:继发于上呼吸道或泌尿系统感染
特异性外阴阴道炎
  特异性原发感染,大部分为性传播:奈瑟淋球菌,加德纳菌属,疱疹病毒,梅毒螺旋体及其他

生虫卵检查。

改善会阴部卫生情况可减轻症状、防止复发。多数非特异性外阴瘙痒可通过改善会阴卫生状况及避免刺激(包括肥皂)而缓解。

检测到与性传播疾病有关的病原学证据时,应评估是否有性侵犯发生。

阿莫西林[20~40mg/(kg·d),分3次服用]对许多可能导致非特异性外阴阴道炎的病原菌有效。如果同时患有扁桃体炎,应怀疑是A组链球菌感染,与咽喉部感染的治疗方法相同。对于会阴部瘙痒严重且夜间加剧者,抗寄生虫治疗可缓解症状。停用尿布后到青春期前的患者很少发生滴虫感染。如果发现感染严重,黏膜广泛受损,可短期应用雌激素软膏,促进阴道和外阴组织修复。如果刺激剧烈,可应用氢化可的松,减少局部搔抓。对于难治性、复发性感染或有恶臭、血性分泌物者,需行阴道镜检查,排除阴道异物和肿瘤。

阴道异物

阴道异物会导致急性炎症反应、点状出血或恶臭分泌物。患儿通常不能说出异物的名称,甚至会否认阴道异物。由于有些异物不能经放射显像,所以影像检查对诊断阴道异物不可靠。位于阴道下1/3的异物可用温盐水冲出,如果取出异物后,仍不能充分检查阴道,则需行阴道镜检查,明确阴道上段是否有异物。根据患者年龄和心理发育状态,可在全麻下进行。

尿道脱垂

有时尿道脱垂可导致外阴出血,尿道黏膜脱出尿道口,形成外阴肿物,易出血且较敏感,与阴道壁分离。如果病灶较小,排尿不受影响,可坐浴并短期应用雌激素治疗。如果患者有症状,则需手术切除脱垂部位,术后保留尿管24小时。

硬化性苔藓

硬化性苔藓是一种萎缩性退行性病变,发生率为1/900,青春期前和绝经后为发病的两个高峰年龄组。这两个年龄组有相同的病变组织学表现:上皮嵴消失、乳头变平、皮下组织透明样变和角化。

临床上病灶呈白色,一般不会超过大阴唇中部,不会延伸至阴道(图37-15)。阴蒂、阴唇系带后部和肛周部位常受累,形成8字形病灶。大多数病灶呈白色,但有些呈血管性外观,这种病灶易发生挫伤而形成血肿,易继发感染。临床表现包括剧烈瘙痒、外阴刺激和排尿困难。患者常会搔抓患部,有时诱发出血或导致继发感染和阴道前庭变形。

与绝经后女性患者不同,幼年患者无需行组织学确诊,因为这个年龄段的患者很少发生恶变。治疗包括加强局部卫生保健、减少搔抓。一线治疗方法为局部外用皮质激素(0.05%丙酸氯倍他索),1~2次/天,共4~8周。有时治疗

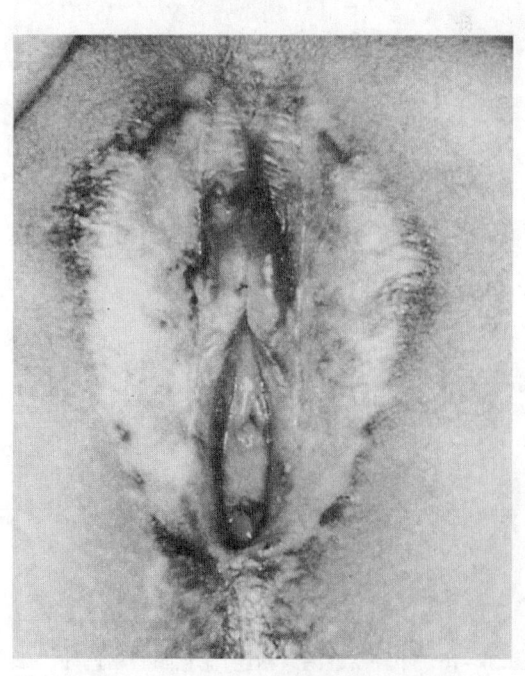

图37-15 6岁患儿外阴硬化性苔藓。

12周后症状才能缓解。局部应用钙调磷酸酶抑制剂可能成为新的有效治疗方法,但其长期应用的安全性尚不确定。超过半数的幼年患者在青春期后症状显著改善或康复。

阴唇粘连

阴唇粘连常见于青春期前儿童,发生率为0.6%~3.0%,高峰年龄为12~23个月。病因未知,可能与雌激素水平低有关。覆盖阴唇的皮肤非常薄,局部刺激诱发搔抓并引起阴唇损伤,导致阴唇中部粘连并再次上皮化(图37-16)。该病须与先天性无阴道相鉴别。

大多数小部分阴唇粘连者无症状,阴唇完全粘连或前部粘连者会出现排尿困难和反复泌尿系统感染,但这种情况较少见。

无症状的轻-中度阴唇粘连者无需治疗。有症状者行局部雌激素乳膏治疗(2次/天,持续3~12周),50%~88%的患者可成功分离阴唇粘连。对于进入青春期的药物治疗失败或有严重泌尿系统感染患者,建议行阴唇手术治疗。该手术可在手术室有麻醉的条件下进行,也可以在门诊局部应用1%~2%利多卡因凝胶局麻下进行。由于雌激素水平较低,阴唇粘连复发的可能性较大。青春期后,复发减少,症状自行缓解。改善会阴部卫生条件、减少外部刺激,可预防该病复发。

生殖道损伤

少儿时期生殖道损伤大都属意外。许多病例临床意义不大,但有时可威胁生命,需要手术治疗。医务人员必须了解患儿如何受伤及其心理负担,如果患儿为身体或性侵犯受害者,则应对其进行保护。

外阴损伤

骑跨伤常导致外阴挫伤,无需治疗。血肿为圆形、有张力、内有积血的质软肿物(图37-17)。外阴小血肿可用冰块外敷缓解,保持外阴清洁干燥。外阴血肿较大或持续增大时需切开,去除血块,处理出血点。若找不到出血点,应用纱布填塞血肿腔,并对患处进行加压包

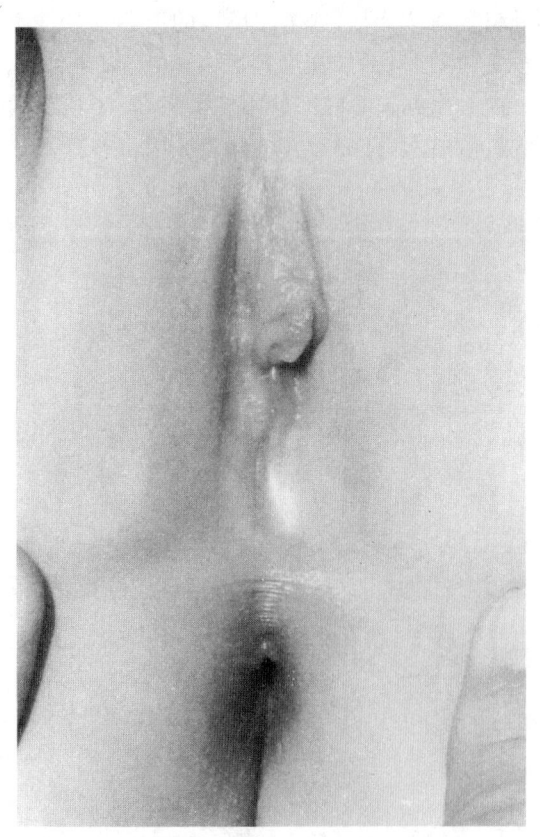

图37-16 年轻女性阴唇粘连,注意阴唇粘连处位于中心半透明垂直线上。

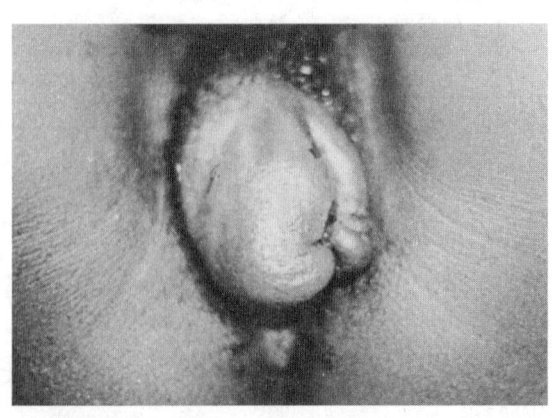

图37-17 继发于自行车外伤的外阴血肿。

扎,24小时内移去加压物。建议预防性应用广谱抗生素。

巨大血肿堵塞尿道口者,常在耻骨弓上穿刺放置导尿管。同时需行骨盆平片检查,以排除盆骨骨折。

阴道损伤

幼女坠落到尖锐物体上时可刺伤阴道;此外,高压水进入阴道,导致压力性意外损伤的发生率增加,如由水上摩托坠落或与游泳池或SPA中水流直接接触,这类损伤的特点是外生殖器无损伤,但仔细检查(麻醉下)能发现损伤的范围。

处女膜撕裂或有其他的证据表明异物进入阴道或穿过会阴部时,应对整个阴道进行详细检查,排除阴道上部或盆腔内脏器损伤(图37-18)。

大多数阴道损伤部位为阴道后壁,通常失血相对较少。若仅仅损伤黏膜,患儿疼痛感不强。若病灶延伸到阴道穹窿以外,应仔细检查盆腔内器官和间隙,检查损伤是否波及阔韧带和腹膜腔。通过导尿和直肠指诊检查尿道和直肠有无损伤。由于幼女阴道直径较小,需借助特殊器械进行正确的暴露和协助才能对患者的阴道损伤进行修补。或者采用血管造影栓塞术进行止血。大多数阴道的裂伤止于黏膜和黏膜下组织,在充分止血后,可进行缝合。

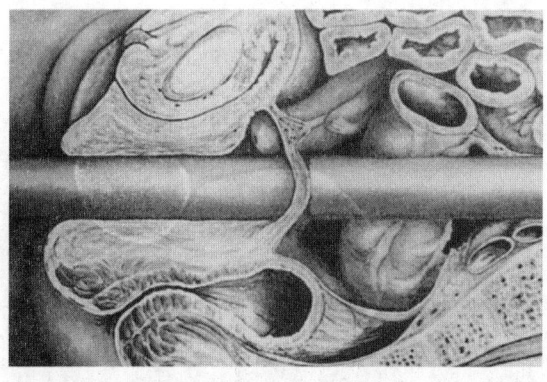

图37-18 拖把导致的阴道穿孔、腹腔内出血,患者就诊时表现为处女膜撕裂出血。

性侵犯导致的肛门生殖道损伤

性侵犯的定义为阴道、肛管、股间、口-生殖道强迫性抚摸或插入,许多性侵犯受害儿童并没有身体上的损伤。依据时钟定位法检查处女膜,并非根据体位诊断,阴蒂处为12点,肛门前方为6点。以往诊断性侵犯主要评价生殖器官损伤情况,处女膜是否完整,现在主要根据受害人的描述。

处女膜为弹性结构,检查有时不能发现性侵犯表现。根据2310例性侵犯儿童的调查表明,96.3%受害儿童在检查时完全正常。另一项研究也表明,受害儿童妊娠者处女膜完整。即使出现损伤,由于受害儿童在事情发生后数周、数月,甚至数年拖延就医,导致精液和组织碎片冲洗后流失,而且多数受害人损伤愈合。

外阴损伤可能由对外阴或阴道口的暴力行为所致,并未插入阴道,或以阴茎与受害儿童外阴摩擦所致("干性交")。阴道和前庭可见红肿、皮肤挫伤和裂伤。这些损伤浅表,仅限于外阴部皮肤,数天内即可愈合,无需特殊治疗。

会阴部细致护理对预防继发感染很重要,坐浴可去除分泌物和污染物。皮肤擦伤者应预防性应用广谱抗生素。外阴裂伤较大者应缝合,最好在全麻下进行。对于感染性创伤或咬伤,如果患儿未进行免疫,则应予破伤风免疫治疗,广谱抗生素用于治疗而非预防。大多数阴道损伤是异物通过处女膜开口插入阴道所致,需要进行详细检查,包括阴道镜检查,确定阴道上部有无损伤。

肛门和直肠检查比阴道检查容易,多数患儿可以耐受。肛门括约肌和肛管有一定程度的扩张能力,指诊后很少导致肛门黏膜或括约肌裂伤。但是较大异物插入常会导致肛门边缘水肿到括约肌完全撕裂等不同程度损伤。直肠指检马上发现括约肌松弛并导致肛门扩张、水肿和肛周小裂伤。如果肛门括约肌未断裂,则可能出现痉挛,无法进行指诊检查。肛周水肿和黏膜裂伤数天内即可好转,偶可形成皮赘。如果损伤不严重，则肛门括约肌能恢复功能，反复、长时间肛交导致肛门括约肌松弛及肛门扩张，肛门黏膜增厚，正常褶皱消失。研究人员认为，许多遭受过肛门侵犯的患儿会遗留肛周瘢痕和皮赘，而纵向研究调查发现，大部分患儿肛门创伤可以完全愈合。

有时候，性侵犯案件中的受害者会感染性传播疾病。青春期前少儿性侵犯后感染性传播疾病的可能性较小，为2%~5%，待淋球菌、衣原体和梅毒螺旋体等检测结果回报后，再采取针性治疗。6周后需再次进行性病实验室检测（VDRL），确定患者血清学变化。性侵犯后推荐预防性接种乙肝疫苗，无免疫力的高危暴露受害者也应考虑给予异性肝炎免疫球蛋白治疗。性传播疾病诊疗指南不建议对所有受性侵犯少儿进行HIV筛查，临床医师需识别感染HIV的高危受害少儿，向其提供咨询和预防性治疗。对于青春期女孩，性交后需采取避孕措施。性侵犯儿童和青少年治疗指南详见文献专题论述。

女性割礼也属于一种性侵犯，在某些地区依然存在。据估计，有1~1.4亿女性遭受过不同形式的女性生殖器割礼。受害者可能会发生感染、邻近组织出血、受损组织形成瘢痕而导致泌尿系统或月经血潴留、性交困难、难产等。世界卫生组织及其他健康组织公开谴责这种行为。

保护性服务措施和咨询

确保受害儿童处于安全环境中是很重要的，如果怀疑儿童受到性侵犯，建议其到医院就诊，为便于以后评估，需提供保护性服务。

性骚扰或性侵犯后，受害儿童及其家属需要立即获得情感支持、咨询和指导。受害儿童常表现为沮丧、恐惧、罪恶感和自卑，需要适当的心理咨询。情感支持的侧重点之一是加强受害者的自我意识，提升自我形象，帮助其学会相信别人，再次获得安全感。开始提升自我之前，受害儿童首先需要认识到自己是一个受害者。通常受害儿童对罪犯有正面和负面感觉，他们需要外界帮助来区分这些感觉。受害儿童与父母和其他家庭成员的关系也至关重要，需要重建他们的关系。度过这个重要时期以后，可以开始个体治疗和集体治疗相结合。

> Adams JA. Guidelines for medical care of children evaluated for suspected sexual abuse: an update for 2008. *Curr Opin Obstet Gynecol* 2008;209:435–441. PMID: 18797265.
> Kelly P, Koh J, Thompson JM. Diagnostic findings in alleged sexual abuse: symptoms have no predictive value. *J Paediatr Child Health* 2006;42:112–117. PMID: 16509910.

生殖器肿瘤

生殖器肿瘤很常见，当一个女孩患有慢性生殖器溃疡、外生殖器非创伤性肿胀、阴道组织脱出、恶臭或血性分泌物、腹痛、腹围变大或性早熟时，应考虑生殖器肿瘤。成人生殖器肿瘤均可发生在14岁以下的女孩。超过50%的少儿生殖器肿瘤属于癌前病变或恶性，占儿童期恶性肿瘤的1%

外阴和阴道良性肿瘤

畸胎瘤、血管瘤、处女膜单纯性囊肿、尿道旁潴留囊肿、会阴部良性息肉、尖锐湿疣是儿童和青少年常见的良性外阴肿瘤。

相对较大的囊肿引起尿道口变形时可导致尿道旁梗阻，需手术治疗。

源自会阴中部的畸胎瘤多呈囊性，通常为良性，但易出现复发。为预防复发，尽量切除肿瘤边缘的部分正常组织。

毛细血管性血管瘤一般不需要治疗，需要确诊者除外。海绵状血管瘤有出血倾向，因此最好行手术治疗。

大多数少儿阴道良性肿瘤是中肾管的残留而形成的单发囊性肿物（图37-19），无需手术治疗。囊肿导致临床症状者（阻塞阴道）需行手术治疗，切除大范围囊壁，缝合边缘，防止再形成囊肿，治疗通常有效。

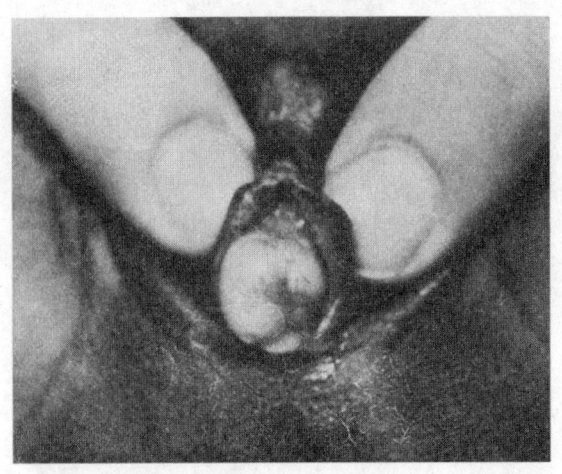

图 37-19 新生儿外阴或处女膜囊肿延至尿道外口。

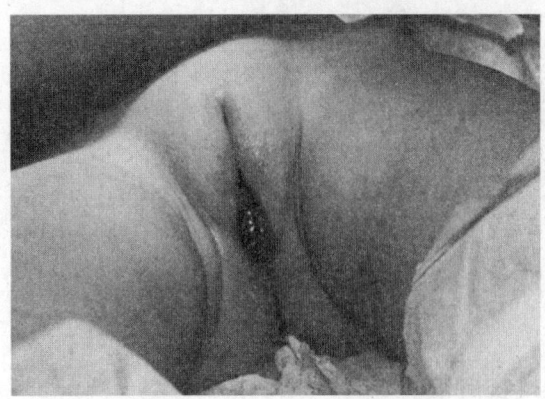

图 37-20 葡萄状肉瘤,表现为突出于阴道外的血性肿物。

阴道、宫颈恶性肿瘤

葡萄状肉瘤(胚胎横纹肌肉瘤)

胚胎横纹肌肉瘤常见于年纪较小的女性患儿(≤3岁),肿瘤通常累及阴道,宫颈也可能受累,尤其是青少年患者。此类肿瘤预后较好。临床表现为儿童阴道出血及青春期少女不规则阴道出血。肿瘤源自黏膜下组织,在阴道上皮之间播散很快。早期阴道镜下可见肿瘤,表现为阴道内一个或多发息肉样赘生物,其后发展为一系列葡萄样新生物,可蔓延至阴道前庭外(由此得名葡萄状肉瘤,图 37-20)。诊断应依据肿瘤组织活检,有时需电子显微镜检查确诊。

在过去几年中,该病治疗出现改变,由根治性手术转变为多种方法联合治疗,包括保守性手术联合放疗、化疗,提高了患者生存率,也保留了正常解剖与功能。

手术方法包括宫颈锥切或保留卵巢行全子宫切除术,然后联合化疗(长春新碱、放线菌素 D 和环磷酰胺)。

早期诊断联合手术、化疗,必要时对残余肿瘤进行放疗,改善患者预后,早期患者2年、5年生存率分别为 96%以上和 85%。

阴道其他恶性肿瘤

儿童期和青春期早期可能出现3种阴道恶性肿瘤。内胚癌常发生于幼儿,起源于中肾管残余的癌(中肾管癌)常发生于3岁或3岁以上的患儿,苗勒管起源的透明细胞癌与产前己烯雌酚(DES)暴露有关,常发生于初潮后少女。青少年阴道和宫颈恶性肿瘤的治疗原则与成人相同。

卵巢肿瘤

随着影像学检查的应用逐渐增加,越来越多的卵巢肿瘤被发现。大部分肿瘤没有症状,是自限性疾病。所以很多医师选择先观察而不治疗。是否进行治疗,取决于肿瘤大小、超声特点和临床症状。

卵巢扭转

根据卵巢在腹腔内位置和子宫卵巢韧带长度,青春期前女孩的附件更易发生扭转,据报道其发生率为3%。由于其临床表现无特征性,因此诊断较困难。常见的唯一表现为腹痛和超声显示卵巢增大。多普勒检查也有诊断意义,但即使卵巢有血流也不能排除临床影响。如果怀疑卵巢扭转,应及时手术治疗,明确诊断。常采用腹腔镜手术,由于该年龄段患者卵巢修复能力较强且卵巢肿瘤发生率较低,因此尽量采取保守性治疗。25%的患者卵巢正常、50%为功能性囊肿。对于复发性卵巢扭转或仅有单侧卵巢的患者,应行卵巢固定术。

虽然卵巢肿瘤是儿童和青少年最常见的生殖器肿瘤,但在初潮前儿童肿瘤中仅占1%。所有卵巢肿瘤(除Brenner瘤)均可发生在初潮前儿童,但极少为恶性。

良性肿瘤

良性囊性畸胎瘤占该年龄组肿瘤的30%以上,发生率为18%,双侧均受累者占10%。患者通常无症状,多在因其他疾病进行腹部超声检查时发现。小于6cm的畸胎瘤发生扭转和恶变(<0.17%)的概率较低,手术治疗对生殖系统功能的影响增加,因此可行期待治疗。

其他肿瘤,如功能性畸胎瘤和性母细胞瘤极为罕见,需手术切除。

恶性肿瘤

青少年卵巢肿瘤中,70%来源于生殖细胞,其中无性细胞瘤占50%。卵巢肿瘤常见表现为腹痛和腹部包块,还可表现为急性剧烈疼痛、腹膜刺激征或腹腔内出血。虽然先进的影像学检查的应用有所进展,但卵巢肿瘤漏诊率至少为25%,需腹腔镜探查确诊。抑制素、甲胎蛋白等血清标志物可用于卵巢增大患儿的检查。

初潮前少儿卵巢肿瘤的治疗方法与成人患者不同,因为卵巢功能是第二性征和身体成熟所必需的。对于青春期后患者,着重于手术治疗,如果可能,须保留其生育功能。对于年轻ⅠA期肿瘤(<10cm,肿瘤无破裂、无转移证据)患者,可行单侧附件切除。8%~15%无性细胞瘤为双侧发病,所以对侧卵巢需进行检查,对可疑区域进行活检。若为双侧受累,则可保留子宫,以后接受赠卵仍可生育。无性细胞瘤早期患者,治疗后其生存率为96.9%。若肿瘤侵犯超出卵巢,则不论患者年龄大小,应行根治性手术(全子宫双附件切除术)。生殖细胞肿瘤对化疗非常敏感,而无性细胞瘤对放疗敏感,因此常应用联合化疗,保留患者生育功能。

Anders JF, Powell EC. Urgency of evaluation and outcome of acute ovarian torsion in pediatric patients. *Arch Pediatr Adolesc Med* 2005;159:532–535. PMID: 15939851.
Libby L, Shadinger MD, Rochelle F, et al. Preoperative sonographic and clinical characteristics as predictors of ovarian torsion. *J Ultrasound Med* 2008;27:7–13. PMID: 18096725.
Panteli C, Curry J, Kiely E, et al. Ovarian germ cell tumours: A 17-year study in a single unit. *Eur J Pediatr Surg* 2009;19: 96–100. PMID: 19360543.

青春期

青春期是性成熟个体获得生育能力的过程,这种改变大部分是下丘脑-垂体-性腺轴成熟的结果。青春期特征为促性腺激素释放激素(GnRH)分泌渐进性增多,导致FSH和黄体生成素(LH)水平上升。这些变化与下丘脑的两个机制有关:对循环中雌激素水平耐受力增加和对抑制GnRH分泌的神经递质抑制作用减弱。这些变化受遗传因素和环境因素共同影响,如地理位置和体内脂肪组成、瘦素和神经激肽蛋白等。在月经来潮前大约2年,乳房即出现发育(通常为单侧先开始)、阴毛生长、身体生长加快(青春期生长高峰),正常性发育顺序见图37-21。乳腺组织发育前、发育同时或发育后,阴毛和腋毛出现。青春期前女性阴道黏膜呈深红色,随着雌激素水平升高,其外观变得湿润、呈粉红色。初潮即增厚的子宫内膜第一次剥脱,提示第二性征发育进程。规律的卵巢周期常在大约20个月后形成,标志着青春期成熟、结束。

美国女性月经初潮平均年龄为12.43岁,非洲裔美国女性初潮年龄近似,但其第二性征出现较早。

正常初潮年龄为10~14岁,若第二性征出现而至16岁仍未初潮者,需行临床治疗。

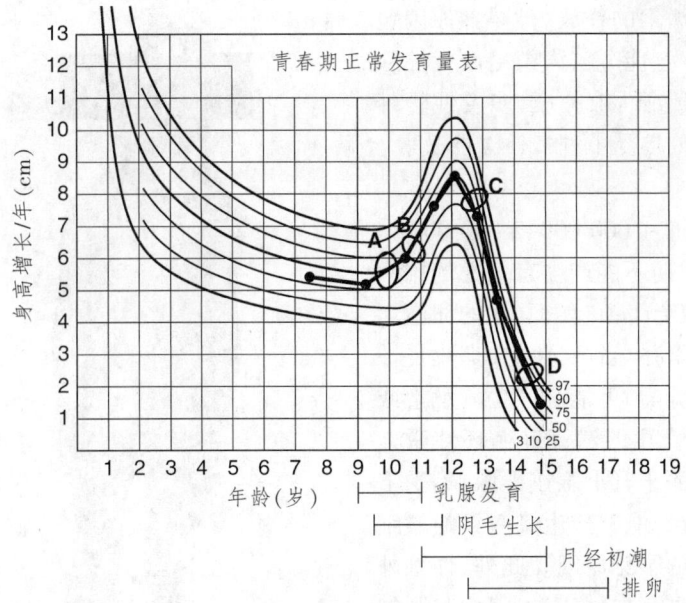

图 37-21 女性青春期正常发育量表。生长数据转换成生长速度并绘图,生长速度曲线开始增加,然后急剧加快,最后下降。青春期发育与该曲线叠加。(A)乳腺发育;(B)阴毛生长;(C)月经初潮;(D)排卵。(Reproduced, with permission, from Reindollar RH, McDonough PG. Delayed sexual development: Common causes and basic clinical approach. *Pediatr Ann* 1981;10:178.)

Roy JR, Chakraborty S, Chakraborty TR. Estrogen-like endocrine disrupting chemicals affecting puberty in humans—a review. *Med Sci Monit* 2009;15:RA137–145. PMID: 19478717.

Shafii T. The adolescent sexual health visit. *Obstet Gynecol Clin North Am* 2009;36:99–117. PMID: 19344850.

Sisk CL, Foster DL. The neural basis of puberty and adolescense. *Nat Neurosci* 2004;7:1040–1047. PMID: 15452575.

性成熟相关疾病

性早熟

性早熟是指性成熟年龄早于人群标准年龄 2.5 个标准差,通常小于 8 岁,分为中枢性或 GnRH 依赖性(真性)性早熟、周围性或非 GnRH 依赖性(假性)性早熟。

中枢性性早熟

中枢性性早熟(CPP)或 GnRH 依赖性性早熟是指早于正常年龄发生正常性成熟,促性腺激素分泌导致下丘脑-垂体轴在成熟前激活,从而刺激性腺分泌类固醇激素,导致青春期一系列变化。GnRH 依赖性性早熟女性比男性常见,病因不清。大部分中枢性性早熟女孩其他方面发育正常,在正常发育曲线早期出现性早熟。一般来说,患者年龄越大,发现其病因学证据的概率越小。6~8 岁患者的中枢神经系统(CNS)成像未发现任何结构异常。

偶然可发现性早熟与中枢神经系统畸形有关,包括下丘脑错构瘤、胶质瘤、神经纤维瘤和其他中枢神经系统肿瘤。有些性早熟与颅骨辐射和中枢神经系统损伤有关。过度延长外源性性激素疗程或某些内分泌疾病,如甲状腺功能减退,可能会加速下丘脑-垂体轴的成熟,导致性早熟。

依据病史、体格检查、影像学检查和实验室检查做出诊断。

周围性非 GnRH 依赖性性早熟

周围性性早熟或非 GnRH 依赖性性早熟是指外表出现青春期发育特征,但性激素并不依赖于垂体促性腺激素的释放。性早熟原因包括先天性肾上腺增生、能分泌人绒毛膜促性腺激素的肿瘤、肾上腺或性腺肿瘤、多发性骨纤维营养不良（MAS）或接受了过多外源性激素。

内源性雌激素

新生儿卵巢中有1 000 000~2 000 000原始卵泡，由于儿童时期不能产生有意义的雌激素，大部分原始卵泡会闭锁。然而，大的卵泡囊肿有时能产生雌激素并导致女性化。卵巢良性肿瘤（如畸胎瘤、囊腺瘤）可能会产生雌激素或诱导卵巢周围组织产生雌激素。循环性激素（雌激素或睾酮）来源于肾上腺或性腺，不受下丘脑-垂体轴的调控。能够产生雌激素的粒细胞瘤是导致性早熟的罕见原因。此外，性腺外来源的肿瘤也很罕见，包括肾上腺腺瘤和肝细胞瘤，也会产生雌激素。

外源性雌激素

外源性雌激素摄入过多或长期应用含雌激素的乳霜可能是性早熟的原因，但一般不会引起早期女性化。富含植物雌激素的饮食（豆类）可能有影响。应及时终止外源性因素。在工业地区发现外源性雌激素，可能也会刺激雌激素受体。

多发性骨纤维营养不良

MAS典型表现包括多骨性纤维结构性发育不良、浅褐色的皮肤色素沉着（图37-22）和自发性内分泌功能亢进三联征中的至少两个，GnRH分泌增多和继发性早熟最常见。肾上腺、甲状腺、垂体、肝脏和心脏等内分泌或非内分泌组织也会受影响。

MAS由受精卵后编码刺激性G蛋白亚基基因突变所致，该蛋白参与激素信号转导。MAS患者在没有雌激素刺激的情况下，可激活信号级联反应。

早熟患儿年龄通常小于特发性性早熟患儿。作为性成熟第一象征的初潮年龄也会较早。诊断主要依据皮肤色素沉着和骨骼病灶或病理性骨折。

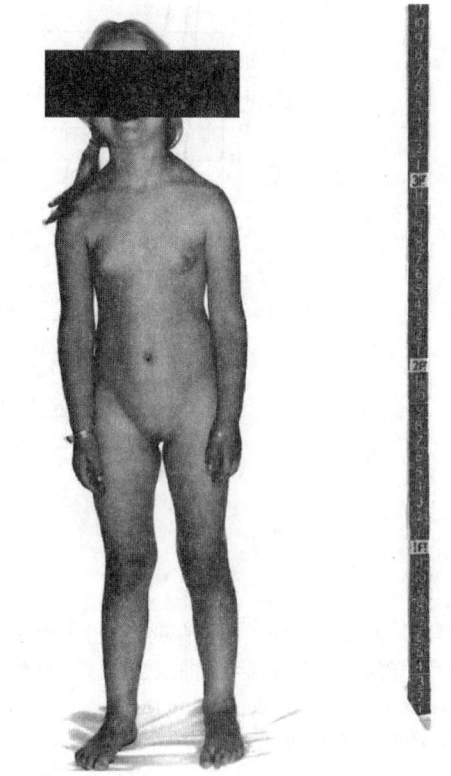

图37-22　4岁患儿特发性性早熟。

MAS患儿预后不良，成年后身高比正常人矮，常合并多种内分泌疾病，成人患者多有月经紊乱及不孕。

不完全的青春期发育

有时仅出现青春期发育的某一个特征，其原因不明。青春期前乳房发育和阴毛生长较真性性早熟更常见，是两种正常的良性表现，看似为性早熟，但是不会进展或进展缓慢，可能是由于循环雌激素一过性增高或终末受体器官（如乳腺）对低剂量青春期前性激素刺激非常敏感所致。这种孤立发育可能是性早熟的早期信号，因此需要定期随访评估。

青春期前乳房发育

青春期前乳房发育是指8岁前出现单一乳房发育，常发生于1~3岁，单侧或双侧乳房受累（图37-23）。详细询问病史、体格检查和生长曲线回顾有助于将这种正常变异与性早

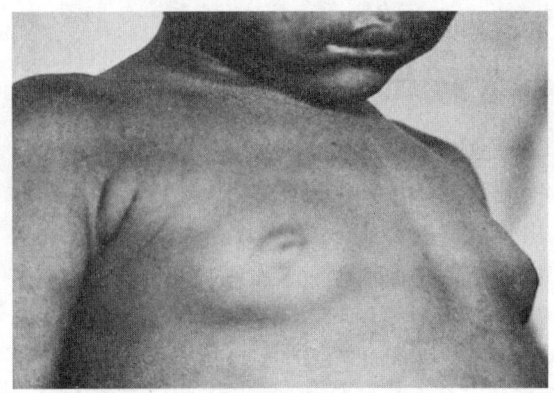

图37-23 5岁孩子过早乳房发育。

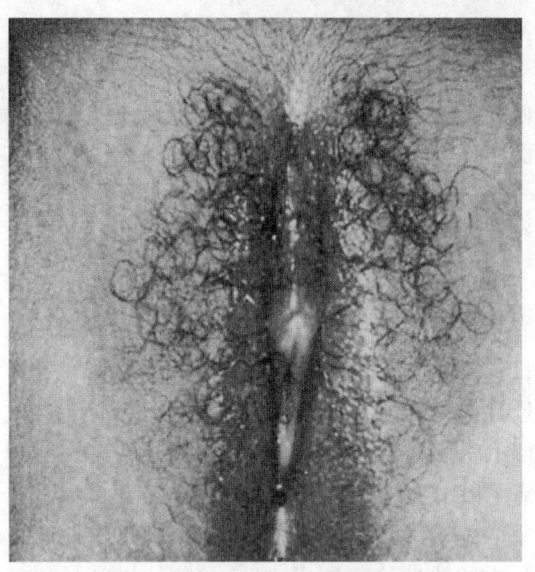

图37-24 4岁孩子过早阴毛发育。

熟进行鉴别。需要检查身体生长是否加速、骨龄是否超前。通过排除其他疾病做出诊断。有时青春期前乳房发育是由于接受外源性雌激素过多所致。

青春期前阴毛发育

青春期前阴毛发育是指8岁前出现腋毛或阴毛而不伴其他性早熟表现（图37-24）。新指南建议白人女孩7岁前或黑人女孩6岁前出现以上表现者，才能考虑性早熟。有些阴毛生长是特发性的，没有临床意义。

阴毛发育可能是由于肾上腺分泌雄激素过早所致，肾上腺雄激素调节和性腺激素是分开的，阴毛过早出现可能是多囊卵巢疾病的早期表现，因此，需要密切随诊。诊断特发性青春期前阴毛发育主要依据肾上腺和性腺功能的详细检查，而且未发现任何畸形。

严重雄激素分泌过多的表现（如阴蒂增大、生长加速、痤疮）应进一步检查是否有罕见肿瘤（睾丸间质细胞瘤）或是先天性肾上腺增生症的一种表现形式。

青春期前月经来潮

青春期前月经来潮是指在无任何第二性征的情况下出现周期性阴道出血，病因未明，可能与子宫内膜对青春期前低水平雌激素敏感性增高有关。有时出血可能与成熟前卵泡发育并导致一过性雌激素升高有关。这类患者雌二醇水平处于青春期前正常范围，当给予GnRH后，垂体反应和青春期前儿童相同。

应对其生殖系统进行详细检查，发现可能存在的肿瘤，肿瘤发生率高达20%。

青春期前月经来潮是一种排除性诊断，阴道出现周期性出血，排除其他疾病后可以诊断。预后较好，成人身高和正常人无差异，月经正常，生育功能不受影响。

性早熟患者的评估

评估性早熟患者时，需根据发病年龄、持续时间和症状与体征进展情况，这些病史信息最重要。此外，家族史和系统回顾对诊断也有帮助。

一般变化

整体生长和骨骼成熟进展与雌激素直接作用于骨骼生长板的改变一致。

皮肤

部分雌激素依赖患者伴发痤疮和成人型体臭。

乳房发育

乳房发育至少发生于特纳Ⅱ期，乳晕广泛着色加深。

生殖器

生殖系统表现为雌激素诱导生殖组织增厚。阴道分泌物多，产生白带。出现深色粗糙阴毛。

诊断

GnRH 依赖性性早熟的诊断需要针对青春期性激素进行分析。需明确产生青春期早期性发育是中枢性，而非外周因素导致血清 LH/FSH/和雌激素水平变化，需要行 GnRH 实验。GnRH 依赖性性早熟患者 GnRH 试验提示患者 GnRH 处于正常青春期范围。

随着影像学技术的进展，医师可借助影像学方法协助诊断该病。超声检查协助评估患者卵巢和肾上腺。子宫大小和内膜厚度是雌激素依赖性的，可以据此推测患者雌激素暴露的时间和剂量，还可发现卵巢囊肿和肿瘤。肾上腺超声检查不如 CT 和 MRI 敏感。骨骼显像测定骨龄和骨扫描也可发现 MAS 患者纤维组织发育异常。有神经系统症状的性早熟患者建议行脑 MRI 检查。

GnRH 依赖性性早熟的治疗

GnRH 依赖性性早熟的治疗可选择 GnRH 类似物。GnRH 类似物是天然激素经过改良而成，对降解有较强耐受性，对垂体 GnRH 受体亲和力更强。

GnRH 类似物治疗降低了患者促性腺素和性激素水平，降低骨骼成熟率，能够维持，甚至改善预期身高，除非患者骨龄提前明显，则无法改善生长情况。现已证实，对于早期(<6岁)中枢性性早熟患者，GnRH 类似物治疗能提高其成人后的身高。是否应用 GnRH 类似物治疗取决于患者预期最终身高及其心理成熟度。治疗持续至其年龄与青春期相符为止。停止 GnRH 类似物治疗后性早熟表现会再次出现。

性成熟延迟

性成熟延迟是指超过平均性成熟年龄标准差 2.5 岁仍未出现正常性成熟体征。14 岁未出现乳房发育或 16 岁无月经初潮者应进一步检查。依据促性腺激素水平进行分类：正常促性腺激素型、低促性腺激素型、高促性腺激素型和原发性闭经。

正常促性腺激素型初潮延迟，包括高泌乳素血症

有性腺功能而性成熟延迟者，常因进入青春期后无月经来潮而就诊。大部分患者女性生殖器官发育正常，乳房发育良好，但其下丘脑-垂体-卵巢反馈机制不完善，导致无排卵，部分患者雄激素分泌过多。孕酮可以治疗原发性闭经，需监测患者月经周期。持续性闭经者可以每隔一个月应用孕酮来抑制子宫内膜过度增生。性活跃期女孩应给予口服避孕药，而非周期性孕酮治疗。成年患者需进一步评估，诊断先天性肾上腺增生症和多囊卵巢综合征。

月经初潮前青少年妊娠的可能性不大，但对于正常性发育且月经初潮延迟者，应考虑这种可能。

先天性发育异常

副中肾管(苗勒管)结构发育异常者通常出现原发性闭经。最常见的畸形是先天性无阴道和无子宫。其他病因为梗阻性发育畸形，如处女膜闭锁、阴道横膈、宫颈发育不全等。妇科检查、盆腔超声检查或 MRI 有助于诊断这些先天性畸形。

雄激素不敏感

雄激素不敏感表现为闭经、乳房发育正常，患者睾丸功能正常，但对睾酮无反应，乳房

发育继发于睾丸产生的少量雌激素。阴毛和腋毛很少或没有。阴道很短。青春期发育完全,需手术切除性腺,进行阴道重建。近期数据表明,不考虑应用技术,接受治疗患者的性功能仍可能受损。66 例雄激素完全不敏感女性的研究表明,90%有性交困难,大部分患者很少有性生活,进入阴道很困难。

低促性腺激素性性发育延迟

下丘脑垂体功能障碍的特点为促性腺激素(FSH、LH)低于正常水平,其促性腺激素水平与青春期前状态相近。

体格生长延迟

青春期开始取决于发育的某一时期,通过骨龄可以反映出来。成熟一部分是由基因决定的,但是也受环境因素影响,因此青春期年龄有很大差异。对特定人群组正常变化范围内统计表明,2.5%正常青少年的发育晚于年龄"正常"者,称为"大器晚成"或体格生长延迟(CGD)。这类患者 3 岁之前往往生长缓慢,而后生长速度变得正常,但是其身高仍低于正常百分数,或生长曲线低于正常,但与正常青春期前生长曲线平行。进入青春期预期时间后,CGD 患者由于青春期生长峰延迟,生长曲线与正常曲线差距开始变大,生长快速期、青春期开始、生长发育高峰均比平均年龄晚,形成成人身材和性发育。虽然 CGD 并非一种疾病,而是正常生长状态的变异,对于有第二性征发育且身高呈特征性增长,但无青春期表现(包括发育)者,需考虑为体格生长迟缓。

排除性成熟延迟的其他原因,可诊断为下丘脑垂体功能障碍。生长曲线、骨龄和 GnRH 刺激试验有助于鉴别 CGD 与 GnRH 缺乏。确诊是唯一必要的治疗方法,患者需定期随诊,直到建立正常的月经周期。对于有情绪异常的青少年患者,可给予激素替代治疗。

卡尔曼综合征

卡尔曼综合征是一种先天性疾病,其特征为低促性腺激素性性功能减退和嗅觉减退。女性患者发病率约为 1/40 000,大部分表现为间断性发作。不同类型的卡尔曼综合征均为遗传性,已证实为 X 染色体相关性遗传。

临床特点包括与嗅觉功能减退相关的 GnRH 分泌减少,由于 GnRH 神经起源于颅外,在嗅觉神经系统内,二者都会受外源性刺激的影响。在生长发育过程中,神经系统畸形会导致这两种缺陷。卡尔曼综合征患者第二性征发育迟滞,并且促性腺激素水平很低。

卡尔曼综合征患者对 GnRH 刺激试验的性腺激素应答降低,为期 1 周的 GnRH 脉冲式释放通常可以修复垂体对 GnRH 的应答顺序。所有青春期后卡尔曼综合征患者若无禁忌,都可以应用性激素进行替代治疗。雌激素替代治疗可以激发和维持性发育,若更年期患者有妊娠愿望,需刺激排卵,GnRH 或促性腺激素是必需的。

脑部肿瘤

性成熟延迟的患者进行检查时,一定要考虑垂体或蝶鞍旁肿瘤,尤其是颅咽管瘤或垂体腺瘤。颅咽管瘤生长很快,常发生于儿童期晚期。垂体腺瘤生长缓慢,青春期可能出现症状并影响性成熟。

高泌乳素血症

青少年患有无法解释的性成熟延迟,则应排除垂体内有隐藏的泌乳素瘤。此类患者必须每年测一次血清泌乳素水平。

饮食异常

过度节食导致的体重下降引起脂肪组织含量显著下降,从而抑制 GnRH 的活性,即使是体重几乎正常而无明显肌肉减少的患者(运动员常见)。神经性厌食可能为原发性或继发性停经的首发症状。

吸毒也可能导致停经,但其对性成熟的影响尚未得到证实。

高促性腺激素性功能障碍导致的青春期延迟

性腺功能不良

性腺功能不良特征为高水平的促性腺激素(FSH/LH),类似于更年期水平。常见卵巢功能衰竭是由于雌激素显著缺乏,为维持正常生长发育,避免由于雌激素缺乏导致的后续不良后果,必须进行雌激素替代治疗。大部分性腺发育不良的患者青春期都表现为青春期延迟和原发性闭经。性腺功能不良的患者,最常见的原因是特纳综合征,新生儿的发病率为1/10 000~1/2500,该综合征为性染色体异常导致的,其基因型为45,X。若不进行治疗,雌激素和雄激素的水平都下降,FSH和LH水平上升,雌激素依赖的器官可因此而表现出激素缺乏症状。乳房几乎不含有薄壁组织,蜂窝组织仅比周围皮肤颜色稍深。分化好的外生殖器、阴道和苗勒管依然很小。阴毛和腋毛不能发育到正常水平。需密切关注这些患者是否出现心血管系统、泌尿系统或内分泌系统原因导致的相关疾病。

据报道,性腺功能不良患者也可能有正常青春期发育,月经来潮,甚至妊娠。可能是一些患者保留了部分生殖细胞直到成人,46,XX镶嵌者常可有自发性发育,患者后代染色体畸形率并未增加。性腺发育不良患者若要妊娠,可采用赠卵,并借助辅助生殖技术。

有些患者即使染色体正常,有两条完好的性染色体(46,XX),也可能出现卵巢衰竭。有些家族证实存在常染色体隐性遗传的卵巢功能衰竭。只有很小比例的卵巢衰竭是可逆的,通过检测抗苗勒管激素可进行诊断,但尚未有文献报道。其他导致卵泡耗竭的原因,如化疗、辐射、感染(如流行性腮腺炎)、卵巢浸润性疾病(如结核)、自身免疫性疾病或未知的环境因素等。

核型分析很重要,可以检测出是否存在Y染色体,DNA探针和主要组织相容性抗原H-Y分析也用来鉴定Y染色体成分。Y染色体存在导致性腺肿瘤高发(图37-25),所以建议进行预防性性腺切除,可周期性应用激素替代治疗。

有些患者症状相似,虽有卵泡,却没有反应能力。这种状态称为卵巢抵抗综合征。其特征为初潮延迟或原发性闭经,染色体核型为46,XX,FSH水平高,卵巢内卵泡正常,但对促性腺激素无反应。据推测,可能是卵泡促性腺激素受体缺乏导致卵巢功能不全。这些患者第二性征发育正常,但需要进行雌激素替代治疗,预防雌激素缺乏导致的远期并发症(如阴道干燥、骨质疏松)。应用促生育素和未间断应用雌激素治疗的患者也能妊娠。

性发育延迟患者的评估

可以通过用药史和详细体格检查或选择相应实验室检查来判断卵巢功能。病史信息的重点在于生长期之前和青春发育期。生长曲线速度、身高、青春期发育曲线可以提示过去的生长特征,对干预以后生长速度有指导作用。

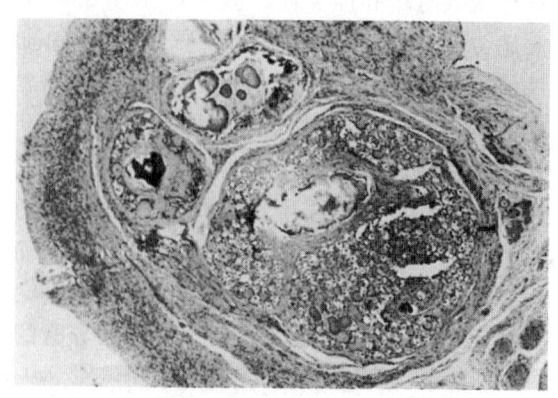

图37-25 性腺发育不全、核型为45,XO/46,XY者在生殖嵴发生性腺母细胞瘤。

了解既往用药史,可快速分析出青春期异常的原因。

体格检查包括身高和体重评估,仔细检查是否有身体畸形。根据特纳综合征标准进行青春期发育分期对于性腺功能的判断很重要。乳腺发育是性腺功能发育的前兆。需行影像学检查,如盆腔超声、CT、MRI,确认是否存在先天性无阴道或无子宫。

阴毛缺失说明患者可能患有雄激素不敏感综合征。进行核型分析可发现雄激素不敏感综合征患者染色体核型为46,XY。青春期发育完全和女性结构发育完善患者(梨形)表现为持续产生雌激素,正常苗勒管系统可能产生异常正反馈调节,进而导致慢性不排卵。尝试孕酮治疗可能有所帮助。孕酮撤退性出血提示患者苗勒管发育正常,可产生雌激素。

血清促性腺激素分析可以进一步了解病情。FSH水平升高可以确定性腺衰竭。核型分析对区别不同类型性腺衰竭有重要意义,不论哪种类型的性腺衰竭,如果检测到Y染色体存在,均建议进行性腺切除。

对于低FSH水平,建议人为干预下丘脑垂体成熟和促性腺激素释放,所有患者应行头颅平片和催乳素检查,排除垂体或下丘脑肿瘤。患者应进行适当的内分泌系统检查,确定患者是否存在甲状腺功能减退、先天性肾上腺增生或库欣综合征。低促性腺激素且伴有嗅觉丧失可诊断为卡尔曼综合征。GnRH刺激试验可以确定诊断。GnRH刺激试验后,出现典型GnRH释放,且排除其他原因后即可诊断该病。

出血性疾病

初潮前阴道出血

儿童发生阴道出血应考虑以下两个原因:①分泌期子宫内膜(出血通常为性早熟的一种表现);②外阴或阴道病变(如外阴阴道炎、异物、尿道脱垂、外伤、肉瘤、宫颈或阴道腺癌或外阴皮肤疾病)。

儿童期阴道出血应警惕肿瘤,肿瘤发生率为20%,患儿没有性成熟的任何症状。麻醉下阴道镜检查可以发现肿瘤、异物和其他局部病灶,可疑病灶需进行活检从而确诊。青春期前阴道出血者,应考虑到有性侵犯的可能。

青少年月经周期性疾病

妇科最常见的主诉之一是与月经周期相关的问题,大多数病例并没有真正临床意义上的疾病,尤其是初潮后2年内,50%~80%患者周期无规律,95%青少年阴道出血为功能性子宫出血,需排除遗传性凝血功能障碍,如血友病。18%月经过多的住院青少年患者存在凝血功能异常。

青春期月经过多

青少年正常月经周期为21~45天,月经期不超过7天,月经量为每天使用卫生巾或棉条3~6片/天。月经量过多的定义为月经期出血严重、月经期超过7天或每次月经期出血量超过80mL。

初潮后第一次月经即发生严重出血者提示可能存在出血性疾病,如血友病(5%~20%)或血小板功能障碍。

功能性子宫出血导致青春期月经过多者通常继发于不排卵。这是下丘脑-垂体-卵巢轴未成熟的一种表现。事实上,55%~82%青少年初潮后大约需要24个月的时间建立正常而有规律的月经周期。多囊卵巢综合征(PCOS)患者这种异常更加显著,且出血性疾病,如血小板功能异常或血友病是最常见的遗传性出血性疾病。出血史阳性患者血液性疾病检出率为82%。需进行最基本的血液学检查,包括细胞计数、凝血酶原时间、活化的部分凝血酶原时间,纤维蛋白原或凝血酶时间。血友病患者的检查结果可能是正常的。需在血液科医师的协助下进行针对血液病的进一步检查。

无排卵性功血的治疗重点为控制症状和

根据贫血程度减少出血量,月经量过多的一线治疗方法为避孕药,剂量应根据患者出血严重程度来决定,达到止血目的的剂量可为每日数片,此后可以减量。也有专家应用能释放醋酸甲羟孕酮和左炔诺孕酮的宫内环进行治疗,雌激素成分对身高的副作用,需根据患者病情进行考虑和分析。

病情较重的患者需住院治疗,静脉输注雌激素,剂量为25mg,每4~6小时一次,直到出血停止24小时,此法应用较成功。继发性闭经患者口服避孕药治疗,疗程需持续至少9~12个月,8周之内未恢复月经者,需继续口服避孕药治疗9~12个月。

激素治疗失败的青少年考虑进行止血治疗,如去氨加压素、抗纤维溶解药物(氨基己酸、氨甲环酸)和凝血因子成分。在急性严重月经出血患者的治疗中,所有措施都会采用,以预防远期可能出现的不孕。最后才会考虑有创性干预。

青少年多囊卵巢综合征

据估计,多囊卵巢综合征在一般人群中发病率为5%~10%。典型表现为不排卵、闭经、月经量极少或月经周期不规律,且伴有雄激素分泌过多症状,如痤疮、多毛症、脱发等,常与胰岛素抵抗有关。

多囊卵巢综合征常发生于青春期晚期,也可以在初潮前表现为雄激素分泌过多,即阴毛出现过早或者肾上腺功能出现过早。

近期文献证实了一个特异性生化标志物(脂联素),在多囊卵巢综合征患者的女儿中,在高雄激素血症前即出现该标志物浓度明显降低,因此可作为诊断少女代谢紊乱的早期标志物。

1.4%~14%患者最初表现为原发性闭经。与成人相同,青少年多囊卵巢综合征的诊断需依据鹿特丹标准。然而由于青春期早期临床诊断主要依据高雄激素血症、胰岛素抵抗、多囊卵巢、无排卵性月经周期,会高估患者症状,所以有研究人员对青少年进行诊断时对该标准进行了调整。他们建议对青少年进行诊断时,应对诊断标准进行选择,以下5条标准中满足4条即可:①初潮2年后月经极少或闭经;②高雄激素血症的临床表现;③高雄激素血症;④胰岛素抵抗或高胰岛素血症;⑤多囊卵巢。青少年仅有多囊卵巢症状应谨慎,因为25%健康青少年也会出现相似的症状。

肥胖青少年诊断多囊卵巢综合征时需行口服葡萄糖耐量试验(OGTT),该试验比空腹血糖试验和损伤糖耐量试验更加敏感,是诊断的一个重要危险因素。空腹血糖/胰岛素比值是快速易得的筛查方法,青少年比值<7,成人比值<4.5时有临床意义。

需进行早期诊断以避免远期健康不良后果,如糖尿病、心血管疾病、子宫内膜增生和不孕症。雄激素分泌过多的青少年有代谢综合征的患病风险,所以不考虑患者体重,都应检测有无高血压和高甘油三酯血症。

治疗

多囊卵巢综合征青少年患者的治疗为肥胖患者减肥,改变生活方式,包括限制热量摄入和增加运动量;针对青少年患者的主要症状进行对症治疗;胰岛素抵抗患者用胰岛素增敏药物纠正代谢。

只有5%~10%患者减肥后体内睾酮下降,性激素结合球蛋白上升、月经和排卵恢复,表明节食和行为疗法对青少年治疗无效,随访发现,5年内体重增长达75%~121%。肥胖会使未表现出症状的多囊卵巢综合征患者的症状提前出现。研究表明,减肥可以提高游离雄激素水平、胰岛素敏感性和卵巢功能,如果出现月经不调伴有如下症状,如粉刺、多毛和肥胖,应当考虑多囊卵巢综合征,治疗也应当针对这些症状。

年轻女性出现异常阴道出血或停经者应考虑月经可能。非月经原因导致的出血,如甲低、宫颈炎、尖锐湿疣、息肉、宫颈癌、分泌雌激素的卵巢肿瘤、阴道炎也应考虑。

青少年妊娠和避孕

青少年妊娠罕见。已知最年轻的妊娠者为秘鲁女孩,5岁8个月,在1939年足月剖宫产娩出体重2950g的男活婴,母亲和婴儿均存活。每个报道病例中的妊娠少女均是性侵犯的受害者,多数受害人妊娠前已初潮数年。青少年妊娠可能并不会增加新生儿先天性畸形发生率。很多案例中,母亲为性侵犯受害者,如果是因乱伦而受孕,则很可能发生由隐性基因导致的遗传性缺陷。

随着自发性流产、妊娠相关高血压、早产等意外事故的发生率越来越高,大部分早熟的母亲及婴儿并未得到很好的照顾。在年龄小于9岁患者中,正常分娩率低于50%,35%会流产。

受害母亲及家庭在孕期和产后都需要心理咨询。倾听患者情感、社会以及身体上受到的创伤是接诊此类患者医师的重要任务。

多年来,普遍认为青少年妊娠属于高危妊娠。许多妊娠青少年来自于社会底层,受教育程度低,可能由于营养缺乏、缺铁性贫血、吸烟、吸毒或性传播疾病导致身体状况较差。恰当教育和饮食指导可提升健康状况,预防贫血。

分娩的并发症很大程度上与产前护理有关。子痫先兆-子痫惊厥,常见于初产,在青少年中更加常见。青少年妊娠主要问题是胎儿成熟度不足和胎龄不足。发病诱因包括:孕前低体重、体重增加过少、社会经济环境恶劣、吸烟、贫血、分娩前护理不周,这些都常见于青少年患者。为尽量减少分娩前并发症,改善母亲和胎儿的预后,应强制妊娠青少年接受产前护理计划。护理不仅会改善青少年妊娠的预后,也会增强她们的社会、教育和情感适应能力。

American Academy of Pediatrics Committee on Adolescence. Contraception and adolescence. *Pediatrics* 2007;120:1135–1148. PMID: 17974753.

Das S, Dhulkota JS, Brook J, et al. The impact of a dedicated antenatal clinic on the obstetric and neonatal outcomes in adolescent pregnant women. *J Obstet Gynecol* 2007;27:464–466. PMID: 17701790.

Lara-Torre E, Schroeder B. Adolescent compliance and side effects with quick start initiation of oral contraceptive pills. *Contraception* 2002;66:81–85. PMID: 12204779.

终止妊娠

美国青少年流产比例依然高于西方国家。许多国家法律规定公民几乎没有流产权利。其他国家和制度中,可以通过药物(RU-486)或手术方法扩张和清宫流产,二者均适用于青少年,未确定哪种方法更好。对于少数不希望父母参与社会支持的患者,可以终止妊娠。

青少年避孕

95%以上的青少年妊娠属于意外。18岁的青少年中,妊娠概率为1/4。50%青少年妊娠发生在开始性生活后6个月。尽管20世纪90年代以来,青少年妊娠率下降,但是美国较其他西方国家的概率依然很高。此外,与欧洲同龄人相比,美国青少年很少采用避孕措施和有效避孕办法。尽管过去10年里,健康组织对青少年干预较多,费用和缺乏信心导致的恐惧仍然是青少年女性不避孕的重要原因,最终导致青少年妊娠率较高。

这些发现再次说明在青少年最初健康管理评估中,强调青少年避孕的重要性。

延迟进行性生活是一个较好的建议。若此建议未能实践,关于多种避孕方法的咨询需要考虑的不仅仅是副作用和有效性,还有青少年的个人需求。扩展的规则如84/7天和无"安慰剂"的方式并没有显著差异。这可能给希望月经次数减少的女性,如运动员和军人新的选择,尽管在青少年中尚缺乏研究。应用"快速开始"的方法(即从接诊第一天开始)可以将依从性从56%提高到72%。

青少年常用的激素避孕方法的成功率与成年女性相同,但是青少年更容易忘记每日吃药,所以导致避孕失败率为 9%~18%,长期依从性为 44%。长效方法,如补片、阴道环和激素调剂系统对预防年轻女性的妊娠更为有效。女孩初次怀孕之前放置宫内节育器在有些条件下是合理的,但依然有争议。放环前应对患者进行性传播疾病筛查。

药物避孕对青少年健康有益,可减少痛经、维持月经周期稳定性、减少盆腔炎性疾病和乳腺纤维囊性疾病风险、保护长期生育能力、治疗粉刺和多毛症。需要再次强调避孕和预防性传播疾病的重要性,建议物理屏障方法联合激素方法。

性交后 72 小时使用孕酮进行紧急避孕是一个很有效的办法。由于效果会逐渐减弱,所以建议服用孕酮直到无保护性交后 120 小时。教育获得的信息或者药品宣传能够使年轻女性有第二次机会来防止意外怀孕。

性传播感染性疾病

性传播疾病是当前青少年最常见的传染性疾病。每年在 13~19 岁性活跃期青少年中,感染率大约为 25%。美国 15 岁女孩中,1/4 有性伙伴。初次性交年龄越小,性传播疾病风险越大。衣原体是细菌性性传播疾病中最常见的病原体,家庭、学校和性传播疾病组织长达 2 年的纵向研究表明,约 30%的 12~19 岁的城市少女的培养结果表现为阳性。衣原体感染后遗症包括盆腔炎性疾病(PID)、异位妊娠和不孕,这个年龄阶段 HIV 患者占总体女性患者的 8%,检测结果表现为阳性,但大部分患者没有症状。1996 年,美国 15~24 岁的患者占淋病患者的 60%,占梅毒患者的 25%,占乙肝患者的 17%。当她们到了上大学的年龄,43%女性会感染人乳头瘤病毒。

接近 70%盆腔炎性疾病患者年龄不到 25 岁。据估计,15 岁性活跃人群的发病率约为 1/8,16 岁患者占 1/10。青少年盆腔炎性疾病患者需住院治疗,静脉输注抗生素。2%~4%附件肿物患者为输卵管-卵巢脓肿。治疗包括广谱抗生素和手术引流。盆腔炎性疾病和卵巢输卵管脓肿患者是盆腔疼痛、盆腔粘连、不孕和异位妊娠等疾病的高危人群。

宫颈癌筛查与青少年人乳头瘤病毒疫苗接种

人乳头瘤病毒(HPV)是世界上最常见的性传播疾病病原,性活跃青少年发病率约为 50%,感染多为自限性,不会造成损害,但持续性致癌型 HPV 感染会导致女性宫颈癌。HPV 会导致非遗传性癌症(如外阴、阴道和阴茎)、头颈部肿瘤、男女生殖器疣。

针对致癌型 HPV(主要为 16 和 18 型)疫苗(2006)的应用对 HPV 预防和治疗带来了很大改变。现有两种疫苗获准应用于人体,二者对预防与疫苗类型相关的宫颈病变的有效率超过 95%,且安全性很高。

某些组织,包括美国妇产科学会(ACOG),建议 9~26 岁女性使用该疫苗,由于现在 HPV 疫苗是预防性应用,所以当女性在接触 HPV 之前应用该疫苗才是最有效的,所以最好在初次性生活之前注射疫苗。

一些国家将该疫苗纳入校园免疫计划,其性环境宽松,所以提供该疫苗免疫服务。该疫苗有效期超过 6 年,但具体时间和远期作用尚需要进一步观察。

健康管理者们应鼓励接种疫苗的青少年继续接受其他性传播疾病相关保护方法,强调宫颈癌筛查的重要性。低危青少年筛查应从开始性生活后 3 年开始进行或不晚于 21 岁。

考虑到青少年宫颈癌极其罕见,所以对青少年异常宫颈细胞学表现的处理和成人不同,美国阴道镜和宫颈疾病协会反对 HPV 检测、对低级别上皮内瘤样病变或 Ⅰ 级宫颈上皮肉瘤样病变进行治疗。青少年 Ⅱ 级宫颈上皮内瘤样病变的治疗也应当延迟。对于高级别病变或无症状的低级别病变，建议进行手术切除。年轻女性宫颈上皮内增生 2~3 级进行冷冻疗法治愈率为 92%~95%，环形电切术治愈率近似，宫颈切除深度小于 1.5cm，不会对未来妊娠时的宫颈功能产生影响。

Adams Hillard PJ. Menstruation in adolescents: what's normal, what's not. *Ann N Y Acad Sci* 2008;1135:29–35. PMID: 18574205.

American College of Obstetricians and Gynecologists. *Guidelines for Women's Health Care: A Resource Manual.* 3rd ed. Washington, DC: American College of Obstetricians and Gynecologists; 2007.

American College of Obstetricians and Gynecologists. *Menstruation in Girls and Adolescents: Using a Menstrual Cycle as a Vital Sign.* Washington, DC: American College of Obstetricians and Gynecologists; 2006.

American Society for Reproductive Medicine Practice Committee. Current evaluation of amenorrhea. *Fertil Steril* 2006;86:148–155. PMID: 17055812.

Bayas J, Costas L, Munoz A. Cervical cancer vaccination, indications, efficacy and side effects. *Gynecol Oncol* 2008;110 (3 Suppl 2):S11–S14. PMID: 18586311.

Beyith Y, Hardoff D, Rom E, et al. A simulated patient-based program for training gynecologists in communication with adolescents girls presenting with gynecological problems. *J Pediatr Adolesc Gynecol* 2009;22:79–84. PMID: 19345912.

Bidet M, Bachelot A, Touraine P. Premature ovarian failure: predictability of intermittent ovarian function and response to ovulation induction agents. *Curr Opin Obstet Gynecol* 2008;20:416–420. PMID: 18660695.

Blank SK, Helm KD, McCartney CR, et al. Polycystic ovary syndrome in adolescence. *Ann N Y Acad Sci* 2008;1135:76–84. PMID: 18574211.

Breech LL, Laufer MR. Mullerian anomalies. *Obstet Gynecol Clin North Am* 2009;36:47–68. PMID: 19344847.

Carel JC, Eugster EA, Rogol A, et al. Consensus statement on the use of gonadotropin-releasing hormone analogs in children. *Pediatrics* 2009;123:e752–e762. PMID: 19332483.

Carmina E, Oberfield SE, Lobo RA. The diagnosis of polycystic ovary syndrome in adolescents. *Am J Obstet Gynecol* 2010;203:201.e1–e5. PMID: 20435290.

Committee on Adolescent Health Care. ACOG Committee Opinion No. 436: evaluation and management of abnormal cervical cytology and histology in adolescents. *Obstet Gynecol* 2009;113:1522–1525. PMID: 19461460.

Dumitrescu CE, Collins MT. McCune-Albright syndrome. *Orphanet J Rare Dis* 2008;19:3–12. PMID: 18489744.

Genazzani AD, Ricchieri F, Lanzoni C, et al. Diagnostic and therapeutic approach to hypothalamic amenorrhea. *Ann N Y Acad Sci* 2006;1092:103–113. PMID: 17308137.

Giannesi A, Marchiole P, Benchaib M, et al. Sexuality after laparoscopic Davydov in patients affected by congenital complete vaginal agenesis associated with uterine agenesis or hypoplasia. *Hum Reprod* 2005;20:2954–2957. PMID: 15979993.

Hertwick SP. Pediatric and adolescent gynecology. *Obstet Gynecol Clin North Am* 2009;36:xv–xvi. PMID: 19344844.

Ibñez L, Díaz R, López-Bermejo A, et al. Clinical spectrum of premature pubarche: links to metabolic syndrome and ovarian hyperandrogenism. *Rev Endocr Metab Disord* 2009;10:63–76. PMID: 18726694.

Ismail IS, Cutner AS, Creighton SM. Laparoscopic vaginoplasty: alternative techniques in vaginal reconstruction. *BJOG* 2006;113:340–343. PMID: 16487208.

James AH. Bleeding disorders in adolescents. *Obstet Gynecol Clin North Am* 2009;36:153–162. PMID: 19344853.

Karateke A, Gurbuz A, Haliloglu B, et al. Intestinal vaginoplasty: is it optimal treatment of vaginal agenesis? A pilot study. Surgical method of sigmoid colon vaginoplasty in vaginal agenesis. *Int Urogynecol J Pelvic Floor Dysfunct* 2006;17:40–45. PMID: 15997363.

Legro RS. Detection of insulin resistance and its treatment in adolescents with polycystic ovary syndrome. *J Pediatr Endocrinol Metab* 2002;15(Suppl 5):1367–1378. PMID: 12510993.

Leung AKC, Robson WLM, Kao CP, et al. Treatment of labial fusion with topical estrogen therapy. *Clin Pediatr* 2005;44:245–247. PMID: 15821849.

McCann J, Miyamoto S, Boyle C, et al. Healing of hymenal injuries in prepubertal and adolescent girls: a descriptive study. *Pediatrics* 2007;119:E1094–E1106. PMID: 17420260.

Pena A, Levitt MA, Bischhoff A, et al. Rectovestibular fistula: rarely recognized associated gynecologic anomalies. *J Pediatr Surg* 2009;44:1261–1267. PMID: 19524751.

Petermann T, Maliqueo M, Codner E, et al. Early metabolic derangements in daughters of women with PCOS. *J Clin Endocrinol Metab* 2007;92:4637–4642. PMID: 17848407.

Phillipp CS, Faiz A, Dowling N, et al. Age and the prevalence of bleeding disorders in women with menorrhagia. *Obstet Gynecol* 2005;105:61–66. PMID: 15625143.

Poindexter G, Morrell D. Anogenital pruritus: lichen sclerosus in children. *Pediatr Ann* 2007;36:785–791. PMID: 18229519.

Rosenfield RL, Devine N, Hunold JJ. Salutary effects of combining early very low-dose systemic estradiol with growth hormone therapy in girls with Turner syndrome. *J Clin Endocrinol Metab* 2005;90:6424–6430. PMID: 16189255.

Rotterdam ESHRE/tASRM-Sponsored PCOS consensus on diagnostic criteria and long term health risks related to polycystic ovary syndrome. *Hum Reprod* 2004;19:41–47. PMID: 14685514.

Sanfilippo JS, Larra-Torre E. Adolescent gynecology. *Obstet Gynecol* 2009;113:935–947. PMID: 19305342.

Satyaprakash A, Creed R, Ravanfar P, et al. Human papilloma virus vaccines. *Dermatol Ther* 2009;22:150–157. PMID: 19335726.

Solomon LA, Zurawin RK. Vaginoscopic resection for rhabdomyosarcoma of the vagina: a case report and review of the literature. *J Pediatr Adolesc Gynecol* 2003;16:139–142. PMID: 12804937.

Stranzinger E, Strouse PJ. Ultrasound of the pediatric female pelvis. *Semin Ultrasound CT MR* 2008;29:98–113. PMID: 18450135.

Stuart A. Rhabdomyosarcoma. *Indian J Pediatr* 2004;71:331–337. PMID: 15107514.

Sybert VP, McCauley E. Turner's syndrome. *N Engl J Med* 2004;16;351:1227–1238. PMID: 15371580.

Tena-Sempere M. GPR54 and kisspeptin in reproduction. *Hum Reprod Update* 2006;12:631–639. PMID: 16731583.

Troiano RN, McCarthy SM. Müllerian duct anomalies: imaging and clinical issues. *Radiology* 2004;233:19–34. PMID: 15317956.

（刘荣 译）

第38章 月经与异常子宫出血

Asher Shushan, MD

经前期综合征

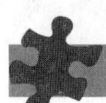
诊断要点

- 症状包括情绪异常(易怒、情绪不稳、抑郁、焦虑)、躯体症状(腹胀、乳房胀痛、失眠、乏力、潮热、食欲改变)和认知改变(混乱和注意力不集中)。
- 症状必须出现在月经后半周期(黄体期)。
- 在月经前半周期里,至少有7天无症状期。
- 症状必须持续至少2个连续周期。
- 症状必须严重到需要医疗咨询或治疗。

概述

经前期综合征(PMS)是指"周期性出现的严重影响日常生活的症状,这些表现与月经周期有关,而且出现在月经前",虽然症状本身并无特异性,但仅出现在月经周期的黄体期则是PMS所特有的。其属于心理神经内分泌紊乱,涉及生物学、心理学及社会因素等,很难确切定义,颇具争议性。PMS发病率非常高,很难确定PMS是一种疾病或仅是一种生理变化。高达75%的PMS患者会出现复发症状,20%~40%出现精神上或身体上无行为能力,5%出现严重症状。接近30岁和30岁出头的女性发病率最高,青少年很少发生,而绝经后患者症状消失。有证据表明,患PMS和经前期焦虑症者更易出现更年期症状。

PMS症状包括头痛、乳房胀痛、盆腔疼痛、腹胀及经前期精神紧张,更严重者表现为易怒、焦虑及情绪不稳。当这些表现影响日常生活时,称为经前期焦虑症(PMDD)。

其他常见症状包括腹部不适、动作笨拙、精神不振、睡眠变化和情绪波动。行为变化包括不合群、日常活动改变、食欲显著变化、易哭、性欲改变等。与PMS相关的症状超过150种,因此,PMS症状复杂,很难清晰界定。

发病机制

PMS症状复杂,病因尚不清楚,一些理论认为其可能与雌激素-孕激素失衡、醛固酮过高、低血糖、高泌乳素血症以及心理因素等有关。以往认为激素失衡与PMS/PMDD临床表现有关,但最近的共识认为,卵巢生理功能是触发因素,当以药物抑制卵巢周期或手术切除卵巢时,患者症状消失,从而更证实了这种观点。

进一步的研究表明,5-羟色胺[5-羟基色胺(5-HT)]是一种神经递质,在PMS/PMDD发病机制中有重要作用。雌激素和孕激素影响中枢5-羟色胺和γ-氨基丁酸(GABA)活性,许多与PMS/PMDD类似的情绪障碍也与5-羟色胺功能障碍有关。皮质GABA神经元功能和神经活性类固醇激素调节紊乱也可能在PMS/PMDD发病机制中发挥重要作用。与正常妇女相比,PMS/PMDD患者晚黄体期GABA水平降低。

诊断

目前尚无检查与诊断PMS与PMDD的客观方法，因此须特别注意患者病史。某些疾病（如甲状腺疾病和贫血）的症状类似于PMS/PMDD表现，应注意排除。

指导患者以图表的方式描述近1个月的症状。根据美国妇产科医学会的标准，如果患者在以往连续3次月经周期的前5天出现至少1种情绪异常（抑郁、暴躁、易怒、焦虑、困惑或回避社交）和躯体症状（乳房胀痛、腹胀、头痛、肢体水肿），这些表现在月经开始4天内缓解，直至月经第13天均不会出现复发，而且在未来2个月经周期中再次出现，据此可诊断为PMS。

临床表现

仔细询问病史和体格检查对排除导致PMS的局限在生殖道、泌尿道或胃肠道的器质性疾病很重要，大多数患者愿意描述自己的症状，但对于不愿意描述症状的患者，则需要仔细询问病史。患者既不能夸大，也不能缩小其所出现的临床问题。

PMS的症状具有特异性、局限性和反复性。情绪压力可加重PMS症状，常出现盲视及呕吐，然后出现偏头痛样的头痛。不同患者的症状各不相同，而同一患者的症状往往无变化。

PMS最常见的症状之一是乳腺痛（乳腺血管及导管系统水肿、充血导致乳房疼痛、水肿），乳腺导管扩张程度与乳房疼痛程度成正比。乳房痛特指周期性发生的严重的乳房疼痛，通常出现在月经周期的黄体期，可能是PMS的主要症状。已证实，乳腺痛与促性腺激素水平增高有关，雌激素可刺激乳腺导管，而孕激素则刺激乳腺间质，催乳素可提高乳腺的反应性。虽然大多数乳腺恶性肿瘤是无痛的，但是仍需进行检查并排除肿瘤。单发或多囊性病灶提示为纤维囊性改变，通常可通过抽吸活检确诊，必要时可行局部切除活检。乳房X线摄片或超声检查有助于这些患者的监测（见第5章）。

应重视患者的精神病史，特别是其个人精神问题或情感性精神障碍家族史。评估和记录患者的精神状态、思想和行为，记录未来每天的相关症状、日常活动及月经量等，鼓励患者参与其医疗。

如果根据精神评估，怀疑患者有潜在的精神疾病，其中最常见的是抑郁症，那么患者通常对抗抑郁药物和心理治疗有效。由于患者月经前期精神疾病症状加重，所以应相应改变其治疗。

治疗

PMS/PMDD的治疗取决于症状的严重程度。有些患者通过改变饮食习惯，如限制咖啡因、酒精、吸烟和巧克力的摄入、少食多餐、食用高含量碳水化合物等即可缓解症状。减少钠摄入量可以减轻水肿。调节压力、认知行为等治疗均可改善症状。

低风险的药物治疗有效，包括碳酸钙（1000~1200mg/d）可治疗腹胀、增加食欲、缓解疼痛；镁（200~360mg/d）可缓解水潴留；维生素B_6（请注意，长期服用200mg/d可能引起周围神经毒性）和维生素E；非甾体抗炎药（NSAID）；螺内酯可治疗循环水肿；溴隐亭可治疗乳腺痛。在中国，选择中药治疗PMS。最近研究报道，经前平能有效治疗PMS。但是，目前还没有足够的证据支持中药在治疗PMS中的作用。

对于严重的PMS和PMDD，应增加药物治疗。大宗病例、优化设计、随机、安慰剂对照研究证实，氟西汀、舍曲林治疗有效，其他几项应用5-羟色胺再摄取抑制剂治疗的小型研究结果显示，与安慰剂相比，药物能有效治疗PMDD，50%~60%接受治疗的患者出现中度缓解。这不是普通的抗抑郁作用，因为作用机制不同的药物治疗无效。治疗应在月经前14天开始,至月经周期结束。抗焦虑药,如阿普唑仑和丁螺环酮治疗也有效,但其副作用和潜在的依赖性必须认真考虑。

激素治疗有效,建议应用口服避孕药和雌激素透皮贴剂,这种治疗能抑制排卵。最近,美国FDA批准使用含有屈螺酮的药物治疗PMDD,这种孕激素来自螺内酯,而不是19-去甲睾酮。批准允许药商说明其治疗PMDD的有效性,但是产品标签上应标明,治疗3个周期后,药物有效性不清楚。

促性腺激素释放激素(GnRH)激动剂通过诱导暂时"药物性绝经"而缓解症状。其局限性在于可产生低雌激素状态、引起骨质疏松症,雌激素和孕激素"反加"治疗可避免这些问题。目前没有确凿的证据表明,孕激素可以缓解PMS。丹那唑治疗可缓解乳腺痛。双侧卵巢切除术是确切的治疗方法,术后建议再行雌激素替代治疗。

痛经

痛经或经期腹痛是妇科患者最常见的主诉之一。许多女性在月经期会出现轻度不适,但痛经是指患者经期腹痛程度较重,影响其正常生活并需要非处方药物或处方药物治疗。

痛经有3种类型:①原发性(无器质性病因);②继发性(病理性原因);③子宫内膜膜状剥脱(子宫内膜完整剥脱、排出)。本章主要侧重于讨论原发性痛经,继发性痛经详见相关疾病部分(如子宫内膜异位症、子宫腺肌症、盆腔炎、宫颈狭窄、子宫肌瘤及子宫内膜息肉)。子宫内膜膜状剥脱导致的痛经较罕见,引起剧烈绞痛的原因是由于脱落的子宫内膜经过未扩张的子宫颈。此外,宫内节育器(IUD)可引起子宫痉挛而导致痛经。

发病机制

以往观点认为,月经期疼痛与排卵周期有关,其发生机制是由于前列腺素的作用。经过近30年的发展,目前的观点认为,原发性痛经是一种异常表现,与前列腺素和类花生酸分泌增高导致的子宫异常收缩有关。子宫宫缩可减少子宫血流,导致子宫缺氧。

其他研究证实,白三烯水平增加也是一个影响因素。血管加压素可使经期腹痛加重,但是其拮抗剂阿托西班却不影响痛经。

心理因素可能与痛经有关,母亲痛经会对女儿产生影响。女孩在家长、教师、医师或辅导员指导下,在月经初潮前了解到关于月经的准确信息。学习或社会因素导致的情绪焦虑也可加重痛经。

临床表现

疼痛表现是主观的,医师询问病情时不应诱导患者夸大或缩小其不适程度。在病史采集中,应包括以下几个重要问题:什么时候发生疼痛?采取什么方法可以减轻疼痛?是否有其他伴随症状?口服避孕药是否能减轻或加剧疼痛?疼痛程度是否随着时间而加重?

由于痛经几乎总是与排卵周期相关,通常不会发生在月经初潮时,多出现在青春期以后。14%~26%的青少年因为痛经而不能上学或工作。痛经通常发生在月经周期的第一天,有些患者可能在第二天出现痛经,有些患者可能出现恶心、呕吐、腹泻及头痛等症状,但是未发现与子宫内膜异位症相关的症状。

体格检查不能发现任何有意义的盆腔病变。痛经患者表现为广泛的盆腔压痛,多为子宫体部压痛,而附件区无压痛。为排除子宫内膜异位症、盆腔炎或卵巢囊肿等病变,必要时可行超声检查或腹腔镜检查。

鉴别诊断

原发性痛经最易与子宫内膜异位症导致的继发性痛经相混淆。子宫内膜异位症患者常在月经前1~2周即开始出现疼痛,月经前1~2天最重,月经开始时或月经后不久疼痛缓解。

性交痛或附件区压痛与肿物或子宫直肠窝触痛性结节，尤其在月经间期出现，有助于明确诊断（见第56章）。对于年长及子宫外未发现病灶患者，其痛经表现与子宫腺肌症患者相似。

治疗

非甾体抗炎药（NSAID）或对乙酰氨基酚可缓解轻度痛经。非甾体抗炎药可减轻疼痛，此外，还可持续腹部热敷。疼痛剧烈者，需服用可待因或其他更强效的止痛药治疗，痛经时需卧床休息。必要时可以胃肠外途径给药。止痛药所需剂量可能会引起嗜睡。

抗前列腺素

抗前列腺素可用于治疗痛经。与阿司匹林相比，抗前列腺素是一种更新、作用更强、起效更快的长效药物，临床应用更多。布洛芬、萘普生和NSAID，为非处方用药，能有效减少月经期前列腺素水平，缓解痛经。环氧合酶-2（COX-2）抑制剂可治疗痛经，但最近其不良反应也引起了重视。罗非昔布、伐地昔布、罗美昔布可有效治疗原发性痛经，但COX-2抑制剂的疗效与萘普生相同，并无提高。鉴于上述考虑，结合COX-2抑制剂的安全性及NSAID治疗时间短、成本低的特点，在治疗原发性痛经时，推荐将NSAID作为首选药物，并记录其长期应用的安全性。必须在发病早期服药，通常在发病前1~2天，或开始出血或出现痉挛时应用。

抗前列腺素的作用是阻断前列腺素的合成和代谢，因此一旦疼痛发作，其疗效较早期用药明显减低。

口服避孕药

多数NSAID治疗无效或不能耐受者，可周期性服用最低剂量的口服避孕药，增加雌激素水平，缓解痛经。口服避孕药的作用机制与抑制排卵或降低子宫内膜前列腺素水平有关。不需要避孕的患者，应用口服避孕药6~12个月，停药后痛经症状仍可持续缓解。在治疗痛经时，NSAID与口服避孕药合用有协同作用。

手术治疗

虽然游离宫骶韧带、骶前神经切断术主要用于子宫内膜异位症的辅助治疗，但对于少数药物治疗与扩张宫颈治疗均无效患者，可行腹腔镜下骶前神经切断术。

对于极少数药物治疗或保守性手术治疗均无效的子宫腺肌症、子宫内膜异位症或盆腔感染等患者，最终需行子宫切除术，保留或不保留卵巢。在极少数情况下，无器质性病变的痛经患者，最终需行全子宫切除术，以缓解症状。

辅助治疗

持续腹部热疗可缓解痛经，其疗效与布洛芬类似，但在日常生活中，其实用性不高。许多研究表明，锻炼可降低发病率和（或）改善痛经症状，但缺乏确切的证据。

近来，Cochrane评价分析了7个随机对照试验，比较经皮神经电刺激（TENS）与安慰剂或不治疗组的疗效，发现高频率TENS较安慰剂组对原发性痛经的止痛效果更好。

目前，草药和饮食疗法治疗痛经的证据不足。

American College of Obstetricians and Gynecologists. *Premenstrual Syndrome. ACOG Practice Bulletin Number 15.* Washington, DC: American College of Obstetricians and Gynecologists; 2000.

Halbreich U. Algorithm for treatment of premenstrual syndromes (PMS): experts' recommendations and limitations. *Gynecol Endocrinol* 2005;20:48–56. PMID: 15969247.

Jing Z, Yang X, Ismail KM, Chen X, Wu T. Chinese herbal medicine for premenstrual syndrome. *Cochrane Database Syst Rev* 2009;1:CD006414. PMID: 19160284.

Johnson S. Premenstrual syndrome, premenstrual dysphoric disorder, and beyond: a clinical primer for practitioners. *Obstet Gynecol* 2004;104:845–859. PMID: 15458909.

Lopez LM, Kaptein A, Helmerhorst FM. Oral contraceptives containing drospirenone for premenstrual syndrome. *Cochrane Database Syst Rev* 2008;1:CD006586. PMID: 18254106.

子宫异常出血

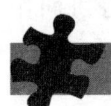
诊断要点

- 异常子宫出血,包括月经异常出血及由妊娠、全身性疾病或癌症等其他原因导致的出血。
- 对于育龄期妇女,必须考虑妊娠并发症。
- 在排除所有病理因素引起的异常出血后,才能诊断为功能失调性子宫出血(约占60%)。

概述

异常子宫出血,包括月经异常出血及由妊娠、全身性疾病或癌症等其他原因导致的出血。异常子宫出血的诊断和治疗是妇科领域中最困难的问题。患者可能无法辨别出血来源,如来自阴道、尿道或直肠。在育龄妇女中,必须考虑妊娠并发症,需要注意的是,可能存在一种以上原因,如子宫肌瘤和宫颈癌。

异常子宫出血的类型

在标准分类中,异常子宫出血分为7种不同类型。

月经过多:是指月经量增多或月经持续时间延长。经血中有血凝块不属于异常,但提示月经量过多。描述月经为"涌出"或"打开水龙头"者均是异常的。子宫黏膜下肌瘤、妊娠并发症、子宫腺肌病、宫内节育器、子宫内膜增生、恶性肿瘤、功能失调性出血等都是月经过多的原因。

月经过少:是指月经量极少,有时呈点滴样出血。处女膜或宫颈狭窄导致经血流出受阻可造成月经过少。子宫腔粘连(Asherman综合征)也可导致月经过少,子宫造影、宫腔镜检查可以诊断。有时应用口服避孕药的患者也可出现月经过少,但并无临床意义。

崩漏(经间期出血):是指发生在月经周期间的任何时间。排卵期出血是指月经中期出现的点滴出血,伴有基础体温改变。子宫内膜息肉、子宫内膜癌和宫颈癌是常见的病理原因。近年来,外源性雌激素的应用已经成为这种类型出血的常见原因。

月经频发:是指月经周期过于频繁,通常与无排卵有关,极少数患者与月经黄体期缩短有关。

经量过多:是指出现在月经周期不规则的子宫出血,出血量和持续时间也有所不同。导致经间期出血者都会出现经量过多。突然出现的不规则子宫出血可能提示恶性肿瘤或妊娠并发症。

月经稀发:月经周期超过35天。如果无月经周期超过6个月,即可诊断为闭经。经量减少通常与无排卵有关,也与其他内分泌因素(如妊娠、垂体下丘脑疾病、围绝经期)或全身性因素(如过度减肥)有关。分泌雌激素的肿瘤在出现其他子宫出血类型前,首先出现月经稀发。

接触性出血(性交后出血):必须首先考虑宫颈癌,直到排除诊断。其他引起接触性出血的更常见原因包括宫颈外翻、宫颈息肉、宫颈或阴道感染(如滴虫)或萎缩性阴道炎。细胞学涂片检查阴性不能排除宫颈浸润癌,必要时应行阴道镜下活检。

异常子宫出血的评价

详细询问病史、体格检查、细胞学检查、盆腔超声检查和血液检查是评价异常子宫出血的第一步。血液检查的主要目的是排除全身性疾病、妊娠或滋养细胞疾病,包括全血细胞计数、人绒毛膜促性腺激素(hCG)β亚单位、促甲状腺激素(TSH)。

病史

出血原因很多,应特别注重病史的重要性。询问月经量、月经周期和经期、经间期出血的时间和次数、接触性出血的次数及血量,注意末次月经、末次正常月经、初潮年龄和绝经年龄以及身体健康状况。患者必须记录出血模式,以判断出血是否异常。然而,大多数女性偶尔会有一个不规律的月经周期。依据患者的年龄和出血的模式,继续观察可能是必要的。

体格检查

腹部肿块和子宫不规则增大提示子宫肌瘤。子宫均匀性增大提示子宫腺肌病或子宫内膜癌。萎缩性和炎症性外阴及阴道病变、宫颈息肉、宫颈浸润癌均可直视下观察。直肠检查非常重要,可以确定肿瘤在两侧及后方的转移或桶形宫颈。妊娠期间,宫颈蜕膜反应可能导致出血,宫颈外口表现为柔软、质脆、充血。

细胞学检查

细胞学检查不仅是无症状宫颈上皮内瘤变患者最有价值的筛查方法,还能发现浸润性宫颈病变(特别是颈管内病变)。细胞学检查诊断子宫内膜异常的可靠性差,但是如果绝经后妇女在细胞学检查中发现子宫内膜细胞,在排除应用外源性雌激素治疗后,应考虑为异常表现。同样,月经周期的分泌期也不应存在脱落的子宫内膜细胞。细胞学检查发现阳性或可疑子宫内膜癌时,需进一步检查。

根据宫颈细胞学检查结果,可怀疑输卵管或卵巢癌。涂片技术很重要,有些肿瘤仅存在于宫颈管内,宫颈外口或阴道内无脱落的肿瘤细胞。实验室报告中应包括是否有宫颈内细胞。目前使用的宫颈刷显著增加了宫颈细胞学涂片的准确度。任何不正常的细胞学结果,均需进一步检查(见第48章)。

盆腔超声扫描

盆腔超声检查已成为妇科盆腔检查的重要组成部分,扫描可以经阴道或经腹部完成。经阴道超声检查需排空膀胱,使盆腔器官更加清晰。经腹超声检查则需要充分充盈膀胱,有助于更好地识别骨盆内结构。超声检查是查体的重要补充,可提供更加详细的资料,如对子宫内膜的描述、子宫宽度和外形是否规则(图38-1)、是否存在肌壁间或黏膜下肌瘤(图38-1)、宫腔息肉、附件包块。子宫内膜不规则增厚是术前进行子宫内膜检查的指征,需行进一步检查和子宫内膜活检。

超声造影检查是盆腔超声扫描的改良方法,将细管放入宫腔并注入生理盐水,然后行经阴道超声检查。这种方法显著提高了经阴道超声的敏感性,常用于诊断子宫内膜息肉、黏膜下肌瘤及其他异常。

子宫内膜活检

子宫内膜活检方法包括使用 Novak 吸刮匙、Duncan 刮匙、Kevorkian 刮匙或 Pipelle,仅

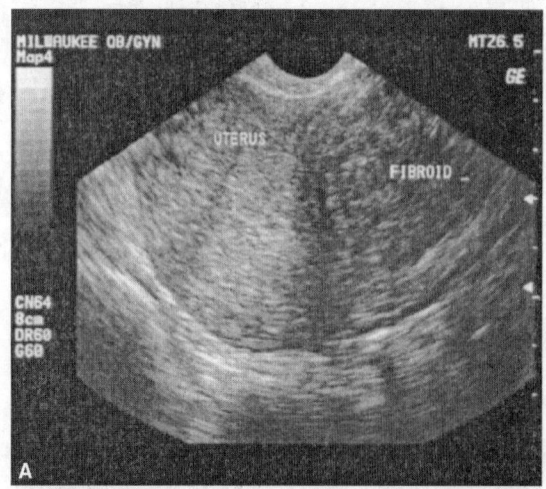

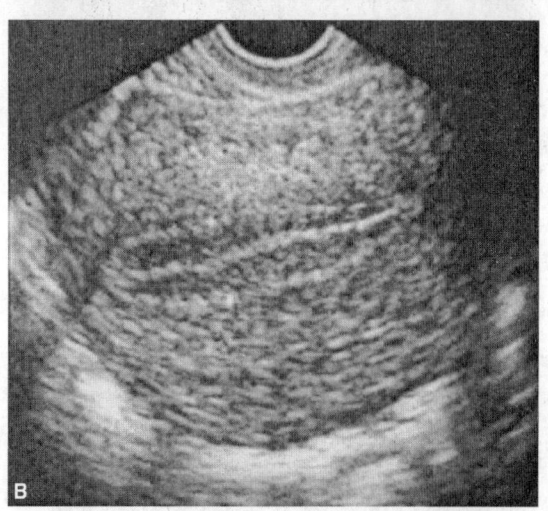

图 38-1 子宫肌瘤(A)及正常子宫内膜(B)的典型超声影像。

行宫颈扩张不需要这些器械。可行小区域子宫内膜的取样活检。

对于出血原因不明的持续性出血或者子宫内膜取样不足以诊断的患者，必须行宫腔镜检查与诊断性刮宫术(D&G)。

宫腔镜

经宫颈将内镜置入子宫腔，可直视宫腔情况(图38-2)。由于诊断准确性较高，适宜门诊检查，目前，在诊断异常子宫出血中，宫腔镜已逐渐替代了分段诊刮术，成为子宫内膜疾病诊断的金标准，同时可行宫腔内肿物切除或组织活检。

诊断性刮宫

多年来，分段诊刮术一直是诊断异常子宫出血的金标准，可在局麻或全麻下在门诊或住院后进行。全麻下腹部肌肉更加放松，有利于更全面的妇科检查及盆腔肿块更精确的评估，保证刮宫更全面。但是分段诊刮术是一个盲操作过程，特别是当异常子宫出血原因是局限性病变(如息肉)时，其准确度将受到影响。

一般处理原则(图38-3)

在做出诊断时不要主观臆断，详细的病史和盆腔检查至关重要。必须考虑妊娠、服用口服避孕药、宫内节育器及激素的可能性。

在异常子宫出血的诊断中，重要的是确定出血是否与排卵或无排卵周期有关。在排卵月经周期中，出血可能与持续性黄体囊肿或黄体期缩短有关。在无排卵月经周期中，由于子宫内膜增生而血供减少，导致部分内膜坏死、脱落。在这些情况下，必须排除导致无排卵月经的器质性病变(如甲状腺或肾上腺异常)。服用药物将子宫内膜从增生期转化为分泌期(黄体期联合给予口服避孕药或孕激素)，可治疗大多数急性和慢性出血。

诊断技术改进和治疗手段进展减少了治疗异常子宫出血的子宫切除术，如果排除病理性因素(如黏膜下肌瘤、子宫腺肌病)、没有癌变的显著风险(如非典型子宫内膜增生)、不存在急性的危及生命的出血，那么多数患者可以

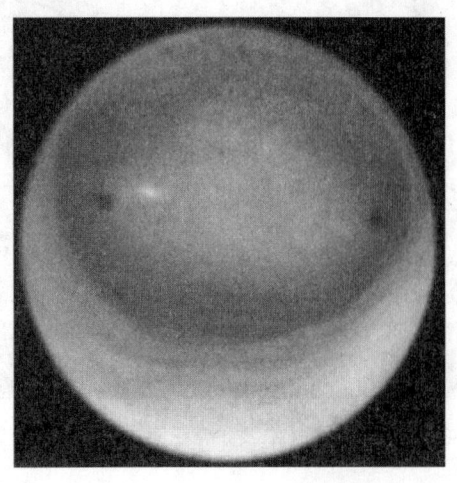

图38-2 宫腔镜下子宫腔形态。

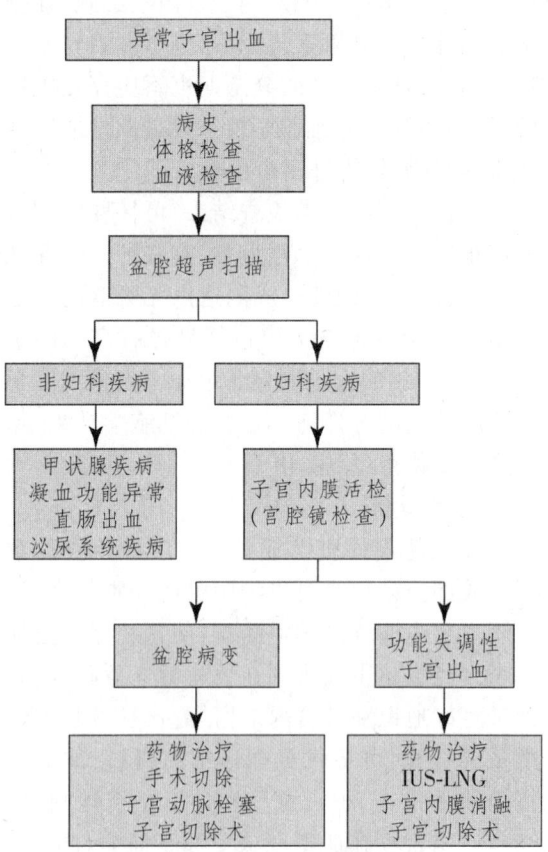

图38-3 异常子宫出血的一般处理原则。IUS-LNG，左炔诺孕酮宫内释放系统。

应用激素或微创手术治疗，代替子宫切除术。如果患者希望保留生育功能，则可行子宫肌瘤剔除术(宫腔镜、腹腔镜或保守治疗)。门诊和住院患者均可行子宫内膜切除术。

月经过多者可行经期间抗纤溶治疗，其疗效与前列腺素合成酶抑制剂相似，能明显减少出血量。也可应用长效孕激素肌注(Depo-Provera)治疗，但可能导致不规律出血，甚至闭经。左炔诺孕酮释放IUD与子宫内膜切除术减少失血的疗效相似。

孕期子宫异常出血

参见第18章。

非妇科疾病引起的出血

在异常子宫出血的鉴别诊断中，必须排除非妇科疾病引起的出血(如直肠或泌尿系统疾病)，因为患者很难辨别出血的来源。妇科和非妇科出血的原因可能同时存在。全身性疾病可导致异常子宫出血，如黏液性水肿通常会导致闭经，但甲状腺功能减退不明显者可增加子宫出血。肝病可干扰雌激素代谢，导致不同程度的出血。这两种情况通常出现在妇科症状表现之前。血液恶性疾病和凝血功能异常也可引起妇科出血。接受抗凝血药或肾上腺类固醇治疗者可出现异常出血。由于饮食失调导致的极度消瘦、运动、节食与无排卵和闭经有关。

功能失调性子宫出血

排除所有可能的病理性异常子宫出血原因后，即可诊断为功能失调性子宫出血(约占60%)。功能失调性出血最常见于生育年龄两端的妇女(20%发生在青少年、40%发生在40岁以上者)。处理依据患者年龄(青少年、年轻女性或绝经后妇女)。

治疗

青春期患者

因为初潮时经常是无排卵性月经，月经并非总是不规律的，向患者解释发生原因是治疗所必需的。有些患者可能发生大量出血。对于年轻患者，没有必要行有创性诊断方法，但必须行体格检查(盆腔或直肠)、盆腔超声检查以及基本的血液检查，以排除妊娠或其他病理情况。除极少数患者需要刮宫止血外，口服雌激素治疗可以控制出血，适用于所有患者的治疗。有许多方案可供选择，包括雌孕激素联合治疗、孕激素单独治疗或联用口服避孕药治疗。对于急性出血，可给予高剂量雌激素静脉注射(25mg结合雌激素，每4小时1次)可快速起效。在血流动力学稳定的患者中，结合雌激素口服剂量为每次2.5mg，每4~6小时1次，共服用14~21天。一旦出血停止，立即服用醋酸甲羟孕酮5mg，1~2次/天，共7~10天。

3~4倍常用剂量的口服避孕药治疗也有效，比连续激素治疗更简单。同样，几天后可降低剂量，然后以低剂量继续服用数个周期，可提高贫血患者的血红蛋白水平。对于活检结果是增殖期子宫内膜的患者，可服用醋酸甲羟孕酮10mg/d，共10天。接受周期性治疗的患者，通常3~6个月后停止治疗，必要时需进一步评估。对于出血不严重的青少年，可选择口服避孕药治疗。

育龄期患者

在20~30岁患者中，异常子宫出血的原因多不是病理性因素，恰当的诊断程序包括病史、体格检查和细胞学检查、盆腔超声检查。激素治疗同青春期患者。

绝经前患者

绝经前妇女应排除病理性原因，如子宫内膜癌。初步评估应结合宫腔镜及子宫内膜活检。激素治疗开始前，应明确是否为无排卵或非同步周期。复发性异常子宫出血需进一步评估。

手术治疗

对于主要症状是贫血，但不能用激素控制出血，而且持续不规律出血影响生活的患者，分段诊刮术可能能够暂时止血。如果出血仍然存在,可选择左炔诺孕酮 IUD 或微创手术,如子宫内膜消融术治疗。有研究表明,约 80% 计划行子宫切除术的患者改为子宫内膜消融治疗,但如果微创手术失败或患者希望确切的治疗方案,则需行子宫切除术。同时患有子宫内膜异位症、子宫肌瘤和盆底功能障碍的患者,需行手术治疗。

绝经后出血

绝经后出血是指中年妇女停经 12 个月后发生的出血。尽管排卵周期可能恢复,但对于闭经 1 年的年轻人或已确诊为卵巢早衰者或更年期患者发生出血仍属于绝经后出血。尿促卵泡素(FSH)水平对绝经期与下丘脑性闭经的鉴别诊断十分重要。FSH 水平大于 30mIU/mL 时高度提示为绝经期。

与年轻妇女子宫出血者相比,绝经后出血的原因更可能是病理性疾病,必须引起重视。必须排除非妇科疾病导致的子宫出血。中老年妇女病理性疾病的可能性更大,患者无法确定出血部位。除非有充分的证据排除妇科原因,否则出血来源不应假定为非妇科疾病。

无论是正常的("功能")出血或功能失调性出血,均不应在绝经后发生,因此病理性因素更常见。出现萎缩或增生期子宫内膜是不正常的。除非患者恢复排卵或应用孕激素治疗,否则不会出现分泌期改变。排除非妇科出血原因后,妇科原因必须予以考虑。

外源激素

绝经后子宫出血最常见的原因是应用外源性激素。过去面霜和化妆品中含有大量雌激素,但在现在已不存在。仔细询问病史至关重要,因为患者可能没有遵循雌激素和孕激素治疗方法。

由于心血管疾病的风险,绝经后激素替代治疗(HRT)被重新认识,不再推荐长期给予雌激素/孕激素预防骨质疏松症。HRT 可以减轻更年期症状,提高生活质量。如果规律服用 HR 药物,有恢复正常月经的可能,应用激素替代治疗 6~12 个月后开始出现阴道出血者并不少见。如果发生出血,则须进一步检查,确定其病因。如果发现子宫内膜增生,特别注意是否存在非典型增生,治疗时需增加孕激素剂量或行子宫切除术。

阴道萎缩和阴道、外阴病变

下生殖道出血通常与阴道萎缩、创伤有关,检查可发现组织变薄,有淤斑。发生在阴道口或阴道内、需要缝合的裂伤并不常见。外阴营养不良、白色病变可出现外阴和皮肤皲裂。宫颈和阴道细胞学检查可提示不成熟上皮细胞,伴或不伴炎症。排除上尿路病变后,可以雌激素局部或全身性治疗阴道病变。外阴病变需要进一步诊断评估,以确定恰当的治疗方法。

生殖道肿瘤

绝经后子宫出血的器质性病变鉴别包括子宫内膜增生(简单、复杂和非典型)、子宫内膜息肉、子宫内膜癌或其他肿瘤,如宫颈癌或宫颈腺癌、子宫肉瘤(包括中胚叶混合和癌肉瘤)和罕见的输卵管和卵巢癌。此外,也应考虑分泌雌激素的卵巢肿瘤。

必须做子宫组织活检,应行宫颈管诊刮加子宫内膜活检。如果不能诊断或可疑者,必要时行分段诊刮术。宫腔镜检查可在诊室或手术室进行,有助于定位分段诊刮遗漏的子宫内膜息肉或子宫肌瘤。盆腔超声在诊断卵巢肿瘤和子宫内膜厚度以及鉴别子宫肌瘤和附件肿瘤时非常重要。绝经后周期性出血很少需行子宫切除,特别是子宫内膜活检不能明确诊断者。

Dawood MY. Primary dysmenorrhea: advances in pathogenesis and management. *Obstet Gynecol* 2006;108:428–441. PMID: 16880317.

Istre O, Qvigstad E. Current treatment options for abnormal uterine bleeding: an evidence-based approach. *Best Pract Res Clin Obstet Gynaecol* 2007;21:905–913. PMID: 17499553.

Jensen JT, Speroff L. Health benefits of oral contraceptives. *Obstet Gynecol Clin North Am* 2000;27:705–721. PMID: 11091985.

Rauramo I, Elo I, Istre O. Long-term treatment of menorrhagia with levonorgestrel intrauterine system versus endometrial resection. *Obstet Gynecol* 2004;104:1314–1321. PMID: 15572496.

Revel A, Shushan A. Investigation of the infertile couple. Hysteroscopy with endometrial biopsy is the gold standard investigation for abnormal uterine bleeding. *Hum Reprod* 2002;17:1947–1949. PMID: 12151418.

Schwayder JM. Pathophysiology of abnormal uterine bleeding. *Obstet Gynecol Clin North Am* 2000;27:219–234. PMID: 10857116.

Telner DE, Jakubovicz D. Approach to diagnosis and management of abnormal uterine bleeding. *Can Fam Physician* 2007;53:58–64. PMID: 17872610.

(刘荣 译)

第39章 外阴与阴道良性疾病

Jacob Bornstein MD, MPA

外阴和阴道疾病很常见，会引起明显不适。迄今为止，由于妇产科、皮肤科、性病学、病理科医师之间交流不足，每个人对疾病自然病史、诊断模式和进一步治疗都有自己的看法，从而限制了我们对外阴病变的认识。目前，已明确了这些疾病的传播方式。1970年，为了便于对外阴疾病自然病史和现代治疗方法的理解、讨论和交流，外阴阴道疾病研究协会（ISSVD）建立，确定了常用术语。本章所用的关于外阴阴道良性疾病的术语都是由ISSVD制订的，适宜初学者对阴道外阴疾病的形态和功能方面的学习。同时，旨在使医师对外阴疼痛综合征、人类乳头瘤病毒（HPV）疫苗对外阴疾病的影响及外阴皮肤疾病等方面的认识有所突破。外阴和阴道的癌前病变及恶性肿瘤部分将在第47章讨论。

解剖和生理

外阴和阴道解剖在第1章中已有所叙述。近年来，阴道前庭导致的性交痛已成为关注的焦点。虽然外阴部皮肤缺乏雌激素受体，但是阴道疾病的发生进展与内源性、外源雌激素有关。雌激素使阴道上皮增厚，上皮细胞内糖原聚集。糖原代谢产物为乳酸，使阴道pH值维持在3.5~4.0，有助于促进阴道正常菌群生长，其中主要为乳酸杆菌和产酸的棒状杆菌，此外有少量假丝酵母菌，但不引起临床症状。

诊断要点

患者外阴和（或）阴道症状需进行以下评估：
▶ 认真评估生理学系统，以免遗漏潜在的可能导致外阴症状的疾病。

- 糖尿病患者易发生外阴阴道念珠菌感染，导致外阴部瘙痒或疼痛。随着病情进展，患者可出现神经痛。
- 血清胆盐水平增高，如胆汁淤积或原发性胆汁性肝硬化等可引起外阴瘙痒。
- 某些血液病，如红细胞增多症、淋巴瘤等可导致全身症状，包括外阴瘙痒。
- 完整病史包括外阴潜在刺激因素，如乳膏、皂粉、香皂、内裤材质及清洗方式等应予以注意。
- 评估患者对既往处方的依从性，明确患者治疗失败的原因是诊断错误还是治疗不当。
- 由于治疗外阴疾病的药物的高药性或潜在的副反应，因此患者有时避免应用，如全身或局部应用丙酸氯倍他索（特美孚）等类固醇激素、三环类抗抑郁药（如阿米替林）等。
- 询问之前有无感染病史。
- 虽然患者和医师对性生活均会很敏感，但应当询问评估。
- 应用某些女性卫生用品（如洗液、香皂、香氛）以及医疗用品（如子宫托、阴道隔膜、口服避孕药、抗生素)会改变阴道正常菌群。
- 合成纤维材料的内裤不利于散热和散湿,可加重外阴阴道症状。

▶ 有时患者不会主动说出是否有外阴疼痛、分泌物异常、瘙痒等较为隐私的症状,因此应主动询问。

▶ 仔细检查外阴部皮肤和黏膜,有些皮肤病,如银屑病、脂溢性皮炎、天疱疮、扁平苔藓等会出现在外阴部。

▶ 检查阴道分泌物的物理、化学及微生物情况,有时外阴疾病会累及肛周,所以肛周也要检查。阴道取材行念珠菌及细菌等湿片检查或培养。还需行HPV DNA检查。

▶ 外阴检查:虽然窥阴器能完成外阴和阴道检查,但是阴道镜有放大作用,特别是在活检时需要在阴道镜指导下,阴道镜检查与活检是诊断外阴阴道疾病的两个重要步骤。

1. 确定病变属于6种病变类型(表39-1)中的哪一种,并找出病变的原因。

2. 在可疑病灶处取足够的活检进行病理学检查,大多数患者最终诊断依赖组织病理,所以外阴活检是必需的。

外阴活检的原则

局麻下用皮肤打孔器可获得较为满意的包括全层皮肤及肿瘤的样本,尽量不要挤压样本,使其保持病灶原有形态。活检样本要注意其切缘的异常病理特征。在溃疡病灶,其中心部位为坏死组织,无诊断价值。多数患者无需住院,活检后可以局部按压、硝酸银或缝合等方法止血。

外阴疾病

外阴部上皮或病变颜色主要取决于角蛋白层的宽度、真皮层血管分布、表皮覆盖的厚度及干预性色素,包括黑色素、血色素的含量。

白色病变

发病机制

外阴苔藓状病变表现为白色病变,其原因是由于外阴角质层增厚,遮盖了其下方的血管,再加上外阴潮湿产生的浸渍作用,从而导致了外阴白色病变。外阴弥散性白色病变可能是遗传性疾病白癜风引起的黑色素缺失。外阴溃疡愈合后,局部暂时性色素缺失也可形成白色病变。

过去,外阴白色苔藓样病变被称为黏膜白斑、外阴干枯病、老年性外阴炎。1976年,Jeffcoate引入"营养不良"一词,1987年,ISSVD将此术语改成"外阴皮肤黏膜上皮非肿瘤性病变"(表39-2)。此术语旨在强调这类疾病不需要手术切除,如外阴切除术,因为它不属于肿瘤。同时强调要行活检以明确诊断。"营养障碍伴不典型增生"这一术语已经不再使用,包含不典型增生的病变称为"外阴上皮内瘤样病变(VIN)",将在第47章中论述。

表39-1 外阴阴道疾病的形态学分类

白色病变
红色病变
黑色病变
溃疡
小肿瘤
大肿瘤

表39-2 外阴皮肤和黏膜非肿瘤性上皮性疾病的分类

硬化性苔藓
慢性单纯性苔藓
其他皮肤病

硬化性苔藓

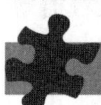
诊断要点

- ▶ 硬化性苔藓是最常见的外阴上皮非肿瘤性病变。
- ▶ 剧烈瘙痒多见于60岁以上的老年女性。
- ▶ 外阴皮肤变薄、褶皱、变白且伴有苔藓化或过度角化(见表39-3)。
- ▶ 小阴唇前部黏合。
- ▶ 搔抓导致局部破损、皲裂、皮下出血、溃疡。
- ▶ 活检是必需的。

发病机制

硬化性苔藓是一种慢性炎症性良性疾病,是最常见的外阴皮肤疾病。致病因素很多,包括维生素A缺乏、自身免疫性疾病、弹性蛋白酶过多、5-α还原酶活性降低,该酶可抑制睾酮转化为双羟睾酮(营养皮肤的激素),可使皮肤变薄。局部涂抹睾酮治疗有效也支持了此种假设。

临床表现

症状和体征

该病常见于60岁以上的女性,儿童罕见,约50%的青少年患者可自愈。多数患者表现为外阴瘙痒,也有患者诉外阴疼痛或性交困难和(或)表现为无症状的白色病变。

急性硬化性苔藓的典型临床表现和病程进展为:

1. 外阴部皮肤充血和水肿;
2. 形成苔藓样变和角化过度的白色斑块(图39-1);
3. 白色斑块融合;
4. 剧烈瘙痒,导致抓-痒恶性循环;
5. 搔抓导致毛细血管扩张和皮下出血;
6. 出现侵蚀、皲裂和溃疡。

慢性硬化性苔藓的典型临床表现和病程进展:

1. 外阴皮肤变薄、褶皱、变白,呈卷烟纸样外观;
2. 小阴唇前方粘连遮盖阴蒂,导致包茎样改变(图39-1);
3. 阴道前庭缩窄,导致外阴结构皱缩,以前称为外阴干枯病;
4. 累及肛周,多呈8字形绕过外阴、肛门;

表39-3 外阴术语

棘皮症	皮肤棘细胞层良性异常增厚
糜烂	皮肤浅表性损伤,通常未达真皮层。虽然比表皮剥脱表浅,但有时有轻微出血
表皮剥脱	机械原因导致的损伤,表现为皮肤抓痕。通常见于一些瘙痒性皮肤病变
湿疹	皮炎或为皮肤浅层炎症,表现为干燥、多发皮疹,皮疹特征为发红、皮肤水肿、瘙痒、干燥、变硬、脱落、水泡、皲裂、渗出或出血
角化过度	皮肤角质层角蛋白增多,皮肤表层增厚
苔藓样变	皮肤(或表皮)增厚,皮纹变明显,呈现树皮样外观。常见于慢性湿疹(或过敏性皮炎),经常搔抓皮肤导致的病变或慢性单纯性苔藓。苔藓样变常与瘙痒性疾病有关
溃疡	皮肤表皮和真皮同时缺失

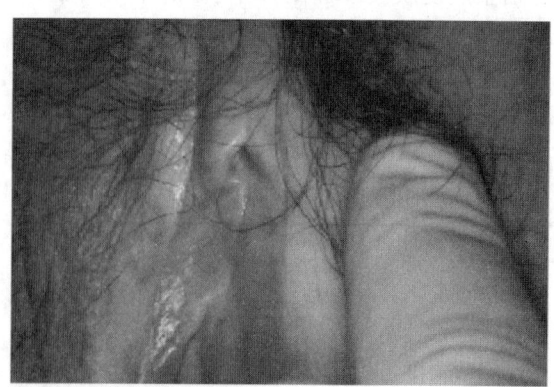

图39-1 硬化性苔藓晚期的病灶。小阴唇和覆盖阴蒂的皱襞融入阴唇皮肤。

5. 有些患者在萎缩性硬化性苔藓表皮内产生增生性表皮岛。

组织学表现

活检组织根据以下5点组织学特征进行诊断(图39-2):

1. 过度角化层薄;
2. 上皮细胞层变薄;
3. 乳头变平(钉突);
4. 基质均质化;
5. 深层淋巴细胞浸润。

鉴别诊断

导致外阴部白色病变的其他疾病包括白癜风、单纯硬化性苔藓和其他皮肤病,如银屑病。

并发症

硬化性苔藓女性患者发生鳞状细胞癌的概率较高(3%~5%),提示所有新发病灶必须进行活检。癌症主要发生在仍有外阴瘙痒或未采取治疗的女性。地塞米松对治疗硬化性苔藓有效,同时也可以降低硬化性苔藓患者癌变的发生率。

治疗

第一步是阻断痒-抓循环,减少皮肤炎症。外阴卫生保健的一般措施包括不穿紧身内裤、每日用温和肥皂清洗外阴、用吹风机吹干外阴皮肤。

药物治疗

睡前口服抗组胺药。0.05%地塞米松为高效局部应用的类固醇药物(表39-4),早期应用可迅速缓解症状,阻断痒-抓循环,重建患者的信心。为减少或消除激素副作用,局部应用可减少激素用量,每次用量同刷牙时所用牙膏量,初始时每天2次,连续2周,继而改为每天1次,连续两周,然后改为每周两次,连续2周,然后按需进行调整。有医师建议可用低效激素局部治疗来维持疗效。激素导致皮肤萎缩退化很少发生。

有医师建议,对于地塞米松不敏感的患者,可以应用他克莫司霜剂、维A酸、抗疟药或者光动力治疗。手术治疗仅限于阴道前庭缩窄而导致性交困难或上皮内或浸润性鳞状细胞肿瘤患者。

若无法缓解瘙痒,可采取如下方法:病灶内注射激素或者不切除病灶,仅破坏皮下神经

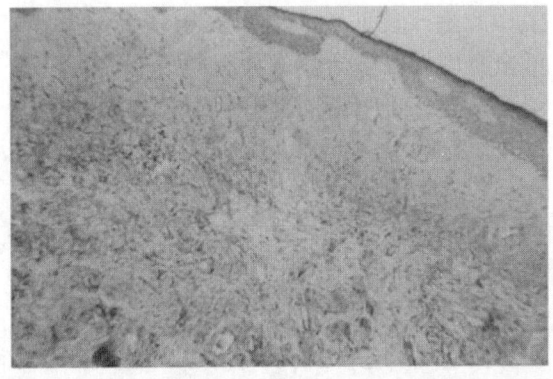

图39-2 硬化性苔藓的镜下图,表现为角化过度,表皮扁平,真皮透明变性。

表39-4 激素的作用

低效
氢化可的松 0.1%~1%
地塞米松 0.1%
泼尼松 0.05%
中效
丙酸倍他米松 0.05%
戊酸倍他米松 0.1%
氟轻松 0.025%
曲安奈德 0.1%
高效
地塞米松 0.05%
倍他米松 0.25%
最高效
丙酸氯倍他索 0.05%
二丙酸倍他米松 0.05%

注意:只列举了具有代表性的产品。

(Mering 操作)。

以下是过去常用的 3 种治疗方法,现已不再使用:

1. 局部应用 2% 丙酸睾酮软膏,效果不如地塞米松,而且会导致男性化;
2. 病灶内注射酒精,此过程比较痛苦,且会导致外阴皮肤剥脱;
3. 外阴切除,术后邻近组织仍会出现复发。

预后

该病为慢性病,治疗后常复发,地塞米松治疗可缓解大部分患者的症状,改善近半数患者的皮肤改变。

外阴单纯硬化性苔藓

外阴单纯硬化性苔藓包括以前特指的增生性萎缩、鳞状上皮增生、过敏性皮炎、过敏性湿疹和神经性皮炎。

临床表现

症状与体征

外阴慢性单纯硬化性苔藓的特征为慢性刺激,如带香味的护垫或慢性外阴阴道炎症导致外阴良性表皮增厚和过度角化。患者常自感瘙痒而搔抓,久之搔抓变为不自主的动作。随着上皮不断增厚,外阴潮湿的环境导致浸渍,白色病变可增大,甚至波及大腿、会阴或肛周皮肤。

组织病理表现

必须进行活检,排除上皮内瘤变和浸润性肿瘤。组织学检查证实为过度角化和棘皮症(见表 39-3 中定义),表皮增厚、钉突变长。与硬化性苔藓不同,该病没有皮肤炎症浸润。

鉴别诊断

鉴别诊断包括其他非肿瘤性表皮疾病,如硬化性苔藓、扁平湿疣、银屑病和上皮内瘤变。

治疗

治疗鳞状上皮细胞增生首先要注意保持外阴卫生。坐浴和润肤乳能锁住皮肤水分,重建表皮屏障。口服抗组胺药可缓解瘙痒。此外,每天 2 次局部应用中效激素治疗可以减轻炎症,缓解瘙痒。外阴表皮修复至少需要 6 周时间。对于难治性病例,可考虑给予抗抑郁药或病灶局部注射激素治疗。

扁平苔藓

临床表现

扁平苔藓极少侵犯外阴部位,这是一种黏膜皮肤病,其特征为皮肤表面界限清晰、顶部扁平的丘疹和口腔或生殖器黏膜上界限稍模糊的白色斑块。发病机制不明。外阴部可见典型的白斑病变和糜烂样病变。外阴糜烂样扁平苔藓更常见,但却易被忽视。阴道扁平苔藓与脱屑性阴道炎很相似。

治疗

扁平苔藓主要采用局部外用药物治疗。首先可阴道使用氢化可的松泡沫(Colifoam),若效果不明显,可用氟化糖皮质激素或超高效糖皮质激素,也可使用 0.1% 他克莫司。经常仔细检查阴道有无形成粘连很重要。对于瘙痒严重或皮肤黏膜受累面积较大的患者,可全身应用激素治疗。如有阴道前庭狭窄或阴道粘连,可用不同型号阴道扩张器治疗或行瘢痕松解术。

红色病变

由于表皮变薄,表皮下毛细血管显露,病灶部位呈现红色。还有一部分原因是炎症导致血管扩张或者肿瘤新生血管。红色病变有时是急性皮炎，通常是急性念珠菌性外阴阴道炎。本章后文将介绍外阴阴道炎。Paget病是非鳞状上皮内瘤变，其特征为整个外阴部皮肤呈红色湿疹样变。该病将第47章中论述。其他红色病变包括脂溢性皮炎、系统性红斑狼疮、其他VIN。VIN也可与溃疡和肿瘤一样，呈现白色或深色病变。

银屑病

银屑病是一种慢性复发性皮肤病，可累及头皮、四肢伸侧、躯干和外阴。有时外阴也可能是唯一受累的部位。原发病灶表现为典型红斑，与念珠菌感染相似。大多数病灶界限清楚，身体其他部位往往没有银屑病的特征性银白色鳞屑改变，病灶呈红色改变。治疗包括局部应用激素。

黑色病变

黑色病变是由黑色素或含铁血黄素增多所致，有时可继发于外伤后。长时间存在的黑色病变提示为痣或黑色素瘤。

黑变病或雀斑

黑变病或雀斑是一种色素增多导致的不高于皮面的良性皮损，常被误诊为黑色素瘤。外阴皮肤痣可能不高于皮面或为乳头状、圆顶状或带蒂。外阴黑色素瘤不常见，1%~3%可进展为外阴恶性肿瘤，其恶性度很高，常源于外阴色素痣。

血管瘤

老年人血管瘤通常为多发、体积小、深蓝色、无症状的乳头状肿物，常偶然发现。只有反复出血的血管瘤才有切除活检的必要。也可以尝试冷冻探针或二氧化碳激光治疗。

婴儿血管瘤通常在出生后几个月内即可诊断，其大小不等，小如草莓状血管瘤，大者为海绵状血管瘤。通常高于皮面，根据其大小和被覆皮肤厚度的不同，可呈现鲜红色或黑色。虽然出生后头几个月血管瘤容易增大，但是如果不给予治疗，18个月后会趋向静止或变回原来大小。虽然大多数血管瘤只需要密切观察，无需治疗，但是大的血管瘤往往需要冷冻或激光、硬化治疗。

其他黑色病变

在VIN患者中，非典型鳞状上皮细胞中不含有黑色素，聚集在局部的巨噬细胞中含有黑色素，从而导致肿瘤呈黑色。外用雌激素或口服避孕药治疗会加外阴表皮颜色。卡波西肉瘤、皮肤纤维瘤、脂溢性角化病均属于黑色病变。黑色病变活检时应当切取整个病灶。如果病变是黑色素瘤，则切除部分标本会加速肿瘤转移。

溃疡

溃疡最主要的病因为性传播性疾病（STD），其中最常见的可以导致外阴溃疡的性传播疾病是生殖器疱疹。

生殖器疱疹

 诊断要点

▶ 常有前驱症状：烧灼样、瘙痒和流感样症状。
▶ 出现水泡并很快破溃形成溃疡，有痛感。
▶ 破溃周围有红晕（图39-3）。
▶ 病灶呈蛇形分布。
▶ 常复发。
▶ 仅20%的患者确诊。
▶ 诊断金标准为病毒培养。血清学特异性糖蛋白和PCR检测准确性也很高。

疱疹病毒[单纯疱疹病毒（HSV），生殖器疱

疹]易复发,可导致功能丧失,主要通过性传播,并可传染给新生儿(如疱疹性脑炎)。HSV 1型和2型可以侵犯阴道和外阴。20%~25%女性患者血清学可检测出HSV 2型,约83%在初次感染HSV 2型病毒21天内产生抗体。大约60%初次感染生殖器疱疹患者为HSV 2型,40%为HSV 1型。

发病机制

该病主要通过亲密接触传播,主要是性行为。含病毒的分泌物和黏膜表面的病毒通过皮肤破损或其他病灶进入皮肤和黏膜,而单纯性疱疹形成的糜烂与溃疡病灶易于感染其他性传播性疾病,如HIV。最初,病毒在表皮和真皮内复制,继而潜伏于神经节,潜伏期为2~7天。患者临床无症状,但有病毒散发(表39-5)。这种无症状的散发需要重视。如果没有及时发现,患者会继续进行无保护性行为,其伴侣会在不知情的情况下被感染。这种情况很常见,大约一半感染者在症状出现1年之内可发现无症状病毒散发。而后,病毒散发频率下降,10年时下降至2%,因此诊断较困难。

预防措施

避免直接接触活动期病灶可预防该病传播。预防该病传播应遵循以下建议:

- 由于可能发生无症状病毒散发,即使没有活动期病灶,也要采取预防措施。常于首发症状出现后的第二年检出病毒散发。
- 坚持使用避孕套,但是避孕套不能完全预防感染。因为病灶可能存在于未被避孕套覆盖的部位。
- 夫妻一方为携带者,应长期应用一些抑制病毒的药物。
- 对于每年复发6次或以上或有前驱症状或避孕套覆盖范围之外出现病灶的男性患者,需制订长期抑制治疗方案(表39-6)。

临床表现

症状与体征

在水疱出现前可有前驱症状,如刺痛、瘙痒、烧灼感,以及流感样症状,如发热、乏力、头痛、肌痛等。水疱很快破溃,形成糜烂面或溃疡(见表39-3定义),呈片状分布或几乎累及整个外阴表面皮肤。病灶周围皮肤呈红色,在外阴部位呈蛇形分布,所以称为"疱疹"(源于拉丁文,意为像蛇一样)。常见的典型的单纯疱疹的外阴病灶并不是水疱,而是糜烂面和溃疡,可能会发生双侧腹股沟腺病,还可能会出现泌尿系统症状,如排尿困难、尿潴留,这种情况需要住院治疗,保留尿管。20%的患者初次感染后无症状(表39-5),60%的患者被误诊为复发性真菌感染。病灶2~6周愈合,不留瘢痕。

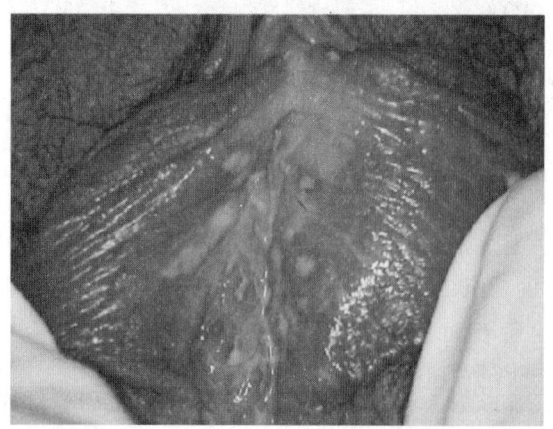

图39-3 生殖器疱疹溃疡。每个水泡周围都有红晕,病灶呈蛇形分布。

表39-5 生殖器疱疹感染定义

感染定义	自病灶分离的 HSV类型	血HSV抗原
原发性感染	HSV-2	无
首次,非原发性	HSV-2	HSV-1或HSV-2弱阳性
复发性	HSV-2	HSV-2阳性
无症状疾病散发	HSV-2	HSV-2阳性

表 39-6　生殖器疱疹口服药物治疗

生殖器疱疹首次发作
　　阿昔洛韦 400mg，口服，3 次/天，7~10 天
　　阿昔洛韦 200mg，口服，5 次/天，7~10 天
　　泛昔洛韦 250mg，口服，3 次/天，7~10 天
复发性生殖器疱疹
　　阿昔洛韦 400mg，口服，3 次/天，5 天
　　阿昔洛韦 800mg，口服，2 次/天，5 天
　　阿昔洛韦 800mg，口服，3 次/天，2 天
生殖器疱疹的预防
　　阿昔洛韦 400mg，口服，2 次/天
　　泛昔洛韦 250mg，口服，2 次/天
　　伐昔洛韦 500mg，口服，1 次/天

诊断

由于生殖器疱疹对女性及其伴侣影响较大，应在排除其他可能引起外阴溃疡疾病的基础上，以适当方法准确诊断。

诊断金标准是在成纤维细胞中培养出病毒，可以采用疱疹液或刮取急性期糜烂或溃疡面进行病毒培养。但是，原发病灶常于 2 周后愈合，此时已不能培养出病毒。虽然聚合酶链反应对检测 HSV DNA 很敏感，但该方法只能证明曾经感染过病毒，而非现在处于感染状态。

病灶刮取物涂片行巴氏染色或 Giemsa 染色(Tzanck 试验)可快速获得结果，但与病毒培养相比，其特异性和敏感性均较低。生殖器疱疹的细胞学表现如下：

1. 巨细胞；
2. 细胞多核；
3. 细胞核重塑(一个细胞核被压缩到另一个内)；
4. 毛玻璃样外观。

血清学检测

约 85% 的患者在发病后 21 天内会产生针对 HSV 2 型病毒的 IgM 抗体。以前血清学检测不能鉴别 HSV 1 型和 HSV 2 型病毒，因此它们的抗原有 80% 是相同的。为鉴别 1 型和 2 型单纯疱疹，新的 HSV 特异性血清学检测方法是基于各型特异糖蛋白 G 的 IgG 和 IgM 抗体检测。

鉴别诊断

首先是病源未知的外阴溃疡。虽然生殖器疱疹是导致外阴溃疡最常见的原因，但一些性传播疾病，如梅毒、软下疳、淋巴肉芽肿等（表 39-7）。其他非感染性疾病，如白塞综合征、脱屑性炎性阴道炎(DIV)在后文中进一步论述。外阴阴道念珠菌感染是重要的需要鉴别诊断的疾病，与生殖器疱疹很相似。外阴和阴道念珠菌病也会出现瘙痒和红斑，长期搔抓也可形成溃疡或表皮剥脱（见表 39-3 定义）。有些医师会把外阴发红、瘙痒、有烧灼感误诊为外阴念珠菌感染，给予抗真菌药物治疗。因此，很多生殖器疱疹患者被误诊。出现以下情况者，应怀疑为生殖器疱疹：患者外阴病灶处疼痛感明显；主诉糜烂或溃疡、外阴烧灼痛、非特异性流感样症状或疼痛放射至大腿部位或按念珠菌感染治疗一个疗程无效。

并发症

生殖器疱疹会引起疼痛及不适感，还会导致心理和社交压力，例如，由于疾病复发而被迫禁止性生活，从而产生忧虑和羞耻感。此外，患者应告知伴侣性生活有感染该疾病的可能。患者会产生自卑感而拒绝接受异性。为缓解患者的压力，可告知患者长期预防性应用阿昔洛韦或伐昔洛韦，抑制病毒复制，减少复发，减少病毒传播。

新生儿疱疹

新生儿单纯疱疹病毒发病率为 1/1800（加利福尼亚）~1/60 000（英格兰）。新生儿感染后死亡率约为 60%，至少一半患儿遗留神经和(或)眼部后遗症。原发性感染活动期

表 39-7 外阴溃疡的鉴别诊断

感染性溃疡		非感染性溃疡	
STD	其他感染	非肿瘤性疾病	肿瘤性疾病
单纯疱疹	结核	白塞综合征	外阴上皮内瘤样病变
梅毒	念珠菌病	脱屑炎性阴道炎(DIV)	外阴癌
软下疳		克罗恩病	
性病性淋巴肉芽肿		系统性红斑狼疮	
腹股沟肉芽肿		扁平苔藓	
		水泡大泡性病变:天疱疮、类天疱疮	

的产妇,经阴道分娩新生儿感染率为40%~50%,而复发者顺产感染率为5%。但是,大多数感染患儿的母亲没有任何妊娠期感染证据,所以很难判断孕妇是否会生育感染单纯疱疹的宝宝。应询问所有孕妇及其伴侣是否患有生殖器疱疹。有疱疹病史的孕妇如果目前没有临床症状或感染症状可经阴道分娩。每周进行阴道分泌物培养来检测疱疹已不作为标准方法。有些医师认为,在妊娠36周时开始抗病毒治疗会降低复发者剖宫产的可能性。

治疗

生殖器疱疹是一种自限性疾病,如果未发生继发感染,即可自愈。全身治疗包括良好的生殖系统卫生保健、穿宽松内裤、使用坐浴、口服镇痛药等。初次感染者如果有以下严重症状,则需住院治疗:尿潴留、严重头痛或其他全身症状、体温超过38.3°C(101°F)。免疫抑制患者更易发生全身性播散,所以需更加注意。住院患者可静脉应用阿昔洛韦,门诊患者可口服和(或)局部应用抗病毒药。复发性疱疹要在前驱症状或起水泡时立即进行治疗,如果治疗开始早,一日治疗即可。对于经常复发者,建议按照预防(抑制)剂量应用抗病毒药,每日1次。40%~70%的患者1年不复发(表39-6)。

预后

尽管有较强的体液免疫和细胞免疫,病毒还是可能复发。当病毒在皮肤复制后,病毒颗粒沿外周神经纤维转移到背侧神经根,此处易发生迟发性感染。外源性因素,如发热、心理压力、月经等也可促使病毒激活。免疫功能低下者更易产生严重局部疾病和全身播散。而频繁性交是否会促使病毒复发,目前尚不清楚。2型病毒比1型更易出现复发,大约50%的患者在初次感染以后6个月内即出现复发。复发溃疡灶更小,数量也减少,出现在外阴、阴道、宫颈等常见部位。1~3周即可治愈,复发病灶治疗7天后病毒即无复制。复发患者不会出现腹股沟腺病和全身症状。可通过临床检查区分初次感染和再次感染。手指(疱疹性瘭疽)、臀部、躯干(疱疹性湿疹,见表39-3)生殖器以外的部位也会受累。

白塞病

白塞病是一种罕见的炎症性疾病,其特征表现为典型三联征:①复发性口疮或溃疡;②复发性生殖器糜烂或溃疡;③葡萄膜炎。初始表现为小水泡或丘疹,经过一段时间后,出现伴有疼痛的生殖器溃疡,溃疡边界不规则。溃疡较深者,愈后将遗留瘢痕或阴唇穿孔。眼部病变开始表现为浅表性炎症,进而发展为虹膜睫状体炎,甚至失明。除了这些典型症状外,此病还会引起血栓性静脉炎或累及单个关节的关节炎,中心神经系统症状比较重。白塞病易感性与 HLA51 等位基因有关,东欧和地中海地区患病率最高。白塞病确切病因尚不清楚,可能与自身免疫因素有关。

白塞病、系统性红斑狼疮、天疱疮均应与口腔和生殖器黏膜的复发性口疮性溃疡进行鉴别,眼部检查、人白细胞抗原类型检测有助于诊断。秋水仙碱可用于治疗,局部或全身应用激素可很快缓解症状。

外阴溃疡的研究

病史

首先要详细询问病史,包括一般健康状况,因为虚弱或慢性疾病,如 AIDS,可导致慢性感染并形成溃疡。还要询问外阴溃疡发生、以往诊断及其结局,复发性溃疡是生殖器疱疹和白塞病的典型特征。最后还要询问患者用药史。严重的过敏反应,如 Stevens-Johnson 综合征也可以导致外阴和阴道严重溃疡。

体格检查

一般体格检查应包括皮肤病评估,如扁平苔藓,除了在背部和四肢出现深色病变外,还会出现外阴溃疡和皮肤剥脱。寻常型天疱疮是一种与复层鳞状上皮细胞内抗体有关的自身免疫性疾病,也可表现为外阴水疱病变。还要检查口腔黏膜有无口疮和溃疡。白塞病、克罗恩病、扁平苔藓和寻常型天疱疮也表现为口腔和外阴皮肤黏膜溃疡。

特殊检查

取溃疡灶基底部组织活检,在显微镜暗视野下观察有无梅毒病螺旋体,需行 HSV 培养和血清学检查,排除衣原体感染、系统性红斑狼疮、HIV 和梅毒。若无法明确诊断,则需在克罗恩病和白塞病肉芽肿、血管炎明显的部位取活检,排除恶性病变及癌前病变。

小肿物

尖锐湿疣

诊断要点

▶ 无症状的白色乳头状赘生物,起初较小,随后趋向融合(图39-4)。

▶ 本病会累及女性的外阴、阴道和宫颈;男性的阴茎和阴囊;男女均可有耻骨部、会阴、肛周及口咽部受累。

▶ 阴道镜可用来识别较小而扁平的病灶。

▶ 必要时活检,以排除肿瘤。

▶ 复发性呼吸道乳头瘤病的特征为声带乳头状瘤,是新生儿在阴道分娩中感染所致。

发病机制

本病潜伏期从几周、数月到数年不等,所以很难确定具体的感染时间。尖锐湿疣(生殖器疣)的病原体是人乳头瘤病毒,主要是 6 型和 11 型。其他病毒类型,尤其是 16、18、45、31 和 52 型可导致阴道、外阴、宫颈、会阴、肛周、口咽部上皮内瘤样病变及侵袭性肿瘤。HPV 感染率很高,而且有上升趋势。世界范围内每

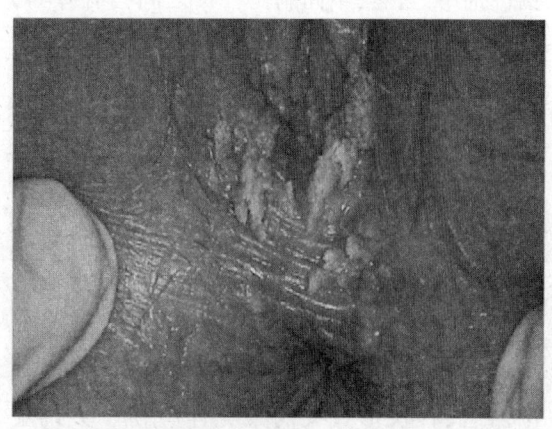

图 39-4 外阴及会阴尖锐湿疣。

年新确诊的尖锐湿疣病例约为3000万例。据估计,在人的一生中,30%~60%的人群在不同时期感染过HPV,然而仅不足1%的患者出现临床症状。病毒体积小,其遗传物质为一条双链DNA,DNA病毒探针可以检测35种以上可感染人生殖道的HPV病毒亚型。大多数HPV类型导致的感染无症状。病毒可通过性传播,并可影响伴侣双方。

预防

目前有两种HPV疫苗:二价疫苗抗高危HPV 16和18型,四价疫苗抗HPV6、11、16和18型,建议在性交之前开始注射疫苗。这两种疫苗均可预防由HPV 16和HPV 18导致的宫颈癌和高级别宫颈上皮内瘤变(CIN),只有四价疫苗可以预防由HPV 6和HPV 11导致的尖锐湿疣和低级别CIN。美国FDA已经在9~45岁女性和9~26岁男性中验证了四价疫苗的作用,这两种疫苗都旨在阻断原发感染,抑制HPV主要衣壳蛋白——HPV L1基因产物。疫苗通过将HPV L1基因导入酿酒酵母菌DNA,形成重组DNA。酵母菌表达L1衣壳蛋白,自发组装成类病毒颗粒(VLP),VLP和HPV病毒相似,但是无DNA核心,所以没有感染性,也没有致癌风险。人体免疫系统会把VLP当作HPV病毒,继而产生相应免疫应答。现有的商业化疫苗将97%纯化的VLP吸附在铝佐剂中,当然,不同制药公司之间会有差异,二价疫苗的佐剂系统04(AS04)可显著加速免疫应答。

虽然是针对不同的病毒类型,但这两种疫苗之间有交叉保护作用,而且均安全、有效。

临床表现

症状与体征

典型的尖锐湿疣表现为白色外生性乳头状肿物(图39-4)。初始体积很小,随后逐渐融合,很快形成大的菜花样肿物。尖锐湿疣可累及阴道、外阴、宫颈、会阴、肛周以及口咽部。

鲜红的乳头状尖锐湿疣是突起的白色病灶伴内含毛细血管的指状突起。较大病灶肉眼可见,小病灶则需要阴道镜辅助检查。此外,阴道镜还可以辨别扁平或指状或蕈状尖锐湿疣。扁平尖锐湿疣表现为白色病灶,表面呈颗粒状,也可出现镶嵌或点状改变,提示VIN,需行活检排除诊断。过度角化的病灶表现为指状病灶,表面突出,有明显的毛细血管。

鉴别诊断

诊断尖锐湿疣前,需与其他外阴小肿物及囊肿进行鉴别,尤其是传染性软疣、表皮和角质囊肿,酷似尖锐湿疣。扁平湿疣是继发性梅毒的变异,也应进行鉴别。梅毒感染详见第43章。

确诊尖锐湿疣也具有法医学意义,因为尖锐湿疣是性传播性疾病。儿童尖锐湿疣患者可能提示曾受到性侵犯。

并发症

妊娠期间,尖锐湿疣生长得很快。分娩时,阴道口疣体可能会发生出血,新生儿易患生殖器疣或复发性呼吸道乳头状瘤(RRP)。RRP表现为咽部声带乳头状瘤,极少部分患者会累及肺实质,表现为复发性肺炎,具有致命性。尖锐湿疣与疱疹不同,不是阴道分娩的禁忌证,但是妊娠期间仍需治疗。妊娠早期发现尖锐湿疣者,需在妊娠30~32周时治疗,确保分娩前治愈。若治疗失败或尖锐湿疣累及大部分外阴或有出血倾向,应考虑行剖宫产。

治疗

开始治疗前,应在阴道镜下进行全面的下生殖道检查、宫颈细胞学检查。该病可累及肛门或尿道口,如果忽视了阴道和宫颈病变,仅治疗外阴部位尖锐湿疣,则容易导致频繁复发。由于性传播疾病有共病现象,所以一些医师建议同时检查梅毒、乙肝、丙肝、衣原体和HIV。需行活检，以排除上皮内瘤变或侵袭性肿瘤。HPV自然感染后仅产生低水平的无效免疫应答，治疗后复发提示为再次感染或是潜在感染的临床表现。病毒不仅存在于尖锐湿疣病灶，也存在于正常细胞中，所以复发常见。应考虑活检，尤其是病变累及宫颈或标准治疗无效或病灶有色素沉着、硬化、固定不变和（或）形成溃疡。小阴唇内侧正常的微乳头（前庭微乳头瘤病）有时候易误诊为尖锐湿疣，从而导致不必要的治疗。真正的HPV疾病表现多样化，有挖空细胞，有非常明显的醋白改变。

在治疗期间，患者应保持病变部位清洁，严禁性生活，或要求伴侣戴安全套。如果疾病复发，那么伴侣应接受检查和相应治疗，男性阴茎、尿道口及肛周病灶易被忽略。

尚不清楚目前的治疗方法是能否影响疾病自然进程或有效清除病毒感染。首先应治疗伴随的外阴阴道炎。治疗方式应根据患者的意愿和便利来选择。表39-8详细列举了尖锐湿疣的治疗方法。如果初始治疗失败，则可更换另一种治疗方法。应当告知患者，虽然治疗的并发症很少，但是治疗后可能出现粘连、瘢痕或色素脱失。

治疗可由患者自己或卫生保健提供者完成（表39-8）。由于感染部位中仅有很小部分表现为可见病灶，因此专家建议对肉眼可见病灶以CO_2激光烧灼，同时，由于病灶周围1cm区域可能也存在亚临床HPV感染，因此建议在阴道镜指导下以低剂量激光治疗（表浅治疗）。现已证明，病灶内或全身应用干扰素治疗对难治性患者有效。病灶内注射化疗药物，如氟尿嘧啶、博莱霉素可作为二线治疗方法。

在妊娠期间，电凝、冷冻和CO_2激光治疗应在妊娠32周进行。一方面，治疗局部发生坏死，恢复时间为4~6周，另一方面，可避免由于治疗过早而导致复发。妊娠期间禁用鬼臼脂、鬼臼毒素、咪喹莫特。

预后

所有方法治疗后，均可出现频繁复发。预防复发非常困难，特别是免疫抑制或长期接受糖皮质激素治疗的患者。性伴侣检查不是必需的，因为多数性伴侣有亚临床感染。治疗后几个月使用避孕套有助于减少"彼此循环"传染及来自已有感染的性伴侣的传染。

传染性软疣

传染性软疣是由痘病毒导致的一种良性表皮肿物，呈圆顶状，表面有一个典型的小凹，大小不等，最大直径可达1cm，通常为多发病灶，可通过接触传播。正如前文所述，它与尖锐湿疣相似。在显微镜下，细胞质中可见多个包涵体（软疣小体）。病灶可用干燥、冷冻、切除或化学腐蚀等方法治疗，也可以局部应用咪喹莫特治疗，通常会遗留瘢痕。

表皮囊肿

曾称为角质囊肿，起源于表皮，内衬鳞状上皮，囊肿内充满油脂和脱落的上皮细胞。外伤或外阴侧切行外阴皮肤和黏膜缝合后会导致表皮内囊肿，而大部分表皮囊肿是由于毛囊皮脂腺管堵塞所致。这种囊肿体积通常较小，单发，而且没有临床症状，极少感到疼痛或发生感染。

表39-8 尖锐湿疣的治疗

卫生保健提供者应用
    50%~80%二氯乙酸或三氯乙酸溶液
    10%~25%安息香酊鬼臼树脂
    冷冻治疗、电外科手术、单纯手术切除、激光汽化
患者应用
    0.5%普达非洛溶液或凝胶
    5%咪喹莫特乳膏（增强局部免疫活性，刺激干扰素和其他细胞因子的产生）

皮脂腺囊肿

当皮脂腺管堵塞或皮脂腺分泌物蓄积时，易导致皮脂腺囊肿。通常多发，多累及大阴唇。常无临床症状，急性感染性皮脂腺囊肿者需要切开引流。

大汗腺囊肿

大汗腺在大阴唇和阴阜部皮肤分布广泛，青春期以后，大汗腺功能活跃。角蛋白堵塞腺管会导致外阴剧烈瘙痒及微囊性大汗腺炎（Fox-Fordyce 病）。患者外阴持续瘙痒时应当怀疑此病。

软垂疣

软垂疣为外阴皮肤的息肉状肿物，与肤色相同，质软，又称为纤维上皮息肉或皮赘。软垂疣不会发生恶变，除非受到外伤后发生出血，否则没有临床意义。通常在门诊行单纯切除活检即可。

大肿物

巴氏腺囊肿与脓肿

临床表现

巴氏腺主要腺管堵塞导致分泌物潴留和腺体囊性扩张，感染是其重要原因，其他原因包括黏液浓缩变稠、腺管先天狭窄。继发感染后可导致脓肿形成。

巴氏腺及其导管分布于大阴唇后 1/3 深处，开口于阴道前庭。绝经后妇女巴氏腺增大存在恶变可能（虽然发病率小于 1%），必要时需活检。

感染后可出现急性症状，如疼痛、压痛、性交困难，甚至由于大腿被动内收而导致行走困难。周围组织肿胀发炎，可触及有波动感且压痛的肿物。除非发生广泛炎症，否则一般不会出现全身症状和炎性表现。

治疗

主要治疗为囊肿或脓肿引流，可行造口术或放置 Word 导管（一种充气式球状导管）。切开位置应在阴道前庭，靠近巴氏腺管开口处。对于复发患者，可行单纯穿刺引流或切开引流，能暂时缓解症状。若怀疑感染继续进展，则需应用恰当的抗生素。复发患者或绝经后妇女，可行囊肿切除术。

平滑肌瘤、纤维瘤、脂肪瘤

外阴中胚层来源的肿瘤很少，但可以长得很大。平滑肌瘤来源于圆韧带的平滑肌，表现为大阴唇深部固定、对称、活动的肿物。纤维瘤源于成纤维细胞增殖，其体积大小不一，从小皮下结节到大息肉样肿物。大的肿瘤常出现黏液变性，触之柔软，为囊性。脂肪瘤由成熟脂肪细胞和结缔组织构成，可由纤维瘤变性而来，只有组织病理学检查可明确诊断。肿瘤较小者可在门诊局麻下切除，而较大者则需在手术室全麻下完成。需要根据组织学检查诊断肉瘤。

神经纤维瘤

神经纤维瘤为外阴单发、实性息肉样病灶，或与多发性神经纤维瘤病（Recklinghausen 病）有关。该病起源于神经鞘，通常较小，对机体无影响。而多发性肿物导致外阴变形者可影响性功能，需行肿物切除或外阴切除术。

颗粒细胞肌母细胞瘤（神经鞘瘤）

颗粒细胞肌母细胞瘤是来源于神经鞘的一种单发、无痛、生长缓慢、有浸润性但却是良性的肿瘤，多见于舌和皮肤。外阴部发生率约为 7%。病变区域表现为直径 1~4cm 皮下结节，随着肿物增长，可侵蚀表皮形成溃疡，易误诊为癌症。该肿物边缘不清，为完全切除蔓延到邻近组织的肿瘤，可行局部广泛切除术。切除部位需定期复查，如怀疑复发，则应立即行再次切除术。

静脉曲张

临床表现

外阴静脉曲张可累及一条或多条静脉。严重静脉曲张患者腿部和外阴症状在妊娠期间会加重。非妊娠女性外阴静脉曲张很少出现症状，提示可能有血管疾病或盆腔原发性或继发性肿瘤。妊娠期间外阴静脉曲张破裂时出血量很大，如果发生静脉炎或血栓形成，则患者会出现疼痛及压痛。

治疗

外阴和阴道静脉曲张无需治疗，仅少数破裂出血者需要手术治疗。产后静脉曲张持续存在者可以注射硬化剂治疗。

血肿

外阴血供丰富，主要源于阴部血管。外阴血管破裂，尤其是妊娠期妇女，会导致严重出血，或由于外阴组织疏松，可形成血肿。极少数女性性交时可导致外阴撕裂出血或形成大阴唇血肿或直肠阴道隔血肿。外伤后局部需冷敷。如果血肿继续增大，则可行阴部动脉分支血管栓塞，这是一种无创的止血方法。也可行血肿切开，结扎出血点(可能为多处出血)。包扎伤口或开放伤口或闭合伤口后留置引流管。根据患者基本情况、外伤原因及伤口污染程度选择应用抗生素。

水肿

临床表现

外阴组织疏松，易发生水肿。外阴水肿的病因包括肿瘤，如性病淋巴肉芽肿(LGV)或感染等病变导致血管或淋巴管堵塞、频繁阴道检查及阴道分娩、少女骑自行车意外(外阴部损伤)或外阴部踢伤等。整个外阴部严重水肿提示可能存在全身性疾病，如充血性心力衰竭、肾病综合征、子痫前期及子痫。急性外阴水肿可由全身或局部过敏反应、制动或卵巢过度刺激综合征引起。

治疗

创伤后立即对会阴部位进行冷敷，缓解外阴水肿进展，冷敷时间需控制在每小时15分钟，以免发生冻伤。1~2天后可行局部热敷或温水坐浴，有助于炎症和(或)血肿吸收。

淋巴管瘤

淋巴管瘤是来自淋巴管的肿瘤，显微镜下很难与血管瘤鉴别，如果在管腔里发现血细胞，则可诊断为血管瘤。海绵状淋巴管瘤会使一侧外阴弥散性增大，进而占据外阴及会阴等其他部位。当肿物过度增大时，需行手术切除。单纯性淋巴管瘤(限制肿瘤)通常体积较小、质软、呈白色或紫色结节状或疣状病灶，常见于大阴唇，通常无临床症状。如果无严重瘙痒或表皮剥脱，则无需治疗。局部治疗不能缓解单纯性淋巴管瘤。

其他外阴肿物

外阴肿瘤鉴别诊断时需考虑其他一些少见的外阴囊性肿物。尿道憩室如误诊为斯基恩氏腺囊肿而行手术治疗，可能会误伤尿道并导致尿失禁。腹股沟疝凸向大阴唇可使大阴唇囊性增大。如果怀疑为腹股沟疝，则应行超声检查，看到蠕动波即可确诊。残留的鞘状突(Nuck管)闭塞可形成囊性肿物或鞘膜积液。残留中肾管扩张可形成中肾管囊肿，常分布在阴道侧壁。位于大阴唇副乳组织可能形成囊性或实性肿瘤，甚至腺癌。由于组织充血，妊娠患者会出现临床症状。

全身疾病的外阴表现

白血病

白血病罕见累及外阴，但在急性白血病患者中，外阴和阴道直肠隔可出现结节状浸润与溃疡。

皮肤病

口腔和阴道黏膜复发性溃疡可能是系统性红斑狼疮的表现。外阴皮肤和黏膜大疱可能为寻常型天疱疮的早期征象（一种罕见的、慢性水疱大疱疾病，与自身免疫性疾病及角质蛋白溶解有关）。外阴部局部用药刺激或接触物诱发局部敏感性增高可导致接触性皮炎，全身用药后的局部反应称为药物性皮炎。

肥胖

黑棘皮病是一种与肥胖有关的色素增多性疾病，其特征为乳头瘤病样角化性皮损。尽管多数情况下此病为良性，但有时候亦提示为腺癌。假性黑棘皮病也可能发生在肥胖或肤色深的女性外阴和大腿内侧。此外，葡萄糖不耐受、胰岛素抵抗、慢性不排卵和雄激素有关的疾病也可能与本病发生有关。

在肥胖者中，由于腹壁下或腹股沟皮肤褶皱皮肤摩擦及局部皮肤持久湿润，易发生炎症反应而形成间擦疹。常伴随皮肤表面细菌或真菌感染，受累部位由于浸渍作用而出现红斑或白色改变。穿棉质内衣裤或涂抹粉剂保持干燥可缓解此病。

糖尿病

糖尿病是与慢性外阴瘙痒有关的最常见的全身性疾病。慢性外阴阴道念珠菌感染导致糖尿病性外阴炎，抗真菌治疗无效或反复真菌感染者应考虑糖尿病，应行糖耐量检测。极少数患病较久的糖尿病患者，会因神经病变而导致外阴瘙痒和烧灼感。未经控制的糖尿病患者外阴皮肤常出现苔藓样改变和继发细菌感染。有时细菌感染会导致外阴脓肿、慢性皮下脓肿，甚至形成窦道。治疗包括控制糖尿病和针对细菌或真菌感染的特异性治疗，糖尿病者出现复发性阴道念珠菌感染时，可应用抗真菌药氟康唑治疗。

坏死性筋膜炎常见于糖尿病患者，本病并不常见，但属急性病，进展很快，有时可发生浅筋膜和浅筋膜致命性多重感染。坏死性筋膜炎常继发于手术或小的外伤。患病部位出现剧烈疼痛、压痛、水肿及变硬，伴有中心部位坏死、外周出现紫色红斑。需行患处切开、清创，应用广谱抗生素治疗。

外阴寄生虫病

阴虱病

发病机制

阴虱可通过性接触或共用被污染的床品或衣物而感染。阴虱在贴近皮肤的毛发底部产卵，孵化需7~9天。阴虱需附着在宿主皮肤表面才可以生存，从而导致宿主会阴部位和肛周剧烈瘙痒。

临床表现

在毛发末端，可发现棕灰色小虫和虫卵。

治疗

治疗可用1%白灭灵乳剂或1%立氯化苯清洗毛发或合用除虫菊酯和增效醚。孕妇、哺乳期妇女、年龄小于2岁的儿童不推荐使用立氯化苯。与患部接触的衣物及其他物品均需处理和消毒。

疥螨病

发病机制

疥螨将卵产在毛孔中,导致周围皮肤难治性瘙痒和搔抓(见表39-3定义),疥螨通常直接经感染者传播。

治疗

患者可用热的肥皂水沐浴,仔细清洗毛孔及周围区域。治疗可用白灭灵乳膏(5%)自颈部以下涂抹全身,尤其是手、腰部、腋下、乳房及肛门生殖器周围,8~14小时以后清洗。也可选择立氯化苯(1%)洗剂或乳剂,乳剂需全身薄层涂抹,8小时后洗掉。所有可能被污染的衣物或床品均需水洗或干洗,所有接触过的人都应进行治疗,以预防再感染。如果出现新发病灶,则应在10~14天后重复治疗。

蛲虫病

临床表现

蛲虫病常见于儿童,表现为夜间会阴部瘙痒和肛周搔抓。为明确诊断,可于肛周贴一透明胶带,然后将其贴于载玻片上,在显微镜下寻找虫卵。

治疗

患者便后应严格洗手,尤其是甲缝。内衣需煮沸。肛周涂抹白降软膏,2次/天,可缓解瘙痒。全身应用噻嘧啶、甲苯达唑或恩波吡维酸治疗。

外阴真菌感染

皮肤癣

临床表现

股癣是一种好发于生殖股部的浅表真菌感染,男性患者多于女性,常见病原体为须毛癣菌和红色毛癣菌。病变最初出现在大腿内上侧,为局限性红斑鳞屑区,可融合成片。搔抓可形成苔藓样改变,类似神经性皮炎。诊断依赖于显微镜检(同念珠菌)(图39-5),Sabouraud培养基进行真菌培养可确诊。

治疗

治疗可采用1%卤代醇、托萘酯或类似药物。每日两次局部应用异吡唑,治疗2~3周也很有效。

花斑癣常累及躯干部皮肤,有时也会累及外阴部皮肤。病灶常多发,外观呈红色、棕色或黄色。诊断方法与其他真菌感染一样。治疗可选择硫化硒悬浊液,1次/天,5~7天即可缓解,也可以连续局部应用异吡唑4周。难治性病例可选用酮康唑。

真菌导致的深部组织蜂窝织炎

酵母菌和放线菌属于可感染内脏器官的深部真菌,有时也会累及皮肤。在美国,该病累及外阴表皮者很少。诊断需实验室排除其他肉芽肿性传播疾病、结核和其他慢性感染。两性霉素B或羟芪巴脒治疗酵母菌感染效果不佳,青霉素可治愈大多数放线菌感染患者。

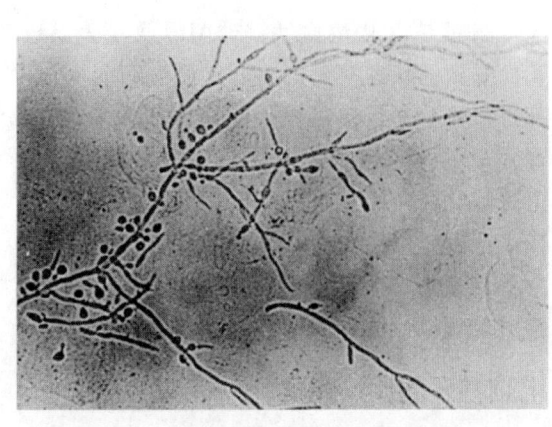

图39-5 氯化钾溶液下的念珠菌分支与芽孢。

外阴部位的其他感染

脓疱疮

脓疱疮的病原体为溶血性葡萄球菌或链球菌,该病可自身播散,很快蔓延至全身,包括外阴部。病变为薄壁水泡及大疱,边缘呈红色,水疱破裂后表面有结痂。该病好发于儿童,常累及面部、手和外阴部位。

患者需隔离,在无菌操作下切开囊泡或水疱,除去疱壁。局部应用新霉素或杆菌肽治疗,2次/天,持续一周。建议用抗菌皂沐浴。

疖病

毛囊感染金葡菌可导致外阴毛囊炎,当感染蔓延到毛囊周围组织、形成局限性蜂窝织炎时,即形成疖病。有些囊性病变可触及皮下有压痛的结节,常可吸收而不形成化脓。疖并开始为质硬、有压痛的皮下结节,经皮肤破溃,流出血性或脓性液。中心部位的坏死组织排出后,病灶愈合,不久新病灶又会不断出现。

小病灶可局部应用抗生素,较深感染可将病灶切开引流,然后局部湿热敷。如果疖病较大,则应行全身抗生素治疗。

丹毒

丹毒是由β溶血性链球菌侵及浅表淋巴管而导致的快速蔓延的皮肤红斑性病变。外阴部丹毒极少见,多见于外阴部创伤和术后,出现寒战、高热、精神不振伴有红斑性外阴炎等全身症状时应高度怀疑此病。典型表现为囊泡或水疱、与淋巴结分布区域一致红色条纹。

治疗可全身应用(推荐肠胃外给药)青霉素或大剂量口服四环素。

化脓性汗腺炎

化脓性汗腺炎常与葡萄球菌或链球菌感染有关,治疗较困难。分泌物浓稠或继发感染可导致大汗腺腺管堵塞。开始表现为多发、瘙痒性皮下结节,最终发展为脓肿,继而破溃。该病可累及全部外阴部皮肤,导致多发脓肿或慢性引流而形成窦道和瘢痕。早期治疗包括切开引流和根据药敏试验选用合适的抗生素。长期治疗可选择异维A酸,也可用醋酸环丙孕酮和雌激素进行抗雄激素治疗。严重的慢性感染,对药物治疗不敏感,累及皮肤、皮下组织并达深筋膜者,需手术切除。术后一期缝合伤口常不能愈合,所以应开放伤口,待二期缝合或行厚皮片移植。鳞状细胞癌极少与化脓性汗腺炎有关。

阴道前庭疾病

外阴痛综合征

外阴部疼痛而查体没有阳性发现者称为外阴痛(表39-9)。患有外阴痛的女性会如此描述疼痛性质:从未经历过的灼痛、刺痛、痛觉过敏(即非常轻柔接触也会引起疼痛)。约16%的女性一生中曾患过外阴痛。ISSVD将外阴痛分为局限性外阴痛(激惹性和非激惹性)和广泛性外阴痛(激惹性和非激惹性)(表39-9)。

局部刺激导致的外阴疼痛或前庭痛

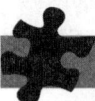

- 患者多为20~30岁的青年女性。
- 阴道前庭或阴道口部位疼痛(性交困难)。
- 前庭敏感,棉签压之即有痛感。
- 无红斑及其他病灶。

发病机制

局部刺激性外阴痛或刺激性前庭痛(PVD)曾称为外阴前庭炎和阴蒂痛。前庭是位

表39-9　外阴痛术语(ISSVD 2003)

A. 与特定病症相关的外阴痛
 1. 传染性(例如,念珠菌、疱疹)
 2. 炎症性(例如,扁平苔藓、免疫大疱性疾病)
 3. 肿瘤性(例如,佩吉特病、鳞状细胞癌)
 4. 神经性(例如,疱疹神经痛、脊神经受压)

B. 外阴痛
 1. 广泛
  a. 激惹性(性交、非性交或二者均有)
  b. 非激惹性
  c. 混合性(激惹性与非激惹性)
 2. 局部(阴道前庭痛、阴蒂痛、半侧外阴痛)
  a. 激惹性(性交、非性交或二者均有)
  b. 非激惹性
  c. 混合性(激惹性与非激惹性)

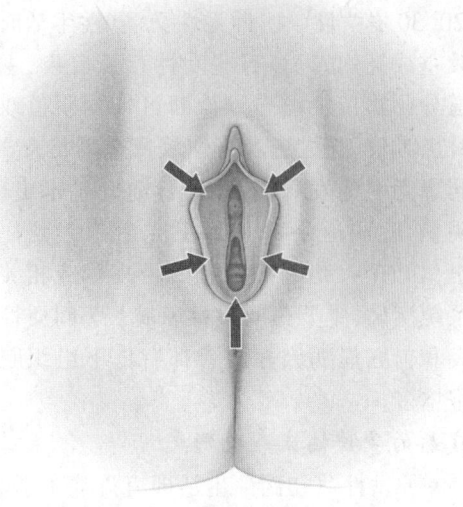

图39-6　Hart线是阴道前庭的边界。

于两侧大阴唇之间的未角化鳞状上皮覆盖部分,Hart线为阴道前庭的边界(图39-6)。在PVD患者中,阴道前庭肥大细胞增生、脱颗粒、神经分布丰富(图39-7),自然杀伤细胞活性减弱而乙酰肝素酶活性增加。外阴炎症与肥大细胞增殖和神经分布丰富相互促进,最终加重局部炎症反应。肥大细胞分泌很多介质,如神经生长因子(NGF)、组胺、5-羟色胺,其中5-羟色胺导致C-传入神经纤维敏感性增加,诱导其增生。这些神经纤维可释放神经肽,包括NGF,可促进肥大细胞增殖和脱颗粒,导致神经过敏,加重炎症反应。炎症反应激活肥大细胞,而肥大细胞本身可加重炎症反应,进而使神经纤维密度增加,从而使肥大细胞进一步激活,促进了炎症反应。所以炎症性神经分布增加和神经源性炎症在此循环中发挥了重要作用,导致慢性外阴疼痛。

预防

目前尚无有效的预防措施。

临床表现

症状与体征

诊断有两个标准:①阴道前庭或阴道口痛(性交困难);②阴道前庭压痛,以棉签按压前庭时,患者有痛感。以前还有一条由Friedrich采纳的诊断标准,即外阴部红斑,但是在LPV患者,红斑很罕见。诊断LPV无需活检。

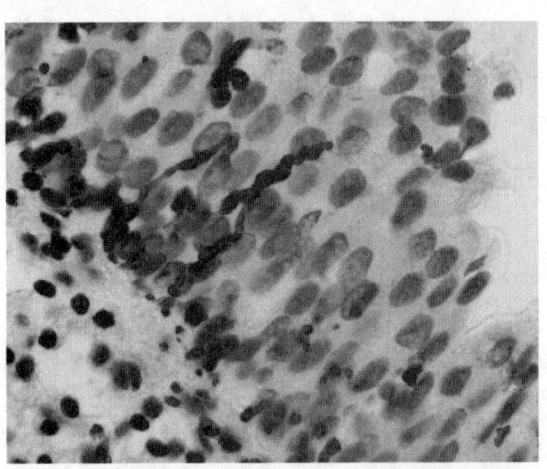

图39-7　阴道前庭上皮中神经分布丰富,PGP9、13染色。

所有年龄段女性均可能患病,但主要好发于20~30岁女性。主诉为性交痛(性生活时疼痛较重或烧灼感)。有些女性羞于启齿,主诉阴道分泌物持续增多。诊断可依据阴道双合诊时患者较敏感、患者害怕放入窥器检查。应询问患者一些发病相关因素:前庭手术史(如会阴侧切、阴道手术、CO_2激光治疗)、既往感染史(如HPV、疱疹病毒、念珠菌病)或相关泌尿系统疾病,主要是间质性膀胱炎。间质性膀胱炎和前庭痛病因相同,都有皮下组织肥大细胞增多。

前庭痛的多种临床表现形式

- 原发性(初次性生活即有疼痛不适)或继发性(一段无痛性生活后发生疼痛)。
- 单纯性(未伴发外阴阴道炎)或复杂性(复发性外阴阴道炎)。
- 伴或不伴外阴痛。

鉴别诊断

阴道口肌肉不自主收缩称为阴道痉挛,常继发于前庭痛,很多前庭痛患者误诊为此病。应排除外阴阴道炎,检测阴道pH值,取阴道分泌物,以氢氧化钾和生理盐水处理后镜检,可确诊阴道炎。5%醋酸处理后有醋白改变的病灶及其他任何明显的病灶均需行活检,以确诊皮肤病、感染或肿瘤。此外,对其他导致前庭敏感性增加的原因也应进行鉴别(表39-9)。

并发症

性交痛会影响两性关系。继发性抑郁症常见。

治疗

根据医师建议,一些患者采用抗真菌药或抗生素治疗较长时间后,疗效不明显而出现焦虑,如果进一步治疗仍未见好转,则会加重患者心理负担,因此建议采用以下三级治疗计划,先从最简单的方法入手,每3个月重新评估一次。

1. 开始3个月重点依据生物反馈行盆腔物理治疗。患者需注意外阴部位卫生保健,包括穿着纯棉内裤、保持外阴部干燥、不穿紧身衣服、不用刺激性药物。局部应用利多卡因乳膏,1次/天,应用润滑油,如坚果油或茶树油等,2次/天。对于绝经后或长期口服避孕药而导致阴道雌激素大量减少的患者,每日外用雌激素制剂。增加柠檬酸钙摄入,同时减少草酸摄入,以降低尿液中草酸结晶的浓度,可以减少对阴道前庭的刺激。

2. 若3个月以后未见好转,可口服三环类抗抑郁药阿米替林10~75mg/d,持续3个月。也可以用普瑞巴林、加巴喷丁。

3. 完成以上2个阶段治疗后,仍诉前庭剧烈疼痛者,外阴前庭切除术是最有效的治疗(图39-8)。切除前庭疼痛处黏膜,然后分离部分阴道黏膜予以覆盖。38例患者手术部分或完全有效,有效率达89%,93%接受手术者对手术满意,并表示会向有同样疾病困扰的患者推荐此手术。

以往曾建议患者行病灶内或全身注射干扰素以治疗潜在HPV感染、在疼痛敏感点注射长效麻醉镇痛药或激素或CO_2激光治疗,但由于这些方法均无效,因此已不再应用。

新的治疗方法正在进行临床疗效评估,包括注射肉毒杆菌毒素、局部应用硝酸甘油或硝苯地平,以缓解导致外阴疼痛的根源,即阴道肌肉痉挛,局部应用三环类抗抑郁药。

预后

以上方法对大约2/3患者有效。在顽固性疼痛患者,即使手术后仍有性交困难,因此应建议这些患者去镇痛门诊治疗。

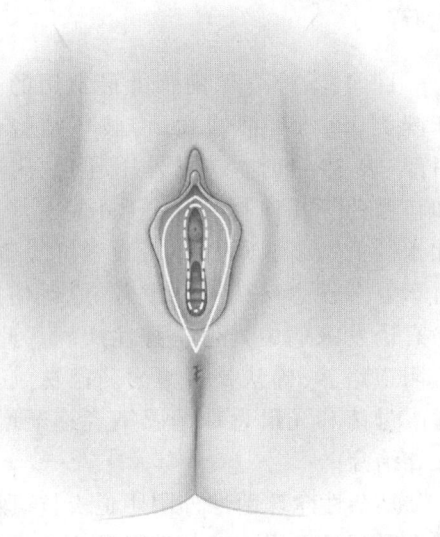

图 39-8 局部刺激导致的外阴疼痛行阴道前庭切除术的范围。

自发性广泛性外阴痛

该病病因未知,疼痛累及的浅表区域比局限性刺激性外阴痛范围更大。患者平均年龄为60岁,多数患有高血压病,有时会接受不同治疗。患者表现为外阴持续性疼痛和烧灼感,有时会有缓解期。为明确诊断,须排除局限性刺激性外阴痛、感染、皮肤病、阴部神经压迫症、分娩导致的阴部神经损伤、撕裂样牵涉痛、单纯疱疹病毒与水痘带状疱疹病毒等神经源性病毒感染、多发性硬化等神经系统疾病。以棉签触压或痛觉过敏试验呈阴性者,可排除神经痛。

治疗自发性广泛性外阴痛最有效的药物是三环类抗抑郁药,主要为阿米替林,10～75mg/d,数周后即可缓解,可同时局部应用局麻药物。患者应避免使用刺激性药物,若3个月后患者症状不缓解,可考虑应用抗癫痫药,如加巴喷丁。如果患者对以上治疗仍无效,则应建议其去镇痛门诊,行硬膜外阻滞或其他麻醉药物治疗。

ACOG Practice Bulletin Number 93, 2008. Diagnosis and management of vulvar skin disorders. *Obstet Gynecol* 2008;111: 1243–1253. PMID: 18448767.

Bornstein J, Cohen V, Zarfati D, Sela S, Ophir E. Involvement of heparanase in the pathogenesis of localized vulvodynia. *J Gynecol Pathol* 2008;27:136–141. PMID: 18156988.

Bornstein J, Goldshmid N, Sabo E. Hyperinnervation and mast cell activation may be used as histopathologic diagnostic criteria for vulvar vestibulitis. *Obstet Gynecol Invest* 2004; 58:171–178. PMID: 15249746.

Edwards L. New concepts in vulvodynia. *Am J Obstet Gynecol* 2003;189:S24–S30. PMID: 14532900.

Goldstein AT, Klingman D, Christopher K, Johnson C, Marinoff SC. Surgical treatment of vulvar vestibulitis syndrome: outcome assessment derived from a postoperative questionnaire. *J Sex Med* 2006;3:923–931. PMID: 16942537.

Gunter J. Vulvodynia: New thoughts on a devastating condition. *Obstet Gynecol Surv* 2007;62:812–819. PMID: 18005458.

Moyal-Barracco M, Lynch PJ. 2003 ISSVD terminology and classification of vulvodynia: A historical perspective. *J Reprod Med* 2004;49:772–777. PMID: 15568398.

Nyirjesy P. Vulvovaginal candidiasis and bacterial vaginosis. *Infect Dis Clin North Am* 2008;22:637–652. PMID: 18954756.

阴道疾病

阴道炎

念珠菌性阴道炎

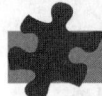
诊断要点

▶ 外阴瘙痒剧烈。

▶ 阴道白色分泌物。

▶ 外阴黏膜充血。

▶ 阴道分泌物经生理盐水("湿片")和KOH处理后在镜检下可见孢子和菌丝。

▶ 诊断金标准是阴道分泌物培养。

发病机制

约75%的女性一生中会患念珠菌性外阴阴道炎,白色念珠菌是念珠菌属中最常见的真菌,常定植于口腔、咽喉部、大肠和阴道部位。临床感染症状与病菌生长速度、增殖能力以及全身性疾病（糖尿病、HIV、肥胖）、妊娠、药物（抗生素、激素、口服避孕药）、恶病质等有关。

预防

不要穿吸水性不好的内衣裤，注意保持外阴和阴道干燥。治疗代谢性疾病，尤其是糖尿病，可以控制念珠菌生长。由于阴道分泌物中的糖会促进真菌生长，所以即使未患糖尿病者，也建议低糖饮食。尽量暂停使用抗生素、雌激素或口服避孕药等治疗。有专家建议应用抗生素治疗时，应同时应用预防剂量的抗真菌药。

临床表现

症状与体征

念珠菌性外阴阴道炎表现为外阴瘙痒剧烈，阴道分泌物呈白色干酪样，外阴黏膜充血。排尿后局部有烧灼样刺激感，特别是在外阴部搔抓后形成表皮剥脱时，症状更加明显。如果病变累及皮肤和阴唇交界部位，则提示患者有潜在的全身性疾病。小阴唇出现充血和水肿。

湿片诊断

诊断根据正常阴道 pH 值≤4.5；阴道分泌物以生理盐水（湿片）和 10%KOH 处理后显微镜下观察，如果发现菌丝（假菌丝），即可诊断为白色念珠菌，有时也可见到孢子（图 39-5）。如果仅发现孢子，则可能为光滑念珠菌感染，诊断金标准为阴道分泌物培养。

鉴别诊断

生殖器疱疹和局部刺激性外阴痛需与该病鉴别，其他原因导致的阴道分泌物异常详见本章后文。

并发症

该病并发症为复杂念珠菌性外阴阴道炎，详见表 39-10。

治疗

目前，治疗念珠菌感染最常用的药物是咪唑类，该药可抑制真菌，破坏细胞壁中的甾醇（表 39-11）。包括外用乳膏、阴道栓剂和口服药等几种制剂。对于外阴有严重瘙痒和水肿的患者，局部应用激素可缓解症状。对于复杂性念珠菌感染患者，应评估其是否患有诱发该病的其他全身性疾病。此外，应行阴道培养，确认是否为耐药菌株。热带假丝酵母菌和光滑念珠菌感染者逐渐增多，需长期治疗。

复杂性念珠菌性外阴阴道炎抗真菌治疗至少需延长 2 周，这与酵母菌生命周期相一致。根据出现的首发症状，患者可自行用药 3~5 天；月经前几天或应用抗生素的同时预防用药。口服药物可选择氟康唑 150mg/w，持续 6 个月，或伊曲康唑 100mg/d，连续 6 个月，维持治疗期间，复发率降低到 10%。延长口服药物治疗期间需监测肝功能。若伴侣有阴茎头炎症状，应同时治疗。阴道表面涂 1%甲紫（一种苯胺染料），1 次/周，对白色念珠菌和热带假丝酵母菌感染治疗有效。给予硼酸栓剂 600mg，1 次/天，连续 6 周，对念珠菌和酵母菌有效。制霉菌素等多烯类药物不经肠道吸收，口服后可减少肠道病菌定植。耐药者给予氟胞嘧啶治疗。

预后

治疗时间不足、再次感染或耐药菌株都会导致该病复发。不幸的是，57%未坚持预防性

表 39-10 外阴阴道念珠菌病（VVC）的分类

单纯性 VVC	复杂性 VVC
散发或不常见 VVC	复发性 VVC
轻至中度 VVC	重度 VVC
白色念珠菌	非白色念珠菌
非免疫缺陷女性	免疫抑制或妊娠期女性

表39-11 咪唑类药物治疗单纯性外阴阴道念珠菌病

推荐方案

阴道用药

2%硝酸布康唑霜5g,阴道内给药,3天*

2%硝酸布康唑乳膏5g(硝酸布康唑持续释放),单剂,阴道内应用

1%克霉唑霜5g,阴道内给药,7~14天*

克霉唑片剂100mg,阴道给药,7天

克霉唑片剂100mg,阴道给药,2片,共3天

2%达克宁乳膏5g,阴道给药,7天*

达克宁阴道栓剂100mg,1栓剂,7天*

咪康唑阴道栓剂200mg,1栓剂,3天*

达克宁阴道栓剂1200mg,1栓剂,1天*

制霉菌素阴道片剂10万单位,1片,14天

6.5%噻康唑软膏5g,阴道内单剂应用*

0.4%特康唑霜5g,阴道给药,7天

0.8%特康唑霜5g,阴道给药,3天

特康唑阴道栓剂80mg,1栓剂,3天

口服用药

氟康唑片剂150mg,单剂量口服1片

*非处方药。

治疗患者在6个月内复发。

细菌性阴道病

诊断要点

▶ 阴道分泌物均质。

▶ 阴道分泌物中加入KOH会产生胺味(鱼腥味),(通常称为胺臭味实验)。

▶ 镜下可见线索细胞(超过上皮细胞的20%)(图39-9)。

▶ 阴道pH值>4.5。

▶ 革兰染色图片上可见乳酸杆菌(革兰染色阴性杆菌)减少。

发病机制

细菌性阴道病(BV)主要为加纳特菌性阴道炎、嗜血杆菌阴道炎以及非特异性阴道炎,是许多国家育龄期女性有症状性细菌感染的主要病因。细菌性阴道病是阴道正常菌群紊乱。过氧化氢浓度增加、乳酸杆菌减少导致加纳特菌、动弯杆菌属、革兰阴性杆菌(厌氧菌、牙龈卟啉菌、拟杆菌属)、消化链球菌属过度生长。虽然性生活不活跃者很少患细菌性阴道病,但该病是否为性传播性疾病仍有争议。

预防

维持阴道pH值在正常范围可预防该病复发。阴道内乳酸杆菌栓剂有利于维持阴道正常菌群,酸化阴道的冲洗尚待研究。

临床表现

症状与体征

细菌性阴道病患者的阴道分泌物呈鱼腥味,由于射精可导致阴道pH值增加,因此无保护性生活后更加明显。患者常主诉阴道分泌物呈牛乳样、均质、有恶臭味,通常无刺激性。念珠菌感染会出现黏膜炎症,而该病则无阴道黏膜炎症,所以临床上更倾向称之为"阴道病",而不是"阴道炎"。

诊断标准

细菌性阴道病常有2个诊断标准:Amsel标准和Nugent评分。根据Amesel标准可准确诊断出约90%的感染者。符合以下4项标准中的3项者才能诊断。

1.均质阴道分泌物(颜色和数量可有不同)。

2.阴道分泌物中加入KOH可产生胺味(鱼腥味)(胺臭味实验)。

3.镜检可见线索细胞(>20%上皮细胞)。线索细胞即多颗粒上皮细胞(图39-9),是细胞边缘贴附大量颗粒状物,即阴道加纳特菌造成的。

4.阴道pH值>4.5。

Nugent评分为革兰染色评分系统,其诊断

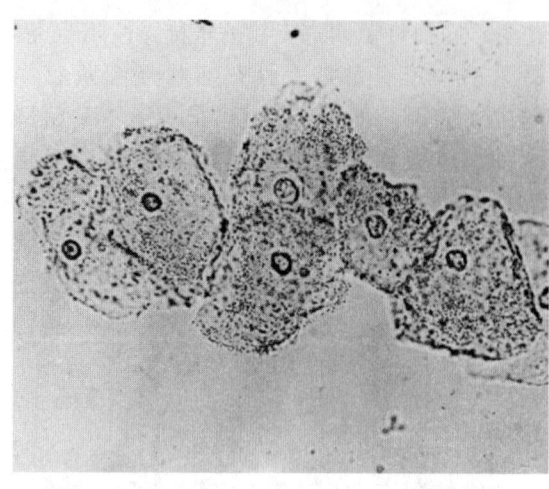

图 39-9 细菌性阴道病。盐水湿片可见线索细胞。注意没有炎性细胞。

敏感性(93%)、特异性(70%)均高于湿片法。该评分依据以下标准计算:

1. 大的革兰阳性杆菌(乳酸杆菌形态类型;乳酸杆菌减少,0~4分)。

2. 小的革兰染色不定杆菌(阴道加纳特菌形态类型,0~4分)。

3. 弯曲革兰染色不定杆菌(动弯杆菌属形态类型,0~2分)。

总分 0~10 分,7~10 分即可诊断细菌性阴道病。

其他诊断性试验

阴道加纳特菌培养特异性较低,因此不作为诊断方法,宫颈巴氏试验敏感性较低。目前临床多依据 DNA 探针实验。其他商业化检测包括试纸检测阴道 pH 值、三甲胺和脯氨酸氨基肽酶检测,用于诊断细菌性阴道病。家用 VI 敏感护垫也可早期发现细菌性阴道病或药物治疗后的复发。

鉴别诊断

本病需与宫颈炎、宫颈肿瘤相鉴别。

并发症

细菌性阴道病可增加早产风险。在无症状孕妇中,甲硝唑治疗是否会降低早产率和改善妊娠不良结局尚不明确。在未妊娠女性,细菌性阴道病可能与子宫切除后阴道断端蜂窝织炎、流产后感染、盆腔炎性疾病有关。

治疗

有症状者及无症状的可疑患者均应予以治疗。有多种治疗方案(表 39-12)。最重要的是,阴道内应用克林霉素油膏可减少避孕套和阴道隔膜的有效性。妊娠女性可口服 250mg 甲硝唑,3 次/天,持续 7 天,或者口服 300mg 克林霉素,2 次/天,持续 7 天。目前并无证据支持妊娠期局部用药。对于复发患者的治疗策略包括使用避孕套、延长治疗时间、以预防剂量维持治疗、口服或阴道内应用富含乳酸杆菌的药物、阴道内应用外源性乳酸杆菌、酸化阴道。伴侣治疗不能预防女性细菌性阴道病复发。

预后

该病常复发。抗生素治疗后可导致白色念珠菌过度生长,常误诊为细菌性阴道病复发。外阴阴道炎普遍应用克霉唑与甲硝唑混合阴道栓剂,临床证实这种治疗有效,而且能同时抑制念珠菌过度生长。

表 39-12 细菌性阴道病的治疗

甲硝唑 500mg,口服,每日两次,共 7 天
0.75%甲硝唑凝胶 5g,阴道内给药,每天一次,共 5 天
2%克林霉素软膏 5g,睡前阴道内给药,共 7 天
替代方案
克林霉素 300mg,口服,每日两次,共 7 天
克林霉素栓剂 100mg,睡前阴道内给药,共 3 天

滴虫性阴道炎

诊断要点

- 大量阴道分泌物，绿色泡沫状，伴有恶臭。
- 阴道pH值大于5.0。
- 阴道黏膜充血伴大量小出血点（草莓点）。
- 在50%~70%确诊病例中，湿片镜检可见多形核细胞增多和移动的鞭毛虫。

发病机制

阴道毛滴虫为有鞭毛的单细胞原生生物（图39-10），其体积比多形核白细胞稍大，但是比成熟上皮细胞稍小。阴道毛滴虫可侵犯男性与女性下尿道。在美国，滴虫性阴道炎是最常见的非病毒性性传播疾病。当大量病原体存在时，才会引起临床症状，所以该病非性传播罕见。

临床表现

症状与体征

最初症状为持续性阴道分泌物增多，伴或不伴外阴瘙痒。阴道分泌物为绿色脓性，泡沫状，伴有恶臭。阴道pH值通常大于5.0。如果外阴受累，则往往局限于阴道前庭和小阴唇，出现小阴唇水肿及疼痛不适。可能还会出现泌尿系统症状，但是仅在严重外阴炎者中才会出现排尿烧灼感。阴道上皮和宫颈检查会发现整个阴道水肿，并伴有大量小出血点，称为"草莓点"，易与阴道上皮点状血管混淆。在病原体培养确诊患者中，50%~70%患者行湿片法镜检可见多形核细胞和具有特征性移动的鞭毛虫。

湿片性检测

阴道分泌物湿片法镜检可诊断阴道毛滴虫，此法敏感性仅有60%~70%。由于显微镜光产热，可导致阴道毛滴虫不运动，所以需要快速检查。

其他诊断方法

滴虫性阴道炎的其他诊断方法包括免疫层析技术与核酸探针。敏感性超过83%，特异性为97%。免疫层析快速检测阴道毛滴虫法可在10分钟内获得结果，核酸探针实验需要45分钟，可能出现假阳性结果。巴氏染色法敏感性约为60%，也会有假阳性。病原体培养是最

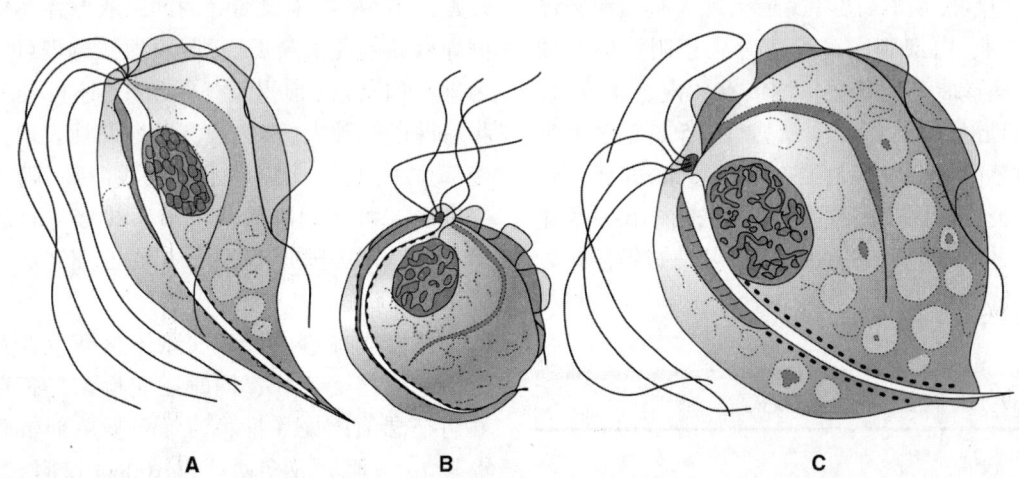

图39-10 在阴道和前列腺分泌物中的阴道毛滴虫。（A）正常滋养体。（B）分裂后形成圆形。（C）常见染色标本。无包囊。（Reproduced, with permission, from Brooks GF, Butel JS, Ornston LN. *Jawetz, Melinick, & Adelberg's Medical Microbiology.* 19th ed. Appleton & Lange; 1991.）

特异和敏感的诊断方法。对可疑毛滴虫感染而镜检未确诊的患者,可将阴道分泌物进行毛滴虫培养。

治疗

有时毛滴虫可定植于泌尿系统,所以应以甲硝唑行全身治疗。伴侣需同时治疗,并避免性生活或使用安全套直至治愈。美国疾病预防控制中心指南见表39-13。如果上述治疗无效,则应进行毛滴虫对甲硝唑和替硝唑药敏试验。甲硝唑的副作用有饮酒后恶心、呕吐,禁忌证包括某些血液系统疾病(中性粒细胞减少)和神经系统疾病。动物实验已证实其有致癌作用,但尚未在人体内证实。甲硝唑治疗耐药者很少,但其数量在增加,并可在体外培养确定。

阴道毛滴虫与围产期并发症和HIV经性传播发病率增加有关。感染阴道毛滴虫的女性患者应进行其他性传播性疾病检查,包括淋病、梅毒、HIV和沙眼衣原体。

淋病奈瑟菌

85%感染淋病奈瑟的女性患者无症状,宫颈、尿道、外阴、会阴和肛门腺体结构最常受累。急性发病时,患者阴道出现大量黏液脓性分泌物,白细胞内可见革兰染色阴性的双球菌。确诊能进行核酸扩增或宫颈内、尿道、直肠、口腔病原体培养。据估计,15%~20%下生殖道感染会发展为上生殖道感染,并伴有输卵管炎、卵巢脓肿、盆腔炎。异位妊娠和不孕症为常见的远期后果。如果阴道分娩时仍存在显性感染,那么新生儿可能会因污染而出现结膜炎。宫颈单纯性淋球菌感染可单次肌注头孢曲松钠125mg,也可单次口服头孢克肟400mg,或环丙沙星500mg,或氧氟沙星400mg,或左氧氟沙星250mg。有些淋病奈瑟菌株对喹诺酮耐药,因此不再推荐该类药物。头孢菌素过敏者可单次肌注新霉素2g。同时应进行沙眼衣原体的经验性治疗,因为这两种感染常同时存在。

沙眼衣原体

对性活跃期的年轻女性进行沙眼衣原体筛查很重要,因为一些患者没有临床症状,有的仅表现为黏液脓性宫颈炎、排尿痛、性交后出血。沙眼衣原体感染的诊断可通过病原体培养(敏感性为50%~90%)、直接荧光抗体检测(敏感性为50%~80%)、酶联免疫分析法(敏感性为40%~60%)或近年来常用的核酸分析法(PCR,敏感性为60%~100%),所有诊断方法的特异性都超过99%。在巴氏染色检查中,沙眼衣原体导致的细胞改变没有特异性,该病可导致逆行感染,20%~40%未经治疗的患者患有输卵管炎。50%以上的上生殖道感染是由沙眼衣原体引起的,并可引起输卵管堵塞、异位妊娠或不孕症。未经治疗的沙眼衣原体感染还可导致新生儿结膜炎。沙眼衣原体感染可表现为淋巴肉芽肿,常累及外阴组织,还可导致腹膜后淋巴结肿大。淋巴肉芽肿原发灶表现为病变部位一过性、无痛性水疱或浅溃疡,随着病变进展,可出现肛管或生殖系统瘘或直肠狭窄。本病在美国并不常见,但在非洲和南亚发病率较高。

怀疑或确诊的沙眼衣原体感染患者及其伴侣都应接受治疗,同时还应检测是否存在淋病奈瑟菌感染。推荐治疗包括单剂量阿奇霉素1g口服,或多西环素100mg口服,2次/天,持续7天。红霉素500mg口服,4次/天,持续7天;氧氟沙星300mg口服,2次/天,左氧氟沙星50mg,1次/天,持续7天为替代治疗妊

表39-13 滴虫性阴道炎的治疗

甲硝唑2g,单剂量口服
替硝唑2g,单剂量口服
替代方案
 甲硝唑500mg,口服,每日两次,共7天

娠期及哺乳期妇女禁用多西环素、左氧氟沙星和氧氟沙星。患者需停止性生活1周。对于可能存在再次感染或症状持续存在或妊娠期妇女，应行试验治疗。红霉素治疗3周后重复检查。治疗3~4个月后建议筛查。对于淋巴肉芽肿患者，建议给予多西环素100mg，2次/天，持续21天。

其他感染

人型支原体和解脲支原体也会导致生殖系统疾病。PCR方法检测较病原体培养方法敏感。支原体感染会导致不孕、自然流产、产后高热、输卵管炎和盆腔脓肿，还会导致男性非淋菌性尿道炎，最有效的治疗措施为口服100mg多西环素，2次/天，持续10天。

类阴道炎疾病

衣原体感染引起的宫颈炎、宫颈息肉或宫颈癌或阴道癌均会出现阴道黏液脓性分泌物和阴道出血。由于宫颈腺癌好发于宫颈管内而非鳞柱交界区，所以宫颈细胞学筛查和阴道镜检查会漏诊。宫颈过度外翻会导致正常宫颈内细胞黏液分泌过多。阴道腺体病也会出现无症状性、阴道透明黏液状分泌物。阴道上皮过度脱屑会导致阴道大量灰白色糊状分泌物，易与阴道念珠菌感染混淆，但前者阴道pH值正常，而且显微镜下可见阴道正常菌群、成熟阴道上皮、无白细胞数量增多。阴道分泌物增多但正常者可行安慰治疗，必要时行冷冻治疗或CO_2激光治疗，或宫颈LEEP切除术，避免持续阴道填塞。

脱屑性炎症性阴道炎

这是罕见的阴道炎，难治性阴道炎患者应考虑此病，其病因未明。患者表现为阴道大量脓性分泌物，排尿时有烧灼感和疼痛感（排尿困难）或性交痛（性交困难）和偶发性点滴出血，常见并发症为两侧阴道壁粘连伴生殖道狭窄。本病为单纯苔藓皮肤病的一种变异。许多患者皮肤、口腔黏膜和牙龈可见典型的扁平苔藓病变。阴道检查可见红斑、炎性浸润和脱屑，阴道被覆白膜，分泌物稠厚，脓性分泌物内含大量成熟上皮和脓细胞。阴道出现红斑，阴道上部形成粘连，导致部分梗阻堵塞。阴道pH值增高，湿片法和革兰染色可见旁基底细胞增多，无革兰阳性杆菌，可见革兰阳性球菌。

治疗方法建议为阴道给药，应用2%克林霉素乳膏5g/d，连用7天，或克林霉素阴道栓，然后应用含氢化可的松和普莫卡因的泡沫，使之在阴道表面形成保护膜。二线治疗方法为阴道内应用糖皮质激素乳膏或栓剂。近来推荐使用免疫抑制剂，即他克莫司软膏治疗。

化学性阴道炎

化学性阴道炎可继发于多种刺激因素，包括局部刺激（卫生用品、杀精药物、女性用品、香皂、化妆品）、过敏原（乳胶、抗真菌药物）、过度性生活均会导致刺激、瘙痒、烧灼感和阴道分泌物增多，易与阴道念珠菌病感染混淆。治疗包括去除刺激原，短疗程糖皮质激素治疗，配合碳酸氢钠坐浴和局部植物油治疗。

萎缩性阴道炎

临床表现

青春期前、哺乳期和绝经期妇女的阴道缺乏雌激素作用，阴道pH值通常高于正常值，阴道正常菌群被混合菌群取代，阴道上皮变薄，感染和创伤易感性增加。虽然大部分患者没有症状，但是很多绝经期妇女主诉阴道干燥、点滴出血阴道分泌物为血清样或水样和（或）性交痛。有些症状是源于继发感染。检查发现阴道黏膜变薄、阴道褶皱减少或消失、阴道pH值为5.0~7.0。湿片法可见小圆形旁基底细胞和数量较多的多形核细胞。

治疗

治疗包括阴道内应用雌激素乳膏。由于阴道雌激素中约 1/3 被机体吸收，因此乳腺癌或子宫内膜癌病史者禁用。阴道雌素环是一种较好的治疗，可每 90 天更换 1 次。阴道内应用雌二醇（阴道片剂），1 片/天，连续 2 周，然后改为 2 次/周，连续至少 3~6 个月，更加方便。若无其他禁忌证，可考虑全身应用雌激素治疗。

异物

发病机制

异物会导致青春期前女性阴道分泌物增多和感染。纸、棉花或其他东西误入阴道会导致继发感染。儿童可用直径小的宫腔镜或在麻醉下进行阴道检查或取出阴道穹隆异物或肿物。在门诊，可用冲洗后的小型导管尝试取出阴道异物。对于成人而言，遗忘的月经期阴道填塞物、避孕环或子宫托都会导致阴道分泌物恶臭。盆腔检查可明确诊断。

临床表现

临床症状与异物有关，包括阴道分泌物异常恶臭、月经间期点滴出血。阴道镜下可发现阴道上皮干燥和微小溃疡，会引起症状。溃疡灶，特别是与使用阴道填塞物有关者，常位于阴道穹隆部，边缘不规则，底部为红色肉芽组织（图 39-3）。溃疡边缘的新生上皮会使细胞脱落，但这种表现并不典型，只能表明发育不良。一旦不再使用填塞物，病灶即可自愈。异物在阴道存留时间过长，会侵入膀胱或直肠。

治疗

治疗为取出异物，有外阴和阴道溃疡或蜂窝织炎者，很少需要抗生素治疗。继发于月经期填塞物的阴道干燥或溃疡通常为一过性的，可自愈。

中毒性休克综合征为阴道填塞物导致的最严重并发症，即使不用填塞物也可能会发生。该综合征与月经期间使用高吸收性填塞物的年轻女性阴道葡萄球菌感染有关。有些症状继发于葡萄球菌外毒素的释放，包括高热（≥38.9℃），可能会伴有严重头痛、咽痛、肌肉疼痛、呕吐和腹泻。该病与脑膜炎、病毒血症相似。可见掌跖红斑和弥漫性类似日晒斑。皮肤红斑通常会在 24~48 小时后消失，患者偶可出现复发性斑丘疹，皮疹在 6~10 天爆发，其后 2~3 周可有掌跖表皮脱屑。48 小时内可能发生进行性低血压，进展为休克水平。可能发生多器官系统功能衰竭，包括肾脏和心脏功能。1986 年，在 15~44 岁女性中，中毒性休克综合征发病率为 1/100 000。所有月经期女性突然发热应怀疑中毒性休克综合征，并进行诊断和相应治疗。阴道内填塞物应取出并送培养，清洗阴道，减少病原微生物。采取适当支持治疗，使用耐酶青霉素或万古霉素（如果患者对青霉素过敏）。曾患过中毒性休克综合征的女性有复发风险，所以，应避免使用阴道内填塞物。

病毒感染

感染阴道的病毒包括疱疹病毒（单纯疱疹病毒、水痘-带状疱疹病毒、巨细胞病毒）、痘病毒（接触传染性软疣）、乳头瘤病毒，这类感染主要特点在外阴疾病部分已介绍过。

疱疹病毒

单纯疱疹病毒（HSV）可引起糜烂、溃疡或累及阴道和宫颈的坏死性外生肿物，并可导致阴道大量分泌物，宫颈变形或易出血。原发病灶病程为 2 周，预后无瘢痕。复发感染会累及宫颈，溃疡或囊泡破裂处病毒培养可呈阳性。宫颈细胞学检查可见内有包涵体的多核巨细胞。

人乳头瘤病毒感染

在外阴疾病部分曾论述过，尖锐湿疣可累及宫颈和阴道。湿疣性阴道炎导致阴道表面粗糙不平，粉色的阴道黏膜上可见白色突起，常继发真菌或细菌感染而导致阴道分泌物增多，还可能出现性交后出血。其他类型的湿疣没有特异表现。免疫抑制状态（妊娠、HIV感染、糖尿病、肾移植）与湿疣大量增殖和难治性湿疣有关。

寄生虫感染

寄生虫感染导致阴道炎不常见，包括蛲虫和阿米巴。蛲虫感染常见于儿童，阴道口粪便污染为感染原因，肛周极度瘙痒。检查时可在外阴部位贴一透明胶带，然后把胶带贴在载玻片上，于显微镜下观察，可见双侧壁的虫卵。阴道和宫颈阿米巴感染在美国很少见，但在发展中国家很常见。严重感染者与宫颈癌表现相似，通常在累及外阴时出现症状。湿片法可证实阿米巴滋养体，巴氏染色偶可见。

Ahmed AM, Madkan V, Tyring SK. Human papillomaviruses and genital disease. *Dermatol Clin* 2006;24:157–165. PMID: 16677964.

Bornstein J. the HPV vaccines—which to prefer? *Obstet Gynecol Surv* 2009;64:345–350. PMID: 19386141.

Bornstein J. Human papillomavirus vaccine: The beginning of the end for cervical cancer. *Isr Med Assoc J* 2007; 9:156–158. PMID: 17402325.

Geva A, Bornstein J, Dan M, Shoham HK, Sobel JD. The VI-Sense-vaginal discharge self-test to facilitate management of vaginal symptoms. *Am J Obstet Gynecol* 2006;195:1351–1356. PMID: 16769019.

Greer L, Wendel GD. Rapid diagnostic methods in sexually transmitted infections. *Infect Dis Clin North Am* 2008;22: 601–617. PMID: 18954754.

ACOG Practice Bulletin Number 61, 2005. Human papillomavirus. *Obstet Gynecol* 2005;105:905–918. PMID: 15802436.

Moyal-Barracco M, Edwards L. Diagnosis and therapy of anogenital lichen planus. *Dermatol Ther* 2004;17:38–46. PMID: 14756889.

O'Mahony C. Genital warts: Current and future management options. *Am J Clin Dermatol* 2005;6:239–243. PMID: 16060711.

ACOG Practice Bulletin Number 72, 2006. Vaginitis. *Obstet Gynecol* 2006;107:1195–1206. PMID: 16648432.

Val I, Almeida G. An overview of lichen sclerosus. *Clin Obstet Gynecol* 2005;48:808–817. PMID: 16286827.

Centers for Disease Control and Prevention, Workowski KA, Berman SM. Sexually transmitted diseases treatment guidelines, 2006. *MMWR Recomm Rep* 2006;55(rr-11):1–94. PMID: 16888612.

感谢Doron Zarfati博士提供部分图片，以及Cindy Cohen女士准备的手稿。

（刘荣 译）

第40章 宫颈良性疾病

Izabella Khachikyan, MD
Pamela Stratton, MD

先天性宫颈异常

在胚胎发育第6周,宫颈由副中肾管(苗勒管)发育而来,即两个苗勒管中线融合,继而管腔化,最终形成子宫体、宫颈及阴道上部(图40-1)。不发育、横向或纵向融合异常或未完全吸收等导致苗勒管异常,其中最常见的是横向融合异常而导致异常器官呈对称性或不对称性、有梗阻或无梗阻,其原因是由于苗勒管融合缺陷或一侧苗勒管形成异常或中隔吸收异常。融合的苗勒管之间的组织吸收异常可导致部分子宫纵隔或完全延伸到宫颈。最常见的横向融合缺陷是形成隔。纵向融合是指苗勒管与泌尿生殖窦之间融合,苗勒管不发育导致子宫和宫颈发育不良。双宫颈通常和阴道纵隔相关,是未融合的表现。吸收异常可导致单侧宫颈或由单纯肌性隔构成的有隔宫颈,并可能延伸至子宫下段或形成阴道隔。泌尿道影像学检查发现,20%~30%苗勒管发育异常者同时存在泌尿道畸形。苗勒管发育不良者,其卵巢及第二性征发育均正常。

宫颈发育不良

单纯宫颈发育不良罕见,但有病例报道,子宫体和阴道正常,但无宫颈。此病可能是由于苗勒管管腔化失败或管腔化后上皮增殖异常所致。更常见的异常为宫颈缺失伴子宫体及阴道上段同时缺如,即苗勒管发育异常或先天性阴道缺如综合征(Mayer-Rokitansky-Kuster-Hauser 综合征),其发生率大约为1/4000例新生女婴。由于阴道大部分由苗勒管发育而来,所以苗勒管发育异常者阴道较短。已证实,苗勒管发育畸形者的女性后代可能会遗传此病,但目前无患者女性后代同为苗勒管发育畸形的报道,所以其遗传模式可能受多基因多因素影响。

宫颈发育不良但子宫体功能正常者须与苗勒管发育异常相鉴别(图40-2和图40-3),前者经血潴留在子宫内,导致经血逆流或子宫内膜异位症,所以宫颈发育不良常于少女月经初潮时确诊,患者表现为原发性闭经及周期性

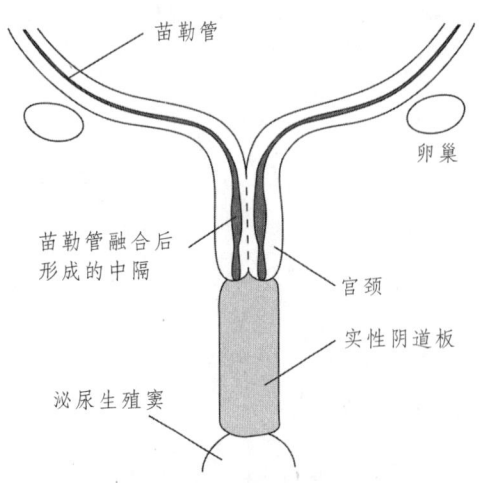

图40-1 苗勒管融合形成子宫颈和子宫体。

形术。

苗勒管不完全融合

先天性子宫发育不良者无临床症状，因此常漏诊。这种畸形通常是由于苗勒管发育不良、横向或纵向融合不良或管腔化异常所致。苗勒管失败融合会导致生殖结构重复，例如双子宫（两个子宫），双角子宫（两个宫颈）有两个独立的子宫角，每侧各有独立的宫颈和阴道，两个阴道间由纵隔分开。不完全融合者宫角末端形成盲端，导致阴道积血（图40-4）。苗勒管部分融合或不完全融合导致双角子宫或弓形子宫。双角子宫有两个分离的宫腔及一个宫颈，而弓形子宫仅在宫底部稍凹陷，临床意义不大。

苗勒管融合异常导致子宫发育畸形者不良妊娠结局发生率增加，早产率为15%~25%，流产率为25%~50%，胎位不正也很常见（图40-5）。

吸收异常

融合的苗勒管之间组织吸收不良导致子宫纵隔形成。子宫纵隔为纤维肌组织，可为部分纵隔或纵贯子宫的完全纵隔（图40-6）。隔吸收不完全或完全未吸收常导致生殖系统及

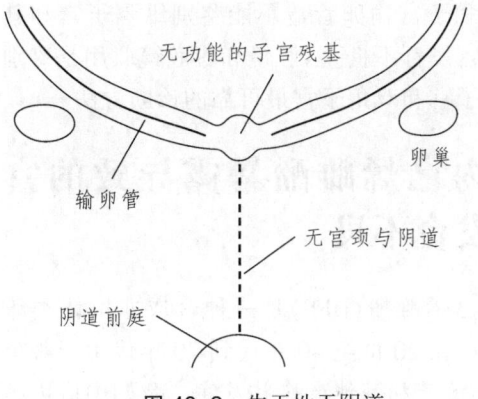

图40-2 先天性无阴道。

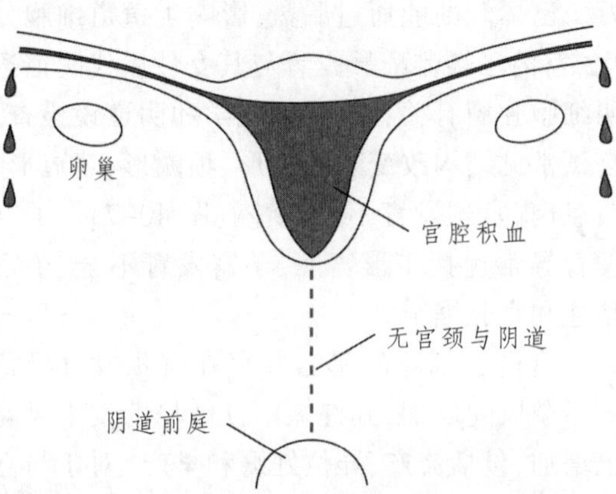

图40-3 宫颈发育不全和宫腔积血、经血逆流。

腹盆腔疼痛。联合应用雌激素/孕激素持续抑制月经可改善疼痛相关症状。超声、MRI或腹腔镜可识别解剖学异常，有助于诊断。

无宫颈或无子宫和宫颈者不能妊娠，由于患者卵巢功能正常，因此可与其配偶的精子进行体外受精，然后由代孕女性完成妊娠。

苗勒管或宫颈发育异常者阴道变短或缺失，以阴道扩张器持续顶压会阴部是延长或重建阴道的非手术方法。如Ingram利用自行车座设计了一种简易扩张器，能持续稳定顶压会阴部。治疗阴道畸形最常用的手术方法为McIndoe手术重建阴道。Vecchietti手术将手术与非手术方法相结合，应用腹腔镜进行阴道重建。其他手术方法包括结肠阴道重建术，即应用一段结肠和皮瓣进行阴道成

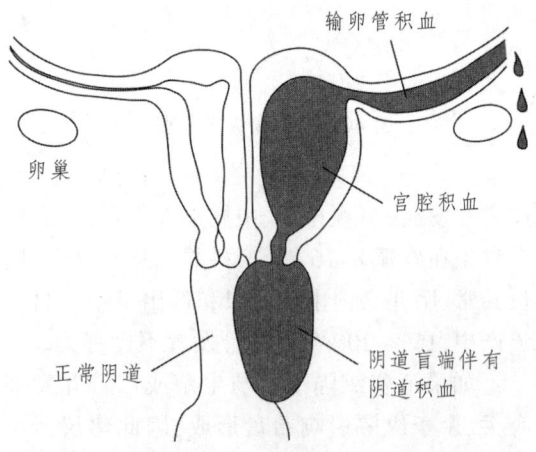

图40-4 纵隔子宫阴道盲端积血、宫腔积血、经血逆流。

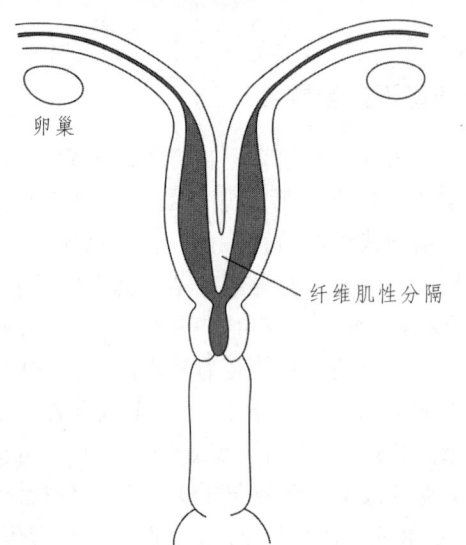

图 40-5 完全性双角子宫,纤维肌性隔在宫颈内口水平。

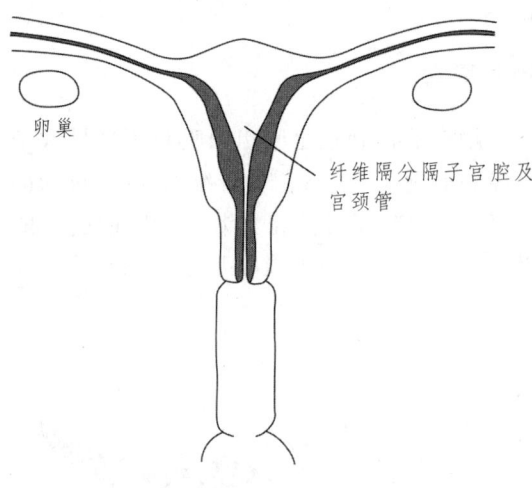

图 40-6 完全纵隔子宫。

产科并发症。妊娠早期、中期常发生自然流产,多发生在妊娠 8~16 周。产科并发症有早产、胎位异常、胎儿宫内生长受限和低出生率。自然流产中,15%~20%与苗勒管发育不良有关。

如果证实纵隔子宫与生殖或产科并发症有关,由于纵隔影响胎盘形成,因此建议行手术治疗。宫腔镜下子宫纵隔切除能提高反复自然流产患者的妊娠结局。超声、MRI、宫腔超声造影和子宫输卵管造影能鉴别纵隔子宫和其他子宫发育不良。宫腔镜和腹腔镜联用是鉴别纵隔子宫和双角子宫最可靠的诊断方法。

宫内己烯雌酚暴露导致的宫颈发育不良

己烯雌酚(DES)是一种合成非甾体类雌激素,在 20 世纪 40 年代到 70 年代用于避免早产、流产和其他产科并发症。孕妇中应用己烯雌酚的病例数不明,估计为两百万到一千万。己烯雌酚能通过胎盘,影响生殖道细胞分化。宫内己烯雌酚暴露者与其女性后代阴道透明细胞肿瘤有关,需要细胞学和阴道镜检查。宫颈常见结构改变有衣领形、项圈形、鸡冠形、假息肉、宫颈发育不全、横隔(图 40-7)。子宫发育异常包括 T 形宫腔、子宫发育不全、子宫粘连和宫腔缩窄。

宫内己烯雌酚暴露并存在宫颈发育异常者不孕风险增加,其妊娠不良结局的发生风险也增加,包括流产、异位妊娠和早产。对于与宫内己烯雌酚暴露有关的宫颈功能不全者,推荐行预防性宫颈环扎术。

ACOG Practice Bulletin. Cervical insufficiency. *Obstet Gynecol* 2010;102:1091–1099. PMID: 14672493.

Creighton SM, Davies MC, Cutner A. Laparoscopic management of cervical agenesis. *Fertil Steril* 2006;85:1510.e13–e15. PMID: 16616925.

Deffarges JV, Haddad B, Musset R, Paniel BJ. Utero-vaginal anastomosis in women with uterine cervix atresia: long-term follow-up and reproductive performance. A study of 18 cases. *Hum Reprod* 2001;16:1722–1725. PMID: 11473972.

Folch M, Pigem I, Konje JC. Müllerian agenesis: etiology, diagnosis and management. *Obstet Gynecol Surv* 2000;55:644–649. PMID: 11023205.

Gell JS. Mullerian anomalies. *Semin Reprod Med* 2003;21:375–388. PMID: 14724770.

Homer HA, Li TC, Cooke ID. The septate uterus: a review of management and reproductive outcome. *Fertil Steril* 2000;73:1–14. PMID: 10632403.

Kaufman RH, Adam E, Hatch EE, et al. Continued follow-up of pregnancy outcomes in diethylstilbestrol-exposed offspring. *Obstet Gynecol* 2000; 96:483–489. PMID: 11004345.

Keser A, Bozkurt N, Taner OF, Sensöz O. Treatment of vaginal agenesis with modified Abbe-McIndoe technique: long-term follow-up in 22 patients. *Eur J Obstet Gynecol Reprod Biol* 2005;121:110–116. PMID: 15935544.

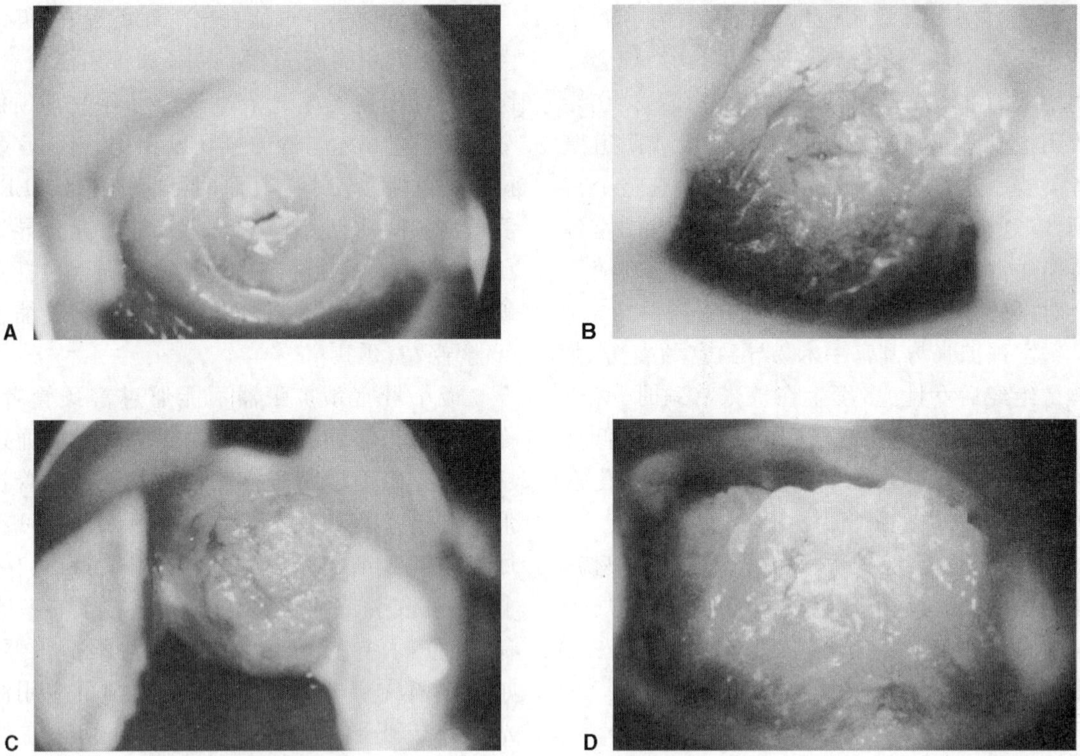

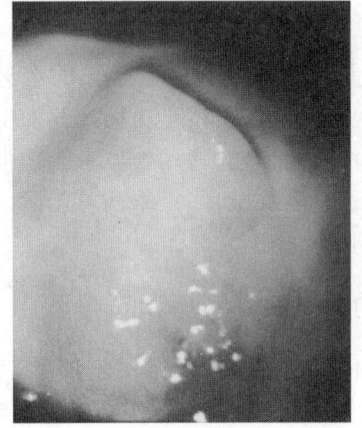

图 40-7 己烯雌酚作用下女性宫颈的变化。(A)圆形沟。(B)中央抑制和异位。(C)阴道被覆柱状上皮(异位)。(D)宫颈前唇凸起(粗糙)。(E)宫颈前唇凸起(光滑)。

Newbold RR. Prenatal exposure to diethylstilbestrol. *Fertil Steril* 2008;89:e55-e56. PMID: 18308064.

Preutthipan S, Herabutya Y. Vaginal misoprostol for cervical priming before operative hysteroscopy: a randomized controlled trial. *Obstet Gynecol* 2000;96:890-894. PMID: 11084173.

Propst AM, Hill JA 3rd. Anatomic factors associated with recurrent pregnancy loss. *Semin Reprod Med* 2000;18:341-350. PMID: 11355792.

Troiano RN, McCarthy SM. Mullerian duct anomalies: imaging and clinical issues. *Radiology* 2004;233:19-34. PMID: 15317956.

宫颈损伤

裂伤

宫颈裂伤是阴道分娩的常见并发症,最常发生宫颈裂伤的部位是宫颈侧方。阴道分娩发生宫颈裂伤而导致阴道出血或需要缝合者不足5%。宫颈环扎、急产、胎头吸引、初产妇会阴侧切术等常增加宫颈裂伤的风险。宫颈裂伤导致阴道异常出血或裂伤达子宫下段或阴道壁者需要手术修补。分娩后要仔细检查整个宫颈，修复具有临床意义的裂伤。无症状的宫颈裂伤通常较小，可以不修复。宫颈裂伤一般不会对以后分娩产生影响。

宫颈扩张与刮宫手术易导致宫颈裂伤，尤其是绝经后女性，多发生在扩张宫颈时，必要时需缝合。术前应用海藻棒扩张宫颈可降低宫颈裂伤的风险。术前应用米索前列醇软化宫颈，可减少宫颈扩张阻力。

据报道，宫腔镜手术也可导致宫颈裂伤，如应用环状电极、滚球电极或其他电极烧灼子宫内膜时。

穿孔

探查宫腔、扩张宫颈、放入放射源、宫颈锥切术或人工流产锐器（如金属线或缝针）可导致宫颈意外穿孔。由于膀胱和直肠毗邻宫颈，所以宫颈损伤后可能累及膀胱及直肠。穿孔可累及宫颈全层，导致出血或损伤子宫血管而导致血肿。

溃疡

阴道内子宫托压迫局部并形成坏死可导致宫颈溃疡，此外，完全性子宫脱垂者，其宫颈从阴道口脱出，也会形成宫颈溃疡。

宫颈狭窄

宫颈狭窄会引起明显的临床症状。在绝经前患者中，宫颈狭窄会阻碍经血流出，从而导致闭经、盆腔痛及子宫内膜异位。此外，宫颈狭窄会阻碍精液进入宫腔，因此不孕症风险增加。宫颈狭窄导致子宫积脓并不多见，但绝经后患者较常见。建议行子宫内膜活检，排除内膜癌。

虽然宫颈狭窄可能在出生时就存在，但常由多种因素所引起。宫颈手术，如锥切活检、环切或发育不良者激光治疗等均可导致宫颈狭窄。环形电切术与冷刀锥切术相比，引起宫颈狭窄的可能性较小，其原因可能是由于LEEP手术宫颈间质切除较少或冷刀锥切缝合导致宫颈口狭窄。其他导致宫颈狭窄的原因包括宫颈损伤、放疗和宫颈肿瘤。绝经期子宫萎缩也可能导致宫颈狭窄。

最小号宫颈扩张器不能通过宫颈管者，临床诊断为宫颈狭窄。宫颈管堵塞者可通过超声检查协助诊断子宫腔内容物。宫颈管扩张术可治疗宫颈狭窄。在宫颈治疗后，可在月经间期逐渐扩张宫颈，1次/周，持续2~3个月，可改善或纠正宫颈狭窄。对于有些患者，超声引导有助于指导放入宫颈扩张器。如果宫颈狭窄与瘢痕组织有关，则可应用激光治疗或环形电切及宫腔镜下环切来扩张宫颈管。

宫颈环形脱落

宫颈环形脱落是一种非常罕见的产科并发症，表现为分娩中宫颈坏死、撕裂。其发生机制可能与既往宫颈损伤、宫颈外口未能扩张或胎头压迫导致宫颈缺血有关。本病可能漏诊或在发现宫颈脱落、排出时确诊。

宫颈损伤的并发症

宫颈损伤可导致急性及迟发性并发症，出血虽然不常见，但却是宫颈裂伤最常见、最严重的急性并发症。当宫颈裂伤延伸到子宫下段时，会出现阴道出血。发生隐匿性出血时，患者可出现低血容量性休克，与阴道出血量不一致。

宫颈锥切活检术、未发现或未恰当修复的宫颈裂伤常导致宫颈狭窄、宫颈功能不全、分娩时宫颈无法扩张等后遗症。宫颈功能不全常导致妊娠中期复发性或习惯性流产。

正常宫颈

概述

在整个生育期,宫颈鳞柱交界区一直在更新。年轻女性的鳞柱交界区位于宫颈外,当鳞柱交界延伸并替换大部分宫颈外上皮时,我们用"宫颈柱状上皮异位"来描述,宫颈外观呈红色、颗粒状并呈炎性表现。随着时间推移,鳞柱交界区以鳞状上皮化生方式向宫颈外口移动,异位柱状上皮逐渐转化成复层鳞状上皮。最初化生上皮菲薄且不成熟,而后逐渐变厚、变成熟,最后转化成复层鳞状上皮。在显微镜下,鳞柱交界区几乎很少发现鳞状上皮到柱状上皮的突然转变,而是表现为不成熟的鳞状上皮化生区(图 40-8 和图 40-9)。在阴道镜下,宫颈柱状上皮异位表现为绒毛状结构(图 40-10 和图 40-11)。在女性一生中的婴儿期、青春期、初次妊娠期这三个时期内,宫颈黏膜由单层柱状上皮到复层鳞状上皮的转化速度加快。

女性 50 岁以后,鳞柱交界区退到宫颈管内,宫颈外完全被鳞状上皮覆盖。在此过程中,柱状上皮隐窝和裂隙被填满,堵塞了黏液出口,形成典型的宫颈那勃囊肿。

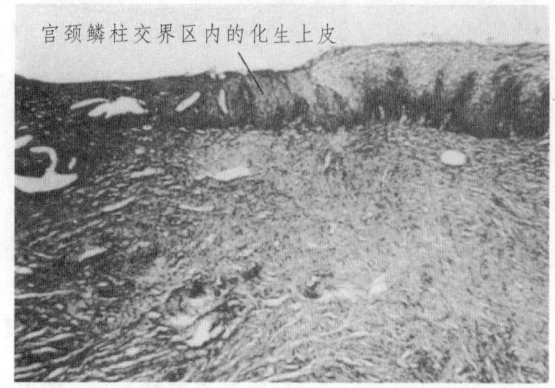

图 40-9 鳞柱交界区化生上皮。

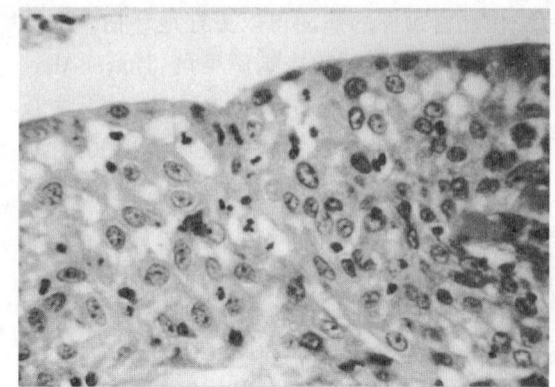

图 40-10 鳞状上皮显示人乳头瘤状病毒感染的组织学改变。

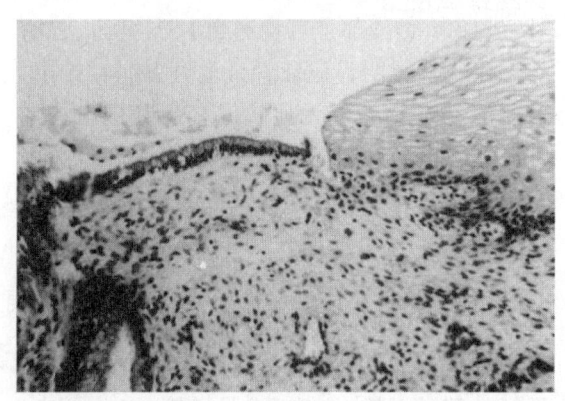

图 40-8 鳞柱交界突然转变。

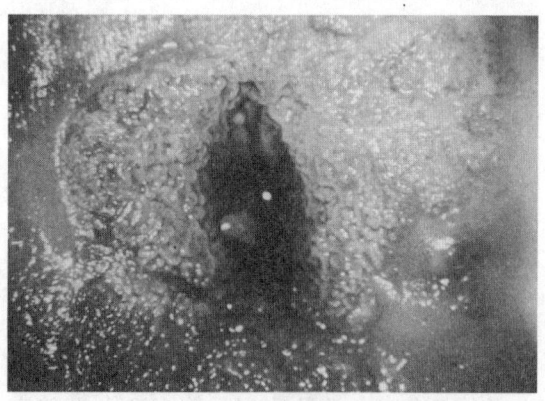

图 40-11 阴道镜下观察宫颈柱状上皮异位的绒毛状结构。

宫颈感染

概述

每年有 3 百万女性诊断为宫颈炎,宫颈炎最常见的感染原为淋病奈瑟菌、沙眼衣原体、单纯疱疹病毒、阴道毛滴虫、衣原体、巨细胞病毒和细菌性阴道病(参见第 43 章)。宫颈炎通常无症状,有时会漏诊。如果不予治疗,宫颈炎可能导致盆腔炎性疾病,最终导致不孕症、异位妊娠、慢性盆腔痛等发病风险较高。阴道镜检查的进展和感染检验方法敏感性的提高使急、慢性宫颈炎的病因得以更好地评估。淋球菌检测方法包括尿道吉姆萨染色、Thayer-Martin 培养基培养、DNA 探针以及 DNA 扩增技术。衣原体检测方法为宫颈或尿液核酸扩增。HPV 感染性疾病检测方法包括宫颈细胞学检查、HPV 检测结合阴道镜和活检。宫颈炎的症状是水肿和血管增生导致宫颈肿胀、充血。出现血管增生、充血和柱状上皮异位伴有鳞状上皮化生或炎症改变者需进行治疗。组织学检查发现多形核白细胞、淋巴细胞或组织细胞者可诊断为宫颈炎。宫颈直接暴露于阴道内的细菌、病毒、真菌和寄生虫环境中,在无阴道疾病的情况下,也可发生宫颈感染。通过性接触,宫颈可感染淋病奈瑟菌、沙眼衣原体、HSV、HPV 和支原体等。由于许多女性无症状,所以应对有多个性伴侣、不坚持使用避孕套的高危女性人群进行筛查,这点尤为重要。淋病奈瑟菌或衣原体感染者同时存在其他性传播性疾病(STD)风险,应进行梅毒、乙肝、HIV 和 HPV 方面的咨询和检测。

发病机制

沙眼衣原体和淋病奈瑟菌可通过性接触途径传播(STI),常导致宫颈管炎和上生殖道感染。2007 年,美国有超过 110 万沙眼衣原体感染者和 35 万淋病奈瑟菌感染者。由于沙眼衣原体通常潜伏在体内,很难及时诊断,感染后常上行经宫腔蔓延到输卵管,导致输卵管炎和盆腔腹膜炎。病原菌可定植于宫颈,在分娩时,当新生儿通过产道时发生感染,沙眼衣原体感染新生儿眼部,可导致沙眼、包涵体性结膜炎或新生儿肺炎。

与衣原体感染一样,淋病奈瑟菌感染首先会引起宫颈感染,继而感染子宫内膜和输卵管,这两种病原菌上行感染常发生在月经期末,此时子宫内膜无宫颈黏液栓保护。淋病奈瑟菌与沙眼衣原体一样,在经阴道分娩时传染给新生儿,导致新生儿眼炎。

Fitz-Hugh-Curtis 综合征或肝周围炎是沙眼衣原体与淋病奈瑟菌感染罕见的并发症,其特点为肝与壁腹膜间粘连。

HSV 有 2 型,单纯疱疹病毒 1 型(HSV-1)和单纯疱疹病毒 2 型(HSV-2)。HSV-2 主要引起生殖器感染,而 HSV-1 常引起普通感冒,导致酸痛或发热性疱疹,常经口-生殖道或生殖道-生殖道途径传播。HSV 感染宫颈形成的病灶与外阴部病灶相似,最初为囊泡,继而发展为溃疡。原发感染可能广泛而严重,导致其他全身症状,如低热、肌肉疼痛和其他不适,持续约 2 周。溃疡预后无瘢痕,一旦发生感染,即使治愈以后,病毒依然会潜伏于感染部位的神经节细胞。复发性 HSV 感染症状相对轻,病程相对短。HSV 感染部位可检测到 HSV 病毒,但有些无症状且无明显病灶者,也可有病毒排出。因此活动性感染或无症状但有病毒排出者均可在经阴道分娩时感染新生儿,如果在近分娩期时检测 HSV 阳性,则建议行剖宫产术。

HPV 可通过皮肤接触传播,外阴有 HPV 病灶者应检查宫颈是否有 HPV 病灶和感染。与外阴和肛周典型生殖器疣(尖锐湿疣)相比,宫颈病灶通常较平,通常肉眼不能分辨,应用稀释的醋酸(醋白上皮)或阴道镜(白色上皮、镶嵌、粗大的点状血管)有助于发现病灶。HPV

病毒亚型有120多种，其中低危型6、11、42、43、44、54、55常导致宫颈良性病变，而高危型16、18、31、33、35、39、45、56可导致宫颈上皮内瘤变和浸润性癌。70%感染可在一年内清除，90%可在两年内清除。持续HPV感染可进展为癌前病变，甚至进展为宫颈癌。

预防

性生活有节制、应用避孕套和隔膜等措施是预防宫颈炎的重要方法。建议避免与感染者进行性行为，但是大多数女性并不知道其性伴侣是否患性传播性疾病，同时也有很多性伴侣感染但无症状。衣原体和奈瑟菌感染在19~25岁年轻人中非常常见，并且存在很多严重的长期并发症，因此建议在高危人群中，不管是否有症状，每年应进行衣原体和奈瑟菌筛查。其他"有风险人群"包括有多个性伴侣、不常使用避孕套、曾有性传播性疾病史和有其他高危行为（目前或曾经吸毒）。但是，这些危险因素往往很难评估。

由于无症状患者和有症状患者发生并发症的风险相同，因此对无症状患者进行检查也是很重要的。

对患者进行治疗的同时，其性伴侣也要进行治疗，这对预防再次感染很重要。对患者及其性伴侣提供咨询也很有用。

妊娠妇女宫颈炎诊治对胎儿和新生儿有重要意义。如妊娠女性在第一次产前检查时应检查梅毒和HIV（参见第43章）。有HSV感染病史者，在临近分娩时要进行检测（参见第43章）。有早产高危风险者，应进行细菌性阴道病的检查（参见第43章）。

及时诊断和恰当治疗宫颈裂伤能降低日后妊娠发生宫颈狭窄及功能不全的风险。

行子宫切除术时，如果条件允许，应同时切除宫颈，以降低宫颈疾病发生风险。有学者建议在子宫切除术时保留宫颈，以维持性功能或阴道支持，但是尚无临床研究资料支持此建议。

临床表现

症状与体征

急性宫颈炎：一急性宫颈炎最初表现为阴道脓性分泌物。有些患者出现阴道出血，阴道出血可出现在月经间期和检查时，但最常发生在性生活后。阴道分泌物性状取决于感染病原体：奈瑟菌感染分泌物较稠，呈乳状；念珠菌感染分泌物呈白色凝乳状；细菌性阴道病分泌物呈稀薄灰色。细菌性阴道病分泌物加氢氧化钠后会产生胺味或鱼腥味。外阴烧灼感和搔抓为宫颈炎的突出症状。

衣原体感染时阴道分泌物呈脓性，宫颈充血发红，有时可无症状，无可见体征。衣原体感染产生的黏液脓性分泌物与奈瑟菌感染的分泌物肉眼无法鉴别。检查可见，淋病奈瑟菌感染时，宫颈表现为急性炎症反应，宫颈水肿，宫颈外口有脓性分泌物。阴道毛滴虫感染则表现为宫颈草莓样外观，并可延伸至邻近阴道黏膜。念珠菌感染产生白色乳酪样分泌物，很难擦去，一旦擦掉，会出现点状出血。

淋病奈瑟菌或衣原体性宫颈炎常与尿道炎同时存在，表现为尿频、尿急、尿痛。若感染导致急性输卵管炎，则会出现盆腔腹膜炎表现。由于感染宫颈充血，可能发生性交后出血或经间期出血。宫颈脆性增加，取宫颈内刮片时会发生出血。

在阴道镜下，急性宫颈炎表现为表面微血管增多，呈弥散性斑点状外观。阴道毛滴虫感染特征为双发夹式毛细血管。在炎症进展中，阴道镜图像弥散、边缘不清，而上皮内瘤变则表现为边缘清晰的血管改变（详见第48章）。浸润性癌可继发感染，因此除了恶性肿瘤阴道镜下改变外，还有炎性表现。

慢性宫颈炎：慢性宫颈炎的主要表现为白带异常，虽然分泌物量不如急性宫颈炎多，但是也可刺激外阴。分泌物可呈脓性或呈不同颜色，或只是单纯变稠、变黏、变浑浊。可发生性交后或经间期出血，此外，还有下腹痛、腰骶部疼痛、痛经、性交困难、尿频、尿急、尿痛等其他症状。

慢性宫颈炎仅表现为分泌物异常，阴道上部表现正常。

实验室检查

染色和涂片检查：分泌物涂片革兰染色发现10个或以上多形核白细胞/高倍视野，即可诊断为黏液脓性宫颈炎。淋病奈瑟菌导致的急性宫颈炎，革兰染色可见双球菌，其敏感性仅有50%。由于革兰染色诊断感染的敏感性较低，因此不推荐应用。生理盐水湿片下可见活动的有鞭毛生物，可诊断为滴虫性阴道炎。有症状且有阴道毛滴虫感染体征者，应行进一步核酸扩增检查，必要时行培养。细菌性阴道病分泌物的生理盐水湿片可见线索细胞，即上皮细胞周围覆盖细菌。诊断细菌性阴道病依据Amsel标准：均质、稀薄、白色或黄色分泌物，显微镜下可见线索细胞，阴道pH值>4.5，胺臭味试验阳性，满足其中3项即可诊断细菌性阴道病。念珠菌感染可将分泌物加氢氧化钾后涂片，发现菌丝即可确诊。

导致宫颈炎的特殊病原体检测：以往病原体培养是诊断首选方法，如在Thayer-Martin或血琼脂培养基上培养淋病奈瑟菌。虽然该方法特异性较高，但其敏感性不超过70%。该方法受标本采集方法、运输条件、培养过程和阳性培养结果的确定等因素影响。

现在多采用核酸扩增技术进行检测，如PCR、转录介导扩增、链取代扩增。核酸扩增技术的优势为敏感性和特异性较高（82%~100%）。标本可通过无创方法获得，如外阴拭子或尿液，非清洁随意尿标本比宫颈检测敏感性高。通过这种检测技术，同一样本可同时检测淋病奈瑟菌和沙眼衣原体，尿液和宫颈标本检测沙眼衣原体的敏感性相近，但是对于淋病奈瑟菌检测，宫颈拭子敏感性更高。酶联免疫分析和依赖抗原的直接荧光抗体检测敏感性为70%~80%，但仍需有创性的方法，从宫颈或尿道取样。

HSV感染可通过病毒培养、PCR和直接荧光抗体法检测。现在，大多数实验室应用非培养方法，如PCR，其敏感性、特异性均更高。

梅毒可通过非螺旋体快速血浆反应素（RPR）或性病研究实验室（VDRL）实验，随后根据梅毒螺旋体凝集素实验（MHA-TP）及荧光梅毒螺旋体抗体吸附试验（FTA-ABS）确诊。

HPV检测结合宫颈细胞学检查已成为检测宫颈病变最有效的方法。宫颈细胞学检查和HPV检测适用于21岁女性患者，因为21岁以下女性，无论是否开始性生活，其罹患宫颈癌的风险很低。如果细胞学正常、HPV检查阴性，则可间隔3年复查。如果细胞学检查异常，则建议阴道镜活检。

血液学检测：单纯性宫颈炎不伴输卵管炎患者的白细胞计数正常。伴有输卵管炎的患者，其白细胞计数常增高，血沉轻度增高。

细胞病理学

目前，巴氏涂片已成为检测宫颈肿瘤的主要方法。细胞学检查可发现轻度非典型增生[低级别鳞状上皮内病变(SIL)]、中度或重度不典型增生[原位癌(CIS)、高级别SIL]和浸润癌等细胞学改变。

宫颈炎与宫颈肿瘤性病变的上皮细胞改变很难区分，核增大、染色质凝集、深染、核仁、胞浆嗜酸性染色、胞膜边界不清是"异型细胞"的非特异性表现。细胞涂片上可见到炎性细胞，尤其在月经前、月经期及月经后立即检查时。但是，发现大量多形核白细胞或组织细胞时，提示急性宫颈炎。如果涂片上炎细胞密集，掩盖了上皮细胞，则需控制炎症后再重新检测。

宫颈细胞学检查有助于诊断特异性宫颈感染，细胞学检查可识别感染病原体或分辨特异性感染导致的上皮细胞特征性改变。例如，毛滴虫和念珠菌感染可直接经细胞涂片证实，HPV感染特点为鳞状上皮细胞增大、核增多、挖空细胞。细胞增大、核增多、胞浆毛玻璃样、核仁内有包涵体为HSV感染的特点。

宫颈感染的组织病理学

淋病奈瑟菌和沙眼衣原体感染导致非特异性急性炎症反应，包括水肿、血管增多、宫颈肿胀、充血。检查发现急性宫颈炎者，须在临床及组织学方面与宫颈柱状上皮异位进行鉴别。感染使腺上皮分泌功能增强，产生大量混有炎细胞的脓性或黏脓性分泌物。显微镜下可见基质水肿和多形核白细胞浸润，有时出现黏膜剥脱。急性感染期过后，水肿和充血减退，多型核白细胞被淋巴细胞、浆细胞和巨噬细胞取代，即出现慢性宫颈炎组织学表现。几乎所有经产妇活检都会有慢性宫颈炎表现，除非患者有宫颈炎的症状和体征，否则其临床意义不大。

鉴别诊断

内外源性激素作用于子宫和阴道黏膜，导致非炎性宫颈炎。如果患者有宫颈分泌物，双合诊检查发现宫颈举痛、变硬，有助于诊断盆腔感染。

感染性宫颈炎需与宫颈上皮内瘤变进行鉴别。由于炎症也可以导致细胞学检查出现异型细胞，因此鉴别诊断较困难。阴道镜是一种有效方法（参见第48章）。宫颈细胞学检查及宫颈管内搔刮与活检组织学检查有助于鉴别慢性宫颈炎和宫颈肿瘤。

并发症

淋病奈瑟菌和沙眼衣原体性宫颈炎常伴发输卵管炎和盆腔炎性疾病，后者与不孕症、异位妊娠、慢性盆腔痛等风险增加有关。HIV感染者发生淋病奈瑟菌或衣原体性宫颈炎与HIV-1感染细胞脱落增加、进而导致感染增加有关。宫颈癌患者普遍有生殖道感染史，但是生殖道感染并未增加癌症发生风险。

治疗

宫颈炎的治疗需根据感染的特点、患者是否妊娠或在哺乳期、患者是否有妊娠计划、宫颈感染严重程度、是否存在输卵管炎等相关并发症及曾经的治疗方案来选择适当的治疗方法。急性宫颈炎应避免进行检查，以减少逆行感染。

急性宫颈炎

急性宫颈炎需根据病原体检测结果来指导治疗。

阴道毛滴虫：甲硝唑可用于治疗阴道毛滴虫感染。可单剂量口服甲硝唑2g或替硝唑2g，也可应用甲硝唑500mg，2次/天，连续7天，这几种治疗方案治愈率为90%~95%。应告知患者治疗期间不要饮酒，服用甲硝唑后24小时、替硝唑后72小时不能饮酒。妊娠患者需给予单次剂量2g口服，哺乳期妇女需暂停哺乳12~24小时。性伴侣应同时治疗，而且双方未完全治愈前应避免性生活。局部应用甲硝唑治疗，其有效率（<50%）不如口服用药。

念珠菌：局部应用唑类药物可治疗念珠菌感染，缓解症状。根据感染严重程度不同，疗程可分为1天、3天或7天。有效治疗措施包括2%布康唑膏5g，阴道内应用3天；1%克霉唑膏5g，阴道内应用7~14天；克霉唑阴道片100g，阴道内应用7天；咪康唑25乳膏5g，阴道内使用7天；咪康唑阴道栓剂200mg，阴道内应用3天，或100mg应用7天。氟康唑单次口服150mg也是一种有效的治疗。

细菌性阴道炎：见第43章，性传播性疾病和盆腔感染。

沙眼衣原体：单次口服阿奇霉素1g或多西环素100mg，2次/天，连续7天。替代治疗包括口服红霉素氯500mg，4次/天，连续7天；口服红霉素琥珀酸乙酯800mg，4次/天，连续7

天,或口服氧氟沙星300mg,2次/天,连续7天,或口服左氧氟沙星500mg,1次/天,连续7天。妊娠女性可单剂量口服阿奇霉素1g或阿莫西林500mg,3次/天,连续7天。也可替代性选择红霉素治疗。妊娠妇女禁用多西环素、氧氟沙星和左氧氟沙星。由于淋病奈瑟菌和沙眼衣原体合并感染概率较高(高达42%),如果发现有淋病奈瑟菌感染存在,则应建议患者同时行沙眼衣原体检查。

淋病奈瑟菌:淋病奈瑟菌导致的宫颈炎可给予单剂量头孢曲松钠125mg肌内注射或单剂量头孢克肟400mg口服或单剂量氧氟沙星400mg口服或单剂量左氧氟沙星250mg口服治疗。妊娠妇女禁用喹诺酮类药物。在欧洲、中东、亚洲、太平洋地区(包括夏威夷)、加利福尼亚州,淋病奈瑟菌对喹诺酮类药物耐药性增加,所以喹诺酮类药物不能用于在以上地区居住或感染的患者(见第43、44章及2006年疾病预防和控制中心性传播性疾病治疗指南)。

慢性宫颈炎

有研究表明,显微镜下≥10个多形核白细胞,高倍视野,与更加敏感方法检测到淋病奈瑟菌和沙眼衣原体特异性感染并不一致。因此,患有慢性宫颈炎而无症状者,如果性传播性疾病检测为阴性,无需治疗。

手术对慢性而有症状的宫颈炎治疗有效,尤其是不存在感染病原体或无证据表明发育异常的情况下。冷冻术、电烙术、激光治疗均可,但复发风险高,而且可能造成宫颈损伤。

并发症的治疗

宫颈出血

锥切活检、电烙术、环切、冷冻术或激光汽化疗法术后造成宫颈出血均需缝合结扎出血血管。出血不严重者,可用次硫酸铁溶液或硝酸银直接局部凝血,电凝也有效。

输卵管炎

输卵管炎常需应用广谱抗生素治疗,建议静脉应用抗生素,以达到足够的血药浓度。

白带增多

治疗后持续阴道分泌物增多通常提示持续性感染或复发性感染,应进行检查,并选择相应的抗生素治疗。

宫颈狭窄

宫颈手术是导致宫颈狭窄的常见原因,继发于手术后的闭经常提示宫颈狭窄。如果不能置入直径2.5mm的扩张器,即为宫颈狭窄。宫颈狭窄需行扩张宫颈管治疗。

不孕

正常情况下,月经中期的宫颈黏液会加速精子通过宫颈管。影响宫颈黏液产生的因素都会对生育产生影响,包括手术因素(烧灼、冷冻、汽化疗法)、切除宫颈管内腺细胞(锥切或环切)、宫颈感染。排卵期前1周可应用低剂量雌激素治疗,或用洗涤、孵化的精子进行人工授精。

宫颈肉芽肿性感染

结核、梅毒和性病肉芽肿极少表现为慢性宫颈病变,表现为宫颈结节、溃疡或肉芽组织,产生慢性炎性渗出液,组织学特征为淋巴细胞、巨细胞和组织细胞浸润。宫颈外观大体上很难与宫颈癌相鉴别。

结核

1986年以来,美国结核发病率上升,尤其是非裔美国人、西班牙裔和亚裔。该病发病率增加加剧了HIV流行。过去,生殖器结核患者仅占盆腔感染性疾病患者的1%,在欧洲和亚洲国家,该比例为5%~13%。随着美国移民的增加和美国女性AIDS发病率的增加,女性盆腔结核发病率也有所增加。泌尿生殖系统结核可继发于身体任何部位的结核感染,常见于肺结核,但是只有1/3患者确诊为活动性肺结核。几乎所有生殖系统结核患者输卵管感染都是通过血液途径，90%的患者会有子宫内膜受累。宫颈结核可通过直接播散或淋巴途径感染，但是发生率很低，仅有1%。盆腔和宫颈受累的主要临床表现包括腹痛、不规则出血和其他症状。宫颈增大、结节状，无肉眼可见病灶。阴道窥器检查可见溃疡或乳头状病灶，与肿瘤性病变相似。

宫颈结核的诊断依赖活检，该病组织学表现为中心干酪样坏死的结核结节。由于其他疾病也可导致此种病变，如阿米巴病、血吸虫病、布鲁菌病、兔热病、结节病、异物反应等，所以需行抗酸染色或细菌培养，检测结核菌。

读者可参阅其他有关生殖器结核药物治疗的具体方法，大多数患者仅药物治疗即可痊愈。药物疗效差或存在其他问题（如肿瘤、瘘）者，经药物治疗后，可能需要行全子宫和双侧附件切除术。

宫颈罕见感染

衣原体感染导致的性病淋巴肉芽肿及嗜血杆菌感染导致的软下疳可累及宫颈与生殖道其他部位。

污染的器械或节育器可导致宫颈放线菌感染，宫颈病变表现为结节样、溃疡或瘘，推荐长疗程青霉素或磺胺治疗。

宫颈血吸虫病继发于盆腔或子宫静脉血吸虫感染，导致大量乳头增生、溃疡和接触性出血，与宫颈癌相似。有些患者表现为宫颈内息肉，与经间期出血和性交后出血有关。偶尔可在宫颈肉芽肿病灶活检中发现虫卵。诊断通常依据尿液或粪便中发现寄生虫，也可采用化学法、血清学或皮内检查，诊断血吸虫病。

包虫囊肿可累及宫颈，治疗方法为手术切除。

宫颈囊性疾病

纳勃囊肿

纳勃氏囊肿是由于宫颈内柱状上皮裂隙或通道被化生的鳞状上皮所覆盖而形成的。外观呈半透明或黄色，直径从几毫米到3cm不等。

中肾管囊肿

外观正常的宫颈，其阴道穹隆深部常可见中肾管（沃尔夫管）微小残留，有时形成囊肿，直径可达2.5mm，内衬立方上皮。有时会误诊为深在的纳勃囊肿，但是其位置及囊肿内衬的中肾管型细胞有助于诊断。

American College of Obstetricians and Gynecologists. Cervical cancer in adolescents: screening, evaluation, and management. *Obstet Gynecol* 2010;116:469–472. PMID: 20664421.

Anttila T, Saikku P, Koskela P, et al. Serotypes of *Chlamydia trachomatis* and risk for development of cervical squamous cell carcinoma. *JAMA* 2001; 285:47–51. PMID: 11150108.

Batalden K, Bria C, Biro FM. Genital herpes and the teen female. *J Pediatr Adolesc Gynecol* 2007;20:319–321. PMID: 18082851.

Black CM, Marrazzo J, Johnson RE, et al. Head-to-head multicenter comparison of DNA probe and nucleic acid amplification tests for *Chlamydia trachomatis* infection in women performed with an improved reference standard. *J Clin Microbiol* 2002;40:3757–3763. PMID: 12354877.

Centers for Disease Control and Prevention. Sexually transmitted disease treatment guidelines. *MMWR Recomm Rep* 2002;51(RR-6):1–78. PMID: 12184549.

Chow TW, Lim BK, Vallipuram S. The masquerades of female pelvic tuberculosis: case reports and review of literature on clinical presentations and diagnosis. *J Obstet Gynaecol Res* 2002;28:203–210. PMID: 12452262.

Cook RL, Hutchison SL, Østergaard L, Braithwaite RS, Ness RB. Systematic review: noninvasive testing for *Chlamydia trachomatis* and *Neisseria gonorrhoeae*. *Ann Intern Med* 2005;142:914–925. PMID: 15941699.

Cuzick J, Clavel C, Petry KU, et al, Overview of the European and North American studies of HPV testing primary cervical cancer screening. *Int J Cancer* 2006;119:1095–1101. PMID: 16586444.

Dalgic H, Kuscu NK. Laser therapy in chronic cervicitis. *Arch Gynecol Obstet* 2001;265:64–66. PMID: 11409476.

Holder NA. Gonococcal infections. *Pediatr Rev* 2008;29;228–234. PMID: 18593752.

Bernal KL, Fahmy L, Remmenga S, Bridge J, Baker J. Embryonal rhabdomyosarcoma (sarcoma botryoides) of the cervix presenting as a cervical polyp treated with fertility-sparing surgery and adjuvant chemotherapy. *Gynecol Oncol* 2004;95:243–246. PMID: 15385139.

Lamba H, Byrne M, Goldin R, Jenkins C. Tuberculosis of the cervix: case presentation and a review of the literature. *Sex Transm Infect* 2002;78:62–63. PMID: 11872864.

Lanham S, Herbert A, Basarab A, Watt P. Detection of cervical infections in colposcopy clinic patients. *J Clin Microbiol* 2001;39:2946–2950. PMID: 11474018.

Marrazzo JM. Mucopurulent cervicitis: No longer ignored, but still misunderstood. *Infect Dis Clin North Am* 2005;19:333–349. PMID: 15963875.

Marrazzo JM, Handsfield HH, Whittington WL. Predicting chlamydial and gonococcal cervical infection: implications for management of cervicitis. *Obstet Gynecol* 2002;100:579–584. PMID: 12220782.

McClelland RS, Wang CC, Mandaliya K, et al. Treatment of cervicitis is associated with decreased cervical shedding of HIV-1. *AIDS* 2001;15:105–110. PMID: 11192850.

Mehta SD, Rothman RE, Kelen GD, Quinn TC, Zenilman JM. Unsuspected gonorrhea and chlamydia in patients of an urban adult emergency department: a critical population for STD control intervention. *Sex Transm Dis* 2001;28:33–39. PMID: 11196043.

Moore SG, Miller WC, Hoffman IF, et al. Clinical utility of measuring white blood cells on vaginal wet mount and endocervical gram stain for the prediction of chlamydial and gonococcal infections. *Sex Transm Dis* 2000;27:530–538. PMID: 11034527.

Myziuk L, Romanowski B, Brown M. Endocervical Gram stain smears and their usefulness in the diagnosis of *Chlamydia trachomatis*. *Sex Transm Infect* 2001;77:103–106. PMID: 11287687.

Nucci MR. Symposium part III: tumor-like glandular lesions of the uterine cervix. *Int J Gynecol Pathol* 2002;21:347–359. PMID: 12352183.

Singh S, Gupta V, Modi S, Rana P, Duhan A, Sen R. Tuberculosis of uterine cervix: a report of two cases with variable clinical presentation. *Trop Doct* 2010;40:125–126. PMID: 20305116.

US Preventive Services Task Force. Screening for Chlamydial infection: Recommendations and rationale. *Am J Prev Med* 2001; 20(3 Suppl):90–94. PMID: 11306237.

Woodman CB, Collins S, Winter H, et al. Natural history of cervical human papillomavirus infection in young women: a longitudinal cohort study. *Lancet* 2001;357:1831–1836. PMID: 11410191.

Wright TC Jr, Subbarao S, Ellerbrock TV, et al. Human immunodeficiency virus 1 expression in the female genital tract in association with cervical inflammation and ulceration. *Am J Obstet Gynecol* 2001;184:279–285. PMID: 11228474.

宫颈良性肿瘤

宫颈息肉

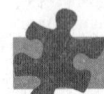

诊断要点

- 经间期出血或性交后出血。
- 宫颈管外口可见红色、质软、带蒂的肿物。
- 病理检查用于确诊良性息肉。

概述

宫颈息肉是固定在宫颈上的体积小、带蒂的肿物，大多数起源于宫颈管黏膜，少数起源于宫颈阴道部（图40-12）。宫颈息肉由血管结缔组织间质、被覆柱状、鳞柱状或鳞状上皮组成。宫颈息肉很常见，尤其是20岁以上的经产妇。初潮前罕见，有时绝经后也可发生宫颈息肉。无症状的宫颈息肉常在常规盆腔检查时发现。大多数为良性，但是由于偶有恶变可能，甚至有些宫颈癌表现为宫颈息肉样肿物，因此，所有宫颈息肉均需手术切除并送病理检查。

宫颈息肉源于宫颈黏膜局灶性增生，其发生是否与慢性炎症、局部对激素刺激的异常反应、宫颈局部血管充血有关尚不得而知。该病与子宫内膜增生有关，提示雌激素在宫颈息肉发病中有重要作用。大多数息肉结构为血管，常继发感染，易发生移动或扭转。常见症状为阴道分泌物增多和性交后出血。

宫颈息肉通常呈红色火焰状，质脆。息肉大小从几毫米到直径2～3cm不等。息肉常有一窄蒂，附着在宫颈内膜上，有些息肉蒂部较宽。显微镜下观察，宫颈息肉的间质由纤维结缔组织组成，中央为大量小血管，常有出血及明显的炎细胞（多形核中性粒细胞、淋巴细胞

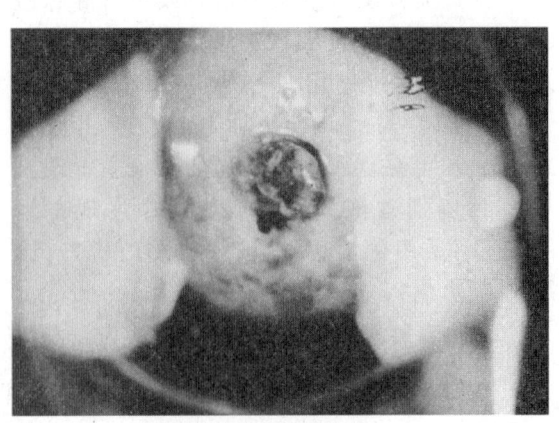

图40-12 宫颈息肉。

和浆细胞)浸润,其表面上皮与宫颈管内膜相似,可为典型的柱状上皮或鳞状上皮化生或为成熟的复层鳞状上皮。与正常宫颈管内黏膜一样,宫颈息肉表面通常有很多皱褶。

宫颈阴道部息肉常呈苍白色、肤色、表面光滑、圆形或细长形,蒂常较宽。此种息肉起源于宫颈阴道部细胞,与宫颈管内息肉相比,不易出血。在显微结构上,宫颈阴道部息肉比宫颈管内息肉所含纤维组织更多,黏液腺很少或无,被覆复层鳞状上皮。

两种息肉通常均会发生化生,其典型特征为炎症,常伴顶端坏死(或更广泛坏死)。

宫颈息肉恶变的发病率<1%,最常见的恶变类型为鳞癌,腺癌也有报道。子宫内膜癌可能继发于息肉,但肉瘤极少继发于息肉。

宫颈(或阴道壁)葡萄状肉瘤、胚胎性横纹肌肉瘤表现为小粉色或黄色葡萄状,内含横纹肌及其他间叶细胞结构,恶性度极高。

由于宫颈息肉恶变可能性很大,所以必须予以切除并进行病理检查。

临床表现

症状与体征

宫颈息肉常见症状为经间期出血或性交后出血。白带(白色或黄色分泌物)增多和月经量增多等也与宫颈息肉有关。

宫颈息肉常有异常阴道出血,老年患者常发生绝经后出血。宫颈息肉可能是导致不孕的因素,因此不孕症患者需切除宫颈息肉。

宫颈息肉表现为表面光滑、红色、宫颈管内指状突起,长度为1~2cm,直径为0.5~1cm,宫颈息肉通常较软,检查者手指不能感觉到。

X线检查

宫颈管较大息肉可在子宫输卵管造影或生理盐水灌注宫腔造影检查时发现。

实验室检查

阴道细胞学检查有感染表现或轻度异型细胞。血、尿检查无助于该病诊断。

特殊检查

宫颈管内较大息肉在使用专门的宫颈窥器或宫腔镜检查时可以发现,有些息肉是在发生异常阴道出血后行诊刮检查时发现的。

鉴别诊断

宫颈突出的新生物可能是息肉,但不一定均是息肉。子宫内膜腺癌或子宫内膜肉瘤也可表现为宫颈外口肿物或延伸至外口,出现阴道分泌物增多或阴道出血。

典型息肉肉眼即可诊断,但是表面有溃疡或非典型性生长的息肉需与其他小的黏膜下带蒂肌瘤或起源于子宫较低位置的子宫内膜息肉相鉴别。这些新生物生长导致宫颈管扩张。蜕膜等妊娠物有时可突出宫颈,似息肉样组织,不伴其他妊娠症状和体征。病理检查可与尖锐湿疣、黏膜下肌瘤和息肉样肉瘤鉴别。

并发症

宫颈息肉可发生感染,有些是致命性葡萄球菌、链球菌或其他病原体感染。感染往往继发于诊断或切除息肉所用的器械操作后。初次出现播散性感染症状或体征时,应使用广谱抗生素。

息肉切除术后可能会引发或加重急性输卵管炎。

较大息肉切除后短时间进行子宫切除术是不恰当的,可能在子宫切除术后继发盆腔腹膜炎。因此,建议息肉切除术后数周或1个月后再行子宫切除术。

治疗

药物治疗

宫颈分泌物增多需进行合理的化验检查和治疗,存在感染者需同时治疗。

特殊治疗

大多数息肉可在门诊切除。用镊子夹住息

肉根部扭动,将生长部位撕脱,该方法常引起少量出血。宫腔镜操作时,需对息肉根部进行烧灼,减少出血机会及复发可能。较大息肉及与子宫附着较紧密的息肉需在手术室切除,以便在麻醉下,应用宫腔镜下止血。

若患者宫颈质软且有扩张或明显被动扩张,则应行宫腔镜检查,尤其是蒂部不可见者。应用宫腔镜探查宫颈和宫腔,有助于进一步发现其他可能存在的息肉。所有组织均应送病理检查,确定恶性或是癌前病变。

预后

单纯孤立的息肉切除后即可治愈。

宫颈乳头状瘤

诊断要点

- 无症状。
- 宫颈外乳头状新生物。
- 挖空细胞,伴有或不伴细胞异型性。
- 阴道镜检查确诊。

概述

宫颈乳头状瘤是位于宫颈外口的良性肿瘤,分为两型:①位于宫颈外口、典型的孤立乳头状物,其中心为纤维结缔组织,被覆复层鳞状上皮,是真正的良性肿瘤,病因未明;②宫颈湿疣,表现形式多样,可表现为宫颈外口轻微突起,典型尖锐湿疣涂抹醋酸后外观呈白色(阴道镜下),通常为多发,其原因是由于HPV感染,是一种性传播疾病。外阴阴道可能会有类似病灶,但并非所有病例都会有。在1%~2%进行细胞学筛查者中,可发现HPV感染的证据。

预防

使用避孕套或其他屏障法避孕者可避免原发感染和再感染。

临床表现

症状和体征

宫颈乳头状瘤没有特异性症状,通常在常规盆腔检查或细胞学检查异常患者行阴道检查时发现。

实验室检查

细胞学检查发现挖空细胞,即核周有空晕的鳞状细胞,是HPV感染的有力证据。非典型增生的鳞状细胞与挖空细胞有关。宫颈或阴道分泌物HPV分型检测可确定是否为高危型别感染。病变上皮活检可鉴别乳头状瘤和棘皮症。乳头状瘤常见有丝分裂,但是没有肿瘤性改变,细胞排列有序,核型规则。挖空细胞分布在表浅细胞中。

并发症

某些类型的HPV感染可导致上皮内瘤变(参见第48章宫颈上皮内瘤变),外阴、阴道或宫颈等任何生殖道部位的HPV感染,都会增加宫颈鳞癌的发生风险。

治疗

孤立的乳头状瘤可手术切除,并行病理检查。阴道镜下扁平湿疣活检也需行组织病理学检查。如果扁平湿疣较小,则可在活检时完全切除。较大病灶需要冷冻、环切或激光汽化疗法。HPV感染导致的非典型增生需根据病变严重程度和范围而采取相应的治疗措施。

预后

由于整个下生殖道都是HPV感染的靶区,所以需要对宫颈、阴道和外阴情况进行长期随访。

宫颈平滑肌瘤

宫颈基质缺乏平滑肌成分,因此宫颈平滑肌瘤较少见。子宫体平滑肌瘤/宫颈平滑肌瘤比率约为12:1。

子宫体肌瘤常多发,但宫颈肌瘤多孤立生长,体积常较大,可充满整个盆腔,压迫膀胱、直肠和输尿管(图40-13)。肌瘤大体和显微表现与子宫体肌瘤相同。

临床表现

症状与体征

宫颈平滑肌瘤通常无变化,除非体积很大,否则不会导致任何临床症状。当肌瘤压迫邻近器官,如膀胱、直肠或子宫旁软组织或阻塞宫颈管后,会导致相应临床症状。压迫膀胱会导致尿频、尿急,偶会因压迫尿道而导致尿潴留。肌瘤常有大量阴道流血。宫颈堵塞后会发生继发性宫腔积血。

如果肌瘤向一侧生长,则可能会压迫输尿管而导致梗阻,造成肾积水。压迫直肠会导致便秘。肿物生长占据阴道,则会导致性交困难。妊娠期巨大宫颈肌瘤,由于其位置特殊,不像子宫体肌瘤,会因妨碍胎先露部分在骨盆中下降而导致软产道难产。较大的肌瘤可在双合诊检查时发现。

影像学检查

平片检查可发现典型的、不均质钙化的宫颈肌瘤,宫腔造影可显示宫颈管扭曲变形。静脉尿路造影可显示输尿管移位或梗阻。经阴道超声和MRI有助于确定宫颈肌瘤的大小和位置。

治疗

体积小、无症状的宫颈肌瘤无需治疗。如果宫颈肌瘤出现临床症状,可在宫腔镜下切除。如果肌瘤为多发,无法经宫腔镜完全切除,则可根据患者是否有妊娠意愿而选择子宫动脉栓塞、经腹子宫肌瘤切除术或子宫切除术。

由于宫颈与输尿管毗邻,所以手术切除肌瘤时有损伤输尿管的可能。手术时需分离输尿管或放入支架,以防损伤。

预后

手术切除宫颈肌瘤后很少复发。

Varras M, Hadjilira P, Polyzos D, Tsikini A, Akrivis CH, Tsouroulas M. Clinical considerations and sonographic findings of a large nonpedunculated primary cervical leiomyoma complicated by heavy vaginal haemorrhage: a case report and review of the literature. Clin Exp Obstet Gynecol 2003;30:144–146. PMID: 12854862.

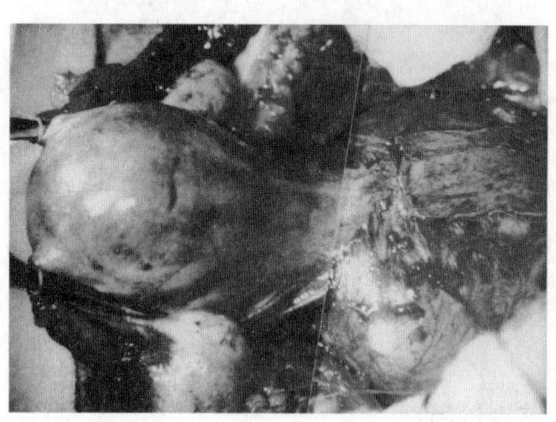

图40-13 宫颈大肌瘤填满真骨盆。

(刘荣 译)

第 41 章 卵巢和输卵管良性疾病

Ofer Lavie, MD

诊断要点

▶ 良性附件肿物不仅指卵巢异常病变，还包括输卵管来源的肿物（异位妊娠、输卵管积脓）、卵巢肿物（卵巢囊肿、输卵管卵巢囊肿、附件扭转）、子宫韧带、阔韧带子宫肿瘤（肌瘤）、胃肠道（憩室炎、阑尾炎）和泌尿系统肿物（盆腔肾）。

▶ 在生育年龄，来源于生殖系统的良性附件肿物很常见，通常是生理性囊肿或良性肿物。

▶ 多数附件肿物偶然被发现，根据其临床表现决定是否需要处理。

▶ 根据图 41-1 所示方法评估这些肿物，包括全部病史、盆腔检查、实验室检查、影像检查。

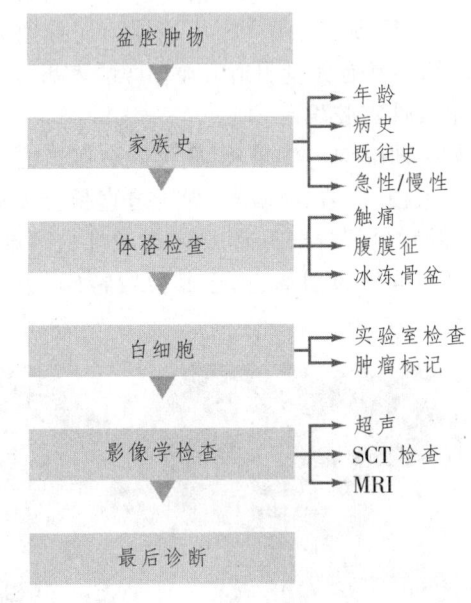

图 41-1 附件肿物评估分类。

临床表现

病史包括患者年龄、家族史，尤其是卵巢癌家族史。全面查体包括淋巴结检查，乳腺、腹部和盆腔检查。许多患者需行影像学检查，包括盆腔超声，有时需行 CT 检查，这些检查在评价附件肿物时最重要（图 41-1）。根据患者年龄考虑附件肿物，年轻患者多数卵巢囊肿是良性的，如出血性黄体滤泡囊肿、皮样囊肿在这个年龄段很常见。此外还有输卵管病变，包括异位妊娠、输卵管感染后遗症（表 41-1）。多数卵巢或输卵管癌发生在绝经后。

鉴别诊断

临床上，需鉴别附件肿物是良性还是恶性（表 41-1），或确定肿物需要处理或治疗还是仅需保守随访的指征（图 41-2）。一般来说，未怀疑恶性肿瘤时，如果患者临床情况稳定，可采取期待治疗，许多囊肿是生理性的，可随时间推移而消退。

开始发现肿物后 6 周应重新评估，肿物持续存在时，应考虑为良性或恶性肿瘤，需进行

表 41-1 附件肿物鉴别诊断

与妊娠有关
  子宫内
  输卵管
  腹腔
卵巢或附件肿物
  功能性囊肿
  炎症包块
  输卵管卵巢肿物
  肿瘤
    良性
    恶性
卵巢周围或输卵管周围囊肿
韧带内肌瘤
非妇科来源的肿物
  憩室脓肿
  阑尾脓肿
  腹膜囊肿
  乙状结肠粪石
不常见但需要排除的疾病
  盆腔异位肾
  结肠癌、直肠癌、阑尾癌
  输卵管癌
  腹膜后肿瘤(骶骨前脊髓膜外凸)
  子宫肉瘤或其他恶性肿瘤

手术评估。

治疗

当患者有囊肿破裂出血、卵巢扭转或既往治疗失败,如附件脓肿治疗失败,需考虑手术治疗,评估并排除其恶性肿瘤风险(见第50章)。主要通过影像学检查排除肿瘤。例如在表41-2中,通过超声检查评估附件肿物是否为肿瘤高风险。

术中冰冻病理检查有助于确定肿瘤性质,然而,在年轻患者,附件恶性肿瘤最后诊断和治疗应根据石蜡病理分析而不是冰冻切片结果,因为冰冻病理检查有时导致错误的手术决定。卵巢良性囊肿可选择腹腔镜手术,其康复时间短、疼痛减轻、出血减少,但总费用比开腹手术高。巨大卵巢囊肿(平脐甚至更高)也可采用腹腔镜手术。术前评估为卵巢囊肿者均建议腹腔镜手术治疗(表41-2)。多数年轻患者需保留生育功能,因此首先考虑行卵巢囊肿剥除术,而非行卵巢切除术。

Ginsburg KA, McGinnis KT. Ovarian cystectomy: Perioperative considerations and operative technique. *Oper Tech Gynecol Surg* 2000;5:224.

Jermy K, Luise C, Bourned T. The characterization of common ovarian cysts in premenopausal women. *Ultrasound Obstet Gynecol* 2001;17:140–144. PMID: 11251923.

Manjunath AP, Pratapkumar, Sujatha K, Vani R. Comparison of three risk of malignancy indices in evaluation of pelvic masses. *Gynecol Oncol* 2001;81:225–229. PMID: 11330953.

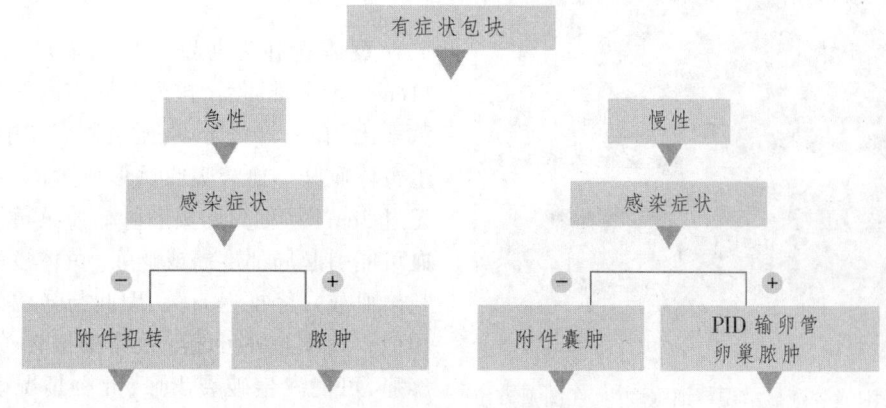

图 41-2 附件肿物的诊断方法。

表 41-2　鉴别良、恶性肿瘤的超声特征

	良性	恶性
实性成分	−	+
外形不规则	−	+
单侧	+	−
有分隔	−	+
分隔上有乳头突起	−	+
多普勒指数(阻抗)	高	低

生理学增大与功能性囊肿

滤泡囊肿

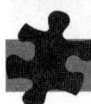

诊断要点

▶ 最常见的功能性囊肿是滤泡囊肿。

▶ 滤泡囊肿(图41-3)直径为3~8cm。

▶ 组织学上表现为内层颗粒细胞、外层卵泡膜细胞,可能出现黄素化或未黄素化。

发病机制

囊肿来源于排卵失败,多数继发于垂体GnRH释放紊乱。未完全发育好的卵泡液体未被重吸收,形成增大的滤泡囊肿。

临床表现

典型滤泡囊肿无症状,可能发生出血或扭转。增大的囊肿可能引起盆腔疼痛、性交困难,偶尔出现与卵巢紊乱相关的异常阴道出血。

治疗

多数滤泡囊肿在60天内无需治疗可自然消失。通常推荐使用口服避孕药(OCP)帮助建立正常周期。最近资料显示,与期待治疗相比,这种处理并不能加速囊肿吸收。

过去对滤泡囊肿施行滤泡吸引术。最近资料显示,这种方法诊断价值不大,而且对于超过8cm的囊肿,抽吸后95%有复发趋势。

> Allias F, Chanoz J, Blache G, Thivolet-Bejui F, Vancina S. Value of ultrasound-guided fine needle aspiration in the management of ovarian and paraovarian cysts. *Diag Cytopathol* 2000;22:70–80. PMID: 10649515.
>
> Christensen JT, Boldsen JL, Westergaard JG. Functional ovarian cysts in premenopausal and gynecologically healthy women *Contraception* 2002;66:153–157. PMID: 12384202.
>
> MacKenna A, Fabres C, Alam V, Morales V. Clinical management of functional ovarian cysts: a prospective and randomized study. *Hum Reprod* 2000;15:2567–2569. PMID: 11098028.

黄体囊肿

临床表现

黄体囊肿为薄壁、单房囊肿,直径3~11cm。正常排卵后,排列于滤泡内的粒层细胞黄素化。在血管化阶段,血液积聚在中心腔,产生黄体血肿。血液吸收后形成黄体,当其直径超过3cm时,称为卵巢囊肿。卵巢黄体囊肿出血可能引起局部疼痛或触痛。黄体囊肿形成常与出血或月经推迟有关,因此与异位妊娠表现相似。黄体囊肿可能导致卵巢扭转,引起严重疼痛,可能发生破裂出血,此种情况表现为腹膜刺激症状和急腹症。

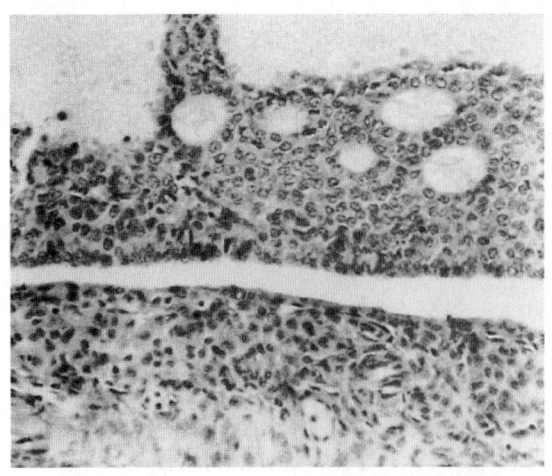

图 41-3　滤泡囊肿壁显示颗粒细胞增生,在图上方位为微小囊性卡-埃二小体,脱离卵泡膜细胞层。

治疗

腹腔镜手术或开腹探查术可控制腹腔内出血或进行附件扭转手术。有急腹症情况考虑对症治疗。与滤泡囊肿相比，黄体囊肿通常在1~2个月经周期消退，可服用OCP，但是否有效尚有争议。

Iyer V, Farquhar C, Jepson R. Oral contraceptive pills for heavy menstrual bleeding. *Cochrane Database Syst Rev* 2000;CD000154. PMID: 10796696.

Jermy K, Luise C, Bourne T. The characterization of common ovarian cysts in premenopausal women. *Ultrasound Obstet Gynecol* 2001;17:140–144. PMID: 11251923.

黄素囊肿

临床表现

慢性GnRH升高会产生黄素化囊肿，因此在葡萄胎或绒癌及长期GnRH或氯米芬治疗后，常出现黄素化囊肿。少数正常妊娠也可出现黄素化囊肿。囊肿内衬黄素化或未黄素化的卵泡膜细胞可有或没有颗粒细胞，通常为双侧，囊内充满清亮、淡黄色液体。腹部症状轻微，盆腔有沉重感或疼痛。囊肿破裂可导致腹腔内出血。有报道可能出现持续性妊娠症状或体征，尤其是妊娠剧吐和乳腺感觉异常。

治疗

随着葡萄胎清宫、绒癌治疗或妊娠结束，黄素化囊肿会自然消退，但囊肿吸收需要数月。出现囊肿扭转或出血时，需要外科治疗。

子宫内膜异位症

临床表现

在子宫内膜异位症患者，位于卵巢表面的子宫内膜异位病灶由于液体和血液积聚，形成纤维外壳和囊肿。这些卵巢子宫内膜异位囊肿小至几毫米，大至10cm。由于囊肿内为稠厚、褐色血液碎片，因此也被称为巧克力囊肿。这些囊肿与盆壁、道格拉斯窝和输卵管间的膜状或纤维状粘连很常见，导致囊肿不能清晰地被发现。

子宫内膜异位症通常与慢性盆腔疼痛、痛经、性交痛和不孕有关。

鉴别诊断

这些囊肿患者肿瘤标记物CA-125升高，囊肿有明显临床症状，需要和恶性上皮性肿瘤相鉴别。

De Ziegler D, Borghese B, Chapron C. Endometriosis and infertility: Pathophysiology and management. *Lancet* 2010:376:730–738. PMID: 20801404.

卵泡膜细胞增殖症

临床表现

卵泡膜细胞增殖症通常不导致整个卵巢增大（图41-4），因此仅在卵巢切除组织学检查中才能明确诊断。其特征为基质细胞巢、胞质增加，在GnRH刺激后，可发现正常的卵泡

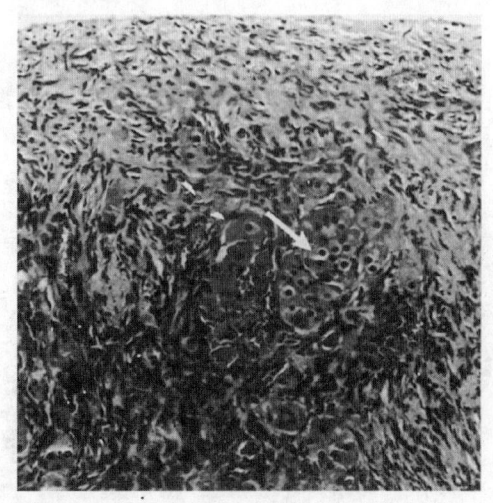

图41-4 卵巢滤泡膜细胞增生症，圆形嗜酸性黄体基质细胞在卵巢皮质形成巢。

膜刺激性改变。在绝经前女性,卵泡膜增殖症与女性男性化有关。该病临床症状与多囊卵巢综合征相似(见下文)。这些改变可能与绝经后出血和内膜增殖有关。

多囊卵巢综合征(STEIN-LEVENTHAL 综合征)

临床表现

多囊卵巢综合征(PCOS)以持续性不排卵为特征,持续不排卵导致卵巢增大,继发闭经或月经稀发、肥胖、多毛和不孕等临床表现。PCOS 的发生率为 5%~10%,在不同种族和民族间不同。约 50%的患者有多毛,30%~75%的患者肥胖。根据病史和初步检查可诊断 PCOS。根据国际共识,PCOS 的诊断需至少符合下列 2 项:月经稀发或闭经、高雄激素血症、超声提示多囊卵巢。多囊卵巢曾被称为"牡蛎卵巢",因为卵巢增大,伴有光滑、无皱褶的珍珠白色牡蛎样囊肿。许多小的、充满液体的滤泡囊肿排列于增厚的纤维状卵巢皮质下方(图 41-5),通常可以观察到患者卵泡内膜黄素化,有时发现灶性基质黄素化。实验室检查表现为血清雄激素水平轻度增高,LH/FSH 比例增高,血脂异常和胰岛素抵抗。根据持续高浓度 LH 及低浓度 FSH 水平、月经 21 天低血孕酮水平,以及超声卵泡监测可诊断患者不排卵。目前假设 PCOS 与下丘脑-垂体轴功能异常和胰岛素抵抗有关。导致卵巢改变的初始原因尚不明确。

治疗

多数 PCOS 患者由于多毛或不孕进行治疗。多毛症状可用任何降低雄激素水平的制剂治疗,对于没有妊娠要求者,首选口服避孕药。PCOS 不孕患者通常对氯米芬有反应。在氯米芬疗效不佳者,有经验的医师应用 HMG 促排卵。最近研究显示,二甲双胍单独给药或联合氯米芬治疗可增加受孕概率,研究也显示,体重轻微下降 2%~7%者,可增加排卵。PCOS 长期不排卵患者,子宫内膜仅受单一雌激素作用,因此子宫内膜增生,包括典型和非典型增生、子宫内膜癌较常见。许多患者有明显的不典型子宫内膜增生,大剂量孕激素治疗可逆转,因此可用醋酸甲地孕酮 40~60mg/d,治疗 3~4 个月。必须进行子宫内膜活检,明确子宫内膜的反应及指导后续治疗。

Ehrmann D. Medical progress: Polycystic ovary syndrome. *N Engl J Med* 2005;352:1223-1236. PMID: 15788499.

Lewis V. Polycystic ovary syndrome. A diagnostic challenge. *Obstet Gynecol Clin North Am* 2001;28:1-20. PMID: 11292997.

妊娠黄体瘤

临床表现

妊娠过程中可能形成卵巢黄体细胞肿瘤样结节,通常表现为多发、双侧。肿瘤可大至 20cm,通常都是 5~10cm。切除后显示轮廓清晰、柔软、褐色肿物,伴局部出血。显微镜检肿物由片状大的富含细胞质和偶有相对规则的有丝分裂细胞核的黄体细胞组成。临床上,产科医师经常在剖宫产手术开腹后才发现病

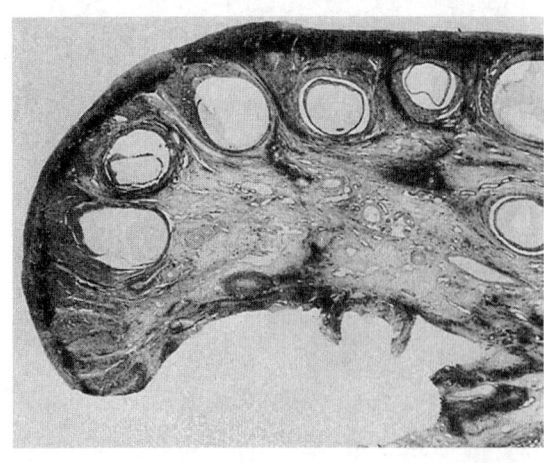

图 41-5 多囊卵巢伴厚壁囊肿或明显包膜下囊肿。缺乏由于排卵引起的黄体或白体。

灶。在大的肿瘤冰冻病理检查中，提示恶性时，需行单侧输卵管卵巢切除术。活检病理确诊者，可在术后几个月内进行随访，肿瘤将完全消退。

卵巢肿瘤

评估

卵巢肿瘤可来源于卵巢任何组织成分，多数为良性，尤其在绝经前女性。肿瘤特征和患者年龄是指导诊断和治疗的重要因素。在绝经前女性，卵巢恶性肿瘤概率为13%，而绝经后女性则为45%。因此，卵巢肿瘤应行超声检查并密切随访。CA-125的诊断价值尚有争议。正在研究新的肿瘤标志物，很快能精确鉴别良性和恶性卵巢肿瘤。目前影像学检查应用增加，这可使一些偶发、无症状的小卵巢囊肿被发现。这些囊肿可通过超声进行评估，可密切随访。然而，一些在特性上有改变的肿瘤，尤其是绝经后女性应进行手术探查。

治疗

所有卵巢肿瘤可选择仔细探查后手术切除。如果恶性肿瘤可能性很低，则可选择腹腔镜手术。如果患者有生育要求，则应尽量行卵巢肿物剥除术，否则可行单侧附件切除术。冰冻病理对鉴别肿瘤类型和增生潜能有益。然而，一个巨大卵巢肿瘤很难做到足够的病理切片，最终诊断和评估预后必须根据石蜡切片病理分析，而非冰冻病理结果。因此，对于强烈要求保留生育功能的患者，病理仅怀疑为恶性时应保留子宫和对侧卵巢。

Canis M, Botchorishvili R, Manhes H, et al. Management of adnexal masses: Role and risk of laparoscopy. *Semin Surg Oncol* 2000;19:28–35. PMID: 10883021.

Canis M, Rabischong B, Houlle C, et al. Laparoscopic management of adnexal masses: A gold standard? *Curr Opin Obstet Gynecol* 2002;14:423–428. PMID: 12151833.

Sagiv R, Golan A, Glezerman M. Laparoscopic management of extremely large ovarian cysts. *Obstet Gynecol* 2005;105:1319–1322. PMID: 15932823.

上皮性肿瘤

临床表现

上皮性肿瘤几乎占所有真性卵巢肿瘤的60%~80%，常见类型为浆液性、黏液性、子宫内膜样、透明细胞和移行细胞（Brenner）肿瘤，还有带有上皮成分的间质细胞肿瘤。上皮性卵巢肿瘤来源于体腔间皮和卵巢表皮。这些肿瘤类型与上生殖道—宫颈黏膜、子宫内膜、输卵管黏膜相似。推测多数肿瘤来源于凹陷的卵巢表面上皮增生或恶变（图41-6）。上皮性肿瘤根据其组织学类型进行分类。

浆液性肿瘤

临床表现

据报道，在所有年龄组女性中，浆液性肿瘤占所有上皮性肿瘤的50%。低分级肿瘤通常发生在20~30岁的患者，而通常在围绝经期和绝经后退化。浆液性囊腺瘤是良性肿瘤，通常单发，表面光滑，内有稀薄、清亮的黄色液体。囊肿内衬细胞为纤毛细胞、分泌细胞，混合成

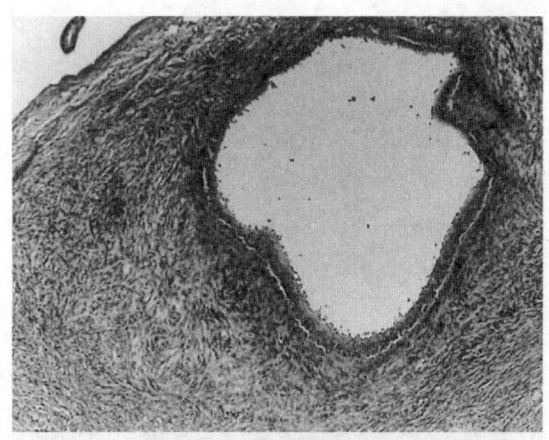

图41-6　许多表面（原始的）包涵囊肿，例如此处显示为浆液性（输卵管）化生。根据定义，直径超过1cm者为囊腺瘤。

分类似于输卵管黏膜。这类肿瘤可能生长很大，充满腹腔，但通常比黏液性肿瘤小。良性浆液性肿瘤15%~20%是双侧的，底层基质局部增生形成坚硬的乳头样增生物突入囊腔，形成浆液性囊腺瘤（图41-7）。这些肿瘤在超声检查中很简单，虽然有一些小的内部回声，但基本是纯囊性表现（表41-1）。这些乳头状突出物很重要，要排除不典型增生。一些浆液性肿瘤，包括良性基质增生伴散在微小的浆液性囊肿即浆液性腺纤维瘤。

黏液性肿瘤

临床表现

黏液性肿瘤占所有上皮性肿瘤的10%~20%，75%~85%为良性，多发于30~50岁女性，8%~10%为双侧。这类肿瘤是人体发现的最大肿瘤，据报道，15例肿瘤重量超过70kg（154lb）。肿瘤越大，黏液性肿瘤的可能性越大。患者通常无症状，表现为腹部肿物或非特异性腹部不适。在绝经后患者，基质黄素化罕见，但可分泌激素（通常是雌激素），导致患者出现子宫内膜增生伴阴道出血。妊娠期间，激素刺激能导致女性男性化。

在组织学上，通常肿瘤壁光滑，实性乳头罕见（与浆液性肿瘤相比）。肿瘤通常是多房的，囊腔内充满黏液，张力较大，外观常呈蓝色（图41-8）。肿瘤内衬高柱状细胞，细胞核深染，位于细胞基底部，胞浆富含黏液（图41-9）。

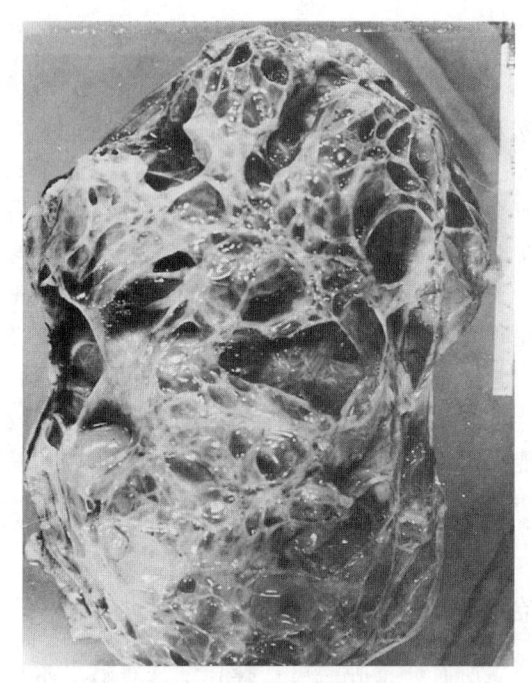

图41-8 卵巢多房性黏液囊腺瘤。

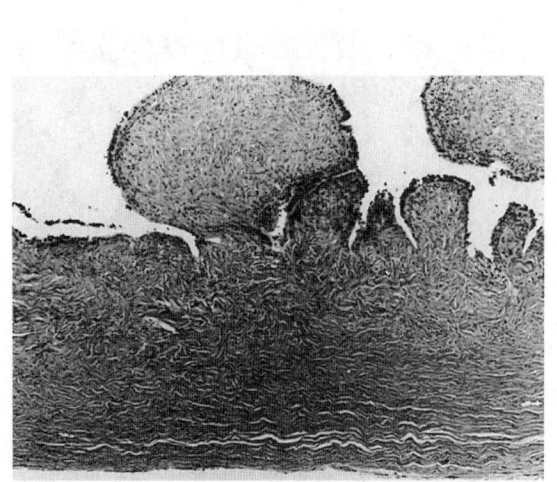

图41-7 浆液性囊腺纤维瘤通常形成单一囊肿伴坚韧白色乳头突入囊腔，显微镜下可见。

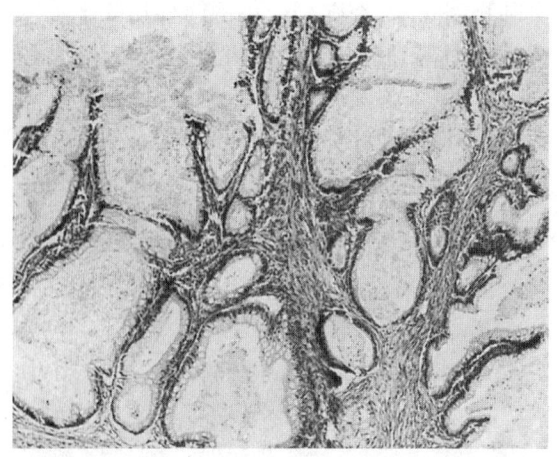

图41-9 黏液性囊腺瘤。细胞高柱状，细胞核位于基底部。这些肿瘤必须广泛取材，以便排除高级别病变。

在近50%的病例中，黏液性囊肿的上皮类似于宫颈黏膜上皮，其余50%类似小肠上皮细胞，即富含黏液的高杯状细胞。在黏液性肿瘤的不同部位，其组织学类型变化很大，需仔细检查，一些部位显示良性，而另一些部位则有恶性潜能或是恶性。因此，与浆液性囊腺瘤相比，取材应更广泛。从阑尾或其他原发肿瘤转移而来者与黏液性囊腺瘤的表现非常相似。

子宫内膜样肿瘤

临床表现

卵巢子宫内膜样肿瘤的特点是良性非特异间质增生，其内可见内膜样腺体。需要与之鉴别的良性肿瘤有少见的内膜样腺纤维瘤和增生的内膜样腺纤维瘤。如果上皮细胞增生明显，但细胞呈良性，则称为增殖而不是低度恶性潜能的肿瘤，预后良好（图41-10）。

卵巢子宫内膜异位症（见第56章）是良性"肿瘤样病变"，而不是真性肿瘤。由于盆腔子宫内膜异位症与卵巢子宫内膜样肿瘤有关，因此认为，卵巢子宫内膜样肿瘤可能起源于之前的子宫内膜异位病灶。

透明细胞肿瘤

临床表现

与子宫内膜样肿瘤相似，良性透明细胞肿瘤罕见，仅限于透明细胞腺纤维瘤，其中非特异卵巢间质增生，包括由透明柱状细胞构成的小细胞形态腺体。透明细胞成分通常与另外一种上皮类型共存。透明细胞肿瘤中25%与盆腔子宫内膜异位症有关，临床表现与其他良性卵巢肿瘤相似，仅在组织学检查时诊断，预后良好。

移行细胞（Brenner）肿瘤

临床表现

移行细胞肿瘤是腺纤维瘤，增生上皮成分是化生的移行细胞。Brenner肿瘤占原发卵巢肿瘤的1%~2%，超过98%是良性的，近95%为单侧，通常很小，可在术中意外发现，但有些肿瘤直径可达5~8cm，盆腔检查可发现附件肿物。该肿瘤切面质硬，黄白色或白色（图41-11）。肿瘤细胞呈巢状分布，核呈卵圆形，有明显的长形凹槽（咖啡豆样核，图41-12）。有时在肿瘤中心区出现单发或多灶性黏液性上皮化生，约10%黏液性囊腺瘤合并Brenner肿瘤。

一般认为，Brenner肿瘤为良性，但有时可发生恶变。

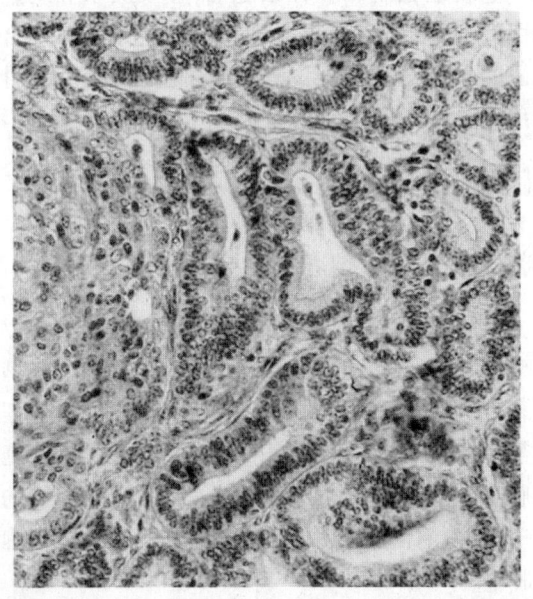

图41-10 子宫内膜样囊腺瘤，包括子宫内膜样腺体增生，不伴有间质子宫内膜异位症。

Christensen JT, Boldsen JL, Westergaard JG. Functional ovarian cysts in premenopausal and gynecologically healthy women. *Contraception* 2002;66:153–157. PMID: 12384202.

Cannistra SA. Cancer of the ovary. *N Engl J Med* 2004;351: 2519–2529. PMID: 15590954.

Jermy K, Luise C, Bourned T. The characterization of common ovarian cysts in premenopausal women. *Ultrasound Obstet Gynecol* 2001;17:140–144. PMID: 11251923.

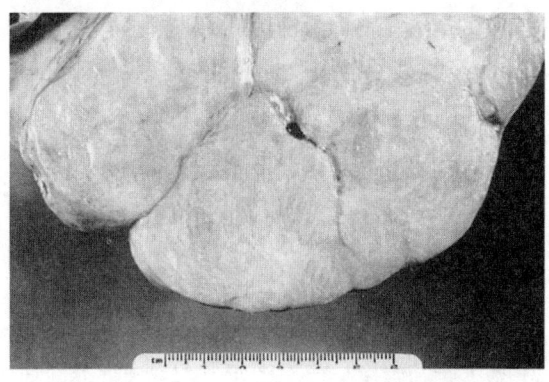

图 41-11 Brenner肿瘤表面切开时坚硬、实性、黄白色,类似卵泡膜纤维瘤。

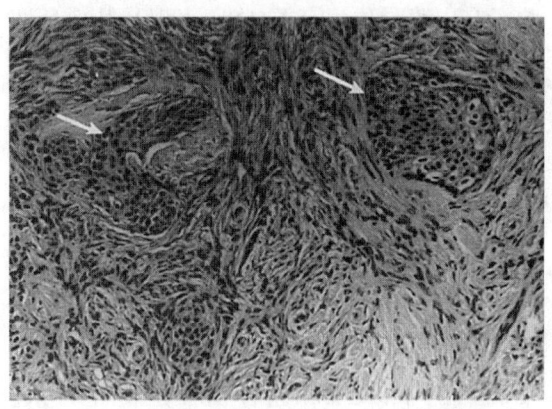

图 41-12 移行细胞(Brenner)肿瘤,移行细胞增生(箭头处)形成岛,伴随明显的良性纺锤形纤维细胞增生。

性索间质细胞肿瘤

卵泡膜细胞瘤

临床表现

这类肿瘤可发生于任何年龄,更常见于绝经后女性,占所有卵巢肿瘤的2%,其可能不是真正的肿瘤,而是性索间质过度增生状态。组织学上,肿瘤由与卵泡膜细胞相似的富含脂类的细胞组成。肿瘤可分泌雌激素,因此,这类肿瘤常伴发功能失调性子宫出血或绝经后出血,有时由于肿瘤产生雌激素而导致子宫内膜癌。肿瘤大小不一,小者不能触及,而大者可超过20cm,极少双侧发生,极少为恶性。

治疗

卵泡膜细胞瘤的治疗需根据患者年龄进行选择。围绝经期或绝经后女性行全子宫联合双侧附件切除术。如果患者希望保留生育功能,则行单侧附件切除或卵巢囊肿切除。

纤维瘤

临床表现

与卵泡膜细胞瘤不同,纤维瘤不产生激素,可发生于任何年龄,但多数发生于绝经前。肿瘤大小从偶然发现到超过20cm,为多发结节样或漩涡样结构,由梭形细胞产生胶原纤维形成束状构成。肿瘤经常由于梅格综合征而被发现,梅格综合征表现为盆腔肿物(纤维瘤或卵泡膜细胞瘤或颗粒细胞瘤)伴发腹水和胸腔积液。纤维瘤也可以是遗传性基底细胞痣综合征的一部分,即肠系膜囊肿、脑膜钙化及颌骨角化囊肿中发现基底细胞癌。

门细胞瘤

临床表现

这些肿瘤是睾丸间质细胞肿瘤的一个亚型,来源于卵巢门,少数来源于卵巢间质。典型表现为多毛症、男性化和月经失调,门细胞瘤很小,很少能触及。组织学上,成束的甾体细胞瘤富含嗜酸性胞质和脂色素。必须发现细长的嗜酸性晶体莱茵克,才能诊断为睾丸间质细胞肿瘤。

生殖细胞肿瘤

成熟畸胎瘤

临床表现

成熟囊性畸胎瘤通常指皮样囊肿，占良性卵巢肿瘤的 40%~50%，其通常由分化良好的来源于 3 个胚层的组织构成，包括毛发、牙齿和外胚层衍生物。育龄妇女卵巢良性肿瘤多为畸胎瘤，通常无症状，除非合并扭转或破裂。经阴道超声检查诊断皮样囊肿较准确，肿瘤内的毛发和皮脂使得超声影像表现为囊性肿物中出现实性不规则高回声病灶。约 15% 的患者为双侧发生，这些肿瘤可以很大，重达几千克。

鉴别诊断

多数成熟畸胎瘤包含所有生殖细胞胚层，但也有仅含单一胚层的畸胎瘤。这些肿瘤主要或完全由甲状腺组织构成，称为卵巢甲状腺瘤。这些肿瘤仅占所有畸胎瘤的 3%，其中仅 5% 的患者出现甲亢症状。

发现不成熟神经上皮组织者应怀疑为不成熟囊性畸胎瘤，具有恶性潜能。

治疗

腹腔镜下卵巢皮样囊肿切除术具有术后疼痛少、出血少、住院时间短及住院费用低等优点。最近研究显示，腹腔镜下剥除皮样囊肿通常无腹腔内溢出。如果有腹腔内溢出，则有发生化学性腹膜炎或粘连的危险，推荐大量生理盐水冲洗，直到清洗液清亮为止。然而腹腔镜切除皮样囊肿腹膜炎发生风险较低（< 0.2%）。

Mecke H, Savras V. Laparoscopic surgery of dermoid cyst-intraoperative spillage and complications. *Eur J Obstet Gynecol Reprod Biol* 2001;96:80–84. PMID: 11311766.

Templeman CL, Fallat ME, Lam AM, Perlman SE, Hertweck SP, O'Connor DM. Managing mature cystic teratomas of the ovary. *Obstet Gynecol Surv* 2000;55:738–745. PMID: 11128910.

输卵管良性肿瘤

输卵管良性肿瘤无症状，极少增大到可触及的程度（除外输卵管系膜囊肿或卵巢冠囊肿），通常是在超声检查、开腹手术或病理检查时偶然发现。

囊性肿物

临床表现

莫氏囊肿是位于输卵管伞部或接近伞部的囊肿，衬附输卵管类型上皮，囊内充满清亮液体，大小多为 1cm，通常在盆腔手术时意外发现。在罕见情况下，肿瘤扭转可导致急腹症。

有时可出现较大的输卵管系膜囊肿或卵巢冠囊肿，尤其在阔韧带处（图 41-13）。这些囊肿几乎均为浆液性肿瘤，低度恶性潜能，临床预后良好。

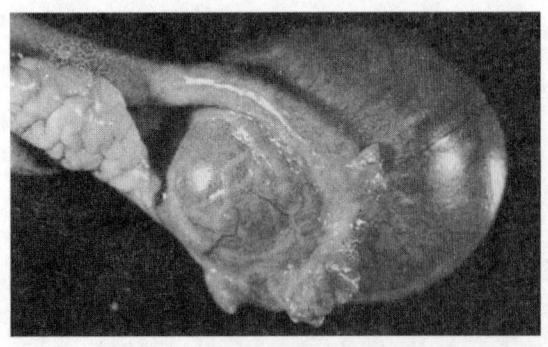

图 41-13 卵巢冠囊肿。囊肿位于输卵管伞端部位。

第三类与输卵管相关的囊肿是 Walthard 细胞残留，是位于输卵管浆膜下、1mm 大小的囊肿。这是一种包涵囊肿，出现间皮化生，与移行细胞(Brenner)肿瘤相似。

上皮性肿瘤

输卵管良性上皮肿瘤罕见。位于宫角部位的息肉更多是子宫内膜来源，而不是输卵管来源。

腺瘤样瘤

腺瘤样瘤是最常见的输卵管良性肿瘤，是良性间皮瘤，但由于腺瘤样结构紧凑，易误诊为恶性。腺瘤样瘤极少超过 1.5cm，通常是由于其他原因行附件切除术时意外发现。相似病变也可累及子宫肌层或卵巢，通常呈囊性。

其他良性输卵管和输卵管系膜囊肿

其他良性输卵管肿瘤，如平滑肌瘤和畸胎瘤非常罕见，可能是 wolffian 来源的良性附件肿瘤。肾上腺皮质巢是偶然在阔韧带发现的胚胎来源的肿瘤，为黄色卵圆形结节，直径为 3～4mm。

（张丽志 译）

第42章 尿失禁与盆底疾病

Christopher M. Tarnay, MD

诊断要点

- 尿失禁症状为尿液不自主溢出。
- 病史和临床检查一般可有效提示诊断。
- 两个最常见的类型是压力性尿失禁（用力后有尿液溢出）和急迫性尿失禁（突然尿急，如厕前尿液溢出）。
- 膀胱过度活动症（overactive bladder，OAB）最常见表现为尿急，常伴尿频和夜尿，伴或不伴急迫性尿失禁。
- 患者最常见的应对方法是使用尿垫，避免弄脏内衣。
- 改变生活习惯，如限制液体摄入、调整饮食结构、加强盆底肌肉等方法有助于减轻症状。
- 外科手术，如尿道中段吊带术可有效治疗压力性尿失禁。
- 改变生活习惯无效的急迫性尿失禁患者可应用药物或神经调节治疗。

盆底疾病

盆底疾病（PFD）包括尿失禁、盆腔器官脱垂、大便失禁及其他下尿路与肠道感觉和排空异常。据报道，女性中近1/4、老年妇女中超过1/3有其中至少一种盆底疾病表现。随着年龄的增加，女性PFD的患病率增加。在过去的80年中，现代医学的发展使得女性的预期寿命延长到80~90岁。我们对患者的医疗比以往任何时候都更好，能更加有效地处理高血压、心血管疾病、糖尿病等慢性病，从而使女性享有更长、更有活力的生命。据美国人口普查数据推算，到2030年，超过1/5的女性年龄可达到65岁及以上，女性一生中1/3的生命是在绝经后度过的，因此带来了一系列医疗和健康问题。

尿失禁是首要问题，随着女性人口老龄化，尿失禁变得更加普遍。在美国，尿失禁影响着数百万成年女性。据估计，50%的美国女性一生中受到过该病影响，从而造成较大的医疗、社会和经济负担。根据患病率，该病每年医疗支出超过195亿美元，但其中尚有高达2/3的患者未就医，其原因主要是尴尬或不知道需要治疗。随着医师和患者意识的增强，那种认为"尿失禁是人类衰老过程正常表现"的观念将会被摒弃。

解剖

泌尿道和生殖道在胚胎发育过程中密切相关。下尿路可以分为膀胱、膀胱颈、尿道3个部分（图42-1）。膀胱是储存尿液的肌性中空器官，内衬移行上皮。膀胱肌肉组织由平滑肌组成，平滑肌密集交织在一起形成逼尿肌。膀胱保持松弛可以储尿，在适当的时候定期收缩

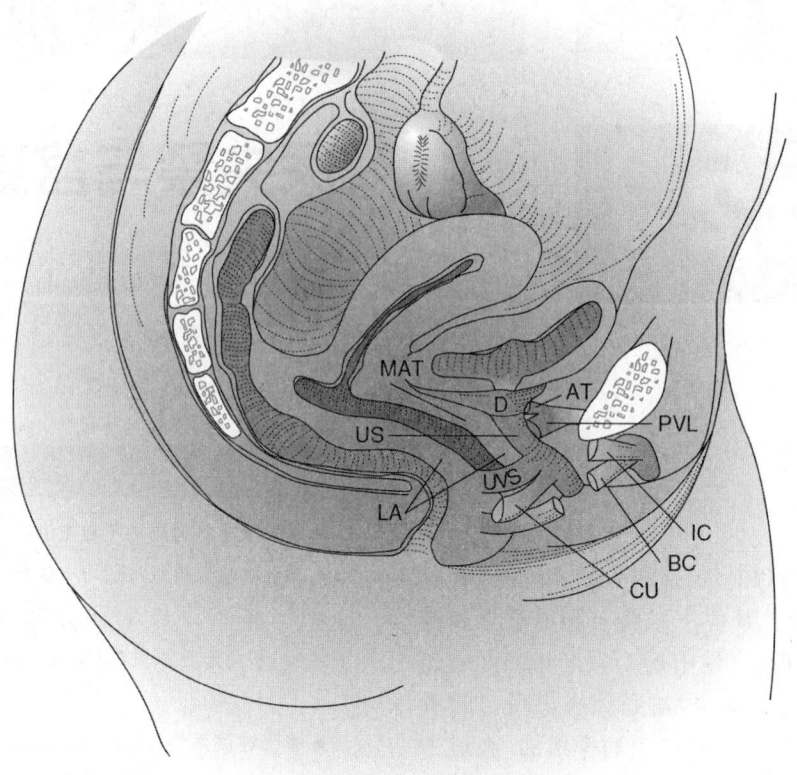

图 42-1 尿道旁结构的位置及其相互关系。肛提肌增强盆底,承托深部盆腔脏器。AT,盆筋膜腱弓;BC,球海绵体肌;CU,尿道膜部括约肌;D,逼尿肌;IC,坐骨海绵体肌;LA,肛提肌;MAT,支撑尿道的附着肌肉;PVL,耻骨膀胱韧带(肌肉);US,尿道外括约肌;UVS,尿道阴道括约肌。

可以完成排尿。膀胱三角位于膀胱底部,其胚胎发育与膀胱存在差异。

两个输尿管口和尿道内口形成膀胱三角区的边界。膀胱三角区有 2 个不同的肌肉层:浅表肌层和深部肌层。深部肌层由类胆碱能神经自主支配逼尿肌,而浅表肌层由密集的去甲肾上腺素能神经支配。这种受体分布的明显差异很重要,因为这使药物治疗目标有了更具体的位点。浅表性膀胱逼尿肌层延伸,形成尿道远端和近端后方的肌肉纤维。尿道括约肌本身并不是一个界限清楚的结构,而是由复杂的网状交织平滑和横纹肌纤维构成,其功能是对不同程度的膀胱压力做出神经生理反应,有利于储尿和排尿。

女性尿道长 3~4cm。尿道和膀胱颈的组成和支持结构在维护正常排尿功能中发挥重要作用。尿道及尿道周围横纹肌共同构成尿道外括约肌,尿道外括约肌与肛提肌可产生反射性收缩。尿道周围是密集的血管,有助于闭合尿道黏膜,维持尿道闭合力。尿道背侧有丰富的黏膜下腺体,这个区域较易出现尿道憩室。尿道上皮为复层鳞状上皮(图 42-2)。

尿道的支持结构和阴道壁远端紧密相连。尿道大部分与阴道壁融合,尿道的位置和阴道前壁远端的位置结构相同。阴道前壁和尿道支持结构对近端尿道和尿道中段提供支撑,这种支持结构主要由阴道壁、盆底筋膜、盆筋膜腱弓和肛提肌组成(图 42-3)。

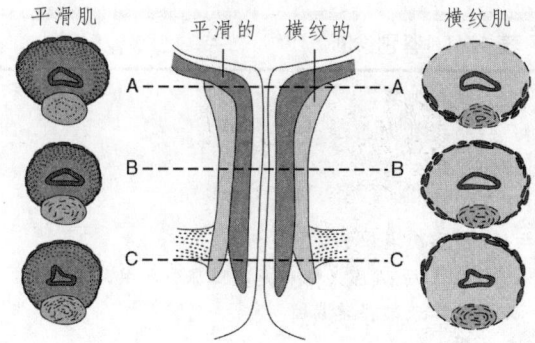

图 42-2 尿道解剖。黏膜下血管丛在青春期后开始成熟，绝经后发生很大变化。平滑肌，特别是横纹肌数量随着年龄增长而逐渐减少，横纹肌几乎完全退化。(Reproduced, with permission, from Rud T, Asmussen M. Neurophysiology of the lower urinary tract as measured by simultaneous urethral cystometry. In Ostergard DR, Bent AE (eds): Urogynecology and Urodynamics: Theory and Practice. 4th ed. Baltimore, MD: Williams & Wilkins; 1996, p. 55.)

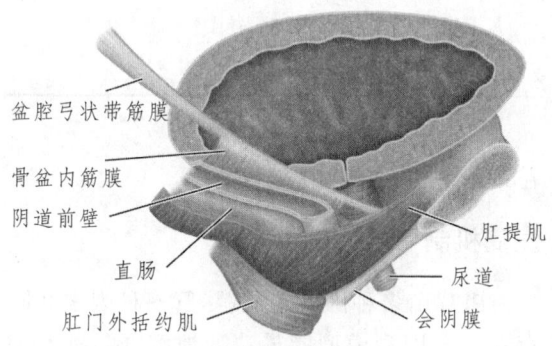

图 42-3 尿道支持系统组成的矢状面图。注意肛提肌如何支持直肠、阴道和尿道膀胱颈。另外还要注意尿道旁的骨盆筋膜如何附着肛提肌，肛提肌收缩如何导致尿道膀胱颈抬高。为方便阅读，耻骨直肠肌未画出。(Reproduced, with permission, from Ashton-Miller J, DeLancey JOL. Functional anatomy of the female pelvic floor. Ann NY Acad Sci 2007;1101:266-296.)

盆底筋膜是致密的纤维结缔组织层，环绕阴道，附着到两侧盆筋膜腱弓上，而每侧盆筋膜腱弓固定在耻骨腹侧及坐骨棘背侧，像悬索桥的缆索一样，支撑着骨盆的每一端，并为阴道全长提供附着点，支撑阴道前壁。虽然盆筋膜腱弓起自耻骨，称为纤维带，但实际上是片状筋膜，与盆底筋膜融合在一起，与肛提肌相连。

盆底结构主要由盆腔骨骼（包括尾骨）、盆腔筋膜、肛提肌以及会阴肌肉组成。这些结构通常支持和维护盆腔脏器的位置，即使在腹内压增高时，如当患者处于紧张、咳嗽或直立位置时，也能维持盆腔脏器的位置。泌尿生殖裂孔（肛提肌前裂隙）内有尿道、阴道以及肛管从盆底穿出，是一个潜在的薄弱点。分娩损伤或更年期改变导致肛提肌的耻尾肌和耻骨直肠肌功能降低，肛提肌裂隙加宽，这个潜在薄弱点变成了真正的缺陷。如果存在盆腔筋膜（骶主韧带、直肠阴道筋膜和耻骨宫颈筋膜）损伤或功能下降，腹内压升高后会逐渐导致子宫脱垂，常伴阴道前壁脱垂、直肠膨出、肠膨出等。如果盆底筋膜保持完整且张力良好，则泌尿生殖裂孔和肛提肌功能不佳仅可导致宫颈延长。

神经解剖学

下尿路神经支配是自主神经与躯体神经系统的一部分，自主神经系统（即副交感神经系统和交感神经系统）接受内脏感觉，调节平滑肌，参与下尿路有意识及不随意的功能调节。自主神经系统是下尿路的主要调控神经，来自 T1~L2 的交感神经和来自 S2~4 的副交感神经共同构成了自主神经控制系统（图 42-4）。中枢神经系统可控制机体随意排尿，控制逼尿肌的神经来自大脑皮层额叶上内侧及胼胝体膝部，通过接受感受器传入神经和调节控制效应器传出神经，大脑抑制逼尿肌收缩。额叶病变主要导致机体失去了对排尿的控制，抑制逼尿肌的神经反射消失，造成排尿不受意识控制或急迫性尿失禁。脑干的脑桥和中脑网状结构构成排尿中枢，脑干中枢神经系统配合脊髓周围神经系统激活反射，协调作用使尿道横纹肌松弛，逼尿肌收缩，最终开

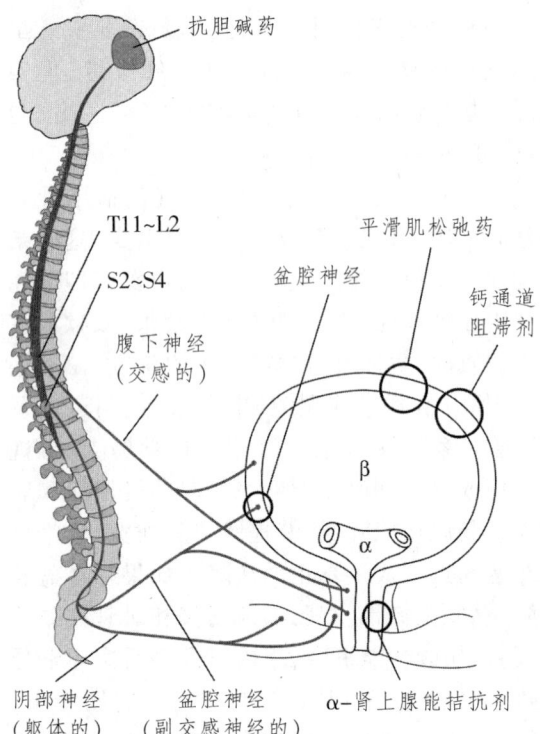

图 42-4 下尿路神经解剖及相关药物作用的位点。（Reproduced, with permission, from Sourander LB. Treatment of urinary incontinence. *Gerontology* 1990;36(Suppl 2):19. Copyright Karger S.）

放膀胱颈及尿道。病变在不同水平上中断该途径则会产生不同的影响，最终都是导致逼尿肌功能异常。

尿失禁

定义

根据盆底疾病委员会共识，尿失禁指任何不自主漏尿。尿失禁可以是一种体征、一种症状（患者主诉）或一名检查者对病情的诊断。尿失禁有多种类型，病因复杂多样（表42-1）。尿失禁发病率差别很大，居住在社区的妇女，发病率为10%~70%，而养老院中50%的妇女患有尿失禁。随着女性年龄增长，尿失禁变得日益普遍，尤其在绝经后。

表42-1 鉴别诊断

压力性尿失禁
  内括约肌功能
急迫性尿失禁
  特发性
  神经系统逼尿肌反射亢进
混合性尿失禁（压力性和急迫性尿失禁共同存在）
充盈性尿失禁伴尿潴留
  梗阻
  膀胱反射减弱
旁路失禁
  泌尿生殖道瘘
尿道憩室
先天性尿道异常（如尿道上裂、膀胱外翻、输尿管口异位）
功能性尿失禁和短暂性尿失禁
  感染
  药物
  行动不便
  老年/谵妄
  尿量产生过多（糖尿病、尿崩症、下肢水肿时血管液体吸收）

发病机制

PFD由多种因素造成，尽管多种因素共同存在，多因素模型能最清晰地解释各种PFD的发生和各种解剖发现。

对于尿失禁来说，许多因素在控尿中发挥作用，因此，尿失禁的发展往往不是由于单一因素，性别、年龄、激素水平、分娩创伤、结缔组织遗传性差异均为尿失禁发展的促进因素。由于女性尿道较短，分娩时可能存在结缔组织、肌肉、神经损伤的风险，因此女性患尿失禁的风险是男性的2~3倍。研究表明，尿失禁在老年人群中发病率很高，笔者研究发现，年龄每增加5岁，尿失禁发病率增加30%。长久以来研究一直探索分娩与尿失禁的关系，并在其病因上产生了新的兴趣。在一项超过1.5万名女性的研究中发现,经阴道分娩者患尿失禁的风险是未产妇的2.3倍。分娩过程中对盆底神经、肌肉的损伤可能会导致盆腔肌肉肌力和神经功能丧失,导致压力性尿失禁(SUI)和盆底支持功能缺陷。虽然随着时间推移或在盆底肌肉功能锻炼的帮助下,肌肉张力可以恢复,但功能障碍可能是永久性的。

尿失禁与年龄增加密切相关。尿失禁患病率随着妇女年龄增加而增加,但具体原因尚不明确。存储容量降低、受体反应性下降、肌张力丧失、分娩过程去神经支配的表现都可能是重要因素。女性在绝经期过渡期出现的低雌激素状态也可能导致尿失禁。虽然雌激素可减少尿失禁,但对绝经状态妇女的研究结果不甚明确,有研究认为雌激素与尿失禁呈正相关,而有些研究则认为二者之间无关。尿失禁的病因有多种,可能有盆底肌肉和神经支配的异常以及该区域结缔组织异常。经初步观察,疝气、下肢静脉曲张、子宫脱垂在压力性尿失禁患者中所占比例较高,表明结缔组织疾病可能是导致妇女尿失禁的危险因素。随后的研究支持尿失禁患者结缔组织中胶原蛋白相对不足与排尿控制有关。

尿失禁会影响女性生活质量,是一个不适并且尴尬的问题,对患者有巨大的社会心理影响。据报道,患有尿失禁的女性压力很大,自尊心受挫,为自身的外表和气味感到惭愧。尿失禁会影响性欲并减少性活动,减少患者社会交往,使患者孤立,甚至完全不与人交往。

预防

尿失禁预防的概念是由阿诺德·凯格尔博士在20世纪50年代首先提出的。为了减少产后漏尿的风险,指导女性通过现在的"凯格尔"运动加强肛提肌功能。为了降低妊娠和阴道分娩导致后续发展为尿失禁的风险,剖宫产作为一种会阴保护方式变得日益盛行。迄今为止,尚不存在可靠数据支持经验性的盆底功能强化或避免阴道分娩能够作为预防尿失禁的有力措施。

对于急迫性漏尿,可以避免饮用含咖啡因的饮料、酒精类饮品或其他潜在的刺激性食物或饮料,这一措施可减少尿频、尿急。

临床表现

尿失禁患者诊断的第一步是询问完整病史,阐明患者下尿路症状(LUTS)的性质和程度。尿失禁持续时间、频率、严重程度等信息是了解该疾患对患者生活以及社会影响必不可少的,有助于临床医师确定诊断方向、范围和治疗措施(表42-2)。许多诊断和影像学检查是有意义的,但是在妇科、泌尿系症状方面全面而重点突出的病史有助于排除很多其他原因导致的暂时性尿失禁(表42-3)。了解患者使用卫生巾、内裤衬垫、吸收垫或成人纸尿裤等保护措施的状况可以帮助确定漏尿量。

表42-2 下尿路症状

尿失禁:任何非自愿漏尿
压力性尿失禁:疲倦或在打喷嚏、咳嗽不自主漏尿
急迫性尿失禁:伴随着紧迫性的不自主漏尿
混合性尿失禁:主诉漏尿伴有紧迫性,也与劳累、精力、打喷嚏或咳嗽有关
姿势性(尿)失禁:主诉漏尿与体位变化有关,例如,坐位或卧位加重
夜间遗尿:睡眠过程中发生漏尿
连续性(尿)失禁:连续漏尿
昏迷性(尿)失禁:患者主诉一直不知漏尿是如何发生的
性交尿失禁:性交漏尿
膀胱过度活动综合征:通常伴有尿频和夜尿增多,伴或不伴急迫性尿失禁,不存在尿路感染或其他明显的病理变化
白天的频率增加:患者自诉白天发生漏尿的频率偏高
夜尿:主诉夜间为排尿被唤醒1次或以上
紧迫性:主诉突然出现强烈尿意,很难忍耐

表42-3 采集病史时有帮助的问题

当你咳嗽、打喷嚏或大笑时是否存在漏尿？
你是否曾经有过非常强烈的尿意，没有到达厕所就发生漏尿？
你在白天排尿多少次？
你在夜间睡觉后起床小便多少次？
你是否有过尿床？
你在性交过程中发生过漏尿吗？
你穿衬垫，以保护你的衣服吗？
如果是，你是否经常更换衬垫？当只有几滴时，还是比较潮湿时，或者是完全湿透时？
排尿之后，你是否还存在尿液流出或觉得你的膀胱中还有尿液残留吗？
你排尿时有尿道周围疼痛吗？
你漏尿时是否存在急迫感？

更年期、激素治疗、尿路感染史、既往相关手术史、患者精神和功能状态等问题同样至关重要。

问卷

调查工具在识别和确定患者症状严重程度上有价值，虽然最初设计的问卷是服务于临床研究，但将其简化后可用于临床诊治。如排尿困扰量表（UDI-6）和尿失禁影响问卷（I-IQ7），患者填写非常容易，有助于该疾患的诊断和后续治疗干预。

排尿日记

排尿日记或泌尿记录是一个有助于定量分析尿失禁频率和数量的有利工具。患者需要在24~48小时内记录所有液体摄入和比例，并记录所有尿量，包括频率和发生漏尿次数（图42-5）。许多研究已经证实，排尿日记可作为诊断和管理尿急或急迫性尿失禁的一个可靠工具。这些数据对临床医师非常有用，有助于确切诊断，尤其是老年患者在家庭中的排尿模式。排尿日记对患者同样有用，因为它们提供了一个重点问题，可以用作行为训练、膀胱训练和药物管理等治疗干预措施比较的基线。

尿液分析

尿液分析是任何伴有下尿路症状的尿失禁患者全面评估中必不可少的一部分。感染是导致尿频、尿急、尿失禁等泌尿系统症状的常见原因。清洁尿适用于做尿常规，然而，对于无法正确收集尿液或由于皮肤菌群污染曾出现过模棱两可的尿培养结果的患者，更适合用无菌的导尿管来留取标本。

尿蛋白、尿糖、尿酮体、尿血红蛋白、管型和硝酸盐可以指示原发性肾疾病或损伤，尿沉渣镜检管型的存在可能提示肾小管损害，或白细胞或红细胞存在提示感染。每高倍视野6~8个以上白细胞伴有细菌存在高度提示尿路感染。

体格检查

所有患者应行妇科检查及神经系统检查，重点是阴道壁和盆底。患者应憋尿到门诊进行自发性尿流率和残余尿评估。检查时，患者应取膀胱截石位，首先评估外阴区域。绝经后患者由于雌激素缺乏，会导致阴唇结构变化和萎缩。外阴皮肤病可能与尿失禁共存，其发生与尿失禁有关。应注意，潮湿或应用护垫可导致慢性刺激或炎症。应注意阴道分泌物增多有时易误认为是尿失禁。触诊阴道前壁时要检查尿道，在尿道处出现波动感、包块或异常分泌物时，提示尿道憩室、尿道感染或在少数患者可能为恶性肿瘤。压痛可能提示为尿道疼痛综合征，通常存在尿痛、尿频和夜尿。

必须评估阴道壁的完整性。阴道皱褶或上皮细胞皱襞是正常的，如果盆底支持筋膜组织分离往往会导致皱褶消失。前壁缺损（膀胱膨出）、阴道后壁缺陷（直肠膨出）和顶端缺陷（子宫脱垂或肠疝）可以评估。应记录宫颈位置，或如果患者为子宫切除术后，则应记录阴道残端位置及其下降情况。检查时患者取截石位，在

排尿日记

日期	时间	流液体(类型和量)	尿液(量)或 mL	意外事件/漏尿
例 9/1/00	8:00	水 8 oz		
9/1/00	8:30		150 mL	

图 42-5　排尿日记。

放松和屏气用力情况下标记阴道壁位置。可应用西姆斯式窥器或格雷夫斯窥器下叶检查阴道前壁或后壁。仰卧位可能掩盖阴道松弛的严重程度，最好在直立位，患者一只脚放在检查床上或轻微抬起时进行检查。

在女性尿失禁患者中常出现膀胱颈活动性增高，解释尿道过度活动必须谨慎，因为无尿失禁者也可出现尿道高活动性。在无尿道高活动性者，需质疑压力性尿失禁的诊断，应考虑可能为尿道括约肌异常（内在括约肌缺乏）导致的压力相关性尿失禁。

尿路压力测试

检查开始时，患者做瓦氏动作或多次有力地咳嗽，观察是否有漏尿，从而确定尿失禁。如果患者主诉轻微，观察咳嗽或瓦氏动作后出现漏尿，可避免行更复杂的尿流动力学检查。如果没有漏尿，则患者取直立位，双腿分开与肩同宽，做咳嗽动作，如果出现漏尿，则提示为压力性尿失禁。

双合诊检查评估子宫大小、位置，从阴道内触诊卵巢。阴道直肠联合检查可充分评估阴道后壁情况。在静息和紧缩时评估肛门括约肌张力。必须排除是否存在便秘,便秘是尿失禁的一个促进因素,尤其在老年患者。

神经系统检查

尿控是复杂而多层次的,具有自主和非自主控制。除了一个完整病史和神经系统症状筛查外,全面身体检查非常重要,许多神经系统疾病可导致排尿功能障碍,但患者没有明显的神经系统症状。

精神状态、肌力、感觉功能、深部肌腱反射和骶脊髓完整性都应进行评估。测试患者对地点和时间的定向力,评估语言和理解能力都将有助于确定患者的精神状态。局灶性脑或脊髓病变,最常见的有帕金森症、多发性硬化症、脑血管意外等会降低运动神经控制。通过评估髋、膝、踝关节屈曲以及踝关节外翻和内翻程度来进行下肢肌力测试。对髌骨、脚踝、脚掌进行深部肌腱反射检查。会阴部和大腿区域皮区感觉可通过轻触和针刺方式进行检查。如果有异常,则应记录,但需要注意的是,各感觉神经根分布有相当大的重叠。第2~4节骶神经根含有控尿的重要神经元。肛门反射和球海绵体反射有助于确定脊髓交感神经系统的完整性和排尿反射功能。以下动作可诱发这些反射,轻触肛门周围并观察肛门外括约肌收缩,通过敲击或轻轻挤压阴蒂,观察球海绵体肌收缩。这些反射在检查刚开始时往往更容易诱发,但这些反射降低并不一定提示神经功能受损。临床上发现神经功能缺损者,应请神经内科医师会诊。

尿动力学

尿动力学研究能客观检测下尿路功能的动态信息。现有多种方法和检测(表42-4)。有些方法很简单,如排尿日记可记录排尿频率及量,一些方法则比较复杂,需要特殊设备和培训。膀胱压力检查有助于发现膀胱不稳定、溢出性尿失禁、膀胱容量减低或膀胱感觉异常。应用水测压法或更先进的方法可以进行膀胱内压测量。复杂的尿流动力学检查提高了诊断准确性,而且常可发现既往治疗失败的原因。尿流率可以测量逼尿肌压力和尿流率,评估排尿功能障碍。如果怀疑尿道功能障碍,如内括约肌功能障碍(ISD),则可测量尿道压力描记(UPP)或腹部漏尿点压力(ALPP),评估尿道闭合压力。在复杂和疑难患

表42-4 尿流动力学测试方法

检验	目的	意义
简单的膀胱内压测量法	测量膀胱的压力和容积	适用于有明确症状的患者
复杂的膀胱内压测量法	多个参数:膀胱容量、充盈率、膀胱内压、腹压,从中减去逼尿肌压力	能够更准确地评估膀胱功能;同时是最常见的尿动力学类型
尿流率	应用特殊的电子流量计记录流量	对了解排尿功能一般情况非常有用
压力-流率测定	结合复杂的膀胱测压和尿流率,测量膀胱内压、腹压,从中减去逼尿肌压力和尿流率	提供准确的方法鉴别逼尿肌收缩、紧张和盆底肌松弛排尿机制
漏尿点压力测定	利用腹部或膀胱的压力,尿道阻力改变测量腹部应变能力	适用于评估尿道括约肌功能
尿道压力图测定	使用双传感器导管同时测量膀胱和尿道括约肌导致的尿道压力变化	适用于评估尿道括约肌功能
肌电图	利用表面或针形电极,确定盆底横纹肌或肛门、尿道括约肌活性	适用于排尿模式异常患者

者,这种检测非常有效。

更加复杂的多通道尿流动力学检测的适应证尚未标准化,每名患者必须单独进行评估(表42-5)。但如果满足进行尿动力学评估的一些基本准则,那么尿动力学检查有助于准确诊断,从而确定适当的医疗或手术方案。

膀胱尿道镜检查

内镜检查是妇科泌尿患者诊断和管理的重要辅助手段。内镜操作简单,可在诊室内完成,经验丰富的医师能较容易地进行诊断。内镜检查适合于存在血尿、尿路刺激症状的患者,特别是既往曾行尿失禁相关手术、尿路梗阻、可疑憩室或瘘管或持续性尿失禁等患者盆底重建手术的术前评估。

影像学检查

影像学检查有助于评估下尿路功能障碍和畸形。然而,除最复杂的患者外,这些评价方式在大多数患者中的意义有限。无论在诊所还是在尿动力学检查室,超声逐渐成为盆底疾病常用的辅助检查。磁共振成像(MRI)已经更广泛地应用于盆底功能障碍性疾病(PFD)和脱垂患者中。MRI技术已不再昂贵,对妇科、泌尿系统疾病诊治的帮助也将越来越大。

鉴别诊断

见表42-1。

表42-5 多声道尿动力学检查的适应证

复杂的症状和病史
考虑手术矫正尿失禁或盆腔器官脱垂时应用
与神经系统疾病相关
尿失禁初步保守疗法
持续漏尿
既往曾行相关手术
临床研究结果与症状并不相符
患者>65岁

压力性尿失禁

压力性尿失禁指打喷嚏、咳嗽或用力等腹压增高时出现不自主漏尿。通常情况下,休息时尿道内压力大于膀胱压力。膀胱与尿道之间的压力差称为尿道闭合压力。如果腹腔内压力增加,如咳嗽、打喷嚏或用力时,如果压力没有同样施加到尿道,那么尿道对尿液外流的阻碍作用将无法维持,从而发生漏尿。造成这种不均等压力传递的确切原因尚无定论。手术治疗旨在稳定尿道下的支持系统,这是长期矫正的机制。

治疗

非手术治疗

对于大多数压力性尿失禁患者,相对简单、微创和费用低的干预措施较为合适(表42-6)。可合理控制膳食,调整饮食结构,鼓励患者减少饮用含咖啡因或酒精的饮料。对于未患心血管、肾脏、内分泌系统相关慢性疾病的患者,可控制液体入量。应定时排尿,防止膀胱过度充盈而导致漏尿,同时使用排尿日记,便于医患之间评价治疗效果。

盆底肌肉功能锻炼或凯格尔训练法对轻度到中度尿失禁患者非常有益。这可使患者有

表42-6 尿失禁的非手术治疗

行为疗法
液体摄入量控制
膀胱锻炼
盆底肌肉锻炼
生物反馈
阴道锥
功能性电刺激
抗尿失禁子宫托
药物治疗
骶神经调节

意集中、重复紧缩或"挤"肛提肌(耻骨尾骨肌、尾骨肌、髂尾肌)的肌肉,是类似防止气体通过直肠的动作,该动作是一种有效的治疗。收缩尿道可增加对盆腔器官的支持。应向患者提供书面和口头的练习指导,每次收缩维持3~5s,短暂休息并重复收缩动作,应从45~100次/天开始。合适的计划、个体化的指导、密切的随访可使高达75%的患者治愈或膀胱控制(减少漏尿)改善。

生物反馈治疗:生物反馈是对盆底功能锻炼的辅助,能够协助患者理解适当的收缩。使用压力导管和肌动描记法监测生理反应,为患者提供视觉或听觉信号,帮助改进运动功能。使用会阴表面肌电图测量肛提肌收缩和阴道或直肠压力监视器观察腹压,患者可出现盆底优先收缩而不伴腹肌收缩。多种技术手段研究显示,压力性尿失禁治愈率或改善率为54%~95%,这种治疗方式的有效性高度依赖于患者的积极性和依从性。带或不带生物反馈的盆底肌肉功能锻炼需要坚持,否则效果会减弱。

电刺激:像刺激患者提上睑肌一样,小电流肌肉电刺激有助于治疗压力性尿失禁和混合性尿失禁患者。使用电极刺激阴道或直肠,骨盆肌肉会自动收缩,从而形成人为"训练"。长此以往,薄弱的肌肉将得到加强,并且在激活过程中重新建立神经支配。每种设备的疗效各不相同,但对尿失禁均有积极作用,且患者能耐受并接受。

子宫托:作为阴道内装置,子宫托可以纠正压力性尿失禁的解剖异常,该方法一直用于治疗这个棘手问题。目前有许多装置出现,但其对尿失禁的长期效果还有待证明。子宫托在传统上用于治疗生殖器脱垂,但已证明在支持膀胱颈和尿道、预防压力性尿失禁方面有作用。许多子宫托的设计适应阴道和提升膀胱颈,能充分支撑膀胱颈和尿道,因此可控制尿失禁,但应避免子宫托压力过大而造成尿路梗阻、阴道溃疡。

手术治疗

手术用于治疗中度至重度尿失禁。尿失禁并不威胁生命,必须根据患者的症状和对日常生活的影响决定是否手术。许多患者能耐受轻微漏尿,但超过耐受程度的漏尿可激发患者治疗的愿望。如果治疗可改善膀胱控尿,症状减轻达到患者可接受的程度,那么这种治疗方式是可取的。如果无法充分改善,应考虑手术治疗。

目前治疗女性压力性尿失禁的手术方法至少有130种,但许多方法都无法达到长期有效的控制,这并不为奇。对于渴望手术矫正的患者,可根据手术方式进行选择(表42-7)。最常见的手术是抬高尿道膀胱交界处,恢复膀胱颈支持。有些手术可重建膀胱颈支持,并提供一个稳定的尿道下层。

任何真性压力性尿失禁手术治疗的治愈率评估必须考虑患者的选择、术前诊断的精确度、术后随访时间和治愈标准。据报道,治愈率为60%~100%,普遍接受的为75%~90%。大多数失败原因是术前诊断不正确、手术技术不佳或愈合失败。

腹式耻骨后的阴道固定术:Marshall-Marchetti-Krantz(MMK)和腹腔镜下悬吊术是最经典的两种尿失禁耻骨后手术,其共同的矫正机制是:首先,二者均在尿道膀胱交界水平分离尿道周围及阴道周边组织;其次,都是用

表42-7 压力性尿失禁的手术治疗

耻骨后尿道固定术
    Burch手术(开腹或腹腔镜)
    Marshall-Marchetti-Krantz
尿道下吊带
中段尿道吊带
    耻骨后
    经闭孔
    单切口
尿道膨胀剂

一个固定的附着点。在MMK手术，缝合线固定到耻骨骨膜，而在Burch手术则固定到髂耻韧带(Cooper韧带)(图42-6)。Burch悬吊术一直是治疗患者膀胱颈过度活动和真性压力性尿失禁的方法。在纵向研究及随机对照试验中，经过10年随访，与其他方法相比，5年后Burch悬吊术主观和客观治愈率为80%，10年后为68%。

腹腔镜下Burch悬吊术提供了微创手术的益处且疗效相同。

尿道下吊带：尿道下吊带是早期外科手术为矫正压力性尿失禁开发的方法。用患者自身组织或其他材料支持尿道组织，恢复尿道控制，这一观点是20世纪初引入的。当时常使用患者自身腿部筋膜、腹直肌筋膜或尸体捐献的筋膜。尿道下吊带对真性压力性尿失禁的治愈率为70%~95%，其差异是由于患者个体差异，而且很多患者为前次手术失败者。随着吊带材料和技术的变化，临床很难比较不同吊带治疗对治愈率的影响。此外，大多数研究对治愈的定义多种多样，无法区分治愈和好转。

在一项大宗前瞻性研究中，比较了尿道下筋膜吊带和Burch手术在24个月后的成功率，结果吊带手术患者成功率高于Burch手术患者(分别为66%和49%)，其疗效差别显著。在一项回顾性研究中，总结了压力性尿失禁手术治疗的治愈率，16项研究对吊带悬吊术进行了比较，其中4项研究是包括150名患者的随机对照试验，结论是治愈率没有差异。

中段尿道吊带：近期改良的吊带是聚丙烯制成的无张力阴道网片，放置在尿道中段水平。这种技术起源于瑞典，20世纪90年代中后期传入美国。无张力阴道吊带术(TVT)(图42-7)作为一种微创技术用来矫正真性尿失禁。在最初的研究中，75名患者随访两年，治愈率为84%。经过十年以上随访，该治疗方法成功率为86%~99%。由于这些结果可被复制，因此大多数医师认为尿道中段吊带手术是尿失禁手术的金标准。

由于TVT尿道中段吊带手术的成功，很多其他装置采用相同的原则和技术，全部使用聚丙烯网片，但有不同的设计，如针/套管状、

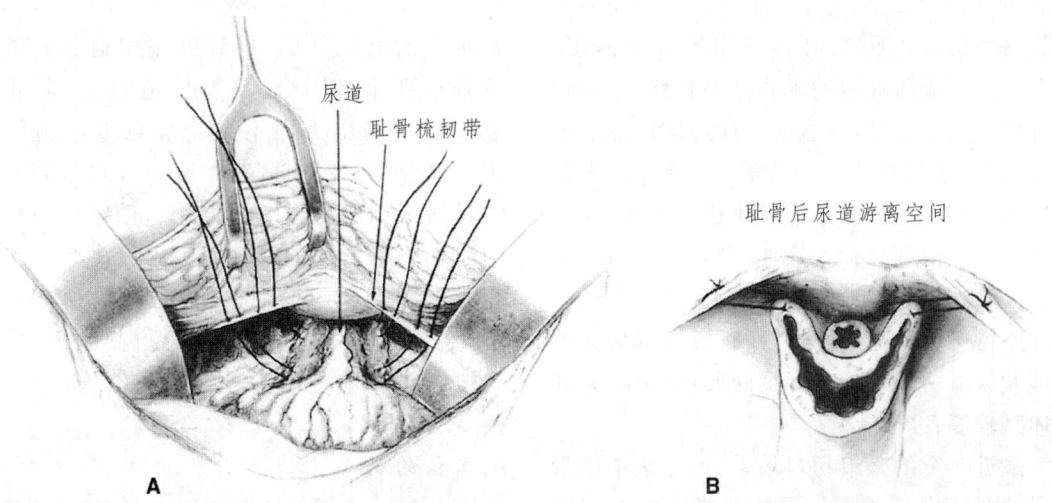

图42-6 经腹手术纠正压力性尿失禁。(A)阴道前壁已经被移开。两根缝线已被放置到远离中线的外侧。远端缝合至尿道中段。近端缝合至膀胱尿道交界水平。缝合连接至Cooper韧带。(B)横截面显示耻骨后间隙，有阴道前壁提升和支持的尿道。(Reproduced, with permission, from Tanagho EA. Colpocystourethropexy. J Urol 1876;116: 751. Copyright 1976 by Williams & Wilkins.)

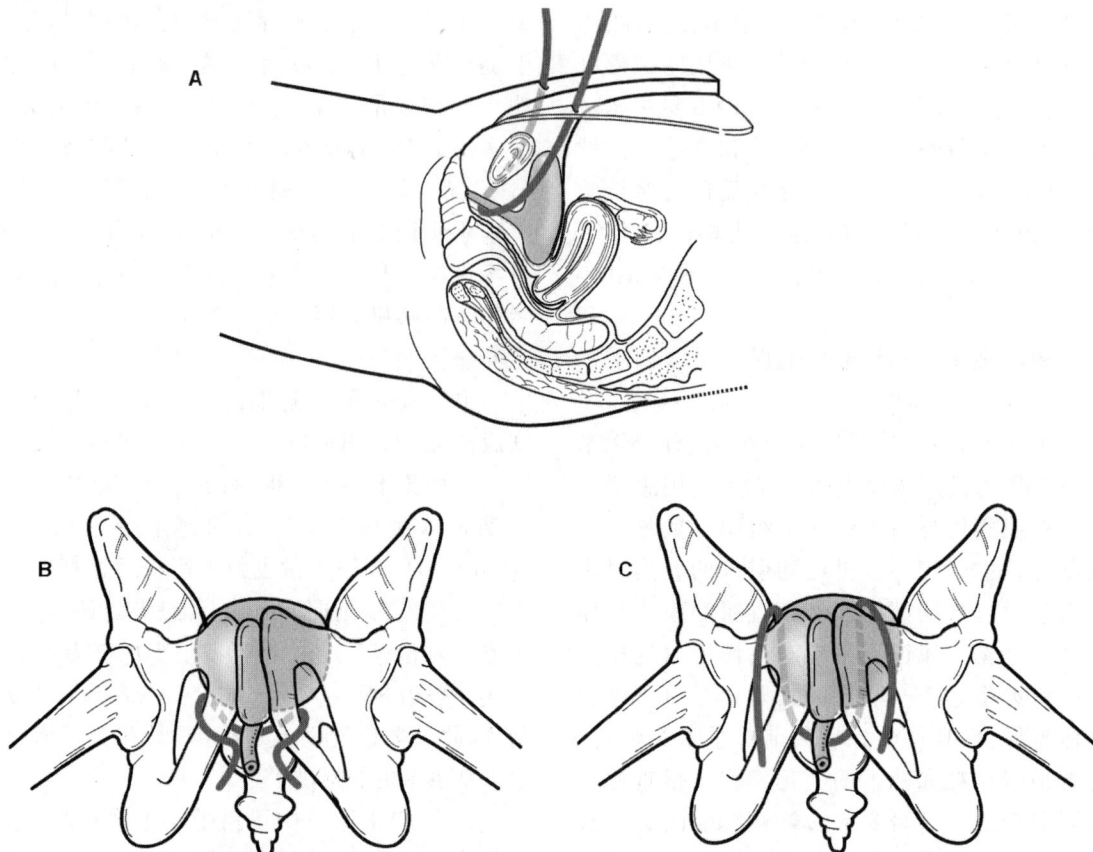

图 42-7 （A）中段尿道吊带放置的矢状位视图。（B）经闭孔放置中段尿道吊带。（C）经耻骨后放置中段尿道吊带。

网状、鞘状,但装置之间的数据比较寥寥无几。

替代耻骨后通道的术式是闭孔路径,吊带穿过闭孔侧面,这将建立一个横向固定点。据报道,该方法的优点是减少膀胱、肠道或大血管损伤,因为这种方法避免了进入 Retzius 空间,也不经过腹腔。研究表明,其两年治愈率能够媲美耻骨路径手术者(94%)。但也有人对闭孔入路持保留意见,因为其纠正真性尿失禁可能涉及尿道功能不佳并发腹股沟疼痛,尤其是体型较瘦者(图 42-7)。

最近介绍的是单切口吊带,该方法中吊带不是经过闭孔穿出,而是将网带固定在闭孔肌/闭孔筋膜上。

尿道周围和尿道注射

尿道周围或经尿道将一种填充剂注射到膀胱颈的黏膜下层,导致近端尿道和膀胱颈的开口变窄或闭合,增加尿道阻力,阻止尿液不自主漏出,而不改变静息下尿道闭合压。目前戊二醛交联的牛胶原和羟基磷灰石钙是最常用的材料。该方法适用于尿道内括约肌缺陷所导致的真性压力性尿失禁。治疗应在局麻下于门诊或诊所内进行,这些材料是生物性的,可随时间推移而再吸收。短期内改善率和治愈率为 53%~66%,且并发症极少。

人工括约肌

人工尿道括约肌是由于尿道瘢痕或缺乏张力而导致的尿失禁但不适合手术治疗患者的有效选择。人工尿道括约肌适用于尿道括约肌功能较差者,可以通过一个压力调节型气囊压迫膀胱颈括约肌,以阻止尿道漏尿,当患者需要排尿时则释放气囊压力。据报道,该方法的成功率高达91%,但并发症发生率很高,有21%的患者需要手术更换部分或整个括约肌。

急迫性尿失禁

急迫性尿失禁主诉是伴随着急迫感的不自主漏尿。急迫性尿失禁可能伴有膀胱不自主收缩或逼尿肌收缩,最常见的是由于急迫感明显增加。膀胱过度活动症(OAB)用于形容患者最常见的症状是尿急,常伴尿频和夜尿增多,伴或不伴急迫性尿失禁,同时不存在尿路感染或其他明显病理改变。并非所有OAB患者都有逼尿肌过度活动,也不是所有逼尿肌过度活动患者都患有OAB。OAB是一个术语,其包括所有与尿频、尿急有关的情况,无论是否存在尿失禁。OAB已成为首选的临床术语,因为它包括相关的一系列症状。

发病机制

OAB的发病率变化取决于研究的人口和采纳的定义。因此,所报道的患病率变化很大,在一般人群中为8%~50%,但在年龄>65岁的妇女估计至少为38%。一个重要的概念是逼尿肌不自主收缩,排空膀胱,而反射性膀胱活动通常是由大脑皮质抑制的。在大多数情况下,OAB的原因不清,有相关精神系统疾病的患者可能表现为尿失禁。虽然神经系统疾病不是OAB的常见原因,但多发性硬化、脑血管疾病、帕金森症和阿尔茨海默症常伴有膀胱不自主收缩。

临床表现

OAB被定义为尿频伴有一种强烈急迫感或感觉有尿即将漏出。到达洗手间之前,常发生尿失禁。物理或环境刺激,如自来水、寒冷的天气或洗手均可能诱发。患者经常形容为"key in lock"综合征。其典型特征是从外面旅行回来打开门后,即出现不可控制的排尿感,回家后做的第一件事是立即冲进洗手间或几乎要漏尿。

治疗

充分的治疗在很大程度上依赖于OAB诊断的准确性。病史常常有提示作用,排尿日记结合膀胱测压或更精确的尿流动力学检查可确定诊断。

应首先向OAB患者提供简单的治疗方法,行为疗法和医疗是治疗急迫性尿失禁的一线方法。

行为疗法

行为疗法包括膀胱锻炼、定时排尿和盆底肌肉锻炼。膀胱锻炼是一个指导计划,结合书面和口头指令来指导患者正常控制膀胱的机制与教会患者放松和分心技巧抵御过早的排尿信号。创建排尿时间表的患者在预设的时间间隔排尿,同时尝试忽略排尿冲动,可能会导致皮质逐步重新建立随意控制的排尿反射。

定期排尿是膀胱再训练的一种形式,应尝试以符合人的自然规律的时间表定时、定期排尿,并不是鼓励患者延迟排尿,抵制排尿冲动。这种方法能够更熟练地帮助有更具挑战性问题的老年患者。

盆底锻炼可能有助于治疗OAB。有证据支持这种方式,证实其在所有类型的尿失禁中均有效。特别是当盆底功能锻炼加强了生物反馈时,可以大大减少尿频症状和急迫性尿失禁,有效率可高达54%~85%。

药物治疗

最有效和最常用的治疗急迫性尿失禁和OAB的方法是药物治疗。多年来有多种制剂都在尝试治疗,但只有少数药物能缓解症状。病因不明是治疗OAB的主要困难之一。药物可根据作用机制进行分类(表42-8)。

抗毒蕈碱或抗胆碱能药物已成为治疗

表42-8 急迫性尿失禁的药物治疗

药名	商品名称	药物种类	剂量	潜在的副作用
氯化奥昔布宁	Ditropan	抗胆碱能药物（抗胆碱）/平滑肌松弛药；叔胺	15~30mg/d	口干、视力模糊、便秘、心动过速、嗜睡、头晕
氯化奥昔布宁（OROS）	Ditropan XL	同上	5~30mg/d	同上，中枢神经系统副作用
奥昔布宁透皮贴	Oxytrol	同上	3.9mg/d 贴片	同上
托特罗定	Detrol	抗毒蕈碱药物/平滑肌松弛药	1~2mg BID	同上
托特罗定（长效）	Detrol LA	同上	2~4mg QD	同上
曲司氯铵	Sanctura	抗毒蕈碱药物，季胺	20mg BID	口干、便秘、头痛
达非那新	Enablex	选择性抗毒蕈碱药物；叔胺	7.5~15mg QD	口干、便秘、视力模糊、降低了中枢神经系统的影响
索非那新	Vesicare	选择性抗毒蕈碱药物	5~10mg/d	口干、便秘、视力模糊
弗斯特罗	Toviaz	抗毒蕈碱药物	4~8mg/d	口干、便秘、视力模糊

BID,一日两次;QD,每日一次。

OAB的主要药物。乙酰胆碱是膀胱收缩涉及的主要神经递质。膀胱逼尿肌富含胆碱能受体。因此,大多数具有抗胆碱能活性的药物可以治疗OAB。OAB的主要治疗药物包括氯化奥昔布宁和托特罗定。氯化奥昔布宁随机、安慰剂对照试验中已证明能有效地增加膀胱容量,降低逼尿肌收缩频率,改善约70%患者的尿急症状,对特发性和神经性导致的不稳定性逼尿肌治疗有效。

托特罗定是治疗OAB的一种专用药物,具有膀胱特异性抗胆碱能活性,也通过毒蕈碱受体使平滑肌松弛。在一项多中心随机对照试验中,其在减少24小时内排尿次数和尿失禁发作次数上与奥昔布宁相比毫不逊色。由于其膀胱特异性,托特罗定的副作用比奥昔布宁更少,并且使用剂量更小,患者依从性更高。二者均为速效长效制剂。奥昔布宁还可以提供透皮贴剂。

一项大型随机对照试验评价长效制剂奥昔布宁和托特罗定的性能,提示疗效相似,不良事件也相似,但口干在奥昔布宁组发生率更高。

其他抗毒蕈碱药物也可应用,所有药物与安慰剂相比,均能显著改善OAB症状。有证据表明,达非那新、索非那新、曲司氯铵和弗斯特罗定等药物副作用与传统抗毒蕈碱药物相似或更低,比较试验从本质上体现出类似的疗效和不良事件。然而,大多数抗毒蕈碱药的临床效果受副作用影响,限制了这些药物的长期应用。

骶神经调节

对控制膀胱的神经进行电刺激可用来治疗OAB患者。电极放置在骶神经(通常是S3)通过骶后孔处,第二步将电极通过电缆连接皮肤下植入的可编程脉冲发生器,提供符合设定参数的电刺激。通常在试用成功之后方可植入脉冲发生器。该技术已用于治疗OAB、急迫性尿失禁、排尿困难、尿潴留以及某些有排便异常的患者。该方法即可用于治疗慢性盆腔疼痛,也被批准用于治疗便失禁,但此适应证不在本讨论内容之中。

在逼尿肌过度兴奋导致的急迫性尿失禁

患者，骶神经调节似乎主要由非肌性活化传入神经纤维，通过中间神经元抑制脊髓中副交感运动神经元。植入电极诱导变化只在模拟器开启时有效，而模拟器关闭时就会返回基线。据报道，阴道或肛门电极刺激具有更持久、更好的疗效，持续到治疗结束。这些设备价格昂贵，手术创伤小，并且很多患者需要其他手术。

目前尚不清楚如何最好地利用这些设备。然而，植入式刺激能对膀胱、骨盆或其共用的神经或神经根提供持续性电刺激，可使患者在难以控制的泌尿问题方面受益。

混合性尿失禁

混合性尿失禁即压力性尿失禁和急迫性尿失禁并存，患者可能出现两种类型的尿失禁症状。目前这些患者的诊断和治疗均存在困难。混合性尿失禁的患病率比大多数从业者想象的更高。详细询问病史会发现压力性尿失禁的症状，伴有咳嗽、打喷嚏或其他增加腹压的情况下漏尿，以及尿急、尿频和随之而来的尿失禁。这两种情况共存的原因很多，压力性尿失禁患者往往提前排尿，以避免膀胱过度充盈和随后的漏尿，从而导致膀胱适应了低容量，因此可能促进膀胱提前释放信号，导致尿频。

治疗

应根据混合性尿失禁患者最严重的症状选择治疗方式。患者往往会先讲出其症状，尤其是对生活造成影响的症状。应根据患者症状，制订实用的治疗方案。对日常工作时有急迫性尿失禁患者实施手术，恢复膀胱颈部支持，解除刺激症状，这种治疗会对患者造成巨大伤害。因此，应首先考虑保守性治疗，如果症状未改善，则考虑手术以缓解症状。应用尿道吊带治疗对缓解急迫症状的有效率为50%~60%。

溢出性尿失禁

溢出性尿失禁是膀胱过度充盈，逼尿肌无法收缩而引起的非自主性漏尿。

发病机制

这种情况多发生于前列腺增生继发梗阻，又进展为尿潴留的男性患者。此原因一般不会导致女性患者发生尿失禁。其发生可能是先发生阴道脱垂，抗尿失禁系统过度矫正导致尿道"打结"，增加尿道出口阻力。此外，也可能是各种神经系统原因导致的膀胱反射降低引起（表42-9）。

手术时过度矫正膀胱颈的位置或一些神经系统疾病、脊髓损伤导致的膀胱张力过低是溢出性尿失禁的常见病因。骶和脑桥排尿中心控制正常的排尿行为，无论是介导逼尿肌功能的中枢还是周围神经元障碍，均会导致膀胱排空障碍。若不能及早查明病因，可能会导致永久性的功能障碍，并可能导致逼尿肌损伤或膀胱壁副交感神经损伤。

临床表现

常见症状是无意识的漏尿或间歇性点滴漏尿或持续阴部潮湿，可伴有耻骨上压迫感或疼痛，患者常有膀胱充盈感，需要排空膀胱或释放耻骨上压力。持续残留在膀胱内的尿液可

表42-9 溢出性尿失禁的病因

神经	解剖	医源性
脊髓外伤	外源性压迫（女性脱垂）	手术
大脑皮质病变	尿道肿物	产科原因
糖尿病		麻醉
多发性硬化		
感染	药物	
膀胱炎症	抗胆碱能药物	
尿道炎症	α-肾上腺素能药物	

成为细菌生长的培养基,患者发生继发性尿路感染的风险增加。这在膀胱颈悬吊后非常常见,其主诉可能是排尿困难、排尿不尽伴拉伤或用手压下腹排尿。

应行残余尿检查,如果诊断不明确,可考虑行压力流量检测。上尿路成像可以评估输尿管和肾脏情况,因为如果任其发展,造成高容量性尿潴留,可能导致尿液反流,进而导致输尿管、肾积水和肾功能损伤。

治疗

膀胱引流以缓解尿潴留是首要措施。自身间歇性或持续性导尿是必要的,这取决于病因。如术后尿潴留,膀胱功能可通过残余尿测定评估。尽管残余尿没有普遍接受的正常值,通常认为小于100mL是正常的,大于150mL为异常。需要不止一次测量残余尿量,因为持续较高的残余量需要长时间导尿。

对于糖尿病、中风或神经系统疾病引起的尿潴留,往往不可能矫正根本原因,因此我们的目标是避免上尿路损伤。间歇自我导尿优于留置导尿管,后者可能导致尿路感染、膀胱痉挛或溃疡。

药物治疗也有一定疗效,乙酰胆碱受体激动剂可刺激有膀胱反射消失者的逼尿肌收缩,α-肾上腺素能受体阻滞剂可通过松弛膀胱颈而促进膀胱排空。

行为疗法主要是无论是否有尿意,按照预定时间表定时排尿,有利于防止多余的尿液积聚。通常采用每隔2~3小时排尿的模式。在膀胱反射消失的患者,手动压迫或腹部夹板可能促进膀胱排空。

旁路失禁

解剖异常所致尿失禁较为罕见,在评价尿失禁女性时需重视这一情况。旁路尿失禁可能具有尿失禁的常见症状,更多表现为尿液滴漏和浸湿。患者主诉无先兆性的体位性尿失禁具有高危因素并可解释潜在下尿路解剖学异常时即可诊断为旁路尿失禁。创伤(如产道裂伤、盆腔手术、会阴部创伤、放射暴露等)导致伤口愈合不良、泌尿生殖器瘘(膀胱阴道瘘或输尿管阴道瘘)。瘘管所致漏尿常为持续性,也可被体位改变或压力诱导性活动而引发。诊断时需仔细检查阴道壁,寻找瘘管。使用牛奶或稀释的食用靛蓝充盈膀胱后寻找阴道积液处则更易诊断。尿垫试验,即患者注射或口服200mg非那吡啶(马洛芬)数小时后,检视放置于阴道内和会阴部的棉条,如有尿迹即可诊断。进一步的影像学检查(静脉尿路造影)和膀胱镜可明确异常通道的确切位置。早期发现可通过长期导尿使瘘管愈合。如该方法失败或发现于晚期,手术修复常常是治愈瘘管的唯一希望。

尿道憩室

尿失禁另一个不常见的重要病因是尿道憩室。憩室的本质是膀胱或尿道筋膜层的薄弱处或"疝"。尿道憩室在女性中的发病率为0.3%~3%,被认为是引起尿道旁斯基恩腺阻塞和扩张的主要后天因素。症状多为持续少量的尿液滴漏或尿道分泌物。查体时可发现并触及下尿路肿物。触诊时挤压下尿路肿物可见尿液或分泌物。治疗方案通常为憩室切除术。

一过性功能性尿失禁

尿失禁可由下尿路以外的因素所致,这在老年人中尤为明显,因为老年人的健康往往受到多重特殊情况的影响。肢体障碍、认知功能异常、药物治疗、系统性疾病和肠道功能异常均可导致尿失禁。许多瘫痪患者因无法去厕所而尿失禁。认知不协调会限制患者对排泄感受的反应能力。许多药物对膀胱有影响,可能会降低膀胱舒缩能力,限制膀胱功能,导致多尿和膀胱负荷过重、松弛尿道括约肌。此外,大便嵌塞和便秘也和尿失禁患病率增加有关。治疗时应首先明确尿失禁的病因,然后减轻或去除这些因素。

预后

尿失禁是影响生活质量的基本疾病，其病史多为持续性或进行性。除一过性原因外，这一疾病的特点不包括自然消失或好转。多数女性通过采取措施（使用尿垫、勤去厕所、定时排尿）或适应性方法（液量限制或按时如厕）来减少对生活质量的影响。尽管这些方法令人厌烦且影响社交，但何时接受治疗仍取决于患者本人。尿失禁对于健康风险的影响之一就是尿道口闭塞和尿潴留，最终导致充溢性尿失禁。慢性尿潴留可能导致上尿路扩张，最终引起排尿功能降低，因此，此时进行干预是合理的。

Albo M, Richter HE, Brubaker L, et al. Burch colposuspension versus fascial sling to reduce urinary stress incontinence. *N Engl J Med* 2007;356:2143–2155. PMID: 17517855.

American Urogynecologic Society. www.augs.org. Accessed March 13, 2012.

Ashton-Miller J, DeLancey JOL. Functional anatomy of the female pelvic floor. *Ann NY Acad Sci* 2007;1101:266–296. PMID: 17416924.

Brubaker L, Nygaard I, Richter HE, et al. Two-year outcomes after sacrocolpopexy with and without burch to prevent stress urinary incontinence. *Obstet Gynecol* 2008;112:49–55. PMID: 18591307.

Burgio KL, Goode PS, Richter HE, et al. Combined behavioral and individualized drug therapy versus individualized drug therapy alone for urge urinary incontinence in women. *J Urol* 2010;184:598–603. PMID: 20639023.

Diokno A, Sampselle CM, Herzog AR, et al. Prevention of urinary incontinence by behavioral modification program: A randomized, controlled trial among older women in the community. *J Urol* 2004;171:1165–1171. PMID: 14767293.

Diokno AC, Appell RA, Sand PK, et al. OPERA Study Group. Prospective, randomized, double-blind study of the efficacy and tolerability of the extended-release formulations of oxybutynin and tolterodine for overactive bladder: Results of the OPERA trial. *Mayo Clin Proc* 2003;78:687–695. PMID: 12934777.

Elkelini MS, Abuzgaya A, Hassouna MM. Mechanisms of sacral neuromodulation. *Int Urogynecol J* 2010;21(Suppl 2):S439–S446. PMID: 20972548.

Holmgren C, Nilsson S, Lanner L, Hellberg D. Long-term results with tension-free vaginal tape on mixed and stress urinary incontinence. *Obstet Gynecol* 2005;106:38–43. PMID: 15994615.

Holroyd-Leduc JM, Straus SE. Management of urinary incontinence in women: Scientific review. *JAMA* 2004;291:986–995. PMID: 14982915.

National Association for Continence. www.nafc.org. Accessed March 13, 2012.

Novara G, Galfano A, Secco S, D'Elia C, Cavalleri S, Ficarra V, Artibani W. A systematic review and meta-analysis of randomized controlled trials with antimuscarinic drugs for overactive bladder. *Eur Urol* 2008;54:740–763. PMID: 18632201.

Ogah J, Cody JD, Rogerson L. Minimally invasive synthetic suburethral sling operations for stress urinary incontinence in women. *Cochrane Database Syst Rev* 2009;CD006375. PMID: 19821363.

Richter H, Albo ME, Zyczynski HM, et al. Retropubic versus transobturator midurethral slings for stress incontinence. *N Engl J Med* 2010;362:2066–2076. PMID: 20479459.

Rortveit G, Daltveit AK, Hannestad YS, Hunskaar S. Norwegian EPINCONT Study. Urinary incontinence after vaginal delivery or cesarean section. *N Engl J Med* 2003;348:900–907. PMID: 12621134.

Ulmsten U. An introduction to tension-free vaginal tape (TVT)—A new surgical procedure for treatment of female urinary incontinence. *Int Urogynecol J Pelvic Floor Dysfunct* 2001;12(Suppl 2):S3–S4. PMID: 11450978.

Voices for PFD. www.mypelvichealth.org. Accessed March 13, 2012.

Ward K, Hilton P; United Kingdom and Ireland Tension Free Vaginal Tape Trial Group. Prospective multicentre randomised trial of tension-free vaginal tape and colposuspension as primary treatment for stress incontinence. *BMJ* 2002;325:67. PMID: 12114234.

盆腔脏器脱垂

盆腔脏器脱垂（POP）包括阴道前壁脱垂、阴道后壁脱垂、子宫脱垂和肠疝，是女性常见的一组临床疾病。其发病率随年龄而增长，目前数百万女性患有POP。在美国，每年进行关于POP的手术高达20万例以上。在女性一生中，因脱垂或尿失禁而进行手术的风险为11%，其中1/3需再次手术。POP需再次手术的风险约为29%。随着人口老化，医疗保健需更多地关注POP等影响生活质量的疾病。脱垂可无临床症状，也可产生如膀胱功能减退、直肠功能减退、性功能障碍等严重影响。筛查、诊断、治疗这些问题的能力对于临床医师而言将愈发重要。

盆底支持结构缺陷导致各种临床上明显的盆底异常松弛，盆底支持组织缺陷可根据其解剖位置进行分类。

阴道前壁缺陷

诊断要点

▶ 阴道前壁脱垂是一种与膀胱有关的阴道前壁缺陷,又称膀胱膨出(图42-8)。
▶ 阴道旁/正中/横向脱垂用以指示阴道前壁缺损的位置(图42-9)。

顶端脱垂

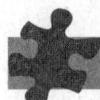
诊断要点

▶ 子宫脱垂如图42-10所示。
▶ 阴道穹隆脱垂(子宫切除术后)。
▶ 肠疝是顶端阴道壁缺陷,其脱垂部分包含肠管(图42-11)。通常发生于子宫切除术后,但也可发生在有子宫者。

阴道后壁脱垂

诊断要点

▶ 阴道后壁脱垂即阴道后壁缺陷,也称直肠膨出(图42-12和图42-13)。

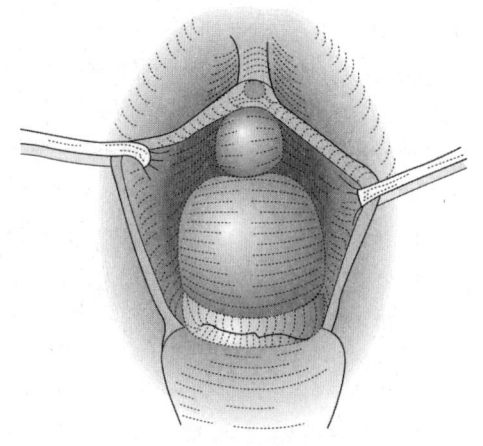

图42-8 阴道前壁脱垂,又称膀胱膨出。

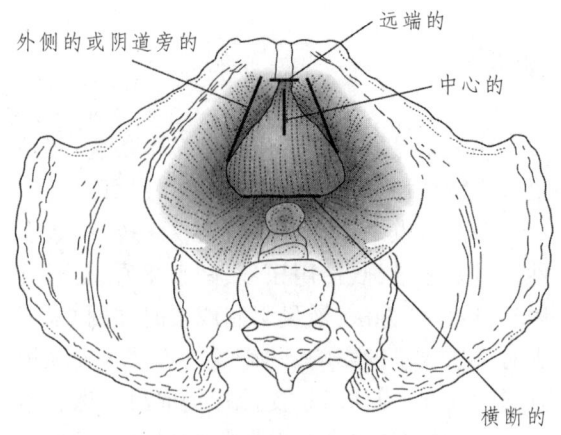

图42-9 同4种缺陷相对应的耻骨宫颈筋膜破裂或分离的4个区域。

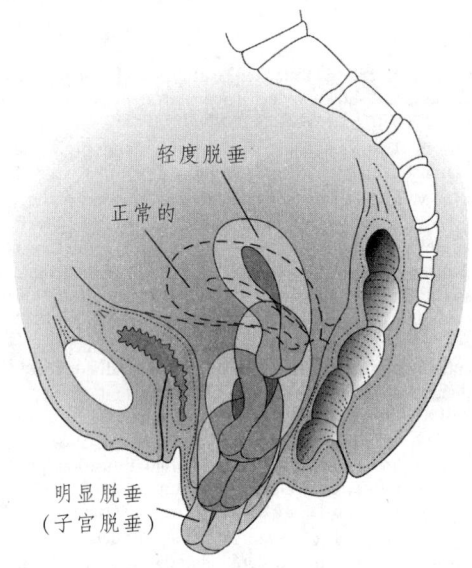

图42-10 子宫脱垂。

盆腔脏器脱垂的分型与分期

常用的盆腔脏器脱垂描述及严重程度分类方法有两种,目前最常用的方法是通过客观测量固定的解剖位置。盆腔脏器脱垂量化分期(POP-Q)系统规范了女性盆底器官脱垂的常见专业用语。这一方法因其对解剖学更为精确的描述、作为量化脱垂的最客观的方法而广为接受。该描述系统包括一系列对于

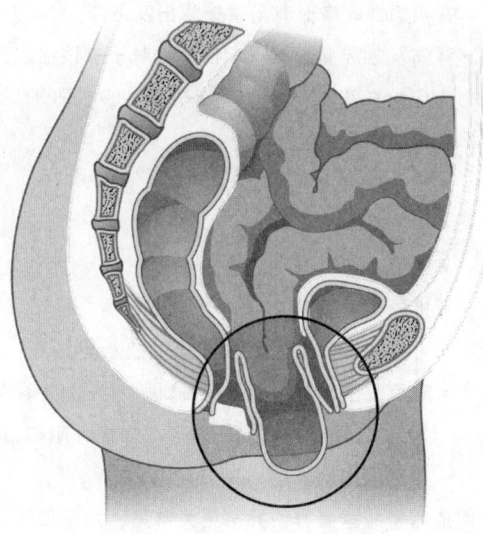

图 42-11 肠疝和子宫脱垂。

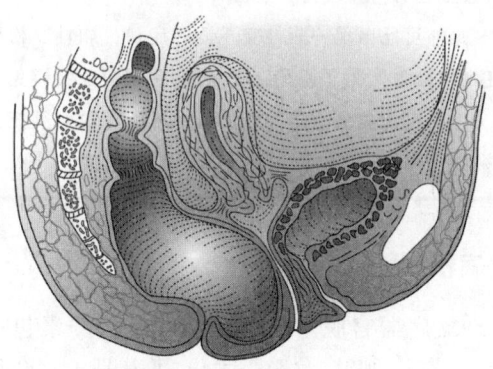

图 42-12 阴道后壁脱垂。

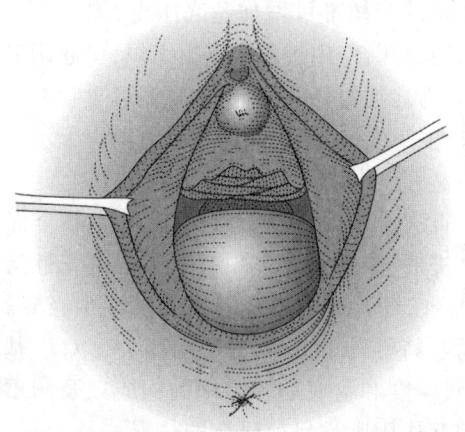

图 42-13 阴道后壁脱垂,即直肠膨出。

阴道和会阴解剖的定位测量。POP-Q 以处女膜为参照(0 点),以阴道前壁、后壁和顶部 6 个点为指示点(前壁两点 Aa、Ba,后壁两点 Ap、Bp,顶部两点 C、D),以 6 点相对于处女膜位置变化为尺度(指示点位于处女膜缘内侧记为负数,位于处女膜缘外侧记为正数),对脱垂做出量化。同时记录阴道全长、生殖道裂孔长度和会阴体长度(图 42-14 和表 42-10)。测量突出物全部范围并以脱垂最严重的部分作为分期。有效的系统应当通过测量阴道内的不同位点以方便临床医师之间的交流,并可客观观察追踪手术结果。POP-Q 系统已基本取代 Baden 和 Walker 设计的"半程"分期系统。

进一步理解盆底支撑缺陷的病理生理学、病因和临床表现可使患者个体化治疗更容易取得成功。由于 POP 对生活质量有重大影响,获得详细病史是一个重要的开始。

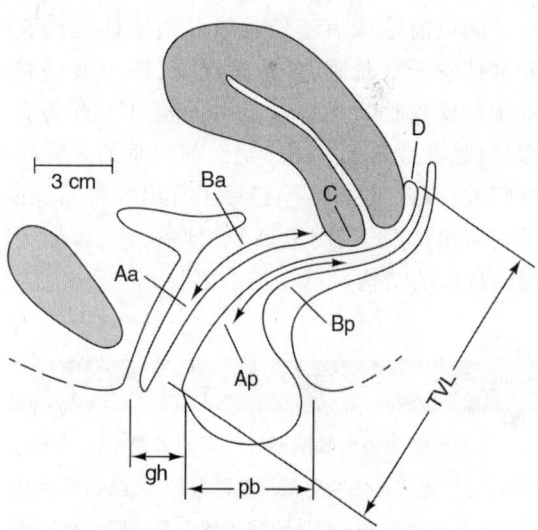

图 42-14 测量所需的 6 个位点(Aa、Ba、C、D、Bp 和 Ap)、生殖道裂孔(gh)、会阴体(pb)和阴道全长(TVL)用以评价盆腔器官。(Reproduced with permission from Bump RC, Mattiasson A, Bø K, et al. The standardization of terminology of female pelvic organ prolapse and pelvic floor dysfunction. *Am J Obstet Gynecol* 1996;175:10–17.)

表 42-10 盆腔器官脱垂分度

0	无脱垂，Aa、Ap、Ba、Bp 均在 -3cm 处，C 点或 D 点在阴道总长度（TVL）与 TVL-2cm 之间（即 C 点或 D 点量化值 ≤ -[TVL-2]cm）
Ⅰ	不符合 0 度标准，但脱垂最远端在处女膜平面上 >1cm（即量化值 <-1cm）
Ⅱ	脱垂最远端在处女膜平面上或下 ≤1cm（即量化值 ≥1cm，但 ≤+1cm）
Ⅲ	脱垂最远端超过处女膜平面 >1cm，但 <TVL-2cm（即量化值 >+1cm，但 <+[TVL-2]cm）
Ⅳ	下生殖道呈全长外翻，脱垂最远端 >TVL-2cm（即量化值 ≥+[TVL-2]cm）。在多数情况下，脱垂最远端为子宫颈或阴道顶端瘢痕

Reproduced, with permission, from Bump RC, Mattiasson A, Bø K, et al. The standardization of terminology of female pelvic organ prolapse and pelvic floor dysfunction. *Am J Obstet Gynecol* 1996;175:10–17.

概论

阴道前壁或后壁松弛以及会阴体功能丧失常伴发子宫脱垂，多数情况下，阴道前壁脱垂较后壁脱垂常见，这是由于相对于直肠而言，膀胱更易向下移动。绝经前脱垂的子宫增生肥大、饱满而松弛，绝经后子宫出现萎缩。在子宫脱出情况下，阴道黏膜增厚角化，转变为类似皮肤的结构。

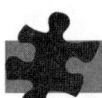 诊断要点

各种类型阴道壁缺陷所致POP的表现相似而无特异性，症状通常是由脱垂最严重的部位引起，多数女性在脱垂接近阴道外口时才出现症状。另一观点则认为功能性症状并不意味着解剖学的异常。

POP症状包括：
- ▶ 阴道下坠感、憋胀感、沉重感，"物体脱出感"。
- ▶ 坐球感。
- ▶ 阴道不适。
- ▶ 阴道中触及柔软、可缩小的包块，使阴道壁扩张。
- ▶ 在用力或咳嗽时有阴道壁膨出及下降。
- ▶ 背痛及盆腔痛常与POP相关。对于有该症状的女性患者应检查其他病因，以除外轻至中度的POP。
- ▶ 常见泌尿系统症状：
  - 尿不尽。
  - 压力性尿失禁。
  - 尿频。
  - 排尿犹豫。
  - 可能需要按压膀胱帮助排尿（夹板疗法）。
  - 重度脱垂患者可能具有"隐匿"性压力性尿失禁，这是由于扭曲的尿道形成功能性阻碍，掩盖了尿失禁表现。

阴道后壁脱垂者排便异常更为常见，如排便不尽感、需用力或需压迫阴道或会阴体（阴道和直肠之间的部分）以帮助排便。其他非特异性症状包括腰痛、性交痛，甚至主诉有排便、排气失禁。

此外可能出现一些性交不适的症状，如性交松弛或感觉"松弛"。为了避免这种尴尬，患者可能会避免性交。为具有此类症状的女性进行手术治疗时必须充分重视这些需求。

发病机制

盆底器官脱垂已经证实的危险因素包括年龄、多产、肥胖、盆腔手术史，尤其是子宫全切术。此外，生活方式和其他一些病情也会促进POP发展，如肺部疾患引起的慢性咳嗽以及长期便秘的牵拉都可增加盆底压力，像一个来回运动的活塞，作用于盆底支撑组织，引起阴道壁膨出。与之类似，一些需要重复搬运重物的职业（如环卫工人、老年人保姆等），由于每天承受频繁的盆底压力增加，也可促使POP发生。

此外，绝经、体虚、神经衰弱等都会促进POP进展，某些具有多项高危因素的女性易患POP。在没有明确高危因素的女性中，结缔组织固有特性与POP发生密切相关。对于基因表型、强度和盆底筋膜组织的构成以及酶重构的相互作用则是目前研究的热点。

长期以来，多产被认为是POP的主要危

险因素，此外，多产也与便失禁和尿失禁密切相关。产次同POP密切相关，经产妇和未产妇的病例对照研究表明，经阴道分娩作为独立危险因素使POP发生风险增加3倍，这一风险在2次阴道分娩的女性中更是增加4.5倍。至今尚不明确妊娠、婴儿大小或分娩方式在促进POP发展过程中所发挥的作用。在分娩时，胎儿头顶通过阴道下降，作用于盆底的压力非常大。肌肉、内脏、结缔组织和神经都有可能受到影响，甚至引起损伤。压迫和拉伸的力量会损伤盆底神经，引起缺血和神经传导功能障碍。胎儿头和身体扩张阴道可能导致肌筋膜纤维断裂。机体自身可以修复受损组织，而危险因素会减弱这种修复功能，创伤愈合在POP发生、发展中也发挥着未知的作用。

临床表现

体格检查

检查盆底器官脱垂时应选择膀胱截石位，视诊外阴和会阴部，注意观察外阴处有无压力性溃疡或糜烂以及其他皮肤损伤表现。对皮肤损伤者应进行活检，老年患者更为必要。

首先，在患者放松的情况下，拨开小阴唇，注意观察所有脱垂表现（图42-8和图42-13）。对于阴道脱垂者，查体可见阴道壁菲薄、松弛、膨出，甚至可见光滑、膨出的肿物。正常人可见阴道褶皱，褶皱消失意味着上皮下结缔组织断裂。

评估尿失禁时应首先进行压力试验，嘱患者用力咳嗽，注意有无尿液排出。

评估脱垂时，依据POP-Q系统，记录生殖道裂孔、会阴体及阴道长度（可借助于木质宫颈刮板和卷尺）。嘱患者用力咳嗽或做Valsalva动作，用力状态下评估阴道壁的支撑作用，以厘米为单位记录最突出的位置距处女膜之间的距离。可用窥器拨开在用力状态下脱垂的部分，这也是评价宫颈支撑力最有效的方法。对于子宫全切术后的患者，残端常表现为阴道顶端凹陷。使用鸭嘴形窥器的后叶或蛇形牵开器，分别检查阴道前壁和后壁以作鉴别，并再次记录脱垂最严重的位置定位。在测量阴道前壁时，需压紧阴道后壁，并嘱患者屏气向下用力，同理，测量阴道后壁时，则应抬高阴道前壁，然后嘱患者用力。完善的检查还应包括直肠指诊，以此评估直肠膨出并发的肠疝。阴道直肠间隔缺损可能仅累及阴道后壁的下1/3，但常引起直肠阴道隔全部变薄，直肠指诊可触及直肠内凸向阴道的囊腔。可能发现凸向会阴体的囊袋，以致位于直肠内的手指和位于外面的拇指之间感觉像是仅由皮肤和肠壁构成会阴体。

评价肛门括约肌张力也应在放松和紧缩状态分别进行，注意有无肛周病损及痔疮。

检查时若脱垂相关症状不能再现，应嘱患者站立位进行检查。嘱患者面向坐着的检查人员，膝盖微屈并屏气向下用力，直立位有可能发现因Valsalva动作不充分而在仰卧位不明显的脱垂。

通过经直肠或阴道触诊肛提肌结构，进一步完善对盆底力量的评估。在距离处女膜2~3cm处，可触及大部分耻尾肌，这是肛提肌的组成部分。嘱患者收缩肛提肌，记录肌张力、对称性和收缩持续时间，这一检查是评估患者有意识收缩盆底肌肉能力的重要过程。如果患者不能充分识别及收缩相应肌肉，检查者可通过语言暗示或手动反馈来刺激单独肌肉的收缩。

对于POP患者，评估排尿功能非常重要，这是阴道前壁缺陷患者最为常见的表现。阴道前壁脱垂者，膀胱和尿道可能脱入阴道。由于远端固定于耻骨尿道韧带，尿道可能出现弯曲、扭结。尿道扭结从根本上影响排空功能，首先，这种情况增加了尿道流出阻力，降低膀胱排空功能。应在排空膀胱后，通过单纯导尿或超声测量残余尿量。虽然并未纳入评价标准，但残余尿量超过100mL时，提示残余尿量增多，膀胱排空功能异常，需进一步进行更复杂的检查。

其次，尿道扭曲影响排空并掩盖潜在性压力性尿失禁，排出阻力增加导致功能性控制排尿。检查中纠正下降的脱垂部位（以子宫托、卵圆钳或窥器抬高前壁），嘱患者向下用力或咳嗽，出现尿失禁即提示压力性尿失禁，称为脱垂改善后出现压力性尿失禁，在进行POP相关手术时，需同时进行尿失禁手术处理。

影像学检查

通常而言，一项完整、具有鉴别意义的妇产科检查必须能够准确评估盆底器官脱垂。在某些特定情况下，可进一步行诊断性检查。

影像学研究进展表明，可通过超声检查或MRI对盆底进行评估。虽然新技术不断发展，静脉注射肾盂造影和计算机断层扫描尿路造影作为简单、安全的尿路显影方法仍具有重要意义，用以评估膀胱和输尿管。对于可疑盆腔肿物或瘢痕造成的梗阻，需要在手术前明确输尿管走行。影像学检查还可用于发现瘘管、先天性畸形或可疑手术损伤。但盆底及相关缺损显影缺乏敏感性，对盆底肌肉、阴道壁支撑结构无法提供足够的信息，而且缺乏动态变化。

超声技术是泌尿生殖科医师的重要工具。同其他影像学方法相比，超声技术无创、廉价且无需使用造影剂，其主要缺点在于显影质量严重依赖于操作者的技术水平。当结合多普勒和腔内传感器进行经腹、经阴道和经会阴超声检查时，可以直观、详细地观察膀胱、尿道及其周围结构。

视像膀胱尿道造影（VCUG）：VCUG是排空膀胱尿道造影荧光显像和同步记录膀胱内、尿道内、腹腔内压力及尿流率相结合的检查方法，可动态评价膀胱及其支撑结构。

磁共振成像（MRI）：MRI已经发展成为评估盆底状况的重要工具。由于它具有理想的软组织分辨率，优于其他影像技术。MRI对于多层面显影成像，尤其对观察盆底复杂的三维结构具有显著优势。动态扫描可以显示压力引起的脱垂，对于制订手术方案具有指导意义。随着这一技术手段的成熟，能够在直立位扫描以及价格不断降低，MRI将会加深对盆底功能性支撑结构的了解，在这方面，MRI将做出不可磨灭的贡献。

鉴别诊断

阴道脱垂通常可以明确诊断，少数常见疾病也可表现为阴道内膨出。尿道和膀胱肿瘤造成的膨出通常比阴道前壁脱垂质硬而固定。

较大的尿道憩室视诊和触诊可能同阴道前壁脱垂类似，但一般较为局限，可能伴有疼痛。尿道憩室压迫时可见尿道口有脓液排出。前外侧壁薄弱可能表现为诸如革氏囊肿等胚胎学遗迹。

斯基恩腺和巴氏腺可因阻塞增大形成囊肿，甚至脓肿。罕见的血管瘤也可表现为阴道壁膨出，但通常具有上覆表皮呈紫色的特征性表现。

阴道软组织肿瘤（脂肪瘤、平滑肌瘤、肉瘤、肌纤维母细胞瘤）多较固定，不可还纳。

宫颈肿瘤以及子宫内膜肿瘤，如带蒂的平滑肌瘤，或子宫内膜息肉从扩张的宫颈口脱出下降到阴道的下1/3时可能与轻中度子宫脱垂相混淆。平滑肌瘤和子宫内膜息肉可与子宫脱垂并存，并引起一些不典型症状。

尽管需要和多种疾病相鉴别，阴道及子宫脱垂的特征性病史和查体表现使其并不难诊断。

预防

如何预防生殖器脱垂一直是争论的焦点。在分娩前期、分娩期和分娩后期进行旨在增强肛提肌和会阴部肌肉的运动练习常能够改善并维护盆底支撑结构。应避免并改善肥胖、慢性咳嗽、紧张和创伤等危险因素。更年期后的雌激素治疗可能有助于维持盆底肌肉筋膜组织的张力和活性，但没有证据表明这一方法能够阻止或延缓阴道前壁脱垂以及其他形式的组织松弛。

治疗

除极少数情况外,盆底器官脱垂通常只会对生活质量产生不良影响。因此,治疗方法和程度需同疾病对生活质量的影响程度及患者的期望相一致。在制订治疗方案时,患者的个体感受非常关键,同样值得注意的还有自我形象、概念上的不适。需要干预的常见原因是脱垂引起的功能损害,前壁脱垂引起尿失禁,重者可导致尿路梗阻。突出的阴道上皮长期同衣物接触、摩擦会导致溃疡和糜烂。较大的阴道后壁脱垂会引起粪便难以排出,以至于患者需要在阴道内挤压阴道后壁来帮助排出粪便。较大的脱垂还将影响活动。出现上述症状者,均应考虑手术治疗。

Ⅲ度子宫脱垂患者可出现慢性阴道上皮溃疡,阴道前壁脱垂可致尿路感染,Ⅲ度子宫脱垂患者甚至可因局部尿路梗阻而出现肾盂积水。长期便秘可导致痔疮。较大的肠疝甚至可能引起罕见的小肠梗阻。

保守治疗

轻至中度 POP 患者需确定压迫症状不严重、不伴有尿潴留、无严重皮肤溃疡、无严重并发症者。POP 自然病程可能保持不变或出现进展,一些证据显示,产后短暂脱垂的少数患者在绝经后或产后可以缓解。对于不具有临床症状的脱垂患者,可鼓励选择保守观察。

如果是育龄期发生脱垂,对未婚育患者极少采用手术矫正 POP。如果年轻患者出现 POP 相关的典型症状或尿失禁达到显著程度,则应采取临时措施,充分缓解症状,直至患者分娩,在其分娩后再进行手术治疗。

子宫托:对于符合一定条件的患者,子宫托可以完全缓解症状。多种类型和大小的子宫托能够达到个体化治疗的目标(图 42-15)。对于前壁和顶端常见 POP 类型,环形子宫托是初始治疗的明智选择。对于有并发症、不适宜手术的患者,短期使用子宫托能够缓解症状,

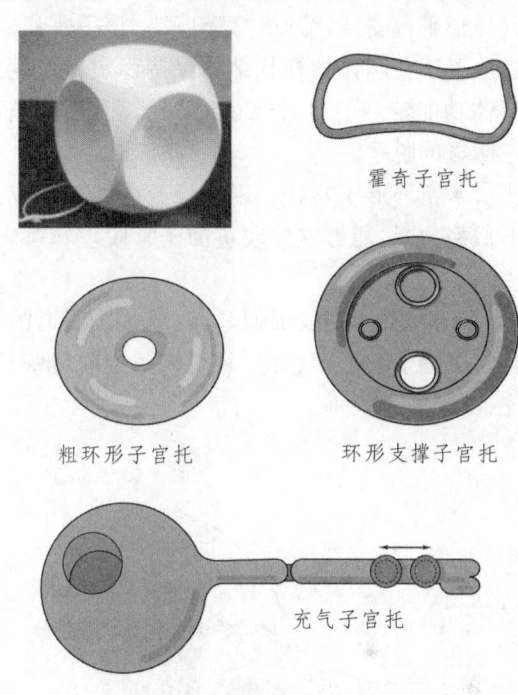

图 42-15 子宫托类型。

直至一般情况好转。

长期使用子宫托者,如果使用方法不当,则可引起压疮和阴道溃疡。子宫托是传统义体的一种,目前多以橡胶、塑料、硅胶为基础材质,通常带有金属带或弹簧支架。虽然目前有多种多样的子宫托,但原理和效果大多类似,仅少数具有独创性和特殊效果。

子宫托主要用于支撑子宫和阴道壁,具有减轻阴道脱垂、增加盆底结构张力的作用,不具有或仅有较小的杠杆作用。通过放置在耻骨和会阴体后或填充阴道穹隆,支撑脱垂的阴道壁或子宫。多数情况下,前壁充分支撑和良好的会阴体功能是使用的前提,否则子宫托可能从耻骨联合后滑脱或从阴道挤出。

急性生殖道炎症和后位子宫固定者是子宫托的禁忌证。

常见子宫托类型：

- 环形子宫托，分为有支撑和无支撑两种，能够缓解子宫脱垂和阴道前壁脱垂。
- Gellhorn子宫托，形状奇特近似领扣，以环形平台支撑宫颈或穹隆顶端。该子宫托通过放置于会阴体的杆状结构保持稳定，对于会阴体功能较好的患者，Gellhorn子宫托能够矫正明显的脱垂。
- 粗环形子宫托，以软橡胶或硅胶制成，形似甜甜圈，能够支撑较重的子宫脱垂和穹隆脱垂。
- 格朗子宫托，形似马鞍，放置于阴道内，将宫颈置于鞍形凹槽内，从而将阴道前后壁相连，减轻阴道脱垂。
- 霍奇子宫托（史密斯霍奇子宫托、史密斯子宫托等多种变形），为细长弯曲的卵圆形环，使用时一端置于耻骨联合后，一端置于阴道后穹隆。前弓弯曲，避开尿道，后弓较大，围绕宫颈，用于固定复位后的子宫。
- 充气子宫托，功能类似于粗环形子宫托，球阀可以上下移动，当球阀位置较低时可进行充气，推至较高位置后，球阀能够保持密闭充气状态，起到支撑作用。
- 立方体子宫托，由一个六面具有吸盘的可伸缩橡胶立方体构成，能够依靠吸盘吸附于阴道壁，适用于重度脱垂患者。但通常可导致阴道溃疡，需严密观察有无压疮形成。

1.佩戴子宫托：医学既是科学又是艺术，子宫托的佩戴（图42-16）即属于艺术范畴。子宫托过大会引起不适和溃疡，过小又难以固

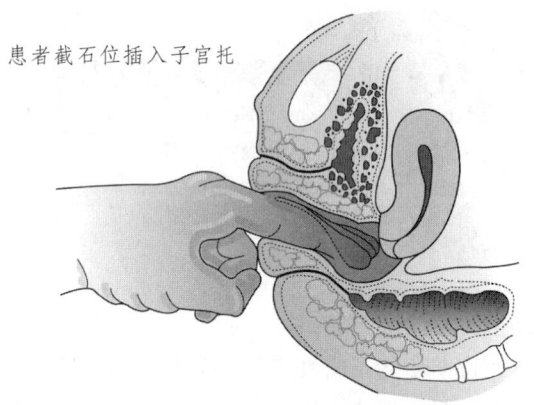

患者截石位插入子宫托

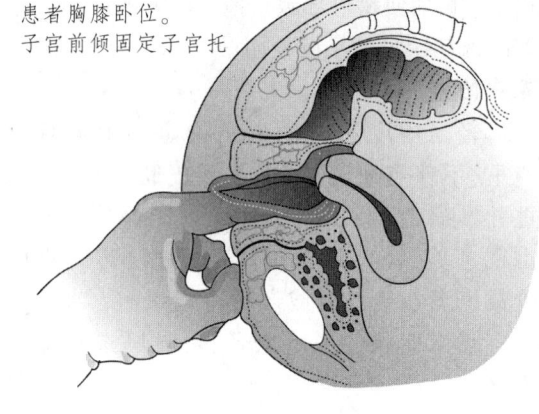

患者胸膝卧位。
子宫前倾固定子宫托

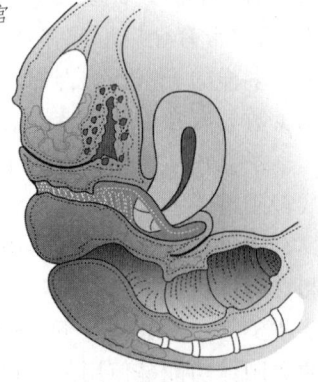

固定子宫托，支持子宫
插入霍奇子宫托

图42-16 霍奇子宫托的插入方法。

定,引起滑脱。

通常来讲,佩戴子宫托需反复试验。依据脱垂类型和症状特点选定子宫托类型,各种子宫托具有标准尺寸。困难在于不同子宫托的测量体系各不相同,随着时间推移,对子宫托逐渐熟悉后,可降低选择难度。将子宫托润滑后,以较宽的部位斜行插入阴道,这样可以避免阴道口扩张引起的疼痛。另一只手做环状按压会阴体以扩张阴道入口。每种子宫托都有一种最优的插入方式。

子宫托放置好后,其框架结构与阴道壁的任一接触点均应允许示指自由插入,否则视为子宫托过大。放置子宫托后,嘱患者站立、走动、下蹲,判断有无疼痛、不适或子宫托移位。告知并向患者演示在子宫托移位、引起不适时如何取出子宫托,需注意的是,在佩戴子宫托期间不可使用阴道避孕隔膜。

子宫托佩戴初期如有任何不适、出血、排便或排尿不畅,均应及时就诊。佩戴子宫托1~2周后,检查有无插入压力不适或炎症及过敏表现,并于4周后再次复查。佩戴3~6个月后,随访子宫托是否合适,有无阴道压疮及感染。对于不能自行进行子宫托取出和清洁的女性患者,应当每2~3个月更换子宫托。

子宫托应当保存于Trimo-San(Milex Products,伊利诺伊州,芝加哥)等酸性凝胶中。对于绝经后患者,局部应用雌激素能够改善阴道上皮活性,减少溃疡形成。也可使用结合有雌激素携带环的子宫托,该种子宫托需每3个月更换一次。

阴道子宫托并不是脱垂的有效治疗方式,但在恰当使用的条件下,在数月到数年内可以缓解脱垂造成的不适。

未正确佩戴的子宫托可能引起瘘或诱发生殖器炎症,但尚无明确证据表明佩戴子宫托导致癌症发生。

盆底肌肉锻炼:部分患者通过盆底肌肉锻炼也可达到缓解压迫症状和控制排尿的目的,如Kegel体操,其目的在于提高耻尾肌张力和力量。有力证据表明,Kegel体操练习可作为尿失禁、便失禁的一线治疗手段,且有助于缓解POP相关症状。在专业指导下进行Kegel体操练习最为有效,因为大多数患者无法正确、有效地完成这些练习,需要专业的指导和反馈。

雌激素:绝经后患者持续数月局部雌激素治疗能够改善支撑肌肉、筋膜的张力、强度和血液供应。采用乳膏、片剂或置入环皆有效。在医师指导下,所有绝经后女性均可采用局部应用雌激素的方法减缓生殖器萎缩。对于具有明确脱垂表现的绝经后患者,在等待手术或使用子宫托过程中,局部使用雌激素可改善阴道上皮,为手术做充分的准备。

手术治疗

阴道前壁脱垂

1.阴道前壁修补术:阴道前壁修补术是阴道前壁脱垂最常见的手术方式(图42-17)。传统阴道前壁修补术经阴道入路,分离阴道上皮与筋膜结缔组织、膀胱,横跨中线折叠阴道肌层,切除多余阴道上皮后缝合切口。据报道,阴道前壁修补术后的复发率达52%,且这一术式会对所有修补手术造成限制。改良的永久缝合材料和补片有望提高其长期疗效。

2.阴道旁修补术:最早于1912年由White开始持续至今,对阴道前壁脱垂病因的讨论从未停止。对阴道前壁缺陷的传统修补方式多于中线进行。Richardson及其同事通过解剖观察后支持对阴道上皮下耻骨宫颈筋膜缺陷的特殊类型,可以采取局部修补缺陷处的替代方案(图42-9)。这种解剖关系以及缺乏对穹隆缺陷的修补解释了传统修补术高复发率以及无法对阴道前壁脱垂患者普遍进行单一手术修补的原因。

前壁脱垂的阴道旁修补是从侧面附着点分离耻骨宫颈筋膜和盆筋膜腱弓(白线)。适用于单侧或双侧缺陷。在术前不会造成沿膀胱基底部或阴道壁的侧沟缩短或上皮褶皱。根据临床经验,使用窥器进行阴道检查更容易暴露单

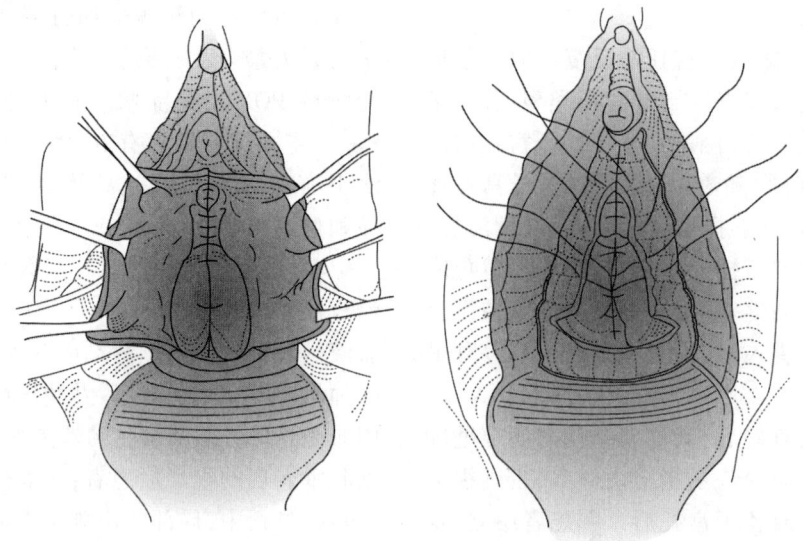

图 42-17 阴道前壁脱垂修补。

侧脱垂。使用卵圆钳沿阴道沟轻轻向前牵拉，如果脱垂面积缩小，则证明为阴道旁缺损，可采用阴道旁修补术。

手术可采用经腹或经阴道方式。白线自坐骨棘越过闭孔内肌沿同侧耻骨向内向下走行，明确白线和自耻骨宫颈筋膜中部至白线中段的连续缝合位置。对分离的耻骨宫颈筋膜进行复位，能够减少前壁脱垂。这一术式能够和其他阴道修补手术同时进行，缓解尿失禁症状。这一手术的短期研究取得了较好效果，但目前仍缺乏长期观察和对照数据。

在必须经腹进行其他盆腔疾病手术，如子宫切除术、附件手术、骶骨悬吊术修复穹隆脱垂时，可采用经腹阴道旁修补术，对阴道前壁脱垂进行修补。

阴道后壁脱垂

传统的阴道后壁修补术（图 42-18）通常切口沿后正中线到达后穹隆。分离阴道上皮与纤维肌层和盆底筋膜，垂直于中线折叠缝合纤维肌层，还可对肛提肌进行折叠缝合，不需要对筋膜缺陷进行特殊的识别。

阴道后壁脱垂（直肠膨出）修补术的另一替代方案需要识别直肠阴道筋膜不连续的缺陷处（图 42-19），术者以助手手指从直肠内查找直肠阴道筋膜缺陷，提起直肠壁，从覆盖着光滑半透明的直肠阴道隔的肌层中区分出无覆盖的肌层（缺陷的筋膜）。间断折叠缝合直肠壁，修补这些缺陷。这一术式对缺陷处进行独立修补，最大程度保留了功能性解剖结构。其显著特点在于不会对肛提肌进行任何折叠，这种折叠会在阴道后壁形成一个带状狭窄，可能引起性交困难。随机试验未能证实这一术式能改善疗效。

会阴缝合术通常与阴道后壁修补术相结合，其目的在于重建会阴体，将阴道出口（生殖裂孔）缩小到正常大小。对表浅的横向会阴肌肉和球海绵体进行复位能够重建会阴结构，延长阴道开口到肛门边缘的距离。

1.术后注意事项：对于手术后无妊娠、无其他增加腹压的危险因素（如便秘、肥胖、较大的盆腔肿物、支气管炎、支气管扩张、重体力劳动等）的患者，阴道修补术预后极佳。部分盆底支撑缺陷的遗漏或忽视可能导致 POP 复发，缺陷的进一步加重将出现新的症状，甚至导致修补失败。

术后最好避免紧张、咳嗽、剧烈活动。应避

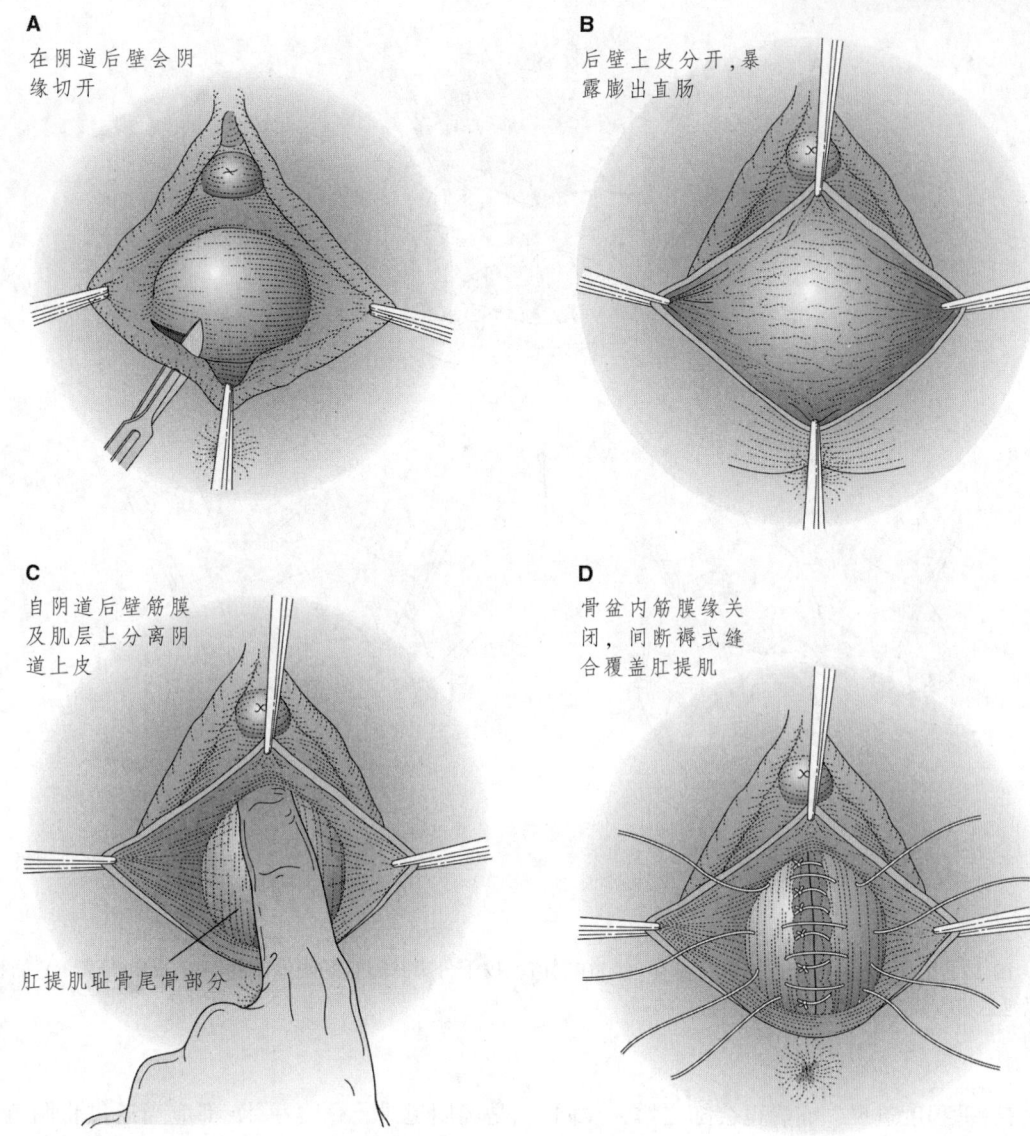

图 42-18 直肠膨出的修补。

免引起便秘的饮食,保证水分摄入,使用通便药物和润便栓剂,这些对确保直肠膨出修补术持续有效非常必要。

2.阴道补片加固手术:应用补片进行阴道修补能够显著降低脱垂复发率。目前研究证据仅支持使用人造补片增强阴道前壁修补,其后果在于并发症发生率亦有所增加。使用永久性补片引起的阴道溃疡、性交痛、盆腔痛等在临床均有报道。

穹隆修补术

穹隆脱垂包括:
- 子宫脱垂
- 子宫切除术后阴道残端脱垂
- 肠疝

上述情况均表明穹隆支撑缺陷,对其进行手术修补需要具有特定支撑结构的相关知识,以重建正常解剖结构。

子宫脱垂通常合并有不同程度的肠疝,随

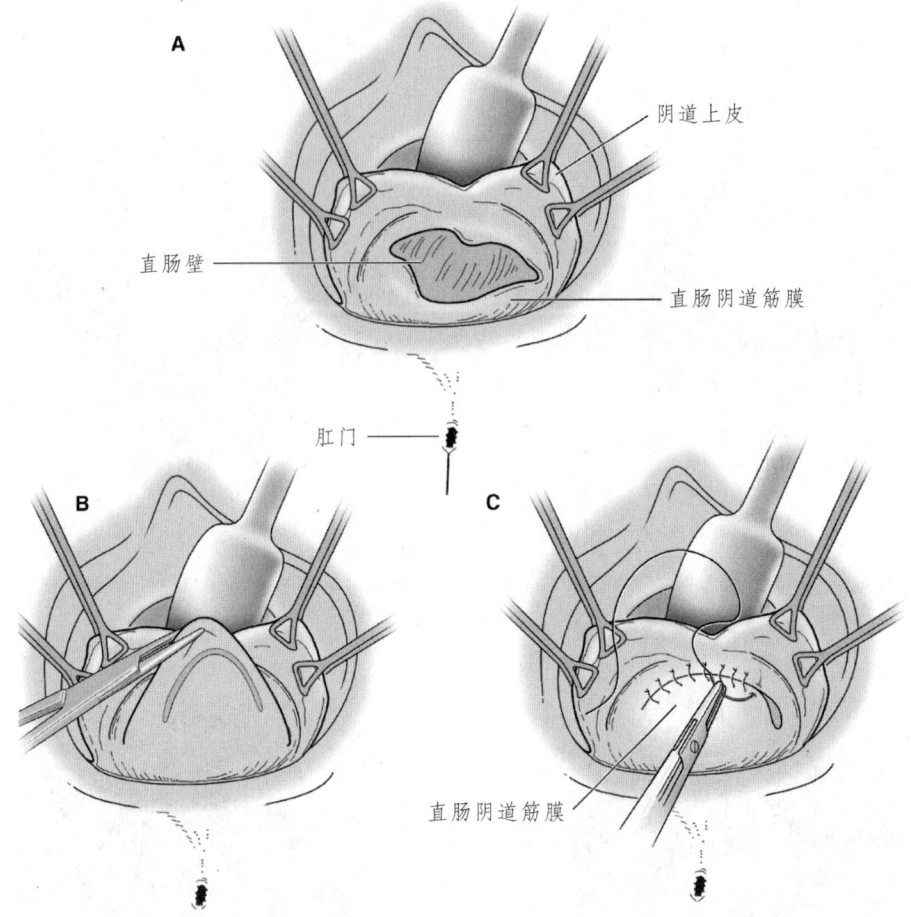

图 42-19 对阴道后壁的特定位点进行修补。(A)在阴道上皮下分离暴露直肠阴道筋膜(RV);(B)分离 RV 筋膜;(C)以延迟吸收线缝合恢复 RV 的连续性。

着子宫脱垂程度进展,疝囊也会随之增大。同理,进行子宫切除术时,未明确盆底支撑结构或忽视(没有进行相应的修补处理)可能造成术后阴道残端脱垂,甚至可能进展为肠疝。因此,在进行子宫切除术时必须严格进行盆底修补。另一罕见情况是在子宫切除术后肠疝发生于阴道穹隆前面,极易与典型的阴道前壁脱垂相混淆。

穹隆修补术的入路包括经腹和经阴道。除上述修补外,还包括骶棘韧带悬吊术、髂尾骨固定术和高位子宫骶骨韧带悬吊术(高位 McCall 悬吊术)。

由于正常阴道角度在肛提肌板上方朝向后方(直立位时几乎呈水平位),无论是经腹还是经阴道进行修复手术,都应当通过将阴道穹隆悬吊于子宫骶骨韧带或骶前筋膜或骶棘韧带,恢复正常的阴道角度。

1.骶棘韧带固定术:悬吊阴道穹隆的一种常用方式是固定于一侧或双侧骶棘韧带,这种术式会引起阴道上皮同阴道直肠组织分离,向坐骨棘方向钝性分离疏松结缔组织,进行直肠柱造孔。在到达骶棘韧带合适位置后(通常为距坐骨棘 2~3cm 处),贯穿韧带和阴道黏膜下组织的顶端,以不吸收线缝合或延迟可吸收线缝合两针以上,确保安全。将阴道穹隆缝合于骶棘韧带后,进行阴道后壁修补术(同前所述)。将阴道黏膜同重建的直肠阴道隔间断缝合,以关闭无效腔。

进行一侧或双侧骶棘韧带阴道穹隆悬吊术有可能损伤会阴神经和会阴部血管,通常具有一定的技术难度。如果骶丛神经的分支被缝合到韧带上,将会造成臀部和腿后侧疼痛,因此需要由熟悉阴道手术相关技术的外科医师进行操作。

2.髂尾阴道悬吊术:最早描述于1962年,将阴道穹隆悬吊于覆盖在髂尾肌上的筋膜。这一术式的优点在于不需要额外的经腹膜通道,目前其普遍性远不如其他术式。髂尾阴道悬吊术在阴道后壁沿正中线切口,广泛分离阴道上皮,通常较为安全。双侧固定点可使用不吸收缝线或延迟可吸收缝线。

3.双侧宫骶韧带悬吊术:利用宫骶韧带固定阴道穹隆成为穹隆修复方法,这一术式自1938年被报道后经历了许多改进。这一术式同其他阴道悬吊术相同,可以与子宫全切术或子宫切除术后阴道穹隆脱垂修复同时进行。完成经腹膜入路后,在直肠内以手指牵拉阴道后壁有助于从腹腔中明确宫骶韧带位置。以不可吸收缝线由外向内缝合固定两针,第一道固定于坐骨棘水平,第二道在第一道的头侧,对侧同样操作。将缝线牵向对侧阴道断端,在正常阴道宫颈结合处水平固定阴道断端。阴道前壁修补术中,应在缝合阴道断端之前进行悬吊。

这一手术的风险在于内侧位移和输尿管迂曲,据报道,在手术患者中,其发生率高达11%。在缝合阴道顶端前,通过膀胱镜检查确定输尿管功能是否受到缝线张力的影响,决定是否需要在手术中进行相应处理。如果确定有输尿管流量减低,可通过去除患侧缝线来恢复正常的输尿管功能。

4.经腹阴道骶骨固定术:可经腹将阴道断端固定于骶岬,进行阴道穹隆悬吊。经腹阴道骶骨固定术是处理阴道穹隆脱垂和肠疝的极佳基本手术操作,尤其适用于需经腹子宫切除或其他手术操作的患者。剖腹后即可直视骶骨陷凹和上覆的腹膜,在骶岬前的腹膜上造口后,以不可吸收缝线在S1水平穿前纵韧带缝合两针固定。剥离腹膜后暴露阴道残端,将吊带修整成Y形或两个单独的吊带后固定于阴道前后壁上。将Y形吊带向后穿过骶骨前的造口,缝合固定于前纵韧带并覆盖骶岬。吊带张力不可过大,否则会造成术后性交困难。

在骶骨周围进行分离和缝合时可能会造成术中出血。固定骶骨缝线有可能造成附近脆弱的骶静脉撕裂。断裂的血管缩进骶骨,导致出血难以控制。使用无菌骶前止血图钉能够闭塞血管,从而阻止潜在的致命性出血。

吊带的类型多种多样,固定方法也各有不同。生物性吊带固定过程中的失败率较高。合成吊带较为有效,但可能导致侵蚀,发生率为5%~10%。随着吊带技术的不断发展,有可能实现最佳吊带材料最大化的持久性和兼容性。

大量研究证明,阴道固定术对于穹隆/阴道脱垂高度有效。大多数外科医师将阴道骶骨固定术视为穹隆修复的金标准。大量对于这一术式效果的远期评价认为其成功率高于95%。这一手术亦可在腹腔镜下进行。一项对100多位女性患者阴道骶骨固定术手术效果的前瞻性研究报道,阴道穹隆脱垂无复发和并发症。另一项对于188例患者的回顾性研究表明,溃疡发生率约为10%,但在同时进行子宫切除术的患者高达13/19。

目前已经引进机器人辅助治疗来改善腹腔镜修复的技术效果,尚无关于其有效性的前瞻性研究。

5.阴道闭合术(阴道封闭术,Le Fort手术):这一手术适用于不再需要性生活的老年或有慢性疾病的患者,能够根本解决严重的子宫脱垂。优点在于能够在局麻下进行。该术式高度有效,通常耐受性良好。通过去除膀胱颈和尿道下可能引起或加重压力性尿失禁的瘢痕组织来提供张力。通过闭合生殖裂

表 42-11 阴道骶骨固定术后的随访和治愈率

作者(年份)	随访持续时间(月)	患者数量	治愈数(率%)
Cowan 和 Morgan(1980)	≤60	39	38(97)
Addision 等(1985)	6~126	56	54(96)
Baker 等(1990)	1~45	51	51(100)
Snyder 和 Krantz(1991)	≥6	116	108(93)
Timmons 等(1992)	9~216	162	161(99)
Iosif (1993)	12~120	40	39(96)
Grunberger 等(1994)	3~91	48	45(94)
Valatis 和 Stanton(1994)	3~91	41	38(96)

Adapted and reproduced, with permission, from Walters MD, Karram MM. *Urogynecology and Reconstructive Pelvic Surgery*. 2nd ed. St. Louis, MO: Mosby; 1999.

孔并进行扩大的会阴缝合术可减少复发概率(表 42-11)。

Burrows LJ, Meyn LA, Walters MD, Weber AM. Pelvic symptoms in women with pelvic organ prolapse. *Obstet Gynecol* 2004;104(5 Pt 1):982–988. PMID: 15516388.

Fitzgerald MP, Richter HE, Siddique S, Thompson P, Zyczynski H; Ann Weber for the Pelvic Floor Disorders Network. Colpocleisis: A review. *Int Urogynecol J Pelvic Floor Dysfunct* 2006;17:261–271. PMID: 15983731.

Handa VL, Garrett E, Hendrix S, Gold E, Robbins J. Progression and remission of pelvic organ prolapse: A longitudinal study of menopausal women. *Am J Obstet Gynecol* 2004;190:27–32. PMID: 14749630.

Haylen BT, de Ridder D, Freeman RM, et al. An International Urogynecological Association (IUGA)/International Continence Society (ICS) joint report on the terminology for female pelvic floor dysfunction. *NeuroUrodyn* 2010;29:4–20. PMID: 19941278.

Luber KM, Boero S, Choe JY. The demographics of pelvic floor disorders: Current observations and future projections. *Am J Obstet Gynecol* 2001;184:1496–1501. PMID: 11408873.

Lukacz ES, Lawrence JM, Contreras R, Nager CW, Luber KM. Parity, mode of delivery, and pelvic floor disorders. *Obstet Gynecol* 2006;107:1253–1260. PMID: 16738149.

Maher C, Feiner B, Baessler K, Adams EJ, Hagen S, Glazener CM. Surgical management of pelvic organ prolapse in women. *Cochrane Database Syst Rev* 2010;CD004014. PMID: 20393938.

Morgan DM, Larson K. Uterosacral and sacrospinous ligament suspension for restoration of apical vaginal support. *Clin Obstet Gynecol* 2010;53:72–85. PMID: 20142645.

NIH State-of-the-Science Conference Statement on cesarean delivery on maternal request. *NIH Consens Sci Statements* 2006; 23:1–29. PMID: 17308552.

Nygaard IE, McCreery R, Brubaker L, et al. Abdominal sacrocolpopexy: A comprehensive review. *Obstet Gynecol* 2004;104:805–823. PMID: 15458906.

Nygaard I, Barber MD, Burgio KL, et al. Prevalence of symptomatic pelvic floor disorder in U.S. women. *JAMA* 2008;300: 1311–1316. PMID: 18799443.

The Simon Foundation. www.simonfoundation.org. Accessed March 13, 2012.

Sung VW, Hampton BS. Epidemiology of pelvic floor dysfunction. *Obstet Gynecol Clin North Am* 2009;36:421–443. PMID: 19932408.

(张丽志 译)

第43章 性传播疾病和盆腔感染

Gillian Mackay, MD

性传播疾病

性传播疾病(STD)通常被认为是通过亲密接触而传播的一种疾病,通常指通过性行为传播,但是也包括身体上的密切接触、接吻、舔阴、舔肛、口交、口乳房的接触和肛交等。很多性传播疾病在子宫中通过胎盘传播给胎儿或经产道、哺乳传播给新生儿。病原体适宜在生殖道内生长,存在于人体分泌物或血液中。一种性传播疾病同时合并其他性传播疾病感染的风险增加,因此,在新诊断的性传播疾病患者应进行全面筛查。

医师在预防和治疗性传播疾病中发挥重要作用,临床医师为了恰当诊断和治疗性传播疾病,要了解性传播疾病所涉及的微生物。治疗目标是缓解症状和预防未来的后遗症、防止传播给其他人、为患者提供教育和咨询,主要预防方式是改变生活方式和行为。多个队列研究证实,女性和男性避孕套在预防大多数 STD 中有保护作用。

主要的治疗方法均依据美国 CDC 颁布的指南,详见下文。

外阴病变与生殖器溃疡

在美国,生殖器疱疹、梅毒和较少见的软下疳是最常见的生殖道溃疡型疾病,单独体格检查很难诊断。对所有生殖器溃疡者均应进行梅毒血清学筛查、单纯疱疹病毒 (HSV-1 和 HSV-2)培养或抗原检测,在软下疳病灶处进行杜克雷嗜血杆菌培养。在一个病灶中可出现多个感染病原体。

单纯疱疹

诊断要点

- ▶大部分由HSV-2引起,但由HSV-1引起的也逐渐增加。
- ▶疼痛性生殖器溃疡。
- ▶慢性、终身、复发性。
- ▶即使没有病变者也有传染性。
- ▶抗病毒药物可改善症状,加速病变愈合并减少无症状病毒的传播。

发病机制

生殖器单纯疱疹病毒是由两种类型的病毒引起的:HSV-1 和 HSV-2 导致慢性病毒性感染,大多数复发性生殖器疱疹由 HSV-2 引起。在美国,至少 500 万人感染这种类型的生殖器疱疹。然而,在某些人群中(如年轻妇女和男性同性恋者),不断增加的生殖器疱疹感染是由 HSV-1 引起的。

很多感染 HSV-2 的患者还没有被诊断出生殖器疱疹,这些患者感染轻微或没有可见的感染病灶,但其生殖道内有病毒间歇性传播。

所以,生殖器疱疹感染主要由那些未发现感染者或无症状者传播。

预防

在诊断的同时给予指导很重要,应告知患者这种疾病复发性很高,应避免传播给性伴侣,同时应评估和询问生殖器疱疹患者的性伴侣。应告诉患者病毒排出多发生在无症状期,可导致病毒传播。坚持使用避孕套可以降低生殖器 HSV 感染传播。对有症状的生殖器 HSV-2 感染者和未感染的性伴侣应进行慢性抑制治疗,以降低临床复发和病毒传播。伐昔洛韦(每天 500mg)是治疗此病的最佳方案,阿昔洛韦也是一个不错的选择。

新生儿疱疹预防详见妊娠期生殖道疱疹部分。

临床表现

症状与体征

生殖器疱疹的临床诊断很困难或不准确,典型症状为患者生殖器出现很多疼痛性水泡或溃疡性病变。但很多患者缺乏典型表现,特别是感染 HSV-1 者。在初始感染后,病毒多呈隐匿状态,但在以后一段时间将被激活,表现为复发,并出现疼痛性溃疡。对感染生殖器 HSV-1 患者,复发和亚临床病毒排出现象较感染生殖器 HSV-2 明显减少。

原发性 HSV 感染者除疼痛性溃疡外,还有很多症状,如发热、头痛、全身乏力等。

实验室检查

在有症状的患者中,常以细胞培养和 PCR 方法检测 HSV。病毒培养的敏感性较低,特别是复发性病变,病灶迅速消退开始愈合。PCR 检测 HSV DNA 较为敏感,使用越来越多。在对中枢神经系统 HSV 感染的诊断中,首选 PCR 检测脑脊液中 HSV。单独病毒培养可对病毒分型,从而确定感染单纯疱疹病毒的类型。通过培养或 PCR 检查未发现 HSV 者并不表示没有 HSV 感染,因为病毒排出有间歇期。

在感染的最初几周,持续性形成针对 HSV 的特异性和非特异性抗体,在血清学中可以检测到。检测针对 HSV 的 IgM 无意义,因为 IgM 缺乏特异性,在疱疹复发时也可为阳性。

由于几乎所有 HSV-2 感染均是通过性交而获得的,所以特异性 HSV-2 抗体的出现意味着肛门生殖器感染,应及时进行恰当的指导。HSV-1 抗体单独存在很难解释,在大部分患者中,HSV-1 抗体出现意味着在儿童时期口腔感染单纯疱疹病毒,可能无症状。然而,获得性生殖器 HSV-1 感染逐渐增加,多无症状。缺乏症状的 HSV-1 血清学阳性患者很难区分是来源于肛门生殖器感染,还是口唇、皮肤感染。无论感染位置如何,这些患者仍有感染 HSV-2 的风险。

特异性 HSV 血清学检测在评估以下情况中有价值:有复发性生殖器症状或 HSV 培养阴性的无典型症状患者、有生殖器疱疹的临床诊断而无化验确诊的患者、性伴侣有生殖器疱疹的患者。

鉴别诊断

鉴别诊断包括引起生殖器溃疡的疾病,如梅毒、软下疳、白塞病。

并发症

由于广泛的生殖器病变导致严重的排尿困难,因此患者常发生尿潴留。患者很少发展为严重的疱疹感染,常表现为感染扩散、肺炎、肝炎或中枢神经系统并发症,如脑膜脑炎。这些患者应在医院严密监测,静脉使用抗病毒药物。

治疗

全身应用抗病毒药物有助于控制疱疹发作症状,还可用作每日抑制疗法。然而这些药物不能根除潜伏的病毒,停药后也不能影响复发风险、频次或严重性。

生殖器疱疹首次发病

推荐方案—选择下列中的一种：

1. 阿昔洛韦 400mg，口服，一天 3 次，共 7~10 天。
2. 阿昔洛韦 200mg，口服，一天 5 次，共 7~10 天。
3. 泛昔洛韦 250mg，口服，一天 3 次，共 7~10 天。
4. 伐昔洛韦 1g，口服，一天 2 次，共 7~10 天。

如果病变仍存在，疗程可超过 10 天。

复发性生殖器疱疹的抑制治疗

在频繁复发的患者中，抑制性治疗可以降低其中 70%~80% 患者生殖器疱疹的复发频率。在无频繁复发的患者中，治疗是有效的。在有生殖器 HSV-2 感染病史的异性伴侣中，每天 500mg 的伐昔洛韦治疗可以降低 HSV-2 传播率。抑制性抗病毒治疗也可降低通过多个性伙伴和那些没有生殖器疱疹但 HSV-2 血清学阳性者之间的传播。

推荐方案—选择其中一种：

1. 阿昔洛韦 200mg，口服，一天 2 次。
2. 泛昔洛韦 250mg，口服，一天 2 次。
3. 伐昔洛韦 500mg，口服，一天 1 次（在每年发作超过 10 次的患者中，其可能较其他治疗方案效果要差）。
4. 伐昔洛韦 1g，口服，一天 1 次。

复发性生殖器疱疹的治疗

有效治疗复发性病变需要在病变发作 1 天内就开始治疗或在一些前驱症状出现时开始治疗。因此，应在病变复发时及时开始充分的药物治疗。

推荐方案—选择其中一种：

1. 阿昔洛韦 400mg，口服，一天 3 次，共 5 天。
2. 阿昔洛韦 800mg，口服，一天 2 次，共 5 天。
3. 阿昔洛韦 800mg，口服，一天 3 次，共 2 天。
4. 泛昔洛韦 125mg，口服，一天 2 次，共 5 天。
5. 泛昔洛韦 1g，口服，一天 2 次，共 1 天。
6. 泛昔洛韦 500mg，口服，1 次；随后 250mg，一天 2 次，共 2 天。
7. 伐昔洛韦 500mg，口服，一天 2 次，共 3 天。
8. 伐昔洛韦 1g，口服，一天 1 次，共 5 天。

妊娠期生殖器疱疹

有获得性新生儿疱疹的父母多数临床上没有明显的生殖器疱疹感染病史，从感染过生殖器疱疹的父母传播给新生儿的风险取决于其妊娠期间何时获得的感染。在接近分娩时，感染生殖器疱疹的妇女传播性较高（30%~50%）；反之，有复发性疱疹病史的妇女或在妊娠前半期感染生殖器 HSV 者，其传播风险很低（<1%）。然而，由于妊娠期复发性生殖器疱疹较原发性 HSV 感染常见，新生儿从复发性疱疹的父母那里感染 HSV 的比率更加明显。

新生儿疱疹的预防依赖于妊娠晚期避免生殖器 HSV 感染和在分娩时新生儿避免接触疱疹病变。在妊娠晚期，无生殖器疱疹的孕妇应避免和已知道或怀疑感染生殖器疱疹的性伴侣进行性交。此外，在妊娠晚期，无口唇疱疹的孕妇应避免和已知道或怀疑感染口唇疱疹的性伴侣进行口交。特异性血清学检测可以为未感染的妇女提供她们的性伴侣是否有 HSV 感染的信息。

应询问所有孕妇是否有生殖器疱疹感染病史。在产程开始时，应仔细询问所有产妇关于生殖器疱疹的症状，包括前驱症状，仔细检查生殖器疱疹病变。没有生殖器疱疹症状和体征或前驱症状的妇女可经阴道分娩。尽管剖宫产并不能完全降低 HSV 传播给婴幼儿的风险，但是有生殖器疱疹复发的妇女在分娩开始就应行剖宫产术，避免新生儿 HSV 感染。

首次发生生殖器疱疹或严重复发性疱疹者应口服阿昔洛韦。妊娠晚期阿昔洛韦治疗可以降低复发性生殖器疱疹孕妇的剖宫产率。妊娠 36 周时,应开始治疗。

生殖器疱疹和 HIV

HIV 阳性者常有长期或生殖器、肛周或口腔疱疹的严重发作。在 HIV 感染者中,HSV 排出增加。口服抗病毒药物进行抑制性或间歇性治疗可有效改善 HSV 患者的临床表现。

推荐方案——选择其中一种:

1. 抑制作用

(1)阿昔洛韦 400~800mg,口服,一天 2~3 次。

(2)泛昔洛韦 500mg,口服,一天 2 次。

(3)伐昔洛韦 500mg,口服,一天 2 次。

2. 阵发性感染

(1)阿昔洛韦 400mg,口服,一天 3 次,共 5~10 天。

(2)泛昔洛韦 500mg,口服,一天 2 次,共 5~10 天。

(3)伐昔洛韦 1g,口服,一天 2 次,共 5~10 天。

预后

HSV 是慢性、复发性疾病,抑制性治疗可有效减少患者的暴发性复发。

尖锐湿疣

见第 39 章。

软下疳

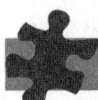

诊断要点

- 由革兰阴性杆菌嗜血杆菌引起。
- 疼痛、小溃疡。
- 化脓性腹股沟淋巴结肿大。

发病机制

近年来,软下疳在美国的发病率下降,全世界发病率也下降,但在亚洲和加勒比海地区仍有发现。致病微生物是高感染性的革兰阴性杆菌-嗜血杆菌。该菌通常通过性交传播,但偶尔由手部病变传播,潜伏期通常为 4~10 天,软下疳是需要上报的疾病。

预防

如果在 10 天内有性接触,应在患者出现症状前开始治疗。

临床表现

症状与体征

软下疳病变开始为红斑丘疹,逐渐演变为脓包,最后消退成飞碟形状溃疡,由炎性水疱包围。典型病变细长,产生具有传染性的浓臭分泌物。较为典型的患者至少有一个溃疡,大多超出生殖器区域。

疼痛性腹股沟淋巴结炎发生率约为 50%,肿大的淋巴结可发生液化,产生波动性腹股沟淋巴结炎,可发生坏死及自发破溃、引流。

实验室检查

通过特殊培养基对嗜血杆菌培养可以明确诊断,敏感性低于 80%。在美国,FDA 未批准应用 PCR 实验。尽管很多实验室都已开展 PCR 实验,但很多地方由于费用问题而不提倡应用该项技术。因此,很多患者的诊断依据为腹股沟淋巴结肿大、疼痛性溃疡和排除其他溃疡性疾病,如 HSV 和梅毒。

鉴别诊断

梅毒、单纯疱疹、腹股沟肉芽肿、淋巴肉芽肿、性病性淋巴肉芽肿和白塞病。

并发症

腹股沟淋巴结炎、破溃引流后可形成腹股

沟瘢痕或瘘。

治疗

局部治疗

良好的个人卫生很重要。温和皂液可以清除早期病变。坐浴是有利的。波动的淋巴结应行穿刺或经邻近正常皮肤切开引流，避免自发破裂形成瘘或继发溃疡。

抗生素治疗

嗜血杆菌对抗菌药物的敏感性因地区不同而有所变化。

推荐方案：选择其中一种，这些方案可能重复应用。

1. 阿奇霉素 1g，口服，一次用药。
2. 头孢曲松 250mg，肌注，一次用药。
3. 环丙沙星 500mg，口服，一天 2 次，共 3 天（17 岁以上不哺乳的未妊娠患者）。
4. 红霉素碱 500mg，口服，一天 3 次，共 7 天。

预后

软下疳通常需要立即进行抗生素治疗，在 3 天内改善症状和 7 天内改善临床症状。如果 7 天后症状仍未改善，需要重新评估患者情况。在很难分离到嗜血杆菌的情况下，应考虑以下可能性：开始诊断是否正确、是否存在其他性病合并感染、患者对多剂量治疗方案依从性差或存在抗生素耐药。患有软下疳的 HIV 阳性患者可能会有较高的治疗失败率，愈合较慢，需要长期抗生素治疗。如果溃疡不能得到充分治疗，则可能形成较深的瘢痕。

腹股沟肉芽肿

诊断要点

- 慢性或复发性无痛性、溃疡性外阴炎。
- 在 Wright 或 Giemsa 染色中可见杜诺万小体。

发病机制

腹股沟肉芽肿是慢性溃疡性肉芽肿性病，好发于外阴、会阴和腹股沟等部位（图 43-1）。在美国，这种疾病很少见，最常见于印度、巴布亚新几内亚、加勒比地区、澳大利亚中部和亚洲南部。致病菌为肉芽肿克雷伯菌，潜伏期为 8~12 周。腹股沟肉芽肿是需要上报的疾病。

预防

注意个人卫生是预防的最好方法。接触后立即治疗可以终止感染。性伙伴也必须同时治疗。在 60 天内有性接触者，应在症状或临床表现出现前进行检查和治疗。

临床表现

症状与体征

临床上，该病特点是无痛性，在生殖器

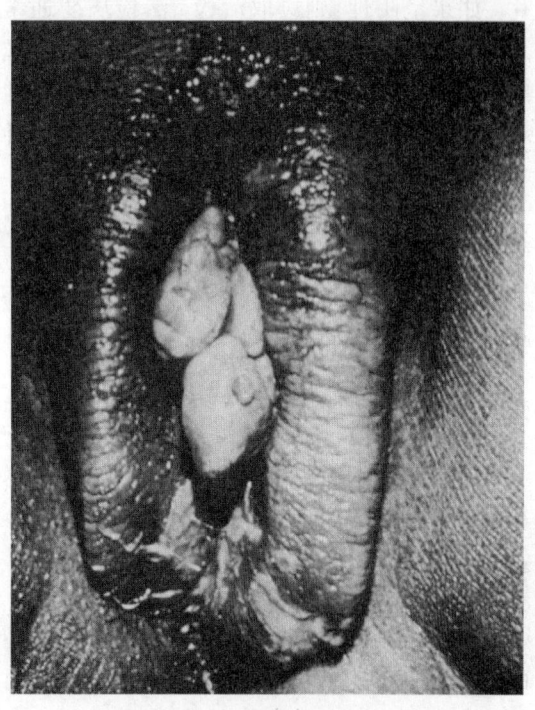

图 43-1　腹股沟肉芽肿。

或会阴部出现慢性进展性溃疡病变,无区域淋巴结肿大。尽管腹股沟肉芽肿大多累及皮肤及会阴、腹股沟皮下组织,但也有报道累及宫颈、子宫、口唇和卵巢。较为典型的特征是有恶臭分泌物。疾病开始为丘疹,然后溃烂,发展为牛肉样、红色肉芽肿病灶,伴有清晰、锐利的边缘。病变区血管丰富,易出血,愈合差,易继发细菌感染。腹股沟肉芽肿表现为慢性宫颈病变较罕见。病变常表现为红肿或溃疡或形成肉芽组织。在组织学上表现为淋巴细胞、巨细胞和组织细胞慢性炎性渗液。可能与宫颈癌相似,必须与其他肿瘤相鉴别。

实验室检查

致病微生物很难培养,可根据肉眼可见的染成黑色的杜诺万小体或组织活检进行诊断。杜诺万小体是吞噬细菌的单核巨细胞,在 Wright-染色涂片中最容易被看到,是小圆体或杆状颗粒,在传统苏木精伊红染色后呈紫色。开始检测是从溃疡表面下直接涂片。如果呈阴性,则应取活检。活检病变通常是由浆细胞和胞浆中有杆状包涵体的巨噬细胞浸润的肉芽组织。在溃疡边缘常见假性增生。FDA 未批准应用分子方法检测肉芽肿克雷白杆菌。

鉴别诊断

梅毒、单纯疱疹、软下疳、淋巴肉芽肿性病和白塞病。

并发症

瘢痕收缩可导致性交困难或不能性交,走路或坐位可引起疼痛。

治疗

抗菌治疗有效,能延缓病变进展,典型的愈合过程是从溃疡边缘向内部进展。有时需要延长治疗,允许足够的肉芽形成和上皮再生。

推荐治疗方案:多西环素 100mg,一天 2 次,至少 3 周,直到所有溃疡愈合。

替代治疗方案:选择其中一种,所有方案疗程 3 周或直到溃疡愈合。

1. 阿奇霉素 1g,口服,每周一次。
2. 环丙沙星 750mg,口服,一天 2 次。
3. 红霉素碱 500mg,口服,一天 4 次。
4. 复方新诺明(160mg/800mg),口服,一天 2 次。

妊娠期禁用磺胺类药物、多西环素、环丙沙星。在治疗最初几天内无明显改善或 HIV 阳性患者可以加用氨基糖苷类治疗。

预后

该病预后良好,但需要长期治疗,大多数患者治疗有效。

肉芽肿性病

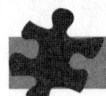

诊断要点

- ▶ 腹股沟淋巴结肿大。
- ▶ 生殖器溃疡常不明显。
- ▶ 补体结合试验阳性。

发病机制

LGV 发病是由具有侵袭性的 L 血清型沙眼衣原体引起的,在亚洲、非洲热带和亚热带地区较为常见,在美国东南地区也能见到。该病通过性接触传播,男性感染多于女性感染(6:1),潜伏期是 7~21 天。在男性同性恋中,感染与 HIV 阳性密切相关。在诊断为 LGV 的人群中,75% 为 HIV 阳性。LGV 是需要上报的疾病。

预防

使用避孕套或避免性交可避免感染。与

LGV 患者性交者，在症状开始的 60 天内需要检查，对尿道或宫颈衣原体进行检测和治疗。

临床表现

症状与体征

在异性恋者，最常见的表现是柔软，通常是单侧腹股沟和(或)双侧股淋巴结肿大。在接触部位发生生殖器溃疡(图 43-2)，经过一段时间的治疗后消失。直肠暴露可导致直肠结肠炎，包括直肠排出物呈黏液性和(或)血性、疼痛、便秘、发热或里急后重。晚期出现发热、头痛、关节痛、寒战和腹部绞痛等一系列症状。

实验室检查

诊断依据临床可疑、流行病学信息，除外其他引起直肠结肠炎、腹股沟淋巴结肿大或生殖器、直肠溃疡病变的疾病。

只有从生殖器或淋巴结标本中分离出衣原体并证明免疫型后才可进行诊断。由于这种方法特异性较差，因此很少应用。

可应用衣原体特异性热稳定抗原补体结合实验，滴度>1∶64 为阳性，滴度<1∶32 为阴性。如果检测急性或恢复期血清，则滴度上升有助于诊断。也可应用微量免疫荧光实验。

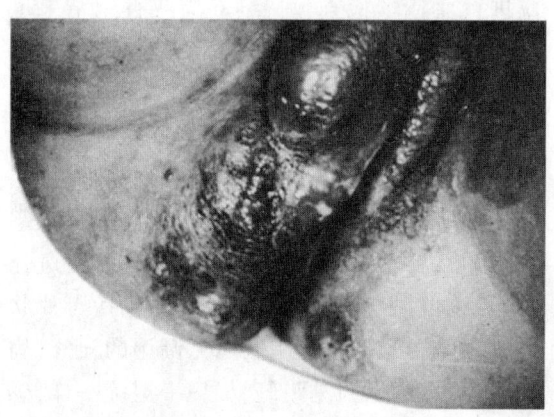

图 43-2 性病淋巴肉芽肿。累及会阴和臀部。

鉴别诊断

随着疾病的播散，LGV 一系列症状可能与脑膜炎、关节炎、胸膜炎或腹膜炎相似。皮肤病变必须与腹股沟肉芽肿、肺结核、早期梅毒和软下疳相鉴别。在结肠病变中，需要结肠镜检查和黏膜活检，排除癌症、血吸虫病和腹股沟肉芽肿。

并发症

LGV 是侵袭性、系统性感染，如果不进行早期治疗，LGV 直肠结肠炎可能导致慢性直肠结肠瘘和狭窄，可累及整个乙状结肠。外阴象皮肿可引起外生殖器明显畸形。阴道狭窄和扭曲可能导致严重的性交痛。

治疗

化疗

推荐方案：多西环素 100mg，口服，一天 2 次，共 21 天，如果病变持续，可以重复。

替代方案：红霉素 500mg，口服，一天 4 次共 21 天。

局部手术治疗

肛门狭窄者必须隔一周进行人工扩张。严重狭窄可能需要造口术。如果发现疾病，需切除整个外阴。脓肿需要吸出。

预后

治愈感染并避免进一步组织损伤，尽管对感染的组织反应可引起瘢痕。

梅毒

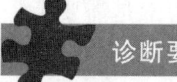

诊断要点

一期梅毒

▶ 大阴唇、外阴、阴道、宫颈、肛门、唇、乳头等无痛性生殖器溃疡。

- 无痛性、橡胶样、区域性淋巴结肿大，一般淋巴结肿大在第3到第6周。
  - 暗视野显微镜所见。
  - 血清学检测70%阳性。

二期梅毒
- 双侧对称性外生殖器丘疹鳞屑性爆发。
- 扁平湿疣，黏液斑。
- 在潮湿的病变暗视野发现阳性。
- 对梅毒血清学检测阳性。
- 淋巴结肿大。

三期梅毒
- 心脏、神经系统、视觉、听觉病变。
- 梅毒瘤。

潜伏期梅毒
- 病史或先前感染的血清学证据。
- 无病变。
- 血清学检测通常有反应，低滴度。

发病机制

梅毒是由梅毒螺旋体引起的慢性、全身性疾病，与潮湿的感染性病变直接接触而传播，其中大多数由性接触传播，也可以由母亲通过垂直传播传染给胎儿。为了更好地指导治疗，根据临床表现将疾病分为几个时期，一期和二期梅毒有传染性。梅毒螺旋体穿过完好的黏膜或破损的皮肤，10~90天后发展为硬下疳（潜伏期约21天）。最初病变出现后的2周~6个月（平均6周）出现二期梅毒的全身皮肤破损。潜伏期梅毒后可出现二期梅毒并可持续终身，或发展为三期梅毒，后者通常在一期梅毒病变消失后持续4~20年或更长。梅毒是需要上报的疾病。

预防

如果已经接触梅毒，预防性治疗不能延迟，不能等到症状出现，应同时开始各项检查用于诊断，其中包括全身体格检查。在性接触90天内出现症状者，即使血清学呈阴性，也应开始治疗。同样，如果接触时间超过90天，滴度为阳性，应该开始治疗。如果接触之后不知道持续时间，则梅毒螺旋体抗体滴度>1:32者也有治疗指征。

所有孕妇在首次产前检查时应行梅毒血清学检测，高危地区应在妊娠28~32周时复查。如果检测结果为阳性，必须对患者进行治疗。如果怀疑患者有活动性梅毒，那么重复治疗远比发生先天性梅毒的风险要好。

梅毒仍是一个严重的公共健康问题，教育仍是控制的最好方法。使用避孕套、性交后用肥皂水去污将会预防很多病例发生。对易患梅毒的高风险者（男性同性恋、高风险行为者、商业化的性工作者、以性换药者、成人管教所）应进行筛查。

临床表现

症状与体征

一期梅毒：硬下疳是一个质硬结节（图43-3）、无痛性丘疹或边缘隆起的溃疡，腹股沟淋巴结增大、固定、无痛性。女性患者生殖器病变不常见，多位于外生殖器，仔细检查也可发现宫颈或阴道部位病变。原始病变可能发生在任何黏膜或（鼻子、乳房、外阴）皮肤区域。对所有可疑病变都需进行暗视野检测。每周应进行血清学检查，持续6周或直到结果呈阳性。

二期梅毒：螺旋体通过血液扩散，全身性感染症状非常明显。"病毒综合征"伴弥漫性淋巴结增大较常见。皮炎的典型表现为弥漫性、双侧、全身性丘疹性鳞屑性病变，常累及手掌和脚掌。病变常覆盖躯干，表现为黄斑、斑丘疹、丘疹或脓疱，其他全身性表现包括斑片状脱发、肝炎、肾炎。会阴区可见潮湿的丘疹（扁平湿疣）。可见到黏膜斑，如扁平湿疣一样，感染灶暗视野检查呈阳性，二期梅毒血清学检测呈阳性。

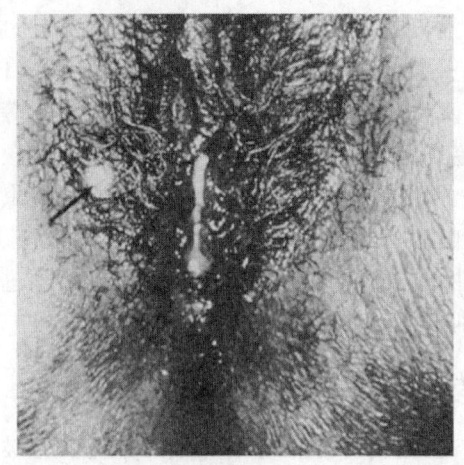

图43-3 原发梅毒下疳。

潜伏期梅毒：一期和二期梅毒病变消退或无治疗病史的血清反应阳性，患者进入潜伏期。在潜伏期开始的1~2年中，患者处于感染状态，类似二期梅毒，潜伏期梅毒患者中，约25%在第一年有临床复发。发现潜伏期梅毒的前一年称为早期潜伏期梅毒，其他所有潜伏期梅毒为晚期潜伏期梅毒或持续时间未知的潜伏期梅毒。

神经性梅毒：神经系统常易感染梅毒螺旋体，在潜伏期时最容易受感染。视觉和听觉系统的神经受累可以发现，体格检查可发现颅神经麻痹和脑膜刺激征。

妊娠期梅毒：妊娠期梅毒进程不变，但容易误诊。软下疳常不被注意或未引起临床注意。软下疳、黏液斑和扁平湿疣常误诊为生殖器疱疹。

梅毒对妊娠结局的影响非常明显，胎儿感染风险依赖于孕妇螺旋体血症（二期比一期或潜伏期梅毒高）和胎龄。梅毒螺旋体在妊娠期能通过胎盘，但在妊娠18周前胎儿很少受累，妊娠18周后胎儿产生免疫反应，导致组织受损。胎儿在妊娠期越早感染则越严重，发生早产或死产的风险越高。在晚期妊娠分娩前感染不一定导致先天性感染，只有40%~50%的婴儿有先天性感染。可以发生胎盘感染，导致动脉内膜炎、间质增生及绒毛不成熟。大体观察可见胎盘水肿（淡黄色、柔软、增大）。羊水过多常与有症状的先天性感染有关。在整个妊娠期，胎儿需进行超声检查。

先天性梅毒：先天性梅毒的大多数胎儿是社会经济地位低或没有足够或没有进行产前检查的妇女所生。这些新生儿可能在出生前在子宫内感染（肝脾大、骨软骨炎、黄疸、贫血、皮肤病、鼻炎、淋巴结肿大、神经系统受累），或在几周或几个月之后出现症状。先天性感染的临床表现类似于成人的继发性疾病，由于是经过胎盘的血源性传播，因此这种疾病是全身性的。先天性梅毒的特征不在此书的论述范围内。

实验室检查

病原学诊断：从皮肤病变采取标本，通过暗视野检测法诊断螺旋体感染。当无法获取标本时，可依赖病史和血清学检测结果进行诊断。荧光免疫检验技术用于干涂片检查。对活检标本、胎盘、尸检材料等螺旋体进行银染色可对疑难患者做出诊断。在孕妇梅毒感染及死胎者，经腹取羊水可发现活动的螺旋体。羊水、新生儿血清、脊髓液PCR检测螺旋体具有特异性，此外还有分子方法等新技术用于诊断早期梅毒。

血清学检测：在原发或继发的潮湿病灶消失后，诊断测试主要限于血清学检测。在原发病变出现后，血清学持续几周呈阳性。

1.非特异性梅毒螺旋体检测：该方法是以高度纯化的磷脂卵磷脂抗原检测反应素抗体，检测反应快速、简单、廉价。非特异性梅毒螺旋体检测通常用来筛查梅毒，但由于其非特异性，所以会出现假阳性结果。非特异性梅毒螺旋体检测目前用于VDRL（性病研究实验室试验）、快速血浆反应素（RPR）和甲苯胺红血清不加热试验（TRUST）。

抗体滴度可能与疾病活动相关，因此结果应该定量。在血清检测中，2次非特异性梅毒螺旋体检测,抗体效价4倍改变(相当于2倍稀释:如从1:16到1:4或从1:8到1:32)是临床诊断所必需的。在个别病例中,应使用相同检测方法(如VDRL或RPR)进行一系列血清学检测。经过治疗后,非特异性梅毒螺旋体效价通常下降或无改变,非特异性梅毒螺旋体抗体可能持续很久。

在感染后3~6周或原发性病变出现后2~3周,VDRL试验呈阳性。在二期病变中,VDRL试验通常均为阳性,但也可出现假阳性,因为在其他疾病中,血清学检测也常为阳性,包括胶原病变、传染性单核细胞增多症、疟疾、很多发热性疾病、麻风病、药物成瘾、老年人和妊娠期。假阳性反应通常滴度较低、较为短暂,通过特异性螺旋体试验可鉴别出真阳性。

2.梅毒螺旋体抗体检测:荧光梅毒螺旋体抗体吸收试验(FTA-ABS)和梅毒螺旋体凝血试验(MHA-TP)检测梅毒螺旋体抗体,这两个试验与非特异性梅毒螺旋体试验相比,具有较高的敏感性和特异性。治疗后这两个试验仍呈阳性,所以不应根据抗体效价或血清学反应来确定治疗效果(表43-1)。

鉴别诊断

梅毒常被称为"伟大的模仿者",因为很多症状和体征都不能与其他疾病相区别,其中包括一期梅毒需与硬下疳、腹股沟肉芽肿、淋巴结肿大、肉芽肿、生殖器疱疹、癌症、疥疮、创伤、扁平苔藓、花斑癣、药疹、口疮病、真菌性感染、Reiter综合征和鲍温病等进行鉴别,二期梅毒需与玫瑰糠疹、银屑病、扁平苔藓、花斑癣、药物疹、口角炎、寄生虫感染、虹膜炎、视网膜炎、尖锐湿疣、急性疹、传染性单核细胞增多症、脱发和结节病等进行鉴别。

并发症

三期梅毒未治疗者中有1/3发展为破坏性病变,累及皮肤或骨、心血管系统(动脉瘤或供血不足)和神经系统(脑膜炎、脊髓痨、麻痹性痴呆)。在三期梅毒并发症中,几乎1/4是致命性的,而1/4患者从未表现出疾病带来的任何影响。

治疗

青霉素G非肠道给药适用于所有期别梅毒的治疗。制剂、剂量和治疗时间均依赖于疾病期别和临床表现。选择适当的青霉素制剂非常重要,因为隐蔽部位的螺旋体很难被青霉素杀灭。

早期梅毒及梅毒接触者

包括一期、二期和早期潜伏期梅毒(持续时间小于1年)。

推荐方案:苄星青霉素G240万U,单剂量,IM。

表43-1 未治疗梅毒血清学检测敏感性(%)

检测类型	疾病分期			
	一期	二期	潜伏期	晚期
VDRL	59~87	100	73~91	37~94
FTA-ABS	86~100	99~100	96~99	96~100
MHA-TP	64~87	96~100	96~100	94~100

Reproduced, with permission, from Holmes KK, et al (eds). *Sexually Transmitted Diseases*. New York, NY: McGraw-Hill; 1984.

晚期梅毒

包括无确定持续时间的或持续时间大于1年的晚期梅毒、橡胶肿和心血管梅毒，但不包括神经梅毒。

推荐方案：青霉素G240万U，IM，每周一次，共3周(共720万U)。

神经梅毒

推荐方案：水溶性青霉素G1800~2400万U每天，每4小时300~400万U静脉给药或持续注射共10~14天。

替代方案：普鲁卡因青霉素240万U，IM，一天1次，加丙磺舒500mg，口服，一天4次，共10~14天。

青霉素过敏

选择青霉素替代方案治疗早期梅毒是有限的，而对于以下几种情况治疗是有效的：非妊娠期、患有一期或二期梅毒而对青霉素过敏者。

推荐方案—选择其中一种：

1. 多西环素100mg，口服，一天2次，共14天。
2. 四环素500mg，口服，一天4次，共14天。

一些研究建议头孢曲松1g IM或IV，共10~14天，对治疗早期梅毒有效。但头孢曲松最佳剂量和持续治疗时间尚不确定。

单独口服阿奇霉素2g治疗早期梅毒有效，但在美国等一些地区证明，阿奇霉素耐药和治疗失败。因此，只有当不能用青霉素或多西环素时，才慎重选择阿奇霉素治疗。接受任何选择性治疗的患者，密切随访非常重要。对青霉素过敏者或不能随诊者，应在脱敏治疗下选择苄星青霉素治疗。

妊娠期梅毒

妊娠期梅毒注射青霉素G是有效治疗的唯一方法。孕妇合并任何期别梅毒如果对青霉素过敏，均应在脱敏治疗下应用青霉素治疗。如果血清学试验不明确(如生物学检测结果可能为假阳性)，则应按阳性结果进行早期治疗。由于有治疗失败的风险，妊娠期常建议给予第二剂青霉素240万U肌内注射治疗。

先天性梅毒

在妊娠16~18周之前进行充分治疗可避免先天性梅毒，从那时开始治疗也可以阻止胎儿感染，但仍会出现一些皮肤红斑。各种方案的青霉素治疗和预防主要根据患儿的临床表现和血清学、实验室和影像学检查结果进行。先天性梅毒处理的细节不在本书的论述范围内。

赫氏反应

在早期梅毒青霉素治疗者中，50%~75%出现赫氏反应，表现为发热合并肌肉痛和头痛，常发生在注射后4~12h或24h。其原因尚不确定，可能与螺旋体溶解释放毒素有关。这一反应通常无不良影响，但在妊娠期可能引起早产或胎儿窘迫。尚不能确定退烧药或糖皮质激素有预防作用。

合并HIV感染

梅毒合并HIV感染常引起恐惧，因此所有感染梅毒者应检测是否合并HIV感染，反之亦然。对于HIV阳性者，治疗上无特殊改变，但必须密切随访，保证治疗充分。

预后

未治疗的梅毒可能会进展为三期或神经梅毒，青霉素治疗有效。

阴道炎

细菌性阴道病

诊断要点

- 白色均质、鱼腥臭味的阴道分泌物。
- 在湿片显微镜下可见线索细胞。
- 阴道pH值>4.5。

发病机制

细菌性阴道病是最常见的阴道感染，其中50%的感染者无症状。细菌性阴道病指乳酸杆菌消失的菌群改变、阴道pH值增加、多种厌氧菌与需氧菌增加，是多种微生物感染，通常涉及的微生物包括阴道加德纳菌、脲原体、支原体、普氏菌属、动弯杆菌属等，这些病原体的特点是体积很小、不运动、无包裹、多形性。细菌性阴道病的特征性鱼腥臭味是厌氧菌引起的。

细菌性阴道病与多个性伙伴、新性伙伴、冲洗、未用避孕套和阴道乳酸杆菌缺乏有关。

预防

使用避孕套、避免冲洗将防止细菌性阴道病。患者的男性性伴侣不需要治疗，但女性性伴侣则需进行筛查，阳性者需同时治疗。

临床表现

患者表现为阴道分泌物有臭味。诊断该病的临床标准包括：①均质、白色、无炎性分泌物；②显微镜下可见线索细胞；③阴道分泌物pH值>4.5 和；④当加或不加10%氢氧化钾时有鱼腥臭味。符合4项标准中的3项即可诊断为细菌性阴道病。线索细胞在湿片是无染色的阴道上皮细胞，里面有许多小的黑色颗粒，即加德纳杆菌。

革兰染色是诊断的金标准，可以显示乳酸杆菌缺乏和革兰染色阴性和革兰各种形态和球菌。

鉴别诊断

滴虫性阴道炎、萎缩性阴道炎和剥脱性炎性阴道炎应与细菌性阴道病相鉴别。

并发症

观察性研究显示，细菌性阴道病与妊娠期不良结局有关，包括早产、胎膜早破、自然流产。两项大宗随机对照试验显示，在无症状细菌性阴道病孕妇中，甲硝唑治疗不能预防早产。而CDC推荐，在有早产史及无症状细菌性阴道病的孕妇应进行治疗。

治疗

为缓解症状应开始治疗。早产高危患者治疗可能获益。如果患者已感染并出现症状，则低危孕妇也建议开始治疗。在择期盆腔、腹腔手术前，治疗无症状细菌性阴道病患者也有裨益。

推荐方案—选择其中一种：

1.甲硝唑500mg，口服，一天2次，共7天。
2.0.75%甲硝唑凝胶，阴道内放药，5g，一天1次，共5天。
3.2%克林霉素膏，阴道内放药，5g，每晚1次，共7天。

替代方案—选择其中一种：

1.替硝唑2g，口服，一天1次，共2天。
2.替硝唑1g，口服，一天1次，共5天。
3.克拉霉素300mg，口服，一天2次，共7天。
4.克拉霉素100mg，阴道放药，每晚1次，共3天。

在妊娠期，口服治疗优于局部用药，因为有亚临床生殖道感染的可能。

妊娠期推荐方案—选择其中一种：

1.甲硝唑500mg，口服，一天2次，共7天。
2.甲硝唑250mg，口服，一天3次，共7天。
3.克拉霉素300mg，口服，一天2次，共7天。

预后

开始治疗有效的患者中，30%在治疗后3个月内复发，超过50%在治疗后12个月内复发。如果患者多次复发，则可采用免疫抑制治疗。

滴虫阴道炎

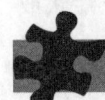
诊断要点

- 感染由阴道毛滴虫引起。
- 脓性、恶臭、稀薄阴道分泌物。
- 诊断依靠湿片仔细检查和培养。
- 再次感染率高。

发病机制

滴虫阴道炎是由带有鞭毛的阴道毛滴虫引起，较常见，在有症状的阴道炎患者中占35%。所有出现阴道分泌物异常者都应考虑此病。滴虫阴道炎通常经性传播，在男性伴侣中通常较短暂，有自限性。潜伏期通常为4~28天。

预防

使用避孕套、限制性伙伴数、外阴部卫生良好等可减少滴虫阴道炎的发病风险。滴虫阴道炎患者的性伴侣应同时治疗。患者应禁性交，直到双方均无症状为止。

临床表现

症状与体征

症状包括脓性、恶臭、稀薄分泌物(70%)伴随灼热、皮肤瘙痒、排尿困难、尿频、尿不畅，有些患者有性交后出血。大多数患者有尿道感染，不到10%的有症状患者出现典型的绿色、泡沫、恶臭分泌物。很多患者无症状。

体格检查常发现外阴红斑和阴道黏膜黄绿色分泌物，2%的患者可见宫颈点状出血。

实验室检查

滴虫阴道炎常根据阴道分泌物立即湿片显微镜下检查结果来诊断，但其敏感度只有60%~70%。

FDA批准的滴虫病检测方法包括OSOM滴虫快速检测试验，这是一种毛细管流免疫层析试纸技术，此外还有确证VPⅢ试验，这是一种核酸探针试验，可检测阴道毛滴虫T、阴道毛滴虫G及白色念珠菌。

Diamond培养基培养是敏感度和特异性高的诊断方法。通过显微镜下检查，可疑为滴虫阴道炎但无法确诊者，取其阴道分泌物进行阴道毛滴虫培养。

鉴别诊断

细菌性阴道病、萎缩性阴道炎和脱屑性炎性阴道炎应与滴虫阴道炎相鉴别。

并发症

滴虫阴道炎是子宫切除术后蜂窝织炎、输卵管不孕和宫颈肿瘤发生的危险因素。妊娠期，滴虫阴道炎与胎膜早破和早产有关。

治疗

推荐方案——选择其中一种：
1. 甲硝唑2g，单剂量口服。
2. 替硝唑2g，单剂量口服。

替代方案：甲硝唑500mg，口服，一天2次，共7天。

预后

甲硝唑治疗方案治愈率为90%~95%。但仍有很高的复发率（在治疗后3个月内约为17%）。因此，在治疗后3个月内应进行复查。

尿道炎和宫颈炎

淋病

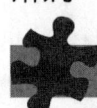
诊断要点

- 可能无症状。
- 脓性阴道分泌物。

- ▶ 尿频和排尿困难。
- ▶ 通过革兰染色、选择性培养基培养或核酸扩增实验来诊断。
- ▶ 可能进展为盆腔炎或播散性感染。

发病机制

淋病奈瑟菌是革兰染色阴性双球菌,可能从尿道、宫颈、肛管或咽部发现,原发侵袭部位为泌尿生殖道柱状和移行上皮。病原可进入上生殖道(图43-4),引起输卵管炎及其并发症。每年约有70万例新发感染。与感染者接触后,20%~50%的男性和60%~90%的女性将感染。如果未予治疗,则10%~17%的女性淋病患者将发展为盆腔感染。潜伏期为3~5天。淋病是需上报的疾病。

预防

淋病是需上报的疾病,只有通过发现和治疗无症状携带者和性伙伴才能控制。对所有高危人群,包括25岁或以下的性活跃女性,都应以常规培养方式进行筛查。使用避孕套可避免感染淋病。淋病患者的性伙伴性接触60天内出现症状或诊断感染时应对淋病奈瑟菌和沙眼衣原体进行评估和治疗。在症状或诊断出现前,如果最后性交后超过60天才出现症状或诊断者,其最近期的性伙伴应进行治疗。患者应禁止性交,直到治疗结束及其性伙伴无症状为止。

所有新生儿应在眼部应用0.5%红霉素软膏治疗,预防分娩后新生儿眼炎。

临床表现

症状与体征

许多淋病者无症状。当出现症状时,一般位于下泌尿生殖道,表现为阴道分泌物异常、尿频、排尿困难、直肠不适。可能出现外阴炎、阴道炎、宫颈炎和尿道炎、瘙痒、灼热感。在阴道口下侧部分,单侧水肿预示着累及巴氏腺导管和腺体。很少出现肛门瘙痒、疼痛、分泌物或出血。也很少发生急性咽炎和扁桃体炎。可能发生结膜炎,在成人,通常由于自身感染而引起。新生儿眼炎可能经感染的产道分娩时感染。

一些无症状携带者可能发展成全身性感染,出现多发性关节炎、鞘膜炎和皮炎或无鞘膜炎的脓性关节炎。在以上患者及关节抽吸物中培养出淋病奈瑟菌者可能发生败血症。心内膜炎和脑膜炎已经描述过。

在青春期前女孩,淋球菌入侵非角化黏膜可引起严重的外阴阴道炎。典型特征是伴有尿痛的脓性阴道分泌物、生殖道黏膜红肿。感染通常由成年人传播,在这种情况下,医师应考虑是否有性虐待的可能。

实验室检查

淋病的初步诊断基于涂片染色检查,确诊则需要在选择性培养基中培养阳性。分泌物可在油镜下检查确定。在选择性培养基中,出现氧化酶阳性的革兰染色阴性双球菌即为淋病奈瑟菌。但这种检测并不完全敏感,因此,检测阴性并不能完全排除感染的可能。淋病奈瑟菌感染的特异性诊断需检测宫颈管、

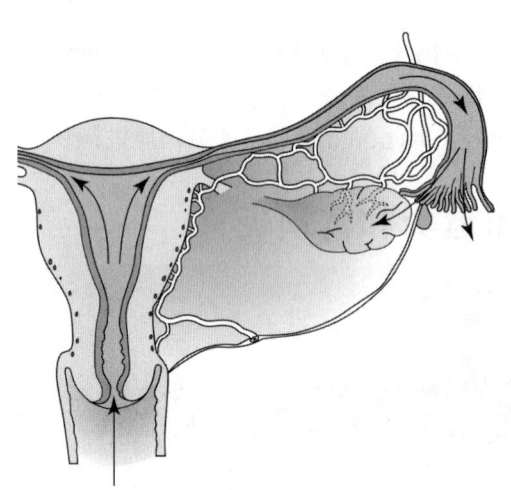

图43-4　淋病和其他病原体的腹腔内传播。

阴道或尿道标本,培养、核酸杂交试验、核酸扩增试验等方法可用于泌尿生殖系统淋病奈瑟菌感染的检测。

由于没有培养实验不能提供药敏结果,因此怀疑或确认治疗失败者,医师应进行培养和药敏试验。

鉴别诊断

衣原体、尿路感染和盆腔炎应与该病相鉴别。

并发症

主要并发症是输卵管炎,可能导致输卵管瘢痕、不孕并增加异位妊娠的风险。约50%的输卵管炎患者淋病奈瑟菌来自宫颈。无症状携带者可能发展为这些并发症。在某些地区出现了淋病奈瑟菌的耐药菌株。因此,密切随访很重要。

治疗

诊断为单纯性淋病患者可选择推荐方案或替代方案治疗,不需进行试验性治疗。应告知患者开始治疗后7天禁止性接触。

对沙眼衣原体感染的双重治疗有利于降低沙眼衣原体感染。因此,如果不排除沙眼衣原体感染,治疗方案中可加用多西环素或阿奇霉素。

在美国和其他很多地区普遍存在耐喹诺酮类淋病,因此不再建议应用喹诺酮类药物来治疗此病。

单纯性感染

推荐方案:①头孢曲松钠250mg,单剂量IM,或②头孢克肟400mg,单剂量口服,加③阿奇霉素1g,单剂量口服,或④多西环素100mg,口服,一天2次,共7天(可覆盖衣原体感染)。

盆腔炎性疾病

见盆腔炎性疾病部分。

播散性感染

淋病播散性感染者需住院治疗,确定心内膜炎或脑膜炎证据,密切监测。

推荐方案:头孢曲松1g,IM或IV,每24小时1次。

替代方案—选择其中一种:
1. 头孢赛肟1g,IV,每8小时1次。
2. 头孢唑肟1g,IV,每8小时1次。

所有这些方案在症状改善开始后持续使用24~48h,此时可改用头孢克肟400mg,口服,一天2次,至少持续1周。这些治疗方案均有效。

β-内酰胺酶过敏

青霉素过敏史者有5%~10%对第一代头孢菌素过敏,很少对第三代头孢菌素过敏。在有青霉素过敏史的患者中,严重青霉素过敏者(如全身性过敏反应、Steven-Johnson综合征或中毒性表皮坏死松解症)禁忌使用头孢菌素。

对于有严重头孢菌素过敏者,选择替代方案治疗淋病的资料有限,这些个体化的治疗方案需与感染病学专家进行商讨。阿奇霉素2g口服对单纯性淋病感染者有效,但由于出现对大环内酯类药物耐药性,因此限制了其应用。虽然头孢菌素过敏者可能在脱敏后进行治疗,但临床中多数患者不能选择这一方式治疗。

预后

淋病患者及时治疗后预后良好,但单次发作即可能导致不孕。

衣原体感染

诊断要点

- ▶ 黏液脓性宫颈炎。
- ▶ 输卵管炎。
- ▶ 尿道综合征。
- ▶ 可能进展为盆腔炎性疾病。
- ▶ 可能由感染的母亲引起新生儿感染。

发病机制

在美国,沙眼衣原体是最常见的感染,在25岁及以下人群中最为普遍。多个性伙伴、经济地位低下与衣原体感染率增加有关。

衣原体是专性细胞内生物,有细胞壁,类似于革兰染色阴性菌。衣原体属于细菌,包含DNA和RNA,像病毒一样,通过二分裂方式在细胞内生长。除了血清型L,衣原体只入侵柱状上皮细胞,无深层组织侵犯。由于慢性炎症改变和纤维化,沙眼衣原体感染与许多不良后遗症有关。衣原体感染是需上报的疾病。

预防

许多有沙眼衣原体感染的患者无症状。因此,对感染的后续治疗进行筛查是预防的主要方式。CDC建议对25岁及以下的性活跃女性和有危险因素的老年妇女(如新的或多个性伙伴)每年都进行筛查。

60天内与衣原体检测阳性患者有性接触的性伙伴,在出现症状或确诊衣原体感染前应进行评估、检测和治疗。此外,对最近的大部分性伙伴,在出现症状或确诊前,即使最后性接触已超过60天,均应进行评估和治疗。

临床表现

症状与体征

衣原体感染者通常无症状。宫颈感染者表现为黏液脓性分泌物,伴肥厚性宫颈炎。输卵管炎可引起盆腔痛或无症状。

实验室检查

沙眼衣原体感染可通过检测尿道或取宫颈管或阴道标本来诊断。肛交或口交者可发生直肠和口腔沙眼衣原体感染,这些部位的棉拭子取材可以诊断。NAAT、细胞培养、直接免疫荧光法、酶免疫分析法和核酸杂交试验可用于诊断沙眼衣原体感染。NAAT对宫颈管标本检测最敏感,FDA也支持用于尿道及阴道拭子检测。虽然与培养方法相比,NAAT的特异性和敏感性均提高,但FDA不支持用于口咽或直肠标本的检测。

鉴别诊断

黏液脓性宫颈炎常由淋病奈瑟菌引起,应对这种微生物进行选择性培养。

并发症

衣原体的不良后遗症来源于上生殖道受累。输卵管炎和盆腔炎性疾病可因输卵管阻塞而导致不孕及异位妊娠。有时衣原体感染者出现肝周炎(也称为菲茨休米柯蒂斯综合征),即邻近腹膜表面和肝包膜的一种炎症。这些部位可见粘连,像"小提琴弦"。肝周围炎在盆腔炎疾病中最常见,其发病机制尚不完全清楚,可能与子宫直肠窝感染灶通过腹膜和(或)淋巴管或免疫介导机制播散有关。

下生殖道感染者如果出现右上腹痛或胸膜痛,应考虑肝周围炎。无相关肝酶异常是其典型表现。可给予支持性治疗,通常选择非甾体抗炎药物治疗。

孕妇宫颈衣原体感染可导致新生儿感染,新生儿出生后有50%患有结膜炎,出生后2~3个月,10%发展为顽固性衣原体肺炎。病原体可引起新生儿中耳炎。

妊娠期衣原体感染是早产和产后感染的危险因素,特别是急性感染者。无症状宫颈炎可诱发轻度羊膜炎,激活磷脂酶 A_2,释放前列腺素,导致子宫收缩,进而引起早产。衣原体感染与早期产后子宫内膜炎发生率增高有关,产后数周可出现迟发型衣原体感染。

治疗

由于合并感染率高,需对淋病奈瑟菌进行双重治疗。

推荐方案

①阿奇霉素 1g,单剂量口服,或②多西环素 100mg,口服,一天 2 次,共 7 天,加用③头孢曲松钠 250mg,单剂量 IM,或④头孢克肟 400mg,单剂量口服(覆盖淋病奈瑟菌)。

替代方案

选择其中一种:

1. 红霉素碱 500mg,口服,一天 4 次,共 7 天。
2. 琥乙红霉素 800mg,口服,一天 4 次,共 7 天。
3. 左氧氟沙星 500mg,口服,一天 1 次,共 7 天。
4. 氧氟沙星 300mg,口服,一天 2 次,共 7 天。

妊娠期推荐替代方案为口服阿莫西林 500mg,一天 3 次,共 7 天,妊娠期禁用左氧氟沙星和氧氟沙星。

除妊娠期外,推荐方案或替代方案不建议用于试验性治疗(完成治疗后 3~4 周再行检测),除非患者治疗依从性差、症状持续或可疑复发。治疗后约 3 个月,患者应进行再次筛查,或者如果不能进行筛查,则应在初始治疗后 12 个月内任何一次就医时进行检查。

预后

衣原体感染治疗通常有效,但有可能再次感染,特别是如果性伙伴没有进行成分治疗者。长期后遗症与炎症后瘢痕组织形成有关。

血源性感染

乙型肝炎

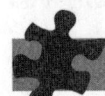

诊断要点

- 由乙型肝炎病毒引起。
- 急性病变常无症状。
- 可能为慢性携带状态—感染年龄越小,慢性携带状态的可能性越大。
- 急性病变的治疗是支持治疗。
- 可用疫苗接种。
- 接触乙型肝炎后,可用乙型肝炎免疫球蛋白来预防接种。

发病机制

乙型肝炎由乙型肝炎病毒引起,潜伏期为 6 周~6 个月。血液中 HBV 浓度最高,身体其他部位也可以发现较低浓度的 HBV,如伤口渗出物、精液、阴道分泌物和唾液。与其他血源性病原体,如 HCV、HIV 相比,人体更容易感染 HBV,其在环境中相对较稳定。

HBV 通过接触感染者的血液或包含血液的体液,经皮肤或黏膜感染。在青少年和成人中,感染主要危险因素是与 HBV 感染者、有其他性传播疾病史者和非法吸毒者无保护性性接触。HBV 是需要上报的疾病。

预防

乙型肝炎免疫球蛋白(HBIG)和乙型肝炎疫苗可用于 HBV 预防。HBIG 用于 HBV 感染的暂时性保护,是典型的接触后预防或作为乙型肝炎疫苗的辅助药物或用于对疫苗无反应者。HBIG 从血浆中提取,包含高浓度的抗 HBs 抗体。HBIG 推荐浓度为 0.06mL/kg。

HBV 疫苗包括以重组 DNA 技术获得的乙肝表面抗原,在接触前和接触后接种,对 HBV 感染起到保护作用。有多种疫苗可供选择,根据疫苗特异性而有不同方案。所有疫苗有多种剂量,可依据当地能提供的疫苗类型、患者年龄来选择。该疫苗必须在三角肌处行肌内注射,可与其他疫苗同时使用。

所有孕妇常规筛查 HBsAg 及在 HBsAg 阳性孕妇或 HBsAg 不明孕妇的新生儿给予免疫接种(HBIG 和乙肝疫苗),可预防围生期感染。

在婴儿期和儿童期，可通过常规疫苗接种来预防，之前未接种疫苗的儿童以及超过18岁的青少年也可以通过接种疫苗来预防。之前未接种疫苗而有HBV感染高风险的成年人，如护工、性工作者、男性同性恋者、监狱服刑者、静脉注射吸毒者、家庭人员接触携带乙肝病毒者均必须接种乙肝疫苗。乙肝疫苗适用于所有未接种过的青少年、所有处于HBV感染风险的未接种过的成年人和为避免HBV感染而寻求保护的所有成年人。应向所有在诊所照顾STD患者的未接种疫苗者或在其他场所为STD寻求治疗者提供乙肝疫苗。如果需要，妊娠期也可以使用该疫苗。

未接种疫苗或对乙肝疫苗无反应者，在暴露HBsAg阳性血液或体液后应尽快接种HBIG和肝炎疫苗（通常≤24h）。乙肝疫苗和HBIG可以同时在不同的注射部位使用，必须使用适合该年龄的疫苗剂量。那些正处于接种疫苗的过程中，但还未完成接种疫苗全过程的受感染者，应使用HBIG并完成疫苗全程接种。那些对疫苗有反应的受感染者，接种疫苗有保护作用。

对已知乙肝病毒慢性携带者，我们应建议其家庭接触者和性伴侣接受免疫治疗、性交时使用避孕套以及包扎受伤部位和皮肤病损处，以免传播给其他人。

临床表现

症状与体征

急性乙肝患者约70%无症状，其余表现为黄疸。很少出现暴发性肝衰竭。

前驱期有血清病样综合征，伴随全身症状、厌食、恶心、黄疸和右上腹不适。这些表现和黄疸一般在1~3个月消失，但患者持续乏力、疲倦，甚至在血清转氨酶浓度正常后依旧有这些症状。

慢性乙肝患者常无症状，有些可出现明显硬化或肝外表现。患者常有非特异性表现，如疲倦、乏力。体格检查可能正常或慢性肝病红斑表现或失代偿性肝硬化表现。

实验室检查

通过血清学检查诊断急性或慢性HBV感染。在急性和慢性感染中，均出现HBsAg，针对乙肝核心抗原出现的乙肝核心抗体IgM可以诊断急性或近期HBV感染。感染HBV后产生抗HBsAg抗体（抗-HBs），也是接种疫苗后出现的唯一HBV抗体。HBsAg和总HBc抗体阳性及HBc IgM抗体阴性提示慢性HBV感染。单独HBc抗体阳性提示为假阳性结果或急性感染、曾经感染过或慢性感染。

鉴别诊断

需与乙肝相鉴别的疾病较多，包括其他原因引起的肝炎，如其他感染性病因、遗传原因引起的肝脏疾病、酒精性肝炎、自身免疫性肝炎和药物性肝炎。

并发症

最严重、但少见的并发症为急性肝衰竭及死亡，据报道其发生率为1%。慢性HBV携带者可能并发急性感染。慢性感染风险与感染时的年龄呈反比，约90%的婴儿感染、30%小于5岁儿童感染转变为慢性感染，而成人中有2%~6%的感染者转为慢性。在慢性HBV感染人群中，过早死于肝硬化或肝癌的风险为15%~25%。

治疗

急性HBV的治疗为支持治疗，目前尚无特异性抗病毒药物。

慢性HBV感染患者应由慢性肝病专家治疗，治疗慢性HBV感染的常用药物为干扰素、拉米夫定、阿德福韦酯、替比夫定和恩替卡韦。

预后

急性乙肝常为自限性疾病，如果感染者未转变为慢性携带者，那么大多数病例可以

丙型肝炎

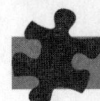

诊断要点

▶ 由HCV感染引起,HCV是RNA病毒。

▶ 主要经非肠道途径传播,很少由性传播。

▶ 约85%感染者转变为慢性携带者,其中70%发展为慢性肝病。

▶ 无有效疫苗。

▶ 对急性疾病无有效治疗方法。

▶ 对慢性丙肝的治疗为聚乙二醇干扰素和利巴韦林的联合治疗。

发病机制

丙型肝炎由 HCV 引起,是一个小的单链 RNA 病毒。接触后 1~3 周,血液中可发现 HCV RNA,8~9 周内血液中出现抗 HCV 抗体。与乙型肝炎相同,丙型肝炎可表现为急性或慢性疾病,是美国最常见的慢性血源性感染疾病,约 320 万人受到感染。

丙型肝炎病毒是通过非肠道途径接触受感染的血液而感染,通常经注射毒品而传播,少部分患者也可在卫生保健机构中感染,这是控制措施不足导致的后果。自1992年美国要求对血液、组织及器官供者进行常规筛查以来,很少有未在常规筛查中发现的 HCV 感染者作为供者而导致 HCV 传播。职业性和围生期暴露者也可能导致 HCV 传播。

HCV 很少发生性传播,但是也有发现,特别是在 HIV 感染人群中。有报道急性 HCV 感染者中约 10%与已确定感染 HCV 的性伙伴接触过,这是他们唯一感染 HCV 的风险。HCV 是需要上报的疾病。

预防

没有针对丙型肝炎的疫苗。当暴露于 HCV 后,用免疫球蛋白来预防 HCV 感染是无效的。因此,只能依赖减少 HCV 传播和通过确诊感染 HCV 者,为他们提供医疗帮助和抗病毒治疗来减少慢性肝病的发生。

尽管很少发生性传播,仍然推荐使用避孕套。对那些处于 HCV 高风险的患者进行筛查主要是为了减少传播。那些在 STD 诊所就诊或在监狱服刑人员应进行 HCV 筛查。所有 HIV 感染者均应进行 HCV 筛查。其他感染 HCV 的危险因素包括 1992 年 7 月前有过输血史或实体器官移植者、1987 年前集中输注凝血因子者、长期透析、有肝病症状和体征者。

为减少传播给他人的风险,HCV 阳性者不应建议捐献血液、人体器官或精液,不分享任何可能带有血液的个人物品(如牙刷和剃须刀),应覆盖伤口和溃疡。

HCV 阳性者可以妊娠或母乳喂养。但在感染孕妇分娩的新生儿中,其感染率约为 6/100 例。这种感染主要发生在分娩中或近分娩时,尚无治疗方法或分娩方式能降低这种风险。分娩时,产妇出现病毒血症可增加新生儿感染风险,而合并 HIV 感染者,感染 HCV 风险更高。已证实,HCV 并不通过母乳传播,如果其乳头破裂或出血,应避免母乳喂养。应对 HCV 阳性产妇分娩的婴儿进行 HCV 检测,如果为阳性,则应评价是否存在慢性肝病表现。

临床表现

症状与体征

感染 HCV 者常无症状或有轻微临床表现。大部分 HCV 感染者没有意识到感染,因为他们感觉良好,因此常作为传染源而传播给他人,同时患者为慢性肝病的高风险者,在几十年后,将出现 HCV 其他慢性疾病。

实验室检查

对无症状者,建议根据其危险因素或与 HCV 接触情况筛查 HCV 抗体(抗-HCV)。FDA

已批准多项商业化检测方法，对 HCV 抗体阳性者，必须以核酸 PCR 方法检测 HCV RNA，从而确诊 HCV 感染。ALT 水平增高提示为慢性肝病。

鉴别诊断

丙型肝炎的鉴别诊断包括任何引起肝炎的疾病，如其他原因引起的肝炎、遗传原因引起的肝脏疾病、酒精性肝炎、自身免疫性肝炎和药物性肝炎。

并发症

HCV 感染者中，85% 可发展为慢性 HCV 感染，其中有 70% 可发展为活动性肝病。

治疗

在已发现抗 HCV 阳性者，需评估是否为活动性感染、是否发展为慢性肝病，从而确定治疗方法。

聚乙二醇干扰素和利巴韦林联合治疗是对慢性丙型肝炎患者的一种选择。应向那些熟悉 HCV 治疗方法的胃肠疾病或感染病专家进行咨询。

预后

约 50% 慢性感染者发生肝硬化，在肝硬化患者中，有发展为肝脏失代偿和肝癌的风险，后者风险每年达 3%。患者常死于这些并发症。

HIV 感染和获得性免疫缺陷综合征

诊断要点

无症状性感染
- HIV 抗体、抗原或核糖核酸或培养。
- 单核细胞增多症样综合征伴有体重减轻、发热、盗汗。
- 淋巴结肿大。
- 咽炎。
- 红斑性斑丘疹。
- 生殖道外淋巴结肿大。

获得性免疫缺陷综合征 (AIDS)
- 机会性感染。
- 认知困难或抑郁。
- 卡波西肉瘤。
- CD4 补体低于 200。
- 宫颈肿瘤。

发病机制

HIV 感染是一个疾病谱，开始是简短的急性病毒综合征，通常会转变为慢性临床潜伏性疾病。如果不治疗，这种疾病最终进展为有症状的、威胁生命的免疫缺陷性疾病 (AIDS)。在未治疗患者中，从开始 HIV 感染到发展为 AIDS 的时间从数月到数年不等，其平均时间约为 11 年。

HIV 是单链 RNA 反转录病毒，攻击 CD4 受体细胞并整合入宿主基因组。在感染的整个时期都有复制，逐渐耗尽对于免疫功能起主导作用的 CD4 淋巴细胞。当 CD4 细胞数量下降至 200 个/μL 时，患者则处于 AIDS 导致的危及生命的机会性感染风险中。在不治疗的情况下，实际上所有 HIV 感染者都将死于 AIDS。

HIV 感染可通过性接触、血液或体液接触而传播或感染者传播给其胎儿或婴儿。通过性传播的风险最大，增加 HIV 感染风险的其他因素有接触高危性伙伴的数量、肛交者，与合并梅毒、生殖器疱疹、软下疳、尖锐湿疣等其他 STD 者接触。一些研究结果发现，精液中 HIV 浓度很高，性交时阴道前庭黏膜比阴茎皮肤更容易发生破裂，这些黏膜破裂与肛交者相似，增加了经性交获得 HIV 感染的机会。生殖器溃疡疾病患者也以类似方式增加了感染 HIV 的风险。

超过80%的女性AIDS患者发生在女性育龄期,同性恋者和围生期传播成为重要关注点。少数民族在报告的艾滋病病例中不成比例。在美国,大部分病例由HIV-1感染引起,而HIV-2型感染率很低。在非洲西部,HIV-2型较为流行。有报道,在安哥拉、莫桑比克、葡萄牙、法国等国家中,HIV-2逐渐增加。AIDS是需要上报的疾病。

预防

主要预防措施是性交时使用避孕套、避免使用同一静脉注射器,在人体血液职业暴露者(如护工)中,尽可能做好预防措施,对感染HIV的孕妇做好产前护理。在后者中,妊娠期抗反转录病毒治疗、围生期静脉抗反转录病毒治疗、选择性剖宫产、避免母乳喂养等均可明显减少病毒传播。在第三世界里,仍然推荐母乳喂养,因为这些妇女感染可能与使用有污染的水有关。

其次,对血清阳性者的预防措施是避免其捐献血、血浆、器官或组织,对所有性活跃者,维持双方一夫一妻制,性生活中使用避孕套。包皮环切术可以减少HIV传播,在HIV感染高发区,如非洲,建议行包皮环切术。

为了正确实施这些预防策略,对高危人群进行筛查非常重要。HIV血清学检测应包括对检测前后结果的解释、咨询。对以下人群进行HIV检测:通过或已经通过静脉注射毒品者、参与卖淫者、有感染HIV或有感染HIV风险的性伴侣、有其他STD、出生或居住在HIV感染高发区、在1978~1985年间曾有输血史、在监狱服刑者或孕妇。

临床表现

症状与体征

在感染后的开始几个月,有45%~90%的患者发展成急性HIV反转录病毒感染,其表现类似于单核细胞增多症,有体重减轻、发热、盗汗、咽炎、淋巴结肿大、红斑性斑丘疹和生殖道外淋巴结肿大。有这种急性综合征的危机意识非常重要,因为早期抗反转录病毒治疗可以改善预后。这种综合征通常在几周内消失,之后患者无症状。感染HIV者最终有渐进性免疫功能紊乱及AIDS持续性免疫抑制,累及全身系统时会变得更加严重和弥漫。可能发生特征性的机会性感染,如卡氏肺囊虫肺炎、食管念珠菌感染、播散性结核分枝杆菌感染、肺结核、巨细胞病毒、复发性细菌性肺炎、弓形体病、慢性隐孢子虫病、播散性组织胞浆菌病、浸润性宫颈癌及慢性HSV。

CDC关于AIDS的定义为HIV感染者伴有特定的机会性感染(如卡氏肺孢子虫肺炎、CNS弓形体病)、肿瘤(如卡波西肉瘤)、痴呆、脑病、衰弱综合征、宫颈非典型增生快速进展为宫颈癌或CD4淋巴细胞计数少于200个/μL。

实验室检查

HIV感染的诊断通常根据HIV-1抗体检测,一般不建议对HIV-2常规检查,除非患者有HIV-2感染风险或临床上发现HIV疾病和HIV-1抗体检测阴性。通常以ELISA法对暴露于HIV者进行筛查。暴露于HIV者大部分在12周时才可检测到抗病毒抗体。抗体的出现提示近期感染,患者可能近年来均无症状。当重复检测时,ELISA检测的敏感度和特异度是99%。

在未感染女性中检测结果为假阴性的可能性很低,除非其处于感染的窗口期,不能检测到抗体。高危者应在3个月后重复检测。

快速HIV检测用于在临产或分娩时不知道感染的产妇确定其HIV感染,在分娩前为未诊断感染者提供早期预防的机会。检测结果可在几小时内完成。与ELISA法相比,大部分快速方法有较高的敏感性和特异性。

病毒载量(用PCR来评估)有助于确定疾病的活动水平。在急性感染期,病毒载量通常非常高。CD4细胞数量常决定疾病的活动性,随着疾病进展,CD4细胞数量下降。

鉴别诊断

需与急性 HIV 感染相鉴别的疾病包括 EB 病毒导致的单核细胞增多症或巨细胞病毒、弓形体病、风疹、梅毒、病毒性肝炎、播散性淋球菌和其他病毒感染。发生在 HIV 感染者的机会性感染也可出现在其他原因导致的免疫缺陷患者。

并发症

HIV 感染者易发生机会性感染及卡波西肉瘤、淋巴瘤和宫颈癌等肿瘤。

治疗

概述

HIV 感染者的具体治疗不在本书讨论范围内，这些患者应由传染病专家治疗。通常使用 HAART 联合治疗，通过抑制 HIV 复制和提高免疫功能而增加无病生存率。在 HIV 感染者中，CD4 数量是判断免疫功能的主要指标，是确定何时开始 HAART、何时预防性治疗机会性感染及判断患者预后的指标。CD4 细胞数量少于 200 个/μL 者应开始应用 HAART，CD4 细胞数量在 200~500 个/μL 者，虽然 HAART 治疗获益比免疫抑制者少，但仍有裨益。有确证的 AIDS 病史者或妊娠期患者均应进行 HAART 治疗。

对于 CD4 细胞数量多于 500 个/μL 者，可考虑 HAART 治疗。适宜治疗的患者包括有意愿终身治疗者、已被告知早期 HIV 感染治疗尚无明确潜在获益的患者。这种治疗的决定应权衡长期治疗的潜在毒性作用。

HAART 的具体治疗方案不在本书的论述范围之内，通常为核苷酸反转录酶抑制剂和非核苷酸反转录酶抑制剂或蛋白酶抑制剂联合应用。

在 CD4 细胞数量少于 200 个/μL 者，为了防止机会性感染，应预防性使用抗生素，抗生素覆盖菌群范围依赖于 CD4 数量，这些由传染病医学专家决定。

HIV 与妊娠

妊娠期 HIV 可在产前经胎盘途径传播、围生期在分娩时暴露于血液和体液时传播或产后通过哺乳传播。因此所有孕妇必须进行 HIV 检测，在无干预措施的情况下，HIV 感染者中有 15%~30% 在妊娠期和分娩时、10%~20% 通过母乳喂养传播 HIV 感染。HIV-1 垂直传播大部分发生在产时（50%~70%），但也可发生在产前（15%~30%），特别是在妊娠期有血清抗体产生的未治疗患者。分娩方式在增加或减少儿童发展为 AIDS 的风险中起重要作用。禁忌胎儿头皮电极和头皮取样。

产前检测必须个体化，在妊娠期得到一些理想的系统性检测，而不是产后。对患有其他 STD 者进行 HIV 筛查非常重要。HIV 感染者必须行胸部 X 线检查、结核菌素皮肤试验、巨细胞病毒和弓形体病血清学检测。可疑患者应接种乙型肝炎、肺炎球菌、流感疫苗。每三个月要监测 CD4 细胞数量和病毒载量（HIV-1 RNA）。

齐多夫定在中期、晚期妊娠、分娩时及产后新生儿应用 6 周可使新生儿垂直感染率由 25%~30% 明显下降至 5%~8%。联合 HAART 可将总感染率降至 1.2%。

在分娩开始和胎膜破裂前行剖宫产可明显降低垂直传播风险，垂直传播风险与病毒载量有关。当病毒载量少于 1000 拷贝/mL，围生期传播率降至 0。因此，对于 HIV 感染者，病毒载量大于 1000 拷贝/mL 时，在分娩开始和胎膜破裂前行剖宫产是合理的。ACOG 推荐在妊娠 38 周时择期行剖宫产术可避免 HIV 感染。必须在术前 3 小时滴注 ZDV。产妇发病率增加与剖宫产有关，必须加以考虑，特别是在做出分娩方式决定时。当母亲获得 HAART 治疗时，剖宫产是否获益、是否降低病毒载量尚不清楚。在分娩开始或胎膜破裂后行剖宫产是否可以减低 HIV 传播也尚不明确。

在生活富足的情况下，为了降低传播风险，反对产妇母乳喂养。

预后

该病在20世纪80年代开始流行，大部分HIV感染者早期死亡率几乎可以确定。随着强效联合治疗方法的应用，疾病的发病率和死亡率大为降低。

American College of Obstetricians and Gynecologists. Scheduled cesarean delivery and the prevention of vertical transmission of HIV infection. ACOG Committee Opinion No. 234. Washington, DC: ACOG; 2000.

Anderson JR (ed). *A Guide to the Clinical Care of Women with HIV*. Washington, DC: US Department of Health and Human Services, HIV/AIDS Bureau; 2001, pp. 1, 77.

Blattner W, et al. Effectiveness of potent antiretroviral therapies on reducing perinatal transmission of HIV-1. XIII International AIDS Conference, Durban, South Africa, July 9–14, 2000. [Abstract LbOr4]

盆腔感染

由于感染最常发生并常产生严重后果，因此感染成为妇科临床面临的最重要问题。盆腔感染表现多种多样，从简单的淋球菌引起的输卵管卵巢炎到盆腔脓肿破裂后导致的感染性休克。盆腔感染可分为以下几种情况，将分别进行讨论：

- 盆腔炎性疾病，包括输卵管卵巢脓肿。
- 产褥感染。
- 妇科手术后的盆腔感染。
- 流产相关感染。
- 继发于其他感染。

盆腔炎疾病

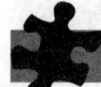

诊断要点

▶ 上生殖道炎症。
▶ 常由多种细菌引起。
▶ 临床上常依据宫颈举摆痛和子宫及附件区压痛进行诊断。
▶ 根据诊断标准决定患者作为住院患者或门诊患者来治疗。
▶ 可能导致盆腔瘢痕和不孕。

发病机制

盆腔炎疾病（PID）包含上生殖道炎症性疾病，包括子宫内膜炎、输卵管炎、输卵管–卵巢脓肿和盆腔腹膜炎。性传播病原体，特别是淋病奈瑟菌和沙眼衣原体在很多疾病中均可发现。致病微生物包括阴道菌群（厌氧菌、流感嗜血杆菌、肠道革兰阴性杆菌、无乳链球菌），常与PID有关，通常为多种微生物感染。巨细胞病毒、人型支原体、解脲支原体和生殖道支原体均能引起PID，但较少见。急性PID者应检测淋病奈瑟菌和沙眼衣原体，筛查其他性传播疾病。

预防

筛查和治疗性活跃女性及其性伴侣的衣原体和淋球菌感染可减少PID风险。早期诊断和轻微症状的根治可以防止输卵管炎。如果PID女性在症状出现前60天内有性接触，则应对其性伴侣进行检查和治疗。如果在出现症状或诊断前与患者最后一次性交超过60天，则应对其最后性伴侣进行治疗。患者应禁止性交，直到完成治疗、患者及其性伴侣症状消失为止。

临床表现

症状与体征

由于在症状和体征方面存在很大变异，因此急性PID很难诊断。很多PID者症状轻微。延迟诊断和治疗会导致上生殖道感染后遗症。虽然临床诊断不准确，很多PID患者未能发现，但PID诊断仍然主要依据临床表现。

患者可能主诉下腹和盆腔痛,开始比较隐匿或急性起病,通常为双侧。可能有盆腔压痛或背痛。通常有脓性阴道分泌物。

可能有恶心,有或无呕吐。常出现头痛和乏力。虽然无发热可能提示其他疾病,但发热对诊断急性输卵管炎不是必需的。在一项研究中,腹腔镜下证实为急性输卵管炎者仅30%有发热。

常见腹部压痛,通常位于下腹部,可能有腹胀,肠鸣音减弱或消失。盆腔检查可证实尿道周围或巴氏腺炎症和脓性宫颈分泌物。双合诊检查有宫颈举摆痛、子宫压痛和宫旁触痛。

根据CDC指南,在性活跃女性和有性传播疾病风险的其他女性,如果有盆腔或下腹痛病史、未确定除盆腔炎以外的其他疾病、盆腔检查时至少发现宫颈举摆痛、子宫压痛、附件区压痛等情况之一者,应诊断为PID并进行经验性治疗。

实验室检查

阴道分泌物盐水显微镜下检查可见很多白细胞,血细胞计数提示白细胞增多。红细胞沉降率和C反应蛋白升高。宫颈管拭子检查淋病奈瑟菌或沙眼衣原体阳性。但在PID患者中,所有这些检查也可能均正常。因此,这些检查仅作为支持证据,不是确诊依据。子宫内膜活检更具特异性,常是子宫内膜炎组织病理证据。实际上,虽然在腹腔镜下无输卵管炎肉眼可见证据者,子宫内膜活检有助于诊断,而且在有些患者中,子宫内膜炎可能是PID的唯一体征,但临床通常不做这项检查。

影像学检查

虽然少数患者影像学检查表现正常,但经阴道超声或MRI可显示输卵管增厚、积水伴有或无盆腔积液、输卵管-卵巢粘连或多普勒显示盆腔感染,这些对PID诊断具有特异性。

腹腔镜检查

诊断性腹腔镜检查通常能更准确地诊断输卵管炎,获得更全面的细菌学诊断。但腹腔镜在某些情况下并不适用,当症状轻或较模糊时也不适用。腹腔镜检查无法发现子宫内膜炎及细微的输卵管卵巢炎。当无法确定诊断时,腹腔镜检查仍然是有用的诊断手段。

鉴别诊断

PID必须与其他急性腹部疾病相鉴别,如急性阑尾炎、异位妊娠、黄体囊肿破裂出血、憩室炎、流产合并感染、附件包块扭转、肌瘤变性、子宫内膜炎、急性尿路感染、肠炎和溃疡性结肠炎。

并发症

急性输卵管炎的并发症包括盆腔腹膜炎或广泛性腹膜炎、长期肠梗阻、化脓性盆腔血栓性静脉炎、附件区脓肿形成和继发不孕、肠粘连和梗阻,皮肤炎、淋病性关节炎或败血症性休克很少发生。

治疗

根据经验性、病原体覆盖范围和立即做出的推测诊断来制订PID治疗方案。根据短期随访的随机临床试验,几种抗炎方案在临床效果和微生物学治愈中很有效。然而,有关长期结果及异位妊娠等并发症发生率等方面的数据仍有限。

所有用于PID的治疗方案应该有效治疗淋病奈瑟菌和沙眼衣原体,因为对于宫颈管病原体筛查阴性者不能排除上生殖道感染。

临床诊断为PID的大多数患者有轻到中度症状,通常可以门诊抗感染治疗。住院治疗常适于以下病情严重者:

- 不能排除需要急症手术者(如急性阑尾炎)。
- 孕妇。

- 门诊口服药物治疗无效者。
- 不能耐受或依从性差的患者。
- 患有严重疾病、恶心、呕吐或高热者。
- 输卵管-卵巢脓肿。

门诊治疗

推荐治疗

- 头孢曲松钠 250mg，单剂量 IM（或其他三代头孢类抗生素）加
  - 多西环素 100mg，口服，一天 2 次，共 14 天，用或不用
  - 甲硝唑 500mg，口服，一天 2 次，共 14 天，或
- 头孢西定 2g，单剂量 IM 和丙磺舒 1g 单剂量口服，加
  - 多西环素 100mg，口服，一天 2 次，共 14 天，用或不用
  - 甲硝唑 500mg，口服，一天 2 次，共 14 天。

关于选择性治疗方案方面的数据有限，阿莫西林克拉维酸合剂和多西环素可能有效，头孢曲松钠 250mg 单剂肌内注射和阿莫西林 1g 口服，一周 1 次，共 2 周。当考虑到选择性方案，应加用甲硝唑。由于出现耐奎诺酮的淋病奈瑟菌，包括奎诺酮在内的治疗方案不再建议用于治疗 PID。在社区感染及淋病感染风险较小者，如果不适宜注射头孢菌素治疗，那么可考虑应用氟喹诺酮（左氧氟沙星 500mg 口服，一天 1 次或氧氟沙星 400mg，一天 2 次，共 14 天），用或不用甲硝唑（500mg 口服，一天 1 次，共 14 天）。

如果治疗 72 小时无效，应重新确认诊断，考虑住院治疗。

住院治疗

推荐方案A

- 头孢替坦 2g，每 12 小时一次，或头孢西丁 2g IV，每 6 小时一次，加用
  - 多西环素 100mg，口服，或 IV 每 12 小时一次。

推荐方案B

- 克林霉素 900mg IV，每 8 小时一次，加用
  - 庆大霉素速效剂量 IV 或 IM（2mg/kg）及随后的持续剂量（1.5mg/kg），每 8 小时一次。可以代替单一剂量（3~5mg/kg）。

替代方案

- 氨苄西林/舒巴坦 3g IV 每 6 小时一次，加用
  - 多西环素 100mg 口服或 IV 每 12 小时一次。

由于多西环素有与静脉输液相关的疼痛以及口服和注射多西环素有着相同的生物利用率，因此多西环素多用于口服。

当临床症状改善后，静脉给药应持续 24 小时，但多西环素口服治疗应持续全疗程 14 天。当出现输卵管卵巢脓肿，在住院患者或门诊患者治疗方案中应加用甲硝唑或克林霉素，充分覆盖厌氧菌。

特殊情况

可疑 PID 的所有孕妇都应就诊，输注抗生素治疗。多西环素妊娠期禁忌使用。

带有 IUD 者，可疑 PID 时不需要把 IUD 取出，特别是患者处在意外妊娠高风险期时。但 IUD 位置正常者需慎重，应临床密切随访。如果患者临床上没有改善，需要仔细再次评估，考虑取出 IUD。值得注意的是，除了上环最初 21 天外，IUD 并不增加 PID 的风险，上环 21 天后，PID 较少发生。由于释放左炔诺孕酮的 IUD 可使宫颈黏液稠厚，因此对 PID 有保护作用。如果由于 PID 取出 IUD，则在没有 PID 再发风险者，可在感染后 3 个月重新放置 IUD。

衣式放线菌是胃肠道共生的厌氧菌群，与盆腔感染和脓肿有关。约 7% 的 IUD 使用者中，巴氏涂片发现该病原菌。大多数患者无症状。如果发现放线菌，应对患者进行检测。如果无症状，则无应用抗生素或取出 IUD 的指征。

如果患者有 PID 症状或卵巢输卵管脓肿,应推荐使用抗生素或取出 IUD,因为放线菌有继续感染其他部位的可能。

放线菌对青霉素敏感,青霉素 G500mg,一天 4 次,疗程 14 天,或对青霉素过敏者应用多西环素 100mg,一天 2 次,对早期、局部感染者应给予足疗程治疗,而输卵管卵巢脓肿或播散性感染者需延长 IV 治疗(由周到月)。手术引流通常用于放线菌脓肿,通常由肠道感染引起,如阑尾炎,但也可能与 IUD 使用有关。

预后

较好的结局与及时、足疗程治疗有直接关系。输卵管炎可导致 12%~18% 的患者不孕。密切随访和指导对预防再次感染和并发症很有必要。某些患者可出现复发或表现为慢性盆腔感染导致的慢性盆腔痛。

输卵管卵巢脓肿

诊断要点

- 常早于 PID。
- 不同程度的下腹痛和盆腔痛。
- 恶心和呕吐。
- 复杂、多房附件区包块。
- 需要住院 IV 抗感染治疗。
- 输卵管卵巢脓肿破裂时需要急症手术。

发病机制

输卵管卵巢脓肿(TOA)是 PID 的一种,表现为急性或慢性病程。TOA 的形成可能在急性输卵管炎首次发作之后,但也可能在慢性损伤性附件组织的基础上发生复发性感染。输卵管坏死和病原体造成的上皮损伤导致厌氧菌侵袭和生长。卵巢排卵孔可能成为感染和继发脓肿形成的部位。脓性渗出物的压力可导致脓肿破裂,进而导致周围腹膜炎,需紧急行剖腹探查术。

脓肿慢性漏出可能形成小脓肿,TOA 的发生可能与憩室炎或肉芽肿性感染有关。疾病常为双侧,单侧疾病也较为常见。脓肿常为多种微生物感染。

临床表现

症状与体征

该病临床表现多种多样,从完全缺乏症状,仅在盆腔检查时发现附件包块,到垂死患者出现急腹症和败血症性休克。

TOA 可发生于各年龄段的女性,但更常见于年轻人,先前有盆腔感染史。典型表现是盆腔和下腹部疼痛、发热、恶心、呕吐,常持续一周。体格检查发现下腹部压痛和反跳痛。由于压痛,盆腔触诊常不满意,但可能触及附件区包块。如果患者有 TOA 破裂,可出现急腹症及败血症性休克体征。

实验室检查

实验室检查可能不太重要。尿液检查可发现无菌尿症的脓尿。在有附件区包块者,出现血沉或 C 反应蛋白增高,可能提示 TOA。

影像学检查

超声是一种影像学检查,典型表现是复杂的多房性附件包块,常掩盖正常的附件结构。这些包块可能包括与炎性碎片相一致的内回声。

CT 检查可用于不能排除其他腹部疾病的患者,如憩室炎或阑尾炎。TOA 的 CT 表现为多房、厚壁及液体密度增加、轮廓增强的附件包块。

鉴别诊断

未破裂 TOA 必须与卵巢囊肿、有或无肿瘤扭转、未破裂的异位妊娠、阑尾周围脓肿、子宫肌瘤、输卵管积水、憩室穿孔或憩室脓肿、消化性溃疡穿孔、泌尿道感染或结石和任何引起急性腹痛的全身性疾病相鉴别。

并发症

未破裂TOA者15%可能会破裂，其他并发症包括脓血症（10%~20%）、晚期再感染和继发肠梗阻、不孕和由于盆腔粘连导致的异位妊娠。

破裂TOA需急症手术，可并发败血症性休克、腹腔脓肿和肾脏、肺脓毒性栓塞或脑脓肿。

治疗

未破裂TOA

治疗与患有PID住院患者的治疗方案相似。依据脓肿大小和临床反应，治疗可能会持续很长时间（长达4~6周，最佳治疗持续时间尚未统一）。患者住院后必须监测48~72小时。影像学引导下进行微创穿刺引流脓肿适用于脓肿较大或病情无加重，但单靠临床治疗无改善的患者。引流物应做培养，以便进一步抗感染治疗。如果通过这些方法，患者症状仍未改善或加重，必须考虑手术处理，应由妇科有手术经验的医师进行剖腹探查，由于炎性发病过程，手术技术具有挑战性，易损伤周围正常组织。切除范围依赖于疾病程度、患者年龄及其生育要求。为了去除所有感染组织，经腹子宫全切和双侧输卵管卵巢切除术是最佳手术方式，常需手术后引流。

住院后需密切观察，包括重复影像学检查。

破裂TOA

TOA破裂是一个急性、危及生命的需要急症手术联合抗生素治疗的疾病。可选择垂直中线切口，经腹全子宫切除和双侧输卵管卵巢切除，并积极补液治疗。手术操作需仔细，以免肠穿孔或输尿管横断，手术后必须放置引流管。术后应在重症监护室密切观察患者生命体征和尿量，继续抗生素治疗。

特殊情况

TOA患者带有IUD，应行IUD取出。

TOA大部分发生在围绝经期妇女，但绝经后妇女也可发生，并发恶性肿瘤的风险较高。因此，应告知患者这些潜在风险，做到知情同意。

妊娠期很少发生TOA，除了应避免应用可能导致胎儿畸形的抗生素外，其治疗与非妊娠期无差异。

预后

脓肿未破裂者的预后通常良好。药物治疗及及时的手术治疗可使大部分患者临床结局良好。随着异位妊娠风险增加，生育能力将明显降低。如果未行外科手术，则需要考虑复发的风险。

以往缺乏有效治疗败血症和紧急手术治疗的方法，破裂TOA死亡率达80%~90%。目前，随着现代药物治疗与手术治疗的联合应用，其死亡率降低至不到2%。

产后子宫肌内膜炎

诊断要点

- ▶ 产后发热的常见病因。
- ▶ 为临床诊断。
- ▶ 发热和子宫压痛。
- ▶ 实验室检测应用受限。
- ▶ 主要治疗方法为静脉注射广谱抗生素，直到患者退热后24~48小时。

发病机制

产褥感染指产后子宫感染，累及蜕膜（子宫内膜炎）、子宫肌层（子宫肌内膜炎）或子宫旁组织炎。常有产后发热，由来自生殖道的多种细菌微生物感染。阴道分娩或剖宫产术后均可发生。

预防

有很多降低产后子宫肌内膜炎的方法，包括剖宫产时预防性使用抗生素（选择性和非选择性）。分娩期绒毛膜羊膜炎可增加产后子宫肌内膜炎的风险，因此降低绒毛膜羊膜炎（如减少阴道检查次数、缩短产程）的风险可降低产后子宫肌内膜炎的风险。

临床表现

症状与体征

这是临床诊断，当患者产后出现发热和子宫压痛时，应怀疑此病。

实验室检查

实验室意义有限。可能出现白细胞增多，但正常情况下，产后患者白细胞常增多。不行子宫内膜培养，因为几乎很难获得未污染的标本。菌血症发生率为10%~20%，所以应考虑做血培养。

鉴别诊断

产后患者发热应与以下疾病相鉴别：乳腺炎、手术部位感染、尿道感染、肺炎和深部静脉炎。

并发症

子宫肌内膜炎可导致腹膜炎和盆腔脓肿，由此可导致盆腔粘连和输卵管闭塞。

治疗

广谱抗生素治疗是主要治疗方法。普通治疗方法是克林霉素900mg IV, q8h 和庆大霉素1.5mg/kg IV, q8h。该治疗方案需持续至患者退热后24~48小时。全面检查常发现B组链球菌感染，建议加用氨苄西林 2g IV q6h。不要求继续口服抗生素。替代方案包括头孢噻肟钠、头孢西丁、头孢曲松钠、头孢替坦和哌拉西林，但其相关资料有限。

预后

大部分患者治疗后48~72小时有效。少数患者有持续发热，需要进一步评估。

术后盆腔感染

诊断要点

- ▶ 最近有盆腔手术。
- ▶ 盆腔或下腹部有疼痛或压痛。
- ▶ 发热和心动过速。
- ▶ 脓性臭味分泌物。
- ▶ 常有全身症状。
- ▶ 阴道残端有蜂窝织炎或脓肿时有触痛。

发病机制

妇科手术患者，特别是子宫切除术后可能出现术后盆腔组织感染，包括阴道残端蜂窝织炎、感染性阴道残端血肿、输卵管炎、盆腔蜂窝织炎、化脓性盆腔血栓性静脉炎和破裂或未破裂TOA。子宫切除术患者预防性应用抗生素可明显降低感染率。

子宫切除术后感染发病机制很简单，阴道穹隆破碎、失活组织及宫旁疏松结缔组织中术后渗出液为定居于阴道的病原体提供了理想环境，有利于手术时种植于手术部位。盆腔蜂窝织炎提示阴道顶端疏松组织及其邻近宫旁组织感染细菌，导致感染性血肿或顶端脓肿。感染可经淋巴管累及附件，导致输卵管炎。盆腔血管也可能受累，特别是当厌氧菌或厌氧型链球菌为主要致病菌时。

预防

很多方法可以降低手术后感染发病率。以下方法有助于减少术后感染：

- 术前治疗宫颈炎、细菌性阴道炎或外阴

阴道炎。
- 术前以六氯酚或碘附行阴道准备。
- 术中严格止血和轻柔操作。
- 术中止血不彻底,但在特定情况下已尽了最大努力者术后必须放置引流管。
- 术前预防性使用抗生素。子宫切除术选择头孢唑啉钠 1~2g,IV,术前 60 分钟内使用。
- 早期诊断、引流和及时治疗轻度感染可预防严重感染、控制感染进展

临床表现

症状与体征

术后由于盆腔感染导致的发热常出现在术后第 3 或 4 天,阴道顶端可能出现充血、水肿和脓性渗出物。触诊发现阴道顶端质硬或软。如果感染累及输卵管和卵巢或形成腹部脓肿,则患者常出现下腹部、盆腔或背部疼痛,由于肠梗阻而导致腹胀,由于膀胱周围刺激征而导致泌尿道症状。

很少出现化脓性盆腔血栓性静脉炎,常在术后第 6 天出现,此时患者出现高热,除盆腔轻压痛外常无其他表现。

盆腔感染性血肿可能是反复发热的原因,患者很少有症状,体征也不明显。

实验室检查

由于是多种微生物感染,所以很难找出特定微生物。因此常需广谱抗生素治疗。血培养或引流脓性物培养可指导治疗,改善临床症状。

血细胞计数常显示白细胞增多,有时也可使医师发现隐匿性出血,出血可导致巨大盆腔脓肿。尿液检查很少有帮助。

影像学检查

盆腔超声检查有助于发现阴道顶端感染性血肿或脓肿。CT 检查适用于化脓性盆腔血栓性静脉炎,但结果阴性者也不能排除此诊断。

鉴别诊断

术后发热的鉴别诊断包括肺不张、吸入性肺炎、深部静脉血栓性炎、由于留置导管引起的浅静脉炎、泌尿系感染、伤口感染和药物引起的发热等。

并发症

术后盆腔感染的并发症包括盆腔或腹腔脓肿、有或无 TOA 破裂、肠粘连和肠梗阻、化脓性盆腔血栓性静脉炎和败血症。

治疗

如果发现阴道顶端感染性血肿或脓肿,应建立引流。通常支持措施是应用广谱抗生素治疗。其他部位的盆腔脓肿可在 CT 或超声引导下放置引流管引流。

当广谱抗生素应用 7~10 天后患者仍有持续性发热时,应排除化脓性盆腔血栓性静脉炎。推荐治疗方案是用普通肝素静脉抗凝或皮下注射低分子量肝素。当无血栓证据或高凝状态时,控制发热后 48 小时通常停止抗凝治疗。如果影像学检查证明有盆腔静脉血栓,那么低分子肝素抗凝治疗至少两周。如果影像学检查证明有化脓性栓子或广泛盆腔静脉血栓(如卵巢静脉血栓、髂静脉血栓或下腔静脉血栓),则推荐应用低分子肝素或华法林抗凝治疗至少 6 周。治疗后再次影像学检查,评估血栓情况,从而指导制订下一步治疗方案。

预后

经及时诊断和治疗,术后感染通常可完全治愈,无后遗症。

流产相关的感染

诊断要点

▶ 预防性应用抗生素可降低流产后感染率。

▶ 感染性流产较少见。

▶ 很少由索氏梭菌引起。

发病机制

在没有预防性应用抗生素治疗的择期终止妊娠者，流产后子宫内膜炎发生率为5%~20%，如果预防性应用抗生素，则感染率将下降一半。在有或无妊娠物残留物者均可能发生感染，常为多种微生物感染。

感染性流产通常指宫腔内感染导致自发流产，并不常见。与流产后子宫内膜炎患者相比，患者临床症状更加明显。感染原多为金黄色葡萄球菌、革兰阴性杆菌或革兰阳性球菌。感染可能扩散而导致输卵管炎、弥漫性腹膜炎和败血症。感染性流产很少与异物（如IUD）、有创性操作（如羊膜腔穿刺）或菌血症有关。

少数感染性流产死亡报道与药物流产导致索氏梭菌感染有关。药物流产后感染率远低于手术流产后感染，但2005年加利福尼亚有4例感染性流产死亡的报道，均发生在药物流产后1周内，4例患者均由索氏梭菌感染引起。随后，在美国和加拿大报道了至少5例死于药物流产后的梭状芽孢杆菌败血症，2例为产气荚膜梭菌感染，3例为索氏梭菌感染。然而，在广泛使用米非司酮的欧洲却没有死于流产后梭菌感染的病例。

育龄期妇女很少死于暴发性梭菌败血症，多与分娩、流产或宫颈、子宫操作有关。索氏梭菌感染很少引起败血症，其临床表现轻微，但病情进展迅速，常导致患者死亡，米非司酮/米索前列醇与梭状芽孢杆菌败血症之间的因果关系尚不清楚。

预防

预防性使用抗生素是主要预防方法，ACOG推荐预防流产感染的方案是术前1小时口服多西环素100mg、术后口服200mg。另一方案是甲硝唑口服500mg，2次/日，共5天。

临床表现

症状与体征

流产后子宫内膜炎的症状和体征包括发热、子宫增大和压痛、下腹压痛和阴道出血增多。感染性流产的一般临床特征包括发热、寒战、全身乏力、腹痛、阴道出血，常为脓毒血症。体格检查出现心动过速、呼吸急促、下腹压痛和宫颈扩张、子宫质软而有压痛。

药物流产后索氏梭菌感染者通常无发热、菌血症、皮疹或盆腔症状，但有白细胞显著升高及左移、血液浓缩、心动过速、低血压、下腹痉挛痛、胸腔/腹腔积液和全身不适（乏力、恶心、呕吐、腹泻）。

影像学检查

盆腔超声检查显示妊娠后子宫残留物，也可能不明显。

鉴别诊断

需与其他原因引起的感染相鉴别，如PID、阴道炎、宫颈炎、阑尾炎和尿道炎。

并发症

流产后感染可导致子宫内或腹腔内粘连，一些严重病例可能出现脓毒血症，但很少引起死亡。

治疗

如果宫腔内有残余物，需行刮宫术来评估感染源。如果无残余物或清宫术后，推荐使用广谱抗生素，如头孢替坦2g，IV，q12h，加用多西环素100mg，口服，2次/日。患者可在院外口服多西环素100mg，2次/日，加用（或不用）甲硝唑500mg，口服，2次/日，共14天。

有脓毒血症症状和体征者应积极补液，应用广谱抗生素，清宫术，确定是否有子宫穿孔、在重症监护室给予支持治疗。

对索氏梭菌感染的最佳治疗尚不清楚,可能包括手术清创、感染器官切除(如子宫切除)和抗厌氧菌治疗。

预后

通过及时诊断和治疗,流产相关的感染均可有效治愈。索氏梭菌很少,但具有隐匿性,一旦感染将迅速进展为严重疾病,甚至死亡。因此,必须高度怀疑,特别是最近有药物流产史者。

American College of Obstetricians and Gynecologists. ACOG Practice Bulletin Number 104. Antibiotic Prophylaxis for Gynecologic Procedures. Washington, DC: ACOG; 2009.

Cohen AL, Bhatnagar J, Reagan S, et al. Toxic shock associated with *Clostridium sordellii* and *Clostridium perfringens* after medical and spontaneous abortion. *Obstet Gynecol* 2007;110:1027–1033. PMID: 17978116.

Fischer M, Bhatnagar J, Guarner J, et al. Fatal toxic shock syndrome associated with *Clostridium sordellii* after medical abortion. *N Engl J Med* 2005;353:2352–2360. PMID: 16319384.

Meites E, Zane S, Gould C. C. sordellii Investigators. Fatal *Clostridium sordellii* infections after medical abortions. *N Engl J Med* 2010;363:1382–1383. PMID: 20879895.

Sinave C, Le Templier G, Blouin D, Léveillé F, Deland E. Toxic shock syndrome due to *Clostridium sordellii*: A dramatic postpartum and postabortion disease. *Clin Infect Dis* 2002;35:1441–1443. PMID: 12439811.

Wiebe E, Guilbert E, Jacot F, Shannon C, Winikoff B. A fatal case of *Clostridium sordellii* septic shock syndrome associated with medical abortion. *Obstet Gynecol* 2004;104(5 Pt 2):1142–1144. PMID: 15516429.

盆腔结核

诊断要点

- 常导致不孕。
- 与活动性或复发性肺结核有关。
- 通过子宫输卵管造影或腹腔镜可诊断。
- 可从月经血或活检标本中发现。

发病机制

美国很少有盆腔结核,通常为原发性肺感染,经淋巴或血液散播至盆腔而形成的继发性感染。盆腔结核合并肺结核的总发病率约为5%,青春期结核很少导致生殖道感染。

盆腔脏器感染后(图43-5),可能直接扩散至邻近器官。超过90%的病例累及子宫内膜,只有5%累及卵巢。

预防

应在结核高危人群中筛查活动性或潜伏期结核,从而治疗肺结核,早期预防全身性播散及传染给他人。高危人群包括在结核流行区出生者、无家可归者、长期护理高危人群者、与高危人群接触的卫生保健工作者、低收入和医疗服务不足的人群及免疫功能低下者。

临床表现

症状与体征

唯一症状可能是不孕,也会出现痛经、盆腔痛及结核性腹膜炎等表现。累及子宫内膜者可出现闭经或其他月经周期紊乱症状。腹痛或盆腔痛可伴低热、疲劳和体重减轻,结核性腹膜炎可出现腹水。

盆腔结核可能在因其他原因而行妇科手

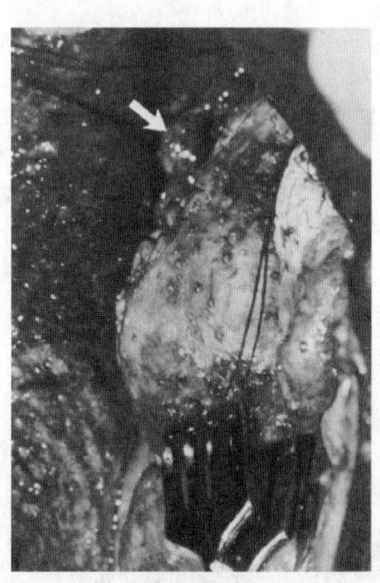

图43-5 粟粒状结核病灶累及子宫和腹膜。

术时发现,常误诊为慢性盆腔炎,其有鉴别意义的典型特征为粘连非常致密、输卵管节段性扩张和输卵管开口闭塞。

实验室检查

根据病史和体格检查、胸部X线和结核菌素实验、痰涂片和培养等其他检查可诊断。对可疑生殖器结核者,最直接的方法是抗酸染色试验,标本可为月经排出物、刮出物或病灶活检或腹膜活检。

X线表现

已确诊或可疑其他器官或组织结核者需行胸部X片检查,可见上叶浸润和肺门淋巴结肿大。子宫输卵管造影可见不规则输卵管扩张、囊状憩室延伸至壶腹部,其表现类似于丛状粟粒样肉芽肿性输卵管炎。

鉴别诊断

盆腔结核需与以下疾病相鉴别:血吸虫病、蛲虫病、类脂输卵管炎、恶性肿瘤、慢性盆腔炎和真菌感染。

并发症

盆腔结核可能继发不孕、结核腹膜炎等。

治疗

药物治疗

为防止产生耐药,结核感染初始治疗包括4种药物。开始两个月,药物治疗方案应包括异烟肼、利福平、吡嗪酰胺和链霉素或乙胺丁醇。一旦有药敏结果,应调整药物方案。治疗具体方案和持续时间应结合感染疾病的种类。

手术治疗

盆腔结核主要治疗是药物治疗,但也有患者需要手术治疗。在术前应评估,试验性给予12~18个月药物治疗。手术适应证为:①通过药物治疗不能解决的包块,②耐药或复发,③持续月经不规律和④瘘形成。

预后

如果及时药物治疗,该病预后很好,尽管少数可能发生不孕症。

中毒性休克综合征

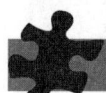 诊断要点

▶ 高热。

▶ 弥漫性黄斑皮疹。

▶ 疾病开始后1~2周出现脱屑,特别是手掌和脚掌。

▶ 低血压和体位性晕厥。

▶ 至少累及3个或多个器官:胃肠道、肌肉、黏膜、肾脏、肝脏、血液和神经系统。

发病机制

中毒性休克综合征(TSS)是由广谱需氧革兰阳性菌—金黄色葡萄球菌产生的外毒素引起。1978年第一次在儿童中发现,但很快在妇女月经期也发现起病,可出现在月经期或非月经期,本章主要讨论月经期病例。

TSS与使用高度吸水卫生棉有关,由于这种卫生棉已退出市场,因此TSS发病率降低。1986年,月经期TSS发病率为1/100 000(在1980年为9/100 000)。使用卫生棉仍然是危险因素。患有TSS的妇女常喜欢使用具有高度吸水性的卫生棉,在月经周期连续好几天都用卫生棉,并且长时间放置在同一位置。有报道,非月经期和分娩后TSS可能由于使用隔膜而引起。

TSS由于金黄色葡萄球菌定植或感染后产生毒素而引起。发热毒素引起高热和增强内毒素的作用引起休克以及肝脏、肾脏和心肌损伤。其他未被认识的毒素可能也起重要作用。毒素怎样进入循环中尚不清楚。使用卫生棉与TSS有关,但毒素进入机制仍不清楚。插入卫

生棉能引起黏膜损伤,由于压力变化引起不易察觉的阴道溃疡,阴道出现红斑。超吸水卫生棉堵塞阴道,会引起经血逆流,细菌和毒素经腹膜吸收。由于纤维间空隙有氧气,因此卫生棉可能与增加需氧菌数量有关。卫生棉越长,发展为 TSS 的风险越高。

临床表现

症状与体征

TSS 的临床表现主要由金黄色葡萄球菌产生的毒素所致,症状和体征发展迅速,常有发热、低血压和皮肤表现。其他症状和体征包括寒战、乏力、头痛、喉咙痒、肌痛、疲劳、呕吐、腹泻、腹痛和体位性头晕、晕厥。

住院开始 48 小时内,患者可能发展为弥漫性红皮病、严重的水样腹泻、尿量减少、苍白、四肢水肿。神经症状,如困倦、混乱、易怒、躁动和幻觉可能继发于脑缺血和水肿。

应进行阴道检查。有卫生棉者必须去除。寻找黏膜病变,进行金黄色葡萄球菌培养。在恢复期,可能会有脱屑。

实验室检查

临床实验检测异常通常表现为反应性休克和脏器衰竭。可能不会出现白细胞增多,但总的成熟或未成熟的中性粒细胞常超过 90%。在最初的几天可能会有血小板减少和贫血,导致凝血异常,可发展为 DIC。

其他实验异常结果可能反映多器官衰竭,如血尿素氮和肌酐升高,肝功能试验异常,肌酸磷酸激酶升高。大多数试验异常在疾病开始的 7~10 天内恢复正常。

多数 TSS 患者可从黏膜或伤口部位分离出金黄色葡萄球菌,但诊断多数依据临床表现而不是依靠分离出的金黄色葡萄球菌。很少从血液中培养出金黄色葡萄球菌。从黏膜和伤口部位培养金黄色葡萄球菌是为了分离其毒素产物,这些实验只能在专门实验室中进行。

鉴别诊断

必须认识其他以皮疹、发热和全身性并发症为特点的系统性疾病,多数患者没有明确的感染源,如近期切口、软组织脓肿或骨髓炎,但必须仔细寻找。儿童川崎病与之相似,但并不严重。必须排除猩红热。应通过血清学检查排除钩端螺旋体病、麻疹、落基山斑疹热。

并发症

TSS 可能复发,常发生于那些没有进行适当抗金黄色葡萄球菌治疗或治疗失败的人中。疾病复发一般比原发病轻。复发常发生在初始疾病的数天至数月后。

治疗

积极的支持治疗是成功治疗的基础。患者应在重症监护病房中治疗,给予积极补液治疗,每天需 10~20L。可能还需要升压药、浓缩红细胞和凝血因子。必须取出阴道中的任何异物,如卫生棉或避孕工具等。如果出现急性呼吸窘迫综合征或肾衰竭,则需要机械通气或血液透析。

尽管抗菌治疗在改善 TSS 过程中的作用尚不清楚,但抗金黄色葡萄球菌治疗在根除感染和预防复发中很重要。抗生素,如克林霉素可抑制蛋白合成,因此毒素合成抑制剂比细胞壁活性抑制剂,如 β-内酰胺酶抑制剂更有效。目前推荐根据下列动物研究和临床病例用药,治疗一般持续 10~14 天。

可疑 TSS 者的经验治疗:克林霉素 600mg,每 8 小时静脉注射 1 次,加万古霉素 30mg/kg,每天分两次给药。

TSS 患者和获得培养、药敏结果者

1.甲氧西林敏感的金葡菌:克林霉素 600mg,每 8 小时静脉注射 1 次,加万苯唑西林或奈夫西林 2g,每 4 小时静脉注射。

2.耐甲氧西林的金葡菌：克林霉素600mg，每8小时静脉注射1次，加万古霉素30mg/kg，每天分两次给药，或利奈唑胺600mg口服或每12小时静脉注射。

预后

与TSS相关的死亡通常发生于住院前几日，也可至住院后15日发生。死亡常由于难治性心律失常、心肌病、不可逆性呼吸衰竭及凝血功能障碍导致的出血。良好的支持治疗很重要。1980年认识该综合征后，每月TSS相关死亡率有所下降，从1987年的5.5%下降到1996年的1.8%。

Workowski KA, Berman S. Centers for Disease Control and Prevention (CDC). Sexually transmitted diseases, treatment guidelines, 2010. *MMWR Recomm Rep* 2010;59:1-110. PMID: 21160459.

（张丽志 译）

第44章 抗生素类药物治疗

Shmuel Benenson, MD
Lisa Green, MD, MPH
Alan H. DeCherney, MD

微生物感染对妇产科患者是致命的威胁，抗生素治疗的发展降低了产后和手术后感染的发病率和围生期死亡率。事实上，抗生素发展是20世纪最重要的进步。对细菌感染的经验性抗生素治疗可缓解临床症状、改善患者预后，但临床医师非常频繁地应用抗生素治疗有时是不必要的，这会直接导致抗生素使用过度，反过来造成多药耐药细菌的出现。医师有必要采取措施，对细菌感染者进行有效的抗生素治疗，而在无指征者限制抗生素的使用。

抗菌药物的选择

大多数妇产科相关性感染需考虑以下几个方面，首先，多数患者健康，除了一些老年及肿瘤患者外，身体并不虚弱。其次，下生殖道（阴道和宫颈）含有复杂菌群（如厌氧菌、革兰阳性细菌和革兰阴性细菌和加德纳杆菌），而上生殖道（子宫、输卵管和卵巢）是无菌的。当上生殖道结构受损（如性传播疾病、外科手术或分娩），下生殖道菌群扩散到上生殖道而导致感染。因此，产后或手术后感染和盆腔感染性疾病很多是由多种细菌感染引起的。第三，可疑感染时必须行细菌培养（如盆腔脓肿、绒毛膜羊膜炎），在获得细菌培养结果前，通常根据感染的器官进行经验性抗生素治疗。在一些妇科感染性疾病，由于实验室条件限制，无法及时获得培养结果或根本无法进行检测。而在一些病例，外科治疗（"感染源控制"）是治疗的重要部分，而不是抗生素治疗（"抗生素控制"）。第四，孕妇进行抗生素治疗时，应考虑药物对胎儿的潜在危险。

关于抗生素选择指导归纳了5个表格，其中表44-1和表44-2是关于选择性β内酰胺类抗生素和其他抗生素的分类和剂量，表44-3是妇产科患者常用抗生素的主要或严重的副作用以及妊娠期抗生素危险度分类，表44-4是妇产科感染性疾病推荐应用的抗生素及其替代抗生素，表44-5是主要临床诊断治疗方案。

每位患者可根据下列步骤考虑病情特点。

患者的诊断是感染性疾病吗？

医师必须根据临床表现确定患者是否为感染或非感染因素引起的症状和体征。

微生物学诊断

在可疑感染应用抗生素药物治疗前，要努力获得合适的临床标本进行培养，以确定感染的病原体及其对抗菌药物的敏感性。感染性体液或脓液进行革兰染色非常有用，可指导经验性抗生素治疗。应对可疑部位进行培养，如果感染严重，应进行血培养。

病原体

应根据临床表现及流行病学特点（如年

表44-1 β-内酰胺抗生素及其剂量

分类,制剂	成人肾功能正常者的剂量	分类,制剂	成人肾功能正常者的剂量
天然青霉素		**碳青霉烯类**	
苄星青霉素G	600 000~1.2百万单位肌注	厄他培南	1g 每24小时静脉给药
青霉素G	2~4百万单位每4小时静脉注射	亚胺培南	0.5g 每6小时静脉给药,对于绿脓杆菌1g 每6~8小时静脉给药
青霉素V	0.25~0.5g,每天2~4次口服		
抗葡萄球菌青霉素类		美罗培南	0.5~1g 每8小时静脉给药
氯唑西林	0.25~0.5g 6小时1次口服,1~2g 每4小时静脉给药	**第一代头孢菌素**	
		头孢羟氨苄	0.5~1g 每12小时口服
双氯西林	0.125~0.5g 每6小时口服	头孢氨苄	0.25~0.5g 每6小时口服
奈夫西林	1~2g 每4小时静脉给药	头孢唑林	1~2g 每8小时静脉给药
苯唑西林	1~2g 每4小时静脉给药		
氨基青霉素		**第二代头孢菌素**	
阿莫西林	250mg~1g 每天3次口服	头孢克洛	0.25~0.5g 每8小时口服
苄星青霉素	0.25~0.5g 每天4次口服,1~2g 每4小时静脉给药	头孢呋辛	0.25~0.5g 每12小时口服;0.75~1.5g 每8小时静脉给药
抗绿脓杆菌青霉素		头孢替坦	1~3g 每12小时静脉给药
哌拉西林	3~4g 每4~6小时静脉给药	头孢西丁	1g 每8小时~2g 每4小时静脉给药
替卡西林	3g 每4~6小时静脉给药		
β-内酰胺+β-内酰胺酶抑制剂		**第三代头孢菌素**	
阿莫西林/克拉维酸	500mg/125mg 1片每天3次口服,875mg/125mg 1片每天2次口服,1g/200mg 每6~8小时肌注一次	头孢克肟	400mg 每12~24小时口服
		头孢噻肟	1~2g 每8小时静脉给药
		头孢曲松钠	每天1次1g;细菌性脑膜炎每12小时2g
苄星青霉素/舒巴坦	1.5~3g 每6小时静脉给药		
哌拉西林/他唑巴坦	3.375g 或 4.5g 每6~8小时静脉给药	头孢他啶	8小时一次 1~2g
替卡西林/克拉维酸	3.1g 每4~6小时静脉给药	**第四代头孢菌素**	
单菌霉素		头孢吡肟	每12小时 1~2g 静脉给药
氨曲南	1~2g 每6~8小时静脉给药		

龄、受累器官、社区获得性及院内感染,表44-5)来确定引起感染的主要病原体(或病原菌)。

病原体为导向的经验性抗生素治疗

选择合适的初始抗生素治疗非常重要,根据引起感染最可能的病原体和局部易感模式,医师选择对可疑微生物的有效药物(或联合用药)。

影响抗生素选择的其他因素

1.存在抗生素过敏吗?

2.妊娠:妊娠期应根据美国FDA妊娠期药物评价系统选择抗生素。

3.肾脏衰竭不仅影响抗生素的选择,而且影响其使用剂量。

(1)主要通过肾脏排泄的抗生素(如β-内酰胺、氨基糖苷类、喹诺酮类),其应用剂量应根据肌酐清除率来确定。

(2)有潜在肾毒性的抗生素(如氨基糖苷类),应用时应检测肾功能。

(3)当使用氨基糖苷类或万古霉素时,每

表44-2 非β-内酰胺抗生素及其剂量

分类，制剂	正常肾功能常规剂量
氨基糖苷类	
庆大霉素，妥布霉素	5mg/kg 每天1次；1.7mg/kg 每8小时1次
阿米卡星	15mg/kg 每天1次；7.5mg/kg 每12小时1次
喹诺酮类	
环丙沙星	250~500mg 每天两次口服，400mg 每天两次静脉给药
氧氟沙星	200~400mg 每天两次口服或静脉给药
加替沙星	200~400mg 每24小时口服或静脉给药
左氧氟沙星	250~750mg 每24小时口服或静脉给药
莫西沙星	400mg 每24小时口服或静脉给药
大环内酯类	
红霉素	0.25~0.5g 每6小时口服一次；0.25~1.0g 每6小时静脉给药
罗红霉素	150mg 每12小时口服
克拉霉素	0.25~0.5g 每12小时口服
阿奇霉素	250mg 每片口服或静脉给药，根据指征调节剂量
四环素类	
多西环素	100mg 口服（或静脉给药）每天1次或2次
四环素	250~500mg 每6小时口服
替加环素	100mg 静脉给药，之后每12小时 50mg 静脉给药
克林霉素	300~450mg 口服每6~8小时一次；600~900mg 每8小时静脉给药
甲硝唑类	500mg 口服（或静脉给药）每8小时1次
糖肽类	
万古霉素	15~20mg/kg 每12小时静脉给药
利奈唑酮	600mg 口服或静脉给药每12小时1次
甲氧苄啶-磺胺甲噁唑	对于 UTI，960mg 口服每12小时1次
泌尿系统抗生素	
呋喃妥因	100mg 每天4次口服
磷霉素	3g 单剂口服

2~4天检测血清抗生素水平。

4.疾病严重程度：在患有严重疾病患者，经验性抗生素方案需要覆盖潜在的耐药病原体。

管理路径

严重感染患者选择静脉抗生素治疗，轻度到中度感染者及完成初始抗生素治疗者口服抗生素治疗有效。一些抗生素口服制剂的吸收依赖于食物摄取情况（如阿莫西林-克拉维酸盐和多西环素应在进食后立即用药，而甲氧苄啶-磺胺甲噁唑应在餐间服用）。

实验室检查结果与临床反应

根据实验室检查结果（如培养和药物敏感性）和患者临床反应，考虑更换抗生素药物。可能的情况下，可将广谱抗生素更换为窄谱抗生素。在根据培养改变药物前，应评价临床反应，这点很重要，实验室检查结果不应否决临床判断。

抗生素治疗疗程

一般来讲，有效抗生素治疗在几天内会有明显的临床症状改善。然而，不同周期的持续治疗可影响治疗效果。治疗持续时间依赖于临床判断。大多数感染疗程为5~7天或10~14天。在手术后和产后感染，患者应静脉抗感染治疗持续至不发热后24~48小时。如果患者能进食并吸收，静脉治疗可改为口服治疗。

副作用

抗生素药物应用通常与副作用相关（表44-3），这些副反应分为3大类。

高敏感：最常见的反应为发热和皮疹。血液和肝脏异常、过敏反应比较罕见。

直接毒性：大多数副反应是恶性、呕吐和腹泻。更多严重的毒性反应是肾损伤、肝损伤或造血干细胞损伤。

菌群抑制：正常微生物菌群的抑制和药物耐药微生物的超级感染（如难辨梭菌）。

表44-3 妇产科或妊娠中抗生素主要或严重的副作用

抗生素	主要或严重副作用	FDA妊娠分类[1]
β-内酰胺(青霉素、头孢菌素、碳青霉烯类)	迟发过敏(红疹、发热);即发型过敏(过敏性反应);高浓度时发作	B(亚胺培南,C)
氨基糖苷类	肾毒性、耳毒性	D
喹诺酮类	GI;QT延长	C
大环内酯类	GI;药物-药物相互作用(主要相关-延长QT)	红霉素/阿奇霉素,B 克拉霉素,C
四环素	GI;食管炎(坐位服药,摄入足量液体);光毒性(避免强烈阳光暴露)	D
克林霉素	GI;艰难梭菌相关疾病[2]	B
甲硝唑	酒精不耐受;金属不适味道;长时间外周神经毒性	B
万古霉素	"红人综合征"(如果快速输入,非过敏);5%过敏性红斑;神经毒性(如果高剂量使用或与氨基糖苷类合用)	C
利奈唑酮	可逆的骨髓移植(如血小板减少,贫血和中性粒细胞减少);多数发生于治疗两周后	C
TMP-SMX	皮肤红疹(非常罕见的Stevens-Johnson综合征);GI;G6PD缺乏患者溶血	C
呋喃妥因	皮肤红疹(1%~5%);肺炎、多神经病(在老人中多见)	B
氟康唑	红疹、恶心、呕吐	C
阿昔洛韦、泛昔洛韦、伐昔洛韦	静脉阿昔洛韦可以引起静脉炎;神经毒性(5%)。足够的水化可以阻止发生	B

FDA,食品药品监督管理局;G6PD,葡萄糖-6-磷酸脱氢酶;GI,胃肠道;TMP-SMX,甲氧苄啶-新诺明。

[1] FDA分类:A,妊娠女性研究,无危险;B,动物研究无危险,妊娠女性无充足证据;C,动物研究显示毒性,人类无足够研究,虽然危险但有潜在益处,妊娠女性应警惕药物使用;D,人类危险证据,但可以权衡利弊;X,明显危险超过潜在益处。

[2] 艰难梭菌相关疾病(伪膜性结肠炎)可以来源于任何抗生素使用。

治疗无效

根据培养结果选择抗生素并给予充分治疗后,患者症状没有改善,应考虑下列可能性:

1. 未进行引流的脓肿、血肿、异物。
2. 不正确的抗生素剂量或给药途径。
3. 感染位点低抗生素浓度(如中枢神经系统)。
4. 药物抵抗或耐药病原体存在。
5. 感染由两种或多种微生物引起,却只有一种病原体被检测到或仅根据一种病原体选择用药。

抗生素药物

青霉素

青霉素是最广泛应用的抗生素药物。青霉素类是一大类抗生素的总称,这类抗生素通常含有噻唑烷环、β-内酰胺环和一个侧链化学核,因此整个抗生素族(如青霉素类、头孢菌素

表 44-4 妇产科常见细菌推荐和替代抗生素药物

可疑或已证实病原体	推荐	替代药物
革兰阴性球菌		
奈瑟淋球菌	头孢克肟,头孢曲松钠	大观霉素,阿奇霉素,在亚洲和美国喹诺酮抵抗,沙眼衣原体也如此治疗
革兰阳性球菌		
链球菌肺炎	青霉素[1]	第一代/第二代头孢,大环内酯类,克林霉素,万古霉素
β-溶血链球菌(例如 A,B,C,G 族)	青霉素(在严重 A 或 B 族感染时加用克林霉素)	所有 β 内酰胺,大环内酯类
粪肠球菌	氨苄西林+庆大霉素(或链霉素)	万古霉素+庆大霉素(或链霉素)
甲氧西林敏感金葡菌	苯唑西林,奈夫西林	第一代头孢,万古霉素,克林霉素
耐甲氧西林金葡菌	万古霉素	TMP-SMX,利奈唑胺,达托霉素,替加环素
革兰阴性杆菌		
鲍氏不动杆菌	亚胺培南(抵抗性增加)	氨苄西林舒巴坦;克里斯汀
肠杆菌科(如大肠杆菌、肺炎克雷伯菌、肠杆菌属等)	根据临床情况改变制剂,见正文	
绿脓杆菌	抗绿脓杆菌 β-内酰胺类(如哌拉西林、头孢他啶);环丙沙星;亚胺培南,美罗培南	对于严重感染,使用抗绿脓杆菌 β-内酰胺类+氨基糖苷类(如庆大霉素,阿米卡星)
革兰阳性杆菌		
单核细胞增多性李斯特菌	氨苄西林+庆大霉素	TMP-SMX
厌氧菌		
放线菌	氨苄西林或盘尼西林	多西环素,头孢曲松钠
口咽厌氧菌	盘尼西林	甲硝唑,克林霉素
脆弱类杆菌	甲硝唑	头孢西丁,头孢替坦,β-内酰胺+β-内酰胺抑制剂,碳青霉烯类(克林霉素耐药-20%)
艰难梭菌	甲硝唑	口服万古霉素(严重病例)
产气荚膜梭菌	青霉素 G±克林霉素	强力霉素
混合感染		
沙眼衣原体	多西环素/阿奇霉素	静点
衣原体肺炎	多西环素	大环内酯类,喹诺酮
杜克雷嗜血杆菌	头孢曲松钠,阿奇霉素	环丙沙星
支原体类	大环内酯类,喹诺酮类	多西环素

[1] 青霉素中度敏感菌株,使用高剂量青霉素(除外脑膜炎)。对于青霉素抵抗菌株,使用万古霉素。TMP-SMX,甲氧苄啶-磺胺甲基异恶唑。

表44-5 妇产科感染治疗用药

临床症状	病因	推荐方案	替代方案
软下疳	杜克雷嗜血杆菌	头孢曲松250mg单剂肌注或阿奇霉素1g单剂口服	环丙沙星500mg每天2次口服×3天
非淋病性尿道炎	一般情况:衣原体,人型支原体。其他:滴虫、单纯疱疹病毒(HSV),生殖支原体	多西环素100mg口服每天2次×7天或阿奇霉素1g单剂口服 对性伴侣评估、治疗	氧氟沙星300mg口服每天2次×7天或左氧氟沙星500mg口服每天1次×7天
淋病性尿道炎/宫颈炎	奈瑟淋球菌(50%合并沙眼衣原体,同时治疗)	(头孢曲松125mg单剂肌注或头孢克肟400mg单剂口服),加(阿奇霉素单剂口服2g或多西环素100mg每24小时口服1次×7天)	大观霉素2g肌注1次可治疗淋病
生殖道疱疹			
首次发作	单纯疱疹病毒	阿昔洛韦400mg口服每天3次×7~10天或伐昔洛韦1g口服每天2次×7~10天或泛昔洛韦250mg口服每天3次×7~10天	严重住院患者可静脉注射阿昔洛韦(5mg/kg每8小时1次×5~7天)
周期性复发	短暂治疗。1天内或前期症状时对病灶部位开始治疗	阿昔洛韦800mg口服每天3次×2天或伐昔洛韦500mg口服每天2次×3天或泛昔洛韦1g口服每天2次×1天	伐昔洛韦和泛昔洛韦活性和副作用与阿昔洛韦相似
经常复发	慢性抑制治疗	阿昔洛韦400mg口服每天2次或泛昔洛韦250mg口服每天2次或伐昔洛韦1g口服每天1次	
性病淋巴肉芽肿	沙眼衣原体	多西环素100mg每天2次口服×21天	红霉素500mg每天4次×21日
梅毒			
早期:少于1年	梅毒螺旋体	苄星青霉素G,2.4百万单位肌注一次。对于孕妇这是唯一选择。如果青霉素过敏行脱敏治疗	多西环素100mg每天2次口服×14天或头孢曲松钠1g肌注或静点24小时1次×10天
晚期:超过1年		苄星青霉素G,2.4百万单位每周肌注3次	多西环素100mg每天2次口服×28天。考虑神经病毒
羊膜炎,感染性流产,早期产后内膜炎	类杆菌,链球菌(A,B族),沙眼衣原体,大肠杆菌	多种选择:[头孢西丁或(头孢呋辛+甲硝唑)或β-内酰胺+β-内酰胺抑制剂]+多西环素	克林霉素+庆大霉素

(待续)

表44-5(续)

临床症状	病因	推荐方案	替代方案
放线菌病	放线菌属	青霉素 G 10~20 百万单位每天静脉给药×4~6 周，之后青霉素 V 2~4g 每天口服×3~6 个月	多西环素或头孢曲松或克林霉素 取出宫内节育器
盆腔炎			
门诊患者	淋球菌，衣原体，脆弱类杆菌，链球菌，大肠杆菌	(头孢曲松 250mg 肌注/静脉×1 剂)接着(多西环素 100mg 每天 2 次口服±甲硝唑 500mg 每天 2 次口服×14 天)	(阿莫西林-克拉维酸 875mg 每天 2 次口服+多西环素 100mg 每天 2 次口服)×14 天
住院患者		(头孢西丁 2g 静脉给予每 6 小时 1 次+多西环素 100mg 每天 2 次口服)×14 天	(克林霉素 900mg 静脉给药每 8 小时 1 次+庆大霉素 5mg/kg 每天 1 次+多西环素 100mg 每天 2 次口服)×14 天
阴道炎			
念珠菌	最常见的是白色念珠菌(其他，光滑念珠菌，热带念珠菌)	氟康唑 150mg 单剂口服(对于复发感染，氟康唑每周口服 150mg)	阴道内唑类(各种不同制剂)，对于唑类抵抗，使用硼酸
滴虫	阴道毛滴虫	甲硝唑 2g 口服单剂或 500mg 每天 2 次口服×7 天	治疗男性伴侣
细菌性阴道病	加德纳杆菌，其他厌氧菌	甲硝唑 0.5g 口服每天 2 次×7 天或阴道凝胶 5 天	克林霉素 0.3g 每天 2 次口服×7 天或克林霉素阴道乳膏或药丸
尿道感染			
急性无并发症	大肠杆菌，腐生葡萄球菌，肠球菌(不常见)	TMP-SMX 960mg 每天 2 次口服×3 天(如果对 TMP-SMX 局部耐药>20%，环丙沙星 250mg 每天 2 次口服×3 天)	呋喃妥因 100mg 每天 2 次口服×5 天或磷霉素 3g 单剂口服
复发性(年轻女性)	相似	消灭感染，接着 TMP-SMX 480mg 每 24 小时长期口服	症状发作时单剂 TMP-SMX 两片 960mg 或性交后 960mg，呋喃妥因 50~100mg 每天睡前或性交后口服

TMP-SMX,甲氧苄啶-磺胺甲基异恶唑。

类、碳青酶烯)称为β-内酰胺类。这个环对抗生素活性非常重要,侧链决定抗生素谱和部分青霉素药物药理学特性(表44-1)。对于普通环的抗生素,潜在的交叉过敏反应非常高。所有β-内酰胺抗生素抑制微生物细胞壁,通过与细胞壁结合(青霉素-结合蛋白),阻断细胞壁肽多糖合成过程中的最后转肽反应,从而导致细菌细胞死亡。因此,青霉素是杀菌性抗生素。

细菌抵抗青霉素最常见的机制是产生β-内酰胺酶,破坏β-内酰胺环,这是金黄色葡萄球菌、脆弱拟杆菌、肠杆菌科青霉素抵抗最常见的机制。当青霉素和β-内酰胺酶抑制剂联合应用时,能对抗青霉素耐药。

药代动力学(吸收、分布和排泄)

酸性不稳定化合物吸收差,因此只能用于胃肠外途径(青霉素G、抗单假胞菌青霉素、阿莫西林)。为了减少与食物结合,多数口服青霉素不应在进餐后1小时内服用。

吸收后,青霉素广泛分布于体液和组织(肺、肾脏、肌肉、骨骼和胎盘)。在脓肿和腹膜液中,青霉素水平足够达到抗炎水平。在许多组织,青霉素浓度与血清中浓度相同。在中枢神经系统水平较低,但在细菌性脑膜炎等活动性脑膜感染中,脑脊液青霉素水平超过血清浓度的1%~10%。

多数青霉素快速经肾脏排泄,如尿液—90%通过肾小管分泌,导致其在尿中浓度非常高。在多数应用青霉素类药物时,必须考虑可能出现的肾功能明显降低。

指征、剂量和用药途径

青霉素G、青霉素V

在妇产科临床中,由A组、B组链球菌、苍白密螺旋体(引起梅毒)、梭状芽孢杆菌、放线菌引起的感染首选青霉素治疗,肠球菌引起的严重感染应联合应用氨苄西林(或青霉素G)与庆大霉素,有协同作用。由于广泛抗药性,不推荐青霉素治疗淋球菌感染。

1. 水溶性青霉素G通过静脉给药,产生较高血药浓度,但快速被排泄。因此,对于严重感染,应间隔4小时给药一次(每天6次)。在成人肾功能正常者,重症感染每天用药18~24百万单位,其他感染每天应用9~12百万单位。

2. 苄星青霉素G是一种不溶解盐,肌内注射后局部沉积,药物在较长时间内(即3~4周)低水平释放,每周一次,肌内注射2.4百万单位,治疗1或3周,分别用于治疗早期和晚期梅毒。

3. 青霉素V为青霉素G侧链修饰,这种修饰能抵抗胃酸裂解,因此能口服。青霉素V用药指征为微弱感染(如链球菌咽炎),每天剂量为1~2g(500mg青霉素V相当于80万单位)。

青霉素、替卡西林、哌拉西林

几种侧链修饰增加了这些药物的抗菌谱活性。

1. 阿莫西林和氨苄西林除了用于治疗青霉素敏感的微生物感染,在治疗肠球菌、单核细胞增生李斯特菌感染中,其疗效优于青霉素。由于对肠杆菌科存在广泛耐药,因此仅在药敏结果后选择应用(如治疗尿路感染)。对绿脓杆菌治疗无效。

阿莫西林口服有效剂量为每8小时1.0g,阿莫西林已经取代了口服氨苄西林。根据感染病原菌、感染严重程度及部位,可静脉注射氨苄西林,每4小时1~2g(即6~12g/d)。

2. 替卡西林和哌拉西林应用于革兰阴性细菌感染,对许多肠杆菌和铜绿假单胞菌有抗菌活性。因为快速出现耐药,因此应行药敏实验。其抗革兰阳性菌谱类似于氨苄西林。对于严重的铜绿假单胞菌感染,优先选择哌拉西林(抗菌活性增加4倍),为了降低可能出现的耐药,可联合应用氨基糖苷类药物。

这些药物仅能静脉注射，哌拉西林 4g，间隔 6 小时；替卡西林 3g，间隔 4 小时。

β-内酰胺酶耐受青霉素

这些制剂能抵抗 β-内酰胺酶破坏，主要用于治疗由产生 β-内酰胺酶的金黄色葡萄球菌引起的感染，也对其他革兰阳性需氧菌有效（如 A 组链球菌、肺炎链球菌），但较青霉素疗效差。对肠杆菌或肠球菌治疗无效。

口服：氯唑西林或双氯西林用于治疗轻度或局部葡萄球菌感染，口服 0.25~1.0g，间隔 6 小时。食物可显著干扰药物吸收，因此应在进餐前后至少 1 小时服药。

静脉：奈夫西林、苯唑西林和氯唑西林用于治疗由甲氧西林敏感的金黄色葡萄球菌（MSSA）引起的重度全身感染。根据感染严重程度，剂量通常为 6~12g/d（每 4 小时 1~2g）。由于这些药物经肝脏排出，因此在肾衰竭时无需减量（在严重肾衰竭时，氯唑西林需适当减量），而在肝脏衰竭患者需减量。

青霉素与 β-内酰胺酶抑制剂联用

细菌青霉素耐药机制主要是通过产生 β-内酰胺酶，几种青霉素可与 β-内酰胺酶抑制剂联合应用，这些抑制剂与 β-内酰胺酶产生不可逆结合，因此使游离的青霉素发挥抗菌活性。

除了对青霉素敏感的微生物（如链球菌、肠球菌）感染有效外，这种联合应用还对 MSSA、B 族脆弱类杆菌和许多肠杆菌（一些肠杆菌能产生 β-内酰胺酶，对这些抑制剂产生耐受）感染有效。由于耐药机制不同，其对耐甲氧西林的金黄色葡萄球菌（MRSA）或耐万古霉素的肠球菌（VRE）感染无效。

由于对盆腔感染有广泛的抗菌活性（如厌氧菌、肠球菌、肠杆菌），在许多情况下这种联合使用非常成功。

口服：阿莫西林-克拉维酸是唯一的口服联合制剂，应在进餐开始前服用，以降低胃肠道副作用。剂量为阿莫西林 500mg 和克拉维酸 125mg，3 次/天或阿莫西林 875mg 和克拉维酸 125mg，每 12 小时一次。

静脉：有四种胃肠外联合制剂可供选择，其抗革兰阴性抗菌谱活性不同。阿莫西林-克拉维酸（阿莫西林 1.0g 和克拉维酸 200mg）和阿莫西林-克拉维酸（阿莫西林 2.0g 和克拉维酸 1.0g），3 次/天，除了铜绿假单胞菌感染外，对许多革兰阴性菌感染有效。阿莫西林-舒巴坦有时对耐药的鲍曼不动杆菌感染有效。替卡西林-克拉维酸（替卡西林 3.0g 和克拉维酸 0.1g），4~6 次/天，或替卡西林-克拉维酸（替卡西林 4.0g 和克拉维酸 0.5g），3~4 次/天，对铜绿假单胞菌有抗菌活性。在 4 种制剂中，哌拉西林-他唑巴坦是抗革兰阴性菌谱最广的药物。

青霉素的副作用

由于高度过敏性，青霉素有很多严重副作用。

过敏

青霉素过敏反应发生率为 1%~10%。

1. 多数患者（80%~90%）过敏为迟发型反应，发生于初始治疗后数日。常见临床症状为麻疹样疹、发热以及嗜酸性粒细胞增多症、间质性肾炎（胃肠症状不是过敏表现）。

2. 快速过敏反应（1 小时内）发生，是 IgE 敏感肥大细胞组胺释放结果。有许多危险反应，但幸运的是非常罕见（0.05%）。快速过敏反应可能与荨麻疹、血管水肿、喉头水肿、气管痉挛和过敏反应有关。

3. 加速反应，发生在首次用药 1~72 小时，除喉头水肿外，没有生命危险。

青霉素过敏者（任何青霉素制剂）对其他青霉素也过敏（除了皮试排除者）。青霉素与头孢菌素交叉过敏发生率为 10%，与碳氢酶烯交叉过敏发生率为 1%。在青霉素延迟轻度过敏反应者，可使用头孢菌素。有快速青霉素过敏病史者，不应使用头孢菌素治疗（除了预先进行头孢菌素皮试）。

在明确青霉素是选择药物和替代治疗效果不佳时，口服脱敏剂后，可以安全使用。梅毒孕妇适宜应用这种治疗方式。

毒性

青霉素血药浓度高者，其脑脊液青霉素水平也高。肾衰竭时，高剂量用药可造成这种情况，可导致癫痫。口服大剂量青霉素可导致胃肠不适，特别是恶心和腹泻，在口服阿莫西林或阿莫西林-克拉维酸时更加明显。青霉素能引起假膜性肠炎。

头孢菌素

头孢菌素是抑制细菌细胞壁合成的杀菌剂，类似于青霉素，属于β-内酰胺家族，包括接近二氢噻唑环β-内酰胺环。在基本结构上，不同位点替代化学基团导致不同药理学特性和抗菌活性的药物衍生物。在肾功能受损患者，多数头孢类药物需要调整剂量（不包括头孢曲松钠）。

根据抗菌活性不同，头孢类药物主要分为3（或4）种或"代"（表44-1）。

1. 第一代头孢菌素有良好的抗革兰阳性细菌（如链球菌、MSSA，包括肠球菌）活性和抗许多社区获得性革兰阴性菌活性。

2. 第二代药物对革兰阴性细菌抗菌谱稍宽（如头孢呋辛），也有抗厌氧菌（如头孢西丁）作用。

3. 第三代和第四代头孢菌素分为两个亚类：一类（如头孢他啶、头孢曲松、头孢噻肟）有明确的抗革兰阳性菌活性，也有抗社区获得性革兰阴性菌活性（不是绿脓杆菌），其他类型（如头孢他啶）对革兰阳性菌活性下降，但对革兰阴性菌抗菌谱更广，包括绿脓杆菌。第四代制剂，如头孢吡肟，有革兰阳性菌和革兰阴性菌，包括绿脓杆菌的抗菌活性。

不是所有头孢菌素都能清晰地归类，个别分类里有不符合总体特征的例外。头孢菌素代别分类更有利于讨论。本部分仅限于讨论临床常用的药物。

产生β-内酰胺酶改变青霉素结合蛋白（PBP）而改变外膜是导致耐药的主要机制，一些β-内酰胺酶是质粒介导的，一些是可诱导的染色体介导的（肠球菌属、枸橼酸杆菌属、绿脓杆菌），使最初敏感而后来变为耐药，导致治疗失败。耐甲氧西林及头孢菌素的金色葡萄球菌是通过改变PBP而介导的。早在20世纪80年代已发现超广谱β-内酰胺酶（ESBL），可导致几乎所有头孢菌素和青霉素耐药（甚至那些体外检测敏感者），但对碳氢酶烯不耐药。目前许多实验室在进行特殊实验（双纸片扩散），其目的是确定ESBL的来源。

指征、剂量和给药途径

第一代头孢菌素

这些药物对革兰阳性球菌，包括肺炎球菌、草绿色链球菌、A组与B组链球菌和MSSA有效，也对许多社区获得性革兰阴性细菌有效，而对肠球菌、MRSA（与所有其他头孢菌素相同）和绿脓杆菌无效。口服药物对厌氧菌通常有效，但对肠道厌氧菌，如脆弱杆菌则无效。

口服药物：总的来讲，这些药物可快速彻底地吸收，对于轻、中度MSSA感染及A组链球菌皮肤和软组织感染（蜂窝织炎）有效。

1. 头孢氨苄和头孢拉定口服，剂量为0.25~0.5g，4次/天。治疗严重金黄色葡萄球菌感染时，剂量开始为每次1.0g，4次/天。

2. 头孢羟氨苄，口服0.5~1.0g，2次/天。

静脉注射：头孢唑啉是最常用的药物。

1. 妇科手术和剖宫产切口预防用药的选择之一。

2. 对已知和可疑MSSA感染（如蜂窝织炎）者，可作为β-内酰胺酶耐药青霉素（如奈夫西林和苯唑西林）的替代药物。

3.在青霉素轻度延迟过敏反应者,头孢唑林是B组链球菌预防感染的替代药品。

头孢唑林每8小时用药0.5~2.0g(根据感染严重程度)。

二代头孢菌素

这些药物对一代头孢覆盖的病原体有活性,且有更广泛的革兰阴性抗菌活性(社区获得性)。此外,头孢西丁和头孢替坦对肠道厌氧菌(如B组脆弱杆菌)有抗菌活性,对肠球菌、MRSA、绿脓杆菌无效。

口服:口服通常用于呼吸道感染和单纯性膀胱炎。头孢呋辛酯或头孢丙烯口服,每次0.25~0.5g,2次/天。

静脉:根据这些药物的抗菌谱活性,可用于妇产科感染。围术期预防感染较一代头孢无更多优势。

1. 头孢呋辛每次750mg~1.5g,3次/天,对腹腔内多种微生物感染,应联合应用头孢呋辛与抗厌氧菌药物。

2. 头孢西丁和头孢替坦增加抗厌氧菌活性,因此对腹腔内感染者通常单独应用。这些药物不应单独用于治疗B组脆弱杆菌引起的感染,因为5%~30%无效。头孢西丁2g,间隔6~8小时,头孢替坦1~2g,2次/天。

第三、第四代头孢菌素

在所有头孢菌素中,第三/第四代头孢菌素有最广泛的革兰阴性抗菌谱。除了抗革兰阴性活性,头孢曲松、头孢噻肟和头孢克肟有明显的革兰阳性活性(与第一、第二代相比),头孢他啶(抗革兰阳性稍弱)也有抗绿脓杆菌活性。第四代制剂头孢吡肟有革兰阳性和革兰阴性抗菌活性,包括绿脓杆菌。这些药物中均无抗肠道厌氧菌脆弱杆菌活性,大多数有抗淋菌活性。

头孢曲松主要经胆道分泌排泄,肾功能不全者不需要调整剂量。而其他药物则是经肾脏排泄,因此在肾功能不全者需调节用量。

口服:头孢克肟应用非常有限。在妇产科临床,用药400mg,1次/天,治疗无并发症的淋球菌感染(与多西环素或阿奇霉素联用治疗衣原体感染)。

静脉

1. 头孢曲松广泛用于社区获得性感染,由于其半衰期较长而成为最广泛使用的药物。头孢曲松单剂量250mg,肌注,1次/天(中枢系统感染除外),用于治疗无并发症的淋球菌感染(与多西环素或阿奇霉素联用治疗衣原体感染)。对非中枢神经系统感染(如社区获得性肺炎、腹腔或妇科感染及泌尿系感染),应用剂量为1g,1次/天。

2. 头孢他啶具有广泛的抗需氧菌活性,抗绿脓杆菌活性较强,用于治疗医院获得性感染,这种感染经常由绿脓杆菌引起。头孢他啶1~2g,间隔8小时。

3. 头孢吡肟比头孢曲松有更广泛的抗革兰阳性抗菌谱,与头孢他啶相当的抗革兰阴性抗菌谱,抗绿脓杆菌活性较强,用于治疗医院获得性感染,这种感染可由革兰阳性菌和革兰阴性菌引起。在许多医疗中心,头孢吡肟因其更广泛的抗菌谱而取代了头孢他啶。与所用头孢菌素相同,头孢吡肟没有抗MRSA、B族脆弱杆菌和肠球菌抗菌活性。头孢吡肟每次1~2g,间隔12小时。

头孢菌素的副作用

过敏

口服及静脉头孢菌素均有良好的耐受性,头孢菌素原发性过敏反应发生率为1%~3%(皮疹、发热、嗜酸性细胞增多症)。过敏反应较罕见,发生率低于0.02%。头孢菌素和青霉素交叉反应发生率将近10%。有青霉素延迟过敏病史者,常应用头孢菌素。对青霉素快速过敏者(如支气管痉挛、低血压),应避免应用头孢菌素。而应用第三代头孢菌素,过敏反应发生率为1%,与无过敏史者发生率相似。

毒性反应

变态反应发生率为3%,其他少见副反应包括肾毒性和血液毒(粒细胞减少和血小板减少)。

重复感染

二代、三代头孢菌素应用中,常发生由艰难梭状芽孢杆菌引起的假膜性肠炎。

独特的β-内酰胺类抗生素

单环β-内酰胺类(氨曲南)

氨曲南对多数革兰阴性需氧菌有效(包括绿脓杆菌),但对革兰阳性病原体或需氧菌无效。氨曲南类似氨基糖苷类药物活性,但无肾毒性。该药仅对革兰阴性需氧菌有效,因此在治疗革兰阳性菌或需氧菌感染时需联合应用。剂量通常为静脉1~2g,间隔6~8小时。氨曲南较庆大霉素毒副作用更少,但庆大霉素更廉价,大多数妇产科患者为庆大霉素低危患者,在青霉素或头孢菌素过敏者,治疗革兰阴性菌感染时可选择庆大霉素,交叉过敏风险极低。

碳青霉烯类抗生素

碳青霉烯类抗生素是β-内酰胺类抗生素中抗菌谱最广的药物,很大程度上是由于其对β-内酰胺酶的稳定性高。临床上有四种药物:厄他培南、多利培南、亚胺培南、美罗培南。所有药物都有卓越的抗革兰阳性球菌活性,包括抗MRSA活性。亚胺培南对粪肠球菌有抗菌活性,而其他药物则没有。碳青霉烯类有广泛的革兰阴性抗菌谱,包括绿脓杆菌(厄他培南除外)。此类药物是产生超广谱β内酰胺酶的革兰阴性菌的抗菌药物选择。碳青霉烯类药物对大多数厌氧菌,包括肠道厌氧菌(脆弱杆菌)有高抗菌活性。一般来讲,多利培南、亚胺培南、美罗培南在临床多数情况下可以互换。厄他培南对绿脓杆菌和鲍曼不动杆菌无抗菌活性。在过去十年中,由于β内酰胺酶产生而导致药物水解,因此碳青霉烯类药物已出现对绿脓杆菌和鲍曼不动杆菌耐药。

所有碳青霉烯类抗生素应经胃肠外给药,能很好地分布于身体各个部位,渗透入大多数组织。通常剂量是厄他培南1g,1次/日;多利培南500mg,间隔8小时;亚胺培南500mg,间隔6小时;美罗培南0.5~1g,间隔8小时。在肾功能损伤者应调整剂量。

碳青霉烯类抗生素有不同的抗菌谱,可用于严重医院感染,治疗高度耐药的微生物感染,不应作为盆腔炎的一线治疗药物。

碳青霉烯类药物通常有很好的耐受性。亚胺培南常见副作用为恶心、呕吐、腹泻和皮疹。所有碳青霉烯类药物,尤其是亚胺培南与抽搐有关。碳青霉烯类药物与青霉素交叉过敏反应很低。

氨基糖苷类

多数情况下,氨基糖苷类是杀菌药,可穿透细胞壁和细胞膜,通过与细菌核糖体30S亚基不可逆结合而抑制蛋白合成。最常用的氨基糖苷类是庆大霉素、妥布霉素和阿米卡星。

氨基糖苷类药物几乎对所有革兰阴性杆菌,包括绿脓杆菌有抗菌活性。在抗革兰阴性杆菌中,阿米卡星活性最高,妥布霉素次之,庆大霉素最差。氨基糖苷类对一些革兰阳性需氧菌(如葡萄球菌和肠球菌)有抗菌活性。但对这些细菌感染不能单独用药,而需与β-内酰胺类药物联用。庆大霉素与青霉素或阿莫西林联用可治疗肠球菌感染,但肠球菌对庆大霉素高水平耐药发生率在逐渐增加。厌氧菌对氨基糖苷类不敏感。

氨基糖苷类的一般特性

药代动力学

氨基糖苷类不能经胃肠道吸收，无血小板减少时可肌内注射，通常经静脉途径给药。药物广泛分布于各组织，在骨骼、滑膜液及腹腔液中均可获得适宜浓度。尿中浓度较高，高于血清浓度 100 倍，但其进入中枢神经系统和穿透腹腔脓肿的能力有限。在肾功能正常的不同个体，药物分布容积和排泄率不同，因此用药应每 3~4 天监测血清药物水平。氨基糖苷类药物几乎全部通过肾脏排泄，在肾衰竭患者应调节用药剂量。血清半衰期为 2~3 小时。

剂量、血清水平监测

氨基糖苷类抗生素对革兰阴性需氧杆菌具有抗菌效应（即短时间抗生素治疗后出现持续的细菌生长抑制），因此氨基糖苷类可每天单剂量（SDD）用药或传统的每天多次用药方案。SDD 效果与传统每天多次方案效果相当，使用更加简便，毒性更少。在妊娠女性，有些临床医师仍然选择每天多次用药方案。

在使用氨基糖苷类药物前应评估肌酐清除率，酌情调整相应药物剂量。在肾功能正常者，庆大霉素或妥布霉素 5mg/kg，1 次/天，阿米卡星 15mg/kg，给药时间超过 60 分钟。在传统用药中，庆大霉素或妥布霉素 1.7mg/kg，每 8 小时 1 次，阿米卡星 7.5mg/kg，每 12 小时 1 次。

SDD 治疗者，应每 3~4 天监测血药浓度，在下次用药前了解药物最低水平。在每天多次给药方案中，应监测血药峰值水平（药物足量输入后 30 分钟），和最低水平（下次用药前）。如果药物最低水平增高，则下次用药剂量需减量或延长间隔时间。

妇产科临床使用

1.氨基糖苷类用于治疗复杂性泌尿系统感染（如肾盂肾炎），除患者近期应用过庆大霉素并证实为革兰阴性菌耐药外，庆大霉素是首选药物。在这种情况下，可在等待培养结果期间，选择阿米卡星治疗。

2.氨基糖苷类用于治疗腹腔内感染（与抗厌氧菌药物联合应用）。

3.庆大霉素与哌拉西林合用可治疗绿脓杆菌感染。

4.阿米卡星可经验性治疗院内获得性革兰阴性菌感染，尤其在特殊病区（如 ICU）。

5.氨基糖苷类治疗脓肿及下呼吸道感染效果不理想，其原因是由于 pH 值低下而导致抗菌活性降低。

副作用

1.高过敏反应不常见。

2.所有氨基糖苷类药物都有不同程度的肾毒性，表现为血尿素氮和肌酐增高。非持续用药者，肾毒性通常可逆，合理用药可预防肾毒性。肾毒性（和耳毒性）的高危因素包括合并肝脏疾病、同时使用其他潜在肾毒性药物（如万古霉素、非甾体类抗炎药）以及肾病前期。预防措施为短期适宜疗程应用氨基糖苷类药物、纠正血容量减少、避免高危因素存在、使用 SDD 方案、监测血药水平及血清肌酐水平，每 2~4 天监测血清肌酐水平。

3.耳毒性（如听力缺失、眩晕、平衡障碍或眼球震颤）通常是不可逆的，老年患者危险性更大。

喹诺酮类

所有喹诺酮类药物（FQ）抑制细菌 DNA 旋转酶，这是细菌 DNA 复制非常重要的酶，可促进旋转酶介导的位点特异性 DNA 破坏，导致细胞死亡。根据抗菌谱，喹诺酮类药物可分为以下几类。

1.第一代 FQ（如萘啶酸）不再使用。

2.第二代 FQ，如环丙沙星和氧氟沙星，抗革兰阴性菌活性强。环丙沙星对绿脓杆菌抗菌作用最强。对革兰阳性球菌和厌氧菌则缺少持续的抗菌作用。环丙沙星曾经对奈瑟淋球菌治疗有效，但目前出现环丙沙星耐药性增加，因此美国不再推荐 FQ 治疗奈瑟淋球菌感染。

3.第三、第四代 FQ(加替沙星、左氧氟沙星、莫西沙星)除了对革兰阴性菌(对绿脓杆菌有中度抗菌活性)敏感外，还对革兰阳性菌有效，但对厌氧菌活性有限。所有 FQ 对 MRSA 和院内革兰阴性菌存在多药耐药。

所有 FQ 对不典型呼吸道病原体(如支原体肺炎、衣原体肺炎和军团杆菌肺炎)有抗菌活性。

FQ 抗菌谱较广，有良好的生物相容性及组织渗透性和安全性，这使 FQ 药物颇受欢迎。为了减少其抗药性，延长其使用寿命，应在能增加其抗菌活性的情况下应用。

药代动力学

多数 FQ 可口服和静脉给药，生物相容性良好，口服用药与静脉给药血药浓度相似，因此应尽可能口服用药(如患者能进食，无活动性恶心、呕吐)。FQ 有良好的组织穿透性，主要经肾脏排泄，肾功能不全者(除莫西沙星)需调整剂量。

临床应用

1.尿路感染(UTI)：在单纯性社区感染 UTI 治疗中，由于一线药物磺胺甲基异唑(TMP-SMX)常有耐药，因此多选择 FQ 治疗。可疑绿脓杆菌感染者，推荐环丙沙星治疗。FQ 治疗复杂性泌尿系统感染（如肾盂肾炎）非常有效。

2.盆腔炎：FQ 是治疗盆腔炎的方案之一。当可能为奈瑟淋球菌感染时，由于 FQ 耐药性而推荐头孢曲松钠。在这种情况下，为了治疗可能存在的衣原体感染，应联合应用阿奇霉素或多西环素。

3.腹腔内感染：环丙沙星联合甲硝唑是理性选择(但通常没必要进行抗绿脓杆菌感染)，这种联合用药能有效治疗革兰阴性菌和厌氧菌感染。

4.社区感染性肺炎(CAP)：新一代 FQ(如加替沙星、左氧氟沙星、莫西沙星)对引起 CAP 的常见病原体(如肺炎球菌、嗜血杆菌感染、莫拉克斯菌属、肺军团菌)有抗菌活性。在 CAP 指南中，FQ 是治疗选择(呼吸道喹诺酮类)。但为了避免耐药性，首选大环内酯类药物。

肾功能正常时使用剂量

见表 44-2。

副作用

FQ 耐受性较好，其常见副作用为胃肠道症状，主要为恶心(5%)，老年人主要是中枢神经系统症状(1%~4%)(包括头痛、眩晕、睡眠障碍、情绪改变)。第三、第四代 FQ 能引起 QT 间期延长、心律不齐。FQ 与肌腱破裂有关(如跟腱、肩膀或手)，因此当肌腱疼痛时应中断治疗。

由于对软骨发育有潜在影响，妊娠和哺乳期应避免使用 FQ。

耐药性

随着 FQ 的广泛使用(尤其是口服制剂)，已出现了许多 FQ 耐药细菌（如绿脓杆菌、医院感染肠球菌、奈瑟淋球菌、沙门菌）。

大环内酯类药物

大环内酯类药物通过与 50S 核糖体亚基可逆性结合抑制蛋白合成。虽然是广谱抑菌剂，但在某些环境下或对某些微生物有杀菌作用。由于其结构与 β-内酰胺类药物不同，大环内酯类药物对 β-内酰胺类过敏者仍可使用。在轻、中度肾衰竭患者不需要调整剂量(如阿奇霉素，甚至在重度肾衰竭患者也不需要调整剂量)。一种大环内酯类药物耐药，提示对其他药物也有交叉耐药。

1.红霉素：第一代大环内酯类药物，对许

多革兰阳性菌有抗菌活性(金葡菌、MSSA,对肠球菌不敏感)。可用于可疑空肠弯曲杆菌、百日咳杆菌、杜克雷嗜血杆菌、支原体、衣原体和军团杆菌感染的治疗。口服 250~500mg,每 6 小时 1 次或静脉 250mg~1g,间隔 6 小时。由于胃肠道副作用较常见,通常推荐更新的大环内酯类药物。

2.罗红霉素:罗红霉素与红霉素抗菌谱相似,可单独口服给药,150mg,2 次/天。胃肠道副作用较少,但在美国没有此药。

3.克拉霉素:除了对呼吸道革兰阴性菌(如嗜血杆菌)和非典型分枝杆菌抗菌活性增加外,其抗菌谱与红霉素相似。只有口服制剂(250~500mg,2 次/天)。克拉霉素相对无毒。

4.阿奇霉素:阿奇霉素是具有独特特性的大环内酯类抗生素,有高而持续的组织药物水平(比血药水平高很多),半衰期较长(2~4 天),治疗疗程减少。其抗菌谱与克拉霉素相似。可以口服(包装 6 粒,每粒 250mg)或静脉给药。根据指征不同,用药剂量和疗程不同(如 CAP:首次 500mg,之后 250mg,1 次/天;衣原体宫颈炎:单剂口服 1g)。

临床应用

1.社区获得性肺炎(CAP)。

2.性传播疾病

(1)阿奇霉素(单次口服 1g)和多西四环素(100mg,2 次/天,持续 7 天)在治疗衣原体尿道炎和宫颈炎效果相当。必须与单剂头孢曲松(肌内注射 250mg)联合用药。

(2)杜克雷嗜血杆菌生殖道溃疡性疾病用单剂阿奇霉素 1g 口服治疗。

(3)阿奇霉素用于治疗盆腔炎沙眼衣原体感染。

3.在治疗 A 组和 B 组链球菌、MSSA 引起的感染时,β-内酰胺类过敏者可选择大环内酯类药物。

4.克拉霉素对十二指肠和胃溃疡幽门螺杆菌有抗菌活性,常用于联合治疗。

副作用

可能发生胃肠道副反应(包括恶心、呕吐、腹泻),多由红霉素引起。过敏反应不常见,而且也很轻微。药物相互影响比较严重(如华法林增加血药浓度),阿奇霉素是所有大环内酯类药物中相互影响最小的药物。

四环素类药物

四环素类药物是抑菌药,通过在核糖体水平干扰蛋白合成而发挥作用(如 30S 亚基)。所有药物有相同的基本化学结构和抗菌活性。多西四环素由于其优越的药代特性、较高的依从性及较少的毒性,成为常用的四环素族药物。最近,开发了新一代药物(甘氨酰环类),对耐药菌有抗菌活性,具有代表性的是替加环素。

抗菌活性

四环素族在以下情况有广泛的抗菌活性。

1.社区获得性呼吸道病原体(包括肺炎球菌、嗜血杆菌、卡他莫拉菌属、支原体、军团杆菌和衣原体)。

2.沙眼衣原体。

3.梅毒螺旋体(梅毒)。

4.立克次体和布鲁菌(与庆大霉素联合应用)。

5.对奈瑟淋球菌没有可靠的抗菌活性。

6.对革兰阳性菌和革兰阴性菌(包括抗万古霉素肠道球菌 VRE、MRSA、奈瑟淋球菌,不包括绿脓杆菌)也有抗菌活性。

药代动力学

除严重 PID 外,口服途径最常应用。餐前一小时或餐后两小时口服可增加药物吸收。多西四环素半衰期长,用药间隔为 12~24 小时,患者依从性增加。四环素类药物经肾脏排泄。多西四环素经粪便排泄(因此在肾衰竭患者不需要调整剂量)。与四环素族药物合用时,口服避孕药药效降低。

妇产科临床应用

由衣原体感染引起的生殖道感染（如PID、宫颈炎、性病淋巴肉芽肿）可选择多西四环素。

1. 在黏脓性宫颈炎，口服多西四环素100mg，2次/天，用药7天（或单剂阿奇霉素1g），与单剂量肌内注射头孢曲松250mg联用（治疗奈瑟淋球菌）。

2. 治疗PID，多西四环素100mg，2次/天，连续14天（联合头孢曲松和甲硝唑）。可通过相同剂量静脉给药，但应尽可能采取口服用药。

3. 多西四环素是治疗梅毒的青霉素替代药物（不包括孕妇或神经梅毒）。

四环素口服剂量为250~500mg，每6小时1次。

副作用和禁忌证

1. 高度过敏反应伴发热或皮疹，不常见。

2. 光敏毒性反应，包括在阳光照射部位出现红疹。用药期间患者应避免强烈光照。

3. 多西四环素可能引起食管溃疡，应告知患者服药期间大量饮水。

4. 静脉应用多西环素时可能发生血栓性静脉炎。

5. 肛门与生殖器发生假丝酵母菌二重感染。

6. 孕妇应避免使用四环素族药物，因其可能引起孕妇肝脏毒性和胎儿牙齿畸形（还有在哺乳期）。

克林霉素

克林霉素在核糖体水平（50S亚基）抑制蛋白合成，通常是抑菌药。抗菌谱包括革兰阳性球菌（A组和B组链球菌、MSSA）和厌氧菌，拟杆菌属耐药性增加。对革兰阴性需氧菌无抗菌活性（如肠杆菌和肠球菌）。

药代动力学

克林霉素可通过口服用药，吸收良好，进餐不降低其吸收性。口服或胃肠道用药可获得有效血药浓度，具有良好的组织穿透性，但不包括脑脊液。该药主要经肝脏代谢，因此在严重肝功能不全患者应调整剂量。在肾衰竭患者无需调整剂量。口服300~450mg，间隔6~8小时。静脉每8小时给予600~900mg。

妇产科临床应用

1. 在腹腔内或盆腔感染（如输卵管卵巢脓肿），克林霉素（对革兰阳性球菌和厌氧菌有活性）必须联合抗革兰阴性抗生素（如庆大霉素或环丙沙星），因为B族脆弱类杆菌在这些感染中发挥重要作用，由于克林霉素对脆弱类杆菌耐药性增加，许多专家转而选择甲硝唑。

2. 对会阴需氧菌和厌氧菌混合感染（软组织感染），克林霉素应联合应用抗革兰阴性菌的药物。

3. 对A组或B组链球菌和MSSA感染，对青霉素或头孢霉素过敏者可选克林霉素作为替代药物。

4. 在治疗由A组链球菌引起的坏死性筋膜炎时，可选克林霉素和高剂量青霉素联用。

5. 可替代甲硝唑治疗细菌性阴道病，口服克林霉素300mg，2次/天或2%阴道乳膏5g，睡前阴道内用药（均为7天）或克林霉素100mg，睡前阴道内给药，连续3天。

副作用

1. 腹泻是克林霉素最明显的副作用，约20%患者发生抗生素相关性腹泻，很少发生艰难梭状芽孢杆菌相关性腹泻（CDAD）。当CDAD发生时，如果可能需停用克林霉素，口服或静脉应用甲硝唑或（在严重感染病例）口服万古霉素。

2.过敏反应(皮疹或发烧)可能发生。

3.轻度可逆性肝酶升高,比较常见。

甲硝唑

甲硝唑是治疗厌氧菌,包括脆弱杆菌和加德纳阴道炎感染的主要治疗药物,也有杀寄生虫的作用,包括溶组织内阿米巴、篮氏贾第鞭毛虫、阴道毛滴虫。甲硝唑抑制 DNA 合成,可快速杀菌。

药代动力学

甲硝唑吸收良好,可随食物同服。在口服和静脉给予相同剂量时,血药浓度相似。几乎所有组织均有良好穿透性。药物在肝脏代谢,经肾脏排泄。通常每 8 小时口服 1 次,或静脉每天剂量 500mg。在重度肾衰竭或明显肝脏损伤时,药物需减量。

妇产科临床应用

1.甲硝唑可治疗拟杆菌属、艰难梭状芽孢杆菌相关性疾病、阴道毛滴虫、阿米巴病、篮氏贾第鞭毛虫感染。

2.混合型需氧菌和厌氧菌感染(如腹腔内和盆腔感染)联合用药指征。

3.对于滴虫性阴道炎,推荐剂量是单次口服 2g 或 500mg,2 次/天,用药 7 天,性伴侣应同时治疗。

4.对于细菌性阴道病,推荐剂量是口服 500mg,2 次/天,用药 7 天,或阴道凝胶(用上药器阴道内用药)5 天。除性伴侣患龟头炎外,不推荐同时用药。妊娠期不推荐局部用药。

副作用

通常来讲,甲硝唑耐受性良好。

1.用药期间应避免饮用含酒精饮料,以免诱发双硫仑样副作用(恶心、呕吐、头痛)。

2.口服治疗时可能出现金属味觉。

3.延长使用时,可能发生周围神经病变。

万古霉素

万古霉素是第一代糖肽类抗生素。糖肽类药物的原始作用为抑制细胞壁合成。万古霉素仅对革兰阳性菌有效。除肠球菌外,万古霉素是杀菌药。万古霉素与庆大霉素联用可增加抗肠球菌活性。万古霉素大量使用可导致抗万古霉素肠道球菌 VRE、金葡菌中等程度耐药或对万古霉素完全耐药。应谨慎使用万古霉素,以保持这一重要抗生素的有效性。

药代动力学和药物剂量

万古霉素吸收很差,口服用药后粪便中有很高浓度,因此可治疗艰难梭状芽孢杆菌相关性疾病。主要经静脉给药,有广泛的组织渗透性。首剂根据患者体重而定,15~20mg/kg,每 12 小时 1 次(用药超过 1~2 小时,避免红人综合征),后续剂量根据血药浓度而定。重度感染最低水平应维持在 15~20μg/mL。万古霉素主要经肾脏排泄,在肾衰竭患者,剂量必须减低或延长用药间隔。

妇产科临床应用

万古霉素对 MSSA 比 β-内酰胺类 (如奈夫西林、苯唑西林)效果差,因此在这类感染应选用 β-内酰胺类药物。

1.万古霉素是治疗 MRSA 的选择。

2.对 β-内酰胺类药物有过敏史者,万古霉素是治疗 MSSA、A 组和 B 组链球菌感染的替代药物。

3.对重度艰难梭状芽孢杆菌引起的腹泻,万古霉素可替代甲硝唑,剂量为 125mg,每 6 小时 1 次,用药 10~14 天。如果可能,停用其他抗生素药物。

副作用

1.如果万古霉素输入过快,可能引起面部、颈部或躯干潮红(红人综合征),瘙痒、低血压。

为避免此征,输注速度不能超过500mg/h。因为这个反应不是免疫介导的,不影响继续使用。

2.5%的患者会发生过敏(不是红人综合征皮疹)。

3.肾毒性和耳毒性非常罕见(多数在联合使用其他有肾毒性或耳毒性药物,如氨基糖苷类药物时发生)。

利奈唑胺

利奈唑胺属于恶唑烷酮类药物,通过50S核糖体亚基干扰细菌蛋白合成,是抑菌药,包括MRSA和VRE均是该药的主要用药指征(虽然MRSA和VRE对其有耐药报道)。口服用药100%吸收,口服和静脉用药剂量为600mg,每12小时1次,对于肾衰竭和肝衰竭患者无需调整药物剂量。骨髓抑制可逆(即血小板减少、贫血、中性粒细胞减少),多数发生在用药超过2周时。妇产科使用仍然受限。

大观霉素

大观霉素结构与氨基糖苷类药物相似,但不相同,其可抑制核糖体蛋白合成,是杀菌药。大观霉素仅用于当优先选择药物(如头孢菌素或阿奇霉素)不能使用或耐药奈瑟淋球菌的替代治疗。肌内注射单次2g。在肾衰竭患者无需调整剂量。没有已知的严重副反应。

复方新诺明

甲氧苄啶与磺胺甲恶唑联用即复方新诺明(TMP-SMX),在合成细菌叶酸中分两步进行抑制。单独应用时,每种药物都是抑菌药,但联合应用有协同杀菌作用。可口服或静脉用药,常用剂量为80mg甲氧苄啶与400mg磺胺甲恶唑,也有双倍剂量药物剂型(160mg甲氧苄啶与800mg磺胺甲恶唑)。

抗菌活性

1.TMP-SMX对革兰阳性球菌(包括MRSA一些菌株)和革兰阴性菌有良好的抗菌活性。

2.对肠球菌、绿脓杆菌或厌氧菌无抗菌活性。

3.对产单核细胞李斯特菌、诺卡菌属、耶氏肺孢子虫有抗菌活性。

药代动力学

由于口服TMP-SMX能很好吸收,通常选用口服途径。每种成分广泛分布于多数组织。该药主要经肾脏排泄,因此,肾衰竭患者需减少剂量。半衰期长,2次/天。

妇产科临床应用

1.TMP-SMX在无并发症女性泌尿系感染(膀胱炎)时应用(对局部大肠杆菌耐药性<20%),960mg,2次/天,用药3天。

2.在可疑敏感病原体引起的肾盂肾炎可用此药。

3.在复发性复杂性泌尿系感染(一年3次或更多)的年轻女性,感染控制后,TMP-SMX长期服用可作为巩固方案,每24小时服1次。在症状发作时可自行服用单剂治疗(TMP-SMX双倍剂量,2片,320/1600mg)或性交后单次双倍剂量。

4.TMP-SMX是产单核细胞李斯特菌感染(如脑膜炎、羊膜炎)用青霉素过敏时的替代治疗。

5.认为此药治疗能阻断卡氏肺孢子虫肺炎。

毒性和副作用

虽然皮疹常见,联合用药通常有良好耐受性。

1.3%的患者发生轻度胃肠症状。

2.3%~5%的患者发生皮疹,多数较轻,但可能发生重度皮疹(如剥脱性皮炎、Stevens-Johnson综合征)。在HIV患者皮疹常见。

3.可发生血小板减少和中性粒细胞减少。每周应行全血细胞计数检测。

4.葡萄糖-6-磷酸脱氢酶缺失患者应避免使用该药,因为可能促成溶血。

5.华法林治疗者使用 TMP-SMX 可增强华法林作用,增加出血风险。

泌尿系杀菌剂(呋喃妥英、磷霉素)

泌尿系杀菌剂在尿中浓度较高,而在血清中达不到治疗水平。因此,仅用于下尿路感染。这种特征有很大优势,包括减少对正常菌群的抑制。

呋喃妥英

呋喃妥英对引起尿路感染的革兰阴性菌(如肠道杆菌)、革兰阳性菌(如肠球菌、凝固酶阴性链球菌)有效,而对绿脓杆菌无效。该药(与餐同服)吸收良好,但仅在尿中达到治疗水平,肌酐清除率<40mL/min(因为肾脏排泄降低而导致药物积聚在血液中)和肝功能不全是药物禁忌证。尿液不应该被碱化,因为在碱性尿液中药物有效性下降。

对于单纯性尿路感染,呋喃妥英每次100mg,2次/天,用药3~7天。对于预防单纯性、复发性尿路感染,可每天睡前或性交后单剂50mg 或 100mg,但长期使用可能发生肺毒性。呋喃妥英可以和粗晶水合物结合(呋喃妥英胶囊)应用,这种联合使用剂量是每12小时100mg。

1%~5%的患者出现皮疹,是可逆的。主要副作用包括肺炎和多神经病,在老年人更容易发生,对于 60 岁以上的老年人,服用该药时应给予警示。

磷霉素

在单纯性尿路感染女性,磷霉素单次用药3g。药物作用于细胞壁。该药对社区感染的获得性尿路感染(如肠道杆菌、腐生金葡菌、肠球菌)有抗菌活性,对绿脓杆菌耐药。

该药吸收快,恒定排泄入尿液,在尿中可维持 24~48 小时。该药耐受性良好,9%的患者发生腹泻,从而影响患者依从性。对比 3 天复方新诺明用药,该药价格昂贵,导致药物应用受限。

抗真菌药物

抗真菌药物有三种主要分类,多烯炔类:如两性霉素 B;唑类(如氟康唑);棘白菌素(如卡泊芬净)。下面简要讨论主要药物。

两性霉素 B

两性霉素 B 对多数广泛的真菌病原体(如假丝酵母菌和真菌)有抗菌效应。该药吸收很差,因此应静脉用药治疗系统感染。重度疾病患者剂量为 0.7~1.0mg/(kg·d),输入超过 4 小时。为了减小副作用可每周 3 次用药。药物通过胆道消减。虽然两性霉素 B 有肾毒性,但肾衰竭患者不会导致药物积累,调整剂量是为了减少毒性。

输注时常有发热和寒战,通常在治疗第 1 周后消失,以对乙酰氨基酚或布洛芬预处理可减轻这些症状。肾毒性是主要限制其应用的严重毒性反应,给药前输注生理盐水可降低肾衰竭发生率。肾衰竭通常是可逆的,FDA 妊娠期用药风险类别为 B 类。

为克服药物剂量限制性副作用,研发出脂质体转运系统[如脂质体两性霉素 B(AmBisome)],可增加药物剂量而不增加全身毒性。

唑类(如氟康唑、伏立康唑)

这些真菌抑制剂有效,毒性较低,是治疗许多系统真菌感染的两性霉素 B 的替代药物。有一些局部制剂和阴道栓剂(如克霉唑)。它们通过抑制真菌细胞膜麦角固醇合成发挥作用,因此,抑制细胞生长。

氟康唑

氟康唑可通过静脉或口服给药。由于吸收良好,每天口服剂量和静脉剂量相同。该药主要经肾脏排泄,因此,在肾衰竭患者需调整剂量。它对酵母菌（如假丝酵母菌、隐球菌）有活性，但对真菌无活性。每天剂量为200~400mg 口服或静脉给药，1次/天。在妇科，通常用来治疗假丝酵母菌性阴道炎，单剂量口服150mg。对于这个指征，有很多阴道内替代药物制剂（如克霉唑、咪康唑），用药每天1剂，7~14 天。氟康唑有很好的容受性，副作用包括皮疹（<5%）、恶心、呕吐。

伏立康唑

伏立康唑对酵母菌和真菌都有抑菌活性，是浸润性曲霉菌治疗用药。该药可静脉和口服给药，口服给药有很好的生物利用度。负荷剂量是静脉每12小时给药6mg/kg，维持剂量是每12小时4mg/kg。在肌酐清除率<50mL/min时，改为口服治疗（由于静脉用药药物积累）。口服剂量是体重超过40kg患者每天2次，每次200mg，在肝脏功能不全患者应调整剂量。最常见的副作用包括可逆的视觉障碍和皮疹，都在20%之内。

棘白菌素

卡泊芬净是第一代棘白菌素，机制是抑制葡聚糖（真菌细胞壁内部成分）合成，用来治疗浸润性假丝酵母菌和浸润性曲霉菌（是伏立康唑替代治疗），仅有静脉制剂，在肝脏衰竭患者需调整剂量，而肾脏衰竭患者无需调整。每天1次静脉注射70mg，初始治疗后每天1次50mg维持治疗。卡泊芬净无明显毒性作用。这类药物中发展一些新的药物，如阿尼芬净。FDA将棘白菌素分为妊娠C类用药。

抗病毒药物（阿昔洛韦、伐昔洛韦、泛昔洛韦）

这里仅讨论抗疱疹病毒药物，不是抗反转录病毒或抗巨细胞病毒药物。

阿昔洛韦作为抑制病毒DNA聚合酶，因此通过病毒胸苷激酶阻断DNA病毒合成。阿昔洛韦的抗病毒谱限于疱疹病毒（如单纯疱疹病毒HSV和水痘病毒VZV）。伐昔洛韦是阿昔洛韦药物前体。泛昔洛韦是与阿昔洛韦有相似病毒谱的喷昔洛韦的药物前体。口服阿昔洛韦生物利用度较低（15%~20%），伐昔洛韦和泛昔洛韦通过口服制剂能稳定吸收（生物利用度分别为54%~70%和77%），能快速转变为活性形式（分别为阿昔洛韦和喷昔洛韦）。在肾衰竭患者需要调整药物剂量。

妇产科临床应用

阿昔洛韦是HSV和VZV的治疗药物，能通过口服和静脉给药。伐昔洛韦和泛昔洛韦口服选择相对有效，可提供更有效的给药方案。

1.阿昔洛韦对原发生殖道HSV感染有效，门诊患者可口服阿昔洛韦（每8小时400mg，给药7~10天）。替代药物，口服伐昔洛韦或泛昔洛韦（1000mg每天2次和250mg每天3次，都是给药7~10天），局部阿昔洛韦效果很差，此途径给药受阻。对于重度原始HSV感染住院患者，静脉给予阿昔洛韦（每8小时5mg/kg给药，5~7天）。

2.复发性生殖道HSV感染者，在前驱症状或第一个病灶出现时即开始治疗，可将症状持续时间减少2天。阿昔洛韦为800mg每天3次，持续2天，伐昔洛韦500mg每天2次，持续3天，伐昔洛韦1000mg每天2次，用药1天。

3.抑制治疗可降低生殖道HSV感染复发。70%~80%的患者有重复感染（即>6次/年）。有效的方案包括阿昔洛韦400mg每天2次，泛昔洛韦250mg每天2次，伐昔洛韦1g每天1次。

4.有重复感染生殖道HSV的女性，在妊娠晚期阿昔洛韦治疗可降低妊娠晚期HSV复发率，降低剖宫产率。在妊娠晚期，抗病毒治疗对新生儿的有效性尚不明确。无证据支持对无生殖道HSV感染史血清阳性女性抗病毒治疗的有效性。

5.高剂量阿昔洛韦可有效治疗水痘和老年人VZV感染。

6.对于巨细胞病毒感染,这些治疗无效。

毒性和副作用

口服制剂(如阿昔洛韦、伐昔洛韦、泛昔洛韦)有很好的容受性,静脉阿昔洛韦引起静脉压在5%的患者有肾毒性。充足的水化可阻止肾毒性。

无充足资料表明与一般人群相比,妊娠前3个月用阿昔洛韦能增加主要出生缺陷。然而,母体暴露于伐昔洛韦和泛昔洛韦资料有限,不能提供妊娠预后的有价值信息。

Babinchak T, Ellis-Grosse E, Dartois N, Rose GM, Loh E; Tigecycline 301 Study Group; Tigecycline 306 Study Group. The efficacy and safety of tigecycline for the treatment of complicated intra-abdominal infections: analysis of pooled clinical trial data. Clin Infect Dis 2005;41(Suppl 5):S354–S367. PMID: 16080073.

Betts RF, Chapman SW, Penn RL, eds. *A Practical Approach to Infectious Diseases*. 5th ed. Philadelphia, PA: Lippincott Williams & Wilkins; 2003.

Centers for Disease Control and Prevention. Sexually transmitted diseases treatment guidelines. *MMWR Recomm Rep* 2010;59(RR-12): 1–110. PMID: 21160495.

Centers for Disease Control and Prevention. Update to CDC's sexually transmitted diseases treatment guidelines, 2006: fluoroquinolones no longer recommended for treatment of gonococcal infections. *MMWR Morb Mortal Wkly Rep* 2007;56:332–336. PMID: 17431378.

Gilbert DN, Mollering RC, Eliopulos GM, Chambers HF, Saag MS. *The Sanford Guide to Antimicrobial Therapy*. 40th ed. Sperryville, VA: Antimicrobial Therapy, Inc.; 2010.

Mandell GL, Bennett JE, Dolin R, eds. *Principle and Practice of Infectious Diseases*. 7th ed. New York, NY: Churchill Livingstone; 2010.

Romano A, Viola M, Guéant-Rodriguez RM, Gaeta F, Pettinato R, Guéant JL. Imipenem in patients with immediate hypersensitivity to penicillins. *N Engl J Med* 2006;354:2835–2837. PMID: 16807429.

Society of Obstetricians and Gynaecologists of Canada. Screening and management of bacterial vaginosis in pregnancy. Available at: http://www.sogc.org/guidelines/documents/gui211CPG0808.pdf. Accessed August 2008.

抗生素外科预防用药

用药指征

抗生素预防用药可降低某些外科手术伤口感染的发生率。仅用于感染率较高的情况下,如清洁的易受污染的操作(如阴道黏膜表面)、假体移植手术(如使用网片、人工关节等手术)以及如果发生感染则后果严重的手术。

涉及器官

对于多数妇科手术,感染来源于患者皮肤或阴道菌群。妇科手术,如开腹或腹腔镜手术,没有暴露阴道内菌群,这些感染通常仅来源于皮肤细菌。这些清洁手术主要病原体是金葡菌。暴露于子宫颈黏膜的手术,如子宫输卵管造影、宫内节育器放置、内膜活检、输卵管通液、诊刮术可能会把上阴道部位和宫颈黏膜的细菌种植到子宫内膜和输卵管(如肠杆菌科、B组链球菌)。

用药时机

最有效的用药时机是给药后抗生素水平在开皮和整个手术过程中达到有效组织水平。为了达到目标,多数抗生素应在手术开始前1小时内给药(万古霉素和喹诺酮类药物除外,因为这些药物输入时间需超过1小时)。预防给药的适宜时间是麻醉诱导前。

然而,有史以来,剖宫产术抗生素预防感染时机不同,该术是在切断脐带后给药的,理由是避免新生儿暴露于抗生素中,阻断任何影响新生儿培养结果的因素,以免可疑新生儿感染。2007年,Sullivan及其同事报道了一个随机、前瞻性、双盲实验,比较头孢唑林在开皮前1小时给药和脐带切断后给药的不同,结果表明,早给药组总感染率低、更少发生子宫内膜炎,与新生儿副作用无关。其他相似研究也有相似结果。2010年9月,美国妇产科医师协会(ACOG)组织一次会议,提议所有剖宫产患者应在开皮前预防性应用抗生素。

手术过程中给药

在多数情况下,单剂给药足够。对于超过2个药物半衰期的手术,应在术中补充一次。

在多数情况下,预防用药不应超过24小时。

择期手术的抗生素预防选择

1. 经阴道或经腹子宫全切术:开皮前30分钟静脉注射头孢唑林1~2g。

2. 剖宫产术:开皮前30分钟静脉注射头孢唑林1~2g。

3. 人工流产术:早妊娠前三个月,术前多西环素100mg及术后200mg,中妊娠三个月,术前静脉注射头孢唑林1~2g。

4. IUD置入术、宫腔镜检查术、内膜活检术无需抗生素预防给药。

青霉素快速过敏者的替代药物是克林霉素加庆大霉素。一般认为,MRSA在社区或机构中流行,因此术后MRSA感染较高,在这些情况下,应考虑使用万古霉素。

ACOG Committee Opinion No. 465: antimicrobial prophylaxis for cesarean delivery: timing of administration. *Obstet Gynecol* 2010;116:791-792. PMID: 20733474.

ACOG Practice Bulletin No. 104: antibiotic prophylaxis for gynecologic procedures. *Obstet Gynecol* 2009;113:1180-1189. PMID: 19384919.

Camann W, Tuomala R. Antibiotic prophylaxis for cesarean delivery: always before skin incision! *Int J Obstet Anesth* 2011;20:1-2. PMID: 21126866.

(张丽志 译)

第45章 妇科手术围术期、术中及术后并发症

Cecilia K. Wieslander, MD
Danielle D. Marshall, MD

术前并发症

手术前病史和体格检查的主要目的是确定可能存在的增加围术期发病率和死亡率的并发症。如果发现这些并发症，那么外科手术前应进行医疗评估，确保患者病情稳定，能承受外科手术。

心血管疾病

临床表现

许多妇科手术有低度(<1%)或中度(1%~5%)心源性死亡或非致死性心肌梗死的风险(表45-1)。术前获得详细病史非常重要，可发现心脏病和(或)并发症，这些病将患者列为高危外科风险范畴。如果发现患者有活动性心脏病，如不稳定性冠脉综合征、失代偿心衰、严重心律不齐或严重心瓣膜病等，应推迟或取消(除急症外)手术，评估患者病情并给予治疗(表45-2)。还应确定患者既往是否有放置心脏起搏器、植入心脏除颤器、直立位不耐受或其他临床危险因素，这些因素与围术期心脏风险增加有关(表45-2)。如果患者有心脏病史，任何近期的症状改变均应重视。此外，应记录最近用药剂量、饮酒、吸烟、非处方药和违禁药物。病史应包括患者心功能(表45-3)，根据患者平板运动试验最大氧摄入量评估每日活动量。

美国心脏学会于2007年在围术期心脏评估和护理指南中，对非心脏外科推荐的围术期心脏评估步骤如下。

步骤1：患者是否需要急诊非心脏手术？如果是，应进行外科和围手术监护及术后分层评估和危险因素处理。如果不是，进行步骤2。

步骤2：患者是否有活动性心脏病(见表45-2)？如果是，应推迟手术，评估患者病情并处理。如果不是，进行步骤3。

步骤3：择期手术是否为低危手术(见表45-1)？如果是，进行手术，如果不是，进行步骤4。

步骤4：患者心功能是否良好[≥4分代谢评估(MET)，见表45-3]、没有任何症状？如果是，进行择期手术。如果不是，进行步骤5。

步骤5：如果患者心功能不良，有症状或不知道心功能情况，出现活动性临床危险因素时应决定是否需进一步评估。临床危险因素包括心脏病史、代偿期或不良心衰、脑血管疾病、糖尿病和肾功能不全。

1. ≥3个临床危险因素+高危外科手术：应进行评估，决定是否改变治疗方案。

2. ≥3个临床危险因素+中危外科手术：用β受体阻滞剂控制心率，择期手术或用非创伤

表 45-1 非心脏手术的心脏风险（心脏死亡和非致命性心梗）

危险分层	手术举例
高度（血管手术）（报道风险>5%）	主动脉和其他主要血管手术 外周血管手术
中度（报道风险1%~5%）	腹腔内手术 胸内手术 颈动脉内膜切除手术 头颈外科手术 眼科手术 前列腺手术
低风险（报道风险<1%）	内镜操作 表浅手术 白内障手术 乳腺手术 门诊手术

Modified and reproduced, with permission, from Fleisher LA, Beckman JA, Brown KA, et al. ACC/AHA 2007 guidelines on perioperative cardiovascular evaluation and care for noncardiac surgery: executive summary. *J Am Coll Cardiol* 2007;50:1707－1732.

性检查评估是否更改治疗方案。

3.1个或2个临床危险因素+高危手术：用β受体阻滞剂控制心率，择期手术或用非创伤性检查评估是否更改治疗方案。

4.1个或2个临床危险因素+中等手术：择期手术，用β受体阻滞剂控制心率或用非创伤性检查评估是否更改治疗方案。

5.没有临床危险因素：进行择期手术。

治疗

冠状动脉疾病

在已知或既往隐性冠状动脉疾病，应决定心脏危险程度、缺血情况、心室功能，评估患者条件是否合适。选择性非侵袭方法可用于评估患者术中心肌缺血的风险。

高血压

麻醉诱导引起血压和心率增加导致心脏症状，这些改变在未治疗的高血压比控制良好

表45-2 围术期心血管并发症危险因素（心梗、心衰、死亡）

活动的心脏情况需进一步处理，可能导致手术延迟或取消，除非是急症手术
　不稳定冠脉综合征
　　包括不稳定或严重心绞痛或近期心梗(30天内)
　失代偿心衰
　　包括NYHA功能分级Ⅳ级或更差或新发心衰
　严重的心律失常
　　包括高级AV阻断、莫氏Ⅱ型AV阻断、三度AV阻断、有症状的实性心律失常、室上性心律失常（包括心房纤颤）伴随不能控制的心室率（静息时>100bpm）、有症状的心动过缓、新近发现的室性心律失常
　严重的血管疾病
　　包括严重的主动脉狭窄（平均压力梯度>40mmHg，主动脉瓣面积<1.0cm^{2}或有症状）、有症状的二尖瓣狭窄（进展性的呼吸困难，劳累性晕厥先兆或心衰）
其他临床危险因素，需仔细评估当前的心血管状态
　心脏病病史
　代偿的或前期心衰病史
　脑血管疾病史
　糖尿病
　肾功能不全

Modified and reproduced, with permission, from Fleisher LA, Beckman JA, Brown KA, et al. ACC/AHA 2007 guidelines on perioperative cardiovascular evaluation and care for noncardiac surgery: executive summary. *J Am Coll Cardiol* 2007;50:1707－1732.

表 45-3 各种活动评估能量需要

代谢当量	决定功能能力问题
1 MET	你能照顾自己吗？
	你能吃、穿或使用马桶吗？
>1 MET, <4 MET	你能在室内围着房子行走吗？
	你能在水平地面以每小时2~3英里(1英里≈1609米)的速度走一个街区或两个街区吗？
4 MET	能围着房子做轻体力工作，如倒垃圾或洗盘子吗？
	你能爬一段楼梯或爬一座小山吗？
>4 MET, <10 MET	你能以每小时4英里在平地上走路吗？
	你能跑一段短路吗？
	你能围绕房子做重体力工作，如擦地或抬起或移动重的家具吗？
>10 MET	你能参与中度娱乐活动，如高尔夫球、保龄球、跳舞、双人网球、棒球或足球吗？
	你能参与费力的运动，如游泳、单人网球、足球、篮球或滑冰吗？

Modified and reproduced, with permission, from Fleisher LA, Beckman JA, Brown KA, et al. ACC/AHA 2007 guidelines on perioperative cardiovascular evaluation and care for noncardiac surgery: executive summary. *J Am Coll Cardiol* 2007; 50:1707–1732.

的高血压患者更显著。对于3级高血压(收缩压≥180mmHg和舒张压≥100mmHg)，择期手术应推迟。如果需要急症手术，则给予快速静脉制剂，控制血压到合适范围。

患者应在术日晨以一小口水继续口服降压药物，推荐术后继续服用降压药物。一些医师推荐术日晨使用血管紧张素酶抑制剂和血管紧张素受体拮抗剂，术后服用可降低围术期肾脏危险。

术后因疼痛、紧张、血容量过多、高碳酸血症、低氧和尿潴留等引起的高血压应进行治疗，恢复降压药物常规应用。在以上病因去除后，患者收缩压≥180mmHg和舒张压≥100mmHg时应继续治疗。

血管心脏疾病

在有症状的主动脉瓣狭窄患者，择期心脏手术应推迟或取消，因为死亡率接近10%。这些患者在择期必须进行的非心脏手术前需行主动脉瓣置换。如果主动脉瓣严重狭窄且有症状，一年内未进行动脉瓣评估者，应推迟或取消手术。

严重二尖瓣狭窄会增加心衰风险。狭窄严重者，术前行二尖瓣置换术或开放的外科修补术有益。然而，总的来说，术前外科纠正不是二尖瓣手术的指征，除非二尖瓣手术后能延长患者生命。

房颤患者有血栓形成危险，在术前及术后应给予肝素或低分子肝素低剂量抗凝治疗，防治血栓。

机械瓣膜患者在进行手术时需仔细抗血栓治疗，口服抗血栓药物者出血风险高，而无抗血栓药物治疗者血栓风险高，因此推荐围术期给予肝素治疗。这些患者包括二尖瓣机械心瓣膜、Bjork-Shiley瓣膜、近一年有血栓或栓塞病史，下列因素中3个或以上因素：房颤、任何时期的栓塞病史、高凝血状态、机械瓣膜及左室射血分数<30%。

在机械心瓣膜患者，预防心内膜炎推荐的治疗近期有所变化。对进行泌尿生殖系统或胃肠系统手术，包括妇科手术、阴道分娩或剖宫产手术，美国心脏协会不再推荐心内膜炎预防治疗，但合并感染患者除外，因为容易引起菌血症，如绒毛膜羊膜炎或肾盂肾炎。在这些病例，潜在感染应以常规方式治疗，包括对心内膜炎有效的治疗方案（表 45-4）。此外，对于置换心瓣膜者，美国心脏协会仅对既往有心内膜感染病史和先天性心脏疾病者推荐心内膜炎预防治疗（表 45-5）。

Fleischer LA, Beckman JA, Brown KA, et al. The ACC/AHA 2007 guidelines on perioperative cardiovascular evaluation and care for noncardiac surgery: executive summary. J Am Coll Cardiol 2007;50:1707-1732. PMID: 17950159.

Wilson W, Taubert KA, Gewitz M, et al. Prevention of infective endocarditis: guidelines from the American Heart Association: a guideline from the American Heart Association Rheumatic Fever, Endocarditis and Kawasaki Disease Committee, Council on Cardiovascular Disease in the Young, and the Council on Clinical Cardiology, Council on Cardiovascular Surgery and Anesthesia, and the Quality of Care and Outcomes Research Interdisciplinary Working Group. Circulation 2007;116:1736-1754. PMID: 17446442.

静脉血栓

有静脉血栓病史患者（VTE；深静脉血栓，DVT）应行抗血栓治疗。在临近外科手术时，在中断抗凝治疗期间评估血栓栓塞的风险很重要。应根据患者围术期血栓形成风险，对这类患者进行分层。

高危因素
- 近期（3 个月内）有 VTE 病史。
- 严重血栓形成倾向（如蛋白 C、蛋白 S 或抗凝血酶缺乏、抗磷脂抗体或多种异常）。

中度风险
- 在 3~12 个月内有 VTE 病史。
- 不严重的血栓形成倾向（如杂合性 V 因子突变、杂合性 II 因子突变）。
- 反复 VTE。
- 癌症活动期（治疗 6 个月之内或姑息治疗）。

低危因素
- 单发 VTE 发生超过 12 个月以上，没有其他危险因素。

对进行重大外科手术者，术前应停用维生素 K 拮抗剂（华法林）5 天、抗血小板药（阿司匹林、氯吡格雷）7~10 天。非甾体类抗炎药（NSAID）引起可逆性血小板介导的环氧合酶抑制，半衰期短（如布洛芬、吲哚美辛）的 NSAID 应在手术当日停用，而有半衰期中等的 NSAID（如萘普生、塞来考昔）需术前 2~3 天停药，半衰期长（>20 小时）的 NSAID 应在术前 10 天停药。如果国际标准比率（INR）在术前 1~2 天仍然较高（≥1.5），则术前 1~2 天给予低

表 45-4 感染性心内膜炎抗生素预处理

治疗	抗生素	用药（术前单剂 30~60 分钟）
口服	阿莫西林	2g
静脉	氨苄西林或	2g 静脉
	头孢唑林/头孢曲松	1g 静脉
青霉素或氨苄西林过敏	头孢唑啉或头孢曲松	1g 静脉
	或克林霉素	600mg 静脉

Modified and reproduced, with permission, from Wilson W, Taubert KA, Gewitz M, et al. Prevention of infective endocarditis: guidelines from the American Heart Association: a guideline from the American Heart Association Rheumatic Fever, Endocarditis and Kawasaki Disease Committee, Council on Cardiovascular Disease in the Young, and the Council on Clinical Cardiology, Council on Cardiovascular Surgery and Anesthesia, and the Quality of Care and Outcomes Research Interdisciplinary Working Group. Circulation 2007;116:1736-1754.

表45-5 妇产科操作时需要预处理的心脏情况

心脏条件
假体心瓣膜或心脏修复使用假体材料
既往感染性心内膜炎
充血性心脏疾病(CHD)
未修复的青紫型CHD,包括姑息分流术或导管
用假体材料或设备完全修复充血性缺损,通过外科手术放置或导管介入放置,在操作后第一个6个月内
在假体补片或假体设备(这些能抑制内皮化)位点或临近位点修复缺陷的CHD
心脏移植受体发生心瓣膜病

Modified and reproduced, with permission, from Wilson W, Taubert KA, Gewitz M, et al. Prevention of infective endocarditis: guidelines from the American Heart Association: a guideline from the American Heart Association Rheumatic Fever, Endocarditis and Kawasaki Disease Committee, Council on Cardiovascular Disease in the Young, and the Council on Clinical Cardiology, Council on Cardiovascular Surgery and Anesthesia, and the Quality of Care and Outcomes Research Interdisciplinary Working Group. *Circulation* 2007;116:1736 - 1754.

剂量口服维生素K校正INR。术后12~24小时止血后,重新开始使用维生素K拮抗剂。与之相似,术后24小时或第二天清晨重新口服抗血小板药物。

有高危及中危围术期血栓栓塞患者(参见危险分层),需要治疗剂量的皮下注射低分子肝素(LMWH)桥接静脉直射肝素(UFH)抗凝血。围术期血栓低危患者可以给予低剂量的皮下注射LMWH或不桥接。桥接LMWH可以在院外处理,无需实验室监测。常用方案是依诺肝素1mg/kg,2次/日。最后一剂LMWH应在术前一天早晨给予。治疗性LMWH应在患者小手术后或其他侵入性手术24小时后给予,在患者进行重大手术48~72小时后给予。桥接治疗剂量的静脉UFH在部分凝血时间(aPTT)为正常时间1.5~2.0倍时给予。在外科手术前4小时停止静脉输注。在术后第一个24小时内重新开始给药。在门诊患者优先选择桥接LMWH。

在接受维生素K拮抗剂治疗的患者需要急症外科手术时,需用低剂量(2.5~5mg)的静脉或口服维生素K逆转血栓影响。如果需要立即逆转影响,除了给予维生素K外,还需要给予患者新鲜冰冻血浆或其他凝血因子。由于没有药物制剂能逆转阿司匹林、氯吡格雷或噻氯匹定的抗血栓作用,在外科手术或大量的威胁生命的出血时,应给予患者血小板输注或其他止血制剂。

Douketis JD, Berger PB, Dunn AS, et al. The perioperative management of antithrombotic therapy: American College of Chest Physicians Evidence-Based Clinical Practice Guidelines (8th Edition). *Chest* 2008;133(6 Suppl):299S-339S. PMID: 18574269.

肺部疾病

并发症

手术后肺部并发症,如肺膨胀不全、肺炎、呼吸衰竭和潜在性慢性肺部疾病加重,发生率与心脏并发症相似。在一个2964例择期非心脏手术患者研究中,术后肺部和心脏并发症发生率分别为2.0%和2.2%。

所有进行非心脏外科手术的患者均应评估手术后肺部并发症风险,以便术前和术后干预,降低肺部疾病风险。这些危险因素包括:①

慢性阻塞性肺疾病，②超过60岁的老人，③美国麻醉医师协会(ASA)分级Ⅱ级或更高，④功能依赖，⑤充血性心脏衰竭。慢性阻塞性肺疾病是最常见的术后肺部并发症危险因素，OR比率为1.79。在调节并发症条件后，年龄是重要的术后肺部并发症因素。60~69岁患者肺部并发症风险增加2倍，70~79岁患者风险增加3倍。已经证明ASA分级(表45-6)能够预测术后肺部和心脏并发症。ASA分级Ⅱ级或更高分级肺部并发症比ASAⅠ级患者并发症增加2.3倍。功能依赖也增加术后肺部并发症的风险。总的依赖性(不能进行任何日常生活)增加风险2.5倍，而部分依赖(需要设备或其他人帮助进行一些日常活动)增加风险1.7倍。充血性心衰增加术后肺部并发症风险几乎达3倍。吸烟患者有肺部疾病中度风险，OR值为1.26。与既往观点相反，肥胖和轻到中度哮喘不是术后肺部并发症的危险因素。

当努力降低术后肺部并发症时，也需要考虑手术操作相关的危险因素。某些手术携带更高的并发症危险因素，这些手术操作包括大动脉瘤修复、胸外手术、腹部手术(尤其上腹部手术)、神经外科手术、时间长的手术、头颈手术、急症手术和血管手术。这些外科手术过程也影响肺功能。手术延长至3~4小时术后肺部并发症风险增加2倍。最后，一般麻醉和急症手术增加术后肺部并发症风险，OR比分别是1.83和2.21倍。

详细的病史和体格检查更优于实验室监测评估外科风险。因此，美国医师协会不推荐术前肺活量测定或胸部放射线检查评估术后肺部并发症风险。仅在胸部外科手术推荐进行肺活量测定，胸部放射线研究也显示10%~23%的胸部放射线异常，但仅1.3%~3%有临床症状。有趣的是，低人血白蛋白<3.5mg/dL是增加术后肺部并发症有力的标志物，因此应在所有低蛋白血症患者中检测白蛋白水平。有1个或更多肺部并发症风险患者应考虑进行白蛋白检测。

治疗

所有在围手术评估发现有高危术后肺部疾病风险患者应接受治疗，以降低术后并发症。这些治疗包括：①深部呼吸锻炼或刺激性肺活量测定；②对术后恶心呕吐患者、不能口服或有明显腹胀患者选择性应用胃管。

Smetana GW, Lawrence VA, Cornell JE. Preoperative pulmonary risk stratification for noncardiothoracic surgery: systematic review for the American College of Physicians. *Ann Intern Med* 2006;144:581–595. PMID: 16618956.

表45-6 美国麻醉医师协会(ASA)分类

ASA分类	分类定义
Ⅰ类	正常健康的患者
Ⅱ类	患者有轻度的全身性疾病
Ⅲ类	患者有全身性疾病，但能耐受
Ⅳ类	患者有不能耐受的全身性疾病，持续威胁生命
Ⅴ类	垂死的患者，不论是否处理，预计不会存活24小时

Modified and reproduced, with permission, from Smetana GW, Lawrence VA, Cornell JE. Preoperative pulmonary risk stratification for noncardiothoracic surgery: systematic review for the American College of Physicians. *Ann Intern Med* 2006;144:581–595.

内分泌疾病

择期外科手术患者经常合并内分泌疾病。本章讨论围术期糖尿病、甲状腺功能亢进、甲状腺功能低下和糖皮质激素诱导的肾上腺功能不足。

糖尿病

临床表现

糖尿病是最常见的内分泌疾病，在美国有

2000万例患者。这些患者中50%在其一生中需要手术。所有糖尿病患者应进行详细术前评估。医师应询问患者有无糖尿病并发症，如神经病变(外周神经、膀胱功能障碍、胃病、低血糖昏迷)、视网膜病变、高脂血症、高血压。应评价术前血糖控制情况，因为血糖高于150mg/dL可导致巨噬细胞功能障碍，增加感染风险，延迟伤口愈合。糖化血红蛋白(HbA1c)是评价120天前的血糖水平，与2~3个月前血糖水平显著相关，正常值是6%，美国糖尿病协会目标是HbA1c低于7%。HbA1c超过8%，血糖一般在180mg/dL水平以上，即血糖控制较差。由于糖尿病是肾衰竭的主要原因，术前检测肾功能很重要。肾功能不全增加围术期低血糖风险，因为延长胰岛素和磺脲类降糖药半衰期。围手术处理的主要目的是减少高血糖、避免低血糖、血容量过低、低血钾、高血钾。手术和麻醉引起应激反应导致反调节激素峰值高分泌的高血糖状态，导致1型糖尿病患者酮症(DKA)及2型糖尿病患者高渗高糖非酮症(HHNK)。在围术期血糖控制方面，目前尚无指南，一般认为术前血糖应控制低于200mg/dL，术后低于150mg/dL，但应避免低于80mg/dL。

治疗

术前降糖很有挑战性，尤其在患者围术期禁食状态下。噻唑烷二酮(罗格列酮、匹格列酮、曲格列酮)可在术日晨应用，而磺脲类药物(格列吡嗪、格列本脲)必须在术前应用。二甲双胍与乳酸水平有关，应在术前24小时给予，肾功能正常者术后48~72小时重新给予。噻唑烷二酮和磺脲类药物允许禁食后即开始应用。

患者应在手术当日常规给予胰岛素治疗，以免血糖过高或过低。1型糖尿病患者需基础胰岛素，避免DKA。手术前晚，患者通常口服或继续常规剂量甘精胰岛素或混合应用。使用胰岛素泵，患者应继续常规夜间基础剂量。术晨不应给予短效降糖药，除了血糖超过200mg/dL，术前超过3小时。如果患者口服甘精胰岛素（长效），给予常规剂量甘精胰岛素，或给予基础代谢率的胰岛素静脉点滴或手术过程输入5%葡萄糖溶液(D5)。如果患者应用NPH（中效）或其他胰岛素混合制剂，应采取后续步骤。术前3~4小时给予非短效胰岛素（就是术前非混合胰岛素）。中效胰岛素常规剂量一半，以控制速率输入D5，应在整个手术中维持，胰岛素不应在术前给予。在急症手术，短效胰岛素不应在术前给予。相反，应在术中监测血糖（每30~60分钟），在胰岛素超过200mg/dL时开始静注胰岛素。

甲状腺功能亢进

临床表现

未治疗的甲状腺功能亢进导致血压增加、心率增快、循环血容量增加，导致心脏输出量增加50%~300%。这些改变导致患者对抗手术应激能力受限，导致甲状腺危象和心血管系统衰竭。因此，应在术前评估所有患者的甲状腺功能。

治疗

未控制的甲状腺功能亢进患者应推迟手术至病情稳定。如果患者需急症或紧急手术，麻醉医师应给予药物，阻断过多甲状腺激素的全身影响，如β受体阻断剂、抗甲状腺功能亢进药物(丙硫氧嘧啶、甲巯咪唑)和碘。患者在术日晨口服抗甲状腺药物，术后允许禁食时开始抗甲亢药物治疗。

并发症

最严重的围术期并发症是甲状腺危象，通常源自未诊断或未治疗的甲状腺功能亢进，它能在围术期任何时候发生，但通常在术中或术后48小时内发生。甲状腺危象症状是非特异的，包括发热(高达41.1℃)、心动过速、精神错乱，死亡率为10%~75%。患者必须有重症监护环境。治疗包括硫氢基、β 受体阻断剂、解热药、外用降温措施。

甲状腺功能低下

临床表现

甲低是一个常见的内分泌疾病，约占所有患者的 1%。控制良好的甲低和轻到中度控制的甲低通常能承受择期手术，不增加围手术风险。医师应检测近期甲低的恶性症状，如神经错乱、持续很久的肠梗阻、无发热的感染、黏液性水肿昏迷。由于左甲状腺素半衰期长（1周），患者通常在术晨无需服药。左旋甲状腺腺素在患者可以进食后开始服用。

治疗

严重甲低患者（黏液性水肿性昏睡）应在择期手术前稳定病情。黏液性水肿性昏睡罕见，通常在术后发生，死亡率为 80%，感染、着凉、药物（镇静、镇痛）促使发病。黏液性水肿性昏睡的特征是中度抑郁性神经状态（有时昏睡或癫痫）、体温过低、心动过缓、低钠血症、心衰、呼吸功能不全。黏液性水肿性昏睡是一个急症状态，需重症监护，需要极性静脉左甲状腺素治疗。该病通常有脱水，应用葡萄糖积极液体复苏，也应给予生理盐水。应给予静脉糖皮质激素，因为通常同时存在肾上腺皮质激素缺乏。应该在 24 小时内改善症状。

肾上腺功能不全

肾上腺功能不全（AI）限制患者对抗手术应激能力。

发病机制

原发 AI 的病因为自身免疫性肾上腺炎、感染、肾上腺切除、败血症等，而继发性 AI 的病因为垂体功能低下、损伤和肿瘤。三级 AI 是由外源性糖皮质激素摄入而抑制下丘脑肾上腺皮质激素（ACTH）所致。患者需要围术期补充糖皮质激素（应激剂量的甾体激素）。

治疗

治疗剂量和治疗时间不同，患者应答反应差异很大。然而，一般而言，患者泼尼松 20mg/d 或等效药物治疗 5 天有 AI 风险。如果患者治疗 1 个月或更长，停药 6~12 个月后将患有 AI。患者服用泼尼松 5mg/d 或等效药物更低剂量，无论服用多长时间，通常无 AI 风险，无需使用对抗应激剂量激素。患者泼尼松治疗剂量超过 5mg/d 或等效药物仍有争议。一些专家推荐患者接受相当于泼尼松 20mg/d 的激素进行短期术前 ACTH 刺激试验。仅无适当应答者接受围术期大剂量激素治疗。其他 ACTH 刺激试验泼尼松剂量为 6~19mg/d 者，大剂量激素 20mg/d 或更高。医师推荐对所有泼尼松剂量超过 5mg/d 者给予大剂量激素治疗。在我们临床工作中，所有强的松超过 5mg/d 者，围术期以大剂量激素治疗。服用泼尼松 5mg/d 或更少剂量者，应继续口服或静脉维持。

Coursin DB, Wood KE. Corticosteroid supplementation for adrenal insufficiency. *JAMA* 2002;287:236–240. PMID: 11779267.
Kohl BA, Schwartz S. Surgery in the patient with endocrine dysfunction. *Med Clin N Am* 2009;93:1031–1047. PMID: 19665618.

肾脏疾病

临床表现

术前实验室检查应包括肾小球滤过率（GFR）检测，以保证正常药物经过肾脏代谢。应检测血常规和血涂片，因为许多慢性肾病患者合并贫血，一些患者需要术前输血。应检测电解质水平，电解质失衡很常见，超过 50% 的患者有高钾血症，一些研究显示，在血钾超过 6.5mmol/L 时需要紧急处理。

并发症

慢性肾病术后死亡和心血管疾病风险较正常肾功能患者增加 2~5 倍。透析患者上述风险最高。

在术前评估时，医师应明确肾病类型及严重程度、并发症、任何与肾功能水平下降有关的并发症、肾衰竭的危险、心血管疾病危险。可改变的危险因素应在术前给予纠正。平均动脉血压 110mgHg 与增加心血管和肾脏并发症相关。因此，术前血压控制目标是 130/80mmHg。为减小容量负荷、电解质失衡、尿毒症出血风险，需要透析患者在透析 24 小时内手术。血管紧张素酶抑制剂（ACEI）和血管紧张素 II 拮抗剂（ARA）与手术中低血压，尤其是麻醉诱导中低血压有关，麻醉前 10 小时不推荐继续应用 ACEI 和 ARA 药物。

治疗

如果患者在术中或放射研究中需要对比介质，推荐使用非离子制剂降低对照剂诱导的肾病。此外，患者需要很好的脱水，应避免其他肾毒性药物和低血压药物，如 N-乙酰半胱氨酸（乙酰半胱甘酸 600mg，2 次/日，术日晨服）。腹腔镜手术降低肾脏血流率，能引起低血压（并进一步降低肾血流）。为了减轻这些改变，气腹压力不应超过 15mmHg，推荐充分补充液体。

Jones DR, Lee HT. Surgery in the patient with renal dysfunction. *Med Clin North Am* 2009;93:1083–1093. PMID: 18299098.
Mathew A, Devereaux PJ, O'Hare A, et al. Chronic kidney disease and postoperative mortality: a systematic review and meta-analysis. *Kidney Int* 2008;73:1069–1081. PMID: 19665621.

肝脏疾病

临床表现

有肝脏疾病的患者进行外科手术应仔细询问病史和体格检查。也应对无症状患者进行筛查。应询问患者手术史、黄疸史、输血史、饮酒情况、娱乐药物、性生活史，进行系统回顾。系统病史也包括瘙痒、容易疲劳、小创伤后出血过多、腹胀及体重增加。体格检查包括肝病特征，如黄疸、苍白、腹水、肝大、脾大、掌红斑、蜘蛛痣。如果怀疑肝脏疾病，肝功检测包括凝血检测、电解质和肝酶。然而，不推荐常规术前肝功能检测，因为异常结果很少（<1%）。

并发症

老年急性肝炎患者有较高的死亡率。因此，推荐对这些患者进行手术推迟直到肝功能检测正常。一把认为，慢性肝脏疾病手术是安全的。总之，脂肪肝患者对手术容忍性较好，而酒精性肝炎和肝硬化患者会增加术后发病率和死亡率。酗酒患者会增加术后并发症发生率，如伤口愈合不良、感染、出血和神经错乱。患者克制饮酒可改善肝功能，应密切监测酒精戒断症状。

肝硬化患者有较高的术后死亡率，为 10%~80%。这些患者有营养障碍、腹水、异常凝血情况、肾功能障碍和脑病。5 个因素明显影响肝硬化患者死亡率，包括腹水、白蛋白、胆红素、脑病、营养情况。术前积极治疗凝血功能、腹水和脑病有利于肝硬化患者手术。术前用维生素 K（10mg 皮下注射）治疗凝血障碍。然而，如果有肝脏合成功能下降，维生素不能更正凝血时间。在这些病例，冰冻血浆（FFP）输入通常能更正凝血时间至正常。如果维生素 K 和 FFP 未降低凝血时间至正常值 3 秒之内，应给予冷沉淀治疗。肝硬化患者术后脑病发生风险增加。便秘、感染、上消化道出血、尿毒症、碱中毒和镇静药物滥用都是已知的脑病促进因素。腹水能引起呼吸功能受损、伤口裂开。术前利尿治疗和穿刺治疗有利于腹水情况。越来越多的证据表明，肝硬化患者腹腔镜手术比开腹手术更能降低术后并发症发生率和死亡率。

Rizvon MK, Chou CL. Surgery in the patient with liver disease. *Med Clin North Am* 2003;87:211-227. PMID: 12575891.

Pieringer H, Stuby U, Biesenback G. Patients with rheumatoid arthritis undergoing surgery: how should we deal with anti-rheumatic treatment? *Semin Arthritis Rheum* 2007;36:278-286. PMID: 17204310.

风湿病

并发症

风湿病的围术期难题是外科体位和围术期用药。风湿病患者通常有关节活动受限和疼痛。为了降低术后疼痛恶化和术中关节损伤风险，确定术前关节活动范围很重要。此外，患者清醒时摆体位（如截石位）可保证关节不过度屈曲或过度伸展。

治疗

当决定是否停用抗风湿药物时，必须权衡维持疾病药物时的伤口损伤风险和术后并发症情况。甲氨蝶呤被广泛研究，在其他方面健康的患者中可以继续。与停用药物患者相比，持续应用甲氨蝶呤患者感染更少，复发更少。对来氟米特的研究有限，结果尚有争议。然而，来氟米特由于半衰期长，需要长时间停药，可能不是必需的。没有资料显示羟化氯喹增加感染风险，药物有长半衰期。围术期使用柳氮磺胺嘧啶的临床资料缺乏，药物半衰期短，通过肾脏代谢。一些专家认为，应至少数日停用柳氮磺胺嘧啶。三个研究未显示硫唑嘌呤与术后并发症有关，认为此药是安全的。虽然对肿瘤坏死因子（TNF）-阻断剂的原始资料显示感染风险比原始预期的要低，仍推荐术前数周停用药物。TNF-阻断剂应在伤口愈合良好后继续。没有关于阿那白滞素、利妥昔、阿贝西普的资料。NSAID 和阿司匹林不应该像本章以前描述的一样继续，而糖皮质激素不应在术前停药。可疑下丘脑-垂体-肾上腺轴抑制的患者应给予应激剂量的甾体激素补充。

术中并发症

在多数有经验的医师手中都发生过术中并发症。几种因素，如术者经验、技术和盆腔解剖知识可以防止这些并发症。然而，一名手术医师必须准备好认识并治疗这些创伤，当这些发生时能及时并以合适的方式治疗。妇科手术中可能出现的一些严重常见并发症在下列章节进行讨论。

泌尿系统损伤

膀胱损伤

膀胱损伤最常发生于腹部或腹腔镜手术下推膀胱过程中。膀胱在阴式子宫切除术时也可能发生损伤。膀胱损伤能通过导尿管向膀胱中冲入无菌牛奶或美兰进行证实。用2层可吸收线修补膀胱。弗雷尿管保留几天（如果损伤在膀胱顶保留5~7天，如果损伤发生在膀胱底保留7~10天），阻断膀胱充盈，使损伤得以修复治愈。此外可能损伤膀胱的手术是耻骨下尿道下吊带治疗压力性尿失禁，危险接近5%。因此，这个手术包括常规的膀胱镜检查发现的这些损伤。如果有膀胱切口，医师应取代套管，持续弗雷尿管2~3天。非常小的膀胱损伤，如针管损伤无需修复，可通过弗雷尿管行保守治疗。

输尿管损伤

临床表现

输尿管损伤虽然罕见，但被认为是妇科手术的并发症。子宫切除输尿管损伤发生率为

0.03%~1.5%。许多这些术中损伤没有发现，而引起更严重的疾病，包括肾盂肾炎、腹膜炎、子宫阴道瘘、肾功能丧失。损伤率在盆腔脏器脱垂手术、异位症或前次手术时粘连、恶性或增大的子宫扭曲的盆腔解剖手术中增高。

输尿管损伤的常见部位是骨盆漏斗韧带水平、输尿管跨越子宫动脉处、宫骶韧带远端，以及阴道侧穹隆进入膀胱之前部位。输尿管损伤的机制包括横断、结扎、扭曲、烧灼、血行阻断或输尿管压扁。其中，某些损伤在手术中能被检测到，然而，大多数损伤是在术后诊断时才被发现的。早期发现损伤很重要，可以保持肾功能，如果在手术早期做修复手术，成功概率很大。

术中应静脉输入靛蓝并在膀胱镜下证实双侧输尿管通畅程度，如果从输尿管开口处有蓝色染料缓慢流出或无流出，应怀疑输尿管损伤。如果证实为损伤，则推荐泌尿外科会诊。如果进行腹部手术，不能进行膀胱镜检查，可直接切开膀胱，放入内镜进行检查。先在膀胱顶部进行荷包缝合，将0度~30度内镜经切开的膀胱壁放入，评估膀胱和输尿管开口。检查结束后取出内镜，荷包状缝合结扎，重叠缝合第二层。术后5~7天内留置弗雷尿管，排空膀胱。如果膀胱镜检查未诊断，但强烈怀疑损伤者，应在术中及时会诊，并需放置输尿管支架。

在常规子宫切除术中，膀胱镜检查不能降低输尿管损伤概率，但在高危或可疑者应进行膀胱镜检查。

如果患者在术后侧腹部疼痛，应怀疑输尿管损伤，静脉肾盂造影（IVP）可发现输尿管损伤。肾脏超声揭示肾盂积水或输尿管积水。如果腹部有液体积聚，则可能由于输尿管横断而导致尿液外溢。从手术伤口或阴道引流出的液体可能来源于瘘管。如果检测其肌酐水平，则

Ibeanu OA, Chesson RR, Echols KT, et al. Urinary tract injury during hysterectomy based on universal cystoscopy. *Obstet Gynecol* 2009;113:6–10. PMID: 19104353.

Visco AG, Taber KH, Weidner AC, et al. Cost-effectiveness of universal cystoscopy to identify ureteral injury at hysterectomy. *Obstet Gynecol* 2001;97(5 Pt 1):685–692. PMID: 11339916.

可发现输尿管漏出的尿液中，肌酐水平比血清肌酐水平高很多。

胃肠道损伤

在所有妇科、腹部、腹腔镜和阴道手术中都容易发生肠道损伤。高危因素包括前次手术粘连、子宫内膜异位症、输卵管–卵巢脓肿或晚期恶性肿瘤。

小肠

患者前次手术史造成的粘连是高危因素，尤其是进入腹腔时。小肠能电凝或通过肠切开术损伤。浆膜或肌层小的损伤可通过3-0丝线缝合修补或合成可吸收线缝合1~2层。缝合修补方向应与小肠长轴垂直，以防止肠腔狭窄。更大的损伤和热损伤需使用肠吻合或订书器设备进行局部阶段性切除。

大肠

大肠损伤以与小肠相似的方式进行修补。缝合修补和肠切除再吻合是常用的修补手段。然而，如果由于肠道大面积损伤或病理改变导致肠管再吻合不可能，需要进行结肠造口。肠道损伤导致肠内容物溢出进入腹腔，将引起腹膜炎。如果没有发现，患者通常术后立即出现发热、腹胀、腹膜炎疼痛。未发现的电凝肠道热损伤导致症状略有延迟。任何未发现的肠管损伤都是致命的。

Stany MP, Farley JH. Complications of gynecologic surgery. *Surg Clin North Am* 2008;88:343–359. PMID: 18381117.

血管损伤

大静脉损伤

大血管损伤,如髂血管、主动脉、腔静脉损伤是外科手术中非常罕见且严重的并发症。与大动脉肌壁相比,静脉壁很薄,如髂外静脉,在淋巴结切除过程中容易损伤。如果损伤发生,应进行直接压迫。需要时间允许裂口处修复,必要时准备血制品,准备外科会诊。如果用套针或气腹针做腹腔镜手术时发生主动脉或髂血管严重损伤,应中转开腹探查术。开腹后应用开腹海绵压迫出血部位,直到血管外科医师到达。

出血

术中失血超过1000mL或出血超过血容量25%以上定义为出血,对于大量的、不可控制的出血,第一步应在出血部位以手指或湿海绵施压,进行外科团队良好交流,包括麻醉科医师、器械护士和循环护士,如果需要,可申请血制品。

一旦施压,海绵应被慢慢移开,以便看到出血血管。盆腔解剖知识对于避免周围大血管、神经和输尿管损伤很重要。在鉴别周围重要结构后,应分离出血血管并结扎。特殊容易出血部位包括淋巴结清扫过程中的腹膜后腔、全子宫切除术中子宫动脉临近部位,骶骨前部位阴道悬吊术能引起骶骨前静脉出血。

进行腹下动脉结扎或髂内动脉结扎可以控制出血,降低出血远端部位血压。此外,剖宫产术后出血可在宫颈峡部水平利用大针缝合子宫壁进行双侧子宫动脉结扎。在这项操作中,医师必须在子宫动脉附件输尿管走行部位小心操作。局部止血制剂、电凝、血管夹和缝合也能控制出血。

Goustout BS, Cliby WA, Podratz KC. Prevention and management of acute intraoperative bleeding. *Clin Obstet Gynecol* 2002;45:481–491. PMID: 12048406.

Stany MP, Farley JH. Complications of gynecologic surgery. *Surg Clin North Am* 2008;88:343–359. PMID: 18381117.

神经损伤

麻醉状态下,不正常的患者体位可引起明显的神经损伤,影响感觉和运动。这些并发症罕见,通常是暂时的,通常不需太多干预而可自然恢复,但偶有发生长期丧失能力者。在盆腔手术中,损伤涉及腰骶神经、坐骨神经、髂腹下神经、髂腹股沟神经、生殖股神经、股皮神经和阴部神经。

妇科手术是医源性损伤股神经的最常见原因。长时间牵引器压迫或截石位臀部过度屈曲和过度伸展,或由于与外科解剖直接损伤会造成股神经损伤。保留牵开器位于腰大肌压迫股神经和生殖股神经会导致损伤。损伤股神经可影响运动功能,包括臀部外展无力或不能外展或膝关节外展障碍。感觉损伤包括腿部中部和前部及小腿部中部感觉异常。在腹膜后手术,如妇科恶性手术淋巴结切除中损伤闭孔神经,表现为大腿中上部感觉丧失和内收肌运动无力。

其他在不正确的截石位中能损伤的神经包括坐骨神经和腓神经。在腿部,长时间过度屈曲会导致坐骨神经受压或牵拉。腓神经损伤常见于腓骨头侧交叉,因此常发生在截石位膝关节以下侧方固定受压时。妇科手术中,摆上肢位体位时应注意避免过度外展,以减少臂丛神经损伤。

腹部低位横切口时有损伤两个神经的风险,即髂腹股沟神经和髂下腹神经,走行于腹部横弧形切口至外斜肌,由于缝入筋膜而导致神经截留综合征,引起神经分布范围锐性烧灼痛或感觉异常。因此,小心选择体位和放置牵引器位置是预防神经损伤的最好措施。

Irvin W, Andersen W, Taylor P, et al. Minimizing the risk of neurologic injury in gynecologic surgery. *Obstet Gynecol* 2004;103:374–382. PMID: 14754710.

术后并发症

急性出血

在许多不同的手术操作中,术后都可能出现急性出血,可能是由未意识到的穿刺器损伤下腹上血管,宫颈扩张和诊刮中高位宫颈裂伤,或全子宫切除后子宫动脉结扎松脱所导致。在复苏室,虽然给予液体复苏,仍然有持续低血压,应怀疑内出血。复苏时患者应有反应,检测血常规、凝血功能、输入血制品。如果患者治疗无效,则应重返手术室。对于术后出血,可进行急诊子宫动脉栓塞。

血栓并发症

深静脉血栓

深静脉血栓(DVT)是妇科手术中严重但可以潜在预防的疾病。增加 DVT 的风险因素包括恶性肿瘤、肥胖、不能活动、VTE 病史、血栓形成倾向、吸烟,包括雌激素成分的激素治疗和高龄因素。未治疗的 DVT 能导致致命的肺部血栓。

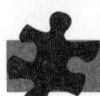
诊断要点

▶ 加压超声通常能确立诊断。

▶ 如果超声阴性但仍高度怀疑DVT,静脉造影术是诊断金标准。

临床表现

诊断 DVT,详细病史和体征很重要,患者通常表现为单侧腿肿胀,小腿肚或腿痛。体征检查揭示同侧腿水肿、小腿肚痛、发热和红斑。在体格检查时,触摸到条带状提示栓塞的静脉,霍曼征是指腿部背屈时疼痛。然而,这个症状并不可靠。小腿周径差异增加 DVT 可疑程度。

治疗

DVT 患者应立即进行抗血栓治疗。一旦证实 DVT,即应进行治疗。如果诊断检测结果延迟,而临床高度怀疑 DVT 者,应在这些结果前进行治疗。根据美国胸部医师指南,DVT 早期有几种治疗方法:①LMWH 皮下注射,无需监测。②静脉注射 UFH,需要监测。③皮下注射 UFH,需要监测。④按体重皮下注射 UFH,无需监测。⑤皮下注射磺达肝素,无需监测。在治疗中需要有监测者,应监测凝血时间,如 INR 和部分凝血时间(PTT)。UFH、PTT 应控制在正常值的 1.5~2.5 倍。

抗凝治疗应持续 3~6 个月。口服抗凝剂,尤其是华法林,通常在 LMWH 或 UFH 治疗初始时同时开始。口服抗凝剂无法在 48~72 小时内发挥作用。华法林通常开始剂量为 5mg/d,随后剂量则根据 INR 进行调整,维持 INR 在 2.5(2.0~3.0)。因此,LMWH 或 UFH 治疗需要 5 天,直到华法林生效。INR≥2.0 持续 24 小时。对于患者有出血风险或不能进行实验室监测时,LMWH 能长期替代华法林。由于可预测药代动力学,LMWH,如依诺肝素,每日 1 次或 2 次皮下注射,大多数患者不需要实验室监测。这一治疗以及口服抗凝药可作为门诊 DVT 患者的初始治疗。对于远端或小腿静脉血栓者,推荐长期治疗,包括 3 个月抗凝治疗。对于近中心端的 DVT 患者,则应 3~6 个月长期抗凝治疗。

外科治疗,如血栓切除术在持续、严重的末端肿胀时可考虑。在那些虽然给予充分抗凝治疗,仍可能发生深静脉血栓或肺栓塞患者和有抗凝治疗禁忌证者,可放置远端静脉腔滤网。

肺栓塞

实验室检查和影像学检查有助于评估肺栓塞(PE)。动脉血气低动脉 PO_2 者 PE 可能性增加。D-二聚体通常增高,此指标有较高的阴性预测价值,可排除 PE。然而,近期外科手术也增加 D-二聚体水平,因此价值不大。

胸部放射线检查通常没有异常,仅表现为外周肺密度增加、肺动脉增大或少量胸膜腔渗液。胸部放射线检查能除外其他鉴别诊断,如肺炎。心电图有助于除外心肌梗死,也显示 PE 特征性改变,如 S1Q3T3 模式、右束支传导阻滞、V1~V4 导联 T 波倒置。

螺旋 CT 是诊断 PE 的选择,能见到栓子,有高度敏感性和特异性。肺血管造影术是诊断金标准,但由于是有创检查,不能常规使用,在螺旋 CT 显示阴性或不能诊断而临床高度怀疑 PE 时有价值。另一个影像学模式是垂直-灌注(V/Q)扫描,由于其结果通常不确定,因此很少应用,可在患者不能进行 IV 造影剂时应用。

临床表现

PE 是妇科手术潜在的致命并发症,是通常发生的盆腔或远端 DVT 并发症。危险因素与已知的 DVT 相似。症状通常突然发生,包括胸痛、呼吸困难、呼吸急促。大栓子可能导致低血压、休克,甚至突发死亡。PE 症状不特异,鉴别诊断包括肺膨胀不全、心肌梗死和气胸。

预防

大量证据表明,初级肺栓塞预防可降低 DVT 和 PE,可以避免致命 PE。美国胸科医师协会指南推荐包括低剂量 UFH、LMWH 或末端间断气压(IPC)设备。对于低危患者,手术操作小于 30 分钟,无需预防。对于短期操作和腹腔镜操作,有 VTE 危险因素的患者应进行预防。任何大的妇科手术操作推荐低剂量肝素日 2 次,LMWH,如依诺肝素日一次或 IPC 进行预防。预防开始于外科手术之前,持续至出院持续应用。恶性肿瘤患者,尤其是高危患者,推荐日一次持续应用 LMWH 或低剂量肝素日 3 次持续至出院 2~4 周。

治疗

如果有必要需进行心肺复苏,由于有死亡风险,患者应被严密监测,强烈怀疑 PE 的患者应立即给予抗血栓治疗。DVT 和 PE 治疗方案相似,它们有相同的疾病过程,早期临床症状相似。

根据美国胸科医师学会指南建议,在急性非大范围 PE,推荐包括 LMWH 而非静脉 UFH 治疗。大面积 PE 患者,有明显的血流动力学证据,推荐除抗血栓治疗外用链激酶、尿激酶或重组纤维蛋白溶酶进行溶栓治疗。由于病情受累,由于出血危险不能进行溶栓治疗的患者推荐进行外科肺血栓取出术。

ACOG Practice Bulletin No. 84: prevention of deep vein thrombosis and pulmonary embolism. Committee on Practice Bulletins-Gynecology, American College of Obstetricians and Gynecologist. *Obstet Gynecol* 2007;110(2 Pt 1):429–440. PMID: 17666620.

Geerts WH, Bergqvist D, Pineo GF, et al. Prevention of venous thromboembolism: American College of Chest Physicians Evidence-Based Clinical Practice Guidelines (8th edition). *Chest* 2008;133:381S–453S. PMID: 18574271.

Kearon C, Kahn SR, Agnelli G, et al. Antithrombotic therapy for venous thromboembolic disease: College of Chest Physicians Evidence-Based Clinical Practice Guidelines (8th edition). *Chest* 2008;133:454S–545S. PMID: 18574272.

胃肠道并发症

肠梗阻

肠梗阻被定义为肠道蠕动障碍导致胃肠道内气体和液体积聚。在腹部和盆腔手术中,术后 3~6 天通常有一定程度的肠梗阻。这是由于交感紧张性增加,这将引起肠蠕动抑制。外科手术中肠操作引起炎症反应导致肠梗阻。麻醉疼痛制剂也有抑制作用,可延长梗阻时间。

临床表现

肠梗阻患者通常表现为腹痛、恶心和呕吐,临床发现包括腹胀缺少或无肠鸣音。立位腹部平片中一般有小肠和大肠胀气。

治疗

如果恶心、呕吐和腹胀严重，患者应禁食，鼻胃管(NG)应插入胃中，给予静脉输液，监测电解质。虽然有时治疗使用胃管，但对所有患者常规使用不会预防肠梗阻。术后早期进食不会引起肠梗阻或缩短住院天数。术后使用胸部硬膜外麻醉能更快恢复肠管功能，使用NSAID和阿片受体拮抗剂未证实能降低梗阻。

小肠梗阻

小肠梗阻是腹腔内手术的并发症，通常由于形成粘连而产生，可导致一段小肠套叠或打结。其他原因包括通过腹腔镜穿刺孔位点疝气形成，内疝或脓肿的炎症过程。梗阻可立即发生于术后期，或由于术后粘连形成发生于术后几年。这会导致部分或完全肠梗阻，会引起肠绞死及穿孔。

腹部平片对诊断小肠梗阻非常敏感。通常相同肠管在不同高度显示气液平。如果平片不能确定，CT扫描（静脉和口服对比剂）很敏感并且特异，能给出肠梗阻程度的更多信息。肠梗阻或扭转在CT上的表现包括临近小肠持续的扩张及不连续的移行区、锯齿状的鸟嘴征、肠系膜渗液、腹水、管腔内液体。结肠通常没有或有少量气体。灌肠或口服造影剂全小肠研究以及CT或MRI对比研究也有诊断价值。

临床表现

梗阻特征性表现为腹痛、呕吐、腹胀和便秘。查体示腹部胀气、触痛和高调肠鸣音。术后肠梗阻表现不同，需鉴别诊断。

治疗

小肠梗阻需立即处理，防止肠缺血和梗死。如果患者没有肠绞死或腹膜炎症状，应采取保守治疗，包括肠道休息，充分静脉补液，电解质补充，胃管胃肠减压。患者有白细胞增高、烦热、腹膜炎、代谢性酸中毒、持续疼痛提示肠绞死，需要手术治疗。在接受保守治疗患者，如果48小时内症状进展，推荐腹腔镜或开腹探查术。

便秘

患者术后早期会出现便秘和肠运动降低，进食少、肠梗阻和应用麻醉药。如果没有肠梗阻，可给予大便软化剂和柔和的缓泻剂，也可灌肠。粪便嵌塞也可能存在，引起术后腹泻，通过直肠指诊能诊断。接触坚硬的粪块嵌塞是解决方法。

腹泻

发病机制

许多术后腹泻是由抗生素或放射线研究中口服对比剂引起的。腹泻症状通常轻微，可自行好转。抗生素可改变胃肠道菌群。如果艰难梭菌过度生长会发生更严重的感染。艰难梭菌是抗生素治疗的并发症，抗生素包括克林霉素、青霉素、头孢霉素或喹诺酮类。如果未治疗，艰难梭菌感染会发展为严重的结肠炎、肠梗阻、穿孔和毒性巨结肠。因此，立即诊断和治疗非常重要。

临床表现

临床表现包括腹泻、发热、白细胞增高。如果可疑艰难梭菌感染，应进行大便细胞毒素分析。如果重度怀疑感染，虽然大便毒素分析阴性，也应进行结肠镜检查伪膜性肠炎改变。毒素性巨结肠根据腹部平片结肠扩张>7cm诊断，往往合并严重的全身毒性反应。

治疗

艰难梭菌致病性、传染性逐渐增加。一旦诊断，患者应被隔离进行感染预防。处理包括首次停用有关的抗生素，口服甲硝唑或万古霉素治疗。然而,首选口服甲硝唑的目的是降低万古霉素抵抗性及降低费用。如果对抗生素感染无应答,毒素性巨结肠进展,应进行外科治疗性结肠切除术。

Diaz JJ Jr, Bokhari F, Mowery NT, et al. Guidelines for management of small bowel obstruction. *J Trauma* 2008;64:1651–1664. PMID: 18545135.
Hookman P, Barkin JS. *Clostridium difficile* associated infection, diarrhea and colitis. *World J Gastroenterol* 2009;15:1554–1580. PMID: 19340897.
Stewart D, Waxman K. Management of postoperative ileus. *Am J Ther* 2007;14:561–566. PMID: 18090881.

泌尿系统并发症

尿潴留

术后尿潴留是当膀胱充满尿液时没有能力排空膀胱。术后发生尿潴留的危险因素包括外科手术时间延长、局麻药的使用以及脊椎麻醉。患者有耻骨弓上不适,不能排空膀胱。如果重度膨胀,通过腹部检查可触到膀胱。如果患者术后8小时内或尿管移除8小时后不能排空膀胱,应考虑尿潴留。如果超声显示膀胱尿液超过500mL或残余尿量500mL或更多可明确诊断。如果存在潴留,会导致并发症和膀胱功能失调。过度潴留的膀胱会引起疼痛,自主反应,导致呕吐、低血压、心动过缓和心律节律障碍。由于留置尿管可直接或间接导致感染并发症,重度长时间过度潴留可引起缺血和长期的膀胱功能障碍。

治疗

尿潴留标准治疗是立即无菌尿管排空膀胱。虽然可以选择输入输出导管,但多数住院期间患者应留置尿管。尿管被放置约24小时,进行排空实验。尿失禁手术,如尿道吊带,尿潴留由于膀胱颈过度矫正,需门诊留置尿管几日。

尿路感染

术后,患者有尿路感染(UTI)风险,UTI高危是由于外科手术麻醉后,膀胱潴留以及手术时器械或导尿管引起。导尿管相关的UTI是感染的最常见原因。

膀胱炎和UTI会导致尿频、尿急、尿痛。尿化验分析中可见白细胞、白细胞酯酶和亚硝酸盐。如果发热,应考虑肾盂肾炎。如果未治疗,肾盂肾炎可能进展为尿脓毒病。

可疑UTI患者,应留取尿标本进行培养,给予合适的抗生素治疗,根据培养结果和药物敏感结果进行调整。尿潴留患者推荐导尿。然而,在没有尿潴留患者,为治疗和预防UTI应尽早移除尿管。

低位尿瘘

低位尿路瘘是妇科手术和产科创伤的罕见并发症。这些瘘管包括膀胱阴道瘘和输尿管阴道瘘。瘘管高危因素包括恶性肿瘤、放疗、术中损伤膀胱或输尿管、梗阻性难产。美国多数低位尿路瘘管发生于全子宫切除术后。

围术期低位尿瘘表现为术后肉眼血尿或尿性囊肿。术后瘘管表现为术后1~3周出现尿失禁或持续阴道流尿。窥器检查可见阴道内液体聚集,阴道顶端病灶。如果未发现膀胱阴道瘘,则临床上可行"棉条实验",即阴道内塞入棉条后,膀胱注入美兰,然后要求患者行走,进行Valsalva动作。静脉靛青或口服非那吡啶可排除输尿管阴道瘘。进行排泄性膀胱尿道造影可诊断和评估瘘孔大小及瘘管定位。

所有病例都是膀胱镜指征,可评价大小、定位,确定瘘孔数量和组织条件。怀疑输尿管阴道瘘或肾盂积水时推荐放射影像,如IVP或膀胱镜逆向尿路造影。

如果膀胱阴道瘘早期诊断,应尝试进行保守处理。虽然保守治疗的时机和瘘孔大小及成功率不清楚,有限的资料表明,瘘管<1cm及手

术3周内持续膀胱引流瘘孔可自然愈合。在一项研究中，如果在手术3周内发现，39%的瘘管在膀胱引流后可以关闭，在术后6周发现仅3%的瘘管关闭。膀胱引流时间仍不清楚，但一些学者认为应持续引流4周。

输尿管瘘通常通过放入输尿管支架6~8周进行治疗。4~6周后，进行IVP评估瘘孔是否已经治愈。如果瘘孔治愈，拔出支架，在3、6、12和24个月进行IVP排除输尿管狭窄。如果瘘管没有治愈，支架保留8周，进行IVP复查。如果瘘孔8周还未治愈，推荐手术治疗。

膀胱阴道瘘时机仍有争议。理想的是，瘘管应在72小时内炎症产生和硬化前修复，一些手术推荐等更早成功关闭瘘孔待3~6周直到瘘孔手术条件成熟。另一些手术医师在开始炎症消退前可能成功关闭。外科修复时机应个体化，建立在膀胱镜的治愈证据，包括瘘孔位置和临近组织柔软程度、非炎症状态、上皮形成、肉芽组织形成及坏死程度。膀胱阴道瘘可经阴道或腹部修复，但手术操作不在本章讨论范畴之内。

Baldini G, Bagry H, Aprikian A, et al. Postoperative urinary retention: anesthetic and perioperative considerations. *Anesthesiology* 2009;110:1139–1157. PMID: 19352147.

Bazi T. Spontaneous closure of vesicovaginal fistulas after bladder drainage alone: a review of the evidence. *Int Urogynecol J Pelvic Floor Dysfunct* 2007;18:329–333. PMID: 17036168.

Karram MM. Lower urinary tract fistulas. In Walters MD, Karram MM, eds. *Urogynecology and Reconstructive Surgery*. 3rd ed. Philadelphia, PA: Mosby Elsevier; 2007.

感染并发症

手术部位感染是妇科手术常见的主要并发症，子宫全切进入生殖腔隙为清洁的潜在感染手术，可导致内源性阴道菌群感染。虽然抗生素预防可降低术后感染率，但仍是最常见的术后并发症之一。有以下情况者应诊断为术后感染，感染部位疼痛、触痛，至少6小时随机2次口表体温≥38℃或任何时候口表体温＞38℃。

预防

预防性抗生素通常仅在子宫全切和泌尿生殖系手术操作时使用。头孢唑林(1g)是最常使用的药物，在手术开始30分钟内给药。第二剂抗生素应在手术超过3小时或失血量超过1500mL时应用。人工流产前后应使用头孢菌素。手术操作，如不直接进入生殖系统的腹腔镜和开腹手术无需预防性应用抗生素。

血肿和盆腔脓肿

临床表现

术后患者发热而无其他感染灶或未进行初始抗生素治疗者应考虑脓肿。临床表现包括盆腔检查可触及包块，盆腔血肿感染及临床表现与上述相似。

治疗

如果怀疑脓肿，应行超声或强化CT等影像学检查。如果明确诊断，使用静脉抗生素治疗，包括庆大霉素、林可霉素、氨苄西林、庆大霉素和甲硝唑、亚胺培南/西司他丁钠、左旋氧氟沙星和甲硝唑等。静脉抗生素持续应用至退热24~48小时，改为口服抗生素。许多脓肿，尤其是大脓肿需要充分引流治疗，通常在超声和CT引导下经皮插入猪尾管引流积聚的液体。血肿感染或形成脓肿时需开放引流。如果脓肿经上述治疗无效，则需开腹打开脓肿，冲洗和引流。

伤口感染

伤口感染通常位于皮肤和脂肪组织，位于筋膜上。术后伤口感染诊断通常发生在术后几日，一般为术后4~5天。

临床表现

临床表现包括伤口感染或蜂窝织炎、皮肤

红斑(红热)、皮下硬化和发热。如果有切口引流,在切口下方可能有脓肿或液体积聚。

治疗

单纯蜂窝织炎通常用对抗链球菌、葡萄球菌和多数革兰阴性病原体,有效的单一制剂,如头孢菌素。如果有液体引流的伤口有液体积聚,应打开伤口允许引流,如果有组织坏死应清创。应轻轻探测检查,明确筋膜完整性。如果筋膜完整,伤口应用湿纱布包裹,每天换药2~3次。

伤口裂开和内脏翻出

伤口裂开指术后伤口分裂,包括所有腹壁层。危险因素包括年龄、营养不良、糖尿病、吸烟、恶性肿瘤、长期应用甾体药物以及肥胖。伤口感染也易导致伤口裂开。内脏翻出包括所有层破坏,小肠通过切口突出。这个并发症的标志是从腹部切口排除大量的血清血液渗出物。这时,外科急腹症需立刻进入手术室进行缝合。

坏死性筋膜炎

诊断要点

▶ 体格检查提示快速的进展性感染。

▶ 放射学检查,如CT、MRI或平片提示皮下组织气体存在。

▶ 外科探查证实诊断,发现坏死的皮下组织和筋膜。

发病机制

坏死性筋膜炎罕见,但通常是致命的感染,特征是广泛筋膜坏死和邻近皮下组织坏死。易感因素包括高龄、肥胖、高血压、动脉粥样硬化、糖尿病、营养不良、肾衰竭、免疫抑制和创伤。引起感染的细菌包括A组链球菌和其他厌氧菌,如产气荚膜梭菌。

临床表现

临床三联征包括败血症、异常疼痛和单侧水肿。体格检查患者有明显发热和白细胞增高。切口周围皮肤通常冰冷、灰色、似沼泽般,有捻发音。通常伤口出现明显皮下水肿、皮下不同程度变色。感染周围可能有感觉缺失。

治疗

最重要的治疗首先包括早期、积极外科手术感染清创,包括切除所有不出血、变色的坏死组织,其次是伤口愈合,通常需要皮肤移植。因此通常涉及妇科肿瘤或整形外科医师。治疗包括广谱抗生素,包括青霉素、高压氧舱治疗,以降低感染发病率。

ACOG Practice Bulletin No. 104: antibiotic prophylaxis for gynecologic procedures. ACOG Committee on Practice Bulletins–Gynecology. *Obstet Gynecol* 2009;113:1180–1189. PMID: 19384149.

Gallup DG, Freedman MA, Mequiar RV, et al. Necrotizing fasciitis in gynecologic and obstetric patients: a surgical emergency. *Am J Obstet Gynecol* 2002;187:305–310. PMID: 12193917.

Larsen JW, Hager WD, Livengood CH, et al. Guidelines for the diagnosis, treatment and prevention of postoperative infections. *Infect Dis Obstet Gynecol* 2003;11:65–70. PMID: 12839635.

(张丽志 译)

第46章 妇科治疗方法

Cecilia K. Wieslander, MD
Keri S. Wong, MD

在美国,妇科最常见的4种操作是经腹手术、经阴道子宫切除术、输卵管绝育术和诊刮术。本章总结这些手术以及其他手术操作,讨论每种手术的指征、禁忌证、手术操作和并发症。

Agency for Healthcare Research and Quality. HCUP Nationwide Inpatient Sample (NIS), Procedures. Healthcare Cost and Utilization Project (HCUP). 2006. Rockville, MD: Agency for Healthcare Research and Quality. http://www.hcupnet.ahrq.gov/HCUPnet.jsp.

诊刮术

指征

通常在下列指征之一时进行宫颈扩张和刮宫术(D&C):异常子宫出血的诊断和治疗、流产处理(不全流产、稽留流产或人工流产)或子宫恶性肿瘤诊断。子宫异常出血在第38章讲述。D&C作为人工流产的一种方法,将在第58章讲述。本部分主要讨论D&C的治疗性应用。

操作

宫颈扩张

宫颈扩张应在宫颈周围、硬膜外、椎管内或全麻下进行,严格掌握操作指征,不推荐围术期抗生素预防用药,但在年龄40岁以上或有其他危险因素患者应预防静脉血栓。宫颈扩张术通常在刮宫术之前进行,在放置宫内节育器或治疗癌症放镭源而有宫颈狭窄时需扩张宫颈。有时也在输卵管子宫造影或宫腔镜时进行。

患者取膀胱截石位,像阴道手术一样,消毒大腿内侧、会阴和阴道,外科医师和助手应坚持无菌操作。在麻醉状态下,宫颈扩张前进行详细妇科检查,了解宫颈、子宫、附件大小和位置及其他任何异常,术前患者应尽可能排空膀胱,怀疑有明显尿潴留者可给予导尿。

直角拉钩放置在前壁轻轻拉开膀胱,重锤拉钩放置在阴道后壁,暴露宫颈。在直视下,宫颈钳钳夹宫颈前唇,避免钳夹血运丰富的3点和9点处。牢固钳夹宫颈,不要损伤或穿透宫颈管。轻柔牵拉宫颈,宫颈被牵拉向下朝向阴道口。在操作前,应完全看清宫颈和穹隆,因为后面部位较难暴露。应注意异常部位(甚至良性包涵囊肿),核实后进行处理。明显异常部位应行活检。评估宫颈和阴道后,检查宫腔。宫腔探针应轻柔地插入宫颈内口,以最小阻力进入宫腔,与盆腔检查的子宫位置相符。记录宫腔深度、各种异常情况,如肌瘤或隔。

在刮宫术过程中,子宫穿孔最常发生于子宫探针探测宫腔或宫颈扩张时。根据2个大型经典研究显示,诊刮过程中穿孔发生率为0.63%~1.0%。穿孔通常是由于方向错误或过度暴力造成的,多发生于绝经后(1/38)、癌症(1/48)或产后(1/122)。其他危险因素包括子宫过度后屈或过度前屈或癌症性狭窄。除有出血、损伤肠管、腹膜嵌顿外，可采用保守性治疗，效果良好。

如果术前怀疑重度宫颈狭窄，可用宫颈软化剂，如米索前列醇或昆布塞条。在妊娠及绝经后女性，口服或阴道给予米索前列醇或昆布塞条效果良好。根据10个随机对照试验研究进行的综述，绝经前女性进行宫腔镜操作，给予米索前列醇比对照组更有利于扩张宫颈。米索前列醇可降低宫颈扩张（RR,0.6；95%CI 0.5~0.7）和宫颈裂伤发生率（RR,0.22；95%CI 0.1~0.6），但副作用较大（阴道出血、腹痛、体温增高）。绝经前患者在宫腔镜操作前应用米索前列醇，每4例中即有1例可避免行宫颈扩张术，每12例中即1例可避免宫颈裂伤。阴道给予米索前列醇比口服更有效。绝经后患者及应用GnRH者应用米索前列醇作用尚无定论。

最常使用的扩张器是Hegar、Pratt和Hank扩张棒。Hegar扩张棒圆钝、曲度轻微，根据宽度标号（如7号就是7mm宽度）。Pratt和Hank扩张棒与Hegar扩张棒不同，更为尖锐。Pratt扩张棒实心，而Hank扩张棒空心，允许血液或空气流出。Pratt和Hank扩张棒都是根据法国尺寸标记号码（20F Hank扩张棒直径与9号Hegar扩张棒相似）。扩张棒主要根据外科培训中应用情况进行选择，许多医师在绝经后子宫萎缩患者不选择更尖的Hank扩张棒。

宫颈管搔刮

在异常子宫出血或可疑生殖道肿物患者应进行分段诊刮术。为了保持宫颈管内膜的组织不被宫腔标本污染，宫颈管应在宫颈扩张者宫腔搔刮之前进行。如果诊断或治疗宫颈上皮内瘤变进行宫颈锥切术，探宫腔应在锥切术之前进行，但宫颈扩张和分段搔刮应在锥切术之后，以减少宫颈内膜上皮暴露。Gusberg刮匙是小的、弯度轻柔的器械，尤其适合宫颈管搔刮。刮匙放置在宫颈管内至宫颈内口水平，有力接触，四壁中的每个部位均一步完成，用一个涡旋动作将刮出的标本放置到一个涂覆纤维海绵表面（涂覆纤维海绵比普通外科海绵有更强吸附性）。宫颈接着按前述被扩张，然后进行子宫内膜搔刮。宫颈和子宫内膜标本分别固定送检。

在未妊娠女性，宫颈管搔刮术并发症罕见。由于对胎儿和胎膜有明显并发症，因此妊娠期禁行宫颈管搔刮术。搔刮宫颈内膜需要3周或更长时间恢复，常规涂片（Pap涂片）时宫颈上皮通常2周即可恢复。在Pap涂片随访前，应使组织愈合，因为再生细胞通常会误认为是不典型细胞。

宫腔内膜息肉切除术

在进行诊断或治疗性子宫内膜搔刮前，以息肉钳夹取子宫内膜息肉。刮宫术前宜将息肉完整取出，保持组织学完整，以鉴别良性子宫息肉和肿瘤。在一项大型研究中，刮宫前先常规探查宫腔，结果显示，130例诊断为子宫内膜息肉的患者中，64%以输尿管取石钳将息肉取出，而在诊刮后，39%以探查钳将息肉取出。息肉钳探查时，首先怀疑是否有带蒂肌瘤或黏膜下肌瘤、宫腔内和宫颈管粘连和子宫畸形等。

息肉摘除术包括沿子宫位置水平将钳子轻轻放入宫腔（探查子宫），轻轻张开钳子，旋转90°，取出。许多临床医师重复操作至360°，全面探查宫腔。

宫腔镜技术在诊断和治疗粘连、子宫纵隔、肌瘤和息肉方面优于盲法切除息肉和搔刮术。新型纤细的宫腔镜很容易操作，与阴道镜活检或激光锥切术一样，可在门诊进行。

内膜搔刮

内膜搔刮术用于诊断和治疗，是不全流产、稽留流产、产后妊娠产物滞留和胎盘息肉等妊娠并发症的治疗指征。在月经量过多伴血容量减少和难治性月经量过多者，内膜搔刮术可有效地迅速止血。D&C通常不用来治疗没有血容量减少的功能性子宫出血，因为对后续月经平均失血量没有影响（仅对D&C后第一个月经周期有影响),疗效不如药物治疗。在诊断和治疗由于子宫肌瘤或子宫内膜息肉导致的异常子宫出血中,D&C疗效较宫腔镜差。感染是D&C的禁忌证,如急性子宫内膜炎、输卵管炎和宫腔积脓。如果有胎盘组织感染,则应及时清除,在充分静脉抗生素治疗后进行D&C。内膜搔刮术应根据患者个体情况而定。当需要了解内膜激素反应时,应从宫腔前壁和厚壁取出少量而有代表性的内膜标本。治疗性内膜搔刮术则要求刮宫应全面而彻底。在宫颈扩张良好的患者,适合选用大号光滑的刮匙,锯齿状刮匙可能引起基底层内膜和肌层损伤。应以顺时针或逆时针方向从宫底到宫口有力搔刮宫腔前壁、侧壁、后壁。宫腔顶部通过从一边到另一边方式进行搔刮。刮出物应放在纱布上,尽快放入固定液中。如果诊刮术用于诊断感染(如结核性内模炎),刮出物应放于适合培养(没有固定液)的容器中。

简单的刮宫术不需要取出整个子宫内膜。在诊刮后立即行子宫切除者中证实,由有经验的妇科医师进行彻底的诊刮术通常仅取出内膜的50%~60%。如果存在内膜癌危险及临床可疑肿瘤持续存在者,虽然内膜组织学诊断为良性,仍应进行宫腔镜指导下活检或行子宫切除术。

在一项大样本观察中,D&C导致子宫穿孔发生率为0.63%。术前双合诊检查,确定子宫大小、硬度、位置,在探查或刮宫过程中,发现阻力消失应怀疑子宫穿孔。可疑穿孔者应避免继续搔刮。负压吸引清宫术中可疑穿孔者,应行腹腔镜探查,避免肠管吸入宫腔。可疑穿孔患者,应留院观察至少24小时,患者可能发生感染及出血。在70例子宫穿孔患者中,55例期待治疗成功,仅1例患者出现并发症(阴道切开术引流盆腔脓肿),7例选择子宫切除术,但术后发现没有指征。目前,在血流动力学稳定的患者,可选腹腔镜探查评价穿孔情况。

内膜活检

门诊搔刮或内膜活检是一种诊断手段而非治疗手段。与麻醉下诊刮术相比,其他许多操作方法已在第35章中论述。

American College of Obstetricians and Gynecologists. Antibiotic prophylaxis for gynecologic procedures. ACOG Practice Bulletin No. 104. *Obstet Gynecol* 2009;113:1180–1189. PMID: 19384149.

American College of Obstetricians and Gynecologists. Prevention of deep venous thrombosis and pulmonary embolism. ACOG Practice Bulletin No. 84, 2007. *Obstet Gynecol* 2007;110(2 Pt 1): 429–440. PMID: 17666620.

Aronsson A, Helstrom L, Gemzell-Danielsson K. Sublingual compared with oral misoprostol for cervical dilation prior to vacuum aspiration: a randomized comparison. *Contraception* 2004;69:165–169. PMID: 14759623.

Batukan C, Ozgun MT, Ozcelik B, et al. Cervical ripening before operative hysteroscopy in premenopausal women: a randomized, double-blind, placebo-controlled comparison of vaginal and oral misoprostol. *Fertil Steril* 2008;89:966–973. PMID: 17681307.

Bunnasathiansri S, Herabutya Y, O-Prasertsawat P. Vaginal misoprostol for cervical priming before dilation and curettage in postmenopausal women: a randomized controlled trial. *J Obstet Gynaecol Res* 2004;30:221–225. PMID: 15210047.

Crane JM, Healey S. Use of misoprostol before hysteroscopy: a systematic review. *J Obstet Gynaecol Can* 2006;28:373–379. PMID: 16768880.

Josey WE. Routine intrauterine forceps exploration at curettage. *Obstet Gynecol* 1958;11:108–111. PMID: 13504642.

McElin TW, Bird CC, Reeves BD, et al. Diagnostic dilation and curettage. A 20-year study. *Obstet Gynecol* 1969;33:807–812. PMID: 5770554.

Ngai SW, Chan YM, Ho PC. The use of misoprostol prior to hysteroscopy in postmenopausal women. *Hum Reprod* 2001;16:1486–1488. PMID: 11425834.

Stock RJ, Kanbour A. Prehysterectomy curettage. *Obstet Gynecol* 1975;45:537–541. PMID: 1124168.

Thomas JA, Leyland N, Durand N, et al. The use of oral misoprostol as a cervical ripening agent in operative hysteroscopy: a double-blind, placebo-controlled trial. *Am J Obstet Gynecol* 2002;186:876–879. PMID: 12015500.

Word B, Gravlee LC, Wideman GL. The fallacy of simple uterine curettage. *Obstet Gynecol* 1958;12:642–648. PMID: 13613649.

宫腔镜手术

本部分论述宫腔镜在治疗中的应用。

手术指征和禁忌证

见表46-1。

手术操作

宫腔镜包括软性及硬性宫腔镜两种。手术操作的宫腔镜是硬性腔镜，典型腔镜规格是外径8~10mm，外鞘接光纤光源，一个通道用于将膨宫介质导入宫腔，一个通道用于放入探针、钳子、电凝或激光器械，可在直视下进行宫腔内操作。视野角度从0°镜到70°镜。

在正常情况下，子宫腔是闭合的，必须通过介质进行膨宫。门诊患者在诊断时可使用二氧化碳膨宫。低黏度、导电弱的膨宫液体包括1.5%甘氨酸、3%山梨醇、5%甘露醇，这些液体用于单极治疗中，因为这些液体不导电。1.5%甘氨酸、3%山梨醇是低渗性溶液，这些液体可能引起低钠血症及血浆渗透压降低，导致脑水肿和死亡。5%甘露醇是等渗液体，具有利尿作用，能引起低钠血症，但不降低血浆渗透压。低黏度电解液包括生理盐水和林格液，这些液体等张，降低低钠血症并降低血清渗透压危险，仍可能发生肺水肿。因此，应注意膨宫液出入差值。以电解质溶液作为膨宫液的两个缺点是与血液混合后影响视野、不能使用单极电设备，因为这些液体导电。电解质溶液能使用双极电设备。

高黏度液体包括右旋糖酐-70，为无色、黏稠、多糖液体。使用右旋糖酐的优点在于与血液不相容，血液存在时视野仍清晰。缺点是由于黏稠，当干燥、变硬时，常在设备表面形成结晶。右旋糖酐能引起罕见但严重的并发症，包括过敏反应、液体超负荷、肺水肿和凝血障碍。腔镜厂家建议患者在下列情况下注意肺水肿：手术时间超过45分钟、吸收右旋糖酐-70超过250mL、切除大面积内膜或静脉液体输注速度较快。如果发生肺水肿，则患者需要血浆置换，因为右旋糖酐-70含高分子量分子，排泄慢或根本无法从肾脏排泄。甜菜糖过敏是使用右旋糖酐-70的绝对禁忌证。右旋糖酐-70通常限制在300mL内，绝对不能超过500mL。

很多设备可用于宫腔镜操作，包括钝性探针、微型剪刀、弹簧夹、球型电极、电切电凝环（电切镜）和非电切系统内膜消融设备。根据预期宫腔镜发现和处理、可能的手术操作、患者意愿及同时进行的其他手术来决定局部麻醉还是全身麻醉。多数宫腔镜检查和几乎所用的治疗性操作都在全麻下进行。在麻醉状态下，应排空膀胱，单爪钳钳夹宫颈前唇。应逐步扩张宫颈至与腔镜外鞘相同的直径，使器械进出宫颈无阻力。在整个腔镜过程中，助手监测子宫入量，确保压力不超过100mmHg。膨宫介质不超过100mL/min。当平均注入压力超过平均动脉压时，液体超负荷发生率明显增加。应用最小的压力获得最佳效果。助手和手术医师必须监测液体进出差额，预防容量超负荷。手术医师应采取舒适坐位，所有器械容易拿到，以安全、敏捷地进行宫腔镜操作。手术后，应检查宫腔内器械完整性，尤其是微型剪刀纤弱，易折断掉入宫腔内。如果使用右旋糖酐，必须在液体变干前立即冲洗腔镜。

表46-1 宫腔镜手术的适应证和禁忌证

适应证
绝经期前的月经异常或绝经后子宫出血
拟行子宫内膜切除
内膜增厚或息肉
黏膜下肌瘤
宫颈内病变
可疑苗勒管异常
宫腔粘连
宫内节育器残留或其他异物残留
需要经输卵管阻塞绝育者（Essure）
避孕器具残留

绝对禁忌证
可见的宫内妊娠
活动性盆腔炎症（包括生殖道疱疹病毒感染）
已知的宫颈癌或子宫癌

相对禁忌证
重度出血，限制视野

并发症

对于经验丰富的医师而言，宫腔镜一般比较安全。最常见的并发症包括宫颈裂伤（1%~11%）、出血（2.4%）和液体超负荷（1.5%），其他并发症包括子宫穿孔、脏器损伤、二氧化碳或空气栓塞，死亡罕见。在腹腔镜观察下，严重子宫穿孔几乎可以避免。子宫纵隔、息肉或肌瘤切除可能导致明显出血。可经腹腔镜夹闭子宫血管，控制出血。此外，出血部位可用电凝止血，或将弗雷尿管放入宫腔，膨胀后起到宫腔填塞作用。宫腔镜后感染不常见，不推荐预防性抗生素治疗。二氧化碳和空气栓塞罕见，但后果严重，可导致循环衰竭。栓塞症状和体征包括清醒患者胸部疼痛、呼吸困难、血压突然下降、血氧和（或）呼气末二氧化碳降低或麻醉患者心律失常。其他发现包括心脏水车样杂音、低血压、心动过速或心动过缓。如果发生气栓，患者应处于左侧卧位，头部下垂5°，这个体位有利于气体在右心室朝右心室顶端移动，通过心脏穿刺或颈静脉导管进入右心室抽出这些气体。

膨宫介质并发症包括液体过量导致低钠血症和肺水肿。美国妇产科协会（ACOG）采用下列液体监测指南。①密切监测术前和术后患者水化作用。②如果使用低黏度、弱电解质液体，应监测液体进出差额，当接近750mL时，应严密注意。在老人、有并发症的患者和有心血管疾病者应终止手术。③如果液体差额达到非电解质溶液1000~1500mL或电解质液体2500mL时应终止手术。应用电解质溶液时，可考虑给予利尿剂，根据指征进一步诊断和治疗。④在急性监护和实验室设备有限的门诊，应在更低液体差额时终止手术。⑤应用自动液体监测系统能真实监测液体差额，早期发现液体过量情况。⑥在没有自动液体监测系统情况下，应测量入量和出量，向手术者报告液体差额。低张液体超负荷处理需要急性监护设备和会诊。有报道，在血钠112~118mmol/L时，患者出现癫痫、永久性脑损伤及死亡。如果低钠状态持续达24小时，应给予快速纠正。如果低钠血症超过48小时，由于神经系统危害、癫痫和死亡可能，不应快速纠正低钠状态，这种状态应进行会诊讨论。

预后

选择合适的患者，宫腔镜有很高的成功率。有经验的医师可以取出小的有蒂肌瘤和息肉。黏膜下肌瘤不富有血管，可进行切除。如果治疗宫腔粘连，成功率和正常宫腔的恢复取决于粘连的厚度、程度及切除后正常内膜的保留面积。不孕症宫腔镜治疗后，内膜裸露，许多医师给予患者术后雌激素治疗，促进子宫内膜快速增长。

以电切和非电切方法进行子宫内膜消融可成功减少月经量，1年效果满意（表46-2）。虽然满意率较高，但在手术4年内至少24%的患者会进行子宫切除。

American College of Obstetricians and Gynecologists. Endometrial ablation. ACOG Practice Bulletin No. 81. *Obstet Gynecol* 2007;109:1233-1248. PMID: 17470612.

American College of Obstetricians and Gynecologists. Hysteroscopy. ACOG Technology Assessment in Obstetrics and Gynecology No. 4. *Obstet Gynecol* 2005;106:439-442. PMID: 16055609.

Cooper JM, Brady RM. Intraoperative and early postoperative complications of operative hysteroscopy. *Obstet Gynecol Clin* 2000;27:347-366. PMID: 10857125.

Hatfield JL, Brumsted JR, Cooper BC. Conservative treatment of placenta accreta. *J Minim Invasive Gynecol* 2006;13:510-513. PMID: 17097571.

Loffer FD, Bradley LD, Brill AI, et al. Hysteroscopic fluid monitoring guidelines. The Ad Hoc Committee on Hysteroscopic Training Guidelines of the American Association of Gynecologic Laparoscopists. *J Am Assoc Gynecol Laparosc* 2000;7:167-168. PMID: 10648762.

Price TM, Harris JB. Fulminant hepatic failure due to herpes simplex after hysteroscopy. *Obstet Gynecol* 2001;98:954-956. PMID: 11704219.

Propst AM, Liberman RF, Harlow BL, et al. Complications of hysteroscopic surgery: predicting patients at risk. *Obstet Gynecol* 2000;96:517-520. PMID: 11004351.

Sharp HT. Assessment of new technology in the treatment of idiopathic menorrhagia and uterine leiomyomata. *Obstet Gynecol* 2006;108:990-1003. PMID: 17012464.

Stoloff DR, Isenberg RA, Burns WN, et al. Venous air and gas emboli in operative hysteroscopy. *J Am Assoc Gynecol Laparosc* 2001;8:181-192. PMID: 11342722.

表 46-2 非宫腔镜子宫内膜切除与宫腔镜子宫内膜切除术后 12 个月患者满意度和闭经率[1]

设备	满意度(%) NR/R 切除[2]	闭经率(%[3]) NR/R 切除[2]
热疗选择(热球)	96/99[4]	13.9/24.4
热液切除(液体治疗)	–/–[5]	35.3/47.1
冷冻选择(冷冻治疗)	86/88[6]	22.2/46.5
诺舒治疗(电射频)	92/93[4]	36/32.2
微波内膜切除系统(微波能量)	99/99[4]	55.3/45.8

[1] 根据美国食品药品管理中心试验。
[2] NR/RA,非宫腔镜手术/宫腔镜切除。
[3] 根据治疗目的。
[4] 满意或非常满意患者。
[5] 与基线比较的生活质量评分。
[6] 非常满意或极度满意患者。

Modified with permission from Sharp HT. Assessment of new technology in the treatment of idiopathic menorrhagia and uterine leiomyomata. *Obstet Gynecol* 2006; 108:990–1003.

腹腔镜

腹腔镜是经腹腔内窥镜技术,可提供良好的盆腔视野,通常用于妇科疾病诊断和非开腹盆腔手术。

腹腔镜直径为 3~12mm,镜头视野角度为 0°~135°,有效长度超过 25cm,使用光纤技术。为了手术操作视野,需在腹腔内充入二氧化碳使腹腔膨隆。

使用充气装置时需持续监测心率、血压、充气量。腔镜手术所需其他技术,如电切、活检、电凝、吸引、操作等分别经不同的操作孔或插入同一个操作孔进行。腔镜孔直径 3~20mm。腹腔镜可以使用激光(CO_2 或 Nd:YAG)。

腹腔镜成为诊断和妇科手术操作的有利工具。然而,腔镜操作需要有经验的专家,应由熟悉各种并发症的医师使用。腹腔镜操作是经小切口进行的腹腔内手术。由于发病率低和恢复快,使这项技术快速发展。在很多情况下,腹腔镜手术可以代替开腹手术进行诊断和妇科手术治疗。这是一个具有成本效益的门诊操作。

指征

随着医师经验积累,手术指征也增加,创新技术可进行更加复杂的手术操作。

诊断

1. 鉴别卵巢、输卵管和子宫肿瘤(如异位妊娠、卵巢囊肿、输卵管炎、肌瘤、子宫内膜异位症和输卵管结核)。
2. 盆腔疼痛(如可能的粘连、子宫内膜异位症、异位妊娠、卵巢扭转或出血性卵巢囊肿、输卵管炎、阑尾炎、非妇科疾病导致的盆腔疼痛)。
3. 生殖道异常(如卵巢发育不全、苗勒管畸形)。
4. 腹水(如卵巢疾病、肝硬化)。
5. 穿刺进入腹腔导致的盆腔损伤或未穿刺进入腹腔导致的腹壁损伤。
6. 隐匿性癌症的诊断。

评估

1. 不孕(如输卵管开放、卵巢活检)。
2. 在输卵管手术或子宫内膜异位症手术后的"二探"。
3. 腹腔冲洗液细胞学检查。
4. 腹腔培养(如放线菌或输卵管结核)。
5. 评估子宫穿孔。
6. 盆腔内脏评估,确定经阴道子宫切除术的可能性。

治疗

1. 输卵管绝育术
   (1) 电技术:单极或双极技术。
   (2) 机械性:硅橡胶带或环、金属夹。
2. 粘连松解:用或不用激光。

3. 子宫内膜异位症：通过激光或电灼。
4. 异位 IUD 取出。
5. 宫骶韧带切除（去神经）。
6. 异位妊娠治疗。
7. 肌瘤切除术。
8. 输卵管闭锁的输卵管造口术。
9. 输卵管成形术取出支撑物。
10. 体外受精取卵。
11. GIFT（配子输卵管内移植）。
12. 卵巢微型楔切术。
13. 肿瘤、肝脏、卵巢、脾脏、大网膜活检。
14. 腹腔内放置钛夹，作为放疗标志。
15. 卵巢切除术。
16. 卵巢囊肿剥除。
17. 腹腔镜辅助阴式子宫切除术、腹腔镜下次全子宫切除术、腹腔镜下全子宫切除术。
18. 盆腔器官脱垂和尿失禁重建手术。

禁忌证

绝对禁忌证

肠梗阻、广泛腹膜炎、大量出血。

相对禁忌证

严重心脏或肺脏疾病、既往脐周手术、休克、癌症累及前腹壁。

腹腔镜手术需权衡的其他因素包括超重、妊娠早期的宫内妊娠、巨大肿瘤、肠道感染性疾病、不明的严重腹腔内粘连。

腹腔镜准备

术前必须向每一位患者详细解释手术风险和益处。内脏和血管损伤风险以及中转开腹风险应与患者进行充分讨论。应告知有既往腹部手术病史、既往盆腔炎症（阑尾炎、盆腔炎）或放射治疗者其内脏、血管损伤和中转开腹风险增加。准备过程包括术前禁食固体食物至少 8 小时、禁饮水至少 6 小时，充分采集病史、体征和常规血液检测。术前清洁肠道，使小肠和乙状结肠排空，有助于腹腔镜视野。通常不需要腹部或会阴部备皮，常规进行皮肤消毒。由于伤口感染率很低，因此不推荐抗生素预防感染。

麻醉

可以使用局麻、局麻加全麻、脊髓或硬膜外阻滞麻醉、全麻插管或不插管。存在麻醉特殊风险（如因为气腹和患者术中需要头低脚高位使膈肌移动降低）。由于这些因素，美国许多患者需要在插管全麻下进行手术。在医师充分考虑下，有效麻醉和腹腔镜手术可以安全完成。

局麻联合静脉镇静可替代全麻。在进行输卵管操作时，患者可能有一过性不适，但对于选择该麻醉的患者，这种不适能忍受。

手术方法

患者双臂放置于双侧，取膀胱截石位，麻醉诱导后，消毒腹部及盆腔区域，铺手术单。视频监测器放置在术者容易看到的位置，一般在患者脚侧或一侧。膀胱截石位排空膀胱，可降低穿刺及其他器械操作导致损伤的风险。在仔细双合诊检查后，宫颈钳牵拉宫颈，将举宫器（Hasson，HUMI，Hulka 等）放入宫颈管，举起子宫，保持组织张力。在脐内或脐下切开 1cm 切口。穿刺针向骶骨方向 45°盲穿进入腹腔。穿刺器穿刺进入盆腔或通过一个微小开腹切口，称"开放腹腔镜"，直视下进入腹腔。在无腹膜炎病史或盆腹腔外科手术史者，穿刺器直接穿刺是安全的。开放腹腔镜手术减少了血管损伤，但不能减少肠管损伤。二氧化碳作为介质进入腹腔，通过充气设备进行检测。充气量随患者身高、腹壁厚度和计划手术操作而变化，在多数患者，获得满意视野需要 2~3L 气体。最大充气压力不应超过 15mmHg。如果使用气腹针，取出气腹针后，将穿刺器及套管放入腹腔，该套管放置于腹腔镜镜头。检查者操作举宫器，暴露盆腔器官。为了检测输卵管通畅度，可通过宫腔注入美兰或靛青，直接见到染料流出提示输卵管通畅。第二个带着套管的穿刺器在腹腔镜直视下，于耻骨联合发际线横向5mm处做切口进行穿刺。必要时使用另外穿刺孔，便于其他器械操作。器械包括冲洗器、超声刀、钳子、剪刀、钛夹钳、数个血管闭合与切开系统。可通过使用特殊设备进行外科打结。

手术结束后，通过穿刺孔排空气腹，移出所有器械，关闭切口。皮肤经3-0线皮下缝合，用皮肤胶或胶条处理皮肤。切口>10mm者需缝合筋膜，避免形成切口疝。用小敷料覆盖伤口。

绝育术

电烧、硅胶环或带、金属弹簧夹阻断输卵管导致绝育。不同操作的利弊不是很重要，一名医师能掌握这些操作技术更为重要。因此，应根据医师对手术方式的熟练掌握程度进行选择。年龄小于28岁的女性，绝育术失败率较高。

电灼法：腹腔镜电灼绝育术是最常用的方法。单极电凝较双极电凝术后妊娠率更低（10年妊娠率分别为7.5/1000比24.8/1000），而双极电凝导致邻近脏器损伤（如肠管）的风险更小。双极电凝以充足能量（25W）完全电凝输卵管峡部至少3cm。目前能量表比肉眼观察更能精确评价完全凝固程度，一般而言，需在输卵管2~3个部位进行电凝，无需切断输卵管。

硅胶带法：用硅胶带或环堵塞输卵管，术后妊娠率轻度增高（10年妊娠率为17.7/1000），但异位妊娠率较低。硅胶带放置部位问题及操作过程中输卵管出血较常见。

输卵管夹：用夹子（Hulka或Filshie夹）阻塞输卵管，失败率较高。Hulka夹（10年妊娠率为36.5/1000）失败率较Filshie夹（6~10年妊娠率为0~4/1000）更高。输卵管夹的优点是仅有小部分输卵管损伤（因此增加患者后悔后输卵管复通概率），无肠管灼伤的风险。

输卵管部分切除术：与产后输卵管结扎相比，输卵管部分切除术失败率更高，10年妊娠率为20.1/1000。

不孕症

输卵管复通前需进行腹腔镜评估，尤其是输卵管电凝手术后者。用剪刀松解输卵管周围粘连，进行输卵管造口术。在腹腔镜下进行这些操作损伤最小，有利于手术操作。在有痛经或无法解释的盆腔痛患者，可考虑行腹腔镜探查。放宽腹腔镜指征能诊断许多不常见的子宫内膜异位症。

腹腔镜下子宫内膜异位症病灶电灼或激光毁损安全、有效、快速。以激光治疗位于肠管、膀胱和输卵管等结构的种植病灶较安全，能快速缓解痛经、性交困难或盆腔痛患者的症状。

在不孕症患者，腹腔镜下取卵已成为人工授精、GIFT及其他操作的重要方法，但目前腹腔镜已不常用于取卵，因为目前主要经超声引导下进行取卵。

异位妊娠

在血流动力学稳定的患者，输卵管妊娠保守治疗优先选择腹腔镜下输卵管开窗术。根据最近Cochrane数据库系统性综述结果，腹腔镜比开腹手术在切除输卵管妊娠的成功率降低，因为腹腔镜手术中绒毛组织残存可能性更大。但在几乎所有患者中，腹腔镜手术比开腹手术更可行、安全、费用更低。长期随访显示，宫内妊娠率相似，而重复异位妊娠率更低。腹腔镜输卵管开窗术持续绒毛组织残留在预防性单剂量全身MTX使用后明显降低。对于符合标准的患者，替代保守治疗是应用甲氨蝶呤。

腹腔镜子宫切除术

腹腔镜可用于全子宫切除、腹腔镜辅助阴式子宫切除和腹腔镜下次全子宫切除（见子宫切除章节）。其他操作也能通过腹腔镜完成，包括穹隆悬吊和盆底重建，如阴道悬吊术和骶骨阴道固定术。

腹部和盆腔痛

腹腔镜在鉴别不同的急性和慢性疼痛中有重要价值，能使患者避免进行更大的探查手术。腹腔镜下能吸出液体并取活检，且能鉴别盆腔和小肠疾病，可发现阑尾并诊断急性阑尾炎。许多疼痛患者是由腹腔内粘连引起的，通过腹腔镜检查能确诊，且腹腔镜下松解粘连可缓解疼痛。

创伤

在腹腔内损伤患者，腹腔镜下探查能排除是否需要行大的腹部手术。

其他情况

"失踪"的 IUD 自腹腔内取出，输卵管成形术中 Mulligan 塑料环、"丢失"的引流管及其他异物均可经腹腔镜自腹腔内取出。

术后护理

患者全麻醉复苏后，通常在术后 1~2 小时可以回家。更大的手术，如腹腔镜下全子宫切除术需要更长的住院时间，需要 1~2 天。术后疼痛通常较小，患者可以出院，同时给予简单的口服镇痛药。最常见的疼痛是肩痛，由于气体在膈肌下积聚所造成。在术后第二天，鼓励患者开始除了性生活之外的充分活动，如果是简单手术操作（如输卵管结扎），则几天后可以开始性生活。如果患者进行较大的腔镜手术或其他妇科操作，性生活应延迟（直到手术部位无不适或损伤）。术后 1~2 周应常规进行术后门诊复查。

并发症

在一篇囊括了世界范围腹腔镜妇科手术的综述中，包括 1 549 360 例患者，总并发症为 0.2%~10%。前瞻性研究证实，并发症较高。在非手术操作或较小手术中，并发症发生率较少（0.06%~7%），大手术为 0.6%~18%，需要中转开腹者约占 2.1%，最常见的并发症为血管和肠道损伤。重新住院率为 0.4%~0.5%，死亡率为 4.4/100 000，主要死亡原因为小肠和血管并发症及麻醉。

血管损伤

大血管损伤不常见（0.01%~0.5%），盲穿过程比腹腔镜手术操作本身血管损伤增多 5 倍。如果损伤主动脉、下腔静脉或更常见的髂总与髂外动静脉，则常引起大量出血。大血管损伤死亡率为 9%~17%，需要立即中转开腹。大量出血通常表现为腹膜后血肿，仅少数患者发现腹腔内出血。开放式进镜的腹腔镜可减少大血管损伤风险，但有体瘦患者进行皮肤切开时造成主动脉损伤的报道。腹壁出血发生率为 0.5%，腹壁下动脉（深部和浅部）损伤和肌肉血管损伤最常见。大量出血需要输血。腹壁下动脉沿外侧脐韧带走行，与普通观点相反，腹壁下动脉不能通过腹腔镜透照发现，应在圆韧带进入前腹壁外侧或麦氏点（髂前上棘和脐连线中外 1/3）外侧 1~2cm 进行穿刺。

小肠损伤

肠管损伤不常见（0.03%~0.5%），但死亡率为 2.5%~5%，结肠和小肠损伤发生率大致相同，主要为锐器损伤或热损伤，其中大约 1/3 与穿刺有关，其余损伤与手术操作有关。但多数肠损伤在术中并没有意识到（平均术后 4.4 天），多数腹腔镜小肠损伤患者不存在典型的肠管穿孔临床表现。一篇综述观察了 266 例肠损伤患者，多数患者表现为低热、白细胞增高或白细胞计数正常。损伤邻近部位的穿刺位点疼痛、腹胀、腹泻，但肠鸣音正常，腹膜炎体征、严重疼痛、恶心、呕吐和肠梗阻不常见。开放式腹腔镜肠损伤发生率相似，但通常在术中能发现。

泌尿系统损伤

腹腔镜手术泌尿系统损伤率与开腹手术相似（0.02%~1.7%）。膀胱损伤比输尿管损伤更常见，术中更容易发现。约 2/3 的泌尿系损伤发生在腹腔镜辅助的阴式全子宫切除术中。

腹壁穿刺部位疝气

腹部疝气发生率比开腹手术低 10 倍 (0.06%~1% 比 11%~13%)。5mm 穿刺孔不需要缝合,而较大的穿刺孔需要缝合。由于疝气发生率较高,多数外科医师缝合 10mm 以上的穿刺孔。Richter 疝气,即仅有一部分小肠壁进入腹膜或前筋膜缺陷,通常无明显包块,诊断较困难。如果高度怀疑,可行超声或 CT 检查诊断。

皮下气肿及气体栓塞

局限或广泛性皮下气肿发生率为 0.3%~2%,一般无不良临床后果。但发生于颈部、面部、胸部的皮下气肿可能是气胸或纵隔气肿的表现。

术后肩痛

术后肩部不适是膈肌受刺激引起的,其原因是二氧化碳刺激膈肌、气腹或头高脚低位时腹腔器官压力牵拉膈神经所致。可服用平和的镇痛药及安慰治疗。

Chi DS, Abu-Rustum NR, Sonoda Y, et al. Ten-year experience with laparoscopy on a gynecologic oncology service: analysis of risk factors for complications and conversion to laparotomy. *Am J Obstet Gynecol* 2004;191:1138–1145. PMID: 15507933.

Hajenius PJ, Mol BW, Bossuyt PM, et al. Interventions for tubal ectopic pregnancy. *Cochrane Database Syst Rev* 2007;1:CD000324. PMID: 17253448.

Jansen FW, Kolkman W, Bakkum EA, et al. Complications of laparoscopy: an inquiry about closed- versus open-entry technique. *Am J Obstet Gynecol* 2004;190:634–638. PMID: 15041992.

Magrina JF. Complications of laparoscopic surgery. *Clin Obstet Gynecol* 2002;45:469–480. PMID: 12048405.

Meeks GR. Advanced laparoscopic gynecologic surgery. *Surg Clin North Am* 2000;80:1443–1464. PMID: 11059713.

Munro MG. Laparoscopic access: complications, technologies, and techniques. *Curr Opin Obstet Gynecol* 2002;14:365–374. PMID: 12151825.

Penfield AJ. The Filshie clip for female sterilization: a review of world experience. *Am J Obstet Gynecol* 2000;182:485–489. PMID: 10739495.

Peterson HB. Sterilization. *Obstet Gynecol* 2008;11:189–203. PMID: 18165410.

Tittel A, Treutner KH, Titkova S, et al. New adhesion formation after laparoscopic and conventional adhesiolysis: a comparative study in the rabbit. *Surg Endosc* 2001;15:44–46. PMID: 11178761.

男性或女性绝育手术

绝育术是一种永久性避孕,是美国最常使用的避孕方法。在美国,输卵管绝育术大约为 70 万例/年、输精管切除术 50 万例/年。

输卵管绝育术

美国 33% 的女性以绝育术作为避孕方法,其中,输卵管绝育术占 27%,配偶进行输精管绝育术占 9%。表 46-3 列出了最常见的输卵管绝育的方法和失败率。

术前咨询

考虑行输卵管绝育术者最重要的是详细而清楚地咨询,必须了解可能发生的医学和心理并发症(见后面的并发症表)。如果女性不知道绝育术意味着什么,那么术后就会后悔。医师应警惕患者未做好手术决定或受其伴侣或其他人施压的影响。与其他时间相比,产后行

表 46-3 输卵管绝育术 10 年以上总失败率

操作	失败率(%)(每 100 个操作)
产后部分输卵管切除术	7.5
单极电凝	7.5
双极电凝	24.8
弹簧夹	36.5
硅胶环	17.7
部分输卵管切除术	20.1
所有方法	18.5

Modified with permission from Peterson HB, Xia Z, Hughes JM, et al. The risk of pregnancy after tubal sterilization: Findings from the U.S. Collaborative Review of Sterilization. *Am J Obstet Gynecol* 1996;174:1161–1168.

绝育术更易引起后悔。术前咨询超过2次是不充分的。妊娠相关压力会影响这些女性做出不成熟的决定。

通常告知患者输卵管绝育术是不可逆的，而某些方法有时是可逆的（见第58章）。多数研究显示，1%~2%的女性进行输卵管绝育术后要求复通。年轻育龄女性（低于30岁）绝育术后悔概率高。关于绝育术的综述显示，小于30岁女性是30~34岁女性绝育术后悔概率的2倍。另一个主要后悔的危险因素是绝育术时夫妻关系不和睦。此外，产后绝育术也容易后悔，但未显示产次与手术后悔有关。输卵管结扎术后复通率开腹为55%~90%，腹腔镜为31%~78%。输卵管结扎术后复通率与复通术时年龄（<35岁）和保留的输卵管长度（>4cm）有关。一些研究发现，采用机械方法的绝育术比电凝手术复通率更高。

并发症

输卵管绝育术后有疼痛和月经紊乱（后外侧输卵管结扎综合征），这与破坏输卵管系膜影响血供，继而影响卵巢促性腺激素水平有关，从而影响卵巢功能和激素分泌。前瞻性对照研究显示，这些问题并不比未行输卵管绝育术女性更常见。月经改变似乎与绝育术前避孕药使用有关。口服避孕药能减少经血量，缓解痛经。一旦停用，月经量增加，再度发生痛经。术后半年月经改变减少。应告知患者在绝育术后可能发生盆腔痛和月经紊乱，但不会比相似年龄和产次的其他女性更多。

输卵管绝育术的女性比未行绝育术者子宫切除概率更大，由于多数输卵管绝育术者已有孩子，因此更容易在子宫病变时切除子宫（如有症状的盆底松弛、子宫内膜异位症）。患者可能有继发于医学原因的不孕和妇科疾病，需要进一步手术治疗。一些研究显示，如果进行绝育术，则患者更容易接受外科手术治疗。

绝育术失败继发于技术操作较差，如不恰当地应用夹子或环。术后可能发生瘘，异位妊娠是绝育术失败的并发症（7.3/1000）。

几项研究显示，输卵管绝育术患者卵巢癌发生概率下降。

手术操作（见图46-1至图46-4）

产后输卵管结扎术可在脐下做小切口，以便能触及输卵管。开腹小切口手术是在耻骨联合上方切开2~3cm，切口关闭2层。

宫腔镜下微型插入避孕装置

2002年，美国FDA批准宫腔镜下输卵管绝育术（Essure）（图46-5），由输卵管植入装置及输送导管组成。植入装置呈弹簧样，长40mm、宽0.8mm，由钛、不锈钢、镍制造，含化纤纤维，能诱导炎症反应，最终导致输卵管内部纤维化。使用标准宫腔镜（<5mm），在持续盐水膨宫下，经5F器械通道将植入装置放入输卵管。撤出时外部线圈扩张，锚定在输卵管中。为了定位合适，将3~8个线圈留在子宫内。手术操作可在门诊进行，口服镇痛药或局麻状态下，给予或不给予静脉麻醉。术后3个月行输卵管造影，证实输卵管闭塞。在确定输卵管闭塞前，患者需应用避孕药避孕。

最近全面回顾性研究显示，双侧输卵管植入成功率为81%~90%，但有时需尝试两次。手术后3个月，3.5%的患者未显示输卵管闭塞，而在术后6个月，所有成功植入者均显示输卵管闭塞。该手术安全，但有报道发生意外妊娠者（64/50 000），主要发生在没有恰当随访者。然而，输卵管造影误诊、手术前未发现妊娠、未遵循产品指南进行操作等均可能导致意外妊娠。

其他女性绝育术

与输卵管闭塞操作相比，子宫切除有相对

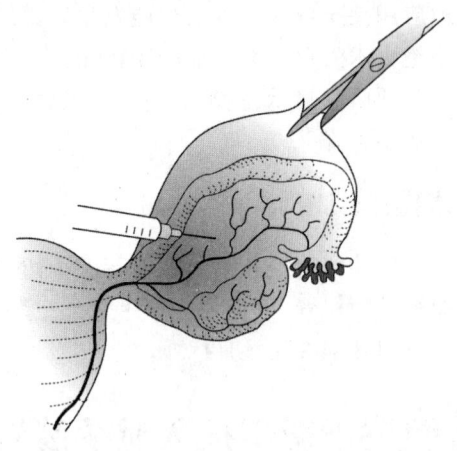

肾上腺素盐水注射到浆膜下方,造成局部膨胀。肌性管甚至血管从浆膜分开,然后切开。

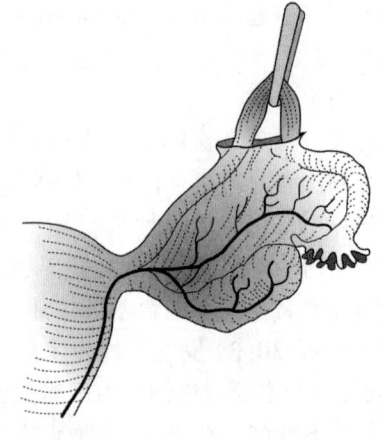

肌性管从切口处显露,用U形钳拉出。

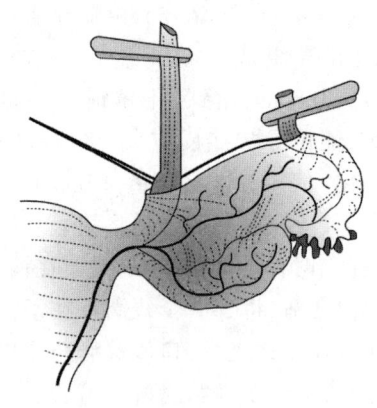

伞端不动,子宫端输卵管从浆膜剥出。这样做通常不损伤血管。

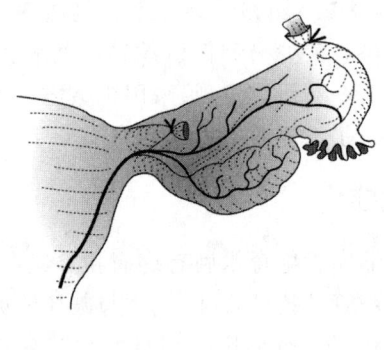

大约5cm肌性管被切除,残端被埋进浆膜。伞端和浆膜关闭系在一起。

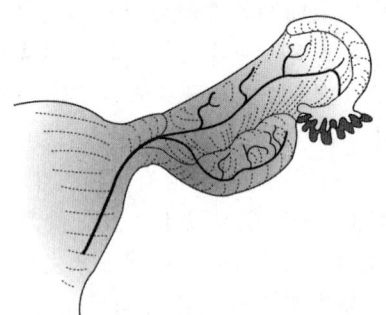

卵巢和子宫的血供保持正常,无输卵管积水或粘连。

图46-1 内田绝育术。(Reproduced, with permission, from Benson RC. *Handbook of Obstetrics & Gynecology*. 8th ed. New York, NY: Lange; 1983.)

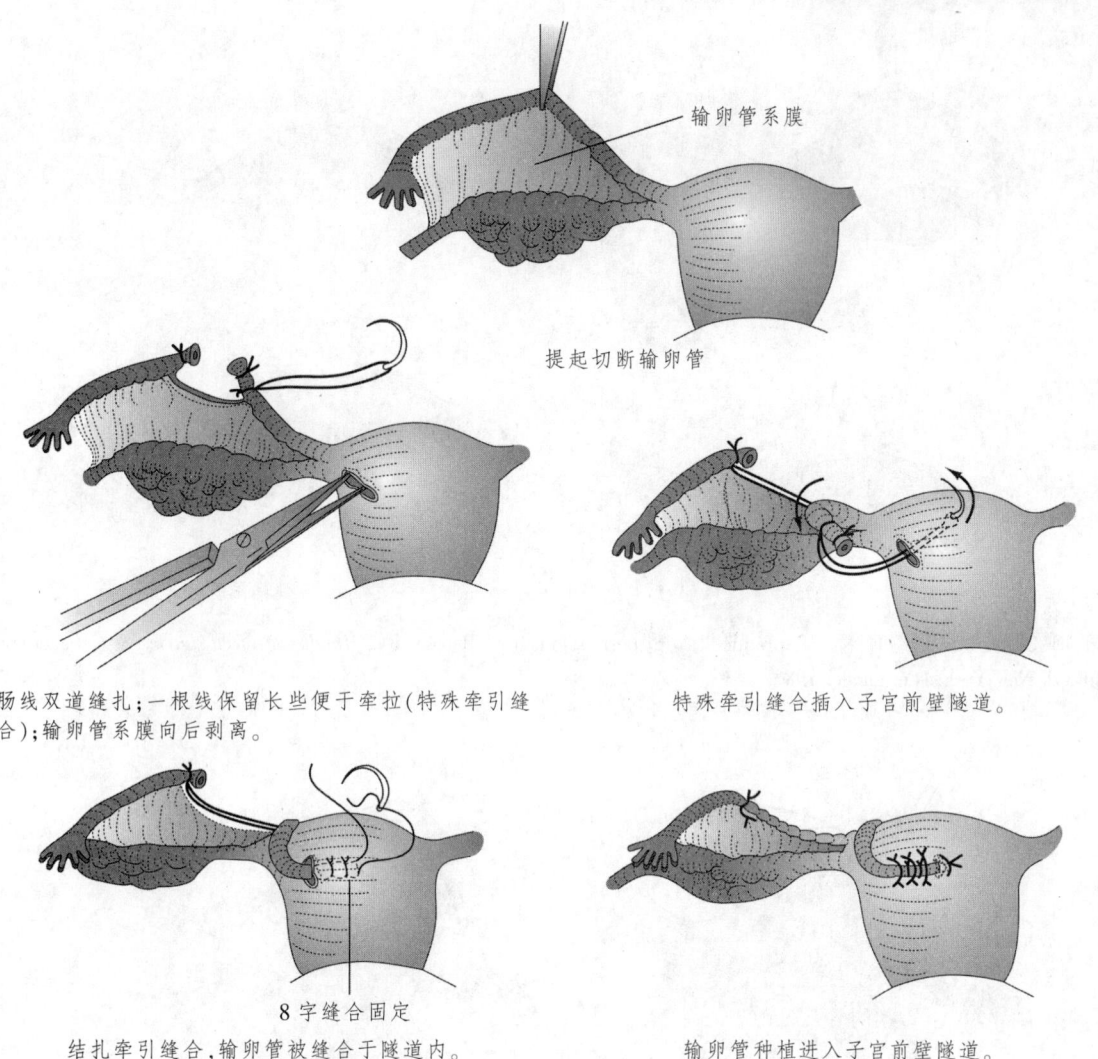

图 46-2 欧文绝育术。(Reproduced, with permission, from Benson RC. *Handbook of Obstetrics & Gynecology*. 8th ed. New York, NY: Lange; 1983.)

较高的发病率和死亡率,所以子宫切除仅用于有其他明确手术指征的患者。经阴道通过子宫直肠陷凹切开术或子宫直肠陷凹镜进行输卵管结扎比经腹绝育术更难,感染率较高,但术后不适感较低。

输精管切除术

在美国,输精管切除或堵塞术在绝育术中占 9%。局麻下,在阴囊外上象限小切口进行部分输精管切除(图 46-6)。在脉管周围放置血管夹或缝合,分离切除 1~1.5cm 组织,结扎和电烧端放入阴囊内,关闭切口。对侧进行相同操作。非手术技术无需切开,用锋利的钳子刺入皮肤进行脉管分离,显微镜检查证实切除组织为脉管。

输精管切除与输卵管切除效果相当,失败率低于 1%。一项 CREST 研究显示,输精管切除失败有一半发生在术后 3 个月内。因此,只有在术后 3 个月后通过显微镜检查确定无精

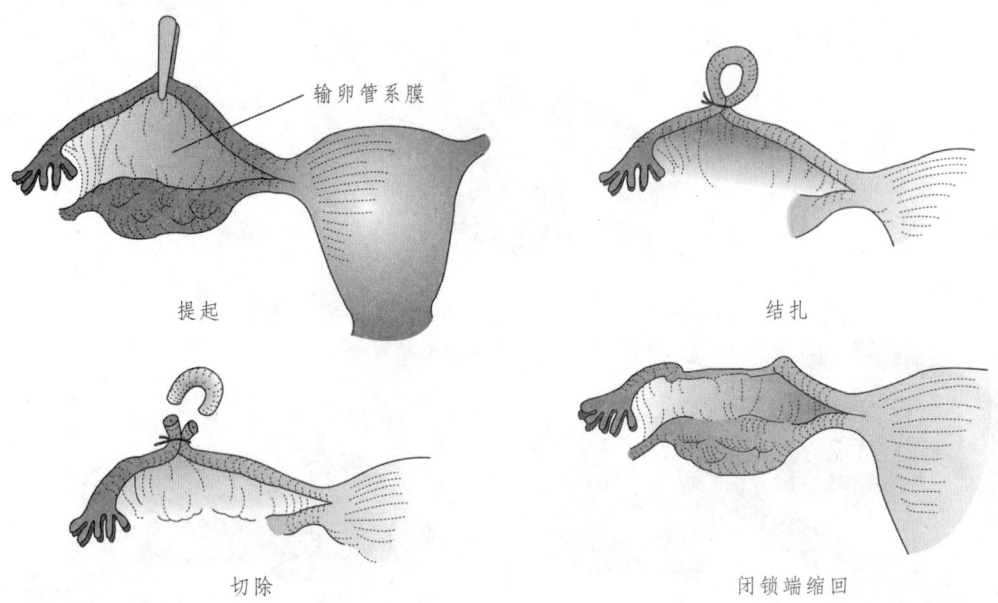

图 46-3 波默罗伊绝育术。(Reproduced, with permission, from Benson RC. *Handbook of Obstetrics & Gynecology*. 8th ed. New York, NY: Lange; 1983.)

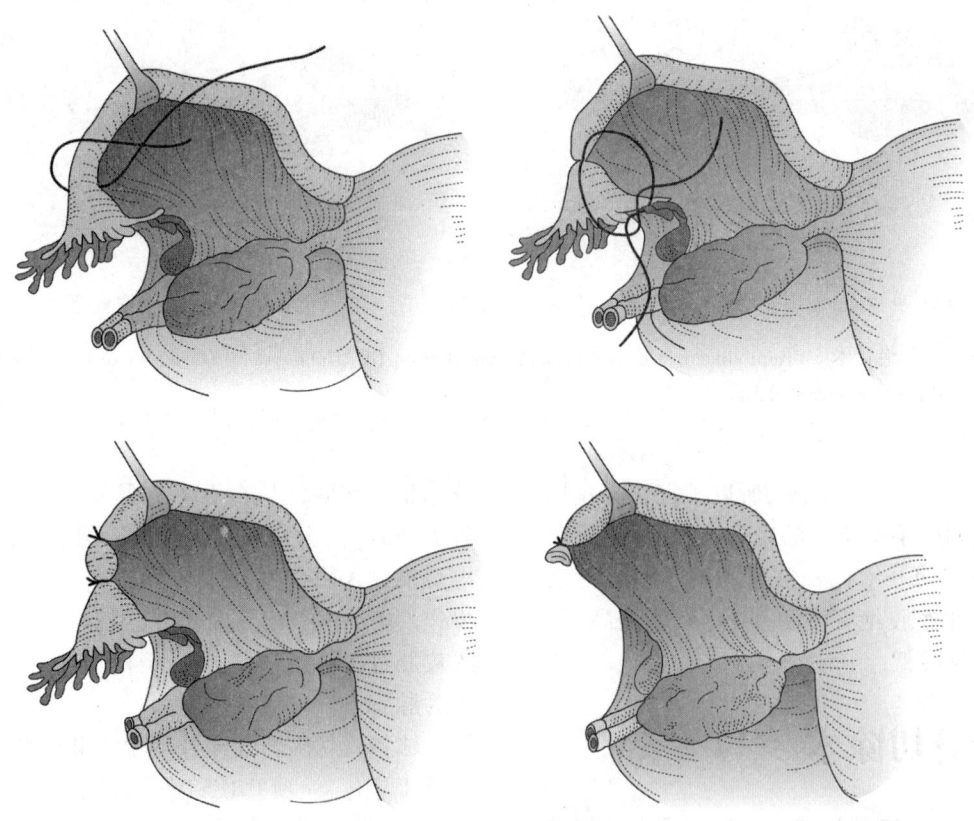

图 46-4 输卵管伞端切除绝育术。

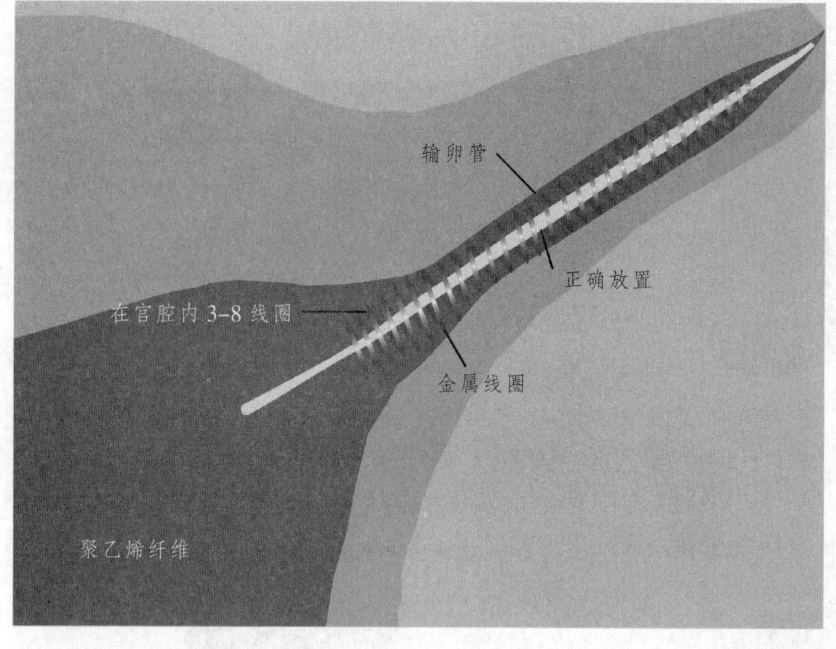

图 46-5 宫腔镜微插入放置。(Reproduced, with permission, from Hurskainen R, Hovi SL, Gissler M, et al. Hysteroscopic tubal sterilization: Systematic review of the Essure system. *Fertil Steril* 2010;94:16–19.)

子射出者,才认为达到绝育状态。

并发症罕见,通常有轻度出血、血肿形成、皮肤感染、局部缝合或麻醉反应。

American College of Obstetricians and Gynecologists. Benefits and risks of sterilization. ACOG Practice Bulletin No. 46. *Obstet Gynecol* 2003;102:647–658. PMID: 12962966.

Hurskainen R, Hovi S-L, Gissler M, et al. Hysteroscopic tubal sterilization: a systematic review of the Essure system. *Fertil Steril* 2010;94:16–19. PMID: 19409549.

Jamieson DJ, Costello C, Trussel J, et al. The risk of pregnancy after vasectomy. *Obstet Gynecol* 2004;103:848–850. PMID: 15121555.

Peterson HB, Xia Z, Hughes JM, et al. The risk of pregnancy after tubal sterilization: findings from the U.S. Collaborative Review of Sterilization. *Am J Obstet Gynecol* 1996;174:1161–1168. PMID: 8623843.

Van Voorhis BJ. Comparison of tubal reversal procedures. *Clin Obstet Gynecol* 2000;43:641–649. PMID: 10949765.

全子宫切除术

全子宫切除术是手术切除全部子宫,是最常见的妇科手术。在2003和2004年间,子宫切除术成为美国第二最常见的手术,超过60万例。随着医疗和保守性外科手术的进展,子宫切除已有所减少,2004年比1997年有小幅下降。如果有效果相当的替代治疗,则很多女性希望避免子宫切除手术。对于保守治疗难以奏效者,妇科肿瘤医师支持行全子宫切除术。

手术指征

全子宫切除指征分为妇科恶性肿瘤、良性妇科疾病和产科并发症的治疗,其中子宫体癌、卵巢癌、宫颈癌将在第47章至第50章讨论。产科并发症的全子宫切除术指征包括大量出血、葡萄胎妊娠,但已越来越少见(见第21章)。

适宜行子宫切除术的最常见良性疾病(手术指征中超过90%)见表46-4。

术前评估

潜在恶性肿瘤的诊断

在全子宫切除术前,所有患者均应行基本检查,发现潜在性恶性肿瘤。巴氏涂片应在术前3个月内检查,如有异常,则应进行阴道镜检查及活检,术前进行宫颈管搔刮。在下列情

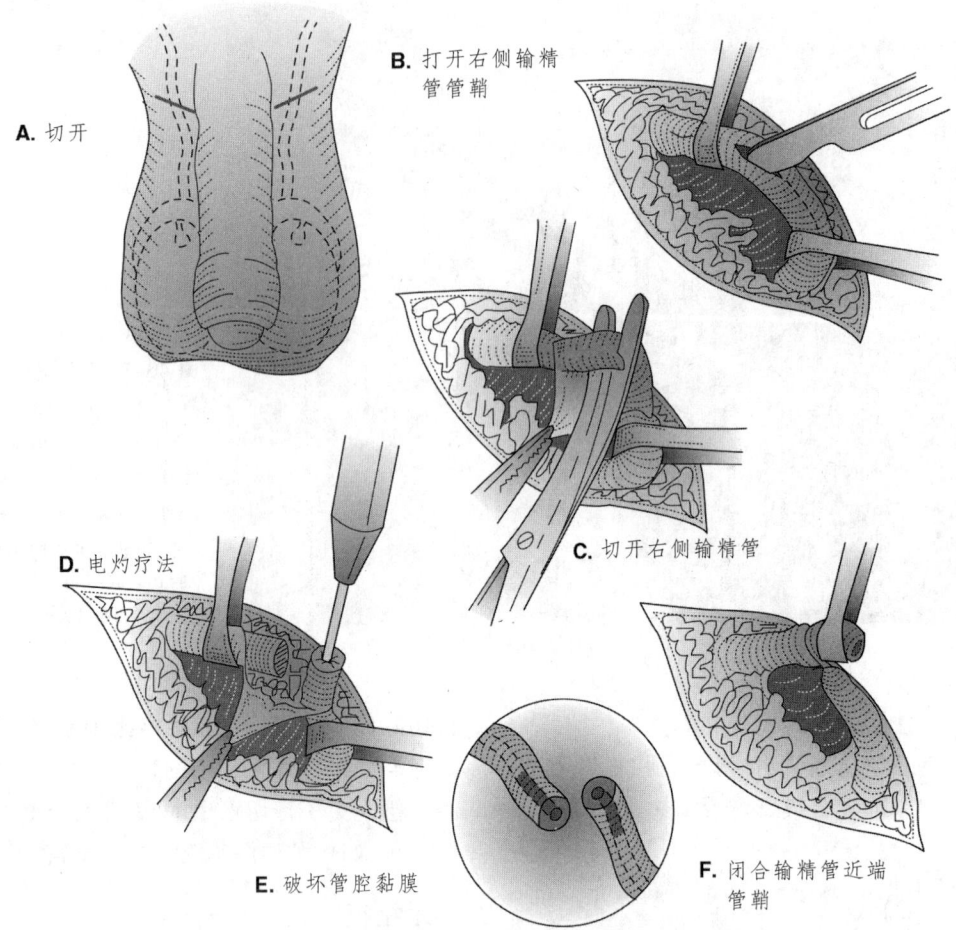

图 46-6 输精管切除术的手术步骤。(Modified with permission from a drawing by S. Taft. Reproduced, with permission, from Schmidt S. Vasectomy should not fail. *Contemp Surg* 1974;4:13)

况下,子宫切除术前应行宫颈锥切术:①不满意的阴道镜检查,没有暴露完整的鳞柱交界,而这一部位是宫颈癌高发区。②阴道镜指示下活检提示宫颈上皮内瘤变Ⅰ或更低,而巴氏涂片显示高级别鳞状上皮内瘤变。③宫颈管内诊刮提示不典型宫颈黏膜细胞。④活检提示微浸润鳞癌或原位腺鳞癌。宫颈锥切术确保没有隐匿性浸润癌。宫颈锥切冰冻组织切片与石蜡切片(HE 染色)有良好相关性,如果上皮内瘤变组织边界清晰,医师有理由认为切除子宫能完全切除肿瘤。

在某些临床情况下,应考虑行子宫内膜肿瘤活检。一般年龄超过 35 岁、合并异常子宫出血者应进行内膜评估(在子宫切除前,用取样器进行内膜活检、诊刮术或宫腔镜下直接活检)。存在子宫内膜无对抗的雌激素影响者,无论年龄大小,均应行子宫内膜评估:长期不排卵、继发月经稀发、绝经期无对抗雌激素治疗及已知与子宫内膜肿瘤形成有关的卵巢功能紊乱(如多囊卵巢综合征、颗粒细胞肿瘤)。但内膜刮出物冰冻切片既不实用,也不准确,因此子宫切除术通常要等石蜡病理结果之后进行。

在生殖系统外可能合并隐匿性恶性肿瘤。

表46-4　需行子宫切除术的良性疾病

子宫肌瘤
　　症状（异常出血或盆腔压迫）
　　无症状（表现为子宫增大、附件触诊不清、不能进行超声检查）
　　子宫快速增长（可疑肉瘤）
　　异常出血或子宫疼痛保守治疗失败
有症状的药物治疗难治的子宫腺肌症
有症状的保守型外科手术或药物治疗难治的子宫内膜异位症
有症状的盆腔器官脱垂
经过正常泌尿系生殖系统评估的保守治疗困难的慢性中心性盆腔疼痛
保守型治疗不可能或患者要求的确诊的严重的盆腔炎性疾病

所有患者术前应行大便潜血检查。在年龄超过40岁者应行乳腺X线检查。

盆腔情况术前评估

患者子宫小且活动、附件活动良好，很少需要行双合诊之外的诊断性评估。但盆腔疾病可能干扰泌尿系统、胃肠道等正常组织。在切除子宫前，存在下列情况者应行更多的盆腔评估：①盆腔炎性疾病，尤其是反复、慢性与输卵管卵巢相关的炎症；②子宫内膜异位症；③由于其他原因引起的盆腔炎症导致的盆腔粘连（如阑尾炎、胆囊炎、既往盆腔手术病史）；④慢性盆腔疾病；⑤盆腔可触及来源可疑的肿物；⑥临床可疑恶性（如绝经后女性可触及附件）。

盆腔超声是最常使用的术前辅助评估方法，较盆腔CT检查有优势。超声检查有助于发现检查困难者（如肥胖）的盆腔包块及评价双合诊中触及的盆腔包块。

静脉肾盂造影（IVP）或CT尿路造影有助于观察输尿管通过盆腔的过程，尤其在感染性疾病时，可观察输尿管扭曲或阻断的情况。在有生殖系统畸形的患者，术前需评估是否合并泌尿系统畸形。

任何有肠道症状的患者在子宫切除术前应评估肠道（除大便潜血外）。多数患者行直肠镜检查和直肠乙状结肠镜检查即可。但在重度慢性盆腔炎、慢性盆腔痛或可疑恶性患者，应行全结肠镜检查或钡剂灌肠检查。术前诊断肠道疾病有助于切口选择。必要时，应请肠道外科医师术中会诊。

术前肠道准备

子宫切除术前无需行肠道准备，过去仅在肠道损伤可能性大的患者于子宫切除术行肠道准备，但最近关于结直肠的文献资料反对这种做法。与未行术前肠道准备者相比，术前肠道准备者会增加选择性结肠切除术中肠内容物溢出的概率，并增加肠吻合口漏及伤口感染概率。

预防性使用抗生素

全子宫切除术后发生感染的概率为14%，与手术部位感染增高有关的危险因素包括腹部外科探查、失血量超过750mL、术前未用抗生素。ACOG推荐在手术时间较长者，可在术中间隔1或2个药物半衰期时追加抗生素。术中失血量超过1500mL者，应给予第2剂抗生素。术前阴道感染者，术前应进行治疗。

应选择广谱抗生素，对引起盆腔感染的常见病原体有效（但不一定所有病原体），应选择毒副作用低、方便应用、性价比高的药物。在开皮前30分钟给药能在手术部位获得治疗水平的药物浓度。在严重感染时，不应仅应用一种抗生素。ACOG推荐经阴道或开腹子宫切除术前，静脉注射头孢唑林1~2g、克林霉素600mg加庆大霉素1.5mg/kg或喹诺酮400mg或氨曲南1g或甲硝唑500mg加庆大霉素1.5mg/kg或喹诺酮400mg。

预防血栓性疾病

子宫切除是主要的外科手术，至少有中度血栓形成的风险。术前及术后活动早期使用梯度压力弹力袜可减少小腿静脉血栓、近端静脉血栓及肺栓塞等的发生。持续压力装置有助于缓解血液淤滞状态,麻醉前使用弹力袜和压力装置效果最佳。对于血栓性疾病高危患者,术前给予皮下注射肝素5000U,术后每8~12小时继续皮下注射。危险因素包括恶性肿瘤、肥胖、既往放疗病史、活动障碍、应用雌激素、麻醉时间延长、根治性手术、血栓栓塞史、肾病综合征、HIV、个人或家族高凝状态病史(遗传性易栓症)。低分子量肝素也可在术后应用。

血制品

子宫切除术前不是所有患者均需交叉配血。对于无高危输血风险患者,至少术前进行血型和抗体检测。围生期子宫切除或恶性肿瘤子宫切除患者更可能需要术中输血。在术前血球比积低(30%)、盆腔炎性疾病或盆腔脓肿或粘连或在阴式子宫切除术同时行阴道缝合术者,可增加择期子宫切除术中输血可能性。

知情同意

在计划行择期子宫切除术前,应考虑患者的意愿、保险公司的需要和其他补充意见。患者必须了解诊断和可供选择的治疗方案(选择药物治疗或保守性手术治疗)及选择手术的利弊。手术风险通常包括伤口感染、蜂窝织炎、出血,在术前咨询中应进行解释。在讨论不常见的并发症时,需授权法医机构,包括通过经腹途径、完全经阴道或腹腔镜手术的可能性、输血过程中病毒感染风险、严重的术后感染(包括附件脓肿)和阴道穹隆脱垂。

手术操作

经阴道和经腹的全子宫切除

根据下列指南选择手术路径。

盆腔解剖:女性骨盆耻骨弓较宽,阴道顶端穹隆宽度超过2横指,因此适宜行经阴道子宫切除术。子宫某种程度下垂有助于手术,但不是必需的,由于脱垂子宫更容易受损伤,因此脱垂导致经阴道子宫切除术更加复杂。

子宫大小:多数妇科医师根据子宫大小≤妊娠12周或子宫重量<280g来确定是否行经阴道子宫切除术,更多有经验的医师利用双阀粉碎器成功地经阴道切除重达1200g的子宫。

附件:有症状或盆腔检查提示附件疾病者应行附件切除,且更适合经腹途径手术。许多医师建议,超过45岁者预防性切除卵巢可降低卵巢癌风险,但缺乏证据支持。这些患者可行阴式子宫切除或腹腔镜辅助下阴式子宫切除。

胃肠道:尤其对于老年患者或有胃肠道症状患者,经腹手术能同时进行全胃肠道探查。

泌尿系统疾病:有症状或潜在性压力性尿失禁患者可经阴道(尿道下吊带)或经腹进行手术(尿道悬吊术,见第42章)。子宫切除路径应依据子宫大小,而不是尿失禁手术方式选择。

盆腔脏器脱垂:盆腔脏器脱垂可经阴道、腹腔镜、机器人腹腔镜或经腹途径完成,通常根据外科医师情况进行选择。

内科疾病:有明显心脏病或肺部疾病患者,更适合选择经阴道途径或腹腔镜途径,因为术后肺部并发症发生率更低,并可更早下床活动。

既往手术史:对既往绝育术或剖宫产手术患者,多数医师愿意选择经阴道子宫切除。对于有多次剖宫产手术或并发症(如产后子宫内膜异位症)或既往开腹手术可能有腹部粘连病史者,手术更容易出现问题。这些情况下,应行腹腔镜辅助下阴式子宫切除术。

上述指南可能根据手术医师的经验和能力,针对个体患者进行调整。医师首次见到患者时,在麻醉状态下进行检查有助于决定手术途径。经阴道超声评估子宫大小、腹腔镜评估附件情况更有助于决定。所有择期行阴式子宫切除、腹腔镜下子宫切除、腹腔镜辅助下阴式子宫切除者均应了解如果手术困难有中转开腹手术的可能性。

经腹子宫切除术

根据手术指征、子宫大小、重要结构,包括

输尿管位置(可能扭曲变形)和盆腔解剖,经腹子宫切除术操作也有所改变,标准有序的经腹子宫切除对避免意外损伤很重要。必要时在计划手术范围内需做出调整。

麻醉一般选择全麻气管内插管、吸入性麻醉和镇痛药物,在子宫切除术中单纯应用面罩是不安全的。如果患者合并肺部疾病,则可改行腰麻或硬膜外麻醉。

应行腹部和阴道消毒,留置导尿管,以便术中麻醉师监测尿量。根据所怀疑的疾病、既往手术切口、患者意愿、子宫大小选择切口,一般选择耻骨联合上2横指到脐中线切口,这种切口可提供最大手术野。改良的低位横切口分离Maylard肌肉或将腹直肌从耻骨联合上分离可增加手术野。选择Pfannenstiel切口,进行无并发症的小子宫切除通常很充分。

手术医师和助手应冲洗手套上多余的滑石粉,避免切口肉芽组织反应。腹壁完全切开后,应尽量吸出可疑恶性肿瘤的腹水。然后按以下顺序依次全面探查盆腔脏器和上腹部脏器:结肠右侧沟、右侧横膈、肝脏、胆囊、胰腺、胃(如果放置胃管,则评估其位置)、脾脏、左侧横膈(动作柔和,因为脾脏易发生损伤)、结肠左侧沟、腹主动脉旁淋巴结和大网膜。应避免过度牵拉肠管,以减少术后麻痹性肠梗阻的发生。仔细探查阑尾、盲肠和回肠末端。老年患者和有胃肠道症状的患者应从直肠到Treitz韧带范围内进行探查。如果需要,腹壁伤口应以湿纱布保护,放置自动拉钩,肠管填入上腹。

查理森式经腹筋膜外全子宫切除术是目前经腹子宫切除术的主要术式,根据手术医师的经验和意愿,选择半弯锥形针及2-0、0或1号可吸收缝线,这是标准选择。可用Masachusets双爪抓钳抓住子宫底或用Ochsner或Kocher钳钳夹宫角。钳夹圆韧带近子宫端,圆韧带中部结扎缝合,缝合端用小止血钳钳夹标志。距圆韧带缝合处0.5cm处分离,在顶端打开阔韧带。在膀胱子宫陷凹处剪开子宫前腹膜,为进一步处理膀胱做准备。仅切开腹膜,避免陷凹处血管损伤。同法处理对侧。打开阔韧带前叶,充分暴露子宫血管。接着处理阔韧带后叶。

在圆韧带起始部位切开阔韧带后叶,切开部位通过保留或切除附件不同而有差别。如果切除附件,则在骨盆漏斗韧带平行处切开腹膜到盆壁,分离疏松结缔组织到髂内动脉,髂内动脉0.5cm宽,可触及动脉搏动。在骨盆漏斗韧带下方分离出一个清楚区域,输尿管位于这个区域内。

输尿管和子宫关系密切时,识别输尿管非常重要。输尿管通常位于子宫侧叶骨盆漏斗韧带深处4~6cm处,在骨盆缘水平,仅在血管束下方0.5~2cm处。通过腹膜观察输尿管或触摸特征性的输尿管"蠕动",但不应以此替代明确整个输尿管在盆腔内的走行。应小心分离输尿管,确保不破坏输尿管动脉外膜。一般在骨盆缘水平可发现输尿管,在此处输尿管跨越髂动脉分叉处。多数严重输尿管损伤时,并未意识到导致的后果。在子宫切除术中,最常见的输尿管损伤发生在结扎骨盆漏斗韧带、钳夹和缝合宫骶韧带、缝合阴道两侧角、结扎膀胱子宫韧带、开腹手术行髂内动脉结扎止血和关闭盆底腹膜等时。

一旦明确输尿管走行,可完成附件切除手术。如果需要切除附件,则钳夹、切断、双重缝扎骨盆漏斗韧带。邻近子宫一侧也应结扎,避免出血。切断骨盆漏斗韧带后,切开腹膜到子宫底后缘,在这个过程中,持续观察输尿管走行。如果保留附件,则在阔韧带后叶输尿管上方无血管区打洞,钳夹卵巢固有韧带和输卵管,切断后双重缝合,注意避免结扎卵巢组织。

切开腹膜并延伸到子宫后方双侧宫骶韧带中间,如果阔韧带后叶切开至宫骶韧带,在侧腹膜和子宫韧带之间可能出现明显出血,切开双侧宫骶韧带的目的是确保直肠与子宫分离,缝合阴道壁时更加容易,增加腹膜移动性,在更小张力下利于再次腹膜化。

下推膀胱到子宫下方,钳夹子宫血管。开

腹子宫切除术中，对于培训医师而言，下推膀胱比其他操作难度要大。下推膀胱的关键是明确膀胱子宫之间正常的间隙。在膀胱和子宫下段连接处的正中缝有改变，其典型表现为1cm长纵向、厚的结缔组织。在妊娠或绝经后女性，正中缝薄弱。正中缝在中间部位分开后，可见到宫颈和膀胱之间无血管的疏松组织。向后向上牵拉子宫，与阴道长轴保持30°角。在膀胱顶部腹膜中间剪开腹膜，用止血钳轻柔提起，一旦分离正中缝，可暴露连续的膀胱阴道和膀胱宫颈无血管区。用剪刀进行锐性分离，暴露覆盖宫颈的白色有光泽的宫颈前筋膜。处理得当时，分离不出血，间隙容易辨认，膀胱下推较容易。在膀胱子宫间隙，阴道前穹隆处打开2cm，小心向两侧继续解剖。膀胱子宫韧带（膀胱柱）可能出血，因其侧边有宫颈旁和阴道旁静脉。

分离宫旁无血管疏松组织，保留子宫血管。再次检查输尿管在阔韧带内的走行。子宫动脉从阔韧带下2~3cm进入子宫。用弯钳（如Heaney、Zeppelin或Ballantine钳）钳夹子宫血管，血管较粗大者需行双重钳夹。如果双侧子宫血管均已钳夹，则在切断血管前，子宫侧不必再钳夹阻断血流。在子宫内口水平、垂直宫颈长轴进行钳夹，应避免钳夹整个宫颈并滑到宫颈旁组织来钳夹血管束，以减少血管束滑脱的危险。在钳夹处上方缝合结扎子宫血管，有时可以弯钳钳夹子宫血管，便于完全结扎。

然后处理子宫主韧带，以直钳（Ochsner、Kocher、Ballantine钳）单道钳夹主韧带及宫颈、阴道旁组织。在有宫颈延长者，需要多步操作才能到达阴道上部。在分离子宫旁主韧带时，通常需要深部手术刀，与平钳子剪开组织相比，可使残端保留更多，减少缝合后滑脱概率。在宫颈下方钳夹宫骶韧带，切断、缝扎。此外，当从后外侧进入阴道时，可用大的Mayo剪刀横行剪开。如果切开缝合宫骶韧带时没有进入阴道，则最安全的是以刀从宫颈、阴道连接处前方或后方进入阴道。一旦进入阴道，则行环形切除宫颈，用长Ochsner钳钳夹出血点，向上牵拉阴道边缘。以弯钳（Heaney、Zeppelins）钳夹阴道壁，用Jorgenson剪刀剪开。检查宫颈是否完全切除。如果切除宫颈时没有交替钳夹阴道壁，则自每侧阴道侧角处开始缝合，结扎小的宫旁血管，为阴道穹隆提供支持。从距阴道上缘1cm处自阴道内缝合，缝合主韧带、宫骶韧带，然后再穿过对侧阴道壁，在阴道内打结。缝合处进行标记，对侧重复操作。

阴道断端的手术处理应个体化，在有明显盆腔炎症和持续性渗出者，阴道边缘保留引流口，有利于腹腔内引流或行闭式引流。在多数患者，关闭阴道断端可减少肉芽组织形成，减少细菌从阴道上行感染。阴道断端可行间断8字缝合或双层连续缝合，关键是缝合时将断端带入阴道、确切止血。如果在切除宫颈前交替钳夹阴道壁，则可在每把钳子顶端进行Heaney缝合或在每把钳子上进行连续缝合。如果阴道断端中间有缺损，可行8字缝合。

冲洗盆腔，从一侧圆韧带断端到另外一侧圆韧带断端全面地再次检查出血，小血管出血必须结扎，以减少腹膜后血肿的危险。血肿可能扩大或感染。对于弥漫性渗血，止血剂，如凝血酶粉或止血海绵等有效，而关闭侧腹膜无效。保留的卵巢应进行悬吊，避免扭转或粘连于阴道残端。固有韧带与圆韧带断端缝扎，将卵巢悬吊于盆腔上方，保持骨盆漏斗韧带没有张力。

应切除异常的阑尾，在因子宫内膜异位症而行子宫切除患者中，约3%有显微镜下子宫内膜异位症病灶。

次全子宫切除术

次全子宫切除术即切除子宫体而保留宫颈，在20世纪40年代前，次全子宫切除术占子宫切除手术的95%。Papanicolaou引入了宫颈涂片检查，随着对宫颈残端发生肿瘤的关注增加，20世纪50年代后，经腹全子宫切除术成为主导手术。几项研究对降低发病率的途径仍有争议。次全子宫切除支持者认为，此术式对交感和副交感神经损伤较小，而这些损伤可能发生在宫颈周围切除者。因此，在次全子宫切除患者，其膀胱功能和性高潮影响较小。两项随机对照研究评估社会心理学预后和性功能结果发现，两组并无区别。荟萃分析未观察到在次全子宫切除和全子宫切除患者有明显的压力性或急迫性尿失禁。另外一个随机双盲对照研究显示，全子宫切除与次全子宫切除间，在膀胱、肠管和性功能方面有统计学差异。有支持者认为，保留宫颈能避免阴道穹隆脱垂和阴道缩短。但是最近对尸体的研究显示，次全子宫切除和全子宫切除者，其阴道顶端对抗抗力相等。

支持全子宫切除术者认为，这种术式减少了宫颈癌的风险，尤其是无宫颈随访条件者。事实上，宫颈或子宫体癌或癌前病变是次全子宫切除术的绝对禁忌证。该术式能减少周期性出血的风险（6.8%），在次全子宫切除患者，如果残留少量子宫内膜时会发生周期性出血。

次全子宫切除术能缩短手术时间、减少出血和感染，目前次全子宫切除术的指征包括宫颈解剖困难、由于盆腔炎或子宫内膜异位症造成的盆腔解剖变异和不良身体状况下采取的折中手术。

在结扎子宫血管后，子宫体从宫颈上切除，切除水平应在宫颈内口下，避免术后残留内膜而导致阴道出血。应切除或灼烧宫颈管内膜，避免周期性出血。宫颈残端以8字缝合关闭。

阴式子宫切除术

阴式子宫切除术可在全麻或局麻下进行。麻醉后，在开始手术前必须进行双合诊。必须进行会阴备皮和消毒。患者采取膀胱截石位、铺单。医师应恰当地调整患者体位，臀部过度外展可牵拉坐骨神经、压迫股神经，膝部过度伸展有损伤腓神经的危险，所有与腿部骨质及软组织接触处应仔细垫好。

可选择导尿管排空膀胱，钳夹宫颈并向下牵拉，两名助手用阴道侧叶拉钩持续暴露术野，用 Heaney 拉钩前叶保护膀胱。必要时宫颈和阴道结合处注射 1% 1:1000 肾上腺素，切开宫颈时可减少出血。为了减少后续出血而导致术野模糊，医师可选择环形切开宫颈到耻骨膀胱宫颈筋膜水平。用膀胱拉钩温柔牵拉，向下牵拉宫颈时，膀胱和宫颈间筋膜纤维暴露、切开。当膀胱从宫颈上推开，应注意宫颈后方结构。助手将子宫向前牵拉，阴道后壁黏膜从宫颈上拉起，采用头高脚低位时，道格拉斯窝更空，用剪刀剪开道格拉斯窝，拉钩拉开，暴露宫骶韧带。用 Heaney 钳钳夹宫骶韧带，确保韧带后腹膜在钳子内。剪开韧带后用 2-0 或 0 号可吸收线缝扎，线尾用止血钳标记，以备后续缝合阴道残端时操作。

安全推开膀胱后钳夹主韧带，同样以 Heaney 钳钳夹子宫血管，钝性和锐性分离子宫膀胱襞后进入子宫前方，拉钩轻柔地拉开膀胱。钳夹、切开、缝合双侧阔韧带保留端，包含阔韧带前后叶间组织。自子宫上切除圆韧带、子宫-卵巢韧带、输卵管，缝扎这些组织的保留端，切除子宫。大子宫常需特殊处理才能从阴道取出（如在中间切开子宫、分碎子宫成多块取出或肌瘤切除术）。在阴道狭窄等极少情况下，可行外阴切开术，以便取出子宫。最后牵拉卵巢韧带，探查输卵管和卵巢。如果可疑卵巢病变或计划行附件切除，则在卵巢和输卵管上方的骨盆漏斗韧带处钳夹、牵拉、切开后缝合。必须完整切除卵巢，因为卵巢残留可能形成囊肿或出现术后疼痛并持续多年。

检查所有残端无出血，以 2-0 可吸收线关闭腹膜，将主韧带和宫骶骨韧带残端固定于阴道穹隆上。在阴道侧角 2 点处进针缝合阴道黏膜，缝合宫骶韧带残端，然后自 4 点处穿出。如果计划行阴道前壁或后壁缝合术，则在缝合阴道穹隆后进行。阴道残端可以水平或垂直方式缝合关闭，钳夹阴道壁全层，用 0 号可吸收线间断或连续缝合。一项小的随机对照研究显示,垂直缝合能更好地保留阴道长度。关闭缝合的目的是关闭阴道残端和腹膜间的无效腔,有利于愈合,减少术后肉芽组织形成。每名医师在手术中根据发现和经验建立了以上技术,一些医师关闭后穹隆,以避免发生肠疝,缩短宫骶骨韧带,悬吊阴道穹隆。与经腹子宫切除相同,以0号可吸收线锁边缝合阴道断端,保留引流口,便于引流,也可放置T形管引流,降低术后发热的发生率。

术后应轻柔清洗阴道和腹膜,留置导尿管,行阴道填塞,患者慢慢恢复平卧位。

腹腔镜下子宫切除术

腹腔镜可用于松解腹腔内粘连并辅助阴式子宫切除(腹腔镜辅助下阴式子宫切除术,LAVH)或完全切除子宫后,在举宫器帮助下,经阴道完整取出子宫(如V-care),也可经腹腔镜行次全子宫切除,将宫体粉碎后取出或切开子宫直肠陷窝,经阴道取出子宫,或经延长穿刺孔取出。腹腔镜子宫切除(LH)的优点包括住院天数缩短、术后疼痛轻、恢复期短,与TAH相比,并发症发生率更低,但与阴式子宫切除术相比无差异。LH的优点是能探查腹腔和卵巢,LH能否缩短住院天数并减少出血量目前尚有争议。腹腔镜手术需要更长手术时间和更高手术技巧以及有经验的医师操作,虽然缩短了住院时间,但LH费用更高。

与开腹子宫切除术相比,LH的并发症包括出血、肠道或输尿管损伤,尤其是子宫肌瘤较大,影响手术操作时,需中转为开腹手术。

子宫切除后术后护理

医师指导术后护理细节,根据患者医疗条件适当个体化。总原则为以下部分:

1.保留尿管24小时,最好不再延长,以降低泌尿系感染的发生。

2.不需要预防性应用抗生素,除非术中诊断为感染。

3.补液,以平衡电解质溶液静脉输入,2~3L/d,根据失血量和术中补液情况进行调整。

4.术后当日晚少量饮水,次日根据患者胃肠情况给予流质或常规饮食。肠鸣音缺如或胃肠胀气者不应延迟进食。

5.根据患者血栓并发症发生的危险程度,给予预防性肝素治疗、持续加压设备或抗血栓弹力袜。

6.术后第1日开始下床活动。

7.经静脉适当应用镇痛药,恢复规律饮食后改为口服镇痛药。

并发症

心搏骤停、冠脉梗死或呼吸麻痹等可导致围术期死亡,术后死亡通常由于出血、感染、肺血栓或并发症引起。最近,超过1万名子宫切除患者研究显示,死亡率<0.1%,开腹、腹腔镜及经阴道手术死亡率相当。随着年龄和并发症增加,经阴道和经腹手术死亡率增加。

全子宫切除术膀胱损伤发生率为1%~2%。如果损伤膀胱顶,则该处远离膀胱三角,损伤后预后较好。开腹子宫切除术输尿管损伤发生率为0.7%~1.7%,经阴道切除子宫术输尿管损伤发生率为0%~0.1%。重要的是术中能发现输尿管损伤并进行修复,避免术后尿液外溢而引发严重并发症。

子宫切除术肠管损伤发生率为0.2%~0.5%,术前肠道准备不能降低肠管损伤发生率,但术前肠道准备能减轻腹腔镜手术肠管胀气。如果没有梗阻,则小肠损伤后可选择单层或多层缝合修补,损伤应沿着垂直肠管长轴方向缝合。如果需要多层缝合,则接近黏膜层以3-0丝线或可吸收线剪断或连续缝合,接近浆膜层以2-0丝线或可吸收线间断缝合。大肠损伤者需行肠管切除或吻合,大肠损伤准备和小肠损伤相同,无术前肠道准备不是结肠造口术的指征。损伤较大者需行肠管切除和吻合,修补后需进行充分的盆腔冲洗和引流。

最严重的术后并发症是出血(0.2%~2%)。出血通常发生在阴道侧角,许多患者需重新缝合。必要时输血制品。

感染是子宫切除术后最常见的并发症，即使完美的技术和仔细地选择患者，术后发热率仍有10%，术后6小时内连续2次体温38℃(100.4℉)或更高。需除外以下症状：①仔细观察患者局部症状（如排痰性咳嗽、静脉疼痛）；②体格检查（包括阴道穹隆检查和盆腔触诊检查）；③适当的实验室检查（如尿液分析、胸部X线、痰革兰涂片或全血常规检查）。仅在明确或高度可疑感染时应用抗生素，广谱抗生素覆盖可能相关的病原体，单剂半合成青霉素（如派拉西林）和头孢菌素（如头孢西丁）能充分覆盖致病菌。形成脓肿时，应如前文所述，行多药联合治疗（如青霉素、庆大霉素和厌氧菌药物，如克林霉素和甲硝唑）。

阴道穹隆肉芽组织形成是正常愈合过程，可出现在超过半数的病例中。肉芽组织很少出现不适，可用硝酸银烧灼或电烧处理肉芽组织。有许多建议可减少肉芽组织，包括阴道残端处理（开放或关闭）、缝合（肠线、铬线和新的合成线）及引流技术。最重要的是以各种方式将阴道断端对齐并缝合。

American College of Obstetricians and Gynecologists. ACOG Practice Bulletin No. 99: management of abnormal cervical cytology and histology. *Obstet Gynecol* 2008;112:1419–1444. PMID: 19037054.

Candiani M, Izzu S, Bulfoni A, et al. Laparoscopic vs vaginal hysterectomy for benign pathology. *Am J Obstet Gynecol* 2009;200(4):368.e1–7. PMID: 19136094.

Charoenkwan K, Phillipson G, Vutyanich T. Early versus delayed (traditional) oral fluids and food for reducing complications after major abdominal gynaecological surgery. *Cochrane Database Syst Rev* 2007;4:CD004508. PMID: 17943817.

Cosson M, Lambaudie E, Boukerrou M, et al. Vaginal, laparoscopic, or abdominal hysterectomies for benign disorders: immediate and early postoperative complications. *Eur J Obstet Gynecol Reprod Biol* 2001;98:23–26. PMID: 115574137.

Flory N, Bissonnette F, Amsel RT, et al. The psychosocial outcomes of total and subtotal hysterectomy: a randomized controlled trial. *J Sex Med* 2006;3:483–491. PMID: 16681474.

Kovac SR. Transvaginal hysterectomy: rationale and surgical approach. *Obstet Gynecol* 2004;103:1321–1325. PMID: 15172872.

Kuppermann M, Summitt RL, Varner RE, et al. Sexual functioning after total compared with supracervical hysterectomy: a randomized controlled trial. *Obstet Gynecol* 2005;105:1309–1318. PMID: 15932822.

Lethaby A, Ivanova V, Johnson NP. Total versus subtotal hysterectomy for benign gynaecological conditions. *Cochrane Database Syst Rev* 2006;2:CD004993. PMID: 16625620.

Mahajna A, Krausz M, Rosin D, et al. Bowel preparation is associated with spillage of bowel contents in colorectal surgery. *Dis Colon Rectum* 2005;48:1626–1631. PMID: 15981063.

Makinen J, Johansson J, Tomas C, et al. Morbidity of 10,110 hysterectomies by type of approach. *Hum Reprod* 2001;16:1473–1478. PMID: 11425832.

Peipert JF, Weitzen S, Cruickshank C, et al. Risk factors for febrile morbidity after hysterectomy. *Obstet Gynecol* 2004;103:86–91. PMID: 14704250.

Rahn DD, Marker AC, Corton MM, et al. Does supracervical hysterectomy provide more support to the vaginal apex than total abdominal hysterectomy? *Am J Obstet Gynecol* 2007;197:650.e1–4. PMID: 18060966.

Robert M, Soraisham A, Sauve R. Postoperative urinary incontinence after total abdominal hysterectomy or supracervical hysterectomy: a metaanalysis. *Am J Obstet Gynecol* 2008;198:264.e1–5. PMID: 18199420.

Vassallo BJ, Culpepper C, Segal JL, et al. A randomized trial comparing methods of vaginal closure at vaginal hysterectomy and the effect on vaginal length. *Am J Obstet Gynecol* 2006;195:1805–1808. PMID: 17132483.

Whiteman MK, Hillis SD, Jamieson DJ, et al. Inpatient hysterectomy surveillance in the United States, 2000-2004. *Am J Obstet Gynecol* 2008;198:34.e1–7. PMID: 17981254.

Wille-Jorgensen P, Guenaga KF, Matos D, et al. Pre-operative mechanical bowel cleansing or not? An updated meta-analysis. *Colorectal Dis* 2005;7:304–310. PMID: 15932549.

Wu JM, Wechter ME, Geller EJ, et al. Hysterectomy rates in the United States, 2003. *Obstet Gynecol* 2007;110:1091–1095. PMID: 17989124.

（张丽志 译）

第 6 篇

妇科肿瘤

第47章 外阴及阴道癌前病变与恶性肿瘤

Amer Karam, MD

外阴癌前病变

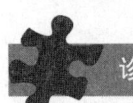
诊断要点

▶ 宫颈上皮异常增生的年轻妇女中1%~2%伴有阴道上1/3和外阴、会阴、肛周（均来源于泄殖腔）上皮异常增生等多部位疾病。

▶ 疾病包括轻度非典型增生到原位癌等一系列病变，可能与未仔细在带有或无绿色阴道镜滤光器下检查有关。临床上，外阴上皮内瘤变外观表现各异。

▶ 病变特征是皮肤呈白色和过度角化，但也可呈灰色、粉红色或褐色。

▶ 阴道镜检查和任何可疑病变部位活检是诊断疾病的金标准。

▶ 异常血管形态通常与重度非典型增生、原位癌或早期浸润癌密切相关。

概述

外阴皮肤是肛门生殖器上皮组织的组成部分，从阴道远端延伸到会阴和肛周。下生殖道上皮组织通常来源于泄殖腔。外阴皮肤癌往往伴有下生殖道多个部位发育不良。性传播疾病与外阴上皮内瘤变、HPV、HIV感染关系密切，外阴上皮内瘤变者90%可检测到HPV阳性。多灶性VIN与HPV16、18、31等高危亚型HPV感染有关，而外阴尖锐湿疣和下生殖道VIN则与HPV6、11等低危亚型HPV感染有关。其他危险因素包括吸烟、其他生殖道癌前病变或肿瘤。根据病因，VIN可分为病毒型和非病毒型。与老年妇女相比，年轻妇女多为病毒型VIN，常为多灶性病变。在过去十几年中，由于年轻妇女HPV感染率增加，VIN发病率相应增加，外阴癌发病率也增加，但增长速度相对较慢。治疗后VIN Ⅲ转化为恶性的长期风险预计在3.4%~7%，未治疗的VIN恶化风险相对较高。

外阴癌前病变常发生于围绝经期和绝经后，平均年龄约为40岁，且平均年龄有年轻化趋势，约75%的病变发生在围绝经期妇女。VIN无种族倾向，疾病进展常无症状。最常出现的症状是皮肤瘙痒，发生率在60%以上。诊断依据仔细检查外阴部位和可疑病变部位活检。

发病机制

以往根据上皮细胞成熟度将VIN进行分类，其标准为：VIN Ⅰ指上皮细胞下1/3为不成熟细胞，VIN Ⅲ则指上皮全层均为未成熟细胞，等同于原位癌或鲍文病。VIN Ⅱ介于VIN Ⅰ和VIN Ⅲ之间。2004年，ISSVD建议将VIN Ⅱ和VIN Ⅲ划分为高级别病变，发展为浸润癌的风险较高。

与起源于同一部位的宫颈上皮内瘤变相比，外阴不典型增生常呈多中心性。这些病变可融合或分散、单一或多发、扁平或突起，甚至形成丘疹和过度角化的白色外观。

外阴不典型增生病变微观表现为细胞结构紊乱和细胞层次丧失，几乎累及上皮细胞全层，细胞密度增加，单个细胞体积间相差较大，有巨细胞、多核细胞、多核分裂和核深染（图47-1）。常见HPV感染表现如核周空晕、核位移。

治疗

依据活检结果对VIN患者进行个体化治疗，包括局部广泛切除、激光切除、5-FU或咪喹莫特局部应用、表浅外阴切除后植皮或不植皮。VIN不治疗有可能发展为浸润癌，40岁以上妇女风险较高，而年轻妇女有可能自然消退。

治疗方式应根据阴道镜检查外阴、会阴、肛周皮肤累及程度来决定。小病灶VIN首选局部扩大切除术。对于单一病灶，切除范围至病灶外1cm。二氧化碳激光可用于治疗多发病灶。激光的缺点包括恢复期疼痛和不能获取病理标本。VIN Ⅲ 中微小浸润癌发生率为10%~22%。表浅外阴切除适用于广泛病变者，手术目的是尽可能保留较多的正常组织。在表浅外阴切除过程中，外阴皮肤切除后需紧密缝合，如果缺损较大，则需植皮（图47-2和图47-3）。

局部应用咪喹莫特乳膏可刺激细胞因子释放，增强细胞介导免疫，保留外阴解剖，特别是在年轻患者和阴蒂等敏感部位病变者。有试验研究报道，高级别VIN局部应用咪喹莫特治疗，完全有效率为51%，部分有效率为25%。很多患者对5-FU耐受性差，会有明显灼热感、疼痛及溃疡，因此5-FU已不再使用。冷冻治疗、光动力学治疗和超声手术抽吸在部分患者中治疗有效，但仍在研究中。

随访

外阴上皮内瘤变通常表现为多灶性病变，所有VIN患者应长期定期随访。随访内容包括每3~4个月盆腔检查及阴道镜检查，共2年。2年内无病变者，以后可每6个月检查1次。

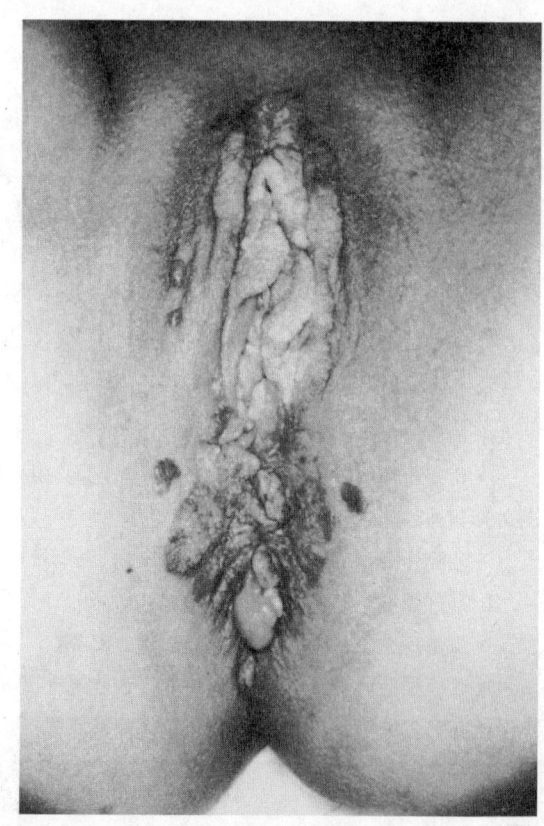

图47-2 弥漫性外阴及会阴皮肤肥厚性原位癌，行外阴皮肤切除术。

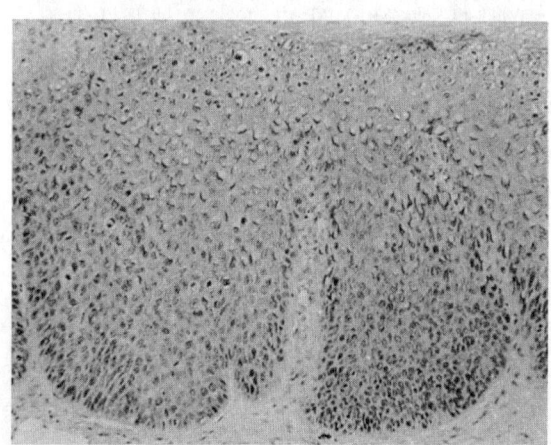

图47-1 原位癌伴角化过度、棘层肥厚和角化不全，表皮突增长、增厚，部分细胞非典型变。

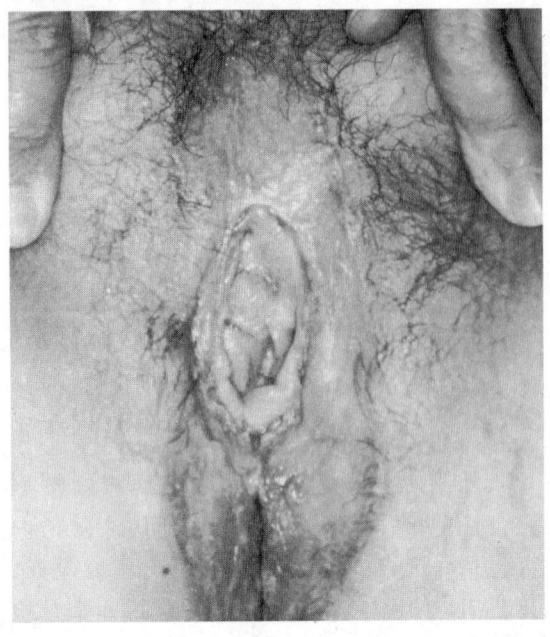

图 47-3　图 47-2 中患者外阴皮肤切除术后，病灶处皮瓣移植后外观。

乳腺外 Paget 病

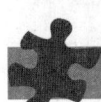
诊断要点

- 主要表现为外阴皮肤瘙痒和疼痛。
- 症状在就医前已持续多年。
- 病变位于一侧阴唇或累及整个外阴。
- 外观上表现为湿疹样改变，通常开始于外阴毛发生长的部位。
- 病变通常扩展至肛周、臀部、大腿、腹股沟、阴阜等外阴以外的部位。
- 乳腺外 Paget 病上皮内瘤变部位充血，表面呈白色，类似于"蛋糕"。
- 虽然病变较为广泛，但多数局限于上皮层。
- 诊断根据外阴活检，病变部位触诊也非常重要。
- 任何皮肤增厚部位应取活检，以排除基底腺癌。

概述

皮肤 Paget 病是一种上皮内瘤变或原位腺癌，好发于 60~70 岁的白人女性，在所有外阴恶性肿瘤中，其所占比例不足 1%。长期生存报道证实，原位癌生存期很长，浸润性癌则与不同临床病理分期有关。目前，大部分专家推断乳腺外 Paget 病（EMPD）来源于有可能进展为皮肤浸润癌的上皮内瘤变（原发性 EMPD）或来源于潜在或远处恶性细胞表层浸润（继发性 EMPD），如大汗腺腺体、巴氏腺或肛门直肠原发腺癌。与乳腺 Paget 病不同，外阴 Paget 病中与基底腺癌有关的不到 20%。Paget 病伴基底腺癌者常有区域淋巴结和远处转移。Paget 病不伴基底腺癌者临床表现、治疗与上皮内瘤变相同。对 Paget 病患者应仔细检查，确定其他部位是否也有病灶。Paget 病患者中 20%~30% 可发现其他部位肿瘤，包括乳腺、直肠、膀胱、宫颈、卵巢和尿道等部位。

发病机制

初始病变易与很多引起慢性外阴瘙痒的良性病变相混淆，表现为瘙痒、缓慢进展、皮肤色素减退，最终发展为湿疹样外观和白斑。病变可蔓延到会阴、肛周皮肤和邻近大腿皮肤，外观上类似"蛋糕"。由于表皮底层 Paget 细胞呈匍行生长，因此很难判断病变程度。

外阴皮肤 Paget 病是一种上皮内瘤变，在病变进展过程中，Paget 细胞来源于上皮基底层细胞异常分化（图 47-4）。这种恶性细胞外观与大汗腺上皮透明细胞、基底层未分化细胞不同。有人提出将这种 Paget 病分为上皮内瘤变和浸润性癌两种，上皮内瘤变不伴基底腺癌者病变可持续很多年。

治疗

局部广泛切除是主要治疗方式，需切除整个病变。由于病变常蔓延超过临床肉眼可见的红斑范围，因此原发病灶外周也应充分切除。应切除至真皮，便于更好地进行组织学评估。可行全外阴切除术，全部手术标本需详细组织学检查，确定病变累及范围、手术切缘有无病

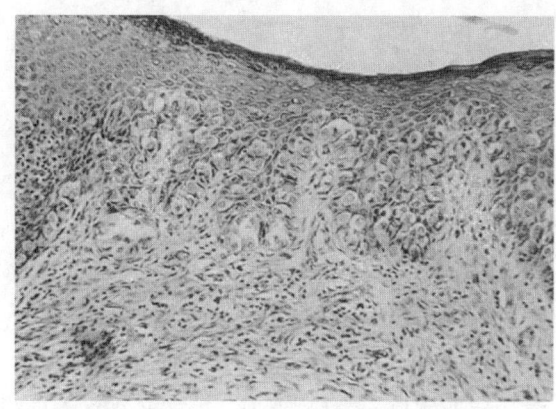

图 47-4　Paget 病表皮基底层的典型细胞。

变、是否存在远处基底腺癌等。因此，激光治疗不满意。Paget 病伴基底腺癌患者应行根治性外阴局部切除及双侧腹股沟淋巴结切除，确保切除外阴浸润癌。

预后

外阴 Paget 病患者，即使切缘阴性也有局部较高的复发可能，提示可能为疾病持续性进展或残留病变进展。原发性 EMPD 患者，在全外阴切除术切除原发病灶后，复发病灶仍可再次局部切除。浸润癌无远处淋巴结转移者预后良好，而有淋巴结转移者预后较差。

Black D, Tornos C, Soslow RA, Awtrey CS, Barakat RR, Chi DS. The outcomes of patients with positive margins after excision for intraepithelial Paget's disease of the vulva. Gynecol Oncol 2007;104:547–550. PMID: 17067662.

Kanitakis J. Mammary and extramammary Paget's disease. J Eur Acad Dermatol Venereol 2007;21:581–590. PMID: 17447970.

McCarter MD, Quan SH, Busam K, Paty PP, Wong D, Guillem JG. Long-term outcome of perianal Paget's disease. Dis Colon Rectum 2003;46:612–616. PMID: 12792436.

Parker LP, Parker JR, Bodurka-Bevers D, et al. Paget's disease of the vulva: pathology, pattern of involvement, and prognosis. Gynecol Oncol 2000;77:183–189. PMID: 10739709.

Pierie JP, Choudry U, Muzikansky A, Finkelstein DM, Ott MJ. Prognosis and management of extramammary Paget's disease and the association with secondary malignancies. J Am Coll Surg 2003;196:45–50. PMID: 12517548.

Shepherd V, Davidson EJ, Davies-Humphreys J. Extramammary Paget's disease. BJOG 2005;112:273–279. PMID: 15713139.

外阴癌

诊断要点

- ▶ 通常发生在绝经后妇女。
- ▶ 外阴瘙痒、局部不适和血性分泌物等外阴症状持续时间较长。
- ▶ 早期病变外观似慢性外阴炎。
- ▶ 晚期病变外观如大菜花或外阴质硬溃疡。
- ▶ 诊断需根据活检。

概述

外阴癌来源于皮肤、皮下组织或外阴腺体，其中约 90% 为外阴癌鳞状细胞癌，EMPD 伴基底腺癌、巴氏腺癌、基底细胞癌、黑色素瘤、肉瘤和来源于其他部位的转移瘤较少见。

外阴癌不常见，在妇科恶性肿瘤中约占 4%。在世界范围内，外阴癌多发于贫困者和老年人，无种族和文化差异。外阴癌好发于绝经后妇女，发病高峰年龄为 60~70 岁，确诊时平均年龄为 65 岁，75% 的患者年龄大于 50 岁。原位癌患者平均年龄比浸润癌患者小 10 岁。近年来，20~40 岁女性中患外阴上皮内瘤变者显著增加。外阴癌发生有两条独立途径，年轻外阴癌患者与 HPV 感染密切相关，而老年患者外阴营养不良和慢性炎症是发展成外阴癌的主要途径。在老年患者，肿瘤旁常见鳞状细胞增生。

外阴癌位于体表，易于早期诊断，但临床常在肿瘤出现后 6~12 个月才确诊。外阴癌有年轻化趋势，常发现中等大小肿瘤，适于手术治疗。Ⅰ期、Ⅱ期患者，5 年生存率>90%。多数报道证实，所有期别外阴癌患者 5 年生存率为 75%。

与外阴癌相关的危险因素有吸烟、免疫缺陷症、宫颈癌病史或不典型增生、HPV 感染、糖尿病对外阴慢性刺激、肉芽肿性病或外阴营养不良。

发病机制

外阴癌大体外观取决于其起源和组织学类型，肿瘤大多通过局部播散来转移，少数经淋巴途径转移。淋巴转移的主要途径是腹股沟浅部、深部淋巴结、股淋巴结、髂外淋巴结（图47-5）。由于外阴皮肤有丰富的相互交通的淋巴系统，故能向对侧蔓延。约有3%的患者直接蔓延到深部盆腔淋巴结、闭孔淋巴结，可能与阴蒂、尿道或直肠、巴氏腺受累有关。当肿瘤蔓延至阴道下2/3时，可经淋巴管蔓延至盆腔深部淋巴结。

以下部分分别描述各种类型外阴癌的总体和组织学表现。

鳞状细胞癌

鳞状细胞癌是最常见的肿瘤细胞类型，常累及外阴前半部分。约65%的患者肿瘤来源于大阴唇和小阴唇，25%来源于阴蒂和会阴。超过1/3的肿瘤累及外阴两侧或为中心型肿瘤。这些肿瘤与淋巴结转移，特别是与两侧淋巴结转移密切相关。中心型肿瘤累及会阴，当肿瘤延伸到阴道或肛门、直肠时，患者预后较差。

外阴鳞状细胞癌有不同临床表现，可为大的、外生型、菜花状病变，也可为火山口样小溃疡及外阴皮肤营养不良病变（图47-6和图47-7）。溃疡性病变开始外凸、扁平，增生皮肤呈白色区域，后来演变为溃疡。外生型病变会演变成非常巨大，伴有坏死、继发感染与恶臭。肿瘤大体表现与组织学级别或淋巴结转移无正相关。淋巴结转移的主要因素是肿瘤大小。

鳞状细胞癌在组织学上分为Ⅰ～Ⅲ级，其中Ⅰ级是高分化，常形成角化珠；Ⅱ级为中分化；Ⅲ级为低分化。浸润癌周围间质可见不同程度炎性细胞浸润。直径<2cm的肿瘤，组织学分级有一定意义。

疣状癌是鳞状细胞癌的变异，仅局部浸润，极少发生局部淋巴结转移。大体上像已长

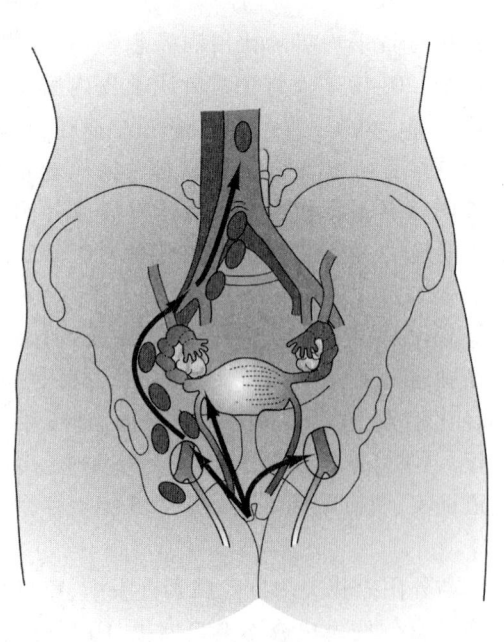

图47-5 外阴癌淋巴播散途径。

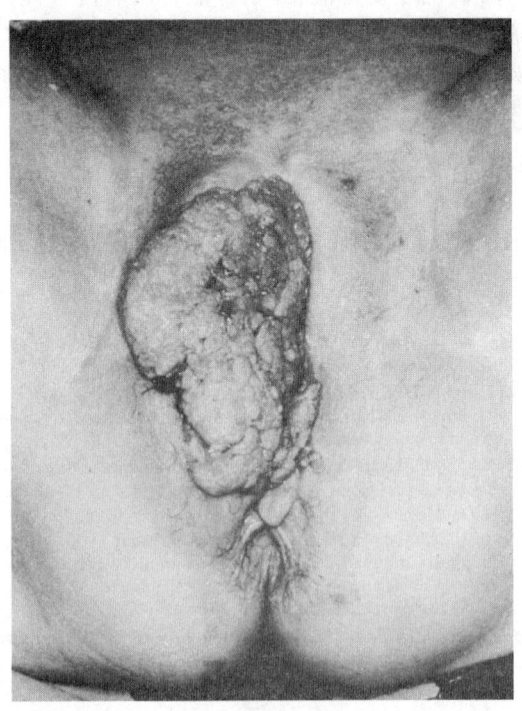

图47-6 大的外生型外阴鳞状细胞癌，行外阴根治术和区域淋巴结清扫术。

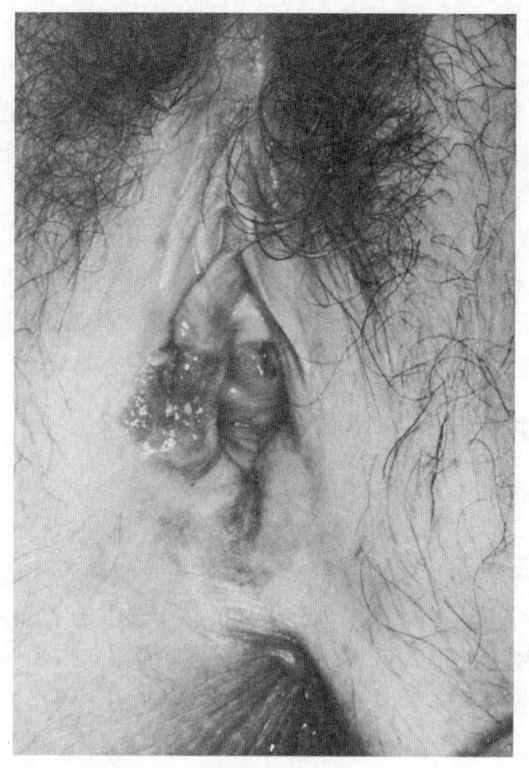

图 47-7 外阴溃疡型鳞状细胞癌。

大成熟的扁平湿疣,肿瘤组织病理检查可与鳞状细胞癌相鉴别,疣状癌表现为无中央核心的乳头状增生。如果不行扩大外阴切除术,则局部复发率较高。通常不建议行淋巴结清扫术,除非可疑淋巴结受累。放疗通常是禁忌,因为放疗可诱导细胞间变,从而增加转移风险。

基质浸润深度是判断肿瘤细胞侵袭力的主要指标。ISSVD、FIGO 和 TNM 分期将 I A 期外阴癌定义为单发肿瘤直径≤2cm、浸润深度≤1mm。浸润深度是从最表浅的真皮乳头表皮-基质交界处到浸润癌最深处。

巴氏腺癌

巴氏腺癌约占外阴癌的 1%,虽然很少,但外阴腺癌常见发病部位。约 50%的巴氏腺癌是鳞状细胞癌,起源于巴氏腺肿瘤的其他类型,包括腺癌、腺样囊性癌、腺鳞癌和移行细胞癌。

巴氏腺炎性疾病在 40 岁以上女性较少见,因此,老年妇女巴氏腺部位出现包块时应行活检,排除恶性肿瘤。由于巴氏腺位于大阴唇深部,肿瘤常侵犯直肠、直接蔓延至坐骨直肠窝,也可通过淋巴管直接到盆腔深部淋巴结、通过表浅淋巴管到腹股沟淋巴结。

基底细胞癌

基底细胞癌占外阴癌的 1%~2%,多数肿瘤是小的隆起型病变,外观呈溃疡型中心和边缘卷起,所以称"啮齿"溃疡。有人称其为色素肿瘤、黑痣或突发性单纯瘙痒性斑丘疹。肿瘤最常起源于大阴唇,偶尔来自外阴其他部位。肿瘤来源于表皮或毛囊原始基底细胞。其特点是生长缓慢、局部浸润,切除不完全,有复发倾向。

镜检可见典型肿瘤特征,包括结节性肿块、紧密排列呈小叶状,肿瘤细胞均匀排列,胞浆少,细胞呈球形或椭圆形,细胞核深染,类似基底样细胞。边缘聚集柱状细胞。大的肿瘤结节中心部位常出现退变和坏死。

如果未行充分的局部广泛切除,那么约 20%的患者有局部复发倾向。很少行淋巴结清扫术,虽然有时发生局部浸润,但很少有转移。

恶性黑色素瘤

恶性黑色素瘤在外阴癌中约占 5%,居外阴癌第二位。女性外阴皮肤痣发生率仅为 0.1%,与外阴黑色素瘤发生不成比例,提示几乎所有外阴痣均为交界性。黑色素瘤好发于小阴唇和阴蒂,且有向尿道和阴道内扩散的趋势。在临床检查中,无色素沉着的黑色素瘤与鳞状细胞癌相似。黑色素瘤的一个特征性表现是在皮肤黏膜交界处病灶隆起、色素沉着,但色素沉着程度不同,有的病变无色素沉着。病变主要通过淋巴管转移,且易发生早期转移。在局部或远处皮肤可能发现卫星样病变。与鳞状细胞癌不同,黑色素瘤根据浸润深度来分期。所有外阴小的色素病变都是可疑的,应距病灶边缘外 0.5~1cm 处切除活检。如果肿瘤较大,则应根据大体活检来确诊。

临床表现

外阴癌患者大多未经常进行内科检查，其中约10%合并糖尿病、30%~50%合并肥胖、高血压或心血管疾病，合并内科疾病者，其发病率超过预期年龄组。

鳞状细胞癌高发年龄为70~80岁，但患者中约15%的年龄为40岁或更年轻。约20%的患者出现第二个原发癌，其诊断早于、同时或晚于外阴癌，而第二个原发癌中，75%是宫颈癌。

症状与体征

外阴癌患者中，50%以上表现为外阴瘙痒和(或)外阴肿物，还可表现为出血和外阴痛，约20%无症状，仅在常规盆腔检查时偶然发现。患者中约25%就诊并且接受各种药物治疗，但未行肿物活检。任何外阴病变活检是非常重要的，应对看似最不正常的部位进行活检，对多灶性病变者需行多点活检。

鉴别诊断

鉴别诊断包括表皮包涵囊肿、垂疣、脂溢性皮炎、硬化性苔藓和其他外阴营养不良、尖锐湿疣、肉芽肿性病（如梅毒、疱疹、腹股沟肉芽肿）、化脓性感染或良性肿瘤，如颗粒细胞成纤维细胞瘤。

少见的外阴恶性肿瘤

在外阴恶性肿瘤中，外阴肉瘤占1%~2%，其中最常见的为平滑肌肉瘤，其次是恶性纤维组织瘤及其他肉瘤。肉瘤临床表现为皮下结节或外生型、隆起型肿物。根据组织学类型、局部浸润程度，患者预后通常很差。禁行放疗和局部淋巴清扫，但隆起型皮肤纤维肉瘤除外，该肿瘤有局部浸润和复发倾向，但无转移。

外阴腺癌罕见，来源于巴氏腺或尿道，也有报道来源于异位乳腺组织的乳腺癌。外阴腺癌很少来自外阴汗腺。

在外阴肿瘤中，外阴转移性癌占8%，通常来源于生殖道肿瘤，18%来自肾和尿道。晚期宫颈癌转移至外阴者最常见，也可来源于其他原发肿瘤转移，如恶性黑色素瘤、绒癌和直肠或乳腺腺癌。泄殖腔源性肿瘤主要有肛管直肠肿瘤，女性发病率是男性2倍，是来源于肛管的黏膜下肿瘤。

转移性表皮样癌在真皮中易形成细胞巢。无论原发部位在何处，外阴腺癌常侵袭表皮鳞状细胞。由于转移癌是晚期癌症的表现，因此患者预后都很差。

并发症

手术并发症和死亡率

最常见的并发症是伤口裂开，超过50%的患者发生于根治性外阴切除和双侧腹股沟清扫术后，与手术过程中切除较多皮肤有关，特别是腹股沟区域。进行单独的腹股沟切口和仔细处理皮肤皮瓣可减少伤口裂开发生率。严格伤口护理和清创可使伤口愈合良好。

在腹股沟淋巴结清扫术中，高达65%的患者发生淋巴水肿。出血、淋巴囊肿形成和性交困难都是与手术相关的常见并发症。

治疗

外阴癌的分期和治疗方法是手术（表47-1）。外阴浸润癌的主要治疗是尽可能彻底切除所有病灶。近来更倾向于一种保守性手术方法，不同于传统整个外阴切除。

依据病变程度和患者一般情况进行术前决策，需有完整病史和全身体格检查，包括宫颈细胞学检查、外阴镜检。巨大肿块影响盆腔检查，出血可能由生殖道较高部位病变所引起，并不是由明显的外阴肿物所引起。在这种情况下，应在麻醉下行盆腔检查，并考虑行子宫内膜活检或刮宫。

根据患者一般情况行胸部X线检查和其他检查，如肾盂造影、钡剂灌肠、CT扫描，特别是局部晚期疾病或可疑转移肿瘤。淋巴结增大者不需要活检，常通过淋巴结清扫或手术全部

表 47-1 外阴癌的 FIGO 分期

TNM 分类	FIGO 分期	分期标准
原发肿瘤大小(T)		
Tis	0 期	原位癌,上皮内癌
T1a	ⅠA 期	肿瘤局限在外阴和(或)会阴,最大直径≤2cm,基质浸润深度≤1mm
T1b	ⅠB 期	肿瘤局限在外阴和(或)会阴,最大直径>2cm,或无论肿瘤大小,基质浸润深度>1mm
T2	Ⅱ 期	任何大小的肿瘤扩散至尿道或阴道的下 1/3,或肛周
T3	ⅣA 期	任何大小的肿瘤扩散至以下部位:尿道或阴道的上 2/3,膀胱或直肠黏膜或冰冻骨盆
区域淋巴结(N)		
N1a	ⅢA 期	一个或两个转移的淋巴结≤5mm
N1b	ⅢA 期	一个转移的淋巴结≥5mm
N2a	ⅢB 期	有三个或更多转移的淋巴结,每个都<5mm
N2b	ⅢB 期	2 个或更多转移的淋巴结≥5mm
N2c	ⅢC 期	淋巴结转移以及有结外转移
N3	ⅣA 期	区域转移的淋巴结固定或溃烂
远处转移(M)		
M1	ⅣB 期	任何远处转移包括盆腔淋巴结转移
FIGO 分期/TNM 分类		
0 期	Tis	N0	M0
ⅠA 期	T1a	N0	M0
ⅠB 期	T1b	N0	M0
Ⅱ 期	T2	N0	M0
ⅢA 期	T1,T2	N1a,N1b	M0
ⅢB 期	T1,T2	N2a,N2b	M0
ⅢC 期	T1,T2	N2c	M0
ⅣA 期	T1,T2	N3	
ⅣA 期	T3	任何 N	M0
ⅣB 期	任何 T	任何 N	M1

Reproduced, with permission, from International Federation of Gynecology and Obstetrics. Annual Report on the results of treatment in gynecologic cancer. *Int J Gynecol Obstet*, 1991;36 (Suppl):132. Copyright 1991, with permission from the International Federation of Gynecology & Obstetrics.

切除。

根治性外阴切除和局部淋巴结清扫是基本手术。目前,有从标准根治性外阴切除和双侧淋巴结清扫术向原发肿瘤局部扩大性根治性手术和腹股沟淋巴结清扫术转变的趋势。对于单一病灶、间质浸润<1mm 的Ⅰ期病变者,行局部广泛根治性切除,切缘至少距病灶边缘 1~2cm。对浸润深度≥1mm 的单侧病变患者,应行同侧腹股沟淋巴结清扫,确定淋巴结状态。对双侧病变、侵袭性病变或跨中线病变、Ⅱ期病变或病变较大者或在行单侧腹股沟淋巴结清扫时发现淋巴结转移者,均应行双侧腹股沟淋巴结清扫术。当有淋巴结转移时,通常需补充辅助性放疗。盆腔淋巴结清扫术不是分期

或治疗所必需。淋巴结转移通常按一定顺序发生，从表浅到深部腹股沟淋巴结，因此如果表浅淋巴结无转移，则可推断深部淋巴结无转移。前哨淋巴结用于评估外阴鳞状细胞癌和黑色素瘤，应在临床中进行研究。

术后放疗适用于1个以上淋巴结镜下转移或大体观察受累者，也适用于淋巴结阴性、但局部复发风险较高者（肿瘤＞4cm、切缘或近切缘处肿瘤阳性、淋巴血管浸润）。

当病变累及肛周、直肠、直肠阴道隔、尿道近段或膀胱，需行盆腔脏器切除联合外阴根治性手术，手术死亡率很高，术后对患者心理影响很大。晚期肿瘤淋巴结形成溃疡或固定，行淋巴结清扫疗效较差。根据妇科肿瘤组数据，对晚期肿瘤患者先行术前放化疗，可提高手术切除成功率，减少根治性手术。顺铂和5-FU化疗联合放疗，化疗可作为放疗增敏剂，增强肿瘤较大且伴坏死者的放疗疗效。

外阴恶性黑色素瘤的手术治疗范围尚有争议，近年来，规范性治疗包括表浅外阴切除和盆腔和腹股沟淋巴结清扫，通常认为是较保守的手术方式。如果外阴病变深度<1mm，则应在距外阴黑色素瘤边缘外1cm处切除。如果浸润深度在1~4mm之间，则应在距肿瘤边缘外2cm处切除，再联合双侧腹股沟淋巴结清扫。晚期或复发性黑色素瘤最好选择化疗、放疗或免疫治疗。

局部广泛性根治性切除和边缘广泛性切除是大多数外阴肉瘤的标准治疗。可疑淋巴结转移者，可行腹股沟淋巴结清扫，但经淋巴结转移的风险很低。原发病灶充分广泛性切除是治愈的主要因素。

随访

术后2年内应每3个月检查一次，随后每6个月检查一次，确定是否有肿瘤复发或出现第二个原发癌。外阴癌复发者近80%出现在术后2年内，治疗方式取决于复发部位。恶性黑色素瘤和肉瘤可复发或转移到肝和肺。

预后

与外阴癌预后相关的因素有区域淋巴结有无转移、病变大小及部位和组织学类型。原发性外阴浸润癌手术治疗后，预计5年生存率为75%，10年生存率约为58%。淋巴结是最重要的预后影响因素。腹股沟淋巴结阴性者，生存率为90%，而腹股沟淋巴结转移者，生存率降至40%。有学者报道，淋巴结无转移者，无死于肿瘤者。肿瘤直径<2cm，淋巴结转移发生率为10%~15%。手术患者淋巴结转移总体发生率为30%。有淋巴结转移者，5年治愈率如下：1个淋巴结转移者为94%；2个淋巴结转移者为80%；3个或以上淋巴结转移者不足15%。有3个或以上腹股沟淋巴结阳性者，术前常可触及可疑淋巴结，且盆腔淋巴结转移发生率增高，但盆腔淋巴结清扫不能提高患者生存率。累及邻近器官者，如膀胱或直肠，可增加淋巴结转移发生率，同时患者预后更差。

巴氏腺癌治愈率还没有统计。尽管首次手术很彻底，但在耻骨支下仍有手术不能切除的局部复发倾向。

基底细胞癌行局部广泛切除是一个根治性手术，有学者报道，在局部切除术后，复发率约为20%，可能与病灶切除不彻底有关。

恶性黑色素瘤疗效与肿瘤浸润到外阴皮肤真皮或阴道黏膜固有层的程度和有无淋巴结转移有关，5年生存率为24%~70%。有腹股沟淋巴结转移者预后常很差。无色素性皮肤黑色素瘤恶性度较高，表浅蔓延性黑色素瘤患者的生存率比结节型黑色素瘤患者生存率高。结节型黑色素瘤直径较小，具有垂直侵袭性，淋巴结转移发生率增加，有治疗失败和远期复发倾向。最常见的复发部位是病变切除处或腹股沟淋巴结（如果先前没有切除）。

外阴肉瘤有局部复发倾向，特别是初始未行根治性切除及有肝、肺转移者。

Al-Ghamdi A, Freedman D, Miller D, et al. Vulvar squamous cell carcinoma in young women: a clinicopathologic study of 21 cases. *Gynecol Oncol* 2002;84:94–101. PMID: 11748983.

American Joint Committee on Cancer. Vulva. In: *AJCC Cancer Staging Manual*. 7th ed. New York, NY: Springer; 2010.

Beller U, Quinn MA, Benedet JL, et al. Carcinoma of the vulva. FIGO 6th Annual Report on the Results of Treatment in Gynecological Cancer. *Int J Gynaecol Obstet* 2006;95 (Suppl 1):S7–27. PMID: 17161169.

Beller U, Sideri M, Maisonneuve P, et al. Carcinoma of the vagina. *J Epidemiol Biostat* 2001;6:141–152. PMID: 11385774.

Gadducci A, Cionini L, Romanini A, Fanucchi A, Genazzani AR. Old and new perspectives in the management of high-risk, locally advanced or recurrent, and metastatic vulvar cancer. *Crit Rev Oncol Hematol* 2006;60:227–241. PMID: 16945551.

Gonzalez Bosquet J, Kinney WK, Russell AH, Gaffey TA, Magrina JF, Podratz KC. Risk of occult inguinofemoral lymph node metastasis from squamous carcinoma of the vulva. *Int J Radiat Oncol Biol Phys* 2003;57:419–424. PMID: 12957253.

Gonzalez Bosquet J, Magrina JF, Gaffey TA, et al. Long-term survival and disease recurrence in patients with primary squamous cell carcinoma of the vulva. *Gynecol Oncol* 2005;97:828–833. PMID: 15896831.

Hillemanns P, Wang X, Staehle S, Michels W, Dannecker C. Evaluation of different treatment modalities for vulvar intraepithelial neoplasia (VIN): CO(2) laser vaporization, photodynamic therapy, excision and vulvectomy. *Gynecol Oncol* 2006;100:271–275. PMID: 16169064.

Joura EA, Losch A, Haider-Angeler MG, Breitenecker G, Leodolter S. Trends in vulvar neoplasia. Increasing incidence of vulvar intraepithelial neoplasia and squamous cell carcinoma of the vulva in young women. *J Reprod Med*. 2000;45:613–615. PMID: 10986677.

Judson PL, Habermann EB, Baxter NN, Durham SB, Virnig BA. Trends in the incidence of invasive and in situ vulvar carcinoma. *Obstet Gynecol* 2006;107:1018–1022. PMID: 16648405.

Kunos C, Simpkins F, Gibbons H, Tian C, Homesley H. Radiation therapy compared with pelvic node resection for node-positive vulvar cancer: a randomized controlled trial. *Obstet Gynecol* 2009;114:537–546. PMID: 19701032.

Leminen A, Forss M, Paavonen J. Wound complications in patients with carcinoma of the vulva. Comparison between radical and modified vulvectomies. *Eur J Obstet Gynecol Reprod Biol* 2000;93:193–197. PMID: 11074142.

Montana GS, Thomas GM, Moore DH, et al. Preoperative chemoradiation for carcinoma of the vulva with N2/N3 nodes: a gynecologic oncology group study. *Int J Radiat Oncol Biol Phys* 2000;48:1007–1013. PMID: 11072157.

Rodolakis A, Diakomanolis E, Vlachos G, et al. Vulvar intraepithelial neoplasia (VIN)—diagnostic and therapeutic challenges. *Eur J Gynaecol Oncol* 2003;24:317–322. PMID: 12807248.

Rouzier R, Haddad B, Atallah D, Dubois P, Paniel BJ. Surgery for vulvar cancer. *Clin Obstet Gynecol* 2005;48:869–878. PMID: 16286833.

Selman TJ, Luesley DM, Acheson N, Khan KS, Mann CH. A systematic review of the accuracy of diagnostic tests for inguinal lymph node status in vulvar cancer. *Gynecol Oncol* 2005;99:206–214. PMID: 16081147.

Sideri M, Jones RW, Wilkinson EJ, et al. Squamous vulvar intraepithelial neoplasia: 2004 modified terminology, ISSVD Vulvar Oncology Subcommittee. *J Reprod Med* 2005;50:807–810. PMID: 16419625.

Stang A, Streller B, Eisinger B, Jockel KH. Population-based incidence rates of malignant melanoma of the vulva in Germany. *Gynecol Oncol* 2005;96:216–221. PMID: 15589604.

Sugiyama VE, Chan JK, Shin JY, Berek JS, Osann K, Kapp DS. Vulvar melanoma: a multivariable analysis of 644 patients. *Obstet Gynecol* 2007;110:296–301. PMID: 17666603.

van de Nieuwenhof HP, van der Avoort IA, de Hullu JA. Review of squamous premalignant vulvar lesions. *Crit Rev Oncol Hematol* 2008;68:131–156. PMID: 18406622.

van Seters M, van Beurden M, de Craen AJ. Is the assumed natural history of vulvar intraepithelial neoplasia III based on enough evidence? A systematic review of 3322 published patients. *Gynecol Oncol* 2005;97:645–651. PMID: 15863172.

阴道癌前病变

诊断要点

▶ 几乎所有阴道上皮内瘤变无症状。

▶ 常伴HPV感染,患者常表现为外阴湿疣,巴氏涂片异常通常是首发症状。

▶ 通常需行阴道镜检查及直接活检才能做出诊断。

▶ 对阴道进行阴道镜检查较困难,特别是子宫切除术后,因为病变可能位于阴道断端凹陷处。

▶ 用于宫颈的阴道镜检查技术也适用于阴道检查。

▶ 阴道涂3%~5%醋酸后,阴道镜下病变显示为白色上皮,有嵌合或点状血管。

▶ 卢戈碘液有助于确定病变边缘。

▶ 病变常位于阴道脊,突起或有毛刺。

▶ 病变常为多灶性,因此阴道口到阴道顶端均应行全面检查。

概述

阴道上皮内瘤样病变(VAIN)可为单一病变,但多灶性病变更常见。有关VAIN的自然病史了解较少,认为与CIN相似。很多患者同时有相似的宫颈或外阴上皮内瘤样病变,至少有1/2~2/3的VAIN患者已行宫颈或外阴上皮内瘤样病变治疗。此外,VAIN需要长时间随访,可能在很多年后复发。一些研究者认为,包括宫颈、阴道和外阴在内的下生殖道鳞状上皮受"局部效应"影响,受相同致癌剂作用。阴道缺乏转化区,而宫颈未成熟上皮细胞易感染

HPV。病变好发于阴道上 2/3,如宫颈和外阴上皮内瘤样病变。一些学者发现,吸烟与高级别 VAIN 风险增加有关。有关以往放疗在阴道肿瘤发生中的作用仍有争议。

下生殖道湿疣性病变常与非典型增生有关,因此,治疗前应对阴道湿疣性病变进行活检。

发病机制

正如下生殖道其他上皮内瘤样病变,VAIN 的特点是缺乏成熟的上皮细胞,伴有细胞核深染、多形性和细胞拥挤。根据异常上皮的厚度,定义为 VAIN Ⅰ、Ⅱ、Ⅲ。VAIN Ⅲ 等同于阴道原位癌。

治疗

手术或二氧化碳激光是 VAIN 最主要的治疗方式。VAIN Ⅰ 病变通常不需要治疗,通常在临床观察下能消退。VAIN Ⅱ 和 VAIN Ⅲ 应行手术切除。VAIN Ⅲ 病变与早期浸润癌关系密切。因此,在切除前应行充分活检。如果病变呈局灶性,最好行局部切除。当宫颈原位癌蔓延至阴道上段时,在切除子宫的同时切除阴道上 1/3。如果为多灶性病变,则应切除整个外阴阴道,并行厚皮片移植、阴道再造。在治疗多灶性病变时,也可局部应用 5-FU。1~2 个疗程治疗后,大约 80% 的患者病变消退。有报道认为,局部使用咪喹莫特乳膏可治疗高级别 VAIN,但其疗效仍在研究中。

随访

VAIN 倾向于多灶性,很多患者宫颈和外阴也受累,这些病变仅经一种方式治疗或一个疗程治疗很难根治,必须密切随访,每 4~6 个月 1 次。随访包括细胞学检查和 HPV 检查,不仅检查阴道,应对整个下生殖道进行仔细检查。

阴道癌

诊断要点

- 无症状:阴道细胞学异常。
- 早期:溃疡性肿瘤无痛性出血。
- 晚期:出血、疼痛、体重减轻、水肿。

概述

原发性阴道癌很少,约占妇科恶性肿瘤的 0.3%,其中约 85% 为鳞状细胞癌,其次为腺癌、肉瘤和黑色素瘤。宫颈无病变或病变很少,而肿瘤明显来源于阴道,此时才能诊断为原发性阴道癌。累及宫颈和阴道的恶性肿瘤,组织学来源相同,按照惯例,诊断为宫颈癌。继发性或转移性癌可能来自宫颈癌、子宫内膜癌或卵巢癌、乳腺癌、妊娠滋养细胞疾病、直肠癌、泌尿生殖系统肿瘤或外阴癌。宫颈癌蔓延最常累及阴道。阴道浸润癌通常与宫颈癌有相同的危险因素,如吸烟、HPV 感染、多个性伙伴和有下生殖道肿瘤病史。宫内接触己烯雌酚与原发性阴道腺癌,即透明细胞癌的风险增加有关。

发病机制

鳞状细胞癌表现为溃疡型或外生型,好发于阴道上 1/3 后壁,常为多中心性病灶,侵及膀胱和直肠。淋巴结转移主要与肿瘤大小直接相关。淋巴结转移途径依赖于阴道癌发生部位。位于阴道下 1/3 的肿瘤与外阴癌相似,主要通过腹股沟淋巴结转移(图 47-8)。阴道上部,也是肿瘤好发部位,其肿瘤与宫颈癌转移途径相似。阴道淋巴引流由黏膜和黏膜下毛细血管网及其多个吻合支构成。因此,位于阴道中 1/3 的病变可转移到腹股沟淋巴结或直接转移到深部盆腔淋巴结。

年轻的原发性阴道恶性肿瘤患者中绝大

部分是腺癌,来源于阴道腺体、子宫腺体、残存的 Wolffian 管或尿道周围腺体。透明细胞癌与宫内接触己烯雌酚有关(图 47-9),患者确诊时平均年龄为 19 岁。女性胚胎己烯雌酚暴露者中,24 岁时透明细胞型腺癌发生风险为 0.14~1.4/1000 人。

阴道黑色素瘤罕见,大多来源于阴道前壁表面和下 1/2,几乎全部发生在白种人中。阴道很少发生痣,因此,阴道任何色素性病变都应切除或活检。原发性阴道黑色素瘤恶性度高,易发生局部复发及远处转移,长期生存率很低。

最常见的原发性阴道肉瘤是胚胎性横纹肌肉瘤或葡萄状肉瘤,恶性度很高,好发于婴幼儿或儿童,阴道黏膜长满息肉样、水肿、葡萄样肿块并伸出阴道口。治疗方式为化疗、手术、放疗等,患者可得到改善。子宫平滑肌肉瘤、子宫内膜间质肉瘤和阴道肉瘤常发生于老年妇女,好发于阴道上段前壁,临床表现依赖于肿瘤大小和诊断时病变侵犯的程度。黑色素瘤和肉瘤转移通常与鳞状细胞癌相同,但肝、肺等处血行转移更常见。

阴道转移性腺癌可能来源于尿道、巴氏腺、直肠或膀胱、子宫内膜、宫颈管或卵巢,也可能来自远处转移。肾癌常转移至阴道前壁下 1/3。

临床表现

阴道癌常无症状,常在做细胞学检查时发现,阴道镜检查及活检可确定病变及其累及范围。

绝经后或性交后阴道出血是最常见的症状,其次包括阴道分泌物、阴道肿块或尿道症状。阴道浸润癌患者中,约 50% 在出现症状后 6 个月才就诊检查。晚期肿瘤可侵犯直肠或膀胱或蔓延至骨盆壁,引起疼痛或下肢水肿。

在排除来源于其他肿瘤转移后,才能诊断原发性阴道癌。应采集完整病史、做全面体格检查,包括全面的盆腔检查、宫颈细胞学检查、子宫内膜活检、全部阴道检查,包括阴道镜检

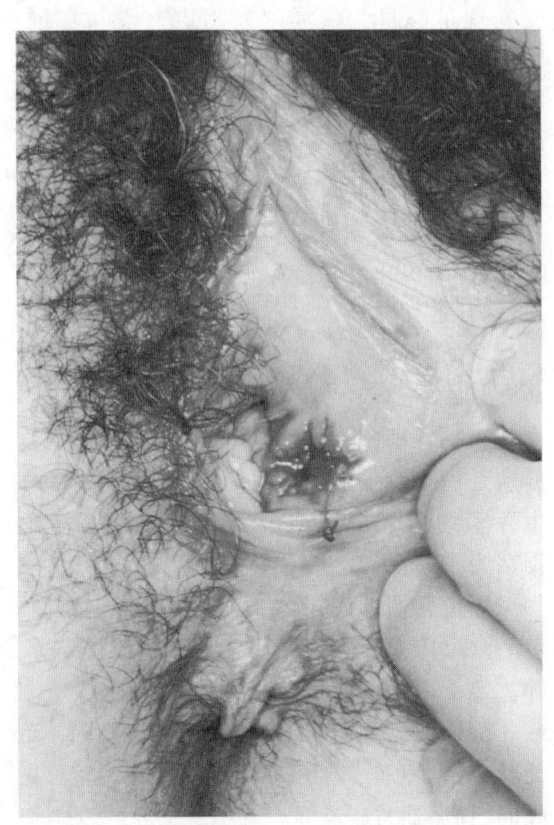

图 47-8 阴道下 1/3 溃疡型表皮癌。

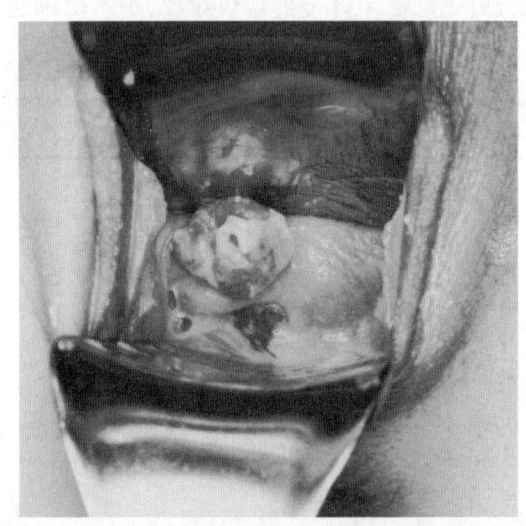

图 47-9 19 岁患者阴道透明细胞癌,病灶位于阴道后壁上 1/3。

查、阴道肿瘤活检。双合诊仔细检查可检查阴道全长并触及肉眼未见的黏膜下小结节。应行活检，做出病理学诊断。

阴道癌的分期是临床分期而不是手术分期（表47-2）。

鉴别诊断

阴道良性肿瘤少见，常呈囊性，来源于中肾（Wolffian）管或副中肾管，通常在阴道前侧壁检查时偶然发现。

溃疡型病变多发生在直接损伤部位，子宫托长期滞留或其他异物，偶有化学灼伤等均会引起炎症反应。肉芽肿性病很少影响阴道，但需活检或实验室检查来诊断。

穿透至阴道的子宫内膜异位症与肿瘤很难区分，需行活检。

治疗

通过活检确诊，所有患者必须行全面体格检查，评估局部和转移性病变的累及范围。治疗前评估应包括胸部X线检查、静脉肾盂造影、膀胱镜检查、乙状结肠镜检查和腹部、盆腔CT扫描。阴道浸润癌患者的最佳治疗仍存在争议。手术通常适用于累及阴道上段的I期病变，对于以往未曾行子宫切除者，手术范围包括根治性子宫切除、阴道上段切除、双侧盆腔淋巴结清扫。小的表浅病灶以内放疗为主，而大病灶则需行外放疗加或不加内放疗。阴道穹隆病灶常用组织间插植放疗，但病灶较小者，可在阴道适配器内放入卵圆形放射源治疗即可。

局部晚期肿瘤患者，单纯放疗预后很差，建议联合化疗，其效果仍缺乏数据支持。放疗后中心性复发者或IVA期患者应考虑行阴道、子宫、输卵管、卵巢、直肠、骨盆和（或）膀胱、尿道切除，可同时行或不行阴道重建术，特别是出现直肠阴道瘘或膀胱阴道瘘时。

阴道原发性腺癌的治疗和鳞状细胞癌相同。在年轻患者中，阴道和宫颈透明细胞癌的首选疗法尚未确定。约60%的肿瘤发生于阴道上1/2，其余发生在宫颈。淋巴结转移发生率为：I期18%；II期30%以上。如果病变发现足够早，仅局限在阴道上段和宫颈，则应行根治性子宫切除、阴道上部切除、盆腔淋巴结清扫，保留卵巢。晚期病变应进行放疗。

葡萄状肉瘤患者初始放疗和局部切除疗效均较差，长春新碱、放线菌素D、环磷酰胺化疗联合放疗可提高疗效。阴道黑色素瘤应行放疗、保守性切除和（或）根治性手术。

预后

在鳞状细胞癌中，诊断时肿瘤体积和疾病分期是一个最重要的预后指标。I期患者5年生存率约为77%，II期为45%，III期为31%，IV期为18%。

黑色素瘤即使很小，恶性程度也非常高，对治疗反应差。肿瘤可局部复发和转移到肝、肺。常予以辅助性化疗和免疫治疗。

阴道肉瘤方面的生存率统计较少。除了葡萄状肉瘤，其他肉瘤有局部复发、远处转移的倾向，预后通常很差。

表47-2 阴道癌的FIGO分期

原位癌	
0期	原位癌，上皮内瘤变
浸润癌	
I期	病灶局限在阴道黏膜
II期	累及阴道下组织，但尚未扩散至盆壁
III期	肿瘤扩散至盆壁
IV期	肿瘤扩散至真骨盆外，累及膀胱或阴道黏膜。大疱性水肿不属于此期
IVA期	扩散至邻近器官
IVB期	扩散至远处器官

Benedet JL, Bender H, Jones H 3rd, Ngan HY, Pecorelli S. FIGO staging classifications and clinical practice guidelines in the management of gynecologic cancers. FIGO Committee on Gynecologic Oncology. *Int J Gynaecol Obstet* 2000;70:209–262. PMID: 11041682.

Cardosi RJ, Speights A, Fiorica JV, Grendys EC Jr, Hakam A, Hoffman MS. Bartholin's gland carcinoma: a 15-year experience. *Gynecol Oncol* 2001;82:247–251. PMID: 11531274.

Conley LJ, Ellerbrock TV, Bush TJ, Chiasson MA, Sawo D, Wright TC. HIV-1 infection and risk of vulvovaginal and perianal condylomata acuminata and intraepithelial neoplasia: a prospective cohort study. *Lancet* 2002;359:108–113. PMID: 11809252.

Daling JR, Madeleine MM, Schwartz SM, et al. A population-based study of squamous cell vaginal cancer: HPV and cofactors. *Gynecol Oncol* 2002;84:263–270. PMID: 11812085.

de Koning MN, Waddell K, Magyezi J, et al. Genital and cutaneous human papillomavirus (HPV) types in relation to conjunctival squamous cell neoplasia: a case-control study in Uganda. *Infect Agent Cancer* 2008;3:12. PMID: 18783604.

Frank SJ, Jhingran A, Levenback C, Eifel PJ. Definitive radiation therapy for squamous cell carcinoma of the vagina. *Int J Radiat Oncol Biol Phys* 2005;62:138–147. PMID: 15850914.

Frega A, French D, Piazze J, Cerekja A, Vetrano G, Moscarini M. Prediction of persistent vaginal intraepithelial neoplasia in previously hysterectomized women by high-risk HPV DNA detection. *Cancer Lett* 2007;249:235–241. PMID: 17070990.

Hellman K, Lundell M, Silfversward C, Nilsson B, Hellstrom AC, Frankendal B. Clinical and histopathologic factors related to prognosis in primary squamous cell carcinoma of the vagina. *Int J Gynecol Cancer* 2006;16:1201–1211. PMID: 16803507.

Iavazzo C, Pitsouni E, Athanasiou S, Falagas ME. Imiquimod for treatment of vulvar and vaginal intraepithelial neoplasia. *Int J Gynaecol Obstet* 2008;101:3–10. PMID: 18222451.

Jemal A, Siegel R, Xu J, Ward E. Cancer statistics, 2010. *CA Cancer J Clin* 2010;60:277–300. PMID: 20610543.

Samant R, Lau B, E C, Le T, Tam T. Primary vaginal cancer treated with concurrent chemoradiation using cis-platinum. *Int J Radiat Oncol Biol Phys* 2007;69:746–750. PMID: 17512130.

Sherman JF, Mount SL, Evans MF, Skelly J, Simmons-Arnold L, Eltabbakh GH. Smoking increases the risk of high-grade vaginal intraepithelial neoplasia in women with oncogenic human papillomavirus. *Gynecol Oncol* 2008;110:396–401. PMID: 18586314.

Srodon M, Stoler MH, Baber GB, Kurman RJ. The distribution of low and high-risk HPV types in vulvar and vaginal intraepithelial neoplasia (VIN and VaIN). *Am J Surg Pathol* 2006;30:1513–1518. PMID: 17122506.

Tjalma WA, Monaghan JM, de Barros Lopes A, Naik R, Nordin AJ, Weyler JJ. The role of surgery in invasive squamous carcinoma of the vagina. *Gynecol Oncol* 2001;81:360–365. PMID: 11371123.

Troisi R, Hatch EE, Titus-Ernstoff L, et al. Cancer risk in women prenatally exposed to diethylstilbestrol. *Int J Cancer* 2007;121:356–360. PMID: 17390375.

Vinokurova S, Wentzensen N, Einenkel J, et al. Clonal history of papillomavirus-induced dysplasia in the female lower genital tract. *J Natl Cancer Inst* 2005;97:1816–1821. PMID: 16368943.

von Gruenigen VE, Gibbons HE, Gibbins K, Jenison EL, Hopkins MP. Surgical treatments for vulvar and vaginal dysplasia: a randomized controlled trial. *Obstet Gynecol* 2007;109:942–947. PMID: 17400858.

（梁媛 瞿全新 译）

第48章 子宫颈癌前病变与恶性肿瘤

Christine H. Holschneider, MD

子宫颈上皮内瘤样病变

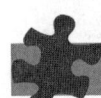
诊断要点

- 子宫颈大体外观正常。
- 存在HPV感染。
- 子宫颈细胞学检查发现异型细胞或原位癌细胞（传统巴氏抹片或液基细胞学检查）。
- 阴道镜检查提示非典型转化区伴有增厚上皮、表面毛细血管呈粗糙点状或镶嵌样改变。
- 碘不染色（Schiller阳性）区域的鳞状上皮有典型表现。
- 子宫颈上皮内瘤样病变依据活检诊断（非典型增生或原位癌）。

概述

下生殖道鳞状上皮内瘤样病变常表现为多中心性发病（如可影响多个胚胎学起源相同的肛门生殖道上皮）：宫颈上皮内瘤样病变（CIN）、阴道上皮内瘤样病变（VAIN，见第47章）、外阴上皮内瘤样病变（VIN，见第47章）及肛周上皮内瘤样病变（PAIN）。CIN患者中约10%同时伴有外阴、阴道或肛门癌前病变，相反，VIN或VAIN患者中40%~60%同时或前后发生CIN。

CIN，以往称为非典型增生，是子宫颈上皮细胞异常增生与分化。CIN分为轻度非典型增生或CIN Ⅰ，即子宫颈上皮层下1/3部分上皮细胞异常增生。中度非典型增生或CIN Ⅱ为子宫颈上皮层下2/3部分上皮细胞异常增生。重度非典型增生或CIN Ⅲ为超过子宫颈上皮2/3部分上皮细胞异常增生及原位癌（CIS），为子宫颈上皮全层细胞异常增生。CIN为组织学诊断术语，细胞学检查依据2001年修订的Bethesda诊断系统。非典型鳞状细胞分为未明确意义的非典型鳞状细胞（ASC-US）及不能除外高级别病变的非典型鳞状细胞（ASC-H）。低级别鳞状上皮内病变（LSIL）出现的细胞学改变常与组织学非典型挖空细胞或CIN Ⅰ一致，高级别鳞状上皮内病变（HSIL）出现的细胞学改变常与组织学CIN Ⅱ或CIN Ⅲ一致。细胞学检查异常应怀疑CIN，但需依靠子宫颈组织活检确诊。部分CIN患者可出现病变自发性消退，特别是CIN Ⅰ患者，因此对此部分患者可给予期待治疗。部分高级别病变患者，如果未予治疗，可进展为浸润癌。由于目前尚不能有效预测病变进展，因此推荐所有CIN Ⅱ与CIN Ⅲ患者，一旦确诊应给予治疗，但对于青春期CIN Ⅱ患者，因为多数病变可自然消退，且几乎无发展为癌的风险，因此可随访观察。此外，妊娠期患者治疗应推迟至分娩后。

发病机制

CIN 发病情况根据人群社会经济状况及地区分布不同而有差异,在一些家庭诊所,CIN 发病率为 1.05%,而在性传播性疾病(STD)诊所,CIN 发病率达 13.7%。CIN 最常发生在 20 岁年龄段,CIS 发病高峰年龄为 25~35 岁,而子宫颈癌多见于 40 岁以上女性。

CIN 与子宫颈癌有相同的致病危险因素,包括多性伴侣、过早性生活、高危性伴侣(多性伴侣史、HPV 感染史、下生殖道肿瘤或以往性伴侣患有子宫颈肿瘤)、性传播性疾病(STI)史、吸烟史、人免疫缺陷病毒(HIV)感染、获得性免疫缺陷综合征(AIDS)或其他免疫抑制、多产、长期应用口服避孕药。

HPV 是 CIN 及子宫颈癌发展的主要致病因子,在调整 HPV 感染因素后,以上行为及性危险因素多为子宫颈肿瘤的具有统计学意义的独立危险因素。在 CIN 病变中,HPV 阳性率超过 80%,而在浸润性子宫颈癌中,HPV 阳性率达 99.7%。子宫颈癌中最常见的高危 HPV 亚型为 HPV-16 及 HPV-18,感染率分别为 50%~70% 及 7%~20%。

HPV 感染非常普遍,在不同年龄女性中,HPV 感染率不同。在美国,HPV 感染率流行情况调查发现,新生儿 HPV 感染率为 1%,青少年 HPV 感染率为 20%,20~29 岁女性 HPV 感染率为 40%,然后 HPV 感染率缓慢下降,在 50 岁及 50 岁以上女性 HPV 感染率进入平台期,为 5%。女性一生 HPV 感染风险为 50%~80%。虽然阴茎套可防止其他 STD 感染,但对防止 HPV 感染无保护作用,这是因为 HPV 可通过阴唇-阴囊间接触而传播,通常应用阴茎套可防止 60% 的感染发生。

HPV 约有 130 多种,其中 30~40 种感染肛门及生殖道上皮。根据 HPV 引发恶性病变的可能性,将 HPV 分为低危亚型及高危亚型,低危亚型 HPV(如 HPV6、11、42、43、44)与尖锐湿疣及子宫颈低级别病变(CIN I)发生有关,而高危亚型 HPV(如 HPV16、18、31、33、35、39、45、51、52、56、58、59、68)与子宫颈高级别病变(CIN II 及 CIN III)及浸润性癌的发生有关。

免疫功能正常的 HPV 感染女性,90% 以上能在 2 年内自然清除病毒,仅 5% 出现细胞学检查异常而发现 CIN,大约 10% 的患者为高危亚型 HPV 持续性感染,其发展成为 CIN II/III 及子宫颈癌的风险增加。

绝大多数 HPV 感染者不会发展成为 CIN 或子宫颈癌,单独 HPV 感染者不足以发展成 CIN 或子宫颈癌,吸烟或免疫抑制等常是被低估的重要的其他共同作用因素。

吸烟与 HPV 感染在 CIN 发展过程中有协同作用,吸烟者发展成子宫颈癌的相对风险增加 2~4 倍,吸烟者可在其子宫颈黏膜局部发现致癌物沉积,而发生 CIN 或 CIS 的风险则与累计吸烟时间有关。然而,吸烟导致子宫颈癌的发生机制尚不明确。

子宫颈肿瘤的发生率在 HIV 感染者增高,在一些研究中,阴道镜下证实为 CIN 者达 20%~30%。随着免疫抑制增强,HPV 感染、HPV 持续感染及发展成为子宫颈肿瘤的风险增加。因此自 1993 年开始,浸润性子宫颈癌被认为是艾滋病诱发的疾病。

预防

HPV 疫苗

目前 FDA 批准的 HPV 疫苗有两个,其中四价疫苗(Gardasil)针对 HPV-16、18、6、11,二价疫苗(Cervarix)针对 HPV-16、18,临床试验证实,这些疫苗预防 HPV 型相关性 CIN II 或以上病变的有效率达 93%~100%,在全部队列研究(以往有或无 HPV 感染)中,两种疫苗预防 CIN II 或以上病变的有效率仅为 30%~44%。在单纯 HPV 感染人群中,这些疫苗也能为非疫苗覆盖的 HPV 亚型感染者提供保护,使 20%~50% 的患者不进展为 CIN II 或以上病变。疾病预防控制中心(CDC)免疫实践咨询委员会（ACIP）推荐，所有11~12岁女童应常规应用HPV疫苗，13~26岁未行HPV疫苗接种女性及年龄小至9岁的女童有指征者也可应用。2009年，FDA批准在男性中应用四价疫苗，ACIP认为，在9~26岁男性应用四价疫苗可降低发生获得性生殖道尖锐湿疣的可能性，并可预防肛门上皮内瘤样病变及肛门癌的发生。

以上HPV疫苗为预防性疫苗，不是治疗性疫苗。因此HPV疫苗对未受过HPV感染的女性或男性个体（无性生活史）可提供最有效的免疫保护。在由于以下原因出现子宫颈细胞学异常或HPV阳性者不改变以上推荐，如在四价疫苗应用者，年龄在20多岁者约25%出现四种HPV中的1种阳性表现，但其中HPV-16、18阳性者仅有1%，四种HPV均呈阳性者为0.1%。因此，二价疫苗或四价疫苗均可给适龄个体带来益处。现无证据表明HPV疫苗对妊娠有危害。但由于安全资料有限，因此HPV疫苗并不推荐在妊娠期间应用。已开始注射疫苗但在完成后续疫苗注射前妊娠者或确诊妊娠前注射疫苗者应进行重新评价并建议在产后重新开始注射疫苗。哺乳期应用HPV疫苗是安全的。

CIN与子宫颈癌筛查

在发达国家，由于以人口为基础的筛查计划开展及癌前病变与早期浸润性子宫颈癌的治疗，子宫颈癌发生率与病死率已下降了75%，在美国，子宫颈癌患者50%以上为从未行筛查或仅偶尔筛查者或发病前5年内未接受筛查者，无论是否接种HPV疫苗，均应按子宫颈癌筛查指南进行检查。

宫颈细胞学筛查：2012年，美国预防服务工作组（USPSTF）及美国癌症学会、美国阴道镜与子宫颈病变、美国临床病理学会等多学科协作出台了新的、基本一致的子宫颈癌筛查指南，该指南适用于包括应用HPV疫苗及未应用疫苗的所有人群。

1.开始筛查：无论性生活开始年龄早晚，子宫颈细胞学筛查不应在21岁前开始。这一推荐是基于浸润性子宫颈癌极少发生在年龄小于21岁的女性，且异常子宫颈细胞学筛查结果可带来焦虑、经济负担加重、发病率与长期过度随访等不良影响。年轻女性在开始性生活后短时间内HPV感染率较高，常导致子宫颈细胞学检查异常，但多数患者HPV能自然清除，子宫颈上皮细胞异型可自然消退。

2.筛查频率：在21~29岁女性，子宫颈细胞学筛查推荐每3年一次，该年龄组女性不推荐HPV检测。在30岁及30岁以上女性，推荐联合进行子宫颈细胞学筛查及HPV检测，每5年一次，或单独子宫颈细胞学筛查，每3年一次。

3.停止筛查：在年龄超过65岁且在此前连续10年子宫颈细胞学筛查呈阴性者可停止子宫颈癌筛查，且不应因任何原因而重新开始。但对于CIN 2/3或更严重病变者，在治疗后随访中应常规进行筛查，至少持续20年，即使年龄超过65岁，也应继续检查。全子宫切除者且以往无CIN 2/3或更重病变等病史者，可停止细胞学筛查，不需要以往充分的阴性筛查结果。

4.特殊人群：根据2009年ACOG指南，HIV阳性的患者应在确诊后第一年筛查2次，以后每年筛查1次。因其他原因导致免疫抑制者或有子宫内己烯雌酚（DES）暴露者，应每年筛查1次。

巴氏涂片仍然按照Bethesda 2001年命名系统进行诊断。

HPV检查：目前，临床应用的经美国FDA认证的HPV检测方法有2种，该方法可在13或14种高危型HPV中检测出1种或多种HPV感染。在美国子宫颈癌筛查中，高危型HPV检测应用在以下情况中：

• 作为21岁或21岁以上、子宫颈细胞学检查结果为ASC-US患者的分流方法，可应用保存的液基细胞学检查剩余标本进行HPV检测。

- 作为绝经后妇女细胞学检查结果为 LSIL 患者的分流方法。
- 作为 CIN Ⅰ 或子宫颈细胞学检查为 ASC-US、ASC-H、LSIL 或异型腺细胞(AGC)而阴道镜检查未发现异常者的随访方法。
- 作为 CIN Ⅱ/Ⅲ 患者治疗后的随访方法。
- 作为年龄超过 30 岁的女性首次子宫颈细胞学筛查的辅助方法,HPV 检查联合子宫颈细胞学检查可作为年龄超过 30 岁、有子宫且无免疫抑制女性的初始筛查方法。如果两项结果均呈阴性,可间隔 5 年进行下一次筛查。如果两项结果均呈阳性,应进行阴道镜检查。如果细胞学检查正常,而 HPV 检查呈阳性,推荐在 6~12 个月后复查细胞学检查与 HPV 检查,如果复查时任何一项结果异常,均应行阴道镜检查。近来,FDA 批准进行 HPV-16 及 HPV-18 亚型检测,而且此两型检测可作为细胞学检查阴性而高危型 HPV 阳性的附加检查。

在低收入人群进行目视法筛查:子宫颈目视法筛查是低收入人群常用的筛查方法,该人群无法进行 HPV 检测或细胞学筛查。该方法特异性有限但比较经济,且能马上提供结果,目视检查可通过直接肉眼观察或通过醋白染色、甲苯胺蓝染色或卢戈碘液染色后在阴道镜下观察。

临床表现

症状与体征

CIN 多无症状或体征,临床最常依据对常规宫颈细胞学检查结果异常者进行宫颈组织活检而确诊。由于高级别宫颈非典型增生是子宫颈癌癌前病变,因此通过子宫颈癌筛查指南早期发现高级别宫颈病变非常重要。如果在盆腔检查中发现宫颈病变,应及时取活检。

病理学检查

在细胞学检查中,异型细胞表现为间变、核浆比例增加(如核增大)、核染色质改变导致核深染、多核、异常分化等。

在组织学检查中,非典型增生主要表现为复层鳞状上皮不同程度增厚,细胞间变及核深染、底层细胞极性消失、异常核分裂数增加等,良性上皮改变,特别是炎症、HPV 引起的细胞改变、诊断中的主观因素等可误诊为 CIN Ⅰ 及 CIN Ⅱ。

分泌黏液的宫颈管柱状上皮也可发生恶性转变,子宫颈原位腺癌(ACIS)是指子宫颈管腺体被覆非典型增生的柱状上皮,细胞形态类似于子宫颈腺癌,但无子宫颈间质浸润。ACIS 的诊断主要依靠子宫颈锥切活检。

特殊检查

所有子宫颈细胞学筛查异常者均需进一步检查,如子宫颈视诊、重复细胞学检查、HPV 检测、卢戈碘液染色(Schiller 试验)或甲苯胺蓝染色、阴道镜检查、直接子宫颈组织活检(见治疗部分)(图 48-1),其目的主要为排除浸润性子宫颈癌及确定 CIN 的程度与累及范围。

重复子宫颈细胞学检查:子宫颈细胞学检查结果轻度异常者(如 ASC-US、绝经后 LSIL)可选择以下 3 步骤评价:快速连续细胞学检查、HPV 检查阳性者行阴道镜检查或即刻选择阴道镜检查。所有 ASC-H、绝经前 LSIL、HSIL、AGC 或细胞学检查可疑癌者应行阴道镜检查。

在 ASC-US 患者复查细胞学检查前应对感染、老年性阴道炎进行抗感染及激素治疗,避免因以上因素导致的细胞学检查异常。子宫颈细胞学检查应间隔 6 月复查 1 次,直至连续 2 次正常为止。连续细胞学检查是非常重要的方法,对于活检证实为 HSIL(CIN Ⅱ/Ⅲ)而细胞学检查为 ASC-US 的患者,其随访中单次细胞学复查结果的假阴性率达 33%。第二次细胞学检查仍为异常[非典型鳞状细胞(ASC)或更严重]者,需行阴道镜检查。

HPV检测:在子宫颈癌预防中,检测低危型 HPV 无临床意义,而检测高危型 HPV 则是

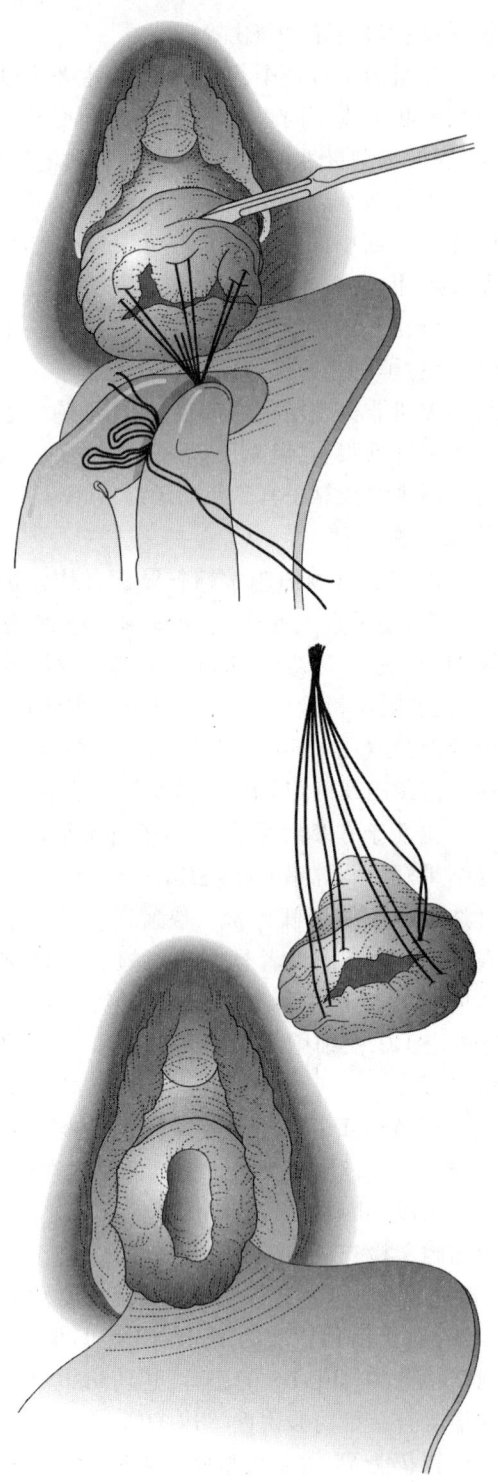

图 48-1 宫颈锥切。

子宫颈细胞学检查异常者(如 ASC-US、绝经后 LSIL)处理中的重要部分,对于细胞学检查为 ASC-US 的患者,HPV 分型检测可作为重要的分流方法,其中高危型 HPV 阳性者需行阴道镜检查。HPV 检测可选择子宫颈细胞学检查标本,当细胞学检查出现异常时,用同一标本继续行 HPV 检测,特别是对于细胞学检查为 ASC-US 的患者,这种方法最为经济有效,对 CIN Ⅱ/Ⅲ 患者有相同甚至更高的敏感性,2 种方法(快速细胞学检查或即刻阴道镜检查)相比,阴道镜检查推荐率最低。细胞学检查为 ASC-US 而 HPV 检测呈阴性者,可在 1 年后重复子宫颈细胞学检查。HPV 检测在分流绝经前细胞学检查为 LSIL 的患者中作用有限,这是因为在 85% 的病变中 HPV 呈阳性。

Schiller 试验:Schiller 试验原理为子宫颈正常成熟鳞状上皮细胞中含有糖原,与碘结合后呈深褐色,因此,如果子宫颈上皮无染色,则为 Schiller 试验阳性,提示鳞状上皮或柱状上皮细胞异常、瘢痕、囊肿形成或未成熟化生上皮细胞,卢戈液是水溶性碘,常用于 Schiller 试验。

阴道镜检查:阴道镜是细胞学检查异常患者的最重要评价方法,阴道镜是一种可以低倍放大(5~15 倍)的设备,常用于检查子宫颈、阴道、外阴或肛门上皮细胞。上皮外观异常及毛细血管在肉眼下常不能观察到,而在阴道镜下则可识别,特别是在应用 3%~5% 醋酸后。多数 CIN 患者出现可识别的子宫颈上皮异常。

阴道镜检查的指征为:

1.子宫颈细胞学检查异常或 HPV 阳性。

2.临床检查发现子宫颈异常或子宫颈外观可疑病变。

3.不能解释的月经间期或性交后阴道出血。

4.外阴或阴道肿瘤。

5.子宫内 DES 暴露史。

阴道镜检查技术详见第40章。

正常阴道镜下可观察到：

1. 原始鳞状上皮细胞，即从外阴阴道皮肤黏膜交界处到子宫颈原始鳞柱交界处的鳞状上皮。

2. 转化区是指在原始鳞柱交界与活动性鳞柱交界之间的化生鳞状上皮，原始鳞柱交界位于阴道、子宫颈阴道部的复层鳞状上皮与子宫颈管内柱状上皮之间，在2/3的女婴中，原始鳞柱交界位于子宫颈阴道部，近1/3位于子宫颈管内，极少部分位于阴道穹隆。在女性一生中，由于各种激素影响及环境因素改变子宫颈体积而导致鳞柱交界不断发生移动并导致外翻的子宫颈管柱状上皮发生鳞状上皮化生。月经初潮后，鳞柱交界逐渐移到子宫颈阴道部。在妊娠期，鳞柱交界进一步外移。在绝经后，鳞柱交界常退回到子宫颈管内。鳞状上皮化生是一个动态过程，子宫颈肿瘤几乎全部发生在转化区内，如果阴道镜下新的鳞柱交界可以完全观察到，则称为满意的阴道镜检查；如果不能完全观察到，则称为不满意的阴道镜检查。

3. 子宫颈管内的柱状上皮。

子宫颈上皮异型及CIS异常表现为：

1. 黏膜白斑或角化过度，表现为应用醋酸之前黏膜局部出现白色增厚的上皮，可能提示为肿瘤。

2. 醋白上皮，是指在应用醋酸后局部变为白色的上皮。

3. 镶嵌或点状外观提示为异常表面毛细血管的表现。毛细血管厚度及毛细血管间距离与子宫颈病变严重程度有关，因此，高级别子宫颈病变多表现为毛细血管间距离较大、表面粗糙。

4. 异型血管伴奇异型毛细血管，如螺旋状血管、逗点状血管或粗大血管等，常提示有早期间质浸润（图48-2至图48-4）。

阴道镜下发现异常者可在异常部位直接取活检，在12%~15%的绝经前患者，转化区退回至子宫颈管内，阴道镜下不能观察到。在绝经后患者，不满意阴道镜的比例更加增高。在转化区位于子宫颈管内的不满意阴道镜患者、阴道镜下表现与子宫颈细胞学检查不符或计划行子宫颈手术治疗前，均需以毛刷或刮匙进行搔刮取材，评价子宫颈管内不可见部分上皮的情况。在妊娠期患者，不推荐行子宫颈管内取材，在超过20%的CIN患者，子宫颈管内活检可发现非典型增生。

诊断性锥切术：如果阴道镜评价为不满意阴道镜、子宫颈管黏膜病理检查为非典型增生、直接活检组织病理学检查结果与子宫颈细胞学检查结果不符、可疑ACIS或可疑子宫颈微小浸润癌者，均需行子宫颈诊断性锥切术（图48-1）。

鉴别诊断

CIN无特异性临床表现，根据子宫颈细胞学检查异常考虑存在CIN，依据阴道镜下子宫颈活检或子宫颈管内黏膜活检而确诊。子宫颈细胞学检查中出现的异常细胞不仅可来自子宫颈上皮，且可来自外阴、阴道等部位的上皮组织，特别当出现异常腺细胞时，应注意排除子宫内膜及附件来源的细胞。

并发症

了解不同程度CIN自然史是对患者进行恰当治疗的关键。除非典型增生程度，特殊病变病程还受其他诸多因素，如患者年龄、HPV感染型别、免疫功能、吸烟习惯等影响。对于不能清除HPV感染的个体而言，从高危型HPV感染到发展成为CIN Ⅱ/Ⅲ的自然史为3~5年，发展成为子宫颈癌则需要10~20年。据估计，CIN Ⅲ患者中30%~40%可进展为子宫颈癌。

如表48-1中总结，绝大多数CIN Ⅰ病变在未经治疗的情况下可自然逆转，但在未经治疗的CIN Ⅰ患者中，随访2年后发现有9%~

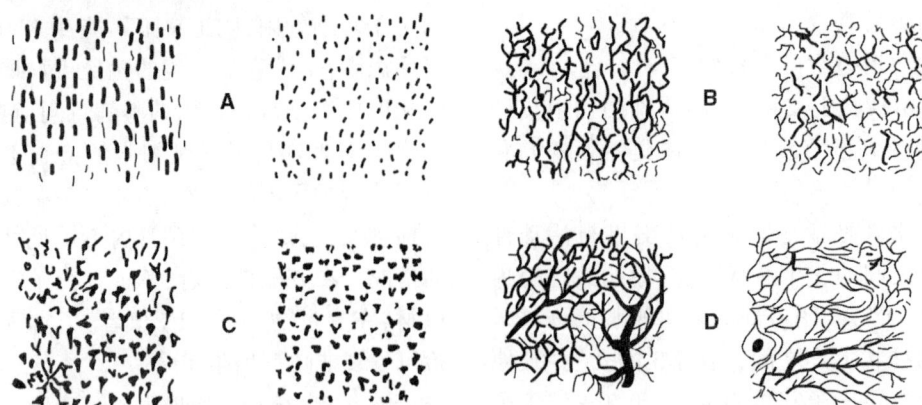

图 48-2　正常鳞状上皮终端血管的不同类型概述(A)网状毛细血管,(B)正常状态下发现双毛细血管,(C)见于滴虫性炎症,分支血管(D)出现在转化区。(Reproduced, with permission, from Johannisson E, Kolstat P, Soderberg G. Cytologic, vascular, and histologic patterns of dysplasia, carcinoma in situ and early invasive carcinoma of the cervix. *Acta Radiol Suppl* [Stockh] 1966;258:1.)

16%的患者发展为 CIN Ⅱ/Ⅲ。CIN Ⅰ病变的自然逆转率为60%,在年轻患者,CIN Ⅰ 的自然逆转率高达91%。因此,CIN Ⅰ 患者可在密切随访中采取期待治疗,以期病变发生自发性消退(见下面治疗部分)。绝大多数高级别病变可持续存在或进展(表48-1),因此需及时治疗。

治疗

CIN 患者主要依据子宫颈细胞学检查、阴道镜检查、子宫颈及颈管内黏膜活检结果及患者情况,如年龄、希望未来生育者、HIV 感染者及患者对所推荐治疗方案的依从性等进行个体化治疗,CIN 治疗指南可登录美国阴道镜与子宫颈病理协会网（www.asccp.org）。总体来说,CIN 治疗有2类:期待处理及治疗。期待处理适宜以往细胞学检查提示为低级别病变(ASC-US、LSIL 或 ASC-H)的 CIN Ⅰ 患者,这些患者自然逆转概率较高,在随后2年中发生

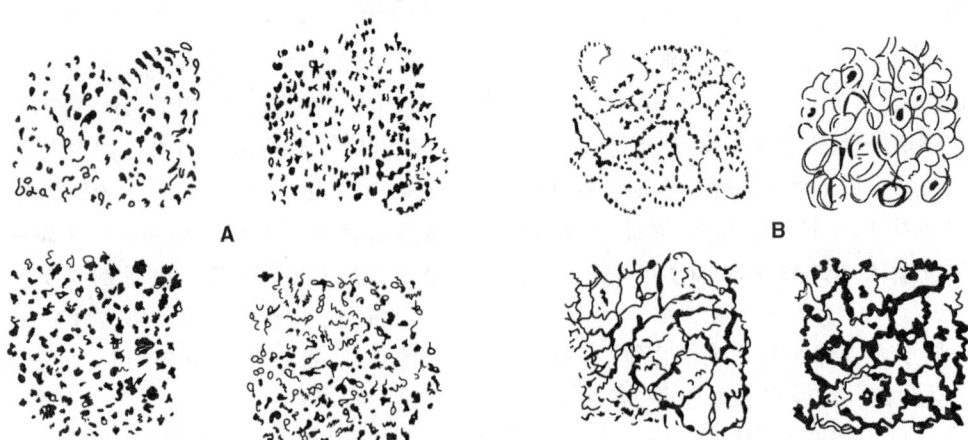

图 48-3　点状终端血管(A)和镶嵌血管(B)的示意图。(Reproduced, with permission, from Johannisson E, Kolstat P, Soderberg G. Cytologic, vascular, and histologic patterns of dysplasia, carcinoma in situ and early invasive carcinoma of the cervix. *Acta Radiol Suppl* [Stockh] 1966;258:1.)

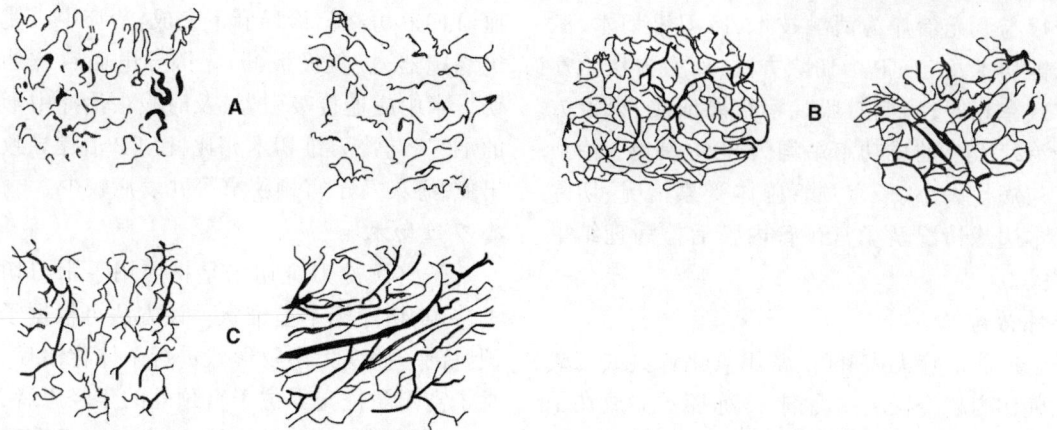

图 48-4　非典型血管示意图：发夹状(A) 网状(B) 分枝状(C)。(Reproduced, with permission, from Johannisson E, Kolstat P, Soderberg G. Cytologic, vascular, and histologic patterns of dysplasia, carcinoma in situ and early invasive carcinoma of the cervix. *Acta Radiol Suppl* [Stockh] 1966;258:1.)

CIN Ⅱ/Ⅲ 或更高级别病变的概率为 12%~13%。因此，在这些患者可选择期待处理，需严密监测，每 6 个月行 2 次细胞学检查或每 12 个月行 1 次 HPV 检测。如果细胞学检查提示为 ASC 或更高级别病变或 HPV 阳性者需进一步复查阴道镜。如果 2 次细胞学检查结果正常和（或）HPV 检查阴性，可开始常规筛查。CIN Ⅰ 随访超过 24 个月者显示可自然逆转或出现进展，没有证据证实对依从性好的持续性 CIN Ⅰ 患者临床密切随访是不安全的。

目前，由于缺乏能够有效识别患者疾病进展风险的方法，因此，对于可能失访的高危患者应及时治疗。此外，对于以往检查为 HSIL 或 AGC 的 CIN Ⅰ 患者，由于出现 CIN Ⅱ/Ⅲ 或更高级别病变的可能性较大，因此需更加积极地治疗。可选择诊断性切除及全面评价或对于

有生育要求者选择观察 1 年，每 6 个月行细胞学检查与阴道镜检查。如果阴道镜检查不满意或子宫颈管黏膜呈阳性，需行诊断性切除。对于无生育要求者可优选诊断性切除。CIN Ⅱ 与 CIN Ⅲ 为高级别病变，除青少年及妊娠期患者（参见妊娠晚期特殊情况部分）外推荐及时治疗。

治疗方法包括 2 种，其一为宫颈病灶消融，该方法无组织标本，因此无法进行进一步组织学评价，其二为宫颈病灶切除，可行进一步组织学评价。在任何方法治疗前，需确定患者是否适宜消融治疗（如诊断满意并排除浸润性病变）或切除治疗（宫颈锥切），以获得确切诊断。在多数患者，子宫颈锥切方法是恰当的。如果上皮内病变局限在子宫颈阴道部，可选择冷冻治疗、激光治疗或环形电极表面切除（LEEP）。如果病变位于子宫颈管内且颈管内膜活检发现非典型增生或阴道镜检查不满意，治疗需选择包括子宫颈管的深部 LEEP 切除或子宫颈锥切术（图 48-5）。子宫颈锥切术也适合于子宫颈细胞学检查与阴道镜检查或活检结果不一致者或可疑微小浸润癌或原位腺癌患者的治疗。

治疗 CIN 的常用方法有 5 种，其中冷冻

表 48-1　CIN 自然逆转、持续及进展的发生概率

	CIN Ⅰ	CIN Ⅱ	CIN Ⅲ
逆转至正常	60%	40%	30%
持续存在	30%	35%	48%
进展为 CIN Ⅲ	10%	20%	—
进展为癌	<1%	5%	30%~40%

治疗与激光治疗为消融技术，冷刀锥切术、激光锥切术及 LEEP 为切除方法，所有方法治疗有效率相同，病例对照观察结果证实，以上方法治疗 CIN 的成功率平均为 80%~90%。治愈率与病灶大小、子宫颈管腺体受累情况、切除标本边缘情况及子宫颈管内膜活检病理结果有关。

冷冻治疗

冷冻治疗无需麻醉，常用氧化亚氮或二氧化碳作为超冷探头制冷剂，冷冻探头需放在子宫颈病变表面并覆盖全部病变区域，但有时不易完成。子宫颈病变处冷冻范围应超过冷冻探头外 7mm，以保证治疗深度超过非典型增生的腺窝处。2 次冻融治疗可提高治疗效果。冷冻治疗的优点在于方法简单、费用低、应用广泛、并发症发生率较低等，副反应包括轻度子宫痉挛、治疗后数周阴道水样分泌物。感染及子宫颈硬化较少见。由于治疗后鳞柱交界区不可见，因此随访中阴道镜检查多不满意。

二氧化碳激光治疗

二氧化碳（CO_2）激光可用于子宫颈转化区的消融，也可用于子宫颈锥切。激光破坏组织时可在治疗组织周边形成较狭窄的损伤带，因此治疗精准且较灵活。激光治疗时组织气化深度至少 7mm，以保证破坏子宫颈最深处腺体。治疗后阴道分泌物增多持续 1~2 周，少部分患者出现阴道出血，需要复查。激光治疗价格昂贵，医师需经过培训，治疗时需注意安全，必要时需行局部或全身麻醉。

LEEP

LEEP 常用于治疗 CIN Ⅱ 及 CIN Ⅲ，该方法简单、费用低，可对切除组织做进一步病理学检查。LEEP 应用小而细的环形电极切除病变组织，根据需要选择不同大小的环形电极。子宫颈转化区行 LEEP 切除后，常要继续切除小部分子宫颈管内组织（称为"礼帽式"）进行病理学检查，同时要避免损伤过多子宫颈间质。然后以球形电极对切除创面进行确切止血。LEEP 可在门诊局麻下完成，治疗中应使用绝缘窥器、接负极板，防止因导电而致意外损伤。术中应连接吸引器，及时吸去治疗中形成的烟雾。与冷刀锥切术相比，LEEP 治疗导致的出血、感染及子宫颈狭窄等并发症较少。

冷刀锥切术

子宫颈冷刀锥切术是指应用手术刀切除子宫颈，切除标本呈锥状。该方法可根据子宫颈解剖、病变大小及形状进行个体化治疗，如对子宫颈鳞柱交界位于宫颈外的年轻患者，可选择宽而表浅的宫颈锥切术，而对于子宫颈鳞柱交界退回到宫颈管内的老年患者，宜选择窄而深的宫颈锥切术。在宫颈锥切术后，应行宫颈管内膜活检，以评价保留的子宫颈管情况。子宫颈锥切术可在局麻或全麻下在手术室完成，手术并发症包括术后阴道出血、感染、宫颈狭窄及宫颈功能不全。由于该手术方式有较高的并发症发生率，因此有必要在手术室内完成该手术。该方法可避免 LEEP 治疗或激光治疗所导致的手术切缘热损伤对组织病理学诊断的影响，特别是对可疑微小浸润癌或原位腺癌的患者，这一点尤为重要。

预后

无论采取何种治疗方法，临床对照实验结果显示，CIN 治疗成功率为 80%~90%。病灶范围较大、颈管腺体受累、切缘阳性或术后发现宫颈管内膜活检阳性者病变持续或复发的发生率较切缘阴性者高。治疗失败者多在治疗后第 1~2 年内确诊。随访方法包括 HPV 检测、连续细胞学检查、宫颈内膜活检、阴道镜检查或多种方法联合应用。治疗后 6~12 个月行 HPV 检查对发现 CIN 持续或复发病变的敏感性高于单独宫颈细胞学检查。长期多中心研究结果证实了 435 例 CIN Ⅱ/Ⅲ 患者，在治疗后 6 个月、24 个月行子宫颈细胞学检查联合高危型 HPV 检查的价值，以子宫颈细胞学检查为 ASC 或以上或 HPV 检查呈阳性者提供进一步检查与治疗的标准。如果在 6 个月时两项检查均呈阴性，CIN Ⅱ/Ⅲ 持续或复发的风险为 4.6%；如果在 6 个月、24 个月时两项检查均呈阴性，则 CIN Ⅱ/Ⅲ 持续或复发风险为 1.8%。如果在 6 个月时任何一项检查呈阳性，CIN Ⅱ/Ⅲ 或以上病变持续存在的风险为 45%~60%，提示该患者需及时给予进一步评估与治疗。

门诊治疗 CIN 使子宫颈癌的发生风险降低了 95%，但这些患者在治疗后至少 20~25 年中，子宫颈浸润癌的发生风险仍然较高，因此需要每年长期随访监测。

复发性非典型增生的治疗与图 48-5 中的指南相同。如果患者已完成生育，出现复发性非典型增生而排除浸润性病变者可行单纯性子宫切除术。有子宫颈非典型增生病史者，子宫切除术后发生阴道黏膜上皮非典型增生的发生率较高，因此术后仍需进行阴道黏膜脱落细胞学检查。

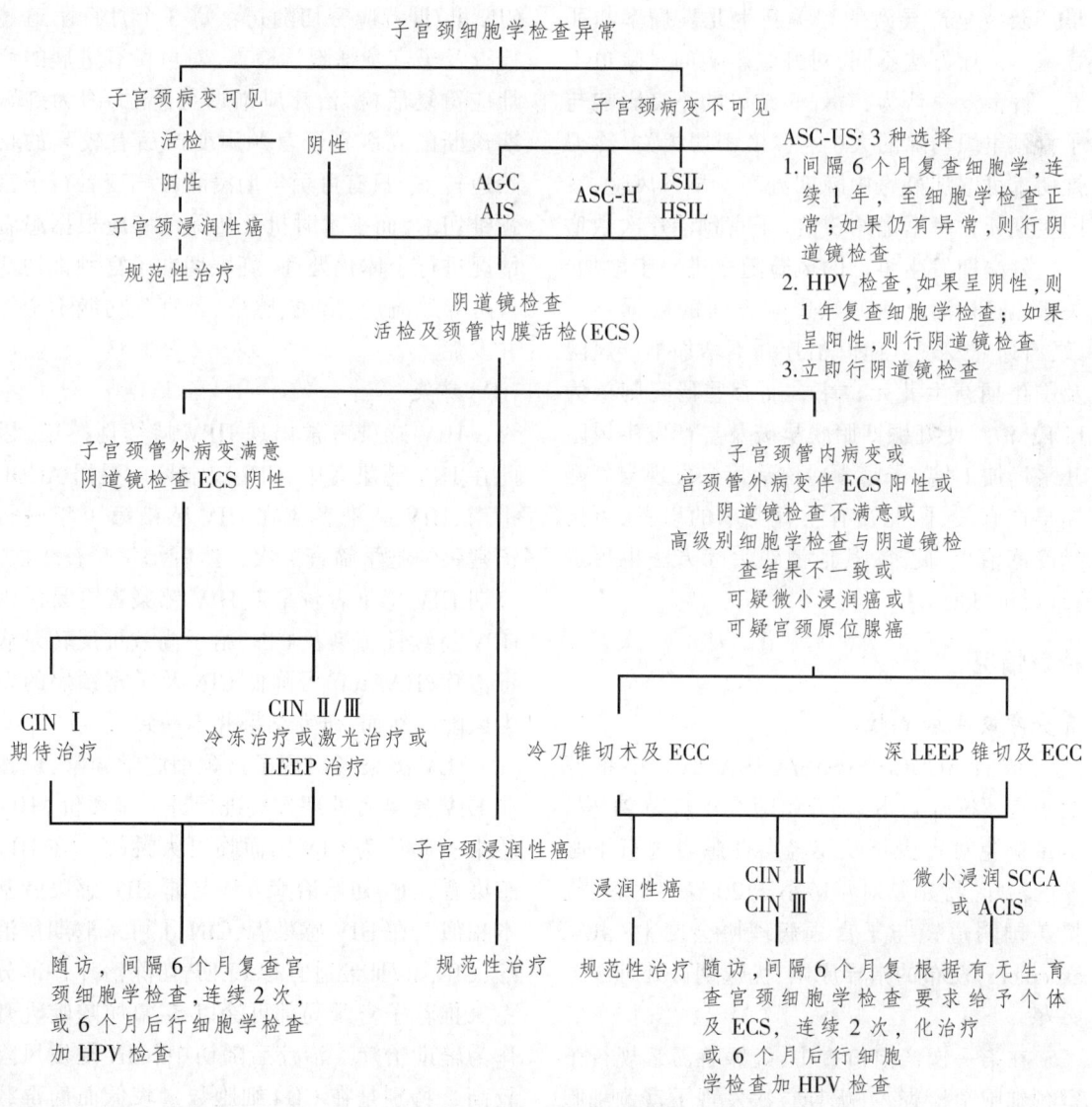

图 48-5 子宫颈细胞学检查异常伴宫颈可见病变或不可见病变的治疗方案。

CIN 治疗对未来生育及妊娠的影响

对有生育要求的 CIN 患者,首选处理是诊断并治疗癌前病变,预防子宫颈癌,同时最大限度减少治疗对未来生育与妊娠的影响。与治疗相关的可能对未来生育造成影响的因素包括子宫颈狭窄、宫颈黏液改变、切除或破坏了子宫颈间质中的胶原基质,子宫颈病变消融治疗与切除治疗相比,前者对保护子宫颈功能效果更好。

对未来妊娠的影响主要为与治疗相关的早产及由早产导致的相关新生儿发病率与死亡率。治疗方法不同,对妊娠影响的风险也不同。许多专家认为,对妊娠结局的不良影响与子宫颈组织切除的大小与深度密切相关。冷刀锥切术可增加妊娠中晚期流产、早产风险,其围生期死亡率增加约 3 倍。子宫颈治疗次数增加,妊娠期发生早产的风险随之进一步增加。关于 LEEP 治疗对妊娠影响方面的数据不一致,有研究发现,LEEP 治疗并不增加早产风险及围生期新生儿死亡率,而有些研究则认为 LEEP 治疗使妊娠期胎膜早破及早产发生风险几乎增加 1 倍。子宫颈冷冻治疗未发现与妊娠期早产有关,因此在有生育要求的患者,可选择冷冻治疗,此外,其他消融治疗方法也可选择(讨论见前)。

特殊情况

青少年及年轻女性

依照 ACOG/USPSTF/ACS/ASCCP 中推荐的子宫颈癌筛查指南,开始筛查年龄为 21 岁,尽量避免对青少年及年轻女性患者进行不必要的治疗,特别是对年龄小于 20 岁的患者,应按美国阴道镜与子宫颈病理协会网上(www.asccp.org)发布的指导原则,优选期待处理。

妊娠

在第一次产前检查中,妊娠者需常规行子宫颈细胞学检查。妊娠期首次发现子宫颈细胞学检查异常者并不少见。妊娠期阴道镜检查指征与非妊娠期相同,但子宫颈阴道镜下活检则仅限于子宫颈高级别病变、CIS 或浸润性病变。禁行子宫颈管内膜活检,其原因为这种检查会增加流产及感染的风险。妊娠期生理变化导致子宫颈转化区外移,几乎所有在妊娠 20 周时行检查者均为满意的阴道镜。由于妊娠期生理变化导致子宫颈上皮出现非典型增生样改变,因此,妊娠期阴道镜检查面临较大挑战。妊娠期子宫颈血管较丰富,宫颈活检可导致局部出血量稍增多,但仍然是安全的。确诊为 CIN Ⅱ/Ⅲ 者应密切随访,每 3 个月行阴道镜检查及子宫颈细胞学检查。对可疑有进展的病灶应重复活检,治疗应推迟至产后,因为妊娠期诊断的高级别子宫颈病变产后有较高的自然逆转率。只有可疑早期浸润性病变者行子宫颈锥切术,而手术时机及切除范围应根据患者情况进行个体化处理。妊娠期性子宫颈锥切活检可导致流产、出血、感染、子宫颈功能不全等并发症。

HIV 感染

HIV 感染者常出现 HPV 持续性感染,因此在 HIV 感染者中,CIN 较常见。根据 ACOG 指南,HIV 感染者应在 HIV 感染第 1 年进行子宫颈细胞学筛查 2 次,然后每年筛查 1 次。晚期 HIV 感染者较早期 HIV 感染者更易出现 HPV 持续性感染及 CIN,给予高效抗反转录病毒治疗(HAART)可降低 CIN 及子宫颈癌的发生风险。然而,研究结果并不一致。

HIV 感染者出现子宫颈细胞学异常,应按非 HIV 感染者处理方式进行进一步评价。HIV 感染者确诊为 CIN 则面临更大挑战。在 HIV 感染者,CIN 初始治疗方法与非 HIV 感染者基本相似。在 HIV 感染者,CIN Ⅰ 可采取期待治疗,CIN Ⅱ/Ⅲ 最适宜行 LEEP 切除治疗,部分专家推荐子宫颈局部可涂以 5-氟尿嘧啶乳膏作为辅助治疗。治疗后随访中,CIN 复发风险较高,特别是在 CD4 细胞数量较低而病毒载量较高的免疫功能低下者。在免疫功能显著低下者,治疗后3年内复发率高达80%。因此,在这些患者的随访监测中,推荐每3个月进行1次子宫颈细胞学检查及阴道镜检查。

子宫颈细胞学检查中发现非典型腺细胞

子宫颈细胞学检查为AGC者,50%以上可有病理检查异常。AGC患者中9%~38%为瘤样病变(CIN Ⅱ/Ⅲ,ACIS),3%~17%为浸润性癌。

2001年,Bethesda系统将腺细胞异常分为AGC、AGC-支持瘤样病变、子宫颈管内ACIS及腺癌。子宫颈细胞学检查出现腺细胞异常者,病理学检查异常的可能性较大,因此一旦发现即应及时行阴道镜检查、子宫颈管内膜活检等进一步检查。在年龄35岁以上的患者、长期无排卵的任何年龄患者、子宫内膜癌高危患者、有异常阴道出血的患者、AGC-子宫内膜样细胞及AGC-非特异性细胞类型者,推荐行子宫内膜活检。在AGC-支持瘤样病变者、ACIS或可疑腺癌及持续性AGC-非特异性细胞者,如果阴道镜检查及镜下活检或子宫内膜活检未能确诊,则推荐行诊断性子宫颈锥切术。

原位腺癌

子宫颈ACIS是子宫颈腺癌的癌前病变,在美国,子宫颈腺癌占子宫颈癌的25%,原位腺癌及浸润性癌的发生率有增高,特别是在年轻患者,30%以上的患者年龄小于35岁。与子宫颈鳞状上皮细胞内瘤样病变相同,HPV感染几乎普遍存在。ACIS没有特异性临床表现、细胞学检查或阴道镜下特征,检查时往往不能观察到。该病处理较困难,病变位于子宫颈转化区,但却位于子宫颈管内较高的位置,累及子宫颈管黏膜裂隙深处或呈跳跃式多灶性分布。在ACIS患者中,10%~13%呈多灶性,即ACIS病灶之间有至少2mm长的正常黏膜相隔。ACIS患者中几乎50%同时存在鳞状上皮CIN或癌。锥切术后切缘呈阴性者应诊断为ACIS。

锥切术后随访监测较困难,子宫颈细胞学、子宫颈管搔刮或子宫颈管内细胞刷取材等各种检查方法的敏感性仅约50%。ACIS锥切术后残留ACIS或浸润性腺癌的发生率较高,在术后切缘呈阳性者,其发生率为45%,而在切缘呈阴性者,发生率为27%,因此,这是特别需要关注的问题,保守治疗仅适宜年轻、锥切切缘呈阴性、子宫颈管内膜活检正常、要求保留生育功能者。在完成生育后,推荐行子宫切除术。不符合以上条件者,应选择子宫切除术。而大约7%的锥切切缘呈阳性者及2%的切缘呈阴性者的子宫切除标本中可发现浸润性病变。因此,锥切切缘呈阴性者,推荐行筋膜外子宫切除术。如果锥切切缘呈阳性,子宫切除术前需重复锥切术或行改良根治性子宫切除术,特别是前次锥切术导致局部解剖形态改变或病变较广泛、前次锥切标本切缘呈阳性者。

Ahdieh L, Muñoz A, Vlahov D, et al. Cervical neoplasia and repeated positivity of human papillomavirus infection in human immunodeficiency virus-seropositive and -seronegative women. Am J Epidemiol 2000;151:1148–1157. PMID: 10905527.

American College of Obstetricians and Gynecologists Committee on Practice Bulletins–Gynecology. ACOG Practice Bulletin no. 109: cervical cytology screening. Obstet Gynecol 2009;114: 1409–1420. PMID: 20134296.

Arbyn M, Buntinx F, Van Ranst M, et al. Virologic versus cytologic triage of women with equivocal Pap smears: a meta-analysis of the accuracy to detect high-grade intraepithelial neoplasia. J Natl Cancer Inst 2004;96:280–293. PMID: 14970277.

Arbyn M, Kyrgiou M, Simoens C, et al. Perinatal mortality and other severe adverse pregnancy outcomes associated with treatment of cervical intraepithelial neoplasia: meta-analysis. BMJ 2008;337:a1284. doi: 10.1136/bmj.a1284. PMID: 18808168.

Arends MJ, Buckley CH, Wells M. Etiology, pathogenesis, and pathology of cervical neoplasia. J Clin Pathol 1998;51:96–103. PMID: 9602680.

Atypical Squamous Cell of Undetermined Significance/Low-Grade Squamous Intraepithelial Lesions Triage Study (ALTS) Group. Human papillomavirus testing for triage of women with cytologic evidence of low-grade squamous intraepithelial lesions: baseline data from a randomized trial. J Natl Cancer Inst 2000;92:397–402. PMID: 10700419.

Atypical Squamous Cell of Undetermined Significance/Low-Grade Squamous Intraepithelial Lesions Triage Study (ALTS) Group. Results of a randomized trial on the management of cytology interpretations of atypical squamous cells of undetermined significance. Am J Obstet Gynecol 2003;188:1383–1392. PMID: 12824967.

Centers for Disease Control and Prevention (CDC). FDA licensure of bivalent human papillomavirus vaccine (HPV2, Cervarix) for use in females and updated HPV vaccination recommendations from the Advisory Committee on Immunization Practices (ACIP). MMWR Morb Mortal Wkly Rep 2010;59:626–629. PMID: 20508593.

Denehy TR, Gregori CA, Breen JL. Endocervical curettage, cone margins, and residual adenocarcinoma in situ of the cervix. *Obstet Gynecol* 1997;90:1–6. PMID: 9207802.

FUTURE II Study Group. Quadrivalent vaccine against human papillomavirus to prevent high-grade cervical lesions. *N Engl J Med* 2007;356:1915–1927. PMID: 17492945.

Gage JC, Hanson VW, Abbey K, et al. Number of cervical biopsies and sensitivity of colposcopy. *Obstet Gynecol* 2006;108:264–272. PMID: 16880294.

Harper DM, Franco EL, Wheeler C, et al. Efficacy of a bivalent L1 virus-like particle vaccine in prevention of infection with human papillomavirus types 16 and 18 in young women: a randomised controlled trial. *Lancet* 2004;364:1757–1765. PMID: 15541448.

Ho GY, Bierman R, Beardsley L, et al. Natural history of cervicovaginal papillomavirus infection in young women. *N Engl J Med* 1998;338:423–428. PMID: 9459645.

Holowaty P, Miller AB, Rohan T, To T. Natural history of dysplasia of the uterine cervix. *J Natl Cancer Inst* 1999;91:252–258. PMID: 10037103.

Im DD, Duska LR, Rosenshein NB. Adequacy of conization margins in adenocarcinoma in situ of the cervix as a predictor of residual disease. *Gynecol Oncol* 1995;59:179–182. PMID: 7590468.

Kocken M, Helmerhorst TJ, Berkhof J, et al. Risk of recurrent high-grade cervical intraepithelial neoplasia after successful treatment: a long-term multi-cohort study. *Lancet Oncol* 2011;12:441–450. PMID: 21530398.

Koutsky LA, Ault KA, Wheeler CM, et al. A controlled trial of a human papillomavirus type 16 vaccine. *N Engl J Med* 2002;347:1645–1651. PMID: 12444178.

Kyrgiou M, Koliopoulos G, Martin-Hirsch P, et al. Obstetric outcomes after conservative treatment for intraepithelial or early invasive cervical lesions: systematic review and meta-analysis. *Lancet* 2006;367:489–498. PMID: 16473126.

Lea JS, Shin CH, Sheets EE, et al. Endocervical curettage at conization to predict residual cervical adenocarcinoma in situ. *Gynecol Oncol* 2002;87:129–132. PMID: 12468353.

Martin-Hirsch PL, Paraskevaidis E, Kitchener H. Surgery for cervical intraepithelial neoplasia. *Cochrane Database Syst Rev* 2000;2:CD001318. PMID: 10796771.

McCredie MR, Sharples KJ, Paul C, et al. Natural history of cervical neoplasia and risk of invasive cancer in women with cervical intraepithelial neoplasia 3: a retrospective cohort study. *Lancet Oncol* 2008;9:425–434. PMID: 18407790.

McIndoe WA, McLean MR, Jones RW, et al. The invasive potential of carcinoma in situ of the cervix. *Obstet Gynecol* 1984;64:451–458. PMID: 6483293.

Melnikow J, Nuovo J, Willan AR, et al. Natural history of cervical squamous intraepithelial lesions: a meta-analysis. *Obstet Gynecol* 1998;92:727–735. PMID: 9764690.

Moscicki AB, Shiboski S, Hills NK, et al. Regression of low-grade squamous intraepithelial lesions in young women. *Lancet* 2004;364:1678–1683. PMID: 15530628.

Moyer VA, on behalf of the U.S. Preventive Services Task Force. *Ann Int Med* 2012 Mar 14 [Epub ahead of print].

Munoz N, Bosch FX, de Sanjosé S, et al. Epidemiologic classification of human papillomavirus types associated with cervical cancer. *N Engl J Med* 2003;348:518–527. PMID: 12571259.

Noehr B, Frederiksen K, Tabor A, et al. Loop electrosurgical excision of the cervix and subsequent risk for spontaneous preterm delivery: a population-based study of singleton deliveries during a 9-year period. *Am J Obstet Gynecol* 2009;114:511–515. PMID: 19701028.

Olsen AO, Dillner J, Skrondal A, Magnus P. Combined effect of smoking and human papillomavirus type 16 infection in cervical carcinogenesis. *Epidemiology* 1998;9:346–349. PMID: 9583429.

Paavonen J, Naud P, Salmerón J, et al. Efficacy of human papillomavirus (HPV)-16/18 AS04-adjuvanted vaccine against cervical infection and precancer caused by oncogenic HPV types (PATRICIA): final analysis of a double-blind, randomised study in young women. *Lancet* 2009;374:301–314. PMID: 19586656.

Poynor EA, Barakat RR, Hoskins WJ. Management and follow-up of patients with adenocarcinoma in situ of the uterine cervix. *Gynecol Oncol* 1995;57:158–164. PMID: 7729727.

Prokopczyk B, Cox JE, Hoffmann D, et al. Identification of tobacco-specific carcinogen in the cervical mucus of smokers and non-smokers. *J Natl Cancer Inst* 1997;89:868–873. PMID: 9196253.

Saslow D, Runowicz CD, Solomon D, et al. American Cancer Society guideline for the early detection of cervical neoplasia and cancer. *CA Cancer J Clin* 2002;52:342–362. PMID: 12469763.

Saslow D, Solomon, Lawson HW et al. American Cancer Society, American Society for Colposcopy and Cervical Pathology, and American Society for Clinical Pathology Screening Guidelines for the Prevention and Early Detection of Cervical Cancer. *CA Cancer J Clin* 2012;62:147–172. PMID: 22422631.

Solomon D, Davey D, Kurman R, et al. The 2001 Bethesda system terminology for reporting results of cervical cytology. *JAMA* 2002;287:2114–2119. PMID: 11966386.

Solomon D, Schiffman M, Tarone R. Comparison of three management strategies for patients with atypical squamous cells of undetermined significance: baseline results from a randomized trial. *J Natl Cancer Inst* 2001;93:293–299. PMID: 11181776.

Soutter WP, de Barros Lopes A, Fletcher A, et al. Invasive cervical cancer after conservative therapy for cervical intraepithelial neoplasia. *Lancet* 1997;349: 978–980. PMID: 9100623.

Stanley M. Pathology and epidemiology of HPV infection in females. *Gynecol Oncol* 2010;117(2 suppl):S5–S10. PMID: 20304221.

Wallin KL, Wiklund F, Angström T, et al. Type-specific persistence of human papillomavirus DNA before the development of invasive cervical cancer. *N Engl J Med* 1999;341:1633–1670. PMID: 10572150.

Wolf JK, Levenback C, Malpica A, et al. Adenocarcinoma in situ of the cervix: significance of cone biopsy margins. *Obstet Gynecol* 1996;88:82–86. PMID: 8684768.

Wright TC Jr, Massad LS, Dunton CJ, et al. 2006 consensus guidelines for the management of women with abnormal cervical cancer screening tests. *Am J Obstet Gynecol* 2007;197:346–355. PMID: 17904957.

Wright TC Jr, Massad LS, Dunton CJ, et al. 2006 consensus guidelines for the management of women with cervical intraepithelial neoplasia or adenocarcinoma in situ. *Am J Obstet Gynecol* 2007;197:340–345. PMID: 17904956.

Ylitalo N, Sørensen P, Josefsson AM, et al. Consistent high viral load of human papillomavirus 16 and risk of cervical carcinoma in situ: a nested case-control study. *Lancet* 2000;355:2194–2198. PMID: 10881892.

Yost NP, Santoso JT, McIntire DD, et al. Postpartum regression rates of antepartum cervical intraepithelial neoplasia II and III lesions. *Obstet Gynecol* 1999;93:359–362. PMID: 10097949.

子宫颈癌

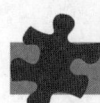
诊断要点

▶ 疾病早期常无症状,低估子宫颈细胞学检查的重要性。

▶ 异常子宫出血、异常阴道分泌物是最常见的临床症状。

▶ 检查中可发现子宫颈病变,表现为肿块或溃疡,也可出现在子宫颈管内。

▶ 诊断需根据活检病理学检查。

概述

在美国,子宫颈浸润癌的每年新发病例约为 12 710 例,因子宫颈癌死亡者约为 4290 例,而在发展中国家,子宫颈浸润癌的每年新发病例超过 529 000 例,死亡率超过 50%,成为女性中占癌症相关性发病率及死亡率第二位的恶性肿瘤。子宫颈癌在发达国家中的发生率较发展中国家低 75%,导致这种差异的原因与发达国家开展的以人群为基础的子宫颈癌筛查项目及癌前病变治疗有关。子宫颈癌平均发病年龄为 51 岁,近 20%的子宫颈癌患者年龄在 65 岁以上,但也可发生在 20 多岁的年轻女性,甚至在妊娠期发病。早期子宫颈癌患者的治愈率超过 95%。

发病机制

子宫颈癌主要发病因素与前一部分讨论的 CIN 相同,HPV 是子宫颈肿瘤发生的关键因素。在子宫颈癌中,HPV DNA 检出率可达 99.7%,其中,HPV-16 是子宫颈鳞癌及腺癌中最常见的亚型,其次为 HPV-18 及 HPV-45。其他相关危险因素包括吸烟、免疫抑制、HIV 感染或有其他 STI 病史、多产、服用口服避孕药。

HPV 有嗜上皮特性,一旦上皮细胞发生 HPV 急性感染,临床将出现以下三种情况:

1. 无症状性潜伏感染。

2. HPV 感染状态,出现病毒基因复制,但其基因未整合至宿主基因组中(常导致尖锐湿疣或 CIN Ⅰ)。

3. HPV DNA 整合至人基因组中并导致肿瘤转化。

HPV 病毒主要感染上皮层中的基底细胞并在基底细胞中进行复制,感染细胞出现增生。HPV 感染中病毒可进行复制,但病毒颗粒仍保持游离状态,病毒癌基因表达量最低。HPV 病毒基因整合至人基因组可导致细胞永生化及恶性转变,其发生机制与病毒癌基因 E6、E7 表达增高并干扰宿主细胞周期调控有关。E6、E7 分别与肿瘤抑制基因 p53、Rb 结合,从而导致两种抑癌基因失活,这是 HPV 诱导感染宿主细胞出现永生化及恶性转变、基因不稳定性增加的关键因素。

子宫颈癌发病初期进展较慢,多数子宫颈癌最初为高级别非典型增生病变(见前)或 CIS,历时几年逐渐进展为子宫颈癌。至少 90%的子宫颈癌起自上皮层,几乎总是发生在子宫颈鳞柱交界区 1cm 范围内,可发生在子宫颈阴道部或子宫颈管内。

早期间质浸润(ⅠA1 期)深度在基底膜下 3mm,如果没有淋巴血管间隙浸润,则仅限于局部。如果浸润深度超过 3mm,则淋巴转移风险将增加(表 48-2)。肿瘤细胞可通过淋巴管转移至盆腔区域淋巴结(宫旁、髂内、闭孔、髂外及骶前淋巴结)(图 48-6)。局部病变侵犯越

表 48-2 子宫颈鳞状细胞镜下浸润癌淋巴结转移风险

肿瘤浸润深度	淋巴结转移风险
FIGO ⅠA1 期	
早期间质浸润(<1mm)	3/1543(0.2%)
微小浸润(1~3mm)	5/809(0.6%)
FIGO ⅠA2 期	
镜下浸润 3~5mm	14/214(6.5%)

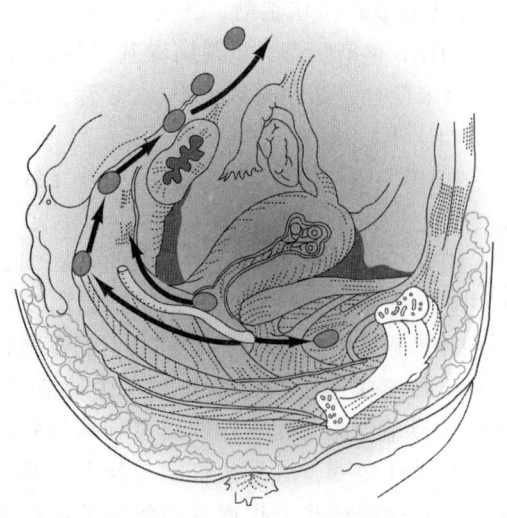

图 48-6 子宫颈癌的淋巴结扩散。

深,淋巴结转移可能性越大。随着肿瘤增长,肿瘤可直接侵犯宫旁组织。

局限在子宫颈的鳞状细胞癌患者,其盆腔区域淋巴结转移发生率为15%~20%。肿瘤侵犯宫旁者(ⅡB期),盆腔淋巴结转移发生率为30%~40%,腹主动脉旁淋巴结转移发生率为15%~30%。随着局部病变进展,其发生远处转移的可能性增加。在ⅣA期患者,发生腹主动脉旁淋巴结转移者约为45%。

卵巢转移发生率较低,其中,子宫颈鳞癌发生卵巢转移者约为0.5%,子宫颈腺癌发生卵巢转移者约为1.7%。血行转移最常出现在肝脏及肺部,脑部、骨骼、肠、肾上腺、脾脏、胰腺等均可受累。

未治疗的子宫颈癌患者或治疗无效者,在最初症状发生后2年内发生死亡者占95%。患者常死于尿毒症、肺栓塞或肿瘤直接侵犯血管导致出血。肾盂肾炎或膀胱阴道瘘及直肠阴道瘘可导致致命的败血症,晚期由于肿瘤转移至直肠、乙状结肠,可出现肠梗阻。肿瘤侵犯周围神经可导致疼痛,是晚期病变的表现。

病理

70%~75%的子宫颈癌为鳞状细胞癌,其余病理类型包括腺癌(20%~25%)、腺鳞癌(3%~5%)及未分化癌。

鳞状细胞癌

根据主要肿瘤细胞类型,将子宫颈鳞状细胞癌分为:大细胞非角化型、大细胞角化型及小细胞癌,其中以大细胞非角化型为主。

疣状鳞状细胞癌

疣状鳞状细胞癌与HPV-6感染有关,是一种较少见而分化较好的鳞状细胞癌。肿瘤生长缓慢,多为局部浸润。在组织学上,肿瘤由分化较好的鳞状细胞组成,肿瘤细胞排列成叶状乳头状,很少出现明显的间质浸润,但仍有可能预后不良,因此主要治疗方法是根治性子宫切除。

乳头状鳞状细胞癌

子宫颈乳头状鳞状细胞癌表现为高度异型的鳞状细胞呈乳头状排列,中间有薄层纤维血管结构,肿瘤大体外观呈疣样或蕈样。

腺癌

子宫颈腺癌来源于子宫颈腺上皮细胞,包括黏液腺癌、子宫内膜样腺癌、透明细胞腺癌及浆液性腺癌等类型。近几十年,子宫颈腺癌发生率增高,特别是在年龄小于35岁的年轻女性中,发生率明显增高。子宫颈腺癌发生率增高的原因一方面与HPV感染增加有关,另一方面与鳞状细胞癌前病变筛查及预防水平提高有关,因此出现子宫颈癌组织学上腺癌比例增加。子宫颈腺癌最初生长在宫颈管内,宫颈外观正常,此时病变常漏诊,直至病变进展并出现溃疡方得以诊断。子宫颈腺癌可分为子宫颈内膜型[普通型/常见类型、微偏腺癌(恶性腺瘤)及分化较好的绒毛腺管状腺癌]、子宫内膜样、透明细胞样、浆液性乳头状、肠型、中肾管型及混合型等。透明细胞样腺癌与子宫内DES暴露有关,其预后与其他类型腺癌相似。

微偏腺癌(恶性腺瘤)

恶性腺瘤或微偏腺癌是分化非常好的腺癌,有时很难诊断为恶性。在子宫颈腺癌中,微偏腺癌约占1%,其发生与黑色素斑胃肠道息肉（Peutz-Jeghers）综合征有关，多见于 50~60 岁女性。由于子宫颈细胞学检查常为正常而延误诊断，钻取活检常不能确诊，需进行子宫颈锥切来进一步评价。

腺样囊性癌

腺囊性癌是一种罕见的腺癌，与多数子宫颈腺癌相比，腺囊性癌具有更大的侵袭性，常见于多产次的黑人女性中，多发生在 60~70 岁。腺囊性癌不要与腺样基底细胞癌混淆，后者生长缓慢。

腺鳞癌

腺鳞癌含有恶性鳞状上皮及恶性腺上皮成分，包括成熟型、印戒型（黏液上皮样癌）、毛玻璃细胞癌等，毛玻璃细胞癌是一种分化较差的腺癌，进展较快，在子宫颈癌中占 1%~2%。腺癌及鳞状细胞癌同时出现并相互融合称为碰撞瘤。

神经内分泌癌

子宫颈小细胞癌中约 1/3 神经内分泌标志物（神经元特异性烯醇化酶、嗜铬粒蛋白、突触素）染色呈阳性，小细胞癌需与小细胞鳞状细胞癌相鉴别。小细胞癌淋巴血管间隙浸润、淋巴结转移复发率较高，预后较差。神经内分泌癌不仅限于小细胞癌，免疫组化染色可发现，分化较差的大细胞癌可出现神经内分泌分化。类癌是一种来源于子宫颈内膜上皮中嗜银细胞的恶性肿瘤，但临床上极少出现类癌综合征。类癌易发生早期全身播散，因此，全身化疗是治疗子宫颈神经内分泌肿瘤的主要方法。

其他恶性肿瘤

子宫颈转移性肿瘤多来自子宫内膜、直肠、膀胱等部位肿瘤的直接蔓延，淋巴或血行转移较少见，多来自子宫内膜癌、卵巢癌、胃癌、乳腺癌、结肠癌、肾癌、胰腺癌等，子宫颈肉瘤、淋巴瘤、绒癌及黑色素瘤等较少见。

预防

迄今为止，诊断、治疗癌前病变及早期浸润癌是预防子宫颈癌发病及死亡的关键。在发达国家中，60% 以上的子宫颈癌患者发生于从未进行过筛查或连续 5 年未进行筛查的女性。因此，需掌握子宫颈癌发生的危险因素，修订筛查、治疗干预措施及患者教育。

年龄超过 21 岁的女性需定期行子宫颈细胞学筛查，在此基础上，建立更好、更敏感、特异性更高的筛查方法，子宫颈应充分取材。子宫颈癌前病变患者治疗后需密切随访（图 48-5）。子宫颈细胞学检查诊断浸润性病变的价值有限，有研究证实，假阴性率高达 50% 以上。禁欲是有效但不实用的预防方法，对青年男女进行有关危险因素方面及规律性筛查必要性方面的教育、阐明 HIV 感染及吸烟与子宫颈癌的关系等是必要的。

HPV 疫苗的作用见前文。

临床表现

症状与体征

异常阴道出血是浸润性癌的最常见症状，表现为白带中血性分泌物、少量点状出血或大量出血，白带常呈血性或脓性、异味，不伴瘙痒。需要询问性交后阴道出血病史。

盆腔痛是晚期病变表现，多局限在单侧，可放射至臀部或大腿。有些患者出现阴道排出尿液或粪便等症状，提示阴道瘘形成。虚弱、体重减轻、贫血也是晚期病变表现，但在有些 I 期患者，局部大块病灶或溃疡也可导致急性失血及贫血。

在临床前病变，子宫颈大体检查外观正常。随着局部病变进展，可发现子宫颈异常。浸润性癌导致子宫颈增大、外形不规则、质硬，最终出现宫旁浸润。肿瘤可向内生长形成桶状宫颈，也可向外生长，形成突向阴道内、质脆、易出血的菜花样病灶。溃疡形成是浸润性癌的主要表现，早期病变较表浅，类似于黏膜外翻或慢性宫颈炎。随着病变进展，溃疡变深并出现坏死，伴有边缘变硬，表面质脆，易发生接触性出血。病灶周围的阴道穹隆可以受累，最终肿瘤通过浸润方式侵犯宫旁组织，形成宫骶韧带、主韧带结节样增厚，导致子宫颈固定，不活动。

活检

由于恶性细胞未能脱落及炎性细胞影响，子宫颈浸润癌常出现细胞学阴性结果，因此对可疑子宫颈病变者，无论细胞学检查结果如何，均应行充分的病变组织活检。Schiller 阳性区域或溃疡、颗粒状、结节样或乳头样病变区域取活检，多数患者可得到确切诊断。如果病理医师报告脱落细胞为可疑癌细胞而宫颈没有明显可见或可触及的病灶，则需行阴道镜下直接组织活检及宫颈内膜取样或子宫颈锥切，以明确诊断。CIN 病灶内出现早期浸润癌的阴道镜下特征为明显不规则的毛细血管，血管外观呈逗点状、螺旋状、放射状，血管直径差异较大，血管常因突然改变方向而呈锐角。早期浸润癌还常表现为子宫颈溃疡或子宫颈外形极不规则伴有表面黄白相间外观，可见大量奇异型或非典型血管。轻微刺激即可导致子宫颈出血。

锥切

活检提示 CIS，但不排除浸润性癌或宫颈细胞学涂片异常而阴道镜检查未发现异常，应行子宫颈锥切术，以确定是否存在浸润。如果宫颈活检提示微小浸润癌（浸润深度<3mm），需行子宫颈锥切术，以排除更深层浸润。子宫颈锥切标本应恰当标记（如别针或缝合），以便病理医师对子宫颈病变部位进行特异性定位诊断及切缘诊断。大体上已诊断为浸润性癌者，仅需子宫颈病灶活检即可诊断，不需行子宫颈锥切术，以免因此而延误首次的恰当治疗及严重盆腔感染与出血。

影像学检查

所有子宫颈癌患者均需行胸部影像学检查、静脉肾盂造影(IVP)或泌尿系统 CT 检查，以确定是否存在输尿管梗阻导致的输尿管扩张及肾盂积水。MRI、CT、淋巴管造影或 PET 检查有助于确定盆腔或腹主动脉旁淋巴结侵犯及其他部位转移情况。在子宫颈癌患者中，CT、MRI、PET 诊断淋巴结转移的敏感性分别为 45%、60%、80%，与 PET 相比，PET-CT 检查诊断淋巴结转移的敏感性更高。虽然影像学检查并不作为国际妇产科联盟（FIGO）分期的依据，但对于制订治疗方案，特别是确定放射野或手术范围有参考价值。

临床分期

临床上评价疾病累及范围非常重要，其意义不仅在于判断患者预后，而且是确定治疗方案的依据。临床分期为在全球范围内比较不同期别子宫颈癌的不同治疗方法提供了比较标准。目前最广泛应用的是 FIGO 分期系统（表 48-3），子宫颈癌依据临床检查、膀胱、输尿管及直肠检查进行分期。如果检查确定病变仅局限在子宫颈，则需行胸部影像学检查、IVP 评价输尿管或强化 CT 检查，有助于确定病变累及范围。如果无法评价局部病变累及的范围，则应在麻醉下进行膀胱镜、直肠镜检查。尽管 CT、MRI、淋巴管造影、PET 检查对确定治疗方法可提供有价值的信息，但这些发现不能改变 FIGO 分期，且 FIGO 分期不能因根治性子宫切除术后或淋巴结切除术后病理证实有肿瘤转移而改变。

鉴别诊断

子宫颈许多病变可能误诊为子宫颈癌，主要需排除子宫颈黏膜外翻、急性或慢性子宫颈炎、尖锐湿疣、子宫颈结核、继发于 STD（梅毒、腹股沟肉芽肿、性病淋巴肉芽肿、软下疳）的溃疡、子宫颈妊娠流产、转移性绒癌或其他转移性肿瘤、少见病变，如放线菌病或血吸虫病。组织学检查是确诊依据。

并发症

子宫颈癌并发症主要与肿瘤大小或转移、肿瘤坏死、感染、转移性病变有关，子宫颈癌自然病

表48-3 2009年子宫颈癌的FIGO分期标准

FIGO分期	定义
0期	原位癌
Ⅰ期	病变局限在宫颈（子宫体受累不影响分期）
ⅠA期[1]	仅在显微镜下诊断为浸润癌
ⅠA1期	间质浸润深度不超过3mm，水平播散宽度不超过7mm
ⅠA2期	间质浸润深度在3~5mm，水平播散宽度不超过7mm
ⅠB期	临床可见癌灶局限于宫颈或显微镜下病变超过ⅠA期诊断标准
ⅠB1期	临床可见癌灶最大径线≤4cm
ⅠB2期	临床可见癌灶最大径线>4cm
Ⅱ期	癌灶超出子宫，但未达盆壁或未达阴道下1/3
ⅡA	病变累及阴道，无宫旁浸润
ⅡA1期	临床可见癌灶最大径线≤4cm
ⅡA2期	临床可见癌灶最大径线>4cm
ⅡB期	宫旁浸润
Ⅲ期	癌灶宫旁浸润达盆壁和(或)引起肾盂积水和(或)阴道浸润达下1/3
ⅢA期	病变累及阴道达下1/3，宫旁浸润未达盆壁
ⅢB期	病变浸润宫旁达盆壁和(或)出现肾盂积水
Ⅳ期	病变已超出真骨盆或侵犯直肠黏膜或膀胱黏膜
ⅣA期[2]	转移至邻近器官
ⅣB期	远处转移

[1] 侵犯深度测量是自临近最表浅上皮乳头的基底膜至浸润最深点，不超过5mm。血管间隙浸润、静脉或淋巴浸润不改变分期，但应该记录，因为其可影响未来的治疗。所有大体可见病灶（即使仅有表浅浸润）均为ⅠB期。

[2] 仅有泡状水肿不足以诊断ⅣA期，膀胱冲洗液中发现肿瘤细胞需进一步行组织学检查确诊为ⅣA期。

Reproduced, with permission, from Sergio Pecorelli, Lucia Zigliani, Franco Odicino. Revised FIGO staging for carcinoma of the cervix. *Int J Gynecol Obste*. 2009; 105:107–108.

史已如前述，以下主要论述疾病的治疗问题（如根治性手术或放射治疗，详见以下治疗部分）。

治疗

子宫颈浸润性癌主要通过直接浸润及淋巴途径转移播散，治疗范围不仅需要包括原发病灶部位，而且要包括邻近组织及淋巴结切除。因此，患者需行根治性子宫切除术及盆腔淋巴结切除术、同步放化疗或手术与放化疗联合治疗。

早期子宫颈癌（ⅠA2~ⅡA2）的治疗

早期子宫颈癌可行根治性子宫切除术及盆腔淋巴结切除术或行同步放化疗治疗，手术治疗与放疗相比，总的5年治愈率大致相同。手术治疗的优点在于可以完整保留卵巢，通过手术病理检查可确定病变累及范围、手术可切除全部转移淋巴结。如果患者术后需要补充放疗，则可在术中将保留的卵巢移位于放射野之外。手术更加适宜性生活活跃的早期子宫颈癌患者，因为放疗可导致阴道硬化、萎缩。对于复发风险较高的患者，根治性手术后需补充放疗，加或不加同步化疗。

根治性子宫切除术加淋巴结切除术：根治性子宫切除术（手术方法由Wertheim、Meigs、Okabayashi建立）加盆腔淋巴结切除术适宜病灶局限在子宫颈及阴道上部（Ⅰ期与Ⅱ期）浸润性癌患者的治疗，手术技术难度较高，需由在根治性盆腔手术方面经验丰富的医师完成。手术涉及自宫颈旁结构中游离输尿管，以便切除子宫支持韧带及阴道上部。当手术经阴道实施时，需采用深部舒哈特（Schuchardt，阴道旁）切口，以便暴露手术野。根据子宫旁及阴道切除范围，可将子宫切除术分为5种类型（表48-4）。Ⅰ类子宫切除术适宜ⅠA1期患者，希望保留生育功能的年轻患者也可行宫颈锥切术。ⅠA2~ⅡA2期患者需行Ⅱ型（改良根治术）或Ⅲ型（根治性手术）子宫切除术。最初推荐要求切除阴道较多，现在认为很少有必要切除较多阴道。在ⅠB及ⅡA期患者,只要能切除所有肿瘤,改良的根治性子宫切除术与根治性子宫切除术相比,均能保证治疗效果,而改良子宫切除术所需手术时间缩短,术后下尿路并发症减少。根治性子宫切除术需行全盆腔淋巴切除术,如果肿瘤大小超过2cm或可疑盆腔淋巴结转移者,需同时行腹主动脉旁淋巴结切除。切除大体可见的受累淋巴结对患者预后有益,显微镜下评价淋巴结肿瘤转移情况有助于确定术后个体化的放疗野。

术后辅助放疗加同步化疗或不加同步化疗:术后辅助放疗加同步化疗适宜有复发高危因素的局部子宫颈癌,高危因素包括淋巴结阳性、切缘阳性或显微镜下子宫旁肿瘤侵犯。在这种情况下,辅助放疗加以铂类为基础的化疗临床疗效优于单纯放疗,4年无进展生存率由63%增加至80%。具有中危复发因素者,如肿瘤较大、子宫颈间质深部浸润、淋巴血管间隙侵犯等,术后辅助放疗可改善预后,术后未予辅助放疗者,2年无复发生存率为79%,而给予术后辅助放疗者,2年无复发生存率增加为88%。对于具有中危复发因素者,在术后辅助放疗基础上,增加化疗是否能进一步改善患者预后还在观察中。

同步放化疗:早期子宫颈癌(ⅠA~ⅡA期)患者可选择单纯放射治疗或选择根治性手术及根据术后情况追加个体化放疗,两种治疗方式疗效相同。治疗选择依据肿瘤大小、患者一般情况及患者意愿。对于希望保留卵巢功能的年轻患者,选择手术治疗更加适宜。如果患者术后可能需要补充放疗,则术中需将卵巢移位至放射野之外。对于肿瘤较大的子宫颈癌患者,选择三联疗法(详见后文特殊情况部分;ⅠB2及ⅡA2期子宫颈癌),选择化放疗是否适宜仍存在争议。子宫颈癌放疗为外放疗结合腔内放疗(见第52章)。至少有5个对照研究证实,放疗加以铂类为基础的同步化疗临床疗效优于单纯放疗。目前,各期子宫颈癌患者,凡需要行放射治疗者,放疗加同步化疗已成为标准治疗方法。

局部晚期子宫颈癌(ⅡB~ⅣA期)的治疗

局部晚期子宫颈癌患者的最好治疗为放射放疗(外放疗加内放疗,见第52章)加同步化疗。对于手术证实或影像学检查证实腹主动脉旁淋巴结有肿瘤转移者,特别是活检证实且无其他部位转移者,应考虑行扩大野放疗。至少已有3项随机对照研究证实,晚期子宫颈癌患者选择放疗加以顺铂为基础的联合治疗,其临床效果优于单纯放疗,且患者死亡风险也较单纯放疗下降30%~50%。特别是在Ⅱ期(及巨块型ⅠB期)患者,放疗加同步化疗的疗效最显著。其中1项研究证实,化放疗与单纯放疗相比,5年生存率由58%增加为77%。对于更加晚期的患者,化放疗仍有意义,但其临床效果似乎不太明显。最佳化疗方案仍不明确,多数专家建议放疗加每周顺铂同步化疗。近来研究建议,化放疗中选择每周应用顺铂/吉西他滨疗效更好,但在该研究中,实验组在内放疗后额外增加了2个疗程顺铂/吉西他滨治疗,

表48-4 根据切除范围确定子宫切除术类型

子宫切除类型	手术原则
Ⅰ型	筋膜外子宫切除术,要求切除所有子宫颈组织,不解剖子宫颈
Ⅱ型	在子宫动脉越过输尿管处结扎子宫动脉,在宫骶韧带及主韧带起始至直肠及盆壁之间的中1/2断扎宫骶韧带及主韧带,阴道切除上1/3
Ⅲ型	在膀胱上动脉或髂内动脉起始处结扎子宫动脉,在靠近直肠及盆壁处断扎宫骶韧带及主韧带,阴道切除上1/2
Ⅳ型	输尿管完全从膀胱子宫韧带中游离,膀胱上动脉结扎,阴道切除上3/4
Ⅴ型	部分膀胱切除或远端输尿管切除及输尿管残端重新移植至膀胱

患者毒副反应明显。因此，不清楚其疗效提高是由于多药联合化疗还是由于辅助化疗，这一问题目前仍在研究观察中。

远处转移（ⅣB期）及持续或复发性子宫颈癌的治疗

化疗一直很少用于子宫颈癌的治疗，多数已有远处转移或根治性手术或放射治疗失败的患者才选择化疗，因此化疗主要是姑息性而非治疗性方法。在复发或广泛转移的子宫颈癌患者，应用顺铂、异环磷酰胺、紫杉醇、长春瑞滨等单药化疗有一定疗效。如果患者身体状况能耐受，可行多药联合化疗，可提高反应率，延长无进展生存期。顺铂联合拓扑替肯治疗能稍改善总生存率，紫杉醇联合铂类治疗与顺铂联合拓扑替肯治疗疗效相似，反应率及中位生存时间分别为36%、9.7个月及27%、9.6个月。其他联合化疗方案包括顺铂/长春瑞滨、顺铂/吉西他滨。发生肺转移者，可严格筛选那些仅有肺部孤立转移灶并估计可以手术切除者，以肺部转移灶手术切除替代姑息性化疗。姑息性放疗可控制疼痛、出血等症状，如果患者左锁骨上出现可触及的病灶，可行姑息性放疗加同步化疗加手术切除或不行手术治疗。

孤立的盆腔中心型复发患者全盆腔脏器切除术

子宫颈癌患者经放疗或手术加术后放疗等治疗后出现盆腔中心型复发，在排除其他部位转移后，可行全盆腔脏器切除术。在少部分初始治疗为放疗的子宫颈癌患者，如果肿瘤复发局限在子宫颈，则可仅行根治性子宫切除术，不需行全盆腔脏器切除术。对于足量放疗后持续性或中心型复发者，手术是唯一可行的治疗方法。在这种情况下，全盆腔脏器切除术是必要的，以确保切除所有肿瘤。

盆腔脏器切除术是妇科手术中最困难的手术之一，需切除膀胱、直肠及阴道，如果未行子宫切除术者还需同时切除子宫。随后需进行重建，尿流改道包括建立可控性回肠结肠袋或行不可控性回肠膀胱术，两种方式的开口均位于前腹壁上。如果需行广泛性直肠切除术，可同时行乙状结肠造口术，作为排便通道。对于以往曾行放疗的患者，如果能行低位直肠吻合术，可选择临时性乙状结肠造口术。阴道可利用各种肌皮瓣进行重建，如垂直腹直肌、股薄肌皮瓣。根据病变部位，选择前半盆腔脏器切除术（保留直肠乙状结肠）或后半盆腔脏器切除术（保留膀胱）。

由于盆腔脏器切除术术后发病率及死亡率较高，因此需严格掌握适应证。盆腔脏器切除术必须在没有其他有效治疗方法的前提下才能进行，原则上应按照：①患者经过足量、足疗程放疗或根治性手术后，经活检证实为子宫颈癌持续存在或复发，复发部位在盆腔中部（无其他部位转移）且手术可以完全切除；②患者能够接受术后在腹壁重建的尿瘘、粪瘘，患者对手术及其结果在心理及生理上的充分准备是极其重要的。由于盆腔脏器切除术术前准确评估较困难，因此，仅有约50%的患者术中证实病灶是可以切除的，而且没有其他转移病灶。孤立的中心型盆腔复发且病灶无盆壁固定、无病间期较长、复发病灶直径<3cm等均是预后较好的因素。子宫颈癌复发患者盆腔脏器切除术后5年生存率平均为30%~40%。

姑息治疗

癌症患者的综合治疗包括抗肿瘤治疗、很好地缓解症状、有力的个人与家庭支持等。晚期子宫颈癌患者的姑息性治疗面临许多挑战，特别是面对不可治愈的患者，应强调给予患者方便舒适、有尊严、有自主性的生活，患者根据自身情况进行康复治疗并改善症状。

大多数晚期子宫颈癌患者最终将出现与肿瘤病灶发生及累及部位相关的症状，子宫颈及其周围阴道壁溃疡可产生带有恶臭的分泌物，组织坏死、脱落可引发致命性出血，肿瘤侵犯、破坏膀胱或直肠组织并形成窦道，可导致尿失禁或粪失禁。临床晚期患者常出现疼痛症状，这是由于肿瘤侵犯腰骶神经丛或侵犯盆腔软组织或发生骨转移等。输尿管受压可导致肾盂积水,双侧输尿管受压可导致肾衰竭及尿毒症,是常见死亡原因。即使患者不可能治愈,也要考虑改善患者症状,在有恶臭、脓性分泌物症状的患者,阴道局部应用收敛剂灌洗或阴道抗菌乳膏或栓剂可缓解症状。阴道出血者可应用浸有止血剂的纱布局部填塞压迫止血,或行应急放疗或髂内动脉栓塞止血。

目前,在出现严重疼痛的患者,可联合应用吗啡或经皮芬太尼贴剂等长效麻醉剂与短效麻醉剂及非甾体抗炎药物,抗焦虑药、抗抑郁药对缓解疼痛也有一定疗效。对于口服药物无效而疼痛症状严重的患者,可考虑皮下或静脉吗啡治疗。腰背部疼痛或症状非常严重者,可放置硬膜外导管,连接皮下泵,使吗啡能缓慢持续滴注,这种方法能有效缓解疼痛,且不会出现像口服或注射用药导致的镇静作用。

放射治疗能有效缓解子宫颈癌骨转移导致的疼痛及手术治疗后复发病灶,总之,如果初始治疗是足量放疗,那么禁忌再次放疗,因为放疗无效,而且会导致大面积放射性坏死。

特殊情况

ⅠA1期子宫颈癌

子宫颈微小浸润癌只有在宫颈锥切术后才能确诊,这些患者可单纯行经腹或经阴道子宫切除治疗。对于渴望保留生育功能的年轻患者,如果宫颈锥切术证实为微小浸润癌,浸润深度<3mm、切缘阴性、无淋巴血管间隙浸润,宫颈锥切术治疗即可。如果宫颈切缘或宫颈内膜活检呈阳性,病变残留风险为33%,如果要求保留子宫,则需再次行宫颈锥切术。淋巴血管间隙浸润不影响FIGO分期,其在ⅠA1期患者的发生率接近10%。这些患者虽然很少发生宫旁及盆腔淋巴结转移,但仍有较高的转移风险,因此该组患者应按照ⅠA2期选择治疗方法。

根治性子宫颈切除术

在过去的20年中,对于严格筛选的早期(ⅠA2期或病灶较小的ⅠB1期)、无淋巴结转移、希望保留生育功能的年轻宫颈癌患者,根治性宫颈切除术可取代根治性子宫切除术。术前盆腔MRI检查对确定治疗方案非常关键,MRI可测量病灶上缘至子宫峡部的距离。根治性宫颈切除术可经阴道、经腹部或经机器人腹腔镜等途径完成,较理想的子宫颈切除范围为距离病灶上缘1cm处切除子宫颈,以保证肿瘤的最佳切除,同时保留子宫峡部下方宫颈1cm,以保持子宫颈功能及未来妊娠。首先以经腹或经腹腔镜方式完成淋巴结切除,然后行根治性子宫颈切除术,最后行宫颈环扎术。这一手术技术不断提高,肿瘤复发率<5%,死亡率为2%~3%,与根治性子宫切除术相似。根治性宫颈切除术患者术后妊娠率达40%,其中早妊娠期流产发生率为16%~20%,中期妊娠流产率约为10%,早产率为25%,足月活产率为42%,成功妊娠分娩者中绝大多数已行宫颈环扎术。

巨块型宫颈癌

目前对ⅠB2期及巨块型ⅡA2期患者的处理仍有争议,建议治疗方法包括以下方案。

初始同步放化疗后选择辅助性筋膜外子宫切除术:巨块型子宫颈癌推荐放疗及同步化疗,这些肿瘤中多有乏氧中心区,对放疗不敏感,治疗失败率为15%~35%。因此,放疗后行辅助性子宫切除术是合理的,可使盆腔复发率降低到2%~5%。然而,辅助性子宫切除术不能有效治疗盆腔外转移病灶,无法提高患者生存率。

初始行根治性子宫切除术及治疗性淋巴结切除术,根据病理结果适当补充放疗及同步化疗:这种治疗方法的优点在于切除较大原发病灶、完成手术分期并能切除部分大体可见转移的淋巴结、对于可能进行辅助放疗的患者,术中将保留的卵巢移位至放射野之外。如果术后必须补充放疗,应根据手术病理结果确定个体化的放射野范围。切除大体可见的淋巴结转移病灶有临床治疗意义,可改善患者生存,患者预后与仅有镜下淋巴结转移者相近。有急性或慢性盆腔炎、同时有诊断未明的附件肿物或由于解剖改变导致放疗困难者,可考虑首选手术治疗。

新辅助化疗后行根治性子宫切除术及淋巴结切除术,根据术后病理结果补充化放疗:新辅助化疗常用方案为以铂类为基础的联合化疗,常用3个疗程,然后行根治性子宫切除术及淋巴结切除术。新辅助化疗可提高巨块型病灶的手术切除率、控制盆腔病灶、延长患者生存期。尽管这种治疗方案还有争议,但在多数研究中,患者最终能接受化疗、手术及放疗等多种治疗方式联合应用。在现代化放疗时代,新辅助化疗加后续手术治疗是否能延长患者生存期,结果还不清楚,欧洲癌症研究与治疗组织正在就这一问题进行Ⅲ期临床观察研究。

妊娠期子宫颈癌

妊娠期子宫颈浸润癌多见于进行常规产前宫颈细胞学检查的地区,妊娠期宫颈细胞学检查异常者,需立即行阴道镜检查,排除浸润性子宫颈癌(见宫颈癌前病变部分)。

妊娠期子宫颈浸润癌发生率约为0.05%,与非妊娠期患者相同,主要表现为阴道出血,但妊娠期子宫颈癌常出现漏诊,其与阴道出血症状多认为与妊娠有关而非与肿瘤相关,因此,临床上应时刻想到肿瘤的可能性。妊娠期子宫颈癌的诊断与处理是患者与医师需要面临的挑战,妊娠并不影响子宫颈癌患者预后,胎儿也不受孕妇子宫颈癌的影响,但可能会面临治疗毒副反应带来的影响(如早产)。

如果在妊娠早期诊断为子宫颈癌Ⅰ~ⅡA期,除非患者不愿意终止妊娠,否则可连同胎儿一起行根治性子宫切除术加淋巴结切除术,孕妇孕龄接近胎儿有存活能力或孕妇不愿失去胎儿,应在详细讨论、了解孕妇所冒风险的情况下决定继续妊娠。在早期子宫颈癌患者(低于ⅠB1/ⅡA1期),文献资料支持在密切观察确定无病变进展的情况下,期待治疗是合理选择。多数晚期患者(超过ⅠB2/ⅡA2期)应先行新辅助化疗,胎儿成熟后再延期行宫颈癌治疗,这样可降低因延期治疗而导致疾病进展的风险。妊娠期子宫颈异型增生及CIS患者可经阴道分娩,子宫颈浸润癌患者应行剖宫产术,以避免阴道分娩过程中可能发生的子宫出血及肿瘤细胞播散。在ⅠA2~ⅡA期患者,如果胎儿已成熟,可在剖宫产同时性根治性子宫切除术及淋巴结切除术。

与非妊娠期子宫颈癌患者相同,更加晚期的妊娠期子宫颈癌患者也可行放疗及同步化疗,放疗过程中会发生自然流产。在局部晚期患者,如果拒绝终止妊娠,则可行新辅助化疗,防止在胎儿成熟过程中病变进展,分娩方式应选择剖宫产,同时行淋巴结切除术,术后应根据非妊娠期子宫颈癌治疗指南要求进行化放疗。

子宫残端癌

约2%的子宫颈癌发生在子宫颈残端(因其他指征行子宫半切术而保留子宫颈),早期子宫颈残端癌适宜手术者,可行根治性子宫切除术及淋巴结切除术,手术治疗优于化放疗治疗,因为缩短的子宫颈残端很难接受足量放射治疗,但对于更加晚期的患者,放疗加同步化疗是首选治疗方式。

单纯性子宫切除术后意外发现子宫颈癌

单纯性子宫切除术后发现子宫颈微小浸润癌者无需进一步治疗,子宫颈浸润性癌患者,如果宫旁没有明显转移病灶,则可行根治性宫旁切除术、阴道上段切除术及淋巴结切除术,该方法特别适合年轻需要保留卵巢功能者或在化放疗前需先行增大淋巴结切除患者的治疗。化放疗指征与前述的治疗指南相同,化放疗可降低治疗带来的并发症,且可保证肿瘤治疗效果。

并发症的治疗

根治性手术

在根治性子宫切除术及淋巴结切除术中,病死率已降低至小于1%,最常见的并发症为膀胱功能延迟恢复,大约75%的患者根治性子宫切除术后1~2周内膀胱功能恢复正常,术后3周多数患者排尿功能满意。严重的并发症为瘘形成,其中输尿管阴道瘘最常见(1%~2%),其次为膀胱阴道瘘及直肠阴道瘘,改良根治性子宫切除术与根治性子宫切除术相比,手术时间缩短,膀胱功能恢复较快,很少发生瘘。其他并发症为尿道感染、淋巴囊肿与淋巴水肿、伤口化脓、裂开、血栓栓塞性疾病、术后出血及肠梗阻。

盆腔脏器切除术病死率已经从25%下降至不到5%,但仍有50%的患者出现严重并发症,包括术中及术后出血、感染、尿瘘或尿路梗阻、尿囊功能障碍、肾盂肾炎、肠梗阻或肠漏及瘘管形成、瘘口缩窄、电解质紊乱及其他少见并发症。

放疗加同步化疗

参见第52章。

治疗后随访

子宫颈浸润癌患者中,约有35%治疗后出现复发或病变持续,子宫颈癌死亡者50%发生在治疗后第1年,25%发生在治疗后第2年,15%发生在治疗后第3年,因此,治疗后初期需要对无症状患者进行更加频繁的随访。当患者出现症状时,需及时行恰当检查,复发性恶性肿瘤最常见的症状及体征为盆腔或腹部触及肿瘤、宫颈或阴道溃疡,盆腔、后背、腹股沟及下肢疼痛,单侧下肢水肿、阴道出血或分泌物增加、锁骨上淋巴结增大、腹水、不明原因的体重降低、进行性输尿管梗阻及咳嗽(特别是伴有咯血或胸痛)。

妇科肿瘤协会近来推荐子宫颈癌患者治疗后随访中的危险分层方法,见表48-5。

表48-5 子宫颈癌随访监测推荐方法

	0~12个月	12~24个月	24~36个月	3~5年	>5年
症状及体格检查					
低危(早期、单纯手术治疗、无辅助治疗)	每6个月	每6个月	每6个月*	每6个月*	每6个月*
高危(晚期、初始治疗为化疗/放疗或手术加辅助治疗)	每3个月	每3个月	每3个月	每3个月	每3个月*
抹片检查/细胞学检查	每年†	每年†	每年†	每年†	每年†
常规影像学检查(CXR、PET/CT、MRI)	无足够数据支持常规使用	无足够数据支持常规使用	无足够数据支持常规使用	无足够数据支持常规使用	无足够数据支持常规使用
可疑复发	CT和(或)PET	CT和(或)PET	CT和(或)PET	CT和(或)PET	CT和(或)PET

*可在普通医师或妇科肿瘤医师随访。
†肿瘤复发证据不足,但可能有助于发现其他下生殖道肿瘤。

Reproduced, with permission, from Salani R, Backes FJ, Fung MF, et al. Posttreatment surveillance and diagnosis of recurrence in women with gynecologic malignancies: Society of Gynecologic Oncologists recommendations. *Am J Obstet Gynecol* 2011;204:466-478.

预后

子宫颈癌的主要预后影响因素为分期、淋巴结转移、肿瘤体积、子宫间质浸润深度、淋巴血管间隙浸润，预后与肿瘤组织病理类型及分级关系较小。确定临床分期后，淋巴结转移是最重要的预后影响因素，如根治性手术后，ⅠB期或ⅡA期患者中无淋巴结转移者，5年生存率为88%~96%，而有淋巴结转移者，生存率为64%~73%。

表48-6中列出了不同期别子宫颈癌的生存率，其结果来自FIGO关于妇科癌症治疗结果的年报，其中每一期别子宫颈癌治疗结果均来自全球范围内100个以上参加机构的研究报告，其结果等同于5年治愈率或患者存活，且在治疗5年未发现子宫颈癌。放射治疗后很少发生盆腔中心型复发，因此不宜行盆腔脏器切除术，只有约25%的患者为盆腔中心型复发，其中最常见的复发部位为盆壁。

表48-6 根据FIGO分期子宫颈癌患者的生存率

分期	患者例数	生存率(%)		
		1年	2年	5年
ⅠA1期	860	99.8	99.5	98.7
ⅠA2期	227	98.2	97.7	95.9
ⅠB期	3480	98.1	94.0	86.5
ⅡA期	881	94.1	85.6	68.8
ⅡB期	2375	93.3	80.7	64.7
ⅢA期	160	82.8	58.8	40.4
ⅢB期	1949	81.5	62.2	43.3
ⅣA期	245	56.1	35.6	19.5
ⅣB期	189	45.8	23.9	15.0

American Cancer Society. Cancer Facts and Figures 2011. Available at: http://www.cancer.org/Research/CancerFactsFigures/CancerFactsFigures/cancer-facts-figures-2011. Accessed September 10, 2011.

Anderson B, LaPolla J, Turner D, et al. Ovarian transposition in cervical cancer. *Gynecol Oncol* 1993;49:206–214. PMID: 8504989.

Ault KA. Vaccines for the prevention of human papillomavirus and associated gynecologic diseases: a review. *Obstet Gynecol Surv* 2006;61(6 Suppl 1):S26–S31. PMID: 16729901.

Averette HE, Nguyen HN, Donato DM, et al. Radical hysterectomy for invasive cervical cancer: a 25-year prospective experience with the Miami technique. *Cancer* 1993;71:1422–1437. PMID: 8431876.

Benedet JL, Bender H, Jones H 3rd, et al. FIGO staging classifications and clinical practice guidelines in the management of gynecologic cancers. FIGO Committee on Gynecologic Oncology. *Int J Gynaecol Obstet* 2000;70:209–216. PMID: 11041682.

Benedet JL, Odicino F, Maisonneuve P, et al. FIGO annual report: carcinoma of the cervix uteri. *Int J Gynaecol Obstet* 2003; 83(Suppl 1):41–47. PMID: 14763169.

Chemoradiotherapy for Cervical Cancer Meta-analysis Collaboration (CCCMAC). Reducing uncertainties about the effects of chemoradiotherapy for cervical cancer: individual patient data meta-analysis. *Cochrane Database Syst Rev* 2010;1:CD008285. PMID: 20091664.

Cosin JA, Fowler JM, Chen MD, et al. Pretreatment surgical staging of patients with cervical carcinoma: the case for lymph node debulking. *Cancer* 1998;82:2241–2248. PMID: 9610715.

Dargent D, Martin X, Sacchetoni A, et al. Laparoscopic vaginal radical trachelectomy: a treatment to preserve the fertility of cervical carcinoma patients. *Cancer* 2000;88:1877–1882. PMID: 107607665.

Dueñas-González A, Zarbá JJ, Patel F, et al. Phase III, open-label, randomized study comparing concurrent gemcitabine plus cisplatin and radiation followed by adjuvant gemcitabine and cisplatin versus concurrent cisplatin and radiation in patients with stage IIB to IVA carcinoma of the cervix. *J Clin Oncol* 2011;29:1678–1685. PMID: 21444871.

Eifel PJ, Thoms WW Jr, Smith TL, et al. The relationship between brachytherapy dose and outcome in patients with bulky endocervical tumors treated with radiation alone. *Int J Radiat Oncol Biol Phys* 1994;28:113–118. PMID: 8270431.

Feeney DD, Moore DH, Look KY, et al. The fate of the ovaries after radical hysterectomy and ovarian transposition. *Gynecol Oncol* 1995;56:3–7. PMID: 7821844.

FIGO Committee on Gynecologic Oncology. Revised FIGO staging for carcinoma of the vulva, cervix, and endometrium. *Int J Gynecol Obstet* 2009;105:103–104. PMID: 19367689.

Gallion HH, van Nagell JR Jr, Donaldson ES, et al. Combined radiation therapy and extrafascial hysterectomy in the treatment of stage IB barrel-shaped cervical cancer. *Cancer* 1985; 56:262–265. PMID: 4005798.

Hacker NF, Wain GV, Nicklin JL. Resection of bulky positive lymph nodes in patients with cervical carcinoma. *Int J Gynaecol Cancer* 1995;5:250–256. PMID: 11578485.

Hellström AC, Hellman K, Pettersson BF, et al. Carcinoma of the cervical stump: fifty years of experience. *Oncol Rep* 2011; 25:1651–1654. PMID: 21431283.

Hopkins MP, Lavin JP. Cervical cancer in pregnancy. *Gynecol Oncol* 1996;63:293. PMID: 8946860.

Hricak H, Gatsonis C, Chi DS, et al. Role of imaging in pretreatment evaluation of early invasive cervical cancer: results of the intergroup study American College of Radiology Imaging Network 6651-Gynecologic Oncology Group 183. *J Clin Oncol* 2005;23:9329–9337. PMID: 16361632.

Jemal A, Bray F, Center MM, et al. Global cancer statistics. *CA Cancer J Clin* 2011;61:69–90. PMID: 21296855.

Jolley JA, Battista L, Wing DA. Management of pregnancy after radical trachelectomy: case reports and systematic review of the literature. *Am J Perinatol* 2007;24:531–539. PMID: 17899494.

Keys HM, Bundy BN, Stehman FB, et al. Cisplatin, radiation, and adjuvant hysterectomy compared with radiation and adjuvant hysterectomy for bulky stage IB cervical carcinoma. *N Engl J Med* 1999;340:1154–1161. PMID: 10202166.

Landoni F, Maneo A, Cormio G, et al. Class II versus class III radical hysterectomy in stage IB–IIA cervical cancer: a prospective randomized study. *Gynecol Oncol* 2001;80:3–12. PMID: 11136561.

Landoni F, Maneo A, Colombo A, et al. Randomised study of radical surgery versus radio-therapy for stage IB–IIA cervical cancer. *Lancet* 1997;350:535–540. PMID: 9284774.

Lazo PA. The molecular genetics of cervical carcinoma. *Br J Cancer* 1999;80:2008–2018. PMID: 10471054.

Lee YN, Wang KL, Lin MH, et al. Radical hysterectomy with pelvic lymph node dissection for treatment of cervical cancer: a clinical review of 954 cases. *Gynecol Oncol* 1989;32:135–142. PMID: 2910773.

Long HJ 3rd, Bundy BN, Grendys EC Jr, et al. Randomized phase III trial of cisplatin with or without topotecan in carcinoma of the uterine cervix: a Gynecologic Oncology Group study. *J Clin Oncol* 2005;23:4626–4631. PMID: 15911865.

Metcalf KS, Johnson N, Calvert S, Peel KR. Site specific lymph node metastasis in carcinoma of the cervix: is there a sentinel node? *Int J Gynecol Cancer* 2000;10:411–414. PMID: 11240707.

Monk BJ, Sill MW, McMeekin DS, et al. Phase III trial of four cisplatin-containing doublet combinations in stage IVB, recurrent, or persistent cervical carcinoma: a Gynecologic Oncology Group study. *J Clin Oncol* 2009;27:4649–4655. PMID: 17920909.

Moore DH, Blessing JA, McQuellon RP, et al. Phase III study of cisplatin with or without paclitaxel in stage IVB, recurrent, or persistent squamous cell carcinoma of the cervix: a Gynecologic Oncology Group study. *J Clin Oncol* 2004;22:3113–3119. PMID: 15284282.

Morris M, Eifel PJ, Lu J, et al. Pelvic radiation with concurrent chemotherapy compared with pelvic and para-aortic radiation for high-risk cervical cancer. *N Engl J Med* 1999;340:1137–1143. PMID: 10202164.

Omura GA. Chemotherapy for stage IVB or recurrent cancer of the uterine cervix. *J Natl Cancer Inst Monogr* 1996;21:123–126. PMID: 9023841.

Omura GA, Blessing JA, Vaccarello L, et al. Randomized trial of cisplatin versus cisplatin plus mitolactol versus cisplatin plus ifosfamide in advanced squamous carcinoma of the cervix: a Gynecologic Oncology Group study. *J Clin Oncol* 1997;15:165–171. PMID: 8991638.

Parkin DM, Pisani P, Ferlay J. Global cancer statistics. *CA Cancer J Clin* 1999;49:33–64. PMID: 10200776.

Perez CA, Grigsby PW, Camel HM, et al. Irradiation alone or combined with surgery in stage IB, IIA, and IIB carcinoma of uterine cervix: update of a nonrandomized comparison. *Int J Radiat Oncol Biol Phys* 1995;31:703–716. PMID: 7860381.

Peters WA III, Liu PY, Barrett RJ 2nd, et al. Concurrent chemotherapy and pelvic radiation therapy compared with pelvic radiation therapy alone as adjuvant therapy after radical surgery in high-risk early-stage cancer of the cervix. *J Clin Oncol* 2000;18:1606–1613. PMID: 10764420.

Piver MS, Rutledge F, Smith JP. Five classes of extended hysterectomy for women with cervical cancer. *Obstet Gynecol* 1974;44:265–272. PMID: 4417035.

Plante M, Renaud MC, François H, et al. Vaginal radical trachelectomy: An oncologically safe fertility-preserving surgery. An updated series of 72 cases and review of the literature. *Gynecol Oncol* 2004;94:614–623. PMID: 15350349.

Plante M, Renaud MC, Hoskins IA, et al. Vaginal radical trachelectomy: a valuable fertility-preserving option in the management of early-stage cervical cancer. A series of 50 pregnancies and review of the literature. *Gynecol Oncol* 2005;98:3–10. PMID: 15936061.

Roman LD, Felix JC, Muderspach LI, et al. Risk of residual invasive disease in women with microinvasive squamous cancer in a conization specimen. *Obstet Gynecol* 1997;90:759–764. PMID: 9351760.

Rose PG, Bundy BN, Watkins EB, et al. Concurrent cisplatin-based radiotherapy and chemotherapy for locally advanced cervical cancer. *N Engl J Med* 1999;340:1144–1153. PMID: 10202165.

Rotman M, Sedlis A, Piedmonte MR, et al. A phase III randomized trial of postoperative pelvic irradiation in stage IB cervical carcinoma with poor prognostic features: follow-up of a gynecologic oncology group study. *Int J Radiat Oncol Biol Phys* 2006;65:169–174. PMID: 16427212.

Salani R, Backes FJ, Fung MF, et al. Posttreatment surveillance and diagnosis of recurrence in women with gynecologic malignancies: Society of Gynecologic Oncologists recommendations. *Am J Obstet Gynecol* 2011;204:466–478. PMID: 21752752.

Sardi JE, Giaroli A, Sananes C, et al. Long-term follow-up of the first randomized trial using neoadjuvant chemotherapy in stage IB squamous carcinoma of the cervix: the final results. *Gynecol Oncol* 1997;67:61–69. PMID: 9345358.

Sasieni PD, Cuzick J, Lynch-Farmery E. Estimating the efficacy of screening by auditing smear histories of women with and without cervical cancer. The National Coordinating Network for Cervical Screening Working Group. *Br J Cancer* 1996;73:1001–1005. PMID: 8611418.

Sedlis A, Bundy BN, Rotman MZ, et al. A randomized trial of pelvic radiation therapy versus no further therapy in selected patients with stage IB carcinoma of the cervix after radical hysterectomy and pelvic lymphadenectomy: a Gynecologic Oncology Group study. *Gynecol Oncol* 1999;73:177–183. PMID: 10329031.

Sood AK, Sorosky JI, Mayr N, et al. Cervical cancer diagnosed shortly after pregnancy: prognostic variables and delivery routes. *Obstet Gynecol* 2000;95:832–838. PMID: 10831976.

Sutton GP, Bundy BN, Delgado G, et al. Ovarian metastases in stage IB carcinoma of the cervix: a Gynecologic Oncology Group study. *Am J Obstet Gynecol* 1992;166:50–53. PMID: 1733218.

Tewari K, Cappuccini F, Gambino A, et al. Neoadjuvant chemotherapy in the treatment of locally advanced cervical carcinoma in pregnancy: a report of two cases and review of issues specific to the management of cervical carcinoma in pregnancy including planned delay of therapy. *Cancer* 1998;82:1529–1543. PMID: 9554531.

Vizcaino AP, Moreno V, Bosch FX, et al. International trends in the incidence of cervical cancer: I. Adenocarcinoma and adenosquamous cell carcinomas. *Int J Cancer* 1998;75:536–545. PMID: 9466653.

Walboomers JM, Jacobs MV, Manos MM, et al. Human papillomavirus is a necessary cause of invasive cervical cancer worldwide. *J Pathol* 1999;189:12–19. PMID: 10451482.

Whitney CW, Sause W, Bundy BN, et al. Randomized comparison of fluorouracil plus cisplatin versus hydroxyurea as an adjunct to radiation therapy in stage IIB–IVA carcinoma of the cervix with negative para-aortic lymph nodes: a Gynecologic Oncology Group and Southwest Oncology Group study. *J Clin Oncol* 1999;17:1339–1348. PMID: 10334517.

Wright JD, NathavithArana R, Lewin SN, et al. Fertility-conserving surgery for young women with stage IA1 cervical cancer: safety and access. *Obstet Gynecol* 2010;115:585–590. PMID: 20177290.

(瞿全新 译)

第49章 子宫内膜癌前病变与子宫体恶性肿瘤

Nicole D. Fleming, MD
Oliver Dorigo, MD, PhD

子宫内膜非典型增生与子宫内膜癌

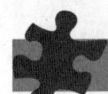

诊断要点

▶ 异常子宫出血:月经过多、崩漏或绝经后出血。

▶ 高危因素:高雌激素,长期暴露于无对抗的雌激素作用下(多囊卵巢综合征、长期无排卵、绝经晚、外源性雌激素);代谢综合征,包括糖尿病、高血压和肥胖;未产;年龄增加;乳腺癌病史;遗传倾向(遗传性非息肉性大肠癌综合征)。

▶ 诊断:子宫内膜活检及超声检查。

发病机制

子宫内膜癌是最常见的妇科恶性疾病,美国癌症组织数据显示,2010年新发病例超过43 000例,死亡例数超过7900例。在美国,白人妇女子宫内膜癌患病风险为2.4%,黑人妇女为1.3%;白人患者在不同分期中的存活率均较黑人患者高8%。发病高峰年龄为70岁,而绝经前发病者占25%,据报道,有些患者发病年龄为20~30岁。

多数子宫内膜癌发生在子宫内膜非典型增生基础上,肿瘤分化良好。子宫内膜癌有两种主要类型,其中Ⅰ型最常见(占85%),常发生于年轻妇女,与内源性或外源性无对抗雌激素暴露有关,通常为低级别或分化良好的肿瘤,预后良好。Ⅱ型肿瘤生长不依赖于雌激素,与子宫内膜萎缩相关,常发生于老年妇女。肿瘤分化差,组织类型多为低分化子宫内膜样癌或浆液乳头状癌、透明细胞型等非子宫内膜样癌,复发风险高,预后差。两型肿瘤中基因表达谱显示有差异,PTEN(磷酸酶基因/抑癌基因)突变常见于Ⅰ型肿瘤,p53过度表达常见于Ⅱ型肿瘤。

雌激素和孕激素是影响子宫内膜代谢和增殖的两种主要激素,雌激素刺激子宫内膜生长,而孕激素则不同,有抗子宫内膜增生作用。长期雌激素暴露可导致子宫内膜增生,进而引起子宫内膜非典型增生和子宫内膜癌。肥胖、代谢性疾病、多囊卵巢综合征、外源性无对抗性雌激素替代治疗和绝经前期长期无排卵等临床病变导致长期高水平雌激素刺激。卵巢颗粒细胞肿瘤可产生高水平雌激素,与子宫内膜非典型增生或子宫内膜癌有关。选择性雌激素受体调节剂(SERM)他莫昔芬用于乳腺癌辅助化疗,对子宫内膜有弱雌激素作用,使子宫内膜癌发病率增加2~3倍。但他莫昔芬治疗乳腺癌与其潜在的增加子宫内膜癌发病率相比,利大于弊,他莫昔芬治疗可使5年累计风险降低38%。

许多病例对照研究表明,雌激素治疗和子宫内膜癌相关。这些研究表明,在接受外源性无对抗性雌激素治疗者中,子宫内膜癌发病率增加2~10倍,肿瘤风险与雌激素剂量和暴露持续时间有关,停止雌激素治疗后风险下降。每1~3个月周期性补充孕激素,持续10天,可降低子宫内膜癌风险。未行子宫切除者,加用孕激素可对抗雌激素对子宫内膜的作用。有异常出血时,应行子宫内膜活检,排除子宫内膜增生,或行盆腔超声检查,评估子宫内膜层厚度。

子宫内膜癌患者中5%~6%有遗传背景,卵巢癌、大肠癌或乳腺癌病史及子宫内膜癌家族史均是高风险人群。在遗传性非息肉病性结直肠癌(HNPCC)或Lynch综合征患者中,为常染色体显性遗传,结肠癌和子宫内膜癌最常见,直肠癌、卵巢癌、小肠癌及肾癌发生率较低。Lynch综合征患者终生发生子宫内膜癌的风险为70%,卵巢癌发生风险为10%~12%。多数HNPCC患者均有MSH2、MLH1或MSH6等错配修复基因异常。

手术分期

1988年,国际妇产科联盟(FIGO)肿瘤学会建立了子宫内膜癌手术分期方法,包括腹腔探查、盆腔冲洗、全子宫及输卵管卵巢切除、选择性盆腔和腹主动脉旁淋巴结活检。FIGO于2009年对子宫内膜分期标准进行了重新修订(表49-1)。肿瘤分级是指组织学结构及细胞核异型性。肿瘤结构根据肿瘤组织中已分化成分(腺体部分)与未分化部分(实性部分)所占比例进行判断。G1指肿瘤中腺体组织至少占95%、非鳞状实性部分不足5%,鳞状细胞分化不是实性肿瘤。G2指肿瘤中非鳞状实性部分占6%~50%,超过50%则为G3。细胞核分级取决于细胞核形态(细胞核大小、染色体形态),更具主观性。G1或G2肿瘤中如果出现明显细胞核异型性(核型为G3),则诊断为G3。

子宫内膜癌手术分期为Ⅰ期者占75%,因此患者预后良好。手术分期为Ⅱ期者占11%,手术分期为Ⅲ期和Ⅳ期者分别为11%和3%。

表49-1 国际妇产科联盟(FIGO)子宫体肿瘤手术分期(2009年)

Ⅰ期	肿瘤局限于子宫体
ⅠA期	肿瘤浸润深度<1/2子宫肌层
ⅠB期	肿瘤浸润深度≥1/2子宫肌层
Ⅱ期	肿瘤侵犯子宫颈间质,但无宫体外蔓延(侵及子宫颈内膜体为Ⅰ期)
Ⅲ期	肿瘤局部和(或)区域扩散
ⅢA期	肿瘤累及浆膜层和(或)附件
ⅢB期	阴道和(或)宫旁受累
ⅢC期	转移至盆腔和(或)腹主动脉旁淋巴结
ⅢC1期	盆腔淋巴结阳性
ⅢC2期	腹主动脉旁淋巴结阳性,伴(或)不伴盆腔淋巴结阳性
Ⅳ期	肿瘤转移至膀胱和(或)肠系膜,伴(或)不伴远处转移
ⅣA期	肿瘤转移至膀胱和(或)肠系膜
ⅣB期	远处转移,包括腹腔内和(或)腹股沟淋巴结转移

* 有研究表明,细胞学检查阳性不改变相应分期。
Reproduced, with permission, from International Federation of Gynecology and Obstetrics. Revised FIGO staging for carcinoma of the vulva, cervix, and endometrium. *Int J Gynecol Obstet* 2009; 105:103−104.

子宫内膜增生

子宫内膜腺体增生是良性疾病,分为单纯性增生、复杂性增生,伴或不伴非典型性。由于子宫内膜增生与高雌激素水平有关,因此,非典型增生曾认为是癌前病变。子宫内膜增生和子宫内膜癌临床表现均为出异常出血,因此在子宫内膜增生患者中,需行子宫内膜活检或分段诊刮术,排除可能同时存在的子宫内膜癌。

子宫内膜增生不伴非典型性:显微镜下观察,这种类型增生的特征为间质中腺体拥挤,但无细胞核异型性。患者通常无症状,多在子宫切除标本中意外发现。在超过15年的无治疗随访中,仅1%进展为子宫内膜癌,而80%自然消退。

单纯性增生不伴非典型性者,腺腔扩张,外形不规则。长期无治疗随访证实,仅1%进展为子宫内膜癌。复杂性增生不伴非典型性(以往称为腺瘤样增生)者,腺体更加复杂、排列拥挤,出现"背靠背"表现,管腔内有乳头状增生。复杂性增生经孕激素治疗后,85%自然消退,若未经治疗,则3%~5%进展为子宫内膜癌。

子宫内膜增生伴非典型性:非典型增生组织学形态特点是子宫内膜腺腔扩张伴内衬细胞增大,核/浆比例增加,提示细胞核活性增加(如转录)。细胞核外形不规则,染色质浓集,核仁突出。这种表现通常考虑为癌前病变,单纯性增生伴非典型者恶变率为10%,复杂性增生伴非典型者恶变率为30%。孕激素治疗后,与不伴非典型性者相比,大部分患者病变能消退,但停止治疗后,复发率较高。在围绝经期和绝经后期患者中,非典型增生者、孕激素治疗后复发者或不能耐受药物副作用者,建议行经阴道或经腹子宫切除术。

美国妇科肿瘤学组 GOG 近期前瞻性队列研究表明,术前活检诊断为子宫内膜非典型增生且未经治疗者,42.6%在子宫切除术后发现同时有子宫内膜癌。而在活检不足以诊断为子宫内膜非典型增生者,仅有18.9%在子宫切除术后发现有子宫内膜癌。

子宫内膜非典型增生用于描述非浸润性子宫内膜肿瘤,重度子宫内膜非典型增生和原位癌在组织学上无浸润,通常很难与早期浸润性子宫内膜癌相鉴别。在子宫内膜病理学分类中,关于原位癌的使用仍有争议。子宫内膜上皮浆液性癌的癌前病变表现为子宫内膜表面上皮肿瘤细胞呈多形性,无腺体下间质浸润。

近年来,子宫内膜上皮内瘤变(EIN)用来描述子宫内膜癌前病变,易发生子宫内膜样腺癌。EIN 涵盖不同的子宫内膜增生性病变,已在分子学、组织学和临床结果等方面进行了研究。EIN 不应与上皮内癌(EIC)相混淆,EIC 是早期乳头状浆液性腺癌,来源于子宫内膜腺体。

子宫内膜癌

子宫内膜癌的特征为腺体明显增生、异型伴间质、肌层及血管浸润,虽然复杂性非典型性增生是癌前病变,但子宫内膜癌中仅25%有子宫内膜增生病史。

重要的预后因素包括分期、组织学分级、细胞类型、肌层浸润深度、淋巴血管间隙浸润(LVSI)、淋巴结转移、子宫下段受累及肿瘤大小等。

在不同组织学分级的子宫内膜癌中,无肌层浸润者几乎不发生淋巴转移。肌层浸润深度、组织学分级与盆腔和腹主动脉旁淋巴结转移有关。在 GOG-33 手术病理学研究中,淋巴转移发生率随分期增高(Ⅰ期为3%、Ⅱ期为9%、Ⅲ期为18%)、浸润深度(仅累及子宫内膜为1%、累及子宫内膜下1/3为5%、累及中1/3为6%、累及外1/3为25%)、淋巴血管间隙浸润(阳性者为27%、阴性者为7%Ⅰ)而增加。分化差且浸润深肌层者,盆腔淋巴结转移发生率为35%,腹主动脉旁淋巴结转移发生率为10%~20%。淋巴结转移者复发风险增加,因此这些病理学特点对制订治疗计划有重要意义。

子宫内膜癌可通过四条途径转移:直接蔓延、淋巴转移、经输卵管腹腔播散和血行转移。未分化癌(G3)在肿瘤仍局限于子宫浅肌层时,即可发生盆腔和腹主动脉旁淋巴结转移。子宫内膜浆液性癌及透明细胞癌的转移方式类似于卵巢癌,常发生上腹部转移。肿瘤局限于子宫者极少发生肺转移,但在复发性或子宫外转移者,可发生肺转移。子宫内膜癌经双重路径转移至盆腔和腹主动脉旁淋巴结(图49-1)。当无盆腔淋巴结转移时,腹主动脉旁淋巴结很少转移。子宫内膜癌最常发生闭孔淋巴结转移。

临床Ⅰ期患者中,3%~8%发生阴道转移,其转移途径是经黏膜下淋巴或血行转移,手术

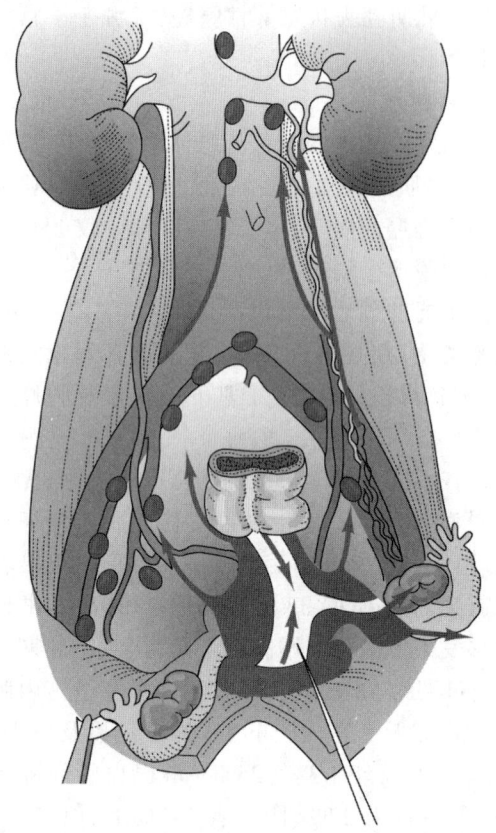

图 49-1 子宫内膜癌双重淋巴结转移途径。

时肿瘤经宫颈口溢出并发生转移的观点缺少有力的支持证据。但阴道转移更常见于组织学高分级、累及子宫下段或宫颈转移者。

病理学家确定了子宫内膜癌不同组织学类型,子宫内膜癌中,近 80% 为子宫内膜样癌,其变异性类型包括乳头状、分泌性、有鳞状分化、纤毛细胞等。这些类型有相似的临床症状与体征、播散方式和常见临床行为。因此,这类肿瘤在临床诊断、鉴别诊断和治疗方面具有共性。非子宫内膜样癌主要包括黏液性癌、浆液性癌、透明细胞性癌、鳞状细胞癌、小细胞癌、混合性癌或移行细胞癌。

腺癌:是子宫内膜癌中最常见的类型,由恶性腺体组成,从高分化腺癌(G1)到未分化腺癌(G3)。为判断分级和预后,通常以显微镜下分化最差的区域确定肿瘤组织学分级(图 49-2)。在美国,腺癌占子宫内膜癌的 80%。

腺癌伴鳞化:子宫内膜癌中,约 25% 可见到灶性或广泛鳞状细胞成分,可为正常鳞状细胞,也可为鳞癌。腺癌伴鳞分者,其行为取决于腺癌组织分级。

浆液性癌:在组织学上,浆液性癌与卵巢浆液性癌的复杂性乳头结构相似。在子宫内膜癌中,浆液性癌约占 10%,多见于老年患者,极少有高雌激素表现。Ⅰ 期患者复发率为 50%,早期即可发生转移,常侵犯盆腹腔腹膜。肿瘤也可侵犯子宫肌层,出现淋巴转移。患者预后较差,其治疗方案与卵巢癌相似。

透明细胞癌:这种亚型与己烯雌酚暴露所致的宫颈及阴道透明细胞癌无关,在子宫内膜癌中占 1%~4%。显微镜下以透明细胞或鞋钉样细胞为特征,呈实性、乳头状、管状和囊性。透明细胞癌通常为高分级,侵袭性强,浸润程度较深,临床期别较晚。患者确诊时平均年龄为 67 岁,与浆液性癌亚型相似,与高雌激素状态无关。

混合细胞亚型:子宫内膜癌中,黏液性占 1%~9%,细胞质黏蛋白、癌胚抗原和 PAS 反应呈阳性。分泌性癌占 1%~2%,表现为核下或核上空泡,类似于子宫内膜早分泌期表现,其行为方式与典型子宫内膜癌相似。单纯性鳞状细胞癌极少见(<1%),与子宫颈狭窄、积脓和慢性炎症相关。

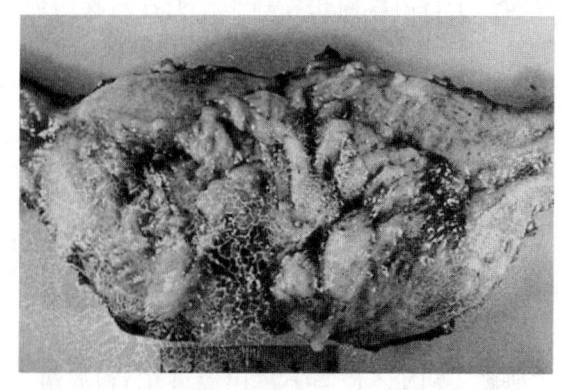

图 49-2 子宫内膜腺癌,子宫峡部肿瘤有明显分界。

预防

20世纪70年代，由于先前10年无对抗性雌激素替代治疗及序贯口服避孕药物应用，子宫内膜癌发生率增加一倍。在20世纪80年代，激素替代方案中加用孕激素及降低避孕药中雌激素含量使子宫内膜癌发生率下降。

雌激素是子宫内膜癌的重要致病因素，其依据是患者有雌激素代谢改变或服用外源性雌激素。此外，无排卵周期患者子宫内膜癌发生风险增高，其原因是子宫内膜长期受雌激素刺激，无孕激素对抗作用。孕激素有抗子宫内膜增生作用，可诱导子宫内膜细胞凋亡。

子宫内膜癌好发于肥胖、未孕未育、高血压、糖尿病的白人妇女，也可发生在无以上危险因素的患者中。与子宫颈癌不同，子宫内膜癌与性生活史无关。

现已证实，高危患者行预防性子宫切除术和双侧输卵管、卵巢切除术能有效预防子宫内膜癌和卵巢癌。

肥胖、糖尿病、高血压和未育是已确定的几种子宫内膜癌的高危因素，子宫内膜癌的预防主要为控制体重、锻炼、有效控制糖尿病及高血压，增加高危妇女的监测。此外，详细询问家族史有助于识别具有子宫内膜癌遗传倾向的患者，如HNPCC综合征，进行遗传咨询和基因检测。由于HNPCC者终生子宫内膜癌发病率为70%，因此应在完成生育后行子宫切除术。绝经后未行子宫切除者行激素替代治疗中应加用孕激素，对抗雌激素对子宫内膜的作用。雌激素选择可以控制症状的最低剂量，可持续性或周期性服用，同时周期性加服孕激素（醋酸甲羟孕酮10mg或微粒化黄体酮200mg），连续10~14天，降低子宫内膜癌风险。如果持续性服用雌激素和孕激素，则醋酸甲羟孕酮剂量为2.5mg/d。

临床表现

病变早期，子宫出血促使患者及时检查，最常见的症状是异常阴道出血，尤其是绝经后出血。在少部分老年患者，由于宫颈梗阻导致宫腔积血或宫腔积脓，可引起明显的痉挛性疼痛。

症状与体征

在子宫内膜癌患者中，异常出血发生率为80%，是最重要的早期症状。一些患者表现为阴道分泌物异常，特别是绝经后分泌物异常或间断性流液。绝经前患者主要表现为月经血量过多，也可表现为月经间期血性分泌物或月经前后出血。在绝经后出血者中，子宫内膜癌占5%~10%，且随年龄增长及相关危险因素，子宫内膜癌发生率增加。10%的患者主诉下腹部绞痛，其原因是由于宫颈狭窄导致脱落的内膜和宫腔积血，引起子宫收缩所致。如果继发宫腔感染，则可发展为脓肿及败血症。

体格检查通常无明显异常，可能表现有与年龄增长有关的医学问题。阴道检查发现异常出血，但由于出血量少且为间断性出血，因此有可能无法发现出血。萎缩性阴道炎通常发生在老年妇女，但如果未进行子宫内膜组织活检排除子宫内膜癌，那么绝经后出血不应诊断为萎缩性阴道炎。如果无宫腔积血或积脓，则疾病早期子宫双合诊和三合诊检查均正常。如果癌灶较大，则临床表现为子宫体积增大，有时误诊为良性疾病，如子宫平滑肌瘤。在晚期患者，由于肿瘤向两侧宫旁蔓延，导致子宫固定不动。

早期患者很少发生阴道、外阴或腹股沟淋巴结转移，但晚期或治疗后复发患者常发生转移。卵巢转移可导致卵巢增大。

实验室检查

在大部分子宫内膜癌患者中，常规实验室检查正常。如果出血时间延长或出血量较多，则可出现贫血。在有症状的患者中，子宫颈内膜和阴道后穹隆取样细胞学检查提示腺癌。但应注意，在有症状的子宫内膜癌患者中，常规细胞学检查漏诊率为40%。细胞吸引术或活检(见特殊检查部分)的准确率明显提高。巴氏涂片细胞学检查是所有患者检查的一部分，可发现少部分无症状的患者。此外,更年期或绝经后女性,子宫颈或阴道涂片发现良性子宫内膜细胞者,其中2%~6%与子宫内膜癌有关,特别是绝经后出血者,子宫内膜癌发生率高达25%。因此,常规宫颈巴氏涂片出现子宫内膜细胞的绝经后妇女,均需行子宫内膜癌检查,包括子宫内膜取样活检。

常规血细胞计数、尿液检查、子宫颈和阴道细胞学检查、胸部X线检查、粪便检查和乙状结肠镜检查均为子宫内膜癌有效的辅助诊断方法。肝功能、血尿素氮、血清肌酐酸和血糖(由于疾病和糖尿病相关)也是常规检查项目。血清标记物CA-125(癌抗原-125)是卵巢上皮癌很好的肿瘤标记物,也同样适用于子宫内膜癌。临床分期Ⅰ期(术前肿瘤局限于子宫)的患者中,20% CA-125升高。然而,与卵巢癌患者相比,CA-125在子宫内膜癌中的诊断价值有限。

影像学检查

晚期患者胸部X线检查可发现转移,但早期患者很少发生肺转移。粪便检查阴性和乙状结肠镜检查正常者不必行结肠镜检查,但有显性或隐性胃肠道出血或有症状者应行结肠镜检查。如果患者有息肉性结直肠癌家族史,则术前应行结肠镜检查,特别是有息肉性结直肠癌相关性DNA错配基因突变者。

宫腔镜检查可提高诊断准确性,优于子宫内膜活检或诊断性刮宫。宫腔镜检查可导致肿瘤细胞经输卵管进入腹腔,但宫腔镜检查后腹腔细胞学阳性并不影响预后。CT检查可较好地评价骨盆,发现盆腔和腹主动脉旁增大的淋巴结,并诊断肝脏、肺等远处转移。MRI可明确子宫肌层侵犯、子宫下段转移或宫颈受累等情况。

特殊检查

分段诊刮:子宫颈扩张和分段诊刮(D&C)是诊断子宫内膜癌的有效检查方法。该检查在麻醉下进行,可使盆腔检查更彻底、准确。先行仔细和全面的子宫颈管搔刮,然后扩张宫颈管,行子宫腔内全面搔刮。首次从子宫颈和子宫内膜刮取到明显癌组织,确定标本量足以进行检测时,即停止操作。子宫穿孔是子宫内膜癌的常见并发症,常导致恶性细胞、血液和细菌污染腹腔。在可以准确诊断和判断分期的前提下,操作应轻柔,尽量减少不必要的检查,通常可避免并发症的发生。D&C不是有效的治疗方法,不能按治疗性诊刮进行操作。

子宫内膜活检:这项检查适宜门诊患者,可极大降低成本。通常不需麻醉,必要时可行宫颈旁阻滞麻醉。子宫内膜活检(EMB)与子宫内膜诊刮诊断子宫内膜癌的准确率可达91%及95%。EMB在绝经后患者较绝经前患者诊断准确率高,假阴性率约为10%,所有有症状、但子宫内膜活检阴性者需行子宫颈扩张及分段诊刮术。几种常规活组织检查技术包括Pipelle、Novak诊刮术(图49-3)及Vabra抽吸器(图49-4)。所有子宫内膜活检类型对诊断息肉准确性较差,并导致较多子宫内膜增生患者漏诊。

盆腔超声检查:超声检查有助于监测无症状的高危患者(如乳腺癌他莫昔芬治疗者、有子宫内膜癌家族史者)。经腹和经阴道超声检查可显示子宫大小、形状、子宫内膜厚度及其表面轮廓。当子宫内膜厚度<5mm时,经阴道超声检查在排除子宫内膜癌或子宫内膜增生方面有很好的阴性预测价值,但当子宫内膜厚度>5mm时,其诊断价值降低。在绝经后妇女中,子宫厚度>5mm者,可疑有子宫内膜增生或恶性肿瘤,应行子宫内膜组织活检等进一步检查。但在他莫昔芬治疗2年以上的患者,经阴道超声检查假阳性率较高,其原因为他莫昔芬导致子宫内膜下水肿,易误诊为子宫内膜增厚。子宫超声造影检查是在超声检查前于子宫腔内灌注生理盐水,该方法优于经阴道超声检

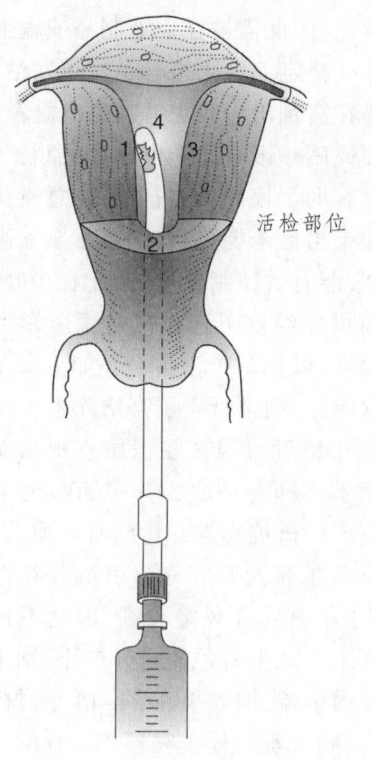

图 49-3 Novak 子宫内膜组织活检诊刮技术。

查,可减少假阳性结果,且可更好地显示子宫内膜形态。

雌激素和孕激素受体检测:肿瘤组织应检测雌激素和孕激素受体,有助于指导辅助激素治疗。雌激素和孕激素受体含量和组织学分级呈反比,一种或两种受体阳性者通常比受体阴性者生存期长。此外,受体阳性的复发性肿瘤患者更适宜接受以激素为基础的治疗。

鉴别诊断

无症状患者偶尔在子宫颈细胞学检查中意外发现,但子宫内膜癌细胞学检查结果并不一致,不能用于早期诊断。不推荐在人群中进行子宫内膜癌筛查,但在有 Lynch 综合征和 HNPCC 综合征者应进行子宫内膜癌筛查。

临床中子宫内膜癌鉴别诊断包括多种能引起异常子宫性出血的疾病。在绝经前患者中,应首先考虑是否为早孕症状,如先兆流产或不全流产。其他引起出血的原因为平滑肌瘤、子宫内膜增生和息肉、宫颈息肉、宫内节育器及各种生殖器肿瘤或转移性癌。宫颈、子宫内膜、输卵管和卵巢肿瘤都可引起异常子宫出血。来自肠、膀胱和乳腺等的转移性癌,虽然较少,但有报道可引起阴道出血。应行血友病检查。在绝经后患者中,鉴别诊断应包括萎缩性阴道炎、应用外源性雌激素、子宫内膜增生与息肉及各种生殖器肿瘤。发生肿瘤的可能性随年龄增加而增加。常规盆腔检查正常、绝经后反复发生阴道出血而近期分段诊刮未发现异常者,应考虑输卵管癌和卵巢癌的可能。绝经后反复出现原因不明的阴道出血者,可考虑行全子宫及双侧输卵管、卵巢切除术。

并发症

晚期及子宫深肌层浸润者,可因长期失血或急性出血而出现贫血。如果出血明显且持续,则可行短期放疗,能有效减缓出血。

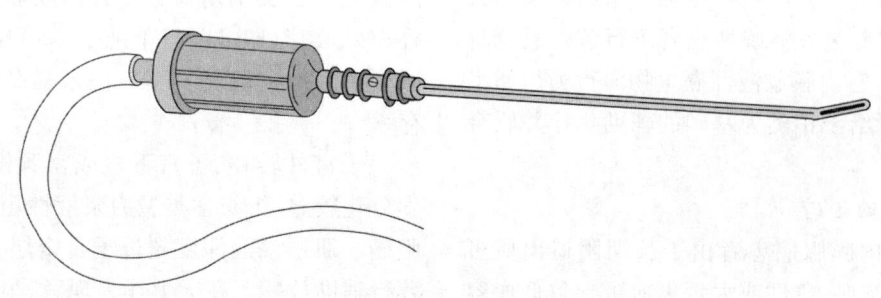

图 49-4 Vabra 抽吸器。

子宫积血者可在麻醉下经宫腔超声检查证实,扩张宫颈并引流宫腔积血。如果出现宫腔积脓,患者可出现腹膜炎、败血症及其所引起的并发症。

子宫分段诊刮或 EMB 常导致子宫穿孔,如果致穿孔的器械较大,可能发生小肠襻经宫颈管脱出。穿孔较大者需经腹腔镜或开腹手术探查、修复受损部位。如果有血液或坏死肿瘤组织污染腹腔,则应使用广谱抗生素预防腹腔感染。子宫内膜癌患者穿孔是严重并发症,进入腹腔的肿瘤组织会影响患者预后。

治疗

手术是主要治疗方式,分期手术包括全子宫及双附件切除术、盆腔和腹主动脉旁淋巴结切除术,术后根据组织学类型特点和肿瘤扩散范围决定进一步治疗。

子宫内膜癌患者多在早期确诊,治愈率较高。主要治疗方式是全子宫及双附件切除术、盆腔和腹主动脉旁淋巴结切除等分期手术。放疗仅用于有手术禁忌证者或晚期患者。研究证实,放疗能治愈一些子宫内膜癌患者,但在Ⅰ期患者中,放疗治愈率比手术治疗平均低 20%。化疗应用较少,多用于已发生转移的患者。在不能手术或年轻需要保留生育功能的患者,通常应用醋酸甲羟孕酮或甲地孕酮等高剂量孕激素治疗。在局限于子宫的 G1 子宫内膜癌患者,其治疗有效率高达 75%。为确定患者对治疗的反应,需进行常规子宫内膜取样检查。

根据手术分期及组织病理类型选择辅助治疗,如高危子宫内膜样癌患者术后常辅助放疗,预防盆腔复发。晚期患者可行放疗及全身性化疗。子宫内膜浆液性癌生物学行为与卵巢癌相似,可给予铂类为基础的辅助化疗并联合放疗。

紧急情况的治疗

子宫内膜腺癌患者由于长期阴道出血可导致重度贫血,急性或大量失血可导致低血容量性休克,因此需输注血液制品或输血以维持生命体征稳定。自阴道行子宫填塞治疗有效,特别是在宫颈出血或阴道肿瘤出血者。次硫酸铁溶液或硝酸银有助于止血。紧急行子宫分段诊刮术有助于控制出血,但需注意避免发生穿孔。如果出血未能控制,则可行全盆高剂量放疗,通常能有效控制子宫出血。在极晚期患者,治疗前可先经皮下选择性血管造影术行髂内动脉栓塞,以控制子宫出血。如果安全并不影响有效治疗,则可行全子宫切除术。

老年患者可因宫腔积血或积脓而出现严重下腹部疼痛与痉挛,其中 50% 为子宫内膜癌。应用广谱抗生素并达到有效血药浓度后,再行宫颈扩张及宫腔充分引流。在这种情况下,由于子宫穿孔风险较高,因此不行子宫分段诊刮术。如果宫颈能充分扩张,则不需要留置宫腔内引流,但如果在 24~48 小时内未能控制感染,则应重新检查宫颈扩张程度。一旦感染完全控制,患者 7~10 天内无发热,则可对起初没有确诊的患者行子宫分段诊刮术。

放疗

有手术禁忌证者主要行放疗。目前不再施行术前辅助放疗,但在宫颈病灶较大者,可在全盆及腔内放疗后,行筋膜外子宫切除术。术前放疗相对禁忌证包括盆腔肿物、盆腔肾、子宫积脓、以往盆腔脓肿病史、盆腔放疗史和多次剖腹手术史等(见第 52 章)。

辅助放疗能明显提高早期高危子宫内膜癌患者的局部控制率。美国 GOG(GOG-99)和欧洲(PORTEC 试验)分别进行了两组随机对照试验,证实早期高危子宫内膜癌患者术后补充外放疗(EBRT)与单纯手术治疗相比,可减少阴道和盆腔复发率,但未提高患者总生存率。

子宫外转移、子宫下段或宫颈侵犯、组织学分化较差、组织学类型为浆液性癌或透明细胞癌、肌层浸润深度超过子宫全层 1/3 者,推荐行辅助放疗。在无上述表现者,很难判断经腹单纯性全子宫及双附件切除术后补充治疗所带来的风险及发病情况。Ⅲ和Ⅳ期患者的最佳辅助治疗仍有争议。晚期患者的治疗包括全身化疗或补加放疗,提高局部控制率。总之,早期高危子宫内膜样癌患者应根据分期、肿瘤分级、手术淋巴结切除及局部或阴道复发风险确定个体化辅助治疗。

手术治疗

出血是子宫内膜癌早期症状,多数早期患者行单纯性子宫切除术即可彻底治愈。分期手术包括双侧附件切除、腹腔冲洗液细胞学检查、盆腔和腹主动脉旁淋巴结切除。近来,腹腔镜辅助下及机器人腹腔镜辅助下的微创手术已成功用于子宫内膜癌分期手术治疗。腹腔镜是目前治疗子宫内膜癌较受青睐的手术方式,疗效与开腹手术相近,而住院时间和康复时间较开腹手术缩短。

盆腔和腹主动脉旁淋巴结切除术在子宫内膜癌分期中有重要作用。在 G1 或 G2 子宫内膜癌患者,术中应对子宫进行大体病理评估,确定是否需行分期手术。在子宫内膜癌 Ⅰ 期 G3、肿瘤最大直径>2cm、子宫肌层浸润超过50%、宫颈转移及子宫外转移者需行分期手术。此外,由于子宫内膜透明细胞癌和乳头状浆液性癌患者淋巴转移风险较高,因此所有该类型肿瘤均需行分期手术。淋巴结切除的标准尚未广泛接受,仍在研究中。淋巴结切除的治疗作用也在研究中。一些研究表明,如果淋巴结均为阴性,则可不行 EBRT,或放疗局限在盆腔中心部位。体积较大的阳性淋巴结对 E-BRT 效果较差,因此术中应予以切除。

Ⅱ期肿瘤患者需行根治性子宫切除术,术后无需行辅助性放疗。根治性子宫切除术适于单纯性放疗后复发者或因以往其他盆腔肿瘤接受治疗剂量盆腔放疗者,但医患双方应注意,在这种情况下,肠道或泌尿道损伤风险会增加。

有明显宫颈或阴道转移和宫旁受累者应首选盆腔放疗,然后在有病灶切除可能的患者行开腹探查术。临床证实有盆腔外转移者,激素治疗或化疗是最适宜的治疗方法。骨和脑转移者,姑息性放疗可缓解症状。盆腔放疗有助于控制局部肿瘤及减少出血。

激素治疗

在复发性子宫内膜癌患者,不能行放疗或手术治疗,孕激素治疗有效,可口服用药或肠道外给药。口服甲地孕酮、肠道外醋酸甲羟孕酮悬液、己酸孕酮等疗效相同,有效率接近25%。复发患者孕激素治疗长期缓解率约为13%,平均持续有效时间为 20 个月,5 年存活率达 30%。原位复发、肿瘤分化较好、无病间期较长、雌孕激素受体阳性者,临床有效率更高。有些患者治疗后 10~12 周才出现缓解,因此治疗的最短疗程应超过 3 个月。虽然孕激素在治疗复发性子宫内膜腺癌中有很好的疗效,但不能将其作为预防性药物。在早期患者完成规范化治疗后,应用孕激素不能提高生存率或降低复发率。

晚期或复发性子宫内膜癌患者可选择他莫昔芬单药或与孕激素联合治疗,在肿瘤分化好、雌激素受体阳性、无病间期较长者,他莫昔芬疗效较好。他莫昔芬用量为口服 10~20mg,2 次/日。他莫昔芬单药治疗总有效率为 15%~20%,与孕激素联合应用可提高疗效,有效率高达 40%。

化疗

阿霉素和顺铂是治疗晚期或复发性子宫内膜癌最有效的 2 种化疗药物,阿霉素单药治疗总有效率达 38%,26%的患者对治疗有效。阿霉素和顺铂联合用药与两药单药治疗相比,前者可延长存活时间。阿霉素、顺铂治疗方案中加用紫杉醇,总有效率可达 57%,与不加紫杉醇的方案相比,三药联合可提高患者长期存活率。近来联合应用紫杉醇与卡铂显示出相同的疗效,并且减少了副作用。子宫内膜癌化疗药物还包括环磷酰胺、六甲密胺和

5-氟尿嘧啶。

预后

与其他妇科恶性肿瘤相比，子宫内膜癌总体预后较好，局部病灶、局域病灶和远处转移者，5年生存率分别为96%、67%和17%。

子宫内膜癌最重要的预后因素是分期、组织学类型、分级、子宫肌层浸润深度、淋巴血管间隙侵犯，明确这些预后危险因素对确定治疗方案、监测和指导患者等方面均非常重要。年龄较大、病理分级较高、期别较晚、子宫肌层浸润较深、有淋巴血管间隙侵犯者预后较差。每名患者的预后取决于很多因素，不同分期者，其5年生存率不同，其中手术分期为Ⅰ期者，5年生存率为81%~95%，Ⅱ期者为66%~77%，Ⅲ期者为31%~60%，Ⅳ期者为5%~20%。

这些数据说明，随着肿瘤增大及累及范围增加，治疗失败及复发的风险增加。在无高危因素者，单纯行全子宫和双附件切除术，其5年生存率超过95%。而在有高危因素存在者，应扩大手术范围，术后需辅助放疗和化疗。

Amant F, Moerman P, Neven P, et al. Endometrial cancer. *Lancet* 2005;366(9484):491–505. PMID: 16084259.

American Cancer Society. American Cancer Society Facts and Figures 2010. Available at: http://www.cancer.org/Research/CancerFactsFigures/CancerFactsFigures/cancer-facts-and-figures-2010.

Cao QJ, Belbin T, Socci N, et al. Distinctive gene expression profiles by cDNA microarrays in endometrioid and serous carcinomas of the endometrium. *Int J Gynecol Pathol* 2004;23:321–329. PMID: 15389101.

Creutzberg C, van Putten WL, Koper PC, et al. Surgery and post-operative radiotherapy versus surgery alone for patients with stage 1 endometrial carcinoma: multicentre randomized trial. *Lancet* 2000;355:1404–1411. PMID: 10791524.

Dijkhuizen FP, Mol BW, Brölmann HA, Heintz AP. The accuracy of endometrial sampling in the diagnosis of patients with endometrial carcinoma and hyperplasia: a meta-analysis. *Cancer* 2000;89:1765–1772. PMID: 11042572.

Duska LR, Berkowitz R, Matulonis U, et al. Pilot trial of TAC (paclitaxel, doxorubicin, and carboplatin) chemotherapy with filgrastim (r-metHuG-CSF) support followed by radiotherapy in patients with "high-risk" endometrial cancer. *Gynecol Oncol* 2005;96:198–203. PMID: 15589601.

FIGO Committee on Gynecologic Oncology. Revised FIGO staging for carcinoma of the vulva, cervix, and endometrium. *Int J Gynecol Obstet* 2009;105:103–104. PMID: 19367689.

Fung MFK, Reid A, Faught W, et al. Prospective longitudinal study of ultrasound screening for endometrial abnormalities in women with breast cancer receiving tamoxifen. *Gynecol Oncol* 2003;91:154–159. PMID: 14529676.

Karamursel BS, Guven S, Tulunay G, et al. Which surgical procedure for patients with atypical endometrial hyperplasia? *Int J Gynecol Cancer* 2005;15:127–131. PMID: 15670307.

Keys HM, Roberts JA, Brunetto VL et al. A phase III trial of surgery with or without adjunctive external pelvic radiation therapy in intermediate risk endometrial adenocarcinoma: a Gynecologic Oncology Group study. *Gynecol Oncol* 2004;92:744–751. PMID: 14984936.

Koh WJ, Tran AB, Douglas JG, Stelzer KJ. Radiation therapy in endometrial cancer. *Baillieres Best Pract Res Clin Obstet Gynaecol* 2001;15:417–432. PMID: 11476563.

Lalloo F, Evans G. Molecular genetics and endometrial cancer. *Baillieres Best Pract Res Clin Obstet Gynaecol* 2001;15:355–363. PMID: 11476568.

Lu K, Dinh M, Kohlman W, et al. Gynecologic cancer as a "sentinel cancer" for women with hereditary nonpolyposis colorectal cancer syndrome. *Obstet Gynecol* 2005;105:569–574. PMID: 15738026.

Mariani A, Webb MJ, Keeney GL, Podratz KC. Routes of lymphatic spread: a study of 112 consecutive patients with endometrial cancer. *Gynecol Oncol* 2001;81:100–104. PMID: 11277658.

Montz FJ. Significance of "normal" endometrial cells in cervical cytology from asymptomatic postmenopausal women receiving hormone replacement therapy. *Gynecol Oncol* 2001;81:33–39. PMID: 11277646.

Nout RA, Smit VT, Putter H, et al. Vaginal brachytherapy versus pelvic external beam radiotherapy for patients with endometrial cancer of high-intermediate risk (PORTEC-2): an open-label non-inferiority, randomized trial. *Lancet* 2010;375:816–823. PMID: 20206777.

Pothuri B, Ramondetta L, Martino M, et al. Development of endometrial cancer after radiation treatment for cervical carcinoma. *Obstet Gynecol* 2003;101:941–945. PMID: 12738155.

Ramirez P, Frumovitz M, Bodurka DC, et al. Hormonal therapy for the management of grade 1 endometrial adenocarcinoma: a literature review. *Gynecol Oncol* 2004;95:133–138. PMID: 15385122.

Sakuragi N, Hareyama H, Todo Y, et al. Prognostic significance of serous and clear cell adenocarcinoma in surgically staged endometrial carcinoma. *Acta Obstet Gynecol Scand* 2000;79:311–316. PMID: 10746868.

Schmeler K, Lynch H, Chen L, et al. Prophylactic surgery to reduce the risk of gynecologic cancers in the Lynch syndrome. *N Engl J Med* 2006;354:261–269. PMID: 16421367.

Takeshima N, Nishida H, Tabata T, et al. Positive peritoneal cytology in endometrial cancer: enhancement of other prognostic indicators. *Gynecol Oncol* 2001;82:470–473. PMID: 11520142.

Thigpen JT, Brady MF, Homesley HD, et al. Phase III trial of doxorubicin with or without cisplatin in advanced endometrial carcinoma: a Gynecologic Oncology Group study. *J Clin Oncol* 2004;22:3902–3908. PMID: 15459211.

Trimble CL, Kauderer J, Zaino R, et al. Concurrent endometrial carcinoma in women with a biopsy diagnosis of atypical endometrial hyperplasia: a Gynecologic Oncology Group study. *Cancer* 2006;106:812–819. PMID: 16400639.

Walker JL, Piedmonte MR, Spirtos NM, et al. Laparoscopy compared with laparotomy for comprehensive surgical staging of uterine cancer: a Gynecologic Oncology Group Study Lap 2. *J Clin Oncol* 2009;27:5331–5336. PMID: 19805679.

子宫肉瘤(平滑肌肉瘤、子宫内膜肉瘤)

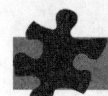
诊断要点

▶ 出血：子宫出血、月经过多、绝经后出血或青春期前出血。

▶ 肿块：子宫或子宫平滑肌瘤快速增大。

▶ 疼痛：增大子宫压迫导致盆腔不适。

▶ 恶性组织：通过诊刮术或子宫切除标本病理证实。

发病机制

子宫肉瘤是来源于中胚层的高度恶性肿瘤，在子宫恶性肿瘤中占3%~4%。目前，子宫肉瘤的病因还不清楚，以往盆腔放疗史与混合性子宫肉瘤有关。

肉瘤可发生在任何年龄，40岁以后最多见。子宫肉瘤发病年龄呈双峰分布，绝经前或围绝经期主要为平滑肌肉瘤，绝经后为癌肉瘤。肉瘤以血行转移为主，除子宫平滑肌肉瘤外，子宫肉瘤还可经淋巴途径及直接蔓延方式转移。子宫内膜肉瘤通常可通过EMB或D&C进行诊断，但来源于子宫肌层的肉瘤(平滑肌肉瘤)通常需要子宫切除术后获得足够的组织标本进行诊断。

一般来说，子宫肉瘤侵袭性较强，早期即可转移到腹部、肝脏和肺。子宫肉瘤的组织学特性不一致，目前多数专家认为需根据每高倍视野下细胞有丝分裂数量、血管和淋巴浸润、浆膜侵犯、组织异型程度等特征进行诊断。手术是最主要的治疗方法，其次为放疗和化疗。子宫肉瘤有效的化疗药物包括阿霉素、顺铂、异环磷酰胺、吉西他滨和紫杉烷，联合化疗对复发和晚期肉瘤的有效率高达54%，但多为部分有效和暂时缓解。

组织起源、分类和分期

子宫肉瘤有几个分类系统,将其分为4大类：平滑肌肉瘤(LMS)、子宫内膜间质肉瘤(ESS)、恶性中胚叶混合瘤(MMMT)和腺肉瘤。LMS起源于子宫肌层平滑肌细胞或子宫肌层血管壁的类似细胞。ESS和MMMT来源于未分化子宫内膜间质细胞，具有分化成组织学同源性或异源性恶性细胞的潜能。未分化的子宫内膜间质细胞来源于生殖嵴起源的特殊间充质细胞，最终来自胚胎中胚层。子宫内膜癌肉瘤一直被称为"中胚叶肿瘤""苗勒管肿瘤"或"间充质肿瘤"。由于不同分期的同源性或异源性肿瘤预后相近，所以这些术语临床意义不大。由于肿瘤由来源于同一细胞系的细胞组成，因此以往将ESS称为单纯性或同源性子宫内膜肉瘤。由于肿瘤由未分化恶性干细胞分化为2种或多种细胞，因此将MMMT称为"混合性"子宫内膜肉瘤。MMMT含有癌或上皮衍生成分、肉瘤或间充质成分，也被称为"癌肉瘤"，其中衍生成癌的部分通常是未分化腺癌。子宫肉瘤术语的理解可参照图49-5，揭示了子宫肉瘤的组织学发生。表49-2为目前子宫内膜肉瘤的组织学术语及不同分类中的各种肿瘤类型。

单纯异源性肉瘤，如横纹肌肉瘤、软骨肉瘤、骨肉瘤、脂肪肉瘤极其罕见。其他子宫肉瘤，如血管肉瘤、纤维肉瘤、网状细胞肉瘤也可以发生在身体其他部位，不是子宫特异性肿瘤。

近来,FIGO颁布了子宫肉瘤新的分类和分期系统，反映肿瘤生物学行为(表49-3)，癌肉瘤仍沿用子宫内膜癌的分期标准。

子宫肉瘤的主要类型

子宫平滑肌肉瘤

LMS占子宫肉瘤的35%~40%，占子宫所有恶性肿瘤的1%~2%。LMS患者年龄为25~

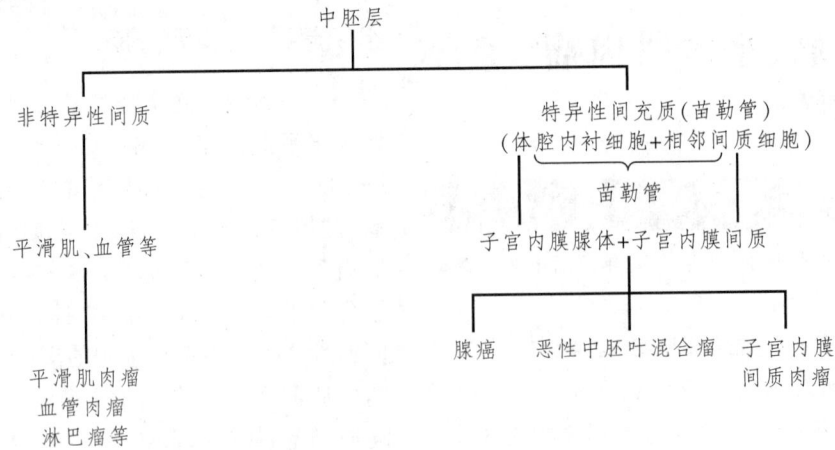

图 49-5 子宫肉瘤的组织发生。

75岁,平均50岁,年轻患者较绝经后患者预后好。与良性平滑肌瘤相同,非裔美国人LMS发病率较美国白人高1.5倍。在LMS患者,子宫内通常可发现平滑肌瘤,但平滑肌瘤恶变率仅为0.1%~0.5%。据报道,只有5%~10%的LMS来源于平滑肌瘤恶变。

LMS的最常见症状是子宫异常出血,发生率约为60%。据报道,患者中大约50%出现盆腔或腹部疼痛不适,仅约10%可触及腹部肿物。肿瘤位于子宫肌层,影响D&C的准确性,诊断准确率仅为25%。Pap涂片可发现异常细胞,但通常是在子宫切除术后,经组织病理检查而确诊。

LMS通常经直接蔓延侵袭子宫肌层、宫颈及周围支持组织,晚期常发生淋巴转移。子宫切除后,盆腔复发和腹膜转移较常见。一些恶性程度高的肿瘤早期即可经血行转移至肺、肝、肾、脑和骨骼,而临床证实,肺转移仅发生在晚期肿瘤。

临床上肿瘤侵袭性较强,与显微镜下有丝分裂数量有关。低级别LMS表现为每10个高倍视野下,有丝分裂数<5个,多为膨胀性生长,而不是浸润性生长。中分化为有丝分裂数5~10个/10个高倍视野,有丝分裂数>10个/10个高倍视野者恶性度极高,致死性强。患者5年生存率<20%。肿物大小和有丝分裂指数是衡量预后的重要因素,但还有其他因素可影响患者预后。侵袭方式很重要,如血液、淋巴和周围平滑肌。相比之下,细胞异型性、间变和巨细胞等特征不是预测其侵袭性的因素。临床上,最可靠的预后影响因素是分期。出现子宫外转移者较病变局限于子宫者预后差。大多数LMS患者为Ⅰ期。盆腔MRI显示子宫病变程度,有助于术前诊断恶性平滑肌肿瘤。与良性平滑肌肿瘤相比,恶性平滑肌肿瘤有出血、坏死而无钙化。良性平滑肌肿瘤边缘清晰,而恶性则为

表 49-2 子宫肉瘤分类

平滑肌肉瘤(子宫平滑肌起源)
子宫内膜间质肉瘤(纯同源子宫内膜癌肉瘤)
  未分化
  低级别(淋巴管内间质肌病)
恶性混合中胚层肿瘤(混合上皮/间质肿瘤)
  同源性癌肉瘤
  异源性癌肉瘤
腺肉瘤(混合上皮/间质肿瘤)
  同源性
  非同源性

表49-3　FIGO子宫肉瘤分期标准(2009年)

平滑肌肉瘤及子宫内膜间质肉瘤
　Ⅰ期,癌肿局限于子宫
　　ⅠA期,肿瘤径线≤5cm
　　ⅠB期,肿瘤径线>5cm
　Ⅱ期,癌肿突破子宫,局限于盆腔内
　　ⅡA期,肿瘤累及附件
　　ⅡB期,肿瘤累及盆腔其他组织
　Ⅲ期,癌肿侵及腹部组织
　　ⅢA期,累及一个器官
　　ⅢB期,累及一个以上器官
　　ⅢC期,盆腔/腹主动脉旁淋巴结转移
　Ⅳ期
　　ⅣA期,癌肿侵及膀胱/直肠
　　ⅣB期,远处转移
腺肉瘤
　Ⅰ期,癌肿局限于子宫
　　ⅠA期,癌肿局限于子宫内膜/宫颈内膜,未侵及肌层
　　ⅠB期,癌肿侵犯≤1/2肌层
　　ⅠC期,癌肿侵犯>1/2肌层
　Ⅱ期,癌肿突破子宫,局限在盆腔内
　　ⅡA期,累及附件
　　ⅡB期,累及子宫外的盆腔组织
　Ⅲ期,癌肿侵及腹部组织
　　ⅢA期,累及一个器官
　　ⅢB期,累及一个以上器官
　　ⅢC期,盆腔/腹主动脉旁淋巴结转移
　Ⅳ期
　　ⅣA期,癌肿侵及膀胱/直肠
　　ⅣB期,远处转移
癌肉瘤
　沿用子宫内膜癌分期标准

Reproduced, with permission, from FIGO Committee on Gynecologic Oncology. FIGO staging for uterine sarcomas. *Int J Gynecol Obstet* 2009;104:179.

浸润性边缘。

其他不常见的子宫平滑肌肿瘤,如良性转移性平滑肌瘤、静脉内平滑肌瘤病等是低级别LMS或不确定恶性潜能的平滑肌肿瘤(STUMP)。虽然在组织学呈良性,但肿瘤可通过压迫周围或邻近重要器官而导致患者死亡。静脉内平滑肌瘤病可沿腔静脉生长,阻碍静脉血回流至右心房,诱发充血性心力衰竭。由于其生长缓慢,可通过反复局部切除而控制病情发展。良性转移性平滑肌瘤原发灶切除后,肺部转移性病灶随之消失,提示该病为激素依赖性。

子宫内膜肉瘤

子宫内膜间质肉瘤(ESS):占所有肉瘤的8%,主要发生在绝经后妇女。患者通常表现为不规则出血及下腹疼痛不适。患者约75%可经D&C确诊。尚不确定肿瘤发病与激素有关,但少部分转移灶对孕激素治疗有效。

ESS可分为3个不同亚型:低级别ESS、子宫内膜间质结节及未分化子宫内膜肉瘤,以往称为高级别ESS。低级别ESS恶性度不高,又称为淋巴管内间质肌病,有丝分裂数<10个/10个高倍视野,伴有侵袭性边缘和子宫肌层浸润。子宫内膜间质结节为良性,边缘光滑,有丝分裂数<3个/10个高倍视野,无血管和子宫肌层浸润。

低级别ESS平均发病年龄较未分化子宫内膜肉瘤早5~10年。肿瘤侵犯周围组织,其特点是生长缓慢、有血管浸润倾向。子宫周围血管腔内常见黄色蠕虫样肿物,大体上需与静脉内平滑肌瘤病相鉴别。复发较晚,一般为5~10年后,可行局部反复切除治疗。低级别ESS常表达雌激素和孕激素受体,辅助性靶向激素治疗可减少复发。

未分化子宫内膜肉瘤边缘不规则,有血管和子宫肌层侵袭,有丝分裂数>10个/10个高倍视野。恶性度高,预后不良,尤其是初诊时肿瘤已蔓延至子宫外。肿瘤经子宫浆膜播散,可发生淋巴转移,晚期经血行转移至肺脏和肝脏。

癌肉瘤(恶性中胚叶混合瘤,MMMT):

MMMT占子宫肉瘤的50%,所有子宫肿瘤的3%~6%。典型MMMT好发于绝经后妇女,子宫颈和阴道胚胎性横纹肌肉瘤(葡萄状肉瘤)可累及婴幼儿。黑人发病率比白人高三倍。MMMT的病因尚不清楚,可能与放疗有关。据报道,很多良性或恶性MMMT患者有放射线接触史(图49-6)。

与其他类型肿瘤相同,MMMT的主要症状为出血,也可出现腹部疼痛不适,大的息肉状肿物充满宫腔或下垂至子宫颈口。由于其起源于子宫内膜,所以75%的患者可经D&C确诊。组织学上,MMMT通常表现为高度间变、未分化、许多奇异型细胞核和有丝分裂象。由于肿瘤含有癌或上皮成分和肉瘤成分,因此称为恶性中胚叶混合瘤或癌肉瘤。癌成分通常是浆液性(2/3)或子宫内膜样(1/3),透明细胞癌、黏液性或鳞状细胞癌较少见。如果肉瘤成分来源于子宫平滑肌组织,则称为同源性MMMT。如果肉瘤成分包含骨骼、横纹肌、软骨、脂肪等,则称为异源性MMMT。异源性MMMT最常见的成分是骨骼肌和软骨,与多形性横纹肌肉瘤或胚胎横纹肌肉瘤相似。I期患者出现异源性成分,提示预后不良。

MMMT可直接侵犯周围组织,也可早期经血行和淋巴转移。转移通常包含上皮恶性腺体,但某些病例中也存在肉瘤成分。预后主要由初次手术时肿瘤的发展程度决定。确诊时肿瘤已转移至子宫以外的组织者,几乎无长期生存者。手术治疗主要包括经腹全子宫及双附件切除术、淋巴结清扫和减瘤术,有效化疗药物包括顺铂、异环磷酰胺、阿霉素、表柔比星、卡铂、紫杉醇、吉西他滨。

腺肉瘤

腺肉瘤是一种特殊的混合性苗勒潜在低度恶性肿瘤,占子宫肉瘤的1%~2%。肿瘤起源于子宫内膜,由良性腺体和间质肉瘤或纤维肉瘤组成。腺肉瘤好发于绝经妇女,也可发生于青少年和育龄妇女。出血是最常见的症状,与以往他莫昔芬或放射治疗有关。复发率为25%,通常复发晚。主要治疗为经腹全子宫及双附件切除术,子宫深肌层浸润者,术后需行放疗。

其他子宫肉瘤

发生在婴儿和儿童子宫颈胚胎性横纹肌肉瘤(葡萄状肉瘤)以前是致命的,通过联合手术、放疗、化疗,患者生存率已大大改善。

纤维肉瘤、血管肉瘤、网状细胞肉瘤、血管外皮细胞瘤和其他子宫肉瘤较罕见。一般来说,这些肉瘤与其他中分化子宫肉瘤相似,必须根据患者年龄、组织学类型和患者健康状况进行个体化治疗。

预防

应避免滥用放疗治疗盆腔良性病变,一些临床研究表明,盆腔放疗与MMMT发生有关。

临床表现

症状与体征

异常子宫出血是子宫肉瘤最常见的临床表现,其他反复出现的症状包括盆腔不适或疼痛、便秘、尿频和尿急、下腹部肿物。任何非妊娠女性出现子宫迅速增大均应怀疑子宫肉瘤。如果肿瘤脱出至宫腔或经宫颈脱出,则可出现严重的子宫痉挛。盆腔检查可发现葡萄状肉瘤

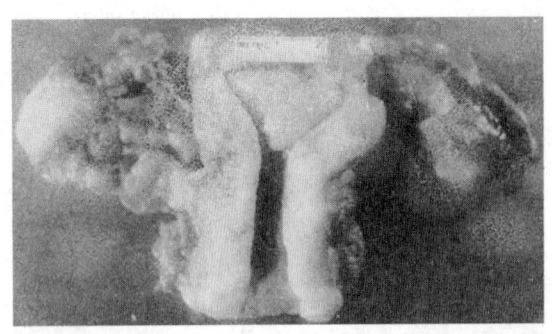

图49-6 宫底部混合性肉瘤,以往全盆放疗对肿瘤疗效不大。

患者典型葡萄样结构,突出于子宫颈或在子宫颈管中发现 ESS 柔软光滑肿物。阴道顶端坏死蕈状肿物提示可能是一个梗死的肌瘤、LMS 或 MMMT。子宫通常增大、质软,呈球状。如果肿瘤已累及子宫颈、子宫直肠窝或主韧带,则可发现宫旁软组织固定或不对称。晚期患者出现明显的腹股沟或锁骨上淋巴结转移。晚期子宫肉瘤患者可出现大网膜肿物或继发于腹部肿瘤转移导致的腹水。

实验室检查

子宫肉瘤患者标准的实验室评价应包括血细胞计数、尿液分析、肝功能检测(特别是血清碱性磷酸酶、凝血酶原时间和血清乳酸脱氢酶)、血尿素氮和血清肌酐。CA-125 可增高。雌激素和孕激素受体分析能提示激素治疗可能对哪些患者有效。阴道脱出物 EMB 或活检阳性者有助于诊断。

影像学检查

胸片显示硬币样转移病灶是子宫肉瘤的特征。由于子宫肉瘤常发生肺转移,因此胸片检查呈阴性时,应行胸部 CT 扫描,尤其是在根除手术前。腹部和盆腔 CT 扫描有助于评估腹部肿瘤转移、肾盂积水、腹膜后淋巴结增大及肝脏转移。MRI 不是常规检查,但术前检查可确定子宫大小和肿瘤肌层浸润深度。

特殊检查

肥胖患者盆腔超声检查有助于确定盆腔肿物或鉴别附件肿物与子宫肿物。老年患者及有消化道出血或肿物怀疑为恶性的年轻患者应行乙状结肠镜检查。局部晚期病变或出现肉眼或镜下血尿者,应行膀胱镜检查。

鉴别诊断

子宫肉瘤临床诊断常被忽视。如果医师在处理任何盆腔肿物时能考虑到这些肿瘤,则可提高诊断准确性。肿瘤通常不表现为异常出血,典型症状为子宫球形、均匀性增大,质软,需与任何导致子宫增大或盆腔肿物的病变相鉴别,其中,妊娠、子宫平滑肌瘤、子宫内膜异位症、卵巢肿瘤或盆腔炎性疾病最易引起误诊。当细胞学研究、EMB 或诊刮术未能确诊——多见于 LMS——有必要行开腹探查术。在开腹手术中,全面评估对子宫肉瘤患者未来治疗至关重要,探查范围需包括(在可能的情况下)腹部脏器、腹膜、肠系膜表面、肝脏、两侧隔膜和腹膜后结构,特别是盆腔和腹主动脉旁淋巴结。腹腔液细胞学检查对制订治疗计划必不可少,如果无腹腔液,则以生理盐水 50~100mL 腹腔冲洗并取冲洗液细胞学检查。如果子宫切除冰冻病理诊断为肉瘤,则应同时切除可疑淋巴结。初步探查和手术记录中的详细信息对肿瘤确诊、分期和判断预后非常重要。

子宫肉瘤病理诊断通常非常困难,需咨询熟悉这些肿瘤的妇科病理专家。由于肿瘤细胞分化差,无法确定细胞或组织学类型。适当治疗基于准确的组织学诊断,因此,应努力确定肿瘤组织来源。

并发症

慢性失血或急性出血可导致严重贫血。子宫肉瘤其他并发症的严重性和程度与原发肿瘤大小和恶性程度直接相关。有蒂的肿物可突入宫腔或经宫颈脱出,子宫收缩排出肿瘤并导致出血或子宫痉挛。肿瘤缺血梗死后,可继发感染和败血症。曾有报道,由于子宫肉瘤快速增长而导致子宫破裂。子宫内膜癌肉瘤可致梗阻性难产和产后子宫内翻。广泛肺转移表现为咯血和呼吸衰竭。腹水是晚期发生腹膜转移的常见症状。

肿瘤压迫邻近脏器或侵犯转移到其他重要结构时,可出现各种各样的并发症。肿瘤快速生长,导致膀胱牵拉及尿道伸长,可产生尿路梗阻和括约肌功能障碍,引起充溢性尿失禁。结肠压迫可导致带状粪,最终导致完全性肠阻塞。输尿管梗阻很常见,尤其是在复发性盆腔肉瘤。如果未经治疗的患者存在危及生命的器官梗阻,可优先选择尿流改道术或结肠造口术。在没有希望治愈或不能明显缓解者,不应行尿流改道术,从而避免患者死于尿毒症。

治疗

急症治疗

子宫肉瘤出血可以很严重,需及时处理。急性出血应迅速输血,使用浓缩红细胞、晶体溶液、扩容剂和新鲜冻血浆。

紧急诊刮术只用于获取组织标本进行诊断,但过度刮宫会加重或引起出血。高剂量放疗是一种更加可靠和安全地控制出血的方法。全盆放疗可每天一次,每次400~500cGy,通常在放疗2~3天后,急性出血可得到控制,且对后续治疗无明显影响。如果这些治疗无效,且不能行子宫切除术时,可急行髂内动脉栓塞或结扎,控制出血。

手术治疗

根治性手术是长期缓解或治愈子宫肉瘤的最佳方法,是治疗计划的基础,是抗肿瘤治疗的核心。

由于低分级子宫肉瘤(LMS、淋巴管内间质肌病、静脉内平滑肌瘤病)有局部扩散和盆腔中心性复发的倾向,因此需行根治性子宫切除术、双侧输卵管卵巢切除术,其疗效尚未确定,但从理论上讲,原发性肿瘤更为彻底的切除改善了局部复发。低分级肿瘤很少发生淋巴结转移,因此可仅行盆腔增大或可疑淋巴结切除术。低分级子宫肉瘤盆腔复发后,再次手术切除肿瘤,疗效较好,患者可存活很多年。有时对慢性盆腔复发者,可行部分或全部盆腔除脏术。

高分级子宫肉瘤(一些LMS、ESS、所有MMMT)即使大体上观察,肿瘤仅局限于子宫,但仍有早期淋巴转移、局部和血行转移的特点。因此,根治性手术已被摒弃,取而代之的是行经腹全子宫切除术和双侧输卵管卵巢切除术,术前或术后辅助放疗。手术探查时,必须对腹腔内进行全面探查和评估,并予以记录。应取细胞学检查与网膜组织活检,可疑乳头状突起、赘生物和粘连处均应切除行病理分析。全面分期手术对评估患者预后和术后制订治疗计划均很重要。

子宫肉瘤复发肺转移,胸部CT扫描排除常规胸部影像检查存在的其他病变后,可将单侧孤立的转移病灶切除。切除孤立的肺内肉瘤转移灶后,5年治愈率约为25%。

化疗

辅助单药阿霉素对平滑肌肉瘤的有效率为25%。最近数据表明,吉西他滨和多烯紫杉醇联合化疗可改善平滑肌肉瘤患者的无进展生存期,并减少复发风险。

由于子宫内膜间质肉瘤(ESS)激素受体水平较高,可选择孕酮或芳香酶抑制剂进行辅助治疗。激素受体阴性的肿瘤,需以阿霉素或异环磷酰胺为基础的化疗。子宫内膜间质肉瘤(ESS)患者应避免他莫昔芬和雌激素替代治疗。

阿霉素、顺铂、卡铂、紫杉醇、双卡培他滨和异环磷酰胺对恶性中胚层混合瘤疗效较好。环磷酰胺、长春新碱化疗也有效。一些数据表明,联合化疗比单药化疗更有效。在晚期或转移性肿瘤,建议辅助联合化疗。曲贝替定是一种常用于肉瘤且有较好前景的药物。某些患者酪氨酸激酶抑制剂治疗有效,如伊马替尼或索拉非尼。

放疗

文献报道,子宫肉瘤仅行放疗者预后较差。有些子宫内膜癌肉瘤患者联合放射治疗与外科手术,可有效控制局部肿瘤,减少局部复发。但目前尚不清楚手术与放疗联合治疗能否改善总生存情况。已有数据表明,辅助放疗可将ESS患者和MMMT患者的2年生存率提高约 20%。有个案报道，单独放疗后 5 年患者生存，但多中心大样本调查并不支持这种治疗方法。但晚期 LMS 患者放疗有助于减轻并控制盆腔大出血或疼痛等症状。

预后

在确定子宫肉瘤患者的预后时，必须同时考虑许多因素，如患者年龄、健康状况、对大手术或放疗的耐受力。对预后影响最大的因素是患者确诊时的肿瘤分期。高分级肉瘤患者（LMS、混合性子宫内膜肉瘤），确诊时肿瘤突破子宫表面是明确的预后不良表现，2 年生存率低于 10%。即使肿瘤局限于子宫，预后仍较差，5 年生存率为 10%~50%。中分级 LMS 和未分化子宫内膜肉瘤患者预后较好，手术时如果肿瘤局限于子宫，则患者 5 年生存率可达 80%~90%。低分级 ESS 和 LMS 患者预后更好，子宫全切术后 5 年生存率可达 80%~100%。有报道，低分级间质肉瘤局部复发时间为 10~20 年，因此影响了生存统计分析。毫无疑问，这些患者必须终生严密随访。

Brooks SE, Zhan M, Cote T, Baquet CR. Surveillance, epidemiology, and end results analysis of 2677 cases of uterine sarcoma 1989–1999. *Gynecol Oncol* 2004;93:204–208. PMID: 15047237.

D'Angelo E, Prat J. Uterine sarcomas: a review. *Gynecol Oncol* 2010;116:131–139. PMID: 19853898.

Demetri GD. ET-743: the US experience in sarcomas of the soft tissues. *Anticancer Drugs* 2002;13:S7. PMID: 12173492.

Dinh TA, Oliva EA, Fuller AF Jr, et al. The treatment of uterine leiomyosarcoma. Results from a 10-year experience (1990–1999) at Massachusetts General Hospital. *Gynecol Oncol* 2004;92:648–652. PMID: 14766261.

Ferguson SE, Tornos C, Hummer A, et al. Prognostic features of surgical stage I uterine carcinosarcoma. *Am J Surg Pathol* 2007;31:1653–1661. PMID: 18059221.

Giuntoli RL, Metzinger DS, DiMarco CS, et al. Retrospective review of 208 patients with leiomyosarcoma of the uterus: prognostic indicators, surgical management, and adjuvant therapy. *Gynecol Oncol* 2003;89:460–467. PMID: 12798172.

Hensley ML, Ishill N, Soslow R, et al. Adjuvant gemcitabine plus docetaxel for completely resected stages I-IV high grade leiomyosarcoma: results of a prospective study. *Gynecol Oncol* 2009;112;563–567. PMID: 19135708.

Kushner D, Webster KD, Belinson JL, et al. Safety and efficacy of adjuvant single-agent ifosfamide in uterine sarcoma. *Gynecol Oncol* 2000;78:221–227. PMID: 10926807.

Look KY, Sandler A, Blessing JA, et al. Phase II trial of gemcitabine as second line chemo-therapy of uterine leiomyosarcoma: an Gynecologic Oncology Group (GOG) study. *Gynecol Oncol* 2004;92:644–647. PMID: 14766260.

Manolitsas TP, Wain GV, Williams KE, et al. Multimodality therapy for patients with clinical stage I and II malignant mixed müllerian tumors of the uterus. *Cancer* 2001;15:1437–1443. PMID: 11301390.

O'Meara AT. Uterine sarcomas: have we made any progress? *Curr Opin Obstet Gynecol* 2004;16:1–4. PMID: 15128000.

（梁媛 瞿全新 译）

第50章 卵巢与输卵管癌前病变与恶性肿瘤

Gary Levy, MD
Karen Purcell, MD, PhD

卵巢癌

诊断要点

- ▶ 早期症状往往不典型。
- ▶ 晚期症状表现为腹痛、腹胀、易饱感和(或)尿急、尿频。
- ▶ 大多数患者出现晚期症状。
- ▶ 盆腔超声检查可见附件区混合型包块。
- ▶ 卵巢上皮性肿瘤好发于50岁左右人群,多数为40~65岁。
- ▶ 遗传因素导致的卵巢癌患者,确诊年龄大约提早10年。
- ▶ 非上皮性卵巢肿瘤常见于幼女和年轻女性。

发病机制

正常附件组织有多种不同类型的细胞,附件恶性肿瘤中,来源于卵巢表面上皮细胞(EOC)者最多见,来源于其余类型细胞者较少见(包括性索间质细胞、生殖细胞和混合类型细胞)(表50-1),来源于输卵管细胞的肿瘤最少见,但近来有证据表明,输卵管来源的肿瘤所占比例有所增加。尚未发现导致正常组织转化为恶性肿瘤的特异性证据,同时也未发现明确的癌前病变。散发性肿瘤的发生可能与抑癌基因失活(PTEN、p16、p53)或原癌基因激活(HER-2、c-myc、K-ras、Akt)有关。而小部分遗传相关性肿瘤的发生可能与生殖细胞BRCA1、BRCA2或其他基因突变有关,但其分子通路尚未阐明。表观遗传学也与肿瘤发生有关。

卵巢上皮细胞癌

卵巢上皮细胞癌(EOC)发生最经典的理论为卵巢上皮细胞在正常排卵过程中不断进行创伤修复,伴随基因改变,最终形成细胞恶变。支持这个理论的证据是减少排卵次数可明显减少卵巢上皮细胞癌的发生率;另外一个理论提出,血清中高浓度促性腺激素、雌激素、雄激素或炎症因子可导致上皮细胞增生,继而发生转化。

卵巢肿瘤中90%以上为上皮细胞性肿瘤,包括浆液性肿瘤、黏液性肿瘤、子宫内膜样肿瘤、透明细胞瘤、移行细胞肿瘤、未分化癌。其中,浆液性囊腺癌占75%~80%,85%出现卵巢外转移,半数以上累及双侧卵巢。肿瘤发现时往往体积较大,多数情况下直径>15cm,单房或多房结构,伴有乳头样结构并凸向囊腔内。组织学上类似于输卵管内膜中伴不典型核的复层鳞状上皮细胞。肿瘤中常可见不规则片状钙化的砂粒体,分化等级依赖于残留的乳头状结构,多数分化较低。

黏液性囊腺癌占卵巢上皮细胞癌的10%,多为单侧,有时肿瘤体积非常大,组织学类似宫颈上皮细胞伴核深染、核仁突出。肿瘤内病

表 50-1　卵巢肿瘤分类

上皮性(90%)	低度恶性潜能	性索间质肿瘤(5%~8%)	生殖细胞肿瘤(2%~5%)	卵巢转移性肿瘤
浆液性(75%~80%)	浆液性	颗粒细胞瘤(70%)	无性细胞瘤(30%~40%)	乳腺
黏液性(10%)	黏液性	纤维瘤	内胚窦瘤	结肠
子宫内膜样(10%)		卵泡膜细胞瘤	畸胎瘤(未成熟、成熟、特殊分化)	胃
透明细胞癌(1%)		支持-间质细胞肿瘤	胚胎癌	子宫内膜
移行细胞癌(Brenner瘤)(1%)		两性母细胞瘤	绒毛膜癌	淋巴瘤
未分化癌(<10%)			性腺胚细胞瘤	
			混合性生殖细胞肿瘤	
			多胚瘤	

变程度有差异,需行广泛取材,根据病变最重部分确定诊断。由于细胞结构相似,很难与来源于结肠、阑尾、宫颈内膜、胰腺等部位的转移瘤相鉴别。因此,确诊为黏液性肿瘤后,应对胃肠道(GI)进行评估。

黏液性肿瘤无论来源于卵巢或阑尾者,均应与腹膜假性黏液瘤相鉴别,后者是由于腹腔内黏液进行性增加,继发肠梗阻者可长期发病。

子宫内膜样肿瘤占卵巢上皮性肿瘤的10%,30%~50%为单侧发生。组织学上根据腺体结构确定腺瘤样结构与分化程度。这类肿瘤很少来源于子宫内膜异位症病变,但常同时合并子宫内膜癌。

透明细胞癌在卵巢上皮癌中不足1%,较黏液性或浆液性囊腺癌瘤体小,但侵袭性较高,可合并高钙血症或体温升高,组织学特征为"透明细胞",类似肾细胞癌,有时很难与黏液性肿瘤相鉴别,PAS弱阳性有助于鉴别。

移行细胞癌又称勃勒纳瘤,在卵巢上皮癌中不足1%,组织学类似于膀胱低分化移行细胞癌,与其他肿瘤类型相比,此类预后不良。

未分化癌在卵巢上皮细胞癌中不足10%,其特点是缺乏镜下特征,无法确定肿瘤类型。

卵巢生殖细胞肿瘤

卵巢上皮细胞癌好发于绝经或围绝经期妇女,而生殖细胞肿瘤常见于20~30岁人群,预后较好。肿瘤来源于卵巢生殖细胞,常分泌激素或蛋白,可用来监测疗效(表 50-2)。

无性细胞瘤占生殖细胞瘤的30%~40%,好发于年轻女性,单侧居多。实性为主,亦可因变性而出现软化。术中见包膜光滑、薄,呈棕色或浅灰色。组织学检查可见肿瘤细胞呈巢状分布,肿瘤细胞大而圆,细胞核位于中央,周围包绕着未分化间质。肿瘤组织有淋巴浸润者预后良好。

未成熟畸胎瘤是成熟畸胎瘤的恶性类型,在卵巢生殖细胞肿瘤中占第 2 位。组织学可见三个胚层组织混杂排列,可见未成熟组织及胚胎成分。肿瘤组织分级根据未成熟神经组织数量而定,与患者预后及指导化疗有关。好发于20岁以下女性,单侧多见,对侧卵巢常伴成熟畸胎瘤。肿瘤常分泌 α 胎儿球蛋白(AFP)。

内胚窦瘤或称卵黄囊瘤,在卵巢生殖细胞肿瘤中占第 3 位。肿瘤生长迅速,易破裂、坏死而转移到腹腔,常伴出血,双侧多见。组织学上类似于原始肠管和肝脏,可见 Schiller-Duval 小体,其特征为肿瘤细胞呈乳头状排列,乳头内可见血管,肿瘤细胞可产生 AFP。

表 50-2　卵巢肿瘤相关性生物标志物

分类	组织学类型	肿瘤标志物						
		AFP	hCG	LDH	CA-125	雌激素	雄激素	抑制素
卵巢上皮性癌					+/-			
生殖细胞肿瘤								
	无性细胞瘤	+/-	+/-	+				
	内胚窦瘤	+	-	+				
	未成熟畸胎瘤	+/-	+/-	+/-				
	混合性生殖细胞肿瘤	+/-	+/-	+/-				
	绒毛膜癌	-	+	+/-				
	胚胎癌	+/-	+/-	++				
	多胚瘤	+/-	+	-				
性索间质肿瘤						+/-	+/-	
颗粒细胞肿瘤								+

胚胎癌好发于 15 岁左右人群，侵袭性较强。组织学显示肿瘤细胞呈多边形、片状分布，胞浆嗜酸性，多核，常分泌 AFP、人绒毛膜促性腺激素、雌激素等生物学标记物。

绒癌是一种罕见的生殖细胞肿瘤。与妊娠期绒癌不同，这种原发性卵巢肿瘤分泌低水平人绒毛膜促性腺激素，导致性早熟、子宫出血或闭经，组织学检查可见细胞滋养细胞、中间型滋养细胞及合体滋养细胞。

性腺母细胞瘤是一种罕见的生殖细胞肿瘤，常见于 20 岁女性，右侧多见。患者性腺发育异常，有 Y 染色体。组织学检查可见生殖细胞成巢状分布，周围是结缔组织基质包围的性索间质。

混合性生殖细胞瘤占生殖细胞肿瘤的 10%，含两种或以上生殖细胞成分，最常见的是无性细胞瘤和内胚窦瘤，病理医师需全面取材检查，确定所有肿瘤细胞成分，以便选择正确的化疗方案。

多胚瘤极为罕见，多见于月经初潮前女孩，有假性青春期表现。肿瘤常分泌 AFP、人绒毛膜促性腺激素。组织学检查可见早期胚胎分化的 3 层体细胞层。

性索间质细胞肿瘤

卵巢性索间质肿瘤占卵巢全部恶性肿瘤的 5%~8%，其中颗粒细胞肿瘤占 70%。颗粒细胞肿瘤分泌高水平雌激素，导致幼年患者出现性早熟或绝经后患者出现子宫腺瘤样增生及阴道出血。镜下检查颗粒细胞核呈典型的核沟或咖啡豆样核，肿瘤细胞围绕形成多发性小腔，称为 Call-Exner 小体，内含嗜酸性物质。卵泡膜细胞数量不同，颗粒细胞瘤特异性分泌抑制素，可用于监测肿瘤进展及判断疗效。

与颗粒细胞瘤类似，卵泡膜细胞瘤同样会出现高雌激素状态，多数为良性，由含脂肪的间质细胞组成，组织切面呈黄色外观。

支持-间质细胞瘤较少见，由不同分化阶段的支持细胞及间质细胞组成，有男性化作用。平均确诊年龄为 25 岁，很少双侧发生。镜下可见支持细胞与间质细胞，形成不同的结构。

卵巢交界性肿瘤

在恶性卵巢肿瘤中，有 10% 在组织学上表现为上皮细胞非典型增生，无间质浸润，这种肿瘤称为低度恶性潜能的浆液性瘤（LMP）或非浸润性交界性肿瘤。此类肿瘤在基因变化与分子通路方面与低分级癌类似,但与高分级浆液性癌不同。有假说认为,交界性肿瘤和低分级癌是进展为高分级癌过程中的一部分,但多数观点认为这是两种独立的病变,不是一连续过程。尚无证据表明低分级浆液性癌由浆液性交界性肿瘤发展而来。

卵巢转移性肿瘤

大约5%的卵巢肿瘤来源于远处转移。原发性肿瘤常位于女性生殖器、乳腺、胃肠道。传统意义上的库肯勃瘤是指来源于胃的原发性肿瘤转移到卵巢,目前已将其定义为来源于胃肠道的原发性肿瘤。

遗传性卵巢癌综合征

多数卵巢癌为散在发病,遗传性卵巢癌占10%~15%,乳腺卵巢癌综合征即属于此类,多数患者有BRCA1、BRCA2基因突变。BRCA1突变者,卵巢癌发病风险为35%~45%,BRCA2突变者为15%~24%。在美国,携带者约为1/800,在德系犹太人、法裔加拿大人或冰岛血统人群中则更高。

此外还有LynchⅡ综合征,亦称遗传性非息肉性结肠直肠癌,进展为卵巢癌的概率为12%,同时为结肠癌、乳腺癌、子宫内膜癌的高风险人群。LynchⅡ家族中可见多种基因突变,包括PMS1、PMS2、MSH2、MSH3、MSH6、MLH1,均是由DNA错配修复而来。

输卵管癌

原发性输卵管癌是女性生殖系统肿瘤中最少见的一种类型,在所有恶性肿瘤中约占0.3%。输卵管癌与卵巢上皮细胞癌有类似的临床表现和生物学行为。原发性输卵管癌中,95%以上为乳头状癌,40%~50%为双侧发病,且是同步发生,并非由一侧转移而来。病变输卵管常呈纺锤形或香肠形。初次检查时,肿物类似于输卵管积脓或附件区炎症表现,但与炎症不同,很少因浆膜反应而形成粘连。

典型输卵管肿瘤呈实性或因肿瘤组织坏死而呈黑棕色或血性液体。输卵管伞部50%开放,肿物突出并与周围组织粘连。组织学表现为乳头样、乳头泡状、泡状等,不影响预后。值得注意的是,BRCA1和BRCA2基因特变者,罹患输卵管癌风险较高,因此行预防性卵巢切除者也应一并切除输卵管。

预防

de Waal YR, Thomas CM, Oei AL, Sweep FC, Massuger LF. Secondary ovarian malignancies: frequency, origin, and characteristics. *Int J Gynecol Cancer* 2009;19:1160. PMID: 19823050.

Lalwani N, Shanbhogue AK, Vikram R, et al. Current update on borderline ovarian neoplasms. *AJR Am J Roentgenol* 2010; 194:330. PMID: 20093592.

Roett MA, Evans P. Ovarian cancer: an overview. *Am Fam Physician* 2009;80:609. PMID: 19817326.

Shih IM, Davidson B. Pathogenesis of ovarian cancer: clues from selected overexpressed genes. *Future Oncol* 2009;5:1641. PMID: 20001801.

人群中一生罹患卵巢癌的概率约为1.7%,主要的已知危险因素无法控制,其中最重要的是初潮年龄早(早于12岁)、绝经年龄晚(大于50岁)。不同人种也有差异,高索人高达14.3%,拉美人11.5%,非裔美国人10.1%,亚洲人9.7%。不孕也是EOC的危险因素,但不孕治疗不是危险因素。子宫内膜异位症是EOC的独立危险因素,恶变率为2.5%,尤其是年轻患者。由于肿瘤分化好、期别早,因此患者预后较好。未育是EOC的一个主要危险因素。

已明确EOC的保护因素。口服避孕药(OCP)可降低卵巢癌发生风险,使用时间越长,其保护效果越明显。使用15年者风险可降低一倍,且保护作用可在停药后持续存在,但随着时间推移,其保护效果减小。低剂量口服避孕药与大剂量效果类似。输卵管结扎者发病风险降低1/3~1/2,与OCP服用者有协同作用。但有遗传综合征者需谨慎告知,因为基因突变携带者常发生输卵管隐性恶变。哺乳和服用孕激素也有保护作用。

环境因素、现在或以往吸烟会增加黏液性卵巢癌发生风险,但与其他类型EOC无关。饮食影响尚未确定,大部分研究较片面。运动影响尚不确定。肥胖增加卵巢癌风险。以往研究表明,滑石粉增加卵巢癌风险,但目前研究尚未证实。

目前尚不能以筛查方法预防卵巢癌,缺乏敏感或特异性方法来确定卵巢癌高危者,因此,不推荐任何形式的筛查方法。

降低家族性卵巢癌综合征患者的患病风险

已知导致卵巢癌最重要的危险因素是家族史,应由遗传学家评估家系中至少3代人,以提供咨询和进行潜在遗传检测。有卵巢癌家族史者,其终生患病风险增加2%~6%,而有家族性卵巢癌综合征者,其终生患病风险更高,为25%~50%。

虽然始终在寻找卵巢癌筛查方法,如超声、肿瘤标记物等,但均无明显成效。因此,预防性双侧附件切除(BSO)可降低有家族性卵巢癌综合征者的发病风险,该方法疗效显著,可明显降低卵巢癌发病风险(BRCA基因突变携带者可降低80%~90%),同时降低总死亡率。预期寿命增加与治疗时患者年龄有关,60岁以后治疗者获益较小。预防性BSO治疗要充分考虑不孕和提前绝经的后果,多数建议手术在完成生育后或35岁后进行。

此外,服用含有高效黄体酮的OCP也有预防作用。虽然结果喜忧参半,但多数认为可适当降低卵巢癌风险。

Mourits MJ, de Bock GH. Managing hereditary ovarian cancer. *Maturitas* 2009;64:172. PMID: 19811881.

临床表现

症状与体征

早期卵巢癌症状不明显,患者多不会因此而就诊。确诊时70%以上为晚期阶段,最常见的症状为腹围增加、盆腔或腹部疼痛、腹胀、尿频或尿急、早饱。偶因继发腹水或肠转移而出现恶心、厌食。胸腔积液可导致呼吸困难。很少出现副肿瘤综合征,如亚急性小脑变性、脂溢性角化病、陶瑟征(游走性血栓性静脉炎)或恶性高钙血症。

育龄期患者月经异常发生率约为15%,异常阴道出血可同时伴有子宫内膜癌或下生殖道转移性疾病。包绕在肿瘤周围的正常卵泡膜细胞、颗粒细胞或生殖细胞肿瘤与性索间质肿瘤均可产生大量的雄激素或雌激素,卵巢间质增生或卵泡膜细胞增殖也与产生大量雄激素有关。

盆腔检查常可发现实性、固定、不规则的附件包块。育龄妇女发生单侧囊性肿物者95%以上是良性,特别是肿物大小<8cm者,通过周期性观察即可,因为许多生理性囊肿可自然消失。肿物较大或伴有疼痛者要及时治疗。附件肿物呈囊性、活动度差者提示可能是输卵管积水或输卵管卵巢脓肿。双侧附件实性肿物、固定、结节样者常提示为卵巢恶性肿瘤,但不能确诊(表50-3)。

虽然一些良性病变也可能出现类似表现,但有腹水或上腹部肿物者高度提示为卵巢癌。腹胀较常见,侧腹部饱满和移动性浊音提示腹水或较大的盆腹腔肿物。此外,侧腹部叩诊呈鼓音者,提示肠管被推挤至侧腹部;腹中部叩诊呈鼓音者,提示为腹水。患者近期出现脐部外翻,是腹水导致继发性腹压增加的表现。

直肠检查可判断是否存在便潜血,排除原发性胃肠道恶性肿瘤的卵巢转移。同样需行乳

表50-3 盆腔肿物查体特征

	良性	恶性
部位	单侧	双侧
活动度	活动	固定
硬度	囊性	实性或质硬
子宫直肠窝	光滑	结节样

腺检查，发现乳腺肿物者需行乳房X光检查，排除原发性乳腺癌卵巢转移的可能性。应特别注意区域淋巴检查，尤其是锁骨上和腹股沟区。卵巢癌极少转移到皮肤。Sister Mary Joseph结节是指脐部肿瘤转移种植病灶。

输卵管癌好发于50~60岁，症状和体征类似于卵巢癌，术前很难区分输卵管癌和卵巢癌。有典型输卵管癌症状者不足15%，相关症状、体征包括外溢性输卵管积水（阴道流液）、盆腔疼痛并可扪及附件区包块。无子宫或宫颈肿物而阴道细胞学阳性者提示可能为输卵管癌，但无诊断价值。

实验室检查

上皮性卵巢癌最好的特征性肿瘤标志物是CA-125。CA-125是一种分泌性糖蛋白，可用免疫法检测血清中的CA-125。CA-125分界值较随意，上限值多定为35IU/mL。许多卵巢癌患者CA-125升高，尤其是浆液性癌，但其他恶性肿瘤也会升高，如胰腺癌、结肠癌、乳腺癌、胃癌、输卵管癌或子宫内膜癌。此外，在某些良性疾病，如子宫内膜异位症、子宫肌瘤或盆腔炎性疾病等也会升高，但很少超过200IU/mL。因此，CA-125是绝经后患者非常有用的辅助检查方法，而对绝经前患者来说，CA-125意义不大，因为EOC发生率较低，而卵巢良性病变发生率较高。此外，正常CA-125不能排除癌症，也不是推迟手术的理由。

有附件包块的幼女及青春期女孩应检测血清甲胎蛋白、乳酸脱氢酶（LDH）和人绒毛膜促性腺激素，这些肿瘤标志物有助于诊断恶性生殖细胞肿瘤。

所有患者需行全血细胞计数（CBC）、血清电解质、人绒毛膜促性腺激素检测。有明显腹水者，排除肾衰竭、心衰竭、肝衰竭后，不主张常规行腹腔穿刺术。腹腔内病变广泛者，假阴性发生率为40%。与腹腔穿刺相比，诊断性胸腔穿刺细胞学检查有助于明确分期，恶性胸腔积液者为Ⅳ期。

影像学检查

盆腔超声检查有助于评估良性或恶性附件肿物（表50-4），虽然尚无标准评分系统，但有些不同的评分系统已应用于临床。典型的卵巢癌特征是肿物有实性成分，呈结节状或乳头状，有分隔，常伴腹水。与非恶性肿瘤相比，恶性肿瘤常出现血管增生与血流量增加。彩色多普勒超声对附件肿物血管评价提高了影像学检查鉴别良性和恶性病变的灵敏度和特异性。但即使结合实验室或体格检查，超声检查仍不能做出明确诊断，需手术对恶性肿瘤做出组织学诊断。

附件肿物CT和MRI检查特征为临床诊断提供了有价值的信息。CT检查可发现盆腔器官结构及腹膜后病变。MRI则可提供更多有关卵巢肿物性质方面的信息。但由于成本高、结果不确定，MRI不常用于卵巢肿物的诊断。但对于妊娠妇女有特殊优点，可避免胎儿暴露X线。

怀疑恶性卵巢肿瘤者应常规行胸部CT检查，除外转移，同时发现胸腔积液。患者如果出现排便习惯改变或粪便愈创木脂阳性，推荐行钡灌肠检查。晚期卵巢癌伴结节性盆腔肿物、伴或不伴腹水者，很可能同时伴有结肠癌，因卵巢癌、结肠癌和乳腺癌在遗传上有关联。可疑卵巢恶性肿瘤者也应行乳腺X线筛查。

Twickler DM, Moschos E. Ultrasound and assessment of ovarian cancer risk. *AJR Am J Roentgenol* 2010;194:322. PMID: 20093591.

表50-4 卵巢良恶性肿瘤的超声检查特征

良性	恶性
单纯囊性，大小<10cm	实性或双侧囊实性
分隔厚<3mm	多发分隔，<2mm
单侧	双侧
钙化，特别是牙齿	腹水
囊内容物因重力而分层	

鉴别诊断

盆腔肿块鉴别诊断受患者年龄、盆腔肿块查体特征、影像学检查特点等影响,一般来说,青春期前和绝经后妇女罹患卵巢恶性肿瘤的风险最大。育龄期妇女更易出现生理性卵巢囊肿或子宫内膜异位症。生理性囊肿通常活动,而子宫内膜异位症和输卵管卵巢脓肿常表现为附件区不规则实性肿物。

成熟畸胎瘤或皮样囊肿是常见的卵巢肿瘤,好发于20~30岁女性,是妊娠期最常见的肿瘤。恶性畸胎瘤发生率不足1%。

此外,卵巢纤维瘤也是良性肿瘤,与梅格斯综合征关系密切。梅格斯综合征是指出现卵巢纤维瘤伴发腹水和胸腔积液,类似于卵巢癌。

超声检查所发现的肿物,还需考虑为带蒂肌瘤、输卵管积水、腹膜包涵囊肿和卵巢旁囊肿等病理情况,4~6周后复查有助于降低假阳性率。

Givens V, Mitchell GE, Harraway-Smith C, Reddy A, Maness DL. Diagnosis and management of adnexal masses. *Am Fam Physician* 2009;80:815. PMID: 19835343.

并发症

卵巢癌最主要的并发症为远处转移。肿瘤细胞脱落后,沿腹腔液循环途径由右结肠旁沟向上腹部发生腹腔转移。此外,也可发生血行转移。肿瘤体积较大者,特别是位于大网膜的肿瘤,可导致肠梗阻或营养不良。晚期卵巢癌患者切除肿瘤会发生明显的体液转移。

在发生转移、有内科并发症或透明细胞癌患者,静脉血栓栓塞(VTE)风险增加。此外,确诊后前3个月VTE风险较高。因此,手术治疗者应积极预防VTE。

治疗

卵巢上皮细胞癌的手术治疗

除无法进行手术分期者外,所有患者均应行肿瘤手术分期和切除。最初,分期手术提供了明确的组织学诊断及病变累及范围。准确分期可指导治疗和判断预后。表50-5列出了当前国际妇产科联盟(FIGO)公布的卵巢癌分期标准。

术中探查有些特点有助于鉴别良性及恶性附件肿物(表50-6)。但肉眼检查永远不能代替组织学检查。当附件肿物可疑时,应行冰冻病理检查。在有经验的病理医师,其诊断假阳性率与假阴性率均低于5%。患者一旦诊断为卵巢癌,即应行手术分期,缩小病

表50-5 卵巢癌FIGO分期标准

分期	描述
Ⅰ期	病变局限于卵巢
ⅠA	病变局限于一侧卵巢,包膜完整,表面无肿瘤,无腹水
ⅠB	病变局限于双侧卵巢,包膜完整,表面无肿瘤,无腹水
ⅠC	ⅠA或ⅠB期病变已穿出卵巢表面;或包膜破裂;或在腹水或腹腔冲洗液中找到恶性肿瘤细胞
Ⅱ期	病变累及一侧或双侧卵巢,伴盆腔转移
ⅡA	病变扩展或转移至子宫或输卵管
ⅡB	病变扩展到其他盆腔组织
ⅡC	ⅡA或ⅡB期病变,肿瘤已穿出卵巢表面;或包膜破裂;或在腹水或腹腔冲洗液中找到恶性肿瘤细胞
Ⅲ期	病变累及一侧或双侧卵巢,伴盆腔以外种植或腹膜后淋巴结或腹股沟淋巴结转移,肝表面转移属于Ⅲ期
ⅢA	病变大体所见局限于盆腔,淋巴结阴性,但腹腔腹膜有镜下种植
ⅢB	腹腔腹膜种植瘤直径≤2cm,淋巴结阴性
ⅢC	腹腔腹膜种植瘤直径>2cm,或伴有腹膜后或腹股沟淋巴结转移
Ⅳ期	远处转移,胸腔积液存在时需找到恶性肿瘤细胞;肝转移需累及肝实质

Reproduced, with permission, from International Federation of Gynecology and Obstetrics. Reprinted from *Int J Gynecol Obstet* 2000;70:207-312.

灶,评价肿瘤累及范围。原发肿瘤及转移病灶切除称为肿瘤切除或肿瘤细胞减灭术。肿瘤早期且有生育要求者,可考虑仅行患侧附件切除。

经腹行卵巢癌分期手术,应首先取腹水或盆腔游离液,送检细胞学检查。如果无游离液,则以生理盐水50~100mL冲洗子宫直肠窝、结肠旁沟及膈下,取冲洗液细胞学检查。然后行系统的全面探查,评价盆腔器官、肠管、肠系膜、大网膜、胆囊、肝、脾、膈肌和整个腹膜,同时行肾脏、胰腺和淋巴结等腹膜后探查。卵巢癌手术分期需行盆腔和主动脉旁淋巴结切除。需要强调,腹膜后淋巴结触诊不准确,不能代替组织活检。表50-7中列出了卵巢癌的手术分期步骤。

手术范围依据分期及患者年龄。尽可能完全切除肿瘤,最佳肿瘤细胞减灭术或切除可提高后续全身化疗疗效。大块肿瘤常有缺血,对化疗和放疗不敏感。大块肿瘤内静止期细胞比例较高。因此即使不能完全切除肿瘤,降低肿瘤负荷也会对患者有很大益处,如改善症状(腹痛、腹胀、厌食、恶心),也可提高患者免疫功能,因为卵巢肿瘤常可分泌免疫抑制因子。

无论对侧卵巢是否受累,由于其为转移好发部位,而且有继发癌变的风险,因此常需将对侧附件一并切除。但也有例外,如年轻女性、明确为Ⅰ期卵巢上皮癌,患者有生育要求,则应在充分告知未来复发风险后,选择保守性手术。应根据肿瘤组织学分级及手术时所见做出决定。分化较好的Ⅰ期病变者,5年生存率较中、低分化者高,黏液性及子宫内膜样肿瘤较浆液性和透明细胞癌预后好。如果术中冰冻病理不能明确为恶性病变,则手术范围应局限,直至病理结果回报。

手术范围应包括结肠下网膜,无论是否有肿瘤累及,因常有微转移灶。有大网膜转移者,大网膜切除有利于腹腔内药物分布,减少术后腹水产生。

应常规行子宫切除术,因为子宫是常见转移部位。卵巢子宫内膜样癌患者常有并发子宫内膜癌的风险。此外,切除子宫有利于后续检查并避免继发于子宫出血的潜在问题。

生殖细胞肿瘤的手术治疗

与卵巢上皮性肿瘤相比,生殖细胞肿瘤患者早期即可诊断,双侧发病率较低,患者较年

表50-6 卵巢良性、恶性肿瘤术中探查特征

良性	恶性
单纯囊性	粘连
单侧	破裂
无粘连	腹水
表面光滑	有实性区
包膜完整	可见出血或坏死区、外生乳头、多房、双侧生长

表50-7 卵巢肿瘤的分期与切除方法

腹腔游离液评价	收集并送细胞学检查
如无腹腔游离液,则取腹腔冲洗液	50~100mL盐水,冲洗、收集子宫直肠窝、双侧结肠旁沟、膈肌部位液体
探查盆腔与腹腔	系统性评价盆腔器官、腹膜、大网膜、肠、肠系膜、肝、胆囊等
活检	所有可疑病变或粘连部位均需活检
	如果无肉眼可见病灶,则需自子宫直肠窝、结肠旁沟、膀胱、肠系膜、膈肌等处行多点活检
切除肿瘤	完整切除肿瘤
子宫切除术	
大网膜切除术	自横结肠
评估淋巴结	活检
腹膜后淋巴结	活检;切除可疑者
主动脉及肠系膜	活检;切除增大者
盆腔淋巴结	活检;切除增大者
细胞减灭术	切除所有肉眼可见肿瘤

轻，未来有生育要求，因此影响手术方式的选择。在年轻卵巢生殖细胞肿瘤患者，一般主张切除患侧附件，保留对侧附件和子宫。由于双侧发病率低，且存在卵巢、输卵管与周围组织粘连的风险，因此不推荐行对侧卵巢活检。所有生殖细胞肿瘤均应与卵巢上皮肿瘤一样，行完整手术分期。

生殖细胞肿瘤某些特征决定了其在手术方式选择上的独特性，缺少其他转移证据时，卵巢无性细胞瘤有向盆腔及腹主动脉旁淋巴结转移的倾向，因此对这些结构进行组织活检非常重要。在卵巢肿瘤中，内胚窦瘤增长速度最快。盆腔或腹部肿块迅速增大的年轻患者需考虑此病。卵巢未成熟畸胎瘤伴转移时可发生多处腹膜种植，充分取样病理检查对确定恶性改变非常重要。

卵巢上皮细胞癌的化疗

初始手术治疗明确分期后，随后可确定后续治疗。几乎所有EOC者需行化疗。ⅠA期和G1肿瘤无需化疗，术后化疗的利弊分析表明，化疗并不影响患者生存率。其他期别者均应进行化疗。顺铂、卡铂、环磷酰胺、紫杉醇等化疗药物对EOC有肯定疗效，联合化疗优于单药化疗。通常情况下，术后4~6周开始化疗。提早进行化疗未见明显的积极疗效。

目前最有效的治疗方案为联合应用紫杉醇和卡铂，该方案已取代以往的环磷酰胺和顺铂联合化疗方案，临床试验证实，前者化疗更有效。经典方案为卡铂和紫杉醇，3周为一疗程，共6个疗程。该方案潜在毒性反应包括恶心、呕吐、腹泻、脱发、肾毒性和骨髓抑制（见第52章）。

卡铂是第二代铂类化合物，其临床疗效和生存率与顺铂联合紫杉醇方案相似，但胃肠道副作用发生率和神经毒性低于顺铂。

根据分期确定给药途径。EOCⅢ期理想细胞减灭术者推荐腹腔内（IP）或全身静脉（IV）化疗。腹腔内化疗证实能提高生存率，未发现副作用增加。非理想细胞减灭术后或Ⅳ期患者，全身静脉化疗是最佳给药途径。

有些情况下，Ⅳ期患者分期手术前进行化疗，称为新辅助化疗，有助于减少肿瘤负荷，降低术后相关发病率，同时增加理想肿瘤细胞减灭术的成功率。

根据体格检查、触诊或影像学检查确定瘤体变化、CA-125水平变化等评估联合化疗疗效。术前CA-125水平与肿瘤负荷无关，但化疗后改变与预后有关。CA-125增高(>35IU/mL)时，肿瘤持续存在者在97%以上。但CA-125水平正常不能完全排除肿瘤残留或亚临床病灶的可能性。

多数患者在以铂类为基础的化疗过程中产生铂类药物耐药，虽然一些补救治疗可延长患者生存期，但多数补救治疗疗效较差。铂类再治疗的反应取决于初始治疗与疾病复发的间隔时间，间隔越久，铂类治疗有效的可能性越大，铂类耐药是指完成联合化疗后6个月内复发者或治疗过程中病变进展者。

生殖细胞肿瘤的化疗

卵巢生殖细胞肿瘤的治疗已取得了重大进步，患者5年生存率曾经低于30%，但在现代联合化疗治疗后，多数肿瘤可以治愈。

无性细胞瘤是对放疗最敏感的肿瘤。从历史上看，全腹部放射治疗取得了显著疗效。近年来，含顺铂的化疗方案获得较好疗效。化疗与放疗相比，最显著的优点是可以保护未来的生殖能力。

其他生殖细胞肿瘤相对罕见，无最佳化疗方案和时间，可选方案如长春新碱、博来霉素/顺铂、放线菌素D、环磷酰胺和博来霉素/依托泊苷/顺铂，疗效较好。化疗反应依据体格检查和初始升高的血清肿瘤标记物减少来判断。

放射治疗

在生殖细胞肿瘤中，放疗已成功用于治疗无性细胞瘤。EOC患者放疗作用有限，并可引起小肠、肝、肾等脏器损伤。放射性同位素，如腹腔内磷-32治疗，对ⅠC期和二次探查手术镜下证实肿瘤阳性者有效。

输卵管癌的介入治疗

输卵管癌手术治疗与 EOC 相同。在不能明确原发性肿瘤来源于卵巢还是输卵管的情况下，应进行相同的手术分期。卵巢癌分期系统通常可用于输卵管肿瘤分期，这是习惯用法，而不是 FIGO 指南推荐。

输卵管癌化疗改变与卵巢癌化疗进展相似，化疗方案与 EOC 类似，包括铂类在内的联合化疗。放疗常选择性用于术后无残留病灶者。目前关于早期输卵管癌患者的资料较少，尚不清楚辅助治疗是否对早期输卵管癌患者有益。

其他治疗

其他疗法已用于 EOC 的治疗。细胞因子，如白细胞介素-2 和 γ-干扰素，单独或与化疗联合应用，已显示出肯定疗效。单克隆抗体针对卵巢癌相关抗原，包括 CA-125、HMFG（人乳脂肪球蛋白）和 HER-2/neu，临床反应不尽相同。最近，抗血管内皮生长因子（VEGF）显示出较好的抗卵巢癌效果。一线化疗的卵巢癌患者正进行抗 VEGF 抗体联合卡铂、紫杉醇的疗效观察。基因治疗试验包括不同的抗肿瘤方法，包括抑癌基因 p53 重组腺病毒载体腹腔内治疗，早期试验并未显示出明显的临床反应，主要与腹腔内治疗无效和肿瘤内基因转移有关。

Gardner GJ. Ovarian cancer cytoreductive surgery in the elderly. *Curr Treat Options Oncol* 2009;10:171. PMID: 19806460.

Marchetti C, Pisano C, Facchini G, et al. First-line treatment of advanced ovarian cancer: current research and perspectives. *Expert Rev Anticancer Ther* 2010;10:47. PMID: 20014885.

Schwartz PE. Contemporary considerations for neoadjuvant chemotherapy in primary ovarian cancer. *Curr Oncol Rep* 2009;11:457. PMID: 19840523.

预后

卵巢癌是第二位妇科恶性肿瘤，是女性死亡的最常见原因。患者预后主要与卵巢癌分期有关（表 50-8）。在疾病各个分期中，其他因素，如细胞类型和对化疗反应对无病生存期和总生存率有重要影响。一般情况下，分化较好、二倍体肿瘤、S 期比例<8%~10%者与低分化、异倍体、快速繁殖（如 S 期细胞比例高）的肿瘤患者相比，前者预后更好。

一般情况下，生殖细胞肿瘤 5 年生存率比卵巢上皮性肿瘤好。无性细胞瘤 5 年生存率可达 95%，未成熟畸胎瘤 5 年生存率为 70%~80%，内胚窦瘤 5 年生存率为 60%~70%。胚胎癌、绒毛膜癌和多胚瘤非常罕见，5 年生存率很难评估。卵巢上皮性低度恶性潜能肿瘤患者 5 年生存率为 95%，反映了肿瘤长期性和良性的生物学行为。

输卵管癌患者预后取决于肿瘤分期，总的 5 年生存率约为 56%。早期肿瘤患者预后优于晚期肿瘤患者。Ⅰ期者 5 年存活率为 84%，Ⅱ期者为 52%，Ⅲ期者为 36%。

表 50-8 卵巢上皮性癌总生存率

分期	1 年生存率	5 年生存率
Ⅰ期	96%~100%	83%~90%
Ⅱ期	93%~94%	65%~71%
Ⅲ期	85%~88%	33%~47%
Ⅳ期	72%	19%

（梁媛 瞿全新 译）

第51章 妊娠期滋养细胞疾病

Paola Aghajanian, MD

诊断要点

- 妊娠早期子宫出血。
- 无胎心及胚胎样结构。
- 子宫快速增大或子宫大小超过预期妊娠时间。
- 人类绒毛膜促性腺激素滴度大于预期孕龄。
- 阴道排出水泡样物。
- 妊娠剧吐。
- 黄体囊肿。
- 妊娠早期出现子痫前期。

发病机制

妊娠期滋养细胞疾病包括葡萄胎（完全性和部分性）、妊娠期滋养细胞肿瘤，后者包括侵蚀性葡萄胎、绒毛膜癌和胎盘部位滋养层肿瘤（PSTT），其特点是发生于异常受精，病变部位是位于母体内的胚胎组织，包括合体滋养细胞和细胞滋养细胞，PSTT例外，主要为中间型滋养细胞组成。妊娠滋养细胞肿瘤是首个唯一通过化疗即可治愈的实体肿瘤，此外，该肿瘤具有典型的肿瘤标记物，即人绒毛膜促性腺激素（hCG）。

葡萄胎

葡萄胎是最常见的妊娠期良性滋养细胞疾病，在世界范围内，其发病率不尽相同，墨西哥和台湾的发病率为0.8%，美国发病率为0.067%。在年龄<20岁及>40岁的女性、未生育、经济条件低下，饮食中缺乏蛋白质、叶酸、胡萝卜素者，其发病率增高。A型血女性与O型血男性结合受孕后，发生妊娠期滋养层肿瘤的风险比A型血女性与A型血男性结合受孕者增高10倍。AB型血患者预后较差。

葡萄胎有两种截然不同的形式，即完全性葡萄胎和部分性葡萄胎。表51-1列出了二者在临床表现、病理和遗传方面的特征。细胞遗传学研究证明，完全性葡萄胎常是二倍体、父系起源、性染色体阳性-核型为46 XX 和46 XY。完全性葡萄胎发生于空卵（缺失或核失活）与单倍体精子受精，自身复制成为2倍体或与两个单倍体精子同时受精。部分性葡萄胎为三倍体，染色体核型为69 XXY（70%）、69XXX（27%）或69XYY（3%），由一个核正常卵子与一个双倍体精子或两个单倍体精子受精而成，这两个过程导致纯合子胚胎生长异常。

葡萄胎起源于胚胎外滋养层，葡萄胎与绒毛在组织学上相似，因此支持葡萄胎来源于绒毛组织。包含完整葡萄胎的子宫切除标本形态学研究表明，内胚层形成前，胚胎内细胞团转变形成水泡状胎块。在胚胎发育阶段，内细胞团有发育为滋养层、外胚层或内胚层的潜能。如果正常发育被中断，那么内细胞团将失去分化为胚胎外胚层和内胚层的能力，产生一个不同的发育途径，形成胚外中胚层和具有疏松原始中胚层的水泡状胎块。

葡萄胎的主要特征为宫腔内充满葡萄状

表 51-1 完全性葡萄胎与部分性葡萄胎的比较

	完全性	部分性
核型	二倍体（46XX 或 46XY）	三倍体（69XXX 或 69XXY）
胎儿	无胎儿	常有胎儿
绒毛	弥漫性水肿	部分绒毛水肿
滋养细胞	弥漫性增生	轻度局灶性增生
种植部位滋养细胞	弥漫性不典型	局部不典型
P57、PHLDA2 免疫染色 [1]	阴性	阳性
胎儿红细胞	无	有
β-hCG（mIU/mL）	较高（>50000）	轻度升高（<50000）
典型临床症状发生 [2]	常见	很少见
持续性滋养细胞疾病的风险	20%~30%	<5%

GTT，妊娠滋养细胞肿瘤。

[1] PHLDA2 与 p57 是父源印迹、母系基因表达产物，由于完全性葡萄胎者其基因组仅是父源性的，不表达 PHLDA2，因此完全性葡萄胎染色呈阴性。

[2] 妊娠剧吐、甲状腺功能亢进、子宫过度增大、贫血和先兆子痫。由于经 hCG 检测和超声评估，葡萄胎得以早期诊断，因此这些症状的发生率已经下降。

囊泡，无完整胚胎组织（图 51-1）。多数葡萄胎囊泡大体检查可以识别，但有些较小，似普通流产。显微镜下，典型葡萄胎囊泡表现为绒毛间质水肿、绒毛间质无血管、绒毛周围滋养细胞增生（图 51-2 和图 51-3）。滋养细胞增生明显并伴有间变者，恶变可能性增加。滋养细胞组织学检查为预测葡萄胎良恶性提供了一定依据，但其相关性并不是绝对的。

目前，早期诊断导致葡萄胎的典型病理形态较少见，因此很难鉴别完全性葡萄胎、部分性葡萄胎、非葡萄胎性绒毛水肿。流式细胞技术可确定染色体倍体（如二倍体、三倍体）。此外，p57 免疫组织化学染色可确定 PHLDA2 表达，这是父源性印记基因，完全性葡萄胎中无表达，而在部分性葡萄胎和绒毛水肿中有表达。

侵蚀性葡萄胎

葡萄胎患者中，侵蚀性葡萄胎发病率为 10%~15%。虽然侵蚀性葡萄胎被认为是良性肿瘤，但其有侵袭特性，可侵入子宫肌层和邻近组织，甚至完全穿透子宫肌层，导致子宫破裂和腹腔内出血。但侵蚀性葡萄胎也可自然消退，镜下表现类似于葡萄胎。由于刮宫术很少能确定子宫肌层侵犯，且滋养细胞疾病患者极

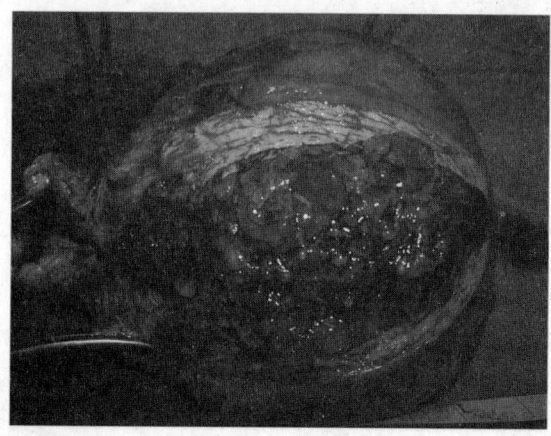

图 51-1 子宫切除标本，前壁切开，显示典型的透明"葡萄样"水泡，充满整个宫腔。子宫切除术作为葡萄胎的初始治疗。(Reproduced, with permission, from Emiliano Chavira, MD.)

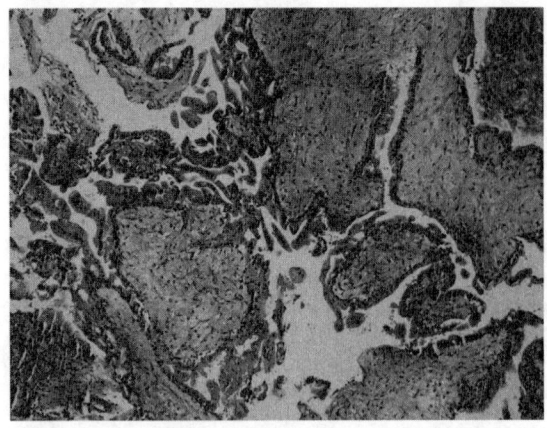

图 51-2 完全性葡萄胎特征为绒毛扩张、无血管伴明显细胞滋养细胞及合体滋养细胞增生，放大 100 倍。(Reproduced, with permission, from *Wenxue Xing, MD*.)

少行子宫切除术，因此，侵蚀性葡萄胎很少经组织学诊断。

绒毛膜癌

在妊娠滋养层肿瘤中，绒毛膜癌的发病率为 2%~5%。美国发病率为 1/40 000，而亚洲发病率更高。绒毛膜癌可能伴随或继发于任何类型的妊娠，其中约 50% 继发于葡萄胎，25% 继发于足月妊娠，其余 25% 继发于流产。

绒毛膜癌是由合体滋养细胞和细胞滋养细胞组成的上皮性肿瘤，通常表现为晚期产后出血。体格检查发现子宫增大、卵巢增大及阴道病变。

肿瘤组织学检查发现，在出血和坏死基础上，呈片状或灶性分布的滋养细胞，无绒毛结构（图 51-4）。继发或伴随妊娠者，滋养层组织诊断较困难，因为极早期妊娠与绒毛膜癌的滋养细胞组织形态相似。因此，所有刮宫标本必须全部取材，绒毛膜癌可能仅存在于少部分分散的标本中。任何部位的绒毛膜癌病理诊断后，在经促性腺激素检测确认后，即应开始及时治疗。

胎盘部位滋养细胞肿瘤

PSTT 是一种少见疾病，发生于葡萄胎后数月到数年，或更少见者继发于足月妊娠后。肿瘤通常局限于子宫，可浸润子宫肌层、淋巴管或血管，转移发生较晚。PSTT 来源于胎盘床的中间型滋养细胞，极少或无合体滋养细胞。由于 PSTT 无合体滋养细胞，因此 hCG 水平较低，但可分泌人胎盘催乳素，其水平可用于监测治疗反应。

预防

防止妊娠滋养层疾病发生的唯一方法是避孕。

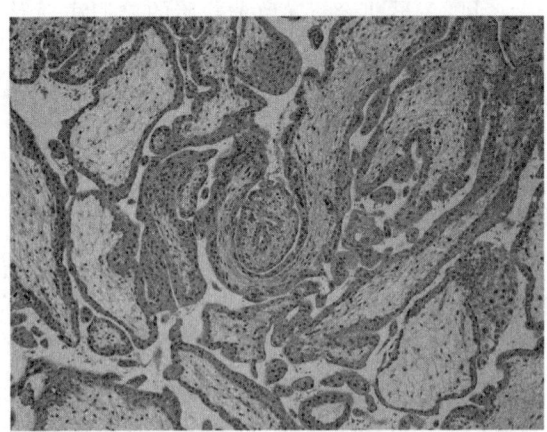

图 51-3 部分性葡萄胎显示两个不同部分，一部分绒毛较小、外观正常，另一部分绒毛扩张、外形不规则，轻度-中度细胞滋养细胞增生，绒毛毛细血管中可见胎儿红细胞。放大 100 倍。(Reproduced, with permission, from *Wenxue Xing, MD*.)

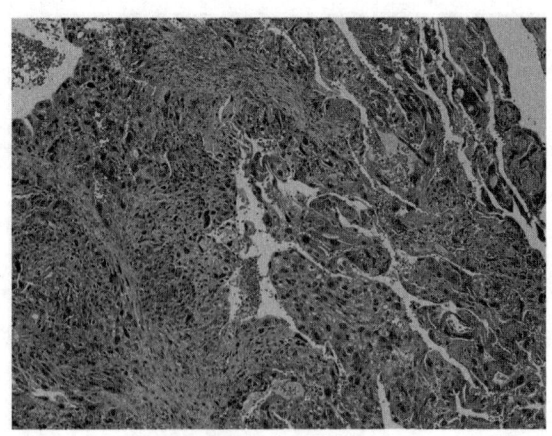

图 51-4 绒癌典型表现为无绒毛结构，肿瘤为滋养细胞增生，明显的非典型细胞滋养细胞主要为多核合体滋养细胞，可见核分裂象。放大 100 倍。(Repro- duced, with permission, from *Wenxue Xing, MD*.)

临床表现

症状与体征

葡萄胎最常见的症状是在妊娠早期异常子宫出血,发生率在 90% 以上,其中 3/4 出现在妊娠早期的后期。葡萄胎患者恶心和呕吐发生率为 14%~32%,常与妊娠呕吐或妊娠剧吐相混淆,其中 10% 因严重的恶心、呕吐而需住院治疗。

在葡萄胎患者中,约 50% 子宫大小超过预期孕周,而 1/3 子宫可能小于预期孕周。多发性黄素化囊肿发生率为 15%~30%,常导致单侧或双侧卵巢增大,其中 50% 为两侧卵巢同时增大,并引起疼痛。数周后囊肿退化,伴随 hCG 水平下降。研究发现,卵泡膜黄素囊肿者更易发生妊娠恶性滋养细胞肿瘤。

妊娠早期或中期开始即出现子痫前期是葡萄胎特有的表现,正常妊娠时极少在此阶段出现。hCG 刺激促甲状腺素受体,因此 10% 的患者出现甲状腺功能亢进,通常为亚临床表现,多数患者无临床症状。治疗主要为清宫术,有时患者需行短期抗甲状腺治疗。

葡萄胎早期诊断使妊娠滋养细胞疾病的典型症状与体征较少见,如在新英格兰滋养细胞疾病中心,子宫异常增大、妊娠剧吐、子痫前期发病率分别为 28%、8% 和 1%,甲状腺功能亢进和呼吸功能不全发生率极低。虽然具有这些典型表现者的数量减少,但葡萄胎后持续性妊娠滋养细胞疾病的发病率仍保持不变。

应重视葡萄胎治疗后持续性 hCG 监测,任何近期有葡萄胎史、流产或正常妊娠后阴道出血或任何器官肿瘤者均应进行全面体格检查和至少一次 hCG 检测,除外妊娠滋养细胞肿瘤。经过恰当治疗,妊娠滋养细胞肿瘤治愈率为 90%,这点至关重要。

实验室检查

妊娠滋养细胞肿瘤的主要特点是产生 hCG,几乎所有葡萄胎或恶性滋养细胞疾病患者的血清或尿液中均可检测到,其水平与肿瘤细胞活力密切相关。因此,监测 hCG 水平是诊断、治疗和监测疾病发展过程的一个必要方法。

血清促性腺激素的临床应用取决于 hCG 的滴度与检测方法的灵敏度。目前,检测方法的敏感性和特异性提高,可检测 hCG 的 β 链并与 LH 相鉴别。最好在相同的实验室、以相同的免疫检测方法连续测定 β-hCG 水平。

hCG 滴度下降速度也很重要。葡萄胎治疗后,根据每周 hCG 检测水平绘制正常 hCG 自然下降曲线,为随机对比或连续检测比较提供参考。在多数情况下,葡萄胎清宫治疗后 14 周内,hCG 逐渐下降,直至无法探测到。如果 hCG 滴度持续上升或进入平台期,则应高度怀疑有活力的肿瘤细胞持续存在。如果 hCG 水平非常低,且治疗无效,应考虑可能存在 hCG 假阳性结果或由异染抗体交叉反应引起的"假 hCG"表现。

超声检查

超声检查具有简单、安全、可靠等特点,是诊断葡萄胎的首选方法。完全性葡萄胎超声检查特征为由水肿绒毛形成的多发低回声区,称为"落雪征"(图 51-5),无正常妊娠囊或胎儿,可见黄素化囊肿。部分性葡萄胎超声检查特征

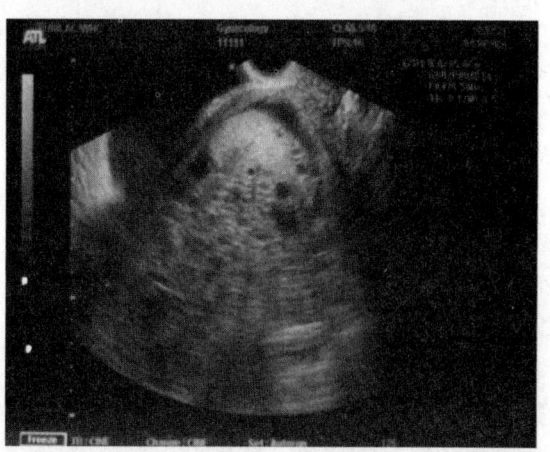

图 51-5 图 51-1 中的患者经阴道超声检查显示宫腔内低回声部位即为水肿绒毛,称之为"落雪征"。(Reproduced, with permission, from *Emiliano Chavira, MD.*)

为局部滋养细胞异常,可见胎儿组织,胎盘囊性改变也是一个标志性发现。另一方面,绒毛膜癌超声检查可见子宫增大伴坏死、出血,而PSTT则表现为子宫内团块。

妊娠前半期发生出血者和(或)子宫增大超过预期妊娠周者应行盆腔超声检查,即使子宫大小符合妊娠周,超声检查也是鉴别正常妊娠与葡萄胎的关键方法。

鉴别诊断

妊娠滋养细胞疾病必须与正常妊娠、流产、异位妊娠相鉴别。超声检查是实用的鉴别方法。定量 hCG 检测可提高诊断的准确性。清宫术后组织病理分析和 DNA 含量测定非常重要。

并发症

母胎屏障有渗透作用,细胞和组织成分可以通过。因此,滋养层组织常可到达肺部。这些异位滋养层组织多自发消退,极少引起急性肺功能不全等症状。葡萄胎清宫术后 4~6 小时内,大量滋养细胞进入肺血管,形成肺栓塞,引起呼吸困难、发绀。肺水肿导致高排性充血性心力衰竭,使入量过多的处理、子痫前期、贫血、甲状腺功能亢进等病情更加复杂。

治疗

葡萄胎

清宫术:确诊后应行血型、红细胞比容、甲状腺、肝肾功能检查,胸片检查排除肺部转移,然后终止葡萄胎妊娠。患者病情稳定时,可在全麻下行清宫术,即使子宫增大如妊娠 28 周大小,也可安全地完成。在患者病情稳定、能很好地配合且子宫较小的情况下,可采用局部或区域麻醉。扩张宫颈后静脉滴注催产素,然后开始抽吸,必要时静脉催产素可维持至术后 24 小时。抽吸出的组织应送病理检查。术中常有中等量出血,但应采取预防措施,出血量较大时需要输血。如果葡萄胎妊娠子宫较大(>12 周大小),清宫术后出现子宫穿孔或出血,则应行开腹探查术,行子宫切开术、子宫切除术或双侧髂内动脉结扎术。清宫术后,所有 Rh 阴性患者需行 Rh 免疫球蛋白治疗。

子宫切除术适于无生育要求者和老年患者(更易发生恶变)。如果在开腹术中发现黄体囊肿,无需进行切除,因为囊肿会随血 hCG 下降而消退。但囊肿破裂、扭转或出血或感染导致卵巢增大者是手术治疗的指征。

虽然妊娠滋养细胞疾病经子宫切除治疗后,转移性病变发生率从 20% 下降为 3.5%,但仍需仔细监测血 hCG 变化。目前推荐手术治疗仅用于合并子宫出血者。前列腺素、催产素或羊膜腔内滴注前列腺素或高渗性溶液行引产术等不再是治疗葡萄胎的方法。

预防性化疗:完全性葡萄胎预防性化疗(甲氨蝶呤或放线菌素 D)存在争议。一些研究表明,预防性化疗可降低葡萄胎治疗后妊娠滋养细胞肿瘤的发生率,而化疗潜在的副作用对无恶变者及有持续性妊娠滋养细胞疾病高危因素(年龄>35 岁、前次葡萄胎史、滋养细胞增生)者是否合理,仍需进一步研究确定。

随访:虽然葡萄胎能早期诊断,但持续性妊娠滋养细胞疾病发病率并未下降。葡萄胎患者中,有 3/4 进展为恶性非转移性滋养细胞疾病,1/2 进展为恶性转移性病变,其余患者可足月妊娠、发生流产或异位妊娠。葡萄胎的一些临床特征与恶性滋养细胞肿瘤有关,一般来说,诊断时子宫较大、血 hCG 水平较高者,恶性妊娠滋养疾病风险较高;有黄素化囊肿和子宫大小超过预期妊娠周者,恶变风险较高。组织病理检查发现核异型明显、坏死、出血或滋养细胞增生者,持续性病变的风险增加。

无论选择何种治疗方法(清宫术或子宫切除术)或是否存在高危特性,恶变发生率为 20%~30%,因此,所有患者必须连续监测 hCG 滴度。葡萄胎清宫术后即应开始连续检测血 hCG,首次检测为术后 48 小时,然后每周检测 1 次,直到血 hCG 连续 3 次下降至正常(<5mIU/mL)。如果术后 14 周血 hCG 自然下降,

无平台期，则可每月检测1次，持续至少6个月到1年，此后患者无需密切随访，常规妇科管理即可。

葡萄胎清宫术后1周行妇科检查，同时测定血hCG。妇科检查应注意子宫大小、附件肿物（黄素化囊肿）、外阴、阴道或宫颈病变。在整个随访期内，除非症状加重，否则应每隔4周行妇科检查。如果清宫术前胸片显示有肺转移，则术后应每隔4周复查胸片，直至证实病变自然消退，然后每隔3个月复查胸片。

在整个随访期内，应采取有效的避孕措施。研究显示，口服避孕药不增加葡萄胎后发生妊娠滋养细胞肿瘤的风险。因此，口服避孕药是最广泛使用的避孕方法。如果患者渴望妊娠，血hCG滴度呈阴性、妇科检查与胸片正常并已持续至少6个月至1年，可停止避孕，多能正常成功妊娠，并发症与普通人群相似。

葡萄胎清宫术后血hCG下降曲线异常者，需考虑为持续性妊娠滋养细胞肿瘤，必须给予治疗。清宫术后最初4~6周是观察的最关键时期。血hCG滴度可在术后1~2周恢复正常，但大多数患者在术后8周恢复正常。

大约70%的患者会在清宫术后8周内血hCG恢复到正常水平，在此期间，恢复正常者极少需要进一步治疗。以往在清宫术后8周或8周以上，血hCG滴度仍增高者，30%接受治疗。但目前的数据表明，其中50%血hCG滴度在无进一步治疗的情况下持续下降，最终恢复正常，而其余50%血hCG滴度将上升或进入平台期，最终组织学证实为侵蚀性葡萄胎或绒毛膜癌。

葡萄胎清宫术后晚期阴道出血并不常见，可能是侵蚀性葡萄胎或绒毛膜癌的表现，患者总伴有随子宫增大和异常血hCG下降。多数患者宫腔内可能有少量组织残留，因此刮除可有效止血，但最主要的治疗是化疗。

恶性妊娠滋养细胞肿瘤

2002年，FIGO建立的恶性妊娠滋养细胞肿瘤的诊断标准包括：①hCG水平上升10%或2周增长为原来的3倍；②平台期，血hCG连续4周维持在原来的4倍；③清宫术后6个月血hCG水平升高；④组织诊断为绒毛膜癌。

可疑或确诊为恶性滋养细胞疾病后，详细询问病史及体格检查至关重要。多数患者出现子宫增大和由黄素化囊肿引起的卵巢增大，易发生转移，尤其是下生殖道。胸片检查可诊断肺转移，胸部CT检查可减少漏诊。超声或CT检查可确诊肝转移。脑转移最好以CT或MRI检查评估。血hCG滴度和脑脊液hCG滴度之比（正常>60:1）有助于诊断。血细胞计数、凝血功能、肝肾功能检查等在随后评估药物毒性风险时很重要。如果已确定所有转移病灶，而患者渴望保留生育功能，则需开始特殊治疗。

非转移性恶性妊娠滋养细胞疾病：恶性妊娠滋养细胞肿瘤最常局限于子宫内。通常在葡萄胎清宫术后随访期确定。非转移性恶性妊娠滋养细胞肿瘤患者治疗包括：①单药化疗，或②联合化疗，无保留生育功能要求者，可在化疗第3天行子宫切除术。

表51-2列出了非转移性恶性妊娠滋养细胞肿瘤的化疗方案。研究表明，甲氨蝶呤或放线菌素D单药化疗疗效优于其他治疗方案。妇科肿瘤组（GOG）进行的一项随机试验证实，放线菌素D $1.25mg/m^2$，两周1次，效果优于甲氨蝶呤 $30mg/m^2$，每周1次。试验中，多数低风险患者甲氨蝶呤剂量低于 $50mg/m^2$，每周1次，因此放线菌素D疗效更好，因此该组患者首选治疗方案尚未确定。

治疗失败或无法耐受药物副作用者需更换治疗方案和药物，每个治疗周期应在正常组织（骨髓和胃肠道黏膜）恢复后开始，化疗最后1天与下一疗程第1天至少间隔7天。单药治疗有效率为60%~98%，补救治疗有效率接近100%。甲氨蝶呤禁用于肝病或肾功能受损者。

治疗期间应每周检测血hCG水平和全血细胞计数。每个疗程前评估肝肾功能。血hCG

第 1 次达到正常后,至少继续化疗一疗程。化疗疗程与治疗开始时血 hCG 滴度成正比,单药化疗者,平均需要 3 或 4 个疗程。化疗完成、病情缓解后,应每个月检测血 hCG,直至 1 年。

转移性妊娠滋养细胞疾病:治疗转移性疾病可选择单药化疗(表 51-2),对单药化疗耐药者可选择多药联合化疗。根据多系统评估,应确定哪些患者需要更积极的治疗。美国国家癌症研究所应用评价系统来确定患者接受单药化疗后是否预后良好或预后不良(表 51-3)。

表 51-4 显示了 WHO 制订的低风险和高风险患者评分系统。主要风险因素包括患者年龄、前次妊娠类型、前次妊娠到化疗开始间隔、化疗前血 hCG 水平、最大肿瘤大小、转移部位及转移数量、先前化疗方案等,总分为 0~6 者属低风险,总分≥7 者属高风险。

修改后的 2002 年 FIGO 分期系统包含了解剖学分期和预后评分系统两部分(表 51-5)。根据解剖学分期和预后评分系统进行临床分期。修改后的 FIGO 分期的目的是改善患者评估和临床处理,统一国际间的疗效比较。

1.预后良好者:根据恶性疾病临床分类,如果患者具备以下条件,则单药化疗疗效较好:①转移局限于肺部或骨盆;②血 hCG 水平低于 40 000mIU/mL;③发病 4 个月内接受治疗。妊娠滋养细胞疾病最常见的转移部位是肺,虽然侵蚀性葡萄胎可有肺转移,但绒毛膜癌更易发生肺转移和血 hCG 增高。

单药化疗与联合化疗相比,其优越性主要

表 51-2 非转移性或低转移性滋养细胞疾病的化疗方案

药物/剂量

甲氨蝶呤 30~60mg/m²,肌内注射,每周 1 次[1]

甲氨蝶呤 0.4mg/kg/d,静脉注射或肌内注射,连续 5 天,间隔 14 天重复

甲氨蝶呤 1mg/kg,肌内注射,d1、d3、d5、d7,四氢叶酸 0.1mg/kg,肌内注射,d2、d4、d6、d8,间隔 15~18 天重复

放线菌素 D 1.25mg/m²,静脉注射,间隔 14 天

放线菌素 D 10~12μg/kg/d,连续 5 天,间隔 14 天重复

随访

每周随访 β-hCG 滴度,如果 β-hCG 滴度增加 10 倍或以上、滴度呈高水平平台期或出现新的转移病灶,则应更换化疗药物

在治疗周期中,每天或必要时每周行化验检查,WBC 计数<3000(中性粒细胞绝对值<1500);血小板计数<100 000;BUN、Cr、AST、ALT 或胆红素明显升高;或有明显副作用(严重口腔炎、胃肠道溃疡或发热)

同时应用口服避孕药或其他避孕方法,避孕维持至少 1 年

化疗在 β-hCG 转阴后巩固 1 疗程

随访内容:每周检测 β-hCG,直至连续 3 次正常;然后每月检测 β-hCG,持续 12 个月;然后每 2 个月检测 β-hCG,持续 1 年或长期每 6 个月检测 1 次

体格检查包括每月盆腔检查、胸部影像学检查,直至治疗缓解;然后每 3 个月检查 1 次,连续 1 年;长期每 6 个月检查 1 次

ALT,丙氨酸氨基转移酶;AST,天冬氨酸转移酶;Cr,肌酐;BUN,血尿素氮。

[1] 仅限于非转移性病变。

表 51-3 滋养细胞肿瘤分类

A.非转移性疾病:无证据证实子宫外转移

B.转移性疾病:子宫外转移

  1.预后良好的转移性病变(低危型)

    a.病程短(<4 个月)

    b.血 β-hCG < 40 000 mIU/mL

    c.无肝或脑转移

    d.以往无化疗

  2.预后较差的转移性病变(高危型)

    a. 病程长(>4 个月)

    b.血 β-hCG >40 000 mIU/mL

    c.脑转移或肝转移

    d.以往化疗失败

    e.滋养细胞肿瘤继发于足月妊娠后

表 51-4　由 FIGO 调整的 WHO 改良预后评分系统

	0	1	2	4
年龄,岁	<40	≥40	–	–
前次妊娠	葡萄胎	流产	足月	–
前次妊娠间隔时间	<4	4~<7	7~<13	≥13
治疗前血 hCG(IU/mL)	$<10^3$	10^3~$<10^4$	10^4~$<10^5$	$≥10^5$
最大肿瘤(包括子宫)	–	3~<5cm	≥5cm	
转移部位	肺	脾、肾	胃肠道	肝、脑
转移数量	–	1~4	5~8	>8
以往化疗失败	–	–	单药化疗	2 种或以上联合化疗

(Reproduced, with permission, of the FIGO Committee Report. FIGO staging for gestational trophoblastic neoplasia 2000. *Int J Gynecol Obstet* 2002;77:286, Table 4.)

为有利于发挥更大的药物毒性作用、减少副作用、降低不可逆性损伤。虽然低风险患者预后良好,但化疗失败率仍可达 10%。因此,由经验丰富的妇科肿瘤医师治疗是取得最佳疗效所必需的。

在预后良好者中,甲氨蝶呤单药化疗是理想的选择(表 51-2),隔周化疗,5 天为一疗程,随着肿瘤缓解,治疗间隔可以>2 周。血 hCG 转阴后,在开始定期随访前,追加 1 个疗程化疗。当血 hCG 增高或进入平台期、或发现新的转移灶、或 5 次化疗仍未转阴者,应诊断为甲氨蝶呤耐药,需改用放线菌素 D 治疗。甲氨蝶呤化疗毒副作用严重者,也可改用放线菌素 D。

2.预后不良者:根据恶性疾病的临床分类,具有下列风险因素者预后不良。①血 hCG 滴度> 40 000mIU/mL;②葡萄胎后 4 个月确诊者;③脑或肝转移;④前次化疗失败;⑤治疗期间妊娠。这些患者单药治疗有效率低(<40%)。FIGO 临床分期和 WHO 评分>7 分者,预后较差,给临床医师提出了严重挑战。以前接受化疗者,常对主要化疗药物产生耐药,或药物毒性作用对骨髓造成累积影响。事实上,前次化疗失败是最严重的预后因素。

一般来说,预后不良者需经妇科肿瘤医师治疗,需要长期住院和多疗程化疗。通常需要多方面的护理和其他生命支持,包括静脉补充营养液、抗生素和输血纠正骨髓抑制影响等。

绒毛膜癌可累及中枢神经系统,尤其是与神经信号传导有关的脑转移。由于脑或肝转移患者有因出血性病变而导致猝死的高危因素,所以标准治疗方案为全脑或全肝放疗联合化疗。尚不确定放疗是否能通过破坏肿瘤细胞而增强化疗效果或在治疗缓解前预防致命性出血而保证患者存活。发生严重急性出血者,可考虑外科手术或血管栓塞治疗。

治疗脑转移需超过 2 周,每周治疗 5 天,每天放疗量为 3Gy,总剂量达 30Gy。肝转移者治疗需超过 10 天,每周治疗 5 天,每天放疗量为 2Gy,全肝总剂量达 20Gy。其他治疗方法包

表 51-5　FIGO 解剖分期

Ⅰ 期　病变局限于子宫
Ⅱ 期　GTN 转移至子宫外,但局限在生殖道(附件、阴道、阔韧带)
Ⅲ 期　GTN 转移至肺,伴或不伴生殖道转移
Ⅳ 期　所有其他部位转移

(Reproduced, with permission, of the FIGO Committee Report. FIGO staging for gestational trophoblastic neoplasia 2000. *Int J Gynecol Obstet* 2002;77:286, Table 1.)

以往预后不良者或高危妊娠滋养细胞肿瘤者主要化疗药物为甲氨蝶呤、放线菌素 D、苯丁酸氮芥或环磷酰胺以及改良 Bagshawe 方案(环磷酰胺、羟基脲、甲氨蝶呤、长春新碱、环磷酰胺和放线菌素 D)。目前，常应用依托泊苷、甲氨蝶呤、放线菌素 D、环磷酰胺、长春新碱(EMACO)方案化疗(表 51-6)，每 2 周 1 次，疗效最佳(有效率达 80%)、副作用最小。与单药化疗相同，需监测药物毒性，更应警惕可能出现的联合药物毒性作用。

恶性滋养细胞疾病的治疗必须连续多次联合化疗，直至血 hCG 降至阴性(<5mIU/mL)。连续 3 次检测血 hCG 降至正常表明疾病缓解。目前建议所有高风险患者在血 hCG 降至正常后，再追加至少 3 个疗程联合化疗。疾病缓解后，葡萄胎和转移性预后良好患者需密切随访。

对 EMACO 方案无效者，可用顺铂和依托泊苷代替环磷酰胺、长春新碱(EP-EMA)(表 51-6)。必须密切监测肾功能，因为顺铂有肾毒性，同时甲氨蝶呤经肾排泄。其他治疗方法包括紫杉醇、拓普替肯和大剂量化疗联合自体骨髓移植。如前所述，当血 hCG 转阴后，至

表 51-6 高危转移性滋养细胞疾病的现代化疗方案

EMA/CO[1]		
第 1 天	依托泊苷	100mg/m², 静脉滴注(超过 30 分钟),
	放线菌素 D	0.5mg, 静脉推注
	甲氨蝶呤[2]	100mg/m², 静脉推注
		200mg/m², 静脉滴注(超过 12 小时)
第 2 天	依托泊苷	100mg/m², 静脉滴注(超过 30 分钟)
	放线菌素 D	0.5mg, 静脉推注
	四氢叶酸	15mg, 肌内注射或口服, 在甲氨蝶呤治疗开始后 24 小时给予, 每 12 小时 1 次, 共 4 次
第 8 天	环磷酰胺	600mg/m², 静脉滴注
	长春新碱	1mg/m², 静脉推注

其他选择

挽救治疗：以依托泊苷(100mg/m², 静脉滴注)及顺铂(80mg/m², 静脉滴注)(EMA-EP)代替环磷酰胺与长春新碱，化疗耐药病灶辅助手术治疗(子宫切除术及开胸手术)

EMA-EP 化疗失败，选择治疗方案：BEP(顺铂 20mg/m², 静脉滴注, 依托泊苷 100mg/m², 静脉滴注, 第 1~4 天, 间隔 21 天, 博来霉素 30U, 静脉滴注, 第 1 天, 每周 1 次), G-CSF 300μg, 皮下注射, 第 6~14 天

VIP(依托泊苷 75mg/m², 静脉滴注, 异环磷酰胺 1.2g/m², 静脉滴注, 顺铂 20mg/m², 静脉滴注, 连续 4 天, 间隔 21 天), 美司钠 120mg/m², 静脉推注, 异环磷酰胺用药前, 然后每次异环磷酰胺用药后, 美司钠 1.2mg/m², 12 小时静脉滴注, G-CSF 300μg, 皮下注射, 第 6~14 天

大剂量化疗加自体骨髓抑制

紫杉烷类(紫杉醇和多西他赛)和喜树碱(拓扑替康和伊立替康)

G-CSF, 粒细胞集落刺激因子。
[1] 轻度毒性, 5 年生存率为 80%。在第 15、16 及 22 天重复(每 2 周)。
[2] 中枢神经系统转移者 24 小时剂量增加至 1g/m², 在甲氨蝶呤治疗后 12 小时, 叶酸增加至 15mg, 每 8 小时 1 次, 共 9 次。甲氨蝶呤也可鞘内注射, 12.5mg, 第 8 天。其他方法有化疗同时行全脑放疗, 3000cGy, 分次放疗剂量为 200cGy, 疗程为 10~14 天。

少继续3个疗程化疗。化疗耐药者可选择子宫切除术、转移病灶切除或无法切除的病灶予以放疗。

在治疗期间和治疗后，认真衡量避孕和生育选择至关重要。无禁忌证者可口服避孕药避孕，避孕措施需在疾病缓解后至少维持1年。

胎盘部位滋养细胞肿瘤：PSTT通常化疗不敏感，推荐行子宫切除术。若肿瘤局限于局部，可行子宫切除术。如果患者渴望保留生育能力，则可行化疗。与EMACO相比，EP-EMA是首选治疗方案。出现化疗耐药时，可选择紫杉醇、拓普替肯。前次妊娠至本次确诊时间间隔大于2年者，预后最差。

预后

葡萄胎清宫术后，患者预后一般良好，如前所述，需密切随访。清宫术后，血hCG自然转归至正常水平时，疾病复发率<0.5%。非转移性恶性疾病经过适当治疗后，预后也相当好，几乎所有患者可治愈。超过90%的患者可保留生育功能，一线治疗失败率为6.5%。

超过90%的预后良好或低风险转移者对单药化疗敏感，患者可以治愈，无需切除子宫。预后不良或高风险转移者，EMACO方案化疗联合放疗疗效较好，75%~85%的患者缓解率可达69%，疗效虽然相似，但副作用更小。非肺部转移灶者预后最差。据报道，肝转移者生存率为0~60%，脑转移者生存率为50%~80%。有前次化疗史或在治疗期间发生脑转移者，其生存率下降至<20%。转移性疾病缓解后，复发率为8%，通常发生在治疗结束后最初数月，也可推迟至3年。

多年来，化疗药物毒性引起死亡者大幅下降。包含依托泊苷的联合化疗方案使二次肿瘤发生风险增加50%。一项回顾性研究发现，发生白血病和结肠癌的风险分别为16.6%和4.6%。当患者生存期超过25年，乳腺癌发生的相对风险是5.8%。

再次妊娠后发生早产、先天性畸形或死胎等并发症的风险并未增加。再次妊娠时应早期行超声和血hCG检测，因为1次葡萄胎后复发风险为1%，2次葡萄胎后复发风险为15%。分娩后胎盘应送病理检测，同时6周后随访血hCG水平。

随访期间再次妊娠者应密切监测，充分告知患者风险后继续妊娠，多数妊娠结局良好，但也有妊娠滋养细胞疾病复发而延误诊断的风险。

ACOG Committee on Practice Bulletins. Practice Bulletin Number 53: Diagnosis and treatment of gestational trophoblastic disease. *Obstet Gynecol* 2004, reaffirmed 2008;104:1422. PMID: 15172880.

Baergen RN, Rutgers JL, Young RH, et al. Placental site trophoblastic tumor: a study of 55 cases and review of the literature emphasizing factors of prognostic significance. *Gynecol Oncol* 2006;100:511. PMID: 16246400.

Berkowitz RS, Goldstein DP. Current management of gestational trophoblastic diseases. *Gynecol Oncol* 2009;112:654. PMID: 18851873.

Berkowitz RS, Goldstein DP. Molar pregnancy. *N Engl J Med* 2009;360:1639. PMID: 19369669.

Chiang JW, Berek JS. Gestational trophoblastic disease: epidemiology, clinical manifestations and diagnosis. www.uptodate.com. Version 17.1, February 2009.

Deng L, Yan X, Zhang J, et al. Combination chemotherapy for high-risk gestational trophoblastic tumour. *Cochrane Database Syst Rev* 2009;2:CD005196. PMID: 19370618.

Dorigo O, Berek JS. Gestational trophoblastic disease: pathology. www.uptodate.com. Version 17.1, July 2008.

Garner EIO. Malignant gestational trophoblastic disease: staging and treatment. www.uptodate.com. Version 17.1, November 2008.

Garner EIO. Gestational trophoblastic disease: management of hydatidiform mole. www.uptodate.com. Version 17.1, February 2009.

Garrett LA, Garner EI, Feltmate CM, et al. Subsequent pregnancy outcomes in patients with molar pregnancy and persistent gestational trophoblastic neoplasia. *J Reprod Med* 2008;53:481. PMID: 18720922.

Hoekstra AV, Lurain JR, Rademaker AW, et al. Gestational trophoblastic neoplasia: treatment outcomes. *Obstet Gynecol* 2008;112:251. PMID: 18669719.

Horowitz NS, Goldstein DP, Berkowitz RS. Management of gestational trophoblastic neoplasia. *Semin Oncol* 2009;36:181. PMID: 19332252.

Kerkmeijer LGW, Wielsma S, Massuger LFAG, et al. Recurrent gestational trophoblastic disease after hCG normalization following hydatidiform mole in The Netherlands. *Gynecol Oncol* 2007;106:142. PMID: 17462723.

Osborne RJ, Filiaci V, Schink JC, et al. Phase III Trial of Weekly Methotrexate or Pulsed Dactinomycin for Low-Risk

Gestational Trophoblastic Neoplasia: A Gynecologic Oncology Group Study. *J Clin Oncol* 2011;29:825. PMID: 21263100.

Smith HO, Kohorn E, Cole LA. Choriocarcinoma and gestational trophoblastic disease. *Obstet Gynecol Clin North Am* 2005;32:661. PMID: 16310678.

Soper JT. Gestational trophoblastic disease. *Obstet Gynecol* 2006;108:176. PMID: 16816073.

Wang KL, Yang YC, Wang TY, et al. Treatment of gestational trophoblastic neoplasia according to the FIGO 2000 staging and scoring system: a 20 years' experience. *Acta Obstet Gynecol Scand* 2009;88:204. PMID: 19031297.

（梁媛 瞿全新 译）

第52章 妇科癌症放化疗

Wafic M. ElMasri, MD
Oliver Dorigo, MD, PhD

19世纪后期，两项欧洲发现开启了人类恶性肿瘤放射治疗的未来。1895年11月8日，伦琴在德国研究阴极射线穿透力时发现了X射线。1898在法国，居里夫妇从铀矿石中分离出镭。此后不久，神父罗伯特在纽约市将镭用于医学治疗，巴尔的摩的霍华德-凯利首创宫颈癌镭疗。从此以后，放射治疗发展成为许多癌症的主要治疗方式，特别是女性生殖系统肿瘤。

放射原理

放射治疗用于癌症的根治性治疗或姑息性治疗，治疗量的射线到达靶组织，引起组织损伤。射线可引起DNA断裂，从细胞水分中产生自由基，破坏细胞膜、蛋白质和细胞器。这种辐射可以是电磁或微粒，两种方式均能将能量转移到靶原子的电子或核。

电磁辐射是通过振荡电场和磁场形成达到光速的能量，这些能量描述为独立单位，称为光子。每个光子的能量与波的频率成正比。较短波长的辐射频率更大，能量也更大，更易渗透到深部组织。临床最常用的电磁辐射是X射线和γ射线。治疗时，X射线通过直线加速器产生，能量非常高。通过加速器产生高能量的X线到达靶组织，达到治疗目的。γ射线由放射性物质衰变而产生。目前，妇科肿瘤治疗最常用的放射性同位素为铯-137和铱-192。

微粒辐射用亚原子粒子（电子、中子、质子）而不是光子达到辐射剂量。与电磁辐射相比，粒子束治疗能够把握更精确的剂量分布和更好的深度剂量分布。

光子与物质相互作用

物质吸收入射光子的第一步是将光子能量转换电子或正负电子对的动能。根据不同的光子能量，这种转换发生是通过光电效应、康普顿效应或电子对形成。在较低能量范围时，光电效应占主导地位，而在更高水平能量转换中，康普顿效应和电子对形成更为普遍。

光电效应：低能入射光子（0.5~100kV）与靶组织芯电子紧密结合，能量被电子完全吸收，离开原子轨道的动能等于光子能量。产生的电子再电离周围组织。入射光子能量越低、组织原子数量越高，光电效应越大。能量吸收与靶组织原子数成正比。组织中的主要成分原子数越高（如骨骼中的钙），吸收辐射水平越高，从而导致毒性。

康普顿效应：中等能量入射光子（100kV~20mV）将能量传递给靶组织外层电子，导致该电子射出。光子能量未被完全吸收，部分光子被散射到其原始路径周边。无论是产生电子还是散射光子（能量较低者），均发挥继续电离作用（图52-1）。康普顿效应与入射光子能量呈反比，与组织原子数无关（所有组织吸收能量相同）。放射治疗时，康普顿效应对组织产生生

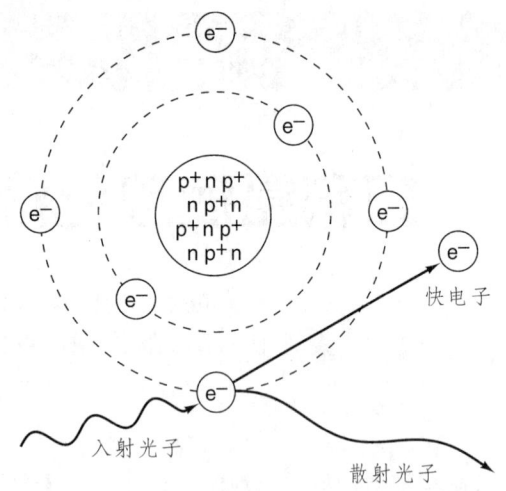

图 52-1 X 射线光子的康普顿吸收过程。光子与吸收材料原子的松散结合的电子相互作用。一部分光子能量提供给电子作为动能。质子由原方向偏转，能量衰减。e^-,电子;p^+,质子;n,中子。(Reproduced, with permission, from Hall EJ. *Radiobiology for the Radiologist*. 4th ed. Philadelphia, PA: JB Lippincott; 1994, p. 7.)

物学效应。

电子对形成:指入射高能光子(>1.02mV)与靶组织原子核之间复杂的相互作用,形成一对正电子(e^+)和带负电荷的电子(e^-),分布在相反方向。由于电子对的相互作用,产生的能量通常超出治疗范围,因此临床较少使用。

光子与组织的相互作用

当辐射穿过患者,其能量通过康普顿效应传递给组织。组织渗透深度依赖其能量。按100%深度剂量,250keV 将达到皮肤水平,1.25MeV 可达皮下 5mm,6MeV 可达皮下 1.2cm,20MeV 可达皮下 10cm。

这些相互作用再次激发电子运动,从而出现进一步电离。电离导致化学键断裂,继而破坏 DNA 和细胞结构,破坏严重者可导致细胞死亡和凋亡。

细胞损伤的关键目标是 DNA。当光子被 DNA 中的原子吸收,超出了细胞修复机制能承受的范围时,表现为细胞受损。但更常见的 DNA 破坏是间接的,DNA 周围的水被辐射电离,产生氧自由基、羟基自由基、过氧化氢和水合电子,这些高活性物质可造成 DNA 损害。

剂量理论

正常组织以及肿瘤细胞对放射治疗引起的毒性易感,其程度取决于总剂量、组织分化程度和肿瘤体积。

暴露于辐射后,组织存活预测曲线如下（图 52-2）。肩代表细胞酶促逆转辐射损伤的能力。当辐射增加,细胞无法自我修复时,细胞破坏呈对数模式。重要的是,每次剂量增加超过肩时,细胞以固定比例破坏（对数破坏假说）。

这些观察结果为制订临床总辐射剂量提供了依据,有助于理解所谓放射学 4Rs 在细胞水平上的剂量分割。

修复

分割成小剂量可用于亚致死量的损伤修复(肩重复),产生较高的总剂量,从而达到相同的生物学效应。当辐射剂量分割为两部分并分别给予时,存活细胞数目高于单次给予全部剂量者。在 1 次治疗中确定放射剂量后,分割剂量管理要求,分次照射剂量不能被周围正常组织所耐受。

复育

放射停止后,干细胞再生对组织再生有重要意义。复育指放射治疗期间细胞增殖。如果癌细胞重新增殖速度比相应正常组织慢,则分次放疗可成功消除肿瘤细胞。肿瘤细胞倍增时间越短,总剂量必须越高。分次照射间隔过长和不必要的延误会降低放疗疗效。

复氧

缺氧细胞对辐射会产生相对的抵抗。含氧细胞比缺氧细胞对辐射的敏感性高 3 倍（图 52-2）。距离毛细血管超过 100mm 处的恶性细胞易出现缺氧,放疗难以坏破。正因如此,放疗

放射量测定

放射量测定为靶组织吸收射线的数量。吸收剂量单位格瑞(Gy)，其定义为每千克组织吸收的焦耳能量(J/kg)。1Gy=100 拉德。盆腔外照射以其表示，而内照射(腔内)以毫克镭当量每小时 (mgRaEq-hr) 表示，后者用铯或镭的 mgRaEq×放射性物质剩余的小时数。

放疗剂量应根据肿瘤类型和分期而改变。一般用于实性上皮性肿瘤的治疗剂量为恶性宫颈癌 60~85Gy，淋巴瘤为低剂量 20~40Gy。

在某些情况下，辅助性放疗用于宫颈癌和子宫内膜癌术后治疗，其放射剂量较原发性治疗低，为 45~60Gy，分次剂量为 1.8~2Gy。计划和选择放疗剂量时应考虑患者同步化疗及其并发症。

制订完整放疗计划需专门的治疗计划软件，包括放疗方法和多角度或资源以优化辐射剂量并减少对周围健康组织的破坏。计算机控制的放射量测定能计算出等剂量曲线，周围放射源临界等量点剂量，避免过量的膀胱和直肠照射剂量。但膀胱和直肠的辐射耐受性接近常见的盆腔肿瘤治疗所需的放射治疗剂量水平。

剂量分割

剂量分割是放射生物学的一个重要原则与治疗方法。总剂量分割为每天 1.8~2Gy，每周 5 次。剂量分割为正常组织细胞恢复和修复由辐射引起的 DNA 损伤提供了时间。肿瘤细胞通常修复机制异常，因此易被辐射破坏。此外，剂量分割使相对不敏感的肿瘤细胞在下次放疗前进入放疗敏感的细胞周期阶段。肿瘤细胞选择性杀伤机制还与低氧诱导的放疗不敏感有关，乏氧肿瘤细胞在放疗间期发生复氧，从而再次放疗时敏感性增强。

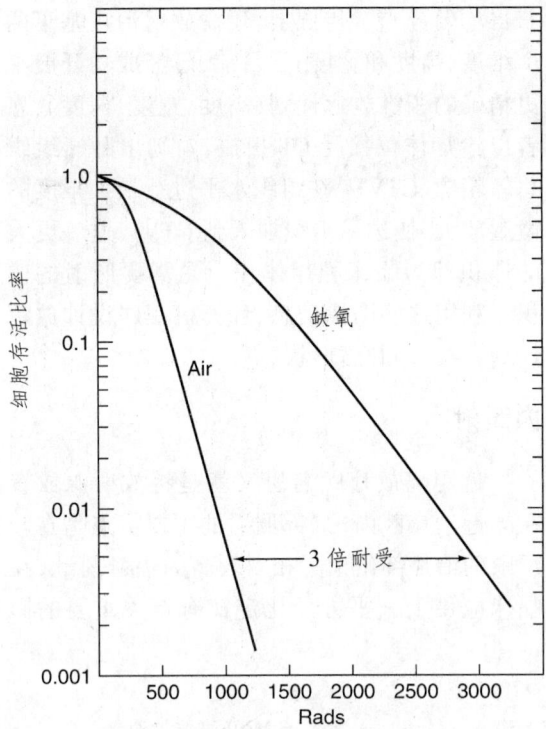

图 52-2 哺乳动物细胞典型辐射存活曲线。这些细胞照射后进行培养，通过测量细胞集落(克隆)计算存活情况。该曲线特征在于初始肩后为线性下降区域。空气中细胞照射较在氮(缺氧)中照射更敏感，杀伤水平增加约 3 倍。因此，大部分临床肿瘤有乏氧区，从而导致放疗不敏感。(Reproduced, with permission, from Morrow CP, Curtin JP, Townsend DE (eds). Synopsis of Gynecologic Oncology. 4th ed. New York: Churchill Livingstone; 1993, p. 449.)

者应积极纠正贫血状态，改善组织氧合，提高放疗敏感性。分次放疗改善乏氧肿瘤细胞血供，放疗导致肿瘤缩小，乏氧细胞百分比减少，辐射敏感细胞比例随之增加。

再分布

辐射诱导细胞周期同步化，使细胞进入细胞周期中相对敏感的阶段。异步化的肿瘤细胞内，分次放疗使敏感细胞死亡(G_2 晚期和 M 期)，保留了放疗不敏感细胞(G_1 早期和 S 期)，损伤较小。放疗间隔使细胞周期同步化(G_2 晚期和 M 期)，导致更高比例的细胞死亡。细胞周期越短，死亡率越高。

治疗方法

妇科恶性肿瘤放射治疗分为外放疗、内放

疗或内外联合放疗。

外照射

早期放射治疗医师基于伦琴实验装置，选择 X 射线作为放射源。电子在真空管中加速，随后打击钨靶而产生光子。这些正电压(140~400keV)因输出能量相对较低而限制了其组织穿透能力。因此，皮肤明显纤维化和骨骼高吸收辐射限制了其在一些患者中的应用。

随着高能量源的发展，X 射线穿透力随之增强，治疗区边缘散射辐射相对减少，表层皮肤剂量也减少，尤其是肥胖患者，骨骼辐射毒性也降低(图 52-3)。

外照射治疗的目的是确保辐射传递到靶组织，同时不影响无关组织，辐射量应尽可能获得均匀分布。传统上，建立放射治疗基于两个维度(高度和宽度)。目前，已经成功开展了更精确的三维放疗计划(高度、宽度、深度)，患者以治疗体位接受 CT 扫描，勾勒出肿瘤组织总体轮廓(GTV)。在组织水平进行最大限度的微观放大，使边缘组织加入到 GTV。这一更大的体积即为临床肿瘤体积，是需要照射的体积。利用这些图像信息，计算机程序设计放疗计划，"符合"肿瘤形状。

内照射

近距离放疗顾名思义就是将放射源放置在靠近治疗区内。局部照射的主要优点是在较局限的治疗部位聚集相对较高的辐射剂量。在临床应用上，平方反比定律有至关重要的影

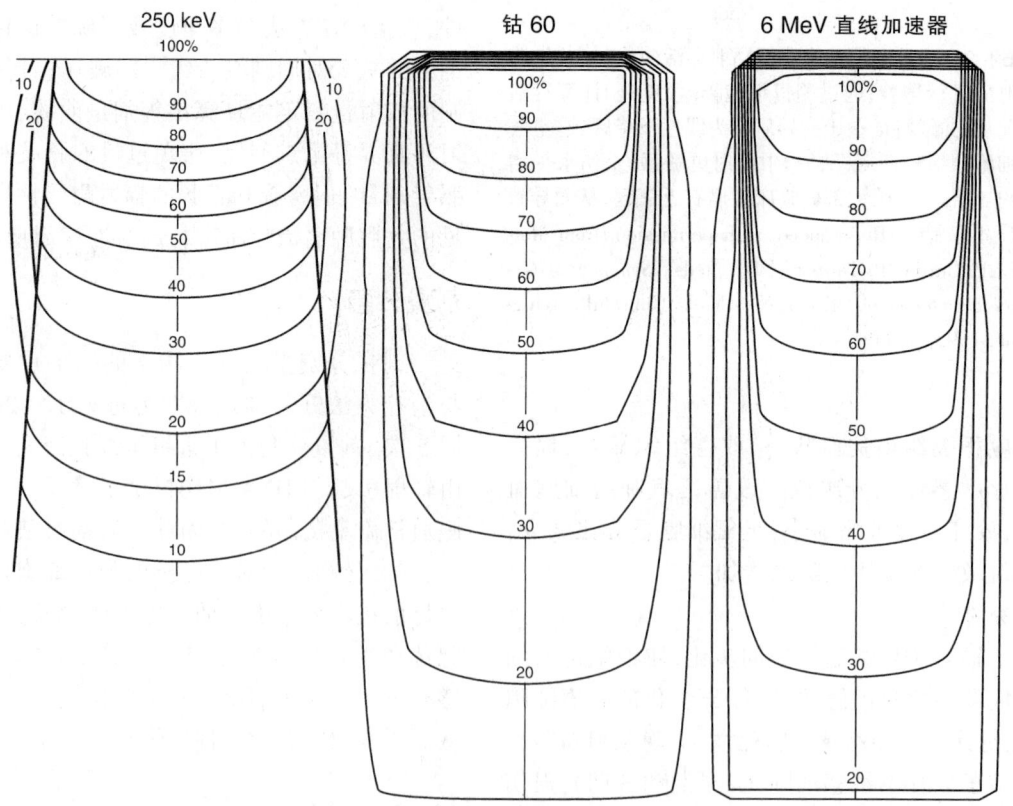

图 52-3　典型的等剂量曲线中电压(250KeV)、钴 60 和 6MeV 直线加速器(LINAC)。巨电压(钴 60 和 LINAC)与中电压之间最重要的区别是前者等 100%剂量线位于皮肤下数毫米处，因此消除了早期放射源引起的严重皮肤反应。此外，更高能量导致更深组织穿透作用。

响。平方反比定律即指辐射强度与距离平方成反比,其重要性在于,中央放射源的辐射能量快速衰减,在骨盆边缘不能达到癌症有效剂量。但该部位可能有转移性病灶,因此需补充外放疗,为盆腔侧壁肿瘤提供有效辐射剂量,治疗这些位于边缘的大病灶。

近距离放疗可通过施源器或以针或导管组织间插植等方法进行腔内放疗。多数腔内近距离放疗施源器由宫内宫腔管、配对的阴道施源器或阴道卵圆体组成,后者放置在阴道侧穹隆。组织间插植放疗由许多针组成,将其插植在组织上或邻近靶位处。在开始治疗时,将放射性源加载到施源器上。

近距离放疗可选择多种放射源。在美国,最常用的放射源是低剂量率(LDR)铯-137。高剂量率(HDR)放射源铱-192 应用也较普遍。HDR 近距离放疗较 LDR 具有显著优势,可用于门诊患者的治疗,可减少医务人员辐射暴露并缩短治疗时间。

妇科癌症治疗

宫颈癌

宫颈癌是放疗成功应用的典范。宫颈病变相对容易暴露、可发现转移和局部扩散、宫颈与周围组织对辐射的耐受性等均提示宫颈癌可行根治性放疗。

根治性放疗同时使用外照射和腔内照射,在晚期或复发性宫颈癌,姑息性放疗可控制出血、治疗位于盆腔的病变、缓解疼痛。

治疗宫颈癌时,必须精心设计放射野范围,需包含全部有潜在转移可能的组织。外照射的目标是消灭盆腔淋巴结转移灶并缩小宫颈病变大小,从而可以放置腔内放射源。外照射标准放射野向下延伸到耻骨中部或最远端病灶下 3~4cm,向上达第 4 和第 5 腰椎间隙,向外至少达侧骨盆标记 1cm 外。外照射治疗剂量为 40~45Gy。

外放疗的理论基础是不仅可治疗沿盆腔侧壁分布的淋巴结,且可以诱导原发宫颈肿瘤萎缩。为了达到肿瘤根治性剂量,外照射后需行内照射,主要是通过阴道施源器直接对肿瘤组织进行 HDR 放疗。放疗剂量通常有 2 个参考点。A 点为宫颈外口平面上 2cm、旁开 2cm 处,B 点为 A 点外旁开 3cm。宫颈癌外放疗联合腔内放疗时,治疗总剂量为 75~90Gy。

放疗主要用于早期患者(ⅠA 期、ⅠB1 期、非巨块型ⅡA 期),可代替根治性手术,也可用于晚期患者。放疗联合以顺铂为基础的化疗具有协同作用,可提高肿瘤控制及治疗反应。大量研究表明,同步化放疗可提高宫颈癌患者总生存率和无进展生存期。

化疗一般不会导致治疗延长,可增加宫颈癌细胞对放疗敏感性。其机制包括干扰和改变亚致死损伤的修复、细胞周期分布、肿瘤血管、缺氧细胞、增殖、细胞存活曲线、最大细胞致死性损伤诱导细胞凋亡。

患者根治术后外放疗通常包括整个盆腔。已知或怀疑腹主动脉旁转移者,可扩大照射范围,包括腹主动脉旁淋巴结。

子宫内膜癌

子宫内膜癌放疗通常在全面分期手术后,根据术后复发风险评估而定。根据复发可能性,将患者分为不同风险组,指导辅助治疗。

一般情况下,低风险患者病变局限于子宫内膜。年龄>60 岁、低分化肿瘤(G3)、累及子宫下段或肿瘤较大者应考虑辅助放疗。但这些标准仍有争议,早期癌症是否需行辅助放疗应由医师决定。

中等风险者指癌症局限于子宫,但侵入子宫肌层或宫颈受累者,预后不良。术后复发的高危因素包括侵犯子宫肌层外 1/3、组织分化差、存在淋巴管浸润。存在以上风险因素者,辅助盆腔放疗可降低其局部复发率。

高复发风险患者有宫颈间质受累(Ⅱ期)、病变超出子宫范围(Ⅲ期和Ⅳ期)或高危组织类型(浆液性乳头状癌和透明细胞癌)。高危组织类型有向淋巴管和上腹部扩散的倾向,预后较子宫内膜样腺癌等激素依赖型差。高危患者病变局限于骨盆时,应行全盆放射伴或不伴阴道近距离放疗,远处转移时应联合放化疗。

初始放疗主要适宜手术高风险患者,如老年患者和有并发症者。分化较好的腺癌可应用宫腔管与卵圆体或宫腔内西蒙胶囊治疗。中度或低分化癌或因宫颈受累而导致盆腔淋巴结转移增高的高风险患者,应行全盆放疗。

卵巢癌

放疗在卵巢患者治疗中作用较小。没有良好的试验表明外放疗对卵巢癌治疗有益。一些研究比较了早期卵巢癌应用腹腔内注射磷酸铬(^{32}P)和应用以铂类为基础的化疗的疗效,结果提示5年生存率无太大差别,但放疗组胃肠道并发症发生率显著增加。局部放疗偶可用于治疗孤立、复发性卵巢癌。

阴道癌

阴道癌是罕见的恶性肿瘤,放疗是最主要的治疗方法。1954年发表了992例阴道癌患者回顾性分析,结果显示5年总生存率为18%。最近研究表明,5年治愈率可达40%~50%。生存率提高是源于物理、技术、步兆伏级外照射的出现,局部照射有了长足的进步。虽然放疗是阴道癌的主要治疗方式,但尚无标准的治疗方案。鳞状上皮癌是阴道癌最常见的病理类型,这些患者应行全盆放疗,并继续行腔内放疗或组织间插植放疗。累及阴道下1/3者,放疗范围应包括腹股沟和股淋巴结。如果影像学显示盆腔巨大肿块或累及主动脉旁淋巴结,则应扩大放射野,包括腹主动脉旁淋巴结。

外阴癌

外阴癌比阴道癌更常见(在女性,恶性肿瘤分别为5%和2%),外阴癌起源于鳞状细胞。Ⅰ期和Ⅱ期外阴癌的主要治疗方法是手术,一般包括根治性外阴切除术加腹股沟淋巴结清扫。手术切缘或其邻近处阳性及腹股沟淋巴结转移者需行辅助性盆腔放疗。晚期外阴鳞癌(Ⅲ期或Ⅳ期),同步化放疗能减少根治性手术,包括原发性盆腔廓清术。

放射治疗的并发症

放疗设计是为了最大程度治愈,同时对正常组织损伤最小。正常组织破坏是影响辐射剂量的重要因素。在妇科肿瘤中,最严重的并发症常涉及胃肠道或泌尿生殖系统。

放疗计划的制订要考虑盆腔器官敏感性,不同组织间差异很大。阴道穹隆处的阴道黏膜可承受剂量为20 000~25 000cGy,而膀胱黏膜仅能承受7000cGy。直肠黏膜更敏感,最大耐受剂量为5000~6000cGy。卵巢是最敏感的盆腔器官,当剂量为2000cGy时,卵巢不再分泌激素。当剂量达到1000cGy时,大约50%的患者卵巢不再分泌激素。

放疗并发症分为早期或迟发性并发症。早期放射反应由于实质器官细胞直接辐射损伤,包括肠炎、直肠炎、膀胱炎、外阴炎,偶可出现骨髓抑制。肠道副作用通常包括肠痉挛、腹泻,需调整饮食和正确使用止泻剂。这些并发症可用适当的药物治疗,偶有出现暴发性急性反应者,必须停止或缩短放疗。

迟发性放疗反应是直接损伤实质细胞而造成慢性血管损伤,这种损害表现为慢性直肠炎、出血性膀胱炎、小肠与大肠狭窄、直肠阴道瘘和膀胱阴道瘘。骨盆纤维化和卵巢功能丧失可影响年轻患者的性生活。

为保护盆腔器官的放射损伤,等剂量曲线必须非常仔细地计算,以减少膀胱和直肠照射。需要盆腔放疗的年轻、育龄期患者,可行卵巢移位术,将其沿结肠沟移位(卵巢移位术),常可保留放疗后卵巢功能。当近距离放疗应用阴道施源器时,在其周围填充纱布,从而增加膀胱和直肠与放射源之间的距离。

放疗最新指南

新改进的辐射治疗策略正在积极发展，包括更有效的放射增敏剂、中子束治疗、改变剂量分割方案。调强放射治疗（IMRT）将成为一个新的治疗方法。IMRT 提高分辨肿瘤 3 维形状的能力，根据肿瘤形状调整辐射光束强度变化。辐射剂量强度投射到瘤体的剂量增加，而辐射到周围组织的剂量明显降低，这种为肿瘤量身定制的辐射剂量，其目的是最大限度地提高肿瘤剂量而同时保护周围正常组织。随着新型计算机成像技术的改进，对肿瘤边缘控制日益精进，安全范围也随之扩大。

Ahamad A, Jhingran A. New radiation techniques in gynecological cancer [review]. *Int J Gynecol Cancer* 2004;14:569–579. PMID: 15304149.

Brown AK, Madom L, Moore R, Granai CO, DiSilvestro P. The prognostic significance of lower uterine segment involvement in surgically staged endometrial cancer patients with negative nodes. *Gynecol Oncol* 2007; 105:55–58. PMID: 17157904.

Cardenes H, Randall ME. Integrating radiation therapy in the curative management of ovarian cancer: Current issues and future directions. *Semin Radiat Oncol* 2000;10:61–70. PMID: 10671660.

Cmelak AJ, Kapp DS. Long-term survival with whole abdominopelvic irradiation in platinum-refractory persistent or recurrent ovarian cancer. *Gynecol Oncol* 1997;65:453–460. PMID: 9190975.

Creutzberg CL, van Putten WL, Koper PC, et al. Surgery and postoperative radiotherapy versus surgery alone for patients with stage-1 endometrial carcinoma: Multicentre randomised trial. PORTEC Study Group. Post Operative Radiation Therapy in Endometrial Carcinoma. *Lancet* 2000;355:1404–1411. PMID: 10791524.

Eifel PJ, Winter K, Morris M, et al. Pelvic irradiation with concurrent chemotherapy versus pelvic and para-aortic irradiation for high-risk cervical cancer: an update of radiation therapy oncology group trial (RTOG) 90-01. *J Clin Oncol* 2004;22:872–880. PMID: 14990643.

Frank SJ, Jhingran A, Levenback C, Eifel PJ. Definitive radiation therapy for squamous cell carcinoma of the vagina. *Int J Radiat Oncol Biol Phys* 2005;62:138–147. PMID: 15850914.

Frumovitz M, Sun CC, Schover LR, et al. Quality of life and sexual functioning in cervical cancer survivors. *J Clin Oncol* 2005;23:7428–7436. PMID: 16234510.

Green JA, Kirwan JM, Tierney JF, et al. Survival and radiotherapy for cancer of the uterine cervix: A systematic review and meta-analysis. *Lancet* 2001;358:781–786. PMID: 11564482.

Greven KM, Corn BW. Endometrial cancer. *Curr Prob Cancer* 1997;21:65–127. PMID: 9128804.

Grigsby P, Russell A, Bruner D, et al. Late injury of cancer therapy on the female reproductive tract. *Int J Radiat Oncol Biol Phys* 1995;31:1289–1299. PMID: 7713788.

Hareyama M, Sakata K, Ooouchi A, et al. High-dose-rate versus low-dose-rate intracavitary therapy for carcinoma of the uterine cervix: A randomized trial. *Cancer* 2002;94:117–124. PMID: 11815967.

Hasselle MD, Rose BS, Kochanski JD, et al. Clinical outcomes of intensity-modulated pelvic radiation therapy for carcinoma of the cervix. *Int J Radiat Oncol Biol Phys* 2010;80:1436–1445. PMID: 20708346.

Keys H, Bundy BN, Stehman FB, et al. Cisplatin, radiation, and adjuvant hysterectomy compared with radiation and adjuvant hysterectomy for bulky stage IB cervical carcinoma. *N Engl J Med* 1999;340:1154–1161. PMID: 10202166.

Kidd EA, Siegel BA, Dehdashti F, et al. Clinical outcomes of definitive intensity-modulated radiation therapy with fluorodeoxyglucose-positron emission tomography simulation in patients with locally advanced cervical cancer. *Int J Radiat Oncol Biol Phys* 2010;77:1085–1091. PMID: 19880262.

Klopp AH, Eifel PJ. Chemoradiotherapy for cervical cancer in 2010. *Curr Oncol Rep* 2010;13:77–85. PMID: 21042887.

Landoni F, Maneo A, Colombo A, et al. Randomised study of radical surgery versus radiotherapy for stage Ib-IIa cervical cancer. *Lancet* 1997;350:535–540. PMID: 9284774.

Lertsanguansinchai P, Lertbutsayanukul C, Shotelersuk K, et al. Phase III randomized trial comparing LDR and HDR brachytherapy in treatment of cervical carcinoma. *Int J Radiat Oncol Biol Phys* 2004;59:1424–1431. PMID: 15275728.

Moore DH, Thomas GM, Montana GS, Saxer A, Gallup DG, Olt G. Preoperative chemoradiation for advanced vulvar cancer: a phase II study of the Gynecologic Oncology Group. *Int J Radiat Oncol Biol Phys* 1998;42:79–85. PMID: 9747823.

Morris M, Eifel PJ, Lu J, et al. Pelvic radiation with concurrent chemotherapy compared with pelvic and para-aortic radiation for high-risk cervical cancer. *N Engl J Med* 1999;340:1137–1143. PMID: 10202164.

Nag S, Chao C, Erickson B, et al. The American Brachytherapy Society recommendations for low-dose-rate brachytherapy for carcinoma of the cervix. *Int J Radiat Oncol Biol Phys* 2002;52:33–48. PMID: 11777620. [Erratum: *Int J Radiat Oncol Biol Phys* 2002;52:1157.]

Nag S, Erickson B, Thomadsen B, Orton C, Demanes JD, Petereit D. The American Brachytherapy Society recommendations for high-dose-rate brachytherapy for carcinoma of the cervix. *Int J Radiat Oncol Biol Phys* 2000;48:201–211. PMID: 10924990.

National Institutes of Health Consensus Development Conference Statement on Cervical Cancer. *Gynecol Oncol* 1997;66:351–361. PMID: 9312522.

Okada M, Kigawa J, Minagawa Y, et al. Indication and efficacy of radiation therapy following radical surgery in patients with stage IB to IIB cervical cancer. *Gynecol Oncol* 1998;70:61–64. PMID: 9698475.

Peters WA 3rd, Liu PY, Barrett RJ 2nd, et al. Concurrent chemotherapy and pelvic radiation therapy compared with pelvic radiation therapy alone as adjuvant therapy after radical surgery in high-risk early-stage cancer of the cervix. *J Clin Oncol* 2000;18:1606–1613. PMID: 10764420.

Pickel H, Lahousen M, Petru E, et al. Consolidation radiotherapy after carboplatin-based chemotherapy in radically operated advanced ovarian cancer. *Gynecol Oncol* 1999;72:215–219. PMID: 10021304.

Pinilla J. Cost minimization analysis of high-dose-rate versus low-dose-rate brachytherapy in endometrial cancer. *Int J Radiat Oncol Biol Phys* 1998;42:87–90. PMID: 9747824.

Rose P, Bundy BN, Watkins EB, et al. Concurrent cisplatin-based radiotherapy and chemotherapy for locally advanced cervical cancer. *N Engl J Med* 1999;340:1144–1153. PMID: 10202165.

Thomas G, Dembo A, Ackerman I, et al. A randomized trial of standard versus partially hyper-fractionated radiation with or without concurrent 5-fluorouracil in locally advanced cervical cancer. *Gynecol Oncol* 1998;69:137–145. PMID: 9600821.

US Department of Health and Human Services. *Concurrent Chemoradiation for Cervical Cancer.* Bethesda, MD: National Cancer Institute Clinical Announcement; February 1999.

Wang X, Liu R, Ma B, et al. High dose rate versus low dose rate intracavity brachytherapy for locally advanced uterine cervix cancer. *Cochrane Database Syst Rev.* 2010:CD007563. PMID: 20614461.

Young RC, Brady MF, Nieberg RK, et al. Adjuvant treatment for early ovarian cancer: A randomized phase III trial of intraperitoneal ^{32}P or intravenous cyclophosphamide and cisplatin—A Gynecologic Oncology Group study. *J Clin Oncol* 2003;21:4350–4355. PMID: 14645424.

（梁媛 瞿全新 译）

第7篇

生殖内分泌和不育

第53章

不育

Shahin Ghadir, MD
Gayane Ambartsumyan, MD, PhD
Alan H, Decherney, MD

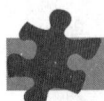

诊断要点

- 男女双方都需要评估以明确诊断。
- 男方
  - 病史。
  - 精液分析。
  - 如精液分析异常，需到泌尿科、内分泌科进一步评估，严重者需行染色体核型分析。
  - 如行宫腔内受精或试管婴儿助孕，需完善政府规定的传染性疾病筛查。
- 女方
  - 病史，确认排卵。
  - 全身检查和病理学宫颈、子宫和附件评估。
  - 月经第三天取血化验及超声评估卵巢储备。
  - 子宫输卵管造影评估子宫腔及输卵管情况。
  - 可行的盐水显影评估宫腔。
  - 必要时腹腔镜评估子宫内膜异位症。
  - 如接受试管婴儿助孕需完善政府规定的传染性疾病筛查。

近十年来，不育患者逐渐增加。很多配偶由于事业发展需要而自愿推迟生育，因此面临年龄相关的生育能力下降。辅助生殖技术（ART）发展迅猛，从改善胚胎环境介质到胞浆内单精子注射（ICSI）和移植前基因诊断（PGD），使体外受精-胚胎移植（IVF-ET）妊娠率显著上升。这些进展提高了社会对 ART 的认识和接受程度，激发了女性或双方因素不孕不育者寻求医疗干预。

定义

不育指男女双方未避孕，性生活 1 年而未孕。不孕指天生不能妊娠，而不育是生育能力下降或等同于相对不孕症。原发不育指从未妊娠，继发不育指既往曾有妊娠史。

生育力指 1 个月经周期获得活产的能力。受孕能力表示一个月经周期获得妊娠的能力。一名女性或一对夫妇受孕和不育可理解为受孕能力，少数不孕患者不育，这样可在多个周期后直接比较治疗方案。

流行病学观察发现，女性不孕发病率约为 13%，不同年龄的发病率为 7%~28%。过去 40 年基本稳定，发病率与民族、种族无关。原发不孕发病率上升而继发不孕发病率下降，可能是社会变化，如延缓生育的结果。

有频繁性交的正常夫妇，每个月经周期受孕能力是 20%~25%，有 85%~90%的夫妇在未避孕性交后 1 年内妊娠。不育夫妇发生率为 1%~2%。

发病机制

不育可能是夫妇双方任何一方或双方的原因，80%的不育患者可发现男方或女方病因，甚至是双方多种因素。25%的患者初步诊断为男方因素。排卵障碍和输卵管或附件因素是女性不孕的主要原因。15%~20%的不育夫妇找不到病因,因此诊断为不明原因不育。

预防

不育很难预防,往往一对夫妇尽力尝试获得妊娠而不可得才意识到不育。尽管困难,仍有一些措施能降低不育风险。

不育定义为12个月或以上妊娠失败,根据病史可进行早期评估,尤其是年龄超过35岁者。不育与女性年龄相关,可能也与年龄超过50岁的男性相关,每个人都应意识到推迟生育导致不育的风险。因此,初级保健医师或妇科医师有责任在健康女性就诊时告知不孕与年龄的关系。卵子冷冻这一新技术为有意推迟生育的女性提供了强大保证,应提醒女性提高认识。

体重异常是引起不排卵的主要因素,也与女性不孕相关,应向排卵障碍的不孕女性建议健康的生活方式。没有证据证明饮食多样化能改善生育。如计划妊娠,女性最好补充叶酸(每天最少400μg)。

近期一项荟萃分析提示,吸烟对女性生育有严重不良影响,且引起男性精子参数异常,应向计划妊娠的吸烟夫妇提出建议。适量饮酒和咖啡对生育无影响,但大量饮酒和吸毒会影响妊娠。

建议尝试妊娠的夫妇应避免使用阴道润滑油,实验室研究证实,其有精子毒性。如果必须,建议最好使用矿物油、菜籽油或羟乙基纤维素基润滑油。

> Practice Committee of the American Society for Reproductive Medicine. Smoking and infertility. *Fertil Steril* 2006;86:S172–S177. PMID: 17055816.

鉴别诊断和临床表现

评估一对不育夫妇的诊断性检查项目较多,临床医师应审慎选择检查项目。根据患者病史和体格检查结果确定内分泌学和影像学检查,其他因素包括患者年龄、试验相关风险、有创性检查、费用和重要发现的可能性(表53-1)。应将患者纳入决策流程中。

新病例评价

首先评价影响生育的多种因素(如卵巢排卵、精子密度、卵巢储备等),发现不育潜在病因。医师应为患者提供明白、易懂的诊断评估方案,有助于患者领会特异性检验的特点,如子宫输卵管造影在月经周期中的选择时机,为患者提供生育相关问题咨询,对从朋友、家庭或互联网上获得的信息进行解释。

首先从夫妇双方详细病史开始进行临床评估,女方与男方病史详见表53-2和表53-3。病史能指导医师进行有针对性的检查而非全身评估,如有重度痛经病史者,直肠阴道检查可发现与子宫内膜异位症相关的子宫骶韧带结节。全面检查能发现重要表现,如黑棘皮征与胰岛素抵抗有关。

不育夫妇实验室和影像学检查涉及4个重要方面:精子(男方因素)、卵子(排卵因素和卵巢储备)、转运通道(盆腔情况,包括输卵管)和配子移植(子宫)。很多就诊夫妇怀着高度热情,努力吸收大量重要知识,其中有些科技含量很高,为此提供讨论或书面摘要等对他们很有帮助。初始病史采集常可得出初步诊断或不育的主要原因,但必须在完成所有主要因素的基本评估后才能做出诊断,这点非常重要,不容忽视。

男性伴侣的评估

男方不育因素占25%~40%,主要为睾丸病变,如精索静脉曲张。虽然分子遗传学方面还不完善,但以分子生物技术量化精液生育能力检测的趋势逐渐增强。以往根据大量经验和研究归纳了几种首选检测方法用于评估生育情况,除病史和体格检查,男性首先要进行精

表 53-1　不育原因

男性因素

内分泌疾病
　　下丘脑功能失调(Kallmann 综合征)
　　垂体衰竭(肿瘤,放疗,手术)
　　高泌乳素血症(药物,肿瘤)
　　外源性雄激素
　　甲状腺疾患
　　肾上腺增生
解剖学疾患
　　输精管先天缺乏
　　输精管阻塞
　　射精系统先天异常
精子产生异常
　　染色体异常
　　腮腺炎性睾丸炎
　　隐睾病
　　化学或放射暴露
异常运动
　　纤毛缺乏(Kartagener 综合征)
　　精索静脉曲张
　　抗体形成
性功能障碍
　　逆行射精
　　阳痿
　　性欲降低

排卵因素

中枢缺陷
　　慢性高雄激素血症不孕
　　高泌乳素血症(药物,肿瘤,空蝶鞍)
　　下丘脑功能不全
　　垂体功能不全(创伤,肿瘤,先天性)

先天缺陷
　　性腺发育不全
　　卵巢早衰
　　卵巢肿瘤
　　卵巢抵抗
代谢性疾病
　　甲状腺疾病
　　肝病
　　肾病
　　肥胖
　　雄激素过多,肾上腺或肿瘤

骨盆因素

感染
　　阑尾炎
　　盆腔感染性疾病
　　宫腔粘连(Asherman 综合征)
　　糖尿病
结构异常
　　己烯雌酚(DES)用药史
　　生殖道融合失败
　　子宫肌瘤

宫颈因素

先天发育
　　己烯雌酚(DES)用药史
　　苗勒管异常
获得性
　　手术治疗
　　感染

液分析。如果精液检查异常,则应在 4 周或以上复查。精液分析正常者,可排除重要的男性不育因素。因此建议精液分析异常者评估更多的因素(内分泌、泌尿系统或遗传学)。

精液分析

男性伴侣取精前应禁欲 2~5 天,标本 1 小时内送达实验室。表 53-4 为正常精液相关数据,如果精子总数、活动度等基本参数正常,精子形态学指标尤为重要,在确定精液正常之前,必须请精子形态学专家会诊,严格掌握诊断标准。

生育能力正常的男性,其精子参数随时间变化而有很大改变,出现任何异常结果时,应建议几周后复查。精液分析正常一般提示排除

表 53-2　女方因素不孕病史

- 宫内己烯雌酚暴露
- 青春期发育史
- 目前月经周期特点(长度、经期、不适感)
- 避孕史
- 既往妊娠,结局
- 既往手术史,尤其是盆腔
- 既往感染史
- 宫颈抹片异常史,治疗史
- 毒品和药物应用史
- 一般健康状况(饮食、体重稳定、锻炼模式、就医条件)

表 53-4　正常精液分析参数

液化时间	30min
总数	$\geq 2\times 10^7$/mL
活动度	>50%
体积	≥ 2mL
形态学	
WHO 评分标准	正常>30%
Kruger 评分法	正常>14%
pH 值	7.2~7.8
白细胞计数	$<1\times 10^6$/mL

男性不育原因。男性不育常与精子总数低、活动度下降、异常精子数升高密切相关。完成生育后行输精管结扎术的男性中,20%发现精液参数异常。如果精液分析异常或处于临界值,则应详细询问任何可能的致病因素,充分考虑精子形成周期是 74 天。精子密度低于 500 万/mL 者,需进一步评估内分泌水平,如尿促卵泡素(FSH)、黄体生成素(LH)、睾酮,部分患者需行染色体核型分析。接诊医师有必要指导患者到泌尿科和不育专科就诊。

表 53-3　男方因素不育病史

- 先天异常
- 隐睾
- 以往有亲子鉴定
- 性交频率
- 毒物接触
- 既往手术史
- 既往感染史,治疗史
- 毒品和药物应用史
- 一般健康状况(饮食、锻炼模式、系统回顾)
- 剃须频率下降

DNA 核型分析

定量检测 DNA 或染色体(组装的 DNA)损伤的方法有精子染色体结构分析(SCSA)、彗星试验、脱氧尿苷酸(dUTP)原位末端标记法(TUNEL)等。大量证据表明,DNA 损伤增加与生育结局不良有关。SCSA 是精子 DNA 通过酸变性处理片段化(DNA 片段更脆弱),确定染色体片段所占百分比。对于那些多次试管婴儿(IVF)失败的不明原因的不育夫妇,SCSA 可能有意义,但临床结果未达到最初预期值。彗星试验是行精子 DNA 凝胶电泳,随 DNA 双链破坏增加,DNA 变小。TUNEL 是通过标记聚合 dUTP 来鉴别 DNA 链的破坏。临床未广泛应用彗星试验和 TUNEL。

其他检查方法

其他更多精子功能分析方法包括性交后试验、抗体检测、精子穿透力试验(仓鼠卵穿透试验)等,这些分析用来研究精子数量和活动度不能解释的细微问题和功能异常,对部分患者有帮助,但其检测生育能力的敏感性不确定,且不同实验室检测结果存在差异。由于目前尚无统一检测方法,因此需与所选择的实验室密切沟通,解读这些检测结果。

宫颈黏液成分混杂,90%以上是水分,具

有黏稠、黏液拉丝现象(延展性)、羊齿状结晶等特性。排卵前宫颈管黏液性状表现为高雌激素反应，黏液稀薄，水样，无细胞成分；干燥后呈晶体样结构(羊齿状结晶)，有利于精子穿过。

功能正常的精子必须与卵子和子宫输卵管黏膜细胞相互作用，精子正常迁移过程中有损耗及筛选，最终仅有不到1000个精子到达卵子周围。精子与女性生殖道的最初作用可通过性交后宫颈黏液检查(Sims-Huhner试验)来确定。

性交后试验的目的是观察性交后宫颈黏液中有活性的精子数量以及精子存活时间(以小时计)。试验应尽可能靠近排卵期，但不是排卵后。性交后6~8小时，用注射器吸出宫颈黏液，显微镜下观察精子数量和活动度，异常者活动精子<10个/高倍视野。性交后试验存在争议，在不育检查中作用有限，尚未证实其在评价宫颈排斥精子方面的价值。

去透明带仓鼠卵穿透试验(精子穿透试验)、半透明带实验等检查可用来预测精子生育能力。这些试验观察精子穿透去透明带仓鼠卵(通过酶消化仓鼠卵透明带)的能力或精子与已知生育能力正常的赠卵透明带结合的能力。这类试验也有争议，未在临床普遍应用。

精子具有抗原性，精液包含多种抗精子抗体，如精子凝集抗体、精子固定抗体、精子毒性抗体等，这些抗体在精液或血清中能检测到。很多实验室以免疫珠试验检测抗精子抗体，如有20%或以上精子与免疫珠结合，则诊断为阳性。临床上阳性诊断标准为50%精子与免疫珠结合。

女性伴侣的评估

排卵因素

排卵功能障碍导致不孕者占20%~25%(在女性因素不孕中约占40%)，首先询问病史进行协助判断，包括初潮年龄、目前月经周期长度(两次月经间隔)、是否合并经前期综合征(经前期不适)，如乳房胀痛或痛经。应高度重视系统性疾病，尤其是甲状腺功能亢进或甲状腺功能低下的体征和症状，以及内分泌疾病表现(如多毛、溢乳、肥胖)。体育锻炼程度和强度、减重史、潮热主诉等均是内分泌疾病或排卵障碍的临床依据。

卵泡池：妊娠早期，生殖细胞有丝分裂产生卵原细胞，卵原细胞减数分裂转化成卵母细胞，之后一直停滞在减数分裂前期，直至排卵。颗粒细胞层包裹着卵母细胞，形成卵泡。女性卵巢生殖细胞在胚胎20周时达高峰，大约为600万。此后，大量卵泡迅速闭锁，卵泡池明显减少，出生时仅存100~200万个卵母细胞。青春期初次排卵时，卵巢大约剩余50万个卵母细胞，绝经时意味着卵母细胞全部消失。女性生育年龄排卵数量大约为500个。

卵巢储备：女性生殖能力与年龄呈负相关，生殖能力下降源于凋亡引起的渐进性卵泡闭锁。女性30岁以后，卵泡闭锁速度加快，40岁左右进展更加迅速。同时，卵母细胞染色体异常概率上升，线粒体DNA逐渐缺失，卵泡质量下降。卵巢储备是指卵巢剩余的卵泡池，随着卵巢储备下降，卵巢对促性腺激素的反应下降，需要更大量的FSH促进卵泡生长和成熟。

35岁以上、有生育需求的女性应常规评估卵巢储备功能，早卵泡期(月经第2~4天)FSH和雌二醇水平是评估妊娠可能性的有效指标，FSH或雌二醇轻微升高早于明显排卵障碍，且即使成功妊娠，预后往往不良。氯米芬刺激试验已经过时，大量研究证实，抑制素-B、抗苗勒激素(AMH)等新的检测指标有效。稀发排卵或无排卵的特殊原因需结合病史、体格检查和恰当的实验室检测。

确认排卵：如果患者主诉经间期痛和(或)规律月经的经前不适(头痛、乳房胀、腹部绞痛、情绪障碍)和轻度痛经，周期为28~32天，那么规律排卵的可能性很高。此外，检测黄体中期或月经第三周末血清黄体酮水平也是证实排卵的有效措施，黄体酮 3ng/mL 以上提示排卵。

盆腔超声监测可明确有无排卵，卵泡期可监测到卵泡发育直至成熟，随后卵泡破裂，卵泡消失，子宫直肠陷窝出现游离液体。

监测 LH 升高可采取自购尿 LH 试纸或监测血清 LH。排卵发生在 LH 升高 24~36 小时后，尤其是 LH 峰值出现 10~12 小时后。试纸监测可用来指导选择同房或宫腔内人工授精的时机。

基础体温监测（BBT）是充分休息至少 6 小时，早晨醒来后走动前测量静息状态下体温。黄体酮作用于大脑产热中枢，在黄体期使基础体温平均上升 $0.8°F$。黄体期特征性体温上升持续大约 10 天，当记录呈现为月经周期双向体温，则为排卵后黄素化的确切证据，但有的排卵周期缺乏双向体温模式。

分泌期子宫内膜也能证实排卵，黄体末期子宫内膜活检（EMB）可证实内膜的成熟性。排卵 48 小时内，宫颈黏液在孕激素的作用下变稀、变黏、蜂窝状，干燥后失去羊齿状结晶现象。

排卵的绝对证据是受孕。一些月经稀发、闭经、月经周期短或不规律或不能确定是否排卵的患者，一定要评估下丘脑-垂体-卵巢生殖轴。常用初始评估指标为血清 FSH、雌二醇、泌乳素、促甲状腺激素。

黄体期缺陷：黄体期不足的概念仍有争议，诊断意见不一致，诊断后如何更好地治疗也有不同。子宫内膜活检在组织学上证实内膜与预期变化相比，滞后 3 天或以上者为黄体期缺陷。由于组织学诊断的高度多样化，目前很少行内膜活检评估黄体功能缺陷。

盆腔因素

盆腔因素包括子宫、输卵管、卵巢以及邻近盆腔结构异常。盆腔因素相关病史包括盆腔感染史，如盆腔炎或阑尾炎、宫内节育器史、子宫内膜炎、感染性流产。子宫内膜异位症也是盆腔不孕因素，根据逐渐加重的月经失调、性交不适或以往盆腔手术而确诊。所有异位妊娠、附件手术、子宫肌瘤剔除术或子宫内己烯雌酚暴露史者均是不孕的盆腔因素。盆腔检查有利于发现子宫粘连、子宫肌瘤、附件包块等问题。

经阴道超声检查是双合诊的有力补充，能及早发现输卵管积水、子宫肌瘤、卵巢囊肿，包括子宫内膜异位包块等疾病，有助于恰当评估病情。

输卵管造影（HSG）是一种显影技术，经导管向宫腔内注入不透 X 线的染料，了解宫腔内膜轮廓、输卵管通畅情况。HSG 敏感性和特异性分别约为 65% 和 85%。可发现先天性子宫畸形、黏膜下子宫肌瘤、宫腔粘连（Asherman 综合征）、子宫内膜息肉、输卵管峡部结节、输卵管近端或远端堵塞等异常。子宫输卵管造影可在门诊进行，术前以非甾体类抗炎药减轻疼痛。检查通常在月经干净后排卵前进行，可选择水性或油性造影剂，表 53-5 总结了其各自优缺点。

有证据表明，油性造影剂能提高生殖能力，其风险是腹膜炎，发生率为 1%~3%。许多临床医师在操作前后应用短疗程多西环素，降低腹膜炎风险。HSG 的禁忌证是附件包块或对碘油/造影剂过敏者。

子宫超声影像学检查是向宫腔内注入盐水后再行经阴道超声检查，是检查宫腔内病变敏感而特异的方法，尤其是宫腔占位病变。与 HSG 相比，超声造影需在超声检查过程中，经

表 53-5 子宫输卵管造影油剂与水剂的比较

增强生育能力	油剂：提高妊娠率
患者不适感	水剂：腹痛较轻
影像质量	水剂：相对模糊； 油剂：图像更清晰
栓塞	两者风险性均低
肉芽肿	油剂滞留风险更大

宫颈注入造影剂，以检查输卵管通畅以及宫腔缺损等情况，在欧洲使用较多，其敏感性与HSG相当。

腹腔镜下输卵管通液术(注入染料)是评估输卵管情况的金标准，联合腹腔镜检查，可同时了解子宫轮廓、输卵管异常，如输卵管伞端粘连(限制输卵管蠕动)、输卵管系膜囊肿，而HSG往往不能发现。子宫内膜异位症通常在腹腔镜检查中得以发现。

腹腔镜对不孕诊治的必要性尚有争议。有明确证据表明，近1/3的HSG和超声检查正常者存在盆腔病理性改变。因此，有人认为，腹腔镜检查过程中，如发现这些病变(如粘连)，则可同时进行治疗，或检查发现盆腔病变严重，无法助孕成功者，应停止不必要的诱导排卵。也有人认为，即使存在盆腔病变，按部就班的经验性诊治更适宜。

宫颈因素

宫颈因素包括宫颈抹片异常、性交后出血、冷冻治疗、宫颈锥切术或宫内己烯雌酚暴露等病史。首先，窥器检查评估宫颈病变，如发现严重宫颈炎症、宫颈狭窄(特别是以往曾行宫颈锥切术)，需进一步评估和治疗。如无宫颈阳性发现，则宫颈黏液不会是导致不孕的主要原因。很多年以前，性交后试验曾是评估宫颈的方法，但由于其检测方法及结果解读多变，目前已达成共识，不再应用。由于不明原因的不育通常采取促排卵结合宫腔内人工授精(IUI)的方法治疗，不受宫颈因素干扰，故性交后试验仅在确定其结果影响治疗策略时应用。

综合因素及不明原因的不育

完善诊断流程后，对发现的问题需反复核实。根据专业指南制订治疗方案，所有数据都要记录保存。约20%的夫妇潜在多种不育因素，需要先后或同时规划多种治疗方案。

此外，不明原因不育的诊断前提是宫腔正常、双侧输卵管正常、精液分析正常和有明确的排卵。性交后试验和子宫内膜活检对诊断不明原因性不育意义不大，这类患者对经验性治疗常有一定疗效。除了参考病史、检查、个体状况，必要时还需考虑手术排除子宫内膜异位症。

> Coutifaris C, Myers ER, Guzick DS, et al. NICHD National Cooperative Reproductive Medicine Network. Histological dating of timed endometrial biopsy tissue is not related to fertility status. Fertil Steril 2004;82:1264–1272. PMID: 15533340.
> Domingues TS, Rocha AM, Serafini PC. Tests for ovarian reserve: reliability and utility. Curr Opin Obstet Gynecol 2010;22:271–276. PMID: 20543692.
> Jacobson TZ, Duffy JM, Barlow D, Farquhar C, Koninckx PR, Olive D. Laparoscopic surgery for subfertility associated with endometriosis. Cochrance Database Syst Rev 2010;20:1398. PMID: 20091519.
> Practice Committee of the American Society for Reproductive Medicine. Definitions of infertility and recurrent pregnancy loss. Fertil Steril 2008;89:1603. PMID: 18485348.
> The Practice Committee of American Society of Reproductive Medicine. Optimal evaluation of infertile female. Birmingham, AL: American Society of Reproductive Medicine; 2006.

治疗

男性因素不育

治疗方案应从创伤最小到最大或捐精逐步选择，轻度至中度病变者可选择人工授精(IUI)。人工授精前精子需经过处理，选择活动度好的浓缩精子，去除精浆(用前列腺素类)，经宫颈注射入子宫腔。

严重病例(活动精子<200万或正常精子<4%)选择ICSI联合IVF方案治疗。ICSI将每个精子单独注射入每个卵子内。通过微创附睾精子抽吸(MESA)或睾丸精子抽吸(TESA)方法可获得必要的最少数量的精子。

ICSI适用于精液分析结果极差(活动精子数低或形态学异常)、常规IVF助孕失败、精子缺陷导致不育等，近十年来积累的数据表明，ICSI安全可靠，但ICSI技术孕育的后代患基因印迹疾病(如Angelman综合征)风险增加，男性后代罹患遗传性疾病(如Y染色体微缺失)风险增加,继承了父辈的不育表现。

早期检测 FSH、LH、睾酮、泌乳素有助于鉴别梗阻性缺陷、原发性性腺功能减退(睾丸缺陷)和继发性性腺功能减退(下丘脑或垂体性)。梗阻性缺陷可通过微创吻合术或 MESA/TESA 法获取精子,进行 ICSI。逆向射精可应用 α-拟交感神经药治疗或尿液离心收集精子进行 ICSI。原发性性腺功能减退者的常见病因是染色体核型异常,如 Klinefelter 综合征(47, XXY)。

继发性性腺功能减退或低促性腺激素性腺功能减退是由于垂体病变,如泌乳素瘤,或下丘脑病变,如 Kallmann 综合征导致的。大多数泌乳素瘤可药物治疗,脉冲性促性腺激素释放激素(GnRH)治疗或 FSH 替代治疗有助于改善低促性腺激素性腺功能减退,以恢复睾酮水平和生精能力。

精索静脉曲张是阴囊静脉蔓状静脉丛扩张,因阴囊温度上升而导致不育。体格检查可发现精索静脉曲张,男性发病率约为 15%。超声或静脉造影检查可确诊亚临床型精索静脉曲张。精索静脉结扎可提高妊娠率,这与精索静脉曲张导致不育相矛盾。因此,男性不育是纠正亚临床型精索静脉曲张尚未确定的指征。

男性不育治疗无效者,可接受捐精人工授精或 IVF。在临床实践中,捐精应用普遍,大量经验已经减少了医疗、情感、伦理、法律等问题。美国生殖医学委员会支持使用冷冻精子,以降低感染性疾病的传播风险。

女性因素不孕

排卵因素

排卵障碍治疗及成功与否取决于患者年龄和不排卵病因,应依创伤性由最小到最大(花费也更多)依次选择。首选口服氯米芬促排卵,进一步用促性腺激素诱导排卵,最终采取 IVF,患者风险、花费和受孕能力逐步升高,接近 IVF。如果不排卵病因是卵巢早衰或早绝经,则建议接受捐卵或捐赠胚胎。

慢性无排卵、卵巢储备正常、无其他内分泌异常(如高泌乳素血症或甲状腺功能减退)者,诱导排卵治疗有效率为 90%~95%。氯米芬促排卵适于 36 岁以下伴月经稀发或停经者、FSH 正常的多囊卵巢综合征(PCOS)患者。氯米芬阻断了雌激素对下丘脑和垂体负反馈,引发内源性 FSH 升高。其方法为月经第 3~5 天开始每天服用氯米芬,持续 5 天,近 50% 患者服用剂量为 50mg/d,25% 患者服用剂量为 100mg/d。以超声检查和激素测定监测卵泡发育,更有效地控制周期。成功诱发排卵后,根据卵泡发育时间指导性生活或 IUI 治疗 3 个周期。氯米芬常见副作用有潮热、情绪不稳或低落、肿胀和视觉变化,多数比较轻微,停药后症状消失。双胎妊娠率达 8%,三胎或更多胎妊娠率<1%。

芳香化酶抑制剂,如来曲唑可用于氯米芬无效者或代替氯米芬,2001 年首次用于促排卵治疗。来曲唑作用机制是抑制雌激素生物合成,解除其对下丘脑/垂体负反馈,增加垂体内源性 FSH 释放。在月经第 3~5 天开始口服,连用 5 天,初始剂量为 2.5mg。有报道证实,剂量为 5mg/d 可提高反应率、增加妊娠率,最高剂量是 7.5mg/d。与氯米芬相同,促排卵期间应行超声检查和激素测定,监测卵泡发育、个体反应,以指导未来周期的用药方案。来曲唑比氯米芬副作用少,效果与氯米芬相近。来曲唑导致子宫内膜变薄的作用轻于氯米芬。

氯米芬或来曲唑治疗无效者或有反应但未受孕者、垂体功能不全或下丘脑功能不全者,应选择促性腺激素诱导排卵并联合 IUI 技术。人绝经期促性腺激素(hMG)由 FSH、LH 组成,从绝经后女性尿液中分离提取,纯度(及 LH 含量)各不相同。重组 FSH (rFSH) 仅含 FSH。促性腺激素可经皮下注射(rFSH)或肌内注射(hMG),两种药效果相当。

促性腺激素促排卵导致多胎妊娠或卵巢过度刺激综合征(OHSS)等副作用增加,需密切监测超声和雌激素水平。因此，与氯米芬和来曲唑相比，该方法更加耗时，费用更高。监测能发现卵泡发育数量及其成熟度，应用人绒毛膜促性腺激素(hCG)模拟排卵前LH峰值，激发排卵。促性腺激素治疗3~4周期后，累积妊娠率达45%~90%，但即使非常小心监测，多胎妊娠率仍可达25%。OHSS是一种少见并发症，每个周期发生率<2%。

如果诱导排卵后未妊娠，则应选择IVF/胚胎移植(ET)治疗。大剂量FSH(hMG或rFSH)诱导卵泡群发育，超声检查和雌激素检测观察卵泡生长。优势卵泡成熟后应用hCG诱导排卵。超声指导下经阴道穿刺，自卵泡液中吸出卵子，与精子放在一起孵育受精。当同时存在男性因素不育时，需采取ICSI。取卵后3~5天移植胚胎至子宫腔，每次移植1~3个受精卵。当卵泡数量太多或雌激素水平过高时，应严格控制HCG应用，降低OHSS发生。另一种观点认为，延迟性冷冻胚胎移植能降低OHSS发生，如同妊娠能延长OHSS进程。

下丘脑功能不全以调节生活方式或控制体重未能恢复排卵者，选择脉冲式GnRH治疗，恢复正常排卵的可能性较高。周期性治疗后，生育能力恢复正常，多数患者在治疗3~6周期后妊娠。

甲状腺功能减低或高泌乳素血症可导致排卵障碍。原发甲状腺功能减低者血促甲状腺激素(TSH)水平升高，TSH为促泌乳素分泌因子，而泌乳素升高抑制GnRH分泌，导致月经稀发或闭经。如泌乳素升高而甲状腺功能正常，要严密筛查病因，包括详细询问病史(排除精神类药物等用药史)；体格检查（溢乳）；影像学检查（如MRI排除垂体瘤或其他中枢神经系统肿瘤）。泌乳素升高可通过多巴胺激动剂治疗，将血泌乳素水平恢复正常。

盆腔因素

子宫内膜炎导致宫腔粘连或输卵管炎导致输卵管阻塞是两种最常见的不孕因素。妊娠率逐渐升高的结果表明，IVF技术能提高生育能力，除极罕见情况外，可降低手术治疗风险。手术治疗仅限于诊断性腹腔镜时同时进行。有证据表明，切除轻度子宫内膜异位病灶可提高妊娠率。中-重度子宫内膜异位症导致不孕者，腹腔镜下切除或消融性病灶后能立即增强生育能力。输卵管绝育术后，年轻女性且残留输卵管够长时，可行输卵管复通术。输卵管积水者行输卵管切断或切除能提高IVF妊娠率。

子宫肌瘤对不孕的影响尚不明确，复发性流产、反复种植失败或黏膜下子宫肌瘤导致宫腔变形者，需行肌瘤剔除术。导致宫腔变形的肌瘤尤为明显，子宫输卵管造影、宫腔镜或MRI检查均可诊断。

宫颈因素

IUI技术不受宫颈黏液性状影响，适用于月经中期宫颈黏液异常者。当宫颈黏液显示炎症感染时，建议患者及其伴侣多西环素经验性治疗。先天性宫颈畸形或宫颈手术后宫颈内膜腺体缺乏或无功能者，洗涤精子IUI技术在前3个周期中，每个周期妊娠成功率为20%~30%。上述治疗无效者，可采用IVF、输卵管配子移植(GIFT)、输卵管受精卵移植(ZIFT)等治疗，GIFT和ZIFT现在较少应用。

不明原因不育

不明原因不育必须是配偶双方所有不育检查结果均正常。治疗首选期待观察，指导性交时机。卵巢刺激后用或不用IUI及IVF。建议IUI周期中加用氯米芬，但最多用4个周期；下一步宫腔内人工授精应同时应用hMG，可重复3个周期。未成功者可行IVF。超促排卵理论依据是通过增加有效卵子数来提高妊娠可能性。推测不明原因不育可能是由于基本生育能力的缺陷或胚胎种植问题，IVF是需选择的治疗手段。反复IVF失败、不能妊娠者，可考虑接受赠卵或捐精。但很多患者即使经过周密的治疗，仍然无效。

French DB, Desai NR, Agarwal A. Varicocele repair: does it still have a role in infertility treatment? *Curr Opin Obstet Gynecol* 2008;20:269–274. PMID: 18460942.

Kolankaya A, Arici A. Myomas and assisted reproductive technologies: when and how to act? *Obstet Gynecol Clin North Am* 2006;33:145–152. PMID: 16504812.

Nadalini M, Tarozzi N, Distratis V, Scaravelli G, Borini A. Impact of intracytooplasmic morphologically selected sperm injection on assisted reproduction outcome: a review. *Reprod Biomed Online* 2009;19:45–55. PMID: 20034423.

The Practice Committee of American Society of Reproductive Medicine. The clinical utility of sperm DNA integrity testing. *Fertil Steril* 2008;90:S178–S180. PMID: 19007622.

Practice Committee of the American Society for Reproductive Medicine. Optimizing natural fertility. *Fertil Steril* 2008:90:S1–S6. PMID: 19007604.

Pritts EA. Letrozole for ovulation induction and controlled ovarian hyperstimulation. *Curr Opin Obstet Gynecol* 2010;22:289–294. PMID: 20592587.

Santos MA, Kuijk EW, Macklon NS. The impact of ovarian stimulation for IVF on the developing embryo. *Reproduction* 2010;139:23–24. PMID: 19710204.

World Health Organization. *WHO Laboratory Manual for the Examination and Processing of Human Semen.* 5th ed. Geneva: World Health Organization; 2010.

并发症

主要并发症是卵巢过度刺激综合征（OHSS），发病范围较广，程度由轻到极重不等。OHSS 病理改变是毛细血管通透性增加，导致体液从血管渗出到组织间隙。OHSS 的高危因素有年轻、PCOS、给予大剂量促性腺激素和血雌二醇水平过高。严重患者发生电解质紊乱、肝功能异常、呼吸困难和低钠血症，需住院治疗和严密监护。目前降低 OHSS 的方法有减缓刺激排卵方案、雌二醇过低时才补充。最近，临床以 GnRH 激动剂代替 hCG 进行促排卵治疗。

排卵诱导剂可能增加卵巢癌风险，特别是氯米芬应用 12 周期以上者，但尚未证实。原发不孕和子宫内膜异位症是卵巢癌独立危险因素。虽然确切结论需要进一步研究，但由于卵巢癌发病率低，很难设计恰当的试验研究治疗不孕的药物与卵巢癌的关系。

预后

不育治疗成功率取决于多种因素，包括不育原因、女方年龄、不育年限和治疗方式。健康保险项目在覆盖不育治疗的额度和类别方面变异很大，如果患者没有不育方面的保险，治疗方案要兼顾医学要求和患者经济能力。有时不育经过治疗，并未改变妊娠和未孕的比率，但能更积极地尽早受孕（增强受孕能力）。

Gelbaya TA. Short and long-term risks to women who conceive through in vitro fertilization. *Hum Fertil* 2010;13:19–27. PMID: 19929571.

Humaidan P, Quartarolo J, Papanikolaou EG. Preventing ovarian hyperstimulation syndrome; guidance for the clinician. *Fertil Steril* 2010;94:389–400. PMID: 20416867.

（范永娟 译）

第54章 闭经

Alex Simon, MD
Wendy Y. Chang, MD
Alan H. DeCherney, MD

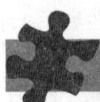 诊断要点

▶ 闭经定义为无月经来潮。

▶ 原发性闭经(人群发病率约为2.5%)临床定义为年龄达13岁仍无月经来潮,伴生长或第二性征发育受限;或年龄达15岁无月经来潮,生长或第二性征发育正常。

- 既往评估标准是年龄达16岁伴生长或第二性征发育正常,或年龄达14岁,伴生长或第二性征发育受限。
- 近半个世纪,月经初潮年龄越来越早,因此应从15岁开始评估,此年龄女孩中,97%以上已有月经来潮。
- 充分了解患者临床表现后再做结论。
- 不要因已存在的神经系统症状(如下丘脑-垂体病变)或盆腔痛(如流出道梗阻)而延误诊断。

▶ 继发性闭经的临床定义为以往月经正常女性,停经超过3个周期或半年。

- 继发性闭经发病率变异较大,正常人群发病率为3%,而机体或心理承受巨大压力者,发病率达100%。
- 表54-1列举了继发闭经的常见病因。

发病机制

长久以来,月经作为一种重要的社会学标识,提示女性性征发育,也是最有形的女性内分泌和生殖道成熟的表征。规律的、自发的月经必备条件有:①下丘脑-垂体-卵巢轴功能正常,②子宫内膜对甾体类激素充分反应,③通畅的内外生殖器通道。

人类月经周期易受环境和压力的影响,偶尔停经很少由明显病变所致。而长时间或

表 54-1 继发闭经的病因

常见病因
  妊娠
  下丘脑性闭经
  垂体性闭经
  雄激素疾患:多囊卵巢综合征,成人肾上腺增生症
  溢乳-闭经综合征
不常见病因
  卵巢早衰
  Asherman 综合征
  Sheehan 综合征
  药物性闭经
罕见病因
  糖尿病
  甲亢或甲减
  Cushing 综合征或 Addison 病
  肝硬化
  感染(结核病、梅毒、脑炎/脑膜炎、结节病)
  慢性肾衰竭
  营养不良
  放疗或化疗
  含铁血黄素沉着症
  手术

持续性停经则是神经内分泌或解剖异常的早期信号。

闭经诊断和治疗至关重要，因其预示着未来的生育能力；有雌激素活性而无孕激素对抗者，其风险包括子宫内膜增生和癌变；雌激素过少的风险包括骨质疏松和泌尿生殖道萎缩；还有心理异常。由于原发性闭经和继发性闭经病因学和治疗方法存在显著的共性，因此本章仅做选择性讨论。

妊娠是闭经的最常见原因，每个闭经患者必须首先评估是否妊娠。月经周期失调引起的闭经已在第4章讨论，第37章、第55章讨论生殖器官发育异常和女性男性化，本章主要讨论染色体核型为46,XX和46,XY的相关性闭经及解剖学缺陷、下丘脑-垂体-卵巢轴功能紊乱、影响月经的系统性疾病引起的闭经。

与月经发生部位有关的异常可导致原发性或继发性闭经，主要包括下丘脑-垂体-卵巢轴因素、卵巢因素、生殖道因素，特指子宫、宫颈和阴道。

临床表现

下丘脑-垂体-卵巢功能障碍

促性腺激素释放激素（GnRH）-下丘脑分泌神经因子的结构起源于嗅球，随后沿嗅通道迁移至下丘脑内侧基底部和弓状核。在正常生理情况下，弓状核大约每小时脉冲式释放 GnRH 到垂体门脉系统，GnRH 促进垂体释放黄体生成素（LH）和促卵泡素（FSH），LH和FSH轮流刺激卵巢卵泡生长和排卵。卵巢产生雌、孕激素，刺激子宫内膜生长和脱落，最终形成周期性撤退性出血。GnRH 转运受阻、GnRH 失去脉冲或先天性 GnRH 缺乏（Kallmann 综合征）均能导致不排卵和闭经。以上任何情况引起低促性腺激素性性腺功能低下，均可导致闭经。

GnRH 转运受阻：GnRH 从下丘脑转运到垂体过程中，由于垂体柄受压或弓状核结构破坏而受阻，创伤、压力、放射线、肿瘤（颅咽管瘤、生殖细胞瘤、神经胶质瘤、畸胎瘤）可截断垂体柄通道，而侵蚀性病变（结节病、结核病）既能破坏下丘脑区域，又能阻断下丘脑向垂体转运激素。

GnRH 脉冲释放障碍：正常 GnRH 脉冲频率或幅度明显减小导致几乎无 LH 或 FSH 释放，卵巢无卵泡发育，最终无雌激素分泌，患者表现为闭经。正常青春期前女孩和体质性青春期延迟女孩（如神经性厌食症、压力大、体重降低过多、长期剧烈运动、高泌乳素血症），其内在生物化学模式均是这样。在此基础上，闭经可能还是一个特发现象。

不太严重的 GnRH 脉冲幅度和频率减小导致 LH 和 FSH 分泌减少，刺激一些卵泡生长，但不能达到卵泡成熟和排卵，有雌激素分泌。这种情况见于压力大、高泌乳素血症、剧烈体育活动、早期进食障碍等，也有特发性的。

功能性或下丘脑性闭经是由于下丘脑分泌 GnRH 异常所引起，不伴病理性改变。结果患者表现为促性腺激素脉冲减弱，无卵泡发育和排卵，雌激素水平低。而血 FSH 水平往往在正常范围，FSH/LH 比值维持在青春期前水平。环境压力是主要病因，包括进食障碍、身心压力、体重降低（尤其是体重下降至少占理想体重10%）、过度锻炼等都与垂体性闭经有关。女运动员三联征是指闭经、进食障碍和骨量减少或骨质疏松症。

先天性 GnRH 缺乏又称特发性低性腺激素性腺功能低下，是一种特发表现，如伴嗅觉丧失则称为 Kallmann 综合征。这类患者缺乏 GnRH 分泌，血促性腺激素值低如青春期前水平，卵巢中也没有卵泡募集和排卵。患者60%以上是散发的，先天性 GnRH 缺乏可伴常染色体显性遗传或伴 X 染色体隐性遗传。

有报道，GnRH 受体基因常染色体隐性突变。GnRH 受体缺陷与其他基因缺陷相比，表现为一系列广泛症状与体征。GnRH 受体缺陷不是指下丘脑产生 GnRH 能力不足，而是指腺垂体识别 GnRH 能力不足。这是否是 Kallmann

综合征的本质至今仍有争议,GnRH 受体发育与嗅觉丧失无关。相对于很多青春期延迟的正常男孩,女孩发生体质性青春期发育延迟则不正常,是原发闭经的病因。肾上腺功能和性腺功能初现延迟者,多数逐渐恢复正常,即使延迟,青春期也会发育。

垂体障碍

垂体因素闭经较罕见,多数继发于下丘脑功能失调。但既往局部放射或手术能导致获得性垂体功能失调。过度铁沉积可发展为血色病或含铁血黄素沉着症,破坏促性腺细胞。

先天垂体功能障碍:垂体先天性缺陷罕见,但至关重要。单独 LH 或 FSH 缺乏(罕见)均导致无排卵和闭经。

获得性垂体功能障碍:Sheehan 综合征,特点是产后闭经,继发于严重大出血和低血压引起的产后垂体坏死,是闭经的罕见病因。垂体肿瘤行垂体病灶手术切除或放射治疗者也能导致闭经。

垂体铁沉积会破坏产生 LH 和 FSH 的细胞,见于血清铁显著升高的患者(如含铁血黄素沉着症),其血液中过多红细胞破坏,释放大量铁入血。地中海贫血是导致含铁血黄素沉着症的主要病因。

垂体微腺瘤和大腺瘤可因泌乳素过高而引起闭经,其具体机制还未阐明。单纯高泌乳素血症不伴垂体腺瘤的原发性闭经机制也不清楚。溢乳是诊断高泌乳素血症的强有力依据,确诊还需依靠检测血清泌乳素水平。有些疾病用药也可引起高泌乳素血症,并导致闭经。应尽可能停药或适当治疗,降低泌乳素水平即可。表 54-2 列举了最常见的与高泌乳素血症有关的药物。

卵巢因素或排卵机制障碍性闭经

很多性腺疾病导致闭经,引起原发性闭经最常见的病因是性腺发育不全。这类疾病通常伴性染色体异常,性腺发育呈条索样,卵巢内卵泡提前消耗,无雌激素产生,患者表现为高

表 54-2 致高泌乳素血症的药物

抗精神病药
　氟哌啶醇
　氯丙嗪
　甲硫哒嗪
　替沃噻吨
　利培酮

抗抑郁药
　三环类:阿米替林、去郁敏、氯丙咪嗪、阿莫沙平
　选择性 5 羟色胺抑制剂(SSRI):舍曲林、氟西汀、帕罗西汀
　单胺氧化酶抑制剂(MAO-I):帕吉林、氯吉兰

促动力药
　甲氧氯普胺(胃复安、灭吐灵、灭吐宁)
　多潘立酮

降压药
　甲基多巴
　利舍平
　维拉帕米(异搏定)

阿片类
　吗啡

H2 受体拮抗剂
　西咪替丁
　雷尼替丁

其他
　氯苯丙胺(减肥药)
　毒扁豆碱
　化疗药

促性腺激素性闭经,并无青春期发育表现,特点是高促性腺激素、低雌激素性原发性卵巢衰竭(高促性腺激素性腺功能低下)。继发卵巢衰竭多由下丘脑功能障碍引起,特点是促性腺激素水平正常或偏低,雌激素水平低下(低促性腺激素性腺功能低下)。

表 54-3 列出了原发卵巢衰竭的病因。

卵巢发育不良:如果胚胎时期卵原细胞未迁移到生殖嵴,卵巢将不能发育,呈条索样,不能产生激素,即为原发性闭经。X 染色体细胞遗传学异常导致卵巢发育和功能异常。研究表

明，具备2条完整X染色体者才能获得成熟卵母细胞，染色体核型为45,X者，在胚胎20~24周时能形成正常卵母细胞，但之后迅速闭锁，出生时基本无卵母细胞。同样，如任意一条X染色体长臂或短臂缺失，也会发生原发性或继发性闭经。

1. 无Y染色质的性腺发育不全：特纳综合征(45,XO或45,XO,XX镶嵌)和46,XX性腺发育不全是最常见的核型。特纳综合征患者多原发闭经，而一些嵌合型患者可能有短暂月经，极少数可妊娠。

2. 含Y染色质的性腺发育不全：正常女性性分化依赖于睾丸支持细胞分泌的抗苗勒激素(AMH)和睾丸间质细胞分泌的睾酮，AMH引起苗勒管结构退化，相反，睾酮及其代谢产物双氢睾酮(DHT)促进男性相应内外生殖器分化。很多变异性疾病导致拥有Y染色体，但表型为女性者表现为闭经。

睾丸逸失综合征患者染色体核型为46,XY,无性腺发育。无睾症通常发生在妊娠7周左右，患者临床表征取决于性腺退化时机。退化发生较晚，出生时男性生殖器官可有发育，但无青春期发育，性腺最终衰竭。另一方面，典型早期性腺功能衰竭患者，睾丸还没有发育，体内没有睾丸决定因子(TDF)和AMH，这类患者内外生殖器向女性分化，伴原发闭经。

Swyer综合征患者，其Y染色体TDF基因发生缺失性突变，很早就发生睾丸逸失综合征，虽然基因类型为46,XY，但不能分泌睾酮和AMH，内外生殖器全部向女性方向分化，临床表现为原发闭经和性腺萎缩。诊断需DNA杂交技术，Y染色体短臂有异常。

卵巢早衰：当卵巢衰竭、卵泡全部消耗时，更年期到来。40岁以前发生者称为卵巢早衰(POF)，发病率为1%~5%。患者出现闭经、促性腺激素升高、雌激素缺乏。发生POF时应检测性染色体是否发生易位、短臂缺失或多出Y染色体隐性片段，后者与性腺肿瘤高发相关。

大约16%发现脆性X染色体置换，最终发展为POF，这种置换和其他与POF相关的特质基因一样用于POF检测。手术会影响卵巢功能，化疗、盆腔放疗也是POF的医源性因素，以上应充分和患者沟通，制订对策，尽可能保存生育能力。

胆固醇酶缺乏：图54-1描述了卵巢正常胆固醇基因。女性内生殖器官正常、核型为46,XX但酶1-4缺乏者，由于不能产生雌激素，所以无月经来潮及乳腺发育。

类固醇生成快速调节蛋白，能促进胆固醇从线粒体膜外向膜内转运，现在已知有15种缺陷，其中一种导致先天性类脂性肾上腺皮质增生。这种酶催化促激素刺激下类固醇生成过程中的早期限速步骤，一旦缺乏，患者体内胆固醇无法合成类固醇激素，婴儿期即可出现低钠血症、高钾血症和酸中毒。核型无论是XX还是XY，外表均为女性。这类患者合理应用糖皮质激素和盐皮质激素后可长大成人，核型XX者青春期表现出一些次要性征，但必然发生闭经和卵巢早衰，因其卵巢内沉积的胆固醇无法生成性激素。

卵巢抵抗(Savage综合征)：患者FSH和LH升高，卵巢内存在原始生殖细胞，推测其病因是细胞FSH和LH受体机制缺陷。

多囊卵巢综合征(PCOS)：是继发闭经的最常见病因，生育年龄女性患PCOS常导致卵巢功能失调。诊断PCOS需排除其他病因(如先天性肾上腺皮质增生、分泌雄激素的肿瘤、Cushing综合征)，并至少具备以下条件中的2个：①稀发排卵或无排卵；②临床和(或)生化有高雄激素表现；③卵巢多囊样改变。更详细的病理机制尚未明确，胰岛素抵抗和高胰岛素血症会加重病情。基础胰岛素异常升高导致雄激素升高而性激素结合球蛋白下降，刺激卵巢胰岛素和胰岛素样生长因子Ⅰ受体。胰岛素增敏剂，如二甲双胍和罗格列酮，单独或辅助用药可用于PCOS促排卵治疗。

闭经相关的解剖学异常(见第37章)

苗勒管发育不全：苗勒管发育不全的特点是先天性无子宫和无阴道上2/3。患者有规律性排卵，第二性征发育正常，染色体核型为46,XY。

阴道发育不全：特点是无阴道发育。

阴道横膈：苗勒管与泌尿生殖窦向阴道方向衍生部分融合失败，形成阴道横膈。

处女膜闭锁：处女膜完整但无裂孔，经血无法流出。

Asherman综合征：闭经原因是宫腔粘连，常于复杂的诊断性刮宫术(D&C)后发生(如为了清除妊娠期宫腔内感染物，过度刮除子宫内膜)，也见于子宫肌瘤剔除术、剖宫产、结核性子宫内膜炎。

核型46,XY的女性闭经

胚胎性分化已在第2章详细讨论，简而言之，男胎睾丸分泌苗勒管抑制因子(MIF)和睾酮，MIF促进输卵管、子宫、阴道上2/3等所有苗勒管结构退化。睾酮及其活性代谢产物DHT促进男性胚胎内外生殖器分化。

睾丸女性化：又称完全性雄激素不敏感综合征，因存在睾丸分泌的MIF，所有苗勒管衍生结构都缺乏，但外生殖器和中肾管缺乏雄激素受体，对雄激素无反应，患者外表为女性，而无子宫和完整的阴道，由于能产生一些雌激素，故乳腺发育，通常被当作女性抚养，但表现为原发闭经。这种疾病伴X染色体隐性遗传，与那些Y染色体导致的性腺发育不全相反，性腺恶变发生较晚(很少25岁前发生)，恶变率较低，为5%~10%。因此，可在16~18岁，青春期结束后切除无功能的睾丸。

单纯性腺发育不全(Swyer综合征)：如原始生殖细胞未迁入生殖嵴，或SRY基因发生突变而无功能，睾丸将不发育，仅存条索样性腺，但无法分泌MIF和睾酮，患者有正常的女性内外生殖器官。由于患者不能产生雌激素，因此无乳腺发育。患者通常当作女性抚养，但表现为青春期延迟和原发闭经。一旦确诊，应尽快切除条索样性腺，以防癌变发生。

无睾症：如妊娠7周内胚胎睾丸退化，则既无MIF分泌，也无睾酮分泌，临床表征与单纯性腺发育不全相同；妊娠7~13周期间睾丸退化者，生殖器发育不明确。

睾丸甾体类合成酶缺乏：睾丸1~4号酶缺乏仍产生MIF，但无睾酮生成(图54-1)，患者外生殖器表现为女性，但盆腔无苗勒管衍生器官，往往当作女性抚养，临床表现为青春期延迟和原发闭经。

6号酶(17-羟类固醇脱氢酶)缺乏导致生殖器发育不确定和青春期女性男性化。

鉴别诊断

图54-2和图54-3为原发性和继发性闭经的诊断流程。首先应确定什么器官功能失调，然后查找其他因素。结合病史、患者症状与主诉、体格检查，常能做出正确诊断，辅助检查能支持诊断。明确诊断后，要制订个体化治疗方案。

任何有子宫的闭经患者应首先确定是否妊娠，此外需查血清促甲状腺激素(TSH)和泌乳素。查体要除外溢乳。

原发性闭经的诊断

图54-2罗列了原发性闭经的诊断流程。盆腔检查很重要，了解有无阴道和子宫、有无阴道横膈或处女膜闭锁，这些均与月经来潮有关。但很难为青少年行盆腔检查，所以可行盆腔超声检查或麻醉下盆腔检查，了解有无子宫。其他检查方法还有盆腔CT和MRI检查，有助于明确诊断。

如果没有子宫，必须查血清睾酮水平和染色体核型分析，鉴别是苗勒管发育不全还是睾丸女性化。

溢乳-高泌乳素血症相关闭经的诊断

图54-3阐述了溢乳或高泌乳素血症闭经患者的诊断流程。表54-4总结了溢乳-闭经的

鉴别诊断。

原发性甲状腺功能减退者,甲状腺激素释放激素(TRH)水平升高,TRH促进泌乳素释放,进而导致溢乳-闭经综合征。TSH也升高,因易于检测而用于甲状腺功能减退的筛查。

当甲状腺功能减退得到充分治疗,甲状腺功能恢复正常后,必须复查血清泌乳素。如果泌乳素仍高,或超过50ng/mL,则需行鞍部CT或MRI检查,排除垂体微腺瘤或大腺瘤。

通过详细询问病史可确定高泌乳素血症是否由药物摄入所引起。多巴胺是泌乳素分泌的抑制激素,5-羟色胺和TRH是促进泌乳素分泌的激素,任何阻断多巴胺合成或结合的药物都能升高泌乳素水平,5-羟色胺激动剂使泌乳素升高,5-羟色胺拮抗剂抑制使泌乳素降低。如泌乳素水平超过50ng/mL,即使是药物引起的,也应排除垂体微腺瘤。

原发卵巢早衰性闭经的诊断

表54-3列举了原发性卵巢早衰的病因。

所有早绝经女性都应行染色体核型分析,尤其是原发闭经者,可能伴有类固醇酶缺乏。

自身免疫性卵巢炎引起的卵巢衰竭是可逆的,需及时发现。

下丘脑-垂体功能障碍性闭经的诊断

表54-5总结了低雌激素闭经的鉴别诊断,包括运动性闭经、低体重性闭经、压力性闭经。GnRH试验可鉴别下丘脑性闭经和垂体性闭经,但通常没有实际应用价值。垂体原因闭经不常见,可通过病史诊断。Kallmann综合征患者一次大剂量GnRH不能引起正常反应,超过40次用药才能引起垂体初始正常反应,因此需使用GnRH泵。

如有Sheehan综合征相关重要病史,需查垂体功能,了解腺体功能,尤其是垂体-肾上腺轴的完整性。

原发性闭经者应用GnRH后需观察LH和FSH释放模式,有助于确定青春期延迟是否需要干预。

继发性闭经的诊断

图54-3罗列了继发性闭经的研究方案。第一步是孕激素试验,间接了解卵巢是否产生雌激素。如子宫内膜有雌激素作用基础,外源性孕激素可产生月经。每天口服醋酸甲羟孕酮10mg,连续5~7天,或单次孕酮100mg肌内注射,其他可应用的孕激素制剂见表54-6。用药后如果阴道出血,证实卵巢分泌雌激素,反之提示卵巢无雌激素分泌或为Asherman综合征。

实际上,如果患者无诊刮史,不可能发生Asherman综合征,因此无诊刮史者不必考虑下文中的诊断步骤。

Asherman综合征可通过每天口服妊马雌酮2.5mg或每天口服雌二醇4mg持续21天,后7~10天添加孕激素制剂(表54-6)进行鉴

表54-3 原发性卵巢衰竭的病因(高促性腺激素性腺功能低下)

特发性卵巢早衰
类固醇生成酶缺乏(原发闭经)
胆固醇侧链裂解
3β-醇-脱氢酶
17-羟化酶
17-裂解酶
17-酮还原酶
睾丸退化综合征
真两性畸形
性腺发育不全
单纯性腺发育不全(Swyer综合征)(46,XY)
特纳综合征(45,XO)
特纳变体
混合性性腺发育不全
卵巢抵抗综合征(Savage综合征)
自身免疫性卵巢炎
感染后(如流行性腮腺炎)
卵巢切除术后(包括卵巢楔切术后和剖视术)
放疗后
化疗后

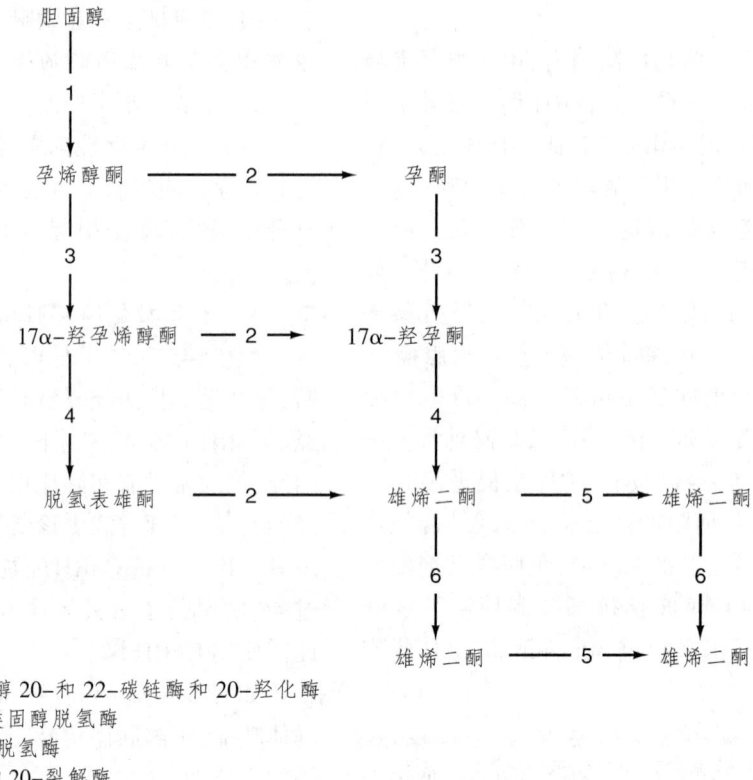

图 54-1 卵巢类固醇的合成。

别,Asherman 综合征患者用药后无出血。

Asherman 综合征还可通过每周血清孕激素检测诊断,如>3ng/mL 意味着有排卵,而无月经来潮则提示为 Asherman 综合征。子宫输卵管造影、超声宫腔造影、宫腔镜检查能协助诊断 Asherman 综合征。三维超声(3D)是无创性诊断方法。非 Asherman 综合征患者而孕激素撤退无反应者,卵巢功能失调的病因可能为下丘脑性或卵巢性来源。区别在于 FSH 水平,原发卵巢功能障碍表现为低雌激素和高 FSH 水平,不同实验室测量数据有所不同,但总体上,如 FSH>40mIU/mL,提示原发卵巢功能衰竭。卵巢早衰导致继发闭经,病因可为基因问题,如 XO/XX 嵌合型或 47XXX,携带脆性 X 置换是 POF 的高危因素,流行病学报道发病率为 10%~20%。因此,继发性闭经和高促性腺激素水平患者应行染色体核型分析,查找脆性 X 染色体突变,此外,POF 病因还包括自体免疫性病因、卵巢感染性疾病,如流行性腮腺炎性卵巢炎、物理性损伤,如手术和放化疗。

孕激素试验有出血(卵巢分泌雌激素)者分为 4 类:①男性化,伴或不伴外阴性别不明;②多毛,伴多囊卵巢、卵泡膜细胞增殖或轻度成人肾上腺皮质增生;③无多毛,伴下丘脑功能障碍;④继发于系统性疾病的闭经。

表 54-7 描述了孕激素试验阳性者闭经的鉴别诊断,认为其无排卵。临床检查、经阴超声、激素检测(FSH、LH、雄激素、胰岛素)有助于 PCOS 诊断。

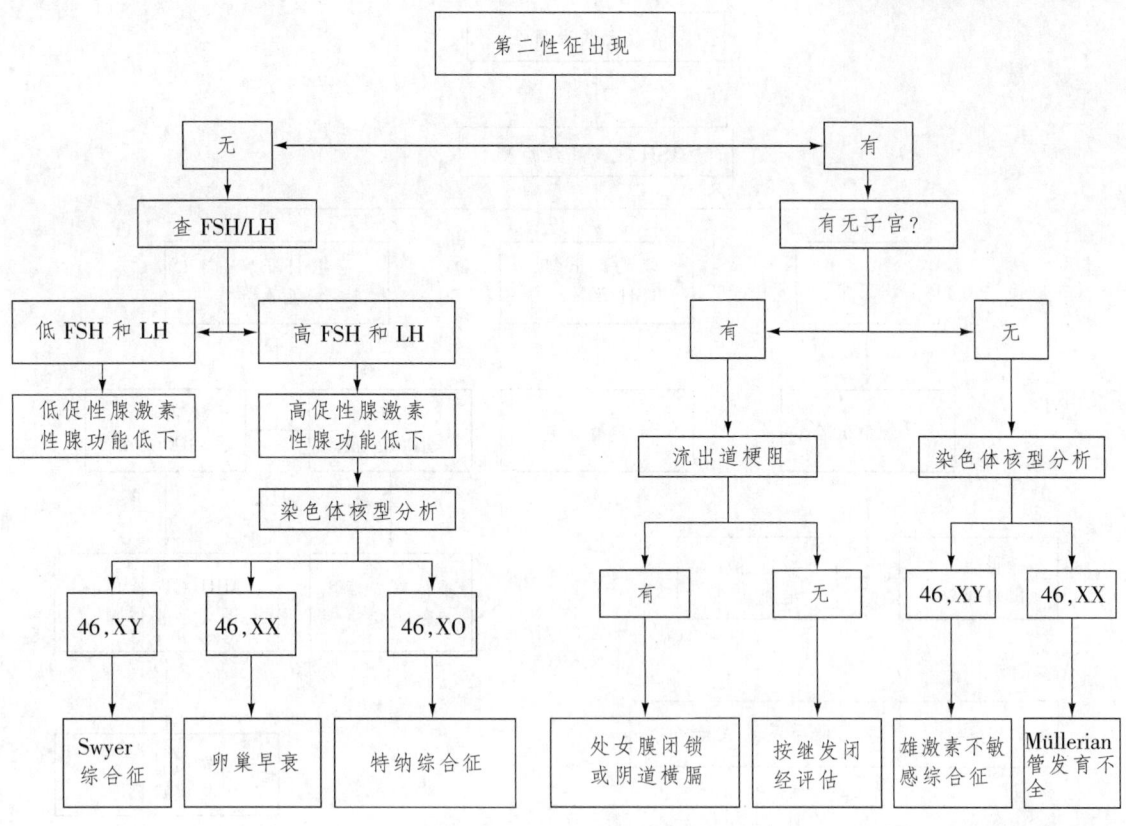

图 54-2 原发闭经的诊断流程。

并发症

闭经并发症很多,包括不孕和缺乏正常性征而导致心理发育异常。低雌激素患者可发展为严重骨质疏松和骨折,其中危害最大的是股骨骨折(见第 59 章)。对孕激素有反应的闭经相关并发症还有子宫内膜增生症和癌(见第 59 章),由无对抗的雌激素长期刺激所致。

治疗

有妊娠需求的处理——诱导排卵

垂体大腺瘤伴有闭经:溢乳患者的诱导排卵——多巴胺激动剂,如卡麦角林和溴隐亭是治疗各种原因引起的高泌乳素血症的一线用药。这类药可降低泌乳素,缩小肿瘤。外科治疗——经蝶窦或额前手术切除垂体腺瘤或全部腺体——当多巴胺激动剂对缩小肿瘤体积或抑制泌乳素分泌无效时,病变迅速增大或引起相关症状,如视野改变、头痛或女性巨大腺瘤(>3cm),患者计划妊娠或已妊娠而需停用多巴胺激动剂者,可行手术治疗。约半数患者术后恢复正常月经。

无垂体大腺瘤的闭经:溢乳患者的诱导排卵——这类患者经多巴胺激动剂治疗有排卵,用药剂量需达到使血清泌乳素降至正常范围。为维持正常泌乳素水平,患者应持续应用低剂量溴隐亭。一旦妊娠,可以停药。合并垂体大腺瘤者,整个妊娠期应持续用药,防止病变进一步进展。

立即停止使用增高泌乳素的药物,但继续应用这类药物不是治疗的禁忌证。

甲状腺功能低下者诱导排卵:甲状腺功能

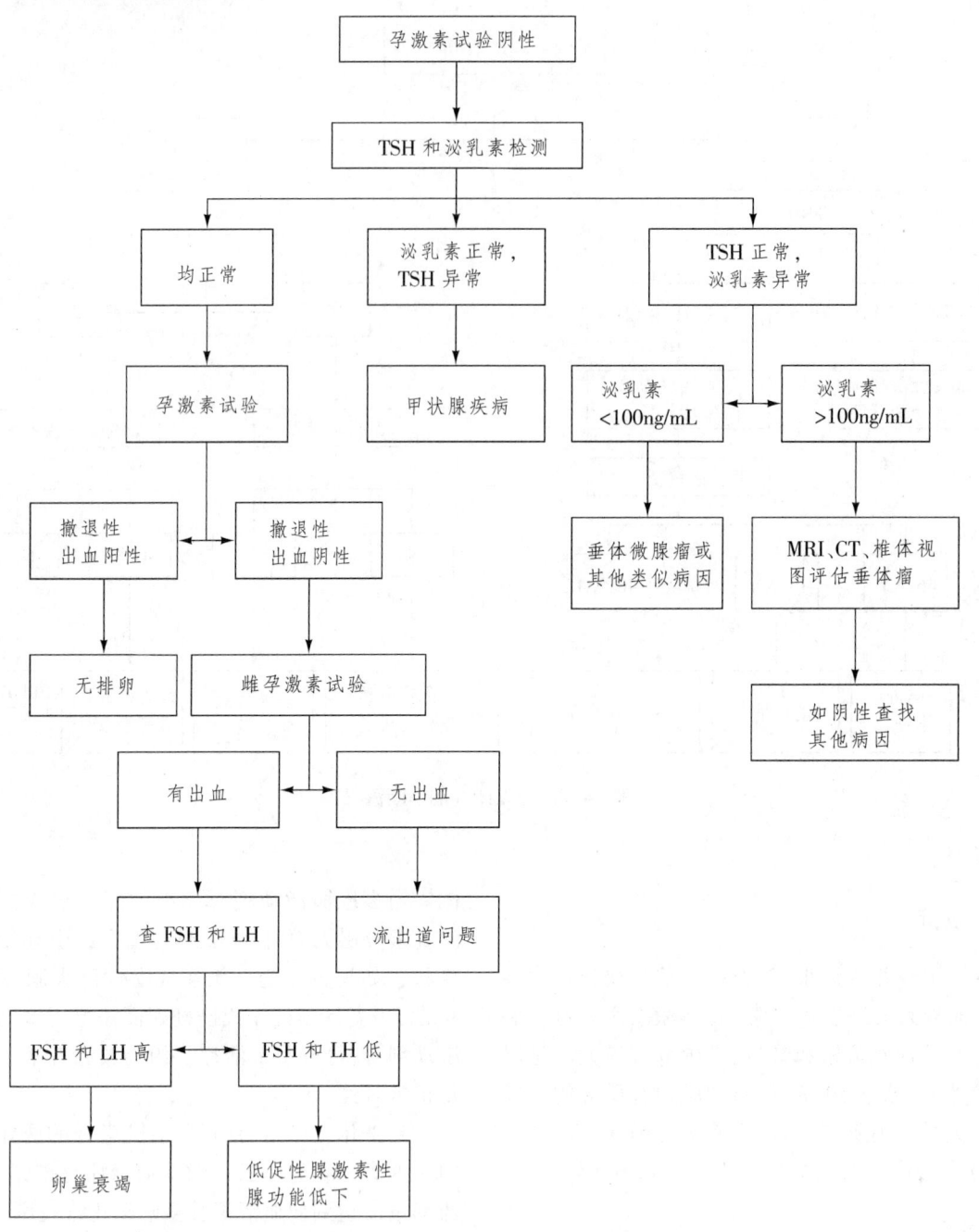

图 54-3 继发性闭经的诊断流程。

低下合并闭经者常对甲状腺替代治疗有反应。

原发卵巢功能衰竭患者诱导排卵：Rebar 等报道，原发性卵巢功能衰竭者排卵罕见，可逆性卵巢功能衰竭，如自体免疫性卵巢炎，经皮质类固醇激素治疗后可获成功。否则，几乎所有原发性卵巢功能衰竭者均为特发性卵巢早衰，不能排卵。接受捐卵的试管婴儿(IVF)是她们获得后代的唯一途径。

任何携带 Y 染色体的患者必须切除卵巢，防止肿瘤发生。

表54-4 溢乳-高泌乳素血症的鉴别诊断

分泌泌乳素的垂体瘤
 大腺瘤(>10mm)
 微腺瘤(<10mm)
甲状腺功能低下
特发性高泌乳素血症
药物性高泌乳素血症
下丘脑-垂体正常关系破坏
周围神经刺激
 胸壁刺激
  胸廓切开术
  乳房切除术
  胸廓成形术
  烧伤
  带状疱疹
  支气管肿瘤
  支气管扩张
  慢性支气管炎
 乳头刺激
  刺激乳头
  慢性乳头激惹
 脊髓病变
  脊髓痨
  脊髓空洞症
中枢神经系统疾病
 脑炎
 颅咽管瘤
 松果体肿瘤
 下丘脑肿瘤
 假性脑瘤

表54-5 低雌激素闭经(低促性腺激素性腺功能低下)的鉴别诊断

下丘脑功能障碍
 Kallmann综合征
 下丘脑肿瘤(颅咽管瘤)
 体质性青春期发育延迟
 严重下丘脑功能障碍
 神经性厌食症
 严重体重下降
 严重精神压力
 锻炼
垂体疾患
 Sheehan综合征
 全垂体功能减退症
 单一性促性腺激素缺乏症
 含铁血黄素沉着症(原发于重型地中海贫血)

低促性腺激素性性腺功能低下的闭经(孕激素试验阴性)患者诱导排卵：这类患者雌激素水平低下，垂体无足够LH和FSH释放(假设拥有完整、正常的负反馈机制)。因此，大剂量氯米芬(一种抗雌激素)不能刺激促性腺激素释放，很多生殖内分泌专家对这类患者采用每天单剂量氯米芬150~250mg，连续5天，有排卵可能。

注射外源性促性腺激素[人重组尿促卵泡素结合人重组黄体生成素或人绝经期促性腺激素(hMG)]是一线治疗方案。卵巢对氯米芬有反应者，可联合应用氯米芬和hMG，优点是减少hMG用量，节约治疗成本。促性腺激素诱导排卵必须动态严密监测超声和雌激素水平，防止过度刺激。过度刺激是诱发卵泡过多、卵巢过大、产生腹水，同时伴有其他系统性病变。

如果闭经的病因是特殊、潜在而可逆的(如严重的减重)，应加以纠正。

孕激素试验有出血的患者诱导排卵：这类患者对氯米芬均有反应，初始治疗剂量为每天口服50mg，持续5天。如无效，每天增加50mg，直至有排卵，最大剂量为每天口服250mg。但氯米芬有效剂量是每天100mg，美国FDA认可的最大剂量是每天150mg。排卵发生于末次服药后5~10天，雄激素升高者对氯米芬无反应，但可能对联合口服氯米芬和降糖药有效。如果氯米芬加或不加降糖药治疗无效，则可应用促性腺激素。应用FSH必须严密随访，因其可能导致过度刺激。

表 54-6　孕激素试验和雌孕激素试验的方法

药物名称	孕激素试验	
	用药时间	雌/孕激素试验
醋酸甲羟孕酮(安宫黄体酮)5mg bid, 口服	5~7 天	结合雌激素 1.25mg 或雌二醇 2mg bid 第 1~21 天, 后 7~10 天加服孕激素(剂量如左)
醋酸炔诺酮(炔诺酮)5mg bid, 口服	5~7 天	
油状黄体酮(Gestin), 100mg, 肌注	单剂	
微粒化黄体酮(口服孕酮制剂), 100mg bid, 口服	5~7 天	
微粒化黄体酮阴道片(Endometrin)100mg bid 或	7 天	
微粒化黄体酮阴道凝胶 8%(快孕隆)每日一次	7 天	

bid, 每日 2 次; tid, 每日 3 次。

腹腔镜卵巢打孔(LOD)是针对 PCOS 患者的一种促排卵手术方法。LOD 是应用电烙或激光在卵巢皮质上钻孔,目的是通过激光或热损伤在卵巢皮质和基质上打孔后产生排卵。通常最少 6 个穿刺点,深度为 2~4mm,远离卵巢门。有效机制不详,可能与破坏产生雄激素的基质细胞有关,卵巢雄激素水平突然下降,改善卵泡微环境,或者促进促性腺激素分泌。此种治疗可引起术后盆腔粘连,导致输卵管损伤。

表 54-7　正常促性腺激素性腺（孕激素试验阳性）的鉴别诊断

轻度下丘脑功能障碍
　　情绪紧张
　　心理障碍
　　减重
　　肥胖
　　过度锻炼
　　特发性
多毛-男性化
　　多囊卵巢综合征(Stein-Leventhal 综合征)
　　卵巢肿瘤
　　肾上腺肿瘤
　　库欣综合征
　　先天性和成人肾上腺皮质增生
系统性疾病
　　甲状腺功能低下
　　甲状腺功能亢进
　　艾迪生病
　　库欣综合征
　　慢性肾衰竭
　　其他

无妊娠需求者的处理

低雌激素者必须治疗,可应用雌孕激素联合制剂,保持骨密度、预防生殖道萎缩。雌激素剂量随患者年龄而异。对大多数患者而言,口服避孕药是一种很好的替代治疗。月经第 1 天至第 25 天每天口服结合雌激素 0.625~1.25mg,第 16~25 天每天加服安甲羟孕 5~10mg,也是一种合理的替代治疗。每天还需摄入钙剂 1~1.5g。

孕激素试验阳性者需间断性补充孕激素,预防子宫内膜增生症和癌症。口服避孕药可用于调节月经周期。口服避孕药还能治疗多毛症。总之,孕激素类药物需每个月应用 10~13 天,而且足以引出撤退性出血,这样才能防止发生子宫内膜增生症,具体用药剂量见表 54-6。高泌乳素血症患者需周期性监测泌乳素水平和蝶鞍部影像检查,排除垂体大腺瘤。

预后

闭经预后很好，可通过合理评估，发现和治疗肿瘤，通常不威胁生命。很多下丘脑功能低下性闭经可自然恢复正常月经周期。

非卵巢早衰的闭经患者可应用多巴胺激动剂氯米芬、胰岛素增敏剂和促性腺激素诱导排卵。

Abrahamson MJ, Snyder PJ. Treatment of hyperprolactinemia due to lactotroph adenoma and other causes. *UpToDate Online* 2005;13.1. Available at www.uptodate.com.

Practice Committee of American Society for Reproductive Medicine. Current evaluation of amenorrhea. *Fertil Steril* 2008; 90(Suppl 5): S219–S225. PMID: 19007635.

Diamanti-Kandarakis E. Polycystic ovarian syndrome: pathophysiology, molecular aspects and clinical implications. *Expert Rev Mol Med* 2008;10:e3. PMID: 18230193.

Heiman DL. Amenorrhea. *Prim Care* 2009; 36:1–17, vii. PMID: 19231599.

Master-Hunter T, Heiman DL. Amenorrhea: evaluation and treatment. *Am Fam Physician* 2006; 73:1374–1382.

Rebar RW. Premature ovarian failure. *Obstet Gynecol* 2009;113:1355–1363. PMID: 19461434.

Rebar RW. Premature ovarian "failure" in the adolescent. *Ann N Y Acad Sci* 2008;1135:138–145. PMID: 18574219.

Rothman MS, Wierman ME. Female hypogonadism: evaluation of the hypothalamic-pituitary-ovarian axis. *Pituitary* 2008;11:163–169. PMID: 18404388.

The Rotterdam ESHRE/ASRM-Sponsored PCOS Consensus Workshop Group. Revised 2003 consensus on diagnostic criteria and long-term health risks related to polycystic ovary syndrome. *Fertil Steril* 2004;81:19–25. PMID: 14711538.

Torre DL, Falorni A. Pharmacological causes of hyperprolactinemia. *Ther Clin Risk Manag* 2007; 3:929–951. PMID: 18473017.

（范永娟 译）

第55章 多毛症

Ariel Revel, MD

诊断要点

- 性激素依赖区域体毛过多、增粗。
- 限于女性和儿童。
- Ferriman-Gallwey指数≥8(图55-1)。
- 成年男性分布模式。
- 轻型患者不推荐检测雄激素水平升高。
- 主要病因是多囊卵巢综合征、特发性/先天性肾上腺皮质增生、分泌性激素的肿瘤、库欣综合征、肢端肥大症、药物。
- 多数患者局部和(或)全身治疗,控制多毛。
- 任何治疗在4~6月后方可生效。

多毛症即毛发非意愿性生长,是一种常见的令人烦恼的现象,虽然经常理解为外貌问题,但实际上严重影响心理健康。在西方社会,女性无法容忍面部或身体毛发过重,多毛女性由于不符合流行观念中的女性理想外表,会感到没有吸引力,缺乏自尊心,这些女性可能发生社交困难。多毛症比外貌问题更严峻的是激素失衡,根本原因是微量雄激素过高所致。雄激素来源于卵巢、肾上腺或二者兼而有之。多毛症潜在病因通常是多囊卵巢综合征(PCOS),特发性多毛与其他病因的鉴别很重要。医师应熟悉这类病症的治疗。

发病机制

毛发生长周期

毛发生长周期分为3个阶段:毛发生长初期(生长阶段)、毛发生长中期(退化阶段)和毛发生长终期(休止期)。激素调节在毛发生长周期分布模式上扮演重要角色,雄激素能增大毛囊尺寸、毛发直径和毛发生长初期恒毛比例。女性雄激素过高导致多数雄激素敏感区域毛发生长过重,而在头皮区域出现毛发脱落,在某种程度上缩短毛发生长初期头皮毛发生长时间。

皮脂腺

皮脂腺是皮肤微观腺体,分泌油性/蜡样物质,称为皮脂,润滑皮肤和毛发。除了手掌和足底,全身所有皮肤区域均有分布,面部和头皮分布最丰富。

毛发类型

毛发可分为毫毛(细软而色淡)和恒毛(长粗而色深)。毛囊大小和毛发类型可因多种因素而改变,尤其是雄激素。但每个个体一生毛囊数量不变。

雄激素的作用

雄激素对恒毛和皮脂腺发育至关重要,调节毛囊皮脂腺单位分化为恒毛囊和皮脂腺。对

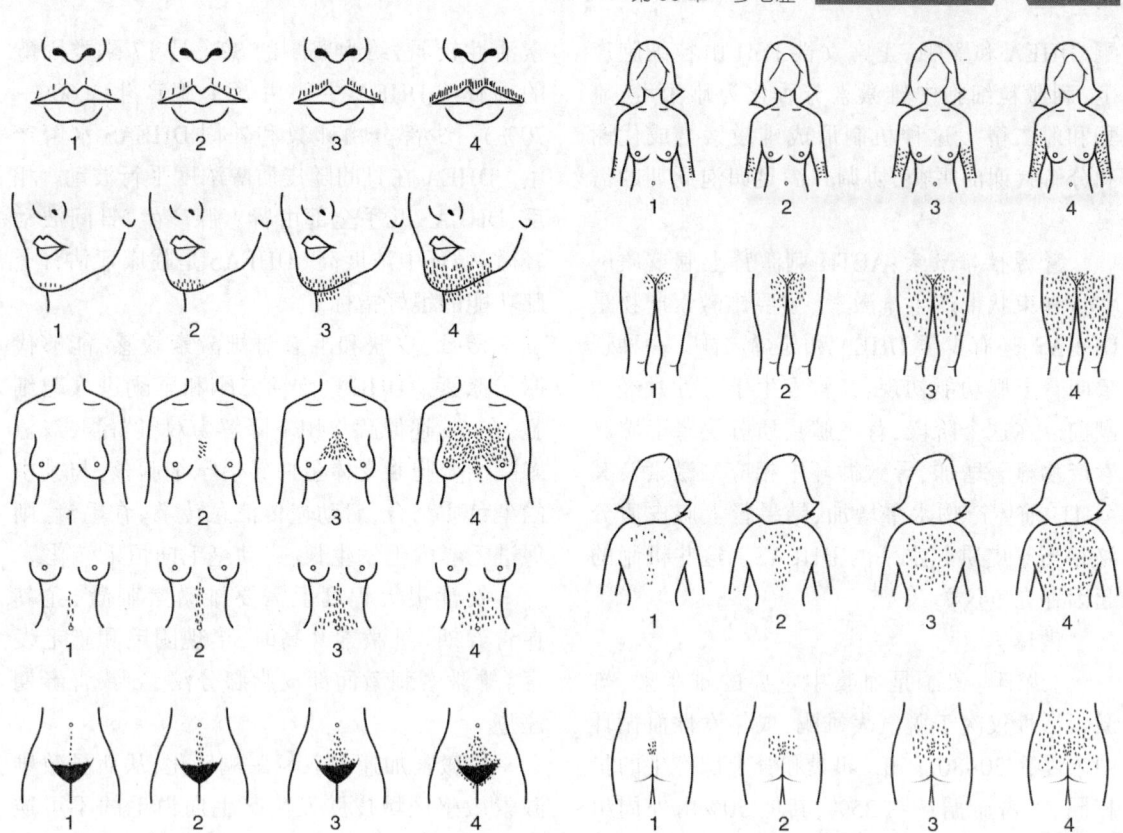

图55-1 Ferriman-Gallwey多毛评分系统。9个区域均对雄激素敏感,评分从0(无毛)至4(男性型),各部分评分总和得出激素性多毛评分。(Reproduced, with permission, from Hatch R, et al. *Am J Obstet Gynecol* 1981; 140:850-830. [Fig. 5]. © Elsevier.)

于前者,雄激素可使毫毛转化为恒毛;对于后者,雄激素可使皮脂腺部分增生,保持毫毛化。

男性型体毛生长

男性型体毛生长发生在毛囊皮脂腺单位分化需要高雄激素的部位。尽管多数多毛症患者雄激素在发挥作用,但毛发生长数量和雄激素水平关系不大。事实上,刺激毛发从毛囊中生长不单依赖于血循环中的雄激素浓度,还依赖于局部因素和末梢器官对循环雄激素的敏感性。

雄激素的生理作用

雄激素是甾体类激素,刺激男性第二性征发育,因此促进性毛生长。雄激素主要有睾酮、双氢睾酮、雄烯二酮、脱氢表雄酮(DHEA)、促肾上腺皮质激素硫酸脱氢表雄酮(DHEAS)。要熟知各种雄激素的来源、代谢途径和作用部位以及它们之间和其他胆固醇激素,如雌激素和皮质类固醇等激素的内在关系,这样才能理解多毛症高雄激素的作用机制。

产物:所有甾体类激素产物源于第二阶段限速步骤胆固醇转化生成的孕烯醇酮,受促激素调节。未妊娠女性的雄激素来源于卵巢、肾上腺以及外周转换。雄激素合成限速步骤为P450c17基因表达调节,在卵巢依赖于黄体生成素浓度,在肾上腺皮质依赖于促肾上腺皮质激素(ACTH)浓度。

卵巢雄激素产物:正常卵巢产生雄激素,是合成雌激素的前体。当GnRH以脉冲方式释放时,刺激卵泡膜细胞分泌和结合LH。与配体结合后,窦前卵泡的泡膜细胞产生雄烯二酮、DHEA和睾酮。正常女性FSH由粒细胞产生，刺激粒细胞中雄激素芳香化为雌激素、雌酮和雌二醇。这种机制形成雄激素合成代谢和分解代谢的平衡，协调并满足卵泡周期的需要。

肾源性雄激素：ACTH刺激肾上腺皮质网状带和束状带产生雄激素。主要雄激素产物是DHEAS，还有少量DHEA和雄烯二酮。一种现象叫肾上腺功能初现，经常发生于女性月经初潮前。在这个阶段，肾上腺皮质分泌肾上腺激素产物显著增加，导致循环中相应雄激素及其ACTH前体产物水平增加，结果肾上腺皮质分泌相当于皮质醇水平的DHEAS。这些机制的起因存在争议。

循环

1.睾酮：睾酮是血浆中重要的雄激素，雄激素活性仅次于脱氢表雄酮，成年女性血循环中浓度在20~80ng/dL。卵巢和肾上腺产生的量相同，各占血循环约25%，其他50%由外周组织雄烯二酮转化而来，卵巢在围排卵期睾酮分泌有所升高。睾酮外周浓度在日间与皮质醇浓度平行波动。正常女性99%睾酮与蛋白结合，其中80%与性激素结合球蛋白(SHBG)结合，19%与白蛋白疏松结合，其余1%呈游离状态，游离状态和与白蛋白结合的睾酮具有生物学活性。

2.双氢睾酮：雄激素活性最高，血浆浓度为2~8ng/dL，或为睾酮的1/10。卵巢和肾上腺均有分泌，但主要来源于外周，由睾酮经5α还原酶转化生成。

3.雄烯二酮：是17酮类固醇，活性不高，是睾酮的20%。卵巢与肾上腺合成和分泌持平，10%来自于外周。雄烯二酮外周浓度在日间与皮质醇浓度平行波动，升高幅度是皮质醇的50%，围排卵期雄烯二酮有所升高。与睾酮相反，雄烯二酮主要与白蛋白结合，其次与SHBG结合。

4.DHEA和DHEAS：DHEA和DHEAS雄激素活性较弱，约为睾酮的3%，是17酮类固醇的前体。DHEA主要由肾上腺产生（60%~70%），少部分由卵巢和外周DHEAS水解产生。DHEA在日间随皮质醇浓度平行波动。相反，DHEAS几乎全部由肾上腺产生，日间波动轻微，循环中浓度高。DHEAS是临床评估肾上腺功能的很好指标。

活性：皮肤和毛囊对雄激素敏感，能够代谢雄激素。DHEA、雄烯二酮和睾酮进入靶细胞，在5α还原酶作用下降解为双氢睾酮，双氢睾酮结合胞浆受体蛋白转运至细胞核，与其中的染色质结合，启动遗传信息转录。在毛囊，则促进毛囊内毛发生长，启动毫毛向恒毛转化。

女性很大程度上需要雄激素刺激，尤其在青春期。雄激素升高时，出现阴毛和腋毛发育。雄激素刺激面部皮脂腺分泌，导致青春期痤疮。

雄激素加速向双氢睾酮转化，从而导致雄激素敏感区域皮肤发生毫毛向恒毛的不可逆转化。雄激素过多导致病理性改变，临床表现有多毛症、女性男性化。

多毛症是血浆雄激素和毛囊对雄激素敏感性明显升高的双重因素所致。在某些方面，通过检测局部雄激素代谢来评估毛囊对雄激素的敏感性，尤其是检测5α还原酶作用下睾酮向双氢睾酮转化，以及之后与雄激素受体结合的分子。一些女性多毛症不伴高雄激素血症（特发性多毛症）。雄激素升高2倍以上的女性多伴有不同程度的多毛症或选择性皮脂腺反应，如寻常痤疮、皮脂溢和图样脱毛。

多毛症和先天性遗传多毛症的定义

多毛症指正常女性原本没有恒毛的区域生长出雄激素依赖性恒毛。

多毛症往往提示皮肤雄激素过多或雄激素代谢增强，常表现为上唇、下颌、耳朵、面颊、下腹、后背、胸部以及近端肢体正中线长毛。大多数雄激素升高2倍以上的女性有不同程度的多毛症和选择性皮脂腺反应，如寻常痤疮、皮脂溢和图样脱毛。但有些女性多毛症不伴高雄激素血症("特发性多毛症")。

先天性遗传性多毛症泛指躯干部和手部毛发生长过度，而不是发生在雄激素依赖部位的皮肤。虽然先天性遗传性多毛症发生机制不详，但认为不是雄激素依赖性的。先天性遗传性多毛症分为两类：广泛型发生在全身，局部型只限于身体局部，如四肢、头部和背部。先天性遗传性多毛症既可是先天性的，也可是后天获得性的。先天性患者常伴 X 染色体显性遗传，获得性患者病因包括癌性代谢紊乱、厌食症、甲状腺疾患和很多常用药物或化学制剂引起，如苯妥英钠、二氮嗪、米诺地尔和环孢素等。癌症患者可出现后天性广泛多毛表现，发生恶性肿瘤时，毛发随之生长。

病因

多毛症的研究目的是尽可能查找特殊病因，根据病变进展进行再评估。表 55-1 为卵巢、肾上腺和医源性多毛症的病因，表 55-2 为先天性遗传性多毛症的病因。

预防

多毛症一般不能预防，多数女性多毛不由个人意志控制。建议避免服用不必要的可引起多毛的药物，控制体重，防止胰岛素抵抗。

临床表现和诊断

判断青春期起始年龄非常重要，多毛症患者的重要病史详见表 55-3。

症状与体征

通过体格检查评估过度生长的毛发分布，测量身高和体重，计算体重指数（BMI）。查体如发现黑棘皮症，则提示胰岛素抵抗。女性男性化体征，如阴蒂肥大、男性化谢顶、声音低沉或乳房变小等均要评估。Ferriman-Gallwey 分级系统（图 55-1）为多毛症的严重程度提供了一种主观评价体系，对确定治疗效果和科研尤其重要。在 9 个区域，毛发生长从 0 分（无恒毛生长）到 4 分（满布厚重毛发），最高分是 36 分。这 9 个区域包括上唇、下颌、前胸、上背部、下背部、上腹部、下腹部、上臂、大腿。白种女性 8 分以上者考虑有明确的雄激素过高，其他种族这样的毛发数量则可接受。

这套打分系统曾被美国临床内分泌协会调整到 19 块区域，其中 10 个特殊区域为鬓角、颈部、臀部、腹股沟、肛周、前臂、腿、足、脚趾和手指。每个区域均有具体的 4 分评分标准。

表 55-1　多毛症的鉴别诊断

卵巢非肿瘤因素
多囊卵巢综合征
基质增生
间质泡膜增生症
高雄激素血症、胰岛素抵抗、黑棘皮症(HAIR-AN)
卵巢肿瘤因素
支持间质细胞瘤
门细胞瘤
生殖细胞瘤
两性胚细胞瘤
粒细胞瘤
性腺胚细胞瘤
卵巢功能性基质肿瘤
妊娠相关因素
黄体囊肿
妊娠黄体瘤
肾上腺因素
先天性肾上腺皮质增生
肾上腺肿瘤
库欣综合征
高泌乳素血症
医源性因素
甲基睾酮
丹那唑
合成代谢类固醇
19-去甲睾酮
特发性多毛症

表 55-2　先天性遗传性多毛症的病因

癌
皮肌炎
全身系统性疾病
甲状腺功能低下
其他内分泌疾患
营养不良
迟发性皮肤卟啉症

心理障碍

囊样痤疮、多毛和谢顶会给年轻女性和育龄女性带来毁灭性心理打击，这些表征常导致严重焦虑和沮丧。与高雄激素相关的肥胖对自尊和自我形象造成了负面影响，这类女性害怕社交，拒绝融入社会，把自己隐藏起来，延缓了自身社交技能和信心的发展。只有纠正根本的病理生理状况，才能改善其心理障碍。

实验室检查

血清睾酮浓度检测能协助鉴别偶发的严重雄激素过高，需进一步研究，不过对于具有明显良性表征的女性，这些并不重要，特别是当睾酮检测结果还限于女性标准范围内时。目前的指南规定，仅对需要治疗严重多毛的多囊卵巢综合征患者、多毛症状迅速加重者或合并女性男性化体征的患者检测其睾酮水平。肥胖型 PCOS 患者，尤其是有 2 型糖尿病家族史者，需口服葡萄糖做糖耐量试验和胆固醇检测，排除代谢综合征。实验室检测值微量变动不能减轻多毛症。严重患者还要查游离睾酮和总睾酮、泌乳素、LH、FSH。PCOS 肥胖者有必要查糖耐量和胆固醇。

影像学检查

卵巢超声检查对评估 PCOS 很重要，高度可疑肿瘤者应行肾上腺 CT 检查，特别是毛发突然生长且加重时。

毛发过度生长的鉴别诊断

由于一些药物可致毛发过度生长，当毛发过多时，应鉴别是否是美容相关药物的作用结果。药源性多毛症或先天性遗传性多毛症详见表 55-1 和表 55-2。

性毛过度生长可能是由于雄激素产物过多以及毛囊对雄激素敏感性增强，或弱雄激素转化为强雄激素。雄激素升高的来源包括卵巢、肾上腺、激素药物以及其他药物。

通过评估多毛症的程度，以及解释 PCOS、男性化疾病、雄激素药物和其他内分泌疾病的危险因素，图 55-2 显示了一种治疗雄激素过多症的方法。

引起多毛症的卵巢瘤样病变

卵巢肿瘤分泌雄激素常导致迅速进展的多毛症、闭经、女性男性化。这类肿瘤常分泌睾酮，血清睾酮达 200ng/dL 以上，多数分泌激素的肿瘤盆腔触诊时可触及单发肿瘤。

间质细胞瘤和门细胞瘤：是导致多毛症和女性男性化的典型卵巢肿瘤。间质细胞瘤占所有卵巢肿瘤的 0.5%，仅见于年轻有月经的女性。门细胞瘤很少见，多见于老年妇女。临床表现为无痛结节，不像间质细胞瘤那样表现明显。其他与多毛有关的卵巢肿瘤还有两性胚细胞瘤、干细胞瘤、粒细胞瘤和性腺母细胞瘤。后者仅见于男性患者，伴性腺发育不全，导致女性表象。

有功能性间质的卵巢肿瘤：具有功能性间质的卵巢肿瘤有生殖细胞瘤，含合体滋养细胞和特发性、妊娠相关性肿瘤。这类肿瘤中肿瘤

表 55-3　患者病史中的重要方面

头发生长速度是否较快？
采取哪些措施控制过多头发生长？
你有雄激素过多的其他特征（痤疮或脱发）吗？
月经情况如何？
最近体重改变了吗？
口服避孕药应用史如何？
有 2 型糖尿病家族史吗？

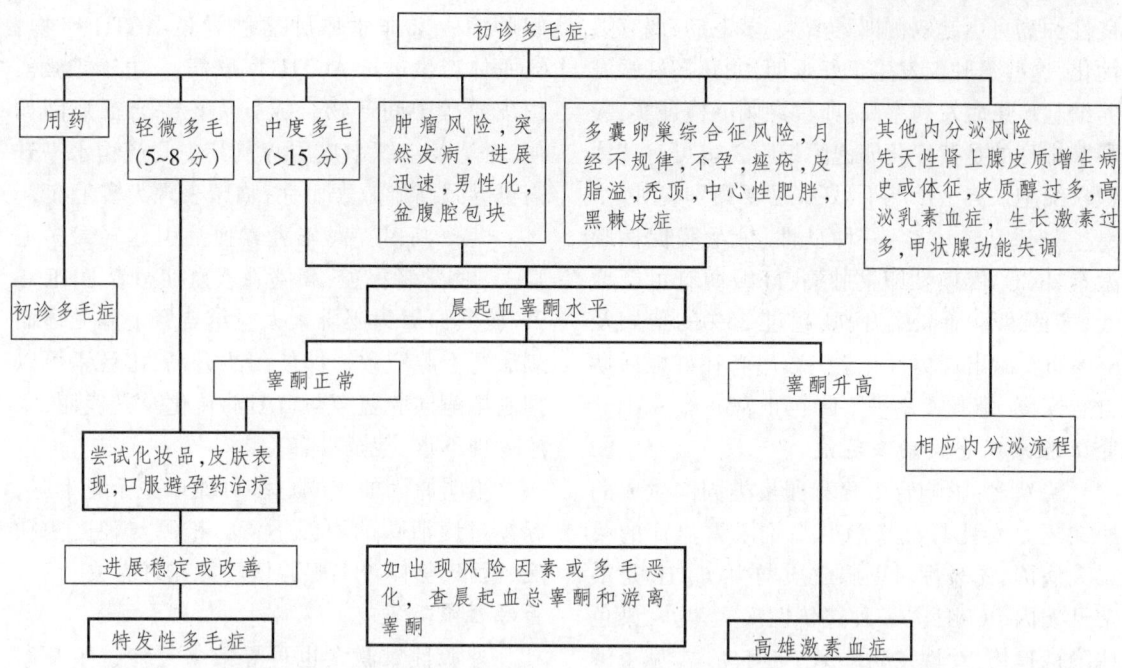

图55-2 用于初步评估多毛的女性雄激素过多症的流程图。风险评估不仅包括多毛症的程度,还有引起多毛症的药物,包括合成代谢物或雄激素类固醇(在运动员、子宫内膜异位症或性功能障碍患者中考虑)、丙戊酸(在神经系统疾病中考虑)。如果是中度或重度多毛症或轻度多毛症伴有潜在疾病特征,应排除雄激素水平升高。如图所示,需要考虑的疾病包括肿瘤和各种内分泌疾病,其中以多囊卵巢综合征(PCOS)最常见。月经周期规律的妇女,在月经周期第4~10天,复查晨起血浆睾酮水平。如果有危险因素者或治疗后多毛进展者血浆总睾酮正常,则应在可靠的实验室复查血浆总睾酮和游离睾酮。在先天性肾上腺增生高风险者,可同时测定17-羟孕酮。少数妇女根据此流程图最初诊断为特发性多毛症,随后发现有其他无症状的特发性雄激素过多症或以前未曾怀疑的不孕症其实是 PCOS 的唯一非皮肤表现。(Data from Rosenfeld RL. *N Engl J Med* 2005; 353:2578 2588.)

细胞不直接分泌甾体类激素,而是刺激卵巢间质内或邻近肿瘤的间质细胞分泌。这些肿瘤无论良性还是恶性、无论转移还是原发性,均已在所有卵巢肿瘤中着重描述。

导致多毛症的卵巢非肿瘤性疾病

PCOS 是导致多毛症的最常见原因,典型患者伴月经失调、不孕、肥胖及卵巢组织学改变,如卵巢皮质增厚、大量卵泡形成、增生的黄体膜围绕。病理生理学改变至今仍未完全阐明。病因包括卵巢功能失调、下丘脑-垂体轴紊乱、肾上腺雄激素过多、胰岛素抵抗等。无论根本原因是什么,高雄激素血症的程度和个人对雄激素的敏感性决定 PCOS 患者中多毛症发生率为 80%。

其他与多毛症有关的卵巢非肿瘤性疾患包括间质增生和卵泡膜细胞增生。间质增生导致卵巢过度分泌雄激素,发病高峰年龄为60~70岁,通常伴随特有的双侧卵巢增大。间质增生是间质和卵泡黄体层细胞增殖,累及双侧卵巢。常表现为男性化、肥胖、高血压、糖代谢紊乱,多数患者伴间质增生组织学阳性。如前所述,这种综合征的特点是高雄激素血症、胰岛素抵抗、黑棘皮症(HAIR-AN),然而这种非肿瘤性疾患给人印象更深的是表现多样性,而不像是一种独立的疾病。

妊娠相关性疾病

妊娠期雄激素水平升高,可引起严重的多毛症状和男性化,其机制如前所述。但也可能有妊娠期特发性疾病存在。

卵泡膜黄体囊肿(高反应性黄素化):这类

良性肿瘤可引起双侧卵巢增大、多毛症、偶有男性化。这些囊肿仅发生于妊娠期，尤其在妊娠滋养细胞疾患时发病率高。卵巢穿刺活检证实，囊肿壁排列的是黄素化卵泡膜细胞，也可有黄体颗粒细胞。典型情况下，妊娠后要甄别囊肿。

妊娠期黄体瘤：一种良性、绒毛膜促性腺激素(hCG)依赖性卵巢肿瘤，妊娠期有可能增大，睾酮和雄烯二酮升高，超过25%的孕妇及65%的女胎出现男性化。多数患者在妊娠后期自然恢复，雄激素水平下降至正常。

肾上腺疾病导致的多毛症

酶缺乏：影响肾上腺和卵巢类固醇生成的酶缺乏是女性月经来潮后高雄激素血症的第二大病因，先天性肾上腺皮质增生(CAH)是最常见病因。CAH是一种遗传性疾病，为常染色体隐性遗传，女性发病率为1%~5%。常见主诉为多毛，病因为肾上腺皮质类固醇激素合成酶突变。CAH最常见的类型是21-羟化酶、3β-羟基类固醇脱氢酶和11β-羟化酶缺乏。这些酶缺乏导致前体17β-羟睾酮向皮质醇合成受阻，血清皮质醇降低，刺激垂体分泌ACTH，后者的作用是维持皮质醇在正常水平。ACTH升高刺激肾上腺产生皮质醇生物合成途径的中间产物，而由于酶缺乏，这些中间产物无法合成皮质醇，于是转向雄激素合成途径，结果导致睾酮和雄烯二酮升高。女性典型CAH常因先天性生殖器辨别不清(假两性畸形)而在新生儿期确诊；而次要酶缺乏导致获得性、成人型CAH，直到青春期后出现多毛症、原发闭经、女性男性化时才确诊。多毛症女性期望妊娠者，排除迟发型CAH很重要。糖皮质激素是围受孕期的首选治疗。

肾上腺肿瘤性疾病：肾上腺肿瘤是多毛症的罕见病因，一旦发生，则发病急、症状重。肾上腺肿瘤产生的雄激素主要是DHEAS，血清水平常>700μg/dL。肾上腺肿瘤偶尔产生睾酮，睾酮值往往高于200ng/dL。

库欣综合征：皮质醇过高导致高雄激素，引起多毛症。库欣综合征病因为：①肾上腺肿瘤；②非垂体肿瘤性异位ACTH产物；③垂体产生过量ACTH(库欣病)。由于雄激素由皮质醇中间产物合成，无论综合征病因如何，血清及组织中皮质醇及其中间产物水平升高可导致高雄激素血症，临床表现为多毛症。

其他病因：高泌乳素血症引起轻微多毛症。一些学者报道，高泌乳素血症患者DHEAS升高，其原因为泌乳素大量结合肾上腺受体而刺激肾上腺所致。即使睾酮升高，泌乳素可以抑制睾酮向脱氢睾酮(DHT)转化及其代谢，临床表现不重，甚至没有。

不明原因的睾酮过多可能产生于肾上腺，腺体过度活跃的原因不清，推测与轻度酶缺乏、紧张、整体肾上腺腺体功能亢进有关。

医源性多毛症

外源性雄激素也可导致多毛症，甲基睾酮、丹那唑、合成类固醇如氧雄龙可引起毛发过度生长。低剂量口服避孕药中的19-去甲睾酮可引起罕见的多毛症或痤疮。

特发性多毛症：无肾上腺或卵巢功能失调、月经周期正常、无外源性雄激素摄入的多毛症定义为特发性多毛症。只要有相关病因就不能诊断为特发性多毛症。睾酮、未结合睾酮、DHEAS、双氢睾酮、雄烯二酮正常，主要机制可能是5α-还原酶活性升高。这种酶催化毛囊睾酮向更高活性的双氢睾酮转化。很多特发性多毛症患者血浆中3α-二氢雄甾酮葡萄糖苷酸水平升高，其为双氢睾酮的代谢物，反映出外周雄激素代谢升高，可解释多毛症的临床表现。

总之，多毛症病因可为卵巢疾患、肾上腺疾患、医源性和外周雄激素代谢升高。罕见病因还有内分泌异常，如甲状腺功能低下或肢端肥大症，与毛发过度生长有关。多毛症这种潜在异常可能是不孕患者的重要临床主诉，而不孕往往促使患者就医。不孕患者的诊断流程必须询问多毛症病史。

治疗

总的来说，基于小样本短期观察得来的

早期证据表明，多毛症治疗效果甚微，这些观察缺乏生活质量的评估。而最近系统分析综合了这些数据，从而得出最新指南（表55-4）。毛发生长具有周期性，单体的毛囊从生长初期、生长中期到静止期的进程可能需要数月。

生活方式的改变

肥胖患者通过节食和体育锻炼来减重是有效的生活方式改变。多毛症和高雄激素血症最常见于PCOS，60%的PCOS患者存在肥胖。高雄激素血症患者无论有无卵巢多囊性改变，减重都是首要治疗观念，能降低雄激素水平、升高SHBG，甚至能恢复排卵。体重减轻7%可恢复生育能力，降低多毛症，改善对诱导排卵剂的反应。通过节食和锻炼来减重是最为提倡的生活方式调整，因为肥胖会对所有治疗效果产生不利影响。

药物治疗

局部用药：首选依洛尼塞（二氟甲基鸟氨酸），一种鸟氨酸脱羧酶不可逆的抑制剂，鸟氨酸脱羧酶是滤泡多胺合成酶限速酶，对毛发生长至关重要。多数国家认可13%的盐酸依洛尼塞软膏（凡尼卡）治疗女性非意愿性面部毛发，依洛尼塞不能祛除毛发，但能减缓毛发生长速度。

一项大样本随机对照研究表明，治疗24周后，患者面部毛发减少26%，多于8周起效。内分泌协会临床实践指南反对首选抗雄激素治疗。

全身治疗：全身治疗削弱毛发生长初期睾酮刺激作用，但临床显效前已有大量毛囊度过生长初期。治疗目标是发现最低有效剂量，维持治疗初期疗效。多毛症所有药物治疗在改变剂量、换药或加药前最少坚持6个月。多毛症药物控制效果见表55-5。

口服避孕药：卵巢分泌雄激素的原始驱动因子是LH，通过口服合成避孕药能够抑制雄激素。口服避孕药抑制多毛症的效果依赖于炔雌醇（20~35μg）和孕酮种类，含抗雄激素作用的孕酮，如醋酸环丙孕酮和屈螺酮，即达英和优思明，能有效治疗多毛症。含左炔诺酮和炔诺酮这些具有雄激素活性的避孕药有潜在加剧多毛的可能。第三代孕酮，如去氧孕烯或孕二烯酮具有相对中性的雄激素影响，含有屈螺酮等抗雄孕酮的复方口服避孕药有效。只有1个小型随机对照研究比较了口服避孕药的不同之处，现行指南未推荐某种治疗多毛症的特殊剂型。

促性腺激素释放激素激动剂：卵巢源性严重多毛症可应用促性腺激素释放激素（GnRH）拟似物治疗，促性腺激素释放激素拟似物抑制腺垂体分泌促性腺激素，因此抑制卵巢分泌雄激素和雌激素。促性腺激素释放激素激动剂短

表55-4 多毛症的治疗

非系统性治疗
剃毛
绞线
涂蜡
脱毛膏
电解
激光脱毛
光子脱毛
生活方式改变
局部
依洛尼塞
系统治疗
口服避孕药
促性腺激素释放激素激动剂
雄激素受体拮抗剂
醋酸环丙孕酮
螺内酯
氟他胺
非那雄胺
糖皮质激素
多巴胺
降胰岛素药
西咪替丁
酮康唑

表55-5 对照安慰剂基线治疗6个月以上多毛症的控制效果

二甲双胍	19.1%
非那雄胺	20.3%
口服避孕药	27%
噻唑烷二酮类	31.5%
复合醋酸环丙孕酮和炔诺酮	36%
屈螺酮	38.4%
氟他胺	41.3%

期内刺激卵巢产生雄激素和雌激素,但继续治疗后引起卵巢甾体激素合成较用药前持续减少,抑制作用可持续整个治疗期间,血清雌激素、睾酮和雄烯二酮显著降低,而肾上腺来源的雄激素不受影响。

应用GnRH激动剂治疗导致低雌激素血症,长期应用可导致骨质疏松潜在风险和绝经综合征,联合应用雌孕激素替代治疗可纠正副反应。最新研究推荐屈螺酮治疗,同样有效。

多数研究显示,单独应用GnRH激动剂或复方口服避孕药比单独应用口服避孕药治疗多毛症效果更优。有些研究显示相对有效。内分泌协会反对应用GnRH激动剂,除非女性伴有严重高雄激素血症,如卵泡膜细胞增生症,其对口服避孕药和抗雄制剂治疗效果次于GnRH激动剂。

雄激素受体拮抗剂:部分女性单一用药卵巢抑制不充分,需添加抗雄制剂。6个月以上口服避孕药单一治疗后仍有多毛者,可添加抗雄制剂联合治疗。

抗雄制剂治疗多毛有效,目前有4种雄激素受体拮抗剂用来治疗多毛症。尽管大量临床数据证实其有效性,但还没有任何一个药物的疗效被美国FDA认证。另据报道,这类药物疗效相似。因此,药物选择应遵循个体反应、副作用和已知的禁忌证。所有抗雄制剂,特别是非那雄胺,具有潜在致畸作用,因此有些临床医师仅用于采取有效避孕措施的患者。

1.醋酸环丙孕酮:此药是用于治疗多毛症的第一个雄激素受体拮抗剂,作用较强,在欧洲广泛用于治疗多毛症。抗雄激素疗效源于在皮肤竞争性替代双氢睾酮,与其受体结合,降低5α-还原酶活性。孕激素活性导致促性腺激素受抑制,随后卵巢睾酮分泌受抑制。月经周期第1~10天周期性服用50~100mg,第1~21天口服雌激素,达到治疗水平。延长使用有引起闭经的倾向,其机制源于孕激素特性。这种疗法引起低雌激素血症、不规则出血、避孕和潜在致畸作用。50%~75%的多毛女性治疗有效,显著副作用有性欲降低、精神沮丧和肝毒性,但周期性用药者罕见。临床研究显示,疗效与屈螺酮相同,但后者副反应少(见下文)。近来,在美国无法获得醋酸环丙孕酮。

2.屈螺酮:屈螺酮是醛固酮拮抗剂,作为利尿剂,传统上用来治疗高血压,还可治疗多毛症。Cochrane系统回顾提示,屈螺酮能有效抑制多毛症。屈螺酮具有抗雄活性,其外周抗雄活性是通过在毛囊竞争性结合细胞核和细胞质雄激素受体,替代双氢睾酮。屈螺酮还能通过抑制细胞色素P450单氧酶而降低睾酮水平,此酶是性腺和肾上腺类固醇生成细胞合成雄激素所必需。屈螺酮治疗后,血清SHBG、DHEAS和DHEA水平不变。治疗多毛症的剂量为50~200mg/d,用药几天后,血清雄激素水平降低,需用药2~5个月后方显临床效果。副作用包括乏力、短暂多尿、烦渴、月经过多、计划外月经出血、胃肠道出血、乳房疼痛,但未发现长期问题。年轻女性发生抗盐皮质激素活性和多尿表现并不显著。因屈螺酮抗雄活性强,使用者应采取有效避孕措施。服用屈螺酮者需周期性监测血钾水平,及时发现高钾血症。

3.氟他胺:是强效高度特异性非甾体抗雄药,无激素活性和对抗促性腺激素活性。其准确的抗雄机制不详,可以竞争性抑制靶组织雄激素受体。最近研究表明,250mg,1~3 次/日,可有效治疗严重多毛症。副作用包括食欲降低、闭经、性欲降低、皮肤干燥。罕见而严重的副作用为肝毒性。氟他胺常用于顽固性多毛症,用药前应常规检测肝酶。此外,由于其致畸性,因此治疗过程中必须严格避孕。内分泌协会临床实践指南反对应用氟他胺治疗多毛症。

4.非那雄胺:如需额外治疗,可选用不同作用机制的非那雄胺。非那雄胺是最新的治疗多毛症的抗雄药,是选择性 2 型 5α-还原酶抑制剂,阻断睾酮向双氢睾酮转化。有文献证明,每天口服 5mg,连续 3 个月至 1 年,有效率超过 86%,患者主观改善率为 21%~45%。此剂量副作用轻微,包括头痛、一过性胃肠道不适、不明原因的总睾酮升高,或无副作用。

糖皮质激素: 主要应用地塞米松治疗伴有肾上腺来源高雄激素血症的多毛症,小剂量地塞米松 0.5~1mg 睡前口服,能充分抑制肾上腺来源的雄激素。文献报道,16%~70%的患者毛发生长减少。由于糖皮质激素副作用频发、潜在的肾上腺抑制和与抗雄药相比疗效差,因此,即使已明确是肾上腺性高雄激素血症,也不支持应用。最近数据推荐某些患者联合应用糖皮质激素和 GnRH 激动剂,可延长停药后的缓解期。而且糖皮质激素可选择性降低 ACTH 水平,从而降低 CAH 患者雄激素前体皮质醇的形成。

多巴胺: 多巴胺是中枢性泌乳素分泌活性抑制剂,常用于治疗高泌乳素血症。近来发现,多巴胺治疗伴有高泌乳素血症的高雄激素女性,可显著降低多毛评分。

降胰岛素药: 胰岛素能协同促性腺激素,促进 LH 诱导雄激素合成,是卵巢分泌雄激素的次级驱动因子。曲格列酮是噻唑烷二酮类胰岛素增敏剂,可使多囊卵巢综合征患者雄激素水平降低。此外,每日口服 600mg 可改善患者多毛症。内分泌协会临床实践指南反对应用降胰岛素药治疗多毛症。

不能通过抑制 LH(如肥胖女性不能口服具有血栓风险的避孕药)的女性通过抑制胰岛素常很有效,而限制性使用胰岛素增敏剂可独立治疗多毛症。

西咪替丁: 是 H2-受体拮抗剂,有微弱抗雄活性。近来研究证实,其治疗多毛症的效果微乎其微,甚至无效。

酮康唑: 酮康唑是咪唑类衍生物,可阻断肾上腺和性腺甾体激素合成,有人提出用来治疗多毛症。但严重的副反应导致依从性差,长期使用受限。因有更安全的治疗药物,因此应尽量避免使用酮康唑。

机械治疗

机械治疗的目的是限制新的毛发生长,而不影响毛发的存在。机械脱毛机,如激光、电解装置、脱毛膏、脱蜡常作为补充治疗手段(表 55-4)。近来,科技发展使疗程更快、更容易、痛苦更少、无副作用。很多女性习惯用常规方法祛除毛发,如剃毛、绞线脱毛、涂蜡脱毛、使用脱毛膏,这些方法不会加重毛发生长。电解和激光脱毛或光子脱毛广泛应用。一项综合 11 个样本、444 例回顾性研究表明,激光和光辅助毛发祛除治疗 6 个月后,毛发减少 50%,但未论证长期疗效。激光治疗在较黑皮肤上效果差一些,原因是皮肤和毛发需要色素对比强烈,而有些光子脱毛对黑皮肤患者有益。

手术治疗

少数多毛患者有特殊病因,治疗应针对潜在疾病。如卵巢和肾上腺肿瘤患者,应手术切除肿瘤。库欣综合征患者,行经蝶窦垂体微创手术治疗。或者由肾上腺肿瘤引起的库欣综合征者,行肾上腺切除即可。肢端肥大症可行经蝶窦垂体切除治疗。顽固性患者可行双侧肾上腺切除术或垂体放疗。

同样,少数卵巢卵泡膜细胞增生症的老年患者,即使服药依从性高,但对药物治疗反应差,双侧卵巢切除术是有效的治疗。

虽然卵巢楔切术可诱导排卵,但不推荐用于治疗多毛症。外科方法使患者要承担麻醉风险和粘连风险,更重要的是,这种方法只能带来短暂的雄激素降低,只有16%的患者毛发生长减少,故楔切术不应用于治疗多毛症。

预后

多毛症、先天性遗传性多毛症和早熟性性毛发育的预后与体格检查、早期合理评估和合理治疗有关。

随访

治疗的成功基于主观评估,临床医师不要附加不切实际的期望。患者的期望应予以重视,即使依从性高的患者,全身治疗后毛发生长症状减轻者不超过25%。有些患者未见疗效,有些患者对所有全身治疗无效。

轻度多毛女性可能未注意疗效,有些女性证实对所有治疗抵抗。心理干预对感觉不满意者有效,但多毛症心理干预有效性尚未见报道。口服避孕药可引起SHBG升高,导致血清总睾酮浓度升高,因此导致睾酮测量被误导。尚无特异性指南指导长期治疗,使用醋酸环丙孕酮患者应合理监测肝功能;使用屈螺酮患者应监测血钾、肝功能和肾功能;使用二甲双胍患者应注射维生素 B_{12}(二甲双胍与低维生素有关)。

总之,多毛症是一种常见疾病,常低估其对人的影响。现有多种治疗手段,确定何时、选择何种适宜个体化治疗的临床方案可使更多患者受益。

Azziz R, Carmina E, Sawaya ME. Idiopathic hirsutism. *Endocr Rev* 2000;21:347–362. PMID: 10950156.

Paus R, Cotsarelis G. The biology of hair follicles. *N Engl J Med* 1999;341:491–497. PMID: 10441606.

Deplewski D, Rosenfield RL. Role of hormones in pilosebaceous unit development. *Endocr Rev* 2000;21:363–392. PMID: 10950157.

Ferriman DM, Gallwey JD. Clinical assessment of body hair growth in women. *J Clin Endocrinol* 1961:21:1440–1447.

Goodman N, Bledsoe M, Cobin R, et al. American Association of Clinical Endocrinologists medical guidelines for the clinical practice for the diagnosis and treatment of hyperandrogenic disorders. *Endocrine Pract* 2001;7:120–134. PMID: 12940239

Koulouri O, Conway GS. A systematic review of commonly used medical treatments for hirsutism in women. *Clin Endocrinol* 2008;68:800–805. PMID: 17980017.

Martin KA. Evaluation and treatment of hirsutism in premenopausal women: an endocrine society clinical practice guideline. *J Clin Endocrinol Metab* 2008;93:1105–1120. PMID: 18252793.

Yildiz BO. Assessment, diagnosis and treatment of a patient with hirsutism. *Nat Clin Pract Endocrinol Metab* 2008; 4:294–300. PMID: 18332896.

(范永娟 译)

第 56 章 子宫内膜异位症

Susan Sarajari, MD, PhD
Kenneth N. Muse, Jr., MD
Michael D. Fox, MD

诊断要点

- 子宫内膜异位症是一种子宫内膜以外的组织和器官中出现与子宫内膜组织学类似的组织异常生长。
- 子宫内膜异位症极少发生于绝经后妇女,主要发生于育龄妇女。
- 子宫内膜异位症临床累及范围较广泛。
- 病变通常见于生殖器官的腹膜表面和骨盆相邻结构,也可发生在身体任何部位(图56-1)。
- 病变范围多样化,从显微镜病变到大的浸润性包块累及其下方器官,引起广泛组织粘连。
- 同样,子宫内膜异位症可完全无症状或出现盆腔疼痛和不孕。

Cramer DW. Epidemiology of endometriosis. In: Wilson EA (ed): *Endometriosis.* New York, NY: Alan R. Liss; 1987, p. 5.
Gruppos Italiano per lo Studio Dell'Endometriosi. Prevalence and anatomical distribution of endometriosis in women with selected gynaecological conditions: results from a multicentric Italian study. *Hum Reprod* 1994;9:1158–1162. PMID: 7962393.
Olive DL, Schwartz LB. Endometriosis. *N Engl J Med* 1993; 328:1759–1769. PMID: 8110213.
Wheeler JM. Epidemiology and prevalence of endometriosis. *Infertil Reprod Med Clin North Am* 1992;3:545.
Zhao SZ, Wong JM, Davis MB, et al. The cost of inpatient endometriosis treatment: an analysis based on the Healthcare Cost and Utilization Project Nationwide Inpatient Sample. *Am J Manag Care* 1998;4:1127–1134. PMID: 10182888.

流行病学

子宫内膜异位症是一种常见的影响女性健康的疾病,因需要手术确诊,故确切发病率不清。据估计,孕龄妇女发生率为6%~10%,非孕龄妇女发生率为25%~35%。子宫内膜异位症发生率在绝育术或复通术中为1%~2%、子宫切除术中为10%、妇科腹腔镜手术中为16%~31%、严重盆腔痛而需手术评估的青少年中为53%。子宫内膜异位是最常见的15~44岁女性住院治疗的妇科疾病。

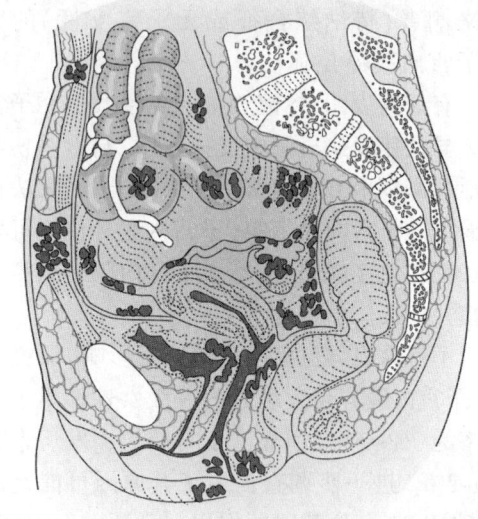

图56-1 异位子宫内膜常见种植部位。(Reproduced, with permission, from Way LW(ed). *Current Surgical Diagnosis & Treatment.* 7th ed. Los Altos, CA: Lange; 1985.)

发病机制

子宫内膜异位症病因复杂，主流理论包括子宫内膜细胞经血逆流学说、体腔上皮化生、血行或淋巴传播、直接播散等学说，需综合考虑以上理论。

20世纪20年代提出经血逆流学说，推测子宫内膜异位症的发生是由于经期子宫内膜碎片经输卵管进入盆腔，成功种植在腹膜表面并发展成内膜样病变。后续观察证实，女性生殖道常发生某种程度的经血逆流。流出道阻塞（宫颈狭窄、阴道横膈）增加子宫内膜异位症的发病率，将子宫内膜沉积到腹膜上会导致子宫内膜异位症。同时，经期长和月经周期短（每年更多的月经出血）的妇女患这种疾病的风险更高。这个学说简单、引人注目，容易解释为什么子宫内膜异位症最常发生于卵巢表面的腹膜、子宫直肠窝及膀胱，以及病变出现在会阴侧切和其他切口的原因。但这个学说并不能解释为什么不是所有女性都发生子宫内膜异位症，也不能解释发生在肺、脑或其他软组织以及无月经来潮者（特纳综合征或无子宫女性）的罕见子宫内膜异位症。

有证据表明，体液和细胞免疫改变在子宫内膜异位症发病机制中发挥作用。自然杀伤细胞活性减弱和细胞免疫不足可能导致无法识别异位的子宫内膜组织。子宫内膜异位症可发生在细胞免疫缺陷者，易于子宫内膜组织腹膜种植并生长。

子宫内膜异位症受遗传因素影响。研究发现，子宫内膜异位症患者的一级女性亲属中发病率为7%~9%，明显高于对照组，发病率为1%~2%。进一步调查揭示了其原因可能是由于HLA-B7等位基因的作用。已证实HLA-B7表达能抑制自然杀伤性T淋巴细胞的细胞毒作用，推断异位子宫内膜细胞生长可能受基因调控。

American College of Obstetricians and Gynecologists: Endometriosis. ACOG Technical Bulletin No. 114. Washington, DC: ACOG; July 2010.

Coxhead D, Thomas EJ. Familial inheritance of endometriosis in a British population: A case control study. J Obstet Gynaecol 1993;13:42.

Ho HN, Wu MY, Yang YS. Peritoneal cellular immunity and endometriosis. Am J Reprod Immunol 1997;38:400–412. PMID: 9412723.

Oosterlynck DJ, Meuleman C, Waer M, Koninckx PR, Vandeputte M. Immunosuppressive activity of peritoneal fluid in women with endometriosis. Obstet Gynecol 1993;82:206–212. PMID: 8336865.

Ramey JW, Archer DF. Peritoneal fluid: Its relevance to the development of endometriosis. Fertil Steril 1993;60:1–14. PMID: 8513924.

Schenken RS. Pathogenesis, clinical features, and diagnosis of endometriosis. Up To Date 2005.

Semino C, Semino A, Pietra G, et al. Role of major histocompatibility complex class I expression and natural killer-like T cells in the genetic control of endometriosis. Fertil Steril 1995;64:909–916. PMID: 7589633.

病理学

有丰富临床经验的外科医师可以在手术中通过发现极具特点的典型病变而诊断子宫内膜异位症。最小的（或最早期）病变表现为红色淤斑，种植于腹膜表面。进一步生长并随月经期变化，脱落内膜逐渐积累，周围腹膜逐渐增厚包裹。随着病变进展，病变数量和大小进一步增多、变深，呈深棕色、深蓝色或黑色的囊性包块，并形成典型的"火药灼伤"外观，直径5~10mm。这些异位的子宫内膜种植通常发生在双侧。随着疾病进展，异位病灶数量及大小增加，可造成广泛粘连。若这些异位病灶发生于卵巢中，则形成囊肿，大小可达数厘米，称为"巧克力囊肿"。病变严重者可造成组织和器官广泛粘连。除了这些典型的临床表现外，子宫内膜异位症还可引起各种各样非典型表现：如透亮的囊泡、白色或黄色斑点或结节、环形腹膜褶皱（口袋状）和看似正常的腹膜（因病变很小，所以只能在显微镜下确诊）。

子宫内膜异位症病变分布具有一定特点。可有孤立病灶，但多数是多点种植。最常见的病变部位是卵巢（约占一半），其次是子宫直肠窝、阔韧带后叶、宫骶韧带、子宫、输卵管、乙状结肠、阑尾以及圆韧带。异位内膜可种植于肠、膀胱和输尿管表面，罕见情况下会侵蚀到黏膜层，导致便血或尿血或因粘连导致这些器官管腔狭窄和梗阻。异位种植可发生于深部组织，特别是宫颈、阴道后穹隆或被子宫内膜组织污染的伤口。更罕见的子宫内膜异位症见于骨盆外器官，如肺、脑、肾。胸膜异位种植可于月经期出现复发性气胸，称为月经性气胸。中枢神经系统病变会导致经期性癫痫。

镜下见这些病灶由颇似子宫内膜腺体和间质的组织构成（图56-2），故称为子宫内膜异位症。正常子宫内膜在小的、早期病变中易被发现，随着疾病进展，囊肿形成和纤维化，囊壁由单层细胞排列形成。囊内出血，囊壁可见吞噬含铁血黄素的巨噬细胞。

Bergqvist A, Ferno M. Estrogen and progesterone receptors in endometriotic tissue and endometrium: Comparison according to localization and recurrence. *Fertil Steril* 1993;60:63-68. PMID: 8513960.

Murphy AA, Green WR, Bobbie D, dela Cruz ZC, Rock JA. Unsuspected endometriosis documented by scanning electron microscopy in visually normal peritoneum. *Fertil Steril* 1986;46:522-524. PMID: 3743803.

Schenken RS. Pathogenesis, clinical features, and diagnosis of endometriosis. Up To Date 2005.

病理生理学

目前认为，子宫内膜异位症的关键发病因素是环氧化酶-2活性升高，导致前列腺素生成过多以及芳香化酶活性升高导致雌激素生成过多。同时存在孕激素抵抗，削弱了黄体酮的抗雌激素作用。由此形成慢性炎症反应，最常见的炎症细胞因子有白介素1、6、8及肿瘤坏死因子α。

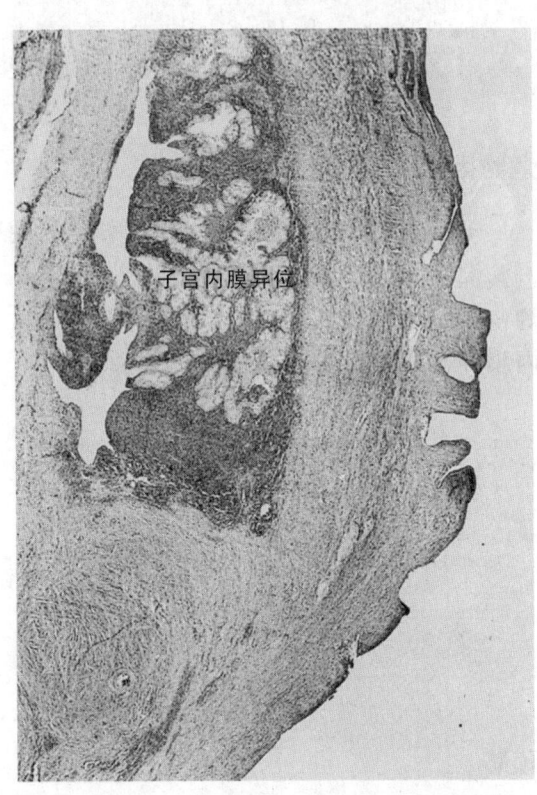 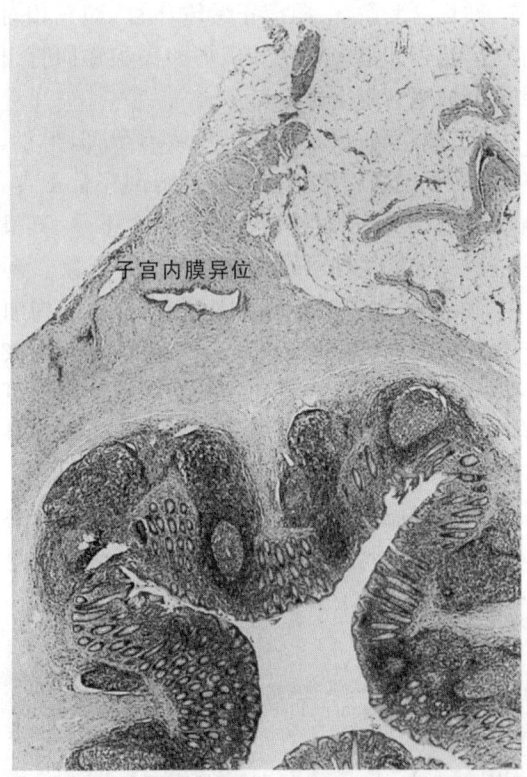

图56-2　子宫内膜异位症的组织学表现。左：卵巢子宫内膜异位症；右：宫颈子宫内膜异位症。

通常认为盆腔痛发生在子宫内膜异位症患者经前,因此子宫内膜异位疼痛源于月经周期性雌孕激素刺激,异位种植部位与子宫内膜生长方式相同,病灶增大且能发生分泌性改变,进而出血,但周围纤维组织阻止出血流出。这个过程随着月经周期反复发生,病灶形成粘连,牵拉导致病灶内及周围张力变化及炎性刺激而引起疼痛,疼痛与病灶数量和邻近神经或其他敏感组织、病灶扩张形成包块等有关。虽然这一机制解释了为什么子宫内膜异位患者可发生经前期盆腔痛,但并不完全,因为许多严重的子宫内膜异位症患者没有经前期盆腔痛,常发现子宫内膜异位症疼痛的发生以及严重程度与病灶数量和分布无关。子宫内膜异位症患者发生剧烈疼痛与病灶深部浸润有关,认为疼痛程度可能是由浸润深度决定的。

子宫内膜异位症和不孕症之间的关系研究广泛。中重度子宫内膜异位症形成盆腔粘连,破坏盆腔解剖,阻碍正常输卵管-卵巢相对位置,包裹卵巢。种植灶破坏卵巢和输卵管组织,但输卵管阻塞较少见。

不难理解,严重病变可导致不孕,但很小、很轻的子宫内膜异位症、盆腔解剖完全正常、仅有少量腹膜表面种植者也会发生不孕,其发生机制不清,多种假设尝试解释这一现象。

很多研究者检测到腹水异常。腹水是血浆的超滤液,通常盆腔内<5mL,排卵后短期增加到大约20mL。腹水量和各种激素浓度以及其他物质影响排卵过程、拾卵、输卵管功能和精子功能。

抗苗勒激素(AMH)是一种反映卵巢储备功能的标志物,在早期子宫内膜异位症中水平下降。

Bedaiwy MA, Falcone T, Sharma RK, et al. Prediction of endometriosis with serum and peritoneal fluid markers: a prospective controlled trial. *Hum Reprod* 2002;17:426–431. PMID: 11821289.

Bulun SE. Endometriosis. *N Engl J Med* 2009;360:268–279. PMID: 19144942.

Koninckx PR, Meuleman C, Demeyere S, Lesaffre E, Cornillie FJ. Suggestive evidence that pelvic endometriosis is a progressive disease, whereas deeply infiltrating endometriosis is associated with pelvic pain. *Fertil Steril* 1991;55:759–765. PMID: 2010001.

Lemos NA, Arbo E, Scalco R, Weiler E, Rosa V, Cunha-Filho JS. Decreased anti-Mullerian hormone and altered ovarian follicular cohort in infertile patients with mild/minimal endometriosis. *Fertil Steril* 2008;89:1064–1068. PMID: 17624337.

Mansour G, Aziz N, Sharma R, Falcone T, Goldberg J, Agarwal A. The impact of peritoneal fluid from healthy women and from women with endometriosis on sperm DNA and its relationship to the sperm deformity index. *Fertil Steril* 2009;92:61–67. PMID: 19409553.

Pittaway DE, Ellington CP, Klimek M. Preclinical abortions and endometriosis. *Fertil Steril* 1988;49:221–223. PMID: 2448170.

Rodriguez-Escudero FJ, Neyro JL, Corcostegui B, Benito JA. Does minimal endometriosis reduce fecundity? *Fertil Steril* 1988;50:522–524. PMID: 3410104.

Steele RW, Dmowski WP, Marmer DJ. Deficient cellular immunity in endometriosis. *Am J Reprod Immunol* 1984;6:33–36. PMID: 6476182.

Said TM, Agarwal A, Falcone T, Sharma RK, Bedaiwy MA, Li L. Infliximab may reverse the toxic effects induced by tumor necrosis factor alpha in human spermatozoa: an in vitro model. *Fertil Steril* 2005;83:1665–1673. PMID: 15950634.

Switchenko AC, Kauffman RS, Becker A. Are there endometrial antibodies in sera of women with endometriosis? *Fertil Steril* 1991;56:235–241. PMID: 2070852.

Syrop CH, Halme J. Peritoneal fluid environment and infertility. *Fertil Steril* 1987;48:1–9. PMID: 3109960.

Vercellini P, Trespidi L, De Giorgi O, Cortesi I, Parazzini F, Crosignani PG. Endometriosis and pelvic pain: relation to disease stage and localization. *Fertil Steril* 1996;65:299–304.

危险因素

子宫内膜异位的危险因素包括家族史、月经初潮早、经期长、经量多以及月经周期短。规律运动> 4h/w、多产、哺乳时间延长可降低子宫内膜异位风险。

Cramer DW, Missmer SA. The epidemiology of endometriosis. *Ann N Y Acad Sci* 2002;955:11–22; discussion 34–6, 396. PMID: 11949940.

Missmer SA, Hankinson SE, Spiegelman D, et al. Reproductive history and endometriosis among premenopausal women. *Obstet Gynecol* 2004;104:965–974. PMID: 15516386.

Signorello LB, Harlow BL, Cramer DW, Spiegelman D, Hill JA. Epidemiologic determinants of endometriosis: a hospital-based case-control study. *Ann Epidemiol* 1997;7:267–741. PMID: 9177109.

预防

目前还不能预防子宫内膜异位症。传统

上，有子宫内膜异位症家族史或近期发现子宫内膜异位症者，建议不要推迟生育。此建议的优劣不可考，需要更透彻地了解子宫内膜异位症的病理生理学特点，以制订预防策略。

临床表现

子宫内膜异位症是孕龄妇女的常见疾病，不孕妇女中患病率增加到30%~40%。临床表现差异很大，取决于病灶数量、大小、病变程度和受检患者数量。

子宫内膜异位症的诊断通常根据高度可疑的病史，主要主诉为不孕、痛经、性交痛。多数患者主诉经前发生盆腔痛或腰骶部痛，月经开始后缓解。性交痛常见，特别是有深部浸润者。病变累及尿路或肠道者可能在围月经期发生血尿或便血。宫颈、阴道、外阴、直肠或尿道表面或附近种植会导致月经周期中任何时期发生疼痛、便血、尿痛或性交痛。子宫内膜异位导致粘连，在月经周期中随时可能引起不适。一旦形成包块，会有盆腔压迫感。经前点滴出血更有可能与子宫内膜异位症有关，而不是黄体功能不足。必须强调，许多患者无任何症状，或不孕是其唯一症状，疾病严重程度往往与症状严重程度不相关。

体检有助于发现子宫内膜异位症。规范的盆腔检查可以发现阴道后穹隆疼痛性结节和子宫举痛。子宫直肠陷窝粘连导致子宫固定及后屈。如形成异位囊肿，则可在附件区触及痛性包块。仔细检查可在会阴切口或剖宫产伤口处、阴道穹隆或宫颈处发现种植病灶，活检可确诊为子宫内膜异位症。但许多患者体检时无异常发现。

对于绝大多数患者而言，子宫内膜异位的鉴别诊断包括不孕和盆腔痛。任何孕龄患者出现疼痛或不孕均应怀疑子宫内膜异位症。子宫内膜异位症引起的盆腔痛可采用药物治疗，但子宫内膜异位症的特异性诊断必须证实有直观可见的病灶，腹腔镜或开腹手术中直接观察到浸润病灶是诊断子宫内膜异位症的金标准。偶尔切除一个单发的子宫内膜异位病灶或子宫腺肌瘤，其诊断标准必须具备组织学上发现子宫内膜腺体和间质或囊壁上发现吞噬含铁血黄素的巨噬细胞。

特殊情况下，如高度怀疑尿路或肠道浸润，可行尿路造影或乙状结肠镜检查。辅助诊断方法（超声、X线、CT）并无诊断价值。子宫内膜异位症患者CA-125常升高，但在许多其他盆腔疾病中，CA-125也升高，因此CA-125对子宫内膜异位症的诊断无特异性，但经药物或手术治疗后降至正常水平的CA-125再次升高者有助于评估病变复发。

American College of Obstetricians and Gynecologists. Endometriosis. ACOG Technical Bulletin No. 114. Washington, DC: ACOG; July 2010.

Fauconnier A, Chapron C, Dubuisson JB, Vieira M, Dousset B, Breart G. Relation between pain symptoms and the anatomic location of deep infiltrating endometriosis. *Fertil Steril* 2002; 78:719-726.

Vlahos N, Fortner KB. Emerging issues in endometriosis. *Postgrad Obstet Gynecol* 2005;25:1-9.

鉴别诊断

子宫内膜异位症临床表现多样化，所有盆腔疾病都要与其鉴别。特别是子宫内膜异位症引起疼痛、不孕和粘连，必须和能引起类似症状的盆腔炎和盆腔肿瘤相鉴别，通常需要手术评估。即使既往确诊子宫内膜异位症，也不可以将一个附件包块认定为子宫内膜异位囊肿，包块性质需要手术诊断。

并发症

真正由子宫内膜异位症引起的并发症很少。位于肠道或输尿管的病灶可导致梗阻和肾功能隐性损伤。重度浸润性病变侵蚀引起组织破坏，导致各种各样的症状。卵巢异位囊肿可发生卵巢扭转或破裂，其内容物进入腹腔，造成化学性腹膜炎。经期性癫痫和月经性气胸者，有必要手术切除子宫内膜异位病灶。

Schorlemmer GR, Battaglini JW. Pneumothorax in menstruating females. *Contemp Surg* 1982;20:53.

Zwas FR, Lyon DT. Endometriosis: An important condition in clinical gastroenterology. *Dig Dis Sci* 1991;36:353–364. PMID: 1995273.

American College of Obstetricians and Gynecologists. Endometriosis. ACOG Technical Bulletin No. 114. Washington, DC: ACOG; July 2010.

分期

在外科手术中,已有多种分期法协助描述子宫内膜异位症的解剖位置和严重程度。虽然没有一种分期法完全令人满意,但评分系统有助于报告手术发现并比较各种治疗方案的疗效。美国生育协会提出修正分期法是最常用的评分系统,如表 56-1 和图 56-3。应注意的是,这一评分系统主要用于手术发现的统一记录,而与疼痛、性交痛或不孕等症状无关。

治疗

患者的生育要求、症状、期别、年龄决定了治疗方案。必须强调子宫内膜异位手术治疗需正确诊断和分期,并确保患者的症状确实由子宫内膜异位症引起。

期待治疗

无症状或仅有轻微不适者、微型及轻型子宫内膜异位症的不孕患者可采用期待治疗。虽然子宫内膜异位普遍认为是一种进行性疾病,但没有证据表明无症状患者采取治

表 56-1 美国生育协会修订的子宫内膜异位症分期法

	子宫内膜异位病灶	<1cm	1~3cm	>3cm
腹膜	浅	1	2	4
	深	2	4	6
卵巢	右浅	1	2	4
	深	4	16	20
	左浅	1	2	4
	深	4	16	20
	子宫直肠陷窝封闭	部分	完全	
		4	40	
	粘连	<1/3 包入	1/3~2/3 包入	>2/3 包入
卵巢	右薄膜	1	2	4
	致密	4	8	16
	左薄膜	1	2	4
	致密	4	8	16
输卵管	右薄膜	1	2	4
	致密	4[1]	8[1]	16
	左薄膜	1	2	4
	致密	4[1]	8[1]	16

[1] 如输卵管全部包入应改为 16 分。

分期: Ⅰ期(微型)1~5 分;Ⅱ期(轻型)6~15 分;Ⅲ期(中型)16~40 分;Ⅳ期(重型)>40 分。(Reproduced, with permission, from American Society for Reproductive Medicine. Revised ASRM classification of endometriosis: 1996. *Fertil Steril* 1997; 67:819.)

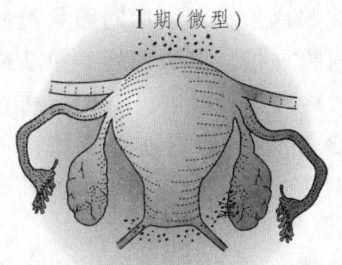
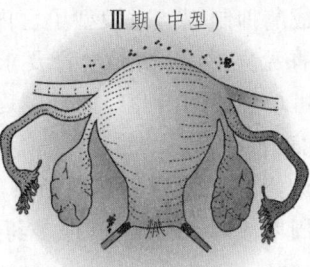

I期（微型）			II期（轻型）			III期（中型）		
腹膜表面内异症	1~3cm	2	腹膜深部内异症	>3cm	6	腹膜深部内异症	>3cm	6
右卵巢			右卵巢表面内异症	<1cm	1	子宫直肠陷窝部分封闭		4
表面内异症	<1cm	1	薄膜粘连	<1/3	1	左卵巢深部内异症	1~3cm	16
薄膜粘连	<1/3	1	左卵巢表面内异症	<1cm	1	总分		26
总分		4	总分		9			

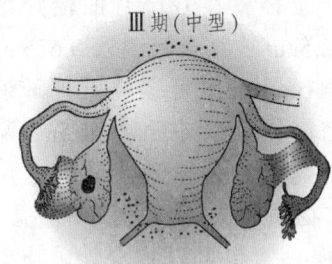
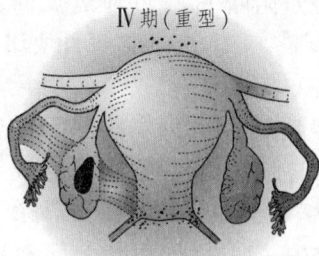
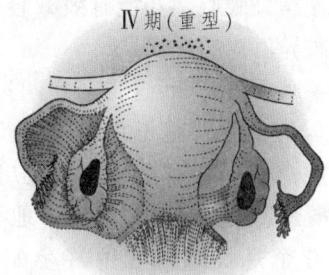

III期（中型）			IV期（重型）			IV期（重型）		
腹膜表面内异症	>3cm	4	腹膜表面内异症	>3cm	4	腹膜深部内异症	>3cm	6
右输卵管薄膜粘连	<1/3	1	左卵巢深部内异	1~3cm	32**	子宫直肠陷窝完全封闭		40
右卵巢薄膜粘连	<1/3	1	致密粘连	<1/3	8**	右卵巢深部内异症	1~3cm	16
左输卵管致密粘连	<1/3	16*	左输卵管致密粘连	<1/3	8**	致密粘连	<1/3	4
左卵巢深部内异症	<1cm	4	总分		52	左输卵管致密粘连	>2/3	16
致密粘连	<1/3	4				左卵巢深部内异症	1~3cm	16
总分		30				致密粘连	>2/3	16
* 改为16分						总分		114
** 分数加倍								

图 56-3 子宫内膜异位症分期。基于加权评分系统（参见表56-1中的评分值）确定子宫内膜异位症病变的阶段或程度。评分分配是随意确定的，随着对疾病认识的深入，需要进一步修订或细化。为了确保评估完整，要求以顺时针或逆时针方式全面检查盆腔。要注意子宫内膜异位病灶数量、大小、部位及斑块形成、子宫内膜异位囊肿和（或）粘连情况。例如，5个独立的病灶，大小为0.5cm（共2.5cm），浅表种植在腹膜表面，评分为2分（子宫表面应视为腹膜）。子宫内膜异位症或粘连严重并累及腹膜、卵巢、输卵管或子宫直肠窝者，赋予评分最高。例如，腹膜浅表病灶4cm、深部病灶2cm评分为6分（不是8分）。卵巢深部子宫内膜异位囊肿4cm伴3cm以上表浅病灶者，评分应为20分（不是24分）。仅有一侧附件者，该侧输卵管和卵巢病变应以评分乘以2作为最后得分。圈出相应评分并进行累加，合计评分表示疾病分期（轻微、轻度、中度或重度）。肠管、泌尿道、输卵管、卵巢、子宫颈和皮肤等部位有子宫内膜异位病灶存在者，应记录在"其他子宫内膜异位症"下。输卵管闭塞、子宫平滑肌瘤和子宫异常等病理情况应记录在"其他病理诊断"下。所有病理改变应尽可能具体地描述在盆腔器官草图上，并应记录观察方法（腹腔镜或剖腹术）。(Reproduced, with permission, from American Society for Reproductive Medicine. Revised AS-RM classification for endometriosis: 1996. *Fertil Steril* 1997;67:820.)

疗后能防止或改善以后的症状。许多研究发现，微型或轻型子宫内膜异位症的不孕患者采用期待治疗后可获得与药物、手术治疗同样的效果。

镇痛治疗

镇痛治疗包括非甾体类抗炎药和前列腺

素合成酶抑制剂。对微型子宫内膜异位症、盆腔检查无异常、近期无生育要求的患者,这些药物可单独使用治疗经前轻度疼痛。

激素治疗

激素治疗的目的是阻断月经期异位内膜组织周期性刺激和出血,很多药物可达到这一效果。

口服避孕药(OCP):适用于仅有轻微症状的患者。通常使用单相片,需周期性或连续性使用6~12个月。子宫内膜腺体持续暴露于复方口服避孕药环境中,导致子宫内膜腺体蜕膜化。连续口服避孕药能有效减轻痛经,阻断子宫内膜异位症的进展。

孕激素类药物:这类药物通过与口服避孕药类似的机制引起子宫内膜组织蜕膜化。通常口服醋酸甲羟孕酮10~30mg/d。替代药物有醋酸炔诺酮5mg/d或醋酸甲地孕酮40mg/d,或每3个月长效醋酸甲羟孕酮150mg肌内注射。

左炔诺孕酮缓释宫内节育器也能够缓解痛经和盆腔痛。80%的患者应用孕激素治疗能部分或完全缓解疼痛。

达那唑:是一种与黄体酮作用类似的19-去甲睾酮衍生物。达那唑通过多种机制来治疗子宫内膜异位症,在下丘脑水平抑制促性腺素释放,抑制月经中期促黄体激素和促卵泡激素的峰值。达那唑也抑制卵巢中甾体激素合成酶的活性,后者与雌激素产生有关,从而导致低雌激素环境,达那唑的雄激素效应可防止异位内膜组织生长。

达那唑用量是400~800mg/d,分次服用,持续6个月。达那唑的副作用包括粉刺、油性皮肤、声音低沉、体重增加、水肿、血浆脂蛋白的不利变化。多数改变停药后是可逆的,但有些(如声音低沉)可能无法逆转。

90%患者口服达那唑后疼痛减轻。

促性腺激素释放激素激动剂:是10-氨基酸多肽激素GnRH的类似物。持续应用Gn-RHa能抑制促性腺激素分泌,抑制卵巢类固醇生成和子宫内膜种植。多数患者经第2或第3个月治疗后疼痛显著缓解。GnRHa可选醋酸亮丙瑞林3.75mg/月肌内注射或那法瑞林400~800μg/d鼻喷或戈舍瑞林3.6mg/月皮下注射。

GnRHa通常因低雌激素副作用应用不超过6个月,尤其是发生骨矿物质丢失时。其他副作用包括血管舒缩症状、阴道干涩、情绪变化。

GnRHa治疗子宫内膜异位症的副作用可通过反向添加减轻,在6个月的治疗期间,每日炔诺酮2.5mg或结合雌激素0.625mg或醋酸甲羟孕酮5mg口服可缓解血管舒缩症状并降低骨密度损失。单独添加5mg醋酸炔诺酮或与小剂量结合雌激素联合应用可有效消除骨矿物质流失。添加双磷酸盐、甲状旁腺素、降血钙素也可以减少骨矿物质流失。

芳香化酶抑制剂:最常用的芳香化酶抑制剂是阿那曲唑(1mg/d)和来曲唑(2.5mg/d),通过抑制芳香化酶活性,抑制雄激素转化为雌激素,可作为GnRHa的辅助治疗。

外科治疗:重型或有粘连而希望保留生育能力者,可选保守性手术治疗。手术应尽可能切除或破坏所有异位病灶,松解粘连,恢复骨盆解剖状态。保守性手术以往开腹,但腹腔镜检查具有住院时间短、发病率低等优点,更有效。目前腹腔镜常用于初始诊断。据报道,经过保守性手术后,妊娠率与疾病严重程度呈反比,变异性很大。在咨询的患者中,轻度子宫内膜异位症患者的妊娠率为75%,中度子宫内膜异位症患者的妊娠率为50%~60%,重度子宫内膜异位症患者的妊娠率为30%~40%,同时强调个性化的治疗。

以缓解疼痛为目的的骶骨前神经切除术只用于有选择的病例,如子宫内膜异位症复发、重型子宫内膜异位症引起痛经或最初治疗无效时，但其疗效有争议。

如果患者无生育要求、有严重疾病或症状时，通常采取根治性手术，术式包括经腹全子宫切除术、双侧输卵管卵巢切除术、盆腔粘连和异位病灶切除。若子宫内膜异位切除术后仍有残留，术后可采用药物治疗。药物治疗或全部切除术后可采用激素替代治疗。雌孕激素序贯疗法适用于没有活性异位内膜的患者，但治疗需个体化。

辅助生殖：年龄较大的子宫内膜异位症不孕女性，或采用其他助孕方法无效者，可采用辅助生殖，如诱导排卵、宫腔内受精或体外受精(IVF)。然而发现，子宫内膜异位症患者IVF治疗后，与输卵管因素不孕相比，妊娠率、受精率、胚胎种植率、平均排卵数量、雌激素峰值浓度明显降低，IVF周期前，外科或药物治疗的必要性仍不明确。

American College of Obstetricians and Gynecologists. Endometriosis. ACOG Technical Bulletin No. 114. Washington, DC: ACOG; July 2010.

Barbieri RL. Hormonal treatment of endometriosis: The estrogen threshold hypothesis. *Am J Obstet Gynecol* 1992;166:740–745. PMID: 1536260.

Barbieri RL, Ryan KJ. Danazol: Endocrine pharmacology and therapeutic applications. *Am J Obstet Gynecol* 1981;141:453–463. PMID: 7025640.

Cook AS, Rock JA. The role of laparoscopy in the treatment of endometriosis. *Fertil Steril* 1991;55:663–680. PMID: 1826275.

Dlugi AM, Miller JD, Knittle J. Lupron depot (leuprolide acetate for depot suspension) in the treatment of endometriosis: A randomized placebo-controlled, double-blind study. *Fertil Steril* 1990;54:419–427. PMID: 2118858.

Krasnow JS, Berga SL. Endometriosis and gamete intrafallopian transfer. *Assisted Reprod Rev* 1993;3:121.

Luciano AA, Turksoy RN, Carleo J. Evaluation of oral medroxyprogesterone acetate in the treatment of endometriosis. *Obstet Gynecol* 1988;72:323–327. PMID: 2970029.

Maouris P. Asymptomatic mild endometriosis in infertile women: The case for expectant management. *Obstet Gynecol Surv* 1991;46:548–551. PMID: 1832214.

Marcoux S, Maheux R, Bérubé S. Laparoscopic surgery in infertile women with minimal or mild endometriosis. *N Engl J Med* 1997;337:217–222. PMID: 9227926.

Speroff L, Glass RH, Kase NG. *Clinical Gynecologic Endocrinology and Infertility*. 6th ed. Philadelphia, PA: Lippincott Williams & Wilkins; 1999, p. 1063.

Schenken RS. Classification and treatment of endometriosis. Up To Date 2005.

Surrey ES, Add-Back Consensus Working Group. Add-back therapy and gonadotropin hormone agonists in the treatment of patients with endometriosis: can a consensus be reached? *Fertil Steril* 1999;71:420–424. PMID: 10065775.

Surrey ES, Gambone JC, Lu JK, Judd HL. The effects of combining norethindrone with a gonadotropin-releasing hormone agonist in the treatment of symptomatic endometriosis. *Fertil Steril* 1990;53:620–626. PMID: 2108056.

Vlahos N, Fortner KB. Emerging issues in endometriosis. *Postgrad Obstet Gynecol* 2005;25:1–9.

Yates M, Vlahos N. Endometriosis and in vitro fertilization. *Postgrad Obstet Gynecol* 2003;23.

预后

子宫内膜异位症患者的咨询需要注意几个方面，首要的是最初疾病手术分期，以便为将来制订治疗方案提供依据。患者症状和生育要求影响治疗方案。多数患者能显著减轻盆腔痛，治疗有助于妊娠。

应长期关注并告知患者，当前所有疗法只是缓解症状而不是治愈，即使经过根治性手术，子宫内膜异位症也可能复发，但风险很低(约3%)。复发风险在应用雌激素替代疗法后无显著增加。保守性手术后复发率差异很大，通常3年复发率超过10%，5年复发率超过35%，延迟妊娠并不影响复发。药物治疗后复发率也各不相同，接近或高于手术治疗。

尽管很多患者担心子宫内膜异位症会不可避免地进展，但保守性手术避免了绝大多数患者切除子宫。目前无法预测个体子宫内膜异位症进展，根据目前的研究结果，未来的治疗方案应有很大提高。

(范永娟 译)

第57章 辅助生殖技术：试管婴儿及相关技术

Konstantinos G. Michalakis, MD, PhD
Alan H. DeCherney, MD
Alan S. Penzias, MD

试管婴儿(IVF)是一个卵子与精子在子宫外受精的过程。当其他辅助生殖技术失败时，IVF是治疗不孕的主要方法。辅助生殖技术(ART)包括许多配子体外操作技术，在过去二十年中发展迅猛。

体外受精(IVF)

IVF包括卵巢取卵、实验室受精（在液基中）、宫腔内配子移植。1978年6月，应用该技术诞生了第一个活体婴儿，从那以后，全世界已经通过此项技术诞生了上百万婴儿。

辅助生殖技术已经开展了20多年，据报道，周期治疗数、妊娠率和每个周期活产率(从1985年的6.6%增长到2006年的27%)均有增长。2003年，ART周期完成122 872例（其中99.4%是IVF周期），2006年报道出生41 343名新生儿；经输卵管配子转移(GIFT)周期约<1.0%，经输卵管合子移植(ZIFT)周期<1.0%。约半数ART周期(53%)应用了卵子胞浆内单精子注射(ICSI)技术。

预测妊娠的重要评估因素是女性年龄，35岁以下者，每个周期活产率为30%~35%，而年龄超过40岁的高龄者，活产率<6%，低至2.4%。表57-1为美国健康和人口部门官方统计的生育报告数据。

取卵患者中，经超声确诊宫内妊娠率(临床妊娠)约为39%，其中82%维持至足月妊娠。

表57-1 体外受精

周期与年龄组的关系				
	<35岁	35~37岁	38~40岁	>40岁
周期数量	54 386	31 127	25 933	26 752
各年龄组结果				
	<35岁	35~37岁	38~40岁	41~42岁
周期妊娠率%	45.2	37.7	23.5	19.0
周期活产率%	37.4	31.1	20.6	
胚胎移植平均数	2.0	2.5	3.8	2.9
双胎妊娠率%	38.5	12.5		
取消率%	12.2	6.6	13.2	

有许多"生化妊娠",但不纳入妊娠统计。生化妊娠是指血 hCG 升高,但在超声确定妊娠前出现下降。抽吸一般能获得卵子,通常情况下,约75%的卵细胞能受精并形成卵裂。每个体外受精-胚胎移植(IVF-ET)周期的临床妊娠率大约为34%(年龄低于35岁者),而正常人群自然妊娠率为每周期20%~25%。

移植胚胎超过1个时可提高 ART 成功率,但可导致 ART 主要并发症,即多胎妊娠。2002年,欧洲人类生殖和胚胎学协会(ESHRE)报道,多胎妊娠发生率为26.3%~29.1%,而美国报道新鲜供卵周期妊娠者,57.3%为单胎,37.1%为双胞胎,5.6%为三胞胎甚至更多。虽然不育夫妻愿意接受多胎妊娠,但多胎妊娠属高危妊娠,可导致早产。

适应证

IVF-ET 最初的基本理念是绕开女性生殖系统的潜在物理障碍,首先用于有严重输卵管疾病、双侧输卵管切除或输卵管严重损伤而失去正常功能的女性。随着专业技术的发展,IVF 和 ICSI 的多样性适用于更广泛的其他不孕病例。目前 ART 的适应证如下:

1. 男性因素不孕。
2. 输卵管疾患(输卵管及盆腔粘连)。
3. 输卵管缺失或损伤。
4. 子宫内膜异位症。
5. 胚胎移植前基因诊断(PGD)。
6. 第三方生育/赠卵或代孕需求。
7. 不明原因的不孕。
8. 年龄相关的不孕。
9. 卵巢储备下降。
10. 反复宫腔内受精失败。

当 ART 妊娠率超过传统治疗时,ART 逐渐成为治疗选择。现代社会不孕患者越来越多,职业女性早就业和晚生育使生育时机趋向于向女性生殖曲线右侧移动。加之对 ART 接受程度的提高,因此对 ART 需求明显增加。

虽然 IVF 治疗不孕难题卓有成效,但关键还是取决于精子能否进入卵子。最初,IVF 常规用于治疗严重精子减少(<500万精子/mL),但结果很差。ICSI 利用现代显微外科技术治疗严重少精病例,将单个精子直接注入卵子胞浆中,详见下文。除男性因素不孕外,另一种导致 IVF 失败的因素是输卵管积水(液体聚积在输卵管内),由于干扰受精种植,因此需手术切除,改善种植率和妊娠率。

方法

IVF 包括以下步骤:
1. 卵巢刺激。
2. 取卵。
3. 受精及 ICSI。
4. 胚胎培育。
5. 胚胎移植。

卵巢刺激——超促排卵

多个卵子增加形成多个胚胎的机会,提高妊娠率。取卵后有些卵子未能发育或受精,所以要促出多个卵子。应用药物刺激卵巢产生多个高质量卵子,把握好抽吸卵子的最佳时机。

几乎所有 ART 治疗都要超促排卵,诱导排卵治疗各有不同。以下方法可单独或联合应用。

1. 促性腺激素和促性腺激素释放激素(GnRH)类似物联合应用。
2. 促性腺激素和促性腺激素释放激素拮抗剂联合应用。
3. 尿促卵泡素(FSH)类产物——尿源性或合成。
4. 人绝经期促性腺激素——尿源性或合成。
5. 黄体生成素(LH)激动剂。
6. 氯米芬(少用)。

为监测卵子数量、生长发育及子宫内膜情况,需行超声检查,严密观察超促排卵情况。为评估卵泡功能,需动态检测血清雌二醇水平。取卵前至少促出2个卵子;否则此周期要放弃,下个周期继续选择适当的刺激方法。血清雌二醇水平是超声检测的补充,可评估卵泡生长发育和成熟情况（每个成熟卵泡估计值为200pg/mL）。血清雌二醇水平可预计本周期妊娠可能。当成熟卵泡直径至少达 17mm、雌二醇接近 500pg/mL 时,通常予 HCG 10000IU（尿源性或合成）诱导排卵,常于注射 HCG 后 36 小时排卵并取卵。

超促排卵中应用 GnRH 激动剂或拮抗剂大大降低了成熟前 LH 峰,因此,美国绝大多数 IVF 患者应用。整个疗程中,添加激动剂的方法较多:通常 GnRH 激动剂从月经第 21 天或前一个月经周期开始应用（长方案）或月经周期第 1 天开始单独或联合促性腺激素（短方案）,持续至 HCG 日。GnRH 拮抗剂在促性腺激素 5~6 天后或优势卵泡达 13mm 后应用,最近数据报道,可在优势卵泡达 16~17mm 时应用。拮抗剂的优点是用量少,激动剂与拮抗剂相比,妊娠率无差异。

取卵

一般在注射 HCG 34-36 小时后抽吸未排的卵泡。有两种取卵方法:第一种方法是腹腔镜,现在很少应用;目前的方法是超声下经阴道后穹窿穿刺（特殊情况下可在超声引导下经腹壁取卵,如卵巢位置异常）。超声引导下,经阴道细针穿刺阴道直肠陷窝到达卵巢,卵泡液注入试管并检出卵子。超声引导下抽吸卵细胞的优点是可在门诊操作（过程 30 分钟）、简单、创伤小、费用低。

受精及 ICSI

刚射出的精子不能使卵子受孕,精子必须获能。所幸获能是个很简单的过程,在培养基中短时间孵化即可。

鉴于超促排卵过程的特性,卵子处于成熟的不同阶段。一旦卵子分离出来,胚胎专家按成熟程度将其分为成熟（排卵前）卵子和未成熟卵子。成熟卵子具有增大的卵丘,已完成第一次有丝分裂（可见到第一极体）,常于取卵后 5 小时受精。而未成熟卵子卵丘致密,未进行第一次有丝分裂,实验室孵育 36 小时后方可受精。如精卵混合过早,将不会受精及分裂。每个卵子周围放置 50 000~150 000 个活动精子。

男性不育曾认为是不孕的主要因素,为了面对并最终解决男性不育因素,以 ICSI 为主的显微辅助生殖技术应运而生。这项技术对男性因素不育夫妇来说是革命性的辅助生育措施。多数男性不育患者是因为先天性无精子生成,而且不幸的是,这类患者无有效治疗手段。男性因素不育（正常活动精子<500 万/mL）者 ICSI 治疗妊娠率较高,且增加了冷冻保存的可能性。该方法选取 1 个正常活动精子穿过透明带,直接注入卵子胞浆中,远离极体。ICSI 的其他要点包括外科取精（无精症患者需睾丸或附睾穿刺活检）、冻存卵母细胞或单基因疾病者需行 PGD 筛查。精子质量处于临界水平者,ICSI 比 IVF 妊娠率更高,对精子质量极差的患者,ICSI 比透明带下人工授精或 IVF 妊娠率都高。2005 年,美国大约 60% 的 ART 周期采取胞浆内单精子注射,而 2006 年,每 2 个周期就有 1 个 ICSI。

胚胎培养

胚胎放入 37℃、二氧化碳≤5% 的环境中孵育,接近输卵管温度,应用各种生物制剂营养支持,如人血清或合成白蛋白、必需氨基酸和非必需氨基酸、葡萄糖。受精后反复观察,确定胚胎原核形成才能确定受精成功（来自于双方的基因物质）,进入卵裂期。

原核形成后,胚胎进一步发育 24 小时,开始细胞分裂,形成 2~4 个细胞胚胎。

胚胎可培养数日,多与不孕患者的生殖障碍有关。胚胎培养如下:

• 2 天:适用于可移植胚胎数量少或胚胎发育较慢的患者。在胚胎 2 或 4 细胞期移植。

• 3 天:培养 3 天后检测基因活性及卵裂情况,增加胚胎移植成活率。在胚胎 6 或 8 细胞期移植。

• 5天：胚胎进入囊胚期。囊胚期包含12~16个细胞，准备在子宫种植。

胚胎移植

实验室培养3~5天，胚胎被重新放进患者子宫，这个过程称为胚胎移植。移植前根据外形和分裂程度，将胚胎分为A~D级。未移植胚胎可冷冻保存于液氮中，必要时可在以后IVF周期中使用。如果在受精5或6天移植，如上所述，胚胎在囊胚期。两类胚胎移植如下：

• 3天胚胎移植，即取卵后72小时移植。

• 囊胚移植，即上述移植囊胚，增加了移植一个健康胚胎的可能性。

移植几个胚胎由患者和医师及胚胎专家商议决定，参考美国生殖医学协会（ASRM）基于患者年龄所做的推荐（表57-2）。增加胚胎移植数目取决于受精卵总数、健康胚胎个数、多胎妊娠风险程度以及女性年龄。

多数胚胎移植在二维或三维超声指示下直接操作。移植前嘱患者大量饮水充盈膀胱，膀胱充盈有助于在移植过程中超声定位子宫。以细导管吸出最好的胚胎和一些培养液，以生物制剂清洁宫颈，吸走多余的宫颈黏液。细导管经过宫颈进入宫腔，在超声直视下将胚胎注入宫腔，通常放至宫底。移植后妊娠可能性受患者年龄、不孕原因、子宫内膜厚度以及胚胎分级影响。

表57-2 胚胎移植数目推荐

年龄（岁）	数目
<35	2（如前次IVF周期成功、胚胎质量好、首次IVF可考虑1个）
35~37	2~3
38~40	3~4
>40	5
独立于年龄外	如前次IVF周期失败或预后不乐观，可移植更多

为改善某些患者的种植能力，采取辅助孵化或打开透明带。这些措施对年龄大（38岁以上）、透明带硬化的患者有好处，但不是IVF中心的常规操作。

回顾性分析有助于降低多胎妊娠，但由于总IVF婴儿数量增多，因此多胎妊娠绝对数依然增加。

黄体期支持

为避免黄体期过短，多数医师建议胚胎移植后黄体酮支持到妊娠7周。添加黄体酮是为了纠正雌孕激素比例，维持胚胎种植需要的分泌期子宫内膜。黄体酮可肌内注射或阴道放置凝胶。

并发症

ART风险很小，主要的风险有5个方面。

刺激排卵药物的相关风险

卵巢过度刺激综合征：特征是卵巢过度增大、腹水、血液浓缩，临床表现是腹部膨隆、腹部不适、恶心，发病率达5%。危险因素包括多囊卵巢综合征、卵泡过多、高雌激素水平。如妊娠，则多数预后差。患者有发生血栓的风险，占所有IVF周期的0.5%~1.0%，治疗方法为引流腹水和补充白蛋白，1~2周内缓解。

癌：两项研究提示氯米芬增加卵巢癌风险，但其他研究未报道。IVF不增加子宫、宫颈、乳腺癌发病率。

IVF手术相关风险

• 基础麻醉和静脉镇静：风险同其他手术。

• 周围结构损伤：发生率为1/2500。

• 盆腔感染：细针穿刺后可发生，需抗生素治疗，罕见病例需脓肿引流。

妊娠相关风险

多胎妊娠：应用氯米芬后双胎发生率为10%（三胞胎为0.5%），IVF移植2个胚胎后，发生率为20%~30%（移植3个胚胎发生率更高），宫腔种植后（1%~2%）发生率为10%~20%。多胎妊娠并发症为流产、早产、出血风险增加、高血压、剖宫产增加、新生儿死亡率增加、畸形儿或智障儿风险增加。移植更多胚胎不能提高 IVF 成功率。

异位妊娠和宫内外复合妊娠：ART 治疗后异位妊娠风险为正常人群的 2 倍（胚胎移植后占所有妊娠的 1%~3%）。宫内外复合妊娠罕见，但随着 ART 增加，发生越来越多。宫内外复合妊娠指宫内妊娠同时合并异位妊娠（通常在输卵管）。

流产：与自然妊娠者发生率无区别。

早产和低出生体重儿：IVF 患者发生率高。

异常儿风险

ART 先天异常风险轻度升高，此结论目前仍有争议（IVF 异常儿风险为 2.6%，自然妊娠风险为 2.0%）。ICSI 患者基因印记疾病，如 Angelman 综合征和 Beckwith-Wiedemann 综合征风险可能增加。

由于父亲因素不得不行 ICSI 或手术取精者，其子代更易发生智力缺陷。

冻胚移植异常儿发生率无升高。

费用

目前只有少数地区医疗保险覆盖不孕治疗，多数患者需承受巨额花费（每个活产儿大约花费 66 667 美元）。

IVF-ET 其他相关技术

赠卵

胚胎为成功生育的女性捐赠。接受胚胎捐赠者包括卵巢衰竭（早衰、自体免疫）、性腺缺失（如性腺发育不全）、卵巢储备功能下降或先天性遗传性疾病患者。

赠卵在两种情况下发生，一种情况是不育夫妇在其 IVF 或 GIFT 周期中产生大量卵子，挑选出部分捐赠给无卵女性。另一种情况更常见，是征募女性超促排卵，卵子取出完全捐赠。捐卵者可能认识患者（其家庭成员或朋友），或更多为匿名。子代遗传物质来自于父亲和捐赠者，不孕母亲不能提供自己的卵子。捐赠胚胎移植前，受孕者的子宫内膜必须经雌孕激素调节，雌孕激素支持最少维持 10 周。胚胎移植数目取决于捐卵者的年龄，而不是受者的年龄。

代孕

代孕妈妈是指女性孕育孩子，但出生后不打算养育，养育孩子的是他人或其他夫妇。传统代孕，代孕者怀上自己的生物学子代，但放弃抚养意图而由他人抚养。

代孕技术使代孕者通过胚胎移植受孕，她并不是孩子的生物学妈妈。非盈利性代孕，代孕者无经济报酬；商业代孕，代孕者从不孕夫妇那里获得报酬。代孕在一些国家是合法的。

配子输卵管内移植（GIFT）

GIFT 是 IVF 的替代方法，不常用，主要用于不明原因的输卵管功能正常的子宫内膜异位症患者。多数生殖中心每周期活产率为 25%~35%。随着 IVF 成功率的增加，GIFT 逐渐少用。目前，GIFT 患者在道德或宗教信仰上拒绝 IVF，希望体内受精而不是实验室受精。IVF 需超促排卵，在超声引导下经阴道穿刺取卵，卵子在实验室筛查，之后收集精子并使之获能，采用腹腔镜技术。精卵混合后吸入导管，精子和卵子在导管中可用气泡隔开，移植到输卵管，实施体内受精和分裂。

显然，GIFT 仅适用于输卵管功能正常且年龄不大的患者。由于要求必须有正常的输卵管功能，IVF-ET 和 GIFT 结果无法直接比较。但技术支持者展开激烈讨论，认为 GIFT 优于 IVF-ET。

不明原因的不孕，IVF-ET 技术需区分精子和卵子生育问题的病因，GIFT 则不用。此外，GIFT 患者需承受基础麻醉和腹腔镜风险。GIFT 现在很少应用。

受精卵输卵管内移植(ZIFT)

ZIFT用于治疗输卵管阻塞、阻止精子和卵子正常结合的不孕。ZIFT是一种IVF和GIFT结合的技术，促排卵，卵子取出，试管内受精，之后受精卵经腹腔镜放置于输卵管，过程同GIFT，胚胎游动到宫腔。ZIFT的成功率达64.8%，但目前很少应用。

植入前基因诊断(PGD)

PGD技术源于20世纪90年代早期，应用多种分子生物技术，发现多种基因遗传性疾病，包括聚合酶链反应和荧光原位杂交。PGD的主要适应证为：

1.携带遗传性单基因疾病（常染色体隐性遗传、常染色体显性遗传、X染色体疾病）或染色体结构异常/易位的夫妇。

2.IVF过程中发现胚胎出现非整倍染色体的夫妇。这项技术更倾向于植入前基因筛查，增加持续妊娠的可能性。年龄大或反复流产者及非梗阻性无精症患者均需行PGD。

胚胎操作允许从一个8细胞胚胎中取出1~2个细胞或卵裂球而不损伤胚胎。第一和（或）第二极体活检用于筛查单基因疾病。有遗传性基因疾病风险者，PGD使鉴别正常胚胎（无遗传性疾病风险）成为可能。PGD技术应用于大量单基因疾病，常用于诊断常染色体隐性遗传病，如β地中海贫血、镰状细胞贫血、囊性纤维症、1型脊髓性肌萎缩症。选择正常胚胎移植。此项技术实施后报道了1000多个活体婴儿出世。PGD技术还用于复发性流产、前次IVF失败、高龄诊断为非整倍体及需要性别选择者，但这些指征还存在争议。

低温保存

低温保存技术指细胞或组织经冷却至低温，如77K或-196℃(液氮沸点)保存的方法。在这种温度下，所有生物学活动，包括细胞死亡都停止了。

冷冻保存和IVF结合使胚胎或卵子冷冻起来以后能解冻使用。自1983年第一例起，胚胎冷冻保存技术非常成功并大大改进，报道冻胚活产率为50%~90%。植入前解冻胚胎，患者周期同步，胚胎移植发生在子宫种植窗期，通常建议雌孕激素提前处理。2003年，冻胚移植活产率为27%。

近年来，卵子冷冻保存获得重视并改进。2004年秋，ASRM基于近年来实验室技术改进，IVF取得了更好的冻卵解冻后卵子生存、受精、妊娠率，发表了有关科学的卵子冷冻保存意见。ASRM申明，到目前为止的有限研究，冻卵出生的儿童未发现染色体异常、出生缺陷、儿童发育障碍等发病率升高。仅靠临床试验基础和机构审查委员会指南，是否将卵子冷冻保存推广向临床尚待进一步考证。

希望克服自然衰竭限制或癌症治疗对生殖潜能的影响，希望保存生殖功能的女性，对卵巢组织冷冻保存感兴趣。对这一问题的研究大有希望，已有报道自体卵巢组织移植于前臂或腹部。

Allen VM, Wilson RD, Cheung A; Genetics Committee of the Society of Obstetricians and Gynaecologists of Canada (SOGC); Reproductive Endocrinology Infertility Committee of the Society of Obstetricians and Gynaecologists of Canada (SOGC). Pregnancy outcomes after assisted reproductive technology. *J Obstet Gynaecol Can* 2006;28:220–250. PMID: 16650361.

Althuis MD, Moghissi KS, Westhoff CL, et al. Uterine cancer after use of clomiphene citrate to induce ovulation. *Am J Epidemiol* 2005;161:607–615. PMID: 15781949.

American Society for Reproductive Medicine. *Guidelines on Number of Embryos Transferred*. Birmingham, AL: ASRM; 2004.

American Society for Reproductive Medicine, Society for Assisted Reproductive Technology. 2005: *Assisted Reproductive Technology Success Rates: National Summary and Fertility Clinic Reports*. Atlanta, GA: Centers for Disease Control and Prevention; 2007.

Andersen AN, Goossens V, Ferraretti AP, et al. Assisted reproductive technology in Europe, 2004: results generated from European registers by ESHRE. *Hum Reprod* 2008;23:756–771. PMID: 18281243.

Andersen AN, Goossens V, Bhattacharya S, Ferraretti AP, Kupka MS, de Mouzon J, Nygren KG; and The European IVF-monitoring (EIM) Consortium, for the European Society of Human Reproduction and Embryology (ESHRE). Assisted reproductive technology and intrauterine inseminations in

Europe, 2005: Results generated from European registers by ESHRE: The European IVF Monitoring Programme (EIM), for the European Society of Human Reproduction and Embryology (ESHRE). Hum Reprod 2009; 24:1267–1287.

British Fertility Society. Factsheet: Risks and complications of assisted conception. http://www.fertility.org.uk. Accessed March 13, 2012.

Byk C. Preimplantation genetic diagnosis: an ambiguous legal status for an ambiguous medical and social practice. J Int Bioethique 2008;19:87–104, 125. PMID: 19244944.

Centers for Disease Control and Prevention. CDC Report 2005. National Summary and Fertility Clinic Report. http://www.cdc.gov/ART/ART/ART2005. Accessed March 13, 2012.

Dickey RP. The relative contribution of assisted reproductive technologies and ovulation induction to multiple births in the United States 5 years after the Society for Assisted Reproductive Technology/American Society for Reproductive Medicine recommendation to limit the number of embryos transferred. Fertil Steril 2007;88:1554–1561. PMID: 17481621.

Elizur SE, Lerner-Geva L, Levron J, Shulman A, Bider D, Dor J. Cumulative live birth rate following in vitro fertilization: study of 5,310 cycles. Gynecol Endocrinol 2006;22:25–30. PMID: 16522530.

The ESHRE Capri Workshop Group. Multiple gestation pregnancy. Hum Reprod 2000;15:1856–1864. PMID: 10920117.

The Practice Committee of the American Society for Reproductive Medicine. Ovarian tissue and oocyte cryopreservation. Fertil Steril 2004;82:993–998. PMID: 15482797.

Fawole AO, Oladapo OT. An evaluation of embryo, zygote and oocyte cryopreservation in assisted reproductive technology. Afr J Med Med Sci 2007;36:325–334. PMID: 18564648.

Guidelines on number of embryos transferred. Fertil Steril 2006;86:5(Suppl):S51–S52. PMID: 17055845.

Jensen A, Sharif H, Frederiksen K, et al. Use of fertility drugs and risk of ovarian cancer: Danish population based cohort study. BMJ 2009;338:b249. PMID: 19196744.

Jensen A, Sharif H, Olsen JH, Kjaer SK. Risk of breast cancer and gynecologic cancers in a large population of nearly 50,000 infertile Danish women. Am J Epidemiol 2008;168:49–57. PMID: 18448441.

Jensen A, Sharif H, Svare EI, Frederiksen K, Kjaer SK. Risk of breast cancer after exposure to fertility drugs: results from a large Danish cohort study. Cancer Epidemiol Biomarkers Prev 2007;16:1400–1407. PMID: 17585058.

JOINT SOGC-CFAS. Guidelines for the number of embryos to transfer following in vitro fertilization No 182, September 2006. Int J Gynaecol Obstet 2008;102:203–216. PMID: 18773532.

Kashyap S, Moher D, Fung MF, Rosenwaks Z. Assisted reproductive technology and the incidence of ovarian cancer: a meta-analysis. Obstet Gynecol 2004;103:785–794. PMID: 15051576.

Kojima Y, Kurokawa S, Mizuno K, et al. Gene transfer to sperm and testis: future prospects of gene therapy for male infertility. Curr Gene Ther 2008;8:121–134. PMID: 18393832.

Lintsen AM, Eijkemans MJ, Hunault CC, et al. Predicting ongoing pregnancy chances after IVF and ICSI: a national prospective study. Hum Reprod 2007;22:2455–2462. PMID: 17636281.

Mahutte NG, Arici A. Role of gonadotropin-releasing hormone antagonists in poor responders. Fertil Steril 2007;87:241–249. PMID: 17113088.

Malizia B, Hacker M, Penzias A. Cumulative live-birth rates after in vitro fertilization. N Engl J Med 2009; 360:236–243. PMID: 19144939.

Muasher SJ, Abdallah RT, Hubayter ZR. Optimal stimulation protocols for in vitro fertilization. Fertil Steril 2006;86:267–273. PMID: 16753157.

Myers ER, McCrory DC, Mills AA, et al. Effectiveness of assisted reproductive technology (ART). Evid Rep Technol Assess 2008:1–195. PMID: 18620469.

National summary and fertility clinic reports: Assisted reproductive technology success rates. U.S. Department of Health and Human Services, Centers for Disease control and prevention, http://www.cdc.gov/ART/ART2006/508PDF/2006ART.pdf. Accessed March 13, 2012.

Olivennes F, Cunha-Filho JS, Fanchin R, Bouchard P, Frydman R. The use of GnRH antagonists in ovarian stimulation. Hum Reprod Update 2002;8:279–290. PMID: 12078838.

Ombelet W, De Sutter P, Van der Elst J, Martens G. Multiple gestation and infertility treatment: registration, reflection and reaction-the Belgian project. Hum Reprod Update 2005;11:3–14. PMID: 15528214.

Palermo G, Jons H, Devroey P, Van Steirteghem AC. Pregnancies after intracytoplasmic injection of single spermatozoon into an oocyte. Lancet 1992;340:17–18. PMID: 1351601.

Pandian Z, Bhattacharya S, Vale L, Templeton A. In vitro fertilisation for unexplained subfertility. Cochrane Database Syst Rev 2005:CD003357. PMID: 15846658.

Pandian Z, Templeton A, Serour G, Bhattacharya S. Number of embryos for transfer after IVF and ICSI: a Cochrane review. Hum Reprod 2005;20:2681–2687. PMID: 16183994.

Pantos K, Stefanidis K, Pappas K, et al. Cryopreservation of embryos, blastocysts, and pregnancy rates of blastocysts derived from frozen-thawed embryos and frozen-thawed blastocysts. J Assist Reprod Genet 2001;18:579–582. PMID: 11804424.

Pelinck MJ, Vogel NE, Hoek A, et al. Cumulative pregnancy rates after three cycles of minimal stimulation IVF and results according to subfertility diagnosis: a multicentre cohort study. Hum Reprod 2006;21:2375–2383. PMID: 16751647.

Practice Committee of American Society for Reproductive Medicine. Repetitive oocyte donation. Fertil Steril 2008;90(Suppl):S194–S195. PMID: 19007628.

Seif MM, Edi-Osagie EC, Farquhar C, Hooper L, Blake D, McGinlay P. Assisted hatching on assisted conception (IVF & ICSI). Cochrane Database Syst Rev 2006:CD001894. PMID: 16437437.

Sharlip ID, Jarow JP, Belker AM, et al. Best practice policies for male infertility. Fertil Steril 2002;77:873–882. PMID: 12009338.

Sills ES, Healy CM. Building Irish families through surrogacy: medical and judicial issues for the advanced reproductive technologies. Reprod Health 2008 4;5:9. PMID: 18983640.

Sills ES, Walsh DJ, Walsh AP. Results from the advanced reproductive technologies: fresh vs. frozen? Ir Med J 2008;101:288; author reply 289. PMID: 19051622.

Society for Assisted Reproductive Technology; American Society for Reproductive Medicine. Assisted reproductive technology in the United States: 2001 results generated from the American Society for Reproductive Medicine/Society for Assisted Reproductive Technology registry. Fertil Steril 2007;87:1253–1266. Erratum in: Fertil Steril 2007;88:1020. PMID: 17276436.

Speroff L, Fritz MA. Clinical Gynecologic Endocrinology and Infertility. 7th ed. Philadelphia, PA: Lippincott Williams & Wilkins; 2005.

Stephenson EL, Mason C, Braude PR. Preimplantation genetic diagnosis as a source of human embryonic stem cells for disease research and drug discovery. BJOG 2009;116:158–165. PMID: 19076947.

Steptoe PC, Edwards RG. Birth after the reimplantation of a human embryo. Lancet 1978;2:366.

Stern JE, Cedars MI, Jain T, et al. Assisted reproductive technology practice patterns and the impact of embryo transfer guidelines in the United States. Fertil Steril 2007;88:275–282.

Tarlatzis BC, Bili H. Intracytoplasmic sperm injection. Survey of world results. *Ann N Y Acad Sci* 2000;900:336. PMID: 79723.

Thornhill AR, deDie-Smulders CE, Geraedts JP, et al. Best practice guidelines for clinical preimplantation diagnosis (PGD) and preimplantation genetic screening (PGS). *Hum Reprod* 2005;20:35-48. PMID: 15539444.

Vahratian A, Schieve LA, Reynolds MA, Jeng G. Live-birth rates and multiple-birth risk of assisted reproductive technology pregnancies conceived using thawed embryos, USA 1999-2000. *Hum Reprod* 2003;18:1442-1448. PMID: 12832370.

Verlinsky Y, Cohen J, Munne S, et al. Over a decade of experience with preimplantation genetic diagnosis: a multicenter report. *Fertil Steril* 2004;82:292-294. PMID: 15302270.

Vyjayanthi S, Tang T, Fattah A, Deivanayagam M, Bardis N, Balen AH. Elective cryopreservation of embryos at the pronucleate stage in women at risk of ovarian hyperstimulation syndrome may affect the overall pregnancy rate. *Fertil Steril* 2006;86:1773-1775. PMID: 17011557.

Witsenburg C, Dieben S, Van der Westerlaken L, Verburg H, Naaktgeboren N. Cumulative live birth rates in cohorts of patients treated with in vitro fertilization or intracytoplasmic sperm injection. *Fertil Steril* 2005;84:99-107. PMID: 16009164.

（范永娟 译）

第58章 避孕与计划生育

Ronald T. Burkman, MD
Amnon Brzezinski, MD

避孕

对多数人而言,计划生育决策是一个隐私且敏感的话题,常涉及宗教、哲学信念。因此临床医师要以极度认真、同情、成熟、无偏见的方式来处理这类问题。

尽管引入了现代避孕方法,非意愿及非计划性妊娠仍然是美国和世界范围内的主要问题。据2009年美国国家人口增长调查报告,在美国共有6 408 000例妊娠,约49.2%为非意愿性妊娠。在这些非意愿性妊娠中,近半数结局为终止妊娠,自然流产率>10%,这是相当大的损耗。非意愿性妊娠和非计划性妊娠存在社会和经济学上的分歧,对公共健康影响深远。非意愿性妊娠中,近40%发生于未避孕者,约60%发生于应用某种避孕措施者。这些数据表明,许多妇女和夫妇采用避孕的动力不足,而对一些人来说,存在避孕的不良作用;而对另外一些人来讲,问题在于获得方式或很难正确运用。根据2009年美国国家人口增长调查报告显示,青少年妊娠率在1990~2005年间下降了40%,创史上最低水平,每1000个15~19岁的女性,仅有70.6位妊娠,这是非常可喜的结果。年轻人群中妊娠率下降较年长人群更加显著。

计划生育的个体指征

大多数夫妇因个人因素选择避孕,许多夫妇为减少孩子数量或缩减家庭人口而采取避孕措施,其他人因先前疾病,如严重糖尿病或心脏病对妊娠有影响而避孕。针对这些不同情况,临床医师必须提供有关妊娠和避孕利弊的准确信息。然而,可明显增加某些避孕方式风险的医学情况常会更明显地增加妊娠相关风险。从公共政策角度,一些国家,尤其是欠发达国家为缩减人口数量而提倡避孕。

避孕的合法性

在美国绝大部分地区,开具、宣传、出售避孕药均不受限制。

尽管非保护性交和非意愿性妊娠发生率较高,但向青少年提供避孕信息和避孕器具的利弊仍有激烈争论。多数州或立法允许18岁以下青少年采取避孕措施,或仍未使其合法化。在医师中已达成共识,在法律限制内,应给予青少年避孕建议和开具避孕药。医师应避免将自己的宗教信仰和人生观强加于患者身上。

健康护理人员有责任向所有有避孕要求者提供避孕细节,包括避孕方法的运用、获益、风险和副作用,这有利于患者知情后选择相应方法。这不仅出于伦理和合法的重要性,这种做法也增加了依从性及使用的准确性。在医学和法律上,签署知情同意书以及患者是否理解非常重要,特别是涉及器械、手术避孕方法,也可能需要医师介入中止应用（如宫内节育器、注射用黄体酮、绝育），签署知情书可减少可能的法律纠纷，如果需要，签署知情文书可作为患者被告知使用某种避孕方法的证据，且证明患者已经理解谈话内容并同意应用。

避孕方法

避孕方法分类如下，传统、民间方法：体外射精、性交后冲洗、哺乳期闭经、周期性禁欲（安全期避孕或自然家庭计划）。屏障法：男用或女用避孕套、阴道隔膜、宫颈帽、阴道海绵、杀精剂。激素方法：包含口服避孕药和注射或植入长效黄体酮。此外，宫内节育器和绝育（输卵管结扎或输精管切除）也是一种避孕方法，其中绝育已在第46章中介绍。

体外射精

一种最古老的避孕方法是在射精前将阴茎抽出，将精液沉积在女性生殖道外。其缺点是需要男性有充足的自制力，于射精前将阴茎抽出。虽然此方法失败率较其他方法高，但尚无可靠数据。失败原因可能是性高潮前已射精或近阴道的外阴中有精液。

性交后冲洗

淡水、醋、许多女性洗液等广泛用于性交后冲洗。理论上，冲洗可将精液冲离阴道，且水中的添加剂可能有杀精成分。但在射精后90s，精子就已经在宫颈黏液中了。因此，此方法无效且不可靠。

哺乳期闭经

对于哺乳期妇女，通过生理作用避孕是一种高效方法。吸吮乳头导致GnRH、LH、FSH释放减少，而刺激β-内啡肽释放，由此减少多巴胺分泌，而正常情况下，多巴胺抑制催乳素释放。因此，哺乳期出现闭经、无排卵。在最初6个月，如果为纯母乳喂养，则通常是无排卵型月经，生育力很低。近期WHO针对哺乳性闭经的一份调查报告显示，哺乳期最初6个月内，累积妊娠率为0.9%~1.2%，而在第12个月，妊娠率升至7.4%。当以哺乳作为避孕方法时，首先新妈妈们必须将母乳喂养作为新生儿的唯一营养来源。添加辅食可能改变乳汁成分和新生儿吸吮力度，继而影响排卵抑制作用。其次，必须持续闭经。最后，以此方法作为唯一避孕方法者仅适用于分娩后6个月内。若不愿再次妊娠，多数医师会建议哺乳妇女在产后3个月开始应用其他可靠的避孕方法。

Van der Wijden C, Kleijnen J, Van den Berk T. Lactational amenorrhea for family planning. *Cochrane Database Syst Rev* 2003:CD001329. PMID: 14583931.

男用避孕套

此种避孕套在性交中作为阴茎覆盖物，阻挡精液在阴道内沉积。乳胶是男用避孕套最常应用的材料，但常用避孕套材料也包括聚氨酯和羊肠。避孕套的优点在于提供了高效、廉价、可抵御性传播疾病的一种避孕方法。一些避孕套含杀精剂，可提供更好的保护，尤其是避孕套破裂时。考虑到包含HIV在内的性传播疾病，推荐除完全遵守一夫一妻制者外，所有夫妇应使用避孕套。

避孕套是目前世界上最广泛应用的机械性避孕方法。应用乳胶或聚氨酯制作的避孕套不能通过精子和引起性传播疾病或艾滋病的大多数细菌、病毒等微生物，而很少应用的羊肠制作的避孕套可通过以上微生物。所有应用避孕套失败均由于制造缺陷（约3/1000）、错误使用（如在精液进入阴道后才应用避孕套）以及在阴茎恢复前未将避孕套抽出而致精液溢出。使用最初一年，典型使用方法的失败率为10%~30%。

当需要更有效的避孕方式时，联合应用避孕套与第2种方式，如避孕凝胶、泡沫可显著降低因机械性或技术上的失误而致避孕套避孕失败的概率。如果妊娠,未发现阴道避孕剂(杀精剂)与先天性畸形有关。

女用避孕套

女用避孕套(图58-1)是由薄的聚氨酯制成,其两端有两个活动圆环。一个圆环置于阴道深处,另一圆环置于阴道外口。女用避孕套的优点在于易被性伴控制,对性传播疾病有防御作用,明显的缺点在于价格不菲且体积庞大。女用避孕套与其他女性屏障措施,如阴道隔膜、宫颈帽相比,常规使用的失败率相似。6个月内正确应用避孕套的失败率是2.6%,明显低于预期的15%。正确应用女性避孕套使每年HIV感染风险降低超过90%。

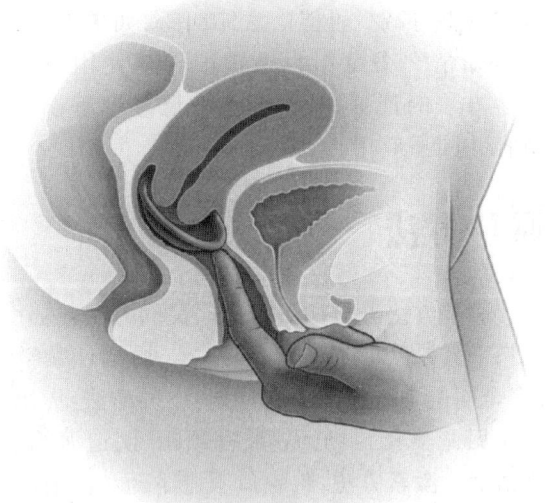

图58-2 阴道隔膜。

Bounds W. Female condoms. *Eur J Contracept Reprod Health Care* 1997;2:113-116. PMID: 9678099.
Gilliam ML, Derman RJ. Barrier methods of contraception. *Obstet Gynecol Clin North Am* 2000;27:841-858. PMID: 11091990.
Kulig J. Condoms: the basics and beyond. *Adolesc Med* 2003; 14:633-645. PMID: 15122165.

阴道隔膜

阴道隔膜(图58-2)是位于阴道和宫颈管间的一种机械性屏障,圆环状,直径50~105mm,放置于阴道内并遮盖宫颈。虽然设计不同,但这种弧形弹簧型是多数女性最容易使用的。放置前应在隔膜宫颈端涂抹避孕凝胶或乳膏,否则无效。这种方式也是作为放置阴道隔膜时的润滑剂。阴道隔膜安全放置于阴道后,隔膜周围应继续涂抹凝胶。阴道隔膜可于性交前6小时放入,并于性交后至少留置6~24小时。当阴道隔膜大小合适(根据盆腔检查和试用)且根据指导应用,其失败率仅为每年6/100,而常规使用的妊娠率是每年15~20/100。阴道隔膜的缺点是需要医师或受专业训练的辅助医务人员来帮助选择适宜的隔膜,且预先需有避孕需求。体重改变和分娩可改变阴道径线,因此阴道隔膜尺寸必须每年根据常规盆腔检查进行评估。非正确使用或放置及性交时阴道隔膜脱落者,均可导致避孕失败。有明显盆腔松弛、子宫明显后倾、前倾或阴道缩短者常不能有效使用阴道隔膜。与避孕套相似,阴道隔膜对性传播疾病有防御作用。仅有的副作用是阴道壁激惹,常发生于初次应用或当隔膜贴合过紧时。由于边

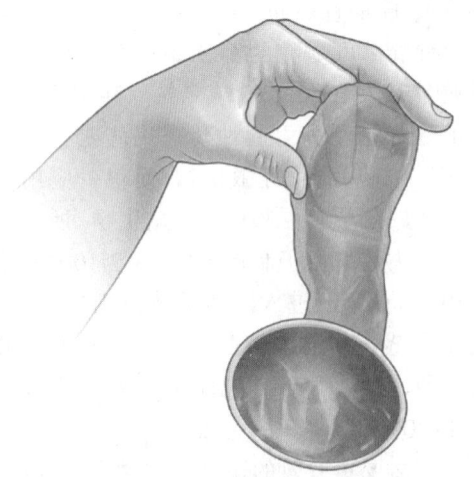

图58-1 女用避孕套。

缘压迫尿道、阴道菌群改变,因此泌尿系统感染风险增加。

Allen RE. Diaphragm fitting. *Am Fam Physician* 2004;69:97–100. PMID: 14727824.

宫颈帽

宫颈帽(图58-3)是靠吸力固定于宫颈上的小的杯状隔膜,必须紧密贴合于宫颈之上才能达到成功隔绝精子的目的。由于宫颈大小各异,因此个体化很重要。宫颈帽很难适合每个宫颈,因此大大限制了其实际应用。此外,许多妇女不能感知自己的宫颈,因此很难准确放置宫颈帽。由于以上问题,宫颈帽较传统阴道隔膜并无太多优势。虽然宫颈帽的拥护者称其可于原位放置1~2天,但放置1天后,阴道分泌物即出现异味。应用方法正确者,其有效性与阴道隔膜相似。宫颈帽移位是最常见的避孕失败原因。性交后,宫颈帽放置于原位至少8~48小时,并自行阴道指检,确定其位置正确。

杀精制剂

阴道杀精凝胶、乳膏、胶体、栓剂、阴道海绵、泡沫等不仅对精子有毒性作用,也是精子进入宫颈管的机械屏障。在美国,唯一应用的杀精剂含壬苯聚醇9,此成分是长链表面活性剂,对精子有毒性。杀精剂可单独应用,亦可与阴道隔膜或避孕套联合使用。一些泡沫剂和栓剂在阴道内充分分散需要时间,药物未分散会导致避孕失败。总之,单独应用杀精剂时,应用恰当者每年失败率为15%,而常规应用时失败率增加1倍。这些化学制剂会刺激阴道黏膜和外生殖道。最近证据显示,含壬苯聚醇9的杀精剂在预防淋病、衣原体或HIV感染上无效。此外,经常单独应用含壬苯聚醇9的杀精剂而不用其他屏障方法可导致生殖道损伤,增加HIV传播风险。

Raymond EG, Chen PL, Luoto J. Contraceptive effectiveness and safety of five nonoxynol-9 spermicides: a randomized trial. *Obstet Gynecol* 2004;103:430–439. PMID: 14990402.
Richardson BA. Nonoxynol-9 as a vaginal microbicide for prevention of sexually transmitted infections. *JAMA* 2002;287:1171–1172. PMID: 11879115.

周期性禁欲

女性在月经周期中仅在有限时间内有生育力。周期性禁欲(安全期避孕或自然家庭计划)指在可受精的卵细胞和运动的精子在输卵管中可能相遇的期间禁止性交。受精在输卵管中完成,在排卵后,卵子在输卵管中停留1~3天,因此生育期是从排卵期至其后2~3天。

准确估计排卵时间对周期性禁欲法成功与否至关重要。过去几十年,发达及发展中国家的研究数据显示,自然家庭计划方法应用率为0%~11%,妊娠率不同,大多可靠的研究显示,年妊娠率为10~25/100。

1. 安全期方法根据记录的若干月经周期

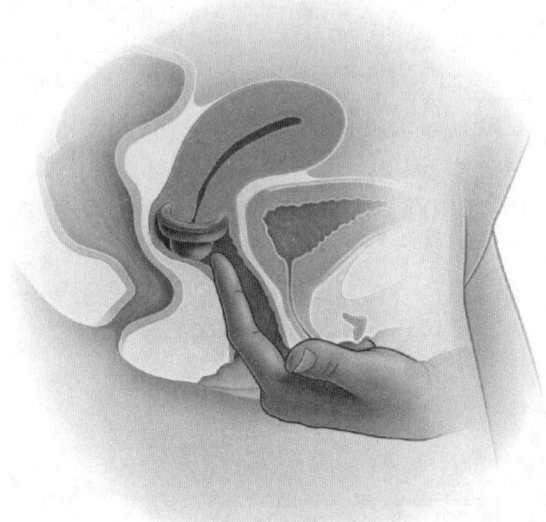

图58-3 宫颈帽。

预测排卵。排卵通常发生于下次月经前14天。生育间隔期至少设定为排卵前后至少2天。禁欲增加1~2天可提高成功概率。成功应用此法是基于大多正常女性黄体期位于月经周期的第14天，并且若作为唯一的避孕方式，成功避孕需要月经规律，因为这样时间安排才有效。这是周期性禁欲最常用的方法，也是最不可靠的方法，年失败率高达35%。

2.周期性禁欲的一种更为有效的方式是体温测量法，通过测量基础体温（BBT），可获得更可靠的排卵证据。清晨起床前测阴道或肠道温度，需在未活动时测量。排卵后24~36小时，体温轻度下降，但经常未能检测到。然后体温突然升高0.3℃~0.4℃，并维持在平台期。体温开始升高后第3天标志着生育期结束。可靠起见，需保证BBT测量准确（如因其他原因导致体温升高，不能提供错误信息）。此种方法显著的局限性是回顾性地预测排卵期，因此预计生育期开始是有难度的。

3.联合应用体温测量法及安全期法，综合二者优点，可更准确地预测排卵时间。在愿意接受的夫妇中，年失败率仅为5/100。

4.宫颈黏液法利用宫颈分泌物随月经周期激素波动而变化的特点来预测排卵。排卵前后，宫颈分泌物变稀薄、水样，而其他时期，宫颈黏液黏稠、不透明。应用此法者，需训练在日常生活中判断自己的宫颈黏液，成功率与体温测量和安全期联合法相似。此法的优点是相对方便、简单，不需记录图表。缺点是如果出现阴道感染，则很难评估宫颈黏液，而且一些妇女不愿检验分泌物。

5.症状体温法。若应用得当，是所有周期性禁欲方法中最有效的，此法综合了宫颈黏液和体温测量特点。此外，排卵前有腹胀、会阴肿胀等症状。

检测血LH峰是确定排卵时间的最准确方法。由于需要系列检测才能发现LH突然升高，因此所需费用和时间使其不能成为真正实用的避孕方法。但其在治疗不孕不育中的作用巨大，在最合适的时机指导性交或人工授精很重要。

图58-4显示出排卵、BBT、血LH与FSH水平及月经之间的关系，孕龄妇女中至少有

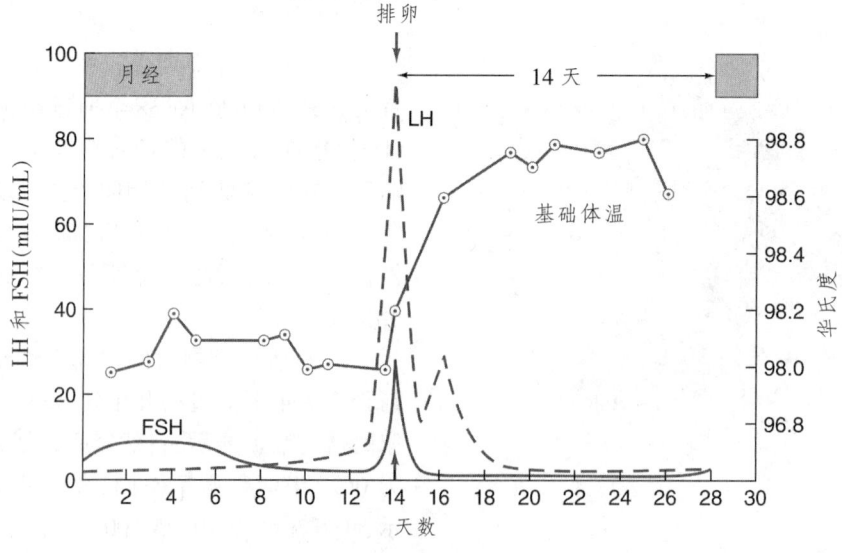

图58-4 正常月经周期中排卵、基础体温、黄体生成素（LH）及促卵泡激素的相关性。

20%出现月经周期变化，因此不可能准确预测生育期。

应用周期性禁欲方法的流行病学研究显示，在非意愿性妊娠而出生的儿童中，无脑儿、唐氏综合征等先天性畸形发生率增加。动物实验表明，延迟受精导致子代异倍体和多倍体发生。人类胎儿畸形可能有相似的原因。在理论上虽然能解释这种出生缺陷，但更重要的是意识到许多数据有选择性偏倚，因此这种关联也并非完全准确。

口服激素类避孕药

1960年开始广泛应用口服避孕药，开启了避孕新时代。口服避孕药含有名为炔雌醇的雌激素和孕激素。美国最常用的孕激素是雌烷类（炔诺酮和炔诺酮醋酸盐）、甾烷类（左炔诺孕酮、去氧孕烯和诺孕酯）以及螺内酯类似物屈螺酮。最初发展时，口服避孕药的两种基本用法是联合和序贯法。因一些研究显示应用序贯法避孕者子宫内膜癌风险升高，因此序贯法已在美国禁用。在最常用的联合法中，含雌孕激素的口服避孕药连服21天，其后7天应用安慰剂，这期间大多妇女有撤退性出血。过去的几十年，雌激素含量下降3~4倍。如目前炔雌醇剂量为15~35μg。与此相似，孕激素含量也显著下降。联合应用方法以月经周期第1天或以月经开始最近的周日为起始，绝大多数口服避孕药包装为28天的剂量，故对一些妇女来讲，周日起始的方法更易接受。建议最好在月经周期第1周用量加倍，使其有效性最大化。最近，一些医师在患者就诊时排除妊娠后，即建议患者开始服用避孕药，降低非意愿性妊娠。但应用该方法时常需加用其他避孕方法，至少应用7天。标准口服避孕药连服21天，停药3~5天可有撤退性出血。

复方口服避孕药的最新方式是延长应用有效药物时间，从而导致闭经时间延长。2003年，美国FDA通过了连用84天有效药物后间隔7天的用药方法。连续应用含炔雌醇30μg和屈螺酮3mg的避孕药是安全有效、易被接受的。这种方法的目的是将撤退性出血的时间缩短至每年3~4天，但仍有相当一部分女性有不规则阴道出血，尤其在应用的最初几个周期。2007年，美国FDA通过了一种一年365天连续服用的避孕药（含炔雌醇20μg和左炔诺孕酮90μg）。在一项大型非对照、针对健康、性行为活跃者的试验中，应用12个月避孕药，失败率为15/2134（校正Pearl指数1.2/100每年）。在小型、随机、非双盲试验中，连用12个月避孕药与周期性用药的妊娠率无差异。在小型试验中，激素和B超改变提示，停药1个月内即可恢复排卵，且多数女性在90天内月经来潮。连续应用与周期应用方法在不良反应发生率上相似。

如图58-5A所示为正常月经周期中的FSH、LH水平。应用复方口服避孕药者，前半周期无血FSH、LH升高，因此无优势卵泡生长和排卵（图58-5B），月经中期FSH和LH水平也无改变。口服避孕药改变宫颈黏液黏稠度，导致精子穿透性、子宫内膜容受性及输卵管运输精、卵细胞的能力降低。在序贯口服避孕药应用中（图58-5C），雌激素促进LH以不规则方式分泌。加入孕激素时，不伴有FSH早期升高，但通常可出现一个新的LH峰。当应用单一孕激素药物时（图58-5D），可出现多个LH峰，但无明显的FSH水平改变。

广泛研究显示，应用口服避孕药（周期性或连续性方案）与应用其他避孕方法相比，停药后生育能力恢复相同。

优点

避孕药的优点是降低卵巢癌、子宫内膜癌、异位妊娠、盆腔炎、月经异常、良性乳腺疾患、痤疮等的发生风险，新发现的益处包括预防骨质疏松、结直肠癌和类风湿性关节炎。多项观察研究证实，复方口服避孕药使卵巢癌风险降低40%~80%，子宫内膜癌风险降低50%，

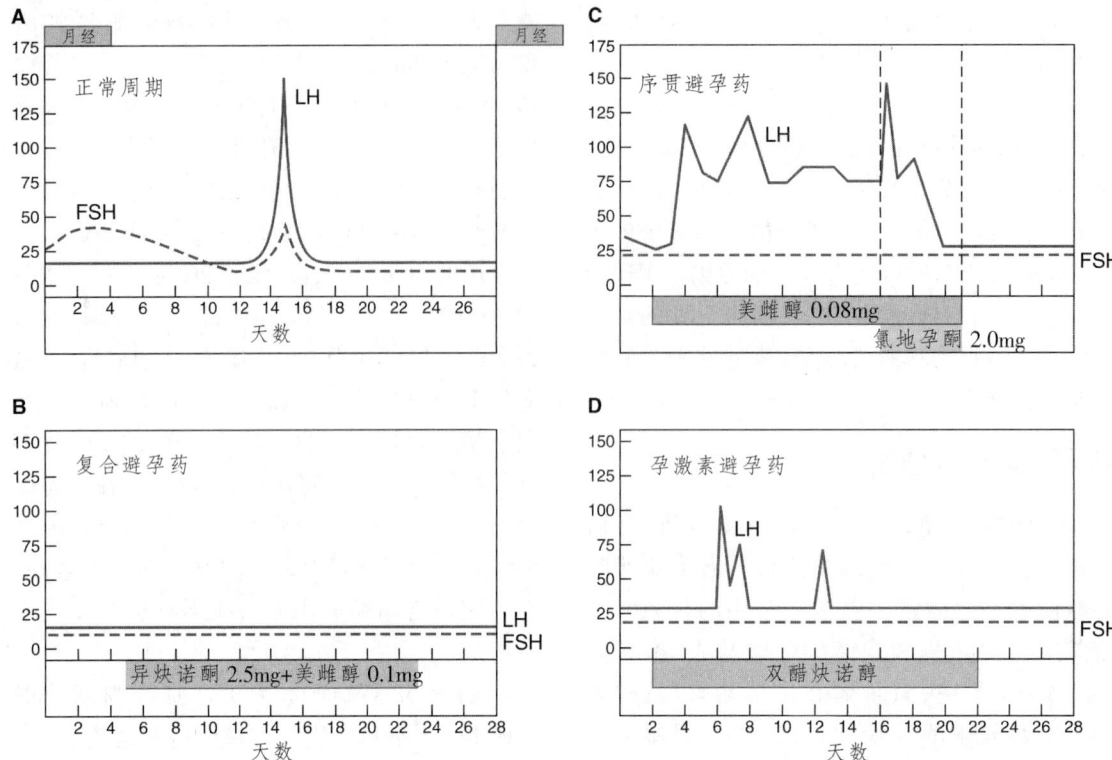

图 58-5 月经周期伴或不伴口服避孕药血清促卵泡素(FSH)和黄体生成素(LH)水平。(A)未服药的正常周期表现。(B)服用复合制剂后的周期典型表现。(C)序贯服用雌孕激素避孕制剂的典型表现。(D)单一孕激素制剂的表现。(Reproduced, with permission, from Odell WD, Moyer DL. *Physiology of Reproduction*. St. Louis, MO: Mosby; 1971.)

这种效果发生于应用避孕药 1 年后，即使停用，保护作用也持续一段时间。口服避孕药使异位妊娠率降低约 90%。在一些研究中，急性输卵管炎发生率降低 50%~80%，但其他研究显示这种保护作用较弱。然而，避孕药对下生殖道感染，如淋病、衣原体感染无保护作用。口服避孕药可减少经量、缓解痛经。乳腺良性纤维囊性疾患总发生率下降 30%~50%。随机安慰对照研究表明，有些口服避孕药可减少痤疮皮损。

缺点及副作用

口服避孕药与血栓性疾病（含肺栓塞）的潜在关系已引起广泛关注，多数复方口服避孕药应用者 VTE 发生率增加 3 倍，即每年 VTE 发生率由 3/10 万升高至 9/10 万，有些含去氧孕烯成分的避孕药 VTE 风险增加 7 倍。然而与非口服避孕药服用者相比，最坏的情况是每年 VTE 风险仅增加 18 例/10 万。近期腿部外伤、盆腔手术、血流淤滞（而非静脉曲张）、V 因子变异等危险因素使 VTE 风险增加。虽然后者凝血因子异常显著增加用药者 VTE 风险，但绝对风险仍较低，因此对所有口服避孕药者进行常规筛查不符合成本效益。

仅有高血压、糖尿病、严重血脂异常，特别是吸烟等危险因素者应用复方口服避孕药时极少发生心肌梗死(MI)。大于 35 岁和吸烟可协同增加风险，因此不推荐应用复方口服避孕药。虽然吸烟者应用复方口服避孕药发生 MI 的风险增加 20~30 倍，但每年最大风险仅为 500~600/百万。然而 VTE 死亡率<1%，MI 死亡率将近 50%。

孕龄妇女脑卒中罕见，其中出血性脑卒中

较缺血性脑卒中多见。非吸烟女性脑卒中发生率为每年6~64/百万,仅当合并年龄、吸烟、偏头痛(缺血性而非出血性脑卒中)和高血压等危险因素时,复方口服避孕药才增加脑卒中风险。总之,根据危险因素多少,脑卒中相对风险增加2~10倍。

口服避孕药者关注的问题是宫颈癌,宫颈癌主要与多性伴侣、初次性交年龄、性活跃程度及应用屏障避孕方法等复杂因素有关。最近荟萃分析显示,与未用药者相比,用药者患宫颈癌概率随用药时间延长而增加,10年后相对风险达到4。几十年来,口服避孕药与乳腺癌间的关系引起关注。1996年,一项合作项目综合分析了54项研究结果,表明用药者较未用药者乳腺癌相对风险度为1.24。停药后10年内,这种危险度轻度升高的作用仍持续,而10年后此持续作用消失。此外,口服避孕药应用不随不同剂量、特殊成分、应用时间、初次应用时间、癌症诊断时年龄、乳癌家族史不同而有不同结果。10年后风险消失伴随局部疾病趋势提示总体效应代表了检测偏倚或可能的促进效应。另外一项近期的大样本病例对照研究显示,既往和目前应用任意口服避孕药较对照组均不增加乳癌风险。进一步结果认为,潜在危险因素,如雌激素剂量、应用时间、乳癌家族史、初次应用年龄等不影响结果。此外,高血压、胆石症、肝良性肿瘤等疾病很少与口服避孕药有关。由于以上情况发生率低,因此对多数服用者无重大意义。

现有成分与严重后遗症明显下降有关,因此控制副作用将是未来绝大多数应用者的重要问题。研究证明,副作用发生影响治疗的依从性。因点滴出血、突破性出血等问题而停药者占40%,10%~20%有月经间期出血,包括在用药前几周突破性出血与点滴出血。现代药物成分在应用6个月后情况稳定,发生率仅为5%。闭经相对较少,临床意义不大,但应除外避孕失败的可能性。恶心发生率超过10%,经间期出血与用药时间有关,当用药超过数月时,其发生率迅速下降。严重头痛和体重增加远低于应用高剂量药物者。

口服避孕药的禁忌证包括妊娠、不明原因的阴道出血、VTE、MI或脑卒中病史、合并活动性系统性红斑狼疮、未控制的糖尿病、高血压、35岁以上吸烟者等使心血管后遗症风险增加者、现患或以前患乳腺癌、活动性肝病等。

依从性和对口服避孕药的清楚了解是成功使用避孕药的重要保证,卫生保健提供者应在患者初次就医时详细解释药品包装、副反应、如何开始第一周期、漏服时如何处理等。值得强调的是,药品说明书在这些方面提供了有用信息。此外,如果发生问题,需鼓励用药者与药品提供者或诊所医师联系。最后,用药者因漏服口服避孕药或因副反应而停药者,应建议其改用其他避孕方式。

表58-1列出了现有口服避孕药及其成分。

仅含孕激素的避孕药

一些研究表明,每日仅用小剂量孕酮,常为醋酸炔诺酮或左旋炔诺酮,在不抑制排卵的情况下可很好地避孕。此方法有多个优点:由于不含雌激素成分,避免了常规口服避孕药中因雌激素而产生的副作用,且无服药特殊顺序,因为小药片是每日服用的。虽然仅含孕激素的药物作用机制不详,但已推断可使宫颈黏液变得不易被精子穿透,子宫内膜容受性下降,即使受精,也使着床失败。在临床试验中,仅含孕激素的口服避孕药,每年妊娠率为2~7/100。与复合口服避孕药尚容许一定范围的错服和漏服不同,此类口服避孕药必须每日服用。即使延迟2~3小时,也会降低未来48小时内的避孕效果。单独应用孕激素与不规则出血等副反应有关。仅含孕激素的口服避孕药对有雌激素禁忌者是理想的选择。理想的应用人群包括吸烟的年长妇女、镰刀状细胞性贫血患者,有精神心理障碍、偏头痛、高血压或系统性红斑狼疮患者及哺乳期妇女。

表 58-1　现有口服避孕药的成分

	雌激素 (mg)	孕激素 (mg)
联合制剂		
Loestrin 1/20	炔雌醇 0.02	醋酸炔诺酮 1
Loestrin 1.5/30	炔雌醇 0.03	醋酸炔诺酮 1.5
达英-35	炔雌醇 0.035	炔诺酮 0.4
炔诺酮-炔雌醇片剂	炔雌醇 0.035	炔诺酮 0.5
莫迪康		
娜迪	炔雌醇 0.03	左炔诺酮 0.15
去氧孕烯-炔雌醇片剂	炔雌醇 0.30	去氧孕酮 0.15
Ortho-Cyclen	炔雌醇 0.35	诺孕酯 0.25
Lo/炔诺孕酮-炔雌醇片剂	炔雌醇 0.03	18 炔诺孕酮 0.3
炔诺孕酮-炔雌醇片剂	炔雌醇 0.05	18 炔诺孕酮 0.5
双醋炔诺酮-炔雌醇制剂 1/50	炔雌醇 0.05	二乙酸炔诺醇 1
双醋炔诺酮-炔雌醇制剂 1/35	炔雌醇 0.35	二乙酸炔诺醇 1
Ovcon 50	炔雌醇 0.05	炔诺酮 1
Ovcon 35	炔雌醇 0.35	炔诺酮 0.4
炔诺酮-美雌醇合剂 1/50	美雌醇 0.05	炔诺酮 1
炔诺酮-美雌醇合剂 1/35	炔雌醇 0.35	炔诺酮 1
炔雌醚 1/50		
炔雌醚 1/35	炔雌醇 0.35	炔诺酮 0.4
炔雌醇左炔诺孕酮	炔雌醇 0.20	左旋-18-甲基炔诺孕酮 0.1
Levlite	炔雌醇 0.20	左旋-18-甲基炔诺孕酮 0.1
左炔诺孕酮炔雌醇	炔雌醇 0.30	左旋-18-甲基炔诺孕酮 0.15
娜迪	炔雌醇 0.30	左旋-18-甲基炔诺孕酮 0.15
雅司明	炔雌醇 0.30	屈螺酮 3
Yaz	炔雌醇 0.20	屈螺酮 3*
联合制剂-多相片		
双相		
炔雌醚 10/11	炔雌醇 0.035	炔诺酮 1
月经第 1~10 天	炔雌醇 0.035	炔诺酮 0.5
月经第 11~21 天	炔雌醇 0.035	炔诺酮 1
Jenest-28		
月经第 1~7 天	炔雌醇 0.35	炔诺酮 0.5
月经第 8~21 天	炔雌醇 0.35	炔诺酮 1
Mircette		
月经第 1~21 天	炔雌醇 0.20	去氧孕酮 0.15
月经第 22~26 天	炔雌醇 0.20	无
三相		
三相诺瑞尼		
月经第 1~7 天	炔雌醇 0.035	炔诺酮 0.5
月经第 8~16 天	炔雌醇 0.035	炔诺酮 1

(待续)

表58-1(续)

	雌激素(mg)	孕激素(mg)
月经第 17~21 天	炔雌醇 0.035	炔诺酮 0.5
月经第 22~26 天		安慰剂
左炔诺孕酮		
月经第 1~6 天	炔雌醇 0.030	左炔诺酮 0.05
月经第 7~11 天	炔雌醇 0.040	左炔诺酮 0.075
月经第 12~21 天	炔雌醇 0.030	左炔诺酮 0.125
月经第 22~28 天		安慰剂
炔雌醚 7/7/7		
月经第 1~7 天	炔雌醇 0.035	炔诺酮 0.5
月经第 8~14 天	炔雌醇 0.035	炔诺酮 0.75
月经第 15~21 天	炔雌醇 0.035	炔诺酮 1
月经第 22~28 天		安慰剂
Ortho-Tri-Cyclen		
月经第 1~7 天	炔雌醇 0.35	诺孕酯 0.180
月经第 8~14 天	炔雌醇 0.35	诺孕酯 0.215
月经第 15~21 天	炔雌醇 0.35	诺孕酯 0.250
多相		
Estrostep Fe		
月经第 1~5 天	炔雌醇 0.20	炔诺酮 1
月经第 6~12 天	炔雌醇 0.30	炔诺酮 1
月经第 13~21 天	炔雌醇 0.35	炔诺酮 1
地诺孕素		
月经第 2 天	戊酸雌二醇 3	地诺孕素
月经第 5 天	戊酸雌二醇 2	地诺孕素 2
月经第 17 天	戊酸雌二醇 2	地诺孕素 3
月经第 2 天	戊酸雌二醇 1	地诺孕素
月经第 2 天	安慰剂	地诺孕素
每日孕酮片		
Micronor	……	炔诺酮 0.35
Nor-QD	……	炔诺酮 0.35
Ovrette	……	18 炔诺孕酮 0.075
其他制剂		
Seasonale(84 天)	炔雌醇 0.03	炔诺孕酮 0.15
Seasonique(91 天)	炔雌醇 0.03 炔雌醇 0.01	炔诺孕酮 0.15
Lybrel(365 天)	炔雌醇 0.20	左炔诺酮 0.09

注:雌激素复合制剂按顺序排列以增加雌激素(炔雌醇和美雌醇活性相同)含量。上述某些口服避孕药可通过通用药方获得。

* 活性片剂维持 24~28 天。

紧急避孕药

性交后或紧急避孕药用于无保护性交后或应用某种避孕方法失败后,防止非意愿性妊娠。主要方法包括口服含左炔诺酮的复方口服避孕药、仅含左炔诺酮的口服避孕药或含铜宫内节育器。激素方法通过延迟、抑制排卵或干扰黄体功能来避免妊娠。最常见的复方激素成分含炔雌醇 100μg 和左旋炔诺酮 500~600μg,间隔 12 小时 1 次。目前推荐性交后 72 小时内应用首剂。仅含左炔诺酮的口服避孕药需每隔 12 小时服用孕激素 750μg。许多专家建议 72 小时内应用首剂,但数据显示,性交后 5 天内应用仍然有效。数据表明,左炔诺酮 1500μg 单剂量与双剂量同样有效。宫内节育器有抑制着床或干扰精子的作用,T 380A 可于无保护性交后 7 天内放置。

服用复方孕激素紧急避孕药者,恶心发生率约为 50%,呕吐约为 20%。服药前 1 小时应用止吐剂(如美克洛嗪)可减少此反应。仅含左炔诺酮的口服避孕药与紧急避孕药相比,恶心、呕吐发生率分别下降 50%、70%。

长效激素类避孕药

作为 17-乙醇基-6 甲基孕酮水溶性悬浮物,醋酸甲羟孕酮在美国作为避孕药至少已经应用 40 年。常用方法是每 3 个月于臀大肌或三角肌肌内注射 150mg。作用机制为抑制 GnRH 峰而抑制排卵、宫颈黏液变黏稠而使精子不易穿透、使子宫内膜变薄而降低囊胚植入可能性。虽然标明有效性维持 13 周,但实际上注射后避孕活性可持续 4 个月,给计划下一步注射提供了余地。1 年内正确应用的失败率为每年 0.3/100,而常规用法失败率每年高达 3/100。

应用醋酸甲羟孕酮有许多健康益处。与不用避孕药者相比,可大大降低异位妊娠风险,还可使子宫内膜癌风险降低约 80%。这种效应为长期的,随应用时间延长而增加。已有研究表明,多达 70% 的镰刀状细胞性贫血的风险下降,其作用机制不详。一些子宫内膜异位症妇女应用醋酸甲羟孕酮后症状有所改善。

醋酸甲羟孕酮不增加动静脉疾患,应用醋酸甲羟孕酮的最大潜在问题是导致骨密度下降。持续至少 1 年的前瞻性研究显示,骨密度下降最高达 1.5%~2.3%。无证据表明骨折风险增加。回顾性研究表明,当停用醋酸甲羟孕酮时,骨密度会有所改善。在获得进一步研究结果前,应鼓励醋酸甲羟孕酮应用者,特别是年轻人和长期使用者充分补充钙质。在最初应用的 6 个月,较常出现不规则出血和经期延长。持续应用后,许多妇女出现闭经,持续应用 1 年后,闭经发生率超过 70%。醋酸甲羟孕酮与情绪改变、抑郁有关,但多数研究无对照。虽然早期研究显示,醋酸甲羟孕酮应用者在 1 年后体重增加 5lb,但近期一项随机临床试验证明,醋酸甲羟孕酮与显著体重增加或导致体重增加的变量无关。当因需妊娠而停用醋酸甲羟孕酮时,平均需 10 个月才能恢复基本生育能力。

植入剂

目前美国尚无可植入式避孕剂,一种长约 4cm、直径 2mm 的单棒植入剂已完成临床实验。此系统释放依托孕烯,是去氧孕烯的主要代谢物,有效期长达 3 年。此棒常以套管针植入上臂,由于是单杆系统,故较其他植入物更易取出。其作用机制与 DMPA 相似,总体有效率相当高,在多达 70 000 例应用中尚无妊娠报道。截至目前,也尚无严重并发症报道,副作用包括月经异常和体重增加。

阴道环

阴道环是宽约 5cm、厚约 4mm 的可弯曲圆环(图 58-6),以恒定速度释放乙炔雌二醇和依托孕烯。该环每月可放置 3 周,而环中所含避孕甾体激素可用 14 天。性交时,将环留置于阴道中,取出后其避孕效果仍可维持 3 小

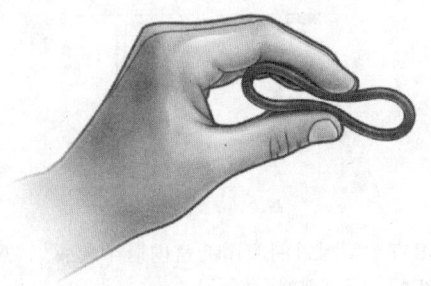

图 58-6 阴道环。

时。指导使用者将环放置于阴道深处，不需专业人员放置。应用≥1年者，总妊娠率为0.65/100。

目前尚无发表的资料证实其主要副作用发生率和潜在的非避孕作用，由于阴道环含有复方口服避孕药成分，因此其严重并发症可能与之相似，并有一些非避孕作用。轻微副反应与复方口服避孕药相似，但突破性出血和点滴出血明显减少。10%~15%的使用者有阴道相关症状，如轻度不适、异物感、白带增多、阴道炎或性交问题。有报道认为阴道环可作为避孕药的补充，但监管机构尚未批准。

透皮贴剂

透皮避孕药贴剂大小为 $20cm^2$，分三层，背面可粘贴在皮肤上。透皮贴剂释放诺孕曲敏和炔雌醇，释放时间长达7天。7天后将透皮贴剂揭下，于其他皮肤部位更换新贴剂。每个周期需要3贴，随后停用7天，以便撤退性出血。贴敷部位包括臀部、下腹、上臂及除乳房以外的躯干。因含复方避孕甾体激素，故其禁忌证与复方口服避孕药相似。

透皮贴剂使用率为0.7%，典型用法年妊娠率为0.88/100，与口服避孕药相似。体重≥198磅（1磅≈0.45kg）者应用透皮贴剂的失败率接近复方口服避孕药。

很少报道其严重副反应，但仍有与复方口服避孕药相似的风险。目前一篇已发表的研究证明，透皮贴剂所致的静脉血栓风险与避孕药相似，尚无数据显示其非避孕性益处。头痛、恶心等副反应发生率与复方口服避孕药相似，但透皮贴剂会有局部皮肤反应。乳腺症状（仅在最初2个周期内出现）及痛经症状发生率较高。透皮贴剂发生突破性出血和点滴出者与服用避孕药者相似。无证据表明透皮贴剂影响体重。因贴剂完全脱落而需更换者占1.8%，因部分脱落而需更换者占2.9%。与其他使用者比，居住在潮湿、阴凉环境和剧烈运动、游泳、桑拿者贴剂脱落概率相似。透皮贴剂脱落时，尽可能再粘贴而不需应用辅助黏合剂或胶带。若透皮贴剂在24小时内发生脱落，则此周期继续进行，在预计更换时间更换贴剂，而当超过24小时发生脱落，则需更换新透皮贴剂，并应用补充避孕方法1周，新透皮贴剂应用日即变为贴剂更换日。

Anderson FD, Hait H. A multicenter, randomized study of an extended cycle oral contraceptive. *Contraception* 2003;68: 89-96. PMID: 12954519.

Audet M, Moreau M, Koltun WD, et al. Evaluation of contraceptive efficacy and cycle control of a transdermal contraceptive patch vs an oral contraceptive. *JAMA* 2001;285:2347-2354. PMID: 11343482.

Barreiros FA, Guazzelli CA, de Araújo FF, Barbosa R. Bleeding patterns of women using extended regimens of the contraceptive vaginal ring. *Contraception* 2007;75:204-208. PMID: 17303490.

Barnhart KT, Schreiber CA. Return to fertility following discontinuation of oral contraceptives. *Fertil Steril* 2009;91:659-663. PMID: 19268187.

Burkman RT. Cardiovascular issues with oral contraceptives: evidenced-based medicine. *Int J Fertil Womens Med* 2000;45: 166-174. PMID: 10831186.

Burkman RT. The transdermal contraceptive system. *Am J Obstet Gynecol* 2004;190:S49.

Burkman R, Schlesselman JJ, Zieman M. Safety concerns and health benefits associated with oral contraception. *Am J Obstet Gynecol* 2004;190:S5-S53. PMID: 15105798.

Croxatto HB. Clinical profile of Implanon: a single-rod etonogestrel contraceptive implant. *Eur J Contracept Reprod Health Care* 2000;5(suppl 2):21-28. PMID: 11246604.

Darney PD. Implantable contraception. *Eur J Contracept Reprod Health Care* 2000;5(suppl 2):2-11. PMID: 11246603.

Dunn S, Guilbert E, Lefebvre G, et al. Emergency contraception. *J Obstet Gynaecol Can* 2003;25:673-687. PMID: 12908020.

Foidart JM, Sulak PJ, Schellschmidt I, Zimmermann D; Yasmin Extended Regimen Study Group. The use of an oral contraceptive containing ethinylestradiol and drospirenone in an extended regimen over 126 days. *Contraception* 2006;73:34-40. PMID: 16371292.

Harrison-Woolrych M, Hill R. Unintended pregnancies with etonogestrel implant (Implanon): a case series from postmarketing experience in Australia. *Contraception* 2005;71:306-308. PMID: 15792651.

Kaunitz AM. Current concepts regarding use of DMPA. *J Reprod Med* 2002;47:785–789. PMID: 12380407.

Jick SS, Kay JA, Russmann S, Jick H. Risk of nonfatal venous thromboembolism in women using a contraceptive transdermal patch and oral contraceptives containing norgestimate and 35 microg of ethinyl estradiol. *Contraception* 2006; 73:223–228. PMID: 16472560.

Kuohung W, Borgatta L, Stubblefield P. Low-dose oral contraceptives and bone mineral density: an evidence-based analysis. *Contraception* 2000;61:77–82. PMID: 10802271.

Lara-Torre E. "Quick Start," an innovative approach to the combination oral contraceptive pill in adolescents. Is it time to make the switch? *J Pediatr Adolesc Gynecol* 2004;17:65–67. PMID: 15010044.

Le J, Tsourounis C. Implanon: a critical review. *Ann Pharmacother* 2001;35:329–336. PMID: 11261531.

Marchbanks PA, McDonald JA, Wilson HG, et al. Oral contraceptives and the risk of breast cancer. *N Engl J Med* 2002;346: 2025–2032. PMID: 12087137.

Meckstroth KR, Darney PD. Implant contraception. *Semin Reprod Med* 2001;19:339–354. PMID: 11727176.

Moreno V, Bosch FX, Muñoz N, et al. Effect of oral contraceptives on risk of cervical cancer in women with human papillomavirus infection: the IARC multicentric case-control study. *Lancet* 2002;359:1085–1092. PMID: 11943255.

Mulders TMT, Dieben TO. Use of the novel combined contraceptive vaginal ring NuvaRing for ovulation inhibition. *Fertil Steril* 2001;75:865–870. PMID: 11334895.

Parsey KS, Pong A. An open-label, multicenter study to evaluate Yasmin, a low-dose combination of oral contraceptive containing drospirenone, a new progestogen. *Contraception* 2000;6:105–111. PMID: 10802275.

Rosenberg MJ, Burnhill MS, Waugh MS, Grimes DA, Hillard PJ. Compliance and oral contraceptives: a review. *Contraception* 1995;52:137–141. PMID: 7587184.

Roumen FJ, Apter D, Mulders TM, Dieben TO. Efficacy, tolerability and acceptability of a novel contraceptive vaginal ring releasing etonogestrel and ethinyl oestradiol. *Hum Reprod* 2001;16:469–475. PMID: 11228213.

Sanchez-Guerrero J, Uribe AG, Jimenez-Santana L, et al. A trial of contraceptive methods in women with systemic lupus erythematosus. *N Engl J Med* 2005;353:2539–2549. PMID: 16354890.

Wagstaff AJ. Continuous-use ethinylestradiol/levonorgestrel 20microg/90microg: as an oral contraceptive. *Drugs* 2007;67:2473–2479. PMID: 17983260.

Webb AM. Emergency contraception. *BMJ* 2003;326:775–776. PMID: 12689951.

Westhoff C. Clinical practice. Emergency contraception. *N Engl J Med* 2003;349:1830–1835. PMID: 14602882.

宫内避孕装置

在美国,有两种 IUD,即含铜 T 380A 和左炔诺孕酮装置(图 58-7)。T 380A 是 T 形装置,长约 36mm、宽约 32mm,在其垂直臂和横臂上含铜面积为 380mm²。两根单丝线附着于纵臂,确定将其放置于宫腔内。此种 IUD 有效期长达 10 年,确切作用机制不明,但目前理论包括杀精子活性、干扰卵子发育或卵

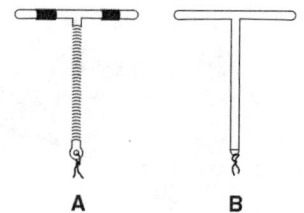

图 58-7 美国目前应用的宫内避孕装置。(A)含铜 T 380A。(B)左炔诺孕酮环。

子受精、使内膜促进精子自噬、阻止精子移动。尚无数据支持 IUD 有堕胎作用。含铜 IUD 正确使用失败率为每年 0.6/100,传统方法失败率为每年 0.8/100。以往认为,IUD 与放置期间盆腔炎风险增加有关。但在严格遵守一夫一妻制的夫妇及性传播疾病风险较低的夫妇中,与 IUD 相关的 PID 相对风险可忽略不计。PID 与放置 IUD 有关(图 58-8),而与放置时间无关。目前选择合适应用者,PID 发生率仅为 1/1000。有 HIV 感染风险及已感染者不适于应用。对复方避孕药有禁忌者为理想的应用人群。与 IUD 有关的其他风险主要包括异位妊娠、自发性流产、子宫穿孔、IUD 脱落。IUD 者异位妊娠发生率为 5%~8%,但总体上,IUD 的高效性使异位妊娠绝对风险显著低于未避孕者。此外,带器妊娠时自然流产发生率约为 50%。当识别尾丝并取出 IUD 时,自然流产发生率可降低 50%。若带器妊娠持续,则需告知患者胎膜早破和早产风险较高。放置 IUD 时,子宫穿孔发生率为 1~2/1000。放置前盆腔检查明确子宫位置、使用宫颈钳使子宫轴线变直等方法可使子宫穿孔风险降到最低。IUD 脱落常见于放置的最初几周,发生率约为 5%。IUD 副反应轻,包括异常阴道出血及绞痛,非甾体类抗炎药可减少出血量,缓解绞痛。

左炔诺孕酮缓释宫内节育器是一 T 形框架(LNG-20IUD),纵臂含有每日可释放的左炔诺孕酮,纵臂尾端有两根尾丝。与含此成分的口服避孕药相比,LNG-20IUD 使用者血清左炔

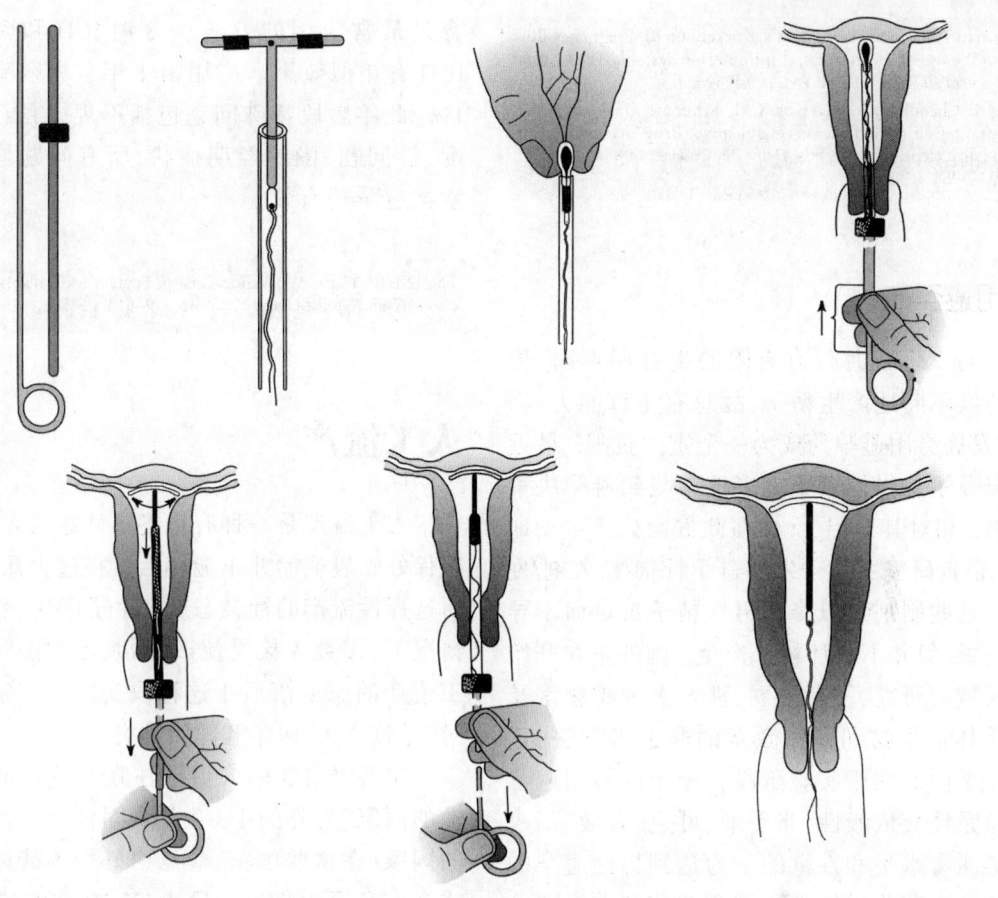

图 58-8 放置 T 380A。

诺孕酮水平仅为前者的 25%。与含铜 T 380A 不同，LNG-20IUD 临床有效期为 5 年。LNG-20IUD 的主要作用机制是使宫颈黏液变黏稠，从而阻止精子进入，并且改变子宫输卵管分泌液体成分，阻止精子迁移，导致 10%~15% 的月经周期无排卵，改变内膜特性，降低植入可能性。LNG-20IUD 适用人群与含铜 IUD 相同。正确应用时，年妊娠率为 0.1/100，累积 5 年妊娠率为 0.7/100。异位妊娠率约为 50%，与含铜 IUD 相似，异位妊娠绝对风险仍显著低于不避孕者。LNG-20IUD 在子宫内膜水平释放有效孕激素，因此出血表现与含铜 T 380A IUD 明显不同。在最初 3~4 个月，一些女性有不规则出血，有时可能较严重。连用几个月后，多数妇女阴道出血减少 70%，在一些研究中，20%~25% 的使用者在使用第 2 年出现闭经。此外，应用 LNG-20IUD 可缓解痛经。因其可减少经量，已用于治疗月经过多，此为非避孕性益处。主要副作用与含铜 T 380A 相似。除在最初几个月出现不规则出血外，出血、绞痛等副作用轻微且发生率较低。一些妇女会有头痛、痤疮或乳腺疾病，这与孕激素全身作用有关。

IUD 应用中一个并不罕见的问题是尾丝消失。首先需补加其他避孕方法，直至评估确定。若未能在检查宫颈管时发现尾丝，则在有指征者需行妊娠试验，并行阴道超声检查，明确 IUD 在宫腔、腹腔或已脱落。若患者已妊娠，需排除异位妊娠。若确定 IUD 在腹腔，则需取出异位 IUD，避免引起腹膜刺激。

Backman T, Rauramo I, Huhtala S, Koskenvuo M. Pregnancy during the use of levonorgestrel intrauterine system. *Am J Obstet Gynecol* 2004;190:50–54. PMID: 14749634.

Rose S, Chaudhari A, Peterson CM. Mirena® (Levonorgestrel intrauterine system): a successful novel drug delivery option in contraception. *Adv Drug Deliv Rev* 2009;61:808–812. PMID: 19445984.

男用避孕药

与女性每月仅有有限的生育期不同,男性持续不断地产生精子,故总有生育能力,因此,发展男用避孕药成为一个重大挑战。最近研究显示,男性希望更多地参与到避孕决策中来。相对其伴侣,女性在此方面处于主动地位。最近研究关注于发展避孕针剂/植入剂/疫苗,这些制剂足以降低男性精子数量而不导致妊娠,但并不破坏精子产生。国外正在开始该领域的研究,不断进展,涉及多种雄激素及其受体衍生物和甾体激素的非手术方法,正处在不同的临床实验阶段,理想的男用避孕药应是性交依赖性、非手术、可逆、有效、不改变雄激素水平和性欲的。为达到男性避孕的目的,一些非甾体类分子和疫苗正在进行动物模型研究。

Naz RK, Rowan S. Update on male contraception. *Curr Opin Obstet Gynecol* 2009;21:265–269. PMID: 19469045.

40 岁以上者的避孕

随着年龄增加,女性生育力下降,但不能有效避免非意愿妊娠,因此多数 40~49 岁女性仍需要有效避孕方法。虽然 40 岁以后妊娠可能性变小,但一旦出现非计划性妊娠,则临床和社会后果严重,仅仅年长并不是任何避孕方法的禁忌,故有必要针对此年龄段妇女讨论所有计划生育方法的有效性、风险、非避孕性益处。文献回顾表明,50 岁者生育能力下降并不充分,因此为了达到避孕目的,需要一种计划生育方法。在一些国家,绝育是最常应用的方法。含铜 IUD 和含激素 IUD 有相似效果。应用第 1 年,失败率仅 ≤1%。此年龄段特殊问题包括不规律月经的频度、性问题、围绝经期症状,所有问题均对激素类避孕药有效。

The ESHRE Capri Workshop Group. Female contraception over 40. *Hum Reprod Update* 2009;15:599–612. PMID: 19458038.

人工流产

人工流产是一种有意终止妊娠的方式,可确保妊娠囊或胎儿不能存活。在过去几十年,对选择性流产的社会态度发生了巨变。在一些情况下,多数人接受流产,而政治和医学对人工流产的态度落后于这种改变。一些宗教反对,导致个人、医学和政治冲突。

世界约 1/3 的人口居住在对流产非限制性的国家,另外的 1/3 生活在对流产中度限制的国家(在这些国家,非意愿妊娠不能因权利或个人意愿而终止,只能在广义理解的医学/心理学和社会原因下才可终止)。其余 1/3 生活在对流产严格限制的国家,若无批准,流产是违法的,或当继续妊娠严重损害妇女生命或健康时,才会允许流产。

目前估计约 1/4 的妊娠经人工流产而终止,使其成为最常用的限制生育方法。在美国合法化前,非法流产数量为 25~125 万/年。目前,美国合法流产比例约为 1 例/4 例活产。1997 年,美国人工流产 133 万例,而活产婴儿出生 388 万例。

在美国,妊娠期最初 3 个月内合法人工流产相对安全。表 58-2 显示早妊娠期合法人工流产较非计划生育者更安全,随着年龄增长,虽然因分娩导致母体死亡率从 5.6/10 万增至 22.6/10 万,但每 10 万妇女中,每年与年龄增长有关的人工流产死亡例数增加微不足道。

总之,妊娠前 8 周内行合法人流者死亡风

表 58-2　发达国家每年每 10 万名妇女妊娠相关性死亡与合法人工流产作为避孕手段所造成的死亡相比较

节育类型	15~19	20~24	25~29	30~34	35~39	40~44
无计划生育；出生相关	5.6	6.1	7.4	13.9	20.8	22.6
仅在孕早期流产；方法相关	1.2	1.6	1.8	1.7	1.9	1.2

(Adapted from Tietze C. Induced abortion: 1977 supplement, Table 11. *Rep Popul Fam Plann* 1977; 14[2nd ed. Suppl]:16.)

险最低。1988~1997 年间，合法人工流产者总死亡率为 0.7/10 万，每增加一个妊娠周，死亡率呈指数增长，约 38%。与早妊娠期人流术相比，中妊娠期人工流产更易死于流产相关原因。妊娠 13~15 周时，人流相关死亡的相对风险是 14.7%(95% CI 为 6.2,34.7)，妊娠 16~20 周时为 29.5%(95%CI 为 12.9,67.4)，在 ≥21 周时高达 76.6%(95%CI 为 32.5,180.8)。在 >8 周才考虑终止妊娠并因之而死亡的女性中，若在妊娠 8 周前行人工流产，则会避免 87% 以上的死亡。

美国人工流产的合法性

美国最高法院在 1973 年规定，限制性流产法律在美国无效，大部分由于这些法律侵犯了个人隐私权。在妊娠前 3 个月，不应拒绝流产。法庭指出妊娠 3 个月后，国家应从最大程度保证妇女健康的角度来管理流产。当胎儿达到有生存力的阶段(约 24 周)时，国家可以拒绝个人终止妊娠的权利，除非为了母体生命和健康而考虑终止妊娠。尽管存在"生命权"组织及宗教组织的反对，在美国，每年流产手术仍超过 100 万，约 1/3 手术对象是青少年。需告知患者此操作的特点与风险，包括可能导致不孕或继续妊娠。应充分考虑夫妇、父母或监护人的权利(直至女性明确个人权利)。必须遵守国家法律并参考居住地、妊娠持续时间、流产指征、知情同意、需求等。

人流患者的评估

患者流产原因有多种，一些情况是由患者父母、公婆、丈夫或同龄人的原因促成的，因此需明确患者是因自身原因而要求流产。此外，医师需明确患者知道自己有权利选择多种非计划性妊娠解决方法，如收养或单亲抚养。

多数流产是一种选择(如因社会或经济因素而非医学原因而要求流产)，有些患者因为并发疾病而要求流产，如艾森曼格综合征和囊性纤维瘤，继续妊娠可能危及患者生命。其他指征包括因被强奸致孕或胎儿有严重疾病，如 21 三体。无论何种情况，最终应由患者自己决定。必要时可向社会机构寻求帮助。需要完整的家族史、病史及体格检查，特别要注意子宫大小、位置，精确计算孕周(出入控制于 2 周内，最好控制于 1 周内)，不可高估。当不确定孕周时，可行经腹 B 超检查。常规实验室检查包括妊娠试验、尿液分析、红细胞比容、Rh 血型、梅毒血清学检查、淋球菌培养及宫颈细胞学检查。

人工流产方法

有多种流产方法：吸宫术、钳刮术、药物流产(单用米非司酮或米非司酮联合米索前列醇或其他前列腺素类药物)、孕卵内或孕卵外注射高渗溶液或其他杀胚制剂、扩宫和清宫术、孕卵外放置导管、探条、囊袋等，子宫切开术(经腹或经阴道)、子宫切除术 (经腹或经阴道)、调节月经。

采用何种流产方式由妊娠时间决定，也应考虑患者的健康状况、医师经验及设施条件。反复流产的风险与各种社会人口特点有关,显然,流产方法不是反复终止妊娠的危险因素。

在局部或浅表静脉麻醉下,对门诊患者实施吸刮术是非常安全的,门诊流产的安全性与医院床位短缺使单一功能的人工流产门诊应运而生。除了提供更有效的心理咨询和社会服务,流产门诊有效地降低了人工流产费用。许多医师开设短期留院观察病房,满足了门诊效率要求,也提供了配套支持设施。

负压吸引术

负压吸引术是妊娠12周内最安全、有效的终止妊娠的方法,此技术已获得全世界认可,在美国,90%以上的人工流产采用此方法,操作步骤包括以扩宫棒或亲水性海藻棒扩张宫颈(见羊膜腔内注射引产部分),然后将合适大小的吸管置入宫腔内(图58-9)。大多数操作在宫旁阻滞麻醉联合局部麻醉下实施,有或无额外的镇静药物。应用30~50mmHg的标准负压。许多医师吸宫后用器械刮宫。

负压吸引术较钳刮术的优势在于负压吸宫可更快地排空宫腔,最大限度地减少出血量,降低子宫穿孔风险。然而,吸管穿破子宫却未意识到时非常危险,可导致其他脏器严重损害。了解子宫大小、位置、内容物多少对安全的负压吸宫术是必要的,需小心、缓慢地逐步扩宫,考虑宫颈内口的完整性,避免损伤宫颈或子宫,注意在快速吸宫后子宫缩小,避免损伤子宫。

训练有素的医师对早期妊娠施行负压人流术总失败率很低。流产并发症中,感染发生率<1%,出血过多发生率约为2%,子宫穿孔率<1%,主要并发症,如持续性发热、出血需输血及意外大型手术发生率为0.2%~0.6%,与妊娠时间成正比,负压吸引术的死亡率约为1/10万。

钳刮术

钳刮术是应用于无负压吸宫术设备情况下的早期人工流产。此操作步骤涉及标准的扩宫和刮宫,与诊断子宫异常出血或摘除子宫内膜息肉方法相同。钳刮术出血量、手术时间、对宫颈或子宫可能造成的损伤明显增加。此外,发生子宫粘连的风险增加。因此,早期妊娠终止方式首选负压吸引术。

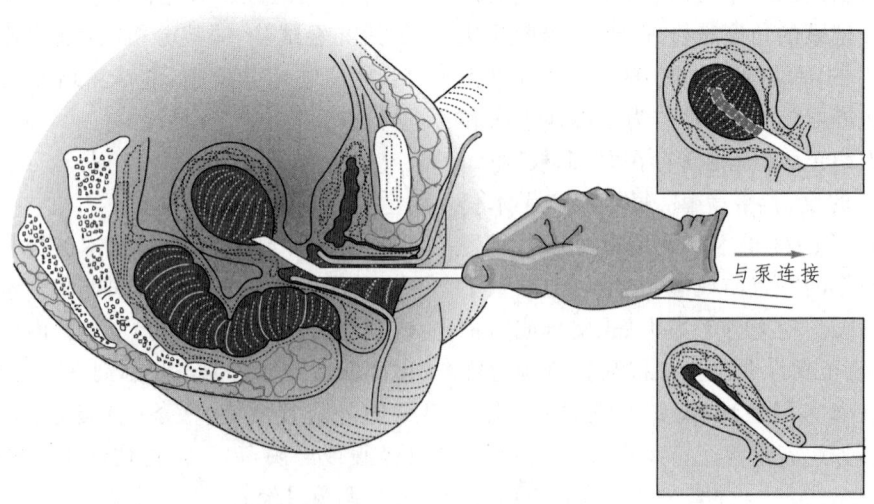

图58-9 人工流产术中的吸宫术。

Bartz D, Goldberg A. Medication abortion. *Clin Obstet Gynecol* 2009;52:140-150. PMID: 19407520.

Bartlett LA, Berg CJ, Shulman HB, et al. Risk factors for legal induced abortion-related mortality in the United States. *Obstet Gynecol* 2004;103:729-737. PMID: 15051566.

Creinin MD. Randomized comparison of efficacy, acceptability and cost of medical versus surgical abortion. *Contraception* 2000;62:117-124. PMID: 11124358.

Grimes DA, Creinin MD. Induced abortion: an overview for internists. *Ann Intern Med* 2004;140:620-626. PMID: 15096333.

Haimov-Kochman R, Arbel R, Sciaky-Tamir Y, Brzezinski A, Laufer N, Yagel S. Risk factors for unsuccessful medical abortion with mifepristone and misoprostol. *Acta Obstet Gynecol Scand* 2007;86:462-466. PMID: 17486469.

Hubacher D, Grimes DA. Noncontraceptive health benefits of intrauterine devices: a systematic review. *Obstet Gynecol Survey* 2002;57:120-128. PMID: 11832788.

Niinimäki M, Pouta A, Bloigu A, et al. Frequency and risk factors for repeat abortions after surgical compared with medical termination of pregnancy. *Obstet Gynecol* 2009;113:845-852. PMID: 19305329.

Vargas J, Diedrich J. Second-trimester induction of labor. *Clin Obstet Gynecol* 2009;52:188-197. PMID: 19407525.

药物性流产

药物性流产是替代手术清宫的一种终止早期妊娠的方法，提高了流产的安全性。不同药物有不同效果，用药方案包括米非司酮联合米索前列醇、单用米索前列醇、甲氨蝶呤联合米索前列醇。米非司酮联合米索前列醇方案在早期流产中最常用、最有效。选择药物性流产的女性满意度较高。

药物流产适用于距末次月经<49天者，药物流产方案为口服抗孕激素药物米非司酮（RU-486），48小时后口服米索前列醇。在末次月经后7周内，该方案成功率>90%。并发症包括痉挛痛、因不完全性流产而致阴道出血、因宫腔未清空而需行负压吸宫术。其他常见方案为口服MTX 50mg，然后阴道放置米索前列醇800mg（居家患者），3~7天后口服相同剂量的米索前列醇。应用米索前列醇后24h应观察患者，阴道超声检查确定妊娠囊是否排出。如果未发生流产，则重复应用米索前列醇，患者随诊4周。如果此时仍未发生流产，则需行负压吸宫术。如果B超检查发现胎心搏动，则需密切随访。妊娠49天者，该方法有效率达98%，完全流产率与妊娠持续时间呈负相关。最常见的副反应是恶心。药物流产失败的独立危险因素是高龄、首次自然流产、多次妊娠。

禁忌证包括活动性肝病、活动性肾病、严重贫血、急性炎症性肠病、凝血障碍、应用抗凝剂治疗。

羊膜腔内注射引产

此种方法由日本人发明，用于妊娠中后期引产。目前，此技术用于中期引产。最初的操作步骤包括羊膜腔穿刺、尽可能最大限度地抽取羊水、将200mL高张盐水（20%）注入羊膜腔。多数患者（80%~90%）可于48h内自然临产，排出胎儿和胎盘组织。随着注射药剂的发展，此技术已经改进，缩短了注射-临产时间间隔。

由于高渗氯化钠的有关问题，许多医师改用羊膜腔内注射高渗尿素（59.7%），合用缩宫素或前列腺素或单用羊膜腔内注射前列腺素。尿素注射-流产时间间隔为16~17h，前列腺素为19~22h。尿素注射方法与高张盐水相似，前列腺素中最常用的是$PGF_{2\alpha}$，单剂注射40~50mg，或隔6h注射25mg，2次。联合缩宫素可增强疗效，剂量达332mU/min时可诱导子宫收缩，因为此阶段子宫肌层对缩宫素相对不敏感。为避免水中毒，需配置高浓度缩宫素溶液，输注速度应缓慢。

在羊膜腔穿刺前几小时，宫颈管放置亲水性海藻棒有助于软化未成熟宫颈，防止宫颈损伤。

应用该方法行中期引产时，必须小心、谨慎地使用无菌手术器械，密切监测，直到胎儿和胎盘组织完全排出，控制产后出血。一些情况下，并发症发生率高达20%，死亡率与足月分娩相似。幸运的是，由于早期人流容易进行，更多患者早期就诊，从而接受了更安全的负压吸宫术。

一些并发症与注射药物有关，胎盘滞留最常见，发生率为13%~46%。在局麻下，应用卵圆钳和大刮匙易于清除胎盘组织。宫腔残留或宫缩乏力可导致出血。应用高张氯化钠者，凝血障碍发生率超过1%。有些高危情况可发生感染(如早破膜或注射-流产间隔时间超过24小时),预防性应用抗生素可降低感染风险。可发生宫颈裂伤,海藻棒可减少宫颈裂伤。此外,如果高张氯化钠自胎盘血管床快速吸收或误行静脉注射,则可发生高钠血症。

如果未能排出宫腔内容物,且羊膜完整,则可重复该步骤或静脉注射缩宫素或应用扩宫及吸宫术。

对许多患者来说,情绪压力是一个重要原因,因为在胎儿排出时,患者是清醒的,且胎儿发育良好(情绪压力也是医务人员面临的重要因素,这是不可避免的问题)。

阴道前列腺素引产

在美国,中期引产方法多为扩宫及吸宫术。但在一些情况下,可应用药物堕胎。选择终止妊娠方法时需考虑医师缺乏晚期流产培训、胎儿畸形、患者意愿等因素。在中期妊娠引产中,若单用米索前列醇,常需较大剂量,故不良反应更常见,且较米非司酮-米索前列醇联合方法需更长的引产时间。为避免短期胎儿存活,可应用杀胚剂。阴道PGE_2可用于中期妊娠引产,应用含PGE_2 20mg的阴道栓剂,每3~4h应用1次,直至流产。根据临产发生与否决定是否停用PGE_2。米索前列醇是人工合成的PGE_1类似物。用药-流产时间间隔、不完全流产发生率和并发症与腔内注射法相似。最主要的缺点是显著的胃肠道反应、较高的活产率及更多的发热表现。

扩宫与吸宫术

此法为改进的负压吸引术,由于此时妊娠胎儿部分较大,多数操作者应用海藻棒扩张宫颈,用大号吸管和特殊设计的钳子来夹取组织。绝大部分情况下,妊娠达18周者,手术可在门诊进行,行宫颈旁阻滞麻醉和静脉注射镇痛药。并发症包括出血(常因宫缩乏力或裂伤)、穿孔及感染,但极少发生。组织滞留不常见,尤其在操作结束时,仔细检查组织的情况下。与注射技术和阴道应用前列腺素相比,妊娠18周者扩宫和吸宫术的总并发症发生率低。此外,大多数患者愿意选择此技术,因为此技术可于门诊进行,且患者不经历分娩。

子宫切开术与子宫切除术

这两种技术仅于极特殊情况下应用,如因宫颈硬化或其他并发症而致中期引产失败,与其他方式相比,有较高的发病率和死亡率,较少被接受,不应作为首选。

月经调节

指在月经延迟14天内或距最后一次月经周期第1天的42天内,应用负压吸管吸引宫腔,如针头或其他吸引器械,可于门诊进行简单而安全的操作。通常无需麻醉,必要时可予宫旁阻滞麻醉。20世纪70年代至80年代,在可靠、便宜、灵敏的妊娠试验出现前,此方法广泛应用,是终止妊娠的安全方法,但约40%的病例其实并非妊娠。随尿妊娠试验的出现,可在整个月经周期延迟前确诊妊娠,早期妊娠标准负压吸宫得到更广泛应用。除持续性妊娠更加常见外,并发症与负压吸宫相似,尤其进行极早期月经调节操作时。

RU-486

米非司酮是一种合成药,由法国药剂师发明,是一种抗孕激素制剂。当与米索前列醇等前列腺素合用时,可致早期人流。并发症包括终止妊娠失败、不完全流产、明显子宫痉挛痛。

人工流产后随访

需确保所有人流操作后有随访护理。人工流产后,若为Rh阴性患者,需立即给予人抗D免疫球蛋白(RhoGAM),除非其性伴侣血型为Rh阴性。患者应每日检测体温数次,马上报告发热和非正常出血情况。至少2周内禁止性交或使用月经棉条或阴道灌洗。医师需与患者讨论在流产后可能出现类似足月产后的情绪低落,随访,护理应包括盆腔检查,除外子宫内膜炎、宫旁组织炎、输卵管炎、子宫复旧不良或持续性子宫增大,最后根据患者要求提供避孕方法。

人工流产远期后遗症

在过去 20 年,许多研究调查了选择性人流可能的远期并发症。大多关注于随访的生殖功能,可惜多数研究存在固有偏倚和严重方法学错误。尽管存在这些问题,可提供充足信息评价潜在风险。一些研究数据显示,中期妊娠丢失更多见于有过 2 次及以上人工或自然流产的妇女。但是做过 1 次人流者与经历过单次妊娠者相比,风险相同。鉴于低出生体重,只有在全麻下行刮宫者风险才增加。此种关联的原因可能与使用扩宫方法有关,研究还说明异位妊娠、不孕与这些不良反应和前次人工流产之间缺乏相关性。

Burkman RT. Clinical pearls: factors affecting reported contraceptive efficacy rates in clinical studies. *Int J Fertil Womens Med* 2002;47:153-161.PMID: 12199411.

Chandra A, Martinez GM, Mosher WD, Abma JC, Jones J. Fertility, family planning, and reproductive health of US women: data from the 2002 National Survey of Family Growth. National Center for Health Statistics. *Vital Health Stat* 2005;23:1-160. PMID: 16532609.

Dailard C, Gold RB. *Fulfilling the Promise: Public Policy and U.S. Family Planning Clinics*. New York: The Alan Guttmacher Institute; 2002.

Kubba A, Guillebaud J, Anderson RA, MacGregor EA. Contraception. *Lancet* 2000;356:1913-1919. PMID: 11130398.

Ventura MA, Abma JC, Mosher WD, Henshaw SK. Estimated pregnancy rates for the United States, 1990-2005: an update by Stephanie J. Centers for Disease Control and Prevention National Center for Health Statistics National Vital Statistics System. *Natl Vital Stat Rep* 2009;58:1-14. PMID: 20121003.

(范永娟 译)

第59章 更年期与绝经期

Lauren Nathan, MD

诊断要点

- 自然绝经诊断为无明显病因闭经12个月。
- 平均年龄51岁。
- 雌二醇<20pg/mL和尿促卵泡素21~100mU/mL即可诊断。
- 人工绝经是指双侧附件切除术或卵巢功能消融（如化疗或放疗）后永久性闭经。
- 早绝经定义为40岁或40岁之前绝经，可为自然或人为因素所致。
- 围绝经期/绝经过渡期定义为自绝经前几年至最后一次月经后12个月发生的月经周期和激素变化。
- 合并血管舒缩症状、睡眠障碍、阴道/尿道症状。

概述

根据2010年美国人口普查，这个国家有1.55亿女性，其中4100万女性年龄≥55岁。这些女性中，大部分即将面临或已经面临最后一次月经，即绝经。在55岁女性接下来的28年里，即生命近1/3左右的时间里，她们将失去卵巢功能。因此，医师必须了解绝经相关的激素和代谢变化，即"生活改变"，以及激素治疗（HT）潜在的获益和风险。

根据国际妇产科联盟定义，更年期指女性从生殖期到非生殖期的老龄化过程。这个过程表现为"更年期症状"，更严重者为"更年期综合征"。围绝经期或绝经过渡期是更年期中的绝经前期，月经周期可出现不规则，可能出现其他更年期症状或疾病。绝经是指最后一次月经。绝经后期是指绝经后阶段。

为了制订生殖衰老更完善的系统理论，2001年建立了生殖衰老研讨会（STRAW），并在接下来的10年里建立另一个研讨会"STRAW+10"。研讨会的具体目标是：①制订一个实用的生殖衰老分期系统；②修订术语；③确定知识空白，通过研究加以解决。STRAW+10还增加了使用内分泌参数的更多支持标准[尿促卵泡素（FSH）、抗苗勒管激素（AMH）、抑制素B和窦卵泡数（AMC）]。根据STRAW+10，生殖衰老分为7个阶段（-5至+2），-5指初潮，+2是指绝经。这个分期系统并不适用于子宫切除术或子宫内膜去除术者、长期月经不规则如多囊卵巢综合征（PCO）患者或慢性疾病和接受化疗者。STRAW+10也不适用于其他一些慢性疾病者，如艾滋病，但需要进一步研究，以更好地了解其卵巢功能随时间而出现的变化。

绝经过渡期或围绝经期分为2个阶段，早期（-2）和晚期（-1），涵盖了较广的年龄范围。这两个阶段中，月经周期长短变化很大，二者的共同特点是在早卵泡期FSH升高。在-2阶段，月经周期仍然规律，但月经周期长短变化7天或以上（如周期变为24天，而不是31天）。FSH升高，但水平是可变的。AMH、抑制素B和AMC都较低。月经持续时间是可变的。

−1阶段（晚期绝经过渡期）的特征为闭经时间≥60天，月经周期变化较大。在此阶段，FSH>25IU/L，AMH、抑制素B和AMC均很低。许多女性在此阶段开始出现血管舒缩症状和睡眠障碍等症状，持续时间通常为1~3年。早期绝经后期（阶段+1）被分成+1a、+1b和+1c期，包括末次月经前6年。+1a开始于12个月，标志着绝经过渡期或"围绝经期"结束。阶段+1中，FSH持续升高，而AMH、抑制素B和AMC进一步下降，非常低。晚期绝经后期（阶段+2）开始于末次月经周期后6年，直到死亡。

Harlow SD, Gass M, Hall JE, et al. Executive Summary of the Stages of Reproductive Aging Workshop + 10: Addressing the Unfinished Agenda of Staging Reproductive Aging. *J Clin Endocrinol Metab*, 2012;97:1159–1168. PMID: 22344196.

U.S. Census Bureau. Age and Sex Composition: 2010. www.census.govprod/cen2010

发病机制

围绝经状态

成熟的生殖特点是规律的月经和月经周期时长缓慢下降。15岁平均月经周期长度为35天，25岁为30天，35岁为28天。这种减少是因为卵泡期缩短，而黄体期长度保持不变。研究检测45岁以后月经规律女性的卵巢功能变化（图59-1）。由于卵泡期缩短，平均周期长度比年轻妇女显著缩短。黄体期长度相似，黄体酮水平与那些较年轻妇女相似。在月经周期中，包括卵泡成熟期、排卵期高峰、黄体期，雌激素水平较年轻女性降低。FSH浓度在早卵泡期显著升高，在卵泡成熟过程中，随着雌激素增加而降低。FSH水平在排卵期出现峰值，且黄体期水平较年轻女性高，黄体中期开始降低。促黄体生成素（LH）浓度与那些年轻女性无差别。早期FSH升高的机制可能与抑制素有关。抑制素是颗粒细胞合成和分泌的一种多肽激素，负反馈调节垂体FSH。随着卵母细胞数目减少，抑制素水平下降，从而导致FSH水平升高。

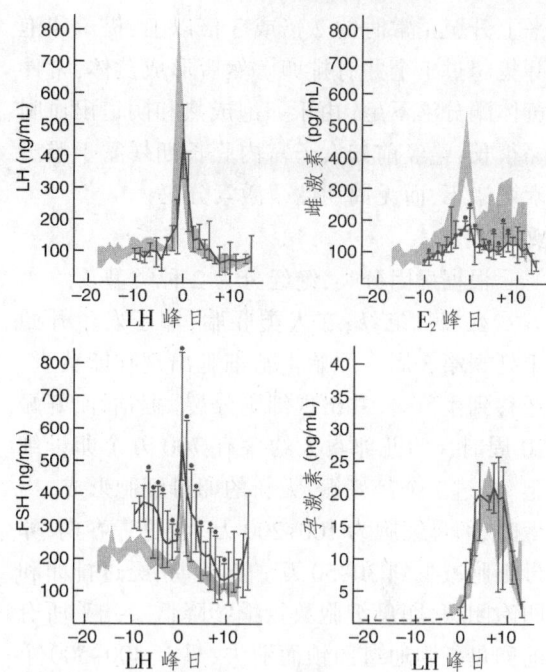

图59-1 有规律月经周期的45岁以上女性LH、FSH、雌二醇（E_2）和黄体酮均值和范围。阴影面积表示年轻女性月经周期中的均值（±2SEM）。(Reproduced, with permission, from Sherman BM, Korenman SG. Hormonal characteristics of the human menstrual cycle throughout reproductive life. *J Clin Invest* 1975;55:699.)

从规律的月经周期到永久性闭经，其间经过了一个月经不规则的过渡阶段。这个过渡期持续时间个体间差别很大。早期经历一些相对较短时间的停经，而后期通常表现为月经不规则，月经间隔时间或长或短，周期时长变化也较大。

过渡阶段激素特征有特殊意义和重要性，绝经前女性阴道不规则出血代表卵泡发育不规则，伴或不伴排卵。卵巢中剩余卵泡分泌激素的潜力减弱且变化较大。月经前有时有一个卵泡发育成熟，能分泌有限的E_2和黄体酮。E_2水平经历了上升和下降后出现阴道出血，无明显孕激素水平升高，像无排卵月经一样。

研究显示，过渡阶段月经不规则，雌激素水平并未出现明显缺乏。在绝经过渡期，高水平FSH刺激残留卵泡分泌雌激素。有时，E_2水平上升至正常时的2倍或3倍以上,提示卵泡募集超过1个并有排卵。然后形成黄体,常伴黄体酮分泌不足。由于卵泡成熟和阴道出血间隔很长,绝经前妇女子宫内膜长期暴露于雌激素刺激下,而无周期性孕激素分泌。

更年期状态

根据病因分类,绝经分为2种类型。

生理性绝经:在人类胚胎,卵子发生开始于妊娠第3周。原始生殖细胞出现在卵黄囊,迁移到生殖嵴,并出现细胞分裂。据估计,妊娠20周时,胎儿卵巢大约含有700万个卵母细胞。经过7个月妊娠,无新的卵母细胞形成。出生时,卵母细胞为100~200万。经过青春期,卵母细胞减少到30~50万。育龄期,经过排卵和卵泡闭锁,卵母细胞数量继续降低。几乎所有的卵母细胞通过闭锁而消失,只有400~500个卵母细胞发生排卵。卵母细胞闭锁的机制尚不明确,动物研究表明,雌激素预防卵泡闭锁,而雄激素促进闭锁发生。

女性绝经主要经历2个过程。首先,对促性腺激素敏感的卵母细胞从卵巢消失,第二,剩余卵母细胞对促性腺激素无反应。绝经后,卵巢详细的组织学检查可发现孤立的卵母细胞。有些卵母细胞表现为有限程度的发展,但在大量内源性促性腺激素刺激下,多数卵母细胞未出现进一步生长发育。

美国女性平均绝经年龄是50~51岁。月经初潮年龄和绝经年龄之间无显著关系。婚姻、生育、身高、体重以及长期使用口服避孕药并不影响绝经年龄,但吸烟与提前绝经有关。

40岁前自然绝经称为过早绝经或卵巢早衰。据统计,美国卵巢早衰发生率约为0.9%。停经和围绝经期症状可能出现在初潮后数年,卵巢早衰原因尚不清楚。

一些疾病,尤其是严重感染或生殖道肿瘤严重破坏卵巢滤泡结构,从而造成绝经。过度暴露于电离辐射、化疗药物(特别是烷化剂)、降低卵巢血供的外科手术以及相关内分泌或染色体异常都可能造成卵巢早衰。

人工绝经:手术切除卵巢或放射治疗所导致的永久性卵巢功能丧失称为人工绝经。放射损伤卵巢功能目前较少见。人工绝经是子宫内膜异位症的一种治疗方式,也可用于治疗雌激素敏感的乳腺癌和子宫内膜癌。但人工绝经更多见于治疗腹腔内疾病所产生的副作用(如绝经前妇女因卵巢感染或肿瘤而行卵巢切除)。因腹腔或盆腔疾病而行开腹手术(如子宫平滑肌瘤行子宫切除术)时,为预防卵巢癌而行双卵巢切除术。对于遗传性卵巢癌易患女性,可行择期腹腔镜手术切除卵巢。

绝经相关激素代谢变化

绝经后,由于卵巢卵泡发育停止,雄激素、雌激素、孕激素和促性腺激素分泌发生了显著变化(图59-2)。

雄激素:在生育期,卵巢雄激素主要是雄烯二酮,是发育卵泡的主要分泌产物之一。在绝经后女性,循环中的雄烯二酮水平下降为年轻女性的50%左右,提示卵泡活性降低。在末

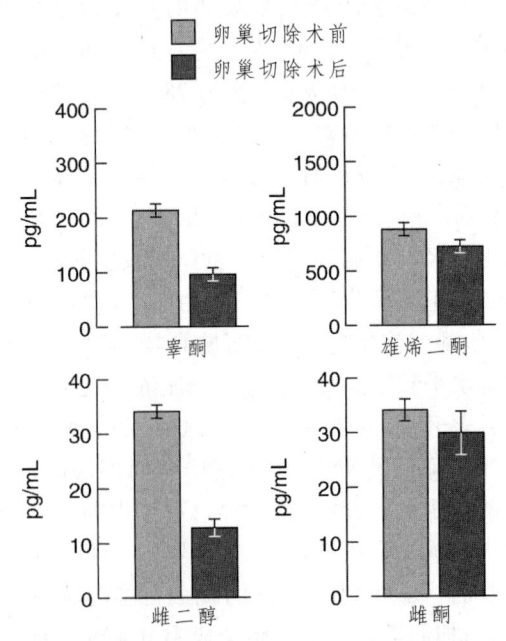

图59-2 16位绝经后子宫内膜癌女性卵巢切除术前和术后血清雄激素和雌激素水平。(Reproduced, with permission, from Judd HL. Hormonal dynamics associated with the menopause. *Clin Obstet Gynecol* 1976; 1:775.)

次月经后的1年中，这种激素水平趋于稳定。老年女性体内雄烯二酮水平具有昼夜变化特点，峰浓度在上午8点和中午12点之间，最低水平在下午3点到凌晨4点之间，这种节律性变化反映肾上腺活动水平。绝经前雄烯二酮清除率与绝经后相似，因此，循环中该激素水平变化主要反映合成水平改变。在老年女性，雄烯二酮平均合成率约为1.5mg/24h，约为绝经前妇女的50%。循环中雄烯二酮主要来源于肾上腺，而绝经后卵巢能够继续分泌雄烯二酮，分泌量约占总量的20%。

绝经后女性体内睾酮水平较绝经前未行卵巢切除术的女性略低，但明显高于卵巢切除后的年轻女性。体内睾酮水平也有显著昼夜变化，最高水平发生在上午8点，最低水平发生在下午4点。绝经前与绝经后睾酮清除率无明显差异。因此，老年女性体内睾酮合成率约为150μg/24h，比年轻女性仅降低1/3左右。

循环中睾酮来源比雄烯二酮更复杂。绝经后女性行卵巢切除术后体内睾酮水平降低近60%。卵巢切除前后雄激素代谢清除率无改变，因此，循环中睾酮水平变化反映了体内合成水平改变。循环中约15%的雄烯二酮转化为睾酮。卵巢切除后，体内雄烯二酮水平轻度降低引起的睾酮水平减少只占总睾酮水平降低的一小部分。因此，睾酮水平降低的其余部分代表卵巢直接分泌量减少。绝经后，直接由卵巢分泌的睾酮水平较绝经前高。绝经后女性卵巢睾酮水平较外周静脉睾酮水平高。这种增加高于绝经前女性，支持绝经后卵巢较绝经前直接分泌更多睾酮的假设。大多数绝经后女性卵巢中存在门细胞和黄素基质细胞（卵泡膜细胞增殖），绝经前这些细胞能产生睾酮，而绝经后这些细胞也有相同作用。

绝经后卵巢睾酮分泌增加，其可能机制为绝经后卵巢性腺仍能产生雄激素，在大量内源性促性腺激素作用下，卵巢分泌睾酮增加，或者认为睾酮增加是由于卵巢分泌雌激素降低所致。卵巢雄激素分泌增加，再加上雌激素水平降低、性激素结合球蛋白(SHBG)减少，可部分解释老年女性性征消失、多毛症状，甚至偶见男性化表现。

随着年龄增长，肾上腺雄激素脱氢表雄酮(DHEA)和脱氢表雄酮硫酸盐(DHEAS)水平分别降低60%和80%。尚未确定这与绝经有关，还是与衰老有关。DHEA水平也有明显昼夜变化规律。DHEAS是否有类似节律变化尚不清楚。年轻女性这两种雄激素主要来源于肾上腺，卵巢分泌量<15%。因此，DHEA和DHEAS水平降低反映肾上腺雄激素分泌改变，这种现象称为"肾上腺绝经"，该机制尚不清楚。

绝经前女性，血浆雄烯二酮水平约为1.5ng/mL，睾酮约为0.3ng/mL。上午8点取血，平均DHEA和DHEAS水平分别为4ng/mL和1600ng/mL。

绝经后女性，血浆雄烯二酮水平平均减少50%，约为0.6ng/mL，睾酮浓度只略微降低（约0.25ng/mL）。60~70岁女性，血浆DHEA和DHEAS平均水平分别下降到1.8ng/mL和300ng/mL。

雌激素：临床证据显示，女性绝经后内源性雌激素水平显著降低。评估循环中雌激素水平，E_2降低最为显著。其浓度比年轻女性月经周期的任何阶段均低，与卵巢切除后绝经前女性相似。雌激素水平降低发生在末次月经后长达1年的时间。绝经后体内E_2水平无明显昼夜节律变化。E_2代谢清除率降低30%，平均合成率是12μg/24h。

学者们对老年女性体内E_2来源进行研究，由卵巢直接分泌者非常少，肾上腺成为雌激素的主要来源。研究显示，肾上腺静脉E_2浓度并不支持肾上腺直接分泌是体内雌激素的主要来源。虽然雌酮和睾酮在外周组织均转化为雌激素，但老年女性体内E_2主要由雌酮转化而来。

绝经后体内雌酮水平下降，与月经周期卵泡早期水平相似。循环中雌酮水平均有昼夜变化规律，早上出现高峰，在下午或傍晚出现最低点。这种变化不如雄激素突出。绝经后女性雌酮清除率降低20%,平均合成率约为55μg/24h。

肾上腺是雌酮的主要来源,直接由肾上腺或卵巢分泌量极少。大多数雌酮由外周雄烯二酮芳香化转化而来。绝经后女性平均转化率是排卵期女性的2倍。雄烯二酮芳香化可发生在脂肪、肌肉、肝脏、骨髓、脑、成纤维细胞和发根。其他组织中也可发生这种转化,但尚未进行研究。不同细胞类型转化所占比例尚未确定,但脂肪细胞和肌肉仅占30%~40%。转换水平与体重相关,肥胖女性比消瘦女性具有更高的转换率和循环雌激素水平。

正常月经周期中,平均血浆 E_2 浓度波动在50~350pg/mL,雌酮波动在30~110pg/mL。绝经后女性平均 E_2 水平约为12pg/mL,范围在5~25pg/mL,平均雌酮水平约为30pg/mL,范围在20~70pg/mL。在正常年轻妇女,E_2 水平与绝经后女性不重叠。E_2 水平低于21pg/mL即可诊断为绝经,因为雌激素水平下降是卵巢功能丧失的最后一个激素变化。年轻和年长女性体内雌酮水平有很大重叠,因此测量这种雌激素对患者卵巢功能评估帮助不大。

孕激素:年轻女性孕激素的主要来源是排卵后卵巢黄体。卵泡期黄体酮水平低,排卵后黄体酮水平大幅上升,反映了黄体分泌活动。绝经后女性体内孕激素水平只有年轻女性卵泡期浓度的30%,因为绝经后卵巢不含功能性卵泡,不会发生排卵,孕激素水平很低。老年女性体内少量孕激素是由肾上腺分泌的,因为地塞米松能抑制其水平,促肾上腺皮质激素(ACTH)能增加其水平,而人绒毛膜促性腺激素(hCG)无任何作用。

在年轻女性,卵泡期平均黄体酮水平约为0.4ng/mL,范围为0.2~0.7ng/mL。黄体期孕激素水平上升和下降反映黄体功能,平均水平约为11ng/mL,范围为3~21ng/mL。绝经后女性平均孕激素水平是0.17ng/mL。迄今为止,对绝经后女性进行孕激素水平测量尚无特定的临床应用与价值。

促性腺激素:进入更年期,LH和FSH水平大幅上升,FSH水平通常比LH高。人们认为这是因为FSH从循环清除较慢。究其原因,循环中促性腺激素增加是由于缺乏卵巢类固醇激素及抑制素对促性腺激素释放的负反馈作用及抑制作用。年轻女性促性腺激素水平并不稳定,表现出随机波动性,这些波动反映了垂体脉动式分泌。中老年女性这些脉冲间隔为1~2小时,类似于绝经前女性卵泡期频率。虽然频率相似,但其幅度要大得多。幅度增加是继发于下丘脑促性腺激素释放激素(GnRH)水平增加和因雌激素水平降低导致垂体对GnRH反应性增强。恒河猴研究显示,GnRH脉冲式释放受下丘脑弓状核控制。外周循环促性腺激素大脉冲式波动是绝经后女性保持高水平促性腺激素的原因。

生育期FSH和LH波动范围为4~30mU/mL,排卵前激增,超过50mU/mL和100 mU/mL。绝经后二者水平超过100mU/mL,FSH上升更早、更高。

当绝经诊断不确定时,测量血浆FSH、LH和雌二醇水平有助于诊断。这也适用于子宫切除而卵巢未切除的女性。血浆 E_2 水平<20pg/mL、FSH和LH水平升高,考虑卵巢功能停止。在实践中,无需测量LH。

与绝经有关的机体变化

生殖道:雌激素是女性生殖道的主要生长因子,因此所有生殖器官都有显著变化。大多数绝经期女性经历不同程度的阴道上皮萎缩性改变。阴道皱襞逐步扁平化,上皮变薄会导致萎缩性阴道炎(见萎缩性阴道炎)。

子宫颈也会发生萎缩性变化。宫颈萎缩,管腔变窄,宫颈黏液分泌减少,导致阴道过度干燥,以致性交困难。

子宫萎缩包括子宫内膜和子宫肌层萎缩。这对患有子宫肌瘤的更年期女性是有益的,子宫肌瘤缩小和症状消失常使患者避免手术治疗。这同样适用于子宫腺肌症和子宫内膜异位症,往往在绝经后症状消失。可触及、有症状的子宫内膜异位症通常变小、症状减轻。随着卵泡活动停止，激素对子宫内膜刺激作用消失。子宫内膜活检可以发现子宫内膜从严重萎缩到适度增生。绝经后出血可能发现任何病理类型。子宫内膜组织学显示腺体增生（伴或不伴子宫出血）是内源性或外源性雌激素刺激作用的结果（如雄激素转化率增加）。

绝经后输卵管和卵巢也较之前萎缩，但不会产生症状。卵巢体积缩小，使之难以在盆腔检查时触及。如果绝经后女性可触及卵巢，则考虑有卵巢肿瘤存在的可能性。

由于雌激素水平下降，生殖器官支持结构张力降低。绝经后雌激素缺乏与进行性盆腔脏器脱垂有关。

泌尿道：雌激素对维持膀胱和尿道上皮细胞功能具有重要作用。雌激素显著缺乏使这些器官产生类似阴道上皮萎缩的变化，引起萎缩性膀胱炎，表现为尿急、尿频、尿失禁和排尿困难。雌激素缺乏也可发生反复发作性尿路感染。尿道张力丧失、上皮细胞变薄、弧度改变、尿道肉阜形成从而产生排尿困难，尿道压痛，偶尔形成血尿。有症状者外用阴道雌激素制剂可进行治疗（见雌激素治疗）。

乳腺：绝经后乳房萎缩使一些女性出现心理痛苦。对于那些周期性乳房疼痛和囊肿形成者，绝经后这些症状会消失，这对她们是一个很大的安慰。

Erickson GF. Normal ovarian function. *Clin Obstet Gynecol* 1978;21:31–52. PMID: 343955.

Judd HL. Hormonal dynamics associated with the menopause. *Clin Obstet Gynecol* 1976;19:775–788. PMID: 791558.

Judd HL, Judd GE, Lucas WE, Yen SS. Endocrine function of the postmenopausal ovary: concentrations of androgens and estrogens in ovarian and peripheral vein blood. *J Clin Endocrinol Metab* 1974;39:1020–1024. PMID: 4430702.

Judd HL, Shamonki IM, Frumar AM, Lagasse LD. Origin of serum estradiol in postmenopausal women. *Obstet Gynecol* 1982;59:680–686. PMID: 7078905.

Judd HL, Davidson BJ, Frumar AM, Shamonki IM, Lagasse LD, Ballon SC. Serum androgens and estrogens in postmenopausal women with and without endometrial cancer. *Am J Obstet Gynecol* 1980;136:859–871. PMID: 7361834.

预防绝经

没什么能阻止生理性绝经（即卵巢功能不能无限期延长），也没什么可以推迟其发病或延缓其进展。但人工绝经通常可以预防。当以放射治疗腹腔内疾病时，卵巢功能破坏往往无法避免。在这种情况下，如果手术与放疗对疾病治疗具有相同效果，则应优先手术治疗，以保护卵巢功能。

选择性开腹或腹腔镜卵巢切除术用来预防卵巢癌，但副作用是人工绝经。这种治疗方式越来越多地用于遗传易感性乳腺癌和卵巢癌患者。对低风险女性进行这样的治疗仍然是有争议的。

与绝经相关的临床问题

萎缩性阴道炎

发病机制：由于绝经后上皮变薄，毛细血管床表现为弥漫性或片状发红。表面毛细血管破裂产生不规则散在淤斑和褐色分泌物，需引起注意。阴道上皮进一步萎缩，毛细血管床逐渐稀疏，使充血上皮变得平滑、有光泽、苍白。上皮缺乏糖原，乳酸生产减少，阴道pH值增加到5.0~7.0，这与乳酸杆菌消失有关。早在这个过程中，局部细菌入侵可引起阴道瘙痒和白带、阴道灼热、疼痛、性交痛以及稀水样或血性分泌物。检查或性交产生的轻微创伤会导致轻微阴道出血。萎缩性阴道炎还会产生一系列泌尿道症状，包括尿频、尿急、尿痛及急迫性尿失禁。

诊断：现在尚无特定检查可以量化萎缩程度。因此，临床确诊一般是根据患者症状及检查表现。阴道细胞学用来协助诊断萎缩性阴道炎。阴道涂片显示阴道脱落上皮细胞成熟程度，是雌激素活性的指标。以下是最常用的评估分泌物的方法：成熟指数，包括3种鳞状细胞-副基底层细胞、中间细胞和表层细胞分类计数，按照该顺序，以百分比表示（如10/85/

5);副基底层细胞比例较大反映萎缩程度大。角化计数是角化前和角化细胞计数占总鳞状上皮细胞比例,这实际上是一个简化的成熟指数,因为这一比例与表层细胞比例基本相同。

脱落阴道上皮细胞的评估不仅受雌激素活性水平影响,也与其他激素(特别是黄体酮和睾酮)、局部阴道炎症、局部用药、阴道出血、是否有生殖器肿瘤、阴道采样位置以及终末器官(上皮)对雌激素反应性等有关。因此,循环中雌激素水平相同的女性脱落细胞学图像可能有很大不同。

由于细胞学表现有巨大差异性,学者们对绝经后妇女在临床管理中使用阴道涂片做出以下结论:①涂片只能粗略衡量雌激素状况,有时可能产生严重误导;②阴道涂片不能预测某个女性是否具有绝经症状和体征;③涂片不能作为类固醇补充疗法唯一的指导指标,临床症状和体征更为可靠。

治疗:可使用水溶性润滑剂和(或)局部阴道雌激素治疗萎缩性阴道炎,常见为乳膏剂、片剂或 E_2 释放环(见雌激素治疗)。全身性雌激素治疗萎缩性阴道炎有效,但当雌激素单独用于治疗外阴阴道萎缩时,首选阴道制剂。

潮热

概述:潮热是更年期最常见的典型症状,表现为发作性潮红和出汗,称为潮热或出汗。75%的生理性绝经或双侧卵巢切除者表现为该症状。那些有潮热症状的女性,82%症状持续超过1年,25%~50%症状超过5年。大多数女性开始表现为头部受压感,像头痛一样。程度逐渐加重,直到潮热症状出现。也可能伴有心悸。潮热特点为面部、颈部和胸部发热或烧灼感,紧接着出汗并遍布全身,以头部、颈部、上胸部和背部尤为突出。虚弱、疲劳、头晕、眩晕等症状少见。持续时间从瞬间到10分钟,平均4分钟。频率变化从每小时1~2次至每周1~2次。严重潮热者发作频率平均为54分钟。

研究者总结了潮热相关的生理变化,指出这些症状是由皮肤血管舒张、排汗、核心温度降低以及脉率升高所致。心电图数据波动反映了皮肤电导变化,心脏节律和血压无明显变化。

患者对症状的意识与机体生理变化并不同步。皮肤血管舒张后大约1分钟女性才能感觉到症状发作,感觉不适的平均时间为4分钟,而机体生理变化会持续更长时间。

发病机制:潮热的确切机制还不清楚,但生理和行为数据表明是由中枢体温调节功能缺陷引起的。观察得出如下结论:①潮热相关联的2个主要生理变化为出汗和皮肤血管舒张以及由不同的外周交感神经调节。交感胆碱能纤维可刺激汗腺,而皮肤血管舒张受 α-肾上腺素能纤维控制。外周因素不可能同时导致汗腺胆碱能纤维兴奋及皮肤血管 α-肾上腺素能阻滞,这2个基本功能均是由降低中心温度的体温调节中枢控制的。②潮热过程中,皮肤血管扩张以及排汗引起中心温度降低。如果潮热是外周因素引起的,那么人体调节机制预期会防止中心温度降低。③还有与潮热有关行为的改变。患者感到热,从而靠近打开的门窗通风或通过其他方式降温。在中心温度稳定或降低的女性中,可观察到这种行为。

大多数研究者认为,身体核心温度保持在中枢体温调定点附近,由中枢体温调节中心,特别是由延髓下丘脑调节中心控制。这个中枢体温调定点类似于一个恒温装置。体温调定点范围变窄导致比正常范围小的体温增加,能够激活降温反应,以致出现潮热。激活生理和行为两种降温机制,从而使核心温度降低到新的体温调定点,导致中心温度下降。

卵巢功能自然停止或卵巢切除术后出现潮热,推测其作用机制与卵巢雌激素撤退引起的内分泌变化有关。低雌激素水平本身并不能触发潮热,青春期前的儿童和性腺发育不良的患者也有雌激素水平低下,但并没有潮热。性腺发育不良者给予雌激素替代治疗,然后撤退雌激素,此时会有潮热症状发生。如此看来,雌激素必须存在,撤退后会引起潮热。

中枢神经系统(CNS)去甲肾上腺素(NE)和血清素浓度变化在潮热发展中起重要作用。动物和人的研究表明,NE在潮热病因中起重要作用。NE水平增加与体温调定点适温区变窄相关,并且潮热过后血浆NE代谢物水平增加。此外,药物改变中枢去甲肾上腺素活性[如可乐定、血清素和去甲肾上腺素再摄取抑制剂(SNRI)],从而减少血管舒缩症状的严重程度和(或)发作频率。

研究表明,血清素在血管舒缩症状发展中具有一定作用。血清素在体温调节中具有重要作用。温度刺激后,血清素受体刺激增加,从而导致热潮红的感觉。此外,已证实血清素水平与绝经后妇女血管舒缩症状的严重程度有关。选择性血清素再摄取抑制剂(SSRI)类药物已证明对绝经后女性血管舒缩症状有效。

已经证明,潮热发生与LH脉冲式释放之间具有紧密时序关联性。垂体切除后女性可发生潮热,表明LH不是直接造成潮热的原因。潮热可以发生在GnRH释放或合成缺陷(卡尔曼综合征)的女性中,表明GnRH本身不参与潮热机制。下丘脑性闭经和低雌激素血症者无潮热症状,这些女性体内神经递质或神经化学物质在传递到GnRH神经元过程中有缺陷。特别是过度的内源性阿片和多巴胺传递到GnRH神经元,长期压制GnRH释放,进而导致下丘脑性闭经。这些女性无潮热表现,提示继发于性腺功能低下的神经递质或神经化学物质向GnRH神经元传递模式改变可导致潮热。

潮热对很多医师来说较麻烦,患者常抱怨夜间盗汗和失眠。潮热和夜间觉醒密切相关。女性频繁潮热会引起觉醒,导致深睡眠障碍,进而引起认知(记忆)和情感(焦虑)障碍。

治疗：雌激素是用来缓解潮热的主要药物。雌激素能同时改善症状和生理变化,还能在一定程度上减轻睡眠障碍。雌激素给药能提高绝经后妇女下丘脑阿片类活性,从而减轻潮热症状。

孕激素也能够阻止潮热并作为不能采取雌激素治疗患者的替代疗法。然而,由于孕激素治疗与乳腺癌患病风险增加有关,因此对乳腺疾病患者,孕激素不是理想的替代治疗。可乐定是中枢作用的α受体激动剂,比安慰剂有效,但具有副作用。最近,一些SSRI和SNRI证明治疗潮热有效,虽然其副作用限制了应用,但该药却是不能服用雌激素者的首选替代疗法之一。一些SSRI也可通过细胞色素P450氧化酶系统成员之一CYP2D6的作用影响他莫昔芬转化为活性代谢物。SSRI类药物,如帕罗西汀和氟西汀与使用他莫昔芬者乳腺癌复发和(或)死亡率增加有关。因此,在没有进一步研究的情况下,必须谨慎使用SSRI类药物,特别是对接受他莫昔芬者,使用帕罗西汀和氟西汀时应慎重。黑升麻有适度减轻潮热的作用,但仍有潜在地刺激乳腺和子宫组织的作用。根据一些研究,加巴喷丁与雌激素作用相当,可使潮热症状缓解50%~80%。镇静是其主要副作用,限制了其在很多女性中的应用。对于因血管舒缩症状导致夜间觉醒者,夜间使用小剂量加巴喷丁有效。替勃龙是一种合成类固醇,具有雌激素、孕激素和雄激素特性,能缓解更年期症状并保持骨密度,在其他一些国家已经使用。但对乳腺癌和子宫内膜癌的长期安全性仍有争议。其作用机制提示不太可能增加乳腺癌风险。然而,百万妇女研究报道,使用替勃龙者与对照组相比,乳腺癌风险增加。此外,在一项随机临床试验中,乳腺癌患者使用替勃龙缓解血管舒缩症状,与乳腺癌复发风险增加相关。替勃龙对子宫内膜的作用机制表明不太可能导致子宫内膜增生,一些研究表明,阴道出血发生率低,且组织学上无子宫内膜增生。然而百万妇女研究显示,子宫内膜癌发生率增加。因此,需要进一步研究,确定替勃龙是否可长期使用而不增加乳腺癌和子宫内膜癌的风险。替勃龙改善心血管疾病风险的作用尚未确定。然而一项研究评估替勃龙对心肌血流量的作用,显示替勃龙可以增加缺血性心脏病患者的心肌血流量。维生素 E 和维生素 K、矿物质补充剂以及植物雌激素均可用来治疗围绝经期症状，但尚未证实有效。许多女性更倾向于生物同质性激素(BHT)，并期望是安全的，且具有同等疗效。该术语可用于描述不同制剂，因此在患者或参与者中使用不一致。对于一些人来说，这个词指那些在化学上等同于由人类合成激素，包括经过充分检测的美国 FDA 批准的配方。对于其他大多数人来说，这个术语指定制的激素配方，具有不同剂量的雌孕激素和给药途径。这些作为品牌名称的复合制剂不受同一监管审批，因此安全性、有效性和一致性并不安全。这些复合制剂的费用可能更大，因为其往往不在第三方付款范围内。美国 FDA 宣布，BHT 制剂能避免 FDA 批准的治疗风险以及这些药物能减轻大病风险，如心脏疾病、中风或乳腺癌并没有可靠的科学证据支持。他们还指出，雌三醇在这些制剂中的安全性和疗效尚未得到证实。因此，没有一个研究性新药授权的话，不能在这些配方中掺入雌三醇。根据 2010 年北美绝经学会立场声明："BHT 处方应包括一个与监管机构批准的产品一致的患者药品说明书。任何特定处方若不存在功效和安全性数据，市售 HT 制品广义效益—风险比数据应同样适用于 BHT"。

骨质疏松症

概述：骨质疏松症是一种全身性骨骼疾病，其特征为低骨量和骨组织微结构退化，因此骨骼脆性增加，骨折风险也随之增加。随着人类衰老，骨质逐渐流失，这种流失在女性卵巢功能衰退后加速。人在 25~30 岁时骨量达峰值，此后骨质开始流失，女性绝经期加速，然后再次放缓，以每年 1%~2% 的速度直到老年(图59-3)。女性可能会在绝经后 5~7 年里失去 20% 的骨量。

据估计，美国有 1000 万 50 岁及以上老年人患有骨质疏松症，其中 80% 是女性。美国 50 岁及以上老年人中，约有 3400 万人骨量低，患骨质疏松症的风险增加。骨质疏松症在那些早期行卵巢切除、卵巢早衰和性腺发育不良者中最严重。骨质疏松症最常见于白人，其次是亚裔、西班牙裔和非裔美国人。

骨质流失产生的症状轻微，但会导致骨骼强度降低。因此，骨质疏松的骨骼更容易骨折。骨折最常见的部位是椎体、股骨近端和远端前臂/手腕。从国家骨质疏松基金会最新数据显示，骨质疏松症每年导致 150 多万骨折。由于人口老龄化，预计骨质疏松发病率增加，到 2020 年，1/2 美国人预计会有髋关节骨质疏松症的风险。大约 1/2 的年龄大于 50 岁的女性将在她余生中发生由骨质疏松症导致的骨折。女性髋部骨折发病率是男性的 2~3 倍。受伤后髋骨骨折相关的死亡率在 12 个月内为 10%~20%。15%~25% 的幸存者永久性残废。美国在骨质疏松症相关性骨折上每年花费总额超过 170 亿美元。根据外科医师估计，到 2040 年，这些花费可能会增加 1 倍或 2 倍。

风险因素包括生活方式(如咖啡因摄入量增加、吸烟、过量饮酒、缺乏运动、低钙摄入)、

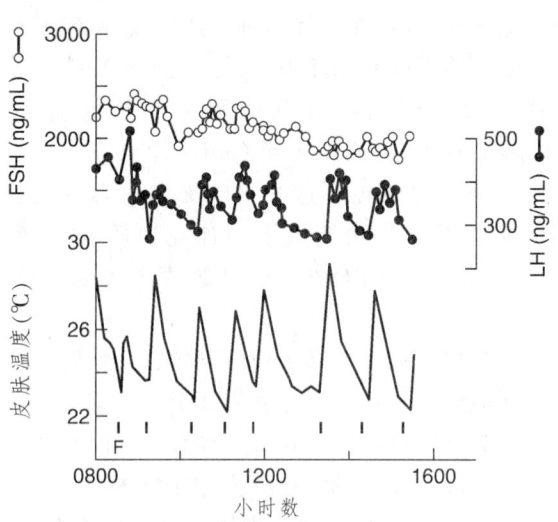

图 59-3　30~50 岁绝经前后女性连续测量所得掌骨皮质厚度变化。绝经后女性出现骨质丢失。(Reproduced, with permission, from Nordin BEC, et al. Postmenopausal osteopenia and osteoporosis. *Front Horm Res* 1975; 3:131.)

激素因素（绝经引起的雌激素缺乏、饮食失调）、遗传因素（如家族史、囊性纤维化、Ehlers Danlos 综合征）、内分泌疾病（甲状旁腺功能亢进、肾上腺皮质功能减退、甲状腺功能亢进）、医学综合征（如狼疮、吸收不良综合征、淋巴瘤）、药物使用（如皮质类固醇、化疗、过量甲状腺补充剂）、维生素 D 缺乏、身体消瘦以及高龄。

发病机制：过度骨吸收、骨形成减少、骨峰值低或 3 个因素综合导致骨质流失。骨重建是许多因素共同作用，包括全身激素、局部细胞因子、前列腺素和局部生长因子调节。全身激素中性激素、甲状旁腺激素、糖皮质激素、甲状腺素和生长激素/胰岛素样生长因子发挥作用。

卵巢雌激素和绝经后使用雌激素具有对抗骨质疏松症的作用。雌激素调节骨重塑的确切机制尚不完全清楚，可能通过细胞因子和生长因子的作用，如转化生长因子-β、肿瘤坏死因子-α（TNF-α）调节破骨细胞和成骨细胞功能。雌激素可能会降低破骨细胞的侵蚀作用。

骨髓巨噬细胞源性白细胞介素-1（IL-1）和 TNF-α 刺激骨吸收，并且能抑制骨形成。有证据表明，其受雌激素调节，在绝经或卵巢切除术后，骨内 IL-1 活性立刻增加。此外，动物模型研究表明，卵巢切除后抑制 IL-1 和 TNF-α 能减少骨流失。IL-6 和前列腺素，特别是前列腺素 E_2，也参与骨重建，并受性激素调节。如胰岛素样生长因子和成纤维细胞生长因子等其他因素也可能在骨质疏松症发病中起一定作用，并受性激素调节。

雄激素在骨重塑中发挥一定作用，因为雄激素缺乏与骨量丢失增加有关。雄激素改变骨重塑的确切机制尚不清楚，可能与转化为雌激素有关。如果男性芳香化酶缺乏，则罹患骨质疏松症的风险增加，可能与雄激素转化为雌激素减少有关。

孕激素影响骨重塑的方式与雌激素和雄激素类似，但这些作用机制尚不十分清楚，可能通过糖皮质激素受体而发挥作用。

甲状旁腺激素（PTH）在骨重塑中也起作用。动物和人的研究显示，PTH 促进骨吸收，PTH 缺乏者抑制骨质疏松的发展。多数患骨质疏松症的女性体内 PTH 水平并未升高，骨对 PTH 灵敏度也未提高。PTH（1-34）氨基末端抑制骨吸收。

甲状腺素增加骨吸收。确切机制尚不完全清楚，可能涉及增加破骨细胞功能和改变钙代谢。

生长激素刺激骨重建，研究评估外源性生长激素对骨质疏松症的影响并不确定。最近发现参与骨重建调节的新因子：一种天然存在的蛋白质护骨素和 RANKL（核因子 κβ 配体受体激活剂），两种因子调节破骨细胞形成和骨吸收。

遗传因素也影响骨质疏松症。雌激素受体 α 和 β 的变异型在骨中表达与骨质疏松和骨折风险相关。维生素 D 受体基因和骨形态发生蛋白 2 变异可能在骨质疏松症发病中发挥一定作用。

诊断与监测：虽然在尿和血清因子预测骨质疏松症的研究上做了很多工作，最有预测价值的仍是双能 X 线骨密度仪（DXA）进行骨密度检测，结果以 g 或 g/cm^2 表示。1994 年，世界卫生组织提出了骨质疏松症的临床定义。骨密度（BMD）结果以 T 和 Z 值表示，T 值是高于或低于同性别正常年轻对照人群平均骨密度的标准偏差值（SD），Z 值是和年龄、性别均匹配的人群比较。正常骨密度定义为脊椎、髋部或前臂 T 值>-1.0 SD。骨量减少患者 T 值在-1.0 和-2.5 之间，而骨质疏松症患者 T 值低于-2.5。多数研究显示，T 减少 1SD，骨折风险增加 2~3 倍。WHO 关于 T 值标准适用于绝经后妇女，但不适于绝经前妇女，应使用其他标准（如民族或种族调整 Z 值，-2.0 表示骨密度降低）。

危险因素的评估不如骨密度测量对骨折风险预测有价值。同样，骨代谢生化指标评估对诊断骨质疏松症的诊断并无价值,但对未来骨折风险的预测具有一定提示,也可用于监测机体对抗骨吸收治疗的疗效。骨形成标志物包括血清骨特异性碱性磷酸酶和骨钙蛋白。骨吸收标志物包括血清C肽(CTX)和尿氨基末端肽(NTX)。

美国国家骨质疏松基金会已经建立了一整套测量和解释骨密度的指南。建议对以下人群进行骨密度测量:①所有年龄小于65岁且≥1个骨质疏松症危险因素(除白种人、绝经后、女性)的绝经后患者;②所有年龄≥65岁的女性,无论有无其他危险因素;③骨折的绝经后女性;④如果检测有助于诊断,则考虑治疗骨质疏松症;⑤长时间使用激素替代治疗的女性;⑥正在治疗的女性进行疗效监测;⑦考虑停药的女性。

另一种用来评估风险并指导治疗的工具是骨折风险计算法(FRAX)。该方法结合了骨密度以及其他因素,评估10年髋部骨折和主要骨质疏松部位骨折的概率。相对于脊柱低骨密度患者,对髋部低骨密度患者最有用。需要对正常髋部骨密度而脊柱低骨密度的患者特别注意,因为FRAX只结合了髋骨BMD测量,适用于绝经后妇女,不适合年轻女性。可以对10年髋部骨折概率≥3%和10年严重骨质疏松相关骨折风险≥20%的患者进行治疗。FRAX的计算方法可查询http://www.shef.ac.uk/FRAX/tool.jsp?locationValue=9。

预防和治疗:所有骨质疏松症风险或诊断为骨质疏松症的个体宜补充充足的钙质(每天至少1200mg元素钙)。美国国家骨质疏松症基金会建议补充维生素D(800~1000IU/d)。鼓励戒烟、避免过量饮酒、参与常规负重和肌肉强化运动。以下女性应重点考虑药物治疗:髋关节或脊椎骨折患者、没有危险因素而BMD指数低于-2.5的女性、骨密度T值低于-1.0且10年髋部骨折概率≥3%或10年主要骨质疏松性骨折可能性≥20%的女性。目前治疗骨质减少/骨质疏松症的药物包括:①双磷酸盐类;

②降钙素;③雌激素(具有或不具有孕激素);④甲状旁腺激素;⑤雷洛昔芬和⑥狄诺塞麦。

双磷酸盐是用于预防和治疗骨质疏松症的很好选择,是有效的抗吸收剂,通过结合到骨骼表面的羟基磷灰石晶体,进入破骨细胞,并通过减少产生氢离子和溶酶体酶而减少骨吸收。此外,其具有间接作用,能够使成骨细胞产生抑制破骨细胞的物质,增加脊柱、腕、髋部骨密度,以剂量依赖方式降低30%~50%的椎骨骨折风险。此外,能减少在骨质疏松症妇女非椎骨骨折的风险。目前有4种双磷酸盐口服药。阿仑膦酸钠是美国FDA批准的用于预防骨质疏松症(5mg/d,35mg/w)和治疗骨质疏松症的药物(10mg/d或70mg/w)。利塞膦酸钠被FDA批准用于预防和治疗绝经后骨质疏松症。推荐剂量为5mg/d或35mg/d。伊班膦酸钠已被批准用于预防和治疗绝经后骨质疏松症。给药方案为口服2.5mg/d,150mg/m,以及每3个月3mg的静脉给药方案。2.5mg/d、150mg/m口服剂量批准用于预防和治疗骨质疏松症。3mg静脉注射批准用于治疗骨质疏松症。唑来膦酸批准用于预防和治疗绝经后妇女骨质疏松症。5mg静脉滴注15分钟以上,每年一次,用于治疗或每2年一次,预防骨质疏松。双磷酸盐类药物肠道吸收差,因此这些药物应在早上进食任何食物或饮料前,以8盎司(1盎司≈28g)水送服。口服给药后至少30~60分钟不能进食。给药后30分钟,患者应保持直立。双磷酸盐类药物最常见的副作用是胃肠道反应,也可能出现关节、骨和肌肉疼痛。胃和食管溃疡、颌骨坏死等风险很少见。颌骨坏死多数情况下见于癌症患者静脉使用双磷酸盐,但某些情况下发生在绝经后骨质疏松症的治疗中。一些研究表明,食管癌患病风险增加,但另一些研究并未得出同样结论。需要进一步研究评估双磷酸盐类药物与食管癌之间是否有直接联系。最近报道,使用双磷酸盐>5年的女性股骨非典型骨折风险增加。该风险可能很小,但应与正在考虑使用此类药物或者已经长时间使用者说明。美国FDA要求双磷酸盐类药物标签应注明这种风险,并应继续密切追踪。医师和患者应意识到,非典型骨折发生前会有新发的大腿或腹股沟疼痛。

降钙素是通过抑制破骨细胞活性、抑制骨吸收的肽类激素,虽然作用低于雌激素或双磷酸盐,但对腰椎骨密度具有正面影响。鲑鱼降钙素是最有效的形式,可用于鼻内给药或皮下注射。降钙素100IU/d或隔日1次皮下注射,鼻内给药降钙素剂量为200IU/d。鼻内途径最常见的副作用是鼻炎。其他抗骨吸收治疗方法,如双磷酸盐类优于降钙素,增加骨密度的作用更大。然而,由于降钙素有镇痛作用,因此成为椎体骨折合并疼痛的首选治疗。

直到最近,雌激素仍是预防和治疗绝经后骨质疏松症的主要方式。从妇女健康倡议(WHI)试验结果表明,激素治疗的整体健康风险多于益处,不再是预防骨质疏松症的一线治疗方案。然而,预防骨质疏松症仍然是FDA批准的雌激素治疗的一个适应证,适用于使用雌激素/激素治疗绝经期症状的患者,还有不能耐受其他抗骨吸收治疗方案的患者。

观察研究显示,雌激素减少25%~50%的髋部骨折和大约50%的脊椎骨折风险,并减少其他骨折风险。每天0.3~0.625mg结合雌激素、0.5~1mg微粒化雌二醇、1.25mg哌嗪雌酮硫酸盐、0.025~0.05mg透皮E2和新的低剂量经皮E2(0.014mg)均适于预防骨质疏松症。低剂量(如0.3mg结合雌激素)没有高剂量有效,但足以预防骨质流失。为了达到最佳效果,治疗应在停经后不久开始。

甲状旁腺激素特立帕肽[(PTH(1-34)]已被FDA批准用于骨折高风险的男性和女性,包括既往骨折、具有骨折的多重风险因子和以往治疗失败的患者。尽管对骨骼有潜在不利影响,然而重组PTH间歇给药能刺激骨形成,且临床试验支持其对骨质疏松症的治疗作用。由于其成本高、需要每天注射以及可能发生骨肉瘤的风险,因此只能用于高风险患者。

选择性雌激素受体调节剂(SERM)指能够结合雌激素受体,并表现出雌激素激动剂或拮抗剂活性的非激素类物质。目前有3种SERM批准用于人体(他莫昔芬、托瑞米芬、雷洛昔芬),但雷洛昔芬是批准用于预防和治疗骨质疏松症的唯一SERM。在骨(抑制破骨细胞功能)和肝脏(降低低密度脂蛋白胆固醇)表现出雌激素激动剂特性,在乳房和子宫表现为雌激素拮抗剂特性。雷洛昔芬60mg/d,口服24个月,可使腰椎和髋部骨密度增加1%~2%。

联合疗法用于预防和(或)治疗骨质疏松症。通常使用一种二磷酸盐(如阿仑膦酸盐)和全身性雌激素。联合用药后骨密度增加,但对骨折风险的影响尚未知。

目前还提出用于骨质疏松症治疗和预防的其他疗法,一些尚未证实具有益处。孕激素可降低骨吸收的生化指标,保护骨密度。单一治疗骨质疏松症时,在维持腕骨骨密度的作用比脊柱更有效。

氟化物已在欧洲和美国运用,并且能够显著增加骨小梁,但并没有改善骨折发生率,而且在一些研究中骨折发生率增加。这可能与其不能增加骨皮质有关。氟化钠一般不推荐用于治疗骨质疏松症。

植物雌激素是植物来源的化合物,具有微弱的雌激素样作用。虽然一些动物研究显示其有效性,但对人骨折发生率并没有显著影响。

替勃龙(见潮热)可增加腰椎和股骨颈骨密度,对骨骼影响可与雌激素媲美。但如前所述,长期应用的安全性问题目前正在评估。

性功能障碍

性行为决定因素复杂且相互关联。一般认为,性功能通过3个部分调节:个人动机(也称为性欲)、内分泌能力以及社会文化信仰。随着年龄增加,性欲减退。然而性欲减少、解剖结构对性功能的限制或性行为在中老年妇女是不恰当的理念等对性欲下降的作用尚不清楚。

低雌激素状态导致内生殖器萎缩,虽然性

交疼痛是阴道萎缩最明显的症状,性功能不理想可能会导致不坦诚性交痛。外阴感觉减少(并因此减少了觉醒阶段感觉输出)、腺体分泌减少、血管充血减轻、阴道扩张降低可能不会视为绝经后女性的特定症状,但可能会影响她的看法,认为其不敏感。

生殖器萎缩是绝经后性功能障碍的原因之一,雌激素治疗有效。雌激素对性欲的具体影响一直难以确定。改善解剖结构可能使其产生积极的心理作用,并可能间接鼓励性冲动。

雄激素在女性性功能障碍治疗中的作用是一个活跃研究领域。尽管卵巢仍是绝经后数年雄激素的主要来源,但雄激素总体水平下降,导致性欲降低。而且,随机安慰剂对照试验证实,睾酮激素疗法能改善女性性功能。然而,改善性功能的作用轻微。此外,长期的安全性尚未确定。一些研究表明,使用雄激素的妇女发生乳腺癌的危险性增加。因此,其使用一直存在争议。

绝经期常见症状与体征的鉴别诊断

其他很多疾病可能引起更年期类似的症状和体征。一般情况下,观察整体临床表现有助于明确诊断。如果没有其他疾病证据,则考虑卵巢功能衰竭,但有其他疾病的显著特征而没有更年期的其他症状,则应考虑疾病而非绝经表现。

Campisi R, Camilletti J, Mele A, Erriest J, Pedroni P, Guiglioni A. Tibolone improves myocardial perfusion in post-menopausal women with ischemic heart disease: an open-label exploratory pilot study. *J Am Coll Cardiol* 2006;47:559–564. PMID: 16458136.

Dimitrakakis C, Keramopoulos D, Vourli G, Gaki V, Bredakis N, Keramopoulos A. Clinical effects of tibolone in postmenopausal women after five years of tamoxifen therapy for breast cancer. *Climacteric* 2005;8:342–351. PMID: 16390769.

Gambone J, Meldrum DR, Laufer L, Chang RJ, Lu JK, Judd HL. Further delineation of hypothalamic dysfunction responsible for menopausal hot flashes. *J Clin Endocrinol Metab* 1985;59:1097–1102. PMID: 6436285.

Kenemans P, Bundred NJ, Foidart JM, et al. Safety and efficacy of tibolone in breast cancer patients with vasomotor symptoms: A double blind, randomized, non-inferiority trial. *Lancet Oncol* 2009; 10:135–146. PMID: 19167925.

Krapf JM, Simon JA. The role of testosterone in the management of hypoactive sexual desire disorder in postmenopausal women. *Maturitas* 2009; 63:213–219. PMID: 19487090.

National Osteoporosis Foundation. *Physician's Guide To Prevention and Treatment of Osteoporosis.* Washington, DC: National Osteoporosis Foundation; 2010.

Ness RB, Albano JD, McTiernan A, Cauley JA. Influence of estrogen plus testosterone supplementation on breast cancer. *Arch Intern Med* 2009;169:41–46. PMID: 19139322.

North American Menopause Society. Estrogen and progestogen use in postmenopausal women: 2010 position statement of the North American Menopause Society. *Menopause* 2010;17: 242–255. PMID: 20154637.

Panay N, Al-Azzawi F, Bouchard C, et al. Testosterone treatment of HSDD in naturally menopausal women with the ADORE study. *Climacteric* 2010; 13:121–131. PMID: 20166859.

Rapkin AJ. Vasomotor symptoms in menopause: physiologic condition and central nervous system approaches to treatment. *Am J Obst Gynecol* 2007; 196:97–106. PMID: 17306645.

Schwenkhagen A, Studd J. Role of testosterone in the treatment of hypoactive sexual desire disorder. *Maturitas* 2009; 63:152–159. PMID: 19359109.

US Food and Drug Administration. Pharmacy Compounding/Compounding of Bio-Identical Hormone Replacement Therapies, 2009. www.fda.gov/News/Events/Testimony/ucm154031.htm

World Health Organization. Assessment of fracture risk and its application to screening for postmenopausal osteoporosis. Report of a WHO Study Group. *World Health Organ Tech Rep Ser* 1994;843:1. PMID: 7941614.

闭经

按照定义,绝经的主要症状是停止月经12个月。闭经原因很多,生理性闭经并不是唯一原因。卵巢功能停止是40~50岁女性闭经的最常见原因。年轻女性持续性闭经可能是卵巢早衰的结果,但必须与其他原因相鉴别。一些疾病的明显特征常常对正确诊断有提示作用(如极度消瘦的神经性厌食症、溢乳高泌乳素血症、多毛和肥胖的多囊卵巢)。

潮热

多种疾病可产生潮热感觉,可能误诊为更年期血管舒缩症状。值得注意的是,甲状腺功能亢进、嗜铬细胞瘤、类癌综合征、糖尿病、结核病和其他慢性感染,如果没有这些疾病,则考虑与围绝经期相关(持续时间短和特定身体分布)。此外,如果没有合并绝经相关的其他症状,则应鉴别引起潮热的其他原因。

阴道异常出血

绝经前不规则阴道出血较常见,在许多情

况下无需行诊断性检查。然而,此时可能发生一些器质性病变,对一些患者需要评估。如果女性在她40~50岁时月经周期长度增加且出血量减少,可考虑围绝经期,通常无需行子宫内膜取样。然而,如果月经周期变得更加频繁、出血增多、月经间期出血或有其他不规则出血,则应进行子宫内膜评估。通常行子宫内膜活检或刮宫术(D&C),以排除子宫内膜增生或癌症。前者的缺点在于可能因子宫内膜腔狭窄而无法取样,而后者的缺点是费用和风险较大,需要麻醉。

女性绝经后6个月因卵巢活动而出现阴道出血最少见,因此绝经后出血不正常,每发生一次就必须进行评估。唯一例外是与雌激素替代疗法有关的子宫出血。这种类型的出血可以参考其他指南(见雌激素治疗)。

绝经后阴道出血通常与器质性病变有关,可能发现子宫内膜息肉,可通过宫腔镜切除。通常在肥胖妇女可发现子宫内膜增生,可通过孕激素周期治疗或行子宫切除术。如果服用雌激素的女性发生内膜增生,则应考虑加用孕激素。如果增生与激素替代无关,对于手术风险不高或服用孕激素不可靠的患者可考虑手术治疗。如果是子宫内膜癌,则必须依据肿瘤分期和分级进行适当治疗。

外阴阴道炎

许多特异性外阴和阴道疾病(如滴虫和念珠菌)可能与雌激素缺乏性萎缩性阴道炎相混淆。其特殊的临床表现通常需要更具体的检查诊断。当瘙痒和阴道上皮或外阴皮肤变薄是唯一表现,局部使用雌激素的诊断性治疗有助于确诊外阴阴道炎。如果外阴组织变白、增厚或皲裂,必须进行活检,排除癌症的可能性。凸起或糜烂样病变也应取活检。可疑阴道或宫颈病变,需行活检以排除癌变。

背部疼痛

椎体压缩性骨质疏松所致疼痛应与胃溃疡、肾绞痛、肾盂肾炎、胰腺炎、腰椎滑脱症、急性背部拉伤或椎间盘突出相鉴别。

绝经后老年女性的常见临床症状:雌激素的争议性

冠心病(CHD)

心脏疾病影响了大约800万美国女性。每年冠心病引起的女性死亡人数超过23万人。无论男性、女性,冠心病死亡率随年龄增长而增加。年轻男性更多出现心脏疾病,女性心血管疾病的发生平均晚10年。绝经前很少有女性死于心脏疾患。绝经后女性患病风险逐渐增加,绝经后女性冠心病患病率是同年龄绝经前女性的2~3倍。这些统计说明性别和绝经在冠心病发展中的作用,提示停经后雌激素缺乏至少部分导致绝经后女性发生冠心病的风险增加。

在确定卵巢功能衰竭与心脏疾病发病率升高相关性的首次尝试来自大型流行病学研究。Framingham研究中近3000名妇女每两年检查一次,发现绝经后心脏疾病发病率增加不仅与年龄相关。在121 700名女护士健康队列研究中,去除年龄和吸烟因素后,自然绝经女性与绝经前女性相比,患病风险没有明显增加。然而,接受双侧卵巢切除术而未行雌激素替代治疗者与绝经前女性相比,风险增加(相对危险度=2.2)。

病例对照研究对早期行卵巢切除术的女性与年龄相匹配的绝经前女性冠心病或心肌梗死发病率进行比较。多数研究显示,卵巢切除后心血管疾病风险增加。所有这些研究被质疑患者的选择存在偏倚。

许多病例对照和大的队列研究也对更年期补充外源性雌激素对冠心病发病率和死亡率的影响进行了研究。大部分研究显示,外源性雌激素能降低冠心病的发病率和死亡率。虽然变化幅度和结果的一致性引人注目,但必须认识到,所有研究都是观察性的,而且对照组的选择也受到了质疑。特别是服用雌激素的女性更注重健康,她们定期去看医师,接受药物治疗,而未使用雌激素的女性可能会也可能不会行定期医疗检查。因此,雌激素对心脏疾病的某些或全部益处可能是这些其他因素造成的。

这些观察/病例对照研究表明雌激素的有益作用,很多实验性研究开始探讨雌激素预防冠心病的机制,发现对循环脂质的间接作用和血管系统的直接作用。口服雌激素影响肝脏脂质代谢并提高高密度脂蛋白(HDL)、甘油三酯,降低低密度脂蛋白(LDL)。常规剂量雌激素作用较小,需要长期服用才能有效。

大量研究表明,心脏和主动脉存在雌激素和孕激素受体。因此,这些组织中存在激素作用的亚细胞结构。血管内皮细胞在雌激素作用下产生一些因子,其中最有效的是氧化亚氮(NO)。NO对血管壁有一定作用,能增加平滑肌细胞内的环磷酸鸟苷水平,导致血管舒张,同时抑制血小板黏附、聚集及单核细胞对动脉内皮的黏附。雌激素增加NO合成,对预防冠状动脉痉挛和血栓形成具有重要作用。动物研究表明,雌激素可预防动脉粥样硬化。兔模型研究显示,可以预防动脉粥样硬化过程中最早的2个步骤——黏附和单核细胞迁移,可能是通过NO机制介导的。雌激素也可能对血管壁造成不良影响。雌激素会导致高凝状态,增加冠心病事件的危险性。这些机制只是作用的一部分,需要进一步研究雌激素对血管系统的直接作用。

有趣的是,临床上广泛使用雌激素已经很多年了,但直到最近才开展了大规模、前瞻性、随机、安慰剂对照研究,评估激素治疗对人体的相关作用。其中第一项是心脏和雌激素/孕激素替代治疗的研究(HERS),研究雌激素和孕激素在冠心病女性冠脉事件二级预防中的作用。HERS研究表明,口服结合雌激素(CEE)加醋酸甲羟孕酮(MPA)治疗并不能降低绝经后女性心脏病患者冠心病事件的总发生率。而且激素治疗第1年内冠心病事件风险增加。此外,ERA(雌激素替代和动脉粥样硬化)试验是第一个随机的以血管造影为终点的试验,研究激素治疗对患有冠状动脉狭窄的绝经后女性动脉粥样硬化进展的影响,血管造影显示CEE单独或与MPA联合使用对疾病进展毫无益处。因此,不建议医师将雌激素疗法(ET)/激素疗法HT作为以冠脉事件二级预防为唯一目的来应用。

直到最近,前瞻性、随机试验研究仍无HT在冠心病一级预防中的作用评估。WHI的一项关于绝经后健康女性的大型多中心、前瞻性、随机对照研究,评估了单独服用CEE片剂或联合MPA的健康相关指标,包括CHD。雌孕激素联合服用研究由于风险超过收益,于5.2年后终止,增加的风险包括更多的冠脉血管事件。单用雌激素组的研究则持续7年左右,因中风风险增加而停止。总的来说,冠脉事件风险无降低。有趣的是,绝经早期的女性服药后冠脉风险降低,这个结论在50~59岁年龄组数据的亚组分析中得以证实,研究者报道,50~59岁组发生心肌梗死、冠脉猝死、冠脉血管重建和确诊心绞痛的风险因素下降,此外,单用雌激素的50~59岁亚组发生冠状动脉钙化的概率降低,提示绝经早期开始单用雌激素的女性能延缓冠状动脉斑块形成。

WHI的这个研究有几个局限,首先未设立不同剂量、不同种类雌孕激素、不同用药途径(如经皮吸收与口服对比)的评估。更有甚者,很多病例纳入研究时已经绝经数年。因此,对于那些冠脉粥样硬化可能开始形成,甚至已经加速进展的绝经后女性,此研究不能严格确定HT是否有益。雌激素在对实验室模型的研究中能预防早期动脉粥样硬化形成,但会增加已经形成的动脉粥样硬化患者心血管风险(可能通过增加凝血因子)。在这项研究中,不利的动脉粥样硬化影响可能来源于很多女性绝经后开始HT时,亚临床动脉粥样硬化已经形成。为评估年龄和(或)绝经年数对CHD的影响,WHI调查者进一步行亚组分析,发现年龄组无影响(如50~59岁比70~79岁),但绝经年数越长,风险越大,绝经10年以内开始HT的女性，发生CHD事件低于绝经20年以上者。然而，WHI这项研究并没有对绝经后CHD风险的改变加以统计学分析。这就强调了进一步研究雌激素影响的重要性，特别是针对较年轻、近期绝经的女性。最近已开展进一步研究，评估年轻、近期绝经的女性雌激素摄入，从冠状动脉硬化角度观察是否安全。

采取HT的决定首先取决于其他系统从ET/HT中获得明确收益及潜在风险的治疗和患者依从性，不能为预防CHD而应用，短期应用HT缓解绝经症状是无禁忌证者的选择。

糖尿病

激素治疗可降低绝经后女性发生糖尿病的风险。在HERS研究中，HT组糖尿病事件明显低于服用安慰剂的对照组。WHI研究结果相同，HT组糖尿病者低于服用安慰剂的对照组。两组区别是强调校正体重指数和腰围。这些结果为HT女性对糖耐量的影响提供了安全保证，但HT不能预防绝经后女性糖尿病。

心理障碍

研究中关于雌激素对抑郁及其他心理障碍影响的结论不一致，有些研究认为雌激素影响有益，而另一些结论，包括WHI的最近研究结果则相反。早期代表性社区或大量就医人群队列研究试图探索停经与情绪沮丧、易怒之间的短期关联，一些报道提出，早期绝经过渡期易怒、烦躁以及神经质等轻微症状发生有所增加。

以社区为基础的队列研究对情绪、心理状态和绝经认识有所改进。美国一项纵向队列研究最初发现，绝经后非特异性症状增加，队列研究中26%有超过2项证据确定抑郁。自觉健康而不是绝经或生活压力与抑郁症的关系更密切。这些发现与女性绝经症状多样性一致，个性和自我感知力与更年期个体体验有关。

一些假说认为，绝经期情感方面表现有早期生物学病因（如大脑胺类物质变化），应用阿片类拮抗剂纳洛酮研究发现，雌激素缺乏与低水平内源性阿片活性有关，补充雌激素可增加阿片活性。这些发现提示，中枢神经递质变化构成了情感和认知症状的病因。假设引起心理学症状的社会心理因素，如与年代相关的负面文化价值观，能加重不良的更年期表现。

双盲研究发现，女性自我陈述易怒、轻度焦虑、烦躁等表现，经雌激素单药或雌孕激素联合治疗后改善，无潮热者Beck抑郁评分改善表明，雌激素对大脑功能有直接作用。

WHI研究还涉及抑郁和其他生活质量的评价。总的来说，单用结合雌激素或联合甲羟孕酮不会改善50~79岁，绝经1~3年的绝经女性抑郁症状。在50~54岁有潮热者的亚组分析发现，雌孕激素治疗能改善潮热和睡眠障碍症状，但不改善其他生活质量。单用雌激素可轻度改善睡眠障碍和社交问题，但不改善生活质量。因此，HT/ET改善绝经后抑郁症状的作用还有待证实。

认知衰退

由于女性预期寿命提高，更多研究关注绝经后女性应用雌激素对认知功能的影响。研究表明，雌激素影响大脑已知的与记忆有关的重要领域，而WHI最近数据认为，65岁以上女性单用雌激素或联合应用雌孕激素未能降低、甚至事实上可能升高认知下降的风险。

皮肤和毛发改变

随着年龄增长，皮肤变化显著，出现皮肤广泛变薄伴弹性下降、皱纹产生，尤其是暴露在光线下的皮肤（如面部、颈部、手）表现更加突出。典型特征有口周"财政纹"和眼角"鱼尾纹"。手背皮肤变化尤其显著，这些区域皮肤薄得近乎透明，下面的静脉清晰可见。

组织学上，随着年龄增加，表皮逐渐变薄，基底层失去活性，典型表现为干燥脱水、皮肤下血管数量减少、真皮层弹力纤维和胶原纤维降解。这些皮肤变化受到广大女性关注，彰显了化妆的重要性。

现在还不清楚这些皮肤变化最初是否由于绝经、年龄增长或二者合力所致，现实中那些雌激素替代治疗者看起来更年轻,化妆品工业在护肤霜中添加雌激素也是基于这个原因。

那些进行雌激素替代的女性皮肤状况支持雌激素能改善皮肤的观点。雌激素受体在面部分布最高,其次是乳房和大腿,是支持雌激素改善皮肤学说的依据。

卵巢切除术后,女性皮肤血液循环下降。卵巢切除术后数月,摄入放射性示踪剂标记胸苷(一种新的 DNA 代谢标志)下降,许多动物实验研究显示,雌激素加速皮肤有丝分裂速度(反映生长),改变皮肤血管生成,改变真皮层胶原蛋白含量,如黏多糖增加、羟脯氨酸与基质改变。此外,基质透明质酸合成和基质水分含量增加。

绝经后女性皮肤胶原含量和厚度的研究发现每年递减 1%~2%,胶原丢失与绝经年数相关,与绝对年龄无关。雌激素替代能防止胶原丢失或使之恢复到绝经前水平。在小剂量替代治疗中观察到这项重要发现,有助于我们理解雌激素保护女性皮肤是通过增加皮肤胶原水平而达到的,雌激素可以重塑皮肤胶原含量,并且防止更多胶原流失。尽管这些结果前景广阔,但其临床作用仍不确切,雌激素不能用于改善皮肤。

绝经后大多数女性体毛有显著改变,会阴和腋窝毛发不同程度地减少,上唇、下颌、颊部汗毛丢失,粗糙终毛增加,伴轻微上唇胡髭。身体和肢端体毛可能减少或增加,偶见轻微秃顶。这些改变与雌激素减少及雄激素水平无变化有关。

其他症状

绝经期内分泌改变还伴有其他多种症状,但尚未确定直接的因果关系。有些更年期症状很普遍,故做简要介绍。

有些症状可能与特殊的自主神经系统失衡有关,归因于焦虑或其他情感紊乱,包括感觉异常(针刺感、痒、蚁走感)、头昏眼花、耳鸣、晕厥、视野盲点、呼吸困难、虚弱、疲劳、恶心、呕吐、胃肠胀气、厌食、便秘、腹泻、关节痛、肌痛等症状与内分泌无关。

很多女性误以为内分泌改变伴随绝经导致体重稳定增加,男女在这个年龄段趋向于变胖,但发胖原因通常是体育锻炼减少和热量摄入增多共同造成的。体脂重新分布引起臀部和腹部脂肪沉积,可能与内分泌影响有关,但更主要的原因是机体锻炼减少、肌肉张力下降及其他年龄因素。

很多上述症状对摄入雌激素反应敏感,医师不要误认为有特殊内分泌作用,事实上是安慰剂的作用。

Anderson GL, Limacher M, Assaf AR, et al; The Women's Health Initiative Steering Committee. Effects of conjugated equine estrogen in postmenopausal women with hysterectomy. *JAMA* 2004;291:1701. PMID: 15082697.

Ding EL, Song Y, Malik VS, Liu S. Sex differences of endogenous sex hormones and risk of type 2 diabetes: a systematic review and meta-analysis. *JAMA* 2006;295:1288–1299. PMID: 16537739.

Espeland MA, Rapp SR, Shumaker SA, et al. Conjugated equine estrogens and global cognitive function in postmenopausal women: the Women's Health Initiative Memory Study. *JAMA* 2004;291:2959–2968. PMID: 15213207.

Hulley S, Grady D, Bush T, et al. Randomized trial of estrogen plus progestin for secondary prevention of coronary heart disease in postmenopausal women. Heart and Estrogen/Progestin Replacement Study research group. *JAMA* 1998;280:605–613. PMID: 9718051.

Kanaya AM, Herrington D, Vittinghoff E, et al. Glylcemic effects of postmenopausal hormone therapy: the Heart and Estrogen/progestin Replacement Study. A randomized, double-blind, placebo-controlled trial. *Ann Intern Med* 2003;138:1–9. PMID: 12513038.

Manson JE, Hsia J, Johnson KC, et al. Estrogen plus progestin and the risk of coronary heart disease. *N Engl J Med* 2003;349:523–534. PMID: 12904517.

Manson JE, Allison MA, Rossouw JE, et al. Estrogen therapy and coronary artery calcium. *N Engl J Med* 2007;356:2591–2602. PMID: 17582069.

Margolis KL, Bonds ED, Rodabough RJ, et al. Effect of oestrogen plus progestin on the incidence of diabetes in postmenopausal women: results from the Women's Health Initiative Hormone Trial. *Diabetologia* 2004;47:1175–1187. PMID: 15252707.

Nathan L, Stackhouse J, Goulandris N, Snowling MJ. Estradiol inhibits leukocyte adhesion and transendothelial migration in vivo: possible mechanisms for gender differences in atherosclerosis. *Circ Res* 1999; 85:377–385. PMID: 10455066.

Prentice RL, Manson JE, Langer RD, et al. Benefits and Risks of postmenopausal hormone therapy when it is initiated soon after menopause. *Am J Epidemiol* 2009;170:12–23. PMID: 19468079.

Rapp SR, Espeland MA, Shumaker SA, et al. Effect of estrogen plus progestin on global cognitive function in postmenopausal women: the Women's Health Initiative Study: a randomized trial. *JAMA* 2003;289:2663–2672. PMID: 12771113.

雌激素治疗

每个有绝经症状的女性都会倾诉自己曾经出现的大量生理表现来消除自己的恐惧，并特别强调潮热、入睡困难等症状。应给予患者安慰，特别是对能继续性行为者，安慰很重要。

卵巢功能维持需要部分子宫血供，通常不需要治疗。有时月经正常而患者出现潮热，如果没有禁忌证，可给予低剂量口服避孕药治疗，缓解绝经过渡期症状，并有助于调节月经。

指征

雌激素多年来用于治疗老龄化女性人群的多种症状，虽然观察性和经验性研究提示，雌激素能预防很多老龄化表现，如阿尔茨海默病和CHD，但已证实雌激素的作用仅为预防骨质疏松、治疗血管舒缩症状、治疗外阴阴道萎缩。WHI更多研究质疑雌激素被赋予改善年龄相关状况的"万灵药"角色，特别是有益于大脑和心脏。除了这些已确定的收益，可能还有其他方面的作用，但需要人群大样本研究去证实。因此，雌激素使用应严格限定于目前FDA认证的适应证：预防骨质疏松、治疗血管舒缩症状和治疗外阴阴道萎缩（见雌激素治疗用法指南）。

并发症

在讨论雌激素替代疗法前，回顾并发症和禁忌证非常必要，这有助于决定每名患者最终的治疗决策。

子宫内膜癌：绝经后雌激素治疗对促进子宫内膜癌的发生是最热门话题，现有结论基于几个研究结论，研究结果认为雌激素刺激子宫内膜生长，无孕激素对抗而导致子宫内膜增殖、增生，最终癌变。多数研究证明其关联性较强，风险增加2~8倍，高剂量和长疗程者风险增加，多数患者病变局限，但也有报道肿瘤广泛侵袭者。因此，ET治疗添加孕激素可降低子宫内膜增生或癌变风险，有些患者可能出现孕激素副反应。应用雌孕激素治疗（EPT）者，孕激素增加乳腺癌风险引起更多关注，引领更多的研究发现选择性孕激素对抗雌激素对子宫内膜的影响。近来研究雌激素激动剂/拮抗剂可能成为一种选择。

乳腺癌：初潮年龄早和绝经年龄晚都是乳腺癌的危险因素，早期卵巢切除患者免于乳腺癌风险。卵巢活性是一个重要的危险因素，雌激素在乳腺癌发展过程中扮演重要角色，啮齿动物实验支持此观点。1974年以来，已发表超过30项流行病学调查，肯定绝经后雌激素应用与乳腺癌的关系。后来的研究具有更好的设计、质量和统计学方案。近来研究样本数量越来越大，结果尚未得出。最近前瞻性、随机性WHI研究也强调这些问题。在这项研究中，雌激素/孕激素组发生浸润性乳腺癌的风险升高，而单用雌激素组相对于对照组，乳腺癌风险未增加。

虽然研究结论不一致，但发现一些倾向：① 荟萃分析和WHI数据显示，长期使用雌激素（如4~10年）与乳腺癌轻度增加有关；② 添加孕激素不能降低，甚至可能升高乳腺癌风险；③ 有乳腺癌或乳腺良性病变家族史者发病风险不变。

所有女性均有患乳腺癌的风险，建议行乳房自我检查。随着年龄增大，医疗检查应包括严格的乳房评估和常规乳腺X线平片检查。

血栓性疾病：使用口服避孕药增加静脉血栓性疾患和亚临床事件的发生风险，实验室监测方法，如 ^{125}I 标记的纤维蛋白原摄入和血浆纤维蛋白原层析法能进行检测。WHI研究发现，静脉血栓疾患在应用ET/EPT患者中都升高，HERS研究HT患者，得出相同结果。

雌激素在血栓形成机制中的作用与广泛高凝状态有关。口服雌激素通过肝脏初过效应促进凝血因子合成，凝血因子与血栓性疾病风险升高有关。有血栓倾向的人群应用ET/EPT发生血栓性疾病的风险更高。

经皮吸收雌激素的应用相比口服雌激素降低血栓事件的发生风险，但需要设计随机性实验，以更好地评估经皮雌激素在临床血栓类事件中的作用。

中风:几项近期研究认为,HT和中风风险增加有关。WHI研究EPT发现,与安慰剂组相比,EPT组发生缺血性卒中的风险升高。WHI单用雌激素组随访7年,中风风险升高具有显著的统计学意义,这项结果导致研究终止。

子宫出血:如果是雌孕激素序贯治疗,则有些患者会发生子宫出血,特别是治疗初期。出血可发生于治疗间期(预期出血),或给药期间(非预期出血)。治疗可导致子宫内膜增生,如果出血严重或时间较长,则需活检。连续联合应用雌孕激素治疗者,最初几个月常出现子宫出血,通常不需要内膜活检。但如果出血持续或延长或出血量增多,必须行子宫内膜活检。如果出现子宫内膜增生,则需停药,加大孕激素用量或用雌激素的同时给予孕激素。无论采用哪种方法,都需重复活检,以确定增生内膜恢复。对于无出血或出血发生在停药间期者,定期子宫内膜活检的性价比很低,提示这些女性不必进行子宫内膜活检。

单用雌激素治疗12个月后,子宫内膜增生发病率高达25%,没有阴道出血、药物间期出血或服药期间出血者都可发生内膜增生。治疗前活检和每年内膜活检对接受雌激素单药治疗者是必要的,可评价有无内膜增生。雌激素撤退或联合EPT可用来治疗子宫内膜增生,这样可减少子宫内膜癌的发生。

胆囊疾患:有报道雌激素替代治疗后胆囊疾患发病率升高。雌激素引起胆汁胆固醇大量增加。肝细胞产生两种初级胆酸盐:胆汁酸和鹅脱氧胆酸,雌激素使胆汁中鹅脱氧胆酸水平下降,而胆汁酸水平升高。鹅脱氧胆酸抑制β-羟-β甲基戊二酰辅酶A还原酶活性,后者调节胆固醇合成。鹅脱氧胆酸下降引起β-羟-β甲基戊二酰辅酶A还原酶活性升高,导致胆固醇合成增加。胆汁正常饱和情况下胆固醇为75%~90%,胆固醇轻微升高即可导致沉淀发生和结石形成。胆囊结石中3/4的成分是胆固醇。

脂肪代谢:雌激素替代影响循环中的脂肪代谢。如前所述,多数影响是有利的,但有些可能引起风险增加。多数脂肪和血液中的蛋白结合,各种类型的脂蛋白浓度与心脏病的各种危险因素相关。低水平HDL和高浓度的总胆固醇、LDL、极低密度脂蛋白、甘油三酯和冠状动脉硬化及冠心病风险升高有关,雌激素替代治疗降低LDL,升高HDL和甘油三酯。应用结合雌激素0.625mg/d或更少,导致HDL升高约10%。年轻的绝经女性,HT治疗对心脏病的有益影响吸引更多的关注集中于雌激素对脂蛋白影响的研究。雌激素升高甘油三酯对心血管造成的风险尚不清楚。家族性脂代谢缺陷者,雌激素替代治疗与血浆甘油三酯大量升高有关,引起胰腺炎和其他并发症,但雌激素替代治疗发生这种并发症很罕见。经皮雌激素可降低甘油三酯升高水平,适用于甘油三酯水平升高的需要激素替代治疗的女性。

其他:雌激素替代的其他副作用包括子宫出血、乳房胀痛、全身水肿、乳房增大、腹胀、类似于经前期紧张综合征的症状和体征、头痛(特别是"经期偏头痛"型)、过多宫颈黏液。这些副作用可能与用药剂量有关或特异性发生,处理措施有降低药物剂量、改变剂型或停止用药。

雌激素替代治疗的禁忌证

ET禁忌证如下:①未明确诊断的异常阴道出血;②已知、可疑乳腺癌或有乳腺癌家族史;③已知或可疑雌激素依赖性肿瘤;④活动性深静脉血栓、肺栓塞或栓塞病史;⑤动脉血栓性疾病(心肌梗死、中风);以及⑥肝功能障碍或肝病。子宫内膜癌确诊者禁用ET,ET可刺激乳腺癌或子宫内膜癌治疗后残留的恶性肿瘤细胞生长,加速癌症复发。因此应谨慎用药,禁对乳腺癌患者或多数子宫内膜癌患者全身用药。近年来,早期(1期)或高分化(1级)内膜癌患者经初期治疗后可接受雌激素替代治疗,但必须严密随访,直至研究得出结论。确诊子宫内膜癌后,任何决定应用ET/EPT者应咨询肿瘤医师。雌激素受体阳性的乳腺癌患者不应接受全身性雌激素治疗,乳腺癌或内膜癌患者有泌尿生殖系统萎缩者,或可应用阴道雌激素治疗,但首先应咨询肿瘤医师。宫颈癌或卵巢癌治疗史不是 ET 的禁忌证。雌激素对一些原发病也许有不良影响,如高血压、乳腺纤维囊性疾病、子宫肌瘤、血栓性疾病、家族性高脂血症、偏头痛、慢性血栓性静脉炎及胆囊疾患。对子宫肌瘤、子宫内膜异位症或慢性囊性乳腺炎者,推荐低剂量激素替代治疗。

雌激素治疗的处理指南

概述:指南只能提供总则,因为每名患者都应具体评估风险和收益。大量雌激素或雌孕激素联合用药的数据见表 59-1。目前 ET 指征是减轻绝经后症状(包括潮热、阴道萎缩)和预防骨质疏松。如治疗其他疾病,需提出警告,因为没有明确的研究结论。如潮热和阴道萎缩症状由中度到重度,可采用短期药物替代治疗。如果症状轻微或无症状,则不需要激素治疗。

女性需要用药预防骨质疏松,可应用雌激素。但 ET 预防骨质疏松通常见于用雌激素治疗绝经症状的女性和(或)无法耐受其他抗骨吸收治疗者。低剂量雌激素预防骨质疏松者逐渐增多,降低了雌激素治疗的风险。雌激素或雌孕激素联合预防骨质疏松的观点见表 59-1。过去平均治疗剂量为结合孕马雌激素 0.625mg、经皮雌二醇 0.05mg、微粒化雌二醇 1mg,但现在发现结合孕马雌激素 0.3mg、微粒化雌二醇 0.5mg、经皮雌二醇 0.025mg 等小剂量也能预防骨量丢失,但其疗效稍逊于高剂量者。最近新的低剂量(0.014mg/d)经皮雌二醇制剂已获得 FDA 认证,用于预防骨质疏松。卵巢切除后早期推荐使用,能维持更高的骨密度。绝经后即开始 HT 者能阻止骨丢失,但不能恢复到刚绝经时的骨密度水平。

潮热女性雌激素剂量为每天口服结合孕马雌激素 0.3~0.625mg、经皮雌二醇 0.025mg 或口服雌二醇 1mg(表 59-1)。缓解潮热需要更高剂量,一旦显效,即应尽可能减少剂量。其他剂型包括雌二醇、合成雌激素、雌孕激素合剂(表 59-1)。

萎缩性老年性阴道炎者首选阴道用药,优于全身用药。阴道用药包括软膏(如 CEE 或雌二醇 0.25~2g,每晚涂抹,连用 2 周,然后每周 2 次)、片剂(10μg 雌二醇,每晚 1 次,连用 2 周,然后每周 2 次)、药物环(雌二醇释放环,局部放置 3 个月)(表 59-1)。片剂、药物环和低剂量软膏导致内膜增殖的概率极少,但高剂量雌激素可导致阴道出血或其他危险,需定期内膜活检或超声评价子宫内膜厚度,必要时应用孕激素预防子宫内膜增殖。

孕激素—雌激素治疗:雌激素替代最严重的问题是引起子宫内膜增生或癌变,孕激素能对抗雌激素对子宫内膜的活性。孕激素下调子宫内膜腺体和基质细胞内雌激素受体水平,还能阻断雌激素诱导的 DNA 合成,诱导细胞内雌二醇脱氢酶和雌激素硫酸转移酶,将雌二醇降解为活性较差的雌酮,将雌激素转化成雌激素硫酸盐,后者在内膜细胞中快速清除。如孕激素应用足量、足够疗程,则可使子宫内膜充分转化为分泌期。

孕激素可降低内膜癌的发生,流行病学研究发现,雌激素加孕激素与单用雌激素相比,显著降低子宫内膜癌的发生。一项研究表明,每月应用孕激素 10 天以上比短周期应用效果更好。接受激素治疗的女性,孕激素主要是防止子宫内膜增生。英国学者最初观察发现,大剂量雌激素(1.25mg 或更大剂量 CEE)持续应用 15 个月,子宫内膜癌增生发生率为 32%,患者发生子宫内膜增生,而低剂量(0.625mg 甚至更低 CEE)应用者,子宫内膜增生发生率为 16%,而雌激素加用孕激素者,子宫内膜增生发生率仅为 6% 和 3%。比较用药疗程时,孕激素应用 7 天者,子宫内膜增生发生率降至 4%,应用 10 天者降至 2%,应用 12 天者无子宫内膜增生。直接比较用药方案发现,雌孕激素联合应用比单用雌激素降低子宫内膜增生的发生。应指出所观察女性内膜病变主要为囊性变

表 59-1　美国现有激素治疗的雌激素和孕激素制剂

制剂	规格	特色
口服雌激素治疗血管舒缩症状和泌尿生殖器症状,对有完整子宫者强烈建议用孕激素		
结合孕马雌激素	0.3mg,0.45mg,0.625mg,0.9mg,1.25mg 片剂	研究充分,耐受良好,已证实能预防骨质疏松,WHI剂量为0.625mg
孕二烯酮	0.5mg,1mg,2mg 片剂	耐受良好,已证实能预防骨质疏松
哌嗪雌酮(哌嗪雌酮硫酯)	0.75mg,1.5mg,3mg	
合成雌激素	0.3mg,0.45mg,0.625mg,0.9mg,1.25mg	未证实能预防骨质疏松
经皮雌激素治疗血管舒缩症状和泌尿生殖器萎缩,有完整子宫女性强烈推荐联合孕激素		
雌二醇透皮给药系统(mg/d)	0.025mg,0.0375mg,0.05mg,0.06mg,0.075mg,0.1mg 透皮给药系统	耐受良好,10%皮疹,每周或2周一片,已证实能预防骨质疏松
雌二醇凝胶	0.06%凝胶,每筒0.75mg 雌二醇	未证实能预防骨质疏松
雌二醇喷剂	1.5mg/喷剂	未证实能预防骨质疏松
经皮雌激素预防骨质疏松		
雌二醇透皮给药系统（低剂量）	0.014mg	仅证实能预防骨质疏松,未证实能预防血管舒缩症状或泌尿生殖器萎缩
经阴道药物环治疗血管舒缩症状和泌尿生殖器萎缩,有完整子宫女性强烈推荐联合孕激素		
雌二醇片剂	0.05mg/d 和 0.1mg/d 超过3个月	原位放置3个月,未证实能预防骨质疏松
阴道雌激素治疗泌尿生殖器萎缩(剂量不足以治疗血管舒缩症状)		
软膏		
CEEs	0.625mg/g 软膏	未证实能预防骨质疏松或血管舒缩症状
雌二醇	0.1mg/g 软膏	未证实能预防骨质疏松或血管舒缩症状
片剂		
雌二醇	0.010mg/片	未证实能预防骨质疏松或血管舒缩症状
药物环		
雌二醇	0.0075mg/d(释放3个月以上)	原位保留3个月,未证实能预防骨质疏松或血管舒缩症状
口服孕激素		
醋酸甲羟孕酮	2.5mg,5mg,10mg 片剂	耐受良好,研究充分
微粒化黄体酮	100mg,200mg 胶囊	耐受良好,可能嗜睡
醋酸甲地孕酮	20mg,40mg 刻痕片	不常规用于绝经后激素治疗
炔诺酮	0.35mg 片剂	见于小剂量口服避孕药
醋酸炔诺酮	5mg 刻痕片	对于常规激素治疗剂量可能太大
宫内孕激素		
左炔诺酮缓释 IUD	20μg/d	非常规用于绝经后激素治疗;可证实的用于避孕和严重子宫出血;放置5年;可防止内膜增殖且副作用小,次作用尚未证实

(待续)

表 59-1(续)

制剂	规格	特色
雌/孕激素联合方案明确治疗有子宫女性的绝经症状		
口服		
CEE/MPA	0.3mg CEE/1.5mg MPA;0.45mg CEE/1.5mg MPA;0.625mg CEE/2.5mg MPA;0.625mg CEE/5mg MPA;0.625mg CEE 第 1~14 天,之后 0.625mg CEE/5mg MPA 第 15~28 天	耐受良好,研究充分,已证实能预防骨质疏松,WHI 研究采用 0.625mg CEE/2.5mg MPA 剂型
雌二醇/醋酸炔诺酮	1mg 雌二醇/0.5mg 醋酸炔诺酮	已证实能预防骨质疏松
雌二醇/孕诺酯	1mg 雌二醇*3 天,1mg 雌二醇/0.09mg 孕诺酯*3 天	间断孕激素,已证实能预防骨质疏松
炔雌醇/醋酸炔诺酮	2.5μg 炔雌醇/0.5mg 炔诺酮,5μg 炔雌醇/1mg 炔诺酮	已证实能预防骨质疏松
雌二醇/屈螺酮	1mg 雌二醇/5mg 屈螺酮	未证实能预防骨质疏松
经皮给药		
雌二醇/醋酸炔诺酮	0.05mg 雌二醇/0.14mg 炔诺酮/日,0.05mg 雌二醇/0.025mg 炔诺酮/日	未证实能预防骨质疏松
雌二醇/左炔诺酮	0.045mg 雌二醇/0.015mg 左炔诺酮/日	已证实能预防骨质疏松

和单纯性增生,通过孕激素治疗可逆转或停止应用雌激素。

有观点认为,应给予孕激素如醋酸甲羟孕酮 5~10mg/d,每月持续 12~14 天(见表 59-1),这样可导致 80%~90% 的女性每月会在停药后出现阴道出血,因此改为低剂量 2.5mg/d 持续给药。很多新的激素治疗方案包含雌孕激素(表 59-1),现在雌孕激素联合连续制剂是最常见的方案。这些制剂连续应用 1 年以上可促使内膜萎缩,70%~90% 发生闭经,其余患者偶有出血,但出血不频繁,且量少,轻于雌孕激素序贯疗法。

添加孕激素可引起其他副反应,如疲劳、萎靡不振、乳房触痛、乳房包块、经期痉挛、头痛。应高度警惕 WHI 一项应用含孕激素制剂的研究,因其增加乳腺癌风险而终止。单用雌激素组,乳腺癌风险与对照组相比无增加。这项研究提示孕激素有增加乳腺癌风险的潜在可能,而这种孕激素潜在的副作用可能导致孕激素被淘汰或不规范使用,如降低孕激素剂量或缩短疗程。必要时可行子宫内膜活检,确定是否发生增生性改变或癌变。通过左炔诺酮宫内缓释装置局部应用孕激素不失为一种策略,在保护子宫内膜的前提下,可降低全身性副反应和乳腺癌风险。

预后

绝经后女性,如果没有明显的雌激素缺乏症状,其预后仅包括普通的疾病和年龄相关的危险。有雌激素缺乏症状者,激素治疗能改善躯体症状和体征,预防发生骨质疏松。纠正少数令人苦恼的症状和体征能提高绝经后女性总体幸福感,有助于她们追求充满活力的生活。然而,绝经后女性如不需要 HT 而盲目用药者,则可发生不良反应,给患者健康带来不必要的风险。

Chlebowski RT, Anderson GL, Gass M, et al. Estrogen plus progestin and breast cancer incidence and mortality in postmenopausal women. *JAMA* 2010; 304:1684–1692. PMID: 20959578.

Beral V, Bull D, Reeves G; Million Women Study Collaborators. Endometrial cancer and hormone-replacement therapy in the Million Women Study. *Lancet* 2005;365:1543–1551. PMID: 15866308.

Prentice RL, Chlebowski RT, Stefanick ML, et al. Conjugated equine estrogens and breast cancer risk in the Women's Health Initiative clinical trial and observational study. *Am J Epidemiol* 2008; 167:1407–1415. PMID: 18448442.

Rossouw JE, Anderson GL, Prentice RL, et al; Writing Group for the Women's Health Initiative. Risks and benefits of estrogen plus progestin in healthy postmenopausal women: Principal results from the Women's Health Initiative randomized controlled trial. *JAMA* 2002;288:321–333. PMID: 12117397.

（范永娟 译）

第 8 篇

心理学和社会问题

第60章 家庭暴力与性侵犯

Michael C. Lu, MD, MPH
Jessica S. Lu, MPH
Vivian P. Halfin, MD

在许多家庭暴力与性侵犯受害者中,首次与医疗保健系统接触的医务人员是妇产科医师或初级保健医师,因此,这些医师在患者诊断、评估及治疗方面的知识至关重要。

家庭暴力

诊断要点

- ▶ 慢性盆腔痛。
- ▶ 性功能障碍,如性欲或性唤起降低、性交痛或性冷淡。
- ▶ 慢性或复发性阴道炎。
- ▶ 盆腔检查前或检查过程中焦虑或啼哭。
- ▶ 持续多种身体不适,如慢性头痛、心悸、腹部不适或睡眠障碍、食欲差。
- ▶ 饮食失调。
- ▶ 身心性疾病。
- ▶ 抑郁或自杀。
- ▶ 焦虑或睡眠障碍。
- ▶ 以酒或其他药物自行治疗。
- ▶ 创伤后应激障碍。
- ▶ 人格障碍,性格特征表现为适应不良。
- ▶ 多重人格障碍。

虽然家庭通常被认为是一个安全的避风港,但在我们今天的社会中,家庭却成为暴力最常发生的地方。家庭暴力或亲密伴侣暴力通常指家庭内部或亲密伴侣之间发生的以暴力侵害青少年和成年女性的行为。家庭暴力受害者可能是男性或女性,但其中90%~95%是女性。家庭暴力的行为特点表现为身体攻击、性侵犯以及心理和经济胁迫。

施虐者通过行为来建立和保持对受害人的支配和控制,虐待通常伴随羞耻感和内疚感,因此受害者往往不告发受虐情况。由于漏报严重,所以很难获得家庭暴力发生率的准确数据。据观察认为,每年有400~500万女性受到其亲密伴侣的虐待。在所有经历过暴力犯罪的女性中,由亲密伴侣施暴者约占21%。在所有女性谋杀受害者中,超过40%是被其丈夫、男朋友或前伴侣所谋杀。据估计,在美国妇女的一生中,遭受过其伴侣或前伴侣殴打者至少占1/5。

暴力行为可能包括威胁、掷物、推搡、踢打、暴打、性侵犯及威胁或使用武器。家庭暴力通常包括辱骂、恐吓、禁锢及挨饿、剥夺金钱以及限制外出或就医。暴力事件通常以可预见、渐进的周期性方式发生。紧张-压力阶段的特点是随着情绪加剧而出现争吵和指责,导致施暴阶段,出现口头威胁、性虐待、殴打和使用武器。施暴阶段过后是蜜月期,施暴者否认施暴、为施暴找借口、道歉、买礼物并承诺不会再这样做,直到下一个周期开始。失业、贫困、酗酒和吸毒增加施暴的可能性，但家庭暴力可跨越所有种族、民族、宗教、教育和社会经济阶层。家庭暴力往往发生于一个家庭内部，包括虐待儿童、老人或有残疾的成年人。据估计，在虐待儿童的家庭中，33%~77%存在成人虐待。

预防

如果暴力升级并危及到患者自身或其孩子的安全，则应该为其提供避难所。在应对不断发生的暴力事件中，一个重要的环节是帮助受害者建立安全计划。美国妇产科医师学会（www.acog.org）发出的口袋卡片中有关于逃离暴力侵害的步骤，这些卡片可交给患者或放在厕所内，患者可以看到，而且不会引起随行同伴的注意。

提供关于家庭暴力及其后果的教育材料有时可以帮助受害者采取行动来结束暴力。这些材料表明，医师办公室是受害者决定采取行动的原动力和安全场所。表中应列出能提供帮助的医疗机构，包括警察局、急诊科、受虐妇女庇护所、强奸危机中心、咨询服务、自助计划和宣传机构的电话号码，提供法律、经济和情感上的支持。

临床表现

家庭暴力或性侵犯的幸存者在就医时可出现各种临床表现，在门诊医疗中，家庭暴力患者的比率为20%~30%。

这些患者通常向妇科医师主诉有慢性盆腔疼痛，与其他妇科疾病相比，女性慢性盆腔疼痛者性虐待病史明显增多。其他主诉包括性功能障碍，如性欲降低或性唤起异常、性交疼痛或性冷淡。乱伦受害者性功能障碍发生率较高，常回避性或有强迫症状。有些女性可能出现慢性或复发性阴道炎。有些女性预约常规妇科诊查，但在盆腔检查前或检查过程中出现焦虑及啼哭。

有些女性初诊时主诉多种持续性身体不适，如慢性头痛、心悸、腹痛或睡眠障碍和食欲紊乱。饮食失调更常见于受虐者，此外还有身心性疾病。其特点为身体有症状，但未证实存在器质性病变，有证据或推定认为其症状可能与心理因素或内心矛盾有关。符合身心性疾病诊断标准者往往有受虐史。

在心理健康方面，家庭暴力或性侵犯受害者可能会出现情绪低落或自杀、焦虑或睡眠障碍，常以酒精或其他药物自行治疗。在这些女性中，创伤后应激障碍（PTSD）最常见，表现为超出常人所经历的内心痛苦。PTSD症状包括通过侵入性记忆、睡梦、往事突然重现或暴露于象征性创伤事件等情况下，患者重现创伤体验。PTSD患者也表现为"精神麻木"，也就是说，他们与他人分离，尤其是那些与性行为有关者，很难感觉到其情绪变化。其他临床表现包括人格障碍，其特点是适应不良的性格特征。在极端情况下，患者可能有多重人格障碍，其特征为同时存在2种或以上截然不同的性格，是创伤导致的识别、记忆及意识正常整合功能障碍的结果。

妊娠期家庭暴力问题尤其值得关注，因为这可威胁到孕妇及其生长发育中的胎儿。妊娠期家庭暴力发生率估计为1%~20%，而大多研究证实发生率为4%~8%，提示家庭暴力是比子痫前期、妊娠期糖尿病、前置胎盘及妊娠期常规筛查与评估的疾病更常见的问题。一些证据表明，妊娠期间暴力可能升级，尤其是在分娩后。虐待的发生与生理和心理压力增加、产前保健不充分、营养不良、体重增加、孕妇危险行为（吸烟、饮酒、滥用药物）有关，这些可导致胎儿生长和发展异常，而身体创伤可导致胎盘早剥、早产、胎膜早破早产及孕产妇与胎儿的伤害和死亡。

鉴别诊断

虽然受虐者经常就医，但其中只有1/20由医师正确诊断，其原因包括医师缺乏相关知识或培训、缺乏对这一问题普遍存在的认识、受时间限制、害怕冒犯患者、在治疗方面感觉无能为力。研究表明，在标准医疗记录中，对受虐问题进行评估可增加相关筛查与登记。此外，由于很多女性不会自愿披露受虐情况，因此直接询问患者本人关于受害之前或受害过程中的情况能增加披露的可能性。

应向受害者说明建立筛查评估是普遍的，例如，"我想问你几个关于身体、性及情感创伤方面的问题，因为我们知道这些都是常见的影响妇女健康的问题"。直接询问行为方面的具体措辞如下：

- 有人靠近你并曾威胁要伤害你吗？
- 以前有人打、踢、掐住你的脖子或伤害你的身体吗？
- 有任何人，包括你的伴侣迫使你做爱吗？
- 你害怕你的伴侣吗？

当面对医师而不是通过问卷调查、描述具体行为而不是应用"虐待""家庭暴力"或"强奸"等术语时，披露率将提高。施虐者常常陪伴受虐者就医，而施虐者可能表现出过度保护或专横，直接代替患者回答问题，因此应直接私下询问患者问题，不要男性伴侣陪伴，这点很重要。此外，单独询问患者问题也很重要，不应有孩子、家人或朋友在场。当询问暴力问题时，应避免让他们去做解释。

在诊室内为披露受虐者提供帮助的最有效方法是确认和记录创伤、立即评估其安全性并建立安全计划、提供辅导和社区支援服务，其中重要的第一步是确认创伤，为受害者提供支持，让她知道错不在她，因为许多受害者相信自身对遭受虐待也有责任。

家庭暴力记录与患者的其他医疗记录无区别，但这些资料却可成为法庭重要的支持性证据，从而制止暴力。应直接记录患者对其受伤的说明，知情同意后可留取照片。应尽量保密，以免施虐者在怀疑事情披露后施行报复。医师或卫生保健专业人员应按照国家法律要求，报告实际发生的或涉嫌家庭暴力事件。

一旦确认并记录了家庭暴力事件，那么下一步是立即评估安全性，建立安全计划。通过以下问题确定是否存在致死性暴力问题：

- 你的伴侣是否曾经威胁要杀死你或你的孩子？
- 家里有武器吗？
- 你的伴侣酗酒或吸毒吗？
- 如果回家你安全吗？
- 你的孩子(或其他家属)安全吗？

治疗

在这一人群中，精神病症状发生速度加快，因此应推荐进行筛查和咨询辅导。曾经历过创伤后应激障碍的患者，心理治疗及可能的药物治疗是有益的。抑郁症、滥用药物或焦虑、人格障碍或解离症患者需要持续治疗。精神科医师或其他精神健康专业人员可为受害者提供各种治疗方式：个人、夫妇和家庭治疗；解毒和药物滥用治疗；援助团体的支持。

尽管医师和其他卫生保健专业人员竭尽努力，但有些受害者可能最初仍无法解脱。因此需要使她们在卫生保健系统中感受到不受责备、能被理解与支持，这有助于最大限度地帮助她们将来能积极地生活。

Campbell JC. Health consequences of intimate partner violence. *Lancet* 2002;359:1331–1336. PMID: 11965295.

Chambliss LR. Intimate partner violence and its implication for pregnancy. *Clin Obstet Gynecol* 2008;51:385–397. PMID: 18463468.

Rabin RF, Jennings JM, Campbell JC, Bair-Merritt MH. Intimate partner violence screening tools: a systematic review. *Am J Prev Med* 2009;36:439–445.e4. PMID: 19362697.

Rhodes KV, Levinson W. Interventions for intimate partner violence against women: Clinical applications. *JAMA* 2003;289:601–605. PMID: 12578493.

Sarkar NN. The impact of intimate partner violence on women's reproductive health and pregnancy outcome. *J Obstet Gynaecol* 2008;28:266–271. PMID: 18569465.

United States Preventive Services Task Force. Screening for family and intimate partner violence: Recommendation statement. *Ann Fam Med* 2004;2:156–160. PMID: 15083857.

Wathen CN, MacMillan HL. Interventions for violence against women: Scientific review. *JAMA* 2003;289:589–600.

性侵犯

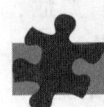
诊断要点

- 主诉被抢劫。
- 担心感染获得性免疫缺陷综合征（AIDS）或其他性传播性疾病。
- 精神症状,包括抑郁、焦虑或企图自杀。
- PTSD。
- 躯体症状,包括睡眠障碍、饮食习惯改变、胃肠道刺激(恶心为主)、肌肉骨骼疼痛、紧张性头痛、强烈的惊吓反应。
- 超过50%的受害者有阴道刺激症状。
- 肛交者常出现直肠痛及出血。
- 妇科创伤。
- 常以饮酒及吸毒来逃避。

性侵犯是一个人在他人未同意的情况下进行的任何性行为,包括被告人以身体的一部分或物体经生殖道插入、口交或肛交,而受害人在遭受暴力或暴力威胁情况下或受害者无法表达意愿的情况下发生性侵犯。许多国家现已采用中立性法律术语,即性侵犯来替代强奸一词,强奸是指男性以暴力强行插入女性阴道的行为。

在美国,每年有70~100万名妇女被性侵犯,这些估计高于官方犯罪报告,因为大多数受害者未报告。据估计,警方仅接到30%的强奸案报告,50%的强奸受害者没有告诉任何人。成年女性中至少有20%、女性大学生中有15%、少女中有12%在其一生中经历过性虐待和性侵犯。性侵犯可发生在所有年龄、种族和社会经济阶层,但在非裔美国妇女和少女的发生率可能更高。在几项研究中,1/4~1/2性侵犯受害者的年龄小于18岁。非常年轻、老年人和身体残疾或发育障碍者尤其易受到性侵犯。

值得关注的是性侵犯的几种变异。婚内强奸是指在婚姻关系中,未得到伴侣同意的情况下,进行强迫性交或相关性行为。熟人强奸是指那些性侵犯的人认识被害人,超过75%的青少年强奸是熟人强奸。当这些熟人是包括继亲、住在家里的父辈等家庭成员时,性侵犯被称为乱伦。在约会中发生强迫或不自愿的性行为称为约会强奸,在这种情况下,女性可能自愿参与性爱游戏,但经常在未同意的情况下强行发生性交。饮酒常与约会强奸有关。"迷奸药",如氟硝西泮（罗眠乐）和γ-羟基丁酸(GHB)可使女性无法表达意愿或降低对性侵犯的记忆能力。

法定强奸罪是指与低于国家法律规定年龄的女性性交(14~18岁);低于这一年龄的青少年即使同意,在法律上也无关紧要,因为通常认为她们无法选择。儿童性虐待是指在儿童和成人之间的接触或互动中,儿童被用于成人或其他人的性刺激。所有50个州和哥伦比亚区均要求上报儿童受虐待情况,包括儿童性虐待。近一半的州还要求医师上报法定强奸罪。医师应熟悉其所在州的法律,未能上报针对儿童性侵犯的医师将被罚款和监禁1年。

我们的社会存在许多对性侵犯的误解。受害者经常遭到指责,认为他们的行为或衣着不当、生活混乱或为提起诉讼而别有用心等均可导致性侵犯。这种错误的指责往往被受害者接受,这(除了害怕报复外)也许是他们不愿向当局告发暴力犯罪的原因。另一个常见的误解是认为强奸是部分强奸犯的一种冲动性行为或正常性冲动驱使的更明显的攻击性行为。大多数性侵犯的动机似乎不是性满足,而是堕落、恐吓和对受害者进行侮辱。在部分强奸犯,性侵犯常常伴随暴力(暴力强奸)、愤怒(愤怒强奸)或表现为仪式化的折磨或残害受害者等方式的暴虐表现(虐待强奸)。

预防

本章大部分讨论健康保健专业人员在家庭暴力和性侵犯受害者诊治中的作用和责任,

其中,卫生保健和公共卫生专业人员面临的最大挑战仍然是面对我们社会及世界各地发生的针对妇女暴力事件的流行现状,致力于不断改善妇女健康。在一级暴力预防方面,仍需进行大量的学习与培训。

临床表现

大多数强奸受害者来急诊室后并不公开承认曾受到性侵犯,相反,她们可能会主诉被抢劫或可能担心患获得性免疫缺陷综合征(AIDS)或感染其他性传播疾病。其他受害者可能会出现精神症状,包括抑郁、焦虑或企图自杀。如果初级护理医师、妇产科医师或精神科医师未能获得其性生活史,那么将无法确定其为性侵犯受害者,受害者将无法得到恰当的治疗。

性侵犯后常出现"强奸创伤综合征",最初反应(急性期)可能会持续几个小时或几天,其特点表现为个人应对机制出现扭曲或不能正确反应。最初外在反应可表现为情感完全失控(哭、不能控制的愤怒)、不寻常的平静与超然(有一些躯体症状,如常表现为抖动或皮肤温度降低),其中后者代表受害者在重新建立自身与环境控制的同时,放弃否认的心理防御机制,重新接受有关侵犯隐私方面的提问和检查。开始出现的冲击、麻木、回避及拒绝等表现通常在2周后减轻。然而有研究表明,在发生性侵犯后的2周到数月时间内,临床症状可反复出现,并有可能加剧。受害者可能因此而开始寻求帮助,但常常不告诉医师这些症状是由于性侵犯而导致的。

第二阶段(延迟阶段)可能发生在性侵犯的数月或数年后,其特点是慢性焦虑、感情脆弱、失控和自责。长期反应包括焦虑、噩梦、往事重现、可怕的幻想、精神错乱和孤僻、性功能障碍、心理痛苦、不信任他人、恐惧、抑郁、敌意和躯体症状。超过一半的强奸受害者在与其配偶或男友重建性关系和情感关系方面存在很大困难。33%~50%的受害者有自杀意念;在未寻求治疗的强奸受害者中,近1/5有自杀企图。

PTSD是一种常见的性侵犯长期后遗症,表现为精神麻木、创伤性事件的再体验、避免与创伤相关的刺激、强烈的心理痛苦。以往有受虐史者,后遗症常更严重。遭受家庭成员性侵犯或约会性侵犯者,与遭受熟人或陌生人性侵犯相比,其痛苦严重程度相同。

高达40%的性侵犯受害者会受到伤害,虽然大多数伤害轻微,但大约1%的受害者伤害严重,需要住院和手术治疗,其中0.1%可危及生命。急性期常出现躯体症状,包括睡眠和饮食习惯受影响、胃肠道刺激(以恶心为主)、肌肉酸痛、疲劳、紧张性头痛、强烈的惊吓反应。50%以上的受害者出现阴道刺激症状,肛交者常出现直肠疼痛和出血。受害者将面临妇科创伤、妊娠风险和感染或包括HIV在内的性传播疾病等持续性健康问题,受害者也可能通过饮酒和使用药物来逃避强奸带来的疼痛。

强奸受害者在性侵犯后数月至数年频繁就医,在一项研究中发现,与性侵犯前就医水平相比,性侵犯后当年就医增加18%,第2年增加为56%,第3年增加为31%。性侵犯后的自我恢复是一个缓慢过程,受害者以其他生活经历修复创伤及损失可能需要数月至数年时间。如果卫生保健专业人员对受害者给予支持、无偏见、充分理解以及对认知、躯体及性侵犯后果给予恰当治疗,则可改善受害者预后并完全恢复。

鉴别诊断

评估受害者的医师负有医疗和法律责任,应理解国家法律的要求,需应用性侵犯评估试剂盒,其中所列出的步骤是必须的法定内容。如果有人员在样品采集和信息收集方面进行了培训,那么可向其寻求帮助。

性侵犯受害者检查前必须知情同意,在有陪伴或受害人帮助者在场的情况下,进行详细的病史询问和体格检查。如果可能的话,应要求受害者以她自己的话来说明发生的事情,确定或描述攻击者。病史应包括询问最后一次月经情况、避孕方法、以往妊娠与感染情况、性侵犯前发生的双方自愿的性交。询问在性侵犯到检查之间患者的活动情况——是否进食、醉酒、洗浴、冲洗、排尿或排便,这些可能会影响检查结果,因此必须记录这些活动。

应行全身详细检查,寻找颈部、背部、臀部及四肢的淤伤、擦伤或撕裂伤。应注意咬痕,特别是在生殖器和乳房处。口交可导致口腔及咽部损伤。损伤处应拍照或在医疗记录中绘图保存。强奸和殴打是法律术语,不应用于医疗记录中。相反,医师应报告与"符合暴力结果"的发现。

应行盆腔检查,注意外阴、处女膜、阴道、尿道及直肠的损伤,有时可在以上部位发现异物。只能用生理盐水湿润窥器,阴道穹隆注入生理盐水 2mL。以不吸水的棉签自阴道取样,然后放置在无菌的玻璃管内冷藏。取样涂片,空气干燥,不固定涂片。也可行巴氏(Pap)染色。性侵犯后,性交证据会在阴道内存在长达 48 小时。性交后 8 小时,阴道内仍能发现游动的精子,性交后 2~3 天可在宫颈黏膜中发现精子。不活动的精子在阴道内可存在长达 24 小时,而在宫颈存在长达 17 天。精液中酸性磷酸酶浓度高,因此应取阴道分泌物检测酸性磷酸酶。即使攻击者因行输精管切除术而没有精子的情况下,也可检测到酸性磷酸酶。阴道拭子可行 DNA 检测。性侵犯后 24 小时,直肠内仍可发现不活动的精子,直肠内也可检测到酸性磷酸酶活性。

取阴道分泌物湿片或阴道拭子检测阴道毛滴虫,取性交或企图性交部位标本检测淋球菌、沙眼衣原体。如果检验结果阳性,则随后取血清样本行血清学分析。性侵犯后感染淋病的风险估计为 6%~12%。应行乙型肝炎病毒、HIV 及梅毒等基本血清学检测。性侵犯后感染梅毒的风险估计为 3%,感染 HIV 的风险尚不确定。

医师重要的法律责任是为法医收集样本,梳理阴毛以收集、发现攻击者的阴毛,从指甲刮出的碎屑中寻找攻击者的皮肤或血液。从受害者的皮肤和衣物中寻找攻击者的血液或精液。伍德(Wood)光有助于发现干精液发出的荧光。收集受害者唾液,由于精液可被唾液酶迅速破坏,口交后几小时,口中精液很难检测到。因此,应鼓励受害者在被性侵犯后立即到医疗机构,在其沐浴、排尿、排便、漱口或清洗指甲之间进行评估。

对所取标本进行适当处理和标记至关重要,所有收集的标本应放在一个大密封容器中,以"证据链"的方式进行处理。收集标本并验证其完整性者应在密封容器上签名。转运标本者应签字证实所有标本未被变动。在将标本转交给负责的执法机构前,每个标本"保管"者必须证实在其处理过程中标本未予变动。医疗记录中应记录转交执法者的姓名。

治疗

性侵犯后出现的身体损伤应立即开始治疗,预防性治疗主要是预防妊娠和性传播性感染。为预防性传播性感染,可给予抗衣原体、淋病和滴虫感染的经验性抗感染治疗,包括以下方案:

- 头孢曲松钠 125mg,单剂量肌内注射,加
- 甲硝唑 2g,单剂量口服,加
- 多西环素 100mg,口服,每日 2 次,连服 7 天

还可应用美国 CDC 推荐的替代治疗方案。此外,在暴露的 14 天内,建议尽快肌内注射乙肝免疫球蛋白。分别在 0、1 和 6 个月时给予 3 个剂量的标准乙肝疫苗主动免疫治疗,然后开始被动免疫治疗。抗 HIV 的预防性治疗尚有争议。

紧急避孕药可防止妊娠,在性侵犯时未采取避孕措施的受害者,其妊娠风险估计为 2%~4%。服用紧急避孕药之前应进行血清妊娠试

验，以确定性侵犯前是否已妊娠。紧急避孕药应在性侵犯后 72 小时内服用，性侵犯后 120 小时服用仍有效。有几种不同的紧急避孕方法，多年来，最常用的方法（Yuzpe 方法）是在无保护性交后 72 小时内服用高剂量复方口服避孕药，并在第一次口服后 12 小时重复。最近普遍应用仅含孕激素的药物，如左炔诺孕酮 0.75mg，间隔 12 小时重复，或无保护性交后 72 小时内给予单次剂量 1.5mg。一项随机研究表明，该方法比 Yuzpe 方法更有效、更易接受。左炔诺孕酮预防妊娠的有效率为 85%。

大多数受害者在性侵犯后会遭受巨大的心理创伤，医师必须准备提供咨询辅导，最好由在强奸紧急反应处理方面有丰富经验的医师提供后续心理咨询，即使受害者似乎能控制自己的情绪，但未来仍有可能发生强奸创伤综合征。应该让受害者了解其所出现的症状，建议她在出现这些症状时寻求帮助。直到制订出具体的随访计划并得到受害者、医师及法律顾问三方同意，受害者才能出院。

性侵犯后大约 2 周应定期随访，重复体检并收集额外的标本，重复检测淋病、衣原体和滴虫，已行抗生素预防性治疗者不再复查。在第 2 次就诊时应确定后续的随访安排。可根据受害人的需求安排额外的随访。在性侵犯后大约 12 周随访时，应检测血清抗梅毒螺旋体抗体、抗乙型肝炎病毒（除非疫苗治疗者）抗体和抗 HIV 抗体（6 个月后重复检测）。在每次随访中，应评估患者心理上的症状，为进一步咨询辅导提供参考。

American College of Obstetricians and Gynecologists. Psychosocial risk factors: perinatal screening and intervention. ACOG Committee Opinion No. 343. Washington, DC: ACOG; 2006.

American College of Obstetricians and Gynecologists. Emergency oral contraception. ACOG Practice Bulletin No. 25. Washington, DC: ACOG; 2001.

Centers for Disease Control and Prevention. 2006 Sexually transmitted disease treatment guidelines. http://origin.cdc.gov/STD/treatment/default.htm. Accessed March 17, 2010.

Jina R, Jewkes R, Munjanja SP, Mariscal JD, Dartnall E, Gebrehiwot Y. Report of the FIGO Working Group on Sexual Violence/HIV: Guidelines for the management of female survivors of sexual assault. *Int J Gynaecol Obstet* 2010;109:85–92. PMID: 20206349.

Jones RF 3rd, Horan DL. The American College of Obstetricians and Gynecologists: Responding to violence against women. *Int J Gynaecol Obstet* 2002;78:S75–S77. PMID: 12429443.

Kaplan DW et al. Care of the adolescent sexual assault victim. *Pediatrics* 2001;107:1476–1479. PMID: 11389281.

Patel M, Minshell L. Management of sexual assault. *Emerg Med Clin North Am* 2001;19:817–831. PMID: 11554289.

Welch J, Mason F. Rape and sexual assault. *BMJ* 2007;334:1154–1158. PMID: 17540944.

（瞿全新 译）

索 引

A

癌肉瘤 883
白塞病 656
白色病变 649

B

败血症 399
膀胱 30
闭经 928
闭孔内肌 21
避孕 968
扁平苔藓 652
扁平型骨盆 14
表观遗传 71
不全流产 246
不育 918

C

产次 146
产后出血 364
产后抑郁症 382
产科结合径 15
产前诊断 76
常染色体显性遗传 68
耻骨 12
耻骨联合 12
出生率 147
雌激素 106
促性腺激素 114
促性腺激素释放激素 99

D

大阴唇 23
大于孕龄儿 310
单脐动脉 185
滴虫性阴道炎 671
骶骨 13
骶髂关节 13
第二产程 162
第三产程 162
第一产程 162
多 X-染色体综合征 89
多基因遗传 70
多毛症 940
多胎妊娠 314

F

帆状附着 185
肺血栓栓塞 418
俯屈 161
复发性流产 249
复合先露 342
副中肾管 51
腹壁神经 6
腹股沟 16
腹股沟肉芽肿 737
腹横肌 7
腹内斜肌 7
腹下神经节 19
腹直肌 7

G

感染性流产　252
肛提肌　21
高胆红素血症　397
高泌乳素血症　119
宫颈发育不良　676
宫颈平滑肌瘤　690
宫颈乳头状瘤　690
宫颈息肉　688
宫内避孕装置　980
宫内生长受限　302
骨盆　10
骨盆出口　152
骨盆入口　152
过期儿　146
过期妊娠　270

H

后肾　41
后矢状径　16
呼吸窘迫综合征　389
黄素囊肿　695
黄体囊肿　694
会阴浅横肌　28
混合性尿失禁　717
活产　146
获得性免疫缺陷综合征　752

J

稽留流产　246
激活素　113
急迫性尿失禁　715
急性呼吸窘迫综合征　425
家庭暴力　1012
尖锐湿疣　657
肩难产　343
经前期综合征　638
绝经　120

K

髋骨　10

L

肋间臂神经　125
类人猿型骨盆　14
梨状肌　21
淋病　745
滤泡囊肿　694
卵巢　35
卵巢癌　888
卵巢发育不全　84
卵巢交界性肿瘤　890
卵巢上皮细胞癌　888
卵巢生殖细胞肿瘤　889
卵巢性索间质肿瘤　890
卵巢肿瘤　697
卵巢周期　102
卵巢转移性肿瘤　891

M

梅毒　739
孟德尔遗传定律　68
泌尿生殖膈下层　29
泌乳素　118

N

男型骨盆　14
男性假两性畸形　94
难免流产　246
囊性纤维化　79
内旋转　161
念珠菌性阴道炎　667
尿失禁　706
女型骨盆　14

P

盆膈　21
盆内脏神经　19
盆腔结核　763

盆腔神经 18
盆腔脏器脱垂 719
葡萄胎 898
葡萄状肉瘤 625

Q

脐带过短 185
脐带结 185
脐带脱垂 345
脐绕颈 185
髂骨 10
髂总神经 19
前庭大腺 27
前置胎盘 327
侵蚀性葡萄胎 899
青春期 99
青春期延迟 102
球海绵体肌 28

R

人工流产 982
妊娠期肝内胆汁淤积综合征 521
妊娠期高血压 474,478
妊娠期糖尿病 538
绒毛膜癌 900
肉芽肿性病 738
乳房摄影 132
乳腺 Paget 病 131
乳腺癌 128
乳腺动脉 123
乳腺静脉 124
乳腺淋巴管 124
乳腺脓肿 128
乳腺纤维腺瘤 126
软下疳 736

S

沙眼衣原体 672
上腹壁动脉 3
上腹下丛 18

神经管疾病 77
生育率 147
生殖器疱疹 653
输卵管（子宫输卵管） 35
输卵管癌 891
输卵管绝育术 816
输卵管卵巢脓肿 758
输尿管 31
双 X – 染色体男性 88
双胎输血综合征 183
死胎 275
松弛素 112

T

胎膜早破 266
胎盘部位滋养细胞肿瘤 900
胎盘梗死 183
胎盘早剥 324
胎盘植入 371
胎停育 246
体外受精 960
痛经 640
头盆不称 357
臀先露 332
脱屑性炎症性阴道炎 673

W

外旋转 161
外阴 23
外阴癌 835
外阴癌前病变 832
外阴皮肤 Paget 病 834
完全性流产 246
微偏腺癌 860
围产儿死亡率 147
围生期心肌病 492
未分化期（无性期） 47
尾骨肌 21
萎缩性阴道炎 673

席汉综合征 555

X

细胞分裂 72
细菌性阴道病 669,743
下腹壁动脉 4
下腹下丛 18
下降 161
先兆流产 246
衔接 161
腺肉瘤 884
小阴唇 24
新生儿复苏 384
性传播疾病 733
性功能障碍 999
性侵犯 1015
性腺 47
性早熟 101,627
胸背神经 125
胸长神经 125
血管前置 330

Y

压力性尿失禁 711
炎性癌 131
羊水栓塞 417
仰伸 161
腰大肌 20
衣原体 747
遗传性卵巢癌综合征 891
异位妊娠 252
抑制素 113
溢出性尿失禁 717
阴道癌 842
阴道癌前病变 841
阴道前庭 27
阴蒂 25
硬化性苔藓 650
原位腺癌 857

月经周期 102
孕次 146
孕激素 111

Z

早产 146,260
早产儿 146
真骨盆出口 16
真两性畸形 86
中骨盆 152
中肾管 51
着冠 161
子宫 33
子宫颈癌 859
子宫颈癌筛查 848
子宫颈上皮内瘤样病变 846
子宫内翻 373
子宫内膜非典型增生与子宫内膜癌 871
子宫内膜肉瘤 883
子宫内膜异位症 951
子宫平滑肌肉瘤 881
子宫肉瘤 881
子宫异常出血 642
子宫周期 103
子痫 483
子痫前期 478
坐骨 10
坐骨海绵体肌 28
坐骨棘间径 15
坐骨结节间径 15

其他

Apgar 评分 188
HELLP 综合征 519
HPV 疫苗 847
Klinefelter 综合征 87
X-连锁显性遗传 69
X-连锁隐性遗传 68